J. Eucker, C. W. Scholz (Hrsg.)

Facharztwissen Hämatologie Onkologie

Facharztwissen
Hämatologie Onkologie

6. Auflage

Herausgeber:
PD Dr. med. Jan Eucker
Prof. Dr. med. Christian W. Scholz

Mit Beiträgen von: Dr. med. Melanie Bathon, Hannover; PD Dr. med. Antonia Busse, Berlin; Dr. med. Annette Dieing, Berlin; PD Dr. med. Jan Eucker, Berlin; Dr. med. Bernd Flath, Hamburg; Prof. Dr. med. Gunnar Folprecht, Dresden; Dr. med. Jan-Piet Habbel, Berlin; Prof. Dr. med. Florian Heidel, Greifswald; Prof. Dr. med. Andreas Hochhaus, Jena; Prof. Dr. med. Kai Hübel, Köln; Dr. med. Henning Jann, Berlin; PD Dr. med. Christian Jehn, Hamburg; PD Dr. med. Konrad Klinghammer, Berlin; Prof. Dr. med. Wolfgang Knauf, Frankfurt; Prof. em. Dr. med. Hans-Jochem Kolb, München; Dr. med. Hannes Kroenlein, Berlin; Dr. med. Anne Sophie Kubasch, Leipzig; Prof. Dr. med. Diana Lüftner, Berlin; Prof. Dr. med. Ralph Naumann, Siegen; Dr. med. Axel Nogai, Berlin; PD Dr. med. Oliver Meyer, Springe; PD Dr. med. Matthias Möhlig, Berlin; PD Dr. med. Sebastian Ochsenreither, Berlin; Prof. Dr. med. Helmut Oettle, Friedrichshafen; Dr. med. Ulrich-Frank Pape, Hamburg; Prof. Dr. med. Uwe Platzbecker, Leipzig; PD Dr. med. Andreas Rank, Augsburg; PD Dr. med. Peter Reichardt, Berlin; Prof. Dr. med. Oliver Rick, Wildungen; Dr. med. Damian Rieke, Berlin; Prof. Dr. med. Hanno Riess, Berlin; Prof. Dr. med. Markus Ruhnke, Aue; Prof. Dr. med. Markus Schaich, Winnenden; Prof. Dr. med. Andreas Schalhorn, Planegg; Dr. med. Ann-Kristin Schmälter, Augsburg; PD Dr. med. Friederike Schmidt-Graf, München; PD Dr. med. Alexander Schmittel, Berlin; Prof. Dr. med. Christian W. Scholz, Berlin; Univ.-Prof. Dr. med. Hubert Schrezenmeier, Ulm; Dr. med. Carsten-Oliver Schulz, Berlin; Prof. Dr. med. Dorothee Speiser, Berlin; Prof. Dr. med. Arndt Vogel, Hannover; Prof. Dr. med. Louisa von Baumgarten, München; Dr. med. Sabrina Welland, Hannover

ELSEVIER

Elsevier GmbH, Bernhard-Wicki-Str. 5, 80636 München, Deutschland
Wir freuen uns über Ihr Feedback und Ihre Anregungen an: kundendienst@elsevier.com

ISBN 978-3-437-21207-9
eISBN 978-3-437-05445-7

6. Auflage 2024

Wichtiger Hinweis
Die medizinischen Wissenschaften unterliegen einem sehr schnellen Wissenszuwachs. Der stetige Wandel von Methoden, Wirkstoffen und Erkenntnissen ist allen an diesem Werk Beteiligten bewusst. Sowohl der Verlag als auch die Autorinnen und Autoren und alle, die an der Entstehung dieses Werkes beteiligt waren, haben große Sorgfalt darauf verwandt, dass die Angaben zu Methoden, Anweisungen, Produkten, Anwendungen oder Konzepten dem aktuellen Wissensstand zum Zeitpunkt der Fertigstellung des Werkes entsprechen.
Der Verlag kann jedoch keine Gewähr für Angaben zu Dosierung und Applikationsformen übernehmen. Es sollte stets eine unabhängige und sorgfältige Überprüfung von Diagnosen und Arzneimitteldosierungen sowie möglicher Kontraindikationen erfolgen. Jede Dosierung oder Applikation liegt in der Verantwortung der Anwenderin oder des Anwenders. Die Elsevier GmbH, die Autorinnen und Autoren und alle, die an der Entstehung des Werkes mitgewirkt haben, können keinerlei Haftung in Bezug auf jegliche Verletzung und/oder Schäden an Personen oder Eigentum, im Rahmen von Produkthaftung, Fahrlässigkeit oder anderweitig übernehmen.

Für die Vollständigkeit und Auswahl der aufgeführten Medikamente übernimmt der Verlag keine Gewähr.
Geschützte Warennamen (Warenzeichen) werden in der Regel besonders kenntlich gemacht (®). Aus dem Fehlen eines solchen Hinweises kann jedoch nicht automatisch geschlossen werden, dass es sich um einen freien Warennamen handelt.

Bibliografische Information der Deutschen Nationalbibliothek
Die Deutsche Nationalbibliothek verzeichnet diese Publikation in der Deutschen Nationalbibliografie; detaillierte bibliografische Daten sind im Internet über https://www.dnb.de abrufbar.

24 25 26 27 28 5 4 3 2 1

In ihren Veröffentlichungen verfolgt die Elsevier GmbH das Ziel, genderneutrale Formulierungen für Personengruppen zu verwenden. Um jedoch den Textfluss nicht zu stören sowie die gestalterische Freiheit nicht einzuschränken, wurden bisweilen Kompromisse eingegangen. Selbstverständlich sind **immer alle Geschlechter** gemeint.

Planung: Dr. Barbara Schweighofer, München
Projektmanagement: Sibylle Hartl, München
Redaktion: Susanne C. Bogner, Dachau
Bildredaktion Susanne Bogner, Dachau
Rechteklärung: Maria Rinck, München
Herstellung: Der Buchmacher, Arthur Lenner, Windach; Sibylle Hartl, München
Satz: Thomson Digital, Noida, Indien
Druck und Bindung: Drukarnia Dimograf Sp. z o. o., Bielsko-Biała, Polen
Umschlaggestaltung: SpieszDesign, Neu-Ulm
Titelfotografie: © istock.com/Marcin Klapczynski

Aktuelle Informationen finden Sie im Internet unter **www.elsevier.de**

Vorwort

Der Kenntnisstand in der Hämatologie und Onkologie hat in den letzten zwei Jahrzehnten eindrücklich zugenommen. Das betrifft vor allem den Bereich der Malignomtherapie. Von Jahr zu Jahr werden mehr praxisrelevante, interventionelle Phase-III-Studien durchgeführt und nachfolgend publiziert. Nicht selten verändern sich hierdurch therapeutische Standards. Daneben betrifft der Erkenntnisgewinn aber auch die Diagnostik hämatologischer Neoplasien und Tumorerkrankungen und wirkt sich beispielsweise auf die diversen Klassifikationen aus. Bessere molekularbiologische Diagnostik führt auch zu einer besseren Diskriminierung verschiedener Subgruppen der einzelnen Malignome. So ist z. B. die Unterscheidung zwischen einem nicht kleinzelligen und einem kleinzelligen Lungenkarzinom zwar immer noch therapeutisch relevant, nimmt aber durch diverse histopathologische und molekulare Subklassifizierungen der Lungenkarzinome in ihrer Bedeutung immer weiter ab.

Unser Bestreben ist es, mit diesem Buch, das regelmäßig aktualisiert wird und werden soll, ein umfassendes Nachschlagewerk zu schaffen, das sowohl ein gründliches Studium ermöglicht als auch als schnelles Nachschlagewerk dient. Dem Bedürfnis nicht nur der wissenschaftlich interessierten Leserinnen und Leser, sondern auch der Autorinnen und Autoren Rechnung tragend, wurden in der 6. Auflage wiederum zahlreiche aktuelle Literaturhinweise aufgenommen, um so einen möglichst guten Quellenbezug herzustellen.

Die 6. Auflage ist erneut eine gemeinsame Unternehmung vieler engagierter Autorinnen und Autoren, bei denen wir uns vielmals bedanken möchten. Ganz herzlich danken möchten wir Herrn Professor Dr. med. Possinger und Frau PD Dr. med. Regierer für ihre hervorragende Arbeit als Mitherausgeber der vorhergehenden Auflage des Facharztwissen Hämatologie Onkologie. Unsere besondere Verbundenheit gilt darüber hinaus Herrn Professor Dr. med. Possinger für die langjährige Förderung unserer beider Berufswege.

Berlin, im Herbst 2023
PD Dr. med. Jan Eucker
Prof. Dr. med. Christian W. Scholz

Benutzerhinweise

Im **Facharztwissen Hämatologie Onkologie** wird das notwendige Wissen komprimiert, übersichtlich, wissenschaftlich fundiert und praxisnah zusammengefasst. Im Zentrum stehen die differenzierte Darstellung der diagnostischen und therapeutischen Optionen sowie die theoretischen Grundlagen zur Pathophysiologie.

Um Wiederholungen zu vermeiden, wurden Querverweise eingefügt. Sie sind mit einem Dreieck (▶) gekennzeichnet.

Merke
Bitte (unbedingt) beachten.

Cave
Notfälle und Notfallmaßnahmen.

Tipp
Wichtige Zusatzinformationen sowie Tipps.

Ohne Titel
Informationen.

Internetadressen: Alle Websites wurden vor Redaktionsschluss im März 2023 geprüft. Das Internet unterliegt stetigem Wandel – sollte eine Adresse nicht mehr aktuell sein, empfiehlt sich der Versuch über eine übergeordnete Adresse (ohne Anhänge nach dem „/") oder eine Suchmaschine. Der Verlag übernimmt für Aktualität und Inhalt der angegebenen Websites keine Gewähr.

Die angegebenen Arbeitsanweisungen ersetzen weder Anleitung noch Supervision durch erfahrene Kolleginnen und Kollegen. Insbesondere sollten Arzneimitteldosierungen und andere Therapierichtlinien überprüft werden – klinische Erfahrung kann durch keine noch so sorgfältig verfasste Publikation ersetzt werden.

Fehler gefunden?

An unsere Inhalte haben wir sehr hohe Ansprüche. Trotz aller Sorgfalt kann es jedoch passieren, dass sich ein Fehler einschleicht oder fachlich-inhaltliche Aktualisierungen notwendig geworden sind. Sobald ein relevanter Fehler entdeckt wird, stellen wir eine Korrektur zur Verfügung. Mit diesem QR-Code gelingt der schnelle Zugriff.

https://else4.de/978-3-437-21207-9

Wir sind dankbar für jeden Hinweis, der uns hilft, dieses Werk zu verbessern. Bitte richten Sie Ihre Anregungen, Lob und Kritik an folgende E-Mail-Adresse:
kundendienst@elsevier.com

Adressen

Herausgeber

Priv.-Doz. Dr. med. Jan Eucker
Klinik für Innere Medizin – Hämatologie, Onkologie und Palliativmedizin
Klinikum Spandau
Neue Bergstr. 6
13585 Berlin

Prof. Dr. med. Christian W. Scholz
Vivantes Klinikum am Urban
Klinik für Innere Medizin, Hämatologie und Onkologie
Dieffenbachstr. 1
10967 Berlin

Autorinnen und Autoren

Dr. med. Melanie Bathon
Medizinische Hochschule Hannover
Klinik für Gastroenterologie, Hepatologie und Endokrinologie
OE 6810
Carl-Neuberg-Str. 1
30625 Hannover

Priv.-Doz. Dr. med. Antonia Busse
Charité – Universitätsmedizin Berlin
Medizinische Klinik mit Schwerpunkt Hämatologie, Onkologie und Tumorimmunologie (CBF)
Hindenburgdamm 30
12203 Berlin

Dr. med. Annette Dieing
Vivantes Klinikum Am Urban
Klinik für Innere Medizin – Hämatologie und Onkologie
Dieffenbachstr. 1
10967 Berlin

Priv.-Doz. Dr. med. Jan Eucker
Klinik für Innere Medizin – Hämatologie, Onkologie und Palliativmedizin
Klinikum Spandau
Neue Bergstr. 6
13585 Berlin

Dr. med. Bernd Flath
Hämatologisch-onkologische Praxis Altona (HOPA) im
Krankenhaus Jerusalem
Schäferkampsallee 34
20357 Hamburg

Prof. Dr. med. Gunnar Folprecht
Universitätsklinikum Carl Gustav Carus
Medizinische Klinik und Poliklinik I
Fetscherstr. 74
01307 Dresden

Dr. med. Jan-Piet Habbel
Praxis am Volkspark
Bundesallee 55
10715 Berlin

Prof. Dr. med. Florian Heidel
Universitätsmedizin Greifswald
Klinik und Poliklinik für Innere Medizin C
Hämatologie und Onkologie – Transplantationszentrum
Palliativmedizin
Sauerbruchstraße
17475 Greifswald

Prof. Dr. med. Andreas Hochhaus
Universitätsklinikum Jena
Klinik für Innere Medizin II
Abteilung für Hämatologie und Internistische Onkologie
Am Klinikum 1
07747 Jena

Prof. Dr. med. Kai Hübel
Universitätsklinikum Köln (AöR)
Klinik I für Innere Medizin
Kerpener Str. 62
50937 Köln

Dr. med. Henning Jann
Charité – Universitätsmedizin Berlin
Campus Virchow-Klinikum
Medizinische Klinik m. S. Hepatologie und Gastroenterologie
Hochschulambulanuz
Augustenburger Platz 1
13353 Berlin

Priv.-Doz. Dr. med. Christian Jehn
Asklepios Klinik St. Georg
Abteilung Hämatologie, Onkologie und Stammzelltransplantation
Lohmühlenstr. 5
20099 Hamburg

Priv.-Doz. Dr. med. Konrad Klinghammer
Charité – Universitätsmedizin Berlin
Medizinische Klinik mit Schwerpunkt Hämatologie, Onkologie und Tumorimmunologie (CBF)
Hindenburgdamm 30
12200 Berlin

Prof. Dr. med. Wolfgang Knauf
Onkologische Gemeinschaftspraxis
Bethanien-Krankenhaus
Im Prüfling 17–19
60389 Frankfurt

Prof. em. Dr. med. Hans-Jochem Kolb
Kolb Consulting UG
Riesstr. 66
80993 München

Dr. med. Hannes Kroenlein
Vivantes Klinikum am Urban
Klinik für Innere Medizin, Hämatologie und Onkologie
Dieffenbachstr. 1
10967 Berlin

Dr. med. Anne Sophie Kubasch
Universitätsklinikum Leipzig
Klinik und Poliklinik für Hämatologie, Zelltherapie und Hämostaseologie
Liebigstr. 22
04103 Leipzig

Prof. Dr. med. Diana Lüftner
Kirchblick 9
14129 Berlin

Priv.-Doz. Dr. med. Oliver Meyer
Blutspendedienst der Landesverbände des DRK in
Niedersachsen, Sachsen-Anhalt, Thüringen, Oldenburg und Bremen gGmbH
Zentralinstitut Springe
Eldagsener Str. 38
31832 Springe

Priv.-Doz. Dr. med. Matthias Möhlig
Charité – Universitätsmedizin Berlin
Klinik für Endokrinologie, Stoffwechsel- und Ernährungsmedizin
Hindenburgdamm 30
12200 Berlin

Prof. Dr. med. Ralph Naumann
Marien Kliniken – St. Marien-Krankenhaus Siegen
Klinik für Hämatologie, Medizinische Onkologie und Palliativmedizin
Kampenstr. 51
57072 Siegen

Dr. med. Axel Nogai
Charité – Universitätsmedizin Berlin
Klinik für Hämatologie und Onkologie
Hindenburgdamm 30
12200 Berlin

Priv.-Doz. Dr. med. Sebastian Ochsenreither
Charité – Universitätsmedizin Berlin
Medizinische Klinik mit Schwerpunkt Hämatologie, Onkologie und Tumorimmunologie (CBF)
Hindenburgdamm 30
12200 Berlin

Prof. Dr. med. Helmut Oettle
Praxis und Tagesklinik
Friedrichshafen – Überlingen – Lindau
Prof. Dr. Oettle – Prof. Dr. Dr. Mayer
Friedrichstr. 53
88045 Friedrichshafen

Dr. med. Ulrich-Frank Pape
Asklepios Klinik St. Georg
Innere Medizin und Gastroenterologie
Lohmühlenstr. 5
20099 Hamburg

Prof. Dr. med. Uwe Platzbecker
Universitätsklinikum Leipzig
Klinik und Poliklinik für Hämatologie, Zelltherapie und Hämostaseologie
Liebigstr. 22
04103 Leipzig

Priv.-Doz. Dr. med. Andreas Rank
Universitätsklinikum Augsburg
II. Medizinische Klinik
Stenglinstr. 2
86156 Augsburg

Priv.-Doz. Dr. med. Peter Reichardt
Helios Klinikum Berlin-Buch GmbH
Klinik für Onkologie und Palliativmedizin/Sarkomzentrum
Schwanebecker Chaussee 50
13125 Berlin

Prof. Dr. med. Oliver Rick
Klinik Reinhardshöhe
Klinik für onkologische Rehabilitation
Quellenstr. 8–12
34537 Bad Wildungen

Dr. med. Damian Rieke
Charité – Universitätsmedizin Berlin
Medizinische Klinik mit Schwerpunkt Hämatologie, Onkologie und Tumorimmunologie (CBF)
Hindenburgdamm 30
12200 Berlin

Prof. Dr. med. Hanno Riess
Charité – Universitätsmedizin Berlin
Medizinische Klinik m. S. Hämatologie, Onkologie und Tumorimmunologie (CCM)
Chariteplatz 1
10117 Berlin

Prof. Dr. med. Markus Ruhnke
Helios Klinikum Aue
Klinik für Hämatologie/Onkologie und Palliativmedizin
Gartenstr. 6
08280 Aue

Prof. Dr. med. Markus Schaich
Rems-Murr-Klinikum Winnenden
Hämatologie, Onkologie und Palliativmedizin
Am Jakobsweg 1
71364 Winnenden

Prof. Dr. med. Andreas Schalhorn
Lena-Christ-Str. 17
82152 Planegg

Dr. med. Ann-Kristin Schmälter
Universitätsklinikum Augsburg
II. Medizinische Klinik
Stenglinstr. 2
86156 Augsburg

Priv.-Doz. Dr. med. Friederike Schmidt-Graf
Klinik und Poliklinik für Neurologie
Klinikum rechts der Isar, TU München
Ismaningerstr. 22
81675 München

Priv.-Doz. Dr. med. Alexander Schmittel
Onkologie Seestrasse
Seestr. 64
13347 Berlin

Prof. Dr. med. Christian W. Scholz
Vivantes Klinikum am Urban
Klinik für Innere Medizin, Hämatologie und Onkologie
Dieffenbachstr. 1
10967 Berlin

Univ.-Prof. Dr. med. Hubert Schrezenmeier
Universitätsklinikum Ulm
Institut für Klinische Transfusionsmedizin und
Immungenetik Ulm gemeinnützige GmbH
Helmholtzstr. 10
89081 Ulm

Dr. med. Carsten-Oliver Schulz
Praxis am Volkspark
Bundesallee 55
10715 Berlin

Prof. Dr. med. Dorothee Speiser
Charité – Universitätsmedizin Berlin
Zentrum Familiärer Brust- und Eierstockkrebs der Charité, CCM
Charitéplatz 1
10117 Berlin

Prof. Dr. med. Arndt Vogel
Medizinische Hochschule Hannover
Klinik für Gastroenterologie, Hepatologie und Endokrinologie
Carl-Neuberg-Str. 1
30625 Hannover

Prof. Dr. med. Louisa von Baumgarten
Neurochirurgische Klinik und Poliklinik
Klinikum der Universität München
Marchioninistr. 15
81377 München

Dr. med. Sabrina Welland
Klinik für Gastroenterologie, Hepatologie und Endokrinologie
Medizinische Hochschule Hannover
Carl-Neuberg-Str. 1
30625 Hannover

Nach der zweiten bis zur fünften Auflage ausgeschiedene Autorinnen und Autoren:

Prof. Dr. med. Dieter **Engelhardt**, München (Kap. Malignome endokriner Organe)

Priv.-Doz. Dr. med. Jan **Eucker**, Berlin [Literatur in Kap. Indolente (niedrig maligne) Non-Hodgin-Lymphome]

Prof. Dr. med. Michael **Geißler**, Esslingen (Kap. Cholangiozelluläres und Gallenblasenkarzinom und Kap. Hepatozelluläres Karzinom)

Prof. Dr. med. Erhard **Hiller**, Neuried (Kap. Hämorrhagische Diathesen und Kap. Thrombophilie, thromboembolische Erkrankungen und antithrombotische Therapie)

Prof. Dr. med. Ulrich **Keilholz**, Berlin (Kap. Tumore der Haut)

Prof. Dr. med. Gabriele **Pecher**, Berlin (Kap. Malignome des Kopf- und Halsbereichs und Kap. Malignome des zentralen Nervensystems)

Prof. em. Dr. med. Kurt **Possinger**, Egling-Heinrichshofen (Kap. Antiemese, Kap. Maligne Ergüsse, Kap. Fertilitätserhaltende Maßnahmen, Kap. Mammakarzinome und Kap. Gynäkologische Tumore)

PD Dr. med. Anne C. **Regierer**, Berlin (Kap. Antiemese, Kap. Maligne Ergüsse, Kap. Fertilitätserhaltende Maßnahmen, Kap. Therapieinduzierte Notfälle, Kap. Mammakarzinome und Kap. Gynäkologische Tumore)

Prof. Dr. med. Andreas **Schalhorn**, Planegg [Kap. Malignome des Kopf-Halsbereichs und Kap. Malignome des zentralen Nervensystems (ZNS)]

Prof. Dr. med. Peter **Schmid**, FR CP MD PhD, United Kingdom (Kap. Supportive Therapie und Kap. Tumor- und therapieassoziierte Notfälle)

Dr. med. Carsten Oliver **Schulz**, Berlin (Kap. Maligne Ergüsse, Kap. Tumorassoziierte Notfälle, Kap. Therapieassoziierte Notfälle und Kap. Plasmazellneoplasien)

PD Dr. med. Isrid **Sturm**, Berlin (Kap. Plasmazellneoplasien)

Prof. Dr. med. Bertram **Wiedenmann**, Berlin (Kap. Neuroendokrine Neoplasien (NEN) des gastroenteropankreatischen Systems)

Abkürzungen

®	Handelsname
↑	hoch, erhöht
↓	tief, erniedrigt
→	daraus folgt
▶	siehe (Verweis)
β-hCG	humanes Choriongonadotropin β
γ-GT	Gamma-Glutaryltransferase
A	
A(a).	Arterie(n)
AASLD	American Association for the Study of Liver Diseases
Abb.	Abbildung
ABC	aktivierte B-Zell-artig
abs.	absolut
ABVD	Chemotherapieschema aus Adriamycin, Bleomycin, Vinblastin und Dacarbazin
AC	atypisches Karzinoid
aCML	atypische chronische myeloische Leukämie
ACR	American College of Radiology
ACTH	adrenokortikotropes Hormon
ADC	Antikörper-Drug-Konjugat(e)
ADCC	Antibody dependent cellular cytotoxicity, antikörpervermittelte zelluläre Zytotoxizität
ADCP	antikörperabhängige Phagozytose
ADH	antidiuretisches Hormon, atypische duktale Hyperplasie
ADM	AIDS-definierende Tumorerkrankung(en)
ADP	Adenosindiphosphat
ADT	Androgendeprivationstherapie
AEP	akustisch evozierte Potenziale
AFP	α-Fetoprotein
Ag	Antigen(e)
AGLT	Acidified Glycerol Lysis Time
AI	Aromataseinhibitor(en)
AIDS	Acquired Immunodeficiency Syndrome
AIHA	autoimmunhämolytische Anämie(n)
AILT	angioimmunoblastisches T-Zell-Lymphom
AIN	anale intraepitheliale Neoplasie(n)
AJCC	American Joint Committee on Cancer
AK	Antikörper
ALAL	akute Leukämie ohne eindeutige Linienzugehörigkeit
ALAT	Alanin-Aminotransferase
ALBI	Albumin-Bilirubin
ALCL	anaplastisches großzelliges Lymphom
ALK	anaplastische Lymphom-Kinase
ALL	akute lymphatische Leukämie
ALM	akral-lentiginöses Melanom
AMH	Anti-Müller-Hormon
AML	akute myeloische Leukämie
Amp.	Ampulle(n)
ANA	antinukleäre Antikörper
ANC	absolute neutrophil count, abolute Neutrophilenzahl
ant.	anterior
a. p.	anterior-posterior
AP	alkalische Phosphatase
APC	adenomatous polyposis coli, aktiviertes Protein C
APL	akute Promyelozytenleukämie
APS	Antiphospholipidsyndrom
aPTT	aktivierte partielle Thromboplastinzeit
Ara-C	Cytarabin
ARR	Aldosteron/Renin-Ratio
ART	antiretrovirale Therapie

art.	arteriell
AS	Active Surveillance
ASAT	Aspartat-Aminotransferase
ASCO	American Society of Clinical Oncology
ASCT	autologe Stammzelltransplantation
ASP	Asparaginase
ASS	Acetylsalicylsäure
AT	Antithrombin
ATA	American Thyroid Association
ATG	Antitymozytenglobulin
ATO	Arsentrioxid
ATP	Adenosintriphosphat
ATRA	All-Trans-Retinolsäure
ATRT	atypischer teratoider/ rhabdoider Tumor
ATRX	alpha-thalassemia/mental retardation syndrome X-linked
AUC	area under the curve
AVK	arterielle Verschlusskrankheit
AYAs	Adoleszente und jüngere Erwachsene
AZ	Allgemeinzustand
AZT	Zidovudin (Acidothymidin)

B

bakt.	bakteriell
BAL	bronchoalveoläre Lavage
BB	Blutbild
BBB	blood brain barrier, Blut-Hirn-Schranke
BCG	Bacillus Calmette-Guérin
BCLC	Barcelona Clinic Liver Cancer
BCMA	B-Cell-Maturation Antigen
bds.	beidseits, bilateral
BE	base excess
bes.	besonders
BET	brusterhaltende Therapie
BIRADS	Breast Imaging Reporting and Data System
BK	Blutkultur(en)
BMI	Body-Mass-Index
BSC	Best Supportive Care
BSG	Blutkörperchensenkungsgeschwindigkeit
BSS	Bernard-Soulier-Syndrom
BTB	blood tumor barrier
BTK	Bruton's Tyrosinkinase
BZ	Blutzucker

C

Ca	Karzinom(e)
CAP	College of American Pathologists
CAR	chimeric antigen receptor
CAR-T-Zellen	chimeric antigen receptor T-cells
CB	clinical benefit, klinischer Profit
CCC	cholangiozelluläres Karzinom
CCE	Cholezystektomie
CCT	kraniales Computertomogramm
CDC	Center for Disease Control and Prevention, komplementvermittelte Zytotoxizität
CDI	Clinical Documented Infection
CDK	cyclin-dependent kinase, zyklinabhängige Kinase(n)
CEA	karzinoembryonales Antigen
CED	chronisch-entzündliche Darmerkrankung(en)
CEL	chronische eosinophile Leukämie
CEUS	kontrastverstärkte Sonografie
CgA	Chromogranin A
Ch.	Charrière
CHE	Cholinesterase
cHL	klassisches Hodgkin-Lymphom
CHOP	Chemotherapieschema aus Cyclophosphamid, Doxorubicin, Vincristin und Prednison
chron.	chronisch
CI	Konfidenzintervall
CIN	zervikale intraepitheliale Neoplasie
CIS	Carcinoma in situ
CLL	chronische lymphatische Leukämie

CLS	Capillary Leakage Syndrom
CMF	Cyclophosphamid, Methotrexat, 5-Fluorouracil
CML	chronische myeloische Leukämie
CMML	chronische myelomonozytäre Leukämie
CMPN	chronische myeloproliferative Neoplasie(n)
CMV	Zytomegalievirus
CNL	chronische Neutrophilenleukämie
CO_2	Kohlendioxid
COO	cell of origin
COPD	chronisch-obstruktive Lungenerkrankung
COPP	Chemotherapieschema aus Cyclophosphamid, Vincristin, Procarbacin und Prednison
CPA	Cancer Procoagulant A
CPR	kardiopulmonale Reanimation
CPS	combined positive score
CR	komplette Remission
CRC	kolorektales Karzinom
CRh	hämatologische Komplettremission
CRM	Circumferential Resection Margin
CRP	C-reaktives Protein
CRPC	kastrationsrefraktäres Prostatakarzinom
CRS	Zytokin-Freisetzungssyndrom
CSF	koloniestimulierender Faktor
CT	Computertomogramm, Computertomografie
CTC	Common Toxicity Criteria
CTCAE	Common Terminology Criteria for Adverse Events
CTCL	kutanes T-Zell-Lymphom
CTLA-4	Cytotoxic T-Lymphocyte Antigen-4
CUP	Cancer of unknown primary
Cyfra 21-1	Zytokeratin-19-Fragmente

D

d	dies (Tag)
Da	Dalton
DAA	directly antiviral agents, direkte antivirale Agenzien
DAF	Decay Accelerating Factor
DCIS	duktales Carcinoma in situ
DD	Differenzialdiagnose(n)
DDAVP	1-Desamino-8-D-Arginin-Vasopressin
desc.	descendens
dFLC	Differenz der freien Leichtketten
DFS	krankheitsfreies Überleben
DHC	Ductus hepaticus communis
DHSG	Deutsche Hodgkin Studiengruppe
Diab. mell.	Diabetes mellitus
DIC	disseminierte intravasale Gerinnung
Diff-BB	Differenzialblutbild
DLBCL	diffus großzellige B-Zell-Lymphome
DLBCL NOS	nicht näher spezifizierte (not otherwise specified) diffuse großzellige B-Zell-Lymphome
DLT	Spender-Lymphozyten-Transfusion
dMMR	Mismatch-Reparatur-Defizienz
DMSO	Dimethylsulfoxid
DMT-1	divalentes Metalltransportprotein 1
DNA	Desoxyribonukleinsäure
DOAK	direkte orale Antikoagulanzien
DPD	Dihydropyrimidindehydrogenase
DPE	Duodenopankreatektomie
DRESS	Drug Rash with Eosinophilia and Systemic Symptoms
Drg.	Dragee(s)
DRVVT	Dilute Russel's Viper Venom Time

dsDNA	Doppelstrang-Desoxyribonukleinsäure
DSHNHL	Deutsche Studiengruppe für hoch maligne NHL
DTIC	Dacarbazin

E

EASL	European Association for the Study of the Liver
EBER	EBV-encoded RNA
EBMT	European Society of Blood and Marrow Transplantation
EBNA	Epstein-Barr-Virus Nuclear Antigen
EBUS-TBNA	endobronchiale ultraschallgesteuerte transbronchiale Nadelaspiration
EBV	Epstein-Barr-Virus
EBV-EA	Epstein-Barr-Virus Early Antigen
EBV-VCA	Epstein-Barr-Virus-Viruskapsidantigen
EC	enterochromaffin
ECF	Epirubicin/Cisplatin/5-FU
Echo	Echokardiografie
ECL	enterochromaffinähnlich
ECOG	Eastern Cooperative Oncology Group
ECP	extrakorporale Photophorese
ECT	Ecarin Clotting Time
ED	Einzeldosis, extensive disease (bei Bronchialkarzinom)
EDP	Chemotherapieschema aus Etoposid, Doxorubicin und Cisplatin
EF-RT	Extended-Field-Bestrahlung
EFS	ereignisfreies Überleben
EGFR	epidermaler growth factor-receptor, epidermaler Wachstumsfaktor-Rezeptor
EGIL	European Group for the Immunological Characterization of Leukemias
EHEC	enterohämorrhagische Escherichia coli
EK	Erythrozytenkonzentrat(e)
EKG	Elektrokardiogramm
ELS	Endothelial-Leakage-Syndrom
EMACO	Etoposid, Methotrexat, Actinomycin D, Cyclophosphamid, Vincristin
EMA	European Medicines Agency
ENETS	European Neuroendocrine Tumor Society
EORTC	European Organization for Research and Treatment of Cancer
EPO	Erythropoetin
ER	Östrogenrezeptor
ERCP	endoskopisch retrograde Cholangiopankreatikografie
Erw.	Erwachsene(r)
ESA	Erythropoese-stimulierende Substanzen
ESBL	extended-spectrum β-Laktamase
ESPAC	European Study Group for Pancreatic Cancer
ET	essenzielle Thrombozythämie, endokrine Therapie
evtl.	eventuell

F

FA	Folinsäure
FAB	French-American-British
FAP	familiäre adenomatöse Polyposis
FDA	Food and Drug Administration
FDC	follicular dendritic cells
FDG-PET	^{18}F-Fluorodeoxyglykose-Positronenemissionstomografie
FdUMP	Fluordesoxyuracilmonophosphat
Fe	Eisen
FEA	flache epitheliale Atypie(n)
FEC	5-Fluorouracil, Epirubicin, Cyclophosphamid
FFP	fresh frozen plasma, gefrorenes Frischplasma

FFS	failure free survival
FFTF	freedom from treatment failure, Freiheit von Therapieversagen
FGFR	Fibroblasten-Wachstumsfaktor-Rezeptor
FISH	Fluoreszenz-In-situ-Hybridisierung
FL	follikuläre Lymphome
FLAIR	fluid-attenuated inversion recovery
FLC	freie Leichtketten, fibrolamelläres Karzinom
FLIPI	Follicular Lymphoma International Prognostic Index
FLO	Chemotherapieschema aus Oxaliplatin, Folinsäure (= Leukovorin), 5-Fluorouracil
FLOT	Chemotherapieschema aus 5-Fluorouracil, Leukovorin, Oxaliplatin, Docetaxel
FLT	Fms-like tyrosine kinase
FN	febrile Neutropenie
FNAC	Feinnadel-Aspirationszytologie
FNH	fokale noduläre Hyperplasie
FNP	Feinnadelpunktion(en)
FOLFIRI	Chemotherapieschema aus Folinsäure, 5-FU und Irinotecan
FOLFIRINOX	Chemotherapieschema aus Folinsäure, 5-FU, Irinotecan und Oxaliplatin
FOLFOX	Chemotherapieschema aus 5-FU, Folinsäure und Oxaliplatin
FPX	Fondaparinux
fT4	freies T4
FU	Fluorouracil
FUO	Fever of unknown origin, Fieber unklarer Ursache
FUTP	Fluorouraciltriphosphat

G

G	Gauge
G-6-PDH	Glukose-6-Phosphat-Dehydrogenase
GBL	Glioblastom
GC	Cisplatin und Gemcitabin
GCB	Keimzentrum-B-Zell-artig
GCNIS	Germ cell neoplasia in situ
G-CSF	Granulozyten-koloniestimulierender Faktor
GEP-NEN	gastroenteropankreatische neuroendokrine Neoplasie(n)
GFR	glomeruläre Filtrationsrate
GHD	Gesamtherddosis
GHRH	Growth Hormone Releasing Hormone
GI-	Gastrointestinal-
GIST	gastrointestinale Stromatumoren
GIT	Gastrointestinaltrakt
GLI	Glioma-Associated Oncogene
GMALL	German Multicenter ALL-Studiengruppe
GM-CSF	Granulozyten-Makrophagen-Kolonie-stimulierender Faktor
GnRH	Gonadotropin Releasing Hormone
GO	Gemtuzumab Ozogamicin
GOT	Glutamat-Oxalacetat-Transaminase
GP	Glykoprotein(e)
GPT	Glutamat-Pyruvat-Transaminase
GPI	Glykosylphosphatidylinosityl
GTCSG	German Testicular Cancer Study Group
GvHD	Graft-versus-Host-Disease
GvHR	Graft-versus-Host-Reaktion
Gy	Gray

H

h	hora (Stunde)
HAART	Highly Active Antiretroviral Therapy
HAI	hepatische arterielle Infusion

HAMA	humane Anti-Maus-Antikörper
Hb	Hämoglobin
HBV	Hepatitis-B-Virus
HCC	hepatozelluläres Karzinom
hCG	humanes Choriongonadotropin
HCL	Haarzellleukämie
HCV	Hepatitis-C-Virus
HDAC	Histondeacytelase
HDMTX	Hochdosis-Methotrexat
HDR	High-Dose Radiatio
HDT	Hochdosis-Chemotherapie
HE	Hounsfield-Einheit(en)
HELLP	Haemolysis, Elevated Liver Enzymes, Low Platelets
HER2	Human Epidermal Growth Factor Receptor 2
HES	hypereosinophiles Syndrom
HHV	humanes Herpesvirus
HIES	Hydroxyindolessigsäure
HIFU	hochintensiver fokussierter Ultraschall
HIPA	heparininduzierte Plättchen-Aktivierung
HIT	heparininduzierte Thrombozytopenie
HIV	Human Immunodeficiency-Virus
Hkt.	Hämatokrit
HL	Hodgkin-Lymphom
HLA	Histokompatibilitätsantigen(e)
HMA	hypomethylierende Substanzen
HMW-	High-Molecular-Weight-
HNO	Hals-Nasen-Ohren
HNPCC	hereditäres nicht-polypöses kolorektales Karzinom-Syndrom
HOPS	hirnorganisches Psychosyndrom
HPA-	Hypothalamus-Hypophysen-Nebennieren-
HPF	High Power Field
HPV	humanes Papillomavirus
HR	Hazard Ratio, Hormonrezeptor
HSPC	hormonsensitives Prostatakarzinom
HSV	Herpes-simplex-Virus
hTg	humanes Thyreoglobulin
HTLV-1	humanes T-Zell-lymphotrophes Virus 1
HUS	hämolytisch-urämisches Syndrom
HWZ	Halbwertszeit
Hz	Hertz

I

i. a.	intraarteriell
IAB	intermittierende Androgenblockade
i. c.	intrakutan
ICB	intrazerbrale Blutung
ICR	Interkostalraum
IDH	Isocitratdehydrogenase
IE	Internationale Einheit
IF	Intrinsic Factor, Involved Field
IF-RT	Involved Field-Strahlentherapie
IFN	Interferon
Ig	Immunglobulin
IGCCCG	International Germ Cell Cancer Collaboration Group
IGF-1	Insulin-Like-Growth-Faktor 1
IGHV	Immunglobulin-Schwerkette
IGRT	bildgeführte Strahlentherapie
IHC	Immunhistochemie
IL	Interleukin(e)
i. m.	intramuskulär
IMiD	immunmodulatorisches Medikament
IMRT	intensitätsmodulierte Strahlentherapie
IMWG	International Myeloma Working Group
Ind.	Indikation(en)
inf.	inferior
inkl.	inklusive
insbes.	inbesondere
INR	International Normalized Ratio
IORT	intraoperative Strahlentherapie
IPA	invasive pulmonale Aspergillose

IPI	International Prognostic Index
IPMN	intraduktale papilläre muzinöse Neoplasie(n)
IPS	idiopathisches Pneumonie-Syndrom
IPSS	International Prognostic Scoring System
i. S.	im Serum
ISFN	In-situ follikuläre Neoplasie
ISMCN	In situ-Mantelzell-Neoplasie
ISSWM	International Prognostic Scoring System for Waldenström's Macroglobulinemia
ITP	idiopathische thrombozytopenische Purpura, Immunthrombozytopenie
i. v.	intravenös

J

J.	Jahr(e)
JAK	Januskinase(n)
JMML	juvenile myelomonozytäre Leukämie
-JÜR	-Jahres-Überlebensrate(n)

K

K^+	Kalium
K-ATP-Öffner	Öffner von ATP-abhängigen Kaliumkanälen
KCT	Kaolin Clotting Time
kDa	Kilo-Dalton
/kg KG	pro Kilogramm Körpergewicht
KHK	koronare Herzkrankheit
KHT	Kopf-Hals-Tumoren
KI	Kontraindikation(en)
klin.	klinisch
KM	Knochenmark
KMT	Knochenmarktransplantation
KOF	Körperoberfläche
KPC	Carbapenemase-producing Enterobacteriaceae
KPS	Karnofsky Performance State
KSHV	Kaposi-Sarkom-assoziiertes Herpesvirus
KW	klinische Wahrscheinlichkeit

L

L1CAM	L1 neuronal cell adhesion molecule
LAE	Lungenarterienembolie
LAIP	leukämieassoziierter Immunphänotyp
lat.	lateral
LB	niederiger Blastenanteil
LBCL	großzellige B-Zell-Lymphome
LBL	lymphoblastische Lymphome
LCNEC	großzelliges neuroendokrines Karzinom
LD	limited disease
LDH	Laktatdehydrogenase
LDR	Low-Dose Radiatio
LE	Lungenembolie
LGL	large granular lymphocyte(s), große granuläre Lymphozyten
LI	lymphogene Invasion
LIN	lobuläre intraepitheliale Neoplasie(n)
LI-RADS	Liver Imaging Reporting and Data System
Lj.	Lebensjahr(e)
LK	Lymphknoten
LMM	Lentigo-maligna-Melanom
LMP	Low Malignant Potency
LNCCL	Large Non-cleaved Cell Lymphoma
LNE	Lymphadenektomie
LPL	lymphoplasmozytisches Lymphom
LTx	Lebertransplantation
LVEF	linksventrikuläre Ejektionsfraktion

M

M., Mm.	Musculus, Musculi
MAB	maximale Androgenblockade
MAC	Methotrexat, Actinomycin D, Cyclophosphamid
MAHA	mikroangiopathische hämolytische Anämie
MALT	mucosa associated lymphoid tissue
MANEC	Mixed Adeno-neuroendocrine Carcinoma
MAO	Monoaminooxidase

MASCC	Multinational Association of Supportive Care in Cancer
max.	maximal
MCBS	Magnitude of Clinical Benefit Scale
MCD	Morbus Castleman
MCH	mittlerer korpuskulärer Hämoglobingehalt
MCHC	mittlere korpuskuläre Hämoglobinkonzentration
MCL	Mantelzell-Lymphom
M-CSF	Makrophagenkolonie-stimulierender Faktor
MCV	mittleres korpuskuläres Volumen
MD-CMML	myelodysplastische chronische myelomonozytäre Leukämie
MDI	Microbiological Documented Infection
MDR	multidrug resistance
MDS	myelodysplastisches Syndrom
MEK	mitogen-activated protein kinase
MF	Mycosis fungoides
MGMT	Methylguanylmethyltransferase
MGUS	monoklonale Gammopathie unbekannter Signifikanz
MHC	Major Histocompatibility Complex
MHK	minimale Hemmkonzentration
mHSPC	hormonsensitives metastasiertes Prostatakarzinom
MIBG	Methylbenzylguanidin
min	Minute(n)
mind.	mindestens
MiNEN	gemischt endokrin-exokrine Tumoren
Mio.	Million(en)
MIPI	MCL International Prognostic Index
MIRL	Membrane Inhibitor of Reactive Lysis
MLD	multilineage dysplasia, Mehrliniendysplasie
MMF	Mycophenolat-Mofetil
MMR	mismatch repair
MMSE	Mini-Mental State Examination
MoAb	monoklonale(r) Antikörper
Mon.	Monat
mOS	medianes Gesamtüberleben
MPAL	akute Leukämie mit gemischtem Phänotyp
MP-CMML	myeloproliferative chronische myelomonozytäre Leukämie
MPN	myeloproliferative Neoplasie(n)
MPNST	maligner peripherer Nervenscheidentumor
MPO	Myeloperoxidase
MRA	Magnetresonanz-Angiografie
MRC	Magnetresonanz-Cholangiografie; myelodysplasieverwandte Veränderung(en)
MRCP	Magnetresonanz-Cholangiopankreatikografie
MRD	minimale Resterkrankung
mrM	modifizierte radikale Mastektomie
mRNA	messenger RNA
MRSA	methicillinresistenter Staphyloccocus aureus
MRT	Magnetresonanztomografie
ms	Millisekunde
MSI	Mikrosatelliteninstabilität
MSI-H	hohe Mikrosatelliteninstabilität
MTHFR	Methylentetrahydrofolatreduktase
mTOR	Mammalian Target of Rapamycin
MTX	Methotrexat
MUP	Metastasen bei unbekanntem Primärtumor
M-VAC	Chemotherapieschema aus Methotrexat, Vinblastin, Adriamycin und Cisplatin
MZL	Marginalzonen-B-Zell-Lymphom

N

n	nano, Anzahl
N., Nn.	Nervus, Nervi
nab	nanoparticel albumin bound
NaCl	Natriumchlorid
NACT	neoadjuvante Chemotherapie
NADM	nicht AIDS-definierende Krebserkrankungen
NAFLD	nichtalkoholische Fettlebererkrankung
NAIT	neonatale Alloimmunthrombozytopenie
NaRI	Noradrenalinwiederaufnahmehemmer
NASH	nichtalkoholische Steatohepatitis
NaSSA	noradrenerge und spezifisch serotonerge Antidepressiva
NC	no change
NCCN	National Comprehensive Cancer Network
NCI	National Cancer Institute
ND	Neck Dissection
NEC	neuroendokrines Karzinom
NED	no evidence of disease
neg.	negativ
NEN	neuroendokrine Neoplasie(n)
NET	neuroendokriner Tumor
NEZ	nichterythrozytäre Zellen
NF	Neurofibromatose
NHL	Non-Hodgkin-Lymphom
NIH	National Institute of Health
NK1	Neurokinin-1
NKTCL	natürliche Killerzell-Lymphome/T-Zell-Lymphome
NLPHL	noduläres Lymphozytenprädominantes Hodgkin-Lymphom
NM	noduläres Melanom
NMH	niedermolekulares Heparin
NMR	Kernspinresonanz
NN	Nebenniere(n)
NNH	Nasennebenhöhle(n)
NNR	Nebennierenrinde
NO	Stickstoffmonoxid
NOAK	Nicht-Vitamin-K-abhängige Antikoagulanzien
NPC	Nasopharynxkarzinoms
NPM	Nucleophosmin
NSAID	nonsteroidal antiinflammatory drugs
NSCLC	nichtkleinzelliges Bronchialkarzinom
NSE	neuronenspezifische Enolase
NST	Nervenscheidentumor(en), no special type
NTRK	neutrophe Tyrosinrezeptorkinase
NUPS	Neoplasms of Unknown Primary
NW	Nebenwirkung(en)

O

O_2	Sauerstoff
o. B.	ohne Besonderheit
OFS	Ovarialfunktionssuppression
ÖGD	Ösophagogastroduodenoskopie
oGTT	oraler Glukosetoleranztest
OI	opportunistische Infektion(en)
OMF	Osteomyelofibrose
OP	Operation
ORR	Gesamtansprechrate
OS	overall survival, Gesamtüberleben

P

p. a.	posterior-anterior
PA	perniziöse Anämie
PAF	Plättchen aktivierender Faktor
PAI	Plasminogenaktivator-Inhibitor
PanIN	pankreatische intraepitheliale Neoplasien
Pat.	Patient/Patientin
PBC	primäre biliäre Zirrhose
PBSC	periphere Blutstammzellen
PBSCT	periphere Blutstammzelltransplantation
PCI	prophylaktische Schädelbestrahlung

PCNSL	primäres DLBCL des ZNS
PcP	Pneumocystis-Pneumonie
pcR	pathologisch komplette Tumorremission
PCR	Polymerasekettenreaktion
PCV	Procarbazin/CCNU/ Vincristin
PD	progrediente Erkrankung
PD-1	programmed cell death protein 1
PDEC	poorly differentiated endocrine carcinoma
PDGF	platelet-derived growth factor
PD-L1	programmed death-ligand 1
PDT	photodynamische Therapie
PEB	Chemotherapieschema aus Cisplatin, Etoposid und Bleomycin
PEG	perkutane endoskopische Gastrostomie
PEI	Chemotherapieschema aus Cisplatin, Etoposid und Ifosfamid
periop.	perioperativ
PET	Positronenemissionstomogramm
PF	Plättchenfaktor
PFA	Platelet Function Analyzer
PFS	progressionsfreies Überleben
P-gp	P-Glykoprotein
PIVKA	Proteins Induced by Vitamin K Absence
PK	Pyruvatkinase
PKC	Proteinkinase C
PLAP	plazentare alkalische Phosphatase
PLD	pegyliertes liposomales Doxorubicin
PLF	Chemotherapieschema aus wöchentlich 5-FU/ Folinsäure und 2-wöchentlich Cisplatin
PLL	Prolymphozytenleukämie
PLWH	mit HIV infizierte Menschen; people living with HIV
PMBCL	primär mediastinales B-Zell-Lymphom
PMF	primäre Myelofibrose
PML	progressive multifokale Leukenzephalopathie, Promyelozytenleukämie
pNET	pankreatischer neuroendokriner Tumor
PNH	paroxysmale nächtliche Hämoglobinurie
PNP	Polyneuropathie
p. o.	per os
POEMS	P = Polyneuropathie, O = Organomegalie, E = Endokrinopathie, M = monoklonale Gammopathie, S = Hautveränderungen („skin lesions")
pos.	positiv
postop.	postoperativ
PP	pankreatisches Polypeptid
PPI	Protonenpumpeninhibitor(en)
PPSB	Prothrombinkomplexkonzentrat
PPES	palmar-plantares Erythrodysästhesie-Syndrom
PR	partielle Remission, Progesteronrezeptor(en)
präop.	präoperativ
PRCA	Pure Red Cell Aplasia, isolierte aplastische Anämie
PRES	posteriores reversibles Enzephalopathie-Syndrom
PRRT	peptidrezeptorvermittelte Radionuklidtherapie
PSA	prostataspezifisches Antigen
PSC	primäre sklerosierende Cholangitis
PTC	perkutane transhepatische Cholangiografie
PTCL	peripheres T-Zell-Lymphom
PTCL NOS	nicht weiter klassifizierbare periphere T-Zell-Lymphome

PTCLU	nicht weiter klassifizierbare periphere T-Zell-Lymphome
PTLD	Post-Transplant Lymphoproliferative-Disease
PTH	Parathormon
PTS	postthrombotisches Syndrom
PTT	partielle Thromboplastinzeit
PTV	planning target volume
PV	Polycythaemia vera
PVE	Prostatovesikulektomie

R

RA	refraktäre Anämie
RAAS	Renin-Angiotensin-Aldosteron-System
RAEB	refraktäre Anämie mit Blastenvermehrung
RARS	refraktäre Anämie mit Ringsideroblasten
RCMD	refraktäre Zytopenie mit multilineärer Dysplasie
RCMD-RS	refraktäre Zytopenie mit multilineärer Dysplasie und Ringsideroblasten
RCT	Radiochemotherapie
RCUD	refraktäre Zytopenie mit unilineärer Dysplasie RT, RN, RA
RECIST	Response Evaluation Criteria in Solid Tumors
RES	retikoloendotheliales System
RET	rearranged during transfection
RF	Risikofaktor(en)
RFA	Radiofrequenzablation
RFTA	Radiofrequenzthermoablation
Rh	Rhesus
rhTSH	rekombinantes Thyreoidea stimulierendes Hormon
RIT	Radioimmuntherapie
RLA	retroperitoneale Lymphadenektomie
RNA	Ribonukleinsäure
RPLS	reversibles posteriores Leukoenzephalopathie-Syndrom
Rö	Röntgen
RR	Blutdruck nach Riva-Rocci, relatives Risiko
RTK	Rezeptor-Tyrosinkinase
RT-PCR	Reverse-Transkriptase-Polymerasekettenreaktion
RTR	Residualtumorresektion

S

s	Sekunde(n)
SAA	schwere aplastische Anämie
SAAG	Serum-Aszites-Albumin-Gradient
SBRT	stereotaktische Bestrahlung
s. c.	subkutan
SCC	squamous cell carcinoma antigen
SCLC	kleinzelliges Bronchialkarzinom
SD	stabile Erkrankung
SDHB	succinate dehydrogenase complex iron sulfur subunit B
SDHD	Succinat Dehydrogenase Complex subunit D
SERD	selektive(r) Östrogenrezeptordestabilisator(en)
SERM	selektive Östrogenrezeptormodulator(en)
SHH	sonic hedgehog
SIADH	Syndrom der inadäquaten ADH-Sekretion
SIRT	selektive interne Radiotherapie
SKY	Spectral Karyotyping
s. l.	sublingual
SLAMF7	Signaling Lymphocyte Activation Molecule Family Member 7
SLD	single lineage dysplasia, Einliniendysplasie
SLE	systemischer Lupus erythematodes
SLN	Sentinel-Lymphknoten
SM	systemische Mastozytose
SMILE	Chemotherapie mit Dexamethason, Methotrexat, Ifosfamid, L-Asparaginase und Etoposid

SMM	Smoldering Multiple Myeloma
SNB	Sentinel-Node-Biopsie
SNCCL	Small Non-cleaved Cell Lymphoma
SPD	sum of the product of the diameters
SRS	stereotactic radiosurgery
SRT	stereotactic radiotherapy
SS	Sézary-Syndrom
SSA	Somatostatinanalogon/-a
SSIGN	Stage Size Grade and Necrosis Score
SSM	superfiziell spreitendes Melanom
SSNRI	selektive Serotonin- und Noradrenalinwiederaufnahmehemmer
SSRI	selektive Serotonin-wiederaufnahmehemmer
SSTR	Somatostatinrezeptor(en)
SSW	Schwangerschaftswoche
SSYC	Salmonella, Shigella, Yersinia, Campylobacter
sTfR	löslicher Transferrin-rezeptor
sup.	superior
SVR	sustained virological response
SZT	Stammzelltransplantation

T

TACE	transarterielle Chemoembolisation
TARE	transarterielle Radioembolisation
TBI	total body irradiation, Ganzkörperbestrahlung
Tbl.	Tablette(n)
Tc	Thrombozyten
TC	typisches Karzinoid
TD	Tagesdosis
T-DM	Trastuzumab-Emtansin
TF	Tissue Factor
TFG	Transfusionsgesetz
TFPI	Tissue Factor Pathway Inhibitor
Tg	Thyreoglobulin
TGF	transformierender Wachstumsfaktor
tgl.	täglich
Ther., ther.	Therapie, therapeutisch
TIA	transitorische ischämische Attacke
TI-RADS	Thyreoid Imaging Reporting and Data System
TK	Tyrosinkinase
TKI	Tyrosinkinaseinhibitor(en)
TLS	Tumorlysesyndrom
TMB	Tumor-mutational-burden, Tumormutationslast
TMZ	Temozolomid
TNF	Tumornekrosefaktor
t-PA	Gewebeplasminogenaktivator, Tissue Plasminogen Activator
TPeX	Chemotherapieschema aus Docetaxel, Cisplatin und Cetuximab
TPF	Chemotherapieschema aus Docetaxel, Cisplatin und 5-FU
TPO	Thrombopoetin
TPS	Tumor-Proportion-Score
Tr.	Tropfen
TRA	Thrombopoetin-Rezeptor-Agonisten
TRALI	transfusionsassoziierte akute Lungeninsuffizienz
TRK	Tropomyosin-Rezeptor-Kinase
TRM	Tumorregister München
TRUS	transrektaler Ultraschall
TSH	Thyreoidea stimulierendes Hormon
TTF	Zeit bis zum Therapieversagen, Tumor Treating Fields
TTF-1	Thyreoid Transcription Factor-1
TTNT	Zeit bis zur nächsten Behandlung
TTP	thrombotisch-thrombozytopenische Purpura, time to progression
TUR	transurethrale Elektroresektion
TVT	tiefe Beinvenenthrombose
Tx	Transplantation
TZ	Thrombinzeit

U

U/l	Units/Liter
u. a.	und andere

UDCA	Ursodesoxycholsäure
UFH	unfraktioniertes Heparin
UICC	Union International Contre le Cancer
ULVWF-Multimere	unusually large Von-Willebrand-Faktor-Multimere
US	Ultraschall

V

V./Vv.	Vena/Venae
v. a.	vor allem
V. a.	Verdacht auf
VAC	Chemotherapieschema aus Vincristin, Actinomycin D und Cyclophosphamid
VALG	Veterans Administration Cancer Study Group
VAS	visuelle Analogskala
VCA	Viruskapsidantigen
VCR	Vincristin
VEGF	vascular endothelial growth factor
VEGFR	vaskuläre(r) endotheliale(r) Wachstumsfaktor-Rezeptor(en)
VGPR	gute partielle Remission
VHL-	Von-Hippel-Lindau-
VI	vaskuläre Invasion
VIP	vasoaktives intestinales Peptid
Vit.	Vitamin(e)
VKA	Vitamin-K-Antagonist(en)
VLD	very limited disease
VMAT-2	vesikulärer Monamintransporter Subtyp 2
VOD	Veno-occlusive Disease
VRE	vancomycinresistente E.-faecium
vs.	versus
VTE	venöse Thromboembolie
VWF	Von-Willebrand-Faktor
VWS	Von-Willebrand-Syndrom
VZV	Varicella-Zoster-Virus

W

WDET/C	well differentiated endocrine tumour/carcinoma
Wdh.	Wiederholung
WDHA	wässrige Diarrhö, Hypokaliämie, Achlorhydrie
WLWH	Frauen mit HIV-Infektion, women living with HIV
Wo.	Woche(n)
WM	Waldenström-Makroglobulinämie
WNT	wingless type
WT	Wildtyp
WW	Wechselwirkung von Arzneimittel(n), Watchful Waiting

Z

Z. n.	Zustand nach
ZNS	zentrales Nervensystem
ZPP	Zinkprotoporphyrin
ZVD	zentraler Venendruck
ZVK	zentraler Venenkatheter

Abbildungsnachweis

Der Verweis auf die jeweilige Abbildungsquelle befindet sich bei allen Abbildungen im Werk am Ende des Legendentextes in eckigen Klammern. Alle nicht besonders gekennzeichneten Grafiken und Abbildungen © Elsevier GmbH, München.

F201-001 Deutsches Ärzteblatt, Perspektiven der Onkologie 1/2018.

F688-002 Heinz et al.: Annals of Hematology: Diagnosis and empiciral treatment of fever of unknown origin (FUO) in adult neutropenic patients: Guidelines of the Diseases Working Party (AGIHO) of the German Society of Hematology and Medical Oncology (DGHO) Vol. 96, issue 11, Pages 1775–1792. Springer Nature. November 2017.

F689-004 Escudier B: Renal cell carcinoma: ESMO Clinical Practice Guidelines for diagnosis, treatment and follow-up. In: Annals of Oncology, Volume 21, Issue 5, Januar 2010. Oxford University Press.

F689-006 Oldenburg,J.:Testicular seminoma and non-seminoma: ESMO Clinical Practice Guidelines for diagnosis, treatment and follow-up. In: Annals of Oncology, Volume 24, Issue 6, Januar 2013.

F689-009 Vogel A, et al.: Updated treatment recommendations for hepatocellular carcinoma (HCC) from the ESMO Clinical Practice Guidelines. In: Annals of Oncology, Volume 32, Issue 6, Pages 801–805, June 2021.

F691 Van Poppel H. Penile cancer: ESMO Clinical Practice Guidelines for diagnosis, treatment and follow-up. In: Annals of Oncology, Volume 24, Issue 6, Januar 2013. Oxford University Press.

F692 Kretschmar A. Prognoseadaptierte Therapie beim fortgeschrittenen CUP-Syndrom. In: Der Onkologe, Volume 14, Issue 9, September 2008. Springer Science + Business Media.

F774-007 Mod. nach Gopal S et. al.: Moving forward in HIV-associated cancer. Journal of Clinical Oncology Volume 32, Issue 9, pages 876–880, 2014.

F774-008 Nach Krown, SE et al.: Kaposi's sarcoma in the acquired immune deficiency syndrome: a proposal for uniform evaluation, response, and staging criteria. AIDS Clinical Trials Group Oncology Committee. In: Journal of Clinical Oncology Volume, pages 1201–1207. 1989.

F942-001 Flowers M, et al.: Comparison of chronic graft-versus-host disease after transplantation of peripheral blood stem cells versus bone marrow in allogenic recipients: long-term follow-up of a randomized trial: In: Bloodjournal. Volume 100, Number 2, July 2002.

H304-002 Garbe/Schadendorf. Surveillance and follow-up examinations in cutaneous melanoma. In: Onkologie. Volume 26, Issue 6, pages 241–246. 2003.

L138 Martha Kosthorst, Borken

L157 Susanne Adler, Lübeck

M927 Prof. Dr. med. Markus Schaich, Winnenden

M928 Prof. Dr. med. Michael Geißler, Esslingen

M952 Institut für Pathologie, Universitätsklinikum Dresden, Direktor: Prof. Dr. G. Baretton

T741 Dr. Stefano Ferrari, Istituto Ortopedico Rizzoli, Bologna

T1311 Dr. med. Konrad Klinghammer, Charité, Berlin

W318-005 von Lilienfeld-Toal M, et al.: Coronavirus-Infektion (COVID-19) bei Patient*innen mit Blut- und Krebserkrankungen. In: Onkopedia Leitlinien. Deutsche Gesellschaft für Hämatologie und Medizinische Onkologie (DGHO) Februar 2022.

W318-006 Hofmann W-K et al.: DGHO-Leitlinien Myelodysplastische Syndrome (MDS), 2018.

W318-007 Maschmeyer G et. Al.: DGHO - Febrile Neutropenie mit Lungeninfiltraten nach intensiver Chemotherapie (Fieber in Neutropenie) 2014.

W318-008 Schmidt-Hieber M et al.: DGHO-Gastrointestinale Komplikationen (Schwerpunkt: Diarrhoe und Colitis) bei Patienten mit hämatologischen und onkologischen Erkrankungen, 2018.

W881 Interdisziplinäre Leitlinie der Qualität S3 zur Früherkennung, Diagnose und Therapie der verschiedenen Stadien des Prostatakarzinoms. AWMF-Register-Nummer 043-022OL. Langversion 2.0, 1. Aktualisierung 2011. http://leitlinienprogramm-onkologie.de/uploads/tx_sbdownloader/S3-Prostatakarzinom-OL-Langversion.pdf.

W881-009 Leitlinienprogramm Onkologie S3-Leitlinie Hepatozelluläres Karzinom und biliäre Karzinome Version 3.0, Juli 2022, AWMF-Registernummer: 032/053OL https://www.leitlinienprogramm-onkologie.de/leitlinien/hcc-und-biliaere-karzinome/.

W968 Multinational Association of Supportive Care in Cancer (MASCC), Hillerød, Dänemark.

Inhaltsverzeichnis

1 Internistische Tumortherapie

Carsten-Oliver Schulz und Jan-Piet Habbel

1.1 Begriffsdefinitionen

Zur exakten Indikationsstellung bedarf es neben einer korrekten Diagnose und der Erfassung der Tumorausdehnung sowie des Pat.-Zustands einer genauen Bestimmung des Therapieziels. Hierzu haben sich die im Folgenden erläuterten Begriffe der interdisziplinären Therapie durchgesetzt.

1.1.1 Präventive Therapie

- Primäre Prävention: Verhinderung der Tumorentstehung
- Sekundäre Prävention: frühe Erkennung eines Tumors
- Tertiäre Prävention: Tumornachsorge und Rezidiverkennung

Die präventive Therapie ist Bestandteil der primären Prävention.

Derzeit besteht keine Möglichkeit der allgemeinen primären Prävention, wohl aber sind Risikofaktoren, die das Tumorrisiko erhöhen und reduzieren (z. B. körperliche Aktivität, Ernährungsfaktoren, Meiden exogener Noxen), bekannt. Darüber hinaus haben sich im Kontext bestimmter Tumorentitäten Screening-Programme in großen Studien als sinnvoll erwiesen (z. B. Mammografie-Screening in der Altersgruppe 50–69 J. sowie bei Hochrisiko-Pat. oder strukturierte kolorektale Karzinomvorsorge mittels Stuhltest und Koloskopie). Zusätzlich konnten Studien bei Hochrisiko-Pat. für Lungenkarzinome den Nutzen regelmäßiger CT-Thorax-Untersuchungen nachweisen, die jedoch bislang nicht im Umfang der Leistungen der gesetzlichen Krankenkassen dargestellt wurden.

Darüber hinaus ist der Bereich der Chemoprävention derzeit bei unterschiedlichen Tumorentitäten Gegenstand großer klinischer Studien, sodass noch kein abschließendes Urteil über den generellen Nutzen einer Chemoprävention, z. B. zum Einsatz von Tamoxifen (▶ 1.7.7) bei Pat. mit hohem Erkrankungsrisiko für Mammakarzinome (▶ 19), gefällt werden kann.

1.1.2 Adjuvante Therapie

Anwendung zusätzlicher Therapieverfahren nach einer Tumor-OP, die eine Reduktion bzw. Elimination restlicher Tumoranteile (Tumorrest, Metastasen, zirkulierende maligne Zellen) zum Ziel haben. Nachgewiesen wirksame Verfahren sind:

- Chemo- Hormon- und Immuntherapie als systemische Verfahren
- Radiotherapie als wirksames lokales Verfahren

1.1.3 Neoadjuvante Therapie

Anwendung zusätzlicher Therapieverfahren vor einer Tumor-OP, die die Größenreduktion des Primärtumors mit dem Ziel der Verbesserung der Operabilität bewirken sollen („Downstaging"). Zusätzlich soll die systemische Wirkung zu einer Reduktion von Mikrometastasen und damit zur Verbesserung der Gesamtprognose führen. Ein weiterer Vorteil ist die in-vivo-Beurteilung der Therapiewirksamkeit.

1.1.4 Kurative Therapie

Therapie mit dem Ziel der Heilung der Pat., meist verbunden mit einer höheren akzeptierten Toxizität des Therapieverfahrens. Zur Optimierung der Therapieergebnisse und zur Toxizitätsreduktion ist eine Therapieführung nach Leitlinien und Standards internationaler Fachgesellschaften oder die Behandlung im Rahmen klinischer Studien obligat.

1.1.5 Palliative Therapie

Therapiemaßnahmen, die auch eine antineoplastische Therapie inkludieren können, zur:

- Verbesserung der Lebensqualität durch
- verbesserte Symptomkontrolle und Schmerzreduktion sowie
- Überlebenszeitverlängerung.

→ Hierbei steht eine patientenadaptierte, individuelle Therapie bei möglichst geringer Toxizität im Vordergrund.

1.1.6 Best Supportive Care (BSC)

Mit Ausnahme der spezifischen antineoplastischen Therapie beinhaltet Best Supportive Care alle Maßnahmen, die zu einer Verbesserung der Lebensqualität des Pat. führen.

Cave

Das Therapieziel ist im gesamten Verlauf der Erkrankung keine feste Größe und muss immer wieder kritisch hinterfragt und mit dem Pat. besprochen werden, um ihm/ihr ggf. unnötige oder nicht gewünschte therapeutische und diagnostische Maßnahmen zu ersparen. Ebenso setzt ein palliatives Therapieziel die genaue Diagnose der Erkrankung und das Wissen über den mutmaßlichen Verlauf und die Prognose voraus. **Cave:** Metastasierte Erkrankungen mit möglicher kurativer Therapieoption, z. B. metastasierte Hodentumoren mit lymphatischer oder pulmonaler Metastasierung, limitiert hepatisch sowie teilweise auch pulmonal metastasierte kolorektale Karzinome (CRC), sollten im Rahmen interdisziplinärer Tumorkonferenzen besprochen und das möglicherweise kurative therapeutische Konzept festgelegt werden.

1.2 Zytostatische Therapie

1.2.1 Substanzklassen und Wirkmechanismen

Klassifikation hinsichtlich der Zielmoleküle

Die Klassifikation antineoplastischer Substanzen erfolgt im Allgemeinen anhand ihrer Wirksamkeit auf unterschiedliche biologische Zielmoleküle.

Weitere Klassifikationsmöglichkeiten:

- Nach Herkunft
- Nach Wirkprofilen bei unterschiedlichen Tumorentitäten
- Nach chemischen und/oder biologischen Merkmalen

Zellzyklusspezifische Wirkung

Einige Zytostatika greifen in bestimmten Zellzyklusphasen in die Zellteilung ein. Hieraus ergeben sich u. a. Hinweise auf Synergismen und Antagonismen bei der Kombination zytostatischer Medikamente.

1.2.2 Dosierungsprinzipien in der Zytostatikatherapie

Grundprinzipien der Zytostatikadosierung

Merke
Die Dosierung eines Zytostatikums muss grundsätzlich an die Situation des einzelnen Pat. angepasst werden. Dabei ist der meist sehr geringen therapeutischen Breite der Zytostatika Rechnung zu tragen.

Vor Einleitung jeder Therapie sowie vor jedem Therapiezyklus und jeder Therapieapplikation ist die Dosis kritisch zu überprüfen. Zu beachten sind dabei insbes.:

- Knochenmarkreserve → im Verlauf der Chemotherapie regelmäßige BB-Kontrollen zur Abschätzung der Hämatotoxizität.
- Organfunktion, insbes. von Leber und Niere → hier im Verlauf ebenfalls regelmäßige Kontrollen zur Erfassung von Toxizitäten.
- AZ und Alter des Pat., z. B. zu dokumentieren anhand des Karnofsky- (KPS) oder WHO-Indexes (hintere Umschlagseite).
- Toxizitätsprofil des Medikaments in Bezug zu Konstitution und Vorerkrankungen.
- Wechselwirkungen mit anderen eingesetzten Medikamenten und Hilfsstoffen.
- Qualitätssichernde Maßnahmen zur Vermeidung von Fehlern bei Dosierung und Applikation.
- Gerade im Bereich der Zytostatikatherapie können Fehldosierungen aufgrund der geringen therapeutischen Breite bis zum Tod des Pat. reichende Konsequenzen haben.
  - Gegenzeichnung der Therapieprotokolle durch einen zweiten Arzt.
  - Zusammenarbeit mit einer in Verarbeitung und Zubereitung erfahrenen Apotheke.
  - Prüfung der Dosis, insbes. im Hinblick auf eventuelle Fehler: Zehnerpotenzen (Kommasetzung, Nullen), Einheiten, Gesamtdosis bei mehrtägiger Applikation.
  - Prüfung des Applikationsmodus, z. B. fehlerhafte intrathekale Applikation von Vinca-Alkaloiden in Verwechslung mit Ara-C oder MTX mit tödlicher Folge.
  - Prüfung der eingesetzten Applikationshilfen, z. B. fehlerhafter Einsatz von Infusomaten an peripheren Venen mit der Folge ausgedehnter Paravasate durch mechanischen Überdruck, Adhäsion von Medikamenten an PVC-haltigen Infusionssystemen.

Dosisanpassung anhand hämatologischer Parameter

Der Großteil der eingesetzten Zytostatika hat eine nennenswerte, meist auch die Dosis begrenzende Toxizität, die die hämatopoetische Funktion des Knochenmarks (KM) einschränkt. Ausnahmen sind u. a. Asparaginase, Bleomycin und Vincristin sowie die grundsätzlich differenten Substanzklassen der Immuntherapie, der zellulären Therapien sowie der Tyrosinkinaseeinhinitoren (TKI).

Möglichkeiten der Dosisanpassung

- Reduktion der Einzeldosis vs. Verlängerung des Therapieintervalls
- Veränderung der Applikationssequenz des Zytostatikums, z. B. wöchentliche vs. 3-wöchentliche Infusion, abhängig vom eingesetzten Medikament

Merke

Die Toxizität ist zu unterscheiden von einer Verdrängung der Hämatopoese im Rahmen der malignen Erkrankung, z. B. durch Leukämien oder eine KM-Karzinose. Hier erfolgt i. d. R. **keine** Dosisreduktion – eine Teilung der Dosis auf kürzere Applikationsintervalle zur besseren Toxizitätskontrolle kann erwogen werden.
Es gibt keinen hämatologischen Parameter, der präzise die KM-Reserve vor Therapiebeginn bestimmen kann, sodass die Verlaufskontrolle der Zellzahlen während der Therapie (Nadirbestimmung) von essenzieller Bedeutung für die weitere Therapiedurchführung ist (▶ Tab. 1.1, ▶ Tab. 1.2).

Tab. 1.1 Nadiradaptierte Dosierung

Nadir (geringste Zellzahl) im Therapieintervall		Dosierung im Folgezyklus
Leukozyten/µl	Thrombozyten/µl	
> 2 000	> 100 000	In Ausnahmefällen Erhöhung um 20 %
1 000–2 000	50 000–100 000	Gleichbleibend
< 1 000	< 50 000	Verringerung um 20 %

Tab. 1.2 Genäherte Abschätzung der KM-Funktion zu Beginn eines neuen Therapiezyklus und Dosisanpassung

Dosis	Leukozyten/µl (bei normalem Granulozytenanteil)	Thrombozyten/µl
100 %	> 3 500	> 100 000
75 %	3 000–3 500	75 000–100 000
Intervallverlängerung oder 50 %	2 500–3 000	50 000–75 000
Keine Applikation	< 2 500	< 50 000

Bei erwarteter, jedoch nicht einsetzender Regeneration ist eine abklärende Diagnostik notwendig: Toxischer KM-Schaden vs. Myelodysplastisches Syndrom vs. KM-Karzinose/-Infiltration? → KM-Zytologie und -Histologie (ggf. auch Abrollpräparat des Stanzzylinders gerade bei punctio sicca zur schnellen Identifikation knochenmarksfremder maligner Zellen).

Zur Beschleunigung der hämatopoetischen Regeneration und der daraus folgenden Möglichkeit der Beibehaltung der Dosisdichte besteht die Möglichkeit des Einsatzes von Wachstumsfaktoren, z. B. (Peg-)G-CSF, Erythropoetin (▶ 1.10).

Merke

Bei jungen Pat. mit kurativem Therapieansatz Dosisreduktion möglichst zurückhaltend handhaben. Die Indikation zum Einsatz von Wachstumsfaktoren kann in diesem Fall großzügiger erfolgen: Kuration vor Toxizitätsminderung.

1

Dosisanpassung anhand der Organfunktion

Merke
Bei gestörter Organfunktion erfolgt die Dosierung des Zytostatikums unter Berücksichtigung der Pharmakokinetik, d. h. von Verteilung, Metabolisierung und Elimination. Zur Abschätzung der Funktion sind die im Folgenden dargestellten Voruntersuchungen obligat.

Nierenfunktion

Abschätzung oder Berechnung der Kreatinin-Clearance:

- Berechnungsformel (Messung aus Sammelurin in Bezug zum Kreatininwert i. S.):

$$\text{Kreatinin-Clearance (ml/min)} = \frac{\text{Urinvolumen (ml)} \times \text{Urinkreatininkonzentration (mg/dl)}}{\text{Serumkreatininkonzentration (mg/dl)} \times \text{Sammmelzeit (min)}}$$

- Abschätzung der Kreatinin-Clearance (nach Cockroft/Gault):

$$\text{Kreatinin-Clearance (ml/min)} = \frac{(140 - \text{Alter}) \times \text{Gewicht (kg)} \times \text{Fs} \begin{pmatrix} \text{Geschlechtfaktor;} \\ \text{Männer: 1, Frauen: 0,85} \end{pmatrix}}{\text{Serumkreatininkonzentration (mg/dl)} \times 72}$$

Merke
Die an sich exaktere Bestimmung der Kreatinin-Clearance aus dem Sammelurin kann im Ergebnis sehr ungenau sein, da sie eine gute Compliance und die Kontrolle der Ausscheidung voraussetzt (**cave:** demente oder inkontinente Pat.).

Empfohlene Dosismodifikationen für vorwiegend renal eliminierte Zytostatika: ▶ Tab. 1.3.

Tab. 1.3 Empfohlene Dosismodifikation für vorwiegend renal eliminierte Zytostatika

Kreatinin-Clearance (ml/min)	Dosierung (% der Solldosis)
> 60	100
10–60	75–50
< 10	50–25

Dialyse-Pat.: Die Dosierung von Zytostatika bei niereninsuffizienten und dialysepflichtigen Pat. ist nicht standardisiert und muss individuell titriert werden. Anhaltspunkte sind:

- Keine Gabe der Zytostatika unmittelbar vor der Dialyse.
- Beginn der Therapie mit einer eher niedrigen Dosierung (z. B. 50 % der Solldosis), weitere Abschätzung anhand der Therapietoxizität.
- Nur eine begrenzte Anzahl renal eliminierter Zytostatika ist dialysabel (bei den übrigen Zytostatika ist eine Dialysierbarkeit entweder nicht gegeben oder unbekannt):
  - Carboplatin.
  - Carmustin.

- Cyclophosphamid.
- Dacarbazin.
- 5-Fluorouracil (5-FU).
- Ifosfamid.
- Melphalan.
- Methotrexat (MTX).
- Mitomycin C.
- Nimustin.

Leberfunktion

Die Beurteilung der Leberfunktion kann nur näherungsweise erfolgen und richtet sich v. a. nach erhobenen Laborparametern:

- Lebersyntheseleistung
  - Quick- bzw. INR-Wert
  - Einzelne Gerinnungsfaktoren: Faktor V
  - Cholinesterase (CHE), Albumin
- Exkretionsfunktion
  - Alkalische Phosphatase (AP)
  - Bilirubin
  - γ-GT
- Transaminasenaktivitäten
  - GOT (ASAT)
  - GPT (ALAT)

Empfohlene Dosisreduktion für vorwiegend hepatisch eliminierte Zytostatika: ▶ Tab. 1.4.

Tab. 1.4 Empfohlene Dosisreduktion für vorwiegend hepatisch eliminierte Zytostatika

Bilirubinkonzentration (mg/dl)	GOT-Konzentration (mg/dl)	Dosierung (% der Solldosis)
< 1,5	< 60	100
1,5–3,0	60–180	75–50
3,1–5,0	> 180	50–25
> 5,0	–	Individuelle Entscheidung

Körperoberflächen- und -gewichtadaptierte Dosierung

In der internistischen Onkologie und Hämatologie erfolgt die Dosierung der Zytostatika meist nach Körperoberfläche (m^2 KOF) oder Körpergewicht (z. B. mg/kg KG). Zur Bestimmung der Körperoberfläche hat sich die Anwendung von an Körpergröße und Gewicht adaptierten Nomogrammen durchgesetzt.

Cave

Aufgrund hoher Verteilungsvolumina kann diese Form der Dosisfindung jedoch zu einer Überdosierung v. a. bei adipösen Pat. führen, weil eine Umverteilung in das Fettgewebe zu einem verlängerten Verbleib des Medikaments und damit zu einer protrahierten Wirkung mit konsekutiv verstärkter Toxizität führen kann.

Dosismodifikationshilfen

- Lean Body Weight: Das Normalgewicht (ohne überschüssige Fettmasse) wird zur Dosiskalkulation herangezogen: Normalgewicht = Körpergröße (cm) – 100 (bei Frauen –10 %).
- Bei kurativen Therapieansätzen wiegt die Gefahr einer zu geringen Dosierung schwerer als die Gefahr einer erhöhten Toxizität. Es wird daher ein „Sicherheitsaufschlag“ von 10 % auf das kalkulierte Normalgewicht hinzugerechnet.
- Idealized Body Weight (IBW), Adapted Idealized Body Weight (AIBW): Diese Berechnungsformeln wurden zur Kalkulation des Körpergewichts adipöser Pat. im Rahmen kurativer Hochdosistherapien, insbes. mit Cyclophosphamid und Etoposid, entwickelt. Für stark adipöse Pat. sollte das AIBW berechnet werden. Dies ist der Fall, wenn das IBW 15 kg unter dem tatsächlichen Gewicht liegt.
  - Berechnung des IBW für Männer:

$$\mathrm{IBW[kg]} = 50 + 0{,}91(\mathrm{Größe[cm]} - 152{,}4)$$

  - Berechnung des IBW für Frauen:

$$\mathrm{IBW[kg]} = 45{,}5 + 0{,}91(\mathrm{Größe[cm]} - 152{,}4)$$

  - Berechnung des AIBW:

$$\mathrm{AIBW} = \mathrm{IBW} + 0{,}4 \times (\text{tatsächliches Köpergewicht in kg} - \mathrm{IBW})$$

1.2.3 Beurteilung von Therapieerfolg und Toxizität

Merke

Grundlage zur Beurteilung des Therapieerfolgs ist eine gründliche Erfassung der Ausgangssituation vor Therapiebeginn oder Umstellung der Therapie („Staging“), die obligatorisch bei soliden Tumor- und hämatologischen Erkrankungen mit relevanten Lymphomen oder Raumforderungen eine Bildgebung beinhalten sollte.

TNM-System und klinische Klassifikationen

Zur Therapieentscheidung, zur Bestimmung der Prognose sowie zur Herbeiführung einer Vergleichbarkeit hat sich die TNM-Klassifikation durchgesetzt, die für einzelne Entitäten nochmals modifiziert ist.

Die TNM-Klassifikation gilt für solide Tumoren, für Klassifikationen hämatologischer Neoplasien sei auf die entsprechenden Unterkapitel verwiesen.

Neben dem v.a. an der Pathologie ausgerichteten TNM-System haben sich klinische Stadieneinteilungen etabliert, die sich jedoch im Wesentlichen am TNM-System ausrichten und von internationalen Fachgesellschaften vorgeschlagen und überarbeitet werden. Hierbei werden meist prognostisch gleichwertige TNM-Stadien zusammengefasst. Es gibt jedoch auch krankheitsspezifische Stadieneinteilungen, die die spezifischen Krankheitscharakteristika (z.B. prognostisch relevante Marker-Konstellationen) mit einbeziehen (z.B. Lugano-Stadien bei Hodentumoren, FIGO-Stadien bei Ovarialkarzinomen und anderen gynäkologischen Tumoren, zunehmend auch molekulare Marker wie P53- und POLE-Status bei Endometriumkarzinomen).

Remissionsbeurteilung

Hier haben sich standardisierte Beurteilungsschemata etabliert. Voraussetzungen für die Anwendung dieser Beurteilungsschemata sind:

- Definition messbarer Tumorverlaufsparameter vor Therapiebeginn, wobei die Messbarkeit durch das jeweils eingesetzte Schema definiert wird:
  - WHO-Schema
  - RECIST-Kriterien des NCI: v. a. im Rahmen klinischer Studien eingesetzt
- Dokumentation von Ausgangsbefunden durch geeignete bildgebende Verfahren (Rö, CT, MRT, Szintigrafie, aber auch Fotografie)
- Durchführung wiederholter Verlaufskontrollen mit der gleichen Untersuchungsmethode, möglichst auch durch denselben Untersuchenden/Befundenden.

Die Remissionsbeurteilung richtet sich nach verschiedenen Parametern und schließt neben den objektiv erhobenen Messgrößen auch von Pat. und Arzt empfundene subjektive Parameter mit ein:

- Tumorremission im Vergleich zum Ausgangsbefund vor Therapie: Bei der Beurteilung wird zwischen messbaren und nicht messbaren Manifestationen unterschieden. Skelettmetastasen haben aufgrund der langsamen Remineralisierung und der daraus resultierenden Probleme bei der Bildgebung einen Sonderstatus, sind jedoch grundsätzlich als messbare Läsionen zu betrachten. Grundsätzlich gelten folgende Definitionen:
  - Vollremission (complete remission, CR): vollständiges Verschwinden aller Tumorzeichen.
  - Teilremission (partial remission, PR): Reduktion der Tumormasse um ≥ 30 %.
  - Stabile Erkrankung (stable disease, SD, oder No change, NC): Reduktion der Tumormasse um < 30 % oder Zunahme der Tumormasse um < 20 % bei Fehlen neuer Manifestationen.
  - Therapieversagen (progressive disease, PD): Zunahme der Tumormasse um > 20 % oder Auftreten neuer Manifestationen.
  - Klinischer Profit (clinical benefit, CB): Zusammenfassung der Kriterien CR, PR und SD; v. a. im Rahmen palliativer Therapien zunehmend verwendet.
- Dauer des Ansprechens:
  - Dauer der CR: vom 1. Tag des Nachweises der CR bis zum Tag des Nachweises des Rezidivs.
  - Dauer der PR: vom 1. Therapietag bis zum Tag der nachgewiesenen Progression.
- Toxizität (Dokumentationsschema hintere Umschlagseite).
- Überlebenszeit; zu unterscheiden sind:
  - Ereignisfreies Überleben (event free survival, EFS): Zeit zwischen Randomisierung in einer klinischen Studie bzw. Therapieeinleitung und Auftreten eines neuen, eine Tumorprogression definierenden Ereignisses (hier teilweise protokollspezifische Definitionen).
  - Krankheitsfreies Überleben (disease free survival, DFS): Zeit von der Randomisierung in einer klinischen Studie bzw. der Therapieeinleitung bis zum Wiederauftreten der Erkrankung oder dem Tod – meist im kurativen Kontext.
  - Progressionsfreies Überleben (PFS): Zeit von der Randomisierung in einer klinischen Studie bzw. der Therapieeinleitung bis zum Voranschreiten der Erkrankung oder dem Tod - meist im palliativen Kontext.

  - Zeit bis zur Progression (time to progression, TTP): Zeit zwischen Randomisierung in einer klinischen Studie bzw. Therapieeinleitung und Progression im Vergleich zum Ausgangsbefund. Im Kontext klinischer Studien werden hierbei Todesfälle, die nicht auf eine Krankheitsprogression zurückzuführen sind, zensiert.
  - Gesamtüberleben (overall survival, OS): Zeit zwischen Randomisierung in einer klinischen Studie bzw. Therapieeinleitung und Tod.
- Gewinn an Lebensqualität. Messung und Dokumentation anhand evaluierter Lebensqualitätsbögen, z. B. EORTC QLQ C30, FACT.
- Symptomkontrolle: Schmerzreduktion, Minderung von Dyspnoe etc. Möglichkeit der Dokumentation des AZ anhand des KPS (hintere Umschlagseite) und des ECOG-Performance-Scores (hintere Umschlagseite).

1.2.4 Toxizitätsevaluation

- **Systemische Toxizität:** Zur Beurteilung der Toxizität haben verschiedene Institutionen und Fachgesellschaften (u. a. WHO, NCI, FDA) Graduierungen möglicher NW aufgelegt (Common Toxicity Criteria).
- **Lokale Toxizität** (Paravasate): ▶ 5.2.1 und bei den Einzelsubstanzen ▶ 1.3.

1.2.5 Therapieplanung und -durchführung

Patientenaufklärung und Dokumentation

Cave

Die Behandlung mit Zytostatika stellt eine therapeutische Maßnahme dar, die mit lebensbedrohlichen Komplikationen einhergehen kann. Es ist deshalb unbedingt erforderlich, Pat. vor einer solchen Behandlung aufzuklären. Die Aufklärung kann nur durch einen Arzt/eine Ärztin erfolgen, der/die Wirkung und mögliche NW der Behandlung beurteilen kann.

Für die Dokumentation der Aufklärung werden die hierfür vorgesehenen, bereits gedruckten Aufklärungsbögen empfohlen und mit der Unterschrift des behandelnden Arztes sowie des Pat. versehen. Hierbei sollte auch das Datum der Pat.-Unterschrift durch diesen eigenhändig eingetragen werden. Spezifische NW sind handschriftlich zu ergänzen. In Ausnahmefällen kann das Aufklärungsgespräch in Anwesenheit eines Zeugen geführt und dies im Krankenblatt dokumentiert werden. Es ist hilfreich, auch während der Therapie entstehende Fragen oder Ängste ausführlich zu besprechen und dem Pat. immer die Möglichkeit zu einem Gespräch zu geben.

Folgende Punkte müssen in einem Aufklärungsgespräch angesprochen werden:
- Dauer und Abfolge der Therapie
- Mögliche Alternativen zum geplanten Vorgehen
- Häufige NW (Wahrscheinlichkeit des Auftretens von > 5 %)
- Heilungschancen bzw. Ansprechraten der Therapie
- Notwendigkeit und Dringlichkeit, Folgen der Nichtbehandlung
- Vorgehensweise (ambulante oder stationäre Therapie)
- Vorgehen bei Komplikationen und Verhaltensanweisungen für den Pat.

Merke

Das Aufklärungsgespräch und das Einverständnis des/der Pat. sind schriftlich zu dokumentieren. Die Aufklärung muss durch den/die Pat. eigenhändig datiert und unterschreiben werden.

Chemotherapieplanung

Folgende Fragen sind vor Beginn einer Chemotherapie zu klären:

- Besteht eine gesicherte Ind.? Liegt der histologische Befund schriftlich vor?
- Ist die Chemotherapie das optimale Behandlungsverfahren oder sollten andere therapeutische Maßnahmen (OP, Strahlentherapie) anstatt einer Chemotherapie oder in Kombination bzw. in einer bestimmten Sequenz (z. B. neoadjuvant, adjuvant, sequenziell etc.) angewendet werden?
- Liegt ein ausreichendes Ausgangsstaging vor?
- Festlegung des Therapieziels: kurativ, palliativ, neoadjuvant oder adjuvant, ggf. Modifikation im weiteren Verlauf der Therapie.
- Welche Chemotherapie ist die optimale Therapie zur Behandlung der Erkrankung (Leitlinien)?
- Welche Chemotherapie ist die optimale Therapie für den individuellen Pat.?
- Welches ist das zu erwartende Toxizitätsprofil der geplanten Chemotherapie?
- Wie lang ist die zu erwartende Granulozytopeniedauer (Granulozytenzahlen < 500/µl für < 7 d, 7–10 d oder > 10 d)?
  - Komplikation: Fieber in der Neutropenie durch Infektion oder unklarer Genese (erfordert immer eine Antibiotikatherapie).
  - Ist der Einsatz von G-CSF geplant?
- Ist eine Anämie mit Substitutionsbedürftigkeit von Blut-/Ersatzprodukten (z. B. Erythropoetin) zu erwarten? Substitution bei Hb-Wert < 8 g/dl, auch abhängig von der Komorbidität.
- Ist eine Thrombozytensubstitutionsbedürftigkeit zu erwarten? Substitution i. d. R. bei Thrombozytenzahlen < 10 000/µl.
- Wie ist die aktuelle Organfunktion von Lunge (z. B. Bleomycin-Therapie), Leber und Nieren? Bestimmung der aktuellen Kreatinin-Clearance.
- Sind alle vorbereitenden Untersuchungen (z. B. Ausschluss einer DPD-Defizienz beim Einsatz von 5-FU) abgeschlossen und gewürdigt?
- Traten bei einer früheren Chemotherapie Komplikationen auf, z. B. Sepsis oder schwere Infektionen, hämorrhagische Zystitis, Blutungen, Polyneuropathie, kardiale Insuffizienzzeichen, Pneumonitis, eingeschränktes Hörvermögen?

Richtlinien zur parenteralen Zytostatikatherapie

Cave

Zytostatika sind von einem Arzt/einer Ärztin oder auf ärztliche Anweisung durch speziell geschultes Personal (Pflegekraft) zu injizieren!

Folgendes ist zu beachten:

- Der Inhalt der Medikamenteninformation („Fachinformation“) muss bekannt sein: NW, optimales Lösungsmittel, optimale Konzentration der Substanz.

- Als Injektionsort eignet sich der Unterarm wegen des größeren Sicherheitsabstands zu gefährdeten Gelenken, Sehnen und Muskeln am besten. Handgelenk und Ellenbeuge sind wegen der Gefahr von Funktionsstörungen nach Paravasaten wenig geeignet und zu meiden. Alternative: Handrücken, weil die Injektion hier i. d. R. gut zu kontrollieren ist.
- Bei misslungener Punktion Wechsel der Injektionsstelle auf den anderen Arm oder eine Stelle proximal des Ersteinstichs.
- Die Einstichstelle darf nicht durch Verbandsmaterial verdeckt sein, damit Paravasate frühzeitig erkannt werden können.
- Pat. darf während der Zytostatikagabe nicht unbeaufsichtigt sein. Pat. muss über mögliche Lokalreaktionen aufgeklärt werden, damit er über diese sofort berichten kann.
- Vor und während der Injektion/Infusion sichere Lage der Kanüle durch Blutaspiration kontrollieren.
- Potenziell gewebetoxische Zytostatika verdünnt injizieren bzw. infundieren. Ihre Injektion erfolgt nach Möglichkeit mit geringem Druck in den Schlauch einer laufenden Infusion.
- Nach Beendigung der Injektion mit NaCl-Lösung nachspülen und nach Entfernung der Nadel gut komprimieren.
- Bei geringster Unsicherheit sofortiger Stopp der Injektion.
- Die kontinuierliche Verabreichung gewebetoxischer Zytostatika über einen längeren Zeitraum erfolgt über einen zentralvenösen Zugang bzw. ein Port- oder PICCline-System, wenn eine ununterbrochene ärztliche Beobachtung nicht gewährleistet ist.

1.3 Profile klinisch eingesetzter Zytostatika

Merke
In der folgenden Aufstellung sind wesentliche, derzeit in Deutschland zugelassene zytostatisch wirksame Substanzen aufgeführt. Zur Verbesserung der Übersichtlichkeit wurde eine kompakte Darstellung gewählt. Für genauere Informationen verweisen wir auf die Fachinformation des jeweiligen Präparats. In dieses Kapitel wurden auch die sog. neuen Substanzen (TKI, Proteasominhibitoren usw.) integriert.

1.3.1 Acalabrutinib

Präparate Calquence®, Tbl. à 100 mg.

Indikationen CLL in allen Therapielinien, in Erstlinientherapie Kombination mit Obinutuzumab möglich.

Pharmakodynamik
- Hemmung der Bruton-Tyrosinkinase (BTK), Eingriff in den B-Zell-Rezeptor-Signalweg
- Hemmung der Proliferation, Apoptose, Migration und Adhäsion → Entwicklung einer (meist harmlosen) Lymphozytose nach Therapiebeginn bei gleichzeitiger Reduktion der Lymphknotengröße

Pharmakokinetik
- Bioverfügbarkeit 25 %, max. Spiegel 1–2 h nach Nahrungsaufnahme, unabhängig von Aufnahme von Nahrung

- Metabolisierung hauptsächlich hepatisch über CYP3A4-Enzyme
- Elimination vorwiegend über Fäzes

Nebenwirkungen
- KM: Panzytopenie, febrile Neutropenie → Infektionen (Sinusitis, Pneumonie, Harnwegsinfekte, Sepsis, Herpes-Infektionen)
- Gastrointestinales System: Diarrhö, Übelkeit, Obstipation, Abdominalschmerzen
- Haut: Hautausschlag
- Herz/Gefäße: Vorhofflimmern/-flattern
- Sonstige: sekundäre Primärtumoren insbes. der Haut, Cephalgien, Schwindel, Arthralgien, muskuloskelettale Schmerzen, Fatigue, Tumorlysesyndrom (TLS), Hämatome

Dosierung
- 2 × 100 mg/d p. o.
- Empfehlung zur Dosisanpassung bei Toxizität: siehe Fachinformation

Wechselwirkungen
- Wirkungsverstärkung bei Einnahme von Arzneimitteln, die CYP3A4 stark hemmen (z. B. Ketoconazol, Itraconazol, Erythromycin, Clarithromycin)
- Wirkungsabschwächung bei Einnahme von Arzneimitteln, die CYP3A4 stark aktivieren (z. B. Rifampicin, Dexamethason, Phenytoin, Carbamazepin, Phenobarbital, Hypericum perforatum [Johanniskraut], Ritonavir, Telithromycin)
- Verminderte Resorption bei Einsatz von Antazida

Kontrollen Diff-BB, EKG, Elektrolyte, Nieren- und Leberwerte, Hepatitis-B-Serologie, Schwangerschaftstest, Hautkrebsscreening.

1.3.2 Abemaciclib

Präparate Verzenios®, Tbl. à 50/100/150 mg.

Indikationen
- Hormonrezeptor-(HR-)pos., HER2-neg. lokal fortgeschrittenes oder metastasiertes Mammakarzinom (Mamma-Ca) in Kombination mit einem Aromatasehemmer oder Fulvestrant
- HR-pos., HER2-neg., kurativ behandeltes Mamma-Ca im Sinne einer erweiterten Adjuvanz im Falle von Hochrisikomerkmalen (entweder ≥ 4 pos. axilläre LK oder 1–3 pos. axilläre LK und mind. 1 der folgenden Kriterien: Tumorgröße ≥ 5 cm oder histologischer Grad 3) in Kombination mit einer antihormonellen Therapie über einen Zeitraum von 2 J.

Pharmakodynamik Selektiver Inhibitor der zyklinabhängigen Kinasen (cyclin-dependent kinase, CDK) 4 und 6 → verhindert Phosphorylierung des Retinoblastom-Proteins und Topoisomerase-II-alpha → Blockierung Übergang G1 in S-Phase des Zellzyklus.

Pharmakokinetik
- Resorption: langsam, Bioverfügbarkeit 45 %, Einnahme unabhängig von Mahlzeiten
- Verteilung: hohe Plasmaproteinbindung
- Hepatische Metabolisierung und gastrointestinale Elimination

Nebenwirkungen
- Gastrointestinales System: Diarrhö (häufigste NW), Inappetenz

- KM: Neutropenie, Leukopenie, Anämie, Thrombozytopenie (Hämatotoxizität im Vergleich zu den anderen CDK4/6 Inhibitoren jedoch geringer)
- Nervensystem: Dysgeusie, Schwindel
- Infektionen und parasitäre Erkrankungen
- Gefäße: venöse Thromboembolie
- Haut: Alopezie, Pruritus, Exanthem

Dosierung
- 2 × 150 mg/d.
- Dosisanpassung bei Auftreten von hämatologischer Toxizität, Diarrhö, hepatischer Toxizität (Transaminasenanstieg): siehe Fachinfo

Wechselwirkungen
- Bei gleichzeitiger Behandlung mit starken CYP3A4-Inhibitoren (z. B. Nelfinavir, Ritonavir, Itraconazol, Ketoconazol, Voriconazol, Nefazodon, Grapefruitsaft) Dosisreduktion um 50 mg pro Einnahme. Bei Dosierungsstufe 2 × 50 mg/d: Reduktion auf 1 × 50 mg/d erwägen oder Dosis unter Monitoring der Toxizität beibehalten.
- Gleichzeitige Anwendung von starken CYP3A4-Induktoren (z. B. Carbamazepin, Phenytoin, Rifampicin und Johanniskraut) ist aufgrund einer verminderten Wirksamkeit von Abemaciclib zu vermeiden.

Kontrollen BB, Transaminasen alle 2 Wo. (erste 2 Mon.), dann monatlich.

1.3.3 Afatinib

Präparate GIOTRIF®, Tbl. à 20/30/40/50 mg.

Indikationen
- EGFR-TKI-naive fortgeschrittene/metastasierte NSCLC mit aktivierenden EGFR-Mutationen
- Fortgeschrittene/metastasierte Plattenepithel-NSCLC, 2. Linie nach platinbasierter Chemotherapie

Pharmakodynamik Selektiver irreversibler Blocker von EGFR, HER2, ErbB3 und ErbB4 → Signalblockade downstream.

Pharmakokinetik
- Max. Serumkonzentration 2–5 h nach oraler Gabe, reduziert durch fetthaltige Nahrung, hohe Plasmaeiweißbindung
- Terminale Plasma-HWZ 37 h
- Vorwiegend Elimination unverändert über die Fäzes

Nebenwirkungen
- Gastrointestinales System: Diarrhö, Stomatitis, Dyspepsie, Cheilitis, Transaminasenerhöhung, Gewichtsverlust
- Lunge: Lungeninfiltrate, Pneumonitis, ARDS, allergische Alveolitis
- Haut: Paronychie, Ausschlag, Akne, Juckreiz, Hauttrockenheit, Hand-Fuß-Syndrom, Stevens-Johnson-Syndrom
- Nervensystem: Muskelspasmen, Geschmacksstörungen, Konjunktivitis, Augentrockenheit, Keratitis
- Immunsystem: Fieber, vermehrte Infekte (Zystitiden)
- Niere: eingeschränkte Nierenfunktion/Nierenversagen

Dosierung
- 1 × 40 mg/d. 3 h vor und mind. 1 h nach Einnahme nüchtern!

- Dosismodifikation:
  - Bei guter Verträglichkeit nach 3 Wo. Dosiserhöhung auf max. 50 mg/d erwägen.
  - Pause bei längerfristigen oder nicht tolerablen Toxizitäten WHO Grad 2 oder 3, Wiederaufnahme der Therapie in 10-mg-Schritten.
  - Bei neu aufgetretenen interstitiellen Lungenerkrankungen Therapie absetzen.
  - Supportive Therapie mit Loperamid in Höchstdosen. Pat. sollte darauf hingewiesen werden und entsprechende Medikation zur Hand haben.

Wechselwirkungen

- Plasmaspiegel reduziert durch P-gp-Inhibitoren (Ritonavir, Ciclosporin A, Ketoconazol, Itraconazol, Erythromycin, Verapamil, Chinidin, Tacrolimus, Nelfinavir, Saquinavir, Amiodaron)
- Erhöht orale Bioverfügbarkeit von BCRP-Substraten (insbes. Rosuvastatin und Sulfasalazin).

Kontrollen

- Lungenfunktion!
- Leber- und Nierenfunktion.

1.3.4 Alectinib

Präparate Alecensa® Hartkapseln à 150 mg.

Indikationen ALK-pos., fortgeschrittenes NSCLC (1. Therapielinie oder nach Crizotinib-Vorbehandlung).

Pharmakodynamik Selektiver ALK- und RET-TKI, Blockade des STAT 3- und PI3 K/AKT-Signalwegs mit folgender Apoptoseinduktion.

Pharmakokinetik Metabolisierung via CYP3A4, hepatobiliäre Elimination.

Nebenwirkungen

- KM: Anämie.
- Gastrointestinales System: ausgeprägte Übelkeit und Erbrechen (auch verzögertes Auftreten von Übelkeit/Erbrechen), selten Leberschäden
- Haut: Exantheme, Fototoxizität
- Herz/Gefäße: symptomatische Bradykardie
- Lunge: interstitielle Lungenerkrankung, Pneumonitis
- Sonstiges: Myalgien, CK-Erhöhung, Ödeme, Gewichtszunahme, Sehstörungen

Dosierung

- 2 × 600 mg/d bis zum Progress oder bis zu inakzeptabler Toxizität
- Einnahme zusammen mit Nahrungsmitteln
- Dosisanpassung/Therapieunterbrechung bei Toxizität: siehe Fachinformation
- Dosisanpassung bei schwerer Leberinsuffizienz (Child-Pugh C) auf 2 × 450 mg/d

Wechselwirkungen

- Vorsicht bei Komedikation mit potenten CYP3A4-Induktoren (z. B. Rifampicin, Johanniskraut, Carbamazepin, Enzalutamid, Phenytoin): Wirksamkeit von Alectinib reduziert
- Vorsicht bei Komedikation mit starken Inhibitoren von CYP3A4 (z. B. Ketoconazol, Ritonavir, Clarithomycin, Nefazodon, Grapefruit)

Kontrollen BB, Leber- und Nierenfunktion.

1.3.5 Alpelisib

Präparate Piqray®, Filmtbl. à 50/150/200 mg.

Indikationen In Kombination mit Fulvenstrant bei metastasiertem/fortgeschrittenem Mamma-Ca (Her2neu neg., PIK3CA-mutiert) bei Progress nach endokriner Monotherapie.

Pharmakodynamik
- α-spezifischer Phosphatidy linositol-3-Kinase (PI3Kα)-Hemmer
- Hemmung des PI3 K/AKT-Signalwegs → Reduktion Tumorwachstum
- Anstieg der Östrogenrezeptor-Expression in Tumorzellen, Synergie mit antihormoneller Therapie.
- Regulation der der Glukosehomöostase: Hyperglykämie als NW

Pharmakokinetik
- Rasche orale Resorption, max. Spiegel 2–4 h nach Nahrungsaufnahme, bessere Resorption unter Nahrungsaufnahme
- Metabolisierung hauptsächlich enzymatisch hydrolytisch, zudem hepatisch über CYP3A4
- Elimination der Reinsubstanz sowie der Metaboliten vorwiegend über Fäzes

Nebenwirkungen
- KM: Anämie, Lympho-, Thrombozytopenie
- Gastrointestinales System: Diarrhö, Erbrechen, Bauchschmerzen, Dyspepsie, Gingivitis, Pankreatitis
- Stoffwechsel: Hyper- und Hypoglykämie, Elektrolytverschiebungen, Ketoazidose, Inappetenz
- Nervensystem: Cephalgien, Insomnie; Dysgeusie, Xerophthalmie, Sehstörungen
- Haut: Hautausschläge, Alopezie, Pruritus, seltener schwere Hausreaktionen (DRESS- oder Stevens-Johnson-Syndrom), Lichtempfindlichkeit
- Niere: akute Niereninsuffizienz, Ödeme
- Herz/Gefäße: Bradykardie
- Lunge: Pneumonitis
- Sonstige: Myalgien, Muskelkrämpfe, Fatigue

Kontraindikationen Unverträglichkeit, Schwangerschaft, Auftreten schwerer Hautreaktionen in der Vorgeschichte (DRESS- oder Stevens-Johnson-Syndrom)

Dosierung
- 1 × 300 mg/d p. o. zur selben Zeit unmittelbar nach einer Mahlzeit
- Empfehlung zur Dosisanpassung bei Toxizität: siehe Fachinformation

Wechselwirkungen
- Wirkungsverstärkung bei Einnahme von Arzneimitteln, die BCRP stark hemmen (z. B. Eltrombopag, Lapatinib, Pantoprazol)!
- Wirkungsverstärkung bei Einnahme von Arzneimitteln, die CYP3A4 stark hemmen (z. B. Ketoconazol, Itraconazol, Erythromycin, Clarithromycin)!

Kontrollen Glukose, HbA_{1c}, Diff-BB, Elektrolyte, Nieren- und Leberwerte, Schwangerschaftstest.

> **Merke**
> Regelmäßige Kontrolle des Blutzucker-(BZ-)Spiegels, ggf. Mitbehandlung durch Diabetologen, Dosismodifikationen bei auftreten schwerer Hyperglykämien: siehe Fachinformation.

1.3.6 Amsacrin

Synonyme m-AMSA, AMSA.

Präparate Amsidyl®, Amp. à 85 mg.

Indikationen
- Zugelassen bei AML, ALL
- Wirksamkeit bei Mamma-Ca und malignen Lymphomen

Pharmakodynamik Interkalation, Hemmung der Topoisomerase II, Radikalbildung, Membrandestabilisierung, Verlängerung der S-Phase, G2-Phasen-Arrest.

Pharmakokinetik
- HWZ von 6,3 h
- Hepatischer Abbau
- Biliäre und renale Elimination

Nebenwirkungen
- KM: Panzytopenie mit dosisbegrenzender Leuko und mäßiggradiger Thrombozytopenie
- Gastrointestinales System: Leberfunktionsstörungen, gastrointestinale Störungen (Übelkeit, Erbrechen)
- Haut: Alopezie, allergische Hautreaktionen, Phlebitis
- Herz/Gefäße: Arrhythmien, Herzinsuffizienz, Asystolie
- Hypokaliämie
- Nervensystem: periphere und zentrale Neurotoxizität (Grand-Mal-Anfälle, evtl. durch Hilfsstoff Dimethylacetamid)
- Sonstige: Paravasat nekrotisierend

Dosierung
- 90–150 mg/m^2 KOF/d über 5 d, je nach Protokoll
- Dosismodifikation: bei Kreatinin i. S. > 1,5 mg/dl Reduktion auf 75 %, bei eingeschränkter Leberfunktion ▶ 1.2.2

Wechselwirkungen
- Spiegelverringerung durch Phenobarbital
- MTX-Spiegelerhöhung durch AMSA
- Keine Anthrazyklin-Kreuzresistenz

Kontrollen
- Kardiale Diagnostik
- Elektrolyte, BB, Leber- und Nierenfunktion

> **Merke**
> Nicht mit chloridhaltigen Lösungen verabreichen (Kristallisation).

1.3.7 Arsentrioxid

Präparate Trisenox®, Amp. à 1 mg.

Indikationen
- Neu diagnostizierte akute Promyelozytenleukämie (APL) mit niedrigem bis mittleren Risiko in Kombination mit all-trans-Reinsäure (ATRA)
- Rezidivierter/refraktärer APL (Pat. sollten zuvor mit einem Retinoid und Chemotherapie behandelt worden sein)

Pharmakodynamik
- Mechanismus ist nicht abschließend geklärt.
- In-vitro-Induktion morphologischer Veränderungen und Fragmentierung der DNA.
- Schädigung/Abbau des Fusionsproteins PML/RARa.

Pharmakokinetik
- Hohes Verteilungsvolumen, geringe Proteinbindung. Akkumulation in Leber, Niere und Herz.
- Vorwiegend hepatische Metabolisierung in aktive Metaboliten, Elimination über den Urin.

Nebenwirkungen
- KM: Thrombozytopenie, Neutropenie, Anämie
- Stoffwechsel: Hyperglykämie, Hypokaliämie, Hypo- und Hypermagnesiämie, Hypernatriämie, Ketoazidose
- Herz/Gefäße: Tachykardie, Perikarderguss, ventrikuläre Extrasystolen, Vaskulitis, Hypotonie, QT-Zeit-Verlängerung, AV-Block
- Nervensystem: Parästhesien, Schwindel, Cephalgien, Krampfanfälle, Sehstörungen
- Sonstige: Leukozytendifferenzierungssyndrom, Dyspnoe/Hypoxie, Pleuraerguss, Herpes zoster

Dosierung
- 0,15 mg/kg KG tgl. i. v. bis zur Remissionsinduktion bzw. je nach Therapieprotokoll
- Dosismodifikation: ab WHO-Toxizitäten Grad 3 ggf. Dosisanpassung/Unterbrechung der Therapie

Wechselwirkungen
- Wenig bekannt.
- **Cave:** bei Hypokaliämie oder Hypomagnesiämie verursachenden Medikamenten (Diuretika, Amphotericin B) Risiko einer Torsade de pointes ↑
- Vorsicht bei Kombination mit QT/QTc-Intervall verlängernden Arzneimitteln (z. B. Makrolidantibiotika, Thioridazin)

Kontrollen BB, Elektrolyte, Leber- und Nierenfunktion, BZ, Gerinnungsparameter.

> **Tipp**
> APL-Differenzierungssyndrom: Fieber, Dyspnoe, Gewichtszunahme, Lungeninfiltrate, Pleura- oder Perikardergüsse mit oder ohne Leukozytose → kann tödlichen Verlauf nehmen. Therapie mit hoch dosierten Steroiden.

1.3.8 Asciminib

Präparate Scemblix®, Tbl. à 20/40 mg.

Indikationen Philadelphia-pos. CML in chron. Phase mit Vorbehandlung mit mind. 2 TKI.

Pharmakodynamik
- Hemmung der Aktivität der BCR-ABL-Kinase durch Bindung an die Myristoyl-Bindungstasche von ABL: STAMP-Inhibitor (Specifically Targeting the ABL1 Myristoyl Pocket)
- Keine Bindung an katalytische ATP-Bindungsstelle wie bei herkömmlichen TKI

Pharmakokinetik

- Rasche orale Resorption, max. Spiegel 2–3 h nach Nahrungsaufnahme, abhängig von Aufnahme fetthaltiger Nahrung
- Metabolisierung hauptsächlich hepatisch über CYP3A4 und UGT2B7- und UGT2B17-vermittelte Glucuronidierung
- Elimination der Reinsubstanz (biliär sezerniert) sowie der Metaboliten über Fäzes

Nebenwirkungen

- KM: Panzytopenie mit febriler Neutropenie
- Gastrointestinales System: Lipasämie, Erbrechen, Diarrhö, Übelkeit, Abdominalschmerz, Pankreatitis, Transaminasen- und Bilirubinerhöhung
- Haut: Ausschlag, Urtikaria, Pruritus, Ödeme
- Stoffwechsel: Dyslipidämie, Appetitstörungen, Hyperglykämie
- Herz/Gefäße: QT-Zeit-Verlängerung, Hypertonie, Palpitationen
- Lunge: Atemwegsinfektionen, Pneumonie, Husten, Pleuraerguss, Dyspnoe, Brustschmerz
- Nervensystem: Cephalgien, Schwindel, trockenes Auge, verschwommenes Sehen
- Sonstige: Muskelschmerzen, Arthralgien, Fatigue, CK-Erhöhung

Dosierung

- 2 × 400 mg/d p. o. (Nahrungsaufnahme 2 h nach und 1 h vor Einnahme vermeiden)
- Empfehlung zur Dosisanpassung bei Toxizität: siehe Fachinformation

Wechselwirkungen

- Wirkungsverstärkung bei Einnahme von Arzneimitteln, die CYP3A4 stark hemmen (z. B. Ketoconazol, Itraconazol, Erythromycin, Clarithromycin)!
- Wirkungsabschwächung bei Einnahme von Arzneimitteln, die CYP3A4 stark aktivieren (z. B. Rifampicin, Dexamethason, Phenytoin, Carbamazepin, Phenobarbital, Hypericum perforatum [Johanniskraut], Ritonavir, Telithromycin).

Kontrollen

- Diff-BB, Elektrolyte, Nieren- und Leberwerte, Lipase, CK, Hepatitis-B-Serologie (Aktivierung einer Hepatitis B möglich)
- Monitoring der pulmonalen und kardialen Funktion inkl. QT-Zeit

1.3.9 Asparaginase, pegylierte Asparaginase

Synonyme L-ASP, ASP. Pegylierte Asparaginase: PEG-(Polyethylenglycol-)Asparaginase.

Präparate

- ASP: Erwinase®, Asparaginase medac®, Amp. à 3 750/5 000/10 000 IE
- PEG-Asparaginase: Oncaspar®, Amp. à 750 IE

Indikationen

- ALL, NHL, CML im Blastenschub (zugelassen)
- Wirksamkeit bei akuter Myeloblastenleukämie
- PEG Asparaginase: Zulassung bei ALL bei Unverträglichkeit von nativen Asparaginasen

Pharmakodynamik

- Enzym
- Hemmt die Metabolisierung von Asparagin zu Aspartat und Ammoniak

- Apoptoseinduktion
- G1-Phasen-Arrest

Pharmakokinetik
- HWZ: ca. 10 h; pegylierte Form: 5,8–10,5 d
- Enzymatischer Abbau
- Großes Molekül mit vorwiegend intravasaler Verteilung

Nebenwirkungen
- KM: keine Myelosuppression, mögliche hämolytische Anämie.
- Gastrointestinales System: Übelkeit, Erbrechen, Diarrhö, Leberfunktionsstörungen, Pankreatitis (Pseudozystenbildung).
- Haut: allergisches Exanthem.
- Stoffwechsel: gestörte Glukosetoleranz.
- Niere: selten akutes Nierenversagen/Nierenfunktionsstörungen.
- Nervensystem: oft akute Enzephalopathie. Chron. hirnorganisches Psychosyndrom („HOPS").
- Sonstige: Abbau von Gerinnungsfaktoren, Blutungs-/Thromboseneigung, schwere anaphylaktoide Reaktionen.

Kontraindikationen
- Gerinnungsstörungen
- Starke Leberfunktionsstörungen
- Pankreatitis

Dosierung
- 200(– 1 000) IE/kg KG/d über 10–20 d
- PEG-Asparaginase: nach Protokoll, 500–2 500 IE/m² KOF einmalig alle 14 d i. v. oder i. m.

Wechselwirkungen
- Wirkung verstärkt durch sequenzielle Gabe von MTX und Cytarabin (Ara-C)
- Wirkung von MTX in normalen Zellen bei Gabe innerhalb von 24–96 h nach L-ASP vermindert
- Synergismus in L-ASP-empfindlichen Zellen

Merke

Engmaschiges Monitoring von Fibrinogen und Antithrombin III (AT III). Substitution bei Fibrinogenwerten < 1 g/l oder AT-III-Werten < 70 % mit Fresh Frozen Plasma (FFP) bzw. AT-III-Konzentrat.

Weiteres Monitoring: Gerinnungsstatus, BZ, Leber- und Nierenfunktion, BB.

Gegebenenfalls Applikation einer Testdosis (0,2 IE/kg KG i.v. oder 2 IE intradermal) zum Ausschluss einer Hypersensitivität → ggf. Wechsel des Präparats.

1.3.10 Avapritinib

Präparate AYVAKYT®, Filmtbl. à 25/50/50/100/200/300 mg.

Indikationen
- GIST bei fehlender Resektionsmöglichkeit/Metastasierung mit PDGFRA-D842V-Mutation
- Folgelinientherapie der aggressiven systemischen Mastozytose, systemischen Mastozytose mit assoziierter hämatologischer Neoplasie oder Mastzellleukämie

Pharmakodynamik Typ-1-Kinase-Inhibitor:
- Erhöhte In-vitro-Aktivität auf PDGFRA-D842V- und KIT-D816V-Mutanten (Resistenz gegen Imatinib, Sunitinib, Regorafenib)
- Bessere Wirksamkeit gegen klinisch relevante KIT-Exon-11-, KIT-Exon-11/17- und KIT-Exon-17-Mutanten als gegen das KIT-Wildtyp-Enzym

Pharmakokinetik
- Max. Spiegel nach oraler Gabe nach 1–2 h
- Metabolisierung über CYP3A4/5 und CYP2C9, Glukuronidierung durch UGT1A3
- Elimination über Fäzes und zum geringen Teil renal
- Eliminations-HWZ 20–57 h

Nebenwirkungen
- KM: Leuko-, Thrombozytopenie, Anämie
- Gastrointestinales System: Abdominalschmerz, Erbrechen, Diarrhö, Übelkeit, Reflux, Gastrointestinalblutung, Aszites, Obstipation, Dysphagie, Stomatitis, Flatulenz, Hypersalivation, Hyperbilirubinämie
- Haut: Exanthem, palmar-plantares Erythrodysästhesie-Syndrom (PPES), Lichtempfindlichkeitsreaktion, Pruritus, Alopezie, Hautverfärbung, Depigmentierung von Haaren und Haut
- Stoffwechsel: Elektrolytverschiebungen, Inappetenz
- Lunge: Dyspnoe, Pleuraergüsse, Husten
- Herz/Gefäße: Perikarderguss, Tumorhämorrhagie, Hypertonie, QT-Zeit-Verlängerung
- Niere/Elektrolyte: Hämaturie, akutes Nierenversagen
- Nervensystem/Auge: Augentränen, Verwirrung, Depression, Angst, Schlaflosigkeit, mnestische Veränderungen, Schwindel, Dysgeusie, intrakranielle Blutung, periphere Neuropathie, Somnolenz, Aphasie, Hypokinesie, Cephalgien, Tremor, okuläre Blutung, Photophobie, Konjunktivitis
- Sonstige: Asthenie, Fieber, Kältegefühl, Myalgien, Arhralgien, Muskelspasmen

Dosierung
- GIST: 1 × 300 mg/d nüchtern (bei notwendiger Gabe von CYP3A4-Hemmern: 100 mg/d).
- Mastzellerkrankung: 1 × 200 mg/d nüchtern (bei notwendiger Gabe von CYP3A4-Hemmern: 50 mg/d).

Wechselwirkungen
- Gleichzeitige Gabe mit CYP3A4-Induktoren (Rifampicin usw.) vermeiden
- Gleichzeitige Gabe mit CYP3A4-Hemmern (Ketoconazol usw.) vermeiden – wenn nicht anders möglich, Reduktion der Avapritinib-Dosis
- Aufgrund des Auftretens von Hämorrhagien Vorsicht bei Kombination mit Antikoagulanzien

Kontrollen EKG Vitalzeichen, Elektrolyte, Nieren- und Leberwerte, BB, Gerinnungsparameter.

1.3.11 Axitinib

Präparate Inlyta®, Tbl. à 1, 3, 5 und 7 mg.

Indikationen
- Erstlinienbehandlung des fortgeschrittenen Nierenzell-Ca in Kombination mit Pembrolizumab

- Zweitlinientherapie des fortgeschrittenen Nierenzell-Ca (nach Sunitinib oder Zytokin)

Pharmakodynamik Hemmer der Tyrosinkinasen (TK) der vaskulären endothelialen Wachstumsfaktor-Rezeptoren (VEGFR)-I, VEGFR-2 und VEGFR-3 → Angiogenesehemmung.

Pharmakokinetik
- Orale Bioverfügbarkeit ca. 60 %. HWZ ca. 2,5–6 h. Hohe Plasmaeiweißbindung.
- Hepatische Metabolisierung über CYP3A4/5. Elimination über Urin und Fäzes.

Nebenwirkungen
- KM: Leuko-, Thrombozytopenie, Anämie, Polyglobulie
- Gastrointestinales System: Stomatitis, Übelkeit, Diarrhö, Emesis, Obstipation, Bauchschmerzen, Blähungen, gastrointestinale Perforationen. Transaminasen- und Cholestaseparametererhöhung
- Haut: Hand-Fuß-Syndrom, Exantheme, Pruritus, Alopezie
- Stoffwechsel: Hypo- und Hyperthyreose, Hyperkalzämie, Hyperkaliämie
- Lunge: Dyspnoe, Husten, Dysphonie
- Niere: Nierenfunktionsstörungen, Proteinurie
- Herz/Gefäße: Hypertonie, Blutungen, arterielle und venöse Embolien
- Nervensystem: Cephalgien, Schwindel, Geschmacksstörungen, Tinnitus, posteriores reversibles Enzephalopathie-Syndrom (PRES)
- Sonstige: Gliederschmerzen, Myalgien, Arthralgien, Müdigkeit

Dosierung
- 2 × 5 mg/d p. o.
- Dosismodifikation: nach 2 Wo. ggf. Dosiseskalation auf 2 × 7 und ggf. im Verlauf auf 2 × 10 mg/d
- Bei Toxizitäten Pausierung und ggf. Reduktion auf 2 × 2–3 mg/d
- Bei Leberfunktionsstörung Child B Dosisreduktion, keine Gabe bei Child C
- Wundheilungsstörungen: Absetzen mind. 24 h vor OP

Wechselwirkungen
- Vorsicht bei Kombination mit CYP3A4/5-Inhibitoren (Azole, Makrolide, Atazanavir, Indinavir, Nefazodon, Nelfinavir, Ritonavir, Saquinavir u. a.) → Toxizität ↑↑.
- CYP3A4/5-Induktoren (Rifampicin, Dexamethason, Phenytoin, Carbamazepin, Phenobarbital, Johanniskraut) → Wirksamkeit ↑↓.

Kontrollen BB, Nieren- und Leberfunktionsparameter, Blutdruck.

1.3.12 Azacitidin

Präparate
- Vidaza®, Amp. à 100 mg
- Onureg®, Tbl. à 200/300 mg

Indikationen
- Subkutane Formulierung:
  - MDS mit intermediärem oder hohem Risiko nach IPSS
  - Chron. myelomonozytäre Leukämie (CMML) mit 10–29 % KM-Blasten ohne myeloproliferative Störung
  - AML mit 20–30 % Blasten und Mehrlinien-Dysplasie nach WHO-Klassifikation
  - AML mit > 30 % Blasten im KM

- Orale Formulierung: AML: Erhaltungstherapie nach Erreichen einer CR/CRi nach Induktions- und/oder Konsolidierungstherapie bei fehlender Eignung bzw. Ablehnung einer allogenen SZT

Pharmakodynamik Diskussion multipler Mechanismen: Zytotoxizität gegen abnorme hämatopoetische Zellen im KM (Hemmung der DNA-, RNA- und Proteinsynthese, Einbau in RNA und DNA sowie Aktivierung von DNA-Damage-Pathways), Hypomethylierung der DNA (Einbau von Azacitidin in die DNA → Inaktivierung von DNA-Methyltransferasen → Hypomethylierung der DNA → Re-Expression antiproliferativer Gene).

Pharmakokinetik

- Schnelle Resorption nach s. c. Applikation, variable Resorption nach oraler Gabe, Bioverfügbarkeit ca. 11 %, nahrungsunabhängig.
- Abbau durch spontane Hydrolyse. Kurze HWZ von ca. 40 min.
- Vorwiegend renale Elimination.

Nebenwirkungen

- KM: Panzytopenie v. a. während der ersten 2 Zyklen
- Gastrointestinales System: Leberfunktionsstörungen bei vorgeschädigter Leber (insbes. bei Tumorinfiltration), gastrointestinale Störungen (Übelkeit, Erbrechen, Diarrhö)
- Niere: Anstieg der Retentionsparameter, renale tubuläre Azidose, Hypokaliämie
- Haut: lokale Reaktion an Injektionsstelle
- Nervensystem: Schwindel, Cephalgien
- Infekt- und Blutungskomplikationen im Rahmen der KM-Suppression durch Therapie oder Grunderkrankung

Dosierung Subkutane Formulierung: 75 mg/m² KOF/d über 7 d, Wdh. Tag 28.

Dosismodifikation:

Cave: abgestuftes, recht komplexes Schema bei hämatologischer Toxizität:

- **Bei normalen Zellzahlen vor 1. Therapiezyklus** (Leukozyten > 3 000/µl, ANC > 1 500/µl und Thrombozyten > 75 000/µl):
  - Bei Abfall des ANC < 1 000/µl oder der Thrombozyten < 50 000/µl Fortsetzung des Zyklus erst bei Erholung (d. h. Anstieg der Zellzahl um mind. die Hälfte der Differenz zwischen Nadir und Ausgangswert plus Nadirwert) der Zellzahlen.
  - Bei fehlender Erholung innerhalb von 14 d: Therapiefortsetzung mit Dosisreduktion um 50 %.
- **Bei verminderten Zellzahlen vor 1. Therapiezyklus** (Leukozyten < 3 000/µl, ANC < 1 500/µl und Thrombozyten < 75 000/µl):
  - Bei Rückgang einer Population von weniger als 50 % gegenüber dem Ausgangswert **oder** bei Rückgang von > 50 % mit einer verbesserten Differenzierung einer der Zelllinien: keine Verzögerung des nächsten Zyklus, keine Dosisanpassung.
  - Beträgt der Rückgang einer Zellreihe gegenüber dem Ausgangswert mehr als 50 % und ist keine Verbesserung der Zellliniendifferenzierung festzustellen, Verschiebung des nächsten Behandlungszyklus bis zur Erholung (s. o.).
  - Sofern Erholung innerhalb von 14 d: keine Dosismodifikation.
  - Sonst: Bestimmung der Zelldichte im KM und weiteres Vorgehen ▶ Tab. 1.5.

Tab. 1.5 Dosierung von Azacitidin bei verminderten Zellzahlen im KM

Zelldichte im KM (%)	% Dosis im folgenden Zyklus, wenn innerhalb von 14 d keine Erholung eingetreten ist	
	Erholung[1] ≤ 21 d	Erholung[1] > 21 d
15–10	100	50
< 15	100	33

[1] Erholung = Werte ≥ Nadirwert + (0,5 × [Ausgangswert – Nadirwert])

- Bei unklarem Absinken des **Serumbikarbonatspiegels** < 20 mmol/l: Dosisreduktion im nächsten Zyklus um 50 %.
- ≥ 2-fache unklare Erhöhung von **Kreatinin/Harnstoff i. S.** gegenüber dem Ausgangswert oder dem oberen Normwert: Verzögerung des nächsten Zyklus bis zur Normalisierung oder Rückkehr auf Ausgangsniveau. Dosisreduktion im nächsten Behandlungszyklus um 50 %.

Orale Formulierung:
- 300 mg/d Tag 1–14, Wdh. Tag 29.
- Fortführung bis Auftreten von mehr als 15 % Blasten im KM/peripherem Blut oder bei nicht tolerablen Toxizitäten.
- Dosisreduktionen: s. entsprechende Fachinformation.

Wechselwirkungen Nicht bekannt.

Kontrollen Diff-BB, Elektrolyte inkl. Bikarbonat i. S., Leber- und Nierenfunktion.

Merke

Langsame (!) s. c. Applikation zur Verminderung lokaler Toxizität, Volumina > 4 ml sollten auf 2 Gaben aufgeteilt werden.
Vor einer sicheren Wirksamkeitsbeurteilung sollten mind. 6 Therapiezyklen verabreicht werden, da der Therapieeffekt oft erst verzögert auftritt.

1.3.13 Bendamustin

Präparate Levact®, Amp. à 25 und 100 mg (Generika verfügbar).

Indikationen
- Morbus Hodgkin
- Aggressive und indolente NHL in Kombination mit unterschiedlichen AK
- Multiples Myelom
- CLL

Pharmakodynamik
- Alkylans
- Vernetzung von DNA-Strängen untereinander und mit Proteinen

Pharmakokinetik
- Hohe Plasmaeiweißbindung
- Terminale HWZ von 30 min
- Hepatische Metabolisierung durch Hydroxylierung zum aktiven Derivat
- Vorwiegend renale Elimination

Nebenwirkungen

- KM: Myelosuppression und Langzeitlymphopenie mit teilweise schweren Infektkomplikationen
- Gastrointestinales System: Übelkeit, Erbrechen, Diarrhö, geringe Mukositis.
- Haut: selten Alopezie.
- Herz/Gefäße: Arrhythmien, selten Myokardinfarkt. Phlebitis.
- Nervensystem: selten periphere Neuropathie.
- Sonstige: Paravasat nekrotisierend.

Dosierung Je nach Protokoll, z. B.: 70–90 mg/m² KOF über 2 d alle 3–4 Wo.

Wechselwirkungen Keine Doxorubicin-Kreuzresistenz.

Kontrollen BB, Leber- und Nierenfunktion.

1.3.14 Bexaroten

Präparate Targretin®, Weichkapseln à 75 mg.

Indikationen Hautmanifestationen bei kutanem T-Zell-Lymphom im fortgeschrittenen Stadium (mind. eine Vortherapie).

Pharmakodynamik

- Genauer Wirkungsmechanismus noch nicht bekannt.
- Vermutlich Funktion als Agonist an spezifischen Retinoidrezeptoren (intrazelluläre Transkriptionsfaktoren) → Wirkung auf Proliferation und Zelldifferenzierung, Apoptose und Insulinsensibilisierung.

Pharmakokinetik

- Hohe Plasmaeiweißbindung
- Terminale HWZ von 1–3 h
- Hepatische Metabolisierung

Nebenwirkungen

- KM: Leukopenie, Anämie, Gerinnungsstörungen, Eosinophilie, Leukozytose, Lymphozytose, Thrombozythämie, Thrombozytopenie
- Gastrointestinales System: Übelkeit, Diarrhö, trockener Mund, Dysphagie, Dyspepsie, Cheilitis, Anorexie, Stomatitis, Verstopfung, Blähungen, Erbrechen, GOT-, GPT-, LDH- und AP-Wert-Erhöhung, Gewichtszunahme, Ikterus, Pankreatitis, Erhöhung der Lipaseaktivität
- Haut: Pruritus, Hautausschlag, exfoliative Dermatitis, trockene Haut, Alopezie, Hautulzerationen, Akne, Hauthypertrophie, Hautknötchen, Nagelstörungen, pustulöser Ausschlag, Hautverfärbung
- Stoffwechsel: Hyperlipidämie, Schilddrüsenfunktionsstörungen, Hypercholesterinämie, veränderte Hormonspiegel, Gicht, HDL i. S. ↓, CK-Wert ↑, Hyperkalzämie
- Herz/Gefäße: Hypertonie, Tachykardie, Krampfadern, Vasodilatation, Arrhythmien
- Lunge: verstärkter Hustenreiz, Hämoptysen, Dyspnoe
- Niere: Erhöhung von Kreatinin i. S., Ödeme, gestörte Miktion, Polyurie, Hämaturie
- Nervensystem: Cephalgien, Asthenie, Schlaflosigkeit, Schwindelgefühl, Hypästhesie, Taubheit, Sehstörungen, spezifische Linsentrübung, Depression, Hyperästhesie, Neuropathie, Gleichgewichtsstörungen, Erregung, Ataxie, Nervosität, Schläfrigkeit, Tinnitus, Angstzustände, Verwirrung, periphere Neuritis, Nystagmus, Geschmacksstörung, Migräne, trockene Augen, Konjunktivitis

- Sonstige: Schmerzen, Lymphadenopathie, lymphomähnliche Reaktionen, Hypoproteinämie, Schwitzen, Arthralgie, Knochenschmerzen, Myalgie, Schüttelfrost, Unterleibsschmerzen, allergische Reaktionen, Myasthenie, Rückenschmerzen, Fieber, herabgesetzte Libido, Impotenz, Sinusitis

Dosierung
- Anfangsdosis von 1 × 300 mg/m² KOF/d während einer Mahlzeit.
- Anpassung der Dosis auf 200 mg/m² KOF/d, dann auf 100 mg/m² KOF/d.
- Zeitweilige Aussetzung, sofern die Toxizität dies erfordert.
- Höhere Dosen können bei einzelnen Pat. vorteilhaft sein.

Wechselwirkungen Cytochrom-P450-3A4-abhängige Metabolisierung.
- CYP3A4-Substrate (Ketoconazol, Itraconazol, Proteasehemmer, Clarithromycin, Erythromycin, Grapefruitsaft): Bexaroten-Spiegel ↑
- CYP3A4-induzierte Wirkstoffe (Rifampicin, Phenytoin, Dexamethason, Phenobarbital): Bexaroten-Spiegel ↓
- Orale Empfängnisverhütungsmittel: Wirksamkeit ↓

Kontrollen Schilddrüsenfunktion, Leukozytenzahlen, Diff-BB, Hb-Wert.

1.3.15 Binimetinib

Präparate: Mektovi® Filmtabletten à 15 mg.

Indikationen Nicht resezierbares oder metastasiertes Melanom mit BRAF-V600-Mutation, nur in Kombinationstherapie mit Encorafenib.

Pharmakodynamik Nicht ATP-kompetitiver, reversibler Inhibitor der MEK 1 und 2 (MEK: mitogen-activated protein kinase).

Pharmakokinetik Hepatische Metabolisierung, überwiegend hepatobiliäre Elimination.

Nebenwirkungen:
- KM: Anämie
- Herz: Linksherzinsuffizienz, arterielle Hypertonie
- Auge: Sehstörungen, Uveitis, Ablösung des retinalen Pigmentepithels (RPED), Netzhautvenenverschluss
- Gefäße: Hämorrhagien, venöse thromboembolische Ereignisse
- Lunge: interstitielle Lungenerkrankung, Pneumonitis
- Gastrointestinales System: Übelkeit, Erbrechen, Obstipation, Diarrhö, Kolitis, Pankreatitis
- Nervensystem: Cephalgien, periphere Neuropathie, Schwindel
- Haut: Papillome, Plattenepithel-Ca der Haut, Basalzell-Ca, Exanthem, PPES, Pruritus, Alopezie, Erythem
- Sonstiges: CK-Erhöhung, Rhabdomyolyse, Arthralgien, Myalgie, Rückenschmerzen, Fatigue, Inappetenz, Neoplasierisiko durch RAS-Aktivierung

Kontraindikationen Netzhautvenenverschluss in der Anamnese.

Dosierung
- 1 × 45 mg/d (3 Filmtabletten) bis Progress oder inakzeptale Toxizität
- Dosisanpassung bei Toxizität: siehe Fachinformation
- Niereninsuffizienz: keine Dosisanpassung
- Leberinsuffizienz: leichte Insuffizienz (Child A) → keine Dosisanpassung; moderat bis schwere Insuffizienz (Child B und C) → nicht empfohlen bei Kombination mit Encorafenib

Wechselwirkungen Vorsicht bei Kombination mit CYP1A2-Induktoren (z. B. Carbamazepin, Rifampicin, Phenytoin, Johanniskraut).

Kontrollen:
- Transthorakale Echokardiografie vor und während der Therapie (alle 3 Mon.)
- Klinisch-anamnestische, ggf. diagnostische Kontrolle der okulären Funktion
- Vor, während und nach der Therapie Nieren- und Leberwerte

1.3.16 Bleomycinsulfat

Synonyme BLEO.

Präparate BLEO-cell®, Bleomedac®, Bleomycin HEXAL®, Bleomycin Teva®Amp. à 9 und 18 mg.

Indikationen
- Hodentumoren (Nichtseminom und Seminom)
- Hodgkin-Lymphom
- NHL von intermediärem oder hohem Malignitätsgrad im Erwachsenenalter
- Palliative intrapleurale Therapie maligner Pleuraergüsse (zugelassen)
- Wirksamkeit auch bei Plattenepithel-Ca und HIV-assoziiertem Kaposi-Sarkom

Pharmakodynamik
- Antibiotikum
- Hemmung der DNA-Polymerase und von Reparaturenzymen
- DNA-Einzel- und -Doppelstrangbrüche durch Radikalbildung
- Arrest in G2-/M-Phase

Pharmakokinetik
- Initiale HWZ von 30 min, terminale HWZ von 2–4 h
- Abbau durch Hydrolasen, die in Haut und Lunge geringe Aktivität besitzen (siehe Nebenwirkungen), zum inaktiven Metaboliten
- Renale Elimination

Nebenwirkungen
- KM: milde Myelosuppression.
- Gastrointestinales System: Übelkeit, Erbrechen.
- Haut: Alopezie, Erytheme, Hyperpigmentierung, Nagelveränderungen, Pruritus,
- Lunge: häufig (ca. 10 %) interstitielle Pneumonitis und Lungenfibrose (kumulativ, dosisbegrenzende Toxizität, bei Beatmung mit erhöhter O_2-Konzentration). Keine bekannte effektive Prophylaxe der pulmonalen Toxizität, ggf. Kortikoidgabe.
- Sonstige: grippeartige Symptomatik bis hin zur Anaphylaxie (ca. 1 %, ggf. 1 mg als Testdosis).

Kontraindikationen
- Lungengerüsterkrankungen
- Zustand nach pulmonaler Bestrahlung

Dosierung
- 15–30 mg, je nach Protokoll, i. v., i. m., s. c., i. a.
- Dosismodifikation: GFR 10–60 ml/min → Dosisreduktion auf 50–75 %; GFR < 10 ml/min → Dosisreduktion auf 50–25 % (keine Reduktion bei wöchentlicher Gabe). Vorsichtige Anwendung bei Leberfunktionsstörungen. Genaue Angaben zu Dosisreduktionen werden in der Literatur nicht gemacht.

Wechselwirkungen Chelatkomplexbildner mit 2- und 3-wertigen Kationen.

Merke
Kumulative Gesamtdosis aufgrund pulmonaler Toxizität: ca. 300–350 mg.
Monitoring: initial CT-Thorax. Lungenfunktionsprüfung, BB, Leber- und Nierenfunktion.

1.3.17 Bortezomib

Synonyme PS-341.

Präparate Velcade®, Amp. à 3,5 mg (Generika verfügbar).

Indikationen

- Multiples Myelom:
  - Kombiniert mit Daratumumab, Dexamethason und Thalidomid in der Erstlinientherapie **mit Eignung** für eine Hochdosischemotherapie (HDT) und Stammzelltransplantation (SZT)
  - Kombiniert mit Daratuzumab, Melphalan und Prednison in der Erstlinientherapie **bei fehlender Eignung** für eine HDT und SZT
  - Als Monotherapie oder in Kombination mit Caelyx® oder Dexamethason in der 2. Therapielinie (nach HDT und SZT oder bei Kontraindikationen)
  - Kombiniert mit Pomalidomid und Dexamethason nach mind. einer Vortherapie (inkl. Lenalidomid)
  - Kombiniert mit Selinexor und Dexamethason nach mind. einer Vortherapie
- Mantelzelllymphom: in Kombination mit Rituximab, Cyclophosphamid, Doxorubicin und Prednison, falls HDT mit SZT nicht infrage kommt

Pharmakodynamik

- Proteasominhibitor: Inhibition eines Multiproteasenkomplexes, der eine zentrale Rolle in der Stoffwechselregulierung von Proteinen spielt, die an Zellwachstum und -tod beteiligt sind → Apoptoseinduktion
- Zellwachstumsinhibition

Pharmakokinetik

- Biphasische Pharmakokinetik mit initialer HWZ von 10 min und terminaler HWZ von 5–15 h
- Cytochrom-(CYP3A4-, CYP2C19-)abhängige hepatische Metabolisierung
- Hepatische und renale Elimination der Metaboliten

Nebenwirkungen

- KM: Thrombozytopenie (dosislimitierend), Leukopenie, Anämie (gelegentlich auch hämolytisch)
- Gastrointestinales System: Anorexie, Appetitlosigkeit, Übelkeit, Diarrhö, Emesis, Obstipation, Bauchschmerzen, Mukositis, Motilitätsstörungen bis hin zum Ileus, Gastrointestinalblutung
- Haut: Exantheme, gelegentlich Alopezie
- Stoffwechsel: Hyponatriämie, Hypokalzämie, Hypomagnesiämie, Hypophosphatämie, Hyper- und Hypoglykämie, Hypokaliämie, Hyperurikämie, Syndrom der inadäquaten ADH-Sekretion (SIADH)
- Herz/Gefäße: Tachykardie, Arrhythmien, (meist orthostatische, oft ausgeprägte) Hypotonie
- Lunge: Dyspnoe, Husten, Pleuraergüsse
- Niere: Nierenfunktionsstörungen, Dysurie, Hämaturie
- Nervensystem: periphere und autonome Neuropathie (dosisbegrenzend), Cephalgien, Schwindel, Geschmacksstörungen, neurogene Synkope, Schlaflosig-

keit, Angstzustände, Stimmungsschwankungen, Depression, Verwirrtheit, Tinnitus, Taubheit
- Sonstige: Gliederschmerzen, Myalgien, Arthralgien, Müdigkeit, Fieber, Schwäche, Ödeme

Dosierung
- 1,3 mg/m² KOF als Bolus über 3–5 Sekunden i. v. oder inzwischen bevorzugt s. c. an den Tagen 1, 4, 8 und 11. Wdh. Tag 22.
- In Kombinationstherapien teilweise andere Dosierungen, z. B. nur 1,0 mg/m² pro Gabe oder nur Gaben an den Tagen 1 und 8.
- Dosismodifikation: bei hämatologischer Toxizität oder peripherer Neuropathie und bei eingeschränkter Nierenfunktion sorgfältige Überwachung. Bei Kreatinin-Clearance < 30 ml/min und bei eingeschränkter Leberfunktion Dosisreduktion in Betracht ziehen.
- Aufgrund häufiger Zoster-Reaktivierungen sollte eine antivirale Prophylaxe mit niedrig dosiertem Aciclovir (z. B. 1 × 400 mg/d) erwogen werden.

Wechselwirkungen
- Orale Antidiabetika: Beeinflussung des Glukosestoffwechsels.
- Vorsicht bei Kombination mit Arzneimitteln, die Cytochrom-P450-Isoenzyme beeinflussen (Azole, Fluoxetin, Rifampicin).

Kontrollen
- Sorgfältige und kontinuierliche neurologische Überwachung
- BB, Nieren- und Leberfunktionsparameter, Tumorlyseparameter

Merke

Engmaschige neurologische Untersuchungen wegen oftmals rasch auftretender Polyneuropathie. Die subkutane Gabe scheint die Rate der Neurotoxizität zu vermindern und sollte daher bevorzugt werden.

Häufig orthostatische Hypotonie, v. a. bei Hypotonie oder Neuropathie (z. B. diabetisch) in der Vorgeschichte → Flüssigkeitsersatz, ggf. Mineralokortikoide.

1.3.18 Brigatinib

Präparate Alunbrig® Filmtabletten à 30/90/180 mg.

Indikationen ALK-pos., fortgeschrittenes NSCLC in der Erstlinie oder nach Crizotinib-Vorbehandlung.

Pharmakodynamik ALK-, ROS 1 und IGF-1R-TKI, Blockade des STAT 3-Signalwegs mit folgender Apoptoseinduktion.

Pharmakokinetik Metabolisierung via CYP3A4 und CYP2C8, hepatobiliäre Elimination.

Nebenwirkungen
- KM: Anämie, Leuko-, Thrombozytopenie
- Gastrointestinales System: Hyperglykämie, Hyperinsulinämie, Elektrolytstörungen, Pankreatitis, Stomatitis, Übelkeit, Diarrhö, Erbrechen, Xerostomie, Lebertoxizität
- Haut: Exantheme, Pruritus, Photophobie
- Herz/Gefäße: Herzrhythmusstörungen, QT-Zeit-Verlängerung
- Lunge: interstitielle Lungenerkrankung, Pneumonitis, Pneumonie

- Sonstiges: Insomnie, Kopfschmerz, Polyneuropathie, Sehstörungen, Fatigue, Ödeme

Dosierung
- 90 mg/d an den Tagen 1–7, dann 180 mg/d (auch nach längeren Unterbrechungen Beginn mit 70 mg/d) bis Progress oder inakzeptable Toxizität
- Einnahme unabhängig von Nahrungsmitteln
- Dosisanpassung/Therapieunterbrechung bei Toxizität: siehe Fachinformation

Wechselwirkungen
- Vorsicht bei Komedikation mit potenten CYP3A4-Induktoren (z. B. Rifampicin, Johanniskraut, Carbamazepin, Enzalutamid, Phenytoin)
- Vorsicht bei Komedikation mit starken Inhibitoren von CYP3A4 (z. B. Ketoconazol, Ritonavir, Clarithomycin, Nefazodon, Grapefruit)

Kontrollen BB, Leber- und Nierenfunktion, Lipide, Pankreasenzyme, Elektrolyte, EKG.

1.3.19 Busulfan

Synonyme BUS.

Präparate Myleran® Manteltabletten à 2 mg, Busilvex® Amp. à 6 mg.

Indikationen
- CML (zugelassen)
- Polycythaemia vera (zugelassen)
- Auch wirksam bei essenzieller Thrombozytose, hoch dosiert im Rahmen der autologen/allogenen SZT

Pharmakodynamik
- DNA-/RNA-Alkylans
- Wirkung in G2-/S-Phase

Pharmakokinetik
- Gute orale Bioverfügbarkeit
- Ausgeprägte Penetration der Blut-Hirn-Schranke
- Terminale Plasma-HWZ von ca. 2,5–3 h (geringer bei Kindern)
- Metabolisierung über Cytochrom P450, Glutathiontransferase
- Renale Elimination der inaktiven Metaboliten

Nebenwirkungen
- KM: dosislimitierende Myelosuppression (lange Neutropenie, Nadir an den Tagen 11–30).
- Gastrointestinales System: transiente Leberfunktionsstörung, bei hoher Dosis veno-occlusive Disease (VOD) der Leber. Mäßiggradige gastrointestinale Störungen wie Übelkeit und Erbrechen.
- Haut: Alopezie, Erytheme.
- Herz/Gefäße: Hypotonie, selten Endokardfibrose.
- Lunge: selten Lungenfibrose (meist bei Dosierungen von > 3 000 mg).
- Nervensystem: zerebrale Krampfanfälle bei hoher Dosierung. Katarakt.
- Sonstige: selten Gynäkomastie, retroperitoneale Fibrose, hämorrhagische Zystitis.

Kontraindikationen Störungen der Lungenfunktion.

Dosierung Je nach Therapieschema und Ind.:
- Remissionsinduktion: 0,06 mg/kg KG (max. 4 mg) pro Tag p. o.

- Remissionserhaltung: 0,5–2 mg/d
- Hochdosistherapie: 4 mg/kg KG/d an den Tagen 1–4

Wechselwirkungen
- Beschleunigte Metabolisierung durch Cytochrom-P450-Induktoren (z. B. Phenobarbital)
- Beschleunigte Elimination von Etoposid

Kontrollen BB, Leber- und Nierenfunktion, Lungenfunktion.

> **Merke**
> Ab einer kumulativen Dosis von 500 mg besteht ein erhöhtes Risiko einer Lungenfibrose (höher unter hoch dosierter O_2-Gabe; Bleomycin, ▶ 1.3.16).

1.3.20 Cabazitaxel

Präparate Jevtana® Amp. à 60 mg.

Indikationen Hormonrefraktäres metastasiertes Prostata-Ca nach Docetaxel-Behandlung.

Pharmakodynamik Bindung an Tubulin → Stabilisierung der Mikrotubuli → Zellzyklusblock in Mitose und Interphase.

Pharmakokinetik
- Hohe Plasmaeiweißbindung.
- Vorwiegend hepatische Eliminierung über CYP3A4 (Vorsicht bei gleichzeitiger Gabe starker CYP3A-Induktoren oder -Inhibitoren). Terminale HWZ 95 h.

Nebenwirkungen
- KM: Anämie, Leukopenie
- Gastrointestinales System: gastrointestinale Störungen, Stomatitis, Leberenzymerhöhungen
- Haut: Alopezie, Erytheme
- Herz/Gefäße: Tachykardie, Vorhofflimmern
- Lunge: Husten, Dyspnoe, Pneumonie
- Niere: Hämaturie, Niereninsuffizienz
- Nervensystem: Geschmacksstörungen, periphere Neuropathie, Cephalgien
- Sonstige: Fieber, Asthenie, Gewichtsverlust, Myalgien, Arthralgien, Muskelschmerzen, diverse infektiöse Komplikationen bis zum septischen Schock

Dosierung 25 mg/m^2 KOF (aktuell nach Studienlage Start mit meist 20 mg/m^2) über 1 h, Wdh. Tag 22, kombiniert mit 10 mg/d Prednison/Prednisolon.

Wechselwirkungen
- Sulfonylharnstoffe: Effekt der Blutzuckerspiegelsenkung verstärkt
- Allopurinol/Hydrochlorothiazid: Verstärkung der myelosuppressiven Wirkung
- Chloramphenicol: Erhöhung der HWZ von Cyclophosphamid, Verminderung der Metabolisierung
- Anthrazykline/Pentostatin: Verstärkung der potenziellen Kardiotoxizität
- Grapefruits, Grapefruitsaft: möglicherweise Verminderung der Wirksamkeit

Kontrollen Elektrolyte, BB, Leber- und Nierenfunktion.

1

Merke
Prophylaxe von Überempfindlichkeitsreaktionen mit H_1- und H_2-Antagonist und 8 mg Dexamethason 30 min vor Infusion.

1.3.21 Cabozantinib

Präparate COMETRIQ® Hartkapseln à 20/80 mg; CABOMETYX à 20/40/60 mg.;

Indikationen
- Fortgeschrittenes Nierenzell-Ca
  - Monotherapie in der Erstlinie bei mittlerem und hohem Risiko
  - Monotherapie nach einer vorangegangenen VEGF-AK-Therapie
  - Kombination mit Nivolumab in der Erstlinie
- Monotherapie des Leberzellkarzinoms (HCC) nach Vortherapie mit Sorafenib
- Monotherapie des fortgeschrittenem differenzierten Schilddrüsen-Ca, das refraktär gegenüber Radiojod und unter einer vorherigen systemischen Therapie progredient ist
- Monotherapie des fortgeschrittenen medullären Schilddrüsen-Ca (bei RET-Mutationsstatus unbekannt oder neg. möglicherweise geringer Nutzen)

Pharmakodynamik
- Multi-TKI für MET, VEGF, RET, AXL, KIT, FLT-3
- Wirksamkeit am besten bei pos. RET-Mutationsstatus

Pharmakokinetik
- Rasche orale Resorption mit 2. Gipfel nach 24 h (enterohepatischer Kreislauf?), hohe Plasmaeiweißbindung
- Abbau in Leber über CYP3A4 in kaum wirksame Metaboliten
- Elimination vorwiegend über Stuhl und Urin

Nebenwirkungen
- KM: geringe, v. a. thrombozytäre Myelosuppression.
- Gastrointestinales System: Diarrhö (dosisbegrenzende Toxizität), Mukositis, Erbrechen. Im späteren Verlauf Auftreten von gastrointestinalen Fisteln, Perforationen, intraabdominalen Abszessen. Leberwerterhöhungen.
- Haut: Hand-Fuß-Syndrom („palmoplantare Erythrodysästhesie“).
- Herz/Gefäße: thromboembolische Ereignisse, Blutungen, QT-Zeit-Verlängerung, Hypertonie, Proteinurie.
- ZNS: reversibles posteriores Leukoenzephalopathie-Syndrom (RPLS).
- Sonstige: Hypokalzämie, Hypokaliämie.

Dosierung 140 mg/d. Dosisreduktion bei Leberinsuffizienz auf 60 mg/d.

Wechselwirkungen Mit CYP3A4-Induktoren und -Inhibitoren sowie P-gp-Substraten.

Kontrollen Elektrolyte, Leber- und Nierenfunktion.

1.3.22 Capecitabin

Präparate Xeloda® Filmtabletten à 150/500 mg (inzwischen zahlreiche Generika verfügbar).

Indikationen
- Adjuvante Therapie des Kolon-Ca im Stadium III (Dukes-Stadium C)

- Metastasiertes Kolorektal-Ca in zahlreichen Kombinationen
- Neoadjuvante klassische RCT des Rektum-Ca
- Behandlung des metastasierten Mamma-Ca in Kombination mit Docetaxel oder als Monotherapie
- Erstlinientherapie des fortgeschrittenen Magen-Ca kombiniert mit platinhaltigem Therapieschema

Pharmakodynamik
- Antimetabolit (Pyrimidinanalogon)
- Prodrug.
- Wirkmechanismus: siehe 5-Fluorouracil (5-FU, ▶ 1.3.53)

Pharmakokinetik
- Nach vollständiger oraler Resorption rasche enzymatische Umwandlung zu 5-FU, v. a. in Tumor- und Lebergewebe
- Starke intratumorale Anreicherung (im Tierversuch ca. 100-mal stärker als im Plasma)
- Abbau in Leber und Darmmukosa
- Elimination vorwiegend renal

Nebenwirkungen
- KM: geringe, v. a. thrombozytäre Myelosuppression
- Gastrointestinales System: Diarrhö (dosisbegrenzende Toxizität), Mukositis, selten Übelkeit und Erbrechen
- Haut: Hand-Fuß-Syndrom („palmoplantare Erythrodysästhesie", dosisbegrenzend)
- Herz/Gefäße: pektanginöse Beschwerden, Arrhythmien
- Sonstige: periphere Ödeme, Fieber, Müdigkeit

Dosierung Je nach Therapieschema:
- 2 × 1 250 mg/m² KOF/d an den Tagen 1–14, Wdh. Tag 22
- Bei RCT des Rektum-Ca 825 mg/m² KOF
- In Kombination mit Docetaxel Reduktion der Einzeldosis auf 950 mg/m² KOF bei Pat. > 60 J.
- Dosisreduktion bei Pat. > 70 J. erwägen

Wechselwirkungen Wirkungsverstärkung mit Taxanen.

Kontrollen BB, Leber- und Nierenfunktion.

Merke
Dosismodifikation meist abhängig vom Schweregrad des Hand-Fuß-Syndroms.
Bei DPD-Mangel deutlich erhöhte Toxizität! Vor Therapiebeginn sind die Bestimmung des DPD-Status und eine entsprechende Anpassung der Dosis obligat.

1.3.23 Capmatinib

Präparate Tabrecta®, Filmtabletten à 150/200 mg.

Indikationen Fortgeschrittenes/metastasiertes NSCLC mit MET-Exon14-Skipping-Mutation nach Vortherapie mit Immuntherapie und/oder platinbasierter Chemotherapie.

Pharmakodynamik Hemmung der MET-Tyrosinkinase-Phosphorylierung und der nachfolgenden Signalwege (PI3 K/Akt und MAPK/ERK) → Apoptose.

Pharmakokinetik

- Pasche Resorption, max. Spiegel nach oraler Gabe nach 1–2 h unabhängig von der Nahrungsaufnahme
- Metabolisierung hauptsächlich über CYP3A4 und Aldehydoxidase
- Elimination der Metabolite über Fäzes

Nebenwirkungen

- Gastrointestinales System: Erbrechen, Diarrhö, Übelkeit, Obstipation, Transaminasenerhöhung
- Haut: Cellulitis, Exanthem, Pruritus, Urtikaria
- Lunge: Dyspnoe, Husten, Pneumonitis/interstitielle Lungenerkrankung
- Niere/Elektrolyte: Kreatininerhöhung, Elektrolytstörungen
- Sonstige: Inappetenz, Ödem, Pyrexie, Fatigue, Rückenschmerzen, Thoraxschmerz, Asthenie, Fieber, Kältegefühl, Myalgien, Arthralgien, Muskelspasmen

Dosierung

- 2 × 400 mg/d nahrungsunabhängig
- Therapiemodifikation bei Toxizität: siehe Fachinformation

Wechselwirkungen

- Gleichzeitige Gabe mit CYP3A4-Induktoren (Rifampicin usw.) vermeiden – Wirkungsverlust möglich
- Gleichzeitige Gabe mit CYP3A4-Hemmern (Ketoconazol usw.) vermeiden – vermehrte Toxizität, ggf. Dosisreduktion erwägen

Kontrollen Elektrolyte, Nieren- und Leberwerte, Lungenfunktion.

1.3.24 Carboplatin

Synonyme CBCDA, CARBO, Paraplat.

Präparate Carboplat®, Carboplatin HEXAL®, Neocarbo®, Carboplatin-GRY®, Ribocarbo®-L, Amp. à 50/100/450 mg.

Indikationen

- Zulassung für folgende Ind.
  - Epitheliale Ovarial-Ca
  - Kleinzellige Bronchialkarzinome (SCLC)
  - Ca des Kopf-Hals-Bereichs
  - Zervix-Ca bei Lokalrezidiven oder Fernmetastasierung
- Weitere Anwendung
  - Nicht-kleinzellige Bronchialkarzinome (NSCLC)
  - Mamma-Ca
  - NHL
  - Endometrium-Ca
  - Allogene und autologe Transplantationen
  - Hodentumoren

Pharmakodynamik

- Alkylans
- Brückenbildung an der DNA („interstrand crosslinks")
- Reaktion mit Proteinen, RNA und Zellmembran

Pharmakokinetik

- Langsame Bindung an Plasmaproteine
- Bis zu 10-fache Anreicherung in Leber, Niere, Haut und Tumor

- Mäßig liquorgängig
- Intrazelluläre Aktivierung
- Elimination vorwiegend durch glomeruläre Filtration
- Terminale HWZ von Carboplatin 2–6 h, von Gesamtplatin 7–40 h

Nebenwirkungen

- KM: dosisbegrenzende Myelosuppression (Thrombozyten)
- Gastrointestinales System: Enteritis, Übelkeit, Erbrechen, selten Leberschäden
- Haut: selten Alopezie
- Herz/Gefäße: Herzrhythmusstörungen, Herzstillstand (Einzelfälle)
- Niere: Elektrolytstörungen (Hypomagnesiämie, Hypokalzämie, Hypokaliämie, Hyponatriämie), selten Nephrotoxizität
- Nervensystem: periphere und zentrale neurotoxische Störungen, Sehstörungen, Hörschäden

Dosierung 300–400 mg/m² KOF/d i. v. Wdh. Tag 29.

Berechnung der Carboplatin-Dosis nach A(rea) U(nder the) C(urve)

Aufgrund der raschen renalen Elimination ist die Wirkstoffmenge im Plasma stark von der individuellen Nierenfunktion abhängig. Daher Berechnung patientenadaptiert anhand der Kreatinin-Clearance des Pat.:

$$\text{Zieldosis Carboplatin [mg]} = \text{AUC} \times (\text{Kreatinin-Clearance [ml/min]} + 25)$$

Dosierungsempfehlungen nach AUC

- AUC 5–7: Monotherapie ohne Vorbehandlung
- AUC 4–6: Monotherapie mit myelosuppressiver Vorbehandlung
- AUC 4–6: Kombinationsbehandlung ohne Vorbehandlung

Therapiebeginn mit niedrigster AUC, ggf. Dosissteigerung bis zum Auftreten von Toxizitäten.

Dosismodifikation: vorsichtige Anwendung bei Leberfunktionsstörungen. Genaue Angaben zu Dosisreduktionen werden in der Literatur nicht gemacht. Empfohlene Dosismodifikation bei eingeschränkter Nierenfunktion: siehe Fachinformation.

Wechselwirkungen

- Erniedrigung des Phenytoin-Serumspiegels
- Vorsicht bei Gabe anderer oto- oder nephrotoxischer Arzneimittel
- Komplexbildner (z. B. Penicillamin) und aluminiumhaltige Infusionsbestecke: Wirkung von Carboplatin vermindert

Kontrollen BB, Leber- und Nierenfunktion (Kreatinin-Clearance).

Merke

Vorsicht bei Kombination mit nephro- und ototoxischen Substanzen (z. B. Aminoglykoside, Schleifendiuretika, NSAID). Ausreichende Flüssigkeitssubstitution bereits vor Beginn der Therapie.

1.3.25 Carfilzomib

Präparate Kyprolis® 10/30/60 mg Amp.

Indikationen Multiples Myelom: in Kombination mit Dexamethason oder Lenalidomid und Dexamethason oder Daratumumab und Dexamethason mit mind. einer vorausgegangenen Therapie.

Pharmakodynamik Selektiver und irreversibler Proteasominhibitor (20S- und 26S-Proteasom).

Pharmakokinetik
- Verteilungsvolumen 28 l, hohe Plasmaeiweißbindung. Optimale Wirkspiegel bei streng 10-minütiger i. v. Infusion.
- Schnelle Metabolisierung durch Peptidasen und Hydrolyse.
- Ausscheidung der Metaboliten über den Urin.

Nebenwirkungen
- KM: Thrombozytopenie, Leukopenie, Anämie (selten: TTP, HUS)
- Gastrointestinales System: Anorexie, Appetitlosigkeit, Übelkeit, Diarrhö, Emesis, Obstipation, Bauchschmerzen, Mukositis, Gastrointestinalblutung/-perforation
- Haut: Exantheme, Pruritus
- Stoffwechsel: Hyponatriämie, Hypokalzämie, Hypomagnesiämie, Hypophosphatämie, Hyper- und Hypoglykämie, Hypokaliämie, Hyperurikämie
- Herz/Gefäße: Arrhythmien, Perikarditis, Perikarderguss, Herzstillstand, Herzinfarkt, Herzinsuffizienz
- Lunge: Dyspnoe, Husten, Pleuraergüsse, Lungenembolie/-ödem, ARDS, Pneumonitis, Pneumonie
- Niere: TLS
- Nervensystem: periphere Neuropathie, Cephalgien, Schwindel, Schlaflosigkeit, Angstzustände, PRES
- Sonstige: Gliederschmerzen, Myalgien, Arthralgien, Müdigkeit, Fieber, Schwäche, Ödeme, Sepsis

Dosierung Je nach Therapieschema (genauere Informationen siehe Fachinformation):
- Kd (Carfilzomib [Kyprolis®] in Kombination mit „niedrig dosiertem Dexamethason"): 56 mg/m² KOF/d Tage 1, 2, 8, 9, 15, 16, Wdh. Tag 29 (an den Tagen 1 und 2 des 1. Zyklus mit 20 mg/m² KOF/d beginnen!).
- KRd (Carfilzomib [Kyprolis®] in Kombination mit Lenalidomid [Revlemid®] und „niedrig dosiertem Dexamethason"): 27 mg/m² KOF/d Tage 1, 2, 8, 9, 15, 16, Wdh. Tag 29 (an den Tagen 1 und 2 des 1. Zyklus mit 20 mg/m² KOF/d beginnen!).
- DKd (Carfilzomib [Kyprolis®] in Kombination mit Daratumumab und Dexamethason: 56 mg/m² KOF/d Tage 1, 2, 8, 9, 15, 16, Wdh. Tag 29 (an den Tagen 1 und 2 des 1. Zyklus mit 20 mg/m² KOF/d beginnen!).
- Antivirale Prophylaxe mit Aciclovir. Thromboseprophylaxe je nach Risiko (insbes. mit Lenalidomid).

Kontrollen BB, Elektrolyte, Leber- und Nierenfunktion. Bei Risiko-Pat. EKG, Echokardiografie, Lungenfunktion.

> **Merke**
> Auf ausreichende Hydrierung zur Supportivtherapie einer initialen Tumorlyse achten! Im Vergleich zu Bortezomib (▶ 1.3.17) weniger Neuropathien (insbes. autonome) und mehr kardiorespiratorische Toxizität.

1.3.26 Carmustin

Synonyme BCNU.

Präparate Carmubris®, Amp. à 100 mg.

Indikationen
- Primäre Hirntumoren (Glioblastom, Hirnstammgliom, Medulloblastom, Astrozytom, Ependymom) sowie metastatische Hirntumoren
- Multiples Myelom in Kombination mit anderen Zytostatika und einem Nebennierenrindenhormon (Prednison)
- NHL
- Morbus Hodgkin
- Lymphosarkom
- Retikulumzellsarkom
- Gastrointestinale Ca (nur bei fortgeschrittener Erkrankung, wenn andere Zytostatika versagt haben)
- Topische Anwendung bei Mucosis fungoides

Pharmakodynamik
- DNA-, RNA- und Proteinalkylierung (Chloräthylisocyanat)
- Hemmung der DNA-Reparatur
- Apoptoseinduktion, zellzyklusunspezifisch

Pharmakokinetik
- Rasche Plasmaelimination (5 min)
- Biliäre und renale Elimination der Metaboliten
- Überschreitung der Blut-Hirn-Schranke in antineoplastisch wirksamer Menge

Nebenwirkungen
- KM: Myelosuppression
- Gastrointestinales System: Übelkeit, Erbrechen, Diarrhö, Stomatitis, Leberschäden
- Haut: Hautrötungen und Bindehautblutungen (bei schneller i. v. Injektion), Alopezie, Dermatitis
- Stoffwechsel: Hyperurikämie
- Herz/Gefäße: Intimareizungen
- Lunge: entzündliche Veränderungen an der Lunge und/oder Lungenfibrose nach Langzeittherapie
- Niere: Schäden an Niere und ableitenden Harnwegen
- Nervensystem: zentrale und periphere neurotoxische Störungen
- Sonstige: Gynäkomastie, bei Behandlung männlicher Kinder und Jugendlicher im Erwachsenenalter Fertilitätsstörungen

Dosierung
- Standarddosis: 100 mg/m^2 KOF/d i. v. Tage 1–2, Wdh. in den Wochen 6–8
- Hochdosistherapie: bis zu 300 mg/m^2 KOF Tag 1
- Dosismodifikation bei Leberfunktionsstörung: ▶ 1.2.2

Wechselwirkungen
- Bei intraarterieller Anwendung sind in Kombination mit Bestrahlung Hirnnekrosen beschrieben
- Wirkung verstärkt durch Verapamil, Nitroimidazole, H_2-Antagonisten
- Synergismus mit Interferonen
- Elimination vermindert durch Cisplatin und Cyclophosphamid

Kontrollen BB, Leber- und Nierenfunktion, Lungenfunktion.

Merke
Verzögerte kumulative und prolongierte KM-Suppression. Erhöhte pulmonale Toxizität bei kumulativer Dosis von > 1 000 mg/m² KOF.

1.3.27 Ceritinib

Präparate Zycadia® Hartkapseln à 150 mg.

Indikation ALK-pos. NSCLC in der Erstlinientherapie oder nach Crizotinib-Vorbehandlung.

Pharmakodynamik Hemmung der Autophosphorylierung von ALK.

Pharmakokinetik
- Orale Resorption von etwa 25 %, max. Plasmaspiegel nach ca. 6 h. Bessere Resorption mit fettreichen Mahlzeiten.
- Hohe Plasmaeiweißbindung.
- Hauptsächlich hepatische Elimination über CYP3A4.
- Elimination vorwiegend über Fäzes.

Nebenwirkungen
- KM: Anämie
- Gastrointestinales System: Appetitlosigkeit, Diarrhö, Übelkeit, Erbrechen, Bauchschmerzen, Obstipation, Hyperglykämie, abnorme Leberfunktionstests, Pankreatitis
- Herz/Lunge: Pneumonitis, Perikarditis, Bradykardie, QT-Zeit-Verlängerung
- Haut: Exanthem
- Nervensystem: Sehstörungen
- Sonstige: Müdigkeit, Nierenversagen

Dosierung
- 750 mg/d bis zur Progression
- Dosisreduktionen: siehe Fachinformation

Wechselwirkungen
- Mit CYP3A4-Induktoren und -Inhibitoren: Grapefruitsaft meiden
- Resorption stark nahrungsabhängig: 2 h vor und nach Einnahme keine Nahrungsaufnahme

Kontrollen BB, Leber- und Nierenfunktion, ggf. EKG.

1.3.28 Chlorambucil

Synonyme CBL.

Präparate Leukeran® Tbl. à 2 mg.

Indikationen
- CLL
- NHL
- Morbus Hodgkin
- Waldenström-Makroglobulinämie
- Wirksamkeit auch bei Ovarial- und Mamma-Ca sowie bei trophoblastären Tumoren

Pharmakodynamik
- Alkylierung → DNA-Strangbrüche, spezifisch in S-/G2-Phase
- Apoptoseinduktion

Pharmakokinetik
- Hepatische Metabolisierung
- Renale Ausscheidung
- Plasma-HWZ ca. 1,5 h
- Überschreitet die Plazentaschranke

Nebenwirkungen
- KM: Myelosuppression
- Gastrointestinales System: Übelkeit, Erbrechen, Diarrhö, Hepatotoxizität, Ikterus
- Haut: Alopezie, Haut- und Schleimhautentzündungen, Hautallergie
- Stoffwechsel: Hyperurikämie
- Lunge: vereinzelt reversible Lungenfibrose (bei kumulativer Dosis > 2 000 mg), interstitielle Pneumonie
- Nervensystem: periphere Neuropathie, fokale Krampfanfälle (bei hohen Dosen)
- Sonstige: Fieber, selten Zystitis

Dosierung
- 0,1–0,2 mg/kg KG/d für 2 (– 4) Wo. oder 0,4 mg/kg KG einmal alle 14 d
- Innerhalb des Knospe-Protokolls 18 mg/m^2 KOF/d alle 2 Wo.

Wechselwirkungen
- Wirkung wird verstärkt durch Phenylbutazon oder Phenobarbital.
- Wirkung wird vermindert durch Ciclosporin A.
- Synergismus mit Theophyllin.

Kontrollen BB, Leber- und Nierenfunktion.

> **Tipp**
> Tumorlysesyndrom bei CLL!

1.3.29 Cisplatin

Synonyme CDDP.

Präparate Cisplatin medac®, Cis-GRY®, Cisplatin HEXAL®, Cisplatin-GRY®, Cisplatin-Lösung Ribosepharm®, Cisplatin NC®, Platinex® Infusionslösung/-konzentrat à 0,5/10/50/100 mg.

Indikationen Harnblasen-, Bronchial-, Endometrium-Ca, Hoden-, Kopf-Hals-Tumoren, Ovarial-Ca, Osteosarkom, Zervix-Ca.

Pharmakodynamik
- Platinkomplexbindung und Vernetzung an Proteinen und DNA
- Apoptoseinduktion
- Hemmung der Telomerase

Pharmakokinetik
- Renale (90 %) und biliäre Ausscheidung von Ausgangssubstanz und Platinkomplexen
- Terminale HWZ: ca. 65 h
- Überschreitet Plazentaschranke

Nebenwirkungen

- KM: Myelosuppression (dosisbegrenzende Leuko- und Thrombozytopenie).
- Gastrointestinales System: ausgeprägte Übelkeit und Erbrechen (auch verzögertes Auftreten von Übelkeit/Erbrechen), selten Leberschäden.
- Haut: selten Alopezie, Haut- und Schleimhautentzündungen, Diarrhö, selten anaphylaktoide Reaktionen.
- Stoffwechsel: Hyperurikämie.
- Herz/Gefäße: Herzrhythmusstörungen.
- Niere: Schäden an Niere und ableitenden Harnwegen, Elektrolytstörungen (Hypomagnesiämie, -kalzämie, -kaliämie, -natriämie, -zinkämie). Kumulative Nephrotoxizität durch Tubulusschädigung (dosisbegrenzende Toxizität)!
- Nervensystem: neurotoxische Störungen mit führend sensibler Polyneuropathie, autonome Neuropathie, (Hochton-)Hörschäden (kumulativ!).

Dosierung Je nach Protokoll/Ind.:

- 10–20 mg/m^2 KOF/d an den Tagen 1–5 alle 3–4 Wo. oder bis zu 120 mg/m^2 KOF einmal alle 3–4 Wo.
- Intraperitoneal 90 mg/m^2 KOF in 2 l isotoner Flüssigkeit.
- Dosismodifikation: vorsichtige Anwendung bei Leberfunktionsstörungen. Genaue Angaben zu Dosisreduktionen werden in der Literatur nicht gemacht.

Wechselwirkungen

- Wirkung vermindert durch Komplexbildner und Benzaldehyde.
- Wirkung verstärkt durch Aminobenzamid und Nikotinamid, Methylglyoxal, Acivicin, Nicotinamid, Verapamil, Dipyridamol, Metoclopramid, Methylxanthine, Chloroquin, Sparsomycin, Trifluoperazin, Ciclosporin A, Amphotericin B, Sulfasalazin, Tamoxifen, Aphidicolin, Pentoxifyllin, Novobiocin, Etacrynsäure und Buthioninsulfoximin sowie Lonidamin.
- Synergismus mit Mitomycin C, Etoposid, Cytarabin, Hydroxyharnstoff, Alkylanzien, Doxorubicin, 5-FU, Bleomycin, Tamoxifen, Paclitaxel, Topotecan, Interleukin, Rapamycin, Bromdeoxyuridin, Gemcitabin, All-Trans-Retinsäure und Pyrazoloacridin.
- Antagonismus mit Interferonen und Thioharnstoff.
- Erhöhte Plasmaspiegel von 5-FU bei gleichzeitiger Gabe von Cisplatin.
- Nach Cisplatin-Gabe verminderte Elimination von Etoposid.
- Antagonismus mit Paclitaxel bei gleichzeitiger oder vorheriger Gabe von Cisplatin. Effektivste Sequenz: Paclitaxel vor Cisplatin bzw. Cisplatin vor Topotecan.
- Kreuzresistenz mit 5-FU und MTX.

Tipp

Vorsicht bei Kombination mit nephro- und ototoxischen Substanzen (z. B. Aminoglykoside, Schleifendiuretika). Ausreichende Flüssigkeitssubstitution bereits vor Beginn der Therapie (Ausscheidung > 200 ml/h). Vorsicht bei Herzinsuffizienz. Kumulative Neuro- und Ototoxizität.

Monitoring: Elektrolyte, BB, Leber- und Nierenfunktion (Kreatinin-Clearance), Audiometrie vor Therapiebeginn.

1.3.30 Cladribin

Synonyme 2-CDA.

Präparate Leustatin®, LITAK®, Amp. à 10 mg.

Indikationen

- Haarzellleukämie
- Wirksamkeit auch bei NHL, AML bei Kindern, kutanen T-Zell-Lymphomen und CLL

Pharmakodynamik

- Antimetabolit (Purinanalogon)
- Hemmung der DNA-Polymerase
- Strangbrüche
- Apoptoseinduktion

Pharmakokinetik

- Plasma-HWZ ca. 30 min, terminale HWZ ca. 7 h
- Renale Ausscheidung
- Metabolisierung durch Dephosphorylierung im Plasma

Nebenwirkungen

- KM: Neutro-, Thrombozytopenie, Anämie (dosisbegrenzende Toxizität), kumulative Myelotoxizität und prolongierte Thrombozytopeniedauer, megaloblastäre Transformation des KM, Verminderung der Zahl von CD4- und CD8-Lymphozyten
- Gastrointestinales System: selten Übelkeit/Erbrechen
- Haut: selten epidermale Nekrolyse
- Stoffwechsel: TLS
- Herz/Gefäße: Kardiotoxizität
- Nervensystem: sensorische Neuropathie, Muskelschwäche, Muskelschmerzen, selten transiente Erblindung
- Sonstige: Drug-fever, Infektionen (durch gramnegative oder -positive Bakterien, Candida spp., Aspergillus spp., Herpes-simplex-/-zoster-Virus und andere Viren, Cryptococcus neoformans, Pneumocystis jiroveci, Listerien), Phlebitis.

Dosierung

- 0,09–0,1 mg/kg KG (bzw. 3,6 mg/m^2 KOF)/d als 24-h-Dauerinfusion für 7 d
- Keine Wdh.
- Dosismodifikation: vorsichtige Anwendung bei eingeschränkter Leber- oder Nierenfunktion, keine näheren Angaben über konkrete Modifikationsschritte

Wechselwirkungen Teilweise Antagonisierung durch Nicotinamid.

Kontrollen BB, Leber- und Nierenfunktion (Kreatinin-Clearance).

> **Merke**
> Supportive antibiotische und ggf. antivirale Therapie empfohlen.

1.3.31 Cobimetinib

Präparate Cotellic® Filmtabletten à 20 mg.

Indikationen In Kombination mit Vemurafenib bei Pat. mit BRAF-V600-mutiertem fortgeschrittenem/metastasiertem malignem Melanom.

Pharmakodynamik Hemmung des MAP-Kinase-Signalwegs durch Hemmung von MEK 1 und MEK 2 → Hemmung der Zellproliferation.

Pharmakokinetik

- Nach teilweise oraler Resorption (Bioverfügbarkeit 45,9 %) unabhängig von Nahrungsaufnahme Metabolisierung über CYP3A und Glukoronidierung. P-gp-Substrat.
- Lange HWZ: 43,6 h.
- Elimination der Metabolite über Fäzes.

Nebenwirkungen

- KM: Anämie
- Gastrointestinales System: Diarrhö, Übelkeit, Erbrechen. Lebertoxizität
- Haut: Exantheme, häufig Entwicklung von Basalzell-Ca, kutanen Plattenepithel-Ca und Keratokanthomen
- Herz/Gefäße: Herzinsuffizienz
- Sonstige: Rhabdomyolyse, Pneumonitis, Sehschwäche, Retinopathie, Lichtempfindlichkeit

Dosierung Je nach Therapieschema: 60 mg an den Tagen 1–21, Wdh. Tag 29.

Wechselwirkungen

- CYP3A4-Induktoren (z. B. Carbamazepin, Rifampicin, Johanniskraut) beschleunigen den Metabolismus.
- CYP3A4-Inhibitoren (Proteaseinhibitoren wie Atazanavir, Indinavir, Nelfinavir, Ritonavir, Saquinavir, Azol-Antimykotika wie Itraconazol, Ketoconazol und Voriconazol, Makrolide wie Clarithromycin, Telithromycin, und Troleandomycin) vermindern den Metabolismus.

Kontrollen BB, Leber- und Nierenfunktion, augenärztliche Untersuchung und dermatologische Kontrollen.

1.3.32 Crizotinib

Präparate Xalkori®, Tbl. à 200 und 250 mg.

Indikationen

- ALK-pos. fortgeschrittenes NSCLC
- ROS1-pos. fortgeschrittenes NSCLC

Pharmakodynamik

- Selektiver Inhibitor der ALK-Rezeptor-Tyrosinkinase (-RTK)
- Zudem Inhibition von HGFR-, c-Met-RTK

Pharmakokinetik

- Orale Bioverfügbarkeit ca. 45 %.
- Sehr hohes Verteilungsvolumen. Hohe Plasmaeiweißbindung.
- Elimination hepatisch durch CYP3A4/5. Ausscheidung des Wirkstoffs und der Metaboliten über Fäzes und Urin.

Nebenwirkungen

- KM: Neutro-, Lymphopenie, Anämie
- Gastrointestinales System: Appetitlosigkeit, Durchfall, Erbrechen, Übelkeit, Obstipation, Leberenzymerhöhung
- Haut: Ausschlag
- Herz: Bradykardie, QTc-Zeit-Verlängerung
- Nervensystem: Sehstörungen, Neuropathie, Schwindel, Geschmacksstörungen
- Lunge: Pneumonitis
- Sonstige: Auftreten von Nierenzysten

Dosierung 2 × 250 mg/d.

Dosismodifikation bei hämatologischer Toxizität:
- Bei Toxizitäten WHO CTC Grad 3: Behandlungspause bis Erholung auf ≤ Grad 2, dann Fortsetzung der Therapie mit gleicher Dosis
- Bei Toxizitäten WHO CTC Grad 4: Behandlungspause bis Erholung auf ≤ Grad 2, dann Dosis auf 2 × 200 mg/d reduzieren

Bei Pneumonitis, Grad-4-QTc-Verlängerung oder gleichzeitigem Anstieg von Leberenzymen und Bilirubin ab Grad 2 Therapieabbruch. Sonst siehe Fachinformation.

Wechselwirkungen
- CYP3A4-Induktoren (z. B. Carbamazepin, Rifampicin, Johanniskraut): Beschleunigung des Metabolismus von Crizotinib.
- CYP3A4-Inhibitoren (Proteaseinhibitoren wie Atazanavir, Indinavir, Nelfinavir, Ritonavir, Saquinavir, Azol-Antimykotika wie Itraconazol, Ketoconazol und Voriconazol, Makrolide wie Clarithromycin, Telithromycin und Troleandomycin): Verminderung des Metabolismus von Crizotinib.
- Crizotinib ist P-gp-Substrat (wie auch Digoxin, Dabigatran, Colchicin, Pravastatin). Verstärkung von therapeutischer Wirkung und NW!

Kontrollen BB, Leber- und Nierenfunktion, Lungenfunktion, EKG.

1.3.33 Cyclophosphamid

Präparate Endoxan® Filmtabletten à 50 mg, Trockensubstanz zur i. v. Gabe à 100/200/500/1 000 mg.

Indikationen ALL, AML, CLL, CML, Hodgkin-Lymphom, NHL, multiples Myelom, Ovarial-, Hoden-, Mamma-Ca, SCLC, Neuroblastom, Ewing-Sarkom.

Pharmakodynamik Alkylierung von DNA/RNA, zellzyklusspezifisch in S-Phase.

Pharmakokinetik
- Orale Bioverfügbarkeit: ca. 100 %
- Hepatische First-Pass-Hydroxylierung
- Aktivierung in Plasma und Gewebe durch Zerfall in Phosphoramidmustard und Acrorelin (urotoxisch!)
- Renale Ausscheidung der Metaboliten
- Terminale HWZ 4–8 h
- Dialysabel
- Plazentare Passage

Nebenwirkungen
- KM: Störungen der Hämatopoese (dosisbegrenzende Leukopenie, Nadir nach 8–14 d), selten Immunthrombozytopenie.
- Gastrointestinales System: gastrointestinale Störungen, Stomatitis, Leberschäden.
- Haut: Alopezie, Dermatitis.
- Stoffwechsel: Hyperurikämie, Sekretionsstörung des antidiuretischen Hormons (SIADH), transienter nephrogener Diabetes mellitus nach hoher Dosierung, verminderte Glukosetoleranz unter hoher Dosierung.
- Herz/Gefäße: Kardiotoxizität bei hoher Dosierung.
- Lunge: Lungenfibrose, Pneumonitis, Bronchospasmus.
- Niere: Schäden an Niere und ableitenden Harnwegen, hämorrhagische Zystitis.

- Nervensystem: periphere und zentrale neurotoxische Störungen.
- Sonstige: Anaphylaxie, Idiosynkrasie, Stevens-Johnson-Syndrom, Gesichtsschmerzen, hämorrhagische Zystitis. Bei Langzeitbehandlung Induktion von Blasen-Ca und sehr selten von Leiomyosarkomen.

Dosierung
- I. v.: 10–15 mg/kg KG (400–600 mg/m² KOF) an den Tagen 1 und 2 oder an den Tagen 1 und 8 alle 3–4 Wo., 600–1 200 mg/m² KOF einmal alle 3–4 Wo.
- P. o.: 50–200 mg/m² KOF/d an den Tagen 1–14(– 28)
- Hoch dosiert: ab 60 mg/kg KG einmalig, je nach Protokoll
- Dosismodifikation: nach Fachinformation

Wechselwirkungen
- Sulfonylharnstoffe: Effekt der Blutzuckerspiegelsenkung verstärkt
- Allopurinol/Hydrochlorothiazid: Verstärkung der myelosuppressiven Wirkung
- Chloramphenicol: Verlängerung der HWZ von Cyclophosphamid, Verminderung der Metabolisierung
- Anthrazykline/Pentostatin: Verstärkung der potenziellen Kardiotoxizität
- Grapefruits, Grapefruitsaft: möglicherweise Verminderung der Wirksamkeit

Kontrollen Elektrolyte, BB, Leber- und Nierenfunktion.

Merke
Prophylaxe der hämorrhagischen Zystitis ab einer Dosis von 400 mg/m² KOF/d mit Mesna (Uromitexan®): 20 % der Cyclophosphamid-Dosis zu den Stunden 0, 4 und 8, ausreichende Hydrierung.

1.3.34 Cytarabin

Synonyme Cytosinarabinosid, Ara-C, Arabinosyl.

Präparate Alexan®, ARA-cell®, Udicil®, Injektionslösung/-konzentrat à 100/500/1 000/2 000/5 000/10 000 mg.

Indikationen
- AML, ALL
- Blastenschub der CML
- Hoch maligne NHL
- Intrathekal bei leukämischer ZNS-Infiltration

Pharmakodynamik
- Antimetabolit (Pyrimidinantagonist)
- Hemmung von DNA-Polymerasen
- Verminderung der DNA-Synthese
- Zellzyklusspezifische S-Phasen-Wirkung

Pharmakokinetik
- Plasma-HWZ 12 min, terminale HWZ von 2 h
- In hohen Dosen liquorgängig

Nebenwirkungen
- KM: Störungen der Hämatopoese (Leukopenie als dosisbegrenzende Toxizität, Nadir an den Tagen 5–7).
- Gastrointestinales System: Übelkeit, Erbrechen, Diarrhö, Stomatitis, Ulzerationen, Kolitis, Peritonitis, akute Pankreatitis, Leberschäden. Bei höherer Dosis

ausgeprägtere gastrointestinale Beschwerden: paralytischer Ileus, Erosionen, Nekrosen, submuköse Blutungen.

- Haut: Haut- und Schleimhautentzündungen, Alopezie, Hand-Fuß-Syndrom (Erythem, Dysästhesien), Exanthem.
- Stoffwechsel: Hyperurikämie.
- Herz/Gefäße: Herzrhythmusstörungen, Thrombophlebitis, Blutungen.
- Lunge: Bronchospasmen, Lungenödem, diffuse interstitielle Pneumonie.
- Niere: Nierenfunktionsstörungen, Fieber.
- Nervensystem: Neuritiden, zentralnervöse Störungen (Groß- und Kleinhirnfunktionsstörung, meist reversibel; Persönlichkeitsveränderungen, Somnolenz oder Koma), Neuropathie, selten Leukenzephalitis und Paraplegie. Korneatoxizität und hämorrhagische Konjunktivitis (Prophylaxe: glukokortikoid- oder 2-Deoxycytidin-haltige Augentropfen, künstliche Tränenflüssigkeit).
- Risiko für Neurotoxizität bei hoher Dosis erhöht: Kreatinin i. S. ≥ 1,2 mg/dl, Alter ≥ 40 J., Aktivität der AP 3-fach erhöht.
- Sonstige: Bei intrathekaler Gabe Arachnoiditis. Gewebeschädigungen am Injektionsort. Cytarabin-Syndrom: Fieber, Rigor, Schwitzen, Myalgie, Arthralgie. Seltener: Sepsis, Pneumonie.

Dosierung Unterschiedliche Dosis, je nach Protokoll, z. B.:

- Subkutane Dauertherapie: 10–20 mg/m^2 KOF/d.
- Mittelhoher Dosisbereich: z. B. 2 × 100 mg/m^2 KOF/d i. v. an den Tagen 1–7.
- Hoher Dosisbereich: 2 × 1 000–3 000 mg/m^2 KOF/d.
- Intrathekal: 40 mg abs.
- Dosismodifikation: bei GFR < 10 ml/min Dosisreduktion auf 50–75 % empfohlen. Hinsichtlich einer Reduktion bei Leberfunktionsstörungen gibt es keine genauen Angaben.

Wechselwirkungen

- Inkompatibel mit 5-FU und MTX
- Digoxin-Spiegel erniedrigt
- Fluorocytosin-Resorption vermindert

Kontrollen BB, Elektrolyte, Leber- und Nierenfunktion (Kreatinin-Clearance).

Merke
Bei hoch dosierter Gabe prophylaktische Anwendung von Dexamethason i. v. und als Augentropfen.

1.3.35 Dabrafenib

Präparate Tafinlar®, Hartkapseln à 50 und 75 mg.

Indikationen

- Fortgeschrittenes, nicht operables malignes Melanom mit BRAF-V600-Mutation, allein oder in Kombination mit Trametinib
- Adjuvante Therapie des malignen Melanoms im Stadium III mit BRAF-V600-Mutation in Kombination mit Trametinib
- Fortgeschrittenes NSCLC mit BRAF-V600-Mutation, in Kombination mit Trametinib

Pharmakodynamik RAF-Kinaseninhibitor (CRAF, BRAF). Durch onkogene Mutation Aktivierung des RAS/RAF/MEK/ERK-Signalwegs.

Pharmakokinetik
- Orale Bioverfügbarkeit 95 %.
- Hohe Plasmaeiweißbindung.
- Metabolisierung hepatisch durch CYP3A4 und CYP2C8. Ausscheidung in Fäzes und renal als Metaboliten.

Nebenwirkungen
- Gastrointestinales System: Durchfall, Übelkeit, Erbrechen, Appetitlosigkeit, Hyperglykämie
- Niere/Elektrolyte: Hypophosphatämie, Nierenversagen, Nephritis
- Haut: Hautausschlag, Alopezie und Hand-Fuß-Syndrom, Erythem, Papillome, seborrhoische Keratose
- Herz/Gefäße: QTc-Zeit-Verlängerung, Herzinsuffizienz
- Nervensystem: Cephalgien
- Sonstige: Arthralgie, Myalgie, Fieber, Schüttelfrost, Müdigkeit

Dosierung
- 2 × 150 mg/d, 1 h vor oder 2 h nach dem Essen
- Bei schlechter Verträglichkeit Dosisreduktion gemäß Fachinformation

Wechselwirkungen
- CYP3A4-Induktoren (z. B. Carbamazepin, Rifampicin, Johanniskraut) beschleunigen den Metabolismus von Dabrafenib.
- CYP3A4-Inhibitoren (Proteaseinhibitoren wie Atazanavir, Indinavir, Nelfinavir, Ritonavir, Saquinavir, Azol-Antimykotika wie Itraconazol, Ketoconazol und Voriconazol, Makrolide wie Clarithromycin, Telithromycin, und Troleandomycin) vermindern den Metabolismus von Dabrafenib.

Merke
Induktion sekundärer Neubildungen: Plattenepithelkarzinome der Haut, Basalzellkarzinome, gelegentlich auch neue primäre Melanome.

1.3.36 Dacarbazin

Synonyme DTIC.

Präparate Detimedac®, Amp. à 100/200/500/1 000 mg.

Indikationen
- Metastasiertes malignes Melanom
- Fortgeschrittenes Hodgkin-Lymphom
- Fortgeschrittene Weichteilsarkome (ausgenommen Mesotheliome und Kaposi-Sarkome) im Erwachsenenalter

Pharmakodynamik
- Alkylans
- DNA-Methylierung
- Evtl. Antimetabolit
- Hemmung der DNA-, RNA- und Proteinsynthese

Pharmakokinetik
- Initiale Plasma-HWZ ca. 20 min, terminale Plasma-HWZ ca. 5 h
- Hepatische Metabolisierung
- Renale Elimination

Nebenwirkungen

- KM: dosisbegrenzende Zytopenien
- Gastrointestinales System: Übelkeit, Erbrechen (Substanz ist hoch emetogen!), Diarrhö, Leberschäden (VOD)
- Haut: Dermatitis, Stomatitis, Alopezie
- Stoffwechsel: Hyperurikämie
- Sonstige: lokale Reizungen der Einstichstelle, Nekrosen bei paravenöser Injektion

Dosierung Unterschiedliche Dosis, je nach Protokoll, z. B.:

- 150–250 mg/m² KOF/d an den Tagen 1–5, Wdh. an den Tagen 22–29
- Alternativ: 375–850 mg/m² KOF an Tag 1, Wdh. an den Tagen 22–29
- Dosismodifikation: nach Fachinformation

Wechselwirkungen Wirkung verstärkt durch Hyperthermie.

Kontrollen BB, Leber- und Nierenfunktion (Kreatinin-Clearance).

1.3.37 Dacomitinib

Präparate Vizimpro® Filmtabletten à 15/30/45 mg.

Indikationen Lokal fortgeschrittenes/metastasiertes NSCLC mit EGFR-Mutation in der Erstlinientherapie.

Pharmakodynamik

- Irreversibler TKI an der HER-Rezeptor-Familie inkl. EGFR
- Aktivität bei Deletionen in Exon 19 oder der L858R-Substitution in Exon 21
- EGFR-Signalweg: Vermittlung der Steuerung der Überlebensfähigkeit von Zellen durch Zellzyklusregulation, Angiogenese, Zellmigration, zelluläre Invasion bzw. Metastasierung, unkontrolliert bei aktivierender Mutation der EGFR-TK-Domäne → Inhibition durch TKI

Pharmakokinetik

- Orale Bioverfügbarkeit 80–100 %, max. Spiegel nach 5–6 h
- Metabolisierung hauptsächlich hepatisch über CYP2D6, nachrangig CYP3A4
- Elimination der Metabolite vorwiegend über Fäzes

Nebenwirkungen

- Gastrointestinales System: Diarrhö, Stomatitis, Inappetenz, Übelkeit, Transaminasenerhöhung
- Haut: Hauttrockenheit, Paronychie, Alopezie, Pruritus
- Nervensystem: Konjunktivitis
- Lunge: interstitielle Lungenerkrankung, Pneumonitis

Dosierung

- 1 × 45 mg/d
- Dosisanpassung bei Toxizität: siehe Fachinformation

Wechselwirkungen

- Vorsicht bei gleichzeitiger Anwendung von Arzneimitteln, die auch über CYP2D6 abgebaut werden, hier ggf. erhöhte Exposition möglich.
- Antazida sollten vermieden werden, da die Resorption gehemmt wird.

Kontrollen Leber- und Nierenfunktion.

1

1.3.38 Dactinomycin

Synonyme Actinomycin D, DACT, ACTD.

Präparate LYOVAC-COSMEGEN®, Amp. à 0,5 mg.

Indikationen Wilms-Tumor, kindliches Rhabdomyosarkom, Ewing-Sarkom, Ca von Hoden und Uterus (Chorion-Ca, nichtseminomatöses Hoden-Ca).

Pharmakodynamik
- Antibiotikum (Interkalierung)
- Komplexbildung mit dsDNA → Hemmung von Reduplikation und Transkription
- Topoisomerase-II-Hemmstoff

Pharmakokinetik
- Keine Metabolisierung
- Vorwiegend biliäre Elimination (gering renal)
- Terminale Plasma-HWZ ca. 36–40 h

Nebenwirkungen
- KM: dosisbegrenzende Zytopenien
- Gastrointestinales System: Übelkeit, Erbrechen, Diarrhö, Magen-Darm-Blutungen, Leberschäden
- Haut: Alopezie, Dermatitis, Stomatitis, Erytheme, Schuppung, Akne, Wiederauftreten einer früheren Strahlendermatitis
- Stoffwechsel: Hyperurikämie
- Niere: Störungen der Nierenfunktion
- Sonstige: Intimareizungen. Nekrosen bei Paravasation

Dosierung
- Je nach Protokoll 0,01–0,015 mg/kg KG (0,4–0,6 mg/m² KOF)/d an den Tagen 1–3(– 5) alle 3–5 Wo.
- Dosismodifikation: bei GFR < 10 ml/min Dosisreduktion auf 75 %. Vorsichtige Anwendung bei Leberfunktionsstörungen, genaue Angaben zu Dosisreduktionen werden in der Literatur nicht gemacht.

Wechselwirkungen
- Zusammen mit Vincristin VOD der Leber beschrieben
- Wirkung verstärkt durch Erythromycin, Amphotericin B, TNF, Ciclosporin

Kontrollen BB, Leber- und Nierenfunktion.

1.3.39 Dasatinib

Präparate Sprycel®, Tbl. à 20/50/70/80/100/140 mg. (zahlreiche Generika verfügbar)

Indikationen
- Neu diagnostizierte Philadelphia-pos. CML in der chron. Phase
- Chron. oder akzelerierte Phase oder Blastenkrise mit Resistenz oder Intoleranz gegenüber einer vorherigen Behandlung inkl. Imatinib
- ALL: bei Nachweis eines Philadelphia-Chromosoms mit Resistenz oder Intoleranz gegenüber einer vorherigen Therapie

Pharmakodynamik
- Hemmung der Aktivität der BCR-ABL-Kinase und der Kinasen der SRC-Familie sowie c-KIT, Ephrin-(EPH-)Rezeptor- und PDGFb-Rezeptor-Kinasen

- Überwindung einer Imatinib-Resistenz (durch BCR-ABL-Überexpression, Mutation der BCR-ABL-Kinase-Domäne. Aktivierung alternativer Signalwege [z. B. SRC-Familie-Kinasen] oder Überexpression des Multi-Drug-Resistance-Gens)

Pharmakokinetik

- Rasche orale Resorption, mittlere terminale HWZ ca. 5–6 h, hohes Verteilungsvolumen
- Metabolisierung hauptsächlich hepatisch über CYP3A4
- Elimination der Metaboliten über Fäzes

Nebenwirkungen

- KM: Panzytopenie mit febriler Neutropenie, selten „pure red cell aplasia".
- Gastrointestinales System: Diarrhö, Erbrechen, Übelkeit, Bauchschmerzen, gastrointestinale Blutungen, Kolitis, Gastritis, Mukositis/Stomatitis, Obstipation, Pankreatitis, obere gastrointestinale Ulzera, Ösophagitis, Aszites, Dysphagie. Leber: Hepatitis, Cholezystitis, Cholestase.
- Niere: Nierenversagen, häufiger Harndrang, Proteinurie.
- Haut: Alopezie, Dermatitis, Pruritus, Akne, trockene Haut, Urtikaria, Hyperhidrose, Lichtempfindlichkeit, Pigmentierungsstörung, Pannikulitis, Hautulzera, bullöse Erkrankungen, Nagelerkrankungen, PPES.
- Stoffwechsel: Anorexie, Appetitstörungen, Hyperurikämie.
- Herz/Gefäße: kongestive Herzinsuffizienz/kardiale Dysfunktion, Perikarderguss, Herzrhythmusstörungen, Myokardinfarkt, QT-Zeit-Verlängerung, Perikarditis, ventrikuläre Arrhythmie (inkl. ventrikulärer Tachykardie), Angina pectoris, Kardiomegalie, Hypertonie, Flush.
- Lunge: Pleuraerguss, Dyspnoe, Husten, Lungenödem, pulmonale Hypertonie, Pneumonitis, selten ARDS.
- Nervensystem: Cephalgien, Tinnitus, Sehstörungen, ZNS-Blutungen, Depression, Schlaflosigkeit, Angstgefühl, Verwirrtheitszustand, Affektlabilität, verminderte Libido.
- Sonstige: sehr häufig Arthralgien und Myalgien, Muskelschwäche. Infektionen, Sepsis, TLS.

Dosierung

- Chron. Phase der CML: 1 × 100 mg/d p. o.; alle anderen: 1 × 140 mg/d p. o.
- Bei Nichtansprechen Dosissteigerung auf 140 mg/d (chron. Phase CML) bzw. 180 mg/d (andere Ind.) möglich
- Empfehlung zur Dosisanpassung bei Myelotoxizität: siehe Fachinformation

Wechselwirkungen

- Wirkungsverstärkung bei Einnahme von Arzneimitteln, die CYP3A4 stark hemmen (z. B. Ketoconazol, Itraconazol, Erythromycin, Clarithromycin)!
- Wirkungsabschwächung bei Einnahme von Arzneimitteln, die CYP3A4 stark aktivieren (z. B. Rifampicin, Dexamethason, Phenytoin, Carbamazepin, Phenobarbital, Hypericum perforatum [Johanniskraut], Ritonavir, Telithromycin).
- Deutlich reduzierte Resorption bei Gabe von H_2-Antagonisten, Protonenpumpeninhibitoren (PPI). Wenn möglich, Gabe von Aluminiumhydroxid-/Magnesiumhydroxid-Antazida 2 h vor oder nach Dasatinib.

Kontrollen

- Diff-BB, Elektrolyte, Nieren- und Leberwerte
- Monitoring der pulmonalen und kardialen Funktion

1.3.40 Daunorubicin

Synonyme Rubidomycin, DNR, DAUNO.

Präparate Daunoblastin®, Amp. à 20 mg.

Indikationen Remissionsinduktion bei ALL, AML.

Pharmakodynamik
- Interkalation → Hemmung von DNA- und Proteinsynthese
- Zellzyklusspezifische Wirkung in S- und G2-Phase

Pharmakokinetik
- Terminale Plasma-HWZ 11–48 h
- Hepatische Metabolisierung
- Biliäre (90 %) und renale (10 %) Elimination

Nebenwirkungen
- KM: dosisbegrenzende Leuko- und Thrombozytopenie
- Herz/Gefäße: Arrhythmien, Ischämien, Infarkte, dosisbegrenzende dilatative Kardiomyopathie
- Gastrointestinales System: Übelkeit, Erbrechen, Diarrhö, Leberschäden
- Haut: Dermatitis, Stomatitis, selten Alopezie, Rezidiv von Strahlendermatitiden
- Niere: Tubulusschädigungen
- Sonstiges: allergische Reaktionen, Paravasation mit schweren Hautläsionen bis zur Nekrose

Kontraindikationen Überschreiten der kumulative (kardiotoxischen) Dosis von > 400 mg/m² KOF.

Dosierung
- Je nach Protokoll. Standard: 30–60 mg/m² KOF/d, Wdh. Tage 1–3.
- Dosismodifikation: Bei Kreatininwerten > 3,0 mg/dl wird eine Dosisreduktion auf 50 % empfohlen. Bei eingeschränkter Leberfunktion: ▶ 1.2.2.

Wechselwirkungen Inkompatibilität mit Heparin-Natrium und Dexamethasonphosphat sowie theoretisch mit Proteaseinhibitoren.

> **Merke**
> Kumulative Höchstdosis: 400 mg/m² KOF

Liposomal enkapsuliertes Daunorubicin und Cytarabin

Präparate Vyxeos®, Amp. à 44/100 mg.

Indikationen t-AML oder AML-MRC (▶ 8.3).

Pharmakodynamik
- Feste Kombination von Daunorubicin und Cytarabin im molaren Verhältnis 1 : 5. Dadurch Maximierung der synergischen Aktivität.
- Verlängerte Plasma-HWZ, Akkumulation im KM.

Nebenwirkungen Siehe oben. Zusätzlich allergische Reaktionen mit Hypotonie.

Dosierung 1./2. Induktion: 44/100 mg/m² KOF/d i. v., Tage 1/3/5; Konsolidierung: 29/65 mg/m² KOF/d i. v., Tage 1/3.

Kontrollen
- BB, Leber- und Nierenfunktion
- Kardiale Diagnostik vor Therapiebeginn

1.3.41 Decitabin

Präparate Dacogen®, Amp. à 50 mg.

Indikationen AML bei Pat. > 65 J., sofern eine intensive Induktionstherapie nicht infrage kommt, ggf. in Kombination mit Venetoclax.

Pharmakodynamik Cytidin-Desoxynucleosid-Analogon: In niedriger Dosierung Hemmung der DNA-Methyltransferasen → Gen-Promoter-Hypomethylierung → Reaktivierung der Tumorsuppressor-Gene, Induktion der Zelldifferenzierung.

Pharmakokinetik
- Vernachlässigbare Plasmaeiweißbindung, hohes Verteilungsvolumen.
- Intrazelluläre Aktivierung durch Phosphorylierung.
- Abbau durch Desaminierung durch Cytidindesaminase. Kurze HWZ von ca. 60 min. Keine pharmakologische Aktivität der Metaboliten.

Nebenwirkungen
- KM: Panzytopenie
- Gastrointestinales System: Übelkeit, Erbrechen, Diarrhö, Stomatitis
- Nervensystem: Cephalgien
- Infekt- und Blutungskomplikationen im Rahmen der KM-Suppression durch Therapie oder Grunderkrankung

Dosierung
- 20 mg/m^2 KOF/d über 5 d über 1 h i. v., Wdh. Tag 28.
- Dosismodifikation: Eine Dosisreduktion wird nicht empfohlen. Bei Auftreten von Toxizitäten sollte ggf. eine Aufschiebung des nächsten Zyklus erwogen werden.

Wechselwirkungen Nicht bekannt.

Kontrollen Diff-BB, Elektrolyte, Leber- und Nierenfunktion.

> **Merke**
> Vor einer sicheren Wirksamkeitsbeurteilung sollten mind. 4 Therapiezyklen verabreicht werden, da der Therapieeffekt oft erst verzögert auftritt.

1.3.42 Docetaxel

Präparate Taxotere®, Amp. à 20 mg (inzwischen zahlreiche Generika verfügbar).

Indikationen
- Kombiniert mit Doxorubicin bei fortgeschrittenem Brustkrebs ohne vorausgegangene Chemotherapie, adjuvante Therapie in Kombination mit Doxorubicin und Cyclophosphamid bei operablem Mamma-Ca unabhängig vom Nodalstatus. Kombiniert mit Trastuzumab bei fortgeschrittenem, HER2/neu-pos. Mamma-Cain 1. Therapielinie.
- Monotherapie oder in Kombination mit Capecitabin bei fortgeschrittenem Mamma-Ca nach Versagen einer Chemotherapie.
- Erstlinientherapie bei nicht resezierbarem, lokal fortgeschrittenem oder metastasiertem NSCLC kombiniert mit Cisplatin.
- Fortgeschrittenes NSCLC nach Versagen einer vorausgegangenen Chemotherapie (als Monotherapie).
- Kopf-Hals-Tumoren: kombiniert mit Cisplatin und 5-FU in der Induktionschemotherapie bei lokal fortgeschrittenem Plattenepithel-Ca.

- Kombiniert mit Prednison oder Prednisolon bei hormonrefraktärem metastasiertem Prostata-Ca.
- Kombiniert mit Cisplatin und 5-FU bei metastasiertem Adeno-Ca des Magens/der gastroösophagealen Übergangszone in der Erstlinientherapie.

Pharmakodynamik

- Tubulinbindung → Mitosearrest
- Wirkung zellzyklusspezifisch in der M-Phase

Pharmakokinetik

- Hohe Plasmaeiweißbindung
- Terminale Plasma-HWZ 8–19 h
- Hepatischer Abbau über CYP3A4
- Biliäre Elimination (gering auch renal: < 20 %)

Nebenwirkungen

- KM: dosisbegrenzende Myelosuppression (vorwiegend Neutropenie).
- Haut: Alopezie. Dolente, makulopapulöse und/oder bullöse Hautreaktionen, z. T. mit Nagelveränderungen und/oder Onycholyse (insbes. in Kombination mit 5-FU; dosisbegrenzende Toxizität). Juckreiz, Flush, Wiederauftreten strahlenbedingter Hautveränderungen (Radiation Recall).
- Nervensystem: dosisabhängige sensomotorische periphere Neuropathie, verstärkt in Kombination mit Cisplatin. Ataxie.
- Gastrointestinales System: Mukositis (vermehrt bei längerer Infusionsdauer), Übelkeit, Erbrechen, Diarrhö, Geschmacksveränderungen.
- Sonstige: Hypersensitivitätsreaktionen (Blutdruckabfall, Dyspnoe, Bronchospasmus, Urtikaria, Angioödem), schwächer als bei Paclitaxel. Ödembildung (Flüssigkeitsretentionssyndrom infolge erhöhter Membranpermeabilität, v. a. bei wiederholter Anwendung), Asthenie, Myalgie.

Dosierung

- 75 mg/m² KOF/d, Wdh. Tag 22 (Monotherapie), in Kombination mit Doxorubicin 50 mg/m² KOF
- Alternativ: 35 mg/m² KOF/d, Wdh. Tag 8
- Dosismodifikation: ▶ Tab. 1.6.

Tab. 1.6 Empfohlene Dosismodifikation von Docetaxel bei eingeschränkter Leberfunktion

AP	GOT (U/l)	Dosis (%)
–	< 30	100
> 2,5-facher oberer Normwert	30–60	75
> 6-facher oberer Normwert	> 60	Relative KI

Merke

Obligate Prämedikation zur Vermeidung einer Hypersensitivitätsreaktion und eines Wasserretentionssyndroms: Kortikoid (16 mg Dexamethason oder 32 mg Methylprednisolon), Antihistaminika (H_1- und H_2-Rezeptorantagonist, z. B. Clemastin, Ranitidin). Die Steroidmedikation sollte bereits am Tag vor der Therapie erstmalig appliziert werden.

Wechselwirkungen

- Metabolismus vermindert durch Ketoconazol, Midazolam, Erythromycin, Testosteron, Nifedipin, Orphenadrin, Troleandomycin und Cimetidin
- Metabolismus erhöht durch Vorbehandlung mit Barbituraten, Rifampicin, Dexamethason

Kontrollen Elektrolyte, BB, Leber- und Nierenfunktion.

1.3.43 Doxorubicin

Synonyme Adriamycin, DXR, ADR.

Präparate Adriblastin®, Amp. à 10/20/50/150/200 mg (zahlreiche Generika verfügbar).

Indikationen

- Solide Tumoren, insbes. Mamma-Ca
- Maligne Lymphome
- AML, ALL

Pharmakodynamik

- DNA-Interkalation → Induktion von Strangbrüchen
- Radikalbildung
- Topoisomeraseinhibition
- TK-Inhibition
- Apoptoseinduktion
- Zellzyklusspezifität: bevorzugt Wirkung in S-/G2-Phase

Pharmakokinetik

- Hohe Plasmaproteinbindung, hohe Gewebebindung
- Terminale Plasma-HWZ ca. 45 h
- Hepatische Metabolisierung
- Biliäre Elimination (schwach, auch renal)

Nebenwirkungen

- KM: dosisbegrenzende Myelosuppression, insbes. Leuko-/Thrombozytopenie.
- Gastrointestinales System: Übelkeit, Erbrechen, Stomatitis, Diarrhö, Leberschäden.
- Haut: Alopezie, Dermatitis, Onycholyse, Pigmentstörungen, Bläschenbildung, Hautrötung, Nesselausschlag, Entzündungen der Venenwand, Rezidiv von Strahlenschäden (Recall-Phänomen).
- Stoffwechsel: Hyperurikämie.
- Herz/Gefäße: akute Arrhythmien, Ischämien, Myokardinfarkt. Chron. dilatative Kardiomyopathie, Herzinsuffizienz. Risikofaktoren: schnelle Bolusinjektion (→ Dauerinfusion vermindert schnelles Erreichen von Spitzenspiegeln, ist ähnlich effektiv und vermindert die dosisbegrenzende Kardiotoxizität signifikant).
- Niere: vereinzelt Niereninsuffizienz.
- Sonstige: Paravasate nekrotisierend (ggf. Einsatz Dexrazoxan [Savene®])! Fieber, Gelenkschmerzen, Schmerzen an der Injektionsstelle.

Kontraindikationen Überschreiten der kumulative (kardiotoxischen) Dosis von > 450–550 mg/m² KOF.

Dosierung Unterschiedliche Dosis, je nach Protokoll, z. B.:

- 45–75 mg/m² KOF, Wdh. Tag 22

- Alternativ: 10–20 mg/m² KOF, Wdh. Tag 8
- Intravesikal: 50 mg/m² KOF

Wechselwirkungen

- Verschlimmerung einer hämorrhagischen Zystitis in Kombination mit Cyclophosphamid.
- Kombination mit Amphotericin B: ausgeprägte Nephrotoxizität möglich.
- Ritonavir erhöht Doxorubicin-Serumspiegel.
- Ciclosporin: wechselseitige Verminderung von Metabolisierung und Clearance beider Substanzen.
- Barbiturate vermindern Doxorubicin-Spiegel.
- Adriamycin vermindert Phenytoin-Plasmaspiegel und Digoxin-Spiegel.
- Inkompatibilität mit Heparinen.

Kontrollen

- Laufendes Monitoring der Herzfunktion
- BB, Leber- und Nierenfunktion

> **Merke**
> Kumulative Höchstdosis: 550 mg/m² KOF bzw. 450 mg/m² KOF nach Bestrahlung des Mediastinums/linksthorakal bzw. 800 mg/m² KOF bei fraktionierter wöchentlicher Gabe oder bei i. v. Infusion von ≥ 6 h bzw. 400 mg/m² KOF bei Kindern.

Liposomales Doxorubicin

Präparate Myocet®, Amp. à 50 mg.

Indikationen Mit Cyclophosphamid zur Erstlinientherapie von metastasiertem Brustkrebs bei Frauen.

Pharmakokinetik Intraindividuell sehr stark schwankende Plasmaspiegel und Plasma-HWZ.

Nebenwirkungen

- Wie Doxorubicin (s. o.).
- Anthrazyklintypische kardiale NW treten seltener auf.
- Häufig: Asthenie, Fieber, Schüttelfrost, akute Reaktionen (Hitzegefühl, Atemnot, Gesichtsschwellungen, Cephalgien, Schüttelfrost, Rückenschmerzen, Engegefühl in der Brust), akute Hypersensitivitätsreaktionen (bis 9 %).
- Selten: Übelkeit, Erbrechen, Stomatitis, Alopezie.

Dosierung Je nach Protokoll. Standard: 60–75 mg/m² KOF, Wdh. Tag 22.

Pegyliertes liposomales Doxorubicin

Präparate Caelyx®, Injektionsflaschen à 20/50 mg.

Indikationen

- Metastasiertes Mamma-Ca mit erhöhtem kardialem Risiko
- Fortgeschrittenes Ovarial-Ca nach platinhaltiger First-Line Chemotherapie
- AIDS-assoziiertes Kaposi-Sarkom mit niedrigen CD4-Zell-Zahlen (< 200 CD4-Lymphozyten/mm³) sowie ausgeprägtem mukokutanem und viszeralem Befall
- Multiples Myelom in Kombination mit Bortezomib ab 2. Therapielinie und autologer SZT

Pharmakokinetik Anreicherung im Tumorgebiet, terminale Plasma-HWZ von 40–60 h.

Nebenwirkungen Siehe oben. Außerdem palmar-plantare Erythrodysästhesie (reversibles sog. Hand-Fuß-Syndrom).

Dosierung Je nach Protokoll. Standard: 20–50 mg/m² KOF, Wdh. an den Tagen 22–29.

1.3.44 Encorafenib

Präparate Braftovi® Hartkapseln à 50/75 mg.

Indikationen
- Nicht resezierbares oder metastasiertes Melanom mit BRAF-V600E-Mutation, nur in Kombinationstherapie mit Binimetinib
- Metastasiertes CRC mit einer BRAF V600E Mutation, in Kombination mit Cetuximab nach einer systemischen Vortherapie

Pharmakodynamik Hoch selektiver niedermolekularer RAF-Kinase-Inhibitor → Aufhebung der durch onkogene Mutation bedingten Aktivierung des RAS/RAF/MEK/ERK-Signalwegs.

Pharmakokinetik Hepatische Metabolisierung, hepatobiliäre und renale Elimination.

Nebenwirkungen
- Herz: Herzinsuffizienz, QT-Zeit-Verlängerung, supraventrikuläre Tachykardien.
- Auge: Sehstörungen, Uveitis, Iritis, Iridozyklitis. In Kombination mit Binimetinib Ablösung des retinalen Pigmentepithels (RPED).
- Gefäße: Hämorrhagien, venöse thromboembolische Ereignisse.
- Gastrointestinales System: Übelkeit, Erbrechen, Obstipation, Diarrhö, Pankreatitis.
- Nervensystem: Cephalgien, periphere Neuropathie, Dysgeusie.
- Haut: Papillome, melanozytärer Nävus, Plattenepithel-Ca der Haut einschließlich Keratoakanthom, Basalzell-Ca, Exanthem, PPES, Pruritus, Alopezie, Erythem.
- Sonstiges: Arthralgien, Myalgie, Rückenschmerzen, Fatigue, Inappetenz. Neoplasie-Risiko durch RAS-Aktivierung.

Dosierung
- 1 × 450 mg/d (entsprechend 6 × 75 mg) bis Progress oder inakzeptaler Toxizität
- Dosisanpassung bei Toxizität (Haut, Herz, Leber): siehe Fachinformation
- Leberinsuffizienz: leichte Insuffizienz (Child A) → Dosisreduktion auf 1 × 300 mg/d; moderate bis schwere Insuffizienz (Child B und C) → keine Dosisempfehlung

Wechselwirkungen
- Vermeidung starker Inhibitoren von CYP3A4 (z. B. Ketoconazol, Ritonavir, Clarithomycin, Nefazodon)
- Vorsicht bei Einnahme potenter CYP3A4-Induktoren (z. B. Rifampicin, Johanniskraut, Carbamazepin, Enzalutamid, Phenytoin)

Kontrollen
- Transthorakale Echokardiografie vor und während der Therapie (alle 3 Mon.)

- Klinisch-anamnestische, ggf. diagnostische Kontrolle der okulären Funktion
- Vor, während und nach der Therapie Nieren- und Leberwerte

Merke
Fertilitätssichernde Maßnahmen vor Therapie mit männlichen Pat. besprechen.

1.3.45 Entrectinib

Präparate Rozlytrek® Filmtabletten à 100/200 mg.

Indikationen
- NTRK-Genfusions-pos. solide Tumoren, lokal fortgeschritten oder metastasiert bzw. eine Erkrankung, bei der eine chirurgische Resektion wahrscheinlich zu schwerer Morbidität führt und für die keine zufriedenstellenden Therapieoptionen zur Verfügung stehen, ohne NTRK-Inhibitor in der Vortherapie
- ROS1-pos. NSCLC ohne ROS1-inhibitor in der Vortherapie

Pharmakodynamik
- TK-Inhibition:
  - Der Tropomyosin-Rezeptor-Tyrosinkinasen TRKA, TRKB und TRKC (codiert von den neurotrophen Tyrosinrezeptorkinase[NTRK]-Genen NTRK1, NTRK2, NTRK3)
  - Der protoonkogenen Tyrosin-Proteinkinase ROS (ROS1)
  - Der anaplastischen Lymphomkinase (ALK)
- Inhibition von nachgelagerten überaktivierten Signalwegen

Pharmakokinetik
- Nahrungsunabhängige Resorption, max. Spiegel nach 4–6 h.
- Metabolisierung hauptsächlich hepatisch über CYP3A4, nachrangig andere CYP und UGT 1A4. Aktive Metaboliten: M5 und M11.
- Elimination der Muttersubstanz und der Metabolite vorwiegend über Fäzes.

Nebenwirkungen
- KM: Neutropenie, Anämie
- Gastrointestinales System: Übelkeit, Erbrechen, Diarrhö, Inappetenz, Dysphagie, Abdominalschmerzen, Transaminasenerhöhung
- Stoffwechsel: Hyperurikämie, Dehydrierung
- Haut: Exanthem, Pruritus
- Herz/Gefäße: QT-Zeit-Verlängerung, Herzinsuffizienz, Hypotonie
- Lunge: Dyspnoe, Husten, Pleuraerguss
- Nervensystem: Dysgeusie, Schwindel, Dysästhesie, kognitive Störungen, Cephalgien, periphere sensorische, Neuropathie, Ataxie, Insomnie, affektive Störungen, Synkope
- Sonstige: Infektionen von Lunge und Harnwegen, Myalgien, Arthralgien, Frakturen

Dosierung
- 1 × 600 mg/d.
- Die gleichzeitige Gabe von starken oder moderaten CYP3A4-Inhibitoren sollte vermieden werden. Auf max. 14 d zeitlich begrenzte Behandlung möglich unter reduzierter Dosis:
  - Starke Inhibitoren: 1 × 100 mg/d.
  - Moderate Inhibitoren: 1 × 200 mg/d.
- Dosisanpassung bei Toxizität: siehe Fachinformation.

Wechselwirkungen
- Wirkungsverstärkung bei Einnahme von Arzneimitteln, die CYP3A4 stark hemmen (z. B. Ketoconazol, Itraconazol, Erythromycin, Clarithromycin)!
- Wirkungsabschwächung bei Einnahme von Arzneimitteln, die CYP3A4 stark aktivieren (z. B. Rifampicin, Dexamethason, Phenytoin, Carbamazepin, Phenobarbital, Hypericum perforatum [Johanniskraut], Ritonavir, Telithromycin).

Kontrollen BB, Leber- und Nierenfunktion, EKG.

1.3.46 Epirubicin

Synonyme EPI.

Präparate Farmorubicin®, EPI-Cell®, Epirubicin HEXAL®, Amp. à 10/20/50/200 mg.

Indikationen
- Mamma-, fortgeschrittenes Ovarial-, kleinzelliges Bronchial-, fortgeschrittenes Magen-Ca
- Fortgeschrittenes Weichteilsarkom
- Intravesikal zur Rezidivprophylaxe oberflächlicher Harnblasen-Ca nach transurethraler Resektion

Pharmakodynamik
- DNA-Interkalation → Induktion von Strangbrüchen
- Radikalbildung, Topoisomerase-, TK-Inhibition, Apoptoseinduktion
- Zellzyklusspezifität: Wirkung bevorzugt in S-/G2-Phase

Pharmakokinetik
- Im Vergleich zu Doxorubicin geringere Anreicherung im Myokard
- Terminale Plasma-HWZ ca. 32 h
- Hepatische Metabolisierung
- Biliäre Elimination (schwach auch renal)

Nebenwirkungen
- KM: dosisbegrenzende Myelosuppression.
- Gastrointestinales System: Übelkeit, Erbrechen, Diarrhö, Stomatitis, Leberschäden.
- Haut: Alopezie, Dermatitis.
- Stoffwechsel: Hyperurikämie.
- Herz/Gefäße: Kardiotoxizität soll geringer sein als bei Doxorubicin. Akute Arrhythmien, Ischämien, Myokardinfarkt. Chron. dilatative Kardiomyopathie, Herzinsuffizienz. Risikofaktoren: schnelle Bolusinjektion (→ Dauerinfusion vermindert schnelle Entstehung von Spitzenspiegeln, ist ähnlich effektiv und vermindert die dosisbegrenzende Kardiotoxizität signifikant),
- Sonstige: selten allergische Reaktionen. Nekrosen nach Paravasation.

Dosierung
- Standarddosis: 40–80 mg/m² KOF/d, Wdh. an den Tagen 22–29, oder 15–30 mg/m² KOF/d, Wdh. Tag 8
- Intravesikale Anwendung: 50 mg abends nach speziellem Anwendungsschema (siehe Fachinformation)

Wechselwirkungen
- Verapamil: erniedrigte Epirubicin-Spiegel
- Cimetidin: erhöhte Epirubicin-Spiegel

Kontrollen Laufendes Monitoring der Herzfunktion! BB, Leber- und Nierenfunktion.

> **Merke**
> Kumulative Höchstdosis (Kardiotoxizität): 900–1 000 mg/m² KOF.

1.3.47 Eribulin

Präparate Halaven®, Amp. à 0,88 mg.

Indikationen
- Metastasiertes/lokal fortgeschrittenes Mamma-Ca ab 2. Therapielinie (Anthrazykline und Taxane sollten – sofern möglich – verabreicht worden sein)
- Fortgeschrittenes Liposarkom nach Anthrazyklin-Therapie (sofern für diese geeignet)

Pharmakodynamik
- Synthetisches Analogon zu Halichondrin B (aus dem Meeresschwamm Halichondria okadai)
- Sequestrierung von Tubulin → Arrest in der G2/M-Phase

Pharmakokinetik
- Geringe Plasmaeiweißbindung
- Terminale Plasma-HWZ 40 h
- Biliäre Elimination als unveränderte Substanz, gering auch renal

Nebenwirkungen
- KM: dosisbegrenzende Myelosuppression (vorwiegend Neutropenie, Anämie)
- Haut: Alopezie. Nagelveränderungen, Hyperhidrose, Erythem, Hand-Fuß-Syndrom
- Nervensystem: periphere Neuropathie, Schwindel, Geschmacksstörungen, Konjunktivitis, verstärkter Tränenfluss
- Gastrointestinales System: Übelkeit, Obstipation, Erbrechen, Diarrhö
- Sonstige: Infektionen im Rahmen der Immunsuppression, Arthralgien, Myalgien, Asthenie, QT-Zeit-Verlängerung

Dosierung 1,23 mg/m² KOF/d über 2–5 min i. v., Tage 1 und 8, Wdh. Tag 22.

Dosismodifikation:
- Aufschieben der Gabe an Tag 8 bei Neutrophilen < 1 000/µl oder Thrombozyten < 75 000/µl sowie anderen Grad-3/4-Toxizitäten
- Reduktion auf 0,97 mg/m² KOF:
  - Bei Neutrophilen < 500/µl über > 7 d, bei Auftreten einer Infektion oder von Fieber schon bei < 1 000/µl
  - Bei Thrombozyten < 25 000/µl, bei Blutungskomplikationen oder Transfusionsbedürftigkeit schon bei < 50 000/µl
  - Bei sonstigen Toxizitäten Grad 3/4
- Weitere Reduktionsstufe: 0,62 mg/m² KOF
- Bei eingeschränkter Leberfunktion durch Metastasen: Reduktion auf 0,97 mg/m² KOF (Child-Pugh A) bzw. 0,62 mg/m² KOF (Child-Pugh B), ggf. weitere Reduktion bei schwererer Funktionseinschränkung (keine vorliegenden Daten!)
- Bei Niereninsuffizienz ggf. Dosisreduktion erwägen

Kontrollen BB, Elektrolyte, Nieren- und Leberwerte, EKG, Neurotoxizität.

1.3.48 Erlotinib

Präparate Tarceva® Tbl. à 25/100/150 mg (Generika verfügbar).

Indikationen

- Lokal fortgeschrittenes/metastasiertes NSCLC
  - Erstlinientherapie bei Vorliegen einer aktivierenden EGFR-Mutation (ggf. in Kombination mit Bevacizumab) oder nach Versagen einer Chemotherapie
  - Als Erhaltungstherapie („switch maintainance“) nach Chemotherapie und stabiler Erkrankung
- Metastasiertes Pankreas-Ca in Kombination mit Gemcitabin

Pharmakodynamik Inhibitor der TK des epidermalen Wachstumsfaktor-Rezeptors Typ 1 (EGFR, auch HER1), Inhibitor der intrazellulären EGFR-Phosphorylierung: Wachstumsstillstand, Zelltod.

Pharmakokinetik Hepatische Elimination durch Cytochrome (v. a. CYP3A4 und in geringerem Umfang CYP1A2).

Nebenwirkungen

- Gastrointestinales System: Anorexie, Diarrhö, Übelkeit, Erbrechen, Stomatitis, Magen-Darm-Perforationen, Abdominalschmerz
- Haut: Ausschlag (Rash, akneiforme Dermatitis), Pruritus, Hirsutismus, Nagel- und Augenbrauenveränderungen, Hauttrockenheit
- Nervensystem: Konjunktivitis, (Kerato-)Konjunktivitis
- Lunge: Dyspnoe, Husten, gelegentlich schwere interstitielle Lungenerkrankungen
- Sonstige: Infektion, Asthenie

Dosierung

- NSCLC: 1 × 150 mg/d p. o. mind. 1 h vor oder 2 h nach einer Mahlzeit
- Pankreas-Ca: 1 × 100 mg/d p. o. mind. 1 h vor oder 2 h nach einer Mahlzeit in Kombination mit einer Gemcitabin-Therapie

Wechselwirkungen

- CYP3A4-Inhibitoren (Azol-Antimykotika, Proteaseinhibitoren, Erythromycin oder Clarithromycin): Verringerung der Metabolisierung von Erlotinib → Erhöhung der Plasmakonzentration. Ggf. Dosisreduktion von Erlotinib, insbes. bei Auftreten von Toxizitäten.
- CYP3A4-Induktoren (z. B. Rifampicin, Phenytoin, Carbamazepin, Barbiturate, Johanniskraut): Dosiseskalation auf 300 mg unter engmaschiger Überwachung der Verträglichkeit.
- Erhöhung der Plasmaspiegel von Kumarinen: INR-Erhöhung sowie Blutungen.
- Verminderung der Plasmakonzentration durch Rauchen.
- WW mit Inhibitoren des P-gp (z. B. Ciclosporin und Verapamil).
- Verminderte Löslichkeit bei pH > 5 → **Cave:** PPI, Antazida.

Kontrollen Elektrolyte, Nieren- und Leberwerte.

Merke

Häufigste Toxizität: Hautreaktionen (v. a. akneartige Effloreszenzen) und Diarrhöen. Ab Hauttoxizität NCI-CTC III° ggf. Unterbrechung der Therapie/Dosisreduktion. Bereits nach Einsetzen der Hauttoxizität haben sich die Therapie mit systemischen Tetrazyklinen (z. B. Doxycyclin 100 mg/d) sowie die topische Therapie mit salicylat- oder tetrazyklinhaltigen Externa bewährt. Sonnenschutz! Ab Grad-3-Toxizität ggf. Hinzuziehen eines Dermatologen empfohlen.

1.3.49 Etoposid

Synonyme VP-16.

Präparate Vepesid®, Amp. à 50/100/200/400/1 000 mg (Generika verfügbar); Vepesid K®, Kps. à 50/100 mg.

Indikationen
- Kapseln: als Kombinationstherapie palliative Therapie von Bronchial-Ca, Hodgkin-Lymphom und NHL nach Rezidiv. Als Mono- und Polychemotherapie bei rezidiviertem oder therapierefraktärem Hoden-Ca, palliative Therapie des Ovarial-Ca nach platinhaltiger Therapie.
- Infusionskonzentrat: SCLC, NSCLC, Hodgkin-Lymphom, NHL, Rezidiv der AML im Erwachsenenalter, Hodentumoren, Chorion-Ca, Ovarial-Ca nach platinhaltiger Therapie.

Pharmakodynamik
- Topoisomerase-II-Inhibition → Mitosehemmung → DNA-Strangbrüche
- Radikalbildung
- Apoptoseinduktion

Pharmakokinetik
- Orale Bioverfügbarkeit von 30–100 %
- Terminale Plasma-HWZ 6–12 h
- Hepatische Metabolisierung (u. a. Cytochrom-P450-abhängig)
- Renale Elimination von Reinsubstanz und Metaboliten (gering auch biliär)

Nebenwirkungen
- KM: dosisbegrenzende Myelosuppression, v. a. Neutropenie.
- Gastrointestinales System: Stomatitis, Übelkeit, Erbrechen, Diarrhö, Leberschäden.
- Haut: Alopezie, Dermatitis.
- Stoffwechsel: Hyperurikämie.
- Herz/Gefäße: Kurz nach Verabreichung selten erheblicher Blutdruckabfall → langsame i. v. Infusion über 30–60 min! Selten Arrhythmien, selten Ischämie.
- Nervensystem: neurotoxische Störungen (periphere Neuropathie, Somnolenz, Schwindel). Cephalgien.
- Lunge: Bronchospasmus.
- Sonstige: generalisierte allergische Reaktionen, Anaphylaxie, Fieber, Kältegefühl. Selten Überempfindlichkeitsreaktionen gegenüber dem Hilfsstoff Benzylalkohol. Bei Kapseln selten Überempfindlichkeitsreaktionen gegenüber Parahydroxybenzoesäureester.

Dosierung Unterschiedliche Dosis je nach Protokoll, z. B.:
- I. v.: 100–120 (bis max. 330) mg/m² KOF/d über 3–5 d, Wdh. Tag 29
- P. o.: 100 (– 200) mg/m² KOF/d über 5–7 d, Wdh. an den Tagen 22–29, oder 50–100 mg/d über 14–21 d
- Dosismodifikation: siehe Fachinformation

Wechselwirkungen
- Zytotoxizität erhöht durch Kalziumantagonisten
- Wirkung verstärkt durch vorherige Cytarabin-Applikation

Kontrollen BB, Leber- und Nierenfunktion.

Merke
Erhöhtes Myelodysplasierisiko: Kontrollen AML M4/M5 → 11q23-Translokation; AML M3 mit t (15;17).

Etoposidphosphat

Präparate Etopophos®, Amp. à 100/1 000 mg.

Pharmakokinetik Prodrug von Etoposid, keine Notwendigkeit eines speziellen Lösungsmittels. Längere Haltbarkeit.

Nebenwirkungen Seltener allergische Reaktionen als bei Etoposid (Lösungsmittel).

Dosierung Siehe Etoposid (▶ 1.3.49). 100 mg Etoposid ≅ 113,6 mg Etoposidphosphat.

1.3.50 Everolimus

Präparate Afinitor®, Tbl. à 2,5/5/10 mg.

Indikationen
- Metastasiertes/fortgeschrittenes Mamma-Ca (postmenopausal, HR-pos., HER2/neu-neg., in Kombination mit Exemestan ohne symptomatische viszerale Metastasen nach Progress unter nichtsteroidalem Aromataseinhibitor)
- Inoperabler/metastasierter neuroendokriner Tumor des Pankreas (PNET), G1/G2 NET von GIT oder Lunge
- Fortgeschrittenes Nierenzell-Ca, nach Einsatz einer zielgerichteten VEGF-Therapie

Pharmakodynamik Inhibition von mTOR (mammalian target of rapamycin): Wachstumshemmung, Antiangiogenese.

Pharmakokinetik
- Metabolisierung hepatisch über CYP3A4 und p-GP
- Ausscheidung über Fäzes

Nebenwirkungen
- KM: Neutro-, Thrombozytopenie, Anämie, Lymphopenie
- Gastrointestinales System: Übelkeit, Anorexie, Stomatitis, Diarrhö
- Niere/Elektrolyte: Nierenversagen, Proteinurie
- Haut: Ausschlag, Nagelveränderungen, Hand-Fuß-Syndrom
- Stoffwechsel: Hyperglykämie, Glukoseintoleranz, Diabetes mellitus, Hyperlipidämie
- Lunge: Pneumonitis, interstitielle Lungenerkrankung, Dyspnoe
- Herz/Gefäße: venöse Thromboembolien, Hypertonie, Thrombophlebitis
- Nervensystem: Katarakte, Schlaflosigkeit, Dysgeusie, Konjunktivitis
- Sonstige: schwere Infektionen, Wundheilungsstörungen, Arthralgien, Myalgien, Gewichtsverlust

Kontraindikationen Rapamycin-Unverträglichkeit.

Dosierung 1 × 10 mg/d immer zur gleichen Zeit und entweder immer mit oder ohne Mahlzeit.
- Dosisreduktion bei NW auf 5 mg/d und/oder Pausierung der Therapie
- Bei Leberinsuffizienz (Child-Pugh B) Reduktion auf 5 mg/d

Wechselwirkungen

- Gleichzeitige Behandlung mit CYP3A4/5-Induktoren vermeiden (z. B. Carbamazepin, Phenobarbital, Phenytoin, Rifampicin und Johanniskraut)
- Gleichzeitige Behandlung mit starken CYP3A4-Inhibitoren (z. B. Nelfinavir, Ritonavir, Itraconazol, Ketoconazol, Voriconazol und Nefazodon) vermeiden

Kontrollen Elektrolyte, Glukose, Nieren- und Leberwerte, BB, Lungenfunktion.

1.3.51 Fedratinib

Präparate Inrebic®, Hartkps. à 100 mg.

Indikationen Primäre und post-ET-/post-PV-Myelofibrose mit symptomatischer Splenomegalie, First-Line oder nach Vorbehandlung mit Ruxolitinib.

Pharmakodynamik Selektiver Inhibitor der Januskinase (JAK) 2 und FLT3, Blockieren des JAK/STAT-Signalwegs, Reduktion proinflammatorischer Zytokine (TNFα, IL-6 und CRP).

Pharmakokinetik

- Nahrungsabhängige orale Resorption mit T_{max} um 3 h., orale Bioverfügbarkeit um 70 %
- Metabolisierung hepatisch über CYP3A4, CYP2C19
- Eliminations-HWZ biphasisch: ca. 41/114 h
- Ausscheidung der Metaboliten über Urin und Fäzes

Nebenwirkungen

- KM: Neutro-, Thrombozytopenie, Anämie, Blutungen
- Gastrointestinales System: Diarrhö, Erbrechen, Übelkeit, Obstipation, Dyspepsie, Transaminasenerhöhung, Lipase/Amylase ↑↑
- Stoffwechsel: Gewichtszunahme
- Herz/Gefäße: Hypertonie
- Nervensystem: Cephalgien, Wernicke-Enzephalopathie, Schwindelgefühl
- Sonstige: Fatigue, Knochenschmerzen, Muskelspasmen

Dosierung

- 1 × 400 mg/d nahrungsunabhängig.
- In ersten 8 Wo. antiemetische Therapie empfohlen. Fettreiches Essen reduziert Übelkeit.
- Dosismodifikation s. Fachinformation, besondere klinische Situationen:
  - Bei Einsatz starker CYP3A4-Inhibitoren: 1 × 200 mg/d (nach Absetzen 300, dann 400 mg).
  - GFR 15–29 mg/min: 1 × 200 mg/d.

Wechselwirkungen

- Konzentrationserhöhung durch CYP3A4-Hemmer (Azole, Makrolide etc.)
- Konzentrationsverringerung durch CYP3A4-Induktoren (Phenytoin, Phenobarbital, Rifampicin etc.)
- Vorsicht bei Therapie mit Medikamenten, die über CYP2C19 oder CYP2D6 abgebaut werden

Kontrollen BB, Leber- und Nierenfunktion, Elektrolyte, Lipase, Vit. B_1.

Cave

Gefahr einer Wernicke-Enzephalopathie: Messung des Vit.-B_1-Spiegels und ggf. Substitution vor Therapiebeginn sowie alle 3 Mon. unter Therapie!

1.3.52 Fludarabin

Synonyme Fludara, 2-Fluoro-ara-AMP, Fludarabinphosphat.

Präparate Fludara®, Amp. à 50 mg (Generika verfügbar).

Indikationen

- CLL vom B-Zell-Typ Rai-Stadium III/IV bzw. Binet-Stadium C oder bei Krankheitssymptomatik
- Wirksamkeit auch bei niedrig malignen NHL

Pharmakodynamik

- Antimetabolit (Purinantagonist)
- Apoptoseinduktion
- Wirkung in der S-Phase
- Hemmung von DNA- und RNA-Polymerasen, Ribonukleotidreduktase, DNA-Primase, Ligase

Pharmakokinetik

- Initiale Plasma-HWZ 0,5–2 h, terminale Plasma-HWZ 7–20 h
- Plasmadephosphorylierung → intrazellulär Rephosphorylierung
- Triphosphatbildung (aktiver Metabolit)
- Renale Elimination

Nebenwirkungen

- KM: dosisbegrenzende Myelosuppression.
- Gastrointestinales System: Übelkeit, Erbrechen.
- Haut: selten kutane NW (Alopezie, Dermatitis).
- Herz/Gefäße: selten Kardiotoxizität (Arrhythmien, Hypotonie).
- Lunge: vereinzelt interstitielle Pneumonitis (Prophylaxe: Kortikosteroide).
- Niere: TLS.
- Nervensystem: periphere Neuropathie, bei sehr hoher Dosierung progressive ZNS-Demyelinisierung.
- Sonstige: Immunsuppression, Entwicklung opportunistischer Infektionen durch T-Zell-Defizienz (CD4+-Zell-Zahlen stark vermindert, CD8+-Zell-Zahlen vermindert → „AIDS-like-Syndrom“). Hohes Infektionsrisiko, insbes. bei Kombination mit Kortikosteroiden. Fieber, Schmerzen, AIHA, reversible Neurotoxizität nach aktuell empfohlener Dosierung (s. o.).

Dosierung

- 20–30 mg/m² KOF/d i. v. an den Tagen 1–5, Wdh. an den Tagen 22–29.
- Dosismodifikation: vorsichtige Anwendung bei eingeschränkter Nierenfunktion. Keine Angabe zur Dosierung bei Leberfunktionsstörungen.

Kontrollen BB, Leber- und Nierenfunktion (Kreatinin-Clearance), neurologischer Status vor Therapiebeginn.

> **Merke**
> Supportive antibiotische und ggf. antivirale Therapie empfohlen.

1.3.53 5-Fluorouracil

Synonyme 5-FU.

Präparate 5-Fluorouracil-biosyn®, Fluorouracil-GRY®, 5-FU HEXAL®, 5-FU „Lederle"®, 5-FU medac®, Neofluor®, Onkofluor®, Ribofluor®. (weitere Generika verfügbar) Orale Formulierung: siehe Capecitabin, ▶ 1.3.22.

Indikationen
- Kolorektales, Mamma-, Magen-, hepatozelluläres, Pankreas-, Ovarial-, Harnblasen-, Zervix-Ca.
- Topisch: Morbus Bowen, Keratosen, Basaliom.

Pharmakodynamik
- Pyrimidinanalogon (Antimetabolit).
- Aktivierung durch Phosphorylasen (u. a. Pyrimidinnukleosidphosphorylase) und Kinasen (u. a. Thymidinkinase) zu verschiedenen aktiven Metaboliten.
- Durch Fluordesoxyuracilmonophosphat (FdUMP) Hemmung der Thymidylatsynthase → Thymidinsynthese und RNA-Synthese verringert.
- Modulation der Wirkung durch Folinsäure → Stabilisierung der Hemmung der Thymidylatsynthase.
- Gleich gute Modulation durch niedrige (20 mg/m² KOF) wie durch hohe Dosen (200 mg/m² KOF).
- Gabe von Leukovorin® immer vor Gabe von 5-FU.
- Ausgeprägtere Hemmung der Thymidylatsynthase durch Dauerinfusion bzw. kontinuierliche orale Gabe von 5-FU im Vergleich zur Bolusinjektion. Oftmals Wirksamkeit auch bei Nichtansprechen auf die Bolustherapie → zusätzliche Therapieoption!

Pharmakokinetik
- Orale Bioverfügbarkeit intraindividuell äußerst variabel (0–70 %)
- Initiale Plasma-HWZ 8–14 min, terminale Plasma-HWZ ca. 5 h
- Metabolisierung der aktiven Metaboliten in Leber und Darmmukosa durch DPD
- Zu ca. 10 % renale Ausscheidung

Nebenwirkungen
- KM: dosisbegrenzende Myelosuppression, v. a. bei Bolusapplikation
- Gastrointestinales System: Blutungen und Ulzerationen der Magen-Darm-Schleimhaut, Diarrhö (Behandlung mit Octreotid oder Loperamid), Übelkeit, Erbrechen, Leberschäden
- Haut: mäßige Alopezie, Hyperpigmentierung, Fotosensibilisierung, Hand-Fuß-Syndrom (v. a. bei Dauerinfusion), Haut- und Schleimhautentzündungen (dosisbegrenzende Toxizität)
- Stoffwechsel: Hyperurikämie
- Herz/Gefäße: pektanginöse Beschwerden, EKG-Veränderungen, Herzinfarkt
- Nervensystem: zerebelläre Ataxie, Bewegungsstörungen, Sehnerventzündung
- Sonstige: übermäßiger Tränenfluss, Überempfindlichkeitsreaktionen (z. B. Urtikaria, Bronchospasmen)

Dosierung Unterschiedliche Dosis, je nach Protokoll, z. B.:
- 750–1 000 mg/m² KOF/d i. v. an den Tagen 1–5, Wdh. an den Tagen 22–28
- Dauerinfusion: 200–350 mg/m² KOF/d i. v., Titration der Dosis nach individueller Toxizität
- Möglichkeit der intraarteriellen Gabe zur lokalen Behandlung; auch intrapleural, intravesikal, intraperitoneal, s. c.

Dosismodifikation: bei GFR < 10 ml/min Dosis auf 50–75 % reduzieren.

Kontrollen BB, Leber- und Nierenfunktion.

Merke
Bei DPD-Mangel deutlich erhöhte Toxizität! Vor Therapiebeginn Bestimmung des DPD-Status und entsprechende Anpassung der Dosis obligat.

1.3.54 Gefitinib

Präparate Iressa®, Tbl. à 250 mg (Generika verfügbar).

Indikationen Lokal fortgeschrittenes oder metastasiertes NSCLC mit aktivierender Mutation der EGFR-Tyrosinkinase.

Pharmakodynamik
- Selektiver Inhibitor der TK des EGFR
- EGFR-Signalweg: Vermittlung der Steuerung der Überlebensfähigkeit von Zellen durch Zellzyklusregulation, Angiogenese, Zellmigration, zelluläre Invasion bzw. Metastasierung, unkontrolliert bei aktivierender Mutation der EGFR-TK-Domäne → Inhibition durch Gefitinib

Pharmakokinetik
- Orale Bioverfügbarkeit ca. 60 %, abhängig vom pH-Wert.
- Hohes Verteilungsvolumen, hohe Plasmaeiweißbindung.
- Elimination hepatisch durch CYP3A4 und CYP2D. Ausscheidung der Metaboliten über die Fäzes.

Nebenwirkungen
- Gastrointestinales System: Anorexie, Durchfall, Erbrechen, Übelkeit, Stomatitis, Leberenzymerhöhung
- Niere/Elektrolyte: Kreatininanstieg, Proteinurie
- Lunge: oft schwer verlaufende interstitielle Lungenerkrankung.
- Haut: sehr oft Hautreaktionen, Nagelwuchsstörungen, Alopezie
- Nervensystem: Konjunktivitis, Blepharitis, trockene Augen
- Sonstige: Hämorrhagie

Dosierung 250 mg/d.

Wechselwirkungen
- CYP3A4-Induktoren (z. B. Carbamazepin, Rifampicin, Johanniskraut): Beschleunigung des Metabolismus von Gefitinib
- PPI und H_2-Rezeptorantagonisten: Reduktion der Bioverfügbarkeit

Kontrollen Nieren- und Leberwerte, Lungenfunktion, Hydratationsstatus, Urin.

Bzgl. des Managements von Hautreaktionen s. auch Erlotinib (▶ 1.3.48).

1.3.55 Gemcitabin

Synonym dFdC.

Präparate Gemzar®, Amp. à 200/1 000 mg (Generika verfügbar).

Indikationen
- Fortgeschrittenes Blasen-Ca
- NSCLC
- Adeno-Ca des Pankreas
- Fortgeschrittener Brustkrebs (nach Anthrazyklin-Vorbehandlung)

- Fortgeschrittenes Ovarial-Ca in Kombination mit Carboplatin (nach Platinvorbehandlung)
- Wirksamkeit auch bei Hodgkin-Lymphom, Pleuramesotheliom

Pharmakodynamik
- Pyrimidinnukleosidanalogon (Antimetabolit)
- Vorwiegend zellzyklusspezifische Wirkung (G1-/S-Phase)
- Hemmung der Ribonukleotidreduktase und der Deoxycytidindesaminase
- Induktion von DNA-Strangbrüchen durch Einbau als falsche Base

Pharmakokinetik
- Geringe Plasmaeiweißbindung
- Initiale Plasma-HWZ ca. 8 min bei Kurzinfusion über 30 min sowie von ca. 18 min bei Langzeitinfusion über 4 h, terminale HWZ ca. 14 h

Nebenwirkungen
- KM: Myelosuppression (Leuko-, Thrombozytopenie; dosisbegrenzende Toxizität). Auch Anstieg der Thrombozytenzahl möglich (Thrombozythämie).
- Gastrointestinales System: selten Übelkeit, Diarrhö und Erbrechen vom Schweregrad III–IV. Hepatotoxizität.
- Haut: praktisch keine Alopezie (Grad 3: < 1 %). Bei sehr hoher Dosis auch Haut- und Schleimhauttoxizität als dosisbegrenzende Toxizität. Hautausschlag.
- Lunge: Ateminsuffizienz, Dyspnoe, Bronchospasmen.
- Niere: Nephrotoxizität, Proteinurie, Hämaturie, Ödeme.
- Nervensystem: Cephalgien, Lethargie.
- Sonstige: grippeähnliches („flu-like") Syndrom mit Gliederschmerzen, Myalgien, Fieber.

Dosierung Unterschiedliche Dosis, je nach Protokoll, z. B.:
- 1 000 mg/m^2 KOF/d i. v. über 30 min an den Tagen 1, 8 und 15, Wdh. Tag 28
- 350 mg/m^2 KOF/d i. v. über 4 h an Tag 1 (und 8), Wdh. Tag 22
- Dosismodifikation: keine genauen Angaben zur Modifikation bei eingeschränkter Organfunktion, vorsichtige Anwendung empfohlen

Wechselwirkungen Radiosensitizer (höhere Sensibilität auf Bestrahlung hinsichtlich Toxizität und Wirkung).

Kontrollen BB, Leber- und Nierenfunktion (Kreatinin-Clearance).

> **Merke**
> Tumortoxizität abhängig von intrazellulärer Akkumulation → hohe Bedeutung der Infusionsdosisrate. Daher Beachtung der Infusionsdauer: 30-min-Kurzzeitschema vs. 4-h-Langzeitinfusionsschema!

1.3.56 Gilteritinib

Präparate Xospata® Filmtbl. à 40 mg.

Indikationen Rezidivierte oder refraktäre AML mit FLT3-(ITD oder TKD-) Mutation.

Pharmakodynamik Hemmung der RTK FLT3 und AXL → Hemmung der Überaktivierung des Signalwegs bei FLT3-ITD- oder TKD-Mutationen → Apoptose.

Pharmakokinetik
- Resorption durch Nahrung verzögert, T_{max} bei 4–6 h
- Hepatische Metabolisierung via CYP3A4 zu M17, M16 und M10 (unklar, ob Wirksamkeit von Metaboliten vorhanden)
- Elimination über Stuhl und nachrangig Urin

Nebenwirkungen
- KM: Leukozytose, Differenzierungssyndrom
- Gastrointestinales System: Transaminasen-, AP-Anstieg, Übelkeit, Erbrechen, Diarrhö
- Herz: Hypotonie, Schwindel, QT-Zeit-Verlängerung, Perikarderguss, Perikarditis, Herzinsuffizienz
- Lunge: Husten, Dyspnoe
- Niere: Akutes Nierenversagen
- Nervensystem/Psyche: reversibles PRES
- Sonstiges: Anstieg der Kreatinkinase (CK), Fatigue, Ödeme, Myalgien

Dosierung
- 1 × 120 mg/d
- Bei fehlendem Ansprechen nach 4 Wo. Eskalation der Dosis auf 1 × 200 mg/d möglich

Wechselwirkungen
- Wirkungsverstärkung bei Einnahme von Arzneimitteln, die CYP3A4 stark hemmen (z. B. Ketoconazol, Itraconazol, Erythromycin, Clarithromycin)
- Wirkungsabschwächung bei Einnahme von Arzneimitteln, die CYP3A4 stark aktivieren (z. B. Rifampicin, Dexamethason, Phenytoin, Carbamazepin, Phenobarbital, Hypericum perforatum [Johanniskraut], Ritonavir, Telithromycin)
- Wirkverminderung von Arzneimitteln, die sich gegen den 5HT2B-Rezeptor oder nicht spezifische Sigma-Rezeptoren richten (z. B. Escitalopram, Fluoxetin, Sertralin)

Kontrollen BB, Leber-, Nierenwerte, CK, EKG, Blutdruck.

Cave

Differenzierungssyndrom:
- Klinik: Fieber, Dyspnoe, Pleura-, Perikarderguss, Lungenödem, Hypotonie, rasche Gewichtszunahme, peripheres Ödem, Ausschlag und Nierenfunktionsstörung, Leukozytose
- Therapie: Steroidgabe, Monitoring, Unterbrechung der Therapie

1.3.57 Glasdegib

Präparate Daurismo® Filmtbl. à 25/100 mg.

Indikationen Neu diagnostizierte (de novo oder sekundär) AML in Kombination mit niedrig dosiertem Cytarabin bei fehlender Eignung für eine Standard-Induktionstherapie.

Pharmakodynamik
- Hemmung des Hedgehog-Signalwegs durch Bindung an SMO (Transmembranprotein). → Aktivität des GLI-Transkriptionsfaktors und nachgeschalteter Signalwege ↓.

- Signalweg sorgt für Aufrechterhaltung einer Population von Leukämiestammzellen.

Pharmakokinetik
- Unabhängig von Mahlzeit rasche Resorption, T_{max} bei 2 h
- Metabolisierung durch N-Demethylierung, Glukuronidierung, Oxidierung (CYP3A4) und Dehydrogenierung
- Elimination über Stuhl und Urin

Nebenwirkungen
- KM: Panzytopenie, Infektionen, Sepsis, Blutungen
- Gastrointestinales System: Inappetenz, Übelkeit, Erbrechen, Diarrhö, Bauchschmerzen, Stomatitis
- Herz: QT-Zeit-Verlängerung, Vorhofflimmern
- Lunge: Dyspnoe
- Haut: Ausschlag, Alopezie
- Nervensystem/Psyche: Dysgeusie
- Sonstiges: Fatigue, Gewichtsabnahme, Pyrexie, Ödeme, Muskelspasmen, Arthralgie

Dosierung
- 1 × 100 mg/d
- Dosisanpassung bei Toxizität: siehe Fachinformation

Wechselwirkungen
- Wirkungsverstärkung bei Einnahme von Arzneimitteln, die CYP3A4 stark hemmen (z. B. Ketoconazol, Itraconazol, Erythromycin, Clarithromycin)
- Wirkungsabschwächung bei Einnahme von Arzneimitteln, die CYP3A4 stark aktivieren (z. B. Rifampicin, Dexamethason, Phenytoin, Carbamazepin, Phenobarbital, Hypericum perforatum [Johanniskraut], Ritonavir, Telithromycin)
- Wirkverminderung von Arzneimitteln, die sich gegen den 5HT2B-Rezeptor oder nicht spezifische Sigma-Rezeptoren richten (z. B. Escitalopram, Fluoxetin, Sertralin)

Kontrollen BB, Leber-, Nierenwerte, EKG.

1.3.58 Hydroxyharnstoff

Synonyme Hydroxycarbamid, Hydroxyurea, HU.

Präparate Litalir®, Syrea® Kps. à 500 mg (Generika verfügbar).

Indikationen
- Zytostatische Therapie bei malignen Erkrankungen, auch in Kombination mit einer Strahlenbehandlung
- Einsatz v. a. bei CML und akuten Leukämien

Pharmakodynamik
- Hemmung der Ribonukleotidreduktase → Bildung von Desoxynukleosidtriphosphaten → Störung der DNA-Synthese
- Vorwiegend zellzyklusspezifische Wirkung (G1-/S-Phase)

Pharmakokinetik
- Orale Bioverfügbarkeit von 90–100 %
- Initiale Plasma-HWZ von wenigen Minuten, terminale HWZ von 4 h
- Liquorgängigkeit

- Rasche Metabolisierung in der Leber
- Renale Elimination der Muttersubstanz und der Metaboliten

Nebenwirkungen
- KM: Leukozytopenie (Nadir ca. Tag 10), Thrombozytopenie; dosisbegrenzende Toxizität
- Gastrointestinales System: Übelkeit, Diarrhö, Obstipation. Erhöhung der Leberenzymwerte
- Haut: selten Alopezie, Haut- und Schleimhautschäden
- Niere: Störungen der Nierenfunktion
- Nervensystem: selten periphere und zentrale neurologische Störungen
- Lunge: selten Lungentoxizität
- Sonstige: Müdigkeit, Miktionsbeschwerden, abnorm hohe BSG, Fieber, Schüttelfrost

Dosierung
- 15–30 mg/kg KG/d oder 500–1 000 mg/m^2 KOF/d
- Dosistitration anhand der Leukozytenzahl

Wechselwirkungen Toxizitätserhöhung durch Radiotherapie.

Kontrollen BB, Leber- und Nierenfunktion.

1.3.59 Ibrutinib

Präparate Imbruvica® Filmtabletten à 140/280/420/560 mg.

Indikationen
- Rezidiviertes/refraktäres Mantelzell-Lymphom (MCL)
- CLL
  - In Kombination mit Rituximab, Obinutuzumab oder Venetoclax in der 1. Linie
  - Als Einzelsubstanz oder in Kombination mit Bendamustin und Rituximab in der 2. Linie
- Waldenström-Makroglobulinämie (WM) ab 2. Linie (oder falls Chemo-/Immuntherapie nicht geeignet in der 1. Linie)

Pharmakodynamik
- Hemmung der BTK, Eingriff in den B-Zell-Rezeptor-Signalweg
- Hemmung von Proliferation, Apoptose, Migration und Adhäsion → Entwicklung einer (meist harmlosen) Lymphozytose nach Therapiebeginn bei gleichzeitiger Reduktion der LK-Größe

Pharmakokinetik
- Schnelle Resorption, orale Bioverfügbarkeit nur 2,9 % (mit Mahlzeit doppelt so hoch). Hohe Plasmaeiweißbindung.
- Metabolisierung über CYP3A4.
- HWZ 4–13 h.
- Ausscheidung der Metaboliten über Fäzes.

Nebenwirkungen
- KM: Panzytopenie, febrile Neutropenie → Infektionen, Sepsis
- Gastrointestinales System: Diarrhö, Stomatitis, Übelkeit, Erbrechen
- Haut: Hautausschlag, Erythem, Angioödem, Urtikaria, nicht melanozytärer Hautkrebs
- Herz/Gefäße: Vorhofflimmern

- Sonstige: Arthralgien, Muskelspasmen, muskuloskelettale Schmerzen, Fieber, periphere Ödeme, TLS, Hämorrhagien

Kontraindikationen Duale Plättchenaggregationshemmung.

Dosierung
- CLL: 420 mg/d, MCL, WM: 560 mg
- Dosisanpassung bei Toxizität: siehe Fachinformation
- Keine Einnahme mit Grapefruit- oder Bitterorangensaft

Wechselwirkungen
- CYP3A4-Induktoren (z. B. Carbamazepin, Rifampicin, Johanniskraut) beschleunigen den Metabolismus von Ibrutinib.
- CYP3A4-Inhibitoren (Proteaseinhibitoren wie Atazanavir, Indinavir, Nelfinavir, Ritonavir, Saquinavir, Azol-Antimykotika wie Itraconazol, Ketoconazol und Voriconazol, Makrolide wie Clarithromycin, Telithromycin, und Troleandomycin) vermindern den Metabolismus von Ibrutinib.

Kontrollen BB, Leber- und Nierenfunktion, EKG, Hautkrebsscreening, Hepatitis-B-Serologie.

Merke
Vorsicht unter Antikoagulanzientherapie (erhöhte Blutungsneigung). KI ist eine duale Plättchenaggregationshemmung. Absetzen von Ibrutinib 5–7 d vor chirurgischen Eingriffen. Insbes. unter Vorhofflimmern und Ind. zur Antikoagulation sorgfältige Nutzen-Risiko-Abwägung.

1.3.60 Idarubicin

Synonyme IDA.

Präparate Zavedos® Injektionslösung à 5/10/20 mg, Zavedos® Oral Hartkapseln à 5/10/25 mg

Indikationen
- AML, ALL
- Wirksamkeit auch bei Mamma-Ca und multiplem Myelom

Pharmakodynamik
- DNA-Interkalation → Induktion von Strangbrüchen
- Radikalbildung
- Topoisomeraseinhibition
- TK-Inhibition
- Apoptoseinduktion
- Zellzyklusspezifität: Wirkung bevorzugt in S-/G2-Phase

Pharmakokinetik
- Orale Bioverfügbarkeit: ca. 30 %.
- Rasche hepatische Metabolisierung zu Idarubicinol (volle Tumoraktivität, geringere Kardiotoxizität).
- Starke Plasmaproteinbindung, hohe Lipophilie, dadurch hohe Geweberetention.
- 10-fach stärkere Zytotoxizität als Daunorubicin. Liqourgängigkeit.
- Terminale Plasma-HWZ ca. 20 h, für Idarubicinol etwa doppelt so lang.
- Zu 90 % biliäre Elimination, vorwiegend von Idarubicinol, zu 10 % renale Elimination.

Nebenwirkungen

- KM: ausgeprägte dosisbegrenzende KM-Depression.
- Gastrointestinales System: Übelkeit, Erbrechen, Diarrhö, gastrointestinale Perforationen, Kolitis, Erhöhung der Leberenzymwerte.
- Haut: reversible Alopezie, Haut- und Schleimhautentzündungen.
- Herz/Gefäße: Kardiotoxizität geringer als bei anderen Anthrazyklinen. Akut: Arrhythmien, Ischämien, Myokardinfarkt. Chron.: selten dilatative Kardiomyopathie, Herzinsuffizienz (Risikofaktoren: Alter von < 15 oder > 60 J., Radiatio in Herznähe). Venensklerosierung.
- Niere: selten transiente Nierenfunktionsstörungen.
- Nervensystem: Cephalgien, Krämpfe.
- Sonstige: Fieber, Schüttelfrost, bei paravenöser Applikation Gewebenekrose.

Dosierung

- Unterschiedliche Dosis, je nach Protokoll, z. B. 10–12 mg/m² KOF/d i. v. (15–30 mg/m² KOF/d p. o.) über 1–3 d, Wdh. an den Tagen 22–28.
- Dosismodifikation: Dosisreduktion bei Niereninsuffizienz, allerdings keine genauen Angaben. Bei Bilirubin i. S. > 5,0 mg/dl besteht eine relative KI.

Kontrollen BB, Leber- und Nierenfunktion (Kreatinin-Clearance), kardiales Monitoring.

Merke
Kardiotoxizität: Es konnte bislang keine kumulative Schwellendosis definiert werden. Jedoch sollte eine Begrenzung der kumulativen Dosis auf ca. 120 mg/m² KOF erfolgen.

1.3.61 Ifosfamid

Synonyme IFO, IFX.

Präparate Holoxan®, Amp. à 500/1 000/2 000/3 000/5 000 mg.

Indikationen

- Bronchial- und Ovarial-Ca
- Hodentumoren
- Weichteilsarkome, Ewing-Sarkom
- Zervix-, Mamma- und Pankreas-Ca
- Maligne Lymphome

Pharmakodynamik

- Alkylierung von DNA/RNA
- Zellzyklusspezifische Wirkung in S-Phase

Pharmakokinetik

- Hepatische Aktivierung durch Hydroxylierung (Cytochrom P450)
- Spaltung in Ifosfamidmustard und Acrolein (urotoxisch!)
- Durch Seitenkettenoxidation Freisetzung von Chloracetaldehyd
- Renale Ausscheidung der Muttersubstanz und der Metaboliten

Nebenwirkungen

- KM: Störungen der Hämatopoese (dosisbegrenzende Leuko- und Thrombozytopenie)
- Gastrointestinales System: Übelkeit, Erbrechen, Diarrhö, Stomatitis, Leberschäden
- Haut: Alopezie, Dermatitis, Hyperpigmentierung

- Stoffwechsel: Hyperurikämie
- Niere: Schäden an Niere und ableitenden Harnwegen (dosisbegrenzende hämorrhagische Zystitis), Störungen der Nierenfunktion (Erhöhung von Harnstoff und Kreatinin i. S., Verminderung der Kreatinin-Clearance, vermehrte Ausscheidung von Eiweiß, Zucker, Phosphat; bei Kindern Vollbild eines Fanconi-Syndroms möglich)
- Nervensystem: periphere und zentrale neurotoxische Störungen, i. d. R. reversible Enzephalopathie (Desorientiertheit, Verwirrtheitszustände)
- Therapie der Ifosfamid-Psychose: Psychopharmaka (Benzodiazepine, Neuroleptika, z. B. Diazepam, Haloperidol), Methylenblau (1 × 50 mg gelöst in 250 ml Glukose 5 % i. v. über 30 min, Wdh. alle 2–4 h; später 3 × 50 mg/d i. v.)
- Sonstige: Fieber, allergische Reaktionen

Dosierung Unterschiedliche Dosis, je nach Protokoll, z. B.:
- 1 200–2 400 mg/m² KOF/d i. v. über 3–5 d, Wdh. an den Tagen 22–28
- 5 000 (–8 000) mg/m² KOF/d i. v. über 24 h an Tag 1, Wdh. an den Tagen 22–28
- Dosismodifikation: vorsichtige Anwendung bei Nieren- und Leberinsuffizienz ohne Angabe genauer Dosierungsvorschriften

Wechselwirkungen
- Bei gleichzeitiger Cisplatin-Gabe Erhöhung der Nieren-, KM- und ZNS-Toxizität
- Verstärkung der Warfarin-Wirkung
- Verstärkung der Myelosuppression durch Allopurinol
- Durch Enzyminduktoren (Phenobarbital, Phenytoin, Chloralhydrat) Erhöhung der Metabolisierung von Ifosfamid

Kontrollen Elektrolyte, BB, Leber- und Nierenfunktion (Kreatinin-Clearance).

Merke
Prophylaxe der hämorrhagischen Zystitis mit Mesna (Uromitexan®) mit 20 % der Ifosfamid-Dosis zu den Stunden 0, 4 und 8, ausreichende Hydrierung.

1.3.62 Imatinib Mesilat

Synonyme STI 571.

Präparate Glivec®, Kps. à 100/400 mg (zahlreiche Generika vorhanden).

Indikationen
- Philadelphia-Chromosom-pos. CML, Philadelphia-Chromosom-pos. ALL
- MDS/MPD mit mutiertem PDGF-Rezeptor
- Fortgeschrittenes hypereosinophiles Syndrom (HES)/chron. eosinophile Leukämie (CEL) mit FIP1L1-PDGFRα-Umlagerung
- c-kit-pos. GIST, bei hohem Rezidivrisiko auch in der adjuvanten Therapie
- Dermatofibrosarcoma protuberans (nicht resezierbar, rezidiviert, metastasiert)

Pharmakodynamik
- Hemmung einer spezifischen TK des bcr-abl-Fusionsgens → Proliferationshemmung, Apoptoseinduktion
- Hemmung des c-kit/CD117-Proteins bei GIST

Pharmakokinetik
- Hohe orale Bioverfügbarkeit (nahezu 100 %)
- HWZ von Imatinib 18 h, HWZ der noch aktiven Metaboliten von bis zu 40 h
- Cytochrom-P450-abhängige Metabolisierung (CYP 3A4)

Nebenwirkungen

- KM: Leuko-, Thrombozytopenie, Anämie
- Gastrointestinales System: Diarrhö, Übelkeit, Emesis, Bauchschmerzen, Hepatotoxizität, Erhöhung der Leberenzymwerte
- Haut: Erythem, Pruritus
- Nervensystem: Asthenie, Cephalgien
- Sonstige: Fieber, Ödeme, Crampi

Dosierung 400–800 mg/d p. o.

Wechselwirkungen

- Konzentrationserhöhung durch CYP3A4-Hemmer (Azole, Makrolide etc.)
- Konzentrationsverringerung durch CYP3A4-Induktoren (Phenytoin, Phenobarbital, Rifampicin etc.)

Kontrollen BB, Leber- und Nierenfunktion.

1.3.63 Irinotecan

Synonyme CPT-11.

Präparate Campto®, Infusionslösung à 40/100 mg (Generika verfügbar).

Indikationen

- Metastasiertes CRC
  - Mit 5-FU und Folinsäure als Erstlinientherapie sowie als Monotherapie nach 5-FU-Vortherapie
  - Kombiniert mit Cetuximab bei EGFR exprimierendem metastasiertem CRC mit K-RAS-Wildtyp in 1. Therapielinie oder bei Pat., die auf eine vorangegangene irinotecanhaltige Chemotherapie nicht mehr ansprechen
  - Kombiniert mit Bevacizumab, 5-FU und Folinsäure als Erstlinientherapie
  - Kombiniert mit Capecitabin mit oder ohne Bevacizumab als Erstlinientherapie
- Wirksamkeit vermutlich auch bei SCLC und NSCLC, Magen-, Zervix-, Ovarial-, Pankreas-Ca, Hodgkin-Lymphom, NHL, akuten Leukämien

Pharmakodynamik

- Semisynthetisches Camptothecin-Analogon
- Prodrug
- Bildung von SN-38 durch Seitenkettenabspaltung (Carboxylesterase)
- Topomerase-I-Inhibition → Einzelstrangbrüche durch Stabilisierung des DNA-Topoisomerase-Komplexes → Hemmung von Reduplikation und Transkription
- Bevorzugte Wirkung an aktivierten Genabschnitten, vorwiegend Aktivität in der S-Phase

Pharmakokinetik

- Intraindividuell stark schwankend
- Ubiquitäre Verteilung
- Anreicherung im „dritten Raum" (Ergüsse, Aszites)
- Hohe Plasmaeiweißbindung
- Terminale Plasma-HWZ ca. 5–30 h
- Elimination der Mutter- und Tochtersubstanz biliär und renal
- Teilweise enterohepatischer Kreislauf
- Liquorgängig

Nebenwirkungen
- KM: kumulative Hämatotoxizität (v. a. Granulozytopenie, weniger ausgeprägte Thrombozytopenie, Anämie); dosisbegrenzende Toxizität.
- Gastrointestinales System: Diarrhö, dosisbegrenzende Toxizität. Diarrhöen oft von Abdominalkrämpfen und Gesichtsflush begleitet. Hyperperistaltik im Magen-Darm-Trakt. Übelkeit, Erbrechen. Hepatische Dysfunktion mit transienter Transaminasenaktivitätserhöhung. Stomatitis.
- Haut: Alopezie.
- Lunge: Pneumonitis (insbes. bei Pat. mit Bronchial-Ca, behandelbar mit Kortikosteroiden).
- Niere: Nierenfunktionsstörungen.
- Sonstige: allgemeines Krankheitsgefühl.

Dosierung Unterschiedliche Dosis, je nach Protokoll, z. B.:
- 350 mg/m² KOF/d i. v. an Tag 1, Wdh. Tag 22.
- 125 mg/m² KOF/d i. v. an den Tagen 1, 8, 15 und 22, Wdh. Tag 43.
- Dosismodifikation: vorsichtige Anwendung bei Niereninsuffizienz. Bei Bilirubin i. S. > 1,5 mg/dl kontraindiziert.

Wechselwirkungen Antagonismus bei gleichzeitiger Gabe von Topoisomerase-II-Hemmern, additive Wirkung bei sequenzieller Gabe.

Kontrollen Elektrolyte, BB, Leber- und Nierenfunktion.

Merke
Diarrhöinduktion vermutlich durch Freisetzung vasoaktiver Substanzen → Einhaltung der Infusionszeit von mind. 90 min, Therapie mit Loperamid. Gefahr der gramnegativen Sepsis bei Diarrhöen in der Neutropeniephase. Bei Fieber ggf. Gabe von Metronidazol und Ciprofloxacin.

Pegyliertes liposomal enkapsuliertes Irinotecan

Präparate Onivyde®, Amp. à 50 mg.

Indikationen Metastasiertes Adeno-Ca des Pankreas nach Versagen einer gemcitabinhaltigen Chemotherapie in Kombination mit 5-FU und Folinsäure.

Pharmakokinetik Verkapselung in Liposom und PEGylierung, dadurch verlängerte Exposition des Metaboliten SN-38.

Nebenwirkungen Siehe oben (▶ 1.3.63). Zusätzlich: Infusionsreaktionen.

Dosierung 80 mg/m² KOF/d i. v. über 90 min, Wdh. Tag 15. Prämedikation mit Dexamethason und $5HT_3$-Antagonist.

Kontrollen BB, Leber- und Nierenfunktion.

1.3.64 Ixazomib

Präparate Ninlaro® Hartkapseln à 2,3/3/4 mg.

Indikationen Multiples Myelom, in Kombination mit Lenalidomid und Dexamethason, ab 2. Therapielinie.

Pharmakodynamik
- Prodrug, hydrolytische Aktivierung zu Ixazomib
- Selektiver, reversibler Proteasominhibitor (v. a. ß5-Untereinheit des 20S-Proteasom)

Pharmakokinetik
- Hepatische Metabolisierung
- Vorwiegende renale Ausscheidung

Nebenwirkungen
- KM: Neutro-, Thrombozytopenie
- Gastrointestinales System: Übelkeit, Diarrhö
- Haut: Exanthem
- Nervensystem: periphere Neuropathie, selten PRES
- Sonstige: Infektionen (obere Atemwege, Herpes-zoster-Reaktivierung), Rückenschmerzen

Dosierung
- 4 mg/d p. o. an den Tagen 1, 8, 15, Wdh. Tag 28
- Dosisanpassung bei Toxizität: siehe Fachinformation
- Herpes-Zoster-Reaktivierung: virustatische Prophylaxe empfohlen
- Mittelschwere und schwere Leberinsuffizienz: Dosisreduktion auf 3 mg
- Schwere Niereninsuffizienz (GFR < 30 ml/min), Dialyse: Dosisreduktion auf 3 mg
- Einnahme: maximal 1 h vor oder minimal 2 h nach einer Mahlzeit

Wechselwirkungen Kombination mit CYP3A4-Induktoren (z. B. Rifampicin, Carbamazepin, Enzalutamid, Phenytoin) führt zu Reduktion von Ixazomib-AUC.

Kontrollen Vor Beginn eines Zyklus: Neutrophile > 1 000/µl, Thrombozyten > 75 000/µl.

1.3.65 Lapatinib

Präparate Tyverb®, Tbl. à 250 mg.

Indikationen Fortgeschrittenes/metastasiertes Mamma-Ca mit Überexpression von HER2neu (Definition: siehe Trastuzumab, ▶ 1.5.31).
- Kombiniert mit Capecitabin nach anthrazyklin- und taxan- sowie trastuzumabhaltiger Therapie
- Kombiniert mit Aromataseinhibitor (postmenopausal, HR-pos.)
- In Kombination mit Trastuzumab nach Vorbehandlung mit Trastuzumab + Chemotherapie

Pharmakodynamik Inhibitor der TK des EGFR(ErbB1)- und des HER2(ErbB2)-Rezeptors → Hemmung des ErbB-abhängigen Wachstums von Tumorzellen.

Pharmakokinetik
- Variable, unbekannte orale Bioverfügbarkeit, höher bei gleichzeitiger Nahrungsaufnahme
- Elimination hepatisch durch CYP3A4 und CYP3A5
- Effektive HWZ 24 h

Nebenwirkungen
- Gastrointestinales System: Anorexie, Diarrhö, Übelkeit, Erbrechen
- Haut: Hautausschlag (inkl. akneiforme Dermatitis)
- Lunge: Epistaxis, Husten, Dyspnoe, interstitielle Lungenerkrankung/Pneumonitis
- Herz/Gefäße: verringerte linksventrikuläre Auswurffraktion (selten symptomatisch: Dyspnoe, Herzinsuffizienz und Palpitationen, QT-Zeit-Verlängerung)
- Nervensystem: Cephalgien
- Sonstige: Hitzewallungen, Asthenie

Dosierung

- 1 250 mg/d in Kombination mit Capecitabin
- 1 500 mg/d in Kombination mit Aromatasehemmern
- 1 000 mg/d in Kombination mit Trastuzumab

Wechselwirkungen

- CYP3A4-Induktoren (z. B. Carbamazepin, Rifampicin, Johanniskraut): ausgeprägte Beschleunigung des Metabolismus von Lapatinib. Die Kombination sollte vermieden werden.
- CYP3A4-Inhibitoren (Azol-Antimykotika, Proteaseinhibitoren, Erythromycin oder Clarithromycin): Verringerung der Metabolisierung von Lapatinib → Erhöhung von Plasmakonzentration und Toxizität. Ggf. Dosisreduktion, insbes. bei Auftreten von Toxizitäten.
- Substrat der Transportproteine P-gp und BCRP: WW mit Hemmstoffen (Ketoconazol, Itraconazol, Chinidin, Verapamil, Ciclosporin, Erythromycin) und Induktoren (Rifampicin, Johanniskraut).
- Resorption pH-abhängig → **Cave:** PPI, Antazida.
- Substrate für CYP3A4 (z. B. Cisaprid, Pimozid und Chinidin) und für CYP2C8 (z. B. Repaglinid) mit geringer therapeutischer Breite sollten nicht kombiniert werden.
- Erhöhung der Plasmaspiegel für Paclitaxel → höhere Toxizität.
- Kombination mit Irinotecan: Erhöhung der aktiven Metaboliten von Irinotecan um ungefähr 40 %.
- Lapatinib mit oral gegebenem Digoxin: Erhöhung der AUC von Digoxin um 80 %!

Kontrollen

- Echokardiografie und EKG vor Therapiebeginn und im Verlauf
- Engmaschiges Monitoring von Hydratationszustand und Nierenfunktion bei Diarrhö, von Haut und Lungenfunktion
- Elektrolyte, Nieren- und Leberwerte

Merke

Hautreaktionen und Diarrhö häufigste Toxizität. Management der Hauttoxizität von TKI s. auch Erlotinib, ▶1.3.48.

Viele WW mit Arzneimitteln geringer therapeutischer Breite. **Cave:** bei gleichzeitiger Anwendung von Digoxin!

1.3.66 Larotrectinib

Präparate VITRAKVI® Filmtabletten à 25/100 mg.

Indikationen NTRK-Genfusions-pos. solide Tumoren, lokal fortgeschritten oder metastasiert, bzw. eine Erkrankung, bei der eine chirurgische Resektion wahrscheinlich zu schwerer Morbidität führt und für die keine zufriedenstellenden Therapieoptionen zur Verfügung stehen.

Pharmakodynamik

- Selektiver TKI der Tropomyosin-Rezeptor-Tyrosinkinasen TRKA, TRKB und TRKC (codiert von den NTRK-Genen NTRK1, NTRK2, NTRK3)
- Inhibition von nachgelagerten überaktivierten Signalwegen

Pharmakokinetik

- Bioverfügbarkeit von ca. 35 %, max. Spiegel nach 1 h, HWZ 3 h
- Metabolisierung hauptsächlich hepatisch über CYP3A4/5
- Elimination über Fäzes und Urin

Nebenwirkungen

- KM: Neutropenie, Anämie
- Gastrointestinales System: Transaminasenerhöhung, Übelkeit, Erbrechen, Obstipation
- Nervensystem: Schwindel, Gangstörung, Parästhesie, Dysgeusie
- Sonstige: Myalgien, Muskelschwäche, Fatigue, Gewichtszunahme

Dosierung

- Erw.: 2 × 100 mg/d.
- Kinder: 2 × 100 mg/m² KOF, max. 2 × 100 mg/d.
- Bei gleichzeitiger Verabreichung mit einem starken CYP3A4-Inhibitor: Larotrectinib-Dosis um 50 % reduzieren. Nach dem Absetzen des Inhibitors für 3–5 Eliminationshalbwertszeiten Fortsetzung der Therapie in voller Dosis.
- Dosisanpassung bei Toxizität: siehe Fachinformation.

Wechselwirkungen

- Wirkungsverstärkung bei Einnahme von Arzneimitteln, die CYP3A4 stark hemmen (z. B. Ketoconazol, Itraconazol, Erythromycin, Clarithromycin)!
- Wirkungsabschwächung bei Einnahme von Arzneimitteln, die CYP3A4 stark aktivieren (z. B. Rifampicin, Dexamethason, Phenytoin, Carbamazepin, Phenobarbital, Hypericum perforatum [Johanniskraut], Ritonavir, Telithromycin).

Kontrollen BB, Leber- und Nierenfunktion.

1.3.67 Lenalidomid

Präparate Revlimid®, Hartkapseln à 2,5/5/7,5/10/15/20/25 mg (zahlreiche Generika verfügbar).

Indikationen

- Multiples Myelom (MM)
  - Erhaltungstherapie nach autologer SZT
  - Mit Dexamethason in 1. Therapielinie bei nicht möglicher HDT, sonst ab 2. Linie
  - In multiplen Kombinationen mit anderen myelomwirksamen Substanzen
- MDS mit transfusionsabhängiger Anämie bei Niedrig- oder Intermediär-1-Risiko und isolierter Deletion 5q
- Rezidiviertes/refraktäres MCL

Pharmakodynamik

- Proliferationshemmung hämatopoetischer Tumorzellen (MM-Plasmazellen, Zellen mit Chromosom-5-Deletionen).
- Es fördert T- und NK-zellvermittelte Immunität, erhöht die Anzahl von NK-Zellen.
- Angiogenesehemmung durch Blockade der Migration und Adhäsion von Endothelzellen sowie Bildung von Mikrogefäßen.
- Es steigert fetale Hb-Produktion durch CD34+ hämatopoetische Stammzellen, hemmt Produktion proinflammatorischer Zytokine (z. B. TNF-α und IL-6) durch Monozyten.

Pharmakokinetik
- Gute orale Bioverfügbarkeit mit rascher Resorption
- Renale Elimination der unveränderten Substanz
- HWZ dosisabhängig

Nebenwirkungen
- KM: schwere Neutro-, Thrombozytopenie, Anämie
- Gastrointestinales System: Obstipation, Diarrhö, Nausea
- Niere/Elektrolyte: Nierenversagen, Hämaturie
- Haut: Exanthem
- Herz/Gefäße: venöse Thromboembolien (TVT, Lungenarterienembolien [LAE]), Myokardinfarkt, Vorhofflimmern, Herzinsuffizienz
- Nervensystem: Muskelkrämpfe, Neuropathien
- Sonstige: Müdigkeit, Asthenie, verschiedenste, teils schwere Infektionen

Kontraindikationen
- Schwangere Frauen
- Gebärfähige Frauen, es sei denn, es werden alle Bedingungen eines Schwangerschaftsverhütungsprogramms (4 Wo. vor Beginn der Behandlung, während der Behandlung und für 4 Wo. nach der Behandlung) eingehalten

Dosierung
- Multiples Myelom (MM):
  - 25 mg/d Tage 1–21, Wdh. Tag 29
  - Erhaltungstherapie: 10 (ab 3. Mon. bis 15) mg/d kontinuierlich
- MDS: 10 mg/d Tage 1–21, Wdh. Tag 29
- MCL: 25 mg/d Tage 1–21, Wdh. Tag 29
- Dosisreduktionen insbes. bei Niereninsuffizienz/Dialyse: siehe Fachinformation

Wechselwirkungen Erhöhte Plasmaverfügbarkeit von Digoxin. Spiegelkontrollen werden empfohlen.

Kontrollen Elektrolyte, Nierenwerte, BB.

Merke
Aufgrund der Verwandtschaft zu Thalidomid muss auch Lenalidomid wegen seines teratogenen Potenzials auf einem T-Rezept (Gültigkeit 7 d) verordnet werden, die entsprechenden Vorsichts- und Aufklärungsmaßnahmen müssen sorgfältig durchgeführt und dokumentiert werden.
Wegen des erhöhten Risikos thromboembolischer Ereignisse sollte eine prophylaktische Antikoagulation erwogen werden, insbes. bei Pat. mit Risikofaktoren. Zur Empfängnisverhütung sollten daher auch keine oralen Antikontrazeptiva eingesetzt werden. Risikofaktoren für einen Myokardinfarkt sollten minimiert werden. Der Einsatz Erythropoese stimulierender Substanzen sollte nach strengster Ind.-Stellung erfolgen.

1.3.68 Lenvatinib

Präparate Lenvima® Hartkapseln à 4/10 mg.

Indikationen
- Progressives, lokal fortgeschrittenes oder metastasiertes differenziertes (papilläres/follikuläres/Hurthle-Zell-)Schilddrüsen-Ca ohne Ansprechen auf eine Radiojodtherapie

- Fortgeschrittenes inoperables HCC
- In Kombination mit Pembrolizumab zur Erstlinientherapie des fortgeschrittenen Nierenzell-Ca

Pharmakodynamik
- Multi-Rezeptor-TKI
- Hemmung der Rezeptoren VEGFR1 (FLT1), VEGFR2 (KDR) und VEGFR3 (FLT4) des VEGF, FGFR1, -2, -3 und -4 des Fibroblasten-Wachstumsfaktors (FGF), PDGFRα, KIT und RET

Pharmakokinetik
- Resorption über 1–4 h. Nahrung verzögert Resorption. Orale Bioverfügbarkeit ca. 85 %, hohe Plasmaeiweißbindung. Substrat von P-gp.
- Hepatische Metabolisierung v. a. über CYP3A4, jedoch auch über andere Stoffwechselwege. HWZ 28 h.
- Elimination zu ⅔ über Fäzes und ¼ über Urin.

Nebenwirkungen
- KM: Thrombozytopenie
- Gastrointestinales System: Hepatotoxizität, gastrointestinale Perforationen, Fisteln, Diarrhö, Appetitlosigkeit, Gewichtsverlust, Übelkeit, Stomatitis, Erbrechen
- Haut: palmar-plantares Erythrodysästhesie-Syndrom (PPES)
- Herz/Gefäße: früh in der Behandlung auftretende Hypertonie, Herzinsuffizienz, Myokardinfarkt, Stroke
- Nieren: Niereninsuffizienz, Proteinurie
- Nervensystem: PRES
- Sonstige: Asthenie, Dysphonie, Blutungen, Störung der TSH-Suppression

Dosierung 24 mg/d.

Wechselwirkungen Wirkungsverstärkung mit Taxanen.

Kontrollen Leber- und Nierenfunktion, Blutdruckmonitoring, U-Stix.

Merke
Dosismodifikation meist abhängig vom Schweregrad der sich früh entwickelnden Hypertonie.

1.3.69 Lomustin

Synonyme CCNU.

Präparate Cecenu®, Kps. à 40 mg (Generika verfügbar).

Indikationen
- Hodgkin-Lymphom
- Tumoren des ZNS
- Metastasierte maligne Melanome
- Bronchial-Ca

Pharmakodynamik
- DNA- und RNA-Alkylierung → Hemmung der DNA-, RNA- und Proteinbiosynthese
- Keine zyklusspezifische Wirkung, Wirksamkeit auch in G0-Phase

Pharmakokinetik

- Hohe Lipophilie
- Gute enterale Resorption
- Hepatische Hydroxylierung zu aktiven Metaboliten
- Terminale Plasma-HWZ 72 h
- Liquorgängigkeit, Anreicherung im Cerebrum
- Renale Elimination der Muttersubstanz und der Metaboliten

Nebenwirkungen

- KM: kumulative und prolongierte Störungen der Hämatopoese (v. a. Leuko- und Thrombozytopenie) als dosisbegrenzende Toxizität
- Gastrointestinales System: Übelkeit, Erbrechen, Diarrhö, Stomatitis, Leberschäden
- Haut: Alopezie, Dermatitis
- Stoffwechsel: Hyperurikämie
- Lunge: Lungenfibrose (kumulative Gesamtdosis: 1 000 mg/m² KOF)
- Niere: Schäden an Niere und ableitenden Harnwegen (kumulativ ab einer Dosis von 1 200 mg/m² KOF)
- Nervensystem: periphere und zentrale neurotoxische Störungen

Dosierung 70–100 mg/m² KOF einmal alle 6–8 Wo.

Wechselwirkungen

- Wirkungsverstärkung durch Hyperthermie
- WW mit Nitroimidazolen, Amphotericin B, Radiatio (Toxizitätsverstärkung)

Kontrollen BB, Leber-, Nieren- und Lungenfunktion.

> **Tipp**
> Kumulative und prolongierte Myelo- und Nephrotoxizität.

1.3.70 Lorlatinib

Präparate Lorviqua®, Tbl. à 25/100 mg.

Indikationen ALK-pos. fortgeschrittenes NSCLC.

- Erstlinie
- Folgelinie nach Erstlinienbehandlung mit Alectinib oder Ceritinib/Crizotinib oder anderem ALL-TKI

Pharmakodynamik Selektiver kompetitiver Inhibitor der ALK-RTK.

Pharmakokinetik

- Nahrungsunabhängige rasche orale Bioverfügbarkeit, T_{max} ca. 1,2 h
- Elimination hepatisch durch CYP3A4, UGT1A4
- Ausscheidung von Wirkstoff und Metaboliten über Fäzes und Urin

Nebenwirkungen

- KM: Anämie.
- Gastrointestinales System: Diarrhö, Übelkeit, Verstopfung
- Stoffwechsel: Hypertriglyzeridämie, Hypercholesterinämie, Hyperglykämie
- Haut: Ausschlag
- Herz: Hypertonie, AV-Blockade
- Nervensystem: affektive Störungen, psychotische Störungen, mentale Veränderungen, periphere Neuropathie, Cephalgien, Sprach-, Sehstörungen

- Lunge: Pneumonitis
- Sonstige: Gewichtszunahme, Lipasämie, Ödeme, Fatigue

Dosierung

- 1 × 100 mg/d.
- Gleichzeitige Anwendung eines starken CYP3A4/5-Inhibitors:
  - Anfangsdosis auf 75 mg verringern
  - Nach Absetzen des starken CYP3A4/5-Inhibitors: ursprüngliche Dosis nach Auswaschphase des starkenCYP3A4/5-Inhibitors von 3–5 HWZ
- Dosisanpassung bei Toxizität: siehe Fachinformation

Wechselwirkungen

- CYP3A4-Induktoren (z. B. Carbamazepin, Rifampicin, Johanniskraut): Beschleunigung des Metabolismus
- CYP3A4-Inhibitoren (Proteaseinhibitoren wie Atazanavir, Indinavir, Nelfinavir, Ritonavir, Saquinavir, Azol-Antimykotika wie Itraconazol, Ketoconazol und Voriconazol, Makrolide wie Clarithromycin, Telithromycin und Troleandomycin): Verminderung des Metabolismus

Kontrollen BB, Leber- und Nierenfunktion, Blutfette, Lungenfunktion, EKG.

1.3.71 Melphalan

Synonyme MPL.

Präparate Alkeran® Filmtabletten à 2 mg, Alkeran® Injektionslösung à 50 mg (Generika verfügbar).

Indikationen

- Tabletten: multiples Myelom, Ovarial-Ca
- Injektionslösung: multiples Myelom, NHL im Rahmen von HDT, lokalisiertes malignes Melanom der Extremitäten als regionale arterielle Perfusion

Pharmakodynamik

- Alkylierung → DNA-Strangbrüche
- Zellzyklusspezifische Wirkung in S-/G2-Phase
- Apoptoseinduktion

Pharmakokinetik

- Orale Bioverfügbarkeit von 20–90 %, individuell stark schwankend.
- Initiale Plasma-HWZ 6–8 min, terminale Plasma-HWZ 1–2,5 h.
- Metabolismus durch spontane Hydrolyse.
- Elimination über Fäzes und stark individuell schwankend renal. Daher schwierige Dosisadaptation bei Niereninsuffizienz.

Nebenwirkungen

- KM: verzögerte, dosisbegrenzende Myelosuppression. Selten Induktion einer hämolytischen Anämie.
- Gastrointestinales System: Übelkeit, Erbrechen, Diarrhö.
- Haut: moderate Alopezie, Dermatitis, schwere Stomatitis.
- Lunge: selten Lungenfibrose.
- Sonstige: anaphylaktischer Schock (Einzelfall).

Dosierung Unterschiedliche Dosis, je nach Protokoll, z. B.:

- Orale Standarddosis: 0,15–0,2 mg/kg KG/d über 4–5 d, Wdh. Tag 29
- I. v. Standarddosis: 8–30 mg/m² KOF/d an Tag 1, Wdh. in den Wo. 2–6
- Hochdosisansatz: 140–200 mg/m² KOF an Tag 1 oder aufgeteilt an 2 d

- Dosismodifikation: siehe Fachinformation
- Vorsichtige Anwendung bei eingeschränkter Leberfunktion ohne genaue Angabe von Modifikationsschritten

Wechselwirkungen Resistenz bei vermehrter Glutathionsynthese.

Kontrollen BB, Nierenfunktion.

> **Merke**
> Bei hoch dosierter Applikation im Rahmen einer HDT vermindert das Lutschen von Eiswürfeln die mukosale Toxizitität durch eine verminderte Durchblutung der Schleimhaut und eine somit verringerte lokale Wirkkonzentration.

1.3.72 6-Mercaptopurin

Synonyme 6-MP.

Präparate Puri-Nethol®, Tbl. à 50 mg.

Indikationen ALL.

Pharmakodynamik
- Antimetabolit
- Hemmung der Purinbiosynthese
- Zellzyklusspezifische Wirkung in S-Phase

Pharmakokinetik
- Individuell stark schwankende orale Bioverfügbarkeit von 5–35 %
- Hepatischer First-Pass-Metabolismus
- Intrazelluläre Bildung unterschiedlicher aktiver Metaboliten
- Hepatischer Abbau durch Xanthinoxidase
- Elimination vorwiegend biliär, gering auch renal

Nebenwirkungen
- KM: Suppression mit Leuko- (Nadir an Tag 7) und Thrombozytopenie; dosisbegrenzende Toxizität
- Gastrointestinales System: Anorexie, Übelkeit, Erbrechen, Leberschäden (in Einzelfällen VOD der Leber), Ulzera der Mundschleimhaut, gastrointestinale Ulzera (selten), Pankreatitis
- Haut: mäßige Alopezie, Hautausschlag
- Stoffwechsel: Hyperurikämie
- Sonstige: Arzneimittelfieber, selten sekundäre Leukämie

Dosierung
- 2,5 mg/kg KG ≅ 70–100 mg/m^2 KOF p. o.
- Dosisreduktion bei Allopurinol-Gabe (s. u., Kasten)

Wechselwirkungen Verminderung der Wirkung oraler Antikoagulanzien.

Kontrollen BB, Leber- und Nierenfunktion.

> **Merke**
> Dosisreduktion auf 25 % der Ausgangsdosis bei gleichzeitiger Gabe von Allopurinol (Zyloric®) aufgrund des Abbaus der aktiven Metaboliten durch Xanthinoxidase!

1.3.73 Methotrexat

Synonyme MTX, Amethopterin.

Präparate Lantarel®, Metex®, Methotrexat medac®, METHOTREXAT-biosyn liquid®, Methotrexat-GRY®, Methotrexat „Lederle"®, MTX HEXAL®, O-trexat®, Injektionslösung à 5/7,5/15/25/50/500/1 000/5 000 mg, Tbl. à 2,5/5/7,5/10 mg.

Indikationen
- ALL, NHL
- Kopf-Hals-Tumoren
- Bronchial-, Mamma-, Ovarial- und Zervix-Ca
- Osteosarkom
- Blasenmole, Chorion-Ca
- ZNS-Lymphome

Pharmakodynamik
- Folsäureantagonist.
- Zelluläre Inokulation durch aktiven Membrantransport.
- Spezifische Hemmung der Dihydrofolatreduktase. Dadurch Hemmung der Purinbiosynthese.
- Antagonisierbar durch Tetrahydrofolsäurederivate, z.B. Folinsäure (Leukovorin®).

Pharmakokinetik
- Terminale Plasma-HWZ 7–14 h. Bei Vorhandensein eines sog. „dritten Raums" bis zu 4-mal länger!
- Intraindividuell stark schwankende orale Bioverfügbarkeit.
- Hepatische Metabolisierung durch Hydroxylierung.
- Elimination biliär (jedoch vollständiger enterohepatischer Kreislauf) und renal.
- Zytostatisch wirksame Liquorspiegel bei hoch dosierter Applikation.

Nebenwirkungen
- KM: dosisbegrenzende KM-Suppression
- Gastrointestinales System: Übelkeit, Erbrechen, Diarrhö, intestinale Blutungen, Ulzerationen von Mundschleimhaut und Magen-Darm-Trakt, Stomatitis, akute und chron. Leberschäden
- Haut: gelegentlich Alopezie, Dermatitis, Exantheme, Juckreiz, Fotosensibilität, sehr selten Lyell-Syndrom
- Stoffwechsel: Osteoporose, Hyperurikämie
- Herz/Gefäße: Vaskulitis
- Lunge: Pneumonitis (Lungeninfiltrate, -fibrose)
- Niere: Niereninsuffizienz (Tubulustoxizität, v.a. bei saurem Urin → Alkalisierung)
- Nervensystem: akute Enzephalopathie, Leukenzephalopathie (bei i.v. und intrathekaler Gabe)
- Sonstige: allergische Reaktionen, Teratogenität, Fieber

Kontraindikationen Bei Hochdosis-Therapie sog. dritter Raum (Pleuraergüsse, Aszites), der den Eleminationszeitraum verlängert und so die NW deutlich verstärkt.

Dosierung Unterschiedliche Dosis, je nach Protokoll, z.B.
- Niedrig dosiert i.v.: 20–60 mg/m² KOF/d an Tag 1, Wdh. Wo. 1–4.
- Niedrig dosiert p.o.: 0,05–0,075 mg/kg KG/d oder 4–6 mg/m² KOF/d an den Tagen 1–3, wöchentlich.

- Mittelhoch dosiert i. v.: 100–1 500 mg/m² KOF/d an Tag 1, Wdh. an den Tagen 15–22 (Leukovorin®-Rescue!).
- Leukovorin®-Rescue: Die Durchführung einer Leukovorin®-Rescue ist unter Therapie mit mittelhoch und hoch dosiertem MTX essenziell, da bei Überdosierung eine vitale Gefährdung der Pat. besteht. Es ist sowohl von ärztlicher als auch von pflegerischer Seite auf die korrekte und zeitgerechte Durchführung inkl. MTX-Spiegelbestimmungen und Harnalkalisierung zu achten. Es empfiehlt sich eine schriftliche Dokumentation mit Gegenzeichnung durch die Verantwortlichen.
- Hochdosisansatz: 8–12 g/m² KOF i. v. (Leukovorin®-Rescue!).
- Intrathekale Therapie: bis 15 mg abs. intrathekal, bis zu 3 ×/Wo.
- Dosismodifikationen: siehe Fachinformationen.

Wechselwirkungen
- Verstärkung der Nephrotoxizität durch andere nephrotoxische Präparate (z. B. nichtsteroidale Antirheumatika, Aminoglykoside).
- Verschiedene Medikamente verlangsamen die renale Ausscheidung – eine sorgfältige Durchsicht der gesamten Komedikation ist obligat.

Kontrollen
- BB, Leber- und Nierenfunktion
- Bei Hochdosistherapie Ausschluss von Ergüssen
- Urinazidität bei (mittel-)hoch dosierter Therapie

Merke
Vor Therapiebeginn Ausschluss eines „dritten Raums", Kontrolle von BB, Leber- und Nierenfunktion.
Durchführung eines gewissenhaften Leukovorin®-Rescue bei (mittel bis) hoch dosierter Therapie → vitale Gefährdung des Pat.!
Nephroprotektion: möglichst keine Kombination mit anderen nephrotoxischen Medikamenten, Hydrierung, Urinalkalisierung.

1.3.74 Midostaurin

Präparate Rydapt® 25 mg, Weichkapsel.

Indikationen
- AML mit FLT3-Mutation (Ausnahme: Promyelozytenleukämie): Kombinationstherapie mit einer Standard-Chemotherapie (Daunorubicin/Cytarabin) zu Induktion und Konsolidierung und anschließend zur Erhaltungstherapie bei CR
- Monotherapie: aggressive systemische Mastozytose (ASM), systemische Mastozytose mit assoziierter hämatologischer Neoplasie (SM-AHN) oder Mastzellleukämie

Pharmakodynamik Hemmung multipler RTK (u. a. FLT3 und KIT) → Hemmung der Überaktivierung des Signalwegs bei FLT3-ITD- oder TKD-Mutationen → Apoptose.

Pharmakokinetik
- Hepatische Metabolisierung via CYP3A4
- Gastrointestinale Elimination

Nebenwirkungen
- KM: (febrile) Neutropenie, Thrombozytopenie mit häufiger Epistaxis

- Gastrointestinales System: Übelkeit, Erbrechen, Stomatitis, Oberbauchschmerzen
- Haut: Dermatitis exfoliativa, Hyperhidrose
- Herz: Hypotonie, Perikarderguss, Verschlechterung einer bestehenden Herzinsuffizienz, QT-Zeit-Verlängerung
- Lunge: interstitielle Lungenerkrankung, Pneumonitis, Dyspnoe
- Nervensystem/Psyche: Cephalgien, Insomnie
- Sonstiges: Infektion (obere Atemwege, neutropene Sepsis). Arthralgien, Rückenschmerzen, Fatigue, periphere Ödeme, aPTT-Verlängerung

Dosierung

- AML: 2 × 50 mg/d (Einnahme mit fettreicher Mahlzeit):
  - Induktion- und Konsolidierungstherapie: nur Tage 8–21
  - Remissionserhaltung: tgl. bis Rezidiv, max. 12 Zyklen à 28 d
  - **Cave:** Stammzelltransplantation – 48 h vor Konditionierungstherapie absetzen
- ASM, SM-AHN, Mastzellleukämie: 2 × 100 mg/d bis klinischer Nutzen apparent oder inakzeptale Toxizität (entsprechende Dosisanpassung siehe Fachinformation)
- Enthält eine geringe Menge Alkohol (333 mg/100 mg Dosis)

Wechselwirkungen

- Starke Inhibitoren von CYP3A4 (z. B. Ketoconazol, Ritonavir, Clarithomycin, Nefazodon) erhöhen Plasmakonzentration von Midostaurin → engmaschige Kontrolle auf Toxizität.
- Einnahme potenter CYP3A4-Induktoren (z. B. Rifampicin, Johanniskraut, Carbamazepin, Enzalutamid, Phenytoin) stellen eine KI dar.

Kontrollen Vor, während und nach Therapie: BB, Leber-, Nierenwerte.

1.3.75 Mitomycin C

Synonyme MMC.

Präparate Amétycine®, Mito-medac®, Mitomycin HEXAL®, Infusions- bzw. Blaseninstillationslösung à 10/20 mg (weitere Generika verfügbar).

Indikationen

- Palliative Tumortherapie: NSCLC, Kolon-, Leberzell-, Magen-, Mamma-, Ösophagus-, Pankreas-, Rektum- und Zervix-Ca
- Intravesikale Anwendung zur Rezidivprophylaxe bei oberflächlichem Harnblasen-Ca nach transurethraler Resektion

Pharmakodynamik

- Alkylierende Substanz
- DNA-Depolymerisierung
- Apoptoseinduktion
- Zellzyklusspezifität: Wirkung in G1-/S-Phase

Pharmakokinetik

- Terminale Plasma-HWZ ca. 50 min.
- Prodrug.
- Cytochrom-P450-abhängige und spontane (Chinonbildung) Aktivierung, v. a. unter anaeroben Bedingungen. Daher bessere Wirkung in hypoxischen bzw. azidotischen Geweben.

- Biliäre Elimination (enterohepatischer Kreislauf), geringe renale Elimination.
- Penetration in dritte Räume (Ergüsse etc.).

Nebenwirkungen
- KM: dosisbegrenzende kumulative Myelosuppression mit prolongierten Zytopenien. Mikroangiopathische hämolytische Anämie (Behandlung mit Vincristin).
- Gastrointestinales System: akute und chron. Lebertoxizität, Appetitlosigkeit, Erbrechen.
- Haut: Hautexantheme, Allergie, sehr selten Alopezie.
- Herz/Gefäße: Herzinsuffizienz, Infarkte.
- Lunge: häufig Pneumonitis, Fibrose.
- Niere: Störungen der Nierenfunktion, Auslösung eines HUS möglich (durch Endothelschäden).
- Nervensystem: selten Polyneuropathie, Sehstörungen.
- Sonstige: bei paravenöser Injektion nekrotisierend (Behandlung mit DMSO), bei intravesikaler Anwendung Blasenentzündung und Miktionsbeschwerden.

Dosierung Unterschiedliche Dosis, je nach Protokoll, z. B.:
- I. v.: 10–20 mg/m² KOF, Wdh. in den Wo. 5–7.
- I. a.: 10–15 mg/m² KOF, einmalig als lokale Therapie, ggf. Wdh.
- Intravesikal: 20–60 mg (1 mg/ml), bis zu 20-mal.
- Dosismodifikation: keine Anwendung bei schweren Leberfunktionsstörungen. Bei Kreatinin i. S. > 1,5 mg/dl engmaschige Verlaufskontrollen, ab Werten > 1,7 mg/dl besteht eine relative KI.

Wechselwirkungen
- Mit Tamoxifen höheres Risiko für Anämie, Thrombozytopenie und HUS.
- Synergismus mit Cisplatin.
- Wirkung wird verstärkt durch Bestrahlung, Hyperthermie, Ansamycinantibiotika, Glutathionmangel.

Kontrollen BB, Leber- und Nierenfunktion.

> **Merke**
> Empfehlung einer Prämedikation mit Kortikoiden zur Verminderung der pulmonalen Toxizität (z. B. 100 mg Prednison).

1.3.76 Mitoxantron

Synonyme MIX, MITOX.

Präparate Novantron®, Mitoxantron-GRY®, Onkotrone®, Ralenova®, Amp. à 10/20/25/30 mg (weitere Generika verfügbar).

Indikationen
- Metastasiertes Mamma-Ca
- NHL, ALL, AML, Blastenschub der CML
- Fortgeschrittenes Prostata-Ca in Kombination mit Glukokortikoiden

Pharmakodynamik
- DNA-Interkalation → DNA-/RNA-Synthesehemmung
- Topoisomerase-II-Inhibition
- G2-Phasen-Arrest

- Apoptoseinduktion
- Angiogeneseinhibition

Pharmakokinetik
- Prodrug
- Cytochrom-P450-abhängige Aktivierung
- Starke Gewebebindung
- Sehr kurze initiale Plasma-HWZ, terminale Plasma-HWZ von bis zu 190 h (terminale Plasma-HWZ der Metaboliten von bis zu 9 d)
- Hepatischer Metabolismus
- Biliäre und weniger renale Elimination
- HWZ bei Leberfunktionsstörungen und Vorhandensein. „dritter Räume" (Aszites, Pleuraergüsse) signifikant verlängert
- Penetration der Blut-Hirn-Schranke

Nebenwirkungen
- KM: dosisbegrenzende Toxizität (v. a. Leukozytopenie).
- Gastrointestinales System: Übelkeit, Erbrechen, Diarrhö, Leberschäden.
- Haut: selten Alopezie (selektiv grauer und weißer Haare). Dermatitis, Stomatitis.
- Stoffwechsel: Hyperurikämie.
- Herz/Gefäße: akute Arrhythmien, Kardiomyopathie (verstärkt bei Hochdosistherapie, Kombination mit Cyclophosphamid und nach herznaher Radiatio; ggf. Protektion durch den Chelatbildner Dexrazoxan). Im Vergleich zu Doxorubicin geringere Kardiotoxizität.
- Niere: akute, meist reversible Nierenfunktionsstörungen.
- Sonstige: hyperergе Reaktionen, in Einzelfällen Anaphylaxie. Hautnekrosen nach Paravasation, blaugrüne Verfärbung des Urins, Blaufärbung der Skleren und Fingernägel.

Dosierung Unterschiedliche Dosis, je nach Protokoll, z. B.:
- Solide Neoplasien: 10–14 mg/m² KOF/d i. v., Wdh. an den Tagen 22–29
- Leukämien: 8–12 mg/m² KOF/d i. v. an den Tagen 1–5 (Kombination mit Cytarabin)
- Intraperikardial: 10–20 mg abs. pro Gabe
- Intrapleural/intraperitoneal: 20–30 mg abs.

Dosisreduktion laut Fachinformation.

Wechselwirkungen
- Wirkung wird verstärkt durch Cytarabin, Trizyklika, Diazepam, Verapamil, Chinin, Amiodaron, Hyperthermie und Azidose.
- Wirkung wird vermindert durch Koffein und mitoxantronspezifische AK.

Kontrollen BB, Leber- und Nierenfunktion, kardiale Funktion.

> **Merke**
> Kumulative Höchstdosis: ca. 200 mg/m² KOF.

1.3.77 Nelarabin

Präparate Atriance®, Amp. à 250 mg.

Indikationen T-ALL/T-LBL ab 3. Therapielinie.

Pharmakodynamik

- Antimetabolit (Vorstufe des Desoxyguanosinanalogons ara-GTP)
- Einbau von ara-GTP in DNA und damit Apoptoseinduktion
- In vitro stärkere Wirkung auf T- als auf B-Zellen

Pharmakokinetik

- Prodrug: Demethylierung und anschließende Phosphorylierung zu ara-GTP
- Geringe Plasmaeiweißbildung, hohes Verteilungsvolumen
- Hydrolysierung des aktiven Metaboliten

Nebenwirkungen

- KM: dosisbegrenzende Myelosuppression.
- Gastrointestinales System: Übelkeit, Erbrechen.
- Haut: selten kutane NW (Alopezie, Dermatitis).
- Herz/Gefäße: Hypotonie.
- Lunge: Dyspnoe, Husten, Pleuraergüsse.
- Niere: TLS.
- Nervensystem: periphere sensorische und motorische Neuropathie, Verwirrtheit, Somnolenz, Epilepsie, Schwindel, Cephalgien.
- Sonstige: Immunsuppression, schwere opportunistische Infektionen bei T-Zell-Defizienz. Vereinzelt Bericht einer progressiven multifokalen Leukenzephalopathie (PML) und eines Guillain-Barré-Syndroms.

Dosierung

- 1 500 mg/m² KOF/d i. v. an den Tagen 1, 3 und 5, Wdh. Tag 22
- Kinder/Jugendliche: 650 mg/m² KOF/d i. v. an den Tagen 1–5, Wdh. Tag 22
- Dosismodifikation:
  - Bei Auftreten einer Neurotoxizität ≥ WHO-Grad 2: Absetzen der Substanz
  - Bei anderen Toxizitäten ggf. Aufschieben der nächsten Gabe bis zur Erholung

Kontrollen BB, Leber- und Nierenfunktion, Tumorlyseparameter, neurologischer Status.

> **Merke**
> Sehr kleiner Anwendungsbereich, sodass über seltene NW wenig bekannt ist. Insbes. neurologische NW scheinen mitunter schwerwiegend zu sein, sodass hierauf ein besonderes Augenmerk liegen sollte.

1.3.78 Neratinib

Präparate Nerlynx®, Tbl. à 40 mg.

Indikationen Für die erweiterte adjuvante Therapie von erwachsenen Pat. mit HR-pos. Her2neu-pos. Mamma-Ca in einem frühen Stadium, die vor weniger als 1 J. eine adjuvante Therapie mit Trastuzumab abgeschlossen haben.

Pharmakodynamik Irreversibler pan-ERBB TKI → Hemmung des ERBB-abhängigen Wachstums von Tumorzellen.

Pharmakokinetik

- Langsame Resorption (Peak-Plasmakonzentration nach etwa 7 h)
- Verstoffwechselung hauptsächlich über CYP3A4
- Effektive HWZ 17 h
- Ausscheidung über Fäzes

Nebenwirkungen

- Gastrointestinales System: Inappetenz, Diarrhö, Nausea, abdominelle Schmerzen, Stomatitis, Völlegefühl, Transaminasen- und Bilirubinerhöhung
- Niere: Kreatininerhöhung, Dehydratation
- Haut: Hautausschlag, Nagelveränderungen, rissige und trockene Haut
- Nervensystem: Synkope, Muskelspasmen
- Sonstige: Epistaxis, Harnwegsinfektionen, Ermüdung

Dosierung

- Anfangsdosis 240 mg/d
- In den ersten 1–2 Mon. obligate, prophylaktische Durchfallbehandlung (z. B. mit Loperamid)
- Dosisreduktion laut Fachinformation – insbes. bei Diarrhöen

Wechselwirkungen

- CYP3A4-Induktoren (z. B. Carbamazepin, Rifampicin, Johanniskraut): ausgeprägte Beschleunigung des Metabolismus von Neratinib. Die Kombination sollte vermieden werden.
- CYP3A4-Inhibitoren (Azol-Antimykotika, Proteaseinhibitoren, Erythromycin oder Clarithromycin): Verringerung der Metabolisierung von Neratinib → Erhöhung von Plasmakonzentration um das 3–4-Fache und Steigerung der Toxizität. Ggf. Dosisreduktion, insbes. bei Auftreten von Toxizitäten.
- Resorption pH-abhängig → **Cave:** Lansoprazol oder Ranitidien verringert die Neratinib-Exposition signifikant.

Kontrollen

- Engmaschiges Monitoring von Hydratationszustand und Nierenfunktion bei Diarrhö
- Elektrolyte, Nieren- und Leberwerte

Merke
Prophylaktische Durchfallbehandlung (z. B. Loperamid) in den ersten 1–2 Mon. der Therapie empfohlen.

1.3.79 Nilotinib

Präparate Tasigna®, Hartkapseln à 150/200 mg.

Indikationen Neu diagnostizierte Philadelphia-Chromosom-pos. CML in der chron. Phase, chron. und akzelerierte Phase mit Resistenz oder Unverträglichkeit gegenüber einer Vortherapie einschließlich Imatinib.

Pharmakodynamik

- Inhibitor der Abl-TK-Aktivität. Wirksamkeit auch gegen Proteinkinasen von PDGF, KIT und Ephrin, auch bei Imatinib-Resistenz.
- Selektive Hemmung der Proliferation, Induktion der Apoptose.

Pharmakokinetik

- Orale Bioverfügbarkeit ca. 30 %, verbessert durch Nahrungsaufnahme
- Hepatische Metabolisierung durch Oxidation und Hydroxylierung vorwiegend über CYP3A4

Nebenwirkungen

- KM: Thrombozytopenie, Neutropenie, Anämie

- Gastrointestinales System: Übelkeit, Obstipation, Diarrhö, Erbrechen, Bauchschmerzen
- Haut: Exanthem, Pruritus, Alopezie
- Stoffwechsel: Appetitlosigkeit
- Herz/Gefäße: QT-Zeit-Verlängerung
- Nervensystem: Cephalgien
- Sonstige: Myalgie, Arthralgie, Muskelspasmen, Knochenschmerzen, Müdigkeit, Asthenie, periphere Ödeme

Dosierung
- 2 × 300 mg/d in der chron. Phase, 2 × 400 mg/d in der chron. oder akzelerierten Phase mit Resistenz oder Unverträglichkeit gegenüber Vortherapie. Nicht zusammen mit Nahrungsmitteln (2 h vor und 1 h nach Einnahme).
- Dosisreduktion bei hämatologischer oder sonstiger Toxizität: siehe Fachinformation.

Wechselwirkungen
- Gleichzeitige Gabe von starken CYP3A4-Hemmern wie Ketoconazol, Itraconazol, Voriconazol, Ritonavir, Clarithromycin oder Telithromycin: Spiegelerhöhung
- Gleichzeitige Gabe von starken CYP3A4-Induktoren, z. B. Rifampicin, Phenytoin, Carbamazepin, Phenobarbital oder Johanniskraut: Spiegelverminderung, Wirkungsabschwächung

Kontrollen Elektrolyte, Nieren- und Leberwerte, BB.

1.3.80 Nintendanib

Präparate Vargatef® Weichkapseln à 100/150 mg.

Indikationen Adeno-Ca der Lunge (lokal fortgeschritten, metastasiert, rezidiviert): in Kombination mit Docetaxel in 2. Therapielinie.

Pharmakodynamik Dreifach-TKI: VEGFR1–3, PDGFRα, FGFR 1–3 → Angiogenesehemmung.

Pharmakokinetik
- Bioverfügbarkeit um 5 % (erheblicher First-Pass-Effekt, 20 % besser nach Nahrungsaufnahme). Hohes Verteilungsvolumen.
- Biotransformation durch enzymatische Spaltung (Esterasen).
- Ausscheidung im Wesentlichen über Fäzes.

Nebenwirkungen
- KM: Neutropenie
- Gastrointestinales System: Diarrhö, Übelkeit und Erbrechen, Leberfunktionsstörungen, Mukositis, Perforationen
- Haut: Exantheme
- Herz/Gefäße: Hypertonie, venöse Thromboembolie
- Nervensystem: periphere Neuropathie

Kontraindikationen Überempfindlichkeit gegen Erdnuss oder Soja.

Dosierung 2 × 200 mg/d an den Tagen 2–21 in Kombination mit Docetaxel.

Wechselwirkungen P-gp-Substrat: P-gp-Inhibitoren (z. B. Ketoconazol oder Erythromycin) erhöhen, P-gp-Induktoren (z. B. Rifampicin, Carbamazepin, Phenytoin und Johanniskraut) verringern Plasmaspiegel.

Kontrollen BB, Leber- und Nierenfunktion.

1.3.81 Niraparib

Präparate Zejula® 100 mg Hartkapseln.

Indikationen High grade epitheliales Ovarial-Ca (OC)/Eileiter-Ca/primäres Peritoneal-Ca:

- Erstlinien-Erhaltungstherapie in FIGO-Stadien III und IV nach Ansprechen (CR oder PR) auf eine platinbasierte Chemotherapie
- Erhaltungstherapie im platinsensiblen Rezidiv nach Ansprechen (CR oder PR) auf eine platinbasierte Chemotherapie

Pharmakodynamik Inhibitor der PARP-Enzyme 1 und 2 (Poly-ADP-Ribose-Polymerase; DNA-Reparatur) → Induktion von DNA-Doppelstrangbrüchen in replizierenden Zellen → Zunahme genomischer Instabilität → Apoptose.

Pharmakokinetik Metaboliserung durch Carboxylesterasen, renale und hepatobiliäre Elimination

Nebenwirkungen

- KM: Neutro-, Thrombozytopenie, Anämie, minimal erhöhtes Risiko für MDS/AML
- Gastrointestinales System: Übelkeit, Erbrechen, Diarrhö, Obstipation, Dyspepsie
- Herz/Kreislauf: arterielle Hypertonie mit hypertensiven Krisen, Palpitationen
- Lunge: Dyspnoe, Husten, Nasopharyngitis
- Nervensystem: Cephalgien, Insomnie
- Sonstige: Infektionen (Harnwegsinfektionen, Bronchitis). Arthralgien, Rückenschmerzen, Fatigue

Dosierung

- 1 × 300 mg/d, bei < 58 kg KG, ggf. mit 200 mg beginnen, bevorzugt abends
- Dosisanpassung bei Toxizität: siehe Fachinformation

Wechselwirkungen

- Vorsicht bei Kombination mit CYP3A4-abhängigen Wirkstoffen mit geringer therapeutischer Breite (z. B. Ciclosporin, Tacrolimus, Alfentanil, Ergotamin, Quetipin, Halofantrin)
- Vorsicht bei Kombination mit CYP1A2-abhängigen Wirkstoffen mit geringer therapeutischer Breite (z. B. Clozapin, Theophyllin, Ropinirol)

Kontrollen BB, Leber-, Nierenwerte. Blutdruckkontrollen.

1.3.82 Olaparib

Präparate Lynparza® Tbl. á 100/150 mg.

Indikationen

- High grade epitheliales Ovarial-Ca (OC)/Eileiter-Ca/primäres Peritoneal-Ca:
  - Erstlinien-Erhaltungstherapie in FIGO-Stadien III und IV BRCA1/2-mutiert (Keimbahn und/oder somatisch) nach Ansprechen (CR oder PR) auf eine platinbasierte Chemotherapie
  - Erhaltungstherapie im platinsensiblen Rezidiv nach Ansprechen (CR oder PR) auf eine platinbasierte Chemotherapie
  - Erstlinien-Erhaltungstherapie in FIGO-Stadien III und IV mit HRD-Positivität (BRCA1/2-mutiert oder genomische Instabilität) in Kombination mit Bevacizumab nach Ansprechen (CR oder PR) auf eine platin- und bevacizumabbasierte Chemotherapie

- Mamma-Ca (MC):
  - Keimbahn-BRCA1/2-mutiertes, HER2-neg. MC im Frühstadium mit hohem Rezidivrisiko als adjuvante Monotherapie oder kombiniert mit endokriner Therapie nach neoadjuvanter oder adjuvanter Chemotherapie
  - Keimbahn-BRCA1/2-mutiertes, HER2-neg. MC im lokal fortgeschrittenen oder metastasiertem Stadium nach Therapie mit Anthrazyklin und Taxan (oder nicht geeignet für diese Therapien) und ggf. nach Versagen einer endokrinen Therapie bei HR-pos. MC.
- Keimbahn-BRCA1/2-mutiertes Pankreas-Ca nach mind. 16-wöchiger platinhaltiger Therapie in der Erstlinie ohne Progression
- Keimbahn- oder somatisch BRCA1/2-mutiertes metastasiertes kastrationsresistentes Prostata-Ca nach Progression unter neuer hormoneller Substanz

Pharmakodynamik Inhibitor der PARP-Enzyme 1, 2 und 3 (Poly-ADP-Ribose-Polymerase; DNA-Reparatur) → Induktion von DNA-Doppelstrangbrüchen in replizierenden Zellen → Zunahme genomischer Instabilität → Apoptose.

Pharmakokinetik
- Rasche orale Resorption mit T_{max} von 1,5 h, unabhängig von Nahrungsaufnahme
- Metabolisierung vorwiegend hepatisch durch CYP3A4/5
- Effektive HWZ 17 h, Ausscheidung über Urin und Fäzes

Nebenwirkungen
- KM: Neutro-, Thrombozytopenie, Anämie, MDS/AML
- Gastrointestinales System: Übelkeit, Erbrechen, Diarrhö, Obstipation, Dyspepsie, Stomatitis, Bauchschmerzen
- Lunge: Dyspnoe, Husten
- Niere: Kreatininerhöhung
- Nervensystem: Schwindel, Cephalgien, Insomnie
- Haut: Hautausschlag, Dermatitis
- Sonstige: Fatigue

Dosierung
- 2 × 300 mg/d
- Dosisanpassung bei Toxizität: siehe Fachinformation

Wechselwirkungen
- Vorsicht bei Kombination mit CYP3A4-abhängigen Wirkstoffen mit geringer therapeutischer Breite (z. B. Ciclopsorin, Tacrolimus, Alfentanil, Ergotamin, Quetipin, Halofantrin)
- Vorsicht bei Kombination mit CYP1A2-abhängigen Wirkstoffen mit geringer therapeutischer Breite (z. B. Clozapin, Theophyllin, Ropinirol)

Kontrollen BB, Leber-, Nierenwerte.

1.3.83 Osimertinib

Präparate Tagrisso® Filmtabletten à 40/80 mg.

Indikationen
- Lokal fortgeschrittenes/metastasiertes NSCLC mit EGFR-Mutation in der Erstlinientherapie, in späterer Therapielinie bei Nachweis einer T790M-Mutation
- Adjuvante Behandlung NSCLC mit EGFR-Mutation in den Stadien IB bis III über 3 J.

Pharmakodynamik
- Irreversibler TKI am EGF-Rezeptor
- T790M: häufige Punktmutation, meist erworbene Resistenz unter TKI-Therapie
- EGFR-Signalweg: Vermittlung der Steuerung der Überlebensfähigkeit von Zellen durch Zellzyklusregulation, Angiogenese, Zellmigration, zelluläre Invasion bzw. Metastasierung, unkontrolliert bei aktivierender Mutation der EGFR-TK-Domäne → Inhibition durch TKI

Pharmakokinetik
- Orale Resorption unabhängig von Nahrung und pH-Wert. Bioverfügbarkeit unbekannt.
- Terminale HWZ ca. 48 h.
- Metabolisierung hepatisch über CYP3A4 und CYP3A5: Entstehung aktiver Metaboliten.

Nebenwirkungen
- KM: Myelosuppression
- Gastrointestinales System: Diarrhö, Stomatitis
- Haut: Ausschlag, Hauttrockenheit, Paronychie, Pruritus
- Herz/Gefäße: QT-Zeit-Verlängerung
- Lunge: interstitielle Lungenerkrankung, Pneumonitis

Dosierung 1 × 80 mg/d.

Wechselwirkungen
- Gleichzeitige Anwendung von starken CYP3A-Induktoren (z. B. Phenytoin, Rifampicin, Carbamazepin, Johanniskraut) vermeiden. CYP3A-Inhibitoren scheinen keinen entscheidenden Einfluss zu haben (andere Abbauwege werden aktiviert).
- Inhibition von BCRP-Transportern: Wirkungsverstärkung von BCRP-abhängigen Medikamenten (z. B. Rosuvastatin).

Kontrollen BB, Leber- und Nierenfunktion.

Merke
Bestimmung des T790M-Mutationsstatus vor Therapie aus Tumor-DNA oder zirkulierender ctDNA mit validierten Tests! Durch die Zulassung in der adjuvanten Situation ist auch hier jetzt die Testung auf EGFR-Mutationen am OP-Material obligat.

1.3.84 Oxaliplatin

Synonyme L-OHP.

Präparate Eloxatin®, Amp. à 50/100 mg (Generika verfügbar).

Indikationen
- Zulassung: adjuvante Therapie im Stadium III (Dukes C) sowie metastasiertes CRC in Kombination mit 5-FU und Folinsäure
- Weitere Anwendungen bei Lymphomen, Magen-, Ösophagus-, Pankreas-Ca

Pharmakodynamik Rasche DNA-Bindung → Crosslink-Bildung (stabiler als mit Cisplatin) → Hemmung von Replikation und Transkription.

Pharmakokinetik

- Hohe Plasmaeiweißbindung
- HWZ ca. 9 d
- Elimination überwiegend renal

Nebenwirkungen

- KM: gering ausgeprägte Toxizität, v. a. Granulozytopenie.
- Gastrointestinales System: Diarrhö, Schleimhauttoxizität, Übelkeit, Erbrechen.
- Niere: im Gegensatz zu anderen Platinderivaten keine ausgeprägte Nephrotoxizität.
- Nervensystem: kumulative und dosisbegrenzende periphere Neuropathie (Kälteempfinden, Parästhesien der Arme und Beine, Dysästhesien in Larynx/Pharynx mit Atem- und Schluckbeschwerden). Kälteexposition verstärkt Neuropathie.
- Sonstige: selten allergische Reaktionen. Paravasation nekrotisierend.

Dosierung

- 100–130 mg/m^2 KOF i. v. an Tag 1, Wdh. Tag 22
- Alternativ: 80–100 mg/m^2 KOF über 2 h an Tag 1, Wdh. Tag 15

Kontrollen BB, Leber- und Nierenfunktion, neurologischer Status.

> **Merke**
> Engmaschige Verlaufskontrolle der Neurotoxizität.

1.3.85 Paclitaxel

Präparate Taxol®, Amp. à 30/100/300 mg (Generika verfügbar).

Indikationen

- Erstlinientherapie des fortgeschrittenen Ovarial-Ca in Kombination mit Cisplatin, Zweitlinientherapie nach Versagen einer Standardtherapie mit platinhaltigen Chemotherapien
- Erstlinientherapie des fortgeschrittenen Mamma-Ca in Kombination mit einem Anthrazyklin oder mit Trastuzumab/Pertuzumab, wenn der Her2neu 3-fach pos. ist
- Monotherapie bei Pat. mit metastasierendem Mamma-Ca bei KI/nach Versagen einer Anthrazyklin-Therapie – ggf. auch Kombination mit Bevacizumab
- Adjuvante Chemotherapie des nodal-pos. Mamma-Ca (ggf. in Kombination mit Carboplatin) nach AC-Therapie (Adriamycin/Cyclophosphamid)
- Fortgeschrittenes NSCLC in Kombination mit Cisplatin (bei fehlender kurativer Option)
- Fortgeschrittenes SCLC in der 3. Linie
- AIDS-assoziiertes Kaposi-Sarkom, nach Versagen einer Therapie mit liposomalem Doxorubicin

Pharmakodynamik

- Mitosearrest durch Hemmung der Tubulindepolymerisierung → Stabilisierung des Spindelapparats → G2-/M-Phasen-Arrest
- Apoptoseinduktor

Pharmakokinetik

- Bei hoher Plasmaproteinbindung initiale Plasma-HWZ von ca. 15 min bis 2 h, terminale Plasma-HWZ von 6–20 h

- Hepatischer Metabolismus (Cytochrom P450), gering auch renal
- Keine Penetration in das ZNS
- Biliäre, in geringem Ausmaß auch renale Elimination

Nebenwirkungen

- KM: KM-Suppression dosisbegrenzend (nicht kumulative Neutropenie, weniger ausgeprägte Thrombozytopenie und Anämie).
- Gastrointestinales System: Übelkeit, Erbrechen, Mukositis, Diarrhö, Anorexie, Obstipation, selten intestinale Obstruktion, Erhöhung der Werte von GOT, AP und/oder Bilirubin.
- Haut: Alopezie mit teilweisem Verlust der Sekundärbehaarung bzw. von Augenbrauen und Wimpern.
- Stoffwechsel: Veränderungen der Blutfettwerte (Anstieg der Triglyzeride i. S.) und Beeinträchtigung der Blutrheologie (durch Cremophor EL).
- Herz/Gefäße: Hypertonie, Sinusbradykardie, Tachykardie, Thrombophlebitis, AV-Block, Schenkelblock, Synkope, Hypotonie, Koronarstenose, Bigeminus.
- Nervensystem: dosisbegrenzende Neuro- und neuromuskuläre Toxizität, reversible periphere Neuropathie mit Parästhesien, autonome Neuropathie, Geschmacksstörungen, Cephalgien, Krampfanfälle. Neurotoxizität tritt vermehrt bei wiederholter Gabe oder hoher Dosierung auf.
- Sonstige: Hypersensitivitätsreaktionen (Hypotonie, Angioödem, Bronchospasmus, generalisierte Urtikaria; möglicherweise auch auf das begleitende Cremophor EL zurückzuführen), auch verzögert auftretend. Meist leichte bis mäßige (aber kumulative) Arthralgien, Myalgien, Myopathie, periphere Ödeme. Gewebstoxizität bei Paravasation.

Dosierung Unterschiedliche Dosis, je nach Protokoll, z. B.:

- Monotherapie 3-wöchentlich: 135–175 (–250) mg/m² KOF/d i. v. über 3 oder 24 h, Wdh. Tag 22.
- Monotherapie fraktioniert: 80–100 mg/m² KOF/d i. v. über 1–3 h an den Tagen 1, 8, 15, 22, 29 und 35, Wdh. Tag 49.
- Polychemotherapie 3-wöchentlich: 135–185 mg/m² KOF/d i. v. über 3 oder 24 h, Wdh. Tag 22.
- Polychemotherapie fraktioniert: 60–100 mg/m² KOF/d i. v. über 1–3 h, wöchentlich.
- Dosismodifikation: nur bei sehr schwerer Nierenfunktionsstörung Dosisreduktion erwägen. Vorsichtige Anwendung bei Einschränkung der Leberfunktion, allerdings ohne Hinweis auf genaue Dosen.

Wechselwirkungen

- Taxol nach Cisplatin verabreicht: Myelosuppression und verringerte Paclitaxel-Clearance (um ca. 20 % verringert).
- Taxol vor Cisplatin: Verträglichkeit etwa wie bei Taxol-Monotherapie.
- Ketoconazol: Elimination von Paclitaxel nicht gehemmt.
- Vorsicht bei gleichzeitiger Verabreichung von Paclitaxel und anderen CYP3A4-Substraten/-Inhibitoren.
- Der Hilfsstoff Poly(oxyethylen)-35-Rizinusöl (Cremophor EL) kann zur Freisetzung von Phthalat aus PVC-Behältnissen führen → für Verdünnung, Aufbewahrung und Verabreichung keine Behältnisse aus Polyvinylchlorid verwenden.

Kontrollen BB, Leber- und Nierenfunktion, neurologischer Status.

Merke
Prophylaxe der Hypersensitivitätsreaktion mit entsprechender Prämedikation, die ein Steroid umfassen muss. Eine Steroidgabe am Vortag der Applikation kann sinnvoll sein. Applikationsreihenfolge beachten: Anthrazykline → Taxol → Platinderivate.

Nab-Paclitaxel

Präparate Abraxane®, Amp. à 250 mg.

Indikationen
- Metastasiertes Mamma-Ca in 2. Linie, falls Anthrazykline nicht angezeigt sind
- Adeno-Ca des Pankreas (kombiniert mit Gemcitabin), 1. Linie
- Palliative 1. Linie bei NSCLC in Kombination mit Carboplatin

Pharmakodynamik
- Paclitaxel an 130 nm große Humanalbumin-Nanopartikel gebunden → nach Infusion Dissoziation in 10 nm große Paclitaxel-Albumin-Komplexe
- Besserer transendothelialer Transport über gp-60-Albuminrezeptoren

Nebenwirkungen
- S. Paclitaxel (▶ 1.3.85)
- Im Vergleich zu Paclitaxel mehr Hämatotoxizität, weniger Neurotoxizität

Dosierung
- Mamma-Ca: 260 mg/m² KOF/d i. v. über 30 min, 3-wöchentlich.
- Pankreas-Ca: 125 mg/m² KOF/d i. v. über 30 min an den Tagen 1, 8, 15, unmittelbar gefolgt von Gemcitabin 1 000 mg/m² KOF/d i. v. über 30 min an den Tagen 1, 8, 15, 4-wöchentlich.
- NSCLC: 100 mg/m² KOF/d i. v. über 30 min an den Tagen 1, 8, 15, unmittelbar gefolgt von Carboplatin AUC 5/6 i. v., nur an Tag 1, 3-wöchentlich.

1.3.86 Palbociclib

Präparate Ibrance®, Hartkapseln à 75/100/125 mg.

Indikationen HR-pos., HER2-neg. lokal fortgeschrittenes/metastasiertes Mamma-Ca in Kombination mit einem Aromatasehemmer oder nach endokriner Vortherapie mit Fulvestrant. Bei prämenopausalen Frauen in zusätzlicher Kombination mit einem GnRH-Analogon.

Pharmakodynamik Inhibition von CDK4 und CDK6 → verhindert Phosphorylierung des Retinoblastom-Proteins und von Topoisomerase-II-alpha → Blockierung Übergang G1 in S-Phase des Zellzyklus.

Pharmakokinetik
- Langsame Resorption, Bioverfügbarkeit 45 %
- Verteilung: hohe Plasmaproteinbindung
- Hepatische Metabolisierung und gastrointestinale Elimination

Nebenwirkungen
- KM: Neutropenie (häufigste NW), Anämie, Thrombozytopenie
- Gastrointestinales System: Diarrhö, Inappetenz, Übelkeit, Erbrechen
- Nervensystem: Dysgeusie
- Haut: Alopezie, Exanthem
- Sonstiges: gehäuft Infektionen

Dosierung
- 125 mg/d Tage 1–21, Wdh. Tag 29. Einnahme unabhängig von Mahlzeiten.
- Dosisanpassung insbes. bei Auftreten von hämatologischer Toxizität: siehe Fachinformation.

Wechselwirkungen
- Gleichzeitige Behandlung mit starken CYP3A4-Inhibitoren (z. B. Nelfinavir, Ritonavir, Itraconazol, Ketoconazol, Voriconazol und Nefazodon, Grapefruitsaft) → Dosisreduktion auf 75 mg.
- Gleichzeitige Anwendung von starken CYP3A4-Induktoren (z. B. Carbamazepin, Phenytoin, Rifampicin und Johanniskraut) ist aufgrund einer verminderten Wirksamkeit zu vermeiden.

Kontrollen BB initial alle 2 Wo. (erste 2 Mon.), ab dem 7. Zyklus bei geringer Toxizität ggf. längere Intervalle.

1.3.87 Panobinostat

Präparate Farydak® Hartkapseln à 10/15/20 mg.

Indikationen Multiples Myelom nach mind. 2 Therapien (darunter Bortezomib und ein IMID), kombiniert mit Bortezomib.

Pharmakodynamik
- Hemmung der Histondeacytelase (HDAC) → verstärkte Acetylierung von Histonproteinen → transkriptionelle Aktivierung → Zellzyklusarrest, Apoptose
- Aufhebung einer Bortezomib-Refraktärität

Pharmakokinetik
- Vollständige und rasche orale Resorption, orale Bioverfügbarkeit etwa 20 % (First-Pass-Effekt). Aufnahme unabhängig von Nahrungsaufnahme.
- Multiple Wege der Metabolisierung.

Nebenwirkungen
- KM: Myelosuppression
- Gastrointestinales System: Diarrhö, Mukositis, Übelkeit, Erbrechen, Bauchschmerzen, gastrointestinale Blutungen, Gastritis, Leberfunktionsstörungen
- Haut: Ausschläge, Petechien
- Herz/Gefäße: Bradykardie, Vorhofflimmern, Sinustachykardie, QT-Zeit-Verlängerung
- Lunge: Bronchitis, Pneumonie
- Niere/Elektrolyte: Harnwegsinfekte, Elektrolytstörungen, Nierenversagen
- Sonstige: Sepsis, Virusinfekte, Clostridioides-difficile-Kolitis, Candidiasis, Hypothyreose, Schlaflosigkeit, Gelenkschwellungen, Ödeme, Fieber, Fatigue

Dosierung 20 mg/d an den Tagen 1, 3, 5, 8, 10, 12, Wdh. Tag 22, bis 16 Zyklen.

Wechselwirkungen
- Starke CYP3A- und/oder P-gp-Hemmer (z. B. Ketoconazol, Itraconazol, Voriconazol, Ritonavir, Saquinavir, Posaconazol): Panobinostat-Dosis sollte verringert werden.
- Sternfrüchte, Grapefruit(saft), Granatäpfel und Granatapfelsaft meiden.
- Starke CYP3A4-Induktoren (z. B. Carbamazepin, Phenobarbital, Phenytoin, Rifabutin, Rifampicin und Johanniskraut) vermeiden.
- CYP2D6-Substrate mit enger therapeutischer Breite (z. B. Pimozid) vermeiden.

- Andere CYP2D6-Substrate (z. B. Atomoxetin, Dextromethorphan, Metoprolol, Nebivolol, Perphenazin): Dosis der jeweiligen CYP2D6-Substrate je nach Verträglichkeit individuell titrieren, auf NW kontrollieren.
- Keine gleichzeitige Anwendung von Antiarrhythmika (z. B. Amiodaron, Disopyramid, Procainamid, Chinidin, Sotalol) und Substanzen, die das QT-Intervall verlängern (z. B. Chloroquin, Halofantrin, Clarithromycin, Methadon, Moxifloxacin, Bepridil, Pimozid).
- Antiemetika mit bekanntem Risiko einer QT-Zeit-Verlängerung (Dolasetron, Granisetron, Ondansetron und Tropisetron) mit Vorsicht anwenden.

Kontrollen BB, Leber- und Nierenfunktion.

1.3.88 Pazopanib

Präparate Votrient®, Tbl. à 200/400 mg.

Indikationen

- Fortgeschrittenes/metastasiertes Nierenzell-Ca nach Zytokintherapie
- Weichteilsarkome (2. Therapielinie, nur bei bestimmten Untergruppen, siehe Fachinformation)

Pharmakodynamik Inhibitor multipler TK: VEGFR-1, -2 und -3, PDGFR-α und -β, c-KIT: Wachstumsstillstand, Zelltod.

Pharmakokinetik

- Hohe Plasmaeiweißbindung
- Eliminations-HWZ ca. 30 h
- Hepatische Elimination durch Cytochrome (v. a. CYP3A4 und in geringerem Umfang CYP1A2 und CYP2C8)

Nebenwirkungen

- KM: Neutro-, Thrombozytopenie
- Gastrointestinales System: Diarrhö, Übelkeit, Erbrechen, Stomatitis, Magen-Darm-Perforationen, Abdominalschmerzen, Fisteln, Lebertoxizität
- Stoffwechsel: Hypothyreose, Hypophosphatämie
- Herz/Kreislauf: Hypertonie, thromboembolische Ereignisse, Bradykardie, Myokardinfarkt, Herzinsuffizienz, QTc-Verlängerung
- Haut: Färbung der Haare, Hand-Fuß-Syndrom, Ausschlag, Pruritus, Nagel- und Augenbrauenveränderungen, Hauttrockenheit, Pigmentstörungen an Haut und Haaren
- Lunge: Dyspnoe, Dysphonie, Hämoptysen, Pneumothorax
- Nervensystem: Geschmacksstörungen, Cephalgien, Neuropathien
- Sonstige: Infektion, Asthenie, thrombotische Mikroangiopathie

Dosierung

- 1 × 800 mg/d p. o. mind. 1 h vor oder 2 h nach einer Mahlzeit
- Dosismodifikation in 200-mg-Schritten
- Bei Leberfunktionsstörung (Bilirubin > 1,5–3 × oberer Normwert): 200 mg/d

Wechselwirkungen

- CYP3A4-Inhibitoren (Azol-Antimykotika, Proteaseinhibitoren, Erythromycin oder Clarithromycin, Grapefruitsaft): Verringerung der Metabolisierung → Erhöhung der Plasmakonzentration. Ggf. Dosisreduktion von Pazopanib, insbes. bei Auftreten von Toxizitäten.
- CYP3A4-Induktoren vermeiden (z. B. Rifampicin, Phenytoin, Carbamazepin, Barbiturate, Johanniskraut)! Verringerung der Plasmakonzentration von Pazopanib.

- WW mit Inhibitoren des P-gp (z. B. Ciclosporin und Verapamil) und BCRP (z. B. Lapatinib).
- Verminderte Resorption unter Antazidagabe!

Kontrollen Elektrolyte, Nieren- und Leberwerte, BB, Blutdruck.

1.3.89 Pemetrexed

Präparate Alimta®, Amp. À 100/500 mg.

Indikationen

- Kombiniert mit Cisplatin: inoperables malignes Pleuramesotheliom
- NSCLC (außer bei überwiegend plattenepithelialer Histologie):
  - Kombiniert mit Cisplatin/Carboplatin und Checkpoint-Inhibition zur Erstlinientherapie
  - Erhaltungstherapie nach platinbasierter Chemotherapie
  - Monotherapie: mind. 2. Therapielinie

Pharmakodynamik

- Folsäureantagonist
- Hemmung mehrerer Schlüsselenzyme: Blockade der Thymidylatsynthase und der Dihydrofolatreduktase → Störung der Pyrimidinsynthese
- Hemmung der Glycinamid-Ribonukleotid-Formyltransferase → Störung der Purinbiosynthese → Verminderung von DNA- und RNA-Synthese → Verringerung der Zellproliferation

Pharmakokinetik

- Hohe Plasmaeiweißbindung
- Plasma-HWZ von 3,5 h
- Vorwiegend renale Elimination der unveränderten Substanz

Nebenwirkungen

- KM: Anämie, Leuko-, Thrombozytopenie (dosisbegrenzend)
- Gastrointestinales System: Übelkeit, Appetitverlust, Erbrechen, Stomatitis, Diarrhö, Obstipation, Transaminasenerhöhung, Bauchschmerzen
- Haut: Hautrötung/Abschuppung, Juckreiz, Haarausfall, multiformes Erythem
- Herz/Gefäße: supraventrikuläre Arrhythmien, schwerwiegende kardio- und zerebrovaskuläre Ereignisse, v. a. bei Kombination mit anderen zytotoxischen Wirkstoffen, einschließlich Myokardinfarkt, Angina pectoris, Insult, TIA
- Niere: erhöhte Kreatininwerte, Nierenversagen (bei Kombination mit Cisplatin)
- Nervensystem: sensorische motorische Neuropathie
- Sonstige: Fieber, allergische Reaktionen

Dosierung Unterschiedliche Dosis, je nach Ind.:

- Malignes Pleuramesotheliom: 500 mg/m² KOF i. v. über 10 min an Tag 1, Wdh. Tag 22. Kombination mit Cisplatin, 75 mg/m² KOF i. v., über 2 h etwa 30 min nach Abschluss der Pemetrexed-Infusion.
- NSCLC: 500 mg/m² KOF i. v. über 10 min an Tag 1, Wdh. Tag 22.

Wechselwirkungen

- Nephrotoxische Arzneimittel (Aminoglykoside, Schleifendiuretika etc.) → Ausscheidung vermindert
- Beeinflussung oraler Antikoagulanzien

Kontrollen BB, Leber- und Nierenfunktion (Kreatinin-Clearance).

Merke

Vor Therapie Ausschluss eines „dritten Raums", Kontrolle von BB, Leber- und Nierenfunktion.
Komedikation mit Folsäure und Vit. B_{12} empfohlen, die zeitlich deutlich vor der Einleitung begonnen werden sollte.
Eine Prämedikation mit Dexamethason senkt die Rate von sonst häufigen allergischen Hautreaktionen.

1.3.90 Pentostatin

Synonym DCF.

Präparate Nipent®, Trockensubstanz und Injektionslösung à 10 mg.

Indikationen Haarzellleukämie.

Pharmakodynamik
- Antimetabolit (Purinanalogon)
- Spezifische Hemmung der Adenosindeaminase (ADA) → Elimination lymphatischer Zellpopulationen durch Akkumulation toxischer Metaboliten (Simulation des schweren kombinierten Immundefekts [SCID] bei Kindern)

Pharmakokinetik
- Initiale Plasma-HWZ von 9 min, terminale Plasma-HWZ von 3–10 h
- Intrazelluläre Metabolisierung zu Nukleotiden
- Renale Elimination der unveränderten Substanz
- Akkumulation bei Niereninsuffizienz

Nebenwirkungen
- KM: Neutropenie, weniger ausgeprägte Thrombozytopenie und Anämie
- Gastrointestinales System: Übelkeit, Erbrechen, Diarrhö, transiente (selten schwere) Leberfunktionsstörungen
- Haut: allergische Reaktionen, Alopezie, Fotosensibilisierung
- Herz/Gefäße: Herzrhythmusstörungen, Herzinsuffizienz, Schock
- Lunge: Hustenreiz, Asthma, Dyspnoe, Lungenödem
- Niere: akutes Nierenversagen
- Nervensystem: Krampfanfälle, Koma, Müdigkeit, Cephalgien, Depressionen, Seh-, Geschmacksstörungen, Keratokonjunktivitis
- Sonstige: Immunsuppression mit opportunistischen Infektionen (T-Zell-Defizienz; Häufigkeit schwerer Infektionen ≤ 10 %). Eosinophilie, Lymphadenopathie, Splenomegalie, allgemeines Krankheitsgefühl, Fieber, periphere Ödeme, Myalgie, Knochen-, Gelenkschmerzen

Dosierung
- 4 mg/m² KOF/d i. v., Wdh. Tag 15.
- Dosismodifikation: Ausscheidung korreliert mit GFR → GFR < 60 ml/min stellt eine relative KI dar.

Wechselwirkungen
- Pentostatin verstärkt Effekt von Vidarabin.
- In Kombination mit Fludarabinphosphat Erhöhung des Risikos tödlicher Lungenschäden.
- Die Kombination von Pentostatin mit Cyclophosphamid wird nicht empfohlen.

Kontrollen BB, Leber- und Nierenfunktion.

Merke
Supportive antibiotische und ggf. antivirale Therapie empfohlen. Hydrierung zur Prophylaxe des akuten Nierenversagens.

1.3.91 Pemigatinib

Präparate Pemazyre®, Tbl. à 4,5/9/13,5 mg.

Indikationen Bei lokal fortgeschrittenem oder metastasiertem Cholangiokarzinomen mit einer Fibroblasten-Wachstumsfaktor-Rezeptor-2-(FGFR2-)Fusion oder FGFR2-Rearrangement nach mind. einer vorherigen systemischen Therapielinie.

Pharmakodynamik Kinaseinhibitor von FGFR1, -2 und -3, der die FGFR-Phosphorylierung und -Signalübertragung hemmt und die Zellviabilität in Zellen verringert.

Pharmakokinetik
- Hohe Plasmaeiweißbindung
- Plasma-HWZ von 15,4 h
- Hauptsächliche Metabolisierung über CYP3A4

Nebenwirkungen
- Gastrointestinales System: Übelkeit, Stomatitis, Diarrhö, Obstipation, Mundtrockenheit
- Niere: Hyperphosphatämie (phosphatarme Diät für alle Pat.), Hyponatriämie, Hypophosphatämie, Kreatininerhöhung
- Auge: trockenes Auge, seröse Netzhautablösung, Keratitis punctata, verschwommenes Sehen, Trichiasis
- Sonstige: Arthralgie, Ermüdung, Alopezie
- Nervensystem: Geschmacksstörungen

Dosierung
- 13,5 mg/d p. o. für 14 d, dann 7 d Pause
- Dosismodifikation nach Fachinformation

Wechselwirkungen
- Kombination mit starken CYP3A4-Hemmer (Azole, Makrolide etc.) sollte vermieden werden – sonst Dosisreduktion.
- Kombination mit CYP3A4-Induktoren (z. B. Carbamazepin) sollte vermieden werden.
- Kombination mit Johanneskraut ist kontraindiziert.
- Kombination mit PPI sollte vermieden werden – ggf. H_2-Rezeptorantagonisten verwenden.
- P-gp-Inhibitor – Verabreichung mind. 6 h vor oder nach P-gp-Substraten (z. B. Digoxin).

Kontrollen BB, Leber- und Nierenfunktion, Elektrolyte, insbes. Phosphat.

Merke
Es sollte eine phosphatarme Ernährung eingehalten werden.

1.3.92 Pixantron

Präparate Pixuvri®, Amp. à 29 mg.

Indikationen Mehrfach rezidiviertes B-NHL.

Pharmakodynamik
- Anthrazyklin (Aza-Anthracendion)
- DNA-Alkylierung und Adduktbildung, Doppelstrangbrüche → Hemmung von DNA- und Proteinsynthese

Pharmakokinetik
- Hohes Verteilungsvolumen, 50 % Plasmaeiweißbindung
- Terminale Plasma-HWZ von 14–44 h
- Vorwiegend biliäre und kaum renale Elimination des unveränderten Wirkstoffs

Nebenwirkungen
- KM: dosisbegrenzende Leuko- und Thrombozytopenie
- Gastrointestinales System: Übelkeit, Erbrechen, Diarrhö, Leberschäden
- Haut: Dermatitis, Stomatitis, Alopezie
- Nervensystem: Konjunktivitis
- Herz/Gefäße: Arrhythmien, Ischämien, Herzinsuffizienz
- Sonstige: Paravasationsgefahr unklar

Kontraindikationen Vorsicht bei Anthrazyklin-Vorbehandlung (kumulativ > 450 mg/m² KOF Doxorubicin oder äquivalent)!

Dosierung 50 mg/m² KOF/d an den Tagen 1, 8 und 15, Wdh. Tag 22 (max. 6 Zyklen).

Wechselwirkungen Verstoffwechslung über CYP1A2 und CYP2C8 sowie P-gp. Ob WW klinisch relevant sind, ist nicht bekannt.

1.3.93 Ponatinib

Präparate Iclusig®, Tbl. à 15/45 mg.

Indikationen
- Philadelphia-Chromosom-pos. CML bei Unverträglichkeit oder Resistenz gegen Dasatinib und Nilotinib oder bei Vorliegen einer T315I-Mutation
- Philadelphia-Chromosom-pos. ALL bei Unverträglichkeit oder Resistenz gegen Dasatinib oder bei Vorliegen einer T315I-Mutation

Pharmakodynamik
- Pan-bcr-abl-TKI → Proliferationshemmung, Apoptoseinduktion
- Wirksamkeit auch bei Imatinib-, Dasatinib- und Nilotinib-Resistenzen
- Zudem Hemmung der TK von RET, FLT3, KIT sowie Mitgliedern der FGFR-, PDGFR- und VEGFR-Kinase-Familien

Pharmakokinetik
- Hohe Plasmaeiweißbindung, hohes Verteilungsvolumen
- Metabolisierung durch Esterasen und Amidasen und hepatisch über CYP3A4
- Terminale HWZ ca. 20 h
- Ausscheidung über Fäzes

Nebenwirkungen
- KM: Leuko-, Thrombozytopenie, Anämie
- Gastrointestinales System: Bauchschmerzen, Durchfall, Erbrechen, Verstopfung, Übelkeit, Pankreatitis, Stomatitis, abdominale Beschwerden, Mundtrockenheit, Leberversagen, Ikterus

- Stoffwechsel: Hyperglykämie, Hyperurikämie, Hypertriglyzeridämie, Gewichtsverlust
- Herz/Gefäße: Hypertonie, Gefäßverschlüsse, zerebrovaskuläre Ereignisse Herzinsuffizienz, Myokardinfarkt, KHK, Perikarderguss, Vorhofflimmern/-flattern, Prinzmetal-Angina
- Niere: Dehydration, Flüssigkeitsretention, Elektrolytstörungen
- Haut: Erythem, Pruritus
- Nervensystem: periphere Neuropathie, Müdigkeit, Benommenheit, Migräne, Missempfindungen
- Sonstige: Fieber, Infektionen

Dosierung 45 mg/d p. o.

Dosismodifikation bei Neutrophilen < 1 000/µl oder Thrombozyten < 50 000/µl.

- 1. Ereignis: Pause bis zur Erholung
- 2. Ereignis: Pausierung und anschließende Dosisreduktion auf 30 mg/d
- 3. Ereignis: Pausierung und anschließende Dosisreduktion auf 15 mg/d

Andere Toxizitäten, insbes. Pankreatitis: siehe Fachinformation.

Wechselwirkungen

- Konzentrationserhöhung durch CYP3A4-Hemmer (Azole, Makrolide etc.)
- Konzentrationsverringerung durch CYP3A4-Induktoren (Phenytoin, Phenobarbital, Rifampicin etc.)
- Möglicherweise verminderte Resorption nach Gabe von Antazida

Kontrollen BB, Leber- und Nierenfunktion, Elektrolyte, Amylase, Lipase, Lipide, Blutzucker, Blutdruck.

1.3.94 Pralsetinib

Präparate GAVRETO®, Tbl. à 40/80 mg.

Indikationen Erstlinientherapie des RET-Fusions-pos. fortgeschrittenem NSCLC.

Pharmakodynamik Inhibitor der RET-RTK, die bei bestimmten Punktmutationen oder chromosomalen Rearrangements (z. B. In-frame-RET-Fusionen) als onkogene Treiber durch Förderung der Zellproliferation dienen können.

Pharmakokinetik

- Rasche orale Bioverfügbarkeit, T_{max} ca. 2–4 h
- Metabolisierung vorwiegend durch CYP3A4 (nachrangig CYP 2D6/1A2) und UGT1A4
- Ausscheidung des Wirkstoffs und der Metaboliten vorwiegend über Fäzes

Nebenwirkungen

- KM: Thrombopenie, Anämie, Neutro-, Lymphopenie
- Gastrointestinales System: Obstipation, Diarrhö, Mundtrockenheit, Übelkeit, Bauchschmerzen, Erbrechen, Stomatitis, Transaminasenanstieg
- Haut: Ausschlag
- Herz: Hypertonie, Blutung, QT-Zeit-Verlängerung
- Lunge: Husten, Dyspnoe, Pneumonitis
- Nervensystem: Cephalgien, Geschmacksstörungen
- Nieren: Niereninsuffizienz
- Sonstige: Fatigue, Ödem, Fieber, Pneumonie, Harnwegsinfektion, Hyponatriämie, Hypokalzämie, Hypoalbuminämie

Dosierung

- 1 × 400 mg/d auf nüchternen Magen
- Dosisanpassung bei Toxizität: siehe Fachinformation

Wechselwirkungen

- CYP3A4-Induktoren (z. B. Carbamazepin, Rifampicin, Johanniskraut): Beschleunigung des Metabolismus
- CYP3A4-Inhibitoren (Proteaseinhibitoren wie Atazanavir, Indinavir, Nelfinavir, Ritonavir, Saquinavir, Azol-Antimykotika wie Itraconazol, Ketoconazol und Voriconazol, Makrolide wie Clarithromycin, Telithromycin und Troleandomycin): Verminderung des Metabolismus
- Empfohlene Dosismodifikationen: s. Fachinformation

Kontrollen BB, Leber-, Nieren- und Lungenfunktion, EKG

1.3.95 Procarbazin

Präparate Natulan®-Kps. à 50 mg.

Indikationen Hodgkin-Lymphom, NHL.

Pharmakodynamik

- DNA-Alkylierung, -Methylierung und -Depolymerisierung → Hemmung der DNA-, RNA- und Proteinbiosynthese
- Hemmung der Monoaminooxidase (MAO)

Pharmakokinetik

- Gute orale Bioverfügbarkeit
- Liquorgängigkeit
- Plasma-HWZ von 15 min
- Hepatische Metabolisierung (Cytochrom-P450-abhängig)
- Renale Elimination der inaktiven Metaboliten

Nebenwirkungen

- KM: dosisbegrenzende Myelosuppression (verzögert einsetzend)
- Gastrointestinales System: Übelkeit, Erbrechen, Diarrhö, transiente Leberschäden
- Haut: Alopezie, Dermatitis, Stomatitis, Fotosensitivität, Hyperpigmentierungen
- Stoffwechsel: Hyperurikämie
- Herz/Gefäße: Hypotonie, tachykarde Rhythmusstörungen
- Nervensystem: zentrale und periphere neurotoxische Störungen
- Sonstige: grippale Symptomatik, Gynäkomastie

Dosierung 100 mg/m² KOF p. o. an den Tagen 1–14. Wdh. an den Tagen 22–29.

Wechselwirkungen

- Aufgrund der MAO-Hemmung Alkoholunverträglichkeit
- Wirkungsverstärkung durch Barbiturate, Antihistaminika, Phenothiazine, Sympathomimetika

Kontrollen BB, Leber- und Nierenfunktion.

Tipp

Durch gleichzeitige Hemmung der MAO ergeben sich zahlreiche Arzneimittelinteraktionen!

1.3.96 Ribociclib

Präparate Kisqali®, Filmtabletten à 200 mg.

Indikationen HR-pos., HER2-neg. lokal fortgeschrittenes/metastasiertes Mamma-Ca in Kombination mit einem Aromatasehemmer oder mit Fulvestrant. Bei prämenopausalen Frauen in zusätzlicher Kombination mit einem GnRH-Analogon.

Pharmakodynamik Selektive Inhibition von CDK4 und CDK6 → verhindert Phosphorylierung des Retinoblastom-Proteins und von Topoisomerase-II-alpha → Blockierung Übergang G1 in S-Phase des Zellzyklus.

Pharmakokinetik
- Resorption: Bioverfügbarkeit unbekannt. Einnahme unabhängig von Mahlzeiten.
- Hepatische Metabolisierung über CY3A4 und gastrointestinale Elimination. HWZ variabel zwischen 30 und 55 h.

Nebenwirkungen
- KM: Neutropenie (häufigste NW), Anämie, Thrombozytopenie
- Gastrointestinales System: Diarrhö, Inappetenz, Übelkeit, Erbrechen, Stomatitis
- Haut: Alopezie, Exanthem, Pruritus
- Herz/Gefäße: QT-Zeit-Verlängerung
- Nervensystem: Dysgeusie, Cephalgien, Benommenheit
- Sonstiges: gehäuft Infektionen

Dosierung
- 600 mg/d an den Tagen 1–21, Wdh. Tag 29
- Dosisanpassung insbes. bei Auftreten von Toxizität: siehe Fachinformation

Wechselwirkungen
- Gleichzeitige Behandlung mit starken CYP3A4-Inhibitoren (z. B. Nelfinavir, Ritonavir, Itraconazol, Ketoconazol, Voriconazol und Nefazodon, Grapefruitsaft) → Zunahme der Toxizität→ Verringerung der Dosis auf 400 mg/d.
- Gleichzeitige Anwendung von starken CYP3A4-Induktoren (z. B. Carbamazepin, Phenytoin, Rifampicin und Johanniskraut) ist aufgrund einer verminderten Wirksamkeit zu vermeiden.

Kontrollen
- EKG vor Behandlung (keine Therapie bei QTcF > 450 ms), nach 2 Wo. und zu Beginn des 2. Zyklus
- Regelmäßige Kontrolle von BB, Leberwerten, Elektrolyten

1.3.97 Rucaparib

Präparate Rubraca® Tbl. a 200/250/300 mg.

Indikationen High grade epitheliales Ovarial-Ca (OC)/Eileiter-Ca/primäres Peritoneal-Ca: Erhaltungstherapie im platinsensiblen Rezidiv nach Ansprechen (CR oder PR) auf eine platinbasierte Chemotherapie.

Pharmakodynamik Inhibitor der PARP-Enzyme 1, 2 und 3 (Poly-ADP-Ribose-Polymerase; DNA-Reparatur) → Induktion von DNA-Doppelstrangbrüchen in replizierenden Zellen → Zunahme genomischer Instabilität → Apoptose.

Pharmakokinetik
- Rasche orale Resorption mit T_{max} von 1,9 h, unabhängig von Nahrungsaufnahme

- Metabolisierung vorwiegend hepatisch durch CYP2D6, CYP1A2, CYP3A4/5
- Ausscheidung vorwiegend Fäzes

Nebenwirkungen
- KM: Neutro-, Thrombozytopenie, Anämie, MDS/AML
- Gastrointestinales System: Übelkeit, Erbrechen, Diarrhö, Obstipation, Dyspepsie, Stomatitis, Bauchschmerzen, Hypercholesterinämie, Transaminasenerhöhung
- Lunge: Dyspnoe, Husten
- Niere: Kreatininerhöhung
- Nervensystem: Schwindel, Cephalgien, Insomnie
- Haut: Hautausschlag, Dermatitis
- Sonstige: Fatigue, Fieber, Überempfindlichkeit

Dosierung
- 2 × 600 mg/d
- Dosisanpassung bei Toxizität: siehe Fachinformation

Wechselwirkungen
- Vorsicht bei Kombination mit CYP3A4-abhängigen Wirkstoffen mit geringer therapeutischer Breite (z. B. Ciclopsorin, Tacrolimus, Alfentanil, Ergotamin, Quetipin, Halofantrin)
- Vorsicht bei Kombination mit CYP1A2-abhängigen Wirkstoffen mit geringer therapeutischer Breite (z. B. Clozapin, Theophyllin, Ropinirol)
- Substrat der Transportproteine P-gp und BCRP: WW mit Hemmstoffen (Ketoconazol, Itraconazol, Chinidin, Verapamil, Ciclosporin, Erythromycin) und Induktoren (Rifampicin, Johanniskraut)

Kontrollen BB, Leber-, Nierenwerte.

1.3.98 Repretinib

Präparate QINLOCK®, Filmtabletten à 50 mg.

Indikationen GIST bei fehlender Resektionsmöglichkeit/Metastasierung mit drei oder mehr TKI-Vortherapien (obligat Imatinib).

Pharmakodynamik TKI, der die KIT-Protoonkogen-RTK und die PDGRA-Kinase hemmt, einschließlich Wildtyp-, primäre und sekundäre Mutationen. In vitro zusätzlich Hemmung weitere Kinasen wie PDGFRB, TIE2, VEGFR2, BRAF.

Pharmakokinetik
- Max. Spiegel nach oraler Gabe nach 4 h.
- Metabolisierung über CYP3A4/5, geringfügig über CYP2C8 und CYP2D6 CYP2C9
- Elimination nicht vorwiegend renal, teilweise über Fäzes
- Eliminations-HWZ 12,6–15,6 h

Nebenwirkungen
- KM: Leuko-, Thrombozytopenie, Anämie
- Gastrointestinales System: Übelkeit, Obstipation, Diarrhö, Emesis, Stomatitis, Schmerzen im Oberbauch, ALAT- und Bilirubinerhöhung
- Haut: seborrhoische Keratose, melanozytärer Nävus, Hautpapillome, Plattenepithel-Ca der Haut, fibröses Histiozytom, Alopezie, Hyperkeratose, makulopapulöser Hautausschlag, Pruritus, akneiforme Dermatitis
- Lunge: Dyspnoe, Husten
- Herz/Gefäße: Hypertonie, Herzinsuffizienz, Tachykardie

- Niere/Elektrolyte: Ödeme, Hypophosphatämie,
- Nervensystem/Auge: Cephalgien, periphere sensorische Polyneuropathie, Depressionen
- Sonstige: Alopezie, Schmerzen in Rücken und Extremitäten, Hypothyreose

Dosierung 1 × 150 mg/d nüchtern (bei notwendiger Gabe von CYP3A4-Induktoren ggf. 2 × 150 mg/d).

Wechselwirkungen
- Gleichzeitige Gabe mit CYP3A4-Induktoren (Rifampicin usw.) vermeiden.
  – wenn nicht anders möglich, Erhöhung der Repretinib-Dosis
- Gleichzeitige Gabe mit CYP3A4-Hemmern (Ketoconazol usw.) vermeiden

Kontrollen Vitalzeichen, Elektrolyte, Nieren- und Leberwerte, BB, Gerinnungsparameter.

1.3.99 Ruxolitinib

Präparate Jakavi®, Tbl. à 5/10/15/20 mg.

Indikationen
- Symptomatische primäre und post-ET/post-PV-Myelofibrose
- Polycythaemia vera (PV) bei Hydroxyurea-Intoleranz oder -Resistenz
- Graft-versus-Host-Erkrankung, die unzureichend auf Kortikosteroide oder andere systemische Therapien anspricht

Pharmakodynamik Selektiver Inhibitor der Januskinasen (JAK) 1 und 2, Blockieren des JAK/STAT-Signalwegs, Reduktion proinflammatorischer Zytokine (TNF-α, IL-6 und CRP).

Pharmakokinetik
- Hohe Plasmaeiweißbindung, hohes Verteilungsvolumen, keine Überwindung der Blut-Hirn-Schranke
- Metabolisierung hepatisch über CYP3A4, CYP2C9
- Eliminations-HWZ ca. 3 h
- Ausscheidung der Metaboliten über Urin und Fäzes

Nebenwirkungen
- KM: Neutro-, Thrombozytopenie, Anämie
- Gastrointestinales System: Flatulenz, Transaminasenerhöhung
- Haut: Erythem, Pruritus
- Stoffwechsel: Gewichtszunahme, Hypercholesterinämie
- Herz/Gefäße: Hypertonie
- Nervensystem: Schwindel, Cephalgien
- Sonstige: Blutungen (Hämatome, Epistaxis, gastrointestinale und ZNS-Blutungen), Infektionen inkl. Herpes zoster

Dosierung Startdosis abhängig von der initialen Thrombozytenzahl:
- Thrombozyten 100 000–200 000/µl: 2 × 15 mg/d.
- Thrombozyten > 200 000/µl: 2 × 20 mg/d.
- Vorsicht bei Thrombozyten 50 000–100 000/µl: max. 2 × 5 mg/d.
- Dosismodifikation:
  – Thrombozyten < 50 000/µl oder Neutrophile < 500/µl: Therapiepause und Wiederbeginn mit 2 × 5 mg/d.
  – Thrombozyten < 100 000/µl: Dosisreduktion erwägen, sodass eine Therapiepause vermieden wird.

– Bei fehlender Wirksamkeit und ausreichenden Thrombozyten kann auf max. 2 × 25 mg/d erhöht werden.
– Therapiepausen sollten vermieden werden, da bei abruptem Absetzen teils lebensgefährliche Zytokin-Release-Syndrome auftreten können → sofern möglich, Ausschleichen der Dosis!

Wechselwirkungen

- Konzentrationserhöhung durch CYP3A4-Hemmer (Azole, Makrolide etc.): Dosisreduktion auf 50 % erwägen
- Konzentrationsverringerung durch CYP3A4-Induktoren (Phenytoin, Phenobarbital, Rifampicin etc.)
- Substrat der Transportproteine P-gp und BCRP: WW mit Hemmstoffen (Ketoconazol, Itraconazol, Chinidin, Verapamil, Ciclosporin, Erythromycin) und Induktoren (Rifampicin, Johanniskraut).

Kontrollen BB, Leber- und Nierenfunktion, Elektrolyte, Lipide.

1.3.100 Selinexor

Präparate NEXPOVIO®, Filmtabletten à 20 mg.

Indikationen

- In Kombination mit Bortezomib und Dexamethason zur Behandlung des multiplen Myeloms mit mind. 1 Vortherapie
- In Kombination mit Dexamethason zur Behandlung des multiplen Myeloms mit mind. 4 Vortherapien (mind. refraktär gegen 2 Proteasominhibitoren, 2 immunmodulatorischen Arzneimitteln und 1 Anti-CD38-AK)

Pharmakodynamik Reversibler, kovalenter, selektiver Inhibitor des nukleären Exports, der spezifisch Exportin 1 blockiert. Hierdurch Hemmung des Kernexports vieler Frachtproteine inkl. Tumorsupressorproteine, Wachstumsregulatoren und mRNAs von wachstumsfördernden Proteinen. Akkumulation von Tumorsupressorproteinen im Zellkern führt zu Zellzyklusarrest und Apoptose der malignen Zellen.

Pharmakokinetik

- Hohe Plasmaproteinbindung (95 %)
- Biotransformation und Metabolisierung durch CYP3A4, mehrere UDP-Glucuronosyl- und Glutathion-S-Transferasen
- HWZ 6–8 h

Nebenwirkungen

- KM: Thrombozytopenie, Anämie
- Gastrointestinales System: Nausea, Durchfall, Inappetenz, Transaminasenerhöhung
- Nervensystem: periphere Neuropathie
- Sonstige: Infektionen insbes. Pneumonie; Katarakt, Fatigue

Dosierung

- In Kombination mit Bortezomib und Dexamethason 1 × 100 mg/Wo.
- In Kombination mit Dexamethason 80 mg Tage 1 und 3 qw1
- Dosisreduktion laut Fachinformation

Wechselwirkungen Induktoren der CYP3A4 können zu einer geringeren Exposition gegenüber Selinexor führen.

Kontrollen Elektrolyte, Nieren- und Leberwerte, BB.

1.3.101 Selpercatinib

Präparate Retsevmo®, Tbl. à 40/80 mg.

Indikationen
- RET-Fusions-pos. fortgeschrittenes NSCLC in Erstlinie
- RET-Fusions-pos. fortgeschrittenes Schilddrüsen-Ca, nach mind. 1 Vorbehandlung (Sorafinib und/oder Lenvatinib)

Pharmakodynamik Inhibitor der RET-RTK, die bei bestimmten Punktmutationen oder chromosomalen Rearrangements (z. B. In-frame-RET-Fusionen) als onkogene Treiber durch Förderung der Zellproliferation dienen können.

Pharmakokinetik
- Rasche orale Bioverfügbarkeit (72 %), T_{max} ca. 2 h
- Metabolisierung durch CYP3A4
- Ausscheidung von Wirkstoff und Metaboliten über Fäzes und Urin

Nebenwirkungen
- KM: Thrombozyto-, Lymphopenie
- Gastrointestinales System: Inappetenz, Diarrhö, Nausea, Emesis, Obstipation, Transaminasenerhöhung
- Haut: Ausschlag
- Herz: Hypertonie, QT-Zeit-Verlängerung
- Nervensystem: Cephalgien, Schwindel
- Sonstige: Hämorrhagien

Dosierung
- KG < 50 kg: 2 × 120 mg/d
- KG > 50 kg: 2 × 160 mg/d
- Dosisanpassung bei Toxizität: siehe Fachinformation

Wechselwirkungen
- CYP3A4-Induktoren (z. B. Carbamazepin, Rifampicin, Johanniskraut): Beschleunigung des Metabolismus.
- CYP3A4-Inhibitoren (Proteaseinhibitoren wie Atazanavir, Indinavir, Nelfinavir, Ritonavir, Saquinavir, Azol-Antimykotika wie Itraconazol, Ketoconazol und Voriconazol, Makrolide wie Clarithromycin, Telithromycin und Troleandomycin): Verminderung des Metabolismus.
- Erhöhung der Konzentration von CYP2C8 Substraten (z. B. Repaglenid). Kombination mit CPY2C8-Substraten sollte vermieden werden.

1.3.102 Sorafenib

Präparate Nexavar®, Filmtabletten à 200 mg (Generika verfügbar).

Indikationen
- HCC
- Fortgeschrittenes Nierenzell-Ca nach Versagen oder Nicht-Eignung einer IFN- oder IL-2-basierten Therapie
- Progressives/lokal fortgeschrittenes/metastasiertes differenziertes (papilläres/follikuläres/Hürthle-Zell-)Schilddrüsen-Ca, refraktär auf Radioiodtherapie

Pharmakodynamik Multikinaseinhibitor (CRAF, BRAF, c-KIT und FLT-3, VEGFR-2, VEGFR-3, PDGFR-beta). Hemmung von Tumorwachstum und Angiogenese.

Pharmakokinetik

- Mittlere relative orale Bioverfügbarkeit 40–50 %, abhängig vom Fettgehalt der Nahrung
- Metabolisierung hepatisch durch CYP3A4 und Glukuronidierung (Beeinflussung der Resorption durch bakterielle Flora)
- Ausscheidung: biliär und renal

Nebenwirkungen

- KM: Neutro-, Lymphopenie, Anämie, Thrombozytopenie
- Gastrointestinales System: Durchfall, Lipaseerhöhung, Pankreatitis, Inappetenz, Stomatitis, Obstipation, Perforationen
- Haut: Hautausschlag, Alopezie und Hand-Fuß-Syndrom, Wundheilungsstörung
- Herz/Gefäße: Herzinsuffizienz, Blutungen, Hypertonie, Myokardinfarkt
- Niere/Elektrolyte: Hypophosphatämie, Nierenversagen
- Nervensystem: Neuropathie
- Sonstige: erektile Dysfunktion

Dosierung

- 2 × 400 mg/d, nüchtern oder mit nicht fettreicher Mahlzeit
- Bei schlechter Verträglichkeit Dosisreduktion auf 2 × 200 mg/d möglich

Wechselwirkungen

- Induktoren der CYP3A4-Aktivität und/oder Glukuronidierung (z. B. Johanniskraut, Phenytoin, Carbamazepin, Phenobarbital, Dexamethason) können den Metabolismus von Sorafenib verstärken.
- P-pg-Hemmung: möglicherweise erhöhte Digoxin-Spiegel.

Kontrollen

- Elektrolyte, Nieren- und Leberwerte, BB, Lipase, Blutdruck
- Bei Risiko-Pat. ggf. kardiales Monitoring

1.3.103 Sotorasib

Präparate LUMYKRAS®, Tbl. à 120 mg.

Indikationen KRAS G12C-mutiertes fortgeschrittenes NSCLC nach Progression unter Erstlinienbehandlung.

Pharmakodynamik

- Selektiver KRAS G12C-Inhibitor
- Hemmung des MAP- und PI3 K-Signalwegs → zellulärer Wachstumsstopp, Apoptose

Pharmakokinetik

- Nahrungsunabhängige rasche orale Bioverfügbarkeit, T_{max} ca. 1 h
- Elimination hepatisch durch CYP3A4/5, CYP2C8, Substrat des P-gp
- Ausscheidung von Wirkstoff und Metaboliten vorwiegend über Fäzes

Nebenwirkungen

- KM: Anämie
- Gastrointestinales System: Diarrhö, Übelkeit, Erbrechen, Obstipation, Abdominalschmerzen, Hepatopathie
- Nervensystem: Cephalgien
- Lunge: Husten, Dyspnoe; Pneumonitis, interstitielle Lungenerkrankung
- Sonstige: Arthralgie, Rückenschmerzen, Fatigue, Pyrexie

Dosierung
- 8 × 120 mg/d (960 mg/d).
- Bei Schluckstörungen können die Tabletten in 120 ml lauwarmem Wasser aufgelöst werden.
- Dosisanpassung bei Toxizität: siehe Fachinformation.

Wechselwirkungen
- CYP3A4-Induktoren (z. B. Carbamazepin, Rifampicin, Johanniskraut): Beschleunigung des Metabolismus
- CYP3A4-Inhibitoren (Proteaseinhibitoren wie Atazanavir, Indinavir, Nelfinavir, Ritonavir, Saquinavir, Azol-Antimykotika wie Itraconazol, Ketoconazol und Voriconazol, Makrolide wie Clarithromycin, Telithromycin und Troleandomycin): Verminderung des Metabolismus

Kontrollen BB, Leber- und Nierenfunktion, Lungenfunktion.

1.3.104 Streptozocin

Präparate Zanosar®, Amp. à 1 g.

Indikationen In Kombination mit 5-FU: systemische Therapie bei inoperablen oder metastasierten, progressiven und/oder symptomatischen, gut differenzierten, neuroendokrinen Pankreastumoren (G1 oder G2)/Insulinom.

Pharmakodynamik Zerfall zu reaktivem Methylnitrosoharnstoff-Metabolit: alkylierende Wirkung.

Pharmakokinetik
- Metaboliten sind ZNS-gängig.
- Überwiegend renale Ausscheidung.

Nebenwirkungen
- KM: milde Myelotoxizität
- Gastrointestinales System: Nausea und Emesis (sehr häufige NW). Hohes emetogenes Potenzial → Prämedikation empfohlen!
- Stoffwechsel/Metabolismus: Hyperglykämie.
- Niere: Nephrotoxizität (sehr häufige NW).
- Nervensystem: Verwirrtheit, Lethargie, Depression.

> **Cave**
> Paravasate führen zu schweren Gewebeverletzungen und Nekrosen. Bei Paravasat: Aspiration sofern möglich, lokale Kühlung.

Dosierung
- 6-Wo.-Schema: 500 mg/m² KOF/d, über 5 d, alle 6 Wo. bis zum Eintreten eines max. Behandlungsnutzens oder einer limitierenden Toxizität
- 3-Wo.-Schema: 500 mg/m² KOF/d, über 5 d (1 Zyklus), dann alle 3 Wo. 1 000 mg/m² KOF/d, über 5 d
- Max. Einzeldosis: 1 500 mg/m² KOF
- Pat. mit eingeschränkter Nierenfunktion (GFR < 60 ml/min): Dosisanpassung gemäß Fachinformation

Kontrollen BB, Leber- und Nierenwerte, Blutzuckerspiegel.

1.3.105 Sunitinib

Präparate Sutent®, Hartkapseln à 12,5/25/37,5/50 mg (Generika verfügbar).

Indikationen

- GIST bei fehlender Resektionsmöglichkeit/Metastasierung nach Imatinib-Therapie
- Metastasiertes Nierenzell-Ca (mRCC)
- Nicht resezierbarer oder metastasierter gut differenzierter pankreatischer neuroendokriner Tumor (pNET)

Pharmakodynamik Multi-TKI: Hemmung des

- PDGF-Rezeptors (PDGF: platelet derived growth factor)
- VEGF-Rezeptors (VEGF: vascular endothelial growth factor)
- KIT-Rezeptors (KIT: Stammzellfaktor)
- FLT-Rezeptors (FLT: Fms-like tyrosine kinase)
- CSF-Rezeptors (CSF: koloniestimulierender Faktor)
- RET-Rezeptors (RET: rearranged during transfection)

Pharmakokinetik

- Metabolisierung über CYP3A4: Entstehung von Desethyl-Sunitinib (aktiver Metabolit)
- Elimination über Fäzes und zum geringen Teil renal
- Eliminations-HWZ 40–60 h (bei Desethyl-Sunitinib 80–110 h)

Nebenwirkungen

- KM: Neutro-, Thrombozytopenie, Anämie
- Gastrointestinales System: gastrointestinale Blutung und Perforationen, Übelkeit, Diarrhö, Stomatitis, Dyspepsie, Erbrechen, Pankreatitis, Verschlechterung der Leberfunktion
- Haut: Hautverfärbung, Depigmentierung von Haaren und Haut, Trockenheit, Verdickung, Rissbildung der Haut, Blasenbildung
- Stoffwechsel: Veränderung der Schilddrüsenfunktion
- Lunge: Dyspnoe, Pleuraergüsse, Lungenembolie, Lungenödem
- Herz/Gefäße: Tumorhämorrhagie, Nasenbluten, Hypertonie, Verminderung der LVEF, Herzinsuffizienz, Verlängerung des QT-Intervalls, venöse Thromboembolien
- Niere/Elektrolyte: Proteinurie, nephrotisches Syndrom
- Nervensystem: Dysgeusie, epileptische Anfälle, reversibles posteriores Leukoenzephalopathie-Syndrom (RPLS)
- Sonstige: Auftreten von Fisteln, Angioödem

Dosierung

- GIST/mRCC: 1 × 50 mg/d über 4 Wo., 2 Wo. Pause. Abhängig von der Verträglichkeit Dosissteigerung/-reduktion in 12,5-mg-Schritten möglich (Tagesdosis muss zwischen 75 und 25 mg liegen).
- pNET: 1 × 37,5 mg/d als orale Gabe ohne geplante Therapiepause.

Wechselwirkungen

- Gleichzeitige Gabe mit CYP3A4-Induktoren (Rifampicin usw.) vermeiden, ggf. Dosis in 12,5-mg-Schritten eskalieren
- Gleichzeitige Gabe mit CYP3A4-Hemmern (Ketoconazol usw.) vermeiden, ggf. Reduktion der Dosis in 12,5-mg-Schritten
- Aufgrund des Auftretens von Hämorrhagien Vorsicht bei Kombination mit Antikoagulanzien

Kontrollen

- EKG und Messung der LVEF vor Therapiebeginn, bei kardialen Risiko-Pat. ggf. auch unter Therapie
- Vitalzeichen, Elektrolyte, Nieren- und Leberwerte, BB, Gerinnungsparameter, Proteinurie-Diagnostik, Schilddrüsenwerte, Lipase

Merke

Aufgrund der Multikinasehemmung breites Nebenwirkungsspektrum.

1.3.106 Tagraxofusp

Präparate ELZONRIS®, Amp. à 1 mg.

Indikationen Initialtherapie der blastischen plasmazytoiden dendritischen Zellneoplasie (BPDCN).

Pharmakodynamik Diphtherietoxin-Interleukin-3 (IL-3) mit CD123 als Zielstruktur → Hemmung des Elongationsfaktors 2→ Hemmung der Proteinbiosynthese → Apoptose.

Pharmakokinetik

- Antikörperbildung gegen Diphtherietoxin-(DT-)Komponente, bei gegen Diphterie geimpften Pat. höhere Titer, damit höhere initiale Clearance
- Elimination durch enzymatische Proteolyse

Nebenwirkungen

Tipp

Häufigste NW war ein Capillary Leakage Syndrom (CLS). Klinische Zeichen: Gewichtszunahme, neu aufgetretene/progrediente Ödeme, Lungenödem, Hypotonie vorwiegend in den ersten 5 d.

- KM: Thrombozytopenie, Anämie, (febrile) Neutropenie, Leukozytose, Lymphopenie
- Gastrointestinales System: Übelkeit, Erbrechen, Hyperbilirubinämie, Dysphagie, Diarrhö, Stomatitis, Dyspepsie, Mundtrockenheit, Obstipation, Abdominalschmerz, Zahnfleischbluten
- Haut: Ausschlag, Pruritus, Hyperhidrose, Petechien, Angioödem, PPES, Urtikaria, Alopezie, Hautschmerzen, Stauungsdermatitis, Hauttrockenheit
- Stoffwechsel: Hypoalbuminämie, Laktatazidose
- Niere: TLS, Harnwegsinfektion, (akutes) Nierenversagen, Harnverhalt, Pollakisurie, Proteinurie
- Herz/Gefäße: Perikarderguss, Tachykardie, Sinustachykardie, QT-Zeit-Verlängerung, Kammerflimmern, supraventrikuläre Extrasystolen, Vorhofflimmern, Bradykardie, Hypotonie, Hypertonie, Myokardinfarkt
- Lunge: Pneumonie, Hypoxie, Lungenödem, Dyspnoe, Pleuraerguss, Husten
- Nervensystem: Angst, Depression, Insomnie, Synkope, Kopfschmerz, Schwindel, (metabolische) Enzephalopathie, Apoplex, Gesichtslähmung, Dysgeusie, Somnolenz, Parästhesien, Parosmie, Neuropathie
- Sonstige: Gingivitis, Pyrexie, Schüttelfrost, Fatigue, Ödeme, grippeartige Erkrankung/SIRS

Dosierung

- 12 µg/kg KG i. v. an den Tagen 1–5, Wdh. Tag 22 bis zum Fortschreiten der Erkrankung oder Toxizität.
- Der 1. Zyklus sollte unter stationärer Überwachung gegeben werden.
- Prämedikation: Steroid, H_1/H_2-Blocker, Paracetamol.
- Dosismodifikation: siehe Fachinformation.

Kontrollen BB, Leber-, Nieren- und Lungenfunktion, Schwangerschaftstest, Kreislaufmonitoring unter Infusion.

1.3.107 Talazoparib

Präparate Talzenna® Tbl. à 0,25/1 mg.

Indikationen Keimbahn-BRCA1/2-mutiertes, HER2-neg. Mamma-Ca (MC) im lokal fortgeschrittenen oder metastasierten Stadium nach Therapie mit Anthrazyklin und Taxan (oder nicht geeignet für diese Therapien) und ggf. nach Versagen einer endokrinen Therapie bei HR-pos. MC.

Pharmakodynamik Inhibitor der PARP-Enzyme 1 und 2 (Poly-ADP-Ribose-Polymerase; DNA-Reparatur) → Induktion von DNA-Doppelstrangbrüchen in replizierenden Zellen → Zunahme genomischer Instabilität → Apoptose.

Pharmakokinetik

- Rasche orale Resorption mit T_{max} von 1–2 h, unabhängig von Nahrungsaufnahme und pH-Wert
- Keine wesentliche Metabolisierung
- Ausscheidung der unveränderten Substanz vorwiegend renal

Nebenwirkungen

- KM: Neutro-, Thrombozytopenie, Anämie
- Gastrointestinales System: Übelkeit, Erbrechen, Diarrhö, Obstipation, Dyspepsie, Stomatitis, Bauchschmerzen
- Nervensystem: Schwindel, Cephalgien, Dysgeusie
- Haut: Alopezie
- Sonstige: Fatigue

Dosierung

- 1 × 1 mg/d
- Dosisanpassung bei Toxizität: siehe Fachinformation

Wechselwirkungen Substrat der Transportproteine P-gp und BCRP: WW mit Hemmstoffen (Ketoconazol, Itraconazol, Chinidin, Verapamil, Ciclosporin, Erythromycin) und Induktoren (Rifampicin, Johanniskraut).

Kontrollen BB, Leber-, Nierenwerte.

1.3.108 Tegafur, Gimeracil und Oteracil

Präparate Teysuno®-Hartkapseln à 15 mg (Tegafur) + 4,35 mg (Gimeracil) + 11,8 mg (Oteracil).

Indikationen Fortgeschrittenes Magen-Ca in Kombination mit Cisplatin.

Pharmakodynamik

- Tegafur ist ein Prodrug → Metabolisierung zu 5-FU.
- Hemmung des 5-FU-Abbaus durch Gimeracil und Oteracil → Verlängerung der HWZ. Pyrimidinanalogon (Antimetabolit).

- Aktivierung durch Phosphorylasen (u. a. Pyrimidinnukleosidphosphorylase) und Kinasen (u. a. Thymidinkinase) zu verschiedenen aktiven Metaboliten.
- Fluordesoxyuracilmonophosphat-(FdUMP-)Hemmung der Thymidylatsynthase → Thymidinsynthese vermindert.
- RNA-Synthese durch Fluorouraciltriphosphat (FUTP) verringert.
- Wirkung in der S-Phase.

Pharmakokinetik
- Hepatischer und mukosaler Abbau durch DPD (Hemmung durch Gimeracil/Oteracil)
- Elimination vorwiegend durch Metabolisierung (CYP2A6), gering auch renal

Nebenwirkungen
- KM: selten KM-Toxizität.
- Gastrointestinales System: Übelkeit, Erbrechen, Durchfall. Selten akute Lebertoxizität.
- Haut: Dermatitis, Alopezie, Pigmentstörungen.
- Herz/Gefäße: selten akute Kardiotoxizität (Arrhythmien, Ischämien, Myokardinfarkt).
- Nervensystem: selten Somnolenz, Verwirrtheit, Geschmacksstörungen.

Dosierung
- In Kombination mit 75 mg/m^2 KOF Cisplatin: 25 mg/m^2 (Tegafurgehalt) 2 × tgl., an den Tagen 1–21, Wdh. Tag 29
- Dosisreduktion: siehe Fachinformation

Wechselwirkungen
- Vorsicht bei Anwendung mit Hemmstoffen der DPD (z. B. Sorivudin) → erhöhte Toxizität.
- Erhöhung des Phenytoin-Spiegels. Verstärkung der Warfarin-Wirkung.
- Vorsicht bei Verabreichung von UFT in Kombination mit Substraten oder Hemmstoffen von CYP2A6 (z. B. Kumarin, Methoxypsoralen, Clotrimazol, Ketoconazol, Miconazol).

Kontrollen Elektrolyte, BB, Leber- und Nierenfunktion.

> **Merke**
> Bei DPD-Mangel deutlich erhöhte Toxizität! Vor Therapiebeginn Bestimmung des DPD-Status und entsprechende Anpassung der Dosis obligat.

1.3.109 Temozolomid

Präparate Temodal®, Hartkapseln à 5/20/100/140/180/250 mg (Generika verfügbar).

Indikationen Rezidivtherapie maligner Gliome sowie kombiniert mit Radiotherapie in der Erstlinientherapie.

Pharmakodynamik Alkylierende Substanz → DNA-Methylierung → Induktion von Strangbrüchen.

Pharmakokinetik
- Protonierung im aziden Magenmilieu
- Enterale Resorption zu 100 %
- Penetration der Blut-Hirn-Schranke
- HWZ von ca. 2 h

- Enzymatische Metabolisierung
- Renale Elimination des inaktiven Metaboliten
- Bessere Resorption bei nüchterner Einnahme

Nebenwirkungen
- KM: dosisbegrenzende Myelosuppression
- Gastrointestinales System: Übelkeit, Erbrechen, Diarrhö, Obstipation
- Haut: Alopezie, Dermatitis, Pruritus
- Nervensystem: zentrale und periphere akute Neurotoxizität (Parästhesien, Schwindel, Cephalgien, Geschmacksstörungen)

Dosierung
- Bis 200 mg/m² KOF/d p. o. an den Tagen 1–5, Wdh. Tag 29
- Bei Chemotherapievorbehandlung: initial 150 mg/m² KOF als Tagesdosis, ggf. steigern
- Unter Radiotherapie 75 mg/m² KOF/d p. o.

Kontrollen BB, Leber- und Nierenfunktion.

1.3.110 Temsirolimus

Präparate Torisel®, Amp. à 30 mg.

Indikationen
- Fortgeschrittenes Nierenzell-Ca: bei Vorliegen von mind. 3 von 6 Risikofaktoren (< 1 J. seit Erstdiagnose, KPS < 80 %, Anämie, korrigierter Kalziumwert > 10 mg/dl, LDH > 1,5-fach erhöht, mehr als ein metastasenbefallenes Organ)
- Rezidiviertes oder refraktäres Mantelzell-Lymphom

Pharmakodynamik Selektive Inhibition von mTOR: Wachstumshemmung, Antiangiogenese.

Pharmakokinetik
- Bildung wirksamer Metaboliten (Sirolimus, seco-Temsirolimus, seco-Sirolimus)
- HWZ 17,7 h (Sirolimus 73,3 h)
- Vorwiegend hepatische Elimination, Ausscheidung über Fäzes

Nebenwirkungen
- KM: Neutro-, Thrombozytopenie, Anämie, Lymphopenie
- Gastrointestinales System: Übelkeit, Anorexie, Stomatitis, Diarrhö
- Niere/Elektrolyte: Ödeme, Hypokaliämie, Nierenversagen
- Haut: Ausschlag, Akne, Nagelveränderungen
- Stoffwechsel: Hyperglykämie, Glukoseintoleranz, Diabetes mellitus, Hyperlipidämie
- Lunge: interstitielle Lungenerkrankung, Dyspnoe, Pleuraergüsse
- Herz/Gefäße: venöse Thromboembolien, Perikardergüsse, Hypertonie, Thrombophlebitis
- Nervensystem: intrazerebrale Blutung (ICB) bei vorliegenden intrazerebralen Tumoren, Katarakte, Schlaflosigkeit, Angstzustände, Depression, Dysgeusie, Konjunktivitis
- Sonstige: schwere Infektionen, schwere Infusionsreaktionen, Wundheilungsstörungen, Arthralgien, Myalgien

Dosierung
- Nierenzell-Ca:
  - 1 × 25 mg/Wo. über 30–60 min i. v.

- Bei NW ggf. schrittweise Reduktion um 5 mg/Wo.
- Bei schwerer Leberfunktionsstörung (Gesamt-Bilirubin > 3-fach des oberen Normalwerts oder Child Pugh C): Dosisreduktion auf 1 × 10 mg/Wo.

▪ MCL:
  - 1 × 175 mg/Wo. über 30–60 min i. v. für 3 Wo., dann Reduktion auf 75 mg/Wo.
  - Dosisreduktion wegen NW meist notwendig:
    - Reduktionsstufe 1: Startdosis 75 mg, Erhaltungsdosis 50 mg
    - Reduktionsstufe 2: Startdosis 50 mg, Erhaltungsdosis 25 mg
  - Bei Hämatotoxizität Therapiepause bei ANC < 1 000/µl und/oder Thrombozyten < 50 000/µl

Wechselwirkungen

- Kombination mit ACE-Hemmern: gehäuft angioneurotische Ödeme
- Gleichzeitige Behandlung mit CYP3A4/5-Induktoren (z. B. Carbamazepin, Phenobarbital, Phenytoin, Rifampicin und Johanniskraut) vermeiden
- Gleichzeitige Behandlung mit starken CYP3A4-Inhibitoren (z. B. Nelfinavir, Ritonavir, Itraconazol, Ketoconazol, Voriconazol und Nefazodon) vermeiden

Kontrollen

- Monitoring der Vitalzeichen unter der Infusion. Notfallausrüstung muss in Bereitschaft sein.
- Elektrolyte, Glukose, Nieren- und Leberwerte, BB, Lungenfunktion.

1.3.111 Tepotinib

Präparate TEPMETKO®, Filmtabletten à 225 mg.

Indikationen Fortgeschrittenes/metastasiertes NSCLC mit MET-Exon14-Skipping-Mutation nach Vortherapie mit Immuntherapie und/oder platinbasierter Chemotherapie.

Pharmakodynamik Hemmung der MET-Tyrosinkinase-Phosphorylierung und der nachfolgenden Signalwege (PI3 K/Akt und MAPK/ERK) → Apoptose.

Pharmakokinetik

- Max. Spiegel nach oraler Gabe nach 8 h, Aufnahme durch Nahrungszufuhr verstärkt
- Metabolisierung über diverse Stoffwechselwege
- Hauptsächlich biliäre Elimination der Metabolite über Fäzes

Nebenwirkungen

- Gastrointestinales System: Erbrechen, Diarrhö, Übelkeit, Lipasämie, Transaminasenerhöhung
- Stoffwechsel: Hypoalbuminämie
- Herz: QT-Zeit-Verlängerung
- Lunge: Pneumonitis/interstitielle Lungenerkrankung, ARDS
- Niere/Elektrolyte: Kreatininerhöhung
- Sonstige: Inappetenz, Ödeme

Dosierung

- 1 × 450 mg/d zusammen mit einer Mahlzeit
- Therapiemodifikation bei Toxizität: siehe Fachinformation

Wechselwirkungen Eine gleichzeitige Anwendung mit starken CYP- und P-gp-Induktoren (z. B. Carbamazepin, Phenytoin, Rifampicin, Johanniskraut) ist zu vermeiden.

Kontrollen EKG, Lungenfunktion, Elektrolyte, Nieren- und Leberwerte.

1.3.112 Thalidomid

Präparate Thalidomide Celgene®, Hartkapseln à 50 mg (Generika verfügbar).

Indikationen
- Erstlinientherapie bei multiplem Myelom (kombiniert mit Melphalan und Prednison) ab 65 J. bzw. bei KI gegen hoch dosierte Chemotherapie/autologe SZT
- Erstlinientherapie in Kombination mit Daratumumab, Bortezomib und Dexamethason als Induktionstherapie vor HDT mit autologer SZT

Pharmakodynamik
- Möglicherweise Unterdrückung der TNF-α-Produktion, Hemmung an der Leukozytenmigration beteiligter Adhäsionsmoleküle der Zelloberfläche, immunmodulatorische, antiinflammatorische und potenziell antineoplastische Wirkungen
- Antiangiogenetische Aktivität
- Zentral aktives, hypnotisches Sedativum

Pharmakokinetik
- Langsame orale Resorption
- Abbau über hydrolytische Abbauprozesse
- Elimination vorwiegend renal

Nebenwirkungen
- KM: Neutro-, Leukozytopenie, Anämie, Lympho-, Thrombozytopenie
- Gastrointestinales System: Obstipation, Erbrechen, Mundtrockenheit
- Niere/Elektrolyte: periphere Ödeme
- Haut: toxische Hauteruption, Hautausschlag, trockene Haut
- Lunge: Lungenembolie, interstitielle Lungenerkrankung, Bronchopneumopathie, Dyspnoe
- Herz/Gefäße: Herzinsuffizienz, Bradykardie, tiefe Venenthrombosen
- Nervensystem: periphere Neuropathie, Tremor, Schwindel, Parästhesie, Verwirrtheit, Depression, Dysästhesie, Somnolenz, Koordinationsstörungen
- Sonstige: Fieber, Asthenie, Unwohlsein

Kontraindikationen
- Schwangerschaft
- Frauen im gebärfähigen Alter, es sei denn, alle Anforderungen des Schwangerschaftspräventionsprogramms (siehe Fachinformation) werden erfüllt

Dosierung
- 200 mg/d p. o., möglichst vor dem Schlafengehen
- Dosisreduktion ab Auftreten einer Neuropathie II°, Beendigung der Therapie ab Neuropathie III°.

Wechselwirkungen
- Kombinierte orale Kontrazeptiva werden wegen erhöhtem Risiko für venöse Thromboembolien nicht empfohlen.
- Verstärkte Wirkung in Kombination mit anderen Sedativa.
- Vorsicht in Kombination mit anderen bradykardisierenden Substanzen (z. B. Betablocker).
- Vorsicht bei Kombination mit Polyneuropathie verursachenden Medikamenten (z. B. Vincristin, Bortezomib).

Kontrollen
- Regelmäßiger Neurostatus: Stimmgabel-Untersuchung zur Testung des Vibrationsempfindens = sensitiver Test
- Nierenwerte, BB, EKG

Merke
Insbes. bei Pat. mit weiteren thrombogenen Risikofaktoren sollte eine Thromboseprophylaxe durchgeführt werden.
Hochgradig teratogene Wirkung (ehemals unter dem Namen Contergan® im Handel). Verordnung auf speziellem T-Rezept (Gültigkeit 7 d), die entsprechenden Vorsichts- und Aufklärungsmaßnahmen müssen sorgfältigst durchgeführt und dokumentiert werden. An gebärfähige Frauen Abgabe des Medikaments für max. 4 Wo. Behandlungsdauer, sonst für 12 Wo. Der Schwangerschaftstest, das Ausstellen des Rezepts und die Abgabe des Arzneimittels sollten am gleichen Tag erfolgen.

1.3.113 Thioguanin

Synonyme 6-TG, Tioguanin.

Präparate Thioguanin-Aspen®, Tbl. à 40 mg.

Indikationen Akute Leukämien, CML.

Pharmakodynamik
- Antimetabolit (Purinantagonist) → Hemmung der Purinbiosynthese
- Zellzyklusspezifische Wirkung in der S-Phase

Pharmakokinetik
- Sehr variable orale Bioverfügbarkeit von 14–46 %
- Intrazelluläre Aktivierung zu unterschiedlich aktiven Metaboliten
- Hepatische, xanthinoxidasenunabhängige Metabolisierung → keine Hemmung durch Allopurinol
- Renale Elimination

Nebenwirkungen
- KM: dosislimitierende Myelosuppression (Leuko-, Thrombozytopenie).
- Gastrointestinales System: Übelkeit, Erbrechen, Diarrhö, Stomatitis, selten Darmschleimhautnekrosen und -perforationen. Transiente Leberfunktionsstörungen, seltener Ikterus, VOD und chron. Leberschäden.

Dosierung
- Standarddosis: 80 mg/m^2 KOF/d
- 60–200 mg/m^2 KOF/d p. o. je nach Protokoll

Wechselwirkungen
- Synergie mit MTX und alkylierenden Substanzen
- Kreuzresistenz mit Nitrosoharnstoffen

Kontrollen BB, Leberfunktion.

1.3.114 Thiotepa

Präparate Thiotepa „Lederle"®, Amp. à 15/100 mg.

Indikationen
- Lokal: Harnblasenpapillome, oberflächliche Harnblasen-Ca, Kondylome, maligne Exsudate (Pleuraerguss, maligner Aszites)
- Systemisch: Mamma-, Ovarial-Ca, CLL, CML, Hodgkin-Lymphom

Pharmakodynamik
- Alkylierung von DNA, RNA und Proteinen → Induktion von Strangbrüchen → Hemmung der DNA-, RNA- und Proteinbiosynthese
- Zellzyklusspezifische Wirkung in S-/G2-Phase

Pharmakokinetik
- Gute Liquorgängigkeit
- Rasche intrazelluläre Akkumulation
- Initiale Plasma-HWZ ca. 8 min, terminale Plasma-HWZ 2–2,5 h, für TEPA 17 h
- Rascher Zerfall im Plasma
- Bildung alkylierender Metaboliten (u. a. TEPA)
- Renale Elimination

Nebenwirkungen
- KM: dosisbegrenzende, kumulative Hämatotoxizität.
- Gastrointestinales System: Übelkeit, Erbrechen, Diarrhö, Stomatitis, Enteritis.
- Haut: Alopezie, Dermatitis.
- Stoffwechsel: Hyperurikämie.
- Niere: Nierenfunktionsstörungen, Zystitis. Bei intravesikaler Gabe lokale Toxizität bis hin zur Ureterobstruktion.
- Sonstige: selten Fieber, allergische Reaktionen.

Dosierung Unterschiedliche Dosis, je nach Protokoll, z. B.:
- 12–16 mg/m² KOF/d i. v. an Tag 1, Wdh. an den Tagen 8–29
- Intrapleural/intraperitoneal: 15–60 mg abs. 1 ×/Wo.
- Intrathekal: 5–10 mg/m² KOF 2 ×/Wo.
- Intravesikal: 60 mg/60 ml Aqua dest. wöchentlich
- Hochdosisansatz: 125–150 mg/m² KOF an den Tagen 1–4
- Myeloablative Wirkung!

Wechselwirkungen Wirkungsverstärkung durch Pentoxifyllin.

Kontrollen BB, Leber- und Nierenfunktion.

1.3.115 Tivozanib

Präparate Fotivda® Hartkapseln à 890/1 340 mg.

Indikationen Fortgeschrittenes Nierenzell-Ca ohne bisherige Therapie mit VEGFR- oder mTOR-Signalweginhibitoren mit Krankheitsprogression unter Zytokintherapie.

Pharmakodynamik Selektiver Inhibitor von VEGF-Rezeptor 1, 2 und 3.

Pharmakokinetik Hepatische Metabolisierung (CYP3A4, CYP1A1), überwiegend hepatatobiliär.

Nebenwirkungen
- KM: Anämie
- Gastrointestinales System: Übelkeit, Diarrhö, Risiko von Perforation und Fistelbildung

- Haut: Hand-Fuß-Syndrom, Exanthem, exfoliative Dermatitis, Wundheilungsstörungen
- Stoffwechsel: Hypothyreose, Inappetenz, Gewichtsabnahme
- Herz/Gefäße: arterielle Hypertonie mit hypertensiven Krisen, QT-Zeit-Verlängerung, arterielle und venöse thromboembolische Ereignisse (einschließlich Myokardinfarkt, Schlaganfall, Lungenarterienembolie, periphere Thrombose), Hämorrhagien
- Lunge: Dyspnoe, Husten, Dysphonie
- Niere: Proteinurie
- Nervensystem: Cephalgien, selten PRES
- Sonstige: Rückenschmerzen, Fatigue

Dosierung
- 1 340 mg/d an den Tagen 1–21, Wdh. Tag 29 bis zu Progression oder inakzeptabler Toxizität
- Dosisreduktion auf 890 mg bei Toxizität: siehe Fachinformation
- Leberfunktionsstörung: mittelschwer → umtägige Einnahme von 1 340 mg; schwer → nicht empfohlen

Wechselwirkungen
- Johanniskrautpräparate müssen 2 Wo. vor der Therapie abgesetzt werden.
- Kombination mit CYP3A4-Induktoren (z. B. Rifampicin, Carbamazepin, Enzalutamid, Phenytoin) führt zu Reduktion von Tivozanib-Serumspiegeln.

Kontrollen BB, Leber-, Nierenwerte, Blutdruckkontrollen, EKG.

1.3.116 Topotecan

Synonyme TPT.

Präparate Hycamtin®, Amp. à ¼ mg (Generika verfügbar).

Indikationen
- Rezidivtherapie des metastasierten Ovarial-Ca, kombiniert mit Cisplatin bei Rezidiv nach Strahlentherapie und im Stadium IVB
- Rezidivtherapie des metastasiertem SCLC
- Wirksamkeit auch bei Hirnmetastasen, AML

Pharmakodynamik
- Semisynthetisches Camptothecin-Analogon, Pflanzenalkaloid des asiatischen Baums Camptotheca acuminata
- Topoisomerase-I-Inhibition → Einzelstrangbrüche durch Stabilisierung des DNA-Topoisomerase-Komplexes → Hemmung von Reduplikation und Transkription
- Bevorzugt Wirkung an aktivierten Genabschnitten
- Vorwiegend Aktivität in der S-Phase

Pharmakokinetik
- Gute Verteilung
- Geringe Plasmaeiweißbindung
- HWZ von 3–12 h
- Anreicherung in „dritten Räumen" (Pleuraergüsse, Aszites)
- Renale Elimination der Ausgangsverbindung

Nebenwirkungen
- KM: dosisbegrenzende Hämatotoxizität (insbes. Neutropenie, weniger ausgeprägte Thrombozytopenie)

- Gastrointestinales System: Übelkeit, Erbrechen, Diarrhö, Leberenzymwerterhöhung, Hyperbilirubinämie, Stomatitis, Bauchschmerzen
- Haut: Alopezie, Dermatitis
- Sonstige: Fieber, Fatigue

Dosierung
- 1,5 mg/m² KOF/d i. v. über 30 min an den Tagen 1–5, Wdh. Tag 22
- Dosismodifikation: siehe Fachinformation
- Bei Bilirubin i. S. < 10 mg/dl keine Dosisreduktion notwendig

Wechselwirkungen Topotecan-Spiegel durch Antikonvulsiva erniedrigt.

Kontrollen BB, Leber- und Nierenfunktion.

1.3.117 Trabectedin

Präparate Yondelis®, Amp. à 0,25/1 mg.

Indikationen
- Fortgeschrittenes Weichteilsarkom:
  - Nach Versagen von Anthrazyklinen und Ifosfamid bzw. bei KI gegen die Medikamente
  - Wirksamkeitsdaten vorwiegend basierend auf Liposarkomen/Leiomyosarkomen
- Ovarial-Ca: in Kombination mit pegyliertem liposomalem Doxorubicin (PLD) bei Rezidiv eines zuvor platinsensiblen Tumors

Pharmakodynamik Bindung an kleinere Furche („minor groove") der DNA → Helix der größeren Furche („major groove") gibt nach → Störung des Zellzyklus.

Pharmakokinetik
- Lange terminale HWZ von 180 h.
- Hohes Verteilungsvolumen > 5 000 l.
- Hepatische Metabolisierung vorwiegend über CYP3A4. Keine eigenständige Induktion oder Inaktivierung des Enzyms.

Nebenwirkungen
- KM: Panzytopenie, febrile Neutropenie
- Gastrointestinales System: Erbrechen, Übelkeit, Obstipation, Diarrhö, Stomatitis, Hyperbilirubinämie, Anstieg der Leberenzyme und Cholestaseparameter
- Niere: Anstieg der Retentionsparameter
- Haut: Alopezie, lokal gewebsnekrotisch
- Stoffwechsel: Gewichtsverlust, Anorexie, Dehydration, Appetitverlust, Hypokaliämie
- Herz/Gefäße: Hypotonie, Flush. CK-Erhöhung
- Nervensystem: Cephalgien, periphere sensorische Neuropathie, Geschmacksstörung, Schwindel, Parästhesie, Insomnie
- Sonstige: Myalgie, Arthralgie, Rückenschmerzen, Abgeschlagenheit, lokale Reaktion, Rhabdomyolyse

Dosierung
- Weichteilsarkom: 1,5 mg/m² KOF über 24 h über zentralvenösen Zugang alle 3 Wo.
- Ovarial-Ca: in Kombination mit PLD: 1,1 mg/m² KOF über 3 h nach PLD (30 mg/m² KOF)

- Prämedikation mit Steroid (z. B. 20 mg Dexamethason → hepatoprotektiv) und Antiemetikum
- Dosisanpassung: siehe Fachinformation

Wechselwirkungen

- Wirkungsverstärkung bei Einnahme von Arzneimitteln, die CYP3A4 stark hemmen (z. B. Ketoconazol, Itraconazol, Erythromycin, Clarithromycin)
- Wirkungsabschwächung bei Einnahme von Arzneimitteln, die CYP3A4 stark aktivieren (z. B. Rifampicin, Dexamethason, Phenytoin, Carbamazepin, Phenobarbital, Hypericum perforatum [Johanniskraut], Ritonavir, Telithromycin)
- Keine gleichzeitige Einnahme von Alkohol wegen Lebertoxizität
- **Cave:** bei gleichzeitiger Gabe von Ciclosporin und Verapamil (wie Trabectedin Substrat von P-gp) möglicherweise erhöhte ZNS-Toxizität

Kontrollen Elektrolyte, Nieren- und Leberwerte, BB, CK.

1.3.118 Trametinib

Präparate Mekinist® Filmtabletten à 0,5/2,0 mg.

Indikationen

- BRAF-V600-mutiertes nicht operables/metastasiertes malignes Melanom, als Monotherapie oder in Kombination mit Dabrafenib
- Monotherapie nicht wirksam nach Resistenz unter BRAF-Inhibitor-Therapie

Pharmakodynamik

- Inhibitor der Mitogen-aktivierten, über extrazelluläre Signale regulierten Kinasen (MEK) 1 und 2
- Durch onkogene Mutation Aktivierung des RAS/RAF/MEK/ERK-Signalwegs

Pharmakokinetik

- Rasche orale Resorption, Bioverfügbarkeit ca. 70 %
- Metabolisierung vorwiegend über Deacetylierung oder Mono-Oxygenierung/Glukuronidierung
- HWZ 5,3 d
- Ausscheidung vorwiegend über Fäzes

Nebenwirkungen

- KM: Anämie
- Gastrointestinales System: Diarrhö, Erbrechen, Stomatitis
- Haut: Hautausschlag, Ödeme, akneiforme Dermatitis, PPES
- Herz/Gefäße: Hypertonie, Bradykardie, Herzinsuffizienz
- Lunge: Husten, Dyspnoe, Pneumonitis
- Nervensystem: Cephalgien
- Sonstige: Müdigkeit, Pyrexie, Schüttelfrost, Arthralgie

Dosierung 1 × 2 mg/d.

Wechselwirkungen Vorsicht bei Gabe von Inhibitoren von P-gp (z. B. Verapamil, Ciclosporin, Ritonavir, Chinidin, Itraconazol).

1.3.119 Treosulfan

Präparate Ovastat®, Kps. à 250 mg, Amp. à 1 000/5 000 mg.

Trecondi®, Durchstechflaschen à 1 000/5 000 mg.

Indikationen

- Oral: palliative Therapie epithelialer Ovarialtumoren in Kombination mit Cisplatin
- I. v.: in Kombination mit Fludarabin im Rahmen einer Konditionierungstherapie vor allogener SZT

Pharmakodynamik Alkylierung von DNA und RNA → Induktion von Strangbrüchen → Replikationshemmung, Hemmung der Proteinbiosynthese (S-/G2-Phase).

Pharmakokinetik

- Orale Bioverfügbarkeit von 50 %
- Terminale Plasma-HWZ ca. 2 h
- Renale Elimination der Ausgangssubstanz

Nebenwirkungen

- KM: dosisbegrenzende Hämatotoxizität, Abfall insbes. der Leukozyten- und Thrombozytenzahlen.
- Gastrointestinales System: Übelkeit, Erbrechen, Stomatitis nach Zerkauen der Kapsel, Ikterus bei Pat. nach Cholezystektomie.
- Haut: Pigmentierung (Bronzefärbung), Alopezie. Selten Sklerodermie und Psoriasis.
- Stoffwechsel: Morbus Addison, Hypoglykämie.
- Herz/Gefäße: Kardiomyopathie.
- Lunge: in Einzelfällen allergische Alveolitis, Pneumonie, Lungenfibrose.
- Nervensystem: Parästhesien.
- Sonstige: selten allergische Erscheinungen (Urtikaria, Erytheme). Selten sekundäre Leukämien (ALL: 1,4 %; AML: 1 %), pseudogrippale Beschwerden, hämorrhagische Zystitis. Paravasate nekrotisierend.

Dosierung

- 400–600 mg/m² KOF/d p. o. in 4 Einzeldosen an den Tagen 1–28, Wdh. Tag 57
- Alternativ: 6–8 g/m² KOF i. v. an Tag 1, Wdh. an den Tagen 21–28

Wechselwirkungen Möglicherweise Wirkungsminderung von Ibuprofen und Chloroquin.

Kontrollen BB, Leber-, Nieren- und Lungenfunktion.

> **Merke**
> Ausreichende Hydrierung zur Prophylaxe einer hämorrhagischen Zystitis.

1.3.120 Trifluridin/Tipiracil

Präparate Lonsurf® Filmtabletten à 15 mg/6,14 mg und 20 mg/8,19 mg.

Indikationen

- Metastasiertes CRC mit vorangegangener Therapie mit oder KI gegen 5-FU, Oxaliplatin, Irinotecan, Anti-VEGF- und Anti-EGFR-Substanzen
- Metastasiertes Magen-Ca in der 3. Linie

Pharmakodynamik Antineoplastisches thymidinbasiertes Nukleosidanalogon Trifluridin und Thymidin-Phosphorylase-(TPase-)Inhibitor Tipiracil-Hydrochlorid.

Pharmakokinetik Renale Elimination.

Nebenwirkungen
- KM: (febrile) Neutro-, Leukopenie, Anämie, Thrombozytopenie
- Gastrointestinales System: Diarrhö, Übelkeit, Erbrechen
- Stoffwechsel: Inappetenz

Dosierung
- 2 × 35 mg/m² KOF/d p. o. (max. 80 mg abs.) an den Tagen 1–5 und 8–12, Wdh. Tag 29 bis Progression oder Auftreten inakzeptabler Toxizität
- Dosisanpassung bei Toxizität: siehe Fachinformation
- Niereninsuffizienz: leicht bis moderat → keine Dosisanpassung; schwer/Dialyse → nicht empfohlen
- Leberinsuffizienz: leicht → keine Dosisanpassung; mittelschwer/schwer → nicht empfohlen

Wechselwirkungen HIV-Therapie: Vorsicht bei Anwendung antiviraler Substanzen, die Substrate der Thymidinkinase sind (z. B. Zidovudin). Alternative Therapie (z. B. Lamivudin, Abacavir) empfohlen.

1.3.121 Trofosfamid

Präparate Ixoten®, Manteltabletten à 50 mg.

Indikationen Erhaltungstherapie bei CLL, CML, Hodgkin-Lymphom, Lymphosarkom, Retikulosarkom, multiplem Myelom, Waldenström-Makroglobulinämie sowie malignen soliden Tumoren (Ovarial-, Mamma-Ca, SCLC, Seminom).

Pharmakodynamik
- Alkylierung von DNA und RNA
- Zellzyklusspezifische Wirkung in S-Phase

Pharmakokinetik
- Hohe orale Bioverfügbarkeit
- Terminale Plasma-HWZ von ca. 3 h
- Cytochrom-P450-abhängige Bioaktivierung (u. a. zu Ifosfamid, ▶ 1.3.61; weitere aktive und inaktive Metaboliten)
- Hepatische Metabolisierung
- Renale Elimination (Anteil der Ausgangssubstanz: ca. 10 %)

Nebenwirkungen
- KM: dosisbegrenzende Hämatotoxizität (insbes. Leuko- und Thrombozytopenie)
- Gastrointestinales System: Übelkeit, Erbrechen, Diarrhö, Stomatitis, transiente Leberschäden
- Haut: Alopezie, Dermatitis
- Stoffwechsel: Hyperurikämie
- Niere: Schäden an Nieren und ableitenden Harnwegen (dosisbegrenzende hämorrhagische Zystitis bei hoher Dosis oder prolongierter Behandlung)
- Nervensystem: periphere und zentrale neurotoxische Störungen

Dosierung
- Initial 150–200 mg/m² KOF/d
- Später Reduktion auf 25–100 mg/m² KOF/d p. o.

Wechselwirkungen Wirkungsverstärkung oraler Antidiabetika.

Kontrollen BB, Leber- und Nierenfunktion.

1.3.122 Tucatinib

Präparate Tukysa®, Filmtabletten à 50/150 mg.

Indikationen In Kombination mit Trastuzumab und Capecitabin zur Behandlung von erwachsenen Pat. mit HER2-pos. lokal fortgeschrittenem oder metastasiertem Brustkrebs, die zuvor mind. 2 gegen HER2 gerichtete Behandlungen erhalten haben.

Pharmakodynamik Reversibler, potenter und selektiver TKI von HER2.

Pharmakokinetik
- Schnelle Resorption, T_{max} 2 h
- Hohe Plasmaproteinbindung
- Abbau über CYP2C8

Nebenwirkungen
- Gastrointestinales System: Diarrhö, Inappetenz, Nausea, Emesis, Stomatitis, Transaminasen- und Bilirubinerhöhung
- Stoffwechsel: Aufgrund Hemmung des renalen tubulären Transports von Kreatinin Anstieg von Kreatinin i. S. (durchschnittlicher Anstieg: 30 %) ohne Beeinflussung der glomerulären Funktion – ggf. Bestimmung Cystatin C
- Haut: Ausschlag
- Sonstige: Epistaxis, Arthralgien

Dosierung
- 2 × 300 mg/d kontinuierlich
- Dosismodifikationen: siehe Fachinformation

Wechselwirkungen
- Bei Anwendung von starken CYP2C8-Inhibitoren Dosisreduktion auf 2 × 100 mg.
- Starker CYP3A4-Inhibitor.
- Gleichzeitige Anwendung mit P-gp-Substraten führt zu Erhöhung des P-gp-Substrats (Toxizitätssteigerung).

Kontrollen BB, Leber- und Nierenfunktion alle 3 Wo.

1.3.123 Vandetanib

Präparate Caprelsa®, Tbl. à 100/300 mg.

Indikationen Metastasiertes/fortgeschrittenes medulläres Schilddrüsen-Ca.

Pharmakodynamik
- Inhibitor der TK von VEGFR-2, EGFR und RET
- Wirksamkeit möglicherweise abhängig vom RET-Mutationsstatus

Pharmakokinetik
- Hohe Plasmaeiweißbindung
- Lange HWZ von ca. 19 d
- Metabolisierung hepatisch über CYP3A4 und Glukuronidierung
- Ausscheidung der Metaboliten über Urin und Fäzes

Nebenwirkungen
- Gastrointestinales System: Abdominalschmerz, Diarrhö, Übelkeit, Erbrechen, Dyspepsie, Kolitis, Mundtrockenheit, Stomatitis, Dysphagie, Obstipation, Gastritis, gastrointestinale Hämorrhagie, Perforationen
- Stoffwechsel: Hypothyreose, Elektrolytstörungen
- Herz: QTc-Zeit-Verlängerung, Herzinsuffizienz, Arrhythmien
- Lunge: interstitielle Lungenerkrankung

- Haut: Erythem, Pruritus, Hand-Fuß-Syndrom, bullöse Hauterkrankungen
- Niere: Proteinurie, Nephrolithiasis, Nierenversagen
- Nervensystem: Schlaflosigkeit, Depressionen, Schwindel, Cephalgien, Parästhesien, Tremor, Sehstörungen (Katarakt, Konjunktivitis)
- Sonstige: unterschiedliche, teils schwere Infektionen

Dosierung
- 300 mg/d
- Dosismodifikationen: siehe Fachinformation

Wechselwirkungen
- Konzentrationserhöhung durch CYP3A4-Hemmer (Azole, Makrolide etc.): Dosisreduktion auf 50 % erwägen
- Konzentrationsverringerung durch CYP3A4-Induktoren (Phenytoin, Phenobarbital, Rifampicin etc.)
- Substrat der Transportproteine P-gp und BCRP: WW mit Hemmstoffen (Ketoconazol, Itraconazol, Chinidin, Verapamil, Ciclosporin, Erythromycin) und Induktoren (Rifampicin, Johanniskraut)

Kontrollen Leber- und Nierenfunktion, Elektrolyte, augenärztliche Voruntersuchung, EKG.

1.3.124 Vemurafenib

Präparate Zelboraf®, Filmtabletten à 240 mg.

Indikationen Monotherapie BRAF-V600-mutiertes nicht resezierbares/metastasiertes Melanom.

Pharmakodynamik Inhibitor der V600-mutierten und konsekutiv aktivierten BRAF-Tyrosinkinase.

Pharmakokinetik
- Erhöhung der oralen Bioverfügbarkeit durch Nahrungsaufnahme
- Hohe Plasmaeiweißbindung
- Metabolisierung hepatisch durch CYP3A4
- Ausscheidung biliär und renal

Nebenwirkungen
- Gastrointestinales System: Diarrhö, Übelkeit, Erbrechen, Obstipation, Lebertoxizität
- Haut: Hautausschlag, Alopezie, Hand-Fuß-Syndrom, Erythem, Papillome, seborrhoische Keratose, Plattenepithel-Ca, Follikulitis
- Herz/Gefäße: Vaskulitis, QTc-Verlängerung
- Nervensystem: Cephalgien, periphere Neuropathie, Uveitis, retinale Venenokklusion
- Sonstige: Arthralgie, Myalgie, Fieber, Müdigkeit, Überempfindlichkeitsreaktionen

Dosierung
- 2 × 960 mg/d
- Dosisanpassung: siehe Fachinformation

Wechselwirkungen
- Konzentrationserhöhung durch CYP3A4-Hemmer (Azole, Makrolide etc.)
- Konzentrationsverringerung durch CYP3A4-Induktoren (Phenytoin, Phenobarbital, Rifampicin etc.)

- Substrat der Transportproteine P-gp und BCRP: WW mit Hemmstoffen (Ketoconazol, Itraconazol, Chinidin, Verapamil, Ciclosporin, Erythromycin) und Induktoren (Rifampicin, Johanniskraut)

1.3.125 Venetoclax

Präparate Venclyxto® Filmtabletten à 10/50/100 mg.

Indikationen
- CLL
  - In Kombination mit Ibrutinib in der Erstlinie
  - In Kombination mit Obinutuzumab in der Erstlinie
  - in Kombination mit Rituximab ab Zweitlinie
  - Als Monotherapie bei CLL mit 17p-Deletion oder TP53-Mutation und fehlender Eignung oder Therapieversagen unter B-Zell-Rezeptor-Signalweg-Inhibition
  - Als Monotherapie bei CLL ohne 17p-Deletion oder TP53-Mutation bei Therapieversagen unter B-Zell-Rezeptor-Signalweg-Inhibition und Chemoimmuntherapie
- Bei AML in Kombination mit einer hypomethylierenden Substanz bei Pat., die nicht für einen intensive Chemotherapie geeignet sind

Pharmakodynamik Selektiver Inhibitor des antiapoptotischen B-Zell-Lymphom(BCL)-2-Protein.

Pharmakokinetik
- Metabolisierung via CYP3A4
- Hepatobiliäre Elimination

Nebenwirkungen
- KM: (febrile) Neutropenie, Anämie, Lymphopenie
- Gastrointestinales System: Übelkeit, Erbrechen, Obstipation, Diarrhö
- Stoffwechsel: TLS mit Nierenversagen, Hyperurikämie
- Sonstiges: Infektionen (obere Atemwege, Sepsis), Fatigue

Dosierung
- Initialdosis: 1 × 20 mg/d über 7 d, dann Dosissteigerung über 5 Wo. (Dosisstufe jeweils über 7 d) auf 400 mg/d (20 mg → 50 mg → 100 mg → 200 mg → 400 mg)
- Genaues Dosierungsschema und Dosisanpassung bei Toxizität (z. B. TLS): siehe Fachinformation

Wechselwirkungen Einnahme von potenten CYP3A4-Induktoren (z. B. Rifampicin, Johanniskraut, Carbamazepin, Enzalutamid, Phenytoin) vermeiden: Wirksamkeit von Venetoclax reduziert.

Kontrollen
- Vor, während und nach der Therapie BB, Leber- und Nierenwerte, Harnsäure, LDH
- Obstipationsprophylaxe (v. a. bei gleichzeitiger Opiatgabe)

Tipp

Aufgrund der hohen Potenz der Substanz hohes Tumorlyse-Risiko, daher bei Therapieeinleitung Dosis-Ramp-up unter engmaschiger taggleicher Laborkontrolle (mind. 2 ×/Dosisstufe), ggf. im stationären Setting und unter kontinuierlicher Hydrierung! Risikofaktoren: hohe Lymphozytenzahl > 25/nl und Bulky disease > 5 cm oder alleinige Bulky disease > 10 cm, eingeschränkte Nierenfunktion mit GFR < 80 ml/min. Allopurinol als obligate Komedikation.

1.3.126 Vinblastin

Synonyme VBL.

Präparate Vinblastin HEXAL®, Vinblastinsulfat-GRY®, Amp. à 10 mg.

Indikationen Hodgkin-Lymphom, NHL, metastasiertes Hoden-Ca, Letterer-Siwe-Krankheit, Kaposi-Sarkom, metastasiertes Mamma-Ca, therapierefraktärer Morbus Werlhof.

Pharmakodynamik
- Mitosehemmstoff.
- Tubulinbindung → verminderte Bildung der Mitosespindel → Arrest in der Metaphase der Mitose
- Hemmung von RNA-Polymerasen → verringerte RNA-Synthese
- Apoptoseinduktion

Pharmakokinetik
- Sehr kurze initiale Plasma-HWZ, terminale Plasma-HWZ 20–60 h
- Cytochrom-P450-3a-abhängige hepatische Metabolisierung
- Vorwiegend biliäre Elimination, gering auch renal

Nebenwirkungen
- KM: Myelosuppression dosislimitierend (vorwiegend Neutropenie).
- Gastrointestinales System: Übelkeit, Erbrechen, Diarrhö, Subileus bis Ileus (Obstipationsprophylaxe), akute Lebertoxizität, selten VOD der Leber.
- Haut: Alopezie, Dermatitis, Stomatitis, bullöse Hautveränderungen, Fotosensibilisierung.
- Stoffwechsel: Hyperurikämie, Verminderung des Spiegels des antidiuretischen Hormons (ADH; bei Überdosierung).
- Herz/Gefäße: Hyper-/Hypotonie, Herzrhythmusstörungen, Angina pectoris, Myokardinfarkt.
- Lunge: Bronchospasmus, Dyspnoe.
- Nervensystem: selten periphere und zentrale neurotoxische Störungen. Cephalgien.
- Sonstige: allergische Reaktionen aller Schweregrade, Schwindel, Knochen- und Kieferschmerzen, Schmerzen im Bereich des Tumors. Bei Paravasation stark nekrotisierend.

Dosierung
- Nur strenge i. v. Gabe!
- Initiale Dosis: 0,1 mg/kg KG oder 3,7 mg/m^2 KOF. Einmal wöchentlich Eskalation der Dosis um 0,05 mg/kg KG bzw. 1,8–1,9 mg/m^2 KOF bis zu einem Abfall der Leukozytenzahlen auf 3 000/µl.
- Allgemein übliche Dosierung: 5,5–7,5 mg/m^2 KOF, durchschnittlich 6 mg/m^2 KOF bzw. 0,1–0,2 mg/kg KG einmal pro Woche. Tägliche Einzelgaben sind mit verstärkten NW behaftet.
- Dosismodifikation: s. Fachinformation.

Wechselwirkungen
- Erniedrigung des Phenytoin-Spiegels → erhöhte Krampfneigung
- Verstärkung der Neurotoxizität durch Cisplatin und Etoposid

Kontrollen
- BB, Leber- und Nierenfunktion, regelmäßiges neurologisches Monitoring
- Obstipationsprophylaxe (v. a. bei gleichzeitiger Opiatgabe)

Merke

Neurotoxizität → regelmäßiges Monitoring.

Vorsicht bei obstipierenden Substanzen (insbes. Opiate) → Gefahr der Ileusentstehung. Therapie des vinblastininduzierten Ileus: Prokinetika, Spasmolytika.

Strenge i. v. Verabreichung wegen der Gefahr ausgeprägter Paravasatreaktionen!

1.3.127 Vincristin

Synonyme VCR.

Präparate Vincristin Bristol®, cellcristin®, Onkocristin®, Vincristin medac®, Vincristin biosyn®, VINCRISTIN LIQUID L®, Vincristinsulfat HEXAL®, Vincristinsulfat-GRY®, Amp. à 1/2/5 mg.

Indikationen ALL, Hodgkin-Lymphom, NHL, SCLC, Neuroblastom, Wilms-Tumor, Mamma-Ca.

Pharmakodynamik

- Extrakt aus Vinca rosea
- Mitosehemmstoff
- Tubulinbindung → Bildung der Mitosespindel herabgesetzt → Arrest in der Metaphase der Mitose
- Hemmung von RNA-Polymerasen → RNA-Synthese vermindert
- Apoptoseinduktion

Pharmakokinetik

- Sehr kurze initiale Plasma-HWZ, terminale Plasma-HWZ von 20–80 h
- Cytochrom-P450-abhängige hepatische Metabolisierung
- Vorwiegend biliäre Elimination, bis zu 20 % renal
- Von allen Vinca-Alkaloiden längste Retention im Körper

Nebenwirkungen

- KM: mäßige Hämatotoxizität.
- Gastrointestinales System: Übelkeit, Erbrechen, Diarrhö, paralytischer Ileus.
- Haut: Dermatitis, Stomatitis, Alopezie.
- Stoffwechsel: Sekretionsstörung des ADH (SIADH, erhöhte Natriumausscheidung), Hyperurikämie.
- Herz/Gefäße: Hyper-/Hypotonie, kardiovaskuläre Störungen.
- Lunge: Bronchospasmus und Atemnot, meist bei Kombinationsbehandlung mit Mitomycin.
- Niere: Polyurie (SIADH), Dysurie, neurogene Harnverhaltung.
- Nervensystem: Neurotoxizität dosisbegrenzend: periphere Neuropathie (mit kumulierender Dosis zunehmend), neurogen bedingte Obstipation (Obstipationsprophylaxe!), Krämpfe, Myopathie, Cephalgien, Optikusatrophie mit Blindheit, Hirnnervenstörungen.
- Sonstige: Gewichtsverlust, Fieber, Überempfindlichkeitsreaktionen, Dysphagie. Bei paravenöser Injektion schwere und schwerste lokale Gewebereaktionen mit entzündlichen und nekrotisierenden Veränderungen sowie schlecht heilenden Ulzerationen. Schwere Reizerscheinungen bis zu Hornhautulzerationen bei Benetzung der Augen.

Dosierung

- 1–1,4 mg/m² KOF/d i. v. an Tag 1, max. Einzeldosis 2 mg abs.
- Bei Pat. in einem Alter > 65 J. 1 mg abs.

- Nur streng i. v. Gabe!
- Dosismodifikation: siehe Vinblastin, ▶ 1.3.126

Wechselwirkungen
- Antagonismus mit Cisplatin.
- Mitomycin: siehe L-Asparaginase, ▶ 1.3.9. Verringerung der hepatischen Clearance → kumulative Toxizität.
- Erniedrigung von Phenytoin- und Digoxin-Spiegeln.
- Kalziumantagonisten (v. a. Nifedipin): Verringerung der Plasma-Clearance von Vincristin → erhöhte Toxizität.
- Ciclosporin A, Cisplatin, Etoposid: Verstärkung der Neurotoxizität.
- Dactinomycin: Verstärkung der Lebertoxizität.
- Bleomycin: Raynaud-Syndrom (dosisabhängig).

Kontrollen
- Kontinuierliches neurologisches Monitoring
- BB, Leber- und Nierenfunktion
- Obstipationsprophylaxe

Merke
Neurotoxizität → regelmäßiges Monitoring. Toxizität kumulativ, v. a. bei Gesamtdosen > 20 mg.
Vorsicht bei obstipierenden Substanzen (insbes. Opiate) → Gefahr der Ileusentstehung. Therapie des vincristininduzierten Ileus: Prokinetika, Spasmolytika.
Strenge i. v. Verabreichung wegen der Gefahr ausgeprägter Paravasationen! Bei versehentlicher intrathekaler Anwendung Entwicklung einer schweren Myeloenzephalopathie mit Todesfolge.

1.3.128 Vindesin

Synonyme VDS.

Präparate ELDISINE®, Amp. à 5 mg.

Indikationen ALL, Blastenschub bei CML, maligne Lymphome, maligne Melanome, NSCLC, Mamma-Ca, Plattenepithel-Ca der Speiseröhre, SCLC, Plattenepithel-Ca des Kopf-Hals-Bereichs, Hoden-Ca.

Pharmakodynamik
- Mitosehemmstoff
- Tubulinbindung → Bildung der Mitosespindel herabgesetzt → Arrest in der Metaphase der Mitose
- Hemmung von RNA-Polymerasen → RNA-Synthese verringert
- Apoptoseinduktion

Pharmakokinetik
- Sehr kurze initiale Plasma-HWZ, terminale Plasma-HWZ von ca. 24 h
- Cytochrom-P450-abhängige hepatische Metabolisierung
- Vorwiegend biliäre Elimination, bis zu ca. 10 % renal
- Kann im Rahmen des Metabolismus von Vinblastin entstehen

Nebenwirkungen
- KM: dosisbegrenzende Hämatotoxizität (insbes. neutrophile Granulozyten betroffen).

- Gastrointestinales System: neurogen bedingte Obstipation (Obstipationsprophylaxe!), Übelkeit, Erbrechen, Diarrhö.
- Haut: makulöser Hautausschlag, Alopezie, Dermatitis, Stomatitis.
- Stoffwechsel: Hyperurikämie, Verminderung der Sekretion des ADH → Steigerung der Natriumausscheidung.
- Herz/Gefäße: Hyper-/Hypotonie, kardiovaskuläre Störungen.
- Lunge: Bronchospasmus und Dyspnoe, v. a. bei Kombination mit Mitomycin.
- Niere: Polyurie (SIADH), Dysurie, Harnverhalt.
- Nervensystem: Toxizität geringer ausgeprägt als bei Vincristin. Autonome, periphere und zentrale neurotoxische Störungen: Polyneuropathie, Cephalgien, Depressionen, Krämpfe, kortikale Blindheit.
- Sonstige: selten Überempfindlichkeitsreaktionen (z. B. Hautreaktionen, Angioödeme → Hilfsstoff Benzylalkohol), Glieder- und Muskelschmerzen, Fieber. Bei Paravasation Bildung von Nekrosen!

Dosierung

- 3–4 mg/m² KOF/d an Tag 1, max. 5 mg abs., Wdh. an den Tagen 8–15.
- Nur streng i. v. Gabe!
- Dosismodifikation: siehe Fachinformation. Bei Niereninsuffizienz keine Dosisreduktion erforderlich.

Wechselwirkungen

- Mitomycin: siehe NW (Lunge). Erniedrigung des Phenytoin-Spiegels.
- L-Asparaginase: Verringerung der hepatischen Clearance → kumulative Toxizität.
- Itraconazol, Ciclosporin A, Kalziumantagonisten: Hemmung des Cytochrom-P450-Isoenzyms CYP3A → Verstärkung von NW.

Kontrollen

- Kontinuierliches neurologisches Monitoring
- BB, Leber- und Nierenfunktion
- Obstipationsprophylaxe

Merke

Neurotoxizität → regelmäßiges Monitoring.
Vorsicht bei obstipierenden Substanzen (v. a. Opiate) → Gefahr der Ileusentstehung.
Strenge i. v. Verabreichung wegen der Gefahr ausgeprägter Paravasate!

1.3.129 Vinflunin

Präparate Javlor®, Amp. à 50/250 mg.

Indikationen Fortgeschrittenes oder metastasiertes Urothel-Ca nach Cisplatin-Versagen.

Pharmakodynamik Vinca-Alkaloid: Bindung an Tubulin, Verhinderung der Polymerisation zu Mikrotubuli → Inhibierung der Mitose und Induktion der Apoptose.

Pharmakokinetik

- Hohes Verteilungsvolumen
- Metabolisierung durch CYP3A4 und Esterasen (Bildung des aktiven 4-O-Deacetyl-Vinflunin)
- HWZ ca. 40 h (Metabolit 120 h)
- Elimination über Fäzes (⅔) und Urin (⅓)

Nebenwirkungen

- KM: Neutropenie, Anämie, Thrombozytopenie
- Gastrointestinales System: Obstipation, Erbrechen, Übelkeit, Stomatitis, Diarrhö, Ileus, Dysphagie, Dyspepsie, Ösophagitis, Zahnfleischerkrankungen
- Niere/Elektrolyte: Dehydrierung, Anorexie, Nierenversagen
- Haut: Alopezie, Pruritus, Hautreaktionen, Hyperhidrosis
- Herz/Gefäße: Tachykardie, Myokardinfarkt, Venenthrombosen, Hypo-/Hypertonie, QT-Zeit-Verlängerung
- Nervensystem: Neuropathie, Synkopen, Cephalgien, Benommenheit, Neuralgie, Dysgeusie, Insomnie, Ohrenschmerzen, Schwindel, Tinnitus
- Sonstige: Infektionen, Sepsis, Schmerzen, Asthenie, Pyrexie, Lokalreaktionen, Paravasate

Dosierung

- 320 mg/m^2 KOF über 20 min, Wdh. alle 3 Wo.
- Bei vorheriger Bestrahlung des Beckenbereichs 1. Zyklus mit 280 mg/m^2 KOF, dann ggf. Dosiseskalation
- Dosisanpassung bei Toxizität, Leber- oder Niereninsuffizienz: siehe Fachinformation

Wechselwirkungen

- Gleichzeitige Behandlung mit CYP3A4/5-Induktoren (z. B. Carbamazepin, Phenobarbital, Phenytoin, Rifampicin und Johanniskraut) vermeiden
- Gleichzeitige Behandlung mit starken CYP3A4-Inhibitoren (z. B. Nelfinavir, Ritonavir, Itraconazol, Ketoconazol, Voriconazol und Nefazodon) vermeiden
- Vorsicht bei Verwendung von Opiaten: Verstärkung einer Obstipation

Kontrollen

- Engmaschiges Monitoring der Vitalzeichen unter der Infusion, Notfallausrüstung muss in Bereitschaft sein.
- Elektrolyte, Nieren- und Leberwerte, BB.

> **Merke**
> Aufgrund Obstipationsneigung prophylaktische Gabe von Laxanzien empfohlen.

1.3.130 Vinorelbin

Präparate Navelbine®, Amp. à 10/50 mg, Weichkapseln à 20/30 mg.

Indikationen

- I. v.: allein oder in Kombination mit Cisplatin bei fortgeschrittenem NSCLC. Fortgeschrittenes anthrazyklinresistentes Mamma-Ca.
- P. o.: Monotherapie des fortgeschrittenen NSCLC (Stadium III/IV), Monotherapie des anthrazyklinresistenten metastasierten Mamma-Ca.

Pharmakodynamik

- Mitosehemmstoff
- Tubulinbindung → Bildung der Mitosespindel herabgesetzt → Arrest in der Metaphase der Mitose
- Hemmung von RNA-Polymerasen → RNA-Synthese vermindert
- Apoptoseinduktion

Pharmakokinetik

- Orale Bioverfügbarkeit von 20–40 %

- Nach Infusion starke Bindung an Thrombozyten → sehr kurze initiale Plasma-HWZ
- Sehr gute Gewebebindung
- Terminale Plasma-HWZ von 15–50 h
- Kaum hepatische Metabolisierung (aktiver Metabolit: 17-Deacetyl-Vinorelbin)
- Biliäre Elimination der Ausgangssubstanz, renale Elimination vorwiegend der Metaboliten

Nebenwirkungen
- KM: Granulozytopenie dosisbegrenzend. Selten Thrombozytopenie und Anämie.
- Gastrointestinales System: Obstipation, paralytischer Ileus. Selten Diarrhöen, Übelkeit, Erbrechen, Stomatitis.
- Lunge: Bronchospasmus und Dyspnoe, v. a. bei Kombination mit Mitomycin.
- Nervensystem: dosisabhängige, meist reversible Neurotoxizität (Ausfall der Muskeleigenreflexe, seltener Parästhesien).
- Sonstige: selten allergische Hauterscheinungen. Paravasate lokal nekrotisierend. Muskelkrampi, Schmerzen nach Infusion.

Dosierung
- 30 mg/m² KOF an Tag 1, Wdh. Tag 8.
- Dosismodifikation: keine Dosisreduktion bei Niereninsuffizienz. Empfohlene Dosismodifikation bei eingeschränkter Leberfunktion: siehe Fachinformation.

Wechselwirkungen
- Mukosatoxizität von 5-FU verstärkt
- CYP3A4-abhängiger Metabolismus → Interaktionen mit anderen Medikamenten an diesem Cytochromisoenzym möglich
- Verstärkung der pulmonalen Toxizität durch Mitomycin C
- Allergische Diathese

Kontrollen
- Kontinuierliches neurologisches Monitoring
- BB, Leber- und Nierenfunktion
- Obstipationsprophylaxe

Merke
Neurotoxizität → regelmäßiges Monitoring.
Vorsicht bei obstipierenden Substanzen (insbes. Opiate) → Gefahr der Ileusentstehung.
Strenge i. v. Verabreichung wegen der Gefahr ausgeprägter Paravasate!

1.3.131 Zanubrutinib

Präparate BRUKINSA®, Tbl. à 80 mg.

Indikationen
- Morbus Waldenström ab 2. Therapielinie (Ausnahme: Pat., die für Chemo-Immuntherapie nicht infrage kommen)
- Marginalzonen-Lymphom nach Vorbehandlung mit CD20-AK
- CLL in allen Linien

Pharmakodynamik
- Hemmung der BTK, Eingriff in den B-Zell-Rezeptor-Signalweg

- Hemmung von Proliferation, Apoptose, Migration und Adhäsion → Entwicklung einer (meist harmlosen) Lymphozytose nach Therapiebeginn bei gleichzeitiger Reduktion der LK-Größe

Pharmakokinetik

- Rasche orale Resorption, max. Spiegel 2 h nach Nahrungsaufnahme, unabhängig von Aufnahme von Nahrung
- Metabolisierung hauptsächlich hepatisch über CYP3A4
- Elimination vorwiegend über Fäzes

Nebenwirkungen

- KM: Panzytopenie, febrile Neutropenie → Infektionen (Pneumonie, Harnwegsinfekte, Sepsis)
- Gastrointestinales System: Diarrhö, Obstipation
- Haut: Hautausschlag, Pruritus
- Herz/Gefäße: Vorhofflimmern, Schwindel
- Sonstige: Arthralgien, muskuloskelettale Schmerzen, Fieber, periphere Ödeme, TLS, Hämatome, Husten

Dosierung

- 360 mg/d p. o. (in 1 oder 2 Einzeldosen)
- Empfehlung zur Dosisanpassung bei Toxizität: siehe Fachinformation

Wechselwirkungen

- Wirkungsverstärkung bei Einnahme von Arzneimitteln, die CYP3A4 stark hemmen (z. B. Ketoconazol, Itraconazol, Erythromycin, Clarithromycin)
- Wirkungsabschwächung bei Einnahme von Arzneimitteln, die CYP3A4 stark aktivieren (z. B. Rifampicin, Dexamethason, Phenytoin, Carbamazepin, Phenobarbital, Hypericum perforatum [Johanniskraut], Ritonavir, Telithromycin)
- Vermindert Plasmakonzentration von CYP2C19-Substraten (z. B. Omeprazol)

Kontrollen Diff-BB, Elektrolyte, Nieren- und Leberwerte, Hepatitis-B-Serologie, Schwangerschaftstest, Hautkrebsscreening.

1.4 Immuntherapie

Zu immuntherapeutischen Verfahren in der Onkologie/Hämatologie gehören aktive und passive Ansätze. Die aktive Immuntherapie beinhaltet unspezifische und spezifische Verfahren zur Aktivierung des körpereigenen Immunsystems gegen den Tumor. Spezifische Verfahren haben in den vergangenen Jahren durch die Identifizierung von Tumorantigenen einen Aufschwung erfahren. Unter passiver Immuntherapie versteht man die Applikation von Antikörpern oder Immunzellen. Der Begriff „adoptive Immuntherapie" bezeichnet in diesem Zusammenhang die Übertragung immunologischer Effektorzellen (Lymphozyten).

1.4.1 Aktive Immuntherapie

Aktive unspezifische Immuntherapie

Prinzip

Die aktive unspezifische Therapie beinhaltet die lokale oder systemische Verabreichung von unspezifischen Modulatoren des Immunsystems, die eine Abwehrreaktion gegen den Tumor bewirken sollen. „Unspezifisch" bezieht sich auf die fehlende Antigenspezifität. Die unspezifische Immunität wird durch aktivierte Makrophagen, NK-Zellen und neutrophile Granulozyten vermittelt.

Verwendete Substanzen

Einsatz folgender Immunmodulatoren (Biological Response Modifiers):

- Zytokine (z. B. Interleukin-2 [IL-2], Interferone [IFN])
- Bacillus Calmette-Guérin (BCG)
- Lipopolysaccharide, Immunkomplexe

Anwendungsbeispiele

- IFN-α: malignes Melanom, Nierenzell-Ca
- IL-2: malignes Melanom, Nierenzell-Ca
- BCG: Harnblasen-Ca

Aktive spezifische Immuntherapie

Prinzip

Die aktive spezifische Therapie beinhaltet die tumorspezifische Aktivierung des Immunsystems durch Vakzinierung.

Verwendete Vakzine

- Bestrahlte unmodifizierte Tumorzellen
- Bestrahlte Tumorzellen + Adjuvanz (z. B. BCG)
- Genmodifizierte Tumorzellen (nach Transfektion mit Genen für Zytokine oder kostimulatorische Moleküle)
- Definierte Tumorantigene

Tumorantigene zur Vakzinierung

In den vergangenen Jahren wurde eine Reihe von Tumorantigenen identifiziert:

- Gewebe-/organspezifische Antigene, z. B. Melan A, Tyrosinase beim Melanom
- Überexprimierte normale Genprodukte, z. B. MAGE-Antigene beim Melanom
- Mutierte Produkte von Tumorsuppressorgenen, z. B. p53
- Virale Genprodukte, z. B. EBNA-1 bei Burkitt-Lymphomen
- Rearrangierte normale Genprodukte, z. B. bcr/abl-Translokation bei CML
- Aktivierte Protoonkogenprodukte, z. B. p21-Punktmutation beim Kolon-Ca
- Onkofetale Antigene, z. B. CEA, AFP

Antigenpräsentation und T-Zell-Aktivierung

Die Arbeiten von Townsend und Bodmer (1989) zeigten, dass T-Lymphozyten nicht intakte Proteine erkennen, sondern an HLA-Moleküle gebundene Peptide, die von endogenen Proteinen jeglicher Lokalisation durch Prozessierung gebildet werden. Von T-Zellen erkannte Antigene sind somit im Gegensatz zu antikörperdefinierten Epitopen nicht auf Oberflächenmoleküle beschränkt. Die spezifische Antigenerkennung ist von der Interaktion der variablen Region des T-Zell-Rezeptors mit dem MHC-Peptid-Komplex abhängig. Vielversprechende Ergebnisse zeigten Studien mit T-Zellen, deren Rezeptoren genetisch so modifiziert worden waren, dass sie leukämiespezifische Antigene erkannten, z. B. bei CLL-Pat. Solche CAR-T-Zellen (chimeric antigen receptor) haben nach Re-Infusion bei einigen Pat. dramatische Reduktionen der Leukämiezellen bewirkt. CAR-Moleküle wurden auch für NK-Zellen entwickelt und im Verlauf durch Modifikation immer weiter verbessert.

Da die Herstellung der modifizierten Zellen patientenspezifisch ist, besteht ein erheblicher logistischer und finanzieller Aufwand (> 300 000 €/Pat. – inzwischen erfolgsabhängiges Rembursement). Inzwischen wurden erste Präparate (z. B. **Tisagen lecleucel** gegen das Epitop CD19 bei B-ALL, **Axicabtagen ciloleucel,** ebenfalls CD19 bei DLBCL) von der EMA in Europa zugelassen und sind an ausgewählten Zentren in Deutschland verfügbar.

Kostimulatorische Moleküle

Die Bindung des T-Zell-Rezeptors an den MHC-Peptid-Komplex reicht allein jedoch nicht zu einer vollständigen T-Zell-Aktivierung aus. Dazu benötigen die T-Zellen ein zweites Signal, d. h., auf der Zielzelle müssen neben dem Antigen zusätzliche kostimulatorische Moleküle vorhanden sein. Kostimulatorische Moleküle sind die Moleküle B7-1 und B7-2. Diese kostimulatorischen Moleküle sind natürlicherweise auf professionellen antigenpräsentierenden Zellen wie dendritischen Zellen exprimiert. Daher können dendritische Zellen, wenn sie mit einem Antigen versehen werden, als Vakzine zur Anwendung kommen. Tumorzellen – auch wenn sie ein Antigen exprimieren – verfügen über keine kostimulatorischen Moleküle; deshalb erfolgt i. d. R. keine effektive T-Zell-Antwort gegen den Tumor.

Vakzinierungsformen unter Verwendung von Tumorantigenen

- Proteine + Adjuvans
- Peptide + Adjuvans
- Antigenbeladene dendritische Zellen
- Nackte DNA (Plasmide), die für Tumorantigen codiert
- Rekombinante Konstrukte (virale Vektoren, die Antigen-DNA enthalten)

Immuncheckpoint-Inhibition

Immuncheckpoint-Inhibitoren binden an Rezeptoren der T-Zellen oder der Tumorzellen und blockieren so die aktive Unterdrückung der T-Zellen durch die Tumorzellen (Hemmung der Hemmung). Diese immunonkologische Therapie hat innerhalb kurzer Zeit die Therapie maligner Erkrankungen revolutioniert und wird inzwischen immer breiter und bei einigen Ind. in Kombinationen eingesetzt.

- CTLA-4-Blockade: z. B. Ipilimumab
- PD1-Blockade: z. B. Nivolumab, Pembrolizumab
- PD-L1-Blockade: z. B. Atezolizumab, Avelumab, Durvalumab

Hierbei ist das vollkommen andere NW-Profil (vornehmlich Autoimmunreaktionen) und deren distinktes Management zu beachten.

1.4.2 Passive Immuntherapie

Therapie mit Antikörpern (AK)

Murine/humanisierte Antikörper

Die Entwicklung der Hybridomtechnik durch Köhler und Milstein (1975) ermöglichte die Herstellung großer Mengen muriner monoklonaler AK auch gegen tumorassoziierte Antigene (Ag). Die Wirksamkeit muriner AK ist jedoch begrenzt, da die meisten therapierten Pat. humane Anti-Maus-AK (HAMA) entwickeln, die die Aktivität eines erneut applizierten AK neutralisieren. Mithilfe der rekombinanten DNA-Technologie ist es jedoch möglich, die Ag-bindenden hypervariablen Ketten eines murinen monoklonalen AK mit der konstanten Region eines humanen Immunglobulins zu verbinden und so humanisierte (chimäre) AK herzustellen.

1

Probleme

Nachteile der AK-Therapie sind die oft nicht vorhandene Spezifität der Tumorantigene und die unzureichende Fähigkeit der relativ großen AK-Moleküle, aufgrund einer nicht ausreichenden Vaskularisierung in solide Tumoren einzudringen. Eine Weiterentwicklung ist die Verwendung von AK-Bruchstücken oder monovalenten AK. Da nur ca. 0,01 % der verabreichten AK den Tumor erreichen, sind relativ hohe Dosen von 100–1 000 mg erforderlich. Eine zusätzliche Gabe von Zytokinen kann die Ag-Expression steigern und Effektorzellen aktivieren.

Antikörper-Drug-Konjugate (ADC)

Eine zunehmend relevante Weiterentwicklung der Antikörpertherapie sind Antikörper-Drug-Konjugate (ADC), die nicht nur in der Behandlung von Mamma-Ca (z. B. Trastuzumab-Emtansine oder Trastuzumab-Deruxtecan), sondern auch in der Lymphomtherapie (Brentuximab-Vedotin) zunehmend relevant werden. Hierbei wir ein Zytostatikum („Payload") an einen spezifischen AK „gelinkt", der ein möglichst spezifisches Ag auf dem Tumor bindet, sodass das Zytostatikum spezifisch an seinen Wirkort transportiert wird. Durch Internalisierung entfaltet dieses dann seine zytotoxische Wirkung. Unter Umständen erscheinen sowohl für Wirkung wie auch NW zusätzliche „Bystander Effekte" relevant.

Bispezifische Antikörper

Neuere Entwicklungen sind bispezifische AK (z. B. Blinatumumab). Diese bestehen aus 2 Ag-Bindungsregionen mit unterschiedlichen Spezifitäten. Dabei ist eine Ag-Bindungsregion gegen ein Tumor-Ag, die andere gegen ein Ag auf einer immunologischen Effektorzelle, z. B. CD3 auf T-Zellen, gerichtet, um so zytotoxische T-Zellen zu aktivieren.

Mechanismen der Lyse von Tumorzellen durch Antikörper

- AK-vermittelte zelluläre Zytotoxizität (Antibody dependent cellular cytotoxicity, ADCC)
- Komplementvermittelte Lyse
- Intrinsische zytotoxische Aktivität bzw. Induktion der Apoptose

Nomenklatur

- Murine (Maus-)AK: Endung **-omab**
- Primaten-AK: **-imab**
- Chimäre AK (nur variabler Teil des AK ist Mausprotein): **-ximab**
- Humanisierte AK (nur Ag-Bindungsstellen aus Mausprotein): **-zumab**
- Humane AK: Endung **-umab**

1.5 Substanzprofile klinisch eingesetzter Antikörper

1.5.1 Amivantamab

Präparate Rybrevant®, Amp. à 350 mg.

Indikationen Fortgeschrittenes NSCLC mit aktivierender Exon-20-Insertionsmutation des EGFR nach Versagen einer platinhaltigen Therapie.

Pharmakodynamik Vollhumaner monoklonaler bispezifischer IgG_1-AK gegen EGFR und MET → direkte Zelltoxizität (ADCC) sowie Unterbindung des EGFR-MET-Signalwegs.

Nebenwirkungen

- Gastrointestinales System: Diarrhö, Stomatitis, Übelkeit, Obstipation, Abdominalschmerz, Transaminasenerhöhung
- Stoffwechsel: Hypoalbuminämie, Inappetenz, Hypokalzämie
- Haut: Ausschlag, Nageltoxizität, trockene Haut, Pruritus, toxische epidermale Nekrolyse
- Atemwege: Interstitielle Lungenerkrankung
- Nervensystem/Auge: Schwindel, Sehverschlechterung, Wimpernwachstum (Trichomegalie), Keratitis, Uveitis
- Sonstiges: infusionsbedingte (allergische) Reaktion. Fatigue, Myalgien, Ödeme

Dosierung

- 1 050 mg abs. i. v. Tag 1 (Gewicht > 80 kg: 1 400 mg abs.), wöchentlich, nach 4 Gaben dann alle 2 Wo. bis Progress oder intolerable Toxizität.
- Die Erstgabe wird auf 2 d aufgeteilt: an Tag 1 350 mg, an Tag 2 die restliche Dosis abhängig vom KG.
- Obligate Prämedikation mit Antihistaminikum, Antipyretikum und Steroid.
- Therapiemodifikation bei Toxizität: siehe Fachinformation.

Kontrollen

- Leberfunktion, Elektrolyte, Albumin
- Kreislaufmonitoring

Merke

Die Hypoalbuminämie ist eine Folge der MET-Inhibition und tritt meist innerhalb der ersten 8 Wo. der Therapie auf und stabilisiert sich dann.

1.5.2 Atezolizumab

Präparate Tecentriq®, Amp. à 1 200 mg.

Indikationen

- Urothel-Ca: lokal fortgeschritten oder metastasiert nach platinhaltiger Chemotherapie oder ungeeignet für platinhaltige Chemotherapie und PD-L1-Expression der Tumorzellen ≥ 5 %
- NSCLC:
  - Adjuvante Therapie nach platinhaltiger adjuvanter Chemotherapie (EGFR/ALK-unmutiert, PD-L1 der Tumorzellen ≥ 50 %
  - Nicht Plattenepithel-NSCLC: in Kombination mit Bevacizumab, Paclitaxel und Carboplatin als Erstlinientherapie oder nach Versagen einer TKI-Therapie bei EGFR-/ALK-Mutation
  - Nicht Plattenepithel-NSCLC, EGFR/ALK-unmutiert: in Kombination mit nabPaclitaxel und Carboplatin als Erstlinientherapie.
  - Metastasiertes NSCLC, EGFR/ALK-unmutiert als Monotherapie: Erstlinientherapie bei PD-L1 der Tumorzellen ≥ 50 % oder der Immunzellen ≥ 10 %.
  - Lokal fortgeschrittenes oder metastasiertes NSCLC nach vorheriger Chemotherapie und ausgereizter Therapie mit TKI bei EGFR-Mutation/ALK-Mutation.
- SCLC, extensive disease: Erstlinientherapie in Kombination mit Carboplatin und Etoposid.

- Triple-neg. Mamma-Ca, nicht resektabel, lokal fortgeschritten oder metastasiert: in Kombination mit nabPaclitaxel bei PD-L1 der Tumorzellen ≥ 1 % bei Chemotherapie-naiven Pat.
- Fortgeschrittenes, nicht resektables HCC: in Kombination mit Bevacizumab als 1. Systemtherapie.

Pharmakodynamik Fc-Teil modifizierter, humanisierter monoklonaler IgG_1-AK, der direkt an PD-L1 bindet und zu einer dualen Blockade der PD1- und B7-1-Rezeptoren führt.

Nebenwirkungen

- KM: Thrombozytopenie.
- Gastrointestinales System: Übelkeit, Erbrechen, Diarrhö.
- Haut: Exanthem, Pruritus.
- Atemwege: Husten, Dyspnoe.
- Nervensystem: Guillain-Barré-Syndrom, myasthenes Syndrom.
- Immunvermittelte NW: Pneumonitis, Hepatitis, Kolitis, Pankreatitis, Neuropathien, Meningoenzephalitis, Myokarditis, Endokrinopathien (Hypo-/Hyperthyreose, Nebenniereninsuffizienz, Hypophysitis, Diabetes mellitus Typ 1/3).
- Sonstiges: Infusionsbedingte (allergische) Reaktion. Infektionen (Harnwegsinfektionen). Arthralgien, Rückenschmerzen, Fieber, Fatigue, Asthenie.

Dosierung

- 840 mg alle 2 oder 1 200 mg alle 3 oder 1 680 mg alle 4 Wo. abs. i. v.; Dauer der Therapie abhängig von Ind.
- Therapieunterbrechung bei Toxizität: siehe Fachinformation

Kontrollen

- BB, Leber- und Nierenfunktion, Elektrolyte, Schilddrüsenwerte, ggf. erweiterte Diagnostik je nach klinischer Organtoxizität
- Beachte Fachinformation zum Management eventueller immunvermittelter NW → Pat. ggf. Therapietagebücher des Herstellers aushändigen

> **Merke**
> Vor Therapie möglichst keine Gabe von Steroiden oder Immunsuppressiva, da diese die Wirkung mindern können. Zur Therapie von immunvermittelten NW können sie dann jedoch eingesetzt werden.

1.5.3 Avelumab

Präparate Bavencio®, Amp. à 200 mg.

Indikationen

- Metastasiertes Merkelzell-Ca
- Urothel-Ca, lokal fortgeschritten oder metastasiert als Erhaltungstherapie nach cisplatinhaltiger Therapie
- Nierenzell-Ca, fortgeschritten: als Erstlinientherapie kombiniert mit Axitinib

Pharmakodynamik Humaner monoklonaler IgG_1-AK gegen PD-L1.

Nebenwirkungen

- KM: Anämie.
- Gastrointestinales System: Übelkeit, Erbrechen, Diarrhö, Obstipation, Schmerzen.

- Gefäße: Hypertonie, Hypotonie.
- Atemwege: Husten, Dyspnoe.
- Nervensystem: Cephalgien, Schwindel, periphere Neuropathie, Guillain-Barré-Syndrom.
- Immunvermittelte NW: Pneumonitis, Hepatitis, Kolitis, Pankreatitis, Nephritis, Myokarditis, Endokrinopathien (Hypo-/Hyperthyreose, Nebenniereninsuffizienz, Hypophysitis, Diabetes mellitus Typ 1/3), Hautreaktionen (Exanthem, Pruritus, exfoliative Dermatitis, Pemphigoid).
- Sonstiges: Infusionsbedingte (allergische) Reaktion. Arthralgien, Rückenschmerzen, Fieber, Fatigue, Ödeme, Gewichtsabnahme.

Dosierung

- 800 mg abs. über 60 min alle 2 Wo. bis Progress oder inakzeptaler Toxizität.
- Prämedikation: Antihistaminikum, Paracetamol.
- Keine Dosisanpassung. Therapieunterbrechung bei Toxizität: siehe Fachinformation.

Kontrollen

- BB, Leber- und Nierenfunktion, Elektrolyte, Schilddrüsenwerte, ggf. erweiterte Diagnostik je nach klinischer Organtoxizität
- Beachte Fachinformation zum Management eventueller immunvermittelter NW → Pat. ggf. Therapietagebücher des Herstellers aushändigen

Merke

Vor Therapie möglichst keine Gabe von Steroiden oder Immunsuppressiva, da diese die Wirkung mindern können. Zur Therapie von immunvermittelten NW können sie dann jedoch eingesetzt werden.

1.5.4 Belantamab-Mafodotin

Präparate BLENREP® intravenös, Amp à 100 mg.

Indikationen Monotherapie des multiplen Myeloms:

- Nach mind. 4 Therapien
- Refraktär gegen Proteasominhibition und/oder IMID und/oder CD-38-AK
- Krankheitsprogression unter letzter Therapie

Pharmakodynamik

- AK-Wirkstoff-Konjugat (antibody-drug-conjugate)
- Rekombinanter humanisierter BCMA-AK (IgG1-κ-AK; targeted therapy)
- Kovalent gebunden an Maleimidocaproyl-Monomethyl-Auristatin F (mcMMAF, zytotoxisch)
- Internalisierung des AK nach AK-Bindung, Freisetzung des Zytostatikums, Mikrotubulihemmung, Apoptose

Nebenwirkungen

- KM: (febrile) Neutropenie, Leuko-, Thrombozytopenie, Anämie.
- Gastrointestinales System: Übelkeit, Erbrechen, Diarrhö, Transaminasenerhohung.
- Nervensystem/Auge: Keratopathie, Augentrockenheit, Sehstörungen, Photophobie, Keratitis.
- Sonstige: infusionsbedingte (allergische) Reaktionen. Infektionen (Sepsis, Atemwegsinfektion), Pyrexie, Fatigue, Pneumonitis.

- Haut: Exanthem
- Lunge: Pneumonie
- Herz/Gefäße: Hypotonie, Tachykardie
- ZNS: Schlaflosigkeit, Cephalgien, Tremor, Schwindel, Enzephalopathie, Aphasie, Krämpfe, Parästhesie, kognitive Störungen
- Sonstige: Zytokin-Freisetzungssyndrom bzw. Infusionsreaktionen, Infektionen, Sepsis, Elektrolytstörungen

Dosierung

- Zyklus 1: 9 µg/d als Dauerinfusion (kontinuierlich) an den Tagen 1–7, 28 µg/d kontinuierlich an den Tagen 8–28, Pause Tage 29–42.
- Zyklus 2: 28 µg/d kontinuierlich an den Tagen 1–28.
- Bei CR/CRh nach Zyklus 2 bis zu 3 weitere Zyklen je nach Verträglichkeit.
- Prämedikation: Dexamethason 20 mg vor Beginn eines Zyklus. Antipyretika (z. B. Paracetamol) in den ersten 48 h jedes Zyklus.
- Vor und während der Therapie wird eine prophylaktische intrathekale Chemotherapie empfohlen.
- Vorphase mit Dexamethason bei ≥ 50 % oder ≥ 15 000/µl Blasten im peripheren Blut mit max. 24 mg Dexamethason/d.
- Eine stationäre Überwachung wird für die ersten 9 d des 1. und die ersten 2 d des 2. Zyklus empfohlen, bei bekannten ZNS-Störungen ggf. länger.

Kontrollen BB, Leber- und Nierenfunktion, Gerinnung, Vitalparameter.

> **Merke**
> Unter Infusion keine Spülung von Infusionsleitungen, an denen Blinatumomab angeschlossen ist (Gefahr der versehentlichen Bolusanwendung). Separaten Zugang verwenden.

1.5.7 Brentuximab Vedotin

Präparate Adcetris®, Durchstechflasche à 50 µg.

Indikationen

- CD-30 pos. Hodgkin-Lymphom
  - Stadium IV in Kombination mit AVD
  - Als Erhaltungstherapie nach autologer SZT bei hohem Rezidiv-/Progressionsrisiko
  - Im Rezidiv nach autologer SZT oder nach mind. 2 Vortherapien
- Systemisches anaplastisch großzelliges Lymphom
  - In Kombination mit CHP bei neu diagnostizierten Pat.
  - Monotherapie: rezidiviertes oder refraktäres systemisches anaplastisch großzelliges Lymphom
- Rezidiviertes oder refraktäres CD30-pos. kutanes T-Zell-Lymphom (CTCL)

Pharmakodynamik AK-Wirkstoff-Konjugat: Bindung an CD30 → Internalisierung → lysosomale Degradation → Bindung des Zytostatikums an Tubulin → Zellzyklusarrest und Apoptose.

Pharmakokinetik HWZ des AK 4–6 d, HWZ des gelinkten Zytostatikums 3–4 d. Letzteres wird über die Fäzes und in geringer Menge über den Urin ausgeschieden.

Nebenwirkungen

- KM: Neutropenie, Anämie, Thrombozytopenie

- Gastrointestinales System: Übelkeit, Erbrechen, Diarrhö, Obstipation, akute Pankreatitis
- Stoffwechsel: Hyperglykämie
- Haut: Exanthem, Alopezie, Pruritus, Stevens-Johnson-Syndrom
- Nervensystem: periphere sensible und motorische Polyneuropathie
- Lunge: Husten, Dyspnoe
- Sonstige: Infektionen, Anaphylaxie, sehr selten PML (JC-Virus), Myalgien. TLS

Kontraindikationen Kombinationstherapie mit Bleomycin: pulmonale Toxizität ↑↑.

Dosierung

- 1,8 (1,2 in Kombination mit AVD) mg/kg über 30 min i. v. (max. 180 mg abs.), Wdh. Tag 22, ggf. unter Prämedikation mit Antihistaminika, Steroid und Paracetamol.
- Keine Dosismodifikation bei höhergradiger Hämatotoxizität, sondern Spreizung des Intervalls.
- Bei Auftreten einer Neurotoxizität Grad 2 oder 3: Abwarten bis zur Besserung auf Grad 1 oder Ausgangswert, dann Dosisreduktion auf 1,2 mg/kg. Bei Neuropathie Grad 4 Therapieabbruch.

Wechselwirkungen Komedikation mit starken CYP3A4- und P-gp-Inhibitoren: höhere Neutropenierate.

Kontrollen Diff-BB, Leber- und Nierenfunktion, Monitoring vor und nach Infusion.

1.5.8 Cemiplimab

Präparate Libtayo® Durchstechflasche à 350 mg.

Indikationen

- Metastasiertes oder lokal fortgeschrittenes kutanes Plattenepithel-Ca ohne Option einer lokalen Therapie
- Metastasiertes oder lokal fortgeschrittenes Basalzell-Ca nach Therapie mit (oder bei KI gegen) Hedgehog-Inhibitor
- Fortgeschrittenes oder metastasiertes ROS1-, ALK-neg., EGFR nicht mutiertes NSCLC in 1. Therapielinie als Monotherapie mit PD-L1-Expression der Tumorzellen ≥ 50 %

Pharmakodynamik

- Humanisierter monoklonaler IgG_4-AK gegen den PD-1-Rezeptor
- PD-1: neg. Regulator der T-Zell-Aktivität, aktiviert durch PD-L1 und PD-L2 (u. a. durch Tumor selbst ausgeschüttet). Blockade: Hemmung der Hemmung → Verstärkung der Immunreaktion gegen Tumorzellen

Nebenwirkungen

- KM: Anämie, Leukozytopenie, Eosinophilie, idiopathische thrombozytopenische Purpura (ITP)
- Gastrointestinales System: Diarrhö, Übelkeit
- Herz/Gefäße: Hypertonie
- Sonstige: Appetit- und Schlaflosigkeit, infusionsbedingte Reaktionen
- Immunvermittelte NW: Pneumonitis, Kolitis, Hepatitis, Nephritis, Endokrinopathien (Hypophysitis, Diabetes mellitus, Hypo-/Hyperthyreose), Uveitis, Arthritis, Myositis, Pankreatitis, Hautreaktionen, Guillain-Barré-Syndrom, Myasthenie-Syndrom, optische Neuritis, Rhabdomyolyse, hämolytische Anämie, fokale Krampfanfälle bei Enzephalitis

Dosierung 350 mg i. v. über 30 min alle 3 Wo. bis zur Progression oder Toxizität.

Kontrollen

- BB, Leber- und Nierenfunktion, Elektrolyte, Schilddrüsenwerte, ggf. erweiterte Diagnostik je nach klinischer Organtoxizität
- Beachte Fachinformation zum Management eventueller immunvermittelter NW → Pat. Therapiepass und ggf. Therapietagebücher des Herstellers aushändigen

> **Merke**
> Vor Therapie möglichst keine Gabe von Steroiden oder Immunsuppressiva, da diese die Wirkung mindern können. Zur Therapie von immunvermittelten NW können sie dann jedoch eingesetzt werden.

1.5.9 Cetuximab

Präparate Erbitux®, Amp. à 50/100/250/500 mg.

Indikationen

- Metastasiertes CRC
  - Bei EGFR-Expression mit Nachweis des Wildtyps des Ras-Gens
  - In Kombination mit einer Chemotherapie (FOLFOX in der 1st-line oder Irinotecan-basiert) sowie als Monotherapie bei Pat. nach Oxaliplatin- und Irinotecan-Therapie oder -Unverträglichkeit
- Plattenepithel-Ca des Kopf- und Hals-Bereichs
  - In Kombination mit einer Strahlentherapie bei lokal fortgeschrittener Erkrankung
  - In Kombination mit platinbasierter Chemotherapie im Rezidiv und/oder bei Metastasierung

Pharmakodynamik

- Chimärer monoklonaler AK gegen EGFR.
- Über EGFR-Signalwege Vermittlung der Steuerung der Überlebensfähigkeit von Zellen durch Zellzyklusregulation, Angiogenese, Zellmigration, zelluläre Invasion bzw. Metastasierung. Zudem Induktion der Internalisierung des EGFR → Down-Regulation. Vermittlung AK-abhängiger zellulärer Zytotoxizität.
- Im EGFR-Signalweg Schlüsselrolle des **Ras-Proteins** (eines der am häufigsten aktivierten Onkogene bei Krebserkrankungen des Menschen). Mutationen des Ras-Gens an bestimmten „Hotspots" (Exon 2, 3 und 4 des k-RAS- und n-RAS-Gens) → Aktivierung des Ras-Proteins unabhängig vom EGFR, daher keine Wirksamkeit der Therapie bei entsprechender Mutation.

Pharmakokinetik

- Eliminations-HWZ 70–100 h.
- Steady-State-Serumkonzentrationen nach 3 Wo.
- Elimination durch Proteolyse. Keine hepatische oder renale Elimination.

Nebenwirkungen

- KM: in Kombination mit Chemotherapie erhöhtes Risiko für Zytopenien und Infektionen, insbes. bei Vorliegen einer Mukositis oder bei Diarrhö
- Gastrointestinales System: Diarrhö, Übelkeit, Erbrechen. Anstieg der Leberenzyme
- Niere/Elektrolyte: häufig Hypomagnesiämie. Hypokaliämie, Hypokalzämie

- Haut: sehr häufig Hautreaktionen oder Superinfektionen von Hautläsionen
- Herz/Gefäße: tiefe Venenthrombose. Lungenembolie
- Lunge: interstitielle Pneumonitis
- Nervensystem: Cephalgien, Konjunktivitis, Blepharitis, Keratitis
- Sonstige: sehr häufig infusionsbedingte Reaktionen (Fieber, Schüttelfrost, Schwindel, Atemnot). In Einzelfällen tödlicher Ausgang, Angina pectoris, Myokardinfarkt.

Kontraindikationen Nach schweren infusionsbedingten Reaktionen III° und IV° keine Cetuximab-Gabe mehr durchführen. Mutationen im k-RAS- oder n-RAS-Gen (in Studien kürzeres PFS und OS).

Dosierung
- Wöchentlich 250 mg/m² KOF über 1 h, Initialdosis 400 mg/m² KOF über 2 h, max. Laufrate 10 mg/h
- Prämedikation mit Steroid und Antihistaminikum
- In Kombination mit Chemotherapie: Infusion 1 h vor Chemotherapie
- In Kombination mit Bestrahlung: Beginn der Therapie 1 Wo. vor 1. Radiatio

Wechselwirkungen Kombination mit 5-FU: häufiger kardiovaskuläre Ischämien (inkl. Herzinfarkt und kongestiver Herzinsuffizienz), häufiger Hand-Fuß-Syndrom.

Kontrollen
- Engmaschiges Monitoring der Vitalzeichen unter der Infusion. Notfallausrüstung muss in Bereitschaft sein.
- Elektrolyte, Nieren- und Leberwerte, BB.

Merke

Hautreaktionen (v. a. akneartige Effloreszenzen) häufigste Toxizität. Ab Hauttoxizität NCI-CTC III° (Skin Rash einhergehend mit Schmerz, Entstellung, Ulzeration oder Desquamation) Pausierung der Cetuximab-Therapie. Bereits nach Einsetzen der Hauttoxizität haben sich die Therapie mit systemischen Tetrazyklinen (z. B. Doxycyclin 100 mg/d) sowie die topische Therapie mit salicylat- oder tetrazyklinhaltigen Externa bewährt. Sonnenschutz! Ab III°-Toxizität ggf. Hinzuziehen eines Dermatologen empfohlen.

1.5.10 Daratumumab

Präparate Darzalex® Durchstechflaschen à 100/400 mg. zur i. v.-Gabe.

Darzalex® Durchstechflaschen à 1800 mg zur s. c. Gabe.

Indikationen Multiples Myelom.
- In Kombination mit Lenalidomid und Dexamethason (DRD-Schema) bei Neudiagnose und fehlender Eignung für autologe SZT
- In Kombination mit Bortezomib, Melphalan und Prednisolon (D-VMP-Schema) bei Neudiagnose und fehlender Eignung für autologe SZT
- In Kombination mit Bortezomib, Thalidomid und Dexamethason (Dara-VTD) bei Neudiagnose und Eignung für Hochdosis und autologe SZT zur Induktion
- In Kombination mit Lenalidomid oder Bortezomib mit Dexamethason im Rezidiv
- Monotherapie bei rezidiviertem/refraktärem multiplem Myelom nach Proteasominhibitor-Therapie und IMID
- Nur s. c.-Formulierung: Kombination mit Pomalidomid und Dexamethason mit Vortherapie mit Proteasominhibitor und Lenalidomid (darunter refraktär oder Progression unter der letzten Therapie).

- Nur s. c.-Formulierung: kombiniert mit Cyclophosphamid, Bortezomib und Dexamethason bei neu diagnostizierter systemischer AL-Amyloidose

Pharmakodynamik
- Humaner monoklonaler IgG_1-AK gegen CD38
- Tumorzelllyse u. a. durch komplementvermittelte Zytolyse
- Immunmodulatorische Effekte

Pharmakokinetik HWZ mehrere Tage, Abbau durch Hydrolyse.

Nebenwirkungen
- KM: Myelosuppression, Infektneigung
- Gastrointestinales System: Diarrhö, Übelkeit, Erbrechen, Obstipation
- Herz/Gefäße: Hypertonie, Vorhofflimmern
- Infusionsbedingte Reaktionen: verstopfte Nase, Husten, Schüttelfrost, allergische Rhinitis, Rachenreizung, Dyspnoe, Übelkeit, Bronchospasmus, Hypertonie, Hypoxie
- Sonstige: Pneumonie, muskuloskelettale Schmerzen

Dosierung
- 16 mg/kg wöchentlich i. v. oder 1 800 mg wöchentlich s. c., im Verlauf abhängig vom Kombinationspartner Verringerung der Infusionsfrequenz (s. Fachinformation). Zur besseren Verträglichkeit (Verminderung von Infusionsreaktionen, bessere Handhabbarkeit) kann die 1. Dosis hälftig auf 2 aufeinanderfolgende Tage verteilt werden.
- Modifikation der Infusionsgeschwindigkeit: siehe Fachinformation.
- Prämedikation mit Steroid (z. B. 100 mg Methylprednisolon), Antipyretika (z. B. 650–1 000 mg Paracetamol), Antihistaminikum (z. B. 25–50 mg Diphenhydramin). An den Tagen 2 und 3 Gabe von 20 mg Methylprednisolon (oder äquivalent) zur Prophylaxe verzögerter Reaktionen.

Kontrollen BB, Leber- und Nierenfunktion, Vitalzeichen.

> **Merke**
> CD38 auch auf Erythrozyten vorhanden → Interferenz mit direktem und indirektem Coombs-Test, daher transfusionsmedizinische Untersuchung **vor** Gabe des AK.
> Vorsicht bei Remissionskontrollen mittels AK-Bestimmung (IgG) und Immunfixationselektrophorese: Der therapeutische AK wird mitgemessen.

1.5.11 Dostarlimab

Präparate JEMPERLI® Durchstechflasche à 500 mg.

Indikationen Metastasiertes oder lokal fortgeschrittenes Endometrium-Ca mit Mismatch-Reparatur-Defizienz (dMMR)/hoher Mikrosatelliteninstabilität (MSI-H) nach Progress unter oder nach platinhaltiger Therapie.

Pharmakodynamik
- Humanisierter monoklonaler IgG_4-AK gegen den PD-1-Rezeptor.
- PD-1: neg. Regulator der T-Zell-Aktivität, aktiviert durch PD-L1 und PD-L2 (u. a. durch Tumor selbst ausgeschüttet). Blockade: Hemmung der Hemmung → Verstärkung der Immunreaktion gegen Tumorzellen.

Nebenwirkungen
- KM: Anämie, ITP

- Gastrointestinales System: Diarrhö, Übelkeit
- Sonstige: Appetit- und Schlaflosigkeit, infusionsbedingte Reaktionen
- Immunvermittelte NW: Pneumonitis, Kolitis, Hepatitis, Nephritis, Endokrinopathien (Hypophysitis, Diabetes mellitus, Hypo-/Hyperthyreose), Uveitis, Arthritis, Myositis, Pankreatitis, Hautreaktionen, Guillain-Barré-Syndrom, Myasthenie-Syndrom, optische Neuritis, Rhabdomyolyse, hämolytische Anämie, fokale Krampfanfälle bei Enzephalitis.

Dosierung 500 mg i. v. über 30 min alle 3 Wo. in den Zyklen 1–4, dann 1 000 mg i. v. alle 6 Wo. bis zur Progression oder Toxizität.

Kontrollen
- BB, Leber- und Nierenfunktion, Elektrolyte, Schilddrüsenwerte, ggf. erweiterte Diagnostik je nach klinischer Organtoxizität
- Beachte Fachinformation zum Management eventueller immunvermittelter NW → Pat. Therapiepass und ggf. Therapietagebücher des Herstellers aushändigen

Merke
Vor Therapie möglichst keine Gabe von Steroiden oder Immunsuppressiva, da diese die Wirkung mindern können. Zur Therapie von immunvermittelten NW können sie dann jedoch eingesetzt werden.

1.5.12 Durvalumab

Präparate Imfinzi®, Amp. à 120/500 mg.

Indikationen
- Lokal fortgeschrittenes NSCLC nach platinbasierter RCT ohne Progression mit PD-L1-Expression ≥ 1 %.
- In Kombination mit Gemcitabin und Cisplatin in der Erstlinienbehandlung von nicht resezierbaren oder metastasierten biliären Tumoren (BTC).
- In Kombination mit Tremelimumab in der Erstlinienbehandlung von nicht resezierbaren oder metastasierten HCC.
- In Kombination mit Cis- oder Carboplatin und Etoposid bei neu diagnostiziertem SCLC im Stadium extensive disease.

Pharmakodynamik Vollständig humaner monoklonaler IgG_1-AK, der direkt an PD-L1 bindet: Immuncheckpoint-Inhibition.

Nebenwirkungen
- KM: Thrombozytopenie
- Gastrointestinales Syndrom: Diarrhö, Abdominalschmerzen
- Haut: Exanthem, Pruritus
- Atemwege: Husten, Dyspnoe, Pneumonitis
- Immunvermittelte NW: Pneumonitis, Hepatitis, Kolitis, Pankreatitis, Neuropathien, Meningoenzephalitis, Myokarditis, Endokrinopathien (Hypo-/Hyperthyreose, Nebenniereninsuffizienz, Hypophysitis, Diabetes mellitus Typ 1/3)
- Sonstige: infusionsbedingte (allergische) Reaktion

Dosierung
- 10 mg/kg KG i. v. an Tag 1, Wdh. Tag 5 über 60 min, bis Progress oder inakzeptabler Toxizität, max. 12 Mon.
- Therapieunterbrechung bei Toxizität: siehe Fachinformation

Kontrollen

- BB, Leber- und Nierenfunktion, Elektrolyte, Schilddrüsenwerte, ggf. erweiterte Diagnostik je nach klinischer Organtoxizität.
- Beachte Fachinformation zum Management eventueller immunvermittelter NW → Pat. ggf. Therapietagebücher des Herstellers aushändigen.

> **Merke**
> Vor Therapie möglichst keine Gabe von Steroiden oder Immunsuppressiva, da diese die Wirkung mindern können. Zur Therapie von immunvermittelten NW können sie dann jedoch eingesetzt werden.

1.5.13 Elotuzumab

Präparate Empliciti® Durchstechflasche à 300/400 mg.

Indikationen Multiples Myelom.

- In Kombination mit Lenalidomid und Dexamethason ab 2. Therapielinie.
- In Kombination mit Pomalidomid und Dexamethason ab 3. Therapielinie und nach Vortherapie mit Lenalidomid und Proteasominhibitor sowie Progress unter letzter Therapie.

Pharmakodynamik

- Monoklonaler humanisierter IgG_1-AK gegen SLAMF7.
- SLAMF7 finden sich auf Myelom-, NK-, Plasma- und verschiedenen Immunzellen.
- Förderung der Interaktion mit NK-Zellen über zusätzliche Fc-Bindung → AK-vermittelte Zytotoxizität (ADCC).

Pharmakokinetik Hydrolytischer Abbau.

Nebenwirkungen

- KM: Lymphopenie.
- Gastrointestinales System: Diarrhö, Mukositis, selten Übelkeit und Erbrechen.
- Haut: Nachtschweiß.
- Herz/Gefäße: tiefe Venenthrombosen. Brustschmerzen.
- Lunge: Pneumonie, obere Atemwegsinfekte, Husten.
- Nervensystem: Cephalgien.
- Sonstige: Herpes zoster, anaphylaktische Reaktion, Fatigue, Fieber, Gewichtsverlust, infusionsbedingte Reaktionen. Evtl. höhere Rate an nicht hämatologischen Zweitmalignomen.

Dosierung

- 10 mg/kg/d i. v. an den Tagen 1, 8, 15, 22, ab Zyklus 3 an den Tagen 1 und 15, Wdh. Tag 29.
- An Infusionstagen ist die Dexamethason-Dosis auf 28 mg begrenzt und soll 3–24 h vor Infusion genommen werden (zusätzlich zur Prämedikation).
- Prämedikation (45–90 min vor Infusion): 8 mg Dexamethason i. v., H_1-Antihistaminikum (z. B. Diphenhydramin 25–50 mg i. v.), H_2-Antihistaminikum (z. B. Ranitidin 50 mg i. v.), Paracetamol 650–1 000 mg oral. Infusionsgeschwindigkeiten: s. Fachinformation.

Kontrollen BB, Leber- und Nierenfunktion, Vitalzeichenkontrolle unter Infusion.

Merke
Vorsicht bei Remissionskontrollen mittels AK-Bestimmung (IgG) und Immunfixationselektrophorese: Der therapeutische AK wird mitgemessen (IgG-κ-Fraktion).

1.5.14 Enfortumab Vedotin

Präparate Padcev®, Durchstechflasche à 20/30 µg.

Indikationen Lokal fortgeschrittenes oder metastasiertes Urothel-Ca nach platinhaltiger Chemotherapie und Immuntherapie mit einem PD-1/PD-L1-AK.

Pharmakodynamik AK-Wirkstoff-Konjugat: Bindung an Nectin 4 (Adhäsionsmolekül auf Urothelzellen) → Internalisierung → lysosomale Degradation → Bindung des Zytostatikums an Tubulin → Zellzyklusarrest und Apoptose.

Pharmakokinetik Ein kleiner Teil des gelinkten Zytostatikums wird über CYP3A4 metabolisiert. Ausscheidung hauptsächlich über Fäzes.

Nebenwirkungen
- KM: Neutropenie, Anämie, Thrombozytopenie
- Gastrointestinales System: Übelkeit, Erbrechen, Diarrhö
- Stoffwechsel: Hyperglykämie
- Haut: Exanthem, Alopezie, Pruritus, Stevens-Johnson-Syndrom
- Nervensystem: periphere sensible und motorische Polyneuropathie, Dysgeusie
- Sonstige: Infektionen, Anaphylaxie, Myalgien, Paravasate

Dosierung
- 1,25 mg/kg über 30 min i. v. (max. 125 mg abs.) an den Tagen 1, 8, 15, Wdh. Tag 29 bis Progression oder intolerable Toxizität
- Dosisanpassung bei Toxizität: siehe Fachinformation

Wechselwirkungen Vorsicht bei Komedikation mit starken CYP3A4- und P-gp-Inhibitoren: ggf. höhere Toxizitätsrate.

Kontrollen Diff-BB, Leber- und Nierenfunktion, PNP-Monitoring, Monitoring vor und nach Infusion.

1.5.15 Gemtuzumab Ozogamicin

Präparate Mylotarg® intravenös, Amp à 5 mg.

Indikationen
- Nicht vorbehandelte CD33-pos. AML, in Kombination mit Daunorubicin und Cytarabin
- Nicht indiziert bei akuter Promyelozytenleukämie!

Pharmakodynamik
- AK-Wirkstoff-Konjugat (antibody-drug conjugate)
- Rekombinanter humanisierter CD22-AK (IgG4-κ-AK)
- Kovalent gebunden an N-Acetyl-Gamma-Calicheamicin-Dimethylhydrazid (zytotoxisch)

Nebenwirkungen
- KM: (febrile) Neutropenie-, Leuko-, Thrombozytopenie, Anämie.
- Gastrointestinales System: Oberbauchschmerzen, Übelkeit, Erbrechen, Diarrhö. Selten: VOD der Leber oder sinusoidales Obstruktionssyndrom (SOS).

- Stoffwechsel: TLS, Inappetenz, Hyperglykämie.
- Herz/Gefäße: Tachykardie. Hämorrhagien (GIT, HNO, ZNS), Hypotonie.
- Lunge: Dyspnoe.
- Nervensystem: Cephalgien.
- Sonstige: infusionsbedingte (allergische) Reaktionen. Infektionen (Sepsis, Pilzinfektion).

Dosierung
- Induktion 1 und Konsolidierung 1 + 2 → 3 mg/m² KOF (max. 5 mg abs.) an Tag 1. **Cave:** In der 2. Induktion nicht indiziert!
- Dosisanpassung bei Hyperleukozytose (Leukozyten > 30 000/µl) und Toxizität: siehe Fachinformation.
- Prämedikation mit Kortikosteroiden, Antipyretika und Antihistaminika empfohlen.
- Wirksame Empfängnisverhütung (2 Methoden!) bis 7 Mon. (Frauen) und 4 Mon. (Männer) nach Therapie.

Kontrollen BB, Nieren- und Leberwerte, Harnsäure, LDH.

1.5.16 Inotuzumab Ozogamicin

Präparate Besponsa® intravenös, Amp à 1 mg.

Indikationen Monotherapie bei rezidivierter oder refraktärer CD22-pos. B-Vorläufer-ALL; bei Bcr-Abl pos. Pat. nach Versagen einer TKI-Therapie.

Pharmakodynamik
- AK-Wirkstoff-Konjugat (antibody-drug-conjugate)
- Rekombinanter humanisierter CD22-AK (IgG4-κ-AK; targeted therapy)
- Kovalent gebunden an N-Acetyl-Gamma-Calicheamicin-Dimethylhydrazid (zytotoxisch)

Nebenwirkungen
- KM: (febrile) Neutropenie, Leuko-, Thrombozytopenie, Anämie.
- Gastrointestinales System: Oberbauchschmerzen, Übelkeit, Erbrechen, Diarrhö. Selten: VOD der Leber oder SOS.
- Stoffwechsel: TLS, Inappetenz.
- Herz/Gefäße: QT-Zeit-Verlängerung. Hämorrhagien (GIT, HNO, ZNS).
- Nervensystem: Cephalgien.
- Sonstige: infusionsbedingte (allergische) Reaktionen. Infektionen (Sepsis, Atemwegsinfektion, Pilzinfektion).

Dosierung
- In Zyklen von 21 oder 28 d: komplexes Dosierungsschema 0,5–0,8 mg/m² KOF → siehe Fachinformation
- Prämedikation mit Kortikosteroiden, Antipyretika und Antihistaminika empfohlen

Wechselwirkungen QT-Zeit verlängernde Medikation vermeiden.

Kontrollen BB, Nieren- und Leberwerte, Harnsäure, LDH.

> **Merke**
> Fertilitätssichernde Maßnahmen vor Therapie mit Pat. besprechen!
> Lymphoblasten > 10 000/µl: zytoreduktive Vorphasentherapie erforderlich.

1.5.17 Ipilimumab

Präparate Yervoy®, Durchstechflasche à 50/200 mg.

Indikationen

- Fortgeschrittenes malignes Melanom, ggf. in Kombination mit Nivolumab (Überlebensvorteil nur bei Pat. mit niedriger PD-L1-Expression des Tumors)
- Nierenzell-Ca in Kombination mit Nivolumab bei intermediärem/ungünstigem Risiko
- NSCLC (ALK/EGFR unmutiert) in Kombination mit 2 Zyklen platinbasierter Chemotherapie als Erstlinientherapie

Pharmakodynamik Blockierung des inhibitorischen Signals von CTLA-4 → T-Zell-Aktivierung, Proliferation und tumorale Lymphozyteninfiltration → zytotoxischer Tumorzelltod.

Pharmakokinetik

- Steady State nach 3. Dosis.
- Elimination durch Proteolyse und Rezeptorbindung. Keine hepatische oder renale Elimination.

Nebenwirkungen

- KM: Anämie, Lympho-, Thrombozyto-, Neutropenie, Eosinophilie, hämolytische Anämie
- Gastrointestinales System: Übelkeit, Erbrechen, Diarrhö, Perforationen, Ileus, Ulzera, Leberversagen, Peritonitis, Gastroenteritis
- Stoffwechsel: Hypopituitarismus, Hypophysitis, Hypo-/Hyperthyreose, Nebenniereninsuffizienz, Hypogonadismus. Hyperglykämie, Gewichtsverlust
- Niere/Elektrolyte: Nierenversagen, Elektrolytverschiebungen
- Haut: Pruritus, Exanthem, Alopezie, Urtikaria
- Herz/Gefäße: Arrhythmien, Vorhofflimmern, Hypotonie, Vaskulitis, periphere Ischämie
- Lunge: Dyspnoe, Husten, ARDS, Pneumonitis, Lungenödem
- Nervensystem: Verwirrtheit, Depression, Uveitis, Guillain-Barré-Syndrom, aseptische Meningitis, kraniale Neuropathie, Gehirnödem, periphere Neuropathie
- Sonstige: schwere Infektionen, Anaphylaxie, Hypersensitivität, TLS

Dosierung

- Je nach Kombinationspartner 1–3 mg/kg KG über 90 min i. v., Wdh. je nach Ind.
- Steroidgaben können zur Abschwächung der Wirkung führen und sollten vermieden werden. Eine antiemetische Prämedikation mit Dexamethason im Rahmen der Chemotherapie ist unproblematisch.
- Aufschiebung der Infusion aufgrund von Toxizitäten: siehe Fachinformation.

Kontrollen BB, Leberwerte, TSH.

Merke

Sorgfältiges Monitoring auf gastrointestinale NW, Hepatotoxizität, Hautreaktionen (letaler Ausgang beschrieben).

1.5.18 Isatuximab

Präparate SARCLISA® Durchstechflaschen à 100/500 mg.

Indikationen Multiples Myelom.

- In Kombination mit Pomalidomid und Dexamethason bei Pat., die mind. 2 vorausgegangene Therapien, darunter Lenalidomid und einen Proteasomeninhibitor erhalten haben und unter der letzten Therapie progredient waren
- In Kombination mit Carfilzomib und Dexamethason bei Pat., die mind. 1 vorausgegangene Therapie erhalten haben

Pharmakodynamik

- Humaner monoklonaler IgG_1-AK gegen CD38
- Tumorzelllyse u. a. durch komplementvermittelte Zytolyse
- Immunmodulatorische Effekte

Pharmakokinetik HWZ 28 d.

Nebenwirkungen

- KM: Myelosuppression, Infektionsneigung
- Gastrointestinales System: Diarrhö, Übelkeit, Erbrechen, Obstipation
- Herz/Gefäße: Hypertonie, Vorhofflimmern
- Infusionsbedingte Reaktionen: verstopfte Nase, Husten, Schüttelfrost, allergische Rhinitis, Rachenreizung, Dyspnoe, Übelkeit, Bronchospasmus, Hypertonie, Hypoxie
- Sonstige: Pneumonie, muskuloskelettale Schmerzen

Dosierung

- 10 mg/kg wöchentlich im 1. Zyklus (4 Gaben), dann weiter alle 2 Wo. für die Folgezyklen
- Modifikation der Infusionsgeschwindigkeit: siehe Fachinformation
- Prämedikation mit Steroid (Dexamethason 40 mg, bei Pat. > 75 J. Dexamethason 20 mg), Antipyretika (z. B. 650–1 000 mg Paracetamol oral), Antihistaminikum (z. B. 25–50 mg Diphenhydramin

Kontrollen BB, Leber- und Nierenfunktion, Vitalzeichen.

Merke

CD38 auch auf Erythrozyten vorhanden → Interferenz mit direktem und indirektem Coombs-Test, daher transfusionsmedizinische Untersuchung **vor** Gabe des AK. Vorsicht bei Remissionskontrollen mittels AK-Bestimmung (IgG) und Immunfixationselektrophorese: Der therapeutische AK wird mitgemessen.

1.5.19 Nivolumab

Präparate Opdivo® Durchstechflaschen à 10/40/100/240 mg.

Indikationen

- Malignes Melanom:
  - Nicht resektabel/metastasiert, in Kombination mit Ipilimumab oder als Monotherapie
  - Adjuvant bei LK-Beteiligung oder Metastasierung

- NSCLC:
  - Lokal fortgeschritten/metastasiert, nach Chemotherapie
  - In Kombination mit 2 Zyklen platinbasierter Chemotherapie als Erstlinientherapie
- Klassisches Hodgkin-Lymphom: rezidiviertes/refraktäres Stadium nach Vortherapie mit Brentuximab Vedotin und autologe SZT
- Malignes Pleuramesotheliom, nicht resektabel, Erstlinientherapie in Kombination mit Ipilimumab
- Fortgeschrittenes Plattenepithel-Ca des Kopf-Hals-Bereichs nach platinbasierter Therapie
- Fortgeschrittenes Urothel-Ca nach platinhaltiger Therapie
- Frühes Urothel-Ca, muskelinvasiv mit hohem Rezidivrisiko: adjuvante Therapie nach radikaler Resektion mit PD-L1-Expression ≥ 1 %
- Plattenepithel-Ca des Ösophagus:
  - Nicht resezierbares fortgeschrittenes mit PD-L1-Expression ≥ 1 %: in Erstlinie entweder in Kombination mit Ipilimumab oder kombiniert mit fluoropyrimidin- und platinhaltiger Therapie
  - Monotherapie nach fluoropyrimidin- und platinhaltiger Therapie
- Ösophagus-Ca inkl. AEG-Tumor:
  - Monotherapie nach neoadjuvanter Chemotherapie und pathologischer Resterkrankung
  - Kombiniert mit fluoropyrimidin- und platinhaltiger Therapie in Erstlinie bei HER2neu neg., fortgeschrittenem oder metastasiertem Adeno-Ca mit PD-L1-Expression CPS ≥ 5
- Metastasiertes CRC mit Mismatch-Repair-Defizienz (dMMR) oder Mikrosatelliteninstabilität (MSI-H) in Kombination mit Ipilimumab nach fluoropyrimidinbasierter Kombinationstherapie
- Nierenzell-Ca fortgeschrittenes Stadium:
  - In Kombination mit Ipilimumab als Erstlinientherapie bei intermediärem/hohem Risiko
  - In Kombination mit Cabozantinib als Erstlinientherapie
  - Nach Vortherapie als Monotherapie

Pharmakodynamik

- Humaner monoklonaler IgG_4-AK gegen den PD-1-Rezeptor.
- PD-1: neg. Regulator der T-Zell-Aktivität, aktiviert durch PD-L1 und PD-L2 (u. a. durch Tumor selbst ausgeschüttet). Blockade: Hemmung der Hemmung → Verstärkung der Immunreaktion gegen Tumorzellen.

Nebenwirkungen

- KM: Eosinophilie, Neutropenie
- Gastrointestinales System: Hepatitis, Cholestase, Diarrhö, Übelkeit, Kolitis, Stomatitis, Pankreatitis, Gastritis
- Haut: Hand-Fuß-Syndrom („palmoplantare Erythrodysästhesie“, dosisbegrenzend)
- Herz/Gefäße: Arrhythmien, Hypertonie, Vaskulitis
- Lunge: Pneumonitis, Pleuraergüsse, Dyspnoe, Husten. Atemwegsinfektionen
- Endokrines System: Hypo-/Hyperthyreose, Hyperglykämie, Diabetes mellitus
- Nervensystem: Neuropathie, Cephalgien, Schwindel, Guillain-Barré-Syndrom, Demyelinisierung, myasthenes Syndrom, autoimmune Neuropathie
- Sonstige: histiozytär nekrotisierende Lymphadenitis, Infusionsreaktionen, Muskel- und Skelettschmerzen, Arthralgien, Uveitis

Dosierung Je nach Therapieschema (inzwischen wurden in der Monotherapie Fixdosen eingeführt, die die Dosierung nach KOF abgelöst haben):

- Monotherapie: 240 mg i. v. über 30 min alle 2 Wo. (oder 480 mg alle 4 Wo. über 60 min möglich)
- In Kombination mit Ipilimumab: s. Schema je nach Ind.

Kontrollen

- BB, Leber- und Nierenfunktion, Elektrolyte, Schilddrüsenwerte, ggf. erweiterte Diagnostik je nach klinischer Organtoxizität
- Beachte Fachinformation zum Management eventueller immunvermittelter NW → Pat. ggf. Therapietagebücher des Herstellers aushändigen

> **Merke**
> Vor Therapie möglichst keine Gabe von Steroiden oder Immunsuppressiva, da diese die Wirkung mindern können, eine antiemetische Therapie ist möglich. Zur Therapie von immunvermittelten NW können sie dann jedoch eingesetzt werden.

1.5.20 Mogamulizumab

Präparate POTELIGEO®, Amp. à 20 mg.

Indikationen Zweitlinientherapie der Mycosis fungoides oder des Sézary-Syndroms.

Pharmakodynamik Decfucosylierter humanisierter monoklonaler IgG_1-AK gegen den CCR4-Rezeptor (Chemokin-Signalweg).

Nebenwirkungen

- KM: Anämie, Neutro-, Leukopenie, Thrombozytopenie, Infektionen
- Gastrointestinales System: Obstipation, Diarrhö, Übelkeit, Stomatitis, Erbrechen, Hepatitis
- Stoffwechsel: Hypothyreose, TLS
- Haut: Ausschlag
- Atemwege: Infektionen der oberen Atemwege
- Sonstiges: infusionsbedingte (allergische) Reaktion. Ermüdung, Ödem peripher, Fieber, Cephalgien

Dosierung 1 mg/kg KG an Tag 1 wöchentlich, nach 4 Gaben dann alle 2 Wo. bis Progress oder intolerable Toxizität.

Kontrollen BB, Leberfunktion, Nierenfunktion, Tumorlyseparameter.

1.5.21 Mosunetuzumab

Präparate Lunsumio®, Amp. à 20 mg.

Indikationen Rezidiviertes/refraktäres follikuläres Lymphom ab 3. Therapielinie.

Pharmakodynamik Bispezifischer CD20/CD3-AK → Bildung einer „immunologischen Synapse“ zwischen Ziel-B-Zelle und zytotoxischer T-Zelle → T-Zell-Aktivierung → Freisetzung von Perforin und Granzymen → Lyse der B-Zellen → B-Zell-Depletion und Hypogammaglobulinämie als NW.

Nebenwirkungen

- KM: Anämie, (febrile) Neutropenie, Leuko-, Thrombozytopenie, Infektionen

- Gastrointestinales System: Diarrhö, Transaminasenanstieg
- Stoffwechsel: Elektrolytstörungen, TLS
- Haut: Ausschlag, Pruritus, Trockenheit
- Atemwege: Infektionen der oberen Atemwege
- Sonstiges: Zytokin-Freisetzungssyndrom (CRS), Cephalgien, Fieber, Schüttelfrost, Pseudoprogression durch Lymphozyteninfiltration

Dosierung
- Aufsteigende Dosierung im 21-Tage-Zyklus zur Reduktion des Tumorlyse-/CRS-Risikos:
  - Zyklus 1, Tag 1: 1 mg i. v.; Tag 8: 2 mg; Tag 15: 60 mg, jeweils über mind. 4 h.
  - Zyklus 2, Tag 1: 60 mg i. v. über 2 h (bei guter Verträglichkeit zuvor).
  - Zyklus 3 und folgende: 30 mg i. v. über 2 h.
- Prämedikation mit Steroid (mind. 1 h vor Beginn), Antihistaminikum und Antipyretikum (mind. 30 min. vor Beginn) obligat! Sollten in den ersten beiden Zyklen keine Reaktionen auftreten, kann ggf. auf die Prämedikation verzichtet werden.
- Beachte Fachinformation zum Management eines CRS (Gabe von Steroiden, Gabe von Tocilizumab, Dosisunterbrechungen, Veränderungen der Laufzeit, Krankenhausversorgung).
- Gabe von 8 Zyklen. Bei CR Beendigung der Therapie, bei PR/SD 9 weitere Zyklen (ingesamt max. 17 Zyklen).

Kontrollen BB, Leberfunktion, Nierenfunktion, Tumorlyseparameter, Kreislaufmonitoring.

> **Merke**
> Vor Therapiebeginn auf gute Hydrierung achten, um TLS und schweren Kreislaufreaktionen vorzubeugen.
> Ein CRS jeglichen Grades tritt am häufigsten an Tag 15 und Tag 1 des 1. Zyklus auf. Ggf. stationäre Therapieeinleitung erwägen.

1.5.22 Obinutuzumab

Präparate Gazyvaro® Durchstechflasche à 1 000 mg.

Indikationen
- CLL:
  - in Kombination mit Chlorambucil bei Pat., die nicht für eine Fludarabin-Therapie geeignet sind
  - In Kombination mit Venetoclax zur Erstlinienbehandlung
- Follikuläres Lymphom:
  - Als Erstlinientherapie in Kombination mit Chemotherapie
  - In Kombination mit Bendamustin bei Pat., die unter einem rituximabhaltigen Regime progredient oder innerhalb von 6 Mon. wieder progredient sind

Pharmakodynamik
- Monoklonaler humanisierter IgG_1-AK gegen CD20.
- Typ-II-AK: direkte Apoptoseinduktion (ADCC), Induktion AK-abhängiger Phagozytose (ADCP). Im Vergleich zu Rituximab sehr geringe komplementvermittelte Zytotoxizität (CDC).

Pharmakokinetik
- HWZ ca. 30 d
- Abbau durch Hydrolyse

Nebenwirkungen
- KM: Myelosuppression
- Gastrointestinales System: Diarrhö, Obstipation, Kolitis
- Haut: Plattenepithel-Ca, Alopezie, Nachtschweiß, Ekzeme
- Herz/Gefäße: Vorhofflimmern, Herzinsuffizienz, Hypertonie
- Lunge: Atemwegsinfektionen, Pneumonie, Husten
- Niere: Harnwegsinfekte
- Sonstige: infusionsbedingte Reaktionen, TLS, Arthralgie, Schmerzen, Fieber

Dosierung
- CLL. 1. Zyklus: 100 mg i. v. an Tag 1, 900 mg i. v. an Tag 2, 1 000 mg i. v. an den Tagen 8 und 15, Wdh. Tag 29. Zyklen 2–6: 1 000 mg i. v. an Tag 1, Wdh. Tag 29.
- Follikuläres Lymphom: 1. Zyklus: 1 000 mg i. v. an den Tagen 1, 8, 15, Wdh. Tag 29. Zyklen 2–6: 1 000 mg i. v. an Tag 1, Wdh. Tag 29. Erhaltungstherapie bei Ansprechen: 1 000 mg i. v. alle 2 Mon. über 2 J.
- Prämedikation: während der ersten beiden Zyklen obligat mit Steroid, Antipyretikum und Antihistaminikum. In den nachfolgenden Zyklen Gaben abhängig von der Entwicklung infusionsbedingter Reaktionen (siehe Fachinformation).

Kontrollen BB, Leber- und Nierenfunktion, Elektrolyte, Harnsäure, Vitalzeichen.

> **Merke**
> Hohes Risiko von Tumorlysesyndromen und infusionsbedingten Reaktionen bei hoher Tumorlast und hoher peripherer Zellzahl (v. a. bei der CLL). Ausreichende Hydrierung beachten, Gabe von harnsäuresenkenden Medikamenten, ggf. Vorphasentherapie erwägen.

1.5.23 Panitumumab

Präparate Vectibix®, Amp. à 100/400 mg.

Indikationen Metastasiertes CRC mit nicht mutiertem RAS-Gen:
- In Erstlinientherapie mit FOLFOX
- In Zweitlinientherapie in Kombination mit FOLFIRI (sofern nicht mit Irinotecan vorbehandelt)
- Als Monotherapie nach fluoropyrimidin-, oxaliplatin- und irinotecanhaltiger Chemotherapie

Pharmakodynamik
- Humaner monoklonaler IgG_2-AK gegen EGFR → Hemmung der Rezeptor-Autophosphorylierung, Internalisierung des Rezeptors → Wachstumshemmung, Apoptose.
- Im EGFR-Signalweg Schlüsselrolle des **RAS-Proteins** (eines der am häufigsten aktivierten Onkogene bei Krebserkrankungen des Menschen). Mutationen des RAS-Gens an bestimmten „Hotspots“ (Exon 2, 3 und 4 des k-RAS und n-RAS-Gens) → Aktivierung des RAS-Proteins unabhängig vom EGFR, daher keine Wirksamkeit der Therapie bei entsprechender Mutation.

Pharmakokinetik
- Eliminations-HWZ etwa 7,5 d.
- Elimination durch Proteolyse. Keine hepatische oder renale Elimination.

Nebenwirkungen
- Gastrointestinales System: Diarrhö, Übelkeit, Erbrechen, abdominale Schmerzen, Stomatitis, Konstipation
- Niere/Elektrolyte: Hypomagnesiämie, Hypokalzämie, Hypokaliämie, Dehydratation
- Haut: akneiforme Dermatitis, Exantheme unterschiedlicher Ausprägung, Erythem, Exfoliation der Haut, Pruritus, Hauttrockenheit, Fissuren, Akne, Paronychie, Wimpernwachstum, Hypertrichose
- Herz/Gefäße: Tachykardie
- Lunge: Dyspnoe, Husten, LAE, Bronchospasmus, interstitielle Lungenerkrankungen
- Nervensystem: verstärkte Tränensekretion, Xerophthalmie, Konjunktivitis
- Sonstige: anaphylaktische Reaktionen, Fatigue, Pyrexie

Kontraindikationen Interstitielle Pneumonie oder Lungenfibrose.

Dosierung 6 mg/kg KG 1 × alle 2 Wo. über ca. 60–90 min. Prämedikation mit Steroid und Antihistaminikum.

Wechselwirkungen Deutliche Zunahme der NW in Kombination mit IFL-Chemotherapie oder Bevacizumab.

Kontrollen Engmaschiges Monitoring der Vitalzeichen unter der Infusion. Notfallausrüstung muss in Bereitschaft sein, ausreichende Nachbeobachtung.

Merke

Hautreaktionen (v. a. akneartige Effloreszenzen) häufigste Toxizität. Ab Hauttoxizität NCI-CTC III° (Skin Rash einhergehend mit Schmerz, Entstellung, Ulzeration oder Desquamation) Pausierung der Pamitumumab-Therapie. Bereits nach Einsetzen der Hauttoxizität haben sich die Therapie mit systemischen Tetrazyklinen (z. B. Doxycyclin 100 mg/d) sowie die topische Therapie mit salicylat- oder tetrazyklinhaltigen Externa bewährt. Sonnenschutz! Ab III°-Toxizität ggf. Hinzuziehung eines Dermatologen empfohlen.
Möglichkeit spät einsetzender Infusionsreaktionen (> 24 h nach Infusion!).

1.5.24 Pembrolizumab

Präparate Keytruda® Durchstechflasche à 25/50 mg.

Indikationen
- Fortgeschrittenes malignes Melanom
- Adjuvante Therapie des malignen Melanoms Stadien IIB bis III
- Fortgeschrittenes ALK-neg., EGFR nicht mutiertes NSCLC in 1. Therapielinie
  - Als Monotherapie mit PD-L1-Tumor-Proportion-Score (TPS) ≥ 50 %
  - Kombiniert mit Pemetrexed und Carbo-/Cisplatin unabhängig vom TPS (nicht plattenepitheliale Histologie)
  - Kombiniert mit Carboplatin und Paclitaxel oder nabPaclitaxel, plattenepitheliale Histologie
- Fortgeschrittenes NSCLC nach Vortherapie mit TPS ≥ 1 %
- Klassisches Hodgkin-Lymphom: rezidiviertes/refraktäres Stadium nach Vortherapie mit Brentuximab Vedotin und (falls möglich) ASCT

- Fortgeschrittenes Urothel-Ca nach platinhaltiger Therapie oder bei KI gegen platinhaltige Therapie bei Vorliegen eines kombinierten pos. Scores (CPS) ≥ 10
- Nierenzell-Ca, fortgeschritten
  - Kombiniert mit Axitinib
  - Kombiniert mit Lenvatinib
- Nierenzell-Ca, adjuvante Therapie, nach Resektion von Primarius oder Metastasen
- Fortgeschrittenes Plattenepithel-Ca des Kopf-Hals-Bereichs
  - Nach platinbasierter Therapie mit TPS ≥ 50 %.
  - Monotherapie oder kombiniert mit Platin/5-FU, Erstlinie, CPS ≥ 1 %.
  - Lokal fortgeschrittenes/metastasiertes HER2neu-neg. Ösophagus-Ca kombiniert mit Platin/5-FU, Erstlinientherapie, CPS ≥ 10 %
- Triple-neg. Mamma-Ca
  - Neoadjuvante und postop. adjuvante Therapie, bei hohem Rezidivrisiko
  - Metastasiert oder nicht resektabel, Erstlinientherapie in Kombination mit Chemotherapie, CPS ≥ 10 %
- Endometrium-Ca: kombiniert mit Lenvatinib, fortgeschritten oder rezidiviert nach platinbasierter Therapie und Fehlen einer chirurgischen oder strahlentherapeutischen Therapieoption
- Zervix-Ca (persistierend, rezidivierend oder metastasierend) kombiniert mit Chemotherapie ± Bevacizumab CPS ≥ 1 %.
- Tumoren mit MSI-H oder dMMR
  - CRC: Erstlinientherapie in der metastasierten Situation sowie nach fluoropyrimidinbasierter Therapie
  - Nicht kolorektale Karzinome: fortgeschritten oder rezidivierend: Endometrium-, Magen-, Dünndarm- oder biliäres Ca ohne Option einer OP oder Strahlentherapie

Pharmakodynamik
- Humanisierter monoklonaler IgG_4-AK gegen den PD-1-Rezeptor.
- PD-1: neg. Regulator der T-Zell-Aktivität, aktiviert durch PD-L1 und PD-L2 (u. a. durch Tumor selbst ausgeschüttet). Blockade: Hemmung der Hemmung → Verstärkung der Immunreaktion gegen Tumorzellen.

Nebenwirkungen
- KM: Anämie, Leukozytopenie, Eosinophilie, ITP
- Gastrointestinales System: Diarrhö, Übelkeit
- Herz/Gefäße: Hypertonie
- Sonstige: Appetit- und Schlaflosigkeit, infusionsbedingte Reaktionen
- Immunvermittelte NW: Pneumonitis, Kolitis, Hepatitis, Nephritis, Endokrinopathien (Hypophysitis, Diabetes mellitus, Hypo-/Hyperthyreose), Uveitis, Arthritis, Myositis, Pankreatitis, Hautreaktionen, Guillain-Barré-, Myasthenie-Syndrom, optische Neuritis, Rhabdomyolyse, hämolytische Anämie, fokale Krampfanfälle bei Enzephalitis

Dosierung 200 mg i. v. über 30 min alle 3 Wo. (oder 400 mg alle 6 Wo.) bis Progression oder Toxizität (bei malignem Melanom: adjuvante Therapie 1 J.).

Kontrollen
- BB, Leber- und Nierenfunktion, Elektrolyte, Schilddrüsenwerte, ggf. erweiterte Diagnostik je nach klinischer Organtoxizität
- Beachte Fachinformation zum Management eventueller immunvermittelter NW → Pat. ggf. Therapietagebücher des Herstellers aushändigen

Merke
Vor Therapie möglichst keine Gabe von Steroiden oder Immunsuppressiva, da diese die Wirkung mindern können. Zur Therapie von immunvermittelten NW können sie dann jedoch eingesetzt werden.

1.5.25 Pertuzumab

Präparate Perjeta®, Durchstechflasche à 420 mg.

Phesgo®, Durchstechflasche à 1 200/600 mg kombiniert mit 600 mg Trastuzumab zur s. c. Infusion.

Indikationen HER2neu-pos. Mamma-Ca

- Erstlinientherapie in metastasierter oder lokal rezidivierter und inoperabler Situation, kombiniert mit Trastuzumab und Docetaxel
- Neoadjuvante Therapie in Kombination mit Trastuzumab und Chemotherapie
- Adjuvante Behandlung bei hohem Rezidivrisiko

Pharmakodynamik

- Rekombinanter humanisierter monoklonaler AK
- Bindung an extrazelluläre Dimerisierungsdomäne von HER2 → Hemmung der Heterodimerisierung von HER2 mit anderen HER-Rezeptoren (EGFR, HER3, HER4)
- Hemmung des MAP- und PI3 K-Signalwegs → zellulärer Wachstumsstopp, Apoptose
- Zudem AK-abhängige zellvermittelte Zytotoxizität

Pharmakokinetik

- Mediane HWZ 18 d.
- Elimination durch Proteolyse und Rezeptorbindung. Keine hepatische oder renale Elimination

Nebenwirkungen

- KM: Neutropenie, Anämie
- Gastrointestinales System: Übelkeit, Erbrechen, Diarrhö, Obstipation, Dyspepsie, Mukositis
- Niere/Elektrolyte: Hypokalzämie, periphere Ödeme
- Haut: Exanthem, Alopezie, Nagelveränderungen
- Stoffwechsel: Hyperglykämie, Gewichtsverlust
- Herz/Gefäße: linksventrikuläre Dysfunktion
- Lunge: Dyspnoe, Husten, Pleuraergüsse, interstitielle Lungenerkrankungen
- Nervensystem: periphere Neuropathie, Schwindel, Dysgeusie
- Sonstige: Hypersensitivität, CRS, Asthenie

Dosierung

- Erstgabe (oder nach mehr als 6 Wo. Pause): 840 mg/kg KG über 60 min
- Folgegaben: 420 mg/kg KG alle 3 Wo.

Kontrollen

- Engmaschiges Monitoring der Vitalzeichen unter der Infusion. Notfallausrüstung muss in Bereitschaft sein.
- Elektrolyte, Nieren- und Leberwerte, BB (wegen begleitender Docetaxel-Therapie).

1.5.26 Polatuzumab Vedotin

Präparate Polivy®, Durchstechflasche à 30 µg.

Indikationen
- In Kombination mit Rituximab, Cyclophoshamid, Doxorubicin und Prednisolon (R-CHP) bei unbehandelten Pat. mit DLBCL
- In Kombination mit Rituximab und Bendamustin (Pola-BR) bei rezidivierten oder refraktären Pat. mit DLBCL, die nicht für eine hämatopoetische SZT infrage kommen

Pharmakodynamik AK-Wirkstoff-Konjugat: Bindung an CD79b → Internalisierung → lysosomale Degradation → Bindung des Zytostatikums an Tubulin → Zellzyklusarrest und Apoptose.

Pharmakokinetik HWZ des AK 4 d. Ausscheidung über Fäzes und in geringer Menge über den Urin.

Nebenwirkungen
- KM: Neutropenie, Anämie, Thrombozytopenie
- Gastrointestinales System: Übelkeit, Erbrechen, Diarrhö, Obstipation, akute Pankreatitis, Gewichtsverlust
- Niere/Elektrolyte: Hypokaliämie, Hypokalzämie, Hypoalbuminämie, Ödeme
- Haut: Exanthem, Alopezie, Pruritus
- Nervensystem: periphere sensible und motorische Polyneuropathie
- Lunge: Husten, Dyspnoe, Pneumonitis
- Sonstige: Infektionen, Anaphylaxie, Fatigue, Myalgien

Dosierung
- 1,8 mg/kg über 30 min i. v. (max. 240 mg abs.), Wdh. Tag 22, unter Prämedikation mit Antihistaminika und Antipyretikum
- Dosisreduktion bei Polyneuropathie auf 1,4 mg/kg bzw. 1,0 mg/kg, weitere Dosisreduktion nach Fachinformation

Wechselwirkungen Komedikation mit starken CYP3A4- und P-gp-Inhibitoren: höhere Wirkstoffkonzentrationen.

Kontrollen Diff-BB, Leber- und Nierenfunktion, Monitoring vor und nach Infusion.

1.5.27 Ramucirumab

Präparate Cyramza® Durchstechflasche à 100/500 mg.

Indikationen
- Metastasiertes Magen-Ca: als Monotherapie oder in Kombination mit Paclitaxel nach platin- und 5-FU-basierter Therapie
- HCC, fortgeschritten/inoperabel nach Therapie mit Sorafenib und AFP CPS ≥ 400 ng/ml
- Metastasiertes CRC in Kombination mit FOLFIRI nach Therapie mit Bevacizumab/Oxaliplatin und Fluoropyrimidin
- Metastasiertes NSCLC:
  - In Kombination mit Docetaxel nach platinhaltiger Chemotherapie
  - In Kombination mit Erlotinib, Erstlinientherapie mit EGFR-TKI

Pharmakodynamik Humaner AK gegen den VEGF-Rezeptor 2, Blockade von VEGF-A, -C und -D → Inhibition der Endothelproliferation → Angiogenesehemmung.

Nebenwirkungen

- KM: Myelosuppression
- Gastrointestinales System: gastrointestinale Perforationen, Leberinsuffizienz, Fisteln, Stomatitis, Diarrhö
- Haut: beeinträchtigte Wundheilung
- Herz/Gefäße: arterielle thromboembolische Ereignisse, Hypertonie
- Niere/Elektrolyte: periphere Ödeme, Proteinurie
- Sonstige: Blutungen, infusionsbedingte Reaktionen, Fieber, Müdigkeit

Dosierung Je nach Therapieschema:

- Magen-Ca, CRC: 8 mg/kg KG alle 2 Wo.
- NSCLC: 10 mg/kg KG alle 3 Wo.
- Prämedikation: H_1-Antihistaminikum. Bei infusionsbedingter Reaktion Gabe von Dexamethason zusätzlich (siehe Fachinformation).

Kontrollen BB, Leber- und Nierenfunktion, Urin-Stix, Blutdrucküberwachung, Vitalzeichen.

1.5.28 Rituximab

Präparate MabThera i. v.®, Amp. à 100/500 mg, MabThera s. c.® Amp. à 1 400 mg. Inzwischen sind biosimilare AK verfügbar (z. B. Rixathon®, Truxima®).

Indikationen

- Follikuläre Lymphome:
  - Erstlinientherapie im Stadium III/IV kombiniert mit Chemotherapie
  - Erhaltungstherapie nach Ansprechen auf Induktionstherapie
  - Als Monotherapie im Stadium III/IV nach Chemotherapieresistenz oder im 2. Rezidiv
- CD20-pos. DLBCL in Kombination mit CHOP
- CLL: hier nur i. v. Formulierung zugelassen

Pharmakodynamik

- Monoklonaler AK gegen CD20, vorhanden auf Prä-B- und reifen B-Lymphozyten sowie malignen B-Zellen.
- Fab-Fragment von Rituximab bindet an CD20-Antigen. Fc-Fragment bewirkt immunologische Reaktionen → B-Zell-Lyse.
- Komplementabhängige Zytotoxizität, Apoptoseinduktion.

Pharmakokinetik

- Eliminations-HWZ 22 d (Schwankungsbereich 6,1–52 d), abhängig vom Vorhandensein von B-Zellen und Tumormasse.
- Elimination durch Proteolyse und Rezeptorbindung. Keine hepatische oder renale Elimination.

Nebenwirkungen

- KM: Thrombozyto-, Neutropenie (im Verlauf auch spät auftretend), Anämie, aplastische Anämie, hämolytische Anämie, Lymphadenopathie.
- Gastrointestinales System: Übelkeit, Erbrechen, Diarrhö, Abdominalschmerzen, Dysphagie, Stomatitis, Obstipation, Dyspepsie, Anorexie.
- Niere/Elektrolyte: Hypokalzämie, periphere Ödeme.
- Haut: Pruritus, Exanthem, Alopezie, Urtikaria. Bei s. c. Gabe Lokalreaktionen.
- Stoffwechsel: Hyperglykämie, Gewichtsverlust.

- Herz/Gefäße: Myokardinfarkt, Vorhofflimmern, Lungenödem, Herzinsuffizienz, Hyper-/Hypotonie, Vaskulitis.
- Nervensystem: PML.
- Sonstige: schwere Infektionen, schweres CRS (schwere Dyspnoe, Bronchospasmus, Hypoxie, Fieber, Schüttelfrost, Rigor, Urtikaria, Angioödeme, TLS), Hepatitis-B-Reaktivierung mit fulminanter Hepatitis, Serumkrankheit.

Dosierung

- In Kombination mit Chemotherapie: 375 mg/m^2 KOF bis zu 8 Zyklen.
- Monotherapie: 375 mg/m^2 KOF wöchentlich über 4 Gaben.
- Erhaltungstherapie: 375 mg/m^2 KOF alle 2 Mon., max. 2 J.
- CLL in Kombination mit Chemotherapie: 500 mg/m^2 KOF bis zu 6 Zyklen, im 1. Zyklus 375 mg/m^2 KOF.
- Initiale Infusionsgeschwindigkeit 50 mg/h; nach 30 min stufenweise alle 30 min Steigerung um 50 mg/h auf einen Höchstwert von 400 mg/h.
- Subkutane Formulierung: 1 400 mg s. c. über 5 min. Die Erstgabe muss immer i. v. erfolgen. Die s. c.-Gabe in den Folgezyklen darf nur bei Fehlen von Infusionsreaktionen verabreicht werden.

Kontrollen

- Engmaschiges Monitoring der Vitalzeichen unter der Infusion. Notfallausrüstung muss in Bereitschaft sein.
- Elektrolyte, Nieren- und Leberwerte, BB, Hepatitisserologie.

Merke

Obligate Prämedikation mit H_1- und H_2-Rezeptorblockern, Antipyretikum (z. B. Paracetamol). Gegebenenfalls zusätzlich Gabe von Glukokortikoiden (in Kombination mit Chemotherapie kann der Glukokortikoid-Anteil vorgezogen werden).
Bei Erstgabe (insbes. bei CLL) hohes Risiko eines CRS bei hoher Tumorlast.

1.5.29 Tafasitamab

Präparate MINJUVI® Durchstechflasche à 1 000 mg.

Indikationen In Kombination mit Lenalidomid zur Behandlung von rezidivierten oder refraktären Pat. mit DLBCL, die nicht für eine autologe SZT infrage kommen.

Pharmakodynamik

- Fc-verstärkter monoklonaler gegen CD19
- Nach Bindung an CD19 vermittelte B-Zelllyse durch Bindung von Immun-Effektorzellen wie natürliche Killerzellen γδ-T-Zellen und Phagozyten und direkte Induktion des Zelltods (Apoptose)

Pharmakokinetik

- HWZ ca. 17 d
- Abbau durch Hydrolyse

Nebenwirkungen

- KM: Myelosuppression
- Gastrointestinales System: Diarrhö, Obstipation, Stomatitis, Transaminasen- und Bilirubinerhöhung
- Niere/Elektrolyte: Kreatininerhöhung
- Haut: Ausschlag, Juckreiz, Basaliome

- Herz/Gefäße: Vorhofflimmern, Herzinsuffizienz, Hypertonie
- Nervensystem: Cephalgien, Asthenie, Parästhesie, Geschmacksstörungen, Muskelspasmen
- Lunge: Atemwegsinfektionen, Pneumonie, Dyspnoe, Husten
- Sonstige: infusionsbedingte Reaktionen, TLS, Arthralgie, Alopezie

Dosierung

- 12 mg/kg KG in Kombination mit 25 mg Lenalidomid an den Tagen 1–21, Wdh. alle 4 Wo.
  - 1. Zyklus: Tage 1, 4, 8, 15, 22.
  - Zyklen 2 und 3: Tage 1, 8, 15, 22.
  - Alle folgenden Zyklen: Tage 1 und 15.
  - Prämedikation: während der ersten 3 Zyklen obligat mit Steroid, Antipyretikum und Antihistaminikum. In den nachfolgenden Gaben abhängig von der Entwicklung infusionsbedingter Reaktionen (siehe Fachinformation).

Kontrollen BB, Leber- und Nierenfunktion, Elektrolyte, Harnsäure, Vitalzeichen.

1.5.30 Tebentafusp

Präparate KIMMTRAK®, Durchstechflasche à 100 µg.

Indikationen Monotherapie bei Behandlung von HLA-A*02:01-pos. Pat. mit inoperablem oder metastasiertem uvealen Melanomen.

Pharmakodynamik Bispezifisches Fusionsprotein aus einem T-Zell-Rezeptor (TCR; Steuerdomäne), der mit einem Ak-Fragment fusioniert ist, das an CD3 bindet. Das TCR-Ende bindet mit hoher Affinität an ein gp100-Peptid auf der Zelloberfläche von Tumorzellen des uvealen Melanoms, das vom humanen HLA-A*02:01 präsentiert wird.

Nebenwirkungen

- Gastrointestinales System: Nausea, Emesis, Diarrhö, Abdominalschmerz, Obstipation, Dyspepsie, Geschmacksstörungen
- Niere/Elektrolyte: Ödeme, Hypomagnesiämie, Hyponatriämie, Hypokalzämie, Hypokaliämie, TLS
- Haut: Ausschlag, Pruritus, Trockenheit
- Atemwege: Husten, Dyspnoe, Schmerzen im Oropharynx, Hypoxie
- Herz/Gefäße: Tachykardie, Arrhythmie, Vorhofflimmern, Hypo-/Hypertonie, Angina pectoris, Herzinsuffizienz, QT-Zeit-Verlängerung
- Sonstiges: CRS, Cephalgien, Fieber, Schüttelfrost, Ermüdung, Schlaflosigkeit, Angst

Kontraindikationen Fehlender HLA-A*02:01 Genotyp.

Dosierung

- Aufsteigende Dosierung im 21-Tage-Zyklus zur Reduktion des Tumorlyse-/CRS-Risikos: Tag 1: 20 µg i. v., Tag 8: 30 µg, ab Tag 15: 68 µg 1 ×/Wo., jeweils über 15–20 min.
- Beachte Fachinformation zum Management eines CRS (Gabe von Steroiden, Gabe von Tocilizumab, Dosisunterbrechungen, Krankenhausversorgung).
- Tocilizumab ist vorzuhalten.

Kontrollen BB, Leberfunktion, Nierenfunktion, BZ, Tumorlyse-Parameter, Kreislaufmonitoring, EKG Kontrollen.

Merke

- Vor Therapiebeginn auf gute Hydrierung achten, um TLS und schweren Kreislaufreaktionen vorzubeugen.
- Ein CRS jeglichen Grades tritt am häufigsten am Tag der Applikation auf.
- Ggf. stationäre Therapieeinleitung erwägen.

1.5.31 Trastuzumab

Präparate Herceptin® i. v., Amp. à 150/600 mg, Herceptin® s. c., Amp. 600 mg. Inzwischen sind biosimilare AK verfügbar (z. B. Herzuma®).

Indikationen

- Metastasiertes HER2-pos. Mamma-Ca
  - Als Monotherapie nach 2 Chemotherapieregimen (anthrazyklin- und taxanhaltig) und ggf. nach Versagen einer Hormontherapie
  - Kombiniert mit Paclitaxel (bei fehlender Eignung für Anthrazyklin) oder Docetaxel als Erstlinientherapie
  - Kombiniert mit einem Aromatasehemmer (postmenopausal, HR-pos.) als Erstlinientherapie ohne Trastuzumab-Vorbehandlung
- Adjuvante/neoadjuvante Therapie des HER2neu-pos. Mamma-Ca
- Erstlinientherapie des metastasierten Magen-Ca (inkl. gastroösophagealer Übergang) in Kombination mit Capecitabin oder 5-FU und Cisplatin

Pharmakodynamik

- Rekombinanter humanisierter monoklonaler IgG_1-AK gegen den menschlichen epidermalen Wachstumsfaktor 2 (HER2)
- Hemmung der Proliferation HER2-überexprimierender Tumorzellen
- AK-abhängige zellvermittelte Zytotoxizität

Pharmakokinetik HWZ etwa 28,5 d, Auswaschperiode bis zu 24 Wo.

Nebenwirkungen

- Gastrointestinales System: Bauchschmerzen, Diarrhö, Übelkeit, Erbrechen
- Niere/Elektrolyte: Ödeme
- Haut: Ausschlag; bei s. c.-Gabe Lokalreaktionen
- Lunge: Asthma, vermehrtes Husten, Dyspnoe, Lungenfunktionsstörungen, selten Pneumonitis
- Herz/Gefäße: Vasodilatation, supraventrikuläre Tachyarrhythmie, Hypotonie, Herzinsuffizienz, Kardiomyopathie, Palpitation
- Nervensystem: Cephalgien, Asthenie, Benommenheit, Parästhesie, Somnolenz
- Sonstige: Infusionsreaktion (meist bei 1. Infusion oder innerhalb von 6 h danach), Schmerzen im Brustkorb, Schüttelfrost, Fieber, Arthralgie, Myalgie

Kontraindikationen

- Überempfindlichkeit.
- Relativ: Ruhedyspnoe, Sauerstoffpflichtigkeit (höheres Risiko einer letalen Infusionsreaktion). Kardiale Vorerkrankungen, insbes. Herzinsuffizienz (sorgfältige Nutzen-Risiko-Abwägung).

Dosierung

- Wöchentliche Gabe: 2 mg/kg KG (initiale Dosis 4 mg/kg KG).
- 3-wöchentliche Gabe: 6 mg/kg KG (initiale Dosis 8 mg/kg KG).
- Initial Gabe über 90 min, bei guter Verträglichkeit über 30 min.

- In adjuvanter Situation Therapie im Allgemeinen über 1 Jahr. Die optimale Dauer ist jedoch unklar, ebenso der optimale Beginn der Therapie (parallel oder sequenziell zur adjuvanten Therapie; bei Taxangabe kann parallel begonnen werden).
- Subkutane Formulierung: 600 mg s. c. alle 3 Wo. über 2–5 min.

Wechselwirkungen Proteinaggregation in Kombination mit Glukose-Lösungen.

Kontrollen

- Engmaschiges Monitoring der Vitalzeichen unter der Infusion. Notfallausrüstung muss in Bereitschaft sein. Nach 1. Infusion mind. 6-stündige Nachbeobachtung.
- Unter adjuvanter Therapie: kardiologische Untersuchung vor Therapie, alle 3 Mon. während der Behandlung; 6, 12 und 24 Mon. nach Therapieende.

> **Merke**
> Definition der HER2-Überexpression: Immunhistochemisch „3+ "-Einstufung (mäßige bis starke vollständige Membranfärbung bei > 10 % der Tumorzellen) oder pos. FISH- oder CISH-Ergebnis.

Trastuzumab Deruxtecan (T-DXd)

Präparate Enhertu®, Durchstechflaschen à 100 mg.

Indikationen

- Pat. mit metastasiertem/fortgeschrittenem HER2-pos. Mamma-Ca (Her2 neu 3+), die zuvor mind. eine gegen HER2 gerichtete Therapie erhalten haben
- Pat. mit metastasiertem/fortgeschrittenem HER2-low-Mamma-Ca (Her2 neu 1+ und 2+), die zuvor bereits eine Chemotherapie in der metastasierten Situation erhalten haben oder bei denen während oder innerhalb von 6 Mon. nach Beendigung der adjuvanten Chemotherapie ein Rezidiv aufgetreten ist
- Pat. mit fortgeschrittenen Her2-pos. Adeno-Ca des Magens oder gastroösophagealen Übergangs, die ein vorhergehendes Trastuzumab-basiertes Therapieschema erhalten haben

Pharmakodynamik Mit im Schnitt 8 Molekülen Deruxtecan-Molekülen gekoppelter AK, Freisetzung des Konjugats durch Internalisierung des AK und lysosomalen Abbau in der HER2/neu-pos. Tumorzelle, Hemmung der Topoisomerase I → DNA-Schäden → Apoptose.

Pharmakokinetik HWZ etwa 7 d.

Nebenwirkungen Siehe oben. Außerdem interstitielle Lungenerkrankung (ILD), Nausea/Emesis, Hämatotoxizität, Hypokaliämie, Alopezie, Fatigue, Cephalgien, Neuropathie, Stomatitis, Leberenzymerhöhungen.

Dosierung

- Mamma-Ca: 5,4 mg/kg KG an Tag 1, Wdh. Tag 22
- Magen-Ca: 6,4 mg/kg KG an Tag 1, Wdh. Tag 22
- Dosisreduktionen: siehe Fachinformation

Trastuzumab Emtansin (T-DM1)

Präparate Kadcyla®, Durchstechflaschen à 100/160 mg.

Indikationen

- Metastasiertes/fortgeschrittenes HER2/neu-pos. Mamma-Ca ab Zweitlinientherapie
- Postneoadjuvanz bei non-pCR nach neoadjuvanter Vorbehandlung des HER2/neu-pos. Mamma-Ca

Pharmakodynamik Mit im Schnitt 3,5 Molekülen MCC-DM1 (Emtansin) gekoppelter AK, Freisetzung des Konjugats durch Internalisierung des AK und lysosomalen Abbau in der HER2/neu-pos. Tumorzelle, Bindung des Zytostatikums an Tubulin → Apoptose.

Nebenwirkungen Siehe oben. Außerdem Thrombozytopenie, Neuropathie, Stomatitis, Leberenzymerhöhungen.

Dosierung

- 3,6 mg/kg KG Tag 1, Wdh. Tag 22
- Dosisreduktionen: siehe Fachinformation

1.6 Endokrin modulierende Therapie

Unter „endokrin modulierender Therapie" wird der Einsatz von Hormonen sowie hormonell und antihormonell aktiven Medikamenten verstanden. Die Therapie erfolgt in der Hämatologie/Onkologie direkt auf den Tumor wirkend im Rahmen der antineoplastischen Therapie sowie im Rahmen der Supportivtherapie als Substitutionsbehandlung oder zur Toxizitätsminderung (z. B. Ovarprotektion).

1.6.1 Antineoplastische Therapie

Im Rahmen der antineoplastischen Therapie werden Substanzen eingesetzt, die

- als Hormone oder hormonähnliche Substanzen Hormonrezeptoren als Agonisten besetzen, z. B. Steroidtherapie, Therapie mit GnRH-Analoga,
- als Antagonisten im Rahmen einer antihormonellen Therapie zu einer Unterbrechung hormoneller Regelkreise führen, z. B. Flutamid als Antiandrogen,
- als Rezeptormodulatoren den Rezeptor so verändern, dass eine Unterbrechung des Regelkreises erfolgt (z. B. Tamoxifen bei Östrogenrezeptoren).

Die Unterteilung der Substanzen kann anhand des **Wirkmechanismus** erfolgen:

- Antiandrogene: Bindung als Antagonisten der Androgenrezeptoren → Proliferationshemmung, v. a. bei Prostataepithelzellen.
- Antiöstrogene: kompetitive Antagonisten des Östrogenrezeptors → Degradation der Östrogenrezeptorproteine → Hemmung des östradiolvermittelten Wachstums.
- Selektive Östrogenrezeptormodulatoren (SERM): Bindung an Östrogenrezeptoren mit Modulation des Rezeptorkomplexes und folgender Unterbrechung der Signalkaskade. Dabei jedoch wechselweise agonistische und antagonistische Aktivität, je nach Zielgewebe.
- Gestagene: Hemmung der hypophysären Sekretion von LH/FSH sowie ACTH → Verminderung der Synthese von Östrogenen, Kortikoiden und Androgenen sowie von Hormonrezeptoren.
- GnRH-Analoga: kontinuierliche Stimulation der Hypophyse (physiologisch: pulsatile Freisetzung) → verringerte Sekretion von LH/FSH → Östrogen- und Testosteronspiegel ↓.

- GnRH-Antagonisten: verringerte Sekretion von LH/FSH → Östrogen- und Testosteronspiegel ↓.
- Aromataseinhibitoren: Hemmung der Aromatase der zellulären Östrogenbiosynthese → Umwandlung von Androstendion zu Östron herabgesetzt.
- Keine ausreichende Wirkung am prämenopausalen Ovar!
- Glukokortikoide: weitere Gruppe endokrin aktiver Substanzen, die sowohl in der antineoplastischen als auch in der supportiven Therapie eingesetzt werden, jedoch in ihrer Wirkung nicht spezifisch sind.

1.6.2 Supportiv- und Substitutionstherapie

Supportivtherapie

- Kortikoidtherapie im Rahmen der antiemetischen Therapie (▶ 2.1.5).
- Antihormonelle Therapie im Rahmen des Ovarschutzes bei prämenopausalen Frauen, z. B. bei der Behandlung kurativ therapierbarer Leukosen: Chemotherapie → Verlust von Follikeln → primäre Ovarialinsuffizienz → Zeichen des Östrogenmangels, Ausfallerscheinungen und Infertilität.
- Keine Zulassung für diese Ind., die Wirksamkeit dieser Methode konnte bislang nicht belegt werden. Empfohlen wird stattdessen die Asservierung von Eizellen oder Ovargewebe. Informationen hierzu: https://fertiprotekt.com.

Substitutionstherapie im Rahmen onkologischer Therapien

- Testosteronersatztherapie nach beidseitiger Orchiektomie. Selten Einsatz nach Therapie beidseitig operativ entfernter Hodentumoren, dann jedoch grundsätzlich indiziert. Ausnahme: Prostata-Ca.
- Thyroxin-Ersatztherapie nach Thyreoidektomie.
- Kortikoid-Ersatztherapie nach beidseitiger Adrenalektomie.
- Östrogen- und Gestagen-Ersatztherapie nach vorzeitiger Menopause.
  - Durch Chemotherapie Schädigung der Gonaden → Östrogenmangel → erhöhtes Osteoporoserisiko, verstärkte Menopausensymptomatik, erhöhte kardiovaskuläre Morbidität.
  - Relative KI: hormonabhängige Tumoren, z. B. Mamma-Ca.
  - Erhöhtes Thromboserisiko!

1.7 Substanzprofile ausgewählter endokrin modulierender Substanzen

Aufgeführt sind Substanzen, die in Deutschland eine Zulassung im Rahmen einer onkologischen Therapieindikation haben.

1.7.1 Antiandrogene

Abirateron

Präparate Zytiga®, Filmtabletten à 250 mg.

Indikationen Fortgeschrittenes Prostata-Ca:
- Erstlinientherapie bei Hochrisiko in Kombination mit Androgen-Entzugstherapie
- Nach Versagen einer Androgenblockade vor oder nach Docetaxel-Therapie

Nebenwirkungen
- Gastrointestinales System: Diarrhö, Dyspepsie, Lebertoxizität
- Haut: Exanthem
- Stoffwechsel: Nebenniereninsuffizienz, Hypokaliämie, Hypertriglyzeridämie
- Herz/Gefäße: Hypertonie, Herzinsuffizienz, Angina pectoris, Arrhythmie, Vorhofflimmern, Tachykardie
- Niere: Hämaturie, Harnwegsinfekte, periphere Ödeme
- Sonstige: Myopathie, Rhabdomyolyse

Wechselwirkungen Cytochrom-P450-abhängige Metabolisierung über CYP3A4 und CYP2D6 → Beeinflussung der Plasmakonzentration von Arzneimitteln mit geringer therapeutischer Breite (z. B. Metoprolol, Propranolol, Desipramin, Venlafaxin, Haloperidol, Risperidon, Propafenon, Flecainid, Codein, Oxycodon und Tramadol).

Dosierung 4 Tbl. (1 000 mg)/d in Kombination mit 10 mg/d Predniso(lo)n.

Kontrollen Leberwerte, Kalium (Spiegel sollte > 4,0 mmol/l gehalten werden), Symptome einer Herzinsuffizienz.

Apalutamid

Präparate Erleada®, Filmtabletten à 60 mg.

Indikationen
- Nicht metastasiertes kastrationsresistentes Prostata-Ca (CRPC) mit hohem Risiko für Entwicklung von Metastasen
- Zur Behandlung erwachsener Männer mit metastasiertem hormonsensitivem Prostata-Ca (mHSPC) in Kombination mit ADT

Nebenwirkungen
- Haut: Exanthem, Pruritus
- Stoffwechsel: Hyperlipidämie, Gewichtsverlust
- Herz/Gefäße: QT-Zeit-Verlängerung
- Sonstige: Herabsetzung der Krampfschwelle, Hypothyreose, Frakturen, Fatigue, Arthralgien

Wechselwirkungen Cytochrom-P450-abhängige Metabolisierung über CYP3A4 und CYP2C8 → Beeinflussung der Plasmakonzentration von Arzneimitteln mit geringer therapeutischer Breite (z. B. Itraconazol, Gemfibrozil, Clopidogrel).

Dosierung 4 Tbl. (240 mg)/d.

Kontrollen Leberwerte, Kalium (Spiegel sollte > 4,0 mmol/l gehalten werden), Symptome einer Herzinsuffizienz.

Bicalutamid

Präparate z. B. Bicalutamid -ratiopharm, Filmtabletten à 50/150 mg.

Indikationen Fortgeschrittenes Prostata-Ca, zusammen mit Maßnahmen zur Suppression des Plasmatestosteronspiegels auf Kastrationsniveau (max. Androgenblockade, MAB).

Nebenwirkungen
- KM: Anämie, selten Thrombozytopenie.
- Gastrointestinales System: Übelkeit, Diarrhö, Obstipation, Transaminasenerhöhung, Hepatomegalie. Sehr selten Erbrechen.
- Haut: Pruritus, Dermatose (Rash, makulopapulöser Ausschlag), Alopezie.

- Stoffwechsel: Gewichtszunahme, Diabetes mellitus, Hirsutismus.
- Herz/Gefäße: Angina pectoris, Arrhythmien, Herzinsuffizienz, PR- und QT-Zeit-Verlängerung, unspezifische EKG-Veränderungen (sehr selten).
- Lunge: interstitielle Lungenerkrankung, Dyspnoe.
- Niere: Ödeme.
- Nervensystem: Asthenie, Schwindel, Schläfrigkeit.
- Sonstige: Spannungsgefühl der Brust und Gynäkomastie, Hitzewallungen, verminderte Libido, Potenzstörungen, Schwitzen, Beckenschmerzen, Schüttelfrost, Überempfindlichkeitsreaktionen (Quincke-Ödem, Urtikaria).

Wechselwirkungen

- Medikamente mit Cytochrom-P450-abhängiger Metabolisierung (z. B. Cimetidin und Ketoconazol) erhöhen die Plasmakonzentration von Bicalutamid.
- Beeinflussung der Plasmakonzentration von Arzneimitteln mit geringer therapeutischer Breite, z. B. Terfenadin, Astemizol, Cisaprid, Ciclosporin, Antikoagulanzien vom Kumarintyp.

Dosierung 50 mg/d. Die Therapie sollte gleichzeitig mit einem GnRH-Analogon bzw. einer Orchiektomie begonnen werden.

Cyproteron

Präparate Androcur®, Androcur®-Depot, Amp. à 300 mg.

Indikationen Palliative Therapie des Prostata-Ca.

Nebenwirkungen

- Gastrointestinales System: dosisabhängig lebertoxisch (Ikterus, Hepatitis, Leberversagen).
- Haut: Hautausschläge und Überempfindlichkeitsreaktionen.
- Stoffwechsel: initial katabole Wirkung, vereinzelt Blutzuckerspiegelerhöhung bei Diabetikern.
- Herz/Gefäße: äußerst selten thromboembolische Ereignisse.
- Lunge: Hustenreiz, Hustenanfälle, Dyspnoe.
- Nervensystem: Unruhezustände, depressive Verstimmung, Müdigkeit, Antriebsminderung.
- Sonstige: Körpergewichtsschwankungen, berührungsempfindliche Gynäkomastie, Spermatogenesehemmung. Bei Langzeitbehandlung von Männern sehr selten Osteoporose.

Dosierung

- Tabletten: 2–3 × 2 Tbl./d. GnRH-Agonisten-Therapie: für 5–7 d 2 × 2 Tbl./d, danach für 3–4 Wo. 2 × 2 Tbl./d zusammen mit einem LH-RH-Agonisten. Hitzewallungen bei Therapie mit GnRH-Analoga oder nach Orchiektomie: 1–6 Tbl./d.
- Depotpräparat: 1 Amp. alle 14 d i. m.; ohne Orchiektomie: 1 Amp./Wo. i. m.

Darolutamid

Präparate NUBEQA®, Filmtabletten à 300 mg.

Indikationen Nicht metastasiertes CRPC mit hohem Risiko für Entwicklung von Metastasen.

Nebenwirkungen

- KM: Neutropenie
- Haut: Exanthem

- Stoffwechsel: Bilirubin-/Transaminasenerhöhung
- Herz/Gefäße: ischämische Herzerkrankung, Herzinsuffizienz
- Sonstige: Fatigue, Erschöpfung, Muskelschmerzen, Frakturen, Arthralgien

Wechselwirkungen Cytochrom-P450-abhängige Metabolisierung über CYP3A4 und P-gp→ Beeinflussung der Plasmakonzentration von Arzneimitteln mit geringer therapeutischer Breite (z. B. Itraconazol, Gemfibrozil, Clopidogrel).

Dosierung 2 × 2 Tbl. (2 × 600 mg)/d.

Kontrollen BB, Leberwerte, Symptome einer Herzinsuffizienz.

Enzalutamid

Präparate Xtandi®, Kps. à 40/80 mg.

Indikationen
- Metastasiertes hormonsensitives Prostata-Ca in Kombination mit einer Androgen-Entzugstherapie
- Nicht metastasiertes kastrationsresistentes Hochrisiko-Prostata-Ca
- Metastasiertes CRPC mit asymptomatischem oder mild symptomatischem Verlauf nach Versagen der Androgen-Entzugstherapie, bei denen eine Chemotherapie klinisch noch nicht indiziert ist
- Metastasiertes CRPC bei Progress/Refraktärität während oder nach einer Chemotherapie mit Docetaxel

Nebenwirkungen
- KM: Neutro-, Leukozytopenie
- Haut: trockene Haut, Juckreiz
- Nervensystem: Cephalgien, Halluzinationen, Angst, Krampfanfälle, kognitive Störungen
- Sonstige: Hitzewallungen

Wechselwirkungen Gleichzeitige Anwendung von starken CYP2C8-Inhibitoren während der Behandlung nach Möglichkeit vermeiden. Ggf. Dosisreduktion auf 80 mg/d Enzalutamid.

Dosierung 160 mg/d.

Flutamid

Präparate z. B. Flutamid AL, Tbl. à 250 mg.

Indikationen Fortgeschrittenes Prostata-Ca, initial kombiniert mit LH-RH-Analogon oder Orchiektomie (komplette Androgenblockade).

Nebenwirkungen
- KM: hämolytische oder megalozytäre Anämie, Met-, Sulfhämoglobinämie, Leuko-, Thrombozytopenie.
- Gastrointestinales System: Diarrhö, Übelkeit, Erbrechen, Appetitzunahme, ulkusähnliche Schmerzen, Reflux, Obstipation, transiente Leberfunktionsstörungen und Hepatitis, Ikterus, hepatische Enzephalopathie, selten Leberzellnekrose (insbes. bei Pat. mit Lebermetastasen).
- Haut: Flush, Änderung des Behaarungstypus, Alopezie, Herpes zoster, Pruritus, Ekchymose, lupusähnliches Syndrom. Fotosensibilitätsreaktionen mit Erythemen, Ulzerationen, Blasenbildung, epidermaler Nekrolyse.
- Herz/Gefäße: insgesamt selten Auftreten von NW; kardiovaskuläre Störungen, Hypertonie, Ödeme, Lymphödeme, thromboembolische Ereignisse.

- Lunge: Lungensymptome (z. B. Dyspnoe), sehr selten unter Kombinationstherapie mit LH-RH-Agonisten.
- Niere: selten Erhöhung von Kreatinin i. S., bernsteinfarbene und grünlich-gelbe Verfärbung des Urins.
- Nervensystem: Schlaflosigkeit, Müdigkeit, Cephalgien, Schwindel, Schwäche, Unwohlsein, Benommenheit, Verwirrtheit, Depression, Schläfrigkeit, Angst, Nervosität, Visusverschlechterung.
- Sonstige: Muskelkrämpfe, Gynäkomastie, Brustschmerzen, Galaktorrhö, v. a. unter Monotherapie → Kombinationstherapie mit LH-RH-Agonisten vermindert NW. Anstieg von Testosteron i. S. (initial unter Monotherapie), Hitzewallungen, sekundäre Malignome (Einzelfälle), Impotenz (häufig unter Kombinationstherapie mit LH-RH-Agonisten).

Wechselwirkungen Wirkung oraler Antikoagulanzien verstärkt.

Dosierung 3 × 1 Tbl./d.

1.7.2 Selektive Östrogenrezeptordestabilisatoren (SERD)

Fulvestrant

Präparate Faslodex®, Injektionslösung à 250 mg (Generika verfügbar).

Indikationen
- Mamma-Ca: postmenopausal, ER-pos., lokal fortgeschritten oder metastasiert, Rezidiv während oder nach adjuvanter Antiöstrogentherapie oder bei Progression unter Antiöstrogentherapie
- Fortgeschrittenes Her2/neu-neg., HR-pos. Mamma-Ca in Kombination mit Palbociclib nach vorhergehender endokriner Therapie

Nebenwirkungen
- Gastrointestinales System: häufig Übelkeit, Erbrechen, Durchfall, Anorexie
- Haut: Dermatitis, lokale Reaktion an der Injektionsstelle
- Herz/Gefäße: venöse Thromboembolien
- Niere: Harnwegsinfekte
- Nervensystem: Cephalgien, Asthenie
- Sonstige: sehr häufig Hitzewallungen, Rückenschmerzen, vaginale Blutungen, vaginale Kandidose, Leukorrhö

Dosierung Monatlich 500 mg i. m. (2 Wo. nach Anfangsdosis zusätzliche Dosis applizieren).

1.7.3 Aromataseinhibitoren

Anastrozol

Präparate Arimidex®, Tbl. à 1 mg (Generika verfügbar).

Indikationen
- Fortgeschrittenes bzw. metastasiertes Mamma-Ca: postmenopausal, HR-neg. oder vorheriges Ansprechen auf antihormonelle Therapie
- Adjuvante Behandlung des Mamma-Ca in der Postmenopause

Nebenwirkungen
- Gastrointestinales System: Übelkeit, Diarrhö, Erbrechen, γ-GT- und AP-Erhöhung
- Haut: Alopezie, Dermatitis, Erythema multiforme, Stevens-Johnson-Syndrom, allergische Reaktionen (Angioödem, Urtikaria, Anaphylaxie)

- Stoffwechsel: Anorexie, Hypercholesterinämie, Osteoporose
- Nervensystem: Asthenie, Cephalgien, Somnolenz
- Sonstige: sehr häufig Hitzewallungen, Gelenkschmerzen/-steifheit, trockene Scheidenschleimhäute, Vaginalblutungen

Dosierung 1 × 1 Tbl./d, bei adjuvanter Therapie über 5 J.

Kontrollen Bei Osteoporose oder erhöhtem Osteoporoserisiko regelmäßige Bestimmung der Knochendichte → ggf. Behandlung oder Prophylaxe der Osteoporose.

Wechselwirkungen
- Östrogenhaltige Arzneimittel: Verminderung der Wirkung von Anastrozol
- Tamoxifen nicht zusammen mit Anastrozol anwenden (partielle Östrogenaktivität)

Exemestan

Präparate Aromasin®, Tbl. à 25 mg (Generika verfügbar).

Indikationen
- Adjuvante Chemotherapie in der Postmenopause nach 2–3 J. Tamoxifen-Therapie
- Fortgeschrittenes Mamma-Ca in natürlicher oder induzierter Postmenopause nach Progression unter Antiöstrogenbehandlung

Nebenwirkungen
- KM: Leuko-, Thrombozyzopenie
- Gastrointestinales System: Übelkeit, Appetitlosigkeit, Bauchschmerzen, Erbrechen, Obstipation, Dyspepsie, Leberenzym- und AP-Erhöhung
- Haut: verstärktes Schwitzen, Hautausschlag, Haarausfall
- Nervensystem: Depression, Schlaflosigkeit, Benommenheit, Cephalgien, Müdigkeit, Schläfrigkeit
- Sonstige: Hitzewallungen, Schmerzen, Beinödeme

Dosierung 1 × 1 Tbl./d.

Wechselwirkungen
- Induktoren von CYP3A4 (z. B. Rifampicin): evtl. Verstärkung des Exemestan-Abbaus
- Östrogenhaltige Arzneimittel: Wirkungsverminderung von Exemestan (nicht in klinischen Studien geklärt)

Letrozol

Präparate Femara®, Tbl. à 2,5 mg (Generika verfügbar).

Indikationen
- Erstlinientherapie (bzw. nach Versagen einer antihormonellen Therapie) des hormonabhängigen fortgeschrittenen Mamma-Ca bei postmenopausalen Frauen
- Adjuvante sowie erweiterte antihormonelle Therapie des postmenopausalen, HR-pos. Mamma-Ca nach 5-jähriger Tamoxifen-Therapie für weitere 5 J.

Nebenwirkungen
- KM: Leukozytopenie.
- Gastrointestinales System: Appetitlosigkeit sowie erhöhter Appetit, Übelkeit, Erbrechen, Dyspepsie, Obstipation, Diarrhö, Gewichtszunahme, abdominale Schmerzen, Stomatitis, Mundtrockenheit, Erhöhung der Aminotransferasen i. S.
- Haut: Alopezie, Schweißausbrüche, Dermatitis, Pruritus, trockene Haut, Urtikaria.
- Stoffwechsel: Hypercholesterinämie.

- Herz/Gefäße: Palpitationen, Tachykardie, Thrombophlebitis, Hypertonie. Selten LAE, arterielle Thrombose, Hirninfarkt.
- Lunge: Atemnot.
- Niere: Harnwegsinfekte, Pollakisurie.
- Nervensystem: Cephalgien, Schwindel, Müdigkeit, Depression, Angststörungen, Reizbarkeit, Schläfrigkeit, Schlaflosigkeit, Gedächtnisstörungen, Parästhesien, Geschmacksstörungen, Katarakt.
- Sonstige: sehr häufig Hitzewallungen. Schmerzen des Bewegungsapparats, periphere und generalisierte Ödeme, Tumorschmerzen, Vaginalblutung, Ausfluss, trockene Vagina, Brustschmerzen, Fieber, trockene Schleimhäute.

Dosierung 1 × 1 Tbl./d.

Merke
Die alleinige Anwendung von Aromatasehemmern beim Mammakarzinom ist nur in der Postmenopause sinnvoll → bei Unklarheit ggf. Hormonstatus erheben.

1.7.4 Gestagene

Megestrolacetat

Präparate Megestat®, Tbl. à 40/160 mg.

Indikationen Mamma-, Endometrium-Ca.

Dosierung
- Mamma-Ca: 160 mg/d
- Endometrium-Ca: 40–320 mg/d

Nebenwirkungen der Substanzklasse

- Blut: erhöhte Spiegel der Gerinnungsfaktoren.
- Gastrointestinales System: Übelkeit, Erbrechen, Diarrhö, Obstipation, cholestatischer Ikterus, Cholestase, Leberfunktionsstörungen.
- Haut: Hirsutismus, Akne, selten allergische Hautreaktionen.
- Stoffwechsel: übermäßige Gewichtszunahme, Ödeme, Flüssigkeitsretention, verminderte Glukosetoleranz, erhöhte Gesamt- und LDL-Cholesterinspiegel, verringerte Spiegel von Triglyzeriden, VLDL-, HDL-Cholesterin und Apolipoprotein A.
- Herz/Gefäße: Phlebitiden, Hypertonie. Thromboembolische Ereignisse: Lungenembolie, Apoplexie, tiefe Beinvenenthrombose, TIA. Erhöhtes Risiko für Myokardinfarkte.
- Nervensystem: Müdigkeit, Erstmanifestation migräneartiger Cephalgien, depressive Verstimmungen, sensorische Ausfälle, Nervosität, akute Sehstörungen, Hörstörungen.
- Sonstige: prämenstruelle Spannungen, Dysmenorrhö, Zwischenblutungen, vaginale Blutungen, Galaktorrhö, Mastopathie (gelegentlich), Virilisierungserscheinungen.

Merke
Beendigung der Behandlung mit Gestagenderivaten bei thromboembolischen Komplikationen, Netzhautschädigungen, nicht beherrschbarer Hypertonie, Blutzuckerspiegelentgleisungen und neu aufgetretener Migräne.

1.7.5 GnRH-Analoga

Buserelin

Präparate Profact® pro injectione, s.c. Injektionslösung; Profact® nasal, Nasalspray.

Indikationen Fortgeschrittenes hormonempfindliches Prostata-Ca.

Dosierung

- Einleitung der Therapie mit Profact® pro injectione über 7 d (3 × 0,5 ml/d s.c.).
- Ab 8. Behandlungstag auf intranasale Gabe umstellen: 6 ×/d je 1 Sprühstoß in jedes Nasenloch.
- Profact® Depot, 2-/3-Monats-Implantat, s.c.-Fertigspritze. Dosierung 2-/3-monatlich (je nach Präparat) s.c. unter die Bauchhaut injizieren.

Goserelin

Präparate und Dosierung

- Zoladex®-GYN, Fertigspritze:
  - Ind.: Mamma-Ca (prä- und perimenopausale Frauen) mit Ind. zur endokrinen Therapie
  - Dosierung: 1 ×/Mon. s.c. injizieren
- Zoladex® 3,6 mg, Fertigspritze:
  - Ind.: Mamma-Ca (prä- und perimenopausale Frauen) und fortgeschrittenes Prostata-Ca mit Ind. zur endokrinen Therapie
  - Dosierung: 1 ×/Mon. s.c. injizieren
- Zoladex® 10,8 mg, Fertigspritze:
  - Ind.: fortgeschrittenes Prostata-Ca mit Ind. zur endokrinen Therapie.
  - Dosierung: alle 3 Mon. einmal s.c. injizieren

Leuprorelin

Präparate und Dosierung

- Enantone®-Gyn, Monatsdepot à 3,75 mg:
  - Ind.: Mamma-Ca (prä- und perimenopausale Frauen) mit Ind. zur endokrinen Therapie
  - Dosierung: 1 ×/Mon. s.c.
- Enantone®, Monatsdepot à 3,75 mg:
  - Ind.: fortgeschrittenes HSPC, Prüfung der Hormonempfindlichkeit eines Prostata-Ca
  - Dosierung: 1 ×/Mon. s.c.
- ELIGARD®, Amp. à 7,5/22,5 mg:
  - Ind.: fortgeschrittenes HSPC
  - Dosierung: 7,5 mg/Mon. s.c. oder 22,5 mg alle 3 Mon. s.c.
- Trenantone®, Zweikammerspritze à 11,25 mg:
  - Ind.: fortgeschrittenes HSPC, Prüfung der Hormonempfindlichkeit eines Prostata-Ca, Mamma-Ca (prä- und perimenopausale Frauen) mit Ind. zur endokrinen Therapie
  - Dosierung: 1 Spritze alle 3 Mon. s.c.

Triptorelin

Präparate und Dosierung

- Decapeptyl®, Injektionslösung à 0,1/0,5 mg; Decapeptyl® Depot, Retardmikrokapseln und Suspensionsmittel:

- Ind.: fortgeschrittenes HSPC, zur differenzialdiagnostischen Abklärung der Hormonabhängigkeit eines Prostata-Ca
- Dosierung: während der ersten 7 Behandlungstage 0,5 mg/d s. c., dann 0,1 mg/d s. c. oder Depotpräparat alle 4 Wo.

- Pamorelin®, Amp. à 3,75 mg; Pamorelin® LA, Amp. à 11,25 mg:
  - Ind.: HR-pos. Prostata-Ca.
  - Dosierung: 3,75 mg i. m. alle 4 Wo. oder 11,25 mg alle 12 Wo.

Nebenwirkungen der Substanzklasse

- KM: selten Zytopenien
- Stoffwechsel: Osteoporose
- Herz/Gefäße: Blutdruckschwankungen
- Nervensystem: Schlafstörungen, Parästhesien
- Sonstige: Libidoverlust, transiente Androgenspiegel-Erhöhung (Knochenschmerzen, Harnabflussbehinderungen, Nierenstau, Muskelschwäche in den Beinen, Lymphödem), Hitzewallungen, Hodenatrophie, Gynäkomastie, Impotenz

> **Merke**
> Bei Pat. mit Prostatakarzinom wird ab ca. 5 d vor Behandlungsbeginn sowie über 3–4 Wo. parallel zur Behandlung mit GnRH-Analoga die Gabe eines Antiandrogens empfohlen. Bei Metastasen, z. B. der Wirbelsäule, ist eine antiandrogene Zusatztherapie unerlässlich, um Komplikationen bis hin zur spinalen Kompression mit Paralysen durch eine vorübergehende Aktivierung des Tumors und seiner Metastasen zu Behandlungsbeginn zu verhindern.

1.7.6 GnRH-Antagonisten

Degarelix

Präparate Firmagon®, Amp. à 80/120 mg.

Indikationen

- Fortgeschrittenes hormonabhängiges Prostata-Ca
- Lokal begrenztes Hochrisiko-/lokal fortgeschrittenes, hormonabhängiges Prostata-Ca in Kombination mit Strahlentherapie
- Neoadjuvant bei lokalem Prostata-Ca

Nebenwirkungen

- Gastrointestinales System: Übelkeit, Erbrechen, Diarrhö, Obstipation, cholestatischer Ikterus, Cholestase
- Haut: Akne, selten allergische Hautreaktionen, Pruritus
- Stoffwechsel: übermäßige Gewichtszunahme, Ödeme, Flüssigkeitsretention, Beeinträchtigung der Glukosetoleranz, Veränderung des Lipoproteinprofils, Osteoporose
- Herz/Gefäße: QT-Zeit-Verlängerung, Hypertonie
- Sonstige: Gynäkomastie, testikuläre Atrophie, erektile Dysfunktion/Libidoverlust

Dosierung Initiale Dosis 240 mg (2 × 120 mg) s. c., monatlich 80 mg s. c.

> **Merke**
> Keine Induktion eines Testosteronanstiegs → zusätzliche Gabe eines Antiandrogens zu Beginn der Therapie **nicht** erforderlich.

1.7.7 Selektive Östrogenrezeptormodulatoren (SERM)

Tamoxifen

Präparate Nolvadex®, Jenoxifen®, Kessar®, Mandofen®, Nourytam®, Tamokadin® (zahlreiche Generika verfügbar), Tbl. à 10/20/30/40 mg.

Indikationen Adjuvante und palliative Therapie des Mamma-Ca.

Nebenwirkungen
- KM: transiente Anämie, Thrombozyto-, Neutropenie.
- Gastrointestinales System: Übelkeit, Erbrechen, Leberenzymwerterhöhung, Steatosis hepatis, Cholestase, Hepatitis, Ikterus.
- Haut: häufig Alopezie. Erytheme. Sehr selten Erythema multiforme, Stevens-Johnson-Syndrom oder bullöser Pemphigus.
- Stoffwechsel: Hyperkalzämie (Pat. mit Knochenmetastasen, insbes. zu Therapiebeginn), Anstieg der Triglyzeride i. S. Sehr selten schwere Hypertriglyzeridämien, z. T. mit Pankreatitis.
- Herz/Gefäße: häufig Thrombosen und Embolien. Häufigkeit bei gleichzeitiger Chemotherapie erhöht.
- Lunge: sehr selten interstitielle Pneumonitis.
- Niere: Flüssigkeitsretention.
- Nervensystem: Benommenheit, Cephalgien, Katarakte, Korneatrübungen, Retinopathien, teilweise reversibel.
- Erhöhtes Risiko für Katarakte bei verlängerter Tamoxifen-Einnahme.
- Sonstige: häufig Knochenschmerzen und Schmerzen im Bereich des erkrankten Gewebes. Sehr häufig Fluor vaginalis, Pruritus vulvae. Vaginale Blutungen, Myome des Uterus und Ovarialzysten, Zyklusveränderungen bis hin zur völligen Unterdrückung der Menstruation. Proliferative Endometriumveränderungen: Endometriumhyperplasie, -polypen, -malignome. Sehr oft Hitzewallungen.
- Eine längere Tamoxifen-Therapie führt zur Erhöhung des Endometriumkarzinomrisikos um das 2- bis 4-Fache.

Dosierung 20–40 mg/d.

Wechselwirkungen
- Wirkungsverminderung von Hormonpräparaten, insbes. von Östrogenen
- Wirkungsverstärkung von Antikoagulanzien vom Kumarintyp
- Inhibition der Oxidasen des Cytochrom-P450-Systems

Kontrollen
- Kalzium i. S., BB, Leberfunktionsparameter
- Vor Behandlungsbeginn sowie mind. einmal jährlich gynäkologische Untersuchung

Merke

Erhöhtes Risiko für das Auftreten von Endometriummalignomen unter Tamoxifen-Therapie → vaginale Blutungen in der Postmenopause und irreguläre Blutungen in der Prämenopause umgehend abklären. Jährliche Untersuchungen im Hinblick auf Endometriumveränderungen, v. a. in der adjuvanten Therapiesituation.

Bei unter der Behandlung mit Tamoxifen auftretenden Veränderungen der Sehkraft muss dringend eine augenärztliche Untersuchung erfolgen, da sich manche im Frühstadium erkannte Veränderungen nach dem Absetzen der Therapie zurückbilden.

Tab. 1.7 Übersicht und Charakterisierung ausgewählter Zytokine

Zytokin	Synthetisierende Zellen	Wirkung
IL-1	U. a. Monozyten/ Makrophagen	Fieber, T-Zell-, Makrophagenaktivierung
IL-2	T-Zellen	Wachstum von T-Zellen
IL-4	T-Zellen, Mastzellen	B-Zell-Aktivierung, Wachstum von T-Zellen
IL-5	T-Zellen, Mastzellen	Wachstum und Differenzierung der eosinophilen Zellen
IL-6	Monozyten/Makrophagen, T-Zellen, Endothelzellen	Wachstum und Differenzierung von T- und B-Zellen, Produktion von Proteinen der akuten Phase, Fieber
IL-10	Monozyten/Makrophagen, T-Zellen	Entzündungshemmung, B-Zell-Stimulation
IL-12	Monozyten/Makrophagen, B-Zellen	Aktivierung von NK-Zellen, Induktion der Differenzierung von CD4-T-Zellen zu T_H1-Zellen
IL-13	T-Zellen	Wachstum von B-Zellen, Hemmung von T_H1-Zellen und der Produktion inflammatorischer Zytokine durch Makrophagen
IFN-α	Monozyten/Makrophagen, B-Zellen, Fibroblasten	Antiviral, antiparasitär und antiproliferativ durch Modulation der B- und T-Zell-Funktion
IFN-β	Fibroblasten	Aktivierung von T-Suppressorzellen
IFN-γ	T-Zellen, NK-Zellen	Aktivierung von Makrophagen, Produktion erhöhter Mengen von MHC-Molekülen, Abtötung von T_H2-Zellen
GM-CSF	Monozyten/Makrophagen, T-Zellen	Stimulierung der Bildung von Granulozyten, Makrophagen und dendritischen Zellen
M-CSF	Monozyten/Makrophagen	Stimulierung von Wachstum und Differenzierung der myeloiden Vorläuferzellen
TNF-α	Monozyten/Makrophagen, T-Zellen, NK-Zellen	Lokale Entzündung, Endothelaktivierung
TGF-β	Monozyten, T-Zellen	Hemmung des Zellwachstums von B-Zellen, Entzündungshemmung

1.8 Zytokine: Substanzklassen und Wirkmechanismen

Bei Zytokinen handelt es sich um interzellulär wirkende Mediatorsubstanzen, die von Zellen mesenchymalen Ursprungs sowie Immunzellen synthetisiert werden und Immunantwort, zelluläre Proliferation und Differenzierung beeinflussen.

Unterschieden werden (▶ Tab. 1.7):

- Interferone
- Interleukine
- Tumornekrosefaktoren, Lymphotoxine
- Hämatopoetische Wachstumsfaktoren (▶ 1.10)

1.9 Profile klinisch eingesetzter Zytokine

Aufgeführt sind Substanzen, die in Deutschland eine Zulassung im Rahmen einer onkologischen Therapieindikation haben.

1.9.1 Interferon-α

Wirkmechanismus Antiproliferative, antivirale und antiparasitäre Wirkung durch
- Modulation der B-Zell-Funktion
- Aktivierung des Monozyten-Makrophagen-Systems
- Aktivierung zytotoxischer T-Zellen, T_H1-Zellen, T_{Supp}-Zellen
- Beeinflussung der Expression verschiedener Oberflächenantigene

Synonyme IFN-α_{2b}.

Präparate IntronA®, Amp. à 18/25 Mio. IE; IntronA®, Mehrfachdosierungs-Pen à 18/30/60 Mio. IE.

Indikationen Haarzellleukämie, CML, multiples Myelom, follikuläre Lymphome, metastasiertes Karzinoid, adjuvante Therapie des malignen Melanoms, ALL, Hodgkin-Lymphom, NHL, SCLC, Neuroblastom, Wilms-Tumoren, Mamma-Ca, Hepatitis B und C.

Pharmakokinetik Plasma-HWZ ca. 2–3 h, renale Elimination.

Nebenwirkungen
- KM: Thrombo-, Leukozytopenie, Lymphopenie, ITP/TTP, aplastische Anämie
- Gastrointestinales System: Mundtrockenheit, Übelkeit, Erbrechen, Anorexie, Diarrhö, Abdominalschmerzen, Pharyngitis, Hepatomegalie, Dyspepsie, Stomatitis, Obstipation, Gingivitis, Glossitis, Pankreatitis, mitunter ausgeprägte Hepatotoxizität
- Haut: Alopezie, Pruritus, Hauttrockenheit, Hautrötung, Ekzem, Verschlechterung oder Ausbruch einer Psoriasis, Erythema multiforme, Stevens-Johnson-Syndrom, toxische epidermale Nekrolyse
- Stoffwechsel: Schilddrüsenfunktionsstörungen, Hyperurikämie, Hypokalzämie, Verschlechterung eines Diabetes mellitus, Hyperglykämie, Hypertriglyzeridämie
- Herz/Gefäße: Hyper-/Hypotonie, Palpitation, Tachykardie, kardiale Ischämie und Myokardinfarkt, periphere Ischämie
- Lunge: Husten, Dyspnoe, Bronchitis, Pneumonitis
- Niere: Pollakisurie, nephrotisches Syndrom, Niereninsuffizienz, Nierenversagen
- Nervensystem: Cephalgien, Asthenie, Depression, Reizbarkeit, Schlaflosigkeit, Angst, Konzentrationsschwäche, Gefühlsschwankungen, Schwindel, Verwirrtheit, Parästhesien, Tremor, Migräne, Hypoästhesien, Tinnitus, Agitiertheit, Nervosität, Schlafstörungen, Somnolenz, Geschmacksveränderungen, verschwommenes Sehen, Sehstörungen, Suizidalität, Visus- oder Gesichtsfeldverlust, Optikusneuritis, Papillenödem; Neuropathien, Krampfanfälle, Hörstörungen, aggressives Verhalten, Psychosen, Halluzinationen, Konjunktivitis, Schmerzen an den Augen, Netzhautblutungen, Cotton-Wool-Herde, Verschluss der Netzhautarterien oder -venen
- Sonstiges: grippeartige Symptome, Gewichtsabnahme, Myalgien, Arthralgien, Virusinfektionen, verstärktes Durstgefühl, Arthritis, verminderte Libido, Menstruationsstörungen, Vaginalstörungen, Lymphadenopathie, Gesichtsödem, Zahnfleischbluten, Verschlimmerung oder Entstehung einer Sarkoidose, Beinkrämpfe, Rückenschmerzen. Rhabdomyolyse (mitunter schwerwiegend)

Kontraindikationen Schwere psychische Begleiterkrankungen.

Dosierung Je nach Ind.:
- Haarzellleukämie: 3 × 2 Mio. IE/m^2 KOF/Wo. s. c.
- CML: 4–5 Mio. IE/m^2 KOF/d s. c.

- Multiples Myelom (Erhaltungstherapie): 3 × 3 Mio. IE/m² KOF/Wo. s.c.
- Follikuläre Lymphome: zusätzlich zur Chemotherapie 3 × 5 Mio. IE/Wo. s.c. über 18 Mon.
- Karzinoid: 3 × 3–9 Mio. IE/Wo. s.c. (bis zur täglichen Gabe bei fortgeschrittener Erkrankung).
- Malignes Melanom: Induktion mit 20 Mio. IE/m² KOF/d über 20 min i.v. für 5 d/Wo. über 4 Wo.; Erhaltungstherapie: 3 × 10 Mio. IE/m² KOF/Wo. s.c. über 48 Wo.
- Chron. Hepatitis B, chron. Hepatitis C: siehe Fachinformation.
- Supportive Therapie: Paracetamol 500 mg 30 min vor Therapiebeginn, v.a. bei hoch dosierter Therapie.

Wechselwirkungen

- Betäubungsmittel, Schlafmittel, Sedativa, myelosuppressive Substanzen, Arzneimittel mit oxidativem Metabolismus (z.B. Xanthinderivate Theophyllin und Aminophyllin), Shosaikoto (chinesische Arzneipflanze)
- Erhöhtes Toxizitätsrisiko durch andere Chemotherapeutika (z.B. Ara-C; Cyclophosphamid, ▶ 1.3.33; Doxorubicin, ▶ 1.3.43)

Kontrollen

- BB, Leber- und Nierenfunktion, Schilddrüsenfunktion, BZ, engmaschige klinische Überwachung bei hoch dosierter Therapie, Rö-Thorax bei pulmonalen Beschwerden
- Bei ophthalmologischen Veränderungen umgehend augenärztliche Untersuchung (regelmäßig bei Pat. mit erhöhtem Retinopathierisiko, z.B. Pat. mit Diabetes mellitus oder Hypertonie).

1.9.2 RopegInterferon-α-2b

Präparate Besremi®, Amp. à 250/500 µg; Fertigpen.

Indikationen Polycythaemia vera ohne symptomatische Splenomegalie ab der 1. Behandlungslinie.

Pharmakokinetik

- Langsame Resorption durch PEGylierung, T_{max} nach 3–6 d
- Metabolisierung am ehesten hepatisch (CYP1A2, CYP2D6), renale Elimination

Nebenwirkungen

- KM: Leukopenie, Anämie, Thrombopenie, ITP
- Gastrointestinales System: Diarrhö, Übelkeit, Abdominalschmerzen, Obstipation, Mundtrockenheit, Gastritis, Flatulenz, Odynophagie, Zahnfleischbluten Transaminasenerhöhung, Hepatitis, Leberinsuffizienz
- Haut: Pruritus, Alopezie, Erythem, Exanthem, Psoriasis, Xerodermie, akneiforme Dermatitis, Hyperkeratose, Hyperhidrose, Photosensibilität, Nagel-Dystrophie
- Stoffwechsel: Hypo-/Hyperthyreose, Thyroiditis, Diabetes mellitus, Hypertriglyzeridämie, Appetitlosigkeit
- Herz/Gefäße: Vorhofflimmern, Myokardinfarkt, AV-Block, intrakardialer Thrombus, Aortenklappeninsuffizienz, Kardiomyopathie, Angina pectoris, Raynaud-Phänomen, Hypertonie, Hämatom, Wärmegefühl
- Lunge: Dyspnoe, Pneumonitis, Husten, Epistaxis, Lungeninfiltration, Lungenfibrose, Pneumonie, pulmonal-arterielle Hypertonie
- Niere: hämorrhagische Zystitis, Dysurie, Harndrang, Harnverhalt
- Nervensystem: Depression, Aggression, Insomnie, Angststörung, Stimmungsschwankungen, Antriebslosigkeit, Suizidalität, Verwirrtheit, Halluzinationen,

Nervosität, Apathie, Albtraume, Cephalgien, Schwindel, Hypästhesie, Somnolenz, Parästhesie, Polyneuropathie, periphere Radikulopathie, Migräne, Tremor, Aura, Taubheit, Tinnitus, Vertigo
- Augen: retinale Blutungen/Exsudate, reduzierte Sehkraft, verschwommenes Sehen, Retinopathie, Optikusneuropathie, arterieller retinaler Gefäßverschluss, venöser retinaler Gefäßverschluss, sehr selten Erblindung
- Sonstige: grippale Erkrankung, Fatigue, Atemwegsinfektion, Rhinitis, Pilzinfektion der Haut, Morbus Basedow, Sarkoidose, Arthralgie, Myalgie, Sjögren-Syndrom, Arthritis, Muskel-Skelett-Schmerzen, Knochenschmerzen, Muskelspasmen, Muskelschwäche, erektile Dysfunktion, Hämatospermie

Kontraindikationen Unter anderem ehemalige psychiatrische Erkrankungen, insbes. schwere Depression, Suizidalität.

Dosierung
- Initial 100 µg alle 2 Wo. (50 µg in Kombination mit anderen zytotoxischen Substanzen), Steigerung um 50 µg alle 2 Wo. bis max. 500 µg Einzeldosis
- Supportive Therapie: Paracetamol 500 mg 30 min vor Therapiebeginn, v. a. bei hoch dosierter Therapie

Wechselwirkungen Erhöhtes Toxizitätsrisiko durch andere Chemotherapeutika (z. B. Hydroxyurea).

Kontrollen
- Siehe Interferon-α_{2a}. (▶ 1.9.1)
- Organmonitoring entsprechend der möglichen NW

Merke
Wirkungsverlust durch Bildung von AK gegen Interferon möglich → ggf. auf anderen Interferon-Subtyp umstellen.
Gefahr der Entwicklung schwerer Depressionen oder Psychosen bis hin zum Suizid!

1.9.3 Interleukin-2

Aldesleukin

Synonyme IL-2.

Präparate Proleukin® S, Amp. à 18 × 10^6 IE.

Indikationen Metastasiertes Nierenzell-Ca.

Pharmakodynamik Synthese in CD4-pos. T-Zellen, Aktivierung und Proliferation zytotoxischer T- und NK-Zellen, kostimulierende Wirkung auf Proliferation und Differenzierung von B-Zellen, Wirkung auf Freisetzung anderer Zytokine, Stimulation des Monozyten-Makrophagen-Systems.

Pharmakokinetik
- Biphasische Plasmaelimination bei i. v. Gabe, HWZ 13 min und 85 min; monophasisch bei s. c. Gabe, HWZ von 5,2 h
- Renale Clearance

Nebenwirkungen
- KM: Anämie, Lymphozytopenie, Eosinophilie (oft nach Behandlungsende „Rebound-Lymphozytose"), Thrombozytopenie, Hämorrhagie

- Gastrointestinales System: Mukositis, Übelkeit, Erbrechen, Durchfall, Anorexie, Stomatitis, Obstipation, Cheilitis, gastrointestinale Blutungen, Pankreatitis, Gastritis, Ileus, Erhöhung der Werte von Transaminasen, AP, LDH und Bilirubin
- Haut: lokale Reaktion bis hin zur Nekrose an der Injektionsstelle, Erythem, exfoliative Dermatitis, Pruritus, Schwitzen, Alopezie
- Stoffwechsel: Hypo-/Hyperthyreose, Hyperglykämie, Hypo-/Hyperkalzämie, Hyperkaliämie
- Herz/Gefäße: Hypotonie, Arrhythmie, zerebrovaskuläre Ischämien, Myokardischämie, Angina pectoris, Hypertonie, Tachykardie, Herzinsuffizienz, Myokardinfarkt, Thrombophlebitis, Lungenembolie
- Lunge: Dyspnoe, Husten, Lungenödem, Pleuraergüsse, erhöhtes Risiko für Infektionen des Respirationstrakts, ARDS
- Niere: Harnstoff- und Kreatininerhöhung, Oligurie
- Nervensystem: Reizbarkeit, Agitiertheit, Angst, Verwirrtheitszustände, Schwindel, Somnolenz, Parästhesien, Neuropathien, depressive Verstimmung, Schlaflosigkeit, Krämpfe, Halluzination, Cephalgien, Verlust des Geschmackssinns, TIA, Apoplexie, Konjunktivitis
- Sonstige: Fieber, Schüttelfrost, Arthralgien, Schmerzen, Gewichtszu- und -abnahme, Ödeme („capillary leakage"), Myasthenie, Hypothermie, Dehydratation, Myalgien, allergische Reaktionen bis zur Anaphylaxie

Dosierung Je nach Applikationsform:
- I. v. (Proleukin®): 18×10^6 IE/m² KOF/d als 24-h-Dauerinfusion über 5d → Therapiepause für 2–6 d → erneut 5-tägige Therapie wie beschrieben → Therapiepause für 3 Wo.; Wdh. dieses Zyklus
- S. c. (Proleukin® S): 18×10^6 IE/d über 5 d → Therapiepause für 2 d → folgende 3 Wo.: 18×10^6 IE/d an den Tagen 1 und 2 jeder Wo., 9×10^6 IE/d an den Tagen 3–5, Therapiepause an den Tagen 6 und 7 → Therapiepause für 1 Wo.; Wdh. des 4-wöchigen Zyklus

Wechselwirkungen
- Erhöhung der Toxizität von IL-2
- Keine gleichzeitige Gabe von hepato-, nephro-, myelo-, kardio- oder auf das ZNS wirkenden Arzneimitteln
- Glukokortikosteroide: Herabsetzung der Wirksamkeit von Proleukin®
- Kontrastmittel: erneutes Erscheinungsbild der Toxizität („Recall-Phänomen")

Kontrollen Herz-Kreislauf-Monitoring, Nieren- und Leberfunktion, BB, Schilddrüsenwerte, Blutzuckerspiegel, Neurostatus

1.10 Hämatopoetische Wachstumsfaktoren

Durch hämatopoetische Wachstumsfaktoren, insbes. durch Einsatz Leukozyten stimulierender Faktoren, konnten in der Hämatologie und Onkologie durch die Ermöglichung von Hochdosistherapien mit autologer Stammzellrückgabe und dosiseskalierten Therapien weitreichende Fortschritte erreicht werden.

Die hohen Kosten der Medikamente, aber auch mögliche Langzeittoxizitäten, verlangen einen kritischen, möglichst evidenzbasierten Einsatz.

1.10.1 Granulo- und Monopoese stimulierende Substanzen

Indikationsstellung

Aufgrund von Studiendaten liegen derzeit folgende weitgehend gesicherte Ind. zum Einsatz von G-CSF bzw. GM-CSF vor:

- Primärprophylaxe einer febrilen Neutropenie (FN; ▶ Abb. 1.1):
  - Bei Therapieprotokollen, die mit einer Rate an neutropenischem Fieber ≥ 20 % einhergehen (z. B. R-CHOP21, DHAP, BEACOPP, PEI).
  - Bei Vorliegen zusätzlicher Risikofaktoren, z. B. intensive Vortherapien, verminderte KM-Reserve nach Radiotherapie.
  - Bei Anwendung dosisdichter Therapie und daraus resultierender Verbesserung des Therapieeffekts (z. B. R-CHOP-14).

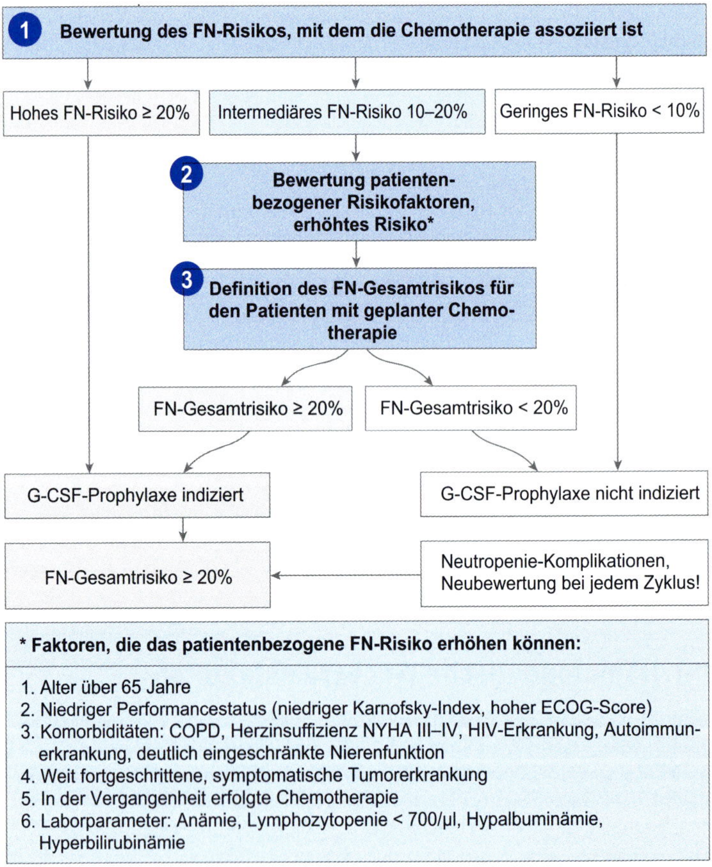

Abb. 1.1 Algorithmus zur Entscheidung über eine G-CSF-Prophylaxe der febrilen Neutropenie (FN) bei Chemotherapie (Risikofaktoren aus S3-Leitlinie Supportive Therapie bei onkologischen Pat., ansonsten aus EORTC-/ESMO-Leitlinie) [F201-001]

- Bei Pat. ≥ 65 J. mit Therapien in kurativer Intention zur Beibehaltung der Dosisdichte.
- Bei Pat. ≥ 70 J. bei moderatem Risiko einer FN (10–20 %).

- Sekundärprophylaxe einer FN:
  - Nach Auftreten einer FN im Rahmen des zuvor durchgeführten Chemotherapiezyklus, falls zeitgerechte Gabe entscheidend.
  - Bei palliativen Therapieansätzen ohne gesicherten Nutzen einer zeitgerechten/dosisdichten Therapie ist eine Dosisreduktion vorzuziehen.
- Einsatz nach dosisintensivierter bzw. myeloablativer Therapie:
  - Einsatz führt zur Verkürzung der Neutropeniedauer, Verminderung des Antibiotikaverbrauchs und der Infektionstage, Verkürzung der Hospitalisierung. **Kein** Einfluss auf die Mortalität.
  - Keine Empfehlung eines G-CSF-Einsatzes nach allogener KMT/PBSCT wegen vermutlich höherer GvHD-Rate.
- Mobilisierung peripherer Blutstammzellen: Applikation von 5–10 µg/kg KG nach Chemotherapie (Vorteil: In-vivo-Purging) oder alleine (Steady-State-Mobilisierung).

Therapeutische Anwendung

- Kein primärer Einsatz in der Zusatztherapie bei neutropenischem Fieber. Studien zeigen eine Verkürzung der Neutropeniedauer, jedoch nicht der Krankenhausverweildauer oder der infektassoziierten Letalität. Der Einsatz wird jedoch bei Vorliegen einer schweren Infektion (Pneumonie, Sepsis, invasive Pilzinfektion), langer Neutropeniedauer oder sehr schwerer Neutropenie empfohlen.
- Die Gabe nach Konsolidierungstherapie bei **AML** wird empfohlen, im Rahmen der Induktionstherapie jedoch nur im Rahmen klinischer Studien.
- Kurzfristige Gaben von G-CSF bei febrilen neutropenischen Pat. mit **MDS.**
- Behandlung **schwerer kongenitaler und erworbener idiopathischer Neutropenien** mit Granulozytenwerten < 500/µl.
- **Akute Agranulozytosen:** Einsatz nur bei schweren Fällen mit Fehlen der Vorstufen der Granulopoese im KM.
- Nach derzeitigen Konsensusempfehlungen keine Ind. für die afebrile Neutropenie.

Profile klinisch eingesetzter Substanzen

Pharmakodynamik

- G-CSF: im Bereich von 1–10 µg/kg KG dosisabhängige Erhöhung der Zahl der neutrophilen Granulozyten durch Stimulation der neutrophilen Vorläuferzellen. Vermehrte Migration von Neutrophilen aus dem KM in die Peripherie. Aktivierung reifer Granulozyten (Verstärkung der AK-abhängigen Zytotoxizität).
- GM-CSF: zusätzlich Stimulation der Monopoese und Erhöhung der Zahl der eosinophilen Granulozyten.

Nebenwirkungen

- KM: Thrombozytopenie, Anämie
- Gastrointestinales System: Übelkeit, Erbrechen, Erhöhung von GOT, GPT, AP und LDH i. S.
- Haut: Alopezie, Vaskulitis der Haut, Sweet-Syndrom, Erythema nodosum, Pyoderma gangraenosum, Fälle von Lyell-Syndrom
- Herz/Gefäße: Hypotonie, Tachykardie

- Lunge: pulmonale Infiltrate (bis hin zum ARDS mit letalem Ausgang)
- Nervensystem: Asthenie, Cephalgien
- Sonstige: Rücken-, Knochenschmerzen, Fieber, lokale Reaktionen an der Einstichstelle, allergische Reaktionen bis zum anaphylaktischen Schock, Abdominal- und allgemeiner Schmerz, Pharyngitis, Rhinitis, in Einzelfällen Milzrupturen bei gesunden KM-Spendern

Merke
Die weitaus häufigste NW ist der heftige Knochenschmerz in der Phase der hämatopoetischen Regeneration, der i. d. R. gut durch Paracetamol behandelbar ist. Die übrigen NW treten v. a. bei Langzeittherapie mit G-CSF auf.

Kontraindikationen Gleichzeitige zytostatische Therapie, schwere Leber- oder Nierenfunktionsstörungen, Allergie gegen humane Proteine.

Cave
Möglicherweise Stimulation von Proliferation und Differenzierung leukämischer Zellen, zudem Stimulation des Übergangs eines MDS in eine sekundäre akute Leukämie. Vorsicht beim Einsatz bei MDS und CML!

Kontrollen
- Regelmäßige BB-Kontrollen
- Bei pulmonalen Symptomen nach längerer Therapie Rö-Thorax

Filgrastim

Synonym Rekombinanter Methionin-Humangranulozyten-Kolonie-stimulierender Faktor (r-metHuG-CSF) aus E. coli K12.

Präparate Neupogen®, Fertigspritze à 30/48 Mio. IE, Amp. à 30 Mio. IE.

Biosimilare verfügbar: z. B. Biograstim® Fertigspritze à 30/48 Mio. IE; Nivestim® Fertigspritze à 12/30/48 Mio. IE, Ratiograstim® Fertigspritze à 30/48 Mio. IE, Filgrastim Hexal® Fertigspritze à 30/48 Mio. IE.

Pharmakokinetik
- Serum-HWZ 3,5 h
- Metabolisierung durch enzymatischen Abbau zu Peptiden

Dosierung Je nach Ind.:
- Nach myelosuppressiver Chemotherapie: 5 µg/kg KG/d i. v. oder s. c., frühestens 24 h nach Chemotherapie, i. d. R. ab Tag 5 ausreichend, bis die Anzahl neutrophiler Granulozyten nach dem Nadir wieder im Normbereich liegt (i. d. R. ausreichend bis 1 000 Granulozyten/µl). Üblicherweise verwendete Dosierungen: bei KG > 60 kg 1 Amp. Neupogen® 48/d s. c., bei KG. < 60 kg 1 Amp. Neupogen® 30/d s. c.
- Nach myeloablativer Therapie und KMT: 10 µg/kg KG/d i. v. oder s. c., frühestens 24 h nach Therapie und innerhalb von 24 h nach KMT bis zur Erholung der Granulozytenanzahl.
- Mobilisierungstherapie peripherer Blutstammzellen: Monotherapie mit 10 µg/kg KG/d s. c., bei vorausgehender myelosuppressiver Chemotherapie 5 µg/kg KG/d s. c.

- Mobilisierung peripherer Blutstammzellen bei gesunden Spendern vor allogener SZT: 10 µg/kg KG/d s. c. über 4–5 d.
- Schwere chron. Neutropenie/kongenitale Neutropenie: Anfangsdosis von 12 µg/kg KG/d s. c., Erhaltungsdosis 300 µg s. c. an jedem 2. d.
- Idiopathische oder zyklische Neutropenie: Anfangsdosis von 5 µg/kg KG/d s. c., Erhaltungsdosis 300 µg s. c. an jedem 2. d.
- Neutropenie bei HIV-Infektion: Anfangsdosis von 1 µg/kg KG/d s. c., Erhaltungsdosis 300 µg s. c. an jedem 2. d.

Pegfilgrastim

Präparate Neulasta®, Injektionslösung à 6 mg.

Multiple Biosimilare verfügbar: z. B. Fulphila® 6 mg; Pegmeg® 6 mg.

Indikationen Nur zur Verkürzung der Dauer von Neutropenien unter zytotoxischer Chemotherapie. Ausnahme: CML, MDS.

Pharmakokinetik 16–120 h nach s. c. Injektion Erreichen eines Steady State; granulozytenvermittelte Elimination.

Dosierung Pro Chemotherapiezyklus eine 6-mg-Fertigspritze s. c. ab 24 h nach Chemotherapie.

Lenograstim

Synonyme rHuG-CSF (glykosyliert).

Präparate Granocyte® 13/34, Amp. à 13,4/33,6 Mio. IE.

Pharmakokinetik
- Absolute Bioverfügbarkeit: 30 %
- Serum-HWZ: bei s. c. Gabe ca. 3–4 h, bei i. v. Gabe ca. 1–1,5 h
- Metabolisierung durch enzymatischen Abbau zu Peptiden

Dosierung
- 1 × 19,2 Mio. IE (150 µg)/m² KOF/d s. c. oder i. v. frühestens ab Tag 1 nach Chemotherapie bzw. Transplantation bis max. 28 d (i. d. R. ab Tag 5 bis zum Erreichen stabiler Neutrophilenzahlen, z. B. > 1 000/µl)
- Mobilisierung von Blutstammzellen in das periphere Blut ohne vorherige Chemotherapie: 1,28 Mio. IE (10 µg)/kg KG/d s. c. über 4–6 d

Lipegfilgrastim

Präparate Lonquex®, Injektionslösung à 6 mg.

Indikationen Nur zur Verkürzung der Dauer von Neutropenien unter zytotoxischer Chemotherapie. Ausnahme: CML, MDS.

Dosierung Pro Chemotherapiezyklus eine 6-mg-Fertigspritze s. c. ab 24 h nach Chemotherapie.

1.10.2 Erythropoese stimulierende Substanzen (ESA)

Einsatz von Erythropoetin in Hämatologie und Onkologie

Vorteile einer Epo-Therapie gegenüber Erythrozytenkonzentraten (EK):
- Vermeidung der Übertragung von Infektionskrankheiten.
- Vermeidung der Eisenüberladung. Bei Pat. mit MDS zeigte sich eine erhöhte Sterblichkeit bei Vorliegen einer Eisenüberladung. In dieser Entität sind ESA

jedoch häufig nicht gut wirksam und der Einsatz von Eisenchelatoren sollte erwogen werden.
- Einsparung knapp vorhandener Blutkonserven.
- Erreichen gleichmäßiger Hb-Spiegel, was von den Pat. mitunter als angenehmer empfunden wird.
- Verbesserte Lebensqualität.

Die Ind. für den Einsatz von ESA wird jedoch eng gefasst:
- Aus einzelnen kleinen Studien gab es Hinweise auf ein besseres Ansprechen auf die systemische Therapie. Jedoch zeigte sich in anderen genau das Gegenteil: In einer Studie zur Therapie von Kopf-Hals-Tumoren mit Epoetin beta zeigte sich im EPO-Arm ein signifikant kürzeres tumorspezifisches Überleben mit Trend zur Verkürzung des Gesamtüberlebens. Eine weitere Studie mit Epoetin alpha bei Frauen mit Brustkrebs wurde vorzeitig abgebrochen, da sich ein signifikanter Unterschied in der Überlebenszeit zuungunsten der mit EPO behandelten Pat. zeigte.
- Große Metaanalysen zeigten eine signifikant höhere Rate an venösen Thromboembolien mit signifikant erhöhtem Sterblichkeitsrisiko.
- Bei Gabe von EK ist die Wirkung nahezu garantiert und rasch, während bei EPO eine hohe Anzahl von Non-Respondern zunächst vergeblich behandelt wird. Zudem sind die Kosten einer EPO-Therapie deutlich höher.

Die EMA (European Medicines Agency) hat Empfehlungen zur Therapie chemotherapieassoziierter Anämie herausgegeben:
- Die Verordnung von ESA bei Tumor-Pat. mit symptomatischer Anämie ohne Chemotherapie ist nicht indiziert.
- Die Verordnung von ESA sollte nur bei Anämiesymptomen und in den zugelassenen Anwendungsgebieten erfolgen.
- Bei symptomatischer Anämie unter Chemotherapie und kurativer Zielsetzung oder guter Prognose sollten bevorzugt EK eingesetzt werden.
- Vor Verordnung von ESA Nutzen-Risiko-Abwägung unter Einbeziehung des Pat.: Art und Stadium der Erkrankung, Schwere der Anämie, Prognose der Erkrankung, Behandlungspräferenz des Pat.
- Ausschluss anderer möglicher Ursachen einer Anämie und bei laborchemischen Hinweisen für einen Eisenmangel bzw. bei leeren Eisenspeichern im KM Eisensubstitution parallel zur Gabe von ESA einleiten. Auch während der Behandlung Eisenspeicher überprüfen und ggf. Eisen substituieren.
- Tumor-Pat. müssen über heute bekannte Risiken (thromboembolische Komplikationen, Stimulation des Tumorwachstums und verkürztes PFS, erhöhte Letalität) sorgfältig informiert werden.
- Die Behandlung der chemotherapieassoziierten Anämie sollte bei Hb-Werten < 10 g/dl begonnen und ESA so dosiert werden, dass Werte zwischen 10 und 12 g/dl erreicht werden. Ein dauerhafter Hb-Wert > 12 g/dl muss vermieden werden.
- Nach Abschluss der Chemotherapie ist auch die Gabe von ESA zu beenden.

Profile klinisch eingesetzter Substanzen

Erythropoetin

Präparate
- z. B. ERYPO® (Epoetin alfa), Biosimilare verfügbar, Amp. à 2 000/4 000/40 000 IE, Fertigspritzen à 1 000/2 000/3 000/4 000/5 000/6 000/8 000/10 000 IE

- Z. B. NeoRecormon® (Epoetin beta), Amp. à 500 IE, Patronen à 10 000/20 000/60 000 IE, Multidose-Amp. à 50 000/100 000 IE
- Retacrit® (Epoetin zeta), FS à 30/50/75/100/120/150/200/250/360 µg

Indikationen (s. Fachinformation für jeweilige Substanz)
- Prophylaxe und Therapie der Anämie bei soliden Tumoren (v. a. unter platinhaltiger Therapie), multiplem Myelom, NHL, CLL, mit relativem Erythropoetinmangel von < 100 mU/ml
- Renale Anämie, Eigenblutspende, andere Anämien (siehe Fachinformationen der jeweiligen Präparate).

Pharmakodynamik Proliferation und Differenzierung von erythropoetischen Vorläuferzellen, geringe Wirkung auch auf Megakaryozyten.

Pharmakokinetik Plasma-HWZ ca. 8 h, mit längerer Anwendung abnehmend.

Nebenwirkungen
- KM: Thrombozytose, konsekutiv Thrombophilie
- Haut: Pruritus, Hautausschlag
- Stoffwechsel: Eisenmangel, Verringerung des Ferritinwerts, Hyperkaliämie, Hyperphosphatämie
- Herz/Gefäße: Hypertonie, kardiovaskuläre Komplikationen, Thrombosen (Shunt-Verschluss!)
- Sonstige: AK-Bildung → Pure Red Cell Anemia

Kontraindikationen Schwere arterielle Hypertonie, Durchblutungsstörungen oder Ischämien.

Dosierung Je nach Ind.:
- Tumoranämie: 3 × 150 IE/kg KG/Wo. s. c., bei fehlendem Ansprechen Dosis nach 4 Wo. verdoppeln, bei Hb-Wertanstiegen > 2 g/dl pro Monat Dosis halbieren
- Renale Anämie, andere Anämien: siehe Fachinformationen der einzelnen Präparate

Kontrollen BB, Hämatokrit-, Eisen- und Ferritinwert.

Darbepoetin

Präparate Aranesp®, Fertigspritzen à 10/15/20/30/40/50/60/80/100/150/300/500 µg.

Pharmakokinetik Plasma-HWZ 25–49 h. Längere HWZ durch zusätzliche Kohlenhydratketten und höheren Sialinsäuregehalt.

Dosierung Je nach Ind.:
- Tumoranämie: 1 × 2,25 µg/kg KG/Wo. s. c. oder i. v.; 1 × 150 µg/Wo. entsprechen 3 × 10 000 IE des konventionellen Erythropoetins
- Renale Anämie, andere Anämien: siehe Fachinformationen der einzelnen Präparate

Merke

Ein Eisen- oder Vitaminmangel ist auszugleichen, da dies eine häufige Ursache für ein Therapieversagen ist. Eine orale Eisensubstitution verbessert das Therapieansprechen; Dosis: 200 mg/d.

Ein zu schneller Hb-Spiegelanstieg ist zur Prophylaxe kardiovaskulärer Komplikationen zu vermeiden (möglicher Shunt-Verschluss bei Dialyse-Pat.!).

1

1.10.3 Thrombopoese stimulierende Substanzen

In den USA ist **Interleukin-11** (Neumega®) zur Sekundärprophylaxe transfusionspflichtiger Thrombozytopenien zugelassen. Ein weiteres in der Erprobung befindliches Medikament war rekombinantes **Thrombopoetin** (sog. megakaryocyte growth and development factor rHu-MGDF), das neben einer Thrombozytenstimulation auch im Rahmen der Stammzellmobilisierung Wirksamkeit zeigte. Das Medikament wies in der pegylierten Form jedoch eine hohe Rate an Autoantikörperbildungen gegen Thrombozyten auf, weswegen die weitere Entwicklung eingestellt wurde.

Inzwischen sind jedoch Thrombopoetin-Rezeptor-Agonisten (TRA) in Deutschland zugelassen, die in der Therapie der ITP, der aplastischen Anämie und der Hepatitis-C-assoziierten Thrombozytopenie Anwendung finden, zur Stimulation der Thrombopoese in der Zytopenie nach Chemotherapie jedoch nicht. Hier ist weiterhin die Gabe von Thrombozytenkonzentraten Mittel der Wahl.

Profile klinisch eingesetzter Substanzen

Romiplostim

Präparate Nplate®, Amp. 250/500 µg.

Indikationen ITP nach Splenektomie und Refraktärität auf andere Medikamente (z. B. Steroide).

Dosierung 1 µg/kg KG 1 × wöchentlich s. c., Steigerung um 1 µg/kg KG wöchentlich, bis Thrombozyten stabil > 50 000/µl. Maximaldosis: 10 µg/kg KG. Bei Thrombozyten > 200 000/µl Dosisreduktion lt. Fachinformation.

Wichtige und häufige Nebenwirkungen Retikulinfaservermehrung im KM, thromboembolische Komplikationen, mögliche Progression hämatologischer Neoplasien, Cephalgien, AK-Bildung.

Eltrombopag

Präparate Revolade®, Tbl. 12,5/25/50/75 mg.

Indikationen
- ITP nach Refraktärität auf andere Medikamente (z. B. Steroide)
- HCV-bedingte Thrombozytopenie, insbes. wenn diese eine IFN-Therapie behindert
- Schwere aplastische Anämie, nach Vorbehandlung mit Immunsuppressiva und für eine allogene SZT ungeeignete Pat.

Dosierung 1 × 50 mg/d p. o. (bei ostasiatischer Abstammung 25 mg), Dosisanpassung lt. Fachinformation. Maximaldosis: 75 mg. Bei Thrombozyten > 250 000/µl Absetzen der Therapie.

Wichtige und häufige Nebenwirkungen Hepatotoxizität, thromboembolische Komplikationen, mögliche Progression hämatologischer Neoplasien, Cephalgien, Katarakt, Augentrockenheit, Hautausschlag.

Wechselwirkungen Wirkungsverstärkung von HMG-CoA-Reduktasehemmern, Komplexbildung und mangelhafte Resorption mit polyvalenten Kationen.

Fostamatinib

Präparate Tavlesse®, Tbl. 100/150 mg.

Indikationen ITP nach Refraktärität auf andere Medikamente (z.B. Kortikosteroide, Immunglobulin, Splenektomie und/oder TRA).

Dosierung 2 × 100 mg/d p.o., Dosisanpassung lt. Fachinformation. Es sollte die niedrigste Dosis verwendet werden, um eine Thrombozytenzahl von mind. 50 000/µl zu erzielen. Maximaldosis: 300 mg/d. Wenn nach 12 Wo. ausreichendes Niveau der Thrombozyten, um klinisch signifikante Blutungen zu vermeiden, Absetzen der Therapie

Wichtige und häufige Nebenwirkungen Hypertonie, Hepatotoxizität, Diarrhö, Neutropenie, Infektionen.

Wechselwirkungen CYP3A4-Induktoren verringern die Wirksamkeit durch verstärkten Abbau, während CYP3A4-Hemmer die Wirksamkeit verstärken. Gleichzeitige Anwendung mit P-gp- (z.B. Digoxin) oder BCRP-Substraten (z.B. Rosuvastatin) kann deren Konzentration erhöhen. Hier ist eine verstärkte Überwachung bzw. im Falle von Rosuvastatin ein Wechsel der Substanz indiziert

> **Merke**
> Aufgrund der geringen Erfahrung mit den TPO-Agonisten sind die Ind. streng zu stellen und eine ausreichende Überwachung der Pat. zu gewährleisten.

1.11 Bisphosphonate

1.11.1 Charakterisierung der Substanzklasse

Die zur Gruppe der Pyrophosphate gehörenden Bisphosphonate zeichnen sich durch eine hohe Affinität zum Knochengewebe aus, insbes. zu Regionen mit hoher Stoffwechselaktivität. Sie sind klinisch u.a. durch eine Hemmung destruierender Knochenprozesse und einen Eingriff in die Kalziumhomöostase charakterisiert.

Neben dem Einsatz in der onkologischen Therapie von Knochenmetastasen und der Hyperkalzämie finden sich immer mehr Hinweise für eine direkte Anti-Tumor-Wirksamkeit, die einen Einsatz auch in frühen Stadien verschiedener Tumorerkrankungen (z.B. Mamma-Ca, multiples Myelom) interessant macht. Ursächlich hierfür ist möglicherweise der Effekt auf das Microenvironment sog. Tumorstammzellnischen im KM.

Pharmakodynamik

Bisphosphonate sind Pyrophosphate, bestehend aus zwei durch ein zentrales C-Atom verbundenen Phosphatgruppen. Das zentrale C-Atom trägt zwei das jeweilige Medikament charakterisierende Seitenketten.

Wirkmechanismus

- Bindung an Hydroxylapatit → Hemmung der Knochenresorption
- Aufnahme in Osteoklasten, Hemmung der Osteoklastenaktivität durch folgende Mechanismen:
  - Hemmung der Hydrolasensekretion
  - Hemmung der Differenzierung von Monozyten zu Osteoklasten
  - Protonenpumpeninhibition
  - Vermutlich auch geringe antiproliferative Aktivität durch Hemmung intrazellulärer Signaltransduktions-Pathways

- Steigerung der intestinalen Kalziumresorption und renalen Kalziumausscheidung
- Hemmung der Adhäsion von Tumorzellen im Bereich der Knochenmatrix

Pharmakokinetik

- Sehr geringe bis keine orale Bioverfügbarkeit, je nach Substanz
- Vorwiegend renale Elimination ohne Metabolisierung

Einsatzbereiche

- Osteolytische Knochenmetastasierung → Reduktion der Morbidität durch skelettale Ereignisse, z. B. Frakturen, spinale Kompression, Schmerzen.
- Behandlung der tumorinduzierten Hyperkalzämie. Derzeit effektivstes Medikament: Zoledronat.
- Fragliche antiproliferative Aktivität beim multiplen Myelom.
- Osteoporose.
- Prävention der steroidinduzierten Osteoporose bei Langzeitmedikation.
- Morbus Paget.

1.11.2 Clodronat

Präparate

- Bonefos®, Kps. à 400 mg, Tbl. à 800 mg, Amp. à 300 mg
- Ostac®, Kps. à 400 mg, Tbl. à 520 mg, Amp. à 300 mg

Indikationen

- Bonefos®: tumorinduzierte Hyperkalzämie. Tbl.: Osteolysen infolge solider Tumoren oder hämatologischer Neoplasien.
- Ostac®: tumorinduzierte Hyperkalzämie, Osteolysen infolge solider Tumoren oder hämatologischer Neoplasien.

Nebenwirkungen

- Gastrointestinales System: Übelkeit, Erbrechen, Diarrhö, Anstieg der Transaminasenaktivität
- Stoffwechsel: Hypokalzämie, Hypophosphatämie, Erhöhung von AP, LDH und Parathormon i. S.
- Lunge: bronchospastische Reaktion bei ASS-sensitivem Asthma
- Niere: akutes Nierenversagen (bei i. v. Gabe), passagere Proteinurie
- Sonstige: Überempfindlichkeitsreaktionen

Kontraindikationen

- Niereninsuffizienz (Ausnahme: funktionelle Einschränkung durch Hyperkalzämie)
- Schwere Entzündungen des GIT
- Schwangerschaft und Stillzeit

Dosierung

- Bonefos® p. o.: 1 × 1 600 mg/d bis 2 × 3 200 mg/d. Die Einmalgabe erfolgt morgens auf nüchternen Magen mit einem Glas Wasser, danach für 1 h nichts essen.
- Bonefos® i. v.: 1 500 mg einmalig oder 300 mg/d über 2 h für max. 7 d.
- Ostac® p. o.: 2 Tbl. bis max. 4 Tbl./d.
- Dosismodifikation: bei Verschlechterung der Nierenfunktion absetzen, bei Hypokalzämie Dosis individuell reduzieren.

Wechselwirkungen

- Kalzium (**cave:** Milch und Milchprodukte), Magnesium, Eisen, Antazida: Verringerung der Bisphosphonat-Resorption
- Aminoglykoside: Erhöhung der kalziumspiegelsenkenden Wirkung
- NSAR (Nierenfunktion beachten), Estramustinphosphat (Erhöhung der Serumkonzentration um bis zu 80 %), 2-wertige Kationen: Bildung schwerlöslicher Komplexe

Kontrollen Nierenfunktion, Kalzium i. S., Leberfunktion, BB, Phosphat i. S.

1.11.3 Ibandronat

Präparate z. B. Bondronat®, Amp. à 1/2 mg, Tbl. à 50 mg.

Indikationen Ossär metastasiertes Mamma-Ca, i. v. zusätzlich tumorinduzierte Hyperkalzämie.

Nebenwirkungen

- Gastrointestinales System: Diarrhö, Dyspepsie, Erbrechen, Bauchschmerzen
- Haut: Hautreaktionen
- Stoffwechsel: Hypokalzämie, Hypophosphatämie, Erhöhung von AP, LDH, Parathormon und γ-GT i. S.
- Herz/Gefäße: Schenkelblock
- Lunge: Bronchospasmen
- Niere: passagere Proteinurie, Verminderung der Nierenfunktion, akutes Nierenversagen, periphere Ödeme
- Nervensystem: Rigor, Cephalgien, Störung des Geschmacksempfindens, Benommenheit, Katarakt
- Sonstige: Überempfindlichkeitsreaktionen, sehr häufig Fieber (grippeähnliche Symptomatik), häufig Knochenschmerzen und Myalgien, Schüttelfrost, verstärktes Durstgefühl

Kontraindikationen Siehe Clodronat, ▶ 1.11.2.

Dosierung

- Ossär metastasiertes Mamma-Ca: 6 mg i. v. über 1 h alle 3–4 Wo. oder 1 Tbl./d p. o.
- Tumorinduzierte Hyperkalzämie: Dosierung abhängig vom Schweregrad der Hyperkalzämie und von der Tumorentität. Meist Einmaldosis von 4 mg i. v. ausreichend.
- Dosismodifikation:
  - Pat. mit eingeschränkter Leberfunktion: keine Dosisanpassung erforderlich.
  - Pat. mit Niereninsuffizienz: bei Kreatinin-Clearance ≥ 30 ml/min keine Dosisreduktion erforderlich, bei Kreatinin-Clearance < 30 ml/min 1 × 1 Tbl. à 50 mg/Wo. oder 2 mg i. v. über 1 h.

Wechselwirkungen Siehe Clodronat, ▶ 1.11.2.

Kontrollen Nierenfunktion, Kalzium-, Phosphat- und Magnesiumspiegel.

1.11.4 Pamidronat

Präparate Aredia®, PAMIDRO-cell®, Pamidron HEXAL®, Pamifos®, Amp. à 3/15/30/60/90 mg.

Indikationen

- Tumorinduzierte Hyperkalzämie
- Osteolytische Knochenmetastasen bei systemisch vorbehandeltem Mamma-Ca

- Ergänzung zur systemischen Therapie bei multiplem Myelom im Stadium III mit Osteolysen
- Morbus Paget

Nebenwirkungen

- KM: Anämie, Lympho-, Thrombozytopenie
- Gastrointestinales System: Übelkeit, Erbrechen, Appetitlosigkeit, Abdominalschmerz, Diarrhö, Obstipation, Gastritis, Dyspepsie, Erhöhung der Leberfunktionswerte
- Haut: Hautreaktionen, Exantheme, Pruritus
- Stoffwechsel: Hypokalzämie, Hypophosphatämie, Erhöhung von AP, LDH und Parathormon i. S., Hypomagnesiämie, Hypokaliämie. Sehr selten Hyperkaliämie, Hypernatriämie
- Herz/Gefäße: Hyper-/Hypotonie, sehr selten linksventrikuläre Herzinsuffizienz
- Niere: passagere Proteinurie, Verminderung der Nierenfunktion, akutes Nierenversagen, Hämaturie, fokalsegmentale Glomerulosklerose
- Nervensystem: Schlaflosigkeit, Somnolenz, Schwindel, Lethargie, Krampfanfälle, Verwirrtheit, visuelle Halluzinationen, Xanthopsie, Konjunktivitis, Uveitis, Skleritis, Episkleriti
- Sonstige: Osteonekrosen (Kausalzusammenhang noch unklar), passagere Pyrexie, grippeartige Symptomatik, Knochenschmerzen, Arthralgien, Myalgien, generalisierte Schmerzen, Reaktivierung eines Herpes simplex bzw. zoster, Anaphylaxie, Muskelkrämpfe.

Kontraindikationen Siehe Clodronat, ▶ 1.11.2.

Dosierung Dosis je nach Ind.:

- Tumorinduzierte Hyperkalzämie (▶ Tab. 1.8): vor Therapiebeginn ausreichende Rehydrierung mit physiologischer NaCl-Lösung! Die angegebene Gesamtdosis kann auch auf bis zu 4 d verteilt appliziert werden. Infusionsgeschwindigkeit: max. 15 mg/h.
- Osteolytische Knochenmetastasen, multiples Myelom: 90 mg abends i. v. alle 3–4 Wo.; Infusionsgeschwindigkeit: max. 22,5 mg/h beim multiplen Myelom, sonst 45 mg/h.
- Morbus Paget: siehe Fachinformationen der Hersteller.
- Dosismodifikation: bei mäßiger Niereninsuffizienz (Kreatinin-Clearance 30–60 ml/min) Prolongation der Infusion (max. 22,5 mg/h). Bei schwerer Niereninsuffizienz nach individuellem Nutzen und Risiko Einsatz in reduzierter Dosis möglich.

Wechselwirkungen Siehe Clodronat, ▶ 1.11.2.

Kontrollen Nierenfunktion, BB, Kalzium- und Phosphatspiegel.

Tab. 1.8 Pamidronat-Dosierung unter Berücksichtigung des (unkorrigierten) Serumkalziumspiegels bei tumorinduzierter Hyperkalzämie

Kalzium i. S.		Pamidronat-Dosis (mg)
(mmol/l)	(mg/dl)	
< 3,0	< 12,0	15–30
3,0–3,5	12,0–14,0	30–60
3,5–4,0	14,0–16,0	60–90
> 4,0	> 16,0	90

1.11.5 Zoledronat

Präparate z. B. Zometa®, Amp. à 4 mg.

Indikationen

- Fortgeschrittene, auf das Skelett ausgedehnte Tumorerkrankungen
- Tumorinduzierte Hyperkalzämie

Nebenwirkungen

- KM: Anämie, Thrombo-, Leuko-, Panzytopenie
- Gastrointestinales System: Übelkeit, Erbrechen, Appetitlosigkeit, Bauchschmerzen, Diarrhö, Obstipation, Gastritis, Stomatitis, Mundtrockenheit
- Haut: Hautausschlag, Juckreiz
- Stoffwechsel: Hypokalzämie, Hypophosphatämie, Erhöhung von AP, LDH und Parathormon i. S., Hypomagnesiämie
- Herz/Gefäße: Bradykardie
- Lunge: Dyspnoe, Husten
- Niere: passagere Proteinurie, Verminderung der Nierenfunktion, akutes Nierenversagen, periphere Ödeme
- Nervensystem: Cephalgien, Parästhesien, Geschmacksstörungen, Tremor, Unruhe, Schlafstörungen, Schwindel, Verwirrung, Konjunktivitis
- Sonstige: Fieber, grippeähnliche Symptome, Arthralgien, Myalgien, Muskelkrämpfe, Überempfindlichkeitsreaktionen, Thoraxschmerzen, angioneurotisches Ödem, sehr selten Osteonekrose (v. a. der Kiefer, insbes. nach erfolgter Zahnextraktion oder Zahn-OP)

Kontraindikationen

- Schwere Nieren- oder Leberinsuffizienz (bei Vorschädigung Nierenfunktion kontrollieren)
- Kinder
- Schwangerschaft und Stillzeit
- Hyperhydratation bei Herzinsuffizienz!

Dosierung Dosis je nach Ind.:

- Tumorerkrankungen mit Skelettbeteiligung: 4 mg über mind. 15 min i. v. alle 3–4 Wo., zusätzlich 500 mg Kalzium/d p. o. und 400 IE Vit. D/d p. o.
- Tumorinduzierte Hyperkalzämie: einmalig 4 mg über 15 min i. v., dabei ausreichende Hydratation beachten
- Dosismodifikation: ▶ Tab. 1.9.

Wechselwirkungen Siehe Clodronat, ▶ 1.11.2. Multiples Myelom: evtl. erhöhtes Risiko von Nierenfunktionsstörungen bei Kombination mit nephrotoxischen Substanzen.

Tab. 1.9 Dosismodifikation von Zoledronat anhand der Nierenfunktion

Kratinin-Clearance (ml/min)	Zoledronat-Dosis (mg)	Menge des 5-ml-Zoledronat-Konzentrats (ml)
> 60	4	5
50–60	3,5	4,4
40–49	3,3	4,1
30–39	3,0	3,8

Kontrollen

- Nierenfunktion!
- Bei Verschlechterung der Nierenfunktion (Erhöhung von Kreatinin i. S. um 0,5 mg/dl bei Pat. mit normalen Kreatininwerten zu Behandlungsbeginn bzw. Erhöhung von Kreatinin i. S. um 1,0 mg/dl bei Pat. mit erhöhten Kreatininwerten zu Behandlungsbeginn) Therapiepause; Therapiefortführung, wenn Kreatininwerte nur noch max. 10 % über dem Ausgangswert liegen.

Merke

Strenge Beachtung der Einnahmevorschriften bei oraler Therapie: Einnahme 30–60 min vor oder 2 h nach den Mahlzeiten, keine kalziumhaltigen Lebensmittel verzehren.
Strenge Beachtung der Infusionszeit bei i. v. Gabe wegen erhöhter Gefahr von Nierenfunktionsstörungen bei zu schneller Gabe.
Regelmäßiges Monitoring des Kalziumstoffwechsels unter Therapie sowie der Retentionsparameter vor jeder Gabe.

1.12 RANKL-Antikörper

Anders als Bisphosphonate wirken AK gegen den RANK-Liganden, der für die Stimulation von Osteoklasten verantwortlich ist. Durch Unterbrechung der RANK/RANKL-Interaktion resultiert eine reduzierte Anzahl und Aktivität von Osteoklasten.

Denosumab

Präparate2003 XGEVA®, Amp. à 120 mg.

Indikationen

- Prävention skelettbezogener Komplikationen bei Erw. mit fortgeschrittenen Krebserkrankungen und Knochenbefall
- Riesenzelltumoren des Knochens bei Erw./Ausgewachsenen

Nebenwirkungen

- Gastrointestinales System: Diarrhö
- Stoffwechsel: Hypokalzämie (teilweise mit tödlichem Ausgang!), Hypophosphatämie, Hyperhidrose.
- Lunge: Dyspnoe
- Sonstige: Überempfindlichkeitsreaktionen, anaphylaktische Reaktion, Kieferosteonekrose, atypische Femurfrakturen

Dosierung 1 × 120 mg alle 4 Wo. s. c.

Kontrollen

- Kalzium-, Phosphatspiegel
- Vorsicht bei zahnmedizinischen Manipulationen/Eingriffen

Merke

Parallel tägliche Gabe von mind. 500 mg Kalzium und 400 IE Vit. D (Ausnahme: bei Hyperkalzämie). Bestehende Hypokalzämien vor Therapiebeginn ausgleichen!

2 Supportive Therapie

Bernd Flath, Hannes Kroenlein, Damian Rieke, Carsten-Oliver Schulz und Dorothee Speiser

2.1 Antiemese

Damian Rieke und Hannes Kroenlein

Die chemotherapieinduzierte Übelkeit gehört zu den häufigsten Beschwerden onkologischer Pat.

Die Symptomentrias des ANE-Syndroms umfasst:

- Anorexia (Appetitlosigkeit)
- Nausea (Übelkeit)
- Emesis (Erbrechen)

Diese Symptome führen häufig zum Therapieabbruch. Eine gezielte und wirksame antiemetische Prophylaxe und Therapie gehören deshalb essenziell zur antineoplastischen Therapie.

Übelkeit und Erbrechen sind auch unabhängig von einer Chemotherapie ein häufiges Symptom bei Pat. mit fortgeschrittenen Tumorerkrankungen. Nach aktuellen Leitlinien sind in dieser Situation Metoclopramid und Haloperidol Medikamente der 1. Wahl [vgl. Davis et al. 2021].

2.1.1 Formen der chemotherapieinduzierten Emesis

Akute Emesis

- Beginn während oder innerhalb von 24 h nach Chemotherapie
- Beginn und Dauer individuell variabel
- Besonderheiten bei den verschiedenen Zytostatika und Zytostatikakombinationen
- Serotonin wichtigster Mediator

Verzögerte Emesis

- Meist 2–5 d nach der Behandlung
- Typisch bei cisplatinhaltiger Chemotherapie
- Vor allem Substanz-P-vermittelt

Antizipatorische Emesis

- Psychisch bedingtes, erlerntes Erbrechen
- Auftreten vor, während und nach Chemotherapie möglich
- Hauptursache: unzureichende Emesisprophylaxe bei vorangegangenen Zyklen
- Antiemetika nur bedingt wirksam, Prophylaxe vor 1. Zyklus am wichtigsten
- Therapie: Psychotherapie (z. B. Verhaltenstherapie) ± Benzodiazepine

2.1.2 Differenzialdiagnostik des ANE-Syndroms

Übelkeit und Erbrechen bei Tumor-Pat. können auch andere Ursachen haben als die Chemotherapie:

- Organische Ursachen:
  - GIT: Stenose, mechanischer Ileus, paralytischer Ileus, Abflussbehinderung der Gallenwege, bakterielle und durch Toxine bedingte Enteritis
  - ZNS: Hirnödem (toxisch, entzündlich, durch Tumoren), Hirnmetastasen, zentraler und peripherer Schwindel
- Metabolische Ursachen:
  - Elektrolytstörungen, bes. Hyperkalzämie und Hypokaliämie

  - Störungen des Säure-Basen-Haushalts
  - Nebennierenrindeninsuffizienz
  - Urämie
  - Leberinsuffizienz
  - Paraneoplastische „anorexigene" Metaboliten
- Funktionelle Ursachen:
  - Sensorische Irritationen
  - Psychische Faktoren: chron. Erschöpfung, Depressionen etc.

2.1.3 Risikofaktoren

Patientenspezifische Faktoren

- Weibliches Geschlecht
- Alter < 35 J.
- Vorangegangene Chemotherapie mit Emesis
- Reisekrankheit, Emesis gravidarum
- Ängstliche Grundhaltung
- Schwaches sozioökonomisches Umfeld
- Alkoholabusus wirkt als protektiver Faktor

Tumorbedingte Faktoren

- Hochaggressiver Tumor
- Fortgeschrittenes Stadium, ausgedehnte Metastasierung

Zytostatikaspezifische Faktoren

Emetogenes Potenzial des verabreichten Medikaments ▶ Tab. 2.1.

Die antiemetische Begleittherapie oraler Zytostatika ist noch nicht hinreichend etabliert. Da die oralen Zytostatika meist über einen längeren Zeitraum verabreicht werden, wird das emetogene Potenzial üblicherweise nach 1 Zyklus und nicht nach der 1. Applikation beurteilt (▶ Tab. 2.2). Zudem ist die Unterscheidung von akuter und verzögerter Nausea bei täglicher Einnahme nicht möglich.

2.1.4 Schweregrad gemäß Common Toxicity Criteria (CTC)

Nausea

- Grad I: gering, Nahrungsaufnahme möglich
- Grad II: mäßig, Nahrungsaufnahme reduziert, kein Gewichtsverlust, keine Dehydratation, keine Malnutrition
- Grad III: stark, Nahrungs-, Flüssigkeitsaufnahme inadäquat, Hospitalisierung indiziert

Erbrechen

- Grad I: gering, 1–2 ×/d.
- Grad II: mäßig, 3–5 ×/d.
- Grad III: stark, ≥ 6 ×/d. Hospitalisierung indiziert.
- Grad IV: lebensbedrohlich. Sofortige Maßnahmen erforderlich.

2

Tab. 2.1 Emetogenes Potenzial verschiedener parenteraler Zytostatika [nach Roila et al. 2016]

Kategorie	Häufigkeit des Erbrechens (%)	Substanzen
Hoch	> 90	• Anthrazyklin/Cyclophosphamid-Kombination (beim Mamma-Ca) • Carmustin • Cisplatin • Cyclophosphamid (≥ 1 500 mg/m² KOF) • Dacarbazin • Mechlorethamin • Streptozotocin
Moderat	30–90	• Alemtuzumab • Azacitidin • Bendamustin • Carboplatin • Clofarabin • Cyclophosphamid (< 1 500 mg/m² KOF) • Cytarabin (> 1 000 mg/m² KOF) • Daunorubicin • Doxorubicin • Epirubicin • Idarubicin • Ifosfamid • Irinotecan • Oxaliplatin • Romidepsin • Temozolomid • Thiotepa • Trabectidin
Gering	10–30	• Aflibercept • Belinostat • Blinatumumab • Bortezomib • Brentuximab • Cabazitaxel • Carfilzomib • Catumaxumab • Cetuximab • Cytarabin (≤ 1 000 mg/m² KOF) • Docetaxel • Eribulin • Etoposid • 5-Fluorouracil (5-FU) • Gemcitabine • Ipilimumab • Ixabepilone • Methotrexat (MTX) • Mitomycin • Mitoxantrone • (Nab-)Paclitaxel • Panitumumab • Pemetrexed • Pegyliertes liposomales Doxorubicin • Pertuzumab • Temsirolimus • Topotecan • Trastuzumab Emtansin (T-DM1) • Vinflunin

Tab. 2.1 Emetogenes Potenzial verschiedener parenteraler Zytostatika [nach Roila et al. 2016] *(Forts.)*

Kategorie	Häufigkeit des Erbrechens (%)	Substanzen
Minimal	< 10	• Bevacizumab • Bleomycin • Busulfan • 2-Chlorodeoxyadenosin • Cladribin • Fludarabin • Nivolumab • Ofatumumab • Pembrolizumab • Pixantrone • Pralatrexat • Rituximab • Trastuzumab • Vinblastin • Vincristin • Vinorelbin

Tab. 2.2 Emetogenes Potenzial verschiedener oraler Zytostatika [nach Roila et al. 2016]

Kategorie	Häufigkeit des Erbrechens (%)	Substanzen
Hoch	> 90	• Hexamethylmelamin • Procarbazin
Moderat	30–90	• Bosutinib • Ceritinib • Crizotinib • Cyclophosphamid • Imatinib • Temozolomid • Vinorelbin
Gering	10–30	• Afatinib • Axitinib • Capecitabin • Dabrafenib • Dasatinib • Everolimus • Etoposid • Fludarabin • Ibrutinib • Idelalisib • Lapatinib • Lenalidomid • Olaparib • Nilotinib • Pazopanib • Ponatinib • Regorafenib • Sunitinib • Tegafur uracil • Thalidomid • Vandetanib • Vorinostat

Tab. 2.2 Emetogenes Potenzial verschiedener oraler Zytostatika [nach Roila et al. 2016] *(Forts.)*

Kategorie	Häufigkeit des Erbrechens (%)	Substanzen
Minimal	< 10	• Chlorambucil • Erlotinib • Gefitinib • Hydroxyurea • Melphalan • MTX • L-Phenylalanin Mustard • Pomalidomid • Ruxolitinib • Sorafenib • 6-Thioguanin • Vemurafenib • Vismodegib

2.1.5 Antiemetische Therapie

Merke

Eine ausreichende prophylaktische Antiemese ist von größter Bedeutung. Bei einer ambulant durchgeführten Chemotherapie muss der Pat. über das Auftreten und die mögliche Therapie von verzögerter Übelkeit aufgeklärt und die entsprechende Medikation rezeptiert werden.

Antiemetische Therapie und Prophylaxe richten sich nach dem emetogenen Potenzial der eingesetzten Medikamente (▶ Tab. 2.1, ▶ Tab. 2.2).

Überblick über Antiemetika

Es steht eine Reihe unterschiedlicher Substanzklassen zur Verfügung, die an verschiedenen Rezeptoren angreifen (▶ Tab. 2.3).

Therapieleitlinien

Im Rahmen der Konsensuskonferenz 2015 der MASCC (Multinational Association of Supportive Care in Cancer) wurden Leitlinien zu Prophylaxe und Therapie der chemotherapieinduzierten Emesis formuliert (▶ Tab. 2.4) – entsprechend dem emetogenen Potenzial der einzelnen Zytostatika (▶ Tab. 2.1, ▶ Tab. 2.2).

Besondere Situationen

Durchbruchnausea und -emesis

Durchbruchsnausea und -emesis sind definiert als Übelkeit und Erbrechen am Tag der Chemotherapie trotz leitliniengerechter Prophylaxe.

Es wird empfohlen, ein Antiemetikum mit unterschiedlichem Wirkmechanismus zu verwenden (z. B. Olanzapin 10 mg p. o. über 3 d).

Hochdosischemotherapie

Für eine Hochdosischemotherapie (HDT) vor Stammzelltransplantation (SZT) ist eine Kombination von 5-HT_3-RA (Dosierung: ▶ Tab. 2.5) + Dexamethason + NK1-

Tab. 2.3 Übersicht über gängige Antiemetika

Substanzgruppe	Präparate (Beispiele)	Angriffspunkte	Nebenwirkungen (u. a.)
$5\text{-}HT_3$-Rezeptor-Antagonisten	• Ondansetron • Tropisetron • Granisetron • Dolasetron • Palonosetron	$5\text{-}HT_3$-Rezeptor	• QT-Zeit Verlängerung • Müdigkeit • Kopfschmerzen • Obstipation
Neurokinin-1-Rezeptor-Antagonisten (NK1-Antagonisten)	• Aprepitant • Fosaprepitant (Prodrug von Aprepitant, i. v.) • Netupitant	NK1-Rezeptor	• Obstipation • Diarrhö • Müdigkeit • Transaminasenanstieg • CYP3A4 Inhibitor, steigern orale Dexamethasonwirksamkeit
Kortikosteroide	Dexamethason	Chemorezeptorentriggerzone (Membranstabilisierung?)	• Kopfschmerzen • BZ-Entgleisung • Blutdruckentgleisung • Psychische Veränderungen • Ulkusneigung
Substituierte Benzamide	• Metoclopramid • Alizaprid	Dopamin-D_2-Rezeptor	• Extrapyramidale Dyskinesien (Antidot: Akineton) • Sedierung • **Cave** bei Epilepsie/ Parkinson
Neuroleptika	• Olanzapin • Levomepromazin • Promethazin • Triflupromazin • Domperidon • Haloperidol	Dopamin-D_2-Rezeptor	• Sedierung • Extrapyramidale Dyskinesien • Mundtrockenheit • Metabolische Entgleisung • Herzrhytmusstörungen
Antihistaminika	Dimenhydrinat	Zerebrale H_1-Rezeptoren	• Sedierung
Benzodiazepine	• Diazepam • Lorazepam	GABA-Rezeptor	• Sedierung • Atemdepression • Paradoxe Wirkung

Rezeptor-Antagonist empfohlen (s. o.). Eine Mukositis- und Infektionsprophylaxe ist parallel zu beachten.

Antizipatorische Übelkeit

Entscheidend ist die ausreichende Prophylaxe akuter und verzögerter Nausea und Emesis bei der Erstgabe der Chemotherapie. Zur Behandlung werden Benzodiazepine und Verhaltenstherapie (z. B. PMR, Hypnose) eingesetzt.

Weiterhin wurden im Rahmen der Konsensuskonferenz einige generelle Feststellungen formuliert:

- $5\text{-}HT_3$-Rezeptor-Antagonisten sind bei oraler Gabe gleich wirksam wie bei i. v. Applikation.

2

- $5\text{-}HT_3$-Rezeptor-Antagonisten haben ein Wirksamkeitsplateau, sodass eine zusätzliche Applikation keinen weiteren Nutzen erbringt. Bei ungenügender Antiemese wird mit einer weiteren Substanz kombiniert.
- Die verschiedenen $5\text{-}HT_3$-Rezeptor-Antagonisten sind in adäquater Dosis äquipotent und bzgl. des NW-Spektrums vergleichbar (▶ Tab. 2.5).

Merke

Falls trotz ausreichender Prophylaxe Übelkeit auftritt, werden Substanzen mit unterschiedlichen Wirkmechanismen sowie Kombinationen (▶Tab. 2.4) eingesetzt. Die Dosiseskalation einer Monotherapie erbringt meist nur einen geringen Effekt.

Tab. 2.4 Antiemetische Prophylaxe gemäß emetogenem Potenzial [mod. nach Roila et al. 2016]

Kategorie	Akute Emesis (Tag 1)	Verzögerte Emesis (Tage 2–4)
Hoch Nicht-AC-Therapie	$5\text{-}HT_3$-RA (Dosierung: ▶Tab. 2.5) + Dexamethason (12 mg) + NK1-Rezeptor-Antagonist, z. B. Aprepitant (125 mg)/Fosaprepitant (150 mg i. v., Einmalgabe an Tag 1)	Dexamethason (8 mg 1 ×/d über 3–4 d) **und** Aprepitant (80 mg Tag 2 + 3); (bei Fosaprepitant nur Einmalgabe an Tag 1, Dexamethason 8 mg 1 ×/d an Tag 2, 2 ×/d ab Tag 3)
Hoch AC-Therapie	$5\text{-}HT_3$-RA (Dosierung: ▶Tab. 2.5) + Dexamethason (12 mg) + NK1-Rezeptor-Antagonist (s. o.)	Aprepitant (80 mg p. o. Tage 2 + 3) **oder** Dexamethason (2 × 8 mg/d) (nicht, wenn Fosaprepitant, Netupitant oder Rolapitant an Tag 1 verwendet wurde)
Moderat	$5\text{-}HT_3$-RA (Dosierung: ▶Tab. 2.5) + Dexamethason (8 mg); ggf. + NK1-Rezeptor-Antagonist für Carboplatin (s. o.)	Dexamethason (8 mg/d über 2–3 d) kann bei Risiko einer verzögerten Emesis (z. B. Oxaliplatin, Doxorubicin, Cyclophosphamid) verabreicht werden
Gering	Dexamethason (4–8 mg) oder $5\text{-}HT_3$-RA (Dosierung: ▶Tab. 2.5) oder andere (z. B. MCP)	Keine Routineprophylaxe
Minimal	Keine Routineprophylaxe, (außer Nausea/Emesis bei vorhergehender Chemotherapie)	Keine Routineprophylaxe

Tab. 2.5 Äquipotente Dosierung von $5\text{-}HT_3$-Rezeptor-Antagonisten

Präparat	I. v. Gabe	Orale Gabe
Ondansetron	8 mg oder 0,15 mg/kg KG	16 mg (i. d. R. 8 mg 2 ×/d)
Granisetron	1 mg oder 0,01 mg/kg KG	2 mg (oder 1 mg)
Dolasetron		100 mg
Tropisetron	5 mg	5 mg
Palonosetron	0,25 mg	0,5 mg

Literatur

Davis M, Hui D, Davies A et al. MASCC antiemetics in advanced cancer updated guideline. Support Care Cancer, 2021; 29: 8097–8107.
Einhorn LH, Rapoport B, Navari RM, Herrstedt J, Brames MJ. 2016 updated MASCC/ESMO consensus recommendations: prevention of nausea and vomiting following multiple-day chemotherapy, high-dose chemotherapy, and breakthrough nausea and vomiting. Support Care Cancer, 2017 Jan; 25(1): 303–308. DOI 10.1007/s00520-016-3449-y.
Grunberg SM, Osoba D, Hesketh PJ et al. Evaluation of new antiemetic agents and definition of antineoplastic agent emetogenicity – an update. Support Care Cancer, 2005; 31 (2): 80–84.
Koeller JM, Aapro MS, Gralla RJ et al. Antiemetic guidelines: creating a more practical treatment approach. Support Care Cancer, 2002; 10 (7): 519–522.
Roila F, Molassiotis H, Herrstedt J et al. 2016 MASCC and ESMO guideline update for the prevention of chemotherapy- and radiotherapy-induced nausea and vomiting and of nausea and vomiting in advanced cancer patients. Ann Oncol, 2016; 27 Suppl 5; v119–v133.

2.2 Schmerztherapie

Carsten-Oliver Schulz

2.2.1 Grundlagen

Pathophysiologie und Ätiologie des Tumorschmerzes

Abhängig vom Entstehungsmechanismus werden unterschiedliche Schmerzformen unterschieden, die jedoch nicht immer klar voneinander abgrenzbar sind. Vor Beginn einer Therapie muss daher eine Analyse der Schmerzursache(n) erfolgen.

Nozizeptiver Schmerz

- Viszeral:
  - Hervorgerufen durch Nozizeptoren innerer Organe
  - Charakter: schlecht lokalisierbar in der Tiefe (u. U. auf Head-Zone projiziert), drückend, dumpf oder kolikartig
- Somatisch:
  - Hervorgerufen durch Nozizeptoren in der Haut oder des muskuloskelettalen Systems
  - Charakter: gut lokalisiert, stechend

Neuropathischer Schmerz

- Sympathisch:
  - Bei Affektion des sympathischen Nervensystems
  - Charakter: brennend, ggf. Berührungsschmerz
- Neuralgiform:
  - Durch Affektion peripherer Nerven, Nervenwurzeln und -plexus oder des ZNS (v. a. Thalamus, Rückenmark)
  - Charakter: einschießend, brennend, schneidend, stechend
- Deafferenzierungsschmerz, auch Phantomschmerz:
  - Nach Durchtrennung afferenter Nerven peripher oder spinal
  - Projektion eines Schmerzes mit neuropathischem Charakter in eine anästhetische Körperregion

2

Tab. 2.6 Kausale Unterscheidung von Schmerzen

Ursache	Merkmale
Tumorbedingt	• Infiltration von Weichteilen, begleitende Entzündungsreaktion • Tumorbefall von Organen • Skelettmetastasierung • Kompression/Infiltration von Strukturen des Nervensystems • Kompression/Infiltration von Blutgefäßen
Tumorassoziiert	Durch tumorassoziierte Komorbidität entstehende, schmerzhafte Erkrankungen, z. B.: • Herpes zoster • Dekubitus • Thrombosen • Paraneoplastische Syndrome
Therapieassoziiert	• Mukositis • Polyneuropathie • Postop. Schmerzsyndrome

Schmerzätiologie

Hinsichtlich der Ätiologie von Schmerzen muss unterschieden werden, ob der Schmerz tumorbedingt, durch Begleitmorbidität (tumorassoziiert) oder durch die Therapie verursacht ist (▶ Tab. 2.6).

Monitoring der Schmerzintensität

Das Monitoring des Schmerzes ist zur Optimierung von Diagnose und Therapie unerlässlich. Die Schwierigkeit besteht im Gegensatz zu anderen, objektivierbaren Körperfunktionen in der individuell unterschiedlichen Schmerzwahrnehmung und -äußerung. Zur Einschätzung der Schmerzintensität durch die Pat. hat sich der Einsatz von Skalen bewährt. Evaluiert und standardisiert sind folgende Skalen:

- Visuelle Analogskala (VAS): Sie besteht aus einer durchgehenden, 10 cm langen Linie, auf der visuell ein Punkt zwischen den Extremen „kein Schmerz“ und „stärkster vorstellbarer Schmerz“ angegeben wird.
- Numerische Ratingskala: Sie besteht aus einer Skala von 0 („kein Schmerz“) bis 10 („stärkster vorstellbarer Schmerz“).
- Verbale Ratingskala: Unterschieden werden vier Kategorien:
  - Kein Schmerz.
  - Leichter Schmerz.
  - Mittelstarker Schmerz.
  - Stärkster vorstellbarer Schmerz.

2.2.2 Therapieprinzipien

Merke

Das Ziel der Tumorschmerztherapie ist eine langfristige Schmerzbekämpfung bei erhaltener Lebensqualität mittels einer möglichst einfach durchführbaren Behandlung.

Der Therapeut soll sich bei der Entwicklung eines Therapieschemas an folgenden Punkten orientieren:

- Erhebung der Schmerzanamnese (Analyse von Schmerzintensität, -ätiologie und -charakter), körperliche Untersuchung.
- Ggf. weitere (apparative) Diagnostik zur Ausschöpfung einer möglichen kausalen Therapie.
- „Application by the mouth": orale vor transdermaler vor i. v./s. c. Applikation.
- „Application by the clock": festes Einnahmeschema, Gabe vor Einsetzen des Schmerzinkrements.
- Bevorzugung lang wirksamer Schmerzmittel als Basistherapie (retardierte Präparate), Einsatz kurz wirksamer Medikamente zur Kupierung von Schmerzspitzen (Durchbruchschmerz). Diese werden ausgelöst z. B. durch Belastung, Bewegung, Defäkation, Husten. Üblicherweise 1/6 der Tagesdosis des Opioids.
- Schnelle Dosisfindung unter möglichst engem Kontakt zu Pat. zur raschen Dosismodifikation anhand von Wirkung und NW.
- Berücksichtigung des Einsatzes adjuvanter Medikation, z. B. Laxanzien und Antiemetika bei Morphintherapie.
- Opioidrotation: Bei unzureichender Wirkung oder NW einer WHO-Stufe-III-Medikation → Substanzwechsel bei 40–80 % der Pat. erfolgreich (Berechnung nach Äquivalenzdosis [▶ Tab. 2.7]), Beginn mit um ⅓ reduzierter Dosis.
- Information des Pat.: schriftliches Schema, ausführliche Erklärung des Zwecks der Therapie.
- Beachtung der psychosozialen Komponente von Schmerz.

2.2.3 Medikamentöse Schmerztherapie nach WHO-Stufenschema

Stufe I

Prinzip: Nicht-Opioid-Analgetikum ± Adjuvans.

NSAR

Präparate und Dosierungen

- **Acetylsalicylsäure (ASS):**
  - Präparate: z. B. Aspirin®.
  - Dosierung: 4–6 × 500–1 000 mg. Wirkung über 4–6 h.

Tab. 2.7 Äquivalenzdosierungen stark wirksamer Opioide

Präparat	Tagesdosis (mg)	Beispielhaftes Schema
Morphin p. o.	60	3 × 20 mg (retardiert)
Morphin rektal	60	6 × 10 mg
Morphin s. c.	20	6 × 3 mg
Morphin i. v.	20	Kontinuierliche Infusion (Infusionspumpe)
Morphin epidural	6	3 × 2 mg
Morphin intrathekal	0,6	3 × 0,2 mg
Buprenorphin sublingual	1,2	3 × 0,4 mg
Fentanyl transdermal	0,6	25 µg/h für 48–72 h
Oxycodon	40–60	2–3 × 20 mg (retardiert)
Hydromorphon	8–12	2–3 × 4 mg (retardiert)

- **Ibuprofen retardiert:**
  - Präparate: z. B. Imbun retard®.
  - Dosierung: 2 × 800 mg. Wirkung über 12 h.
- **Naproxen:**
  - Präparate: z. B. Dolormin®.
  - Dosierung: 2 × 500 mg. Wirkung über 12 h.
- **Diclofenac retard:**
  - Präparate: z. B. Diclofenac retard®.
  - Dosierung: 2 × 50–150 mg. Wirkung über 12 h.

Nebenwirkungen (NW)

Übelkeit, Erbrechen, gastrointestinale Ulzera, Bronchospasmus, Anaphylaxie, Erhöhung der Transaminasenaktivitäten, Kreatininwertanstieg, Nierenversagen, Hypertonie, Ödeme, Zytopenien.

Wechselwirkungen (WW)

- Antikoagulanzien: Wirkungsverstärkung
- Kortikoide, Alkohol: erhöhtes Blutungsrisiko
- Digoxin, Lithium, orale Antidiabetika, MTX, Valproat: Wirkungsverstärkung
- Diuretika, Antihypertonika: Wirkungsverminderung
- ACE-Hemmer: erhöhte Gefahr einer Nierenfunktionsstörung

Paracetamol

- Präparate: z. B. ben-u-ron®.
- Dosierung: 4–6 × 500–1 000 mg. Wirkung über 4–6 h.
- NW: Bronchospasmus, toxische Hepatitis (bei Dosierung von > 8–10 g/d).
- WW:
  - Phenobarbital, Phenytoin, Carbamazepin, Rifampicin, Alkoholabusus: verstärkte Leberschädigung.
  - Wirkungsverstärkung von oralen Antikoagulanzien.

Metamizol

- Präparate: z. B. Novalgin®.
- Dosierung: 4–6 × 500–1 000 mg. Wirkung über 4–6 h.
- NW: Blutdruckabfall, Leukopenie, Agranulozytose, Anaphylaxie.
- Vor allem bei schneller i. v. Gabe.
- WW: Ciclosporin: Wirkungsverminderung.

Selektive COX-2-Inhibitoren

- Präparate: z. B. Celebrex® (Celecoxib).
- Dosierung: Celecoxib: 1 × 100–200 mg. Wirkung über 12–24 h.
- NW: keine Thrombozytenaggregationshemmung, geringere Rate gastrointestinaler Ulzera, **Erhöhung der Inzidenz kardiovaskulärer Ereignisse** bei Präparaten der gleichen Wirkstoffklasse; ansonsten wie NW der NSAR.
- WW: Ciclosporin: Wirkungsverminderung.
- Zulassung nur für Arthrose/rheumatoide Arthritis! Kein Standard in der Tumorschmerztherapie.

Merke

Paracetamol ist ein gut verträgliches, oftmals aber aufgrund fehlender antiphlogistischer Wirkung bei Knochen- oder Weichteilschmerzen schlechter wirksames Schmerzmittel.

Cave: Antipyrese: oftmals Kupierung von Fieber, was insbes. unter Immunsuppression zur Verkennung von Infektionen führen kann.

Metamizol bietet den zusätzlichen Vorteil einer spasmolytischen Wirkung.

Erhöhte gastrointestinale Blutungsgefahr → „Magenschutz" (z. B. Protonenpumpenhemmer) als obligate Komedikation.

Beachtung von Komorbidität und Komedikation, v. a. bei älteren Pat. → vorbestehende Niereninsuffizienz, Hypertonie oder Herzinsuffizienz, Diuretika- oder ACE-Hemmer-Therapie.

Stufe II

Prinzip: schwach wirksames Opioid ± Nicht-Opioid-Analgetikum ± Adjuvans.

Das NW-Spektrum entspricht demjenigen der Präparate der Stufe III (s. u.).

Codeinpräparate

- **Dihydrocodein retard:**
  - Präparate: z. B. DHC® 60/90/120.
  - Dosierung: 2–3 × 60–180 mg. Wirkung über 8–12 h.
- **Mischpräparate:**
  - Präparate: z. B. Talvosilen® forte (Paracetamol + Codein), Combaren® (Diclofenac + Codeinphosphat).
  - Dosierung: 1–2 Tbl. alle 4–6 (Talvosilen® forte) bzw. alle 6–8 h (Combaren®).

Tramadol retard

- Präparate: z. B. Tramal® long.
- Dosierung: 2–3 × 100–200 mg. Wirkung über 8–12 h.

Tilidin-Naloxon retard

- Präparate: z. B. Valoron® N retard.
- Dosierung: 2–3 × 100–200 mg (Tilidin). Wirkung über 8–12 h.

Cave

Bei Therapieumstellung von WHO-Stufe I auf WHO-Stufe II möglichst **additiver** Einsatz des Opioids, d. h. Weiterführung der Gabe des Nicht-Opioid-Analgetikums.

Wirkung von Codein-Präparaten aufgrund genetischer Polymorphismen interindividuell stark schwankend, daher kein Mittel der 1. Wahl.

Berücksichtigung der serotoninergen Wirkung von Tramadol, insbes. in Kombination mit SSRI!

Stufe III

Prinzip: stark wirksames Opioid (Äquivalenzdosierungen ▶ Tab. 2.7) ± Nicht-Opioid-Analgetikum ± Adjuvans.

Merke
Die angegebenen Dosisbereiche sind nach oben hin offen. Sie geben an, in welchem Bereich bei etwa 75 % der Pat. Schmerzfreiheit erreicht werden kann.

Morphin

- **Nichtretardiertes Morphin:**
  - Präparate: z. B. Sevredol®, MSI® Mundipharma ad injectionem.
  - Dosierung: 6 × 2,5–500 mg. Wirkung über 4 h.
- **Retardiertes Morphin:**
  - Präparate: z. B. MST® Mundipharma.
  - Dosierung: 2–3 × 10–500 mg. Wirkung über 8–12 h.
- **Ultralang retardiertes Morphin:**
  - Präparate: z. B. MST continus®.
  - Dosierung: 1–2 × 20–500 mg; Wirkung über 12–24 h.

Buprenorphin

- **Orale und intravenöse Therapie:**
  - Präparat: Temgesic®.
  - Dosierung:
    - Oral 3–4 × 0,2–1,2 mg. Wirkung über 6–8 h.
    - I. v. ab 0,15 µg.
- **Transdermales Matrixpflaster:**
  - Präparat: Transtec®.
  - Dosierung: ab 37,5 µg/h. Wirkung über 72 h.

Fentanyl

- **Transdermales Membranpflaster:**
  - Präparat: Durogesic®.
  - Dosierung: ab 25 µg/h. Wirkung über 48–72 h.
- **Transmukosal (Lutscher):**
  - Präparat: Actiq®.
  - Dosierung: ab 200 µg. Wirkung über 1 h.
- **Sublingual-Tabletten:**
  - Präparat: Abstral®, Effentora®.
  - Dosierung: ab 200 bzw. 100 µg.
- **Nasenspray:**
  - Präparat: Instanyl®, PecFent®.
  - Dosierung: 50/100/200/400 µg/Stoß.
- **Injektionslösung:**
  - Präparat: Fentanyl® Janssen.
  - Dosierung: ab 0,025 µg. Wirkung über 30 min.

Oxycodon

Retardiertes Oxycodon:

- Präparat: Oxygesic®.
- Dosierung: 2–3 × 10–400 mg. Wirkung über 8–12 h.

Oxycodon/Naloxon

- Präparat: Targin®
- Dosierung: ab 10/5 mg 2 ×/d, max. 40/20 mg 2 ×/d, dann zusätzlich Oxycodon retard
- Durch Naloxon-Anteil Blockierung der Opiatwirkung auf den Darm, verminderte Obstipation

Hydromorphon

Vorteil: keine Dosisanpassung bei Leber- und Niereninsuffizienz.

Präparate und Dosierung

- **Retardiertes Hydromorphon:**
  - Präparat: Palladon®.
  - Dosierung: 2–3 × 4–200 mg. Wirkung über 8–12 h.
- **Injektionslösung:**
  - Präparat: Dilaudid®.
  - Dosierung: ab 0,5 mg. Wirkung über 4 h.

Nebenwirkungen

Obstipation, Übelkeit, Erbrechen, Sedierung, Atemdepression, Allergien (Histaminliberation), Blutdruckabfall. Erhöhtes NW-Risiko durch mögliche Kumulation, z. B. bei Niereninsuffizienz.

Wechselwirkungen

- Sedativa, Droperidol, Alkohol: Sedierung und Atemdepression verstärkt
- SSRI, trizyklische Antidepressiva, MAO-Hemmer: Krämpfe, Halluzinationen, Beeinträchtigung der Herz-Kreislauf-Funktion
- Carbamazepin: Analgesie vermindert
- Muskelrelaxanzien: Wirkungsverstärkung

Adjuvante Therapie

Grundsätzlich ist aufgrund der zu erwartenden **Obstipation** eine entsprechende **prophylaktische Therapie** durchzuführen.

- Basislaxanzien: Laktulose (1–3 × 10 ml/d), Macrogol (mind. 1 Beutel/d) sowie Natriumpicosulfat (ab 10 mg abends).
- Bei insuffizienter Wirkung kommen zusätzlich Bisacodyl (ab 5 mg abends) sowie Paraffinemulsion (ab 60 ml/d) zum Einsatz.
- Als zusätzliche Maßnahmen sind auch Miniklysmen oder Glyzerinsuppositorien wirksam.

Zur Prophylaxe der zu Therapiebeginn meist auftretenden **Nausea und Emesis** sollte zu Therapiebeginn **obligat** ein Antiemetikum verordnet werden, das im Verlauf meist abgesetzt werden kann. Dazu kommen in erster Linie Dopaminantagonisten, z. B. Metoclopramid oder Domperidon, infrage, zusätzlich ggf. auch Neuroleptika.

> **Cave**
> Übelkeit ist einer der Hauptgründe für den Abbruch einer Opioidtherapie durch den Patienten/die Patientin!

Koanalgetika

In besonderen Situationen ist die Anwendung zusätzlicher Koanalgetika sinnvoll. Diese werden nach der Indikation aufgeführt.

2

Neuropathische Schmerzen

Antikonvulsiva

- Ind.: einschießende, stechende Schmerzen.
- Dosierung: ▶ Tab. 2.8.
- NW: Sedierung, Schläfrigkeit, Ataxie, Verwirrung, Appetitlosigkeit, BB-Veränderungen, Leberfunktionsstörungen; Herzrhythmusstörungen (Phenytoin und Carbamazepin).
- WW: Die WW der zu unterschiedlichen Medikamentengruppen gehörenden Präparate sind vielfältig; s. Fachinformation.

Trizyklische Antidepressiva

- Ind.: dauerhafte, oft dysästhetische Schmerzen
- Dosierung: ▶ Tab. 2.9
- NW: Sedierung, anticholinerge Wirkung (Mundtrockenheit, Akkommodationsstörungen, Tachyarrhythmien; **cave:** Glaukom und Prostatahypertrophie), orthostatische Dysregulation, Erniedrigung der Krampfschwelle
- WW:
  - Verstärkung der Wirkung von direkten Sympathomimetika und MAO-Hemmern
  - Verstärkung der anticholinergen Wirkung von Atropin, Antihistaminika, Neuroleptika und Parkinsontherapeutika
  - Verstärkung der sedierenden Wirkung von Alkohol und anderen sedativ hypnotischen Wirkstoffen
  - Verringerung der Wirkung von Clonidin

Ödeme, Nervenkompression, Hirndruck, entzündliche Begleitreaktionen

Glukokortikoide (Dexamethason):

- Präparate: z. B. Fortecortin®
- Dosierung: 3–24 mg/d (optimal morgens); Erhaltungsdosis: 0,5–4 mg/d
- NW: Erhöhung des Augeninnendrucks, Euphorie, Depression, Gereiztheit, Appetit- und Antriebssteigerung, BZ-Erhöhung, Anstieg von Natrium i. S. (Ödeme), Blutdruckanstieg, Steigerung der Kaliumausscheidung, Erhöhung des Thromboserisikos

Tab. 2.8 Dosierung von Antikonvulsiva bei Anwendung als Koanalgetika

Präparat	Initiale Dosis (mg/d)	Tageshöchstdosis (mg/d)
Carbamazepin	100–200	1 200 (nach Spiegel)
Clonazepam	0,5–1 (zur Nacht)	4–8
Gabapentin	3 × 100	2 400
Phenytoin	100–200	400 (nach Spiegel)
Pregabalin	3 × 50	3 × 200

Tab. 2.9 Dosierung von Antidepressiva bei Anwendung als Koanalgetika

Präparat	Initiale Dosis (mg/d)	Tageshöchstdosis (mg/d)
Amitriptylin	10–25 (zur Nacht)	Selten > 150
Clomipramin	2 × 10 (tagsüber)	
Doxepin	10–25 (zur Nacht)	
Imipramin	2 × 10 (tagsüber)	

- WW:
  - Herzglykoside: Wirkungsverstärkung (Kaliummangel)
  - Saluretika: zusätzliche Kaliumausscheidung
  - Antidiabetika: BZ-Senkung vermindert
  - NSAR: Ulkusgefahr stark erhöht
  - Kumarinderivate: Gerinnungshemmung vermindert

Schmerzen bei Knochenmetastasen

Bisphosphonate (▶ 1.11, ▶ 5.1.6).

2.2.4 Palliative Radiotherapie

Die Radiotherapie zeichnet sich in der palliativen Schmerztherapie durch eine schnelle Wirkung und eine hohe Ansprechrate aus. Sie ist eine Therapieform, die vor Einsatz einer medikamentösen, symptomatischen Therapie frühzeitig geprüft werden sollte. Eingesetzt wird sie in der palliativen Behandlung von

- Metastasen oder Tumorrezidiven, z. B. im Bereich von Knochen, ZNS, Haut, LK oder GIT,
- Kompressionssyndromen, z. B. im Bereich des Rückenmarks oder großer Gefäße oder von Nervenplexus,
- Blutungen, z. B. im Bronchial- oder Urogenitalsystem.

2.2.5 Invasive Therapieverfahren

Merke

Bei Versagen der systemischen Schmerztherapie oder bei nicht tolerablen NW kann bei strenger Ind.-Stellung eine invasive Therapie erwogen werden.

Rückenmarknahe Regionalanästhesie

- Prinzip: epidurale oder intrathekale Applikation von Opioiden, ggf. kombiniert mit Lokalanästhetika, mittels eines Pumpensystems.
- Ind.: v. a. diffuse ossäre, neuropathische oder Spannungsschmerzen.
- Dosierung: Die Opioiddosis kann gegenüber der systemischen Applikation meist vermindert werden, sodass die NW (z. B. Ileussymptomatik) oft geringer ausgeprägt sind.

Perkutane Neurolysen

Ethanol oder Phenol führt zu einer Neurolyse im Bereich des Applikationsorts, z. B. am Ganglion coeliacum, am lumbalen Sympathikusgrenzstrang oder intrathekal im Lumbal- oder Sakralbereich.

Neurochirurgische Interventionen

- Perkutane selektive Rhizotomie: Durchtrennung spinaler Hinterwurzeln bei nozizeptiven Schmerzen
- Perkutane periphere Neurotomie: Durchtrennung peripherer Nerven, z. B. Interkostalnerven
- Perkutane Chordotomie: Unterbrechung von Schmerzbahnen im Vorderseitenstrang des Rückenmarks

2.3 Substitutionstherapie

Carsten-Oliver Schulz

2.3.1 Vorbemerkungen

Rechtliche Grundlagen

- Gesetzliche Grundlage: Transfusionsgesetz (TFG). Nach § 13 Anwendung von Blutprodukten anhand der Leitlinien der Bundesärztekammer, denen somit Gesetzescharakter zukommt. Nach § 14 besteht eine Dokumentationspflicht.
- Aufgrund der begrenzten Verfügbarkeit (freiwillige Spende), der aufwendigen Lagerung und Präparation sowie der damit verbundenen hohen Kosten ist der verantwortungsbewusste und sparsame Einsatz jeglicher Blutprodukte, z. B. anhand von Leitlinien, unumgänglich.

Merke

Inhalte der Dokumentationspflicht nach § 14 TFG

- Aufklärung und Pat.-Einwilligung inkl. Wirkungen und NW sowie der Ind. zur Substitutionstherapie
- Pat.-, produkt- und chargenbezogene Dokumentation
- Wenn notwendig, Ergebnis von Blutgruppenbestimmung/Antikörpersuchtest

Dies gilt für alle blutzell- bzw. blutbestandteilhaltigen Konserven, gefrorenes Frischplasma (FFP), Albumin, Immunglobuline, Plasmaproteinlösung, Humanserum, nicht rekombinante Interferone, Fibrinogen, Blutgerinnungsfaktoren (VI, VIII, IX, XIII), Prothrombinkomplex, AT-III, C1-Inaktivator, α-Proteinase-Inhibitor und Transferfaktor.

Nebenwirkungen

Merke

Unerwünschte Wirkungen nach einer Transfusion können vielgestaltig und unspezifisch sein.

Spezifische Nebenwirkungen:

- Akute allergische Reaktionen: Urtikaria bis hin zum anaphylaktischen Schock. Bei der milden Form kann die Transfusion unter symptomatischer Therapie mit Antihistaminika und ggf. Glukokortikoiden fortgesetzt werden.
- Infektionen durch infizierte oder kontaminierte Produkte:
  - Viren (▶ Tab. 2.10): Die Risiken für eine Infektion mit HIV, HCV und HBV konnten durch Selektion der Spender und insbes. eine Verbesserung der Testsysteme weiter minimiert werden. Bei immuninkompetenten Pat. kann

Tab. 2.10 Risiko einer viralen Infektion durch ein Blutprodukt

Virus	Risiko
HBV	< 1 : 8 000 000
HCV	< 1 : 75 000 000
HIV	< 1 : 25 000 000

das Risiko der CMV-Übertragung durch Einsatz leukozytendepletierter Produkte (seit 2001 verpflichtend) vermindert werden. Eine gezielte Gabe CMV-neg. Blutprodukte wird inzwischen nicht mehr empfohlen, da aufgrund der hohen Infektiosität in der serologischen Fensterphase theoretisch eine Verdopplung des Infektionsrisikos resultieren würde (Ausnahme: Granulozytenkonzentrate für seronegative Empfänger).
  - Prionen: Unbekannt ist, ob diese über Transfusionen übertragen werden können. Es existieren jedoch entsprechende Hinweise.
  - Bakterien: Es besteht das Risiko einer bakteriellen Kontamination der Präparate. Es liegt bei Erythrozytenkonzentraten (EK) bei ca. 1 : 500 000 bis 1 : 4 000 000, bei Thrombozytenkonzentraten (TK) hingegen bei 1 : 1 000 bis 1 : 100 000.
- Hypervolämie: infolge zu rascher Infusion zu großer Volumina.
- Insbes. Vorsicht bei herz- oder niereninsuffizienten Pat.!
- AK-Bildung gegen Oberflächenantigene von Erythrozyten oder Thrombozyten oder gegen HLA-Antigene → Wirksamkeitsverlust oder Unverträglichkeit zellulärer Blutprodukte.
- Sekundäre Hämosiderose: nach Transfusion großer Mengen von EK, frühestens nach > 100 Transfusionen.
- Febrile, nichthämolytische Transfusionsreaktion: mit einer Häufigkeit von ca. 1 : 200 bei EK und ca. 1 : 5 (!) bei TK häufigste NW. Meist verursacht durch AK-Bildung infolge vorheriger Transfusionen. Symptomatische Therapie durch Antipyretika, ggf. Glukokortikoide.
- Hämolytische Transfusionsreaktion: Sofortreaktion. Meist durch Verwechslungen hervorgerufene NW infolge einer AB0-Inkompatibilität.

Tipp

Vorgehen im Fall einer schweren Transfusionsreaktion:
- Sofortiger Abbruch der Transfusion, Belassung des venösen Zugangs
- Serologische Diagnostik → Asservation von Pat.- und Konservenblut
- Insbes. bei AB0-Inkompatibilität sofortige intensivmedizinische Therapie des Nierenversagens (Gefahr einer sog. „Crush-Niere") und der Verbrauchskoagulopathie sowie Schocktherapie
- Schriftliche Dokumentation der Transfusionsreaktion

- Transfusionsassoziierte akute Lungeninsuffizienz (TRALI): akutes Lungenödem unmittelbar nach Transfusion mit granulozytärer pulmonaler Infiltration, ausgelöst durch granulozytenspezifische AK.
- Graft-versus-Host-Disease (GvHD): Folge einer Übertragung vermehrungsfähiger Lymphozyten bei immuninkompetenten Empfängern oder nach Verwandtenspende (1. Grades).

Cave

Aufgrund des Risikos der GvHD grundsätzlich keine Verwandtenspende. Zudem ist das Infektionsrisiko höher, da im Gegensatz zum normalen Blutspenderkollektiv keine mitunter langjährige Überwachung stattgefunden hat und zudem ggf. die Zugehörigkeit zu einer Risikogruppe verschwiegen wird. Ausnahmen: maternale Thrombozytenspende bei neonataler Immunthrombozytopenie, Thrombozytenspende des Knochenmarkspenders nach allogener Knochenmarktransplantation (KMT).

2

Tab. 2.11 Blutgruppenkompatible Transfusion

Patientengruppe	Kompatible EK
A	A oder 0
B	B oder 0
AB	AB, A, B oder 0
0	0

Tab. 2.12 Indikationen von TK-Gaben bei unterschiedlichen Arten von Thrombopenien

Bildungsstörungen	• Aplastische Anämie, Myelodysplasie: geringes Blutungsrisiko; aufgrund des langfristigen Transfusionsbedarfs zurückhaltender Einsatz (AK-Bildung!) • Primäre oder sekundäre KM-Insuffizienz: Hauptindikationsgebiet (s. u.)
Umsatzstörungen	• Disseminierte intravasale Gerinnung (DIC): Behandlung der Grundkrankheit; nur nach thrombozytär bedingter Hämorrhagie • Autoimmunthrombozytopenie: nur bei vital bedrohlichen Blutungen

- Anpassung der Transfusionsgeschwindigkeit an den klinischen Zustand des Pat., max. 4 EK in 3–4 h.
- Aufbewahrung des leeren Transfusionsbeutels für 24 h.
- Dokumentation:
  - Aufklärung.
  - Einwilligung.
  - Ergebnis der Blutgruppen- und AK-Bestimmung.
  - Anforderung.
  - Hersteller.
  - Blutgruppe der Konserve.
  - AB0-Identitätstest.
  - Datum und Uhrzeit der Transfusion.
  - Wirkung (z. B. Hb-Wert) und NW.
  - Charge.

2.3.3 Thrombozytenkonzentrate (TK)

Indikationen

▶ Tab. 2.12.

Einsatz von TK bei Knochenmarkinsuffizienz:

- Thrombozytenwerte (Tc-Werte) von < 5 000/μl bei Fehlen von Risikofaktoren
- Bei Pat. unter Chemotherapie: < 10 000/μl bei Fehlen von Risikofaktoren
- Vorliegen von Risikofaktoren (Fieber, plasmatische Gerinnungsstörungen, GvHD, Blutungszeichen, steiler Thrombozytenabfall) bei Tc-Werten < 20 000/μl
- Manifeste Blutungszeichen bei Tc-Werten < 50 000/μl

Prophylaktische Gabe von TK:

- Im Rahmen großer chirurgischer Eingriffe bzw. bei hoher Blutungsgefahr, vor Organbiopsien, bei elektiver Lumbalpunktion sowie bei Blutstammzellspende. Angestrebter Tc-Wert: > 50 000/µl.
- Bei transjugulärer Leberbiopsie TK-Gabe erst bei Tc < 10 000/µl.
- Bei dringlichen Lumbalpunktionen: 20 000/µl ausreichend. Bei Pat. unter Clopidogrel und ASS bei Tc < 100 000/µl.
- Transfusion bei Tc < 20 000/µl: zahnärztliche Eingriffe, Gelenkpunktionen, Ösophagogastroduodenoskopie (ÖGD) mit Biopsie, Bronchoskopie, Angiografie, ZVK-Anlage.
- KM-Biopsien bedürfen i. d. R. keiner vorherigen Thrombozytensubstitution, hier ist die Kompression der Punktionsstelle ausreichend.
- Im Rahmen neurochirurgischer/ophthalmologischer Eingriffe, Epiduralanästhesie. Angestrebter Tc-Wert: > 80 000/µl.

Cave

Bei geplanter allogener KMT: strengste Ind.-Stellung, Einsatz von Zytapherese-TK (s. u.) eines Einzelspenders (Vermeidung einer HLA-AK-Bildung), Bestrahlung des TK!
Vor Transplantation: keine Gabe von Konzentraten des Spenders oder seiner Blutsverwandten!

Präparate

Einzelspender-TK

Enthält 60–80 × 10^9 Thrombozyten eines einzelnen Spenders, suspendiert in 60–80 ml Plasma bei einem Leukozytengehalt < 10^6/Einheit.

Pool-TK

Pool aus mehreren Einzelspenden, dementsprechend ca. 240–360 × 10^9 Thrombozyten in 200–350 ml Plasma. Durch gemeinsame Leukozytendepletion Leukozytengehalt < 10^6/Einheit.

Zytapherese-TK

200–400 × 10^9 Thrombozyten eines Einzelspenders in 200–300 ml Plasma. Die Gewinnung erfolgt mittels eines Zellseparators. Leukozytengehalt: < 10^6/Einheit.

Merke

TK sind unter regelmäßiger Bewegung bei Raumtemperatur max. 5 d lagerbar. Nach Ausgabe sollte eine Transfusion rasch erfolgen, eine Lagerung im Kühlschrank ist nicht möglich.

Durchführung der Transfusion

Die Durchführung einer Thrombozytensubstitution erfolgt im Wesentlichen analog zur Erythrozytentransfusion (▶ 2.3.2).

Besonderheiten:

- Die Durchführung der Kreuzprobe und des Bedside-Tests ist auch hier gesetzlich vorgeschrieben (Pat.-Identifizierung!), obgleich im klinischen Alltag oftmals nicht üblich. Möglichst AB0-kompatible Gabe. Allerdings ist dies aufgrund nicht immer vorrätiger Präparate nicht immer möglich. Eine minorinkompatible Transfusion beeinträchtigt das Ergebnis meist nicht, eine majorinkompatible zu etwa 40 %, wobei hier das Risiko einer hämolytischen Reaktion steigt. Bei Rhesus-(D-)neg. Patientinnen, bei denen in der Zukunft noch eine Schwangerschaft möglich ist, wird eine Anti-D-Prophylaxe empfohlen (**cave:** keine Zulassung in Deutschland).

- Dosierung von Thrombozytenpräparaten:
  - Erw. erhalten i. d. R. ein Pool- oder Zytapherese-TK → Inkrement von ca. 30 000/µl.
  - Ein Einzelspender-TK enthält ausreichend Thrombozyten für ein Äquivalent von 15 kg KG.
  - Neugeborene/Kleinkinder: 10 ml TK/kg KG.
- Der Transfusionserfolg wird – zumindest bei initialer Therapie – 1 h und 24 h post transfusionem kontrolliert. Erwarteter Anstieg: bei Einzelspender-TK ca. 5 000/µl, bei gepooltem oder Zytapherese-TK ca. 30 000/µl.
- Refraktärität: Neben allgemeinen Ursachen, die eine Thrombozytopenie bedingen (Fieber, Sepsis, Splenomegalie, Blutung etc.), ist eine AK-Bildung gegen thrombozytäre Antigene möglich:
  - HLA-AK: nach Polytransfusion, Schwangerschaft.
  - Thrombozytenspezifische AK: seltenere Variante, meist mit HLA-AK vergesellschaftet.
  - Bei Vorliegen von HLA-AK werden HLA-kompatible Thrombozyten verabreicht.

2.3.4 Gefrorenes Frischplasma (FFP)

Merke

FFP wird quarantänegelagert, d. h., es wird nach Gewinnung aus Vollblutspenden und anschließendem Einfrieren so lange gelagert (mind. 6 Mon.), bis eine erneute Testung auf HIV, HBV und HCV beim Spender neg. ist.

Indikationen

FFP enthält nichtaktivierte Faktoren des Gerinnungs- und Fibrinolysesystems sowie deren Inaktivatoren im physiologischen Gleichgewicht.

Einsatzgebiete:

- Ersatz der Gerinnungsfaktoren V und IX (keine Einzelkonzentrate vorhanden)
- Austauschtransfusionen
- Im Rahmen einer Plasmapherese bei TTP (▶ 6.15)
- Durch andere Maßnahmen nicht beherrschbare Störungen des Hämostasesystems

Durchführung der Transfusion

Die Transfusion erfolgt analog zum Vorgehen bei anderen Blutprodukten.

- Besonders zu beachten ist bei FFP,
  - dass auch hier die Durchführung eines Bedside-Tests gesetzlich vorgeschrieben (Pat.-Identifizierung!), obgleich im klinischen Alltag oftmals nicht üblich ist,
  - dass das Plasma rasch bei max. 37 °C aufgetaut werden soll,

Tab. 2.13 Indikationen für den Einsatz weiterer Blutprodukte

Blutprodukte	Indikationen
Immunglobuline	• Klinisch relevante AK-Mangelsyndrome bei hämatologischen Erkrankungen • Autoimmunerkrankungen (ITP [▶ 27.2.2], Myasthenia gravis etc.) • Primäre Immundefekte (z. B. Agammaglobulinämie Bruton)
Humanalbumin	• Ausgeprägte Hypovolämie • Massiver Blutverlust
Prothrombinkomplex-präparate	Mangel an Gerinnungsfaktoren (Faktoren II, VII, IX und X, Proteine C und S – sog. Prothrombinkomplex). **Cave:** erhöhte Thrombogenität, Möglichkeit massiver Thromboembolien!
Granulozytenkonzentrate	Im Rahmen von Studien bei schweren Infektionen im Rahmen langanhaltender Granulozytopenien

  - dass möglichst schnell infundiert wird,
  - dass auch hier eine Chargendokumentation erfolgen muss.
- 1 ml FFP/kg KG erhöht die Spiegel der Gerinnungsfaktoren um 1–2 %.

2.3.5 Sonstige häufig eingesetzte Blutprodukte

▶ Tab. 2.13.

Literatur

Querschnitts-Leitlinien (BÄK) zur Therapie mit Blutkomponenten und Plasmaderivaten, Gesamtnovelle 2020, 5. überarbeitete und aktualisierte Auflage 2021 (www.aerztekammer.de).

Richtlinie Hämotherapie, Gesamtnovelle 2017, umschriebene Fortschreibung 2021, (www.aerztekammer.de).

2.4 Maligne Ergüsse

Damian Rieke und Hannes Kroenlein

- Ergüsse bezeichnen Flüssigkeitsansammlungen in verschiedenen Körperhöhlen.
- Maligne Ergüsse sind direkt tumorbedingt und werden durch den Nachweis maligner Zellen gesichert.
- Paramaligne Ergüsse sind indirekt tumorbedingt, z. B. durch Hypoproteinämie oder portale Hypertonie, und durch fehlenden Tumorzellnachweis gekennzeichnet.
- Maligne Ergüsse sind immer Exsudate, paramaligne Ergüsse können Exsudate oder Transsudate sein (▶ Tab. 2.14).

2.4.1 Maligner Pleuraerguss

Definition

Maligner Erguss zwischen Pleura visceralis und Pleura parietalis.

2

Tab. 2.14 Unterscheidung zwischen Exsudat und Transsudat

Parameter	Transsudat	Exsudat
Spezifisches Gewicht	< 1 015	> 1 015
Gesamteiweißgehalt	< 30 g/l	> 30 g/l
Quotient aus Gesamteiweißgehalt im Punktat und Gesamteiweißgehalt i. S.	< 0,5	> 0,5
LDH-Aktivität	< 200 U/l	> 200 U/l
Quotient aus LDH-Aktivität im Punktat und LDH-Aktivität i. S.	< 0,6	> 0,6

Epidemiologie

- Häufige Komplikation fortgeschrittener Tumorerkrankungen.
- Alle bösartigen Tumoren können Pleuraergüsse verursachen. Die häufigsten Tumorentitäten sind:
  - Lungen-Ca: bis zu 40 %.
  - Mamma-Ca: bis zu 20 %.
  - Lymphome (NHL und Hodgkin-Lymphom): ca. 10 %.
  - Andere: gastrointestinale Tumoren, Ovarial-Ca, CUP-Syndrom etc.

Pathophysiologie

Physiologischerweise enthält der Pleuraraum eine geringe Menge an Flüssigkeit, die von der Pleura parietalis gebildet und von den Lymphgefäßen drainiert wird. Kommt es zu einer Störung des Flüssigkeitsgleichgewichts, entsteht ein Erguss. Dieser kann durch verschiedene Ursachen bedingt sein:

- Veränderte Permeabilität der Pleura
- Reduktion des intravaskulären onkotischen Drucks, z. B. durch Hypoproteinämie
- Erhöhte kapilläre Durchgängigkeit (capillary leakage)
- Erhöhter kapillärer hydrostatischer Druck (Herzinsuffizienz)
- Verminderte lymphatische Drainage, z. B. durch Lymphgefäßinvasion oder Verlegung des Ductus thoracicus

Klinik

Die Symptomatik ist abhängig vom Ausmaß des Ergusses, von der Dynamik der Ergussbildung, lokalen Entzündungszeichen und der respiratorischen Kapazität. Im Vordergrund steht i. d. R. eine Dyspnoe (bei > 50 % der Pat.), evtl. zusätzlich (trockener) Husten und thorakale bzw. pleuritische Schmerzen.

Merke
Mehr als 20 % aller Pat. mit malignen Ergüssen sind asymptomatisch.

Diagnostik

Internistischer Status

Pleuraergüsse sind ab einer Ausdehnung von ca. 500 ml im Rahmen einer sorgfältigen klinischen Untersuchung nachweisbar. Typische Befunde:

- Hyposonorer (gedämpfter) Klopfschall
- Abgeschwächtes oder aufgehobenes Atemgeräusch, oberhalb des Ergusses manchmal verschärftes Atemgeräusch
- Abgeschwächter Stimmfremitus

Bildgebung

- Sonografie:
  - Sehr sensitiv: Erguss ab einer Menge von ca. 50 ml nachweisbar
  - Zur Lokalisation einer möglichen Punktionsstelle geeignet
- Rö-Thorax: Erguss ab einer Menge von ca. 150 ml nachweisbar
- CT: Beurteilung von Pleuradicke, Schwarten und Thoraxwand

Histologie und Zytologie

- Diagnostische Punktion: i. d. R. bei unklarem oder neuem Pleuraerguss indiziert
- Pleurabiopsie: perkutan oder thorakoskopisch

Untersuchung des Punktats

- Maligne Ergüsse sind immer Exsudate (Unterscheidung Exsudat – Transsudat ▶ Tab. 2.14).
- Zytologie: Die Sensitivität des Nachweises maligner Zellen kann durch mehrmalige Punktionen erhöht werden.
- Mikrobiologische Untersuchung zum Ausschluss einer infektiösen Genese.

Therapie

Allgemeine Maßnahmen

> **Merke**
> Bei asymptomatischen Pat. mit geringem Erguss ist i. A. zunächst keine Therapie, sondern eine abwartende Haltung mit kurzfristigen Verlaufskontrollen indiziert.

Bei malignem Erguss sollte neben lokalen Therapiemaßnahmen (s. u.) in jedem Fall auch die systemische zytostatische Therapie der Grundkrankheit (s. u.) Berücksichtigung finden.

Systemische Therapie

Das Auftreten maligner Ergüsse stellt meist eine Ind. für eine systemische Therapie dar. Bei therapiesensitiven Malignomen führt diese häufig zur Symptomverbesserung und stellt somit auch ein palliatives Konzept dar.

Lokale Therapie

▶ Tab. 2.15.

Pleurapunktion: evtl. mit Saugdrainage. Der Pleuraraum sollte möglichst vollständig entleert werden. Günstige Ergebnisse in Form eines anhaltenden Therapieerfolgs sind bei Ergussmengen < 100–200 ml/24 h zu erwarten. Bei Mengen > 200 ml/24 h sollte eine Pleurodese in Kombination mit einer systemischen zytostatischen Therapie erwogen werden. Die Punktatflüssigkeit wird biochemisch, zytologisch und mikrobiologisch untersucht. Allein durch Punktion bzw. Drainage ist in bis zu 45 % der Fälle eine längerfristige Ergusskontrolle möglich.

2

Tab. 2.15 Lokale Therapieverfahren

Verfahren	Indikationen	Vorteile	Nachteile
Pleurapunktion	• Diagnosesicherung • Erste therapeutische Möglichkeit	Schnell durchführbar	• Nur kurzfristiger Effekt • Gefahr der Ergusskammerung • Meist keine komplette Ergussentfernung möglich
Pleuradrainage mit Pleurodese	Rezidivierender, symptomatischer maligner Erguss	Langfristiger Nutzen	• Invasiv • Schmerzhaft
Pleuroperitonealer Shunt	Evtl. bei erfolgloser Pleurodese	Effektiv	• Invasiv • Verlegung des Shunts • Aussaat in den Peritonealraum
Permanenter Pleurakatheter	Fehlende Lungenentfaltung, rezidivierender Pleuraerguss und reduzierter AZ	Ablassen in heimischer Umgebung, oft Spontanpleurodese	• Invasiv • Infektionsrisiko
Pleurektomie	Therapierefraktäre symptomatische Ergüsse	Sehr effektiv	• Invasiv • Thorakoskopischer Eingriff • Hohe Komplikationsrate

Cave

Lässt man sehr schnell sehr große Ergussmengen ab, besteht die Gefahr eines Lungenödems.

Anlage permanenter getunnelter Pleurakatheter (z. B. **PleurX®, ewimed®**): Sie kann bei rezidivierenden Ergüssen in der palliativen Therapiesituation zur Verbesserung der Lebensqualität und Minderung der Dyspnoe führen. Durch sichere Konnektoren können Pat. mit diesem speziellen Kathetersystem weniger invasiv ambulant versorgt werden. Durch die subkutan getunnelte Lage des Katheters mindert sich das Infektionsrisiko. In ca. einem Drittel der Fälle kann durch die Anlage eines solchen Katheters eine spontane Pleurodese erzielt werden.

Pleurodese: indiziert bei rasch nachlaufendem, rezidivierendem oder refraktärem malignem Erguss. Durch Induktion einer lokalen Entzündungsreaktion kommt es zur Fibrosierung und zum Verkleben der Pleurablätter. Eine wichtige Voraussetzung ist die Ausdehnung der Lungen nach Drainage der Ergussflüssigkeit. Eingeschränkte Anwendbarkeit bei gekammertem Erguss (im Vorfeld durch Sonografie ausschließen).

- Durchführung: Anlage der Thoraxdrainage, 3.–5. ICR, mittlere oder hintere Axillarlinie, wenn möglich, sonografisch gesteuert. Kontinuierliche Saugung des Pleuraraums (Unterdruck von 15–40 cm H_2O) bis zur vollständigen Entfaltung der Lunge. Beträgt die Ergussmenge < 100–200 ml/24 h, wird zusätzlich ein Lokalanästhetikum (z. B. 20 ml Lidocain 1 %) installiert und nachfolgend die Pleurodesesubstanz verabreicht. Danach die Saugung für 2–4 h abklemmen. In dieser Zeit soll sich der Pat. im Abstand von 15 min umlagern, um eine gleichmäßige Verteilung des Sklerosierungsmittels zu gewährleisten. Anschließend die kontinuierliche Saugung für mind. 24 h wieder anschließen (häufig

über 2–3 d notwendig). Beträgt die Ergussmenge < 100–200 ml/24 h, Drainage entfernen, andernfalls Pleurodese wiederholen.
- Substanzen zur Pleurodese:
  - Tetrazykline: Supracyclin, 10–20 mg/kg KG bzw. 500–1 000 mg in 50 ml NaCl-Lösung 0,9 %. Alternativ Doxycyclin (500–1 000 mg; evtl. wiederholte Applikation notwendig) oder Minocyclin (300 mg) – vergleichbares Effektivitäts- und NW-Spektrum. Remissionsrate: 70–86 %. Häufig (etwa 50 % der Pat.) starke lokale Schmerzen (analgetische Prophylaxe!).
  - Mitoxantron: 15–30 mg. Remissionsrate: 70–90 %. Wirkmechanismus: Sklerosierung, evtl. auch zytostatischer Effekt. NW: seltener starke Schmerzen als bei Tetrazyklinen. Trotz langsamer und geringer Resorption in die Blutbahn sind systemische NW möglich, v. a. Myelosuppression.
  - Bleomycin: 30(– 60) mg. Remissionsrate: ca. 70 %. Wirkmechanismus: Sklerosierung, evtl. zytostatischer Effekt. NW: seltener starke Schmerzen als bei Tetrazyklinen, dafür häufiger Temperaturanstieg. Trotz langsamer und geringer Resorption in die Blutbahn sind systemische NW möglich. Nachteil: höhere Kosten im Vergleich zu Mitoxantron und Tetrazyklinen.
  - Fibrin: Wirksamkeit vergleichbar mit Tetrazyklinen und Bleomycin. Sehr gute Verträglichkeit. Nachteile: Auftragung auf große Pleuraoberfläche schwierig, hohe Kosten.
  - Talkum: prinzipiell das effektivste Agens mit Remissionsraten von 90–95 %. Hauptnachteil: Notwendigkeit einer Thorakoskopie zur Insufflation (2,5–6 g); Instillation auch als Suspension (z. B. 2 g in 50 ml NaCl-Lösung 0,9 %) über Thoraxdrainage möglich, aber in geringerem Ausmaß untersucht und möglicherweise weniger effektiv. Weitere Nachteile: starke lokale Schmerzen, Entwicklung eines ARDS möglich (selten). Vorteile: hohe Effektivität, preisgünstig.

Chirurgie: z. B. pleuroperitonealer Shunt oder Pleurektomie. Nur in Einzelfällen bei therapierefraktären Ergüssen indiziert.

2.4.2 Maligner Aszites

Definition

- Flüssigkeitsansammlung im Peritonealraum
- Meist durch Peritonealkarzinose bedingt, selten durch portale Hypertonie

Epidemiologie

Maligner Aszites tritt am häufigsten bei folgenden Tumorentitäten auf:
- Ovarial-Ca
- Endometrium-Ca
- Mamma-Ca
- Kolon-Ca
- Magen-Ca
- Pankreas-Ca

Pathophysiologie

Differenzialdiagnostische Ursachen eines Aszites:
- Leberzirrhose (portale Hypertonie)
- Malignome

- Herzinsuffizienz
- Infektionen

Die Pathophysiologie des malignen Aszites ist noch nicht komplett verstanden. Beteiligte Mechanismen:

- Mechanisch: Obstruktion des lymphatischen Abflusses durch Tumorzellen.
- Erhöhte vaskuläre Permeabilität: Durch Zytokine (v. a. VEGF) kommt es zum Proteinverlust und konsekutiv zum Flüssigkeitsdurchtritt in den Intraperitonealraum.
- Aktivierung des Renin-Angiotensin-Aldosteron-Systems (RAAS) durch vermindertes intravasales Volumen.
- Portale Hypertonie/Hypalbuminämie bei (diffusem) Leberbefall.

Klinik

Bei kleinerer Aszitesmenge häufig keine Symptome. Symptome abhängig von der Flüssigkeitsmenge.

- Unspezifische gastrointestinale Beschwerden
  - Abdominelles Völlegefühl
  - Schmerzen
  - Obstipation
- Zunahme des Bauchumfangs, Gewichtszunahme
- Dyspnoe

Diagnostik

Internistischer Status

Ein Aszites ist ab einer Menge von ca. 1 000 ml im Rahmen einer sorgfältigen klinischen Untersuchung nachweisbar. Typische Befunde:

- Inspektion:
  - Leibumfang vergrößert
  - Verstrichener Bauchnabel
  - Evtl. Nabelhernie
- Palpation: „wandernde Flüssigkeitswelle“
- Perkussion: Flankendämpfung, bei Umlagerung verschieblich

Bildgebung

- Sonografie:
  - Sehr sensitiv: Aszites ab einer Menge von ca. 50 ml nachweisbar
  - Zur Lokalisation einer möglichen Punktionsstelle geeignet
- CT:
  - Peritonealkarzinose
  - Weitere intraabdominelle Veränderungen, z. B. Lebermetastasierung oder LK-Vergrößerungen

Histologie und Zytologie

Diagnostische Punktion: i. d. R. bei unklarem oder neuem Aszites indiziert.

Untersuchung des Punktats

- Unterscheidung Exsudat – Transsudat ▶ Tab. 2.14.

- Durch den Serum-Aszites-Albumin-Gradienten (SAAG) kann genauer zwischen Aszites mit und ohne portale Hypertonie unterschieden werden:
  - SAAG > 1,1 g/dl: portale Hypertonie.
  - SAAG < 1,1 g/dl: keine portale Hypertonie.
- Bei Nachweis von > 250 Granulozyten/µL Aszites liegt eine spontan bakterielle Peritonitis vor: kalkulierte antibiotische Therapie und mikrobiologischen Befund beachten.
- Sonderfall: Chylaskos (Lymphflüssigkeit) durch Arrosion der großen abdominellen Lymphgefäße.

Therapie

Systemische Therapie

- Chemotherapie: Bei chemotherapiesensiblen Tumoren stellt ein symptomatischer maligner Aszites meist eine Ind. für eine systemische Chemotherapie dar. Insbes. bei Ovarial-Ca bestehen hohe Remissionsquoten. Die Wahl des Zytostatikums ist von der Tumorentität abhängig.
- Diuretika: Bei hepatisch bedingtem Aszites (SAAG > 1,1 g/dl) zeigen Diuretika (Aldosteronantagonisten: Spironolacton, 100–200 mg/d; plus Schleifendiuretika: Furosemid, 20–40 mg/d) bei einigen Pat. Erfolg. Auch bei multifaktoriell bedingtem Aszites scheint es einen gewissen palliativen Effekt der Diuretika zu geben. Bei reiner Peritonealkarzinose sind Diuretika kein sinnvoller Therapieansatz.

Lokale Therapie

- Therapeutische Aszitespunktion (Parazentese): nur kurzfristig entlastend.
- Proteinverlust! Eine Beschränkung auf die Punktion einer Ergussmenge von < 2 l wegen der Gefahr des Eiweißverlusts ist nicht durch verlässliche Daten abgesichert. Auch die Substitution mit Humanalbumin ist nicht evidenzbasiert.
- Anlage eines getunnelten Dauerkatheters (▶ 2.4.1).
- Intraperitoneale Chemotherapie:
  - Bei einigen Entitäten, z. B. Ovarial-Ca, gute Wirksamkeit.
  - Substanzen: Auswahl von Substanzen mit möglichst geringer lokaler Toxizität bei hoher lokaler Wirksamkeit, z. B. Mitoxantron, Cisplatin, Carboplatin, Taxol, 5-FU, Melphalan oder Bleomycin.
- Peritoneovenöser Shunt:
  - Ind.: therapieresistenter symptomatischer Aszites.
  - Prinzip: Drainage des Aszites über einen Shunt mit Ventil in das venöse System.
  - Komplikationen: Shunt-Verschluss, Infektion, Gerinnungsstörung, Hypervolämie.

Literatur

Bibby AC, Dorn P, Psallidas I et al. ERS/EACTS statement on the management of malignant pleural effusions. Eur Respir J 2018 52(1): 1800349; DOI: 10.1183/13993003.00349-2018.

2.5 Psychoonkologie und psychiatrische Störungen bei Krebskranken

Bernd Flath

2.5.1 Psychoonkologie

Definition

- Psychoonkologie beschäftigt sich mit den wechselseitigen Beziehungen zwischen Psyche und Tumorerkrankung.
- Wissenschaftliche Fragestellungen:
  - Welchen Einfluss haben psychische Faktoren auf den Verlauf einer Tumorerkrankung?
  - Wie gehen Erkrankte mit der existenziellen Bedrohung durch eine Krebserkrankung um (Krankheitsverarbeitung)?
  - Welche psychiatrischen Störungen werden durch die Belastungen einer Krebserkrankung ausgelöst oder verstärkt und wie unterscheiden sich diese von Störungen nicht an Krebs Erkrankter?
  - Entwicklung spezifischer psychoonkologischer Therapieverfahren.
- Inhalte klinischer Arbeit: Beratung, Begleitung und psychotherapeutische Behandlung von Krebs-Pat. in verschiedenen Phasen ihrer Erkrankung.

Krankheitsverarbeitung

Definition

- Unter Krankheitsverarbeitung (Krankheitsbewältigung, Coping) sind psychische Prozesse zu verstehen, die es einer Person ermöglichen, sich an die physischen, psychischen und sozialen Folgen und Belastungen einer Krankheit so weit zu adaptieren, dass eine gewisse psychische Stabilität und eine subjektiv erträgliche Lebenssituation entstehen.
- Die Krankheitsverarbeitung läuft auf kognitiver, emotionaler und handlungsbezogener Ebene ab.

Was „optimale" Krankheitsverarbeitung ist, kann nicht „a priori" definiert werden, da die Stile der Krankheitsverarbeitung individuell sehr verschieden sind und in ihrer existenziellen Bedeutung letztlich nur von der einzelnen Biografie und Lebenssituation her verstanden werden können. Für ihre Beurteilung entscheidend ist, ob sie einer Person das „an sich Unerträgliche" der Krebserkrankung erträglicher machen können (**Kriterium der Adaptivität**). Gelingt dies nicht und entwickelt die betroffene Person psychische Symptome (Angststörung, Depression, Somatisierungsstörungen), muss die Krankheitsverarbeitung als misslungen angesehen werden.

Theorien zur Krankheitsverarbeitung

- Coping-Theorie (Modell von R.Lazarus):
  - Kognitive Theorie, die ursprünglich aus der Stressforschung und der Verhaltensmedizin stammt.
  - Beschreibt die **bewussten Anteile** der psychischen Adaptationsprozesse, die sich auf kognitiver, emotionaler und handlungsbezogener Ebene abspielen.
  - Coping-Strategien sind z. B. Verleugnung, Ablenkung, Optimismus, Informationssuche, Sinngebung, Religiosität.

  - Es ist wichtig, zu verstehen, dass die genannten Verhaltensweisen für sich gesehen nicht spezifisch für Coping-Prozesse sind, sondern ihre Bedeutung erst jeweils im Kontext der Krankheitsverarbeitung erhalten.
- Theorie der Abwehr (auf S. Freud zurückgehend):
  - Theorie, die aus der Psychoanalyse stammt.
  - Beschreibt **unbewusst ablaufende Prozesse,** die die Psyche vor unerträglichen Zuständen wie Angst, Scham oder Verlust des Selbstwertgefühls schützen sollen.
  - Unerwünschte Vorstellungen, Gefühle und Triebe werden durch die Abwehr neutralisiert bzw. in unbewusste Bereiche zurückgedrängt.
  - Abwehrmechanismen sind z. B. Verdrängung, Projektion und Regression.
- Die Abwehrmechanismen sind den Pat. nicht bewusst und auch für die Ärzte häufig schwer zu identifizieren.

Praktische Konsequenzen:
- Besonders im Umgang mit sog. schwierigen Pat. ist daran zu denken, dass scheinbar inadäquate Vorstellungen oder Verhaltensweisen Teil der Krankheitsverarbeitung sein können.
- Mit Verdrängung, Verleugnung und Widerständen sollte behutsam umgegangen werden. Eine „aggressive" Durchbrechung der Abwehr kann zum Zusammenbruch der Krankheitsverarbeitung und zur psychischen Dekompensation führen.
- Häufig wird eine eigenartige Mischung aus Wissen und Nichtwissen (bzw. Nicht-wissen-Wollen) beobachtet („Middle knowledge" nach A. D. Weisman). Auch hier ist es wichtig, dieses Phänomen als Abwehrmechanismus zu verstehen, da es sonst im Behandlungsteam einige Verwirrung hervorrufen kann („Pat. wurde nicht richtig aufgeklärt", „Wir haben doch alles besprochen" etc.).

Supportive Gesprächsführung bei Krebspatienten

Definition

- Therapeutische Gesprächsführung, die der Unterstützung stabiler psychischer Anteile und adaptiver Prozesse, der Entlastung von neg. Emotionen (Angst, Schuldgefühle, depressive Stimmung) und der Behebung dysfunktionaler Denkmuster dient.
- Ziel dieser Form der Gesprächsführung ist die psychische Stabilisierung, nicht aber die Aufdeckung und Durcharbeitung intrapsychischer Konflikte.

Methodik

- „Grundprinzipien" der supportiven Gesprächsführung bei Pat. mit Krebs:
  - Herstellung einer stabilen Beziehung.
  - Bereitschaft zum geduldigen und aktiven Zuhören.
  - Behutsame, den Bedürfnissen des Pat. angepasste Information über Krankheit, Therapie, Prognose und auch soziale Hilfsangebote.
- Beziehung:
  - Eine stabile therapeutische Beziehung sollte Halt und Sicherheit geben und Raum für Aussprache und emotionale Entlastung bieten.
  - Vom Arzt fordert sie Zuwendung, Geduld, Zuverlässigkeit und Authentizität.
  - Für die Herstellung einer helfenden Beziehung sind wichtig: Gesprächsangebote in störungsfreier Umgebung, Vermeidung von Hektik und Unkonzen-

triertheit, nonverbale Zuwendung (Blickkontakt; nicht stehen, sondern ans Krankenbett setzen etc.), verlässliche Absprachen, Vermittlung von Wertschätzung, empathisches Verstehen.
- Zuhören:
  – Die Bereitschaft zum aktiven Zuhören ist vermutlich das wichtigste therapeutische „Werkzeug". Zuhören ermöglicht emotionale Entlastung („Katharsis") durch Aussprache der seelischen Nöte. Die Möglichkeit über ihre Probleme, Ängste, Kränkungen oder Schuldgefühle zu sprechen, hilft Pat., diese Belastungen selbst besser zu verstehen und neu zu bewerten. Ärzten gibt sie Ansatzpunkte für Information, Beruhigung irrationaler Ängste und Vermittlung von Hoffnung.
  – Aktives Zuhören bedeutet: Stellen offener Fragen, nonverbales Zeigen von Aufmerksamkeit, nicht vorzeitig zu unterbrechen, Stellen von Zwischenfragen, die Interesse signalisieren und zum Weitersprechen ermuntern, empathische Äußerungen, Ermutigung zur Schilderung von Gefühlen.
- Information:
  – Mangel an Wissen über die Krankheit, irrige subjektive Krankheitstheorien und die Unfähigkeit, die Erkrankung im Rahmen des jeweiligen eigenen Erfahrungs- und Wissenshorizonts einzuordnen, führen zu Hilf- und Hoffnungslosigkeit. Informationen über die Krankheit, ihre Therapie und Möglichkeiten der sozialen Unterstützung helfen, mit der Erkrankung umgehen zu können, sie zu verstehen und Ansätze für neue Hoffnung zu finden.
  – Informationsvermittlung im Rahmen eines supportiven Gesprächs erfordert:
    – Informationsstand des Pat. erfragen.
    – Verstehen, welche subjektive Krankheitstheorie zugrunde liegt.
    – Verstehen, welche Mechanismen der Krankheitsverarbeitung ablaufen.
    – Hiervon ausgehend, Informationen in kleinen Portionen zu übermitteln.
    – Immer wieder rückzufragen; emotionale Reaktionen zu identifizieren und zu verbalisieren.
    – Dysfunktionale Ansichten (irrationale Ängste, Schuldgefühle etc.) ernst zu nehmen und vorsichtig zu korrigieren.
    – Pat.-Ressourcen zu identifizieren, zu benennen und zu unterstützen.

Praktische Hinweise

- Die ärztliche Gesprächsführung sollte als ein wichtiges therapeutisches Instrument ernst genommen werden.
- Ärzte/Ärztinnen sollten trainieren, Phänomene der Übertragung und der Gegenübertragung zu erkennen und zu reflektieren (Welche Gefühle, Reaktionen, Assoziationen etc. ruft der Pat. in mir hervor? Was könnte dies bedeuten?).
- Die Teilnahme an Balint-Gruppen, Supervisionen und Kursen in psychosomatischer Medizin oder ein Kommunikationstraining können hier helfen.
- Offene Fragen und Bereitschaft zum geduldigen Zuhören sind die Schlüssel zu einem gelingenden supportiven Gespräch.

Häufige Fehler

- Frühzeitiges und häufiges Unterbrechen des Pat.
- Zu frühes Normalisieren („Es ist völlig normal, dass man in Ihrer Situation Angst hat" oder „Das geht allen so")

- Vorzeitiges und unrealistisches Beruhigen („Das wird schon wieder“ oder „Wir schaffen das“)
- Nichteingehen auf emotionale Äußerungen
- Wechsel des Themas, wenn das Gespräch auf psychische Probleme kommt
- Monologisieren
- Überbetonung von Sachinformation gegenüber dem empathischen Verstehen

2.5.2 Psychiatrische Störungen bei Krebskranken

Grundlagen

- Eine Krebserkrankung bringt neben den physischen auch schwere psychische, soziale, existenzielle und spirituelle Belastungen mit sich, die umfangreiche psychosoziale Adaptationsleistungen erfordern, die nicht immer optimal gelingen.
- Eine unzureichende Adaption kann präexistente psychische Störungen verstärken, oder auch eine psychische Störung erst auslösen.
- Auch somatische Mechanismen und Medikamente spielen in der Pathogenese von psychiatrischen Syndromen bei Pat. mit Tumoren eine wichtige Rolle, bes. in der Terminalphase einer Krebserkrankung.
- Somatische wie auch psychische Prozesse müssen als – häufig auch koexistierende – pathogenetische Faktoren in der Entstehung psychiatrischer Störungen bei Krebskranken in Betracht gezogen werden.
- Grundkenntnisse in Diagnostik und Therapie häufiger psychiatrischer Syndrome bei Krebs-Pat. sollten deshalb alle in der Hämatologie und Onkologie Tätigen besitzen.
- Folgende psychiatrische Störungen sind bei Tumor-Pat. besonders häufig:
  - Depression.
  - Angststörungen.
  - Delirium und Demenz.

Depression

Definition

- Affektive Störung, die v. a. durch folgende Kernsymptome gekennzeichnet ist:
  - Depressive Stimmung.
  - Anhedonie (verminderte emotionale Resonanzfähigkeit, Unfähigkeit, sich zu freuen).
- Daneben finden sich weitere Symptome in folgenden psychischen Bereichen:
  - Kognitiv, z. B. neg. Selbst- und Weltbild.
  - Motivational: verminderter Antrieb.
  - Vegetativ: Schlafstörungen, Appetitverlust.

Pathogenese von Depression bei Tumor-Pat.

- Psychologische Faktoren:
  - Emotionaler Stress durch:
    - Maladaptive Krankheitsverarbeitung
    - Gefühle der Hilflosigkeit oder Überforderung
  - Hoffnungslosigkeit
  - Reaktivierung vorbestehender intrapsychischer Konflikte durch die Krebserkrankung

- Somatische Faktoren:
  - Proinflammatorische Zytokine wie IL-6 und Interferone
  - Deregulation der HPA-Achse (Hypothalamus-Hypophysen-Nebennieren-Achse)
- Direkte Schädigung des ZNS:
  - Metastasen
  - Enzephalitis
- Medikamente z. B.:
  - Glukokortikoide
  - Bestimmte Zytostatika (z. B. Vinca-Alkaloide)

Häufigkeit von Depressionen bei Tumor-Pat.

- Die Literaturangaben liegen bei 10–20 % für schwere Depressionen und zusätzlich bei ca. 20 % für leichte depressive Störungen.
- Die berichteten Prävalenzen unterliegen aufgrund unterschiedlicher diagnostischer Instrumente und unterschiedlicher Patientenkollektive einer breiten Streuung.

Risikofaktoren für eine Depression bei Tumor-Pat.

- Unkontrollierte Schmerzzustände
- Frühere depressive Episoden
- Schlechter AZ
- Bestimmte Tumorarten
- Pankreas-Ca, HNO-Tumoren
- Bestimmte Medikamente
  - Kortikosteroide
  - Asparaginase
  - Interferone
  - Vinca-Alkaloide

Diagnose einer Depression bei Tumor-Pat.

- Entscheidend ist, an das Vorliegen einer Depression zu denken und gezielt danach zu fragen!
- Kernsymptome:
  - Depressive Stimmung.
  - Verlust von Interesse oder Freude an nahezu allen Aktivitäten (Anhedonie).
  - Alle Pat. sind nach diesen Kernsymptomen zu fragen.
  - Allein durch die Frage nach depressiver Stimmung und Anhedonie können depressive Pat. mit hoher Sensitivität und Spezifität entdeckt werden.
- Besteht eine depressive Stimmung oder eine Anhedonie, wird gezielt nach den weiteren Symptomen einer Depression gefragt (▶ Abb. 2.1).

Merke

Nach DSM-5 müssen mind. 5 Symptome vorhanden sein, davon mind. 1 Kernsymptom (Anhedonie, depressive Stimmung), um eine schwere Depression (Major-Depression) diagnostizieren zu können. Bestehen eines der Kernsymptome und insgesamt < 5 Symptome, kann eine leichte Depression oder eine Anpassungsstörung angenommen werden.

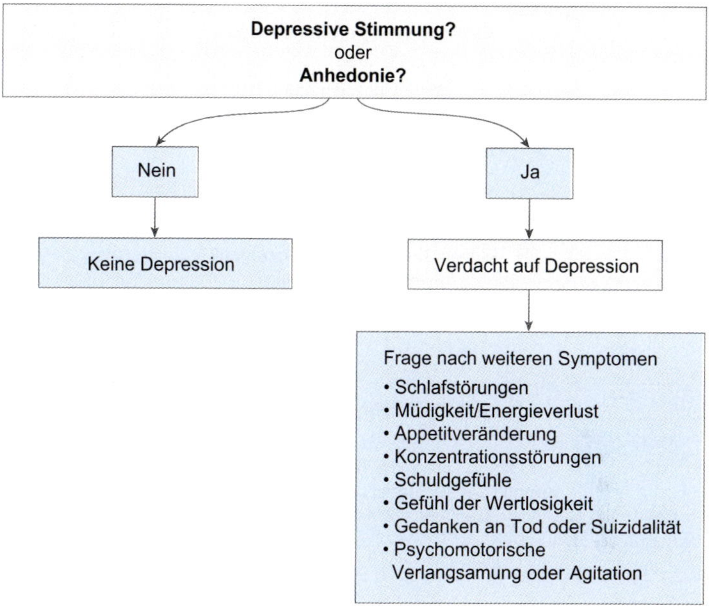

Abb. 2.1 Anamnese zur Diagnostik einer Depression [L157]

Praktische Hinweise zur Depressionsdiagnostik:

- Fragen nach depressiver Stimmung können in jedes Anamnesegespräch integriert werden.
- Schema zu Fragen nach depressiver Stimmung: ▶ Abb. 2.2.
- Wichtig ist, nicht nur auf die **Inhalte der Antworten** zu achten, sondern auch die **Art, wie sie gegeben werden,** zu beobachten (Intonation, Gesichtsausdruck, Haltung etc.).
- Weiterhin ist auf die **emotionale Schwingungsfähigkeit** während des Gesprächs zu achten: Zeigt Pat. Emotionen? Verändern diese sich während des Gesprächs, z. B. Lächeln?
- Als Screeninginstrumente haben sich folgende Fragebögen zur Depressionsdiagnostik bewährt:
  - Hospital-Anxiety-and Depression-Scale (HADS).
  - Patientenfragebogen PHQ-9 (deutsche Version).

Differenzialdiagnose einer Depression bei Tumor-Pat.

- Trauerreaktion: Hier steht das Verlusterleben im Vordergrund. Es fehlen Anhedonie und Antriebsstörung.
- Demenz: Schwer depressive Pat. können aufgrund von Konzentrationsstörungen, Denkverlangsamung und Antriebsstörung für dement gehalten werden. Kernsymptom einer Demenz ist jedoch die mnestische Störung, wie sie bei der Depression so nicht vorkommt.
- Demoralisation: Das Konzept der Demoralisation gewinnt in der Psychoonkologie zunehmend an Bedeutung. Es beschreibt einen Zustand der Hilf- und Hoffnungslosigkeit, meist verbunden mit einem Verlust an Lebenssinn. Die

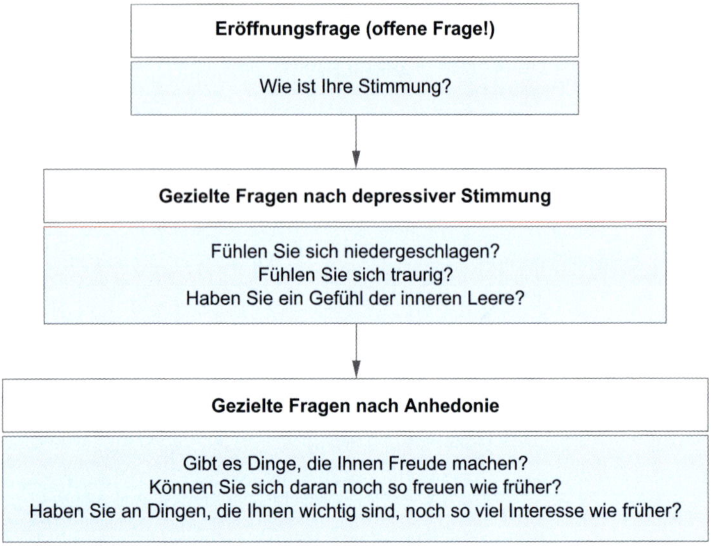

Abb. 2.2 Schema zu Fragen nach depressiver Stimmung [L157]

Betroffenen haben das Gefühl, die Belastungen der Erkrankung nicht mehr bewältigen zu können. Im Gegensatz zur Depression liegt der Schwerpunkt der Störung im kognitiven Bereich, psychotherapeutische Interventionen können daher oft rasche Besserung bewirken.

Therapie der Depression bei Tumor-Pat.

Therapeutisches Vorgehen

Die Therapie von Depressionen ruht – wie auch bei nicht somatisch erkrankten Pat. mit Depressionen – auf 3 Säulen:

- Ärztliches Gespräch
- Pharmakotherapie
- Psychotherapie

Ärztliches Gespräch

Das Gespräch mit depressiven Pat. ist gleichsam der Ausgangspunkt jeder Therapie. Es soll einerseits selbst schon therapeutische Wirkung haben – also Beziehung herstellen, Entlastung bringen und helfen, den Zustand der Depression zu verstehen –, andererseits auch Motivation und Verständnis für eine Pharmako- oder Psychotherapie schaffen. Die Vorgehensweise orientiert sich an den Ausführungen zur supportiven Gesprächsführung (▶ 2.5.1). Häufig können bei leichten Depressionen und Demoralisation allein schon solche Gespräche eine deutliche Erleichterung bringen.

Pharmakotherapie

- Die Pharmakotherapie der Depression ist dank neuerer, rezeptorspezifischerer und daher NW-ärmerer Antidepressiva relativ einfach und sicher. Sie ist – bes. bei schweren Depressionen – oftmals der einzige Weg, eine Stimmungsaufhellung und eine Verbesserung der Lebensqualität zu erreichen. **Praktische**

Hinweise: Die vielen auf dem Markt befindlichen Antidepressiva unterscheiden sich weniger in den Wirkungen als vielmehr in ihren NW und WW mit anderen Pharmaka. Die Auswahl sollte sich daher an NW-Spektrum und Komedikation orientieren. Folgende Substanzgruppen stehen zur Verfügung:
- SSRI (selektive Serotoninwiederaufnahmehemmer).
- SSNRI (selektive Serotonin- und Noradrenalinwiederaufnahmehemmer).
- NaSSA (noradrenerge und spezifisch serotonerge Antidepressiva).

- Besonders zu beachten ist die Hemmung bestimmter Cytochrom-P450-Isoenzyme und die daraus resultierende Hemmung des oxidativen Metabolismus bestimmter Medikamente.
- Bei Komedikation mit dem CDK4/6-Inhbitor Ribociclib (Therapie des Mamma-Ca) ist die QT-Zeit-Verlängerung durch einige Antidepressiva zu beachten!
- Mit dem Wirkungseintritt der antidepressiven Therapie ist erst nach 2–3 Wo. zu rechnen. Hierauf sollten Pat. aufmerksam gemacht werden, damit es nicht zu einem vorzeitigen Therapieabbruch wegen vermeintlicher Unwirksamkeit kommt.
- Bestehen Schlafstörungen oder ängstliche Unruhe, ist Mirtazapin zu empfehlen, da die sedierende Wirkung als zusätzliches therapeutisches Prinzip genutzt werden kann.
- Durch eine geringe Hemmung von Cytochrom-P450-Isoenzymen zeichnen sich Escitalopram, Citalopram, Venlafaxin und Mirtazapin aus. Zur Übersicht über geeignete Antidepressiva in der Onkologie und ihre pharmakologischen Eigenschaften ▶ Tab. 2.16.

Tab. 2.16 Eigenschaften einiger für die Onkologie geeigneter Antidepressiva

Substanz	Substanzklasse	Startdosis	Zieldosis	Wirkungsprofil	NW
Citalopram	SSRI	20 mg/d	20 mg/d (max. Dosis 40 mg/d)	Nicht sedierend	• Nausea • Innere Unruhe • Kopfschmerzen • Schwindel • Risiko von GI-Blutungen • Hyponatriämie
Escitalopram	SSRI	10 mg/d	10 mg/d (max. Dosis 20 mg/d; 10 mg/d bei Pat. > 65 J.!)	Nicht sedierend. Möglicherweise rascherer Wirkungseintritt als andere SSRI	• Nausea • Innere Unruhe • Kopfschmerzen • Risiko von GI-Blutungen • Hyponatriämie • QT-Zeit-Verlängerung! **Cave** Komedikationen
Mirtazapin	NaSSA	Initial 7,5 mg abends	15–30 mg/d (max. Dosis: 45 mg/d)	Sedierend	• Müdigkeit • Benommenheit • Appetitsteigerung
Venlafaxin	SSNRI	37,5 mg/d Retardierte Arzneiform verwenden!	75 mg/d (max. Dosis 225 mg/d)	Nicht sedierend	• Nausea • Innere Unruhe • Kopfschmerzen • Schwindel

- Bei bestimmten Substanzen ist auch, v. a. mit anderen Medikamenten (z. B. Ribociclib in der Therapie des Mamma-Ca!), auf eine QT-Zeit-Verlängerung zu achten.

Psychotherapie

- Eine Psychotherapie ist bes. für ambulante depressive Pat. mit längerer Lebenserwartung bzw. kurativem Therapieziel geeignet.
- In der Behandlung der Depression bei Krebskranken haben sich folgende Psychotherapieverfahren empirisch als wirksam erwiesen: kognitive Verhaltenstherapie, interpersonelle Psychotherapie.
- Weiterhin werden auch verschiedene tiefenpsychologisch bzw. psychoanalytisch fundierte Psychotherapieverfahren erfolgreich eingesetzt.
- Für Pat. in palliativer Therapiesituation mit limitierter Lebenserwartung sind die „klassischen" Psychotherapieformen zur Behandlung einer Depression wegen des hohen Zeitaufwands, der Belastungen weniger geeignet.
- Mittlerweile wurden auch spezifische Therapieverfahren für Pat. mit fortgeschrittenen Tumorerkrankungen entwickelt (z. B. CALM, s. Fitzgerald und Rodin 2012).

Merke

Für die psychotherapeutische Betreuung depressiver Krebs-Pat. ist Erfahrung mit onkologischen Pat. wichtig, weil Schwere der Erkrankung, Komplexität der somatischen und psychischen Symptomatik und existenzielle Bedrohung durch die Erkrankung oft überfordern. Der Einsatz spezifischer Therapieverfahren ist vorzuziehen (z. B. CALM).

Delir

Definition

- Bei einem Delir handelt es sich um eine akute, durch eine organische Ursache ausgelöste psychische Störung, deren Kernsymptome Störungen des Bewusstseins und/oder der Aufmerksamkeit sind. Veraltete Begriffe: akut-exogener Reaktionstypus (n. Bonhoeffer 1908), Durchgangssyndrom (n. Wieck 1961).
- Der Begriff des Delirs (ICD-10) bzw. des „Deliriums" (DSM-IV) beschreibt alle akuten exogenen Psychosen und ist nicht ätiologisch auf ein „Entzugsdelir" o. Ä. festgelegt

Ursachen und Pathogenese

- Wichtig ist, zu verstehen, dass ein Delir bei onkologischen Pat. oft **multifaktorieller Genese** ist. Das klinisch relativ uniforme Syndrom kann durch sehr verschiedene Noxen induziert werden. Vermutlich bewirken diese über eine gemeinsame pathophysiologische Endstrecke, bei der eine Dysbalance von Neurotransmittern mit Überschuss von Dopamin und Mangel an Acetylcholin eine zentrale Rolle spielen dürfte, das ätiologisch unspezifische klinische Bild.
- Daher müssen bei einem Delir alle auch nur potenziell als auslösend oder prädisponierend infrage kommenden Faktoren identifiziert und – soweit dies möglich ist – ausgeschaltet werden.
- Prädisponierende Faktoren:
  - Höheres Lebensalter.
  - Vorbestehende kognitive Beeinträchtigung (bis hin zur Demenz).
  - Fortgeschrittene Erkrankung, schlechter AZ.

  - Polypharmazie.
  - Dehydratation.
  - Depression.
  - Eingeschränkte Hör- und Sehfähigkeit.
- Auslösende Faktoren:
  - Organinsuffizienzen: Niere, Leber, Herz, Lunge.
  - Medikamente: Benzodiazepine, Opioide, Anticholinergika, Steroide, Chemotherapeutika.
  - Intrakranielle Prozesse: Hirnmetastasen, Meningeosis carcinomatosa, Meningitis, Enzephalitis.
  - Infektionen: septische Enzephalopathie.
  - Metabolische Störungen: Dehydratation, Hyperkalzämie, Hyponatriämie.
  - Entzug: Alkohol, Benzodiazepine.

Klinik

- Bewusstseinsstörung: Somnolenz, Sopor, Koma.
- Aufmerksamkeitsstörung (frühes Symptom, oft übersehen):
  - Gestörte Konzentrationsfähigkeit.
  - Vermehrte Ablenkbarkeit.
- Störungen der Kognition:
  - Gestörte Orientierung zu Ort, Zeit, Person und/oder Situation.
  - Inkohärentes Denken.
  - Wahnsymptomatik.
- Störungen der Wahrnehmung:
  - Illusionäre Verkennung: Vorhandene Objekte werden als etwas anderes wahrgenommen, z. B. eine Injektionsspritze wird für eine Waffe gehalten.
  - Halluzinationen akustischer oder optischer Art: Wahrnehmung nicht vorhandener Objekte, z. B. Sehen nicht wirklich anwesender Personen.
- Vermehrte psychomotorische Aktivität, z. B. Nesteln, motorische Unruhe, Weglauftendenzen.
- Verminderte psychomotorische Aktivität:
  - Apathie.
  - Fehlende oder verlangsamte Zuwendung auf Ansprache.
- Gestörter Schlaf-Wach-Rhythmus.
- Affektive Störungen:
  - Angst.
  - Aggressivität.
  - Depressivität.
  - Euphorie.
- Akuter (Stunden, Tage) Beginn.
- Fluktuierender Verlauf.

Formen des Delirs:

- Hyperaktives Delir:
  - Starke motorische Unruhe.
  - Wahnsymptomatik.
  - Halluzinationen, illusionäre Verkennung.
  - Aggressivität.
  - Tachykardie, Schwitzen.
  - Prototyp: Alkoholentzugsdelir (kann aber auch bei vielen anderen Ätiologien auftreten).

- Hypoaktives Delir:
  - Somnolenz, Sopor bis zum Koma.
  - Verlangsamung.
  - Verminderte motorische Aktivität.
  - Prototyp: hepatische Enzephalopathie, jedoch wiederum bzgl. der Ätiologie unspezifisch.
- Mischformen: Hyper- und hypoaktive Phasen wechseln sich ab.

Häufigkeit und klinische Bedeutung

- 10–15 % aller Krankenhaus-Pat. entwickeln während ihres stationären Aufenthalts ein Delir.
- Das Delir ist bei schwer kranken Pat., insbes. auch in Onkologie und Palliativmedizin, extrem häufig! Es wird allerdings viel zu selten frühzeitig erkannt.
- Ca. 30–50 % der internistischen Pat. in einem Alter > 70 J. entwickeln während ihres Krankenhausaufenthalts eine delirante Episode.
- Bis zu 44 % aller hospitalisierten Tumor-Pat. haben kognitive Störungen.
- 88 % aller Pat., die in einer prospektiv untersuchten Kohorte von Pat. einer Palliativeinheit verstarben, entwickelten terminal ein Delir [Lawlor et al. 2000].
- Bes. bei älteren Pat. kann eine delirante Symptomatik der einzige Hinweis auf eine schwere somatische Störung (Enzephalitis, Pneumonie, Sepsis) sein.

Diagnostik

- Das Delir ist eine klinische Diagnose. Während schwere Verwirrtheitszustände kaum zu verkennen sind, entgehen leichtere Formen oder Frühstadien meist der Diagnose. Hier ist bes. auf diskrete Aufmerksamkeits-, Orientierungs- oder Denkstörungen zu achten:
  - Verzögerte Zuwendung auf Ansprache.
  - Unkonzentriertheit, leichte Ablenkbarkeit.
  - Unsichere Orientierung, v.a. zeitlich und zur zeitlichen Einordnung von Ereignissen (Zeitgitterstörung).
  - Weitschweifige oder assoziativ gelockerte Gedankengänge.
  - Eingeengtes, verarmtes Denken: Das Denken kreist perseverierend um ein Thema, ohne dass der Pat. fähig ist, es produktiv zu bearbeiten.
- An ein Delir ist auch zu denken bei folgenden Hinweisen:
  - Starke Unruhe, Nesteln.
  - Unklare Angstzustände.
  - Misstrauisches oder aggressives Verhalten.
  - „Skurrile" Gedankengänge bis hin zu paranoiden Vorstellungen.
  - Veränderter Schlaf-Wach-Rhythmus (nächtliche Unruhe).
- Von großer Wichtigkeit ist die Fremdanamnese (Angehörige, Pflegepersonal):
  - Wurden eine Wesens- oder Verhaltensveränderung (z.B. friedlicher, zugewandter Pat. wird misstrauisch, aggressiv) bemerkt?
  - Seit wann besteht diese Veränderung?
  - Fluktuiert die Störung?
  - Wie ist das Schlafverhalten?

Diagnostisches Vorgehen

- 1. Schritt: psychopathologische Diagnose des Delirs (Bewusstseins-, Aufmerksamkeits-, Orientierungsstörung)
- 2. Schritt: psychopathologische Differenzialdiagnose (Demenz? Depression?)

- 3. Schritt: vollständige klinische Untersuchung (Herdneurologische Auffälligkeiten? Meningismus? Gruppierte Bläschen als Hinweis auf eine Herpes-zoster-Enzephalitis? Herzrhythmusstörungen? Herzgeräusche? Lungenstauung? Zyanose? Hinweise auf eine Sepsis? Hinweise auf eine abdominelle Infektionsquelle?)
- 4. Schritt: Medikamentenanamnese (Auflistung aller potenziell delirogenen Substanzen)
- 5. Schritt: Labordiagnostik (Kalzium- und Glukosespiegel, Aktivitäten von GOT und GPT, Bilirubin i. S., Quick-Wert, Kreatinin- und Harnstoffspiegel, CRP)
- 6. Schritt: apparative Diagnostik (Rö-Thorax, EKG)
- 7. Schritt: apparative neurologische Diagnostik (cMRT, cCT, Liquordiagnostik, EEG)

In der Onkologie relevante Differenzialdiagnosen

- Demenz:
  - Chron. Verlauf.
  - Mnestische Störungen stehen im Vordergrund.
  - Normalerweise keine Bewusstseinsstörungen.
- Depression:
  - Keine Orientierungsstörungen.
  - Keine Bewusstseinsstörungen.
  - Keine Wahrnehmungsstörungen.
  - Denken kann verlangsamt sein, bleibt aber kohärent.
- Weitere Differenzialdiagnosen:
  - Nicht konvulsiver Status epilepticus
  - Angstzustände, Panikattacken.
  - Vorbestehende schizophrene Psychose.

Therapie

Die Therapie des Delirs besteht aus 3 Komponenten, denen je nach klinischer Situation unterschiedliche Bedeutung zukommt:

- Identifizierung und Beseitigung auslösender oder prädisponierender Faktoren, z. B.
  - Absetzen oder Umsetzen delirogener Medikamente (z. B. Austausch von Morphin durch Hydromorphon, bei dem es bei Niereninsuffizienz nicht zur Retention aktiver Metaboliten kommt)
  - Therapie von Infektionen
  - Rehydratation
  - Behandlung einer Meningeosis carcinomatosa oder von Hirnmetastasen
  - Sauerstoffgabe bei Hypoxämie
  - Rekompensierung einer Herzinsuffizienz
- Nichtpharmakologische Maßnahmen:
  - Schaffen einer ruhigen Atmosphäre
  - Zuwendung, Beruhigung
  - Reorientierung: Pat. immer wieder über Zeit und Ort informieren, Sehhilfen geben, sichtbare Uhren anbringen
  - Schlafregulation
  - Krankengymnastik, Mobilisation
- Psychopharmakotherapie:
  - Neuroleptika zur Therapie der produktiven psychotischen Symptomatik (Halluzinationen, Wahn): Haloperidol (3 × 0,5–2 mg/d p. o.), Risperidon (2 × 1–3 mg/d p. o.), Olanzapin (2 × 2,5–10 mg/d p. o.)

- Anxiolytika bei Angst und Agitation: Lorazepam (2–3 × 0,5–1 mg/d p. o.), Midazolam (1 mg/h als kontinuierliche i. v. Infusion, Steigerung auf bis zu 100 mg/24 h)

Allgemeine Therapieregeln:

- Ein Delir bei Pat. mit fortgeschrittener Tumorerkrankung hat oft multiple Ursachen. Es müssen deshalb rasch alle potenziell auslosenden Faktoren eliminiert und nicht bloß auf einzelne, als wahrscheinliche Verursacher vermutete Faktoren fokussiert werden.
- Es muss unterschieden werden, ob es sich um ein **terminales Delir** handelt oder um eine **Komplikation bei einem nicht moribunden Patienten.** Im ersteren Fall steht die pharmakologische Symptomenkontrolle im Vordergrund, im letzteren Fall ist von einer Reversibilität auszugehen; hier sind Identifikation und Elimination potenzieller Ursachen am wichtigsten.
- Bei einem nichtterminalen Delir zunächst Versuch, durch Beseitigung auslösender Faktoren und nichtpharmakologische Maßnahmen eine Besserung zu erreichen. Erst dann Pharmakotherapie beginnen.
- Eine neuere randomisierte Studie stellte die Wirksamkeit der Neuroleptika Haloperidol und Risperidon bei Pat. in Palliativeinrichtungen infrage (Agar et al. 2016). Ihr Einsatz ist deshalb kritisch zu sehen, nichtpharmakologischen Ansätzen ist der Vorzug zu geben.
- Die Beurteilung des Therapieerfolgs ist aufgrund des typischerweise fluktuierenden Verlaufs schwierig. Es muss deshalb immer wieder eine Re-Evaluation erfolgen.

Angststörungen

Merke

Krebs ist eine lebensgefährdende Krankheit und wird allgemein als extreme existenzielle Bedrohung wahrgenommen. Tumorerkrankungen sind deshalb immer hochgradig angstbesetzt. Insofern ist Angst bei Pat. mit Krebs eine normale Reaktion und zunächst nicht pathologisch. Dennoch können Angstzustände und Angstattacken zu einer erheblichen Beeinträchtigung der Lebensqualität sowie der Entscheidungs- und Handlungsfähigkeit führen. Sie können auch über das im Verhältnis zur realen Bedrohung zu erwartende Maß hinausgehen. Erst in solchen Fällen wird von einer Angststörung gesprochen. Neben Depression und Demoralisation sind Angststörungen die wichtigsten psychischen Störungen bei Tumorkranken.

Definition

Psychischer Zustand, der durch das Gefühl einer Bedrohung, somatische Reaktionen wie Tachykardie, Tachypnoe, Schwitzen und motorische Unruhe sowie bedrohliche Gedanken und Vorstellungen gekennzeichnet ist.

- Angst, die nicht auf ein bestimmtes Objekt gerichtet ist, sondern eher als ein diffuses Angstgefühl beschrieben wird, nennt man „diffuse Angst“ oder „frei flottierende Angst“ (Freud).
- Angst, die auf ein bedrohliches Objekt (hierunter können auch eine bestimmte, bedrohlich wahrgenommene Situation, Schmerzen, Therapien etc. verstanden werden) gerichtet ist, kann realistisch sein (wenn sie der realen Bedrohung entspricht) oder neurotisch bzw. phobisch (wenn sie unbegründet oder übertrieben ist).

Einteilung und Vorkommen von Angststörungen bei Tumorkranken

Nosologisch können Angststörungen in 3 Kategorien zusammengefasst werden:

- Organische Angsterkrankung: Angst als Symptom einer organischen Erkrankung, z. B. bei pulmonalen Metastasen mit schwerer Dyspnoe oder ausgelöst durch Steroide
- Reaktionen auf schwere Belastungen als Anpassungsstörungen: Anpassungsstörung mit ängstlicher oder gemischt ängstlich-depressiver Symptomatik („gestörte Krankheitsverarbeitung")
- Angsterkrankungen im engeren Sinne:
  - Generalisierte Angststörung
  - Panikattacken
  - Phobien

Bei Tumor-Pat. stehen sicherlich Anpassungsstörungen – also an sich realistische Ängste, die aber nicht bewältigt werden können – im Vordergrund. Häufig ist die Angstsymptomatik mit einer depressiven Symptomatik vergesellschaftet. Eine ängstliche Symptomatik findet sich bei ca. 20 % der Pat. mit einem Tumor.

Spezifische Angststörungen bei Krebserkrankten, die auch noch lange nach kurativer Therapie persistieren können, sind:

- Progredienzangst (Herschbach 2005)
- Rezidivangst (fear of recurrence)

Auch diese Ängste sollten erst als pathologisch angesehen werden, wenn sie überproportional und dysfunktional sind.

Differenzialdiagnostik schwerer Angstzustände

Neben Angststörungen aufgrund schwerer Belastungen, Anpassungsstörungen und Angsterkrankungen im engeren Sinne muss immer auch an andere Ursachen gedacht werden:

- Organische Angst:
  - Kardiovaskuläre Komplikationen: Lungenembolie, Lungenmetastasen, Pleuraergüsse, Schock
  - Endokrine Störungen: Hyperthyreose, Hyperkortisolismus, Karzinoidsyndrom
  - Zentralnervöse Störungen: Hirnmetastasen, Temporallappenepilepsie
  - Entzugssymptomatik: Alkohol, Benzodiazepine
- Andere psychische Störungen:
  - Agitierte Depressionen
  - Delir
  - Demenz
  - Schizophrene Psychosen

Therapie von Angst bei Pat. mit Tumoren

Psychologische Interventionen

- Angst bei Tumor-Pat., insbes. bei solchen mit weit fortgeschrittener Erkrankung, kann tiefenpsychologisch oft als Re-Aktualisierung von Ängsten aus frühen Entwicklungsphasen verstanden werden. Die Regressionstendenz unter der existenziellen Bedrohung durch die Erkrankung setzt solche häufig unverarbeiteten Ängste erneut frei. Diese primären Ängste („Urängste") sind Verlassenheits-, Verlust-, Schuld- und Gewissensängste, Todesangst, Angst vor der Nichtexistenz.

- Im Umgang und bei der Betreuung von Tumor-Pat., die durch Ängste geplagt werden, ist es wichtig, zu verstehen, dass hinter den verschiedenen, oftmals banalen oder irrationalen Sorgen und Befürchtungen u. U. elementare tiefsitzende Urängste stehen, die durch einfaches „Beruhigen" nicht zu beseitigen sind.
  - Gespräch: Eine supportive, stabile Beziehung ist von enormer Bedeutung (Verlassenheitsängste!). Geduldiges Zuhören gibt Gelegenheit zu Aussprache und Entlastung. Im Gespräch sollte versucht werden, durch Zwischenfragen die oftmals diffuse, wenig konkrete Angst zu strukturieren und in ihrer Bedeutung zu verstehen. Es sollte hingegen nicht versucht werden, Abwehrmechanismen zu durchbrechen oder eine „Katharsis zu provozieren", da dies zu einer Angstüberflutung führen kann. Pat. möchten möglicherweise auch über ihre Todesängste sprechen. Man sollte auf solche Gesprächswünsche achten, die sich oft hinter anderen Ängsten verbergen, und diese nicht durch vorzeitiges „Beruhigen" abblocken. Das Gespräch über Sterben und Tod schadet nicht – im Gegenteil: Es kann die Todesangst vermindern („Detoxifying death"). Keinesfalls jedoch dürfen solche Gespräche jenen Pat. aufgenötigt werden, die sie nicht wünschen.
  - Auch im Umgang mit angsterfüllten Tumor-Pat. gilt: Beziehung und aktives Zuhören sind die entscheidenden „Basistherapeutika".

Psychotherapie

- Bei Angststörungen kann eine psychotherapeutische Begleitung sehr hilfreich sein.
- Folgende Ansätze haben sich bes. bewährt: kognitiv-verhaltenstherapeutische Interventionen, Gruppeninterventionen, Entspannungstechniken.

Pharmakotherapie

- Bei schwereren oder langanhaltenden Angstzuständen ist eine Pharmakotherapie indiziert.
- Wie auch bei Depressionen gilt für Angststörungen: Die Pharmakotherapie ersetzt nicht das ärztliche Gespräch und psychotherapeutische Maßnahmen.
- Als Anxiolytika haben sich aus der Gruppe der Benzodiazepine folgende Substanzen bewährt: Lorazepam (3 × 0,5–2 mg/d p. o.), Alprazolam (3 × 0,5–1 mg/d p. o.), Bromazepam (3 × 1,5–3 mg/d p. o.). Vorteile dieser Substanzen sind ihre relativ kurze HWZ (12–28 h), das Fehlen von aktiven Metaboliten und die gute Anxiolyse bei geringer Sedierung.
- Zu beachten sind jedoch das hohe Risiko einer Abhängigkeitsentwicklung und die Unterdrückung der Empfindlichkeit des Atemzentrums für Hypoxie, was bei Pat. mit eingeschränkter Lungenfunktion und v. a. bei chron. Hyperkapnie zur Atemdepression führen kann.
- Bei Pat. mit eingeschränkter Lungenfunktion kann auch das Antihistaminikum Hydroxyzin (3 × 12,5–25 mg/d p. o.) eingesetzt werden.
- Bei steroidinduzierten Angstzuständen ist das Neuroleptikum Haloperidol (3 × 0,5–2 mg/d p. o.) wirksam.

Literatur

Agar MR, Lawlor PG, Quinn S et al. Efficacy of oral risperidone, haloperidol, or placebo for symptoms of delirium among patients in palliative care. A randomized trial. JAMA Intern Med, 2017; 177: 34–42.

Block SD. Psychological considerations, growth, and transcendence at the end of life. JAMA, 2001; 285: 2898–2905.
Breitbart W, Alici Y. Evidence-Based Treatment of Delirium in Patients with Cancer. J Clin Oncol, 2012; 30: 1206–1214.
Dinkel A, Herschbach P. Fear of progression in cancer patients and survivors. Recent Results Cancer Res, 2018; 210: 13–33.
Fitzgerald P, Rodin G. Evidence-Based Treatment of Depression in Patients with Cancer. J Clin Oncol, 2012; 30: 1187–1196.
Niedzwiedz CL, Knifton L, Robb KA, Katikireddi SV, Smith DJ. Depression and anxiety among people living with and beyond cancer: a growing clinical and research priority. BMC Cancer, 2019; 19: 943. Doi: 10:1186/s12885-019-6181-4.
Traeger L, Greer JA, Fernandez-Robles C, Temel JS, Pirl WF. Evidence-Based Treatment of Anxiety in Patients With Cancer. J Clin Oncol, 2012; 30: 1206–1214.
Watson M, Kissane DW (Hrsg.) Management of clinical depression and anxiety. New York: Oxford University Press; 2017.

2.6 Fertilitätserhaltende Maßnahmen

Dorothee Speiser

Aufgrund der verbesserten Heilungschancen onkologischer Erkrankungen und der steigenden Langzeitüberlebenszeit durch kontinuierliche Therapieoptimierungen ist die Frage nach Fertilitätserhalt trotz onkologischer Therapie für viele Pat. mit Kreb relevant. Viele Pat. erleben den drohenden posttherapeutischen Fertilitätsverlust als massive Einschränkung ihrer Lebensqualität. Konzepte zum Fertilitätserhalt und die Beratung dazu müssen daher integraler Bestandteil der initialen onkologischen Aufklärung und Therapie bei Kindern und Erw. im reproduktiven Alter sein (AWMF LL, 2017). Die Bedeutung der Thematik wird durch eine aktuelle Metaanalyse unterstrichen, die zeigte, dass 18 % der Patientinnen nach Chemotherapie, 10 % der Patientinnen nach Radiotherapie und 44 % der Patientinnen nach fertilitätserhaltender OP ein lebendes Kind zur Welt bringen konnten [Gerstl et al. 2018]. Eine Arbeit zu Schwangerschaften nach Brustkrebs konnte sogar zeigen, dass Patientinnen, die nach der Erkrankung schwanger wurden, ein besseres DFS (HR 0,66; 95 %-CI 0,49–0,89) und OS (HR 0,56; 95 %-CI 0,45–0,68) aufwiesen [Lambertini et al. 2021].

Das Risiko der Fertilitätseinschränkung bis hin zur Infertilität ist von der Art der Therapie (Chemo-, Hormontherapie, Bestrahlungen und OP an Geschlechtsorganen oder im Retroperitoneum), aber auch von der Art der Tumorerkrankung abhängig. Bei Pat. mit Hoden-Ca zeigt sich z. B. schon vor Einleitung einer Therapie eine schlechtere Spermienqualität.

Eine sehr gute Übersicht über die Möglichkeiten des Fertilitätserhalts bietet die Homepage des Projekts „FertiPROTEKT“ (https://fertiprotekt.com), die sich sowohl an Ärzte/Ärztinnen als auch an Pat. wendet.

Generell werden fertilitätsprotektive Maßnahmen in **präventive und keimzellkonservierende** Maßnahmen unterteilt. Präventive Ansätze sollen die natürliche Fertilität erhalten (z. B. gebärmuttererhaltende OP-Methoden beim frühen Zervix-Ca, Transposition der Ovarien bei Bestrahlung im Beckenbereich oder Einsatz von GnRH-Analoga). Bei der Keimzellkonservierung werden Oozyten oder Ovarialgewebe gewonnen und konserviert, um nach Abschluss der Therapie für Maßnahmen zur assistierten Reproduktion zur Verfügung zu stehen [von Wolff und Dian 2012].

2.6.1 Kryokonservierung von Spermien

Definition

- Konservierung menschlicher Spermien in flüssigem Stickstoff zur Prophylaxe einer möglichen Infertilität.
- Eine später gewollte Schwangerschaft bei therapieinduzierter Infertilität kann durch reproduktionsmedizinische Verfahren erreicht werden.

Hintergrund

Sexuelle Dysfunktionen und eine eingeschränkte Fertilität sind häufige Spätfolgen nach erfolgreicher Behandlung von Krebserkrankungen. Die Art der Einschränkung ist v.a. von der Art der Therapie abhängig, z.B. treten nach einer kompletten, bihilären retroperitonealen Lymphadenektomie bei ca. 70–80 % der operierten Pat. postop. Ejakulationsstörungen (retrograde Ejakulation, Transportaspermie) auf. Durch nervenschonende OP-Verfahren kann dieses Risiko deutlich reduziert werden. Radiatio und Chemotherapie bewirken eine Schädigung des Keimepithels mit daraus resultierender Azoospermie. Auch diese ist von Art und Dosis der Therapie abhängig. So führen z.B. Alkylanzien zu einer bes. hohen Rate an Azoospermie. Häufig kommt es zu einer Regeneration des Keimepithels; die Rate der dauerhaften Infertilität ist allerdings nicht eindeutig anzugeben.

Verfahren

Bei voraussichtlich fertilitätsmindernden Therapieformen ist jeder Pat. über die Möglichkeit der Kryospermakonservierung aufzuklären. Die Kosten werden allerdings meist nicht von der Krankenkasse übernommen.

Bei verminderter Spermatozoenzahl sollten mehrere Samenabgaben durchgeführt werden. Nach Abgabe des Ejakulats wird eine genaue Analyse von Spermatozoendichte, Motilität und Morphologie durchgeführt. Sind mobile Spermatozoen vorhanden, wird die Samenflüssigkeit mit dem Kryomedium vermischt und nach Vorbereitung in flüssigem Stickstoff konserviert. Die Gefrierfähigkeit menschlicher Spermatozoen ist individuell sehr unterschiedlich. Nach dem Auftauen zeigt sich immer ein Abfall der Motilität, der zwischen 20 und 100 % des Ausgangswerts betragen kann.

Da es in den meisten Fällen zu einem Wiedereinsetzen der Spermiogenese kommt, sollte in jährlichen Abstanden der Fertilitätsstatus des Mannes erhoben werden.

In Fällen, wo eine Ejakulation nicht mehr möglich ist (bei ca. 20 % der Tumor-Pat.), kann den Pat. die Hodengewebsentnahme mit dem Ziel der testikulären Spermienextraktion (TESE) angeboten werden. Diese Methode ermöglicht 60–70 % dieser Pat. die Chance, fertilisierungsfähige Spermien einzufrieren.

Auch die Kryokonservierung von Hodengewebe als Fertilitätsreserve für spätere Maßnahmen ist möglich. Allerdings ist diese Maßnahme bei präpubertären Pat. noch experimentell. Alle Pat. müssen zudem über das Risiko der Transplantation von malignen Zellen informiert werden.

2.6.2 Protektion der ovariellen Funktion

Hintergrund

Der Erhalt der Ovarialfunktion ist für kurativ behandelte prämenopausale Patientinnen für die Lebensqualität von großer Bedeutung. Hierbei muss nicht nur an einen möglichen späteren Kinderwunsch gedacht werden, sondern auch an somatische und psychologische Probleme, die sich aus menopausalen Beschwerden durch eine prämature Ovarialinsuffizienz nach onkologischer Therapie ergeben. Die Wahrscheinlichkeit einer Infertilität ist v. a. vom Alter und von der Art der Therapie abhängig. Alkylanzien, die in vielen Polychemotherapieregimen angewendet werden, schädigen die Ovarien bes. stark. Mithilfe eines Onlinetools kann zukünftig die potenzielle Ovarialschädigung durch Chemotherapie berechnet werden, ein erster Prototyp wurde in einer aktuellen Studie vorgestellt [Hopemann et al. 2021].

Verfahren

Ovarialbiopsie und Ovarektomie

Vor allem in Fällen, wo die Zeit für eine 3 Wo. in Anspruch nehmende ovarielle Stimulation durch die therapeutische Dringlichkeit nicht gegeben ist, ist die laparoskopische Gewinnung von Ovarialgewebe– entweder durch multiple Ovarialbiopsien oder durch eine komplette Ovarektomie – mit anschließender Kryokonservierung die Methode der Wahl. Durch orthotope, chirurgisch unkomplizierte Re-Implantation des ovariellen Gewebes nach abgeschlossener onkologischer Therapie konnte eine normale Hormonproduktion in kleinen Pat.-Kollektiven erreicht werden. Durch diese Intervention besteht die Möglichkeit erfolgreicher posttherapeutischer Schwangerschaften. Aufgrund der relativen Neuheit der Methode sind in der Literatur bislang noch wenige Fälle von Schwangerschaften nach Replantation beschrieben, FertiPROTEKT beschreibt 90 Fälle [Beckmann et al. 2017; Van der Ven et al. 2016; FertiPROTEKT]. Pat. müssen darüber aufgeklärt werden, dass das Risiko einer ovariellen Metastasierung bei orthotoper Re-Transplantation für keine Tumorart komplett auszuschließen ist. Ein erhöhtes Risiko wurde bisher für Leukämien, Neuroblastome, Burkitt-Lymphome und maligne Ovarialtumoren nachgewiesen [AMWF-LL 2017].

Oozytengewinnung nach hormoneller Stimulation

Falls eine Zeitverzögerung bis zum Beginn der antineoplastischen Therapie onkologisch vertretbar ist, lassen sich bei postpubertären Pat. nach hormoneller Stimulation durch transvaginale Punktion reife Oozyten gewinnen. Bei vorhandener Partnerschaft besteht die Möglichkeit der Kryokonservierung befruchteter Eizellen, bei nicht vorhandener Partnerschaft die Möglichkeit der Kryokonservierung unbefruchteter Eizellen. Auch hier werden vereinzelte Schwangerschaften in der Literatur berichtet.

Medikamente: GnRH-Analoga

Durch GnRH-Analoga wird ein passagerer hypogonadotroper Hypogonadismus erzeugt. Hierdurch soll das ovarielle Gewebe weniger chemotherapiesensibel werden. Die Effektivität dieser Therapieform ist allerdings weiter umstritten. Die widersprüchliche Studienlage zum Einsatz von GnRH-Analoga zur Fertilitätsprotektion erschwert die Beurteilung. In einer Metaanalyse konnten Hinweise für eine Wirksamkeit gezeigt werden [Munhoz et al. 2016], dagegen stehen Ergebnisse einer anderen Metaanalyse, die keinen signifikanten Unterschied zeigt [Vitek et al. 2014].

Ein Einsatz der GnRH-Analoga erscheint bei niedrigem Risiko dennoch gerechtfertigt. Eine ausführliche Aufklärung der Pat. über die unklare Datenlage sowie den Off-Label-Gebrauch ist obligat. Die Gabe von GnRH-Analoga sollte 10 d vor Therapiebeginn starten und bis Abschluss der onkologischen Therapie fortgesetzt werden. Depotpräparate, die 3-monatlich als i. m.-Injektion verabreicht werden, eignen sich bes. gut. Eine aktuelle Studie zum Einsatz von GnRH bei Brustkrebspatientinnen konnte nun zum ersten Mal pos. Langzeitergebnisse hinsichtlich der Sicherheit (DFS und OS) zeigen [Lambertini et al. 2022].

Ovarschutz bei Strahlentherapie

Die Bestrahlung des kleinen Beckens bewirkt bei ca. 80 % der Pat. eine Amenorrhö. Aufgrund der hohen Strahlensensibilität des Ovarialgewebes besteht die einzige Möglichkeit der Protektion in der operativen Verlegung der Ovarien aus dem Strahlenfeld heraus (Ovaripexie). Die Höhe der Aufhängung ist prognostisch am wichtigsten (mind. 2 cm oberhalb des Beckenkamms). Nach Abschluss der Therapie und Reposition ist ein Erhalt der Ovarialfunktion bei 80,8 % (Range 17–85 %) der Betroffenen möglich [AWMF-LL 2017].

Literatur

Beckmann MW, Dittrich R, Lotz L et al. Operative techniques and complications of extraction and transplantation of ovarian tissue: the Erlangen experience. Arch Gynecol Obstet, 2017 Apr;295(4): 1033–1039. doi: 10.1007/s00404-017-4311-2. Epub 2017 Feb 15.

Fertility preservation for patients with malignant disease. Guideline of the DGGG, DGU and DGRM (S2k-Level, AWMF Registry No.015/082, November 2017). http://www.awmf.org/leitlinien/detail/ll/015-082.html.

Gerstl B, Sullivan E, Chong S, Chia D, Wand H, Anazodo A. Reproductive Outcomes After a Childhood and Adolescent Young Adult Cancer Diagnosis in Female Cancer Survivors: A Systematic Review and Meta analysis. J Adolesc Young Adult Oncol, 2018 Nov 16. doi: 10.1089/jayao.2018.0036. https://fertiprotekt.com (Letzter Zugriff 31.1.2023).

Hopeman MM, Cameron KE, Prewitt M et al. A predictive model for chemotherapy-related diminished ovarian reserve in reproductive-age women. Fertil Steril, 2021 Feb;115(2): 431–437. doi: 10.1016/j.fertnstert.2020.08.003. Epub 2021 Jan 15.

Lambertini M, Boni L, Michelotti A et al. Long-Term Outcomes With Pharmacological Ovarian Suppression During Chemotherapy in Premenopausal Early Breast Cancer Patients. J Natl Cancer Inst, 2022 Mar 8;114(3): 400–408. doi: 10.1093/jnci/djab213.

Lambertini M, Blondeaux E, Bruzzoni M et al. Pregnancy After Breast Cancer: A Systematic Review and Meta-Analysis. J Clin Oncol, 2021 Oct 10;39(29): 3293–3305. doi: 10.1200/JCO.21.00535. Epub 2021 Jul 1. PMID: 34197218-

Munhoz RR, Pereira AAL, Sasse AD et al. Gonadotropin-Releasing Hormone Agonists for Ovarian Function Preservation in Premenopausal Women Undergoing Chemotherapy for Early-Stage Breast Cancer: A Systematic Review and Meta-analysis. JAMA Oncol, 2016 Jan;2(1): 65–73. doi: 10.1001/jamaoncol.2015.3251.

Vitek WS, Shayne M, Hoeger K, Han Y, Messing S, Fung C. Gonadotropin-releasing hormone agonists for the preservation of ovarian function among women with breast cancer who did not use tamoxifen after chemotherapy: a systematic review and meta-analysis. Fertil Steril, 2014 Sep;102(3): 808–815.e1. doi: 10.1016/j.fertnstert.2014.06.003.

Van der Ven H, Liebenthron J, Beckmann M et al. Ninety-five orthotopic transplantations in 74 women of ovarian tissue after cytotoxic treatment in a fertility preservation network: tissue activity, pregnancy and delivery rates. Hum Reprod, 2016 Sep;31(9): 2031–2041. doi: 10.1093/humrep/dew165. Epub 2016 Jul 4.

Wolff M von, Dian D. Fertilitätsprotektion bei Malignomen und gonadotoxischen Therapien. Dtsch Ärztebl Int, 2012; 109 (12): 220–226.

Wolff H, Pesic K. Manual Supportive Maßnahmen und symptomorientierte Therapie. Maßnahmen zur Erhaltung der Fertilität bei Männern. Tumorzentrum München 2001.

3 Stammzelltransplantation (SZT)

Andreas Rank, Ann-Kristin Schmälter und Hans-Jochem Kolb

3.1 Einleitung

Die Transplantation (Tx) hämatopoetischer Stammzellen wird durchgeführt, um die Blutbildung nach einer stammzelltoxischen Chemotherapie und Strahlentherapie wieder aufzubauen. Stammzellen von einem immungenetisch unterschiedlichen Spender können einen Chimärismus produzieren, der eine Toleranz gegen Zellen und Gewebe des Spenders mit sich bringt. Immunkompetente Zellen im Transplantat können Leukämien und maligne Tumoren unterdrücken.

Transplantation
- Autolog: eigene Stammzellen
- Syngen: Tx von einem eineiigen Zwillingsgeschwister
- Allogen: anderer Spender

3.2 Autologe Stammzelltransplantation

3.2.1 Definition

Bei der autologen Stammzelltransplantation werden nach einer myeloablativen Behandlung eigene hämatopoetische Stammzellen intravenös retransfundiert. Aus diesen regenerieren sich alle drei Zellreihen der Hämatopoese. Stammzellen befinden sich im Knochenmark und Blut, sie sind jedoch bis heute nicht sicher identifiziert. Da sie unter den CD34-pos. Zellen zu finden sind, wird die Anzahl der CD34-pos. Zellen als Anhalt für den Stammzellgehalt angesehen. Die autologe SZT unterscheidet sich grundsätzlich von der allogenen, da keine immunologischen Komplikationen wie Abstoßung und Graft-versus-Host-Reaktion (GvHR) zu befürchten sind. Sie bietet gegenüber der konventionellen Chemotherapie die Möglichkeit hoch dosierter Therapie und stammzelltoxischer Therapie, die auch auf Tumorstammzellen wirken kann.

3.2.2 Indikation

Die autologe SZT wird mit Erfolg eingesetzt bei
- hoch malignen NHL nach einem Rezidiv,
- niedrig malignen Lymphomen,
- Hodgkin-Lymphomen nach einem Rezidiv,
- multiplem Myelom,
- Hodentumor nach einem Rezidiv,
- akuten Leukämie in Remission und
- Autoimmunkrankheiten wie multipler Sklerose, systemischer Sklerose, Morbus Crohn, Lupus erythematodes, Diabetes mellitus Typ 1 u. a. nach intensiver immunsuppressiver Konditionierung.

3.2.3 Durchführung

In der Regel werden CD34-pos. Zellen mittels Zytapherese aus dem peripheren Blut gesammelt. Zur Stammzellmobilisation aus dem Knochenmark und Ausschwemmung ins periphere Blut wird nach einer Chemotherapie (z. B. CY; ▶ Tab. 3.1) ein hämatopoetischer Wachstumsfaktor, z. B. G-CSF (Granulocyte

Tab. 3.1 Therapieschemata zur Stammzellmobilisation

Schema	Dosierung	Applikationszeitpunkt
Cyclophosphamid	2–4 g absolut	Tag 1
G-CSF	10 µg/kg	Tage 5–10

Colony Stimulating Factor), 4–5 Tage subkutan injiziert. Die Leukapherese erfolgt an einem oder zwei aufeinander folgenden Tagen, sobald nach dem Leukozytennadir mehr als 10/µl CD34-pos. Zellen gemessen werden. Stammzelltoxische Behandlungen wie Bestrahlung, Busulfan, Melphalan, BCNU, Thiotepa sollten vor der Stammzellgewinnung vermieden werden.

Die Mindestzellzahl für eine autologe Tx ist 2×10^6 CD34-pos. Zellen/kg KG, optimal sind 5×10^6 und mehr CD34-pos. Zellen/kg KG. Ist eine Leukapherese nicht möglich, können die Stammzellen auch durch eine Aspiration von 1 000–1 500 ml Knochenmark gewonnen werden. Eine andere Möglichkeit ist die Anwendung von Plerixafor (Mozobil®) in Kombination mit G-CSF, das am Tag vor der Sammlung zusätzlich gegeben werden kann.

Da das Leukapheresat bzw. das entnommene Knochenmark beim Tumor- und Leukämiepatienten durch maligne Zellen kontaminiert sein kann, wurde früher häufig versucht, das Transplantat von Tumorzellen zu reinigen (Purging). Weitverbreitet war die immunmagnetische Methode, d.h. mit Antikörpern (AK), die auf Eisenpartikel gebunden sind und damit die Trennung in einem starken Magnetfeld ermöglichen, entweder Lymphozyten mit B- oder T-Zell-AK zu entfernen oder Stammzellen mittels eines CD34-AK anzureichern. Der Stellenwert des Purgings für den klinischen Erfolg ist bisher jedoch nicht endgültig geklärt. Es wird nicht mehr empfohlen.

Schließlich wird das Stammzellpräparat in einer DMSO-(Dimethylsulfoxid-)haltigen Lösung kryokonserviert, wobei DMSO als Gefrierschutzmittel die Ausbildung von Eiskristallen in den Zellen verhindert. Die Tiefgefrierung erfolgt langsam mit etwa 1 °C/min bis zum Hitzeaustrittspunkt (Point of Heat of Fusion) und dann schneller bis zu −80 °C. Danach kann das Präparat in der Flüssigphase von Stickstoff langfristig ohne erkennbaren Schaden aufbewahrt werden.

3.2.4 Hochdosistherapie und Transplantation

Vor der autologen SZT erfolgt eine myeloablative Therapie. Diese kann eine Ganzkörperbestrahlung (12 Gy) und/oder eine Hochdosis-Chemotherapie (HDT) beinhalten, deren Zusammensetzung sich nach der Grunderkrankung richtet. Beim multiplen Myelom hat sich die HDT mit Melphalan durchgesetzt, beim NHL kann z.B. nach dem BEAM-Protokoll (BCNU, Etoposid, ARA-C und Melphalan) konditioniert werden. Nach einer Therapiepause zum Abklingen der Chemotherapie werden dann die kryokonservierten Stammzellen aufgetaut und über einen zentralen Venenzugang retransfundiert. Der Auftauvorgang muss rasch erfolgen, da DMSO im aufgetauten Zustand toxisch auf die Stammzellen wirkt.

Das im Stammzellpräparat enthaltene DMSO kann auf Pankreas und Nieren toxisch wirken, weswegen eine forcierte Diurese angestrebt wird. Die Therapie mit G-CSF nach autologer SZT kann zu einer schnelleren Erholung der Leukozytenwerte führen, der Einsatz sollte aber gegenüber möglichen Nachteilen abgewogen werden. Ein

Take mit mehr als 500 Granulozyten/µl kann bei mobilisierten Stammzellen aus dem Blut nach etwa 8–10 Tagen, bei Knochenmark nach 12–14 Tagen erwartet werden.

Während der zytopenischen Phase kann es zu Infektionen kommen, gegen die Vorkehrungsmaßnahmen zu treffen sind. Zur antiviralen Prophylaxe empfiehlt sich die Gabe von Aciclovir. Bei Pat. mit Pilzinfektionen in der Vorgeschichte sollte während der zytopenischen Phase prophylaktisch ein Antimykotikum verabreicht werden.

3.3 Allogene Stammzelltransplantation

3.3.1 Durchführung

Heute kann dank großer Spenderregister und neuer Methoden zur HLA-mismatched Transplantation für fast alle Pat. ein allogener Spender gefunden werden. Ist ein HLA-identischer Spender weder in der Familie noch in einem Register zu finden, besteht die Möglichkeit, Stammzellen eines HLA-haploidentischen Familienspenders zu transplantieren, d. h. eines Familienmitglieds, das nur die Hälfte der HLA-Antigene mit dem/der Pat. gemeinsam hat. Außer Geschwistern kommen hierfür auch Eltern oder Kinder als Spender infrage. Statt Knochenmark und mobilisierter Blutstammzellen erwachsener Spender werden in den letzten Jahren vermehrt auch Nabelschnurblut-Stammzellen verwendet. Allogene Stammzellpräparate sind wirkungsvoller in der Leukämie- und Tumorelimination als autologe Präparate, was auf einen Graft-versus-Leukämie- bzw. Graft-versus-Tumor-Effekt zurückgeführt wird.

3.3.2 Spenderauswahl

Die Histokompatibilitätsantigene (HLA) werden kodominant vererbt, eines von vier Geschwistern ist HLA-identisch. Die Identität der elterlichen Haplotypen ist durch Vererbung gleicher HLA-Antigene erwiesen, daher sollte ein Elternteil oder ein Kind zusätzlich typisiert werden. Die Kompatibilität von Fremdspendern wird aufgrund gleicher HLA-Antigene angenommen. Heute werden HLA-Antigene i. d. R. mittels PCR oder Gensequenzierung hochauflösend typisiert.

- **Klasse-I-Antigene:** HLA-A, HLA-B, HLA-C
- **Klasse-II-Epitope:** HLA-DR, HLA-DQ, HLA-DP

Bei mehreren HLA-kompatiblen Spendern kann nach zusätzlichen Kriterien ausgewählt werden wie z. B.:

- CMV-Durchseuchung von Spender und Empfänger
- Geschlecht des Spenders
- Anzahl von Schwangerschaften und Transfusionen des Spenders
- Blutgruppenkompatibilität von Spender und Empfänger

Grundsätzlich wird heute für jeden Pat. ein Spender gefunden, da Spender mit einem HLA-Mismatch und HLA-haploidentische Familienspender akzeptiert werden. Die Tx von HLA-haploidentischen Geschwistern, Eltern, Onkel, Tanten, Nichten und Vettern ist heute einfacher, da anstelle der aufwendigen T-Zell-Depletion die hoch dosierte Cyclophosphamid-Behandlung nach Tx eingesetzt wird. Bei allen Spendern mit einem HLA-mismatch muss vor der Tx ein zytotoxisches Crossmatch durchgeführt werden, um eine Immunisierung auszuschließen!

Ist dennoch kein Spender verfügbar, kann die Tx von Nabelschnurblutstammzellen infrage kommen. Bei der Tx von Nabelschnurblut können wegen der geringen T-Zell-Zahl und der relativen Unreife des Transplantats bis zu zwei HLA-

Tab. 3.2 Unterschiedliche Zusammensetzung der Stammzelltransplantate aus Knochenmark, peripherem Blut und Nabelschnurblut [nach Larghero et al. 2008]

	Medianer Gehalt an		
	Kernhaltigen Zellen × 10^8/kg KG	CD34 +-Zellen × 10^6/kg KG	T-Zellen × 10^7/kg KG
Knochenmark	2	2,8	2,2
PBSZ (periphere Blutstammzellen)	9	7	27
Nabelschnurblut	0,3	0,2	0,4

Mismatches akzeptiert werden. Begrenzend ist dabei die relativ geringe Zahl an kernhaltigen Zellen, die in den Transplantaten enthalten sind. Dies führt zu deutlich längeren Aplasiezeiten von bis zu 30 Tagen. Von Vorteil ist jedoch der relativ hohe Gehalt an frühen hämatopoetischen Stammzellen, der langfristig zur besseren Erholung führt. Als Mindestzellzahl für eine erfolgreiche Tx werden mehr als 2 × 10^7 kernhaltige Zellen/kg KG des Empfängers angesehen. Steht kein Transplantat mit ausreichender Zellzahl zur Verfügung, können auch zwei Nabelschnurpräparate transplantiert werden. Entgegen der Erwartung ist die Erholung der Blutbildung nicht schneller. Langfristig setzt sich i. d. R. das Transplantat nur eines Spenders durch. Bzgl. eines vergleichenden Überblicks der durchschnittlichen Zellzahlen für die verschiedenen Stammzellquellen ▶ Tab. 3.2.

3.3.3 Indikation und Prognose

Bis vor einigen Jahren galt für die allogene SZT eine Altersgrenze von 60 Jahren. Mit der Entwicklung dosisreduzierter Konditionierung ist die Transplantation auch bei älteren Pat. möglich. Die Indikationsstellung hängt einerseits von der Erkrankung und ihrem Verlauf, andererseits von der individuellen Risikokonstellation wie Vorerkrankungen und Komorbidität ab.

Grundsätzlich ist eine allogene Transplantation bei folgenden malignen bzw. nichtmalignen Erkrankungen indiziert.

Maligne hämatologische Erkrankungen

Akute lymphatische Leukämie (ALL)

Pat. mit Standardrisiko sollten nur bei Auftreten eines Rezidivs nach einer Re-Induktionschemotherapie allogen transplantiert werden. Bei Hoch- bzw. Höchstrisiko ist unabhängig vom Erreichen einer Remission primär eine allogene Tx nach einer Induktions- und Konsolidierungsradiochemotherapie anzustreben. Pat. mit molekularbiologisch oder immunologisch nachweisbarer Resterkrankung haben ein hohes Rezidivrisiko und sollten in 1. Remission transplantiert werden.

- Hochrisiko: initiale Leukozytenzahl > 30.000/μl, Immunphänotyp pro-B-ALL, chromosomale Aberration mit Translokation t(4;11), verzögertes Erreichen einer Remission
- Höchstrisiko: Translokation t(9;22), falls keine molekulare Remission mit Imatiniib
- Nachweis minimaler Resterkrankung

Das Gesamtüberleben hängt dabei v. a. vom Erkrankungsstadium zum Zeitpunkt der allogenen Tx ab. Sollte kein Spender gefunden werden, kann bei Pat. mit t(9;22) eine autologe Tx in Verbindung mit einer Tyrosinkinaseinhibitor-Behandlung sinnvoll sein.

Akute myeloische Leukämie (AML) und myelodysplastische Syndrome (MDS)

Da bei Pat. mit AML mit einer konventionellen Chemotherapie nur bei einer Minderheit ein Langzeitüberleben erreicht werden kann, ist selbst im Stadium der ersten kompletten Remission die Indikation zur allogenen SZT gegeben. Ausgenommen sind Pat. mit günstiger Prognose wie M3 mit Translokation, t(15;17), inv16 oder t(8/21) oder NPM1-Positivität, bei denen die meisten Zentren erst nach einem Rezidiv transplantieren. Die Tx von einem HLA-kompatiblen Fremdspender zeigte keine schlechteren Ergebnisse, sie ist auch für Pat. mit Rezidivrisiko in 1. Remission angezeigt. Dies gilt in gleicher Weise für Pat. mit MDS oder mit einer sekundären Form von AML. Bei Pat. mit hohem Rezidivrisiko wie bei Monosomie 7, komplex aberrantem Karyotyp und molekularbiologisch nachweisbarer Resterkrankung ist auch die Tx von alternativen Spendern wie HLA-haploidentischen Familienspendern zu diskutieren.

Die Tx sollte frühzeitig angestrebt, eine intensive Chemotherapie insbes. bei älteren Pat. vermieden werden. Daher sollte bei Hochrisiko-AML frühzeitig die HLA-Typisierung durchgeführt werden.

Chronische myeloische Leukämie (CML)

Grundsätzlich ist die Indikation zur allogenen SZT in allen drei Stadien der Erkrankung (chron. Phase, akzelerierte Phase und Blastenschub) gegeben, da sie bisher die einzige Therapie mit nachgewiesener kurativer Chance darstellt. Allerdings wird die Indikation seit Einführung der Tyrosinkinaseinhibitoren (TKI) Imatinib, Nilotinib und Dasatinib u. a. selten gestellt, da diese zytogenetische Remissionen ohne schwere NW induzieren. Sollte aber nach 3-monatiger Behandlung keine „major cytogenetic response", d. h. weniger als 30 % Philadelphia-pos. Zellen, erreicht sein, kommt eine SZT infrage. Ein Vergleich von Tx und Zweitlinien-TKI hat bislang nicht stattgefunden, die elektive Tx früh im Krankheitsverlauf und die Tx bei Imatinib-Resistenz haben gute Überlebenschancen [Saussele 2010].

Pat. mit CML in akzelerierter Phase oder im Blastenschub haben eine deutlich schlechtere Prognose.

Mittlerweile gibt es Langzeitergebnisse der TKI-Therapie, bei Pat. mit tiefer molekularer Remission können TKI vereinbarungsgemäß abgesetzt werden. Etwa 50 % der Pat. bleiben ohne Therapie in Remission.

Osteomyelofibrose (OMF)

Bei OMF ist die Indikation zur allogenen SZT ähnlich wie bei anderen chronisch verlaufenden, malignen Krankheiten. Eine frühe Tx hat vermutlich die besten Heilungschancen, kann aber bei Versagen das Leben verkürzen. Tx im späten Stadium hat schlechtere Ergebnisse. Am besten kann die Indikation gestellt werden, sobald Anzeichen für eine Progredienz vorliegen.

Für eine Transplantation sprechen:

- Leukozyten < 4.000/µl oder > 30.000/µl
- Anämie < 10 g/dl
- Nachweis von > 2 % Blasten im peripheren Blut

- Thrombozytopenie
- B-Symptomatik, konstitutionelle Symptome
- Alter < 60 J.
- Fehlen einer JAK2-V617F-Mutation

Am besten diskriminieren die ersten drei Faktoren die Pat., die von einer SZT profitieren: Die Lille-Faktoren betreffen Leukozytenwert und Anämie, die IPSS-Faktoren zusätzlich Alter, zirkulierende Blasten und konstitutionelle Symptome. Bei ungünstigen molekularen und zytogenetischen Faktoren kann die Indiktion früher gestellt werden.

Lymphome

Lymphome mit hohem und niedrigem Malignitätsgrad und Hodgkin-Lymphome werden im Rezidiv mit autologer SZT behandelt. Bei aggressiven B-Zell-Lymphomen, die auf die Erstlinientherapie primär refraktär sind oder innerhalb von 12. Mon. nach Ende der Therapie rezidivieren, bei hochdosisfähigen Pat. erst eine CAR-T-Zell-Therapie, dann die autologie SZT.

Die Indikation zur allogenen SZT ist bei hoch malignen Lymphomen und Morbus Hodgkin umstritten, da ein Graft-versus-Lymphom-Effekt häufig nicht nachweisbar ist. Bei niedrig malignen Lymphomen ist hingegen ein Graft-versus-Lymphom-Effekt häufiger festzustellen, sodass hier die Indikation zur allogenen Tx eher gestellt werden kann. Im Mittelpunkt des Interesses steht auch hier die Kombination mit einem CD20-AK, falls die Lymphomzellen das Antigen exprimieren. Neuerdings wurden gute Ergebnisse mit HLA-haploidentischer Tx mit hoch dosiertem Cyclophosphamid nach Tx bei anderweitig refraktärem Morbus Hodgkin berichtet. Allerdings sollte ein Versuch mit dem CD30-AK Brentuximab sowie einem Checkpoint-Inhibitor (z.B. Nivolumab) vorausgehen, da diese oft zu anhaltenden Remissionen führen.

Multiples Myelom

Beim multiplen Myelom konnten die HDT mit autologer SZT im Vergleich zur Chemotherapie die Anzahl der Remissionen erhöhen und das Überleben verlängern. Allerdings bleibt fraglich, in welchem Ausmaß die autologe SZT dauerhafte Remissionen und Heilungen vermitteln kann. Neue Substanzen, Chemotherapeutika und AK zeigen bessere Ansprechraten, deren Dauer aber bislang nicht bekannt ist. Die allogene Tx kann einen Graft-versus-Myelom-Effekt aufweisen, der lange Remissionen induziert und kurativ sein kann. Bei jüngeren Pat. mit Hochrisikoformen des MM rückt die allogene SZT aufgrund neuer Therapien (CAR-T-Zellen, bispezifische Antikörper) immer weiter in den Hintergrund. Im Rahmen nationaler Studien wird die sog. Tandem-Transplantation, d.h. autologe SZT gefolgt von einer allogenen SZT, untersucht und mit zwei aufeinander folgenden autologen Transplantationen verglichen. Internationale Studien mit ausreichend langer Beobachtungszeit zeigen einen Vorteil der allogenen SZT.

Nichtmaligne hämatologische Erkrankungen

Schwere aplastische Anämie (SAA)

Die schwere aplastische Anämie war die erste Indikation für den Erfolg allogener Knochenmarktransplantation. Heute überleben Pat. mit aplastischer Anämie auch ohne Tx besser, überwiegend als Folge der besseren Substitutionsmöglichkeiten mit Thrombozytenkonzentraten und der besseren antiinfektiösen Therapie. Unter diesen Voraussetzungen kann selbst die immunsuppressive Therapie (z.B. mit Ciclosporin und Antithymozytenglobulin [ATG]) in Kombination mit Wachstumsfaktoren wie Elthrombopag Remissionen der SAA einleiten, Rückfälle sind allerdings nicht selten. In der Folge der immunsuppressiven Therapie kann sich ein MDS mit Übergang in eine Leukämie entwickeln. Bei Pat. im jüngeren Alter und mit passendem HLA-identischem Geschwister sollte daher die Indikation zur Tx gestellt werden. Bei Versagen der immunsuppressiven Therapie kommt auch die Tx von einem HLA-kompatiblen Fremd- oder einem HLA-haploidentischen Familienspender in Betracht.

Die Ergebnisse der Tx haben sich in den letzten Jahren so deutlich verbessert, dass auch Pat. mit Fremdspender eine gute Prognose haben.

Andere Stammzellerkrankungen mit relativer Indikation

Neben den bisher erwähnten hämatologischen Erkrankungen ist individuell bei schnellem Progress oder bei komplikationsreichem Krankheitsverlauf bei folgenden Erkrankungen die Indikation zu einer allogenen SZT zu prüfen:

- Paroxysmale nächtliche Hämoglobinurie
- Sichelzellanämie
- Thalassämie
- Bernard-Soulier-Syndrom
- Thrombasthenie Glanzmann
- Aplastische Syndrome wie Fanconi-Anämie, Blackfan-Diamond-Anämie
- Schwere Immundefekte

3.3.4 Stammzellsammlung und -aufbereitung

Hohe Konzentrationen hämatopoetischer Stammzellen finden sich im Knochenmark, im Blut der Nabelschnur und im Blut von Erw. nach Mobilisation mit G-CSF. Bei der autologen SZT kommen überwiegend mobilisierte Stammzellen infrage, die ggf. wiederholt gewonnen werden können. Durch die Behandlung mit G-CSF lassen sich CD34-pos. Stammzellen in großer Menge aus dem Knochenmark in das Blut mobilisieren. Insgesamt müssen bei der Apherese mindestens 2×10^6 CD34-pos. Zellen/kg KG gesammelt werden, optimal sind $\geq 5 \times 10^6$ CD34/kg KG.

Blutpräparate eignen sich besser zur weiteren Verarbeitung, z.B. zum Purging (▶ 3.2.4). Knochenmark enthält hingegen auch mesenchymale Stromazellen und Memory-T-Zellen. Bei Blutgruppenunverträglichkeit müssen beim Knochenmark die Erythrozyten abgetrennt werden, während das Leukozytenkonzentrat aus dem Blut keine weitere Abtrennung benötigt.

In den meisten Transplantationszentren werden auch für die allogene SZT periphere Blutstammzellen bevorzugt. Sie sind technisch einfacher durch eine Apherese zu gewinnen und führen früher als Stammzellen aus dem Knochenmark zum Anwachsen. Bei älteren Pat. und Pat. mit fortgeschrittener Erkrankung ergibt sich daraus ein Überlebensvorteil. Nachteil peripherer Stammzellen ist eine etwas höhere Rate an chron. GvHD infolge eines hohen Anteils an T-Zellen. Die Rate akuter GvHD ist nicht erhöht.

Die traditionelle Methode ist die Entnahme von Knochenmark beim Spender in Vollnarkose. Hierzu wird an vielen Stellen des Beckens punktiert, dann werden jeweils 2–5 ml Knochenmarkblut aspiriert und mit ACD-A und Heparin antikoaguliert. Insgesamt werden hierbei mind. 2×10^8 mononukleäre Zellen/kg KG des

Empfängers angestrebt. Knochenmark enthält alle Vorstufen der Hämatopoese und damit auch die nicht sicher bestimmbaren pluripotenten Stammzellen. Die Anzahl CD34-pos. Zellen ist hierbei von untergeordneter Bedeutung. Vor der Transfusion eines Knochenmarkpräparats müssen die Knochenbälkchen herausgefiltert und – je nach Blutgruppenkonstellation – Serum bzw. Erythrozyten separiert werden. Dabei muss aus dem Knochenmarkpräparat das Serum entfernt werden, falls dieses Blutgruppen-AK gegen die Empfänger-Erythrozyten enthält. Erythrozyten müssen aus dem Transplantat separiert werden, wenn sich gegen sie gerichtete AK im Empfänger-Serum nachweisen lassen.

3.3.5 Konditionierungstherapie zur Transplantation und Immunsuppression

Wie bei der autologen SZT beinhaltet die Konditionierungstherapie eine HDT ggf. in Kombination mit einer Ganzkörperbestrahlung und verfolgt drei Hauptziele:

- Schaffung eines „Raums" für die Ansiedlung der Stammzellen des Spenders (Myeloablation)
- Verhinderung der Abstoßung des Transplantats (Immunsuppression)
- Ausschaltung von Stammzellen der Leukämie/des Tumors (Eradikation)

Keinesfalls sollte der bzw. die Pat. vor der Tx Transfusionen vom Stammzellspender erhalten haben, da diese zu einer Immunisierung gegen den künftigen Spender führen können und damit das Risiko einer Transplantatabstoßung stark erhöhen.

Entwicklung

Bis in die 1990er-Jahre versuchte man, die Leukämie oder den Tumor durch eine möglichst intensive Chemo- und Strahlentherapie auszuschalten und Pat. vor dem Versagen der Blutbildung durch Ersatz der Stammzellen zu retten. Die wichtigste Komplikation war die GvHD; um sie zu verhindern, wurden T-Lymphozyten aus dem Transplantat entfernt.

In den 1980er-Jahren war jedoch schon erkannt worden, dass T-Zellen ein wichtiger Teil der guten Wirkung der allogenen SZT auf die Leukämie sind. Mit der erfolgreichen Einführung von Spender-Lymphozytentransfusionen zur Behandlung und Prophylaxe von Leukämierezidiven konnte auf weniger intensive Konditionierungsschemata übergegangen werden, da die Spender-T-Zellen besser als die Strahlen- und Chemotherapie der Konditionierung die Leukämie kontrollierten. Mit der weniger intensiven Konditionierung können heute auch ältere Pat. und Pat. mit Begleiterkrankungen besser transplantiert werden.

Alle Therapieprotokolle enthalten noch Elemente der Myeloablation. Die klassischen myeloablativen Schemata werden bis heute noch als Standard angesehen. Pat. mit AML, ALL in erster Remission oder CML in chron. Phase werden mit 12 Gy Ganzkörperbestrahlung, verteilt über 3 Tage, oder mit Busulfan myeloablativ behandelt. Im Anschluss daran folgt die Behandlung mit hoch dosiertem Cyclophosphamid mit oder ohne ATG zur Immunsuppression, bei ALL auch Etoposid (▶ Tab. 3.3). Auch Fludarabin wird zunehmend zur Immunsuppression vor allogener SZT eingesetzt. In der Konditionierungsbehandlung sind überwiegend myeloablativ und stammzelltoxisch v. a. Busulfan, Treosulfan, Thiotepa, Melphalan und Bestrahlung, immunsuppressiv hingegen Cyclophosphamid, Fludarabin, ATG und Alemtuzumab.

3

Tab. 3.3 Konditionierungsschema für Pat. mit ALL und passendem Familienspender

Zeitpunkt	Methode	Dosierung
Tag – 6	Ganzkörperbestrahlung	4 Gy
Tag – 5	Ganzkörperbestrahlung	4 Gy
Tag – 4	Ganzkörperbestrahlung	4 Gy
Tag – 3	Etoposid[1]	60 mg/kg KG
Tag – 2	Therapiepause	
Tag – 1	Start mit Ciclosporin A	5 mg/kg KG
Tag 0	Knochenmarktransplantation	
Tag +1	Methotrexat (MTX)	15 mg/kg KG
Tag +3	MTX	10 mg/kg KG
Tag +6	MTX	10 mg/kg KG

[1] Statt Etoposid kann auch Cyclophosphamid je 60 mg/kg KG an den Tagen –3 und –2 gegeben werden.

Ältere Pat. und Pat. mit Begleiterkrankungen tolerieren die Standardkonditionierung nicht. Kombinationen von Fludarabin mit Busulfan, Treosulfan oder Melphalan sind beliebt, um die Organtoxizität zu reduzieren und diesen Pat. eine allogene SZT zu ermöglichen. Eine sequenzielle Vorbehandlung mit Trennung der Leukämiebehandlung und der dosisreduzierten Konditionierung (4 Gy Ganzkörperbestrahlung oder 8–10 g/kg Busulfan in 2–2,5 Tagen, ATG und Cyclophosphamid) sowie der Immuntherapie mit Transfusion von Spenderlymphozyten in Form des FLAMSA-Protokolls war international erfolgreich (▶ Tab. 3.4).

Bereits während der Konditionierungstherapie kommt es meist zu einer Panzytopenie, die Transfusionen von Erythrozyten und Thrombozyten erfordert. Transfusionen werden grundsätzlich mit 30 Gy bestrahlt, um eine GvHR durch transfundierte Lymphozyten zu vermeiden.

Die Tx der hämatopoetischen Stammzellen erfolgt über einen ZVK oder Hickman-Katheter. Die Stammzellen siedeln sich in den folgenden Tagen im Knochenmark an. Das Anwachsen (Take) wird durch das Ansteigen der Granulozyten, Retikulozyten und Thrombozyten ersichtlich:

- Granulozyten > 500/µl
- Retikulozyten > 2 ‰
- Thrombozyten > 20 000/µl

Bei peripheren Stammzellen ist der Take nach etwa 12–14 Tagen, bei Knochenmark nach 14–18 Tagen zu erwarten. Die Länge der Aplasiedauer hängt aber auch von der Grunderkrankung, von Art und Anzahl an Vortherapien und vom Remissionsstadium der Grunderkrankung ab. Bei Pat. mit aplastischer Anämie kann die Zytopenie bis zu 30 Tage dauern.

Bereits am Tag vor der Tx wird mit einer prophylaktischen immunsuppressiven Behandlung zur Prophylaxe der GvHD begonnen. Diese beinhaltet Ciclosporin A oder Tacrolimus, das zum Transplantationszeitpunkt bereits therapeutische Spiegel aufweisen soll, um eine Immunisierung von Spender-T-Zellen zu vermeiden. Bei der herkömmlichen Knochenmarktransplantation wird MTX an den Tagen 1, 3 und 6 nach Tx gegeben, am Tag 11 nur bei Leukozytenwerten > 1 000/µl, bei der Blutstammzelltransplantation täglich MMF. Auch das während der Konditionierungs-

Tab. 3.4 Dosisreduziertes Konditionierungsschema für Pat. mit Hochrisiko-AML und passendem Fremdspender (FLAMSA-Protokoll)

Zeitpunkt	Methode	Dosierung
Tag – 12	Fludarabin Cytarabin Amsacrin	30 mg/m² KOF 2 000 mg/m² KOF 100 mg/m² KOF
Tag – 11	Fludarabin Cytarabin Amsacrin	30 mg/m² KOF 2 000 mg/m² KOF 100 mg/m² KOF
Tag – 10	Fludarabin Cytarabin Amsacrin	30 mg/m² KOF 2 000 mg/m² KOF 100 mg/m² KOF
Tag – 9	Fludarabin Cytarabin Amsacrin	30 mg/m² KOF 2 000 mg/m² KOF 100 mg/m² KOF
Tag – 8 bis – 6	Therapiepause	
Tag – 5	Ganzkörperbestrahlung oder 2 Tage Busulfan	4 Gy Je 8 mg/kg KG über 4 Dosen tgl. verteilt
Tag – 4	Cyclophosphamid ATG	60 mg/kg KG 10–20 mg/kg KG
Tag – 3	Cyclophosphamid ATG	60 mg/kg KG 10–20 mg/kg KG
Tag – 2	ATG	10–20 mg/kg KG
Tag – 1	Start mit Ciclosporin A	5 mg/kg KG
Tag 0	Stammzelltransplantation	
Tag +1	Start mit Mycophenolat-Mofetil (MMF)	30 mg/kg KG

phase verabreichte ATG trägt zur Prophylaxe der GvHD bei. Der polyklonale AK gegen T-Zellen persistiert auch über den Transplantationszeitpunkt für einige Wochen und inaktiviert T-Zellen. Ciclosporin A wird über 3 Mon. täglich und dann ausschleichend bis zum 4.–6. Mon. gegeben, MMF bis zu 30 Tage nach Tx, wenn keine GvHD auftritt und eine Weiterbehandlung erfordert. Die immunsuppressive Wirkung ist natürlich nicht nur gegen die GvHD gerichtet, sondern hat auch eine Wirkung auf restliche Empfängerzellen und verhindert die Abstoßung.

Der Erfolg einer allogenen SZT zeigt sich am Chimärismus ohne weitere Immunsuppression. Die SZT ist die einzige Tx, die ohne lebenslange Immunsuppression auskommt. Wichtig ist der Chimärismus der T-Zellen, aber auch der Stammzellen im Knochenmark. Dieser kann anhand von Geschlechtschromosomen in der FISH-Untersuchung, der Blutgruppenbestimmung und dem Nachweis von Mikrosatelliten (Short Tandem Repeats/STR) nachgewiesen werden.

Wegen seiner geringen Myelotoxizität kann Cyclophoshamid auch in hoher Dosierung kurzfristig nach Tx gegeben werden, wie es bei der HLA-haploidentischen Tx erfolgreich eingesetzt wird. Cyclophosphamid an den Tagen 3 und 4 nach Tx ist kostengünstig und wenig aufwendig, weswegen sich die HLA-haploidentische Tx zunehmend durchsetzt (▶ Tab. 3.5).

Tab. 3.5 Konditionierungsschema für Pat. mit HLA-haploidentischem Familienspender

Zeitpunkt	Methode	Dosierung
Tag – 6	Cyclophosphamid Fludarabin	14,5 mg/kg KG 30 mg/m² KOF
Tag – 5	Cyclophosphamid Fludarabin	14,5 mg/kg KG 30 mg/m² KOF
Tag – 4	Fludarabin	30 mg/m² KOF
Tag – 3	Fludarabin	30 mg/m² KOF
Tag – 2	Fludarabin	30 mg/m² KOF
Tag – 1	Ganzkörperbestrahlung	2 Gy
Tag 0	Knochenmarktransplantation	
Tag +3	Cyclophosphamid	50 mg/kg KG
Tag +4	Cyclophosphamid	50 mg/kg KG
Tag +5	MMF	15 mg/kg KG 2 × tgl. bis Tag 35
	Tacrolimus	Nach Spiegel bis Tag 180
	G-CSF	5 µg/kg/d bis Tag 11

3.3.6 Komplikationen

Zeitlicher Verlauf

Die Tx verläuft in Etappen, die nacheinander durchlaufen werden und charakteristische Komplikationen aufweisen (▶ Tab. 3.6). Die Etappen beginnen mit der Vorbehandlung (Konditionierung), nach der Tx kommt eine Phase der Aplasie bis zur Erholung der Blutbildung, danach die Phase der akuten GvHD gefolgt von einer Phase erhöhter Anfälligkeit für opportunistische Infektionen. Nach mehr als 100 Tagen kann sich eine Phase chron. GvHD anschließen, die unterschiedlich lange anhält.

Organtoxizität

Bei der Konditionierung kann es durch die hoch dosierte Gabe von Chemotherapeutika, Bestrahlung und Immunsuppressiva zu Schädigungen von Leber, Niere, Herz und Lunge kommen.

- Vor allem bei Pat. mit ausgedehnten Vorbehandlungen und abgelaufenen Infektionen besteht ein hohes Risiko schwerer Toxizität.
- Nach allogener Tx ist die Toxizität meist stärker ausgeprägt als nach autologer Tx.

Haarausfall, Entzündungen von Mundschleimhaut und Haut sind häufig nach Ganzkörperbestrahlung, aber vorübergehend. Langfristig kommt es zu Sterilität, ggf. zur Ausbildung eines Strahlenstars und zu einem erhöhten Risiko für Zweitmalignome. Nach Busulfan ist die Mukositis meist weniger ausgeprägt, der Haarausfall nicht immer reversibel, das Risiko für VOD erhöht. Langfristig kommt es nicht immer zu Sterilität, Lungenprobleme sind häufiger.

Nierenversagen und zerebrale Symptome können als Folge einer Ciclosporin-Toxizität oder -Unverträglichkeit auftreten. Unter Ciclosporin-Behandlung kann auch ein **Endothelial-Leakage-Syndrom** (**ELS**) auftreten, das durch Wassereinlagerung in die Lunge und andere Gewebe bei niedrigem ZVD gekennzeichnet ist.

Tab. 3.6 Komplikationen bei Stammzelltransplantation

Tag – 14 bis 0	Tag 0 bis +20	Tag +20 bis +40	Tag +40 bis +120	Tag > +120
Organtoxizität				
Übelkeit, Erbrechen	• VOD • ELS • IPS	• VOD • ELS • IPS	Interstitielle Pneumonie	PTLD
Infektionen				
–	**Bakterien:** • Grampositiv • Gramnegativ **Pilze:** • Candida • Aspergillus **Viren:** HSV	**Bakterien:** gramnegativ **Pilze:** Aspergillus	**Pilze:** Aspergillus **Viren:** • CMV • Adenoviren • EBV • HHV6	**Bakterien:** Pneumokokken u. Ä. **Pilze:** Pneumocystis jiroveci **Viren:** • EBV • HHV6
Transplantatreaktion				
–	• Neutropenie • Aplasie	Akute GvHD	Opportunistische Infektionen	Chron. GvHD

Eine ebenso schwere Komplikation ist der Verschluss der kleinen Lebervenen, die sog. **Veno-occlusive Disease** (**VOD**), die mit einer schmerzhaften Hepatomegalie, Aszites und einer Gewichtszunahme > 5 % einhergeht. Allen gemeinsam ist ein ausgedehnter Endothelzellschaden, der mit der Freisetzung proinflammatorischer Zytokine wie Tumor-Nekrose-Faktor-α (TNF-α) und anderen entsteht, aber auch in Form der Apoptose direkt erfolgen kann. Dieser Epithelschaden geht mit einer gesteigerten Freisetzung von Tissue Factor, Von-Willebrand-Faktor, Plasminogenaktivator-Inhibitor (PAI) und Faktor XIII einher und führt hämostaseologisch zu einem prokoagulatorischen Zustand mit Thrombosierungen in den Organendstrombahnen. Bei VOD ist laborchemisch der PAI-Spiegel i. S. meist > 100 ng/ml erhöht. Diagnostisch beweisend ist nur eine Leberbiopsie, die eine konzentrische Lumeneinengung der kleinen intrahepatischen Venen mit Fibrose der Lebersinusoide und im Endstadium Nekrosen von Hepatozyten zeigt. Als Prophylaxe und Therapie kann bei dieser Komplikation Defibrotide eingesetzt werden.

Eine andere Folge des prokoagulatorischen Zustands ist eine generalisierte **Mikroangiopathie,** die einer thrombotisch-thrombozytopenischen Purpura (TTP) oder auch einem hämolytisch-urämischen Syndrom (HUS) ähnelt. Laborchemisch finden sich eine Thrombozytopenie und als Zeichen einer intravasalen Hämolyse Fragmentozyten. Da hierbei v. a. die renalen und zerebralen Endstrombahnen betroffen sind, führt dieses Krankheitsbild klinisch zu Enzephalopathie, arterieller Hypertonie und akutem Nierenversagen. Die therapeutischen Möglichkeiten begrenzen sich auf das Absetzen nephrotoxischer Medikamente, für die Anwendung von Rituximab und Eculizumab gibt es mittlerweile ermutigende Erfahrungen.

Infektionen

Bei 80–90 % der Pat. tritt während der Aplasiephase nach Tx Fieber auf. Auch wenn Fieber im Rahmen des Anwachsens des Transplantats und der GvHD auftreten kann, muss es als Symptom einer Infektion gewertet werden. Während des Fieberanstiegs mehrere Blutkulturen (mind. 3–4) entnehmen sowie Rachenspülwasser und Urin auf Mikroorganismen untersuchen:

- Selektive Darmdekontamination mit Colistin, Neomycin und Amphotericin B: selten gramnegative Bakterien in der Blutkultur, außer bei chron. Herden wie Fisteln etc. Heute wird von vielen Zentren die Prophylaxe mit Ciprofloxazin u. Ä. vorgezogen. Aufgrund neuer Erkenntnisse über den Einfluss des Mikrobioms wird heute eine Darmdekontamination mit Rifaximin bevorzugt.
- Bei ca. 40 % der Pat. mit Fieber sind die Blutkulturen positiv, überwiegend mit grampositiven Erregern, bei unzureichender Mundhygiene mit vergrünenden Streptokokken, sonst meist koagulasepositive Staphylokokken.
- Bei Neutropenie muss in jedem Fall mit einer empirischen antibiotischen Therapie gegen ein breites Erregerspektrum (z. B. Aminopenicillin mit einem β-Laktamase-Inhibitor oder einem Cephalosporin der 3. Generation) begonnen werden, die möglichst die potenziellen Erreger mit einschließt (z. B. bei Katheterinfektionen S. epidermidis, bei Nasentamponaden S. aureus u. Ä.).
  - Unbedingt radiologische Untersuchung des Thorax, ggf. auch der Nasennebenhöhlen u. a., sonografische Untersuchung von Leber, Milz und Nieren.
  - Bei Fieber > 72 h oder Pilzinfektionen in der Anamnese an eine invasive Pilzinfektion mit Candida spp. oder Aspergillus spp. als Fieberursache denken und eine antimykotische Therapie (z. B. Amphotericin B, Voriconazol oder Caspofungin) einleiten.
  - Virusinfektionen sind in der Neutropeniephase seltener, seit regelmäßig Aciclovir als Prophylaxe gegeben wird.
  - Eine systemische Pilzprophylaxe mit Fluconazol wird in vielen, aber nicht in allen Zentren durchgeführt.

Die Infektionsprophylaxe hat mit dem vermehrten Auftreten resistenter Bakterien wie vancomycinresistenter Enterokokken (VRE), methicillinresistenter Staphylokokken (MRSA), mehrfachresistenter gramnegativer Bakterien (2/3 MRGN), Clostridioides difficile und anderen sowie aufgrund neuer Erkenntnisse über das Microbiom des Darms mittels 16S-RNA-Typisierung an Bedeutung gewonnen. Gewisse Anaerobier wie Blautien können die GvHD unterdrücken. Das Überleben ist bei Rifaximin-Dekontamination verbessert.

In der Zeit nach der Entlassung und bei chron. GvHD ist eine Infektionsprophylaxe angezeigt. Vor allem Co-trimoxazol sollte zur Pneumocystis-Prophylaxe gegeben werden, bei chron. GvHD ggf. auch Penicillin, v. a. bei Vorliegen eines Asplenie-Syndroms mit Jolly-Körperchen in den Erythrozyten und/oder Mangel an Immunglobulinen bzw. deren Subklassen. Die Substitution von Immunglobulinen ist bei einem Antikörpermangelsyndrom mit verminderten Immunglobulinkonzentrationen und wiederholten Infekten indiziert.

Transplantatabstoßung

Häufigkeit

Eine Transplantatabstoßung kommt bei etwa 2 % der HLA-identisch transplantierten Pat. und bei etwa 20–30 % der HLA-different transplantierten Pat. vor. Dabei handelt es sich um eine immunologische Reaktion des Empfängers gegen das Transplantat. Vermittelt wird die Abstoßung meist zellulär durch zytotoxische T-Lymphozyten, die gegen HLA-Strukturen des Spenders gerichtet sind. Bei HLA-mismatches können auch AK und natürliche Killerzellen (NK) eine Rolle spielen, weswegen oft CD20-AK vor der Tx gegeben werden. Unzureichende Funktionen des Transplantats mit Leuko-, Thrombo- und Retikulozytopenie sind oft schwer abzugrenzen. Sie können auf Virusinfektionen und Medikamentenunverträglichkeiten zurückgehen.

Risikofaktoren

- Multiple Transfusionen in der Anamnese, die bei HLA-Identität des Spenders zur Sensibilisierung gegen Minor-Histokompatibilitätsantigene führen.
- Bei HLA-differenter Tx Nachweis von zytotoxischen HLA-AK.
- T-Zell-depletierte Transplantate, v. a. bei HLA-haploidentischer Tx. Diesen Transplantaten fehlen Spender-T-Zellen, die zytotoxisch gegen die Empfänger-Lymphozyten wirken, die die Konditionierungstherapie überleben.
- Geringe Zellzahl des Transplantats, bei Blutstammzellen $< 2 \times 10^6$/kg KG CD34, bei Knochenmark $< 2 \times 10^8$/kg KG mononukleäre Zellen.

Besteht der Verdacht auf eine Transplantatabstoßung, sollte möglichst rasch eine Chimärismus-Untersuchung von Blut und Knochenmark erfolgen. Sind T-Zellen überwiegend vom Empfänger nachweisbar, ist umgehend eine intensive Immunsuppression einzuleiten und evtl. eine Re-Transplantation durchzuführen. Die Tx von einem anderen Spender erfordert eine komplette erneute Konditionierung. Sind autologe Stammzellen als Backup vorhanden, kann die Rückgabe der eigenen Zellen zum Ende der Aplasie beitragen. Bei nicht myeloablativ konditionierten Pat. kann man hoffen, dass sich die eigene Hämatopoese mit der Zeit erholt.

Graft-versus-Host-Disease (GvHD)

Die GvHD ist die zentrale Komplikation nach allogener SZT: T-Zellen des Transplantats erkennen Histokompatibilitätsantigene des Pat. als fremd und reagieren gegen die Zellen und Gewebe, die diese exprimieren.

Häufigkeit:

- Bei HLA-identischen Familienspendern: ca. 60 %.
- Bei HLA-kompatiblem Fremdspender: etwa 80 %.
- Allerdings ist sie nur in etwa 40 bzw. 60 % so schwer ausgeprägt, dass eine zusätzliche Therapie eingeleitet werden muss.

Klassische akute GvHD: innerhalb der ersten 100 Tage nach Tx mit Hautausschlag, Durchfällen und Leberentzündung.

Persistierende, rezidivierende und späte akute GvHD tritt nach mehr als 100 Tagen auf und kommt häufig bei nicht myeloablativer Konditionierung vor.

Chron. GvHD: meist nach dem 100. Tag nach Tx mit Sicca-Syndrom, lichenoiden und sklerodermatösen Hautveränderungen.

Overlap GvHD ist eine akute GvHD, die als akuter Schub bei chron. GvHD auftritt.

Auch bei eineiigen Zwillingsgeschwistern und nach autologer Tx können Symptome von GvHD auftreten. Diese sind meist selbstlimitiert und Ausdruck einer Zytokinfreisetzung. Die Zytokinfreisetzung (Cytokine Storm) heizt die GvHR bei allogenem Transplantat an, während sich der Sturm bei immungenetischer Identität bald wieder legt.

3

Tab. 3.7 Einteilung der akuten GvHD nach Toxizität einzelner Organe

Organ	Symptom für Schweregrad	Grad I	Grad II	Grad III	Grad IV
Haut	Exanthem [% KOF]	< 25	25–50	Erythrodermie	Erythrodermie mit Blasenbildung
Leber	Bilirubin [mg/dl]	2–3	3,1–6,0	6,1–15	> 15
Darm	Diarrhö [ml/d]	500–1 000	1 000–1 500	> 1 500	Blutig/Ileus

Tab. 3.8 Einteilung der akuten GvHD nach Schweregrad nach Glucksberg

Grad akuter GVHD gesamt	Haut	Leber: Bilirubin	Darm: Diarrhö	Allgemeinzustand
I	+ bis ++	< 2,0 mg/dl	Keine	Normal, ECOG 0
II	+ bis +++	3,1–6 mg/dl	> 500 ml	Etwas reduziert, ECOG 1
III	++ bis +++	6,1–15 mg/dl	> 1 000 ml	Deutlich reduziert, ECOG 2
IV	++ bis ++++	> 6,1 mg/dl	> 1 000 ml	Schwer reduziert, ECOG 3

Tab. 3.9 Gesamtschweregrad der akuten GvHD [mod. nach Glucksberg]

Grad	Haut	Leber	Darm	Karnofsky-Index (%)
0	0	0	0	100
I (leicht)	1–2	0	0	80
	0	0–1	0–1	
II[1] (moderat)	0	0–1	1	70
	1–3	1	0–1	
	3	0	0	
III (schwer)	2–3	2–3	2–3	60
IV (lebensgefährlich)	2–4	2–4	2–4	10–30

[1] Meist Multiorganbefall, auch GvHD des oberen Gastrointestinaltrakts

Akute Graft-versus-Host-Disease (aGvHD)

Die akute GvHD wird nach Schweregraden eingeteilt (▶ Tab. 3.7, ▶ Tab. 3.8), die für die Einleitung und Beurteilung der Therapie wichtig sind. Grundsätzlich sollte man versuchen, von den befallenen Organen Biopsien zur histologischen Untersuchung zu entnehmen. Für die Bestimmung des gesamten Schweregrads ist das Allgemeinbefinden zu berücksichtigen (▶ Tab. 3.9).

Risikofaktoren einer akuten GvHD:

- Spenderin für männlichen Empfänger
- Immunisierung des Spenders durch Transfusionen in der Vorgeschichte
- Immunisierung der Spenderin durch Schwangerschaften in der Vorgeschichte

- Vorausgehende Infektionen und antibiotische Therapie
- Tx von einem Fremdspender, Grad der HLA-Disparität
- Stammzellquelle PBSZ > KM > Nabelschnur

Zur Prophylaxe wird meistens Ciclosporin A oder Tacrolimus ab dem Vortag der Tx gegeben, das durch die Blockade von NFκB die Sekretion von IL-2 und γ-Interferon aus aktivierten T-Helferzellen inhibiert. Diese Prophylaxe wird ergänzt durch die Gabe von MTX oder MMF (blockiert durch die Synthesehemmung von Inositol T-Zellen). Bereits während der Konditionierungsphase kann zusätzlich ATG verabreicht werden, ein polyklonaler zytotoxischer AK gegen T-Zellen. Alternativ steht der AK Alemtuzumab (Lermtrada®) zur Verfügung, der gegen CD52 auf B- und T-Lymphozyten gerichtet ist.

Therapeutisch werden ausreichende Ciclosporin-Spiegel angestrebt und bei einer akuten Haut-GvHD hoch dosiert Steroide eingesetzt (z. B. 2 mg/kg KG Prednisolon), die langsam über 3–4 Wo. ausgeschlichen werden. Die Autoren bevorzugen höhere Steroiddosierungen (z. B. 3 × 100 mg/d), um bereits nach 2–3 Tagen ein Ansprechen auswerten und ggf. auf eine Zweitlinientherapie übergehen zu können. Bei fehlendem Ansprechen auf Steroide sollte frühzeitig eine ergänzende Immunsuppression eingeleitet werden. Meist wurden extrakorporale Photophorese (ECP) und/oder Rapamycin, Etanercept und monoklonale AK wie Daclizumab eingesetzt, allerdings konnte bislang kein Beweis für eine Verbesserung des Überlebens erbracht werden. Neuere Studien zeigten hohe Ansprechraten und gutes Überleben bei steroidrefraktärer GvHD durch die Behandlung mit Ruxolitinib, einem JAK-Inhibitor.

Unterstützend hat sich bei der Leber-GvHD, die sich primär gegen die kleinen intrahepatischen Gallengänge richtet und zu einer Cholestase führt, die Gabe von Ursodesoxycholsäure zum besseren Abfluss der Galle bewährt.

Chronische Graft-versus-Host-Disease (cGvHD)

Die cGvHD kann ohne vorausgegangene aGvHD, also de novo, oder nach abgeklungener bzw. im direkten Anschluss an eine aGvHD auftreten. Sie geht immer mit einer unvollständigen Erholung des Immunsystems und rezidivierenden Infektionen einher. Klassische Manifestationen der cGvHD sind an folgenden Organen zu finden (▶ Abb. 3.1) [nach Flowers et al. 2015]:

- Haut: makulopapulöses Exanthem, Lichen ruber planus, Dys-/Depigmentierung, Teleangiektasien, Sklerodermie, Morphea
- Schleimhäute: Sicca-Syndrom, Atrophie, Erosionen, Kornealulzera, Gingivitis (Zähne!)
- Gastrointestinaltrakt: Dysphagie, Übelkeit, Erbrechen, Diarrhö, Malabsorption, Gewichtsverlust, Aszites
- Leber: Ikterus, Cholestase, Transaminasenerhöhung
- Atemwege: Husten, Dyspnoe, Sinusitis, späte interstitielle Pneumonitis, Bronchiolitis obliterans, Pleuraergüsse
- Vagina: Atrophie, Dyspareunie
- Muskuloskelettales System: Kontrakturen, Arthralgien, Muskelschwäche bzw. -krämpfe, Fasziitis, Ödeme
- Nervensystem: Polyneuropathie, White Matter Lesions, Vaskulitis

Heute wird die cGvHD nach dem Vorschlag des NIH-Konsensus-Meetings eingeteilt (▶ Tab. 3.10). Die beste Prophylaxe zur Vermeidung einer cGvHD ist es, die akute Form zu verhindern bzw. erfolgreich zu behandeln. Therapeutisch werden

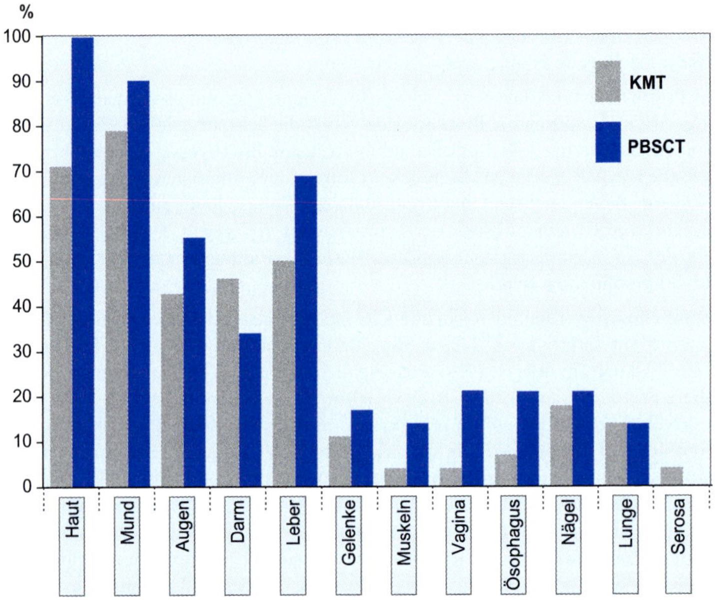

Abb. 3.1 Chron. Graft-versus-Host-Disease [F942-001]

Tab. 3.10 Einteilung der chron. GvHD nach NIH-Konsensus

Schweregrad	Max. Grad in den befallenen Organen	Anzahl Organe befallen	Hochrisiko-Parameter[1]	Systemische Immunsuppression
Mild	1 (0 für Lunge!)	≤ 2	Keine	Nein
Mäßig	1 (0 für Lunge!)	≥ 3	Vorhanden	Ja
Mäßig stark	2 (1 für Lunge!)	Alle	Vorhanden ja/nein	Ja
Stark	3 (2 für Lunge!)	Alle	Vorhanden ja/nein	Ja

[1] Hochrisikoparameter sind Thrombozytopenie < 100 000/µl oder mehr als 0,5 mg/kg Kortison bei Behandlungsbeginn

extrakorporale Photophorese (ECP) sowie die gleichen Medikamente wie bei der aGvHD eingesetzt. Prognostisch ungünstig ist eine Thrombozytopenie < 100 000/µl und ein Lungenbefall mit Bronchiolitis obliterans oder chron. interstitieller Pneumonie.

Tipp

Bei cGvHD von Haut und Schleimhaut ist vermehrt mit Basaliomen, Spinaliomen, Leukoplakien und Plattenepithelzell-Ca an den GvH-befallenen Stellen zu rechnen!

3.3.7 Rezidiv und Immuntherapie mit Spender-Lymphozyten

Rezidiv und Therapieoptionen

Das Risiko eines Rezidivs nach allogener SZT ist bei malignen Grunderkrankungen immer gegeben, es ist höher bei Tx im fortgeschrittenen Stadium. Pathophysiologisch lässt sich ein Rezidiv nach allogener Tx durch einen „immune escape" erklären. Ein sog. HLA-Loss stellt dabei eine Möglichkeit eines Escape-Mechanismus dar, wodurch sich neoplastische Zellen dem Immunsystem des allogenen Spenders entziehen. In ca. 25 % der Rezidive nach haploidenter SZT und in geringerer Anzahl nach Tx von einem Familien- oder Fremdspender mit einem oder mehr nicht übereinstimmenden HLA-Allelen in „Graft-versus-Leukemia"-Richtung kann es mittels uniparentaler Disomie zu einem Verlust des Haplotyps kommen, gegen die sich die Graft-versus-Leukämie Reaktion richtet. In diesem Fall ist eine Behandlung mit DLI oder Stammzellen vom selben Spender nicht sinnvoll. Es sollte ein anderer Spender gefunden werden. Eine andere Form des „immune escape" ist die Abregulierung von HLA-Klasse II der Leukämiezellen, die dann die Spender-T-Zellen nicht mehr aktivieren können. Hier kann eventuell die Therapie mit inflammatorischen Zytokinen (IFN-α) helfen.

Neben einer zweiten allogenen Tx stehen mittlerweile auch weitere Optionen einer zellulären Therapie zur Verfügung. Bei der ALL und beim DLBCL wurde die CAR-T-Zell-Therapie zugelassen. Hierbei werden T-Zellen des Pat. oder seines Spenders im Labor mit Antikörpergenen, z.B. gegen CD19, und Kostimulatoren so modifiziert, dass sie alle B-Zellen des Pat. einschließlich der Leukämie- und Lymphomzellen ausschalten. Eine andere Möglichkeit ist die Transfektion von T-Zell-Rezeptoren gegen krankheitsspezifische Neo-Antigene, die allerdings noch in der Entwicklung ist und individuell spezifisch erfolgen muss. Die Immuntherapie mit Lymphozyten vom Stammzellspender war die erste erfolgreiche Zelltherapie bei CML. Sie war entwickelt worden, um die Immunität nach der Tx von T-Zell-depletiertem Knochenmark wieder herzustellen. Bei Rezidiven von CML kann die Remission dauerhaft anhalten. Mittlerweile gibt es aber auch pos. Erfahrungen bei anderen Leukämien, Myelomen und Lymphomen. Bei manifestem hämatologischem Rezidiv stellt insbesondere bei Pat. mit akuter Leukämie die Transfusion von mobilisierten Stammzellen mit T-Zellen nach chemotherapeutischer Vorbehandlung eine Therapieoption dar. Eine zweite Transplantation von einem Alternativspender ist ebenfalls eine zunehmend attraktive Option, sie erfordert allerdings eine erneute Konditionierung.

Transfusion von Spender-Lymphozyten bei CML

Voraussetzungen für die adaptive Immuntherapie mit Spender-Lymphozyten (DLT):

- Nachweis von Chimärismus im Knochenmark und/oder Blut
- Keine aktive GvHD
- Keine aktive Infektion
- Keine Immunsuppression für mindestens 4 Wo.

Das Rezidiv kann als zytogenetisches oder molekulares Rezidiv ohne weitere Krankheitszeichen, als hämatologisches Rezidiv mit dem Bild einer chron. Phase oder als transformiertes Rezidiv mit Blasten und Chloromen auftreten. Die besten Ergebnisse werden bei zytogenetischem Rezidiv erzielt, gute Ergebnisse bei hämatologischem und weniger gute bei transformierter Phase. Neben einer Panzytopenie kann eine GvHD die Folge von Spender-Lymphozytentransfusionen sein.

3

Eine GvHD kann am besten verhindert werden, wenn man mit geringer Zellzahl beginnt, z. B. mit 1×10^6 oder 1×10^7 T-Zellen/kg KG, und mit wiederholten Transfusionen im Abstand von jeweils mind. 4–8 Wo. steigert. Am besten ist die gleichzeitige Behandlung mit IFN-α (ca. 1 Mio. IE/d). Bei Rezidiven im fortgeschrittenen Stadium kann die gleichzeitige Behandlung mit IFN-α und GM-CSF erfolgreich sein. In ganz resistenten Fällen hat sich eine Zytoreduktion mit Busulfan vor der Immuntherapie mit G-CSF-mobilisierten Spenderzellen bewährt.

Die Behandlung mit Imatinib hat ebenfalls zu gutem Ansprechen geführt, wobei allerdings dauerhafte Erfolge nach Absetzen von Imatinib eine Ausnahme sind. Imatinib hemmte in vitro die Antigenpräsentation und die T-Zell-Aktivierung. Das Ansprechen auf DLT nach einer Behandlung mit Imatinib wird nicht einheitlich beurteilt.

Nebenwirkungen von DLT sind Panzytopenie bei 10–20 % der Pat. mit hämatologischem Rezidiv und GvHD.

Transfusion von Spender-Lymphozyten bei AML

Auch bei AML-Rezidiv nach SZT hat sich die Transfusion von Spender-Lymphozyten gegenüber einer Chemotherapie als vorteilhaft erwiesen. Signifikant besser sind die Ergebnisse bei Pat., die in Remission transplantiert wurden und bei denen das Rezidiv mehr als 6 Mon. nach Tx auftrat. Eine weitere Verbesserung konnte durch die Vorbehandlung mit Low-Dose-Cytosin-Arabinosid, der Transfusion von mobilisierten Stammzellen und der Behandlung mit GM-CSF erreicht werden. Statt 25 % sprachen etwa 67 % der Pat. auf diese Therapie an, einzelne Pat. überleben bereits lange Zeit nach der Behandlung in kontinuierlicher Remission. Neuerdings werden in der Rezidivbehandlung zur Inaktivierung von regulatorischen T-Zellen auch Checkpoint-Inhibitoren eingesetzt, wobei aber das Risiko einer GvHR besteht.

Prophylaktische Transfusion von Spender-Lymphozyten bei AML

Die Wirksamkeit der DLT ist besser, wenn die Tumormasse kleiner ist. Daher wurde in einer Studie die prophylaktische Transfusion von Spender-Lymphozyten untersucht. Pat. mit Hochrisiko-AML wurden nach dem FLAMSA-Schema konditioniert und mit mobilisierten Blutstammzellen transplantiert. Die immunsuppressive Therapie sollte an Tag 90 abgesetzt und DLT in steigender Dosierung an den Tagen 120, 150 und 180 transfundiert werden. Voraussetzungen für DLT waren die Abwesenheit von GvHD 30 Tage nach Absetzen der Immunsuppression, die Abwesenheit von Infektionen und von Rezidiven. Im Vergleich zu einer Kontrollgruppe und in einer Matched-Pair-Analyse zeigte sich das Überleben nach prophylaktischer DLT deutlich besser als ohne DLT. Somit können durch rechtzeitige DLT Rezidive verhütet und das rezidivfreie Überleben verbessert werden.

3.4 Ausblick

Die SZT hat sich von einer Behandlung als Ultima Ratio bei anderweitig aussichtslosen Fällen von Leukämie und Tumoren zu einer indizierten Zell- und Immuntherapie entwickelt, die ihren Stellenwert innerhalb der modernen Hämatologie und Onkologie hat. Der mit der SZT herbeigeführte Chimärismus bietet eine Plattform für die adaptive Immuntherapie mit Spenderzellen. Gegen spezifische Antigene gerichtete Spenderzellen können native Spenderzellen ersetzen, wobei die Antigenpräsentation der Leukämiezellen durch gleichzeitige Behandlung mit IFN-α und GM-CSF verbessert werden kann. Immunisierungen gegen einzelne, tumorassoziierte Antigene waren bislang nicht dauerhaft erfolgreich, da häufig „immune escapes" auftreten. Hingegen zeigen Pat. mit frühzeitiger Restitution des Immunsystems weniger Rezidive. Der Einsatz chimeric antigen receptor modifizierter T-Zellen (CAR-T-Zellen) hat bei B-lymphatischen Erkrankungen große Erfolge erzielt, wobei ein AK mit einer ζ-Kette und einem kostimulatorischen Molekül kombiniert wurde. Eine andere Methode ist der Transfer von T-Zell-Rezeptoren (TCR) allogener T-Zellen, die durch Mutationen entstandene Neo-Antigene besser erkennen als autologe T-Zellen, die durch immune Escape-Mechanismen behindert sind. Die Einführung der Inhibitoren der T-Zell-Abregulierung, sog. check point inhibitors, hat die Macht der ungebremsten T-Zellen gegen den Tumor gezeigt. Solche check point inhibitors konnten auch bei allogen transplantierten Pat. mit Rezidiv Remissionen induzieren, ohne eine GvHD zu erzeugen. Bispezifische AK haben Wirksamkeit bewiesen, ohne dass bislang die durch sie hervorgerufene zelluläre Reaktion einwandfrei erwiesen ist. Die künftige Herausforderung wird sein, in der individuellen Risikosituation eines Pat. die bestmögliche Zelltherapie bzw. deren „richtige" Kombination zu finden, um die Prognose weiter zu verbessern.

Literatur

Aversa F, Terenzi A, Tabilio A, et al. Full haplotype-mismatched hematopoietic stem-cell transplantation: a phase II study in patients with acute leukemia at high risk of relapse. J Clin Oncol, 2005; 23: 3447–3454.

Barker JN. Umbilical Cord Blood (UCB) transplantation: an alternative to the use of unrelated volunteer donors? Hematology Am Soc Hematol Educ Program, 2007; 55–61.

Bensinger W, Martin P, Storer B, et al. Transplantation of bone marrow as compared with peripheral-blood cells from HLA-identical relatives in patients with hematologic cancers. N Engl J Med, 2001; 344: 175–181.

Eapen M, Logaan BR, Confer D, et al. Peripheral blood grafts from unrelated donors are associated with increased acute and chronic graft-versus-host disease without improved survival. Biol Blood Marrow Transplant, 2007; 13: 1461–1468.

Flowers ME, Parker PM, Johnston LJ et al. Comparison of chronic graft-versus-host disease after transplantation of peripheral blood stem cells versus bone marrow in allogeneic recipients: long-term follow-up of a randomized trial. Blood, 2015;100: 415–419.

Glucksberg H, Storb R, Fefer A, et al. Clinical manifestations of graft-versus-host disease in human recipients of marrow from hl-a-matched sibling donors. Transplantation, 1974; 18: 295–304.

Hochhaus A, Baccarani M, Silver RT, et al. European LeukemiaNet 2020 recommendations for treating chronic myeloid leukemia. Leukemia, 2020; 34: 966–984.

Kolb HJ, Schmid C, Barrett AJ, Schendel DJ. Graft-versus-leukemia reactions in allogeneic chimeras. Blood, 2004; 103: 767–776.

Larghero J, Garcia J, Gluckman E. Sources and procurement of stem cells. In: Apperley J, Carreras E, Gluckman E, Gratwohl A, Maszi T, (eds.). The EBMT Handbook. Haematopoietic Stem Cell Transplantation. Paris: 2008. 112–127.

Przepiorka D, Weisdorf D, Martin P, et al. 1994 Consensus Conference on Acute GVHD Grading. Bone Marrow Transplant, 1995; 15: 825–828.

Rocha V, Labopin M, Sanz GF. Transplants of umbilical cord blood or bone marrow from unrelated donors in adults with acute leukaemia. N Engl J Med, 2004; 351 2276–2285.

Saussele S, Lauseker M, Gratwohl A, et al. Allogeneic hematopoietic stem cell transplantation (allo SCT) for chronic myeloid leukemia in the imatinib era: evaluation of its impact within a subgroup of the randomized German CML Study IV. Blood, 2019; 115(10): 1880–1885.

Schmid C, Labopin M, Nagler A, et al. Donor lymphocyte infusion in the treatment of first hematological relapse after allogeneic stem cell transplantation in adults with acute myeloid leukaemia: A retrospective risk factors analysis and comparison with other strategies by the EBMT Acute Leukemia Working. J Clin Oncol, 2007; 25: 4938–4945.

Schmitz N, Beksac M, Hasenclever D, et al. Transplantation of mobilized peripheral blood cells to HLA identical siblings with standard-risk leukemia. Blood, 2002; 100: 761–767.

Schrezenmeier H, Passweg J, Marsh J, et al. Worse outcome and more chronic GvHD with peripheral blood progenitor cells than bone marrow in HLA-matched sibling donor transplants for young patients with severe acquired aplastic anemia. Blood, 2007; 110: 1397–1400.

Sorror ML, Maris M, Storb R, et al. Hematopoietic cell transplantation (HCT)-specific comorbidity index: a new tool for risk assessment before allogeneic HCT. Blood, 2005; 106: 2912–2919.

Vago L, Perna SK, Zanussi M, et al. Loss of Mismatched HLA in Leukemia after Stem-cell Transplantation. N Engl J Med, 2009; 361: 478–488.

Vago L, Toffalori C, Ciceri F, Fleischhauer K. Genomic Loss of Mismatched Human Leukocyte Antigen and Leukemia Immune Escape From Haploidentical Graft-Versus-Leukemia. Semin Oncol, 2012; 39(6): 707–715. doi: 10.1053/j.seminoncol.2012.09.009.

Vago L, Ciceri F. Choosing the alternative. Biol Blood Marrow Transplant, 2017; 23(11): 1813–1814. doi: 10.1016/j.bbmt.2017.09.009. Epub 2017 Sep 20.

4 Infektionen bei Patienten mit hämatologisch-onkologischen Erkrankungen

Markus Ruhnke

4

4.1 Prädisposition

Allgemeine prädisponierende Faktoren für Infektionen bei Pat. mit hämatologisch-onkologischen Erkrankungen sind:

- Verminderte Funktion von T-Zellen, Makrophagen und neutrophilen Granulozyten
- AK-Mangel (primär, sekundär)
- Fremdkörper (Implantate, Katheter)
- Tumorlokalisation, z. B. poststenotische Pneumonie bei Bronchial-Ca
- Immunsuppressive Medikation
- Granulozytopenie

Merke

Die schwere therapie- oder krankheitsassoziierte Granulozytopenie (< 100 neutrophile Leukozyten/µl) ist der wichtigste Risikofaktor für Infektionen.

Zahlreiche Chemotherapieschemata führen zu einer Granulozytopenie, die im Mittel 7 Tage dauert. Fieber in der Granulozytopenie tritt bei ca. 8 von 1 000 Patienten nach Chemotherapie auf. Die Inzidenz von Infektionen (ohne Antibiotikaprophylaxe) liegt bei ca. 15 %, wenn die Werte der neutrophilen Granulozyten bei 500–1 000/µl liegen, und bei bis zu 60 % bei Granulozytenwerten < 100/µl. Außer dem Schweregrad der Granulozytopenie ist auch deren Dauer (Hochrisiko bei > 8 Tage) für die Gefährdung durch Krankheitserreger (Bakterien, Pilze, Viren, selten Protozoen) von entscheidender Bedeutung [Heinz et al. 2017; Klastersky 2017; Taplitz et al. 2018]. Die infektionsassoziierte Letalität beträgt bis zu 20 % bei einer Granulozytopenidauer > 10 Tage. Bei ca. 75 % der Hochrisikopatienten tritt während der Phase der Granulozytopenie Fieber auf. Bis zu 50 % der Fieberepisoden bleiben ungeklärt. Alle Pat. müssen antibiotisch behandelt werden. Wichtig ist die gründliche klinische Untersuchung, um den Infektionsherd zu eruieren. Neben der Gefahr von (schweren) Infektionen wird auch das Risiko zur Entstehung von Fieber in der Granulozytopenie (FUO = „fever of unknown origin“ bzw. Fieber unklarer Ursache in der Granulozytopenie bzw. „febrile Neutropenie“) berücksichtigt, insbes. wenn ein Pat. z. B. prophylaktisch G-CSF erhalten soll.

4.2 Risikoeinteilung

In der aktuellen Leitlinie der AGIHO (www.agiho.de) wird zwischen Standard- und Hochrisiko-Pat. unterschieden, um die empirische Wahl der antibiotischen +/– antimykotischen Therapie zu leiten [Heinz et al. 2017]. Es wird nach Dauer/Schwere der Granulozytopenie eingeteilt. Zusätzlich kann eine Einstufung als sog. Niedrigrisiko-Pat. nach einem „Score“-System erfolgen, um die Möglichkeit einer ambulanten, oralen (statt i. v.) Antibiotikatherapie einzuschätzen.

4.2.1 Niedrigrisiko

Für die Niedrigrisikozuordnung wurde der MASCC-Score entwickelt. Dieser erfasst die Wahrscheinlichkeit für das Auftreten schwerer Infektionskomplikationen nach einem Punktesystem (▶ Tab. 4.1). Ein Score von ≥ 20 entspricht einem Nied-

Tab. 4.1 MASCC-Score für die Niedrigrisikozuordnung [Klastersky et al. 2000] [W968]

Charakteristika	Wertung
Keine/wenige Krankheitssymptome	5
Keine Hypotonie	5
Keine COPD	4
Solider Tumor oder keine vorangegangene Pilzinfektion	4
Keine Dehydratation	3
Mäßige Krankheitssymptome	3
Ambulanter Pat.	3
Alter < 60 J.	3

rigrisiko bzw. einer hohen Wahrscheinlichkeit der Entfieberung unter Antibiotika ohne Erkrankung an einer schweren Infektion.

Pat. mit hoher Wahrscheinlichkeit der Entfieberung unter Antibiotika ohne Infektionen.

- Standardchemotherapie bei (vielen) soliden Tumoren (z. B. Cisplatin + 5-Fluorouracil)
- Standardchemotherapie bei malignen Lymphomen (z. B. CHOP-21)
- Die meisten Erhaltungstherapien oder Therapie mit Antikörpern/Biologicals

Es gelten ferner die Leitlinien der AGIHO (https://www.agiho.de):

- Klassifizierung als Niedrigrisiko-Pat.:
  - Keine Hinweise auf ZNS-Infektion, schwere Pneumonie oder Katheterinfektion.
  - ECOG-Performance-Score-Wert von 0–2 (Eastern Cooperative Oncology Group Performance Status; siehe hintere Umschlagseite und unter https://ecog-acrin.org/resources/ecog-performance-status/).
  - Keine Zeichen von Sepsis oder Schock.
  - Keine der folgenden Kontraindikationen durch Begleiterkrankungen: ausgeprägte abdominale Beschwerden mit oder ohne Diarrhö, i. v. Supportivtherapie (z. B. Ernährung), Dehydratation, rezidivierendes Erbrechen, Notwendigkeit der ständigen oder engmaschigen Überwachung (z. B. entgleister Diabetes mellitus, Hyperkalzämie).
- Voraussetzungen für orale Antibiose:
  - Keine Chinolon-Prophylaxe oder -Therapie innerhalb der vorangegangenen 4(– 7) Tage.
  - Orale Medikation medizinisch vertretbar.
  - Compliance mit oraler Medikation zu erwarten.
- Voraussetzungen für ambulante Behandlung:
  - Medizinische Betreuung sichergestellt (verschiedene Optionen).
  - Pat. lebt nicht allein, Pat./Mitbewohner hat Telefon.
  - Klinik mit Erfahrung in der Behandlung granulozytopenischer Pat. innerhalb von 1 h erreichbar.
  - Pat. ist bewusstseinsklar, kennt und versteht die Risiken.

4.2.2 Standardrisiko

Pat. mit Granulozytopenie (< 500 neutrophile Granulozyten/µl) mit erwarteter Granulozytopeniedauer von ≤ 7 Tagen.

- Autologe Stammzelltransplantation
- Intensivierte Chemotherapie (z. B. BEACOPP eskaliert)
- Salvage-Therapie-Protokolle (z. B. R-DHAP, R-ICE)

4.2.3 Hochrisiko

Pat. mit Granulozytopenie (< 500 neutrophile Granulozyten/µl; zumeist aber < 100 Granulozyten/µl) für eine erwartete Granulozytopeniedauer von ≥ 8 Tagen.

- Allogene Knochenmark- bzw. Stammzelltransplantation
- Doppel- bzw. Mehrfachinduktionstherapien bei AML
- Alle Therapien mit Hochdosis-Ara-C
- Konsolidierungstherapie bei AML

4.2.4 Risiko für das Auftreten von FUO

FUO führt bei ca. 20–30 % der Pat. zu Infektionskomplikationen, die eine stationäre Behandlung erfordern. Die infektionsassoziierte Letalität bei FUO kann nach Chemotherapie für solide Tumoren um 5 % und für hämatologische Neoplasien bis zu 10 % betragen [de Naurois et al. 2010]. Zur Vermeidung der „febrilen Neutropenie" kann prophylaktisch, nach Chemotherapie, G-CSF eingesetzt werden. Die aktuellen Leitlinien empfehlen, G-CSF prophylaktisch einzusetzen, wenn das erwartete Risiko für FUO > 20 % liegt [Vehreschild et al. 2014; Heinz et al. 2017; Klastersky et al. 2016].

Chemotherapien, die zu einem erwarteten FUO-Risiko von > 20 % führen können, sind z. B.

- Induktions-/Konsolidierungsprotokolle für AML/ALL
- Dosisdichtes AC + T (Mamma-Ca)
- PEI mit Cisplatin/Ifosfamid/Etoposidphosphat (Hoden-Ca)
- (R)-CHOP14, (R)-DHAP/ICE, BEACOPP eskaliert (NHL)
- Cisplatin/Etoposid (SCLC)

4.3 Spezielle Risikofaktoren

- Patientenassoziiert:
  - Alter > 50 J.
  - Akute Leukämie (AML, ALL), besonders nach Re-Induktionstherapie und bei refraktärer Erkrankung
  - Aplastische Anämie, MDS (protrahierte Granulozytopenie)
  - Organfunktionseinschränkung bzw. deutliche Komorbidität, besonders Nieren-, Leber-, Herzinsuffizienz, Mukostomatitis (WHO-Grade III–IV)
  - Immunsuppression durch Viren: CMV, HIV
  - Hypogammaglobulinämie, z. B. bei CLL oder multiplem Myelom
  - Z. n. Splenektomie
- Umweltassoziiert:
  - Kolonisierung mit pathogenen Erregern, z. B. Staphylococcus (S.) aureus, Pseudomonas aeruginosa, Pilze, insbes. Fadenpilze

- Massive Exposition gegenüber Erregern: über Wasser, Nahrung, Luft – hier v. a. Aspergillus-Sporen
- Behandlungsassoziiert:
  - Schwere und protrahierte Granulozytopenie: < 100 Granulozyten/µl über > 10 Tage
  - Lymphopenie mit Reduktion der Anzahl CD4-pos. Lymphozyten (< 200/µl)
  - Autologe Stammzell- (SZT) bzw. Knochenmarktransplantation (KMT), insbes. bei Transfusion nicht ausreichend asservierter Stammzellen (minimal $< 2{,}0 \times 10^6$ CD34-pos. Zellen/kg KG)
  - Vorausgegangene medikamentöse Behandlung mit Purinanaloga, z. B. Fludarabin
  - Vorausgegangene hoch dosierte Kortikoidtherapie (≥ 1 mg Prednisolon/kg KG/d für > 14 Tage)
  - Vorausgegangene systemische Pilzinfektion bei erneut geplanter Chemotherapie mit längerer Granulozytopeniephase

Bei allogener SZT- bzw. KMT besteht ein zusätzliches Risiko für Pilzinfektionen. Dieses ist phasenabhängig: frühe vs. späte Phase.

- Frühe Phase: < 40 Tage nach Transplantation. Risikofaktoren:
  - Vorausgegangene Pilzinfektion
  - Langanhaltende Granulozytopenie
  - Ausgeprägte Erkrankung
  - Schwere Haut- und/oder Schleimhauttoxizität durch myeloablative Konditionierung (im Unterschied zur nicht myeloablativen Konditionierung)
  - Alter > 45 J.
  - Intensive Immunsuppression zur Prophylaxe oder Behandlung einer GvHD
- Späte Phase: > 40 Tage nach Transplantation. Risikofaktoren:
  - Immunsuppression durch GVHD Grade II–IV und deren Behandlung (Kortikosteroide und andere Immunsuppressiva) → T-Zell-Depletion!
  - Transplantation von nicht verwandtem Spender bzw. Familienspender mit HLA-Mismatch des Klasse-I- und/oder Klasse-II-AG
  - CMV-Infektion und antivirale Therapie
  - Alter > 45 J.

4.4 Definitionen

- Als FUO in der Granulozytopenie wird neu aufgetretenes Fieber ohne richtungweisende klinische und/oder mikrobiologische Infektionsbefunde gewertet:
  - Fieber einmalig (oral gemessen) ohne erkennbare Ursache von ≥ 38,3 °C **oder**
  - Fieber 2 × innerhalb von 12 h (oral gemessen) von ≥ 38,0 °C.
- MDI („Microbiological Documented Infection“): mikrobiologisch nachgewiesene Infektion. Erregernachweis zeitlich und mikrobiologisch plausibel, zudem lokalisierbarer Infektionsbefund; oder Infektionserreger in der Blutkultur nachweisbar.
- CDI („Clinical Documented Infection“): klinisch nachgewiesene Infektion. Fieber in Verbindung mit einem diagnostisch eindeutigen, lokalisierten Befund, z. B. Pneumonie.
- MDI + CDI: mikrobiologisch und klinisch nachgewiesene Infektion.

4.5 Epidemiologie

Allgemein gilt, dass bei > 75 % der Hochrisiko-Pat. (eingeschränkt auch bei Standardrisiko) während der Phase der Granulozytopenie nach einer Chemotherapie Fieber auftritt. Hiervon bleiben ca. 50 % der Fieberepisoden ungeklärt (FUO). Allerdings müssen alle Pat. antibiotisch behandelt werden; > 75 % der antibiotisch behandelten Pat. entfiebern unter einer Breitbandantibiotikatherapie. Wichtig ist die gründliche klinische Untersuchung, um einen Infektionsherd zu eruieren. Lungeninfiltrate und Bakteriämien/Fungämien werden in je ca. 15–20 % der Fälle nachgewiesen, wobei insbes. Lungeninfiltrate in der Granulozytopenie mit einer Letalität von um 20 % prognostisch besonders kritisch sind.

4.6 Häufige klinische Syndrome

Bei Pat. mit hämatologischer/onkologischer Erkrankung und Fieber in der Granulozytopenie findet man in alphabetischer Reihenfolge, unabhängig von ihrer Häufigkeit, folgende Syndrome/Erkrankungen:

- FUO
- Gramnegative Sepsis
- Grampositive Sepsis
- Hepatolienale Candidose
- Hirnabszess, z. B. durch Fadenpilze wie Aspergillus fumigatus
- Katheterinfektionen durch S. aureus, koagulasenegative Staphylokokken, gramnegative Bakterien (wie Enterobacter spp., Klebsiella spp., Stenotrophomonas spp., Pseudomonas spp.), Pilze (wie Candida spp., Fusarium spp.)
- Lungenödem infolge fulminanter Pneumonie oder ARDS bei Leukozytenregeneration
- Perianalabszess
- Pilzsepsis
- Pneumonie, zumeist hämatogen durch Bakterien, sekundär durch Pilze
- Polymikrobielle Bakteriämie oder Fungämie
- Pseudomembranöse Enterokolitis, toxisches Megakolon, z. B. durch Clostridioides difficile

4.7 Erregerspektrum

In den IATG-/EORTC-Studien (International Antimicrobial Therapy Group of the European Organization for Research and Treatment of Cancer, Brüssel) wurde von 1973 bis 1994 ein kontinuierlicher Wechsel des Erregerspektrums in Blutkulturen von zunächst (bis 1985) überwiegend gramnegativen Erregern zu anschließend grampositiven Erregern (> 60 % grampositive Kokken) beobachtet. Seit Ende der 1990er-Jahre ist erneut eine Zunahme der Häufigkeit von Infektionen durch gramnegative Erreger (v. a. E. coli) zu verzeichnen, ohne dass es eine eindeutige Erklärung hierfür gibt. In vielen Kliniken (insbes. in Südeuropa, Indien, Südostasien, Südamerika) wird eine Zunahme von multiresistenten gramnegativen Bakteriämien (ESBL, VRE, KPC, s. unten) berichtet. Hier besteht ein enger Zusammenhang mit einer (zu breit eingesetzten) Antibiotikaprophylaxe mit Chinolonen.

Über 80 % aller Infektionen lassen sich sieben Haupterregergruppen zuordnen:

- Staphylococcus epidermidis

- Vergrünende Streptokokken (Streptococcus viridans)
- S. aureus (inkl. MRSA = methicillinresistenter Staphyloccocus aureus)
- Enterokokken (E. faecalis, E. faecium; inkl. vancomycinresistente Enterokokken = VRE)
- Escherichia (E.) coli (inkl. ESBL = extended-spectrum beta-Laktamase produzierende Enterobacteriaceae bzw. 3/4-MRGN [= multiresistente gramnegative Bakterien mit Resistenz gegen drei bzw. vier Antibiotikaklassen, die überlicherweise wirksam sind])
- Klebsiella pneumoniae (inkl. KPC [= Carbapenemase-producing Enterobacteriaceae] bzw. 3/4-MRGN)
- Pseudomonas aeruginosa (inkl. multiresistente P. aeruginosa bzw. 3/4-MRGN)

Infektionen durch Pilze sind im Vergleich zu bakteriellen Infektionen seltener (je nach Klinik 5–15 %). Grundsätzlich ist die Erregerverteilung in Blutkulturen bei granulozytopenischen und nicht granulozytopenischen Pat. vergleichbar (▶ Tab. 4.2, ▶ Tab. 4.3).

Merke

Grundsätzlich gilt, dass das lokale Erregerspektrum mit dem lokalen mikrobiologischen Resistenzprofil für die Antibiotikawahl entscheidend ist!

Erreger mit fraglicher pathogener Bedeutung bzw. Erreger, die als wahrscheinliche Kontaminationen anzusehen sind:

- Kolonisierende Mikroorganismen aus Mundhöhle oder Oropharynx wie vergrünende Streptokokken und koagulasenegative Staphylokokken als Erreger pulmonaler Infiltrate. Werden hier jedoch häufig nachgewiesen.

Tab. 4.2 Spektrum möglicher Erreger bei Patienten mit Fieber bzw. Infektionen während der Granulozytopeniephase

Grampositive Bakterien	Gramnegative Bakterien	Anaerobier	Pilze
• Koagulasenegative Staphylokokken • S. aureus[1] • Streptococcus spp. • Enterococcus faecalis/faecium[3] • Corynebacterium spp.	• E. coli[2,4] • Klebsiella spp.[4,5] • Pseudomonas aeruginosa[6] • Enterobacter spp. • Proteus spp. • Acinetobacter spp.[6] • Haemophilus influenzae	• Clostridioides difficile • Bacteroides spp. • Clostridium spp. • Fusobacterium spp. • Propionibacterium spp.	• Candida spp. • Aspergillus spp. • Mucor-Arten, z. B. Rhizopus • Fusarium spp. • Scedosporium spp.

[1] Methicillinsensibel (MSSA) oder methicillinresistent (MRSA)
[2] Resistenz unter Ciprofloxacin-Prophylaxe bei akuten Leukämien beschrieben; in manchen Zentren besteht inzwischen eine Ciprofloxacin-Resistenz von > 20 %!
[3] Enterokokken als Gattung müssen in zwei Spezies mit sehr unterschiedlichen Empfindlichkeitsspektren unterteilt werden: **E. faecalis** (i. d. R. penicillin-, glykopeptid-, carbapenem- und linezolidsensibel) und **E. faecium** (meist ampicillin-, ciprofloxacin- und carbapenemresistent). Zunehmend werden in Deutschland vancomycinresistente E.-faecium-Stämme (VRE) beobachtet. Nicht selten kommt es während einer Therapie mit Cephalosporinen zur Selektion von Enterokokken!
[4] ESBL(extended-spectrum beta-lactamase) produzierende Enterobacteriaceae wie E. coli und K. pneumoniae nehmen derzeit stark zu.
[5] Inkl. Carbapenemase-producing Enterobacteriaceae (KPC)
[6] Inkl. Multidrugresistente Pseudomonas bzw. Acinetobacter spp. (MDR)

4

Tab. 4.3 Seltenere Erreger (in Deutschland selten, Epidemiologie weltweit sehr unterschiedlich!) und ihre klinische Bedeutung bei Pat. mit Fieber bzw. Infektionen während der Granulozytopeniephase

Erreger	Infektionen	Therapie (i. v.)	Anmerkungen
Bakterielle Infektionen			
Acinetobacter baumanii	Bakteriämie, ZVK-assoziiert, COPD, meist Trauma-/Verbrennungspatienten	Carbapenem	**Cave:** bei MDR meist nur Colistin wirksam! Wird in einigen südeuropäischen und asiatischen Ländern zunehmend beobachtet (z. B. Indien)
Bacillus cereus	Bakteriämie, ZVK-assoziiert; Pneumonie, Haut- und Weichteilinfektionen	Vancomycin, Clindamycin, Aminoglykoside	ZVK-Entfernung wichtig. Häufig Pusteln/Vesikel!
Corynebacterium spp.	Bakteriämie, ZVK-assoziiert; Endokarditis	Vancomycin	ZVK-Entfernung wichtig!
Enterococcus faecalis/faecium	Bakteriämie/Sepsis, selten Meningitis	Vancomycin, wenn Erreger sensibel, sonst Linezolid, Daptomycin	Häufig lokal epidemisches Auftreten, Letalität > 50 %
Lactobacillus spp.	Bakteriämie, Endokarditis, Meningitis, Pneumonie	Penicillin + Aminoglykosid	Letalität bis 50 %
Stenotrophomonas maltophilia	Bakteriämie, ZVK-assoziiert	Co-trimoxazol, Moxifloxacin	ZVK-Entfernung sinnvoll, sekundär nach Ciprofloxacin-Prophylaxe
Streptococcus viridans	Bakteriämie, evtl. mit „Toxic-shock"-Syndrom und ARDS	Vancomycin	Bei Mukositis, Letalität bis 30 %
Pilzinfektionen			
Blastoschizomyces capitatus	Disseminierte Infektion mit Sepsis, Hautbefall	Liposomales Amphotericin B[1] + Flucytosin	Hohe Letalität! Voriconazol versuchen!
Fusarium spp.	Sepsis mit disseminierter Infektion, Hautbefall, Augen (Keratitis), Pneumonie	Voriconazol	Hohe Letalität! ZVK-assoziiert (ZVK entfernen)
Hyalohyphomykosen, z. B. durch Paecilomyces spp. oder Geotrichum candidum	Disseminierte Infektion mit Sepsis bei AML/nach KMT	Liposomales Amphotericin B[1] + Flucytosin	Hohe Letalität!

Tab. 4.3 Seltenere Erreger (in Deutschland selten, Epidemiologie weltweit sehr unterschiedlich!) und ihre klinische Bedeutung bei Pat. mit Fieber bzw. Infektionen während der Granulozytopeniephase *(Forts.)*

Erreger	Infektionen	Therapie (i. v.)	Anmerkungen
Malassezia spp.	Haut-/Schleimhaut-Infektionen, ZVK-assoziiert nach KMT	Liposomales Amphotericin B[1] oder Fluconazol	ZVK-Entfernung und Absetzen von Lipiden in der parenteralen Ernährung
Mucor spp. (Zygomyzeten)	Sinunasale Mykose (typisch), invasive pulmonale oder disseminierte Mykose mit ZNS- und/oder NNH-Beteiligung, Hautläsionen	Liposomales Amphotericin B[1] (+/– Caspofungin), Isavuconazol[2] oder Posaconazol	Hohe Letalität! Operative Resektion frühzeitig durchführen
Phaehyphomykosen, z. B. durch Bipolaris spp., Exophila spp., Alternaria spp.	Kutane, sinupulmonale oder ZNS-Infektionen	Voriconazol oder Itraconazol; Amphotericin B[1] meist nur gering wirksam	Operative Entfernung des Herdbefunds, wenn möglich
Trichosporon (T.) beigelii, T. asahii, T. pullulans	Disseminierte Infektion mit Sepsis, Hautbefall, Lungeninfiltrat bei AML/nach KMT	Liposomales Amphotericin B[1] + Flucytosin oder Voriconazol	Hohe Letalität! Häufig Amphotericin-B-resistent; neue Azole versuchen: z. B. Voriconazol, Isavuconazol

I. d. R. wurden Infektionen durch diese (z. T. als „apathogen" angesehenen) Erreger bei kleinen Zahlen an Pat. beschrieben (fast nur bei Hochrisiko-Pat. mit langer Granulozytopeniedauer) oder in Form von lokalen Kleinepidemien. Die Relevanz insbes. von Kolonisationserregern von Haut und Mundhöhle bei Nachweis in Blutkulturen nicht granulozytopenischer Pat. muss infrage gestellt werden

[1] Die aktuellen Leitlinien der AGIHO/DGHO empfehlen, auf den Einsatz von (konventionellem) Amphotericin B zu verzichten und stattdessen liposomales Ampho B (z. B. AmBisome) einzusetzen [Ruhnke et al. 2020]

[2] Isavuconazol hat eine vergleichbare Wirksamkeit wie Voriconazol mit zusätzlicher Wirksamkeit gegen Zykomyzeten. Eine formelle Zulassung gibt es bislang aber nur für Aspergillosen und Mucor-Mykosen (Zygomykosen)

- Unter Antibiotikatherapie selektierte Restflora, z. B. Enterokokken unter Cephalosporin-Therapie als ätiologisch nicht relevante Infektionserreger in Atemwegsmaterialien.
- Mögliche Kontaminationen in der Blutkultur als Bakteriämieerreger (z. B. nur **einmaliger** Nachweis von Corynebakterien oder koagulasenegativen Staphylokokken), insbes. bei Blutkulturen aus liegenden Venenkathetern → mindestens 2-maliger Nachweis notwendig!
- Herstellung falscher Kausalzusammenhänge zwischen Keimnachweis und manifester Infektion, z. B. koagulasenegative Staphylokokken in der Blutkultur bei gleichzeitig bestehenden Lungeninfiltraten.

4.8 Klinik

Klinisch-diagnostische Aspekte bei dokumentierten Infektionen granulozytopenischer Patienten nach Infektionslokalisation (s. auch Leitlinien der AGIHO unter https://www.agiho.de oder bei Onkopedia der DGHO unter https://www.dgho-onkopedia.com):

- **Systemisch (Sepsis):**
  - Erkrankung: Bakteriämie, Fungämie.
  - Erreger: koagulasenegative Staphylokokken, S. aureus, vergrünende Streptokokken, Enterokokken, gramnegative Bakterien (E. coli, Pseudomonas [P.] aeruginosa, Klebsiella pneumoniae u. a.), Candida spp.
  - Diagnostik: Blutkultur (BK) – immer 2 Sets à 2 Flaschen von verschiedenen Stellen abnehmen: 2 Flaschen peripher und 2 Flaschen zentral (pro BK-Flasche jeweils 5–10 ml Blut); zum höheren Nachweis von Pilzen/Candida zusätzlich 3. Flasche mit Spezialmedium abnehmen (z. B. Bactec Mycosis IC/F).
- **Katheterassoziiert:**
  - Symptomatik: lokale Schmerzen, Rötung, Überwärmung, Entleerung von Eiter an der Einstichstelle.
  - Erreger: koagulasenegative Staphylokokken, S. aureus, Corynebakterien, gramnegative Bakterien (E. coli, P. aeruginosa, Klebsiella pneumoniae u. a.), Candida spp., Fusarium spp.
  - Diagnostik: BK vom Katheter und peripher (quantitative BK mit DTTP = „differential time to positivity"), Kultur der Katheterspitze nach Entfernen, Abstrich der Kathetereinstichstelle.
- **Mundhöhle:**
  - Erkrankungen: Peridontitis, Gingivitis, Stomatitis, Mukositis, Aphthen, Ulzera, orale Candidose.
  - Erreger: S. aureus, vergrünende Streptokokken, gramnegative Bakterien, HSV, Candida spp.
  - Diagnostik: Abstrich der Läsion mit Tupfer oder Mundspülung (10 ml NaCl-Lösung 0,9 %) für Erregerkultur: nur bei bestehender Symptomatik!
- **Obere Atemwege:**
  - Erkrankung: Sinusitis.
  - Erreger: Streptoccocus pneumoniae, Haemophilus influenzae, Streptococcus pyogenes, S. aureus, gramnegative Bakterien, Anaerobier, Pilze (v. a. Aspergillus spp., Mucor spp.).
  - Diagnostik: Rö-NNH, besser CT/MRT; Nasenabstrich nicht hilfreich. Zur sicheren Diagnostik ist nur eine Aspiration oder Biopsie aus den NNH geeignet.
- **Untere Atemwege:**
  - Erkrankung: Pneumonie, interstitielle Pneumonitis (nach KMT).
  - Erreger: Streptococcus pneumoniae, Haemophilus influenzae, S. aureus, gramnegative Bakterien (E. coli, Klebsiella pneumoniae, P. aeruginosa u. a.), Pneumocystis jiroveci, Legionellen, Aspergillus spp. und andere Fadenpilze wie Mucor etc., Mykobakterien, Viren (CMV, RSV u. a.).
  - Diagnostik (▶ Abb. 4.2): Rö-Thorax, CT in High-Resolution- oder Spiraltechnik, Punktion eines Pleuraergusses zur mikrobiologischen Diagnostik, Bronchoskopie mit bronchoalveolärer Lavage (BAL); wenn Befund der BAL nicht weiterführend, transbronchiale Biopsie oder offene Lungenbiopsie erwägen.
- **Gastrointestinaltrakt:** Diagnostik ▶ Abb. 4.1.
- **Ösophagus:**
  - Erkrankung: Ösophagitis.

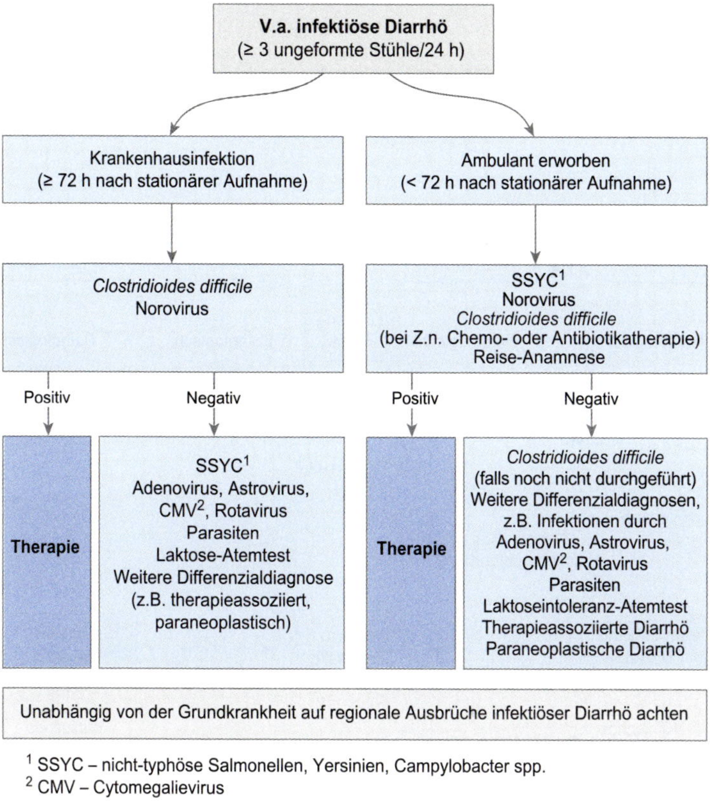

Abb. 4.1 Diagnostisches Vorgehen bei infektiöser Diarrhö [W318-008]

  - Erreger: Candida spp., Herpesviren (HSV, CMV).
  - Diagnostik: Kolo-, Endoskopie (Ösophagogastroduodenoskopie).
- **Leber/Milz:**
  - Erkrankungen: hepatolienale Candidose, Hepatitis.
  - Erreger: Candida spp., Viren (CMV, v.a. nach allogener KMT).
  - Diagnostik: klinischer Verdacht auf hepatolienale Candidose bei persistierendem Fieber, Hepatosplenomegalie, Anstieg der AP. Sonografie des Abdomens (mit Kontrastmittel), CT, besser MRT, Biopsie mit Gewebegewinnung für Histologie und Mikrobiologie, CMV-/Hepatitisvirennachweis.
- **Haut/Weichteile:**
  - Erkrankungen/Symptome: Zellulitis, Papulae/Noduli, Ulzera, Vesikel, Nekrosen, Periproktitis.
  - Erreger: primäre Hautinfektionen durch koagulasenegative Staphylokokken, S. aureus, Corynebacterium jeikeium, gramnegative Bakterien (P. aeruginosa, E. coli), anaerobe gramnegative Bakterien (v.a. perianal), Pilze (Candida spp., Mucor spp. u.a.); disseminierte Infektionen durch Pilze (wie Candida-,

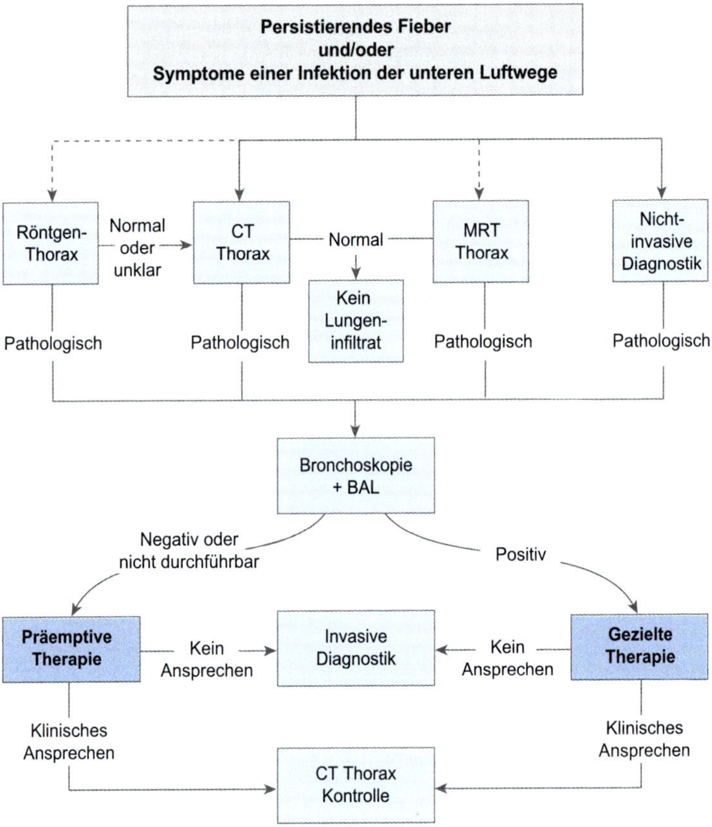

Abb. 4.2 Diagnostisches Vorgehen und Therapie bei Pat. mit febriler Neutropenie und Lungeninfiltraten [W318-007]

Aspergillus-, Fusarium-, Trichosporonspezies), Herpesviren (HSV, VZV, CMV). Bei Nekrosen an Fadenpilze denken!
- Diagnostik: Abstriche, Aspiration (Sekret/Eiter), Hautbiopsie (v. a. bei Pilzen), CT/MRT (Abklärung einer Fasziitis).

- **Urogenitaltrakt:**
  - Erkrankungen: Harnwegsinfektionen, hämorrhagische Zystitis nach allogener KMT.
  - Erreger: gramnegative Bakterien (E. coli, P. aeruginosa, Klebsiella spp., Proteus spp., Enterobacter spp.), Enterococcus spp., Candida spp., BK-Virus, Adenoviren, CMV.
  - Diagnostik: Urinkultur (bei steriler Leukozyturie u. U. Infektion mit Mykobakterien möglich!), Viruskultur, PCR.
- **ZNS:**
  - Erkrankungen: Meningitis (akut/chron.), Hirnabszess, Shunt-Infektionen.

- Erreger: Pilze wie Cryptococcus neoformans, Aspergillus-, Scedosporium- oder Mukorspezies, Phäohyphomykosen bzw. Schwärzepilze oder Candida spp.; Nokardien, Listeria monocytogenes, Toxoplasma gondii, koagulasenegative Staphylokokken, S. aureus, Enterokokken, Corynebakterien, Mykobakterien.
- Diagnostik: CT, MRT, Liquorpunktion (zytologische und mikrobiologische Untersuchung), CT-gestützte Abszesspunktion/-drainage, Shunt-Entfernung (soweit möglich).

Zu Pilzinfektionen bei granulozytopenischen Pat. ▶ Tab. 4.4, zu speziellen Syndromen nach SZT bzw. KMT ▶ Tab. 4.5.

4.9 Diagnostik

Zur Diagnostik auch ▶ 4.8, ▶ Abb. 4.1, ▶ Abb. 4.2.

- **Klinische Untersuchung:**
  - Haut mit Extremitäten und insbes. Perianalregion.
  - Schleimhaut, NNH, Kopf-Hals-Bereich.
  - Eintrittsstellen zentraler oder peripherer Venenzugänge, Punktionsstellen von Port-a-cath-, Hickman-, Broviac- oder anderen zentralen Venenkathetern.
  - Herz, obere und untere Atemwege.
  - Abdomen, Urogenitalbereich.
  - Die genannten Untersuchungen sind bei persistierendem Fieber **täglich** zu wiederholen.

Tab. 4.4 Pilzinfektionen bei granulozytopenischen Patienten

Erreger	Symptomatik
Aspergillus spp.	Tracheobronchitis, invasive pulmonale Aspergillose (IPA), disseminierte Infektion mit ZNS- und/oder Leber-/Milzbeteiligung, Hautläsionen, sinunasale Infektion (selten)
Candida spp. (meist C. albicans, C. glabrata, C. tropicalis, C. parapsilosis, C. krusei bzw. seltene wie C. auris[1])	Orale, ösophageale und/oder vaginale Candidose, Fungämie ± Leber-/Milzbeteiligung, Sepsis, pulmonale Candidose, Haut-Candidose, Endophthalmitis, Meningitis (selten bei Kindern)
Fusarium spp.	Hautläsionen, Fungämie, Sinusitis, Pneumonie
Mucorales spp.	Sinusitis, Pneumonie, ZNS-Abszess, disseminierte Infektion, Hautläsionen (selten) mit Nekrosen!
Scedosporium spp., z. B. Pseudallescheria boydii	ZNS-Abszess, Hautläsionen, Knochen- und/oder Weichteilinfektion (selten)
Trichosporon spp., z. B. T. beigelii	Fungämie, Pneumonie, Endokarditis, chron.-disseminierte Erkrankung (selten)

[1] Nur molekular identifizierbare neue Spezies wie Candida auris werden beschrieben. **Cave:** Multiresistenz gegenüber Azolen und Polyenen!

4

Tab. 4.5 Spezielle Syndrome nach allogener Stammzell- oder Knochenmarktransplantation

Syndrom	Zeitpunkt	Differenzialdiagnosen
Fieber unbekannter Ursache (FUO)	Prä-Engraftment	Infektion durch grampositive/-negative Bakterien, Pilze
Mukositis	Prä-Engraftment	Toxizität durch Konditionierung, HSV-Infektion
Hämorrhagische Zystitis	Frühes Post-Engraftment	Infektion durch BK-Virus, CMV, Adenoviren; Cyclophosphamid-Toxizität
Fieber unbekannter Ursache (FUO)	Frühes Post-Engraftment	ZVK-Infektion, Sinusitis, CMV-Infektion, disseminierte Candidose (hepatolienal)
Diarrhö	Frühes Post-Engraftment	GvHD, Infektion mit CMV, Adenoviren, Clostridioides difficile
Myelosuppression	Frühes Post-Engraftment	Transplantatabstoßung, medikamentöse Toxizität, CMV-, HHV-6-Infektion
Interstitielle Pneumonitis	Frühes Post-Engraftment	CMV-Infektion, Toxizität nach Konditionierung, Pneumocystis-jiroveci-Pneumonie, Infektion mit respiratorischen Viren, Legionellen, Cryptococcus neoformans
Lobärpneumonie	Frühes oder spätes Post-Engraftment	Infektion mit Bakterien, Aspergillus spp. und anderen Fadenpilzen (Mucor spp.), Legionellen, Nokardien; evtl. Pneumocystis-jiroveci-Pneumonie
Ikterus	Frühes oder spätes Post-Engraftment	GvHD, Infektion mit Hepatitisviren (HBV, HCV), CMV, EBV; hepatolienale Candidose, Toxizität der Chemotherapie, Veno-occlusive Disease (VOD)
Sinusitis	–	Infektion mit Bakterien, Fadenpilzen, respiratorischen Viren
Fieber unbekannter Ursache (FUO)	–	CMV-Infektion, katheterassoziierte Infektion, Sinusitis, Soorösophagitis, Pilzinfektionen

- **Mikrobiologische Diagnostik:**
  - Blutkulturen (immer auf Bakterien und Pilze untersuchen!). Optimal: zwei separate Paare (oder drei mit zusätzlicher „Pilzflasche") venöser Blutkulturen (BK) aus peripherem Blut für die kulturelle Untersuchung (aerob/anaerob) entnehmen, und zwar sofort nach bzw. bei Fieberanstieg, d. h. unmittelbar vor Beginn der antibiotischen Therapie. Bei liegendem Venenkatheter ein weiteres Paar BK aus dem Katheter (bei 3-lumigen Katheter idealerweise aus jedem Schenkel) entnehmen.
  - Weitere mikrobiologische Diagnostik (nur bei entsprechender Infektionssymptomatik):
    - Mittelstrahlurin (Untersuchung auf Bakterien und Pilze).
    - Wundabstrich (Nasopharynx, Analregion), Liquorkultur (Untersuchung auf Bakterien, Pilze), Punktionsmaterial von klinisch infektionsverdächtigem Organ,
    - Stuhlkultur einschließlich Nachweis von Clostridioides-difficile-Enterotoxin bei Durchfällen oder Verdacht auf Enteritis oder Kolitis (▶ Abb. 4.1).

– Bei Lungeninfiltraten (▶ Abb. 4.1): Mikroskopie und Kultur auf Erreger und Resistenz sowie Pilze aus BAL (nicht Sputum!); ggf. Nachweis von CMV, HSV, VZV, RSV, Legionellen-Ag, Aspergillus-Ag; PCR auf Pilze, Pneumocystis-jiroveci-Pneumonie-Diagnostik. Tuberkulosediagnostik (nicht immer erforderlich außer bei allogener SZT).
– Erweiterte mikrobiologische Diagnostik bei allogener SZT- bzw. KMT: ▶ Tab. 4.6. (s. unter [Ullmann et al. 2016]).
– Erweiterte mykologische (s. unter [Ruhnke et al. 2018]) und virologische Diagnostik (s. unter [Ullmann et al. 2016; Heinz et al. 2017]).
– Grundsätzlich sollte vor Einleitung einer immunsuppressiven bzw. zytostatischen Therapie bei allen Pat. mit hämatologischen und onkologischen Tumorerkrankungen ein Screening auf Hepatitis B und C erfolgen.

Merke
CMV-Infektionen und GvHD sind häufig gefolgt von invasiven Pilzinfektionen (Triggerinfektion).

Tab. 4.6 Risikogruppen (FUO in der Granulozytopenie)

	Standardrisiko ≤ **7 Tage Granulozytopenie**	**Hochrisiko** > **7 Tage Granulozytopenie**
Ambulante (orale) Therapie möglich		
Initialtherapie	1. Amoxicillin + Clavulansäure + Ciprofloxacin 2. Amoxicillin + Clavulansäure + Levofloxacin	Siehe „Stationäre Behandlung (i. v.) notwendig"
Stationäre Behandlung (i. v.) notwendig		
Initialtherapie	1. Piperacillin/Tazobactam 2. Ceftazidim, Cefepime 3. Dritt-/Viertgenerations- Cephalosporin + Aminoglykosid[1]	1. Piperacillin/Tazobactam 2. Ceftazidim, Cefepime 3. Imipenem, Meropenem
Persistierendes FUO ≥ 72–96 h Plus instabiler Zustand +/– Sepsis	1. Imipenem 2. Meropenem Nach den Medikamenten der stationären Initialtherapie alternativ Piperacillin/ Tazobactam	Nach den Medikamenten der stationären Initialtherapie zusätzlich Glykopeptid[2] oder Aminoglykosid[1] Empirische antimykotische Therapie (erwartete Granulozytopenie > 9 d) 1. AmBisome 2. Caspofungin
Weitere Optionen	Bei erhöhtem Risiko für grampositive Infektionen: + Glykopeptid oder Linezolid Bei erhöhtem Risiko für antibiotikaresistante, gramnegative Bakterien: + Aminoglykosid	
Antimykotische Therapie	Präemptive antimykotische Therapie (z. B. bei unklarem Lungeninfiltrat + Aspergillus-Antigen/β-D-Glucan pos. in Blut +/– BAL) Optionen sind AmBisome, Caspofungin, Voriconazol, Isavuconazol	

[1] Aminoglykoside (z. B. Gentamycin, Amikacin)
[2] Glykopeptide (z. B. Vancomycin, Teicoplanin)

- Apparative und weitere Labordiagnostik bei Auftreten von Fieber:
  - Rö-Thorax in 2 Ebenen (regelmäßige CT-Thoraxuntersuchung 1–2 ×/Wo., bei Hochrisiko-Pat. sinnvoller als Rö-Thorax, sollte bei diesen Pat. statt Rö-Thorax erfolgen!).
  - CT-Thorax, wenn Rö-Thorax-Befund unauffällig, aber V. a. pulmonale Infektion.
  - Bei entsprechender Symptomatik: weitere gezielte Aufnahmen, z. B. der NNH mit CT oder MRT.
  - Sonografie des Abdomens, Echokardiografie (nur fakultativ bei Herzgeräusch).
  - Ggf. CT Abdomen bei unklarer abdomineller Symptomatik.
  - Ggf. Bronchoskopie mit BAL (bei pulmonalem Infiltrat).
  - Minimal erforderliche klinisch-chemische Diagnostik vor sowie während der Therapie, mind. 2 × wöchentlich: Leukozyten (Diff-BB: neutrophile Granulozyten), Hb, Thrombozyten, Enzymaktivitäten (SGOT, SGPT, LDH, AP, γ-GT), Bilirubin, Harnsäure, Kreatinin, Natrium- und Kalium i. S., Quick-Wert, partielle Thromboplastinzeit, fakultativ CRP und Prokalzitonin i. S. Bei Hinweisen auf Sepsis regelmäßige Laktatspiegelbestimmung. IL-6 und andere Interleukine nur fakultativ.
  - Ein erhöhter Wert des CRP/Prokalzitonins kann nicht zwischen FUO ohne Infektfokus und einer bakteriellen bzw. mykotischen Infektion unterscheiden und stellt allein keine Behandlungsindikation dar!

4.10 Therapie

Merke

Grundsätzlich muss bei FUO während einer Granulozytopenie, einer klinisch dokumentierten Infektion (auch ohne Fieber!) oder einer mikrobiologisch dokumentierten Infektion umgehend breit antibiotisch behandelt werden (s. auch Leitlinien der AGIHO unter *http://www.agiho.de* oder bei Onkopedia der DGHO unter *https://www.onkopedia.com/de* bzw. [Heinz et al. 2017; Christopeit et al. 2021).

Vor dem empirischen Einsatz von Antibiotika bei FUO während einer Granulozytopenie lag die Letalität bei bis zu 90 %. Die Erfahrungen mit der empirischen antibiotischen Therapie bei FUO während einer Granulozytopenie aus den PEG- und EORTC-Studien haben gezeigt, dass ein zunächst ungezielter Einsatz von Breitspektrumantibiotika, ohne dass ein konkreter mikrobiologischer Befund vorliegt, die 30-Tages-Letalität durch eine gramnegative Bakteriämie auf 10 % und durch eine grampositive Bakteriämie auf 6 % senken kann. Die antibiotische Initialtherapie muss daher bis zum Vorliegen mikrobiologischer Befunde sehr breit sowohl die wichtigsten grampositiven als auch gramnegativen Erreger erfassen, insbes. auch Pseudomonas aeruginosa (▶ Kap. 4.7), unter Berücksichtigung der möglichen Resistenzsituation (z. B. MRSA, ESBL, VRE, multiresistente P. aeruginosa oder Acinetobacter spp., ggf. auch 3/4-MRGN, MRE).

4.10.1 Indikationen zur sofortigen antimikrobiellen Therapie

- Fieber und < 500 neutrophile Granulozyten/µl oder < 1 000 neutrophile Granulozyten/µl mit zu erwartendem Abfall auf < 500 neutrophile Granulozyten/µl.

- Ein Abfall der Granulozytenzahl ist grundsätzlich nach einer Chemotherapie zu erwarten – bei soliden Tumoren selten, bei akuten Leukämien immer.
- Fieber ohne erkennbare Ursache: einmalig (oral gemessen) von ≥ 38,3 °C oder von ≥ 38,0 °C 2 × innerhalb von 12 h. Ausnahme:
  - Fieber, das wahrscheinlich durch andere nichtinfektiöse Ursachen bedingt ist, z. B. Bluttransfusionen oder Zytostatika wie Bleomycin und Ara-C (Fieberreaktionen bei Bluttransfusionen können bei 5 % der Pat. durch Infektionen verursacht worden sein)
  - oder zusätzlich mikrobiologisch dokumentierte Infektion
  - oder zusätzlich klinisch oder radiologisch dokumentierte Infektion.
- Zeichen der Infektion (auch ohne Fieber) und < 500 neutrophile Granulozyten/µl oder < 1 000 neutrophile Granulozyten/µl mit zu erwartendem Abfall auf < 500 neutrophile Granulozyten/µl.
- Pat. mit Symptomen oder klinischer Diagnose einer Sepsis.
- Ein Therapiealgorithmus zum Vorgehen bei Hochrisiko-Pat. mit FUO unter Berücksichtigung multiresistenter Erreger wird von der AGIHO empfohlen (▶ Abb. 4.3, mod. nach Heinz et al. 2017; Christopeit et al. 2021).

4.10.2 Therapie bei Fieber unbekannter Ursache

Merke
Die Therapie ist empirisch, ein klinischer oder mikrobiologischer Infektionsnachweis kann nicht abgewartet werden. Entsprechend muss die Therapie sofort nach Abnahme der erforderlichen Blutkulturen beginnen, vor jeder weiteren Diagnostik!

Wichtigste Überlegung ist die richtige Einschätzung des möglichen Risikos zum Auftreten schweren Infektionen des Pat. mit FUO, z. B. mit MASCC-Score (▶ Tab. 4.1)!

Die Dauer der empirischen antiinfektiven Therapie bei FUO sollte (vorausgesetzt: neg. Blutkulturen!) mind. 2 Tage über die Entfieberung hinweg in Verbindung mit einem Anstieg der Granulozyten auf > 500/µl betragen. Neuere Daten lassen ein Absetzen der Antibiotika bereits nach 72 h anhaltender Entfieberung bei stabilen AZ, selbst bei persistierender Granulozytopenie, als Option zu.

Zur antiinfektiven Therapie des FUO bei Granulozytopenie ▶ Tab. 4.6.

4.10.3 Therapie dokumentierter Infektionen

Merke
Die initiale Antibiotika-/Antimykotikatherapie muss immer zunächst kalkuliert nach der klinischen Symptomatik erfolgen und die lokale Resistenzsituation berücksichtigen. Bei Pat. mit Granulozytopenie reicht eine schmale Antibiotikatherapie (z. B. Vancomycin Mono), auch wenn z. B. „nur" Staphylokokken nachgewiesen wurden, nicht aus. Sie muss immer mit einem Breitspektrum-β-Laktam-Antibiotikum oder einem Carbapenem kombiniert werden. Zum Stellenwert von G-CSF in Prophylaxe und Therapie von Infektionen ▶ 1.10.1 und s. AGIHO-Leitlinie [Vehreschild et al. 2014].

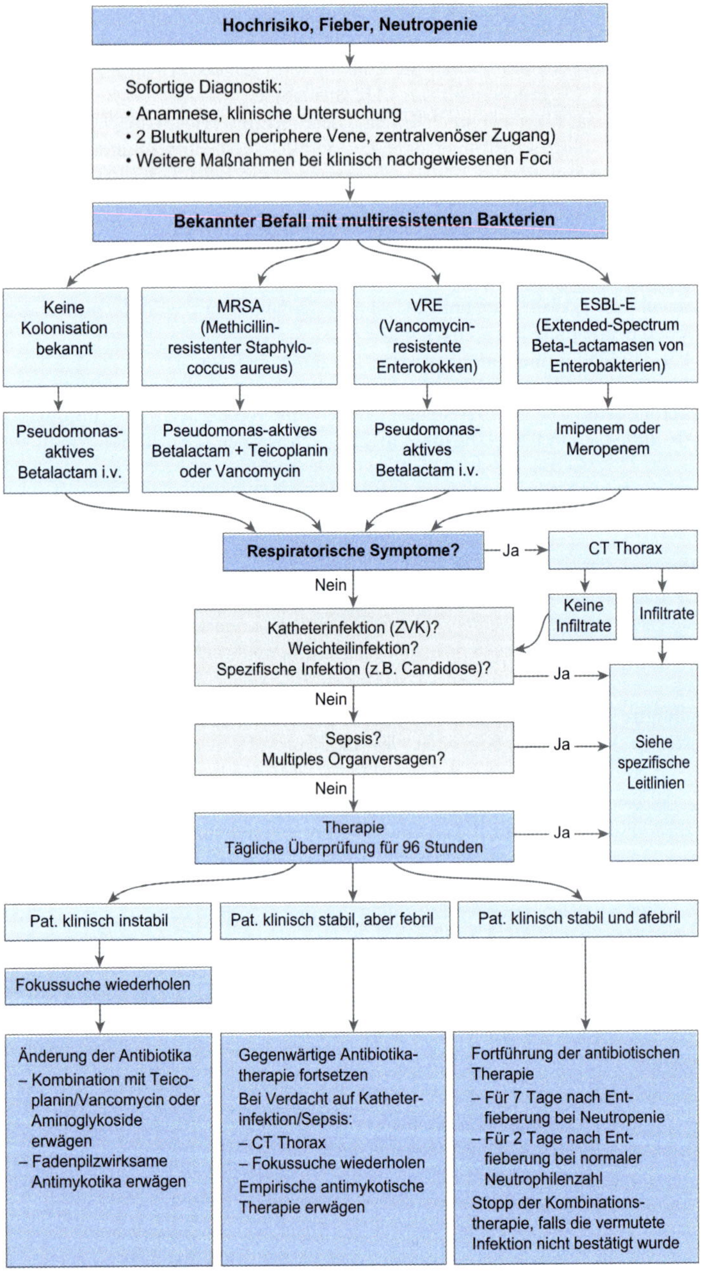

Abb. 4.3 Therapiealgorithmus bei Hochrisiko-Pat. mit FUO unter Berücksichtigung multiresistenter Erreger [Heinz et al. 2017; Christopeit et al. 2021] [F688-002]

Therapie dokumentierter bakterieller Infektionen

▸ Tab. 4.7.

Therapie dokumentierter Pilzinfektionen

▸ Tab. 4.8.

Tab. 4.7 Therapie häufiger bakterieller Infektionen [s. auch Leitlinien der AGIHO unter http://www.agiho.de oder bei Onkopedia der DGHO unter https://www.onkopedia.com/de; Heinz et al. 2017, Penack et al. 2014]

Erkrankung	Erreger	Therapie (i. v.)
Bakteriämie/Sepsis	Grampositive Erreger: koagulasenegative Staphylokokken, S. aureus (methicillinsensibel [MSSA]/-resistent [MRSA]), vergrünende Streptokokken, Enterokokken	Vancomycin, Teicoplanin (oder Linezolid[3], Daptomycin)
	Gramnegative Erreger: E. coli, Pseudomonas aeruginosa, Klebsiella pneumoniae	Cephalosporin der 4. Generation, Carbapenem, Piperacillin-Tazobactam, (Gyrasehemmer[1])
Katheterassoziierte Infektionen	Grampositive Erreger: koagulasenegative Staphylokokken, S. aureus (MRSA, MSSA), Corynebakterien, Enterokokken	Katheter ziehen. Außerdem: Vancomycin, Teicoplanin oder Linezolid[3], Flucloxacillin, Aminopenicillin + Aminoglykosid, bei VRE Linezolid
	Gramnegative Erreger: E. coli, Pseudomonas aeruginosa, Klebsiella pneumoniae	Katheter ziehen. Außerdem: Cephalosporin der 4. Generation, Carbapenem, Piperacillin-Tazobactam, (Gyrasehemmer[1])
Pneumonie/ Lungeninfiltrat	*Grampositive Erreger:*	
	Streptococcus pneumoniae, Haemophilus influenzae	Penicillin/Cephalosporin/ Makrolid; bei Penicillinresistenz Moxifloxacin
	S. aureus	Linezolid[3] (Vancomycin)
	Gramnegative Erreger:	
	Klebsiella pneumoniae, Pseudomonas aeruginosa, E. coli (**Cave** ESBL, KPC!)	Cephalosporin der 4. Generation, Carbapenem (Ertapenem nicht gegen P. aeruginosa wirksam), Piperacillin-Tazobactam, Gyrasehemmer[1]
	Stenotrophomonas maltophilia	Co-trimoxazol
	Legionella spp.	Gyrasehemmer ± Makrolid ± Rifampicin
	Andere: Pneumocystis jirovecl, Mykobakterien (sehr selten), CMV (Pneumonie; fast nur nach PBSCT/ KMT)	Hoch dosiertes Co-trimoxazol, Antituberkulotika-Kombination, Ganciclovir, Foscavir, Cidofovir

Tab. 4.7 Therapie häufiger bakterieller Infektionen [s. auch Leitlinien der AGIHO unter http://www.agiho.de oder bei Onkopedia der DGHO unter https://www.onkopedia.com/de; Heinz et al. 2017, Penack et al. 2014] *(Forts.)*

Erkrankung	Erreger	Therapie (i. v.)
Enterokolitis (granulozytopenische, pseudomembranöse/antibiotikaassoziierte)	Gramnegative Erreger: E. coli, Klebsiella spp.	Cephalosporin der 4. Generation, Carbapenem, Piperacillin-Tazobactam, Gyrasehemmer[1]
	Grampositive Erreger: Enterokokken	Aminopenicillin + Aminoglykosid, bei VRE Linezolid/Daptomycin
	Anaerobier: Clostridioides difficile (Toxinnachweis notwendig!)	Vancomycin p. o.[2], Metronidazol, Fidaxomicin
	Pilze: Candida spp.	Echinocandin (Anidulafungin, Caspofungin, Micafungin), liposomales Amphotericin B (oder Voriconazol/Isavuconazol
	Viren: Herpesviren (HSV, CMV)	Aciclovir, Ganciclovir

PBSCT = periphere Blutstammzelltransplantation, VRE = vancomycinresistente Enterococcus-faecium-Stämme

[1] Therapieentscheidung für Gyrasehemmer (in der Granulozytopenie nie Monotherapie) nach Speziesdifferenzierung und Antibiogramm notwendig

[2] Vorsicht bei zu großzügigem Einsatz von Vancomycin (z. B. nicht allein nur bei Durchfall während der Granulozytopenie und ohne Clostridioidestoxin-Nachweis verwenden). Gefahr von VRE! Vancomycin bei C. difficile nur oral, nicht i. v., applizieren!

[3] **Cave:** Bei Einsatz von Linezolid therapieassoziierte Thrombopenie beachten!

Tab. 4.8 Therapie dokumentierter Pilzinfektionen [modifiziert nach Ruhnke et al. 2020]

Infektion	Therapie (i. v.)
Invasive Candidose/Candidämie	
Candidämie durch Erreger wie C. albicans, C. parapsilosis; klinisch stabiler Zustand	Echinocandin (Anidulafungin Loading 200 mg i. v. Tag 1, ab Tag 2 mit 100 mg/d; Caspofungin Loading 70 mg i. v. Tag 1, ab Tag 2 mit 50 mg/d; oder Micafungin 100–200 mg/d i. v. ohne Loading) oder liposomales Amphotericin B[1] (3 mg/kg KG/d) bzw. nachrangig Fluconazol 400–800 mg/d (Loading: Tag 1 mit doppelter Dosis)
Candidämie durch Nicht-C.- albicans-Erreger wie C. tropicalis, C. krusei oder C. glabrata oder klinisch instabiler Zustand	Echinocandin (Anidulafungin, Caspofungin oder Micafungin) oder liposomales Amphotericin B[1,2] (3 mg/kg KG/d) bzw. nachrangig Voriconazol (Loading: 2 × 6 mg/kg KG/d an Tag 1, weiter mit 2 × 4 mg/kg KG/d i. v.); sonst wie oben **Cave:** C. auris i. d. R. multiresistent gegen Azole und Polyene; Echinocandin versuchen
Hepatolienale Candidose	Fluconazol 400–800 mg/d oder Voriconazol (2 × 300 mg/d) unter engmaschiger Verlaufsbeobachtung (Therapiedauer: Monate!), ggf. zusätzlich Kortison zur Behandlung der B-Symptomatik (z. B. Fieber) Bei Therapieversagen oder instabilen Pat.: Echinocandin (Anidulafungin, Caspofungin oder Micafungin), AmBisome (≥ 3 mg/kg KG/d) oder Voriconazol (Loading: 2 × 6 mg/kg KG/d an Tag 1, weiter mit 2 × 4 mg/kg KG/d i. v.)

4

Tab. 4.8 Therapie dokumentierter Pilzinfektionen [modifiziert nach Ruhnke et al. 2020] *(Forts.)*

Infektion	**Therapie (i. v.)**
Invasive Aspergillosen und Mucormykosen	
Pulmonale Aspergillosen	Voriconazol (**i. v.:** Loading: 2 × 6 mg/kg KG/d an Tag 1, weiter mit 2 × 4 mg/kg KG/d oder **p. o.:** Loading 2 × 400 mg/d, weiter mit 2 × 300 mg/d) oder Isavuconazol (i. v.: Loading 200 mg alle 8 h an den Tagen 1 + 2, weiter mit 200 mg/d ab Tag 3). Bei Hochrisiko-Pat. Kombinationstherapie: Voriconazol (Dosis s. oben) plus Anidulafungin (Dosis s. Candidämie). Alternativen: AmBisome (3–5 mg/kg KG/d), Caspofungin (Loading: 70 mg an Tag 1, weiter mit 50 mg/d ab Tag 2). Bei gutem Teilansprechen und Neutrophilenregeneration: Wechsel auf orales Voriconazol, Itraconazol (Itraconazol-Lösung 2 × 200 mg/d mit Loading 4 × 200 mg/d über 3–5 Tage) oder Posaconazol-Lösung (2 × 400 mg/d p. o.) oder Isavuconaol oral (200 mg/d nach Loading an den Tagen 1 + 2 s. o.)[3]
Aspergillose des HNO-Bereichs	Wie bei pulmonaler Aspergillose, außerdem chirurgische Sanierung, sofern möglich
Aspergillose des ZNS	Voriconazol (Dosierung wie oben) oder höher dosiertes AmBisome (> 3 mg/kg KG/d) ± 5-Flucytosin (Wirksamkeit der Kombination nicht sicher belegt); Ansprechrate max. 35 %, daher frühzeitig neurochirurgische Sanierung anstreben sowie Medikamentenkombination erwägen, z. B. Voriconazol + AmBisome oder Voriconazol + Caspofungin. Salvage[4]: Caspofungin (Loading: 70 mg an Tag 1, weiter mit 50 mg/d ab Tag 2) oder AmBisome (≥ 5 mg/kg KG/d) + 5-Flucytosin
Mucormykosen	AmBisome (5–10 mg/kg KG/d) zusammen mit operativer Entfernung und Posaconazol-Lösung (2 × 400 mg/d p. o.) Oder Isavuconazol (i. v.: Loading 200 mg alle 8 h an den Tagen 1 + 2, weiter mit 200 mg/d ab Tag 3) Echinocandine, Fluconazol oder Voriconazol sind hier nicht wirksam!

[1] Stellenwert von anderen lipid-verkapselten Amphotericin-B-Formulierungen (z. B. ABCD, ABLC) bei Candidämie nicht gut untersucht
[2] Isavuconazol hat im Vergleich zu Caspofungin Studienendpunkt (ACTIVE trial) nicht erreicht und hat keine Zulassung für die Behandlung der Candidose/Candidämie in Deutschland
[3] Amphotericin-B-Deoxycholat wird von der AGIHO nicht mehr empfohlen, sondern stattdessen liposomales Amphotericin B [Ruhnke et al. 2020]
[4] Datenlage für Salvage-Therapie bei ZNS-Aspergillose schlecht

4.11 Coronavirus-Infektion (COVID-19) bei Patienten mit Blut- und Krebserkrankungen

Für alle Pat. mit hämatologischen und onkologischen Erkrankungen besteht – einschließlich der Angehörigen – die Indikation für eine vollständige Schutzimpfung. [von Lilienfeld-Toal et al. 2022].

Bei der patientenindividuellen Entscheidungsfindung über die Durchführung einer COVID-19-Impfung gelten die Grundsätze des Shared Decision Making zwischen Arzt und Pat. unter besonderer Berücksichtigung der individuellen Risikosituation.

Wenn immer möglich, sollten Schutzimpfungen einschließlich Auffrischimpfungen vor Einleitung einer immunsuppressiven Therapie oder anderer invasiver Maßnahmen erfolgen.

Die Booster-Schutzimpfung wird allen Pat. mit hämatologischen und onkologischen Erkrankungen empfohlen. Als Frist wird ein Zeitraum von 3–6 Mon. nach der vorherigen Schutzimpfung empfohlen. Ausnahmen sind immundefiziente Pat. mit Risiko für ein Impfversagen. Hier wird bereits eine Booster-Schutzimpfung nach > 1–3 Mon. empfohlen, auch entsprechend den Vorgaben der STIKO. Aufgrund der möglicherweise höheren Effektivität sollte ein RNA-basierter Impfstoff verwendet werden.

Zu den in Deutschland zugelassenen Impfstoffe ▶ Tab. 4.9, zu den Maßnahmen der medikamentösen Prophylaxe bei Pat. mit erhöhtem Risiko für einen schweren Verlauf von COVID-19 ▶ Abb. 4.4, zur gezielten Therapie bei schweren Verlauf ▶ Abb. 4.5 [mod. nach Onkopedia Leitlinie: Coronavirus-Infektion (COVID-19) bei Patient*innen mit Blut- und Krebserkrankungen (Version vom 1. Februar 2022)].

4.12 Hygienemaßnahmen bei granulozytopenischen Patienten (< 1 000 Leukozyten/μl)

4.12.1 Isolierung

- Umkehrisolierung, durch die der Pat. vor der Umgebung geschützt wird: vor Betreten des Zimmers Anlegen eines Mund-Nase-Schutzes und Händedesinfektion, bei Diarrhö des Pat. auch Schutzkittel oder Bereichskleidung; danach hygienische Händedesinfektion.
- Eine Unterbringung im Einzelzimmer ist im Regelfall nicht erforderlich, außer bei infektiöser Diarrhö. Die Bedeutung der Isolierung von Pat. mit disseminiertem Herpes zoster ist unklar, aber vermutlich sinnvoll.
- Bei starker Zunahme von multiresistenten Erregern ist die strikte Händedesinfektion vor und nach Pat.-Kontakt und Isolierung des Pat. entscheidend (Screening vor Aufnahme auf Station abhängig von der lokalen Epidemiologie!).

Tab. 4.9 COVID-19-Vakzine (in der EU zugelassen)

Impfstoff	Hersteller	Typ	Impfschema – Applikation
Comirnaty®	BioNTech/Pfizer	mRNA + Lipid-Nanopartikel	Tag 0, Tag 21 – i. m.
Spikevax®	Moderna	mRNA + Lipid-Nanopartikel	Tag 0, Tag 28 – i. m.
Vaxzevria®	AstraZeneca	Viraler Vektor (replikationsdefizient)	Tag 0, Tag 28 – i. m.
JCOVDEN® COVID-19-Impfstoff	Janssen	Viraler Vektor (replikationsdefizient)	Tag 0 – i. m.
Nuvaxovid®	Novavax	Rekombinantes Protein	Tag 0, Tag 21 – i. m.

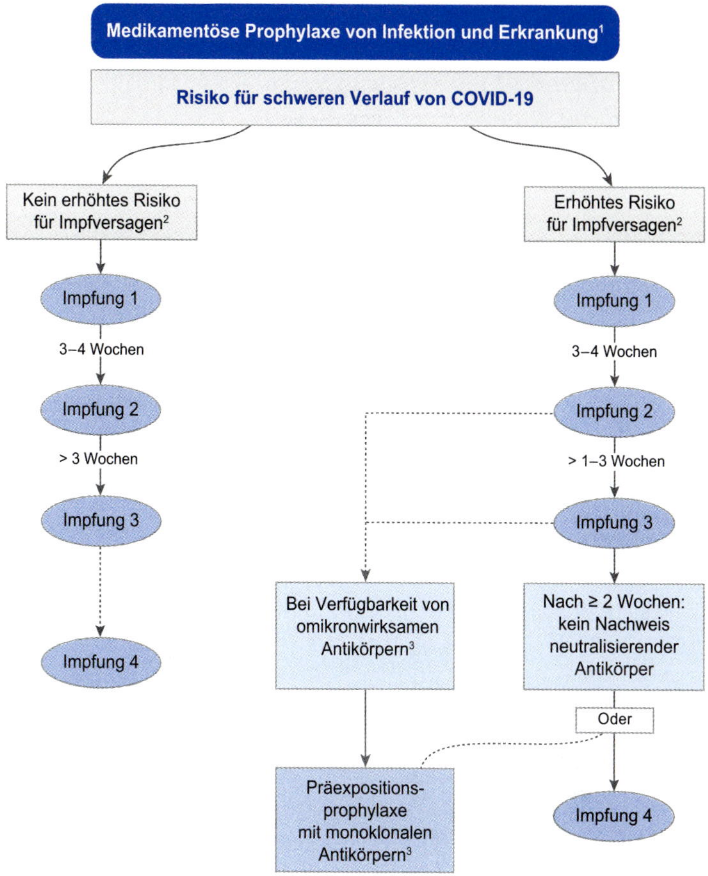

[1] In Ergänzung zur besonders sorgfältigen Beachtung der empfohlenen Hygienemaßnahmen sowie der behördlichen Anordnungen

[2] Zu den Faktoren für ein erhöhtes Risiko für ein Impfversagen aufgrund einer Immundefizienz gehören: Therapie mit Anti-CD20-AK, BTK-Inhibitoren, Anti-CD38-AK, Anti BCMA-Drug-Konjugaten, CAR-T-Zellen, hoch dosierten Steroiden u.a., Z.n. allogener SZT, hereditäre Immundefekt

[3] Die seit November 2021 zugelassene Antikörperkombination Casirimab/Imdevimab (Roanpreve®) zeigt kaum Wirksamkeit gegenüber der Omikron-Variante

Abb. 4.4 Maßnahmen der medikamentösen Prophylaxe bei Pat. mit erhöhtem Risiko für einen schweren Verlauf von COVID-19 [nach von Lilienfeld-Toal et al. 2022 unter https://www.onkopedia.com/de] [W318-005]

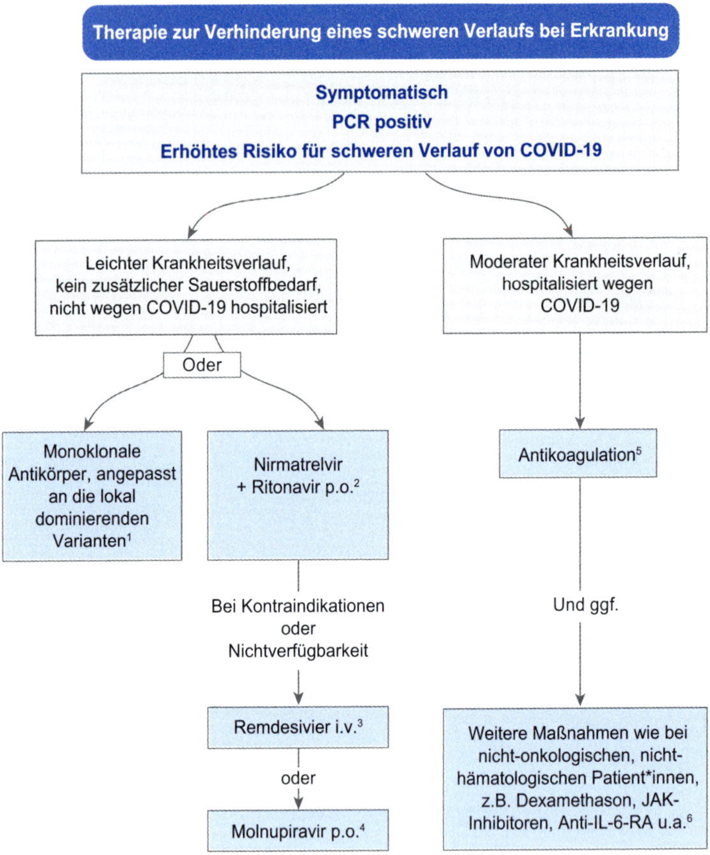

[1] Die seit November 2021 zugelassene Antikörperkombination Casirivimab/Imdevimab (Ronapreve®) zeigt kaum Wirksamkeit gegenüber der Omikron-Variante; in vitro ist die Wirksamkeit von Sotrovimab gegenüber der Omikron-Variante nicht oder nur gering reduziert

[2] Innerhalb von 3–5 Tagen nach Symptombeginn und unter Berücksichtigung der Wirksamkeit gegenüber den aktuell dominierenden Varianten; in vitro hemmt Nirmatrelvir die 3CL-Protease der Omikron-Variante, Daten klinischer Daten liegen noch nicht vor; Arzneimitttelinteraktionen

[3] innerhalb von 7 Tagen nach Symptombeginn; unter Berücksichtigung der Wirksamkeit gegenüber den aktuell dominierenden Varianten; in vitro zeigt Remdesivir Wirksamkeit gegenüber der Omikron-Variante, Daten klinischer Daten liegen noch nicht vor

[4] innerhalb von 5 Tagen nach Symptombeginn; unter Berücksichtigung der Wirksamkeit gegenüber den aktuell dominierenden Varianten; in vitro hemmt Molnupiravir die Virusreplikation der Omikron-Variante, zeigte aber in der klinischen Studie geringere Aktivität gegenüber der Delta- als gegenüber der Gamma-Variante

[5] Prophylaktische Antikoagulation mit niedermolekularem Heparin

[6] https://www.awmf.org/die-awmf/awmf-aktuell/aktuelle-leitlinien-und-informationen-zu-covid-19/covid-19-leitlinien.html

Abb. 4.5 Gezielte Therapie bei COVID-19-Pat. mit erhöhtem Risiko für einen schweren Verlauf von COVID-19 [nach von Lilienfeld-Toal et al. 2022 unter https://www.onkopedia.com/de] [W318-005]

4.12.2 Personal

- Sollte AK gegen Varizellen und Masern haben.
- Jährliche aktuelle Auffrischung der Influenza-Impfung. Weitere Informationen zu Impfungen auf der Homepage der STIKO (Ständige Impfkommission des Robert Koch-Instituts, http://www.rki.de).
- Personal mit respiratorischer Infektion, akuter Enteritis oder Herpesläsionen sollte nicht im Pat.-Zimmer arbeiten.
- Wenn indiziert, müssen übertragungsabhängige Isolierungsmaßnahmen durchgeführt werden.

4.12.3 Besucher

- Anlegen eines Mund-Nase-Schutzes sowie eines Schutzkittels oder von Bereichskleidung und Händedesinfektion vor Betreten des Zimmers, danach hygienische Händedesinfektion.
- Kinder dürfen nur nach Rücksprache mit dem behandelnden Arzt zu Besuch kommen (kein Besuch bei z. B. Husten oder Schnupfen bzw. Krankheitszeichen des Kinds).
- Blumen (auch Trockenblumen) und Pflanzen sind auf der Station und insbes. im Pat.-Zimmer generell verboten. **Cave:** Pilzsporen!

4.12.4 Körperpflege

- I. d. R. täglicher Wechsel der Bettwäsche.
- Täglicher Wechsel der Kleidung.
- Weiche Zahnbürste (wöchentlich wechseln) benutzen.
- Mundpflege zur Soorprophylaxe 6 × tgl.
- Mund- und Körperpflege mit filtriertem (endständige Wasserfilter) oder sterilem Wasser.
- Die tägliche Ganzkörperwaschung mit 2-prozentiger Chlorhexidin-Lösung in Form von entsprechend präparierten Waschlappen (alternativ mit Octenisept-Lösung) kann die Rate an nosokomialen Infektionen sowie multiresistenten Erregern bei Hochrisiko-Pat. signifikant senken.

4.12.5 Ernährung

- Säfte und Lebensmittel aus frisch geöffneten Flaschen, Gläsern und Dosen schnell verbrauchen (innerhalb von spätestens 24 h).
- Zur Getränkeherstellung nur abgekochtes oder filtriertes Wasser (endständige Wasserfilter) verwenden.
- Der Stellenwert einer sog. neutropenischen Ernährung („Diät") ist zunehmend umstritten und scheint vermehrt zu Clostridioides-difficile-Diarrhö zu führen. Derzeit nur Standard in der allogenen SZT.

4.12.6 Desinfektion

- Regelmäßige Desinfektion der patientennahen Flächen und des Fußbodens.
- Alle Materialien, die im Zimmer benötigt werden, müssen vorher wischdesinfiziert werden.

4.12.7 Zusätzliche Hygienemaßnahmen bei allogener Knochenmark-/Stammzelltransplantation

Vor der Transplantation

Die Pat. erhalten ein Einzelzimmer mit separatem Bad, in dem vor der Einschleusung alle Gegenstände und Flächen durch den Desinfektor wischdesinfiziert werden. Sofern Gardinen vorhanden sind, werden diese vor der Einschleusung desinfizierend gewaschen.

Während der Isolierung

Um den Personenkontakt zu minimieren, wird eine zuständige Pflegekraft sowohl im Früh- als auch im Spätdienst angestrebt. Alle Fenster sind geschlossen zu halten (Eindringen von Pilzsporen über die Luft in das Pat.-Zimmer muss verhindert werden!). Pat. nach Möglichkeit in einem Zimmer mit dreistufiger RLT-Anlage (Isolierzimmer mit gefilterter Luft und Eingangsschleuse) unterbringen.

Prophylaxe

Bei der medikamentösen Prophylaxe sind prinzipiell vier Erregergruppen zu bedenken:

- Bakterien
- Pilze
- Viren
- Protozoen/Parasiten

Das Risikoprofil, an einer schweren bakteriellen, viralen oder Pilzinfektion zu erkranken, ist sehr unterschiedlich, je nach Risikoeinteilung (▶Kap. 4.2). I. d. R. sind für Pat. mit Niedrigrisiko keine medikamentösen Prophylaxen erforderlich. Die Studienlage lässt es bislang nur für Hochrisiko-Pat. als sinnvoll erscheinen, eine antibakterielle oder antimykotische Prophylaxe durchzuführen (▶ Tab. 4.10, ▶Tab. 4.11, ▶Tab. 4.12). Eine antivirale Prophylaxe ist generell nur bei allogener KMT/peripherer SZT indiziert oder bei Pat. mit ausgeprägtem T-Zell-Defekt und/oder rezidivierenden Herpesvirusinfektionen (z. B. CLL nach Fludarabin-Therapie oder multiplem Myelom). Dauer der Prophylaxe nur bis zur Leukozytenregeneration (Granulozyten >1000/µl).

Tab. 4.10 Prophylaxe von opportunistischen Infektionen nach allogener SZT [nach Ullmann 2017; Sandherr et al. 2015]

Prophylaxe	Indikation	1. Wahl	Alternative	Beginn	Ende
Antibakteriell					
Generell	Alle Pat.	Ciprofloxacin	Ofloxacin, Levofloxacin	Bei Konditionierung	Regeneration
Antiviral					
CMV	Hochrisiko-Pat.	Ganciclovir	Foscarnet, Cidofovir Aciclovir CMV-spez. CTLs	Regeneration	Tag 100
HSV	Alle Pat.	Aciclovir	Valaciclovir	Tag 1	Tag 30

Tab. 4.10 Prophylaxe von opportunistischen Infektionen nach allogener SZT [nach Ullmann 2017; Sandherr et al. 2015] *(Forts.)*

Prophylaxe	Indikation	1. Wahl	Alternative	Beginn	Ende
VZV	Sekundärprophylaxe nach SZT	Aciclovir	Valaciclovir	Tag 1 (zusammen mit HSV-Prophylaxe)	Ende der Immunsuppression oder GvHD (bis zu 1 Jahr!)
Hepatitis	HbsAg-pos. Empfänger	Lamivudin	Entecavir Tenofovir	Monitoring der HBV-Viruslast	Dauer nicht gut definiert (HBV-DNA neg.)
Antimykotisch					
Hefepilze	Alle Pat.	Fluconazol	Posaconazol Voriconazol Micafungin (evtl. Itraconazol)	Nach Konditionierung (Tag +1)	Bis ca. Tag 100, frühestens bei Regeneration
Schimmelpilze	Alle Pat.	Posaconazol	Voriconazol (oder Micafungin oder in Ausnahmen ggf. Itraconazol)	Ohne GvHD nach Konditionierung (Tag +1) bzw. bei GvHD (Posaconazol)	Bis ca. Tag 100, frühestens bei Regeneration
Pneumocystis jiroveci	Alle Pat.	TMP-SMZ	Pentacarinat	Entweder bei Konditionierung oder bei Regeneration	Ende der Immunsuppression oder GvHD (aber mindestens über 5 Mon.)
Antiparasitär					
Toxoplasmose	Sekundärprophylaxe	Pyrimethamin (+ Leukovorin) +Sulfadiazine oder Clindamycin oder Atovaquone oder TMP-SMZ	–	Bei Konditionierung	Ende der Immunsuppression

Tab. 4.11 Antimykotische Primärprophylaxe von Pat. mit Granulozytopenie < 500/µl für mind. 7 Tage außer nach allo-KMT (s. oben) [nach Mellinghoff et al. 2018]

Antimykotikum	Dosierung	Empfehlung
Posaconazol (oral)	Suspension 3 × 200 mg/d p. o. Tabletten (à 100 mg) 1 × 300 mg/d p. o. Parenteral 200 mg/d i. v. (Loading Tag 1: 2 × 300 mg p. o. bzw. 3 × 200 mg i. v.)	A I
Amphotericin B, liposomal	2 × 12,5 mg/Wo. Inhalation	B II
Caspofungin	1 × 50 mg/d i. v.	C I
Fluconazol	1 × 400 mg/d p. o.	C I

4

Tab. 4.11 Antimykotische Primärprophylaxe von Pat. mit Granulozytopenie < 500/µl für mind. 7 Tage außer nach allo-KMT (s. oben) [nach Mellinghoff et al. 2018] *(Forts.)*

Antimykotikum	Dosierung	Empfehlung
Itraconazol	Kapseln (nicht empfohlen) Suspension (2,5–7,5 mg/kg KG tgl.) Intravenös (1 × 200 mg/d)	C I
Amphotericin B, liposomal	50 mg alle 48 h i.v.	C I
Voriconazol	2 × 200 mg/d i.v.	C II
Micafungin	1 × 50 mg/d i.v.	C IIh
Isavuconazol	1 × 200 mg/d i.v. (nach Loading Tage 1 + 2)	C IIu

Tab. 4.12 Antibakterielle und Pneumocystis-jirovecii-(PcP-)Chemoprophylaxe bei Granulozytopenie [modifiziert nach Neumann et al. 2013]

Medikament	Standardrisiko		Hochrisiko	
	Granulozytopenie 5–10 Tage	Autologe SZT/KMT	Granulozytopenie > 10 Tage	Allogene SZT/KMT
Antibakteriell				
Levofloxacin, 500 mg/d[1]	Eher nicht	Unklar	Sinnvoll	Sinnvoll
Ciprofloxacin, 1 000–1 500 mg/d[2]	Eher nicht	Unklar	Sinnvoll	Sinnvoll
PcP-Prophylaxe				
TMP/SMX 3 × 1 Tbl./Wo. (z. B. Mo/Mi/Fr)			Empfohlen bei • ALL, • anhaltender CD4-Depletion (< 200/µl), • langer Steroidtherapie	Start bei Einsetzen des Engraftments (potenzielle Hämatotoxizität) für ca. 6 Mon.

Pentamidin Inhalation (Alternative zu TMP/SMX bei Unverträglichkeit) 1 × 300 mg/Mon.
Alternativen oral: Dapsone 100 mg/d oder Atovaquone 1 500 mg/d (Indikation wie oben)
[1] In 1–2 Einzeldosen; Empfehlung beruht auf Studien mit Ofloxacin (Racemat aus Levofloxacin und D-Ofloxacin) in Dosierungen von 400–800 mg/d
[2] In 2–3 Einzeldosen

Tipp

Die breite antibakterielle Prophylaxe mit Fluorochinolonen (FQ) geht mit einer hohen Rate an FQ-resistenten gramnegativen Bakterien einher!

4.12.8 Einführung eines „Antibiotic Stewardship"-Programms

Durch Zunahme von Infektionen durch multiresistente Erreger (teilweise auch in Form einer „nur" Kolonisierung) und dem teilweise sehr unkritischen Einsatz von Antiinfektiva (Antibiotika/Antimykotika/Virustatika) werden zunehmend in Kliniken interdisziplinäre Teams (bestehend aus Hämatologen, Infektiologen, Hygienikern, Mikrobiologen, Apothekern/Pharmakologen) gebildet, die entsprechende Programme („bundles") zur Bekämpfung dieser teilweise nicht mehr behandelbaren

Infektionen auflegen. Diese Programme haben (solange diese durchgeführt wurden) zu einer deutlichen Reduktion von multiresistenten Erregern in den entsprechenden Abteilungen geführt. Bestandteile dieser Programme sind neben der gründlichen und regelmäßigen (!) Händedesinfektion die Raum-/Flächendesinfektion, Isolierung von infizierten Pat. mit „barrier control" (Mundschutz, Einmalkittel u. Ä.) sowie der sorgfältige, fachgerechte Umgang mit Antiinfektiva (richtige Wahl der Substanz, richtige Dosierung und Dauer der Therapie). Zu den Maßnahmen ▶ Tab. 4.13.

Tab. 4.13 Infektionskontrollmaßnahmen bei multiresistenten Erregern (MRSA, ESBL, VRE)[1] [Ruhnke et al. 2014]

Situation	Maßnahmen
MRSA	
Vor Aufnahme	„Search-and-destroy"-Strategie bei elektiver Aufnahme
Nach Aufnahme	Aktives Screening auf MRSA bei Hochrisiko-Pat. idealerweise mit molekularen Methoden (PCR)
Isolation während stationärer Behandlung	• Falls möglich, zunächst so lange Isolation, bis MRSA-Abstrichergebnisse vorliegen, wenn MRSA von vorher bekannt • Falls MRSA-pos., Einzelzimmerisolation empfohlen; alternativ Kohortenisolation (mit anderen MRSA-Pat.)
Hospitalisierung in Mehrbettzimmer	• Falls keine Einzelzimmer- oder Kohortenisolierung möglich ist, sollten Pat. in Mehrbettzimmer untergebracht werden bei konsequenter Handhygiene sowie Kittel- und Handschuhzwang (für medizinisches und nicht-medizinisches Personal) • Türschilder mit Zugangsbeschränkung für nicht-medizinisches Personal/Besucher anbringen • Pat.-Pat.-Kontakt vermeiden • Pat. sollten strikte Handhygiene einhalten • Pat. sollten bei Verlassen des Zimmers infektiöse Körperregionen bedecken (z. B. Mund-Nasen-Maske)
Dekolonisation	• Mupirocin (Nasensalbe). • Mundspülungen (Chlorhexidin). • Tägliche Waschung von Haut/Wunden (Chlorhexidin, Octenisept)
Erfolgreiche Dekolonisation	Drei negative Surveillance-Serien (Abstrich von bekannten MRSA-pos. Körperstellen – Nase, Rachen, Rektum, Leiste) in je 24 h Abstand
Pat.-Entlassung	Information zu MRSA-Kolonisationsstatus für ambulante Versorgung/Praxis
ESBL (*E. coli* und *K. pneumoniae*)	
Vor Aufnahme	• „Search-and-destroy"-Strategie bislang nicht bewiesen • Screening von Hochrisiko-Pat. aus Hochprävalenzregionen/-ländern vor elektiver Aufnahme empfohlen
Nach Aufnahme	Aktives ESBL-Screening von Hochrisiko-Pat. (z. B. Rektalabstriche)
Isolation während stationärer Behandlung	• Falls möglich, vorläufige Isolierung, bis ESBL-Screeningergebnisse vorliegen, wenn eine ESBL-Kolonisierung von vorausgegangenen Aufenthalten bekannt ist • Wenn ESBL-pos., Isolation im Einzelzimmer empfohlen, ansonsten Kohortenisolation (mit anderen ESBL-pos. Pat.)

4

Tab. 4.13 Infektionskontrollmaßnahmen bei multiresistenten Erregern (MRSA, ESBL, VRE)[1] [Ruhnke et al. 2014] *(Forts.)*

Situation	Maßnahmen
Hospitalisierung in Mehrbettzimmer	• Falls keine Einzelzimmer- oder Kohortenisolierung möglich ist, sollten Pat. in Mehrbettzimmer untergebracht werden bei konsequenter Handhygiene sowie Kittel- und Handschuhzwang (für medizinisches und nicht-medizinisches Personal) • Türschilder mit Zugangsbeschränkung für nicht-medizinisches Personal/Besucher anbringen • Pat.-Pat.-Kontakt vermeiden • Pat. sollten eine strikte Handhygiene einhalten
Dekolonisation	Bisher keine effektive Dekolonisation bekannt
Erfolgreiche Dekolonisation	Drei negative Surveillance-Serien (Abstrich von bekannten ESBL-pos. Körperstellen – Stuhl, Rektum, Urin) in Abstand von je 1 Wo.
Pat.-Entlassung	Information zu ESBL-Kolonisationsstatus für ambulante Versorgung/Praxis
VRE	
Vor Aufnahme	• „Search-and-destroy"-Strategie bislang nicht bewiesen • (Enterokokken-Infektionen i. d. R. über Kolonisation/Infektion des Gastrointestinaltrakts) • Screening von Hochrisiko-Pat. aus Hochprävalenzregionen/-ländern vor elektiver Aufnahme empfohlen
Nach Aufnahme	Aktives ESBL-Screening von Hochrisiko-Pat. (z. B. Rektalabstriche)
Isolation während stationärer Behandlung	• Falls möglich, vorläufige Isolierung, bis VRE-Screeningergebnisse vorliegen, wenn eine VRE-Kolonisierung von vorausgegangenen Aufenthalten bekannt ist • Wenn VRE-pos., Isolation im Einzelzimmer empfohlen, ansonsten Kohortenisolation (mit anderen VRE-, aber nicht mit MRSA- oder ESBL-pos. Pat.)
Hospitalisierung in Mehrbettzimmer	• Falls keine Einzelzimmer- oder Kohortenisolierung möglich ist, sollten Pat. in Mehrbettzimmer untergebracht werden bei konsequenter Handhygiene sowie Kittel- und Handschuhzwang (für medizinisches und nicht-medizinisches Personal) • Türschilder mit Zugangsbeschränkung für nicht-medizinisches Personal/Besucher anbringen • Pat.-Pat.-Kontakt vermeiden • Pat. sollten eine strikte Handhygiene einhalten
Dekolonisation	Bisher keine effektive Dekolonisation bekannt
Erfolgreiche Dekolonisation	Drei negative Surveillance-Serien (Abstrich von bekannten VRE-pos. Körperstellen – Stuhl, Rektum, Urin) in Abstand von je 1 Wo.
Pat.-Entlassung	Information zu VRE-Kolonisationsstatus für ambulante Versorgung/Praxis

[1] Infektionskontrollmaßnahmen sind bei anderen multiresistenten Erregern weniger klar etabliert (z. B. *Acinetobacter baumannii, Pseudomonas aeruginosa)*, aber eine Isolierung in Einzelzimmern wird empfohlen

Literatur

Christopeit M, Schmidt-Hieber M, Sprute R, et al. Prophylaxis, diagnosis and therapy of infections in patients undergoing high-dose chemotherapy and autologous haematopoietic stem cell transplantation. 2020 update of the recommendations of the Infectious Diseases Working Party (AGIHO) of the German Society of Hematology and Medical Oncology (DGHO). Ann Hematol, 2021 Feb;100(2): 321–336.

Heinz WJ, Buchheidt D, Christopeit M, et al. Diagnosis and empirical treatment of fever of unknown origin (FUO) in adult neutropenic patients: guidelines of the Infectious Diseases Working Party (AGIHO) of the German Society of Hematology and Medical Oncology (DGHO). Ann Hematol, 2017:Aug 30.

Klastersky J, de Naurois J, Rolston K, et al. Management of febrile neutropaenia: ESMO Clinical Practice Guidelines. Ann Oncol, 2016 Sep;27(suppl 5): v111–v118.

Klastersky J, Paesmans M, Rubenstein EB, et al. The Multinational Association for Supportive Care in Cancer risk index: A multinational scoring system for identifying low-risk febrile neutropenic cancer patients. J Clin Oncol, 2000; 18: 3038–3051.

von Lilienfeld-Toal M, Giesen N, Greinix H, et al. Coronavirus-Infektion (COVID-19) bei Patient*innen mit Blut- und Krebserkrankungen (Februar 2022). https://www.onkopedia.com/de/onkopedia/guidelines/coronavirus-infektion-covid-19-bei-patient-innen-mit-blut-und-krebserkrankungen/@@guideline/html/index.html.

Maschmeyer G, Carratala J, Buchheidt D, et al. Diagnosis and antimicrobial therapy of lung infiltrates in febrile neutropenic patients (allogeneic SCT excluded): updated guidelines of the Infectious Diseases Working Party (AGIHO) of the German Society of Hematology and Medical Oncology (DGHO)dagger. Ann Oncol, 2015 Jan;26(1) (2016) 21–33.

Mellinghoff SC, Panse J, Alakel N et al. Primary prophylaxis of invasive fungal infections in patients with haematological malignancies: 2017 update of the recommendations of the Infectious Diseases Working Party (AGIHO) of the German Society for Haematology and Mousset S, Buchheidt D, Heinz W et al. Treatment of invasive fungal infections in cancer patients-updated recommendations of the Infectious Diseases Working Party (AGIHO) of the German Society of Hematology and Oncology (DGHO). Ann Hematol, 2014;93 (1): 13–32.

Neumann S, Krause SW, Maschmeyer G, Schiel X, von Lilienfeld-Toal M. Primary prophylaxis of bacterial infections and Pneumocystis jirovecii pneumonia in patients with hematological malignancies and solid tumors: guidelines of the Infectious Diseases Working Party (AGIHO) of the German Society of Hematology and Oncology (DGHO). Ann Hematol, 2013;Apr;92(4): 433–442.

Penack O, Becker C, Buchheidt D, et al. Management of sepsis in neutropenic patients: 2014 updated guidelines from the Infectious Diseases Working Party of the German Society of Hematology and Medical Oncology (AGIHO). Ann Hematol, 2014;Jul;93(7): 1083–1095.

Ruhnke M, Arnold R, Gastmeier P. Infection control issues in patients with haematological malignancies in the era of multidrug-resistant bacteria. Lancet Oncol, 2014 Dec;15(13): e606–e619.

Ruhnke M, Behre G, Buchheidt D, et al. Diagnosis of Invasive Fungal Diseases in Haematology and Oncology. 2018 Update of the Recommendations of the Infectious Diseases Working Party of the German Society for Hematology and Medical Oncology (AGIHO). Mycoses, 2018 Aug 11.

Ruhnke M, Cornely OA, Schmidt-Hieber M, et al. Treatment of invasive fungal diseases in cancer patients- – Revised 2019 Recommendations of the Infectious Diseases Working Party (AGIHO) of the German Society of Hematology and Oncology (DGHO). Mycoses, 2020 Jul;63(7): 653–682.

Sandherr M, Hentrich M, von Lilienfeld-Toal M, et al. Antiviral prophylaxis in patients with solid tumours and haematological malignancies – update of the Guidelines of the Infectious Diseases Working Party (AGIHO) of the German Society for Hematology and Medical Oncology (DGHO). Ann Hematol, 2015 Sep;94(9): 1441–1450.

4

Taplitz RA, Kennedy EB, Bow EJ, et al. Outpatient Management of Fever and Neutropenia in Adults Treated for Malignancy: American Society of Clinical Oncology and Infectious Diseases Society of America Clinical Practice Guideline Update. J Clin Oncol, 2018 Feb 20;JCO2017776211.
Ullmann AJ, Schmidt-Hieber M, Bertz H, et al. Infectious diseases in allogeneic haematopoietic stem cell transplantation: prevention and prophylaxis strategy guidelines 2016. Ann Hematol, 2016 Sep;95(9): 1435–1455.
Vehreschild JJ, Bohme A, Cornely OA, et al. Prophylaxis of infectious complications with colony-stimulating factors in adult cancer patients undergoing chemotherapy – evidence-based guidelines from the Infectious Diseases Working Party AGIHO of the German Society for Haematology and Medical Oncology (DGHO). Ann Oncol, 2014 Sep;25(9): 1709–1718.
Vehreschild MJ, Vehreschild JJ, Hubel K, et al. Diagnosis and management of gastrointestinal complications in adult cancer patients: evidence-based guidelines of the Infectious Diseases Working Party (AGIHO) of the German Society of Hematology and Oncology (DGHO). Ann Oncol, 2013 May;24(5): 1189–1202. https://www.onkopedia.com/de/onkopedia/guidelines/gastrointestinale-komplikationen-schwerpunkt-diarrhoe-und-colitis-bei-patienten-mit-haematologischen-und-onkologischen-erkrankungen/@@guideline/html/index.html.
https://www.dgho.de/arbeitskreise/i-k/infektionen/leitlinien/leitlinien.
http://www.idsociety.org.
http://www.ichs.org.

5 Tumor- und therapieassoziierte Notfälle

Hannes Kroenlein und Damian Rieke

5.1 Tumorassoziierte Notfälle

5.1.1 Vena-cava-superior-Syndrom (obere Einflussstauung)

Definition

Abflussbehinderung in der Vena (V.) cava sup. durch Thrombosierung, Kompression oder Infiltration. Ca. 60–85 % der Fälle eines V.-cava-superior-Syndroms werden durch einen malignen Prozess im Mediastinum hervorgerufen.

Häufigkeit

Merke
Das Vena-cava-superior-Syndrom ist häufig das erste Symptom einer unbekannten Tumorerkrankung.

Abhängig von der zugrunde liegenden Tumorerkrankung. Am häufigsten:
- Lungenkarzinome: ca. 2–4 % aller Patienten. Etwa 75 % aller V.-cava-superior-Syndrome sind durch ein Lungen-Ca (50 % NSCLC, 25 % SCLC) bedingt.
- Hoch maligne NHL: 2–4 % aller Pat. (Hodgkin-Lymphome nur selten).
- Andere: z. B. maligne Keimzelltumoren, Thymusneoplasien, Mesotheliome, mediastinale Lymphknotenmetastasen.

Wichtigste nicht onkologische Ursachen: Thrombosen in Verbindung mit zentralen Venenkathetern oder Schrittmacherkabeln; ca. 10–15 %.

Ätiologie und Pathophysiologie

Merke
Über 80 % der Fälle eines V.-cava-superior-Syndroms werden durch einen malignen Prozess im Mediastinum hervorgerufen.

Sekundäre Thrombosierung durch venöse Stase bei Kompression oder Infiltration der V. cava superior. Drucksteigerung in den Venen von Kopf, Hals und oberen Extremitäten → Schwellung in den venösen Abflussgebieten. Evtl. Bildung von Kollateralen bei langsamer Entwicklung.

Klinik

Die Symptomatik entwickelt sich i. d. R. zunehmend innerhalb von Tagen bis wenigen Wochen:
- Obere Einflussstauung mit Dilatation der Venen im Kopf-, Hals- und Thoraxbereich, zervikofazialem Ödem, Ödem der oberen Extremitäten, Plethora
- Dyspnoe, Tachypnoe, Reizhusten, Dysphagie, thorakale Schmerzen, evtl. auch Horner-Syndrom
- Kopfschmerzen, ZNS-Symptomatik durch intrakranielle Drucksteigerung bis hin zur Bewusstlosigkeit

Diagnostik

- Anamnese (Tumorerkrankung, andere Risikofaktoren für thromboembolische Ereignisse) und Klinik

- Bildgebende Verfahren: CT/MRT-Thorax, Rö-Thorax, ggf. Veno-/Angiografie, Duplexsonografie
- Histologische oder zytologische Diagnosesicherung, z. B. durch Ergusszytologie, Bronchoskopie mit Gewebeentnahme, Lymphknotenbiopsie oder CT-gesteuerte Punktion

Differenzialdiagnosen

- Maligne Tumoren (ca. 60–85 % aller Fälle):
  - Lungen-Ca: ca. 75 %
  - Lymphome: ca. 10 %
  - Metastasen, z. B. Mamma-Ca, Keimzelltumoren, Sarkome: ca. 10 %
- Thrombose der V. cava sup. (ca. 20–40 % aller Fälle), insbes. fremdkörpervermittelt (zentrale Venenkatheter, Schrittmacherkabel), bei myeloproliferativen Syndromen
- Benigne Raumforderungen (selten), z. B. retrosternale Struma, Aortenaneurysma, Sarkoidose
- Mediastinale Fibrose (selten)

Therapie

Allgemeine Sofortmaßnahmen

- Allgemeine Sofortmaßnahmen hängen von Symptomschwere, Dynamik und zugrundeliegender Erkrankung ab. Evidenzbasierte Empfehlungen existieren nicht. Es ist zwischen einer lebensbedrohlichen Situation (Hirn-, Larynxödem, hämodynamische Instabilität) mit sofortiger Behandlungsbedürftigkeit und weniger akuten Situationen mit zügiger Diagnosesicherung und Therapieplanung zu unterscheiden.
- Lagerung des Pat. mit erhöhtem Oberkörper, Aspirationsprophylaxe, O_2-Zufuhr.
- Ggf. antiödematöse Behandlung: Dexamethason 3 × 8–12 mg/d p. o. oder i. v., evtl. vorsichtige Gabe von Diuretika.
- Forcierte Diurese wegen gesteigerter Thrombosegefahr vermeiden.
- Antikoagulation bei Thrombose. Prophylaktische Antikoagulation (Stellenwert nicht eindeutig gesichert).

Weitergehende Maßnahmen

- Bei Tumorverdacht: zügige histologische Diagnosesicherung (**cave:** Glukokortikoide und Strahlentherapie können eine Diagnosesicherung erschweren).
- **Endovenöse Rekanalisation** (z. B. Stent-Implantation): als symptomatische Maßnahme in Notfallsituationen zunehmend von Bedeutung und laut neueren Empfehlungen der Strahlentherapie vorzuziehen. Im Rahmen einer initialen Venografie sind so eine direkte Symptomkontrolle und im Verlauf eine Histologiesicherung und definitive Therapieplanung möglich. Bei geringerer Symptomlast liegen keine Daten im Vergleich zu Strahlen- oder Chemotherapie vor.
- **Strahlentherapie:** effektive Therapiemaßnahme. Ansprechen frühestens nach 3–7 Tagen. Radiatio zunächst mit höheren Strahlendosen (z. B. 3–4 Gy/d), gefolgt von konventioneller Fraktionierung (z. B. 1,8–2,0 Gy/d). Gesamtdosis (je nach Histologie) i. d. R. 30–50 Gy.
- **Chemotherapie:** v. a. bei chemotherapiesensiblen Tumorerkrankungen, z. B. bei SCLC, hoch malignen NHL oder Keimzelltumoren. Bei diesen Entitäten

Ansprechrate bis zu 70 % innerhalb von 7–14 Tagen. Bei undifferenziertem Karzinom oder unbekanntem Primärtumor bevorzugt platinbasierte Therapieschemata. Vorteil einer vorangegangenen primären Chemotherapie bei konsolidierender Nachbestrahlung: Verkleinerung des Strahlenfelds.

- **Chirurgie:** i. d. R. keine Indikation. Ausnahme: Gewinnung von Material zur histologischen Untersuchung.
- Medikamentöse Lysetherapie (nachranging, z. B. bei frischer Thrombose, strenge Indikationsstellung).

5.1.2 Rückenmark- und Kaudakompressionssyndrom

Häufigkeit

Bis zu 5 % aller Tumorpatienten entwickeln Anzeichen einer Rückenmarkkompression, am häufigsten bei Metastasen von Mamma-, Lungen- oder Prostata-Ca oder bei multiplem Myelom, seltener bei anderen Karzinomen oder Lymphomen. Die verschiedenen Bereiche der Wirbelsäule sind mit unterschiedlicher Häufigkeit betroffen: HWS 10 %, BWS 70 %, LWS 20 %.

Ätiologie

Kompression von Rückenmark, Spinalnerven oder Cauda equina durch

- Wirbelkörpermetastasen bzw. Tumor- oder Knochenfragmente nach Wirbelkörpersinterung (häufigste Ursache),
- epiduralen, seltener leptomeningealen oder intramedullären Tumorbefall,
- ausgedehnten paraspinalen Lymphknotenbefall (z. B. durch Lymphome, Neuroblastome oder Keimzelltumoren), u. U. direktes Einwachsen des Tumors durch die Foramina interspinalia,
- intraspinale oder subdurale Hämatome.

Klinik

Abhängig von Entstehungsmechanismus und Lokalisation. Im Vordergrund stehen neurologische Symptome und lokalisierte oder radikuläre Schmerzen. Entwicklung variabel, häufig akut, aber auch über längeren Zeitraum möglich.

Merke

Bei rasch proliferierenden Tumoren oder pathologischen Wirbelkörperfrakturen kann sich ein Rückenmark- oder Kaudakompressionssyndrom innerhalb weniger Stunden entwickeln.

- Schmerzen sind das häufigste Symptom (bei > 90 % der Pat.). Oft in einem Wirbelkörper lokalisiert und durch Bewegung, statische Belastung, Kopfbeugung oder auch intraabdominellen Druckanstieg (z. B. Valsalva-Manöver) verstärkt.
- Neurologische Komplikationen in Form einer radikulären Symptomatik oder einer segmentalen oder generalisierten Myelopathie:
  - U. U. relativ unspezifische Symptome wie muskuläre Schwäche, rasche muskuläre Ermüdbarkeit.
  - Symmetrische, seltener einseitige Parästhesien und Sensibilitätsstörungen. Bei Kompression in Höhe der Cauda equina u. U. „Reithosenanästhesie“.

- Blasen- oder Mastdarmlähmung bzw. Störung der Sphinkterfunktion von Blase und Rektum mit akutem Harnverhalt oder Blasen- und Mastdarminkontinenz.
- Motorische Ausfälle: häufig relativ spät auftretend. Unbehandelt u. U. rasches Fortschreiten bis zur Paraplegie.

Diagnostik

- Anamnese (Tumorerkrankung, Risikofaktoren) und Klinik.
- Neurologische Untersuchung.
- Bildgebende Verfahren:
  - Konventionelle Rö-Aufnahmen der Wirbelsäule (allerdings eingeschränkte Sensitivität und Spezifität).
  - MRT der Spinalachse: sensibelste Methode, insbes. bei intraspinalen Prozessen oder leptomeningealem Befall.
  - Spinale CT: neben MRT Methode der Wahl.
  - Ggf. Myelografie: relativ selten notwendig – in Ausnahmefällen, wenn andere Methoden nicht weiterführen.
  - Die Höhe des Querschnittsyndroms muss nicht mit dem radiologisch nachgewiesenen Tumorbefall übereinstimmen, bedingt durch intraspinales oder epidurales Wachstum, Läsionen in mehreren Etagen oder Meningeosis.
- Histologische oder zytologische Diagnosesicherung: OP. Ist eine OP nicht indiziert, ggf. CT-gesteuerte Punktion. Bei V. a. leptomeningeale Beteiligung Lumbalpunktion.

Therapie

Allgemeine Maßnahmen

Tipp
Die spinale Kompression ist immer ein Notfall und muss sofort diagnostiziert und behandelt werden.

Auch bei fortgeschrittener Tumorerkrankung sollte man aufgrund der schwerwiegenden Beeinträchtigung der Lebensqualität mit allen Mitteln versuchen, die Entstehung einer Querschnittsymptomatik zu verhindern.

Entgegen der häufig vorherrschenden Meinung ist bei erfolgreicher dekomprimierender Therapie u. U. auch nach länger andauernder Kompression des Spinalkanals eine funktionelle Restitutio möglich. Entscheidende prognostische Faktoren sind die neurologische Symptomatik vor Therapiebeginn, die Dauer der Kompression und ob durch die Therapie eine Dekompression erreicht werden konnte.

Spezifische Maßnahmen

Antiödematöse Behandlung mit Dexamethason: z. B. 10–40 mg Dexamethason i. v., gefolgt von 3 × 4–8 mg/d p. o. Höhere Initialdosierungen bis zu 100 mg i. v. sind möglich, jedoch mit mehr Toxizität und keinem klaren Benefit assoziiert.

Chirurgie: effektivste Therapiemaßnahme zur schnellen Druckentlastung. Bei neu aufgetretener neurologischer Symptomatik OP innerhalb von 6 h (max. 24 h). Bei länger vorhandener Symptomatik Gefahr einer bereits irreversiblen Schädigung.

Indikation: insbes. bei Kompression durch Wirbelkörperfragmente, ausgeprägter Instabilität der Wirbelsäule, rasch progredienter neurologischer Symptomatik, Erstmanifestation bei unbekanntem Tumorleiden (Histologische Diagnosesicherung!) und Verschlechterung oder Rezidiv unter Strahlentherapie. Aufgrund der i. d. R. inkompletten Ausräumung des Tumors ist meist eine **Nachbestrahlung** indiziert. Operationsverfahren:

- Wirbelkörperresektion mit nachfolgender Stabilisierung.
- Laminektomie: Dekompression durch Entfernung des Wirbelbogens des betroffenen Wirbels und u. U. auch angrenzender Wirbel.
- Sofern die lokalen Voraussetzungen für eine Stabilisierung gegeben sind, ist die Wirbelkörperresektion einer Laminektomie überlegen.

Strahlentherapie: effektive Maßnahme bei Befall der Wirbelkörper ohne wesentliche neurologische Symptomatik.

- Indikation: strahlensensible Tumoren (z. B. Lymphome, Keimzelltumoren, multiples Myelom), Konsolidierung nach inkompletter Resektion oder Laminektomie.
- Strahlenfeld unter Einbeziehung von je 1–2 Wirbelkörpern ober- und unterhalb der Läsion. Beginn zunächst mit höheren Strahlendosen (z. B. 3–4 Gy/d), gefolgt von konventioneller Fraktionierung (z. B. 1,8–2,0 Gy/d). Gesamtdosis (je nach Histologie) i. d. R. 30–50 Gy.
- Ansprechen frühestens nach 3–7 Tagen → bei akuter neurologischer Symptomatik therapeutisch nicht ausreichend.

Chemotherapie: nur in Ausnahmefällen indiziert, v. a. bei Kindern oder bei sehr chemotherapiesensiblen Tumoren, z. B. hoch malignen NHL, Ewing-Sarkom, bei engmaschiger neurologischer Kontrolle. Nur bei geringen Ausfällen und langsamer Progredienz. Bei Meningeosis ggf. intrathekale Chemotherapie.

5.1.3 Intrakranielle Drucksteigerung (Hirnödem)

Häufigkeit

Eine sekundäre Beteiligung des Gehirns oder der Meningen, die zu einer Steigerung des intrakraniellen Drucks führen kann, tritt bei bis zu 30 % aller Tumorpatienten auf und ist somit eine der häufigsten neurologischen Komplikationen.

Ätiologie

Häufigste Ursachen sind parenchymale Metastasen von Mamma-, Lungen- und Nierenzellkarzinomen oder malignen Melanomen oder eine diffuse meningeale Infiltration, v. a. durch Leukämie- oder Lymphomzellen. Primäre Hirntumoren sind nur zu etwa 10 % Ursache einer intrakraniellen Drucksteigerung.

Klinik

Symptomatik abhängig vom Ort des Befalls, von der Ausprägung des perifokalen Ödems und der Geschwindigkeit des intrakraniellen Druckanstiegs. Die Entwicklung ist variabel, häufig akut, aber auch über einen längeren Zeitraum möglich.

> **Merke**
> Bei rasch proliferierenden Tumoren kann sich innerhalb weniger Stunden ein Hirnödem entwickeln.

Neurologische Symptome treten in vielgestaltiger und variabler Form auf:

- Allgemeinsymptome wie Kopfschmerzen (häufigstes Symptom, zu ca. 50 % Erstsymptom), Übelkeit, Erbrechen
- Psychische Veränderungen, Gereiztheit, kognitive Dysfunktion, Vergesslichkeit, Sprachstörungen, Konzentrationsstörungen, Antriebsstörung
- Fokale sensorische oder motorische Störungen, Parästhesien, periphere muskuläre Schwäche, Ataxie, Pupillenstörungen
- Vegetative Störungen wie Hypertonie, Hypotonie, Singultus, Atemregulationsstörungen
- Fokale oder generalisierte Krampfanfälle
- Nackensteifigkeit, v. a. bei meningealer Infiltration

Diagnostik

- Anamnese (Tumorerkrankung) und Klinik.
- Neurologische Untersuchung inkl. Fundoskopie.
- Bildgebende Verfahren:
  - MRT oder CT des Schädels mit Kontrastmittel.
  - Das MRT ist dem CT v. a. beim Nachweis einer diffusen Infiltration der Meningen oder bei der Beurteilung der Schädelbasis überlegen.
- Falls erforderlich, histologische oder zytologische Diagnosesicherung: Lumbalpunktion bei V. a. leptomeningeale Beteiligung, ggf. stereotaktische Biopsie oder primäre OP (wenn keine anderweitige Histologie einer malignen Grunderkrankung vorliegt).

Cave
Vor einer Lumbalpunktion muss eine Erhöhung des intrakraniellen Drucks ausgeschlossen werden (Kontraindikation für eine Punktion): Gefahr der transtentoriellen oder transforaminellen Herniation!

Therapie

Allgemeine Maßnahmen

Cave
Eine intrakranielle Drucksteigerung ist immer ein Notfall und muss sofort diagnostiziert und behandelt werden!

Als allgemeine Maßnahmen werden die Hochlagerung des Oberkörpers und eine Flüssigkeitsrestriktion diskutiert.

Spezifische Maßnahmen

Antiödematöse Behandlung:

- Dexamethason z. B. initial 10–40 mg i. v., gefolgt von 3 × 4–8 mg/d p. o. Höhere Dosierungen sind bei entsprechender Symptomatik/fehlendem Ansprechen möglich. Nach Möglichkeit rasche Reduktion der Dosierung im Verlauf.
- Evtl. zusätzlich osmotische Therapie, z. B. hypertone NaCl-Lösung oder Mannitol (**Cave:** stark venenreizend).
- Evtl. zusätzlich kurzfristige Hyperventilation (bei beatmeten Pat.) bis $PaCO_2$ 26–30 mmHg.

Strahlentherapie: wichtigste therapeutische Option bei symptomatischer Hirnmetastasierung oder zur Konsolidierung nach Resektion. I.d.R. Ganzhirnbestrahlung. Bei einzelnen, lokalisierten Metastasen u.U. auch hoch dosierte stereotaktische, lokal begrenzte Bestrahlung einzelner Metastasen (Radiochirurgie). Die Strahlentherapie kann auch bei wenig strahlensensiblen Tumoren über eine Reduktion des perifokalen Ödems zu einer Besserung der Symptomatik führen. Häufig Beginn mit höheren Strahlendosen (z.B. 3–5 Gy/d), gefolgt von konventioneller Fraktionierung (z.B. 1,8–2,0 Gy/d). Gesamtdosis i.d.R. 30 Gy. Prophylaxe des strahleninduzierten Ödems mit Dexamethason (z.B. 3 × 8 mg/d p.o.).

Chirurgie: gelegentlich indiziert bei singulärer Hirnmetastase und kontrollierter extrakranieller Erkrankung sowie gutem Allgemeinzustand, bei drohender oder manifester Verlegung der Ventrikeldrainage zur Metastasenresektion oder Drainage oder bei unbekanntem Primärtumor und isolierter intrazerebraler Läsion zur histologischen Diagnosesicherung. Die Entscheidung zur Resektion von Hirnmetastasen muss immer unter Berücksichtigung der Gesamtprognose und der zu erwartenden neurologischen Defizite getroffen werden. Eine postoperative Bestrahlung wird empfohlen. Eine Re-Operation bei erneutem Auftreten von Metastasen ist prinzipiell möglich.

Systemtherapie: Indikation in Abhängigkeit der Tumorerkrankung und des Medikaments. Häufig geringe Wirksamkeit von Chemotherapie, jedoch u.U. gute Wirksamkeit von Immuntherapie/zielgerichteter Therapie.

5.1.4 Perikarderguss und Perikardtamponade

Häufigkeit

Bis zu 10 % aller Tumorpatienten entwickeln symptomatische Perikardergüsse, wobei sich in etwa der Hälfte der Fälle eine maligne Genese nachweisen lässt. Bei 5–20 % aller Autopsien an Tumorpatienten findet sich eine Perikardbeteiligung. Bei etwa 60 % der Perikardtamponaden liegt eine maligne Erkrankung zugrunde. Häufigste Tumorerkrankungen mit Perikardbeteiligung sind Mamma-, Lungen- und Ovarialkarzinome sowie Hodgkin- und Non-Hodgkin-Lymphome.

Ätiologie

Befall von Perikard oder Myokard durch direkte Invasion oder lymphogene bzw. hämatogene Metastasierung oder Blockade des Lymphabflusses.

Klinik

Merke
Aufgrund einer diastolischen Füllungsstörung der Ventrikel kann es – allmählich oder plötzlich – zu einer Herzinsuffizienz bis hin zum kardiogenen Schock kommen.

Die Symptomatik ist sehr variabel und hängt v.a. von der Dynamik der Ergussbildung und der Anpassungsfähigkeit des Perikards ab. Die kritische Ergussmenge bis zum Auftreten einer schweren Beeinträchtigung der Hämodynamik bei rascher Entstehung beträgt etwa 200–400 ml.

In der Mehrzahl der Fälle sind peri- und myokardiale Metastasen klinisch unauffällig. Bei Zunahme der Ergussmenge können klinische Symptome auftreten. Im

Vordergrund steht eine Verschlechterung der Herz-Kreislauf-Funktion mit Hypotonie, Tachykardie und Dyspnoe.

- Charakteristisches Zeichen: Pulsus paradoxus (endinspiratorischer Abfall der Blutdruckamplitude um > 10 mmHg)
- Unspezifische Symptome wie allgemeine Schwäche, rasche Ermüdbarkeit, Leistungsminderung
- Husten, thorakale Schmerzen, Dyspnoe
- Tachykardie, Arrhythmien, evtl. Synkopen
- Zeichen der Herzinsuffizienz: Ödeme, Hepatosplenomegalie, Halsvenenstauung, Zyanose, Orthopnoe

Diagnostik

- Anamnese und Klinik: Halsvenenstauung (inspiratorisch verstärkt = Kußmaul-Zeichen), Pulsus paradoxus, leise Herztöne, Zeichen der Herzinsuffizienz.
- Echokardiografie: Methode der Wahl.
- Rö-Thorax: Vergrößerung der Herzsilhouette, „Bocksbeutelform".
- EKG: Niedervoltage, elektrischer Alternans, evtl. Zeichen der Perikarditis.
- Perikardiozentese: im Erguss Bestimmung von Zellzahl (Leukozyten, Hb), Glukosekonzentration, Gesamteiweißgehalt, LDH-Aktivität, Triglyzerid- und Cholesterinspiegel. Mikrobiologische Aufarbeitung (Kultur, einschließlich Tuberkulosekultur, Gram- und Ziehl-Neelsen-Färbung, evtl. weitere Diagnostik auf Mykobakterien) und zytologische Untersuchung, u. U. unter Einsatz immunzytologischer oder molekularbiologischer Verfahren.

Therapie

Allgemeine Maßnahmen

Merke

Bei asymptomatischen Pat. mit Perikarderguss ist zunächst keine Therapie indiziert → kurzfristige Verlaufskontrollen!

Bei malignem Erguss bzw. maligner Perikardtamponade sollte neben lokalen Therapiemaßnahmen (s. u.) in jedem Fall auch die systemische zytostatische bzw. zielgerichtete und/oder Immuntherapie der Grundkrankheit Berücksichtigung finden.

Spezifische Maßnahmen

Perikardiozentese: evtl. über Führungsdraht mit Perikarddrainage (z. B. Pigtail-Katheter) für 24–48 h (bei längerer Drainagelage Anstieg der Häufigkeit infektiöser Komplikationen). Punktion i. d. R. echokardiografiegesteuert. Biochemische, zytologische und mikrobiologische Untersuchung der Punktatflüssigkeit. Nach einmaliger Entlastungspunktion kann es zur längerfristigen Ergusskontrolle kommen.

Intrakavitäre Therapie: indiziert bei rasch nachlaufendem malignem Erguss. Instillation von Tetrazyklin (500 mg Tetrazyklin nach Instillation eines Lokalanästhetikums, z. B. 50–100 mg Lidocain, dann Abklemmen des Katheters für 2 h, danach weitere Drainage; evtl. Wiederholung alle 24 h, bis Ergussmenge < 25 ml/d) oder von Zytostatika (z. B. 10–15 mg Mitoxantron, 30 mg [evtl. bis 60 mg] Bleomycin, 25 mg Methotrexat).

Chirurgie: z. B. pleuroperikardiale Fensterung oder Perikardektomie. Nur bei therapierefraktären Ergüssen.

Strahlentherapie: in seltenen Fällen, abhängig von der Grundkrankheit, sinnvoll.

Alternativ: intrakavitäre Instillation von Radioisotopen, z. B. Gold, Phosphor, Yttrium.

5.1.5 Hyperviskositätssyndrom, Leukostasesyndrom

Definition

Als Hyperviskositätssyndrom wird eine Erhöhung der Blutviskosität durch starke Vermehrung physiologischer oder abnormer Plasmaproteine mit Beeinträchtigung der Fließfähigkeit des Bluts und Störungen verschiedener Organfunktionen bezeichnet.

Ein ähnliches Bild ist bei starker Vermehrung der korpuskulären Bestandteile des Bluts im Sinne eines Leukostasesyndroms, einer Polyzythämie oder einer Thrombozythämie möglich.

Häufigkeit

Das Hyperviskositätssyndrom tritt typischerweise bei Paraprotein produzierenden niedrig malignen NHL (v. a. Waldenström-Makroglobulinämie mit IgM-Produktion) oder multiplem Myelom (meist Produktion von IgG oder IgA) auf. Seltener bei Kryoglobulinämie oder Hypergammaglobulinämie im Rahmen von Autoimmunerkrankungen oder anderen nichtmalignen Erkrankungen.

Ein Leukostasesyndrom tritt häufiger bei myeloischen Leukämien auf als bei lymphatischen.

Inzidenz des Leukostasesyndroms:

- CML: 10–15 % (v. a. in Akzelerationsphase oder Blastenkrise)
- AML und ALL: ca. 4–5 % (Zellzahlen > 100 000/µl)
- CLL: < 1 % (typischerweise Zellzahlen > 400 000/µl)

Ätiologie und Pathophysiologie

- Im Vordergrund steht eine Beeinträchtigung der Fließfähigkeit des Bluts mit Störungen verschiedener Organfunktionen durch
  - Erhöhung der Blutviskosität, verursacht durch starke Vermehrung physiologischer oder abnormer Plasmaproteine oder
  - starke Vermehrung der korpuskulären Bestandteile des Bluts.
- U. U. zusätzlich Blutungsneigung durch paraproteinbedingte Thrombozytenfunktionsstörung und Interferenz mit dem plasmatischen Gerinnungssystem.

Klinik

Insgesamt sehr variabel. Charakteristisch ist eine Trias aus Sehstörungen, neuropsychiatrischen Störungen und Blutungen. Zu den wichtigsten Symptomen zählen:

- Allgemeine Müdigkeit und Schwäche
- Zephalgien, Nausea, Vertigo, Sprach-, Hör- und/oder Gangstörungen, Tinnitus, Bewusstseinsstörungen bis zum Koma
- Visusverschlechterung bis zur Amaurosis durch retinale Blutungen und/oder Papillenödem

- Periphere Polyneuropathie, insbes. bei Waldenström-Makroglobulinämie
- Haut- und Schleimhautblutungen
- Herz- und Niereninsuffizienz
- Pulmonale Komplikationen mit Dyspnoe, Tachypnoe, Hypoxie und Zyanose
- Priapismus (v. a. beim Leukostasesyndrom), digitale Nekrosen

Diagnostik

- Anamnese und Klinik
- Neurologische Untersuchung
- Fundoskopie: retinale Blutungen, Sludge-Phänomen, Papillenödem
- Bestimmung der Plasma- und/oder Vollblutviskosität
- Bestimmung des Gesamteiweißgehalts i. S., Elektrophorese und Immunelektrophorese in Serum und Urin, quantitative Bestimmung von Immunglobulinen, Gerinnungs- (inkl. Fibrinogen) und Retentionsparametern, BB und Diff-BB, ggf. Bestimmung von Kryoglobulinen und Rheumafaktoren
- Bei unbekannter Grundkrankheit evtl. weitergehende Untersuchungen

Therapie

Die Therapie sollte insbesondere eine effektive Behandlung der Grunderkrankung und ggf. eine Zytoreduktion umfassen. Maßnahmen zur Besserung der Symptomatik sind weiterhin:

- Bei Erhöhung der Plasmaviskosität:
  - Plasmapherese: wirksamste Maßnahme bei Paraproteinämie. Abfall der Paraproteinkonzentration um etwa 30–40 % und der Plasmaviskosität um 50–60 % bei einem Austauschvolumen von 3 l.
  - Bei persistierenden Gerinnungsstörungen trotz Plasmapherese Substitution von Frischplasma.
- Bei Erhöhung der Vollblutviskosität in Abhängigkeit von der Genese:
  - Aderlasstherapie bei Polyzythämie.
  - Thrombapherese bei Thrombozythämie.
  - Leukapherese bei Leukostasesyndrom. Gleichzeitig Einleitung einer zytoreduktiven Therapie.
  - Die Transfusion von Erythrozytenkonzentraten oder der Einsatz von Diuretika kann zu einer weiteren Erhöhung der Viskosität führen. Daher strenge Indikationsstellung.

5.1.6 Tumorinduzierte Hyperkalzämie

Definition

Tumorbedingte Erhöhung von Kalzium i. S. als Folge einer ausgedehnten Knochenmetastasierung oder einer paraneoplastischen Produktion knochenstoffwechselaktivierender Mediatoren.

Häufigkeit

In der Vergangenheit Auftreten bei bis zu 35 % aller Tumorpatienten. In den letzten Jahren Abnahme der Inzidenz in Zusammenhang mit dem konsequenten Einsatz von Bisphosphonaten zur Behandlung tumorinduzierter Knochenveränderungen.

Auftreten grundsätzlich bei allen Tumorerkrankungen möglich, gehäuft jedoch bei Mamma-, Lungen- und Nierenzellkarzinomen sowie bei multiplem Myelom und Lymphomen.

Ätiologie und Pathophysiologie

Pathophysiologisch liegen komplexe Mechanismen zugrunde:

- Parakrine oder humorale Sekretion osteoklastenstimulierender Faktoren (parathormonverwandtes Peptid, PTH-rP; Interleukine 1 und 6; TGF-α) führt zur vermehrten Kalziumfreisetzung aus dem Knochen und zur verminderten renalen Kalziumausscheidung.
- Schlüsselrolle für PTH-rP, das an Parathormon-(PTH-)Rezeptoren von Osteoblasten und Nierentubuluszellen bindet.
  - PTH-rP-aktivierte Osteoblasten stimulieren Osteoklasten durch Ausschüttung von Zytokinen wie TGF-α und induzieren so Knochenresorption und Kalziummobilisierung.
  - Durch Bindung von PTH-rP an die PTH-Rezeptoren der Nierentubuluszellen Steigerung von tubulärer Kalziumrückresorption und Phosphatausscheidung.
- Mechanismen häufig verstärkt durch zusätzliche Hemmung der Osteoblastenaktivität.

Klinik

Die Symptomatik ist abhängig vom Serumkalziumgehalt. Bei einer leichten Hyperkalzämie (oft Zufallsbefund) sind die meisten Pat. beschwerdefrei. Erste klinische Zeichen sind häufig Müdigkeit, Polyurie und Polydipsie (als Folge der verminderten renalen Konzentrationsfähigkeit). Bei nicht ausreichendem Volumenersatz kann der vermehrte Flüssigkeitsverlust zu einer Exsikkose führen. Bei weiterem Kalziumspiegelanstieg kann es v. a. zu gastrointestinalen, renalen, neurologischen und kardialen Beschwerden kommen (▶ Tab. 5.1).

Tipp
Eine schwere Hyperkalzämie kann zu einem lebensbedrohlichen Zustand führen, der unverzüglich behandelt werden muss.

Diagnostik

- Anamnese und Klinik.
- Bestimmung des ionisierten, nicht proteingebundenen Kalziums.

Tab. 5.1 Leitsymptome der Hyperkalzämie

Organsystem	Symptome
Gastrointestinal	Inappetenz, Übelkeit, Erbrechen, Obstipation, abdominale Schmerzen durch peptische Ulzera, Pankreatitis
Renal	Polyurie, Polydipsie, Nykturie, Exsikkose
Kardial	Arrhythmien, QT-Zeit-Verkürzung im EKG, Digitalisüberempfindlichkeit
Neuromuskulär	Müdigkeit, Adynamie, Muskelschwäche, Hyporeflexie, Verwirrtheit, Verhaltensstörungen, Depression, Bewusstseinstrübung, Koma

- Da der größte Teil des Kalziums i. S. proteingebunden vorliegt, muss die Albuminkonzentration i. S. berücksichtigt werden. Bei einer Hypoalbuminämie kann der Anteil des ionisierten Kalziums unterschätzt werden → Bestimmung des ionisierten Kalziums oder des „korrigierten" Kalziumspiegels (Berücksichtigung des Protein- bzw. Albumingehalts mithilfe von Nomogrammen).
- Laborchemische Kontrollen: Kalium, Natrium, Chlorid, Phosphat, Retentionswerte, AP, Albumin.
- Ggf. detaillierte Diagnostik mit Bestimmung von PTH oder -PTH-rP (letzteres v. a. bei Tumorerkrankungen) i. S. und Vit. D_3, von Kalzium- und Phosphat im Urin, TSH.
- EKG.

Differenzialdiagnosen

- Tumorinduzierte Hyperkalzämie: ca. 60 % aller Hyperkalzämiefälle
- Primärer Hyperparathyreoidismus: 20 %
- Medikamentös induzierte Hyperkalzämie, z. B. durch Lithium, Vitamin D, Vitamin A, Thiaziddiuretika, Theophyllin: 10 %
- Sarkoidose, Tuberkulose: < 5 %
- Immobilisation: < 5 %
- Andere Ursachen, z. B. Hyperthyreose, Nebenniereninsuffizienz: selten

Therapie

Prinzipien der Behandlung der tumorinduzierten Hyperkalzämie:

- Hemmung von Knochenresorption bzw. Kalziummobilisierung
- Steigerung der Kalziumausscheidung im Urin
- Reduktion der enteralen Kalziumresorption

Dabei kommen folgende Methoden zum Einsatz:

- Rehydratation (0,9-prozentige NaCl-Lösung, mindestens 2 000–3 000 ml/d) unter engmaschiger Kontrolle der Elektrolyte und Retentionswerte.
- Furosemid bei inadäquater Diurese.
- Bisphosphonate bzw. Denosumab: Bevorzugt werden die Aminobisphosphonate Pamidronat, Ibandronat und Zoledronat eingesetzt. Es besteht eine deutliche Dosis-Wirkungs-Beziehung, sodass eine Anpassung der Bisphosphonat-Dosierung an den Schweregrad der Hyperkalzämie sinnvoll ist (▸ Tab. 5.2). Wirkungseintritt nach 2–4 Tagen mit Normalisierung der Kalziumwerte innerhalb von 4–7 Tagen bei etwa 80–90 % der Patienten. Die Wirkung hält i. d. R. für etwa 2–4 Wochen an. Bei Niereninsuffizienz ist ggf. eine Dosisanpassung erforderlich.
- Bei der raschen Infusion hoher Bisphosphonat-Konzentrationen besteht die Gefahr der Bildung von Kalzium-Bisphosphonat-Komplexen, die als Präzipitate zu einer Verschlechterung der Nierenfunktion führen können. Aus diesem Grund unbedingt Applikation in einem ausreichenden Volumen und über eine ausreichende Zeit (▸ Tab. 5.2).
- Übergangsweise ggf. Kalzitonin 2–8 IE/kg KG s. c oder i. m. Bei Therapieansprechen Wdh. alle 6–12 h über 24–38 h.
- Ggf. Kortikosteroide (v. a. bei hämatologischen Erkrankungen): Prednisolon, ca. 1 mg/kg KG/d, i. d. R. 40–100 mg/d.

Tab. 5.2 Dosierungsrichtlinien für Bisphosphonate zur Therapie der tumorinduzierten Hyperkalzämie in Abhängigkeit vom initialen Serumkalzium

Verabreichungsform	Initialer Kalziumspiegel (mmol/l)	Dosis (mg)
Pamidronat, 15–90 mg in 500 ml 0,9-prozentiger NaCl-Lösung oder in 5-prozentiger Glukoselösung; Infusionsgeschwindigkeit 15 mg/h	2,6–3,0	15–30
	3,0–3,5	30–60
	3,5–4,0	60–90
	> 4,0	90
Ibandronat, 2–4 mg in 500 ml 0,9-prozentiger NaCl-Lösung oder in 5-prozentiger Glukoselösung über 1 h	2,6–3,0	2
	3,0–3,5	3
	> 3,5	4
Zoledronat, 4 mg in 100 ml 0,9-prozentiger NaCl-Lösung oder in 5-prozentiger Glukoselösung über 30 min		
Clodronat, 300 mg/d über 5–7 Tage oder 1 500 mg als einmalige Infusion über 2 h		

Merke

Die angeführten Therapiemaßnahmen führen zwar i. d. R. zu einer Senkung des erhöhten Kalziumspiegels, allerdings werden die zugrunde liegenden Mechanismen nicht relevant beeinflusst. Aus diesem Grund ist zur längerfristigen Beherrschung der Hyperkalzämie eine gezielte lokale oder systemische Tumortherapie erforderlich.

5.1.7 Hyponatriämie beim Syndrom der inadäquaten ADH-Sekretion (SIADH)

Häufigkeit

Bei SCLC ist eine paraneoplastische ADH-Produktion am häufigsten zu beobachten (ca. 10 % dieser Fälle), seltener auch bei anderen Tumoren. Kann auch als NW bestimmter Zytostatika (z. B. Vincristin) oder anderer Medikamente (Carbamazepin, Antidepressiva, Neuroleptika) auftreten.

Ätiologie und Pathophysiologie

Aufgrund der inadäquaten Sekretion von ADH kommt es über eine Retention freien Wassers zu einer positiven Flüssigkeitsbilanz mit Verdünnung des Plasmas (Wasserintoxikation). Charakteristisch ist eine Hyponatriämie bei Euvolämie, Hypoosmolarität des Serums, Hyperosmolarität des Urins und Ausscheidung eines natriumreichen Urins.

Klinik

Die Symptomatik ist abhängig vom Natrium i. S. und von der Geschwindigkeit der Entstehung. Die akute Hyponatriämie (Natriumwert ≤ 125 mmol/l) führt zu einem Hirnödem mit zunehmender neuropsychiatrischer Symptomatik (Kopfschmerzen, Verwirrtheit, Halluzinationen, Krampfanfälle, Lethargie, Somnolenz) bis hin zum Koma. Daneben können Muskelkrämpfe auftreten.

Diagnostik

- Anamnese und Klinik

- Bestimmung der Elektrolyte i. S., weiterhin Bestimmung von Retentionswerten und Osmolarität in Serum und Urin sowie der Natriumausscheidung im Urin (typisch > 20 mmol/l)
- Evtl. Bestimmung des ADH-Werts – nur in Ausnahmefällen weiterführend, wenn unter der Therapie andere Befunde inkonklusiv sind

Therapie

Eine Korrektur von Natriumwerten > 120 mmol/l ist nur bei klinischer Symptomatik notwendig. Die Therapie sollte Maßnahmen zur Besserung der akuten Symptomatik, aber auch immer den Versuch einer effektiven Behandlung der Grunderkrankung umfassen.

- Grundlage der Therapie: konsequente Flüssigkeitsrestriktion, z. B. auf 500–800 ml/d.
- Vermehrte orale Zufuhr osmotisch wirksamer Substanzen (z. B. Kochsalz, Harnstoff), ggf. in Kombination mit Schleifendiuretika.
- Eine Anhebung von Natrium i. S. durch hypertone NaCl-Lösung (3- bis 5-prozentig) ist bei schwerer, akuter, symptomatischer Hyponatriämie (z. B. Bewusstseinsstörungen, Krampfanfälle) indiziert. Die Behandlung hat unter intensivmedizinischen Bedingungen und engmaschiger Kontrolle von Ein- und Ausfuhr sowie der Elektrolytwerte in Serum und Urin (initial alle 2–4 h) zu erfolgen.
- Die optimale Geschwindigkeit des Ausgleichs des Natrium i. S. ist umstritten. Bei zu rascher Korrektur einer länger bestehenden (> 48 h) schweren Hyponatriämie besteht die Gefahr der Entstehung einer zerebralen Schädigung mit Demyelinisierungen im Stammhirn (zentrale pontine Myelinolyse), die sich u. a. als schlaffe Para- oder Tetraplegie, Dysphagie, Dysarthrie oder Koma manifestieren kann (Diagnosesicherung durch MRT). Im Allgemeinen kann eine kurzzeitig bestehende Störung rascher ausgeglichen werden als eine länger bestehende. Bei einer Anhebung des Natriums i. S. um max. 0,5–1 mmol/l/h und 10 mmol/l/d (darf nicht überschritten werden!) scheint das Risiko relativ gering zu sein.
- Bei schwierigem Verlauf kann zusätzlich zur Flüssigkeitsrestriktion eine medikamentöse Therapie, z. B. mit Tolvaptan (z. B. 15 mg), Demeclocyclin (600–1 200 mg/d), Fludrocortison (2 × 0,05–0,2 mg/d) oder Lithiumcarbonat (3–4 × 300 mg/d), erwogen werden. Eine medikamentöse Langzeittherapie wird nicht empfohlen.

5.1.8 Hypoglykämie

Häufigkeit

Eine tumorbedingte Hypoglykämie tritt relativ selten auf, am häufigsten beim Insulinom, aber auch bei anderen Tumoren (neuroendokrine Tumoren, SCLC) im Sinne eines paraneoplastischen Syndroms.

Ätiologie

- Inadäquate paraneoplastische Produktion und/oder Sekretion von Insulin oder insulinähnlichen Substanzen
- Selten spontane Hypoglykämie bei großer Tumormasse mit hohem Glukoseverbrauch und ausgedehnter Leberbeteiligung mit eingeschränkten Glykogenreserven/Glukoneogenese

- Interaktion zwischen Antidiabetika und Zytostatika, z. B. Verstärkung der Wirkung von Antidiabetika durch Cyclophosphamid, Methotrexat oder Procarbacin möglich (selten)

Klinik

Die Symptomatik ist abhängig vom Glukosespiegel und unterscheidet sich nicht relevant von der Symptomatik einer Hypoglykämie anderer Genese.

Diagnostik

- Anamnese und Klinik
- Blutzuckertagesprofil, Bestimmung von Insulin- und C-Peptid-Spiegel
- In Abhängigkeit von den Befunden weiterführende bildgebende Diagnostik, u. U. unter Einbeziehung einer Somatostatinrezeptorszintigrafie

Therapie

Die Behandlung der Hypoglykämie erfolgt rein symptomatisch, sollte aber auch immer den Versuch einer effektiven Behandlung der Grunderkrankung umfassen. Bei leichten Fällen Versuch des diätetischen Ausgleichs. Falls dies nicht ausreicht, können versuchsweise Kortikosteroide, Glukagon oder Diazoxid eingesetzt werden.

5.2 Therapieassoziierte Notfälle

5.2.1 Zytostatikaparavasate

Definition

Akzidentelle Verabreichung einer Chemotherapie in Unterhautgewebe oder tiefere Gewebeschichten anstelle der gewünschten intravasalen Applikation.

Häufigkeit

0,1–1 % aller Pat., bei hoher Dunkelziffer. Abhängigkeit von Risikofaktoren, z. B. schlechte Venenverhältnisse.

Pathophysiologie

- Zytostatika weisen ein unterschiedliches Potenzial zur Gewebeschädigung auf (▶ Tab. 5.3).
- Prolongierte Gewebeschädigung durch erneute Freisetzung der komplexgebundenen zytotoxischen Substanz nach Zelluntergang, Aufnahme in benachbarte Zellen und nachfolgende Schädigung der Umgebung. Im Randbereich nekrotischer Areale häufig nur geringe entzündliche Reaktion.
- Unterbrechung des Schädigungskreislaufs nur durch radikale chirurgische Entfernung geschädigter Gewebeteile möglich.

Risikofaktoren

Arzneimittelbedingte Risikofaktoren:

- Gewebeschädigende Potenz
- Konzentration von Wirk- und/oder Hilfsstoff(en)
- Expositionsdauer

Tab. 5.3 Gewebetoxizität verschiedener Zytostatika [mod. nach http://www.onkosupport.de]

Stark nekrotisierende Substanzen (Vesicans)	Mäßig toxische Substanzen (Irritans)	Substanzen mit geringer oder keiner lokalen Toxizität (Non-Vesicans)
• Amsacrin	• Bendamustin	• Aflibercept
• Brentuximab Vedotin	• Busulfan	• Alemtuzumab
• Cabazitaxel	• Carboplatin	• Arsentrioxid
• Carmustin	• Cisplatin < 0,4 mg/ml	• Azacytidin
• Cisplatin > 0,4 mg/ml	• Cyclophosphamid	• (Peg-)Asparaginase
• Dactinomycin	• Dacarbazin	• Bevacizumab
• Daunorubicin	• Liposomale Anthrazykline	• Bleomycin
• Docetaxel	• Etoposid	• Bortezomib
• Doxorubicin	• Fotemustin	• Cetuximab
• Epirubicin	• Gemcitabin	• Cladribin
• Idarubicin	• Ifosfamid	• Clofarabin
• Mitoxantron	• Irinotecan	• Cytarabin
• Mitomycin C	• Melphalan	• Decitabin
• Oxaliplatin	• Streptozocin	• Eribulin
• (Nab-)Paclitaxel	• Temozolomid	• Etoposid
• Trabectidin	• Teniposid	• Fludarabin
• Vincristin	• Trastuzumab Emtansin (T-DM1)	• 5-FU
• Vinblastin	• Treosulfan	• Ipilimumab
• Vindesin		• Methotrexat
• Vinorelbin		• Nelarabin
		• Ofatumumab
		• Panitumumab
		• Pemetrexed
		• Pentostatin
		• Pertuzumab
		• Raltitrexed
		• Rituximab
		• Thiotepa
		• Topotecan
		• Trastuzumab
		• Zytokine

Patientenassoziierte Risikofaktoren:
- Schwierige Venenverhältnisse: fragile Venen bzw. generalisierte Gefäßerkrankungen, Vortherapien
- Beeinträchtigung des Lymphflusses und der venösen Zirkulation: Z. n. Lymphknotendissektion, lokal infiltrierende Tumoren, Thrombophlebitis, Thrombose proximaler Venen
- Alter: Kinder, geriatrische Pat.
- Recall-Phänomene: erhöhte Neigung zu Gewebenekrosen nach vorangegangener Chemotherapie mit Doxorubicin oder Paclitaxel

Iatrogene Risikofaktoren:
- Mangelnde Schulung und Erfahrung.
- Auswahl eines ungünstigen Punktionsorts: ungeeignete Venen.
- Venen am Handrücken sind ungeeignet.
- Mangelhafte Punktionstechnik.
- Mehrfachpunktionen im Bereich des Infusionsorts.

- Mangelnde Fixierung des Arms während der Infusion.
- Nichtbeachten von Patientenangaben.
- Unzureichende Überwachung der Infusionen.
- Zeitdruck bei der Verabreichung.
- Übermüdung.
- Applikationstechnik: Bolusapplikation bzw. periphervenöse Dauerapplikation mittels Infusionspumpen.

Prophylaxe

Zur Vermeidung von Paravasaten sind einige allgemeine Regeln zu befolgen:
- Verabreichung von Zytostatika nur durch speziell geschultes Personal.
- Verabreichung über geeigneten Zugang:
  - Bevorzugt Streckseite des Unterarms.
  - Handgelenk und Ellenbeuge sind aufgrund des geringen Sicherheitsabstands zu arteriellen Gefäßen, Nerven, Sehnen und Gelenken und aufgrund der Gefahr von Funktionsstörungen nach Paravasaten zu vermeiden.
  - Nach axillärer Lymphknotendissektion wegen möglicher Lymphabflussstörung Arm der Gegenseite benutzen.
  - Nach Fehlpunktion Wechsel der Injektionsstelle auf den anderen Arm bzw. auf proximal der ersten Einstichstelle.
- Überprüfen der korrekten Lage des venösen Zugangs vor Zytostatikagabe. Bei zentralen Zugängen evtl. radiologische Darstellung mit Kontrastmittel. Bei geringster Unsicherheit bzgl. der korrekten Lage neuen Zugang legen.
- Beaufsichtigung des Pat. während der Zytostatikagabe. Zur Gewährleistung eines frühzeitigen Erkennens einer Paravasation sollte die Einstichstelle nicht durch Verbandsmaterial verdeckt sein.
- Zytostatika mit starker lokaler Toxizität bevorzugt über zentralen Zugang verabreichen, bei peripherem Zugang als Bolus in den Schlauch einer laufenden Infusion.
- Nach Beendigung der Injektion mit 0,9-prozentiger NaCl- oder 5-prozentiger Glukoselösung nachspülen.

Merke

Vor Therapieeinleitung besteht Aufklärungspflicht durch den Arzt über die Möglichkeit einer paravasalen Gabe mit entsprechender Dokumentation.

Klinik

- Akut:
  - Brennen
  - Schmerzen
  - Ödem
  - Rötung
  - Systemische Reaktion, z. B. Übelkeit, Erbrechen
- Nach einigen Tagen:
  - Gewebenekrose
  - Ulzeration
  - Gefahr der Superinfektion

Therapie

Tipp
Paravasate sind immer wie ein akuter Notfall zu behandeln, um akute und chron. Schäden zu vermeiden bzw. zu minimieren. Sorgfältige Dokumentation des Vorfalls und des Verlaufs!

Allgemeine Sofortmaßnahmen

Ein Notfallset mit den benötigten Materialien und Antidoten sollte im Therapiebereich vorhanden sein (siehe hierfür auch unter http://www.onkosupport.de). Das Personal muss regelmäßig im Umgang mit Zytostatika geschult werden.

Vorgehen in Akutsituationen:

- Erhebung von Vitalparametern und Lokalbefund
- Rasche Einleitung einer Therapie, auch bei Fehlen von Symptomen
- Basismaßnahmen:
  - Injektion/Infusion sofort stoppen, i. v. Zugang zunächst belassen
  - Sterile Handschuhe anziehen
  - Mit 5-ml-Spritze aus dem venösen Zugang so viel Paravasat wie möglich aspirieren
  - Spritze als Zytostatikaabfall entsorgen
  - Venösen Zugang verschließen
  - Falls möglich, Inhalt entstandener Blasen aspirieren
- Substanzspezifische Maßnahmen:
  - Wenn Maßnahmen empfohlen sind, entsprechend vorgehen (▶ Tab. 5.4)
  - i. v. Zugang entfernen
- Zusätzliche Maßnahmen:
  - Extravasatgebiet mit sterilen Kompressen abdecken und fixieren
  - Hochlagerung der Extremität für 24–48 h, ggf. Ruhigstellung
  - Pat. über weiteres Vorgehen informieren
  - Paravasatgebiet für mind. 6 Wo. beobachten
- Dokumentation: Paravasation und nachfolgende Maßnahmen dokumentieren
- Chirurgische Maßnahmen: ggf. weite Exzision des infiltrierten Gewebes bzw. operative Nekrosenabtragung (chirurgisches Konsil)

Spezifische Maßnahmen

▶ Tab. 5.4.

5.2.2 Tumorlysesyndrom

Häufigkeit

Häufigkeit abhängig von Tumorart, Proliferationsgeschwindigkeit des Tumors und Tumormasse. Bei akuten Leukämien, lymphoblastischen oder hoch malignen NHL (v. a. Burkitt-Lymphomen) in bis zu 10 % der Fälle. Selten bei soliden Tumoren, z. B. bei Keimzelltumoren oder SCLC.

Tab. 5.4 Substanzspezifische Maßnahmen bei Paravasation [nach http://www.onkosupport.de]

Substanzen	Antidot	Thermotherapie
Amsacrin	DMSO 99 % 3-mal täglich für mind. 7–14 Tage topisch	Trockene Kälte
Anthrazykline (**nicht** liposomale)	Dexrazoxan 3 Tage (1 000 mg/m² an den Tagen 1 und 2, 500 mg/m² an Tag 3). Wenn keine Dexrazoxan-Gabe: lokales Betupfen mit DMSO 99 % 3-mal/d mind. 7–14 Tage (nicht zusammen mit Dexrazoxan). **Cave:** kein DMSO bei liposomalen Anthrazyklinen!	Trockene Kälte (muss mind. 15 min vor der Dexrazoxan Applikation beendet werden; keine Kälte während der Dexrazoxan-Applikation)
Cisplatin	DMSO 99 % 3-mal/d für mind. 7–14 Tage	Trockene Kälte
Dacarbazin		**Cave:** kein Sonnenlicht!
Dactinomycin	DMSO 99 % 3-mal/d für mind. 7–14 Tage	Keine Thermotherapie erforderlich
Mitomycin C	DMSO 99 % 3-mal/d für mind. 7–14 Tage	Trockene Kälte
Mitoxantron	DMSO 99 % 3-mal/d für mind. 7–14 Tage	Trockene Kälte
Oxaliplatin		**Cave:** keine kalten Umschläge!
Paclitaxel	Hyaluronidase kann gegeben werden (1–10 Ampullen à 150 IE subkutan/intradermal paraläsional)	Keine Thermotherapie erforderlich
Vinca-Alkaloide	Hyaluronidase sollte gegeben werden (1–10 Ampullen à 150 IE subkutan/intradermal paraläsional)	Trockene Wärme

Pathophysiologie

Rascher Zellzerfall unter effektiver antineoplastischer Therapie bei Pat. mit rasch proliferierenden malignen Erkrankungen und großer Tumormasse. In der Folge Freisetzung intrazellulärer Bestandteile in den Kreislauf. Dadurch Entstehung von

- Hyperphosphatämie und Hyperphosphaturie,
- Hyperkaliämie,
- Hyperurikämie und
- Hypokalzämie (durch Bindung von Kalzium an Phosphat).

Risikofaktoren

- Vorbestehende Niereninsuffizienz
- Nierenschädigung durch nephrotoxische Substanzen
- Dehydratation

Prophylaxe

Vor Beginn einer zytostatischen Therapie muss bei allen Pat. das Risiko für die Entwicklung eines Tumorlysesyndroms abgeschätzt werden (u. a. anhand von Tumorart, Tumormasse, Proliferationsrate, Wahrscheinlichkeit eines Ansprechens auf die Therapie, Vorliegen einer Nierenfunktionsstörung). Bei erhöhtem Risiko sind engmaschige Laborkontrollen erforderlich, außerdem die Einleitung prophylaktischer Maßnahmen:

- Ausreichende und bilanzierte Flüssigkeitszufuhr: Sicherstellung einer ausreichenden Ausscheidung.
- Alkalisierung des Harns (Ziel-pH-Wert: > 7) mit Kalium-Natrium-Hydrogencitrat oder $NaHCO_3$ p. o. (oder auch i. v.).
- Allopurinol (300–600 mg/d), Beginn vor Einleitung der zytoreduktiven Therapie – ideal mehrere Stunden (bis Tage) vor Therapieeinleitung. Diese darf dadurch aber nicht verzögert werden.
- Dosisanpassung bei Niereninsuffizienz. Hemmung des Abbaus von 6-Mercaptopurin (Dosisreduktion von 6-Mercaptopurin auf 25 % notwendig), Azathioprin, Theophyllin und Phenprocoumon durch Allopurinol.
- Engmaschige laborchemische Kontrollen: täglich Kalium-, Kalzium- und Phosphatkonzentration, Harnsäure- und Kreatininspiegel sowie nach jeder Miktion Urin-pH-Wert.
- Möglicherweise vorsichtiger Beginn der zytoreduktiven Therapie, z. B. durch Vorphase.
- Vermeidung nephrotoxischer Substanzen.

Klinik

Die Symptomatik setzt Stunden (12–24 h) bis wenige Tage nach Beginn der antineoplastischen Therapie ein und kann von leichten und unspezifischen Allgemeinsymptomen bis zu einem fulminanten und lebensbedrohlichen Zustand reichen. Das Krankheitsbild kann gelegentlich einer Sepsis ähneln und muss davon abgegrenzt werden.

Zum Krankheitsbild gehören:

- Allgemeinsymptome wie Übelkeit, Erbrechen, allgemeine Schwäche, Lethargie, Inappetenz
- Niereninsuffizienz, u. a. durch Nephrokalzinose und Uratnephropathie, mit Oligurie/Anurie
- Herzrhythmusstörungen, z. B. Tachykardien durch Hyperkaliämie und/oder Hypokalzämie
- Neurologische Symptome wie Apathie, Verwirrtheit, zunehmende Bewusstseinsstörung, Muskelkrämpfe, Parästhesien durch Hyperkaliämie und/oder Hypokalzämie
- Präzipitation von Kalziumphosphat in Weichteilen und Organen bei Überschreiten der Löslichkeitsgrenze
- Hypoglykämie
- Evtl. Verbrauchskoagulopathie, disseminierte intravasale Gerinnung, Hämolyse

Diagnostik

- Anamnese und Klinik.
- Labor: Kalium-, Kalzium- und Phosphatspiegel, LDH-Aktivität, Retentionswerte, Harnsäurespiegel. Evtl. Gerinnungsparameter, bei Hämolysesyndrom Hämolyseparameter (▶ Kap. 6.10.4).
- EKG: unspezifische Veränderungen, überwiegend durch Elektrolytverschiebungen.

Therapie

- Überwachung durch EKG-Kontrollen, engmaschige laborchemische Kontrollen, ggf. Überwachung von Herz- und Kreislauffunktion

- Bilanzierte Flüssigkeitszufuhr: Vollelektrolytlösung, mind. 2 000–3 000 ml/d
- Allopurinol: 300–600 mg/d
  - Alternativ: Rasburicase 0,2 mg/kg KG/d i. v. als Infusion über 30 min für 5–7 Tage (**Cave:** Laborkontrollen nach Therapie gekühlt versenden)
  - Dosisanpassung von Allopurinol bei Niereninsuffizienz, alternativ Febuxostat
- Korrektur von Elektrolytstörungen:
  - Hyperkaliämie: z. B. Resonium A 15 g p. o. oder als Klysmen alle 6 h; Kalziumglukonat i. v.; Glukose plus Insulin; ggf. Dialyse
  - Rebound-Effekt von Glukose plus Insulin
  - Hypokalzämie: in leichten Fällen (asymptomatisch, nur geringe Erniedrigung des Kalziumspiegels) Kalzium 500–1 000 mg p. o., ansonsten Kalziumglukonat 10 % 10–40 mg i. v.
- Frühzeitige Einleitung einer Hämodialyse bei persistierender Hyperkaliämie oder rascher Verschlechterung der Nierenfunktion

5.2.3 Infusionsreaktionen

Hintergrund

Unter der Applikation von Medikamenten kann es grundsätzlich zu allergischen/anaphylaktischen Infusionsreaktionen kommen. Insbesondere der i. v. Einsatz körperfremder Eiweiße (Antikörper) ist mit einem erhöhten Risiko behaftet. Die Häufigkeit unterscheidet sich zwischen den eingesetzten Medikamenten und ist am häufigsten bei Rituximab, Daratumumab und Alemtuzumab (> 50 %), Trastuzumab (bis 40 %) und Cetuximab (bis 20 %). Reaktionen sind auch nach subkutaner Applikation möglich. Auch konventionelle Zytostatika bergen das Risiko allergischer/anaphylaktischer Reaktionen (z. B. Taxane). Eine klinische Einteilung des Schweregrads ist z. B. anhand der CTCAE-Kriterien möglich und kann das weitere Vorgehen steuern.

Ätiologie

Der genaue Mechanismus ist unklar, hat vermutlich jedoch mit einer Zytokinausschüttung im Rahmen der Antigenbindung zu tun. Auch Mastzellen scheinen eine Rolle zu spielen.

Prophylaxe

- Entscheidend ist eine ausreichende medikamentöse Prophylaxe.
- Prophylaxe abhängig von der zu verabreichenden Substanz (z. B. Antihistaminika, Glukokortikoide und ein Antipyretikum).
- Ausreichende Latenz zwischen Prämedikation und Applikation der Therapie (i. d. R. > 30 min).
- Empfohlene Infusionsgeschwindigkeit der Therapie berücksichtigen. In Einzelfällen ist auch eine Testinfusion möglich.

Klinik

- Beginn typischerweise innerhalb von 30 min bis 2 h nach Infusionsbeginn, jedoch in einem Zeitraum bis zu 24 h möglich.
- 70 % der Infusionsreaktionen treten im Rahmen der ersten 1–2 Gaben auf, bis zu 30 % können jedoch auch im Rahmen nachfolgender Applikationen erstmalig auftreten.

- Typische Symptome umfassen Fieber und/oder Schüttelfrost, Juckreiz, Herz-Kreislauf-Veränderungen, Luftnot, Bauchschmerzen, Übelkeit, Erbrechen, Durchfall oder Hautveränderungen.

Therapie

In Abhängigkeit der Ausprägung:

- Stopp der Infusion
- Großvolumiger Zugang, Schocklagerung, Flüssigkeitszufuhr, O_2-Gabe
- Applikation von Antihistaminika (z. B. Clemastin 2 mg, Ranitidin 50 mg i. v.) und Glukokortikoiden (z. B. Prednisolon bis zu 500 mg i. v., Wirkung erst nach 10–30 min)
- Ggf. Applikation von Epinephrin (z. B. 0,1 mg Adrenalin i. v./i. m.)
- Ggf. β_2-Sympathomimetika bei Bronchospasmus
- Überwachung, ggf. intensivmedizinische Maßnahmen, kardiopulmonale Reanimation

Eine Re-Exposition gegenüber dem auslösenden Agens sollte in Abhängigkeit von Schwere der Reaktion, Verfügbarkeit alternativer Medikamente und klinischer Situation sorgfältig abgewogen werden. Bei leichteren allergischen Reaktionen ist eine Re-Exposition unter entsprechender Prämedikation, langsamer Infusionsdauer und nötigen Vorsichtsmaßnahmen oft möglich.

5.2.4 Immunvermittelte Toxizitäten

Hintergrund

Vor dem Hintergrund immunonkologischer Therapieoptionen stellen das Erkennen und das Management akuter immunvermittelter Toxizitäten eine Herausforderung dar. Beispiele in diesem Zusammenhang sind durch Immuncheckpoint-Inhibitoren ausgelöste immunvermittelte Reaktionen (IrAE – immune-related adverse events) sowie das Cytokine Release Syndrome (CRS) und das Immuneffektorzell-assoziierte Neurotoxizitätssyndrom (ICANS) unter bispezifischen Antikörpern (z. B. Blinatumumab) oder CAR-T-Zellen. Ein CRS kann jedoch auch nach Gabe monoklonaler Antikörper auftreten.

Ätiologie und Symptomatik

Immuncheckpoint-Blockade:

- Direkte oder indirekte Aktivierung körpereigener T-Zellen.
- Die Häufigkeit schwerwiegender Toxizitäten unterscheidet sich zwischen den jeweiligen Antikörpern (CTLA-4 + PD-1/PD-L1 > CTLA-4 > PD- 1/PD-L1).

Cytokine Release Syndrome/ICANS:

- Der Einsatz von CAR-T-Zellen sowie von bispezifischen Antikörpern (z. B. Blinatumumab) führt zu einer unmittelbaren T-Zell-Antwort und kann über Zytokinfreisetzung zu einem sepsisähnlichen Krankheitsbild, dem Cytokine Release Syndrome (CRS), sowie zu neurologischen Symptomen im Rahmen eines Immuneffektorzell-assoziiertem Neurotoxizitätssyndrom (ICANS) führen.
- Die Häufigkeit hängt u. a. vom Therapeutikum und von der Krankheitslast ab. Schwere CRS sind bei bis zu 40 % beschrieben.

Klinik

Immuncheckpoint-Blockade:

- Bei der Mehrzahl der Patienten (ca. 80 %) kommt es zur Ausbildung von Autoimmunsymptomen.
- Autoimmunreaktionen können prinzipiell jedes Organsystem betreffen. Am häufigsten sind Hautreaktionen, Endokrinopathien (Thyreoiditis, Hypophysitis), Hepatitis und Kolitis. Schwerwiegende, aber seltenere Toxizitäten umfassen z. B. Pneumonitis oder Myokarditis.

Cytokine Release Syndrome: Symptome umfassen Fieber, Gliederschmerzen, hämodynamische Instabilität, capillary leak syndrome, disseminierte intravasale Gerinnung oder neurologische Symptome (Aphasie, Delir, Verwirrung; ▶ Tab. 5.5).

ICANS: Symptome können eine leichte Bewusstseinseintrübung bis hin zu Koma und generalisiertem Hirnödem, Krampfanfälle oder motorische Störungen umfassen. Auftreten im Median an Tag 6 (Range Tag 1–34), Dauer im Median 13 Tage (▶ Tab. 5.5, ▶ Tab. 5.6).

Tab. 5.5 ASTCT Konsensus-Grading des Cytokine-Release-Syndroms [nach Lee et al. 2019]

Grad 1	Grad 2	Grad 3	Grad 4
Fieber ≥ 38 °C	Fieber ≥ 38 °C Hypotonie ohne Katecholaminbedarf Und/oder Low-Flow-O_2-Bedarf	Fieber ≥ 38 °C Hypotonie mit Katecholaminbedarf (oder Vasopressin) Und/oder High-Flow-O_2-Bedarf	Fieber ≥ 38 °C Hypotonie mit multiplen Vasopressorbedarf (ohne Vasopressin) Und/oder Druckunterstützte Atmung oder Beatmung

Tab. 5.6 ASTCT-Konsensus-Grading des ICANS [nach Lee et al. 2019]

Grad	ICE-Score	Klinischer Befund
1	7–9	Pat. wach
2	3–6	Pat. erwacht auf Ansprache
3	0–2	Pat. wach nach Berührung Selbstlimitierender epileptischer Anfall oder nichtkonvulsive EEG-Veränderungen, die nach Intervention sistieren Fokales/lokales Ödem in der neurologischen Bildgebung (vorzugsweise cMRT mit Kontrastmittel)
4	0	Pat. nicht oder nur durch starke taktile Stimuli erweckbar, Stupor oder Koma Lebensbedrohliche Krampfanfälle (≥ 5 min) oder serielle Anfälle ohne Rückkehr zur Ausgangslage Diffuses Ödem in der neurologischen Bildgebung, Abduzensparese, Stauungspapille, Beuge-/Strecksynergismen oder Cushing-Triade Hemi-/Paraparese

Therapie

Cave

Entscheidend ist das frühzeitige Erkennen immunvermittelter Toxizitäten.

Immuncheckpoint-Blockade:

- Ein Monitoring auf häufige immunvermittele Toxizitäten (z. B. Transaminasen, TSH u. a.) ist zu empfehlen.
- Jede neu aufgetretene Symptomatik oder Laborauffälligkeit unter Immuncheckpoint-Blockade sollte als Ausdruck einer möglichen immunvermittelten Toxizität evaluiert werden.
- In Abhängigkeit des Schweregrads sind ggf. eine Kontrolle, eine Therapiepause, eine immunsuppressive Therapie (z. B. Prednisolon 1–2 mg/kg KG) oder weitere Maßnahmen erforderlich. Für die spezifische Graduierung und Behandlung organspezifischer Toxizitäten wird auf die entsprechenden Leitlinien der ESMO und ASCO verwiesen [Brahmer et al. 2018; Haanen et al. 2017].

Cytokine Release Syndrome/ICANS:

- Vor dem Einsatz CRS auslösender Medikamente (i. d. R. an Zentren) sollten wichtige Notfallmedikamente vorhanden und das medizinische Personal entsprechend geschult sein. Ein engmaschiges Pat.-Monitoring auf Zeichen eines CRS/ICANS (z. B. Vitalzeichen, körperliche Untersuchung, ICE-Score, Schriftprobe) mit nachfolgender Therapieeinleitung und ggf. intensivmedizinischer Überwachung/Therapie ist entscheidend.

Cave

Ein CRS ist mitunter klinisch schwer von einem infektiösen/septischen Geschehen zu differenzieren.

Hier sollte im Zweifelsfall unbedingt niederschwellig auch eine antiinfektive Therapie bedacht und initiiert werden. Berücksichtigt werden muss ferner, dass durch den Einsatz eines IL6-AK (Tocilizumab) zur Therapie des CRS die CRP-Produktion unterdrückt wird und dieser Parameter dann nicht mehr zuverlässig für die (Verlaufs-)Beurteilung einer Infektion herangezogen werden kann.

- Zum Einsatz kommen, in Abhängigkeit von Schweregrad und auslösendem Medikament, eine Therapiepause sowie eine medikamentöse Therapie (z. B. Dexamethason, Tocilizumab) bis zur intensivmedizinischen Therapie. Für weiterführende Informationen wird auf die entsprechenden Leitlinien bzw. lokale SOP verwiesen.

Literatur

S3-Leitlinie Supportive Therapie bei onkologischen PatientInnen. Langversion 1.1, 2017, AWMF Registernummer: 032/054OL. http://leitlinienprogramm-onkologie.de/Supportive-Therapie.95.0.html.

Brahmer JR, Lacchetti C, Schneider BJ et al. Management of Immune-Related Adverse Events in Patients Treated With Immune Checkpoint Inhibitor Therapy: American Society of Clinical Oncology Clinical Practice Guideline. J Clin Oncol, 2018;36: 1714–1768.

Haanen JBAG, Carbonnel F, Robert C et al. Management of toxicities from immunotherapy: ESMO Clinical Practice Guidelines for diagnosis, treatment and follow-up. Ann Oncol, 2017;28 (suppl 4): i119–i142.

Lee DW, Santomasso BD, Locke FL et al. ASTCT Consensus Grading for Cytokine Release Syndrome and Neurologic Toxicity Associated with Immune Effector Cells. Biol Blood Marrow Transplant, 2019 Apr;25(4): 625–638.

6 Anämien

Bernd Flath

6.1 Allgemeine Grundlagen

6.1.1 Definition

Unter einer Anämie versteht man die Verminderung der Hämoglobinkonzentration unter die altersentsprechende und geschlechtsspezifische Norm (▶ Tab. 6.1).

Merke

Eine Anämie ist keine selbständige Krankheit, sondern Zeichen eines zugrunde liegenden pathologischen Prozesses, der neben der Behandlung der Anämie diagnostiziert werden muss.

6.1.2 Einteilung

Die Einteilung der Anämien kann deskriptiv anhand der Erythrozytenindizes erfolgen.

- Erythrozytenindizes:
  - MCV (mittleres korpuskuläres Volumen): 80–95 fl
  - MCH (mittlerer korpuskulärer Hb-Gehalt): 27–34 pg
  - MCHC (mittlere korpuskuläre Hb-Konzentration): 30–35 g/dl
- Einteilung anhand des MCV:
  - Mikrozytäre Anämien
  - Normozytäre Anämien
  - Makrozytäre Anämien

Die Klassifikation der Anämien anhand des MCV ist für die Differenzialdiagnose (DD) hilfreich (▶ Tab. 6.2), zum Verständnis und Einprägen der verschiedenen Anämieformen ist jedoch die Einteilung nach pathogenetischen Prinzipien günstiger (▶ Tab. 6.3).

6.1.3 Pathologie

- Von den tatsächlichen oder absoluten Anämien, die durch eine Verminderung der Hb-Menge bedingt sind, müssen relative Anämien, bedingt durch Blutverdünnung, unterschieden werden. Hierzu gehören die Hydrämie in der Schwangerschaft und die Sequestration von Erythrozyten bei Splenomegalie.
- Eine tatsächliche Verminderung der Erythrozytenmasse bzw. des Gesamt-Hb entsteht durch eine Bildungsstörung, eine verkürzte Lebensdauer der Erythrozyten

Tab. 6.1 Alters- und geschlechtsspezifische Werte, unterhalb derer eine Anämie diagnostiziert werden kann

Alter (Jahre)	Hb-Wert (g/dl)
0,6–4	11
5–9	11,5
10–14	12
Erwachsene Männer	13
Erwachsene Frauen	12
Schwangere	11

Tab. 6.2 Klassifikation der Anämien anhand des MCV

Normozytäre Anämie: MCV normal	Mikrozytäre Anämie: MCV verringert	Makrozytäre Anämie: MCV erhöht
• Aplastische Anämie • Anämie bei chron. Erkrankung • Knochenmarkinfiltration • Hämolytische Anämien	• Eisenmangel • Anämie bei chron. Erkrankung • Thalassämie • Sideroblastische Anämien	• Vit.-B_{12}-Mangel • Folsäuremangel • Medikamenteninduzierte megaloblastäre Anämien • Myelodysplastische Syndrome • Lebererkrankungen • Alkoholismus • Chron. Hämolysen

Tab. 6.3 Einteilung der Anämien anhand der Pathogenese

Erythrozytenbildungsstörung	Erythrozytendestruktion
Verminderung von Stamm- und Vorläuferzellen der Eythropoiese: → normozytäre Anämie • Aplastische Anämien: toxisch, durch ionisierende Strahlen, medikamentös, viral, idiopathisch, kongenital • Pure Red Cell Aplasia (PRCA): durch Parvovirus B19, durch Thymom, idiopathisch • Verdrängung des Knochenmarks (KM): Infiltration durch Lymphome, Leukämien, Karzinome; Myelofibrosen	**Intrinsischer Defekt der Erythrozyten (korpuskuläre hämolytische Anämien):** • Hereditäre Membrandefekte: Sphärozytose, Elliptozytose u. a. • Enzymdefekte: Glukose-6-Phosphat-Dehydrogenase-Defekt, Pyruvatkinasedefekt, Porphyrien • Hämoglobinopathien: Sichelzellanämie, instabile Hämoglobine • Paroxysmale nächtliche Hämoglobinurie (PNH)
Gestörte Proliferation und Reifung: → makrozytäre Anämien • Kongenitale dyserythropoetische Anämien. • Myelodysplastisches Syndrom. • Störung der DNA-Synthese: Vit.-B_{12}-, Folsäuremangel, angeborene und erworbene Defekte des Purin- und Pyrimidinstoffwechsels.	**Extrinsische Noxe (extrakorpuskuläre hämolytische Anämien):** → zu Beginn meist normozytäre Anämien • Autoimmunhämolytische Anämien (AIHA): durch Wärmeantikörper, Kälteagglutinine, biphasische AK, medikamenteninduzierte AK oder Alloantikörper • Mechanische Hämolysen: mikroangiopathische hämolytische Anämien (MAHA), Marschhämoglobinurie, durch künstliche Herzklappen • Toxische Schädigungen: Arsenwasserstoff, Blei, Schlangengifte • Infektionen: Malaria, Clostridieninfektion.
Gestörte Hämoglobinsynthese: • Mikrozytäre Anämien • Störung der Hb-Synthese: Eisenmangel, Thalassämien, andere Hämoglobinopathien, sideroblastische Anämien. • Andere Mechanismen: Anämie bei chron. Erkrankung, renale Anämie, Anämien bei Endokrinopathien	**Blutverlust**

oder einen Erythrozytenverlust. Bildungsstörungen können auf einer Schädigung bzw. Verminderung hämatopoetischer Stamm- und Vorläuferzellen oder auf einer gestörten Proliferation und Reifung der erythropoetischen Zellen beruhen.

- Anämien bei verkürzter Lebensdauer der Erythrozyten werden als hämolytische Anämien bezeichnet. Sie können auf einem intrinsischen Defekt der Erythrozy-

ten beruhen oder durch eine extrinsische Noxe (mechanisch, chemisch, immunologisch), die auf normale Erythrozyten einwirkt, induziert sein.
- Einteilung der Anämien anhand der Pathogenese: ▶ Tab. 6.3.

6.1.4 Klinik

Das klinische Bild einer Anämie wird verursacht durch
- verminderte Sauerstoffversorgung der Peripherie,
- kompensatorisch gesteigertes Herzminutenvolumen und
- spezifische Symptome der jeweiligen Grundkrankheit.

Merke
Die Schwere der Symptomatik wird nicht nur durch das Ausmaß der Anämie, sondern auch durch die Geschwindigkeit ihrer Entwicklung und die Kompensationsfähigkeit des kardiovaskulären Systems bestimmt. Es ist erstaunlich, wie gut auch schwere Anämien gelegentlich toleriert werden.

Allgemeine Symptomatologie der Anämien ▶ Tab. 6.4.

Befunde, die auf eine spezifische Ätiologie hindeuten ▶ Tab. 6.5.

Tab. 6.4 Allgemeine Symptome und Befunde bei Anämien

Symptome	Befunde
• Müdigkeit • Konzentrationsschwäche • Leistungsminderung • Depressionen • Tachykardie • Palpitationen • Dyspnoe	• Blässe (v. a. Konjunktiven und Handinnenflächen) • Kräftiger Puls • Tachykardie • Funktionelles Herzgeräusch (Systolikum)

Tab. 6.5 Befunde, die auf zugrunde liegende Krankheiten/Ätiologien verweisen

Befund	Mögliche Grundkrankheit/Ätiologie
Ikterus (v. a. Skleren)	Hämolytische Anämie
„Strohgelbes" Hautkolorit (starke Blässe in Kombination mit mildem Ikterus)	Megaloblastäre Anämie
Gangataxie, vermindertes Vibrationsempfinden, abgeschwächte Muskeleigenreflexe	Vit.-B_{12}-Mangel
Lymphknotenschwellungen	Lymphome, Karzinommetastasen, Infektionen
Splenomegalie	Lymphome, myeloproliferative Neoplasien, chron. Hämolyse, Infektionen
Petechien, Ulzerationen der Mundschleimhaut	Aplastische Anämie, akute Leukämien
Knochenschmerzen, Klopfschmerz über dem Sternum	Leukämien

6

6.1.5 Diagnostik

Obgleich die Differenzialdiagnostik der Anämien wesentlich auf Labormethoden beruht, können Anamnese und klinische Untersuchung wertvolle Hinweise zur ätiologischen Klärung liefern.

- Anamneseerhebung:
  - Ernährungsgewohnheiten: Eisen-, Folsäure-, Vit.-B_{12}-Mangel
  - Medikamente: aplastische Anämien, Hämolysen
  - Gastrointestinale Symptome: atrophische Gastritis, Ulkus, Reflux
  - Menstruation: Eisenmangel durch Meno-/Metrorrhagien
  - Alkoholkonsum: Folsäuremangel
  - Neurologische Symptome: Vit.-B_{12}-Mangel
  - Fieber: Infektionen, Leukämien, Lymphome
  - Vorangegangene Infekte: Autoimmunhämolysen
  - Berufliche Noxen: toxischer Knochenmarkschaden
- Körperliche Untersuchung:
  - Lymphknotenschwellungen: Lymphome, Infektionen, Karzinommetastasen
  - Splenomegalie: Lymphome, myeloproliferative Erkrankungen, chron. Hämolyse
  - Sklerenikterus: Hämolyse
  - Mundwinkelrhagaden: Eisenmangel
  - Reflexausfälle, Gangataxie, vermindertes Vibrationsempfinden: Vit.-B_{12}-Mangel
  - Sternumklopfschmerz: Leukämien
  - Petechien, Ulzera der Mundschleimhaut: aplastische Anämie

Bei jeder Anämie sind folgende Laborparameter zu bestimmen:

- MCV → Differenzierung zwischen normo-, makro- und mikrozytärer Anämie.
- MCH → Differenzierung zwischen normo-, hyper- und normochromer Anämie.
- Retikulozytenanteil.
  - Differenzierung zwischen hypo- (Bildungsstörung) und hyperregeneratorischer (Hämolyse, Blutung) Anämie.
  - Der Retikulozytenanteil ist nicht nur von der Erythrozytenbildung, sondern auch vom Hämatokrit (Hkt.) abhängig. Um die Bildungsrate der Erythrozyten besser abzuschätzen, kann der Retikulozytenanteil zum sog. Retikulozytenproduktionsindex korrigiert werden (Reifungszeit ▶ Tab. 6.6):

$$\text{Retikulozytenproduktionsindex} = \frac{\text{Retikulozytenanteil} \times \text{Hämatokrit}(\%)}{\textit{Reifungszeit x } 45}$$

  - Der Wert gibt das Verhältnis zur normalen Produktion an.
  - Ein Wert < 1 deutet auf eine verminderte, ein Wert > 2 auf eine gesteigerte Produktion hin.

Tab. 6.6 Reifungszeit im Blut (abhängig vom Hkt.)

Hämatokrit	Reifungszeit
45 %	1 Tag
35 %	1,5 Tage
25 %	2 Tage
15 %	2,5 Tage

Tab. 6.7 Pathologische Befunde im Blutausstrich

Befunde	Diagnose
Erythrozytäre Befunde	
Sphärozyten	Sphärozytose
Target-Zellen	Thalassämie, Eisenmangel
Drepanozyten	Sichelzellanämie
Fragmentozyten	MAHA
Leukozytäre Befunde	
Blasten	Leukämie, Myelodysplasie
Absolute Lymphozytose, Kernschatten	CLL
Atypische Lymphozyten	Lymphom
Pseudo-Pelger-Zellen	Myelodysplasie
Granulationsdefekt	Myelodysplasie
Hypersegmentierte Granulozyten	Kernreifungsstörung (Vit.-B_{12}-Mangel)

- Blutausstrich und Differenzialblutbild. Zu achten ist auf:
  - Veränderungen der Erythrozytenmorphologie, die u. U. bereits eine spezifische Diagnose erlauben (▶ Tab. 6.7).
  - Leukozytenmorphologie (Dysplasiezeichen, Vorläuferzellen etc.), Vorliegen von hypersegmentierten Granulozyten, die eine megaloblastäre Störung (Kernreifungsstörung bei Vit.-B_{12}- oder Folsäuremangel) anzeigen.
  - Atypische Zellen (Blasten, lymphatische Zellen, Haarzellen).
- Vit.-B_{12}- (besser: Holotranscobalamin), Folsäure- und Ferritinspiegel.
  - Immer bestimmen.
  - Leichtere Mangelerscheinungen können mit einem noch im Normalbereich liegenden MCV einhergehen. Wenn z. B. Vit.-B_{12}- und Eisenmangel vergesellschaftet sind (z. B. Malabsorptionssyndrome), kann es zu einer „Überlagerung" von Mikro- und Makrozytose kommen, was zu einem normalen MCV führt.

Mithilfe der genannten Laborparameter lässt sich der dargestellte diagnostische Algorithmus konstruieren (▶ Abb. 6.1).

Aufgrund dieser diagnostischen Einordnung können dann speziellere Untersuchungen durchgeführt werden. Auf diese wird bei der Besprechung der einzelnen Anämieformen näher eingegangen.

Merke
Bleibt die Genese der Anämie unklar oder besteht Verdacht auf eine Leukämie, ein Lymphom, ein myeloproliferatives Syndrom oder ein myelodysplastisches Syndrom (MDS), müssen eine KM-Aspiration und eine KM-Biopsie durchgeführt werden.

6.1.6 Therapie – allgemeine Prinzipien

- Im Vordergrund stehen immer Identifizierung und Ther. der Ursache einer Anämie.

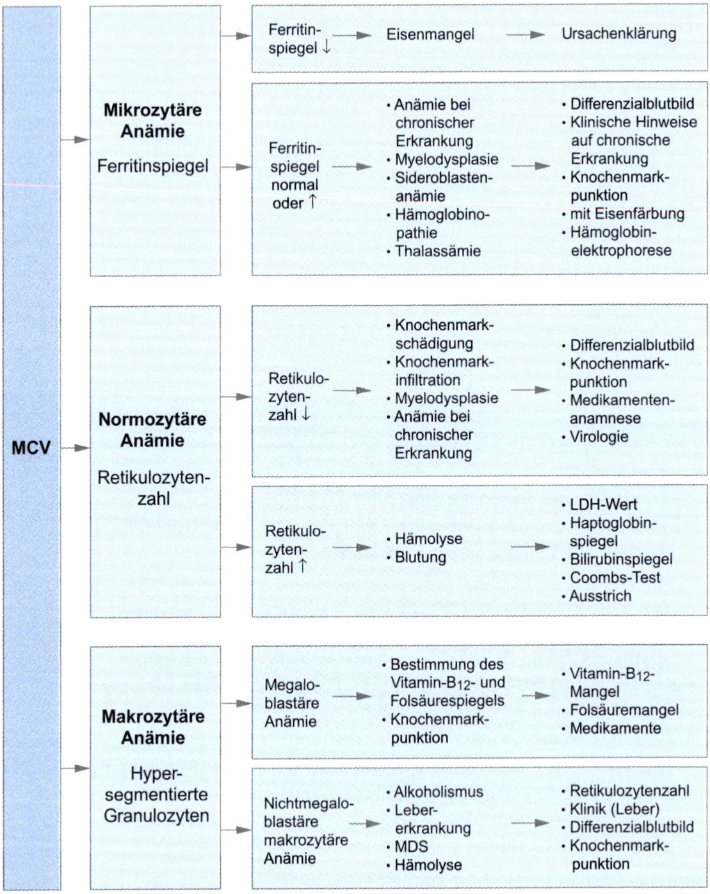

Abb. 6.1 Algorithmus zur Anämiediagnostik. KM = Knochenmark, MDS = myelodysplastisches Syndrom [L157]

- Supportive Therapiemaßnahmen bestehen in der Transfusion von Erythrozytenkonzentraten (EK) oder, in besonderen Fällen, der Gabe von Erythropoetin.
- Faustregel: Je rascher sich eine Anämie entwickelt hat, umso schlechter kann sie kompensiert werden.
- Ältere Menschen oder Pat. mit KHK sind durch eine Hypoxie stärker gefährdet. Hier ist die Ind. zur Transfusion großzügiger zu stellen.
- Bei chron. Anämien ist ab einem Hb-Wert von 7–8 g/dl an eine Transfusion zu denken. Gut adaptierte Pat. tolerieren jedoch auch geringere Werte. Ind. abhängig von der Kompensation
- Restriktive Indikationsstellung zur Transfusion von Blutprodukten bei Pat. mit V. a. aplastische Anämie. Hier müssen leukozytendepletierte, bestrahlte und ggf. auch CMV-negative Blutprodukte gegeben werden.

- Bei Kandidaten für eine allogene Stammzelltransplantation (SZT), Pat. nach allogener SZT und anderen immunsupprimierten Pat. (v.a. auch bei allen Lymphom-Pat.!) immer bestrahlte Blutprodukte applizieren.
- Auch bei AIHA können Bluttransfusionen problematisch sein, da die Autoantikörper auch gegen Antigene der Spendererythrozyten gerichtet sein können. Dies kann zu positiven Kreuzproben und damit zu Problemen bei der Konservenauswahl führen. Außerdem ist es möglich, dass in vivo die Hämolyse durch kreuzreagierende Spendererythrozyten und Komplementzufuhr verstärkt wird.
- Bei Unklarheit über mögliche immunhämatologische Komplikationen vor Transfusion Kontakt mit einem transfusionsmedizinischen oder hämatologischen Zentrum aufnehmen.
- Bei chron. transfusionspflichtigen Anämien Gefahr einer Transfusionshämosiderose bedenken. Entsprechend dem Ferritinwert Eisendepletionstherapie mit einem Chelator (Desferoxamin, Deferasirox) einleiten.

6.2 Eisenmangelanämie

6.2.1 Definition

Mikrozytäre, hypochrome Anämie, die auf einer Störung der Hb-Synthese, bedingt durch Eisenmangel, beruht. Eisenmangel bedeutet jedoch nicht schon Eisenmangelanämie.

Stadien des Eisenmangels ▶ Tab. 6.8.

6.2.2 Epidemiologie

- Die Eisenmangelanämie gehört weltweit zu den häufigsten chron. Erkrankungen (ca. 30 % der Weltbevölkerung betroffen!).
- Am häufigsten betroffen sind Frauen zwischen Menarche und Menopause.
- Prävalenz bei nicht schwangeren, prämenopausalen Frauen in den USA: 5–12 %.

6.2.3 Pathologie

Physiologie des Eisenstoffwechsels

- Tägliche Eisenzufuhr bei westlicher Ernährungsweise: 10–15 mg.
- Resorptionsrate im Duodenum: 5–10 %.
  - Es wird vorwiegend zweiwertiges Eisen (Fe^{2+}) resorbiert. Ein saures Milieu und reduzierende Substanzen (z.B. Ascorbinsäure) begünstigen die Resorption.
  - Am Transfer des Fe^{2+} vom Darmlumen in das Darmepithel ist DMT-1 (divalentes Metalltransportprotein) beteiligt. Die DMT-1-Synthese wird

Tab. 6.8 Stadien des Eisenmangels

Stadium	Ferritin	Hypochrome Erythrozyten	Hb-Wert
Stadium I – Eisendepletion	Erniedrigt	Normal	Normal
Stadium II – eisendefizitäre Erythropoese	Erniedrigt	Vermehrt	Normal
Stadium III – Eisenmangelanämie	Erniedrigt	Vermehrt	Erniedrigt

über den Eisengehalt in den Kryptenzellen des Dünndarms reguliert. Bei Eisenmangel kommt es zu einer Stabilisierung der für DMT-1 kodierenden mRNA und somit zu einer vermehrten Translation. Bei Eisenmangel kann die Eisenresorptionsquote daher auf 20–30 % steigen.

- Gesamtkörpereisenbestand: 3–5 g. Ca. 65 % befinden sich im Hb, ca. 20 % sind als Ferritin, 4,5 % im Myoglobin, 10 % in Nicht-Häm-Proteinen und < 1 % in hämhaltigen Enzymen gespeichert oder an Transferrin gebunden.
- Täglicher Eisenverlust:
  - Männer und postmenopausale Frauen: 1 mg.
  - Frauen im gebärfähigen Alter: 2 mg.
  - Schwangere: 3 mg.

Pathophysiologie des Eisenmangels

- Die Bilanzierung von täglicher Eisenaufnahme, Resorptionsquote und täglichem Eisenverlust zeigt, dass besonders Frauen zwischen Menarche und Menopause sowie Schwangeren Eisenmangel droht.
- Da Eisen an Redoxprozessen in vielen hämhaltigen Enzymen (z. B. Zytochrome) beteiligt ist, werden viele Organsysteme durch den Eisenmangel betroffen: Nervensystem, Muskulatur, Epithel (Regeneration).
- Häufigste Ursache des Eisenmangels in den Industrienationen ist der chron. Blutverlust, seltener sind Resorptionsstörungen oder eine verminderte Eisenaufnahme mit der Nahrung (▶ Tab. 6.9).

6

6.2.4 Klinik

- Kombination aus Symptomen der Anämie, des Eisenmangels und der Grundkrankheit
- Symptome des Eisenmangels: Kopfschmerzen, Reizbarkeit, Konzentrationsstörungen, Parästhesien, Zungenbrennen
- Befunde des Eisenmangels: Mundwinkelrhagaden, Atrophie der Schleimhäute, Koilonychie (Löffelnägel)
- Bei schwerem Eisenmangel gelegentlich Dysphagie aufgrund trophischer Störungen der Ösophagusschleimhaut (Plummer-Vinson-Syndrom)

6.2.5 Diagnostik

Laborbefunde

- Blutbild:
  - Mikrozytäre hypochrome Anämie (MCV und MCH vermindert)
  - Vermehrung hypochromer Erythrozyten und Verminderung des Hb-Gehalts der Retikulozyten (diese Parameter können durch moderne Blutbildmessgeräte quantifiziert werden): frühe Zeichen einer eisendefizienten Erythropoese
  - Ausstrich: Anulozytose, Poikilozytose, gelegentlich Nachweis von Target-Zellen
- Serumparameter, die auf einen Eisenmangel hinweisen:
  - Ferritin erniedrigt
  - Transferrinwert erhöht
  - Transferrinsättigung verringert
  - Konzentration des löslichen Transferrinrezeptors (sTfR) erhöht

Tab. 6.9 Ursachen des Eisenmangels

Ursachen	Anmerkungen
Chronische Blutverluste	
Gastrointestinale Verluste: • Gastritis • Ulkuskrankheit • Hiatushernien • Karzinom • Angiodysplasien • Hämorrhoiden • Darmparasiten	Häufigste Ursache bei Männern und postmenopausalen Frauen
Urogenitale Verluste: • Menorrhagien, Hypermenorrhö • Uterusmyome, Adenome • Uterus-Ca • Nierenzell-Ca • Blasentumoren • Glomerulonephritis • Hämoglobinurie • Hämodialyse	• Menorrhagien und Hypermenorrhö als sehr häufige Ursachen bei jungen Frauen • Auch an Hämoglobinurie bei PNH denken!
Blutverluste aus dem Respirationstrakt: • Epistaxis • Karzinome • Teleangiektasien • Lungenhämosiderose	Teleangiektasien, z. B. bei Morbus Osler
Andere: • Blutentnahme • Blutspende • Aderlass • Selbst induziert	• Aderlass, z. B. bei Polycythaemia vera • Selbst induziert bei dissoziativen Störungen, z. B. „Münchhausen-Syndrom"
Gestörte Resorption	
• Atrophische Gastritis • Totale und subtotale Gastrektomie • Gluteninduzierte Enteropathie	Bei atrophischer Gastritis durch Achlorhydrie bedingt
• Mangelernährung • Alkoholismus • Vegetarische und vegane Ernährung	

Diagnostisches Vorgehen

- Ferritin i. S.: bester Parameter des Gesamtkörpereisenbestands.
- Ferritin ist ein Akute-Phase-Protein. Die Konzentration steigt bei Entzündungen, sodass ein Eisenmangel „maskiert" werden kann.
- Konzentration des sTfR i. S.: Erhöhung bei eisendefizienter Erythropoese (Stadium II des Eisenmangels s. o.).
- Zur Erhöhung von Sensitivität und Spezifität wurde der sog. sTfR-F-Index vorgeschlagen: sTfR (mg/l)/log Ferritin (µg/l). Werte > 1,5 (bzw. > 0,8 bei CRP > 5 mg/l) weisen auf einen Eisenmangel hin. Problematisch ist jedoch die fehlende Standardisierung der Bestimmung des sTfR.

6.2.6 Differenzialdiagnosen

Die Eisenmangelanämie muss gegen Anämien abgegrenzt werden, die auf einer Eiseneinbaustörung, einem funktionellen Eisenmangel oder einer Hb-Synthesestörung beruhen, da auch diese Anämien mit einem erniedrigten MCH und MCV einhergehen.

Wichtige Differenzialdiagnosen (▶ Tab. 6.10):
- Anämie bei chron. Erkrankung
- Thalassämie
- Sideroblastische Anämien
- Myelodysplastisches Syndrom

Merke

Wurde eine Eisenmangelanämie diagnostiziert, muss eine intensive Suche nach deren Ursache erfolgen, da besonders bei älteren Pat. gastrointestinale Tumoren als Ursache der Anämie infrage kommen (in 10–30 % der Fälle!). Auch bei fehlenden gastrointestinalen Symptomen besteht bei postmenopausalen Frauen und Männern mit Eisenmangelanämie ein hohes Risiko für das Vorliegen eines gastrointestinalen Tumors.

Regeln:
- Alle postmenopausalen Frauen und alle Männer mit Eisenmangelanämie müssen einer Gastroskopie und einer Koloskopie zugeführt werden.
- Auch wenn eine der endoskopischen Untersuchungen einen pathologischen Befund erbracht hat, darf nicht auf die andere verzichtet werden, da nicht selten simultan pathologische Befunde in beiden Abschnitten des Intestinums vorliegen können.
- Bei jungen Frauen (< 40 J.) kann, wenn Menorrhagien mit hoher Wahrscheinlichkeit als Ursache der Anämie ausgemacht werden können, bei fehlenden gastrointestinalen Symptomen auf eine Endoskopie verzichtet werden.
- Die alleinige Untersuchung des Stuhls auf okkultes Blut ist nie ausreichend!

Tab. 6.10 Differenzialdiagnostische Abgrenzung der Eisenmangelanämie

	Eisenmangelanämie	Anämie bei chron. Erkrankung	Thalassämie	Sideroblastische Anämien	MDS
Ferritinspiegel	↓	Normal bis ↑	↑	↑	Normal bis ↑
Transferrinspiegel	↑	↓	Normal	Normal	Normal
Eisen i. S.	↓	↓	Normal bis ↑	Normal bis ↑	Normal bis ↑
Transferrinsättigung	↓	↓ bis normal	Normal bis ↑	↑	Normal bis ↑
KM-Befund	Speichereisengehalt ↓	Speichereisengehalt ↑	Speichereisengehalt ↑	Ringsideroblasten	Dysplasiezeichen
Befund der Hb-Elektrophorese	Normal	Normal	Pathologisch	Normal	Normal

- Bei persistierender und rezidivierender Eisenmangelanämie und neg. Gastro- und Koloskopie muss v. a. an eine Läsion im Dünndarm gedacht werden. Eine Videokapselendoskopie ist deshalb in dieser Situation obligat.

Neben gastrointestinalen Blutungsquellen muss auch systematisch nach anderen möglichen Blutungsquellen und Ursachen einer verminderten Eisenzufuhr gesucht werden:

- Urogenitalbereich:
  - Untersuchung des Urinsediments
  - Sonografie von Nieren und Blase
  - Gynäkologische und urologische Untersuchung
- Lunge:
  - Rö-Thorax
  - Gezielte Befragung nach Hämoptysen
- Resorptionsstörung:
  - Eisenresorptionstest: Durchführung:
    - Bestimmung der Serumeisen-Konzentration morgens nüchtern
    - Orale Einnahme von 200 mg Fe^{2+}
    - Fe-Bestimmung 2 und 4 h nach Eiseneinnahme
    - Resorptionsstörung: niedriger Ausgangswert, Anstieg < 50 %
  - Andere Laborhinweise auf ein Malabsorptionssyndrom: Hypoproteinämie, Vit.-B_{12}- oder Folsäuremangel
- Verminderte Eisenzufuhr: Ernährungsanamnese.

Merke

Ein alimentärer Eisenmangel ist in unseren Breiten i. d. R. auf vegane Ernährungsweise zurückzuführen, man sollte jedoch auch an das Vorliegen einer Anorexie oder einer Bulimie denken!

Findet sich keine Ursache, ist zunächst eine Therapie zu beginnen. Die endoskopischen Untersuchungen müssen jedoch bei Persistenz der Anämie wiederholt werden. Bei weiterhin bestehenden Hinweisen auf eine Blutungsquelle im GIT müssen weitere bildgebende (z. B. Dünndarmkontrastdarstellungen) oder endoskopische (Doppelballonendoskopie) Verfahren zum Einsatz kommen.

6.2.7 Therapie

Prinzipien

- Behandlung der Ursachen.
- Eisensubstitution.
  - I. d. R. orale Eisengabe.
  - Bei Resorptionsstörungen, Unverträglichkeit der oralen Eisentherapie, unsicherer Einnahme der Tabletten oder Versagen der oralen Substitution ist die i. v. Applikation angezeigt.
  - Intramuskuläre Eisengabe wegen lokaler Reaktionen obsolet.

Durchführung

Orale Eisensubstitution:

- 100–200 mg/d in Form von Eisensulfat, Eisenglycinsulfat oder Ähnlichem

- Einnahme 30 min vor dem Essen
- Ggf. Aufteilung auf 2–3 Einzeldosen zu je 50 mg
- Therapiedauer: 4–6 Mon.

Ursachen für das Misslingen einer oralen Eisentherapie

- Mangelhafte Compliance
- Falsche Einnahme: nicht auf nüchternen Magen
- Gestörte Resorption
- Nicht adäquat therapierte Blutungsquelle
- Bisher nicht entdeckte Blutungsquelle
- Kein Vorliegen einer Eisenmangelanämie: stattdessen z. B. Anämie bei chron. Erkrankung
- Kombinierter Eisen- und Folsäure- oder Vit.-B_{12}-Mangel

6

Vorgehen bei Misslingen der oralen Eisentherapie

- Erneute Aufklärung über die richtige Einnahme und Besprechung möglicher Gründe für die mangelhafte Therapietreue
- Eisenresorptionstest
- Kontrolle bereits identifizierter Blutungsquellen, z. B. Re-Gastroskopie bei bekanntem Magenulkus
- Erneute Suche nach anderen möglichen Ursachen eines Eisenverlusts
- Überprüfung der Diagnose „Eisenmangelanämie" (▶ 6.2.6)
- Ggf. Einleitung einer i. v. Eisentherapie

Intravenöse Eisentherapie

- Als sichere und effektive Verbindung zur i. v. Gabe von Eisen hat sich der Eisen-Carboxymaltose-Komplex erwiesen (Handelspräparat Ferrinject®).
- Genaue Ermittlung der erforderlichen Gesamtdosis (in mg): Hb-Spiegeldefizit × 3,4 × 0,6 × kg KG + 1 000 mg = erforderliche Eisenmenge.
- Faustregel:
  – Hb-Konzentration < 10 g/dl: Fe-Defizit 1 500 mg bei KG bis 70 kg, 2 000 mg bei KG > 70 kg.
  – Hb-Konzentration > 10 g/dl: Fe-Defizit 1 000 mg bei KG bis 70 kg, 1 500 mg bei KG > 70 kg.
- Es hat sich bewährt, das Fe-Defizit durch wiederholte Gabe von Einzeldosen von 500 mg Fe in Form des Carboxymaltose-Komplexes auszugleichen.
- Maximale Wochendosis: 1 000 mg Fe.

6.3 Anämie bei chronischer Erkrankung

6.3.1 Definition

Normo- bis mikrozytäre Anämie multifaktorieller Genese, die bei verschiedenen chron.-entzündlichen sowie bei Tumorerkrankungen auftritt. Diese Anämieform wird auch als „Tumoranämie" bzw. „Infektanämie" bezeichnet.

6.3.2 Epidemiologie

- Neben der Eisenmangelanämie eine der häufigsten Anämieformen

- Bei hospitalisierten Pat. die wohl am häufigsten gefundene Anämieform
- Vorkommen bei folgenden Erkrankungsgruppen
  - Tumorerkrankungen
  - Autoimmunerkrankungen
  - Chron. Infektionen

6.3.3 Pathologie

Verschiedene Faktoren tragen zur Ausbildung einer Anämie bei chron.-entzündlichen und Tumorerkrankungen bei:

- Verminderte Produktion von Erythropoetin, bedingt durch Interleukin-1 (IL-1) und Tumornekrosefaktor α (TNF-α)
- Hemmung der Proliferation und vermehrte Apoptose erythropoetischer Vorläuferzellen, bedingt durch IL-1, TNF-α und Interferon-γ (IFN-γ)
- Sequestration von Eisen in Makrophagen und verminderte Eisenversorgung der Erythropoese
- Verminderte Eisenresorption und verminderte Eisenfreigabe aus den Makrophagen, induziert durch das antimikrobielle, in der Leber produzierte Protein Hepcidin
- Verkürzte Lebensdauer der Erythrozyten durch Erythrophagozytose der Makrophagen.

6

6.3.4 Klinik

- Symptome und klinische Befunde wie bei allen Anämieformen (▶ 6.1.4)
- Zusätzlich spezifische Symptome der zugrunde liegenden Erkrankung

6.3.5 Diagnostik

Eine Anämie bei chron. Erkrankung kann diagnostiziert werden, wenn folgende Konstellation gegeben ist:

- Normo- bis mikrozytäre Anämie
- Im Ausstrich gelegentlich sog. Geldrollenbildung, bedingt durch Agglomeration der Erythrozyten bei erhöhter Konzentration von Akute-Phase-Proteinen (Korrelat einer erhöhten BSG)
- Ferritin i. S. erhöht, Transferrinspiegel und Eisen i. S. erniedrigt
- Kein Anhalt für KM-Insuffizienz, also keine begleitende Thrombo- und Leukozytopenie
- Kein Anhalt für Hämolyse: Retikulozyten nicht vermehrt, normale Hämolyseparameter (▶ 6.10.4)
- Nachweis einer entsprechenden Grundkrankheit.

6.3.6 Differenzialdiagnosen

- Bei mikrozytärer Anämie ist die Eisenmangelanämie die wichtigste DD.
- Die Diagnose einer Eisenmangelanämie bei gleichzeitiger Entzündung kann erschwert sein, weil bei entzündlicher Aktivität eine gesteigerte Ferritinsynthese besteht. Deshalb findet sich ein höherer Ferritinspiegel als bei reiner Eisenmangelanämie. Hier kann der sTfR-F-Index (▶ 6.2.5) weiterhelfen.
- Bei Autoimmun- und Tumorerkrankungen, namentlich bei lymphoproliferativen Erkrankungen, an das Vorliegen einer Hämolyse denken, ggf. auch Hämolyseparameter (▶ 6.10.4) bestimmen.

- Bei Tumorerkrankungen, insbes. hämatologischen Neoplasien, muss auch eine KM-Infiltration in Betracht gezogen werden, v. a., wenn zusätzlich Leuko- und Thrombozytopenien bestehen → ggf. KM-Biopsie und -Aspiration.

6.3.7 Therapie

Therapieplanung

Die Therapie der Anämien bei chron. Krankheit besteht aus folgenden Maßnahmen:
- Behandlung der Grundkrankheit
- Bluttransfusionen
- Erythropoetingabe

Transfusionsrichtlinien

- Bei Pat. mit fortgeschrittenem Tumorleiden, die keine Chemotherapie mehr erhalten, sind Bluttransfusionen vorzuziehen, da sie schneller und sicherer zu einem Hb-Wert-Anstieg führen als Erythropoetin und Komplikationen (Virusinfektionen, Eisenüberladung) aufgrund der limitierten Lebenserwartung selten relevant sind.
- Als Grenzwert für die Ind. zur Bluttransfusion kann ein Hb < 7–8 g/dl veranschlagt werden.
- Wichtiger als eine starre Orientierung am Hb-Wert ist jedoch die Beachtung der klinischen Situation. Bei symptomatischen Pat. (Schwäche, Müdigkeit, Tachykardie, Dyspnoe) sollte eine Transfusion auch bei höheren Hb-Werten gegeben werden.

Erythropoetingabe

Indikationen
- Renale Anämie
- Chemotherapieinduzierte Anämien (ab einem Hb-Wert < 10 g/dl)

Präparate
- Rekombinantes Erythropoetin:
  - Renale Anämie: 3 × 20–25 IE/kg KG/Wo.
  - Chemotherapieinduzierte Anämie: 3 × 150 IE/kg KG/Wo.
- Darbepoetin-alfa:
  - Renale Anämie: 1 × 0,45 µg/kg KG/Wo.
  - Chemotherapieinduzierte Anämie: 1 × 2,25 µg/kg KG/Wo. bzw. 6,75 µg/kg KG alle 3 Wo.

6.3.8 Sonderformen

Renale Anämie

- Normochrome Anämie
- Ursachen
  - Erythropoetinmangel
  - Milde Hämolyse durch toxische Schädigung der Erythrozyten
  - Eisenmangel durch Blutverluste bei der Dialyse und durch Blutungen bei urämiebedingter Thrombozytendysfunktion
- Therapie der Wahl: Erythropoetin, ggf. in Kombination mit Eisensubstitution

Anämien bei endokriner Dysfunktion

Ursachen:
- Hypothyreose
- Nebennierenrindeninsuffizienz
- Hypogonadismus bei Männern
- Hyperparathyreoidismus

6.4 Thalassämien

6.4.1 Definition

Gruppe von Erkrankungen, die durch eine angeborene Synthesestörung einer Globinkette gekennzeichnet sind. Hierdurch kommt es zu verminderter Hämoglobinisierung der Erythrozyten und zu einer Störung der Erythropoese, bedingt durch ein Ungleichgewicht in der Synthese der verschiedenen Hb-Ketten mit Präzipitation überschüssiger Globinketten und konsekutiver intramedullärer Hämolyse. Klinisch bestehen unterschiedlich schwere hypochrome Anämien.

6.4.2 Epidemiologie

Die β-Thalassämien sind die bei Weitem häufigsten Formen.
- Ursprüngliche Verbreitung: Mittelmeerregion (thalassa: griech. Meer), auch Mittlerer Orient sowie Teile Afrikas und Südostasiens.
- Aufgrund der Migrationsbewegungen sind sie auch in unseren Breiten mittlerweile häufig.

6.4.3 Pathologie

- Bei den β-Thalassämien handelt es sich um autosomal-rezessive Erkrankungen mit Mutationen in den Genen der β-Globin-Kette auf Chromosom 11.
  - Diese Mutationen – häufig handelt es sich um Punktmutationen – können in der Promotorregion oder in kodierenden Abschnitten liegen.
  - Obwohl > 200 Mutationen bekannt sind, zeichnen sich 20 Mutationen für > 80 % der Fälle verantwortlich.
  - Die Mutationen führen zu einem völligen Sistieren oder zu einer verminderten Synthese der β-Globin-Kette.
  - Homozygote oder Compound-Heterozygote erkranken.
  - Das Ungleichgewicht der Globinsynthese führt zur Präzipitation überschüssiger α-Ketten und hierdurch bedingt zur Reifungsstörung und zum Untergang erythroider Präkursoren (ineffektive Erythropoese).
  - Kompensatorisch werden vermehrt HbA_2 ($\alpha_2\delta_2$) und HbF ($\alpha_2\gamma_2$) gebildet.
- Der α-Thalassämie liegen Deletionen oder Mutationen der α-Globin-Gene auf Chromosom 16 zugrunde. Es kann zur Bildung von HbH (β_4) und bei Säuglingen zur Bildung von Hb Bart's (γ_4) kommen, wenn drei α-Gene ausgefallen sind.
- Bzgl. der weiteren wesentlich selteneren Thalassämie-Syndrome sei auf die Spezialliteratur verwiesen.

6.4.4 Klinik

Bei den β-Thalassämien werden folgende klinische Formen unterschieden:

- Thalassaemia major (sog. Cooley-Anämie):
  - Schwere Synthesestörung der β-Kette bei homozygoten Pat. mit ausgeprägter transfusionspflichtiger Anämie.
  - Bei den Pat. entwickelt sich schon kurz nach der Geburt eine schwere, transfusionspflichtige Anämie. Bei adäquater Transfusion können sich die Kinder bis etwa zum 10. Lj. normal entwickeln. Probleme bereitet dann die transfusionsbedingte Eisenüberladung. Es kommt zu einer Wachstumsverzögerung, bedingt durch Hypogonadismus, sowie zu Diabetes mellitus, Nebennierenrindeninsuffizienz und Kardiomyopathie.
- Thalassaemia intermedia:
  - Mildere Form bei Homozygotie für Allele, die nur eine leichte Synthesestörung bewirken, oder bei Compound-Heterozygoten mit einem Allel für eine schwere und einem Allel für eine mildere Synthesestörung.
  - Gekennzeichnet durch eine klinisch relevante, wenngleich mildere Anämie.
- Thalassaemia minor:
  - Milde, klinisch nicht relevante Anämie bei heterozygoten Pat.
  - Die Anämie ist klinisch nicht relevant und wird i. d. R. zufällig festgestellt.

6

6.4.5 Diagnostik

- Thalassaemia major:
  - BB: schwere mikrozytäre, hypochrome Anämie, Aniso- und Poikilozytose, multiple Target-Zellen, basophile Tüpfelung, kernhaltige rote Vorstufen in der Peripherie
  - Hb-Elektrophorese: HbF-Anteil 10–90 %, HbA_2-Anteil unterschiedlich
- Thalassaemia minor:
  - BB: leichte Anämie, jedoch mit deutlicher Mikrozytose und Hypochromasie (MCV: 50–70 fl; MCH: 20–22 pg), meist nur wenige Target-Zellen
  - Hb-Elektrophorese: HbF-Anteil nur gering auf 1–3 % erhöht, selten auf > 5 %; HbA_2-Anteil auf ca. 3,5–7 % erhöht

Merke

Deutlich erniedrigte Erythrozytenindizes (MCV und MCH) bei fehlender oder nur gering ausgeprägter Anämie sind sehr suggestiv für das Vorliegen einer Thalassaemia minor. Bei Eisenmangelanämie oder Anämie bei chron. Erkrankung geht die Verringerung des MCV mit einer deutlicheren Erniedrigung der Erythrozytenkonzentration einher.

6.4.6 Therapie

- Thalassaemia major:
  - Die Therapie der Wahl ist, sofern ein HLA-identischer Spender vorhanden ist, die allogene SZT im Kindesalter, da diese einen kurativen Ansatz darstellt.
  - In Zukunft gentherapeutische Ansätze: lentivirale Vektoren (beti-cel), CRISPR/Cas9- basierte Geneditierung.
  - Bluttransfusionen sollten ab Hb-Werten < 8 g/dl begonnen werden. Transfusionsabstand i. d. R. 3 Wo.

  - Therapie mit Eisenchelatoren: Wegen der transfusionsbedingten Hämosiderose ist eine Chelator-Therapie zur Vermeidung von Organschäden essenziell. Als Chelatoren stehen Desferoxamin, Deferasirox und Deferipron zur Verfügung. Chelator-Therapie ab Ferritinwerten > 1 000 ng/ml beginnen.
- Thalassaemia minor: i. d. R. keine Therapie erforderlich.

6.5 Isolierte Aplasie der Erythropoese (Pure Red Cell Aplasia)

6.5.1 Definition

Akute, transiente oder chron. Verminderung der Erythrozytenproduktion, bedingt durch selektive Schädigung erythropoetischer Vorläuferzellen mit isolierter Aplasie der Erythropoese im KM. Für viele Formen wird heute eine immunvermittelte Pathogenese angenommen.

6.5.2 Einteilung

- **Akute transiente Form:** als selbständige Erkrankung, durch Parvovirus-B19-Infektion oder Medikamente, z. B. Erythropoietin, Azathioprin, Isoniazid, induziert
- **Chron. angeborene Form:** Blackfan-Diamond-Anämie
- **Chron. erworbene Form:** bei Thymomen, Autoimmunerkrankungen und Lymphomen, z. B. auch klonalen T-Zell-Erkrankungen (LGL-Leukämie)

6.5.3 Klinik

- **Akute transiente Form:**
  - Manifestation oft auch als sog. aplastische Krise bei chron. hämolytischen Anämien, z. B. Sphärozytose.
  - Typischerweise kommt es hier nach einem fieberhaften Infekt zu einer dramatischen Verschlechterung der chron. Anämie.
- **Chron. angeborene Form:** Entwicklung einer normochromen Anämie bei normalen Leukozyten- und Thrombozytenwerten mit Retikulozytopenie im 1. Lj.
- **Chron. erworbene Form:** seltene Erkrankung. Normochrome Anämie bei normalen Leukozyten- und Thrombozytenwerten. Stark verminderte Retikulozytenzahl, ausgeprägte erythroide Hypoplasie im KM.

6.5.4 Diagnostik

- **Akute transiente Form:** Die vormals erhöhte Retikulozytenzahl ist jetzt stark erniedrigt, im KM sind die erythropoetischen Zellen stark vermindert oder fehlen. Gelegentlich finden sich Riesenproerythroblasten mit nukleären Einschlusskörperchen.
- **Chron. erworbene Form:**
  - Wichtig ist die Suche nach sog. LGL-Zellen im peripheren Blut bzw. nach klonalen T-Zellen, da eine LGL-Zell-Leukämie eine häufige Ursache einer sekundären Aplasie der Erythropoese ist. Oft findet sich dann aber auch eine Neutropenie.

- Abgrenzung gegenüber den MDS wichtig. Beim MDS ist die Erythropoese eher gesteigert, und es finden sich Dysplasiezeichen.
- Die Suche nach einer Thymusvergrößerung, einer Autoimmunerkrankung (z. B. SLE) oder einer lymphoproliferativen Erkrankung ist erforderlich.

6.5.5 Therapie

- **Akute transiente Form:** Absetzen möglicher verursachender Medikamente, Bluttransfusionen. Die spontane Erholung erfolgt innerhalb weniger Tage oder Wochen. Bei persistierender Parvovirus-B19-Infektion sind i. v. Immunglobuline effektiv.
- **Chron. angeborene Form:** Bluttransfusionen und Glukokortikoide. Die Glukokortikoide scheinen die abnormen erythroiden Präkursoren sensitiver gegenüber hämatopoetischen Wachstumsfaktoren zu machen. Eine kurative Option stellt die allogene SZT dar.
- **Chron. erworbene Form:** Behandlung der Grundkrankheit, bei Vorliegen eines Thymoms also Thymektomie. Supportiv werden Bluttransfusionen gegeben. Die Therapie der Wahl sind Glukokortikoide, u. U. auch andere Immunsuppressiva wie Ciclosporin A bis hin zu Antithymozytenglobulin (ATG) oder Rituximab (siehe hierzu die Spezialliteratur).

6

6.6 Sideroblastische Anämien

6.6.1 Definition

Gruppe hypochromer Anämien, die durch einen gestörten Einbau von Eisen in Hb mit konsekutiver Ablagerung von Eisengranula in den Erythroblasten (Sideroblastenbildung) gekennzeichnet sind.

6.6.2 Einteilung

Bei den sideroblastischen Anämien können angeborene Formen, denen ein angeborener Stoffwechseldefekt zugrunde liegt, und erworbene Formen unterschieden werden. Letztere können wiederum in eine primäre Form, eine klonale Stammzellerkrankung aus dem Formenkreis des MDS, und in sekundäre Formen, die durch exogene Noxen induziert sind, differenziert werden (▶ Tab. 6.11).

6.6.3 Pathologie

Angeborene Formen

- Den angeborenen Formen liegen Defekte in verschiedenen Genen zugrunde, die alle für Enzyme kodieren, die in die Synthese des Häms bzw. den Eiseneinbau in

Tab. 6.11 Einteilung der sideroblastischen Anämien

Angeborene Formen	Erworbene Formen
• X-chromosomal vererbt: pyridoxinsensible und pyridoxinrefraktäre Formen • Autosomal vererbt: pyridoxinrefraktär	• Primär: Myelodysplastisches Syndrom mit Ringsideroblasten (MDS-RS) • Sekundär: u. a. durch Bleiintoxikation, Alkoholismus, Isoniazid, Chloramphenicol

den Tetrapyrrolring involviert sind, z. B. δ-Aminolävulinsäuresynthetase-2 (ALAS2), Ferroreductase oder Ferrochelatase.
- Die verminderte Porphyrinsynthese bzw. der gestörte Einbau des Eisens in den Porphyrinring führt zu einer Ablagerung von Eisen in den perinukleären Mitochondrien der Erythroblasten. Die durch den verminderten Eiseneinbau gestörte Hämsynthese führt zu einer hypochromen Anämie.
- Aufgrund der defekten Eisenutilisation bei gesteigerter Eisenresorption entsteht zusätzlich eine Hämosiderose.
- Einer X-chromosomal vererbten Form liegen verschiedene Gendefekte der erythroiden Form der ALAS (ALAS2) zugrunde. Pyridoxalphosphat, das als Co-enzym fungiert, kann Aktivität und Stabilität der ALAS erhöhen und so den Stoffwechselblock zumindest partiell durchbrechen.

Erworbene Formen

- Toxische Verbindungen können ebenfalls die Porphyrinsynthese oder den Pyridoxinstoffwechsel beeinflussen und so zur sekundären Form der sideroblastischen Anämie führen. Alkohol z. B. hemmt verschiedene Schritte der Hämsynthese und ist somit eine der häufigsten Ursachen einer sekundären sideroablastischen Anämie.
- Die primäre erworbene Form der sideroblastischen Anämie (MDS-RS) ist eine klonale Stammzellerkrankung und eine Form des MDS.

6.6.4 Diagnostik

- Hypochrome Anämie.
- Ferritinspiegel und Transferrinsättigung erhöht.
- Im KM gesteigerte Erythropoese, in der Eisenfärbung Nachweis von > 15 % Sideroblasten (bezogen auf die Erythroblasten).
- Beim MDS-RS finden sich v. a. Ringsideroblasten (> 15 %). WHO-Definition des Ringsideroblasten: Sideroblast mit ≥ 5 Eisengranula, die mind. ⅓ der Kernzirkumferenz umgeben.
- Bei V. a. kongenitale Formen ggf. Gensequenzierungen (z. B. ALAS2).
- Die Abgrenzung des MDS-RS gegenüber einer sekundären sideroblastischen Anämie erfolgt über den Ausschluss einer möglichen Noxe. Die Abgrenzung gegenüber den sehr seltenen angeborenen Formen kann meist über das Alter bei Erstmanifestation erfolgen: Das MDS-RS ist eine Erkrankung des höheren Erwachsenenalters, die angeborenen Formen manifestieren sich in den ersten Lebensmonaten bis -jahren.

6.6.5 Therapie

- Angeborene Formen: Versuch einer Behandlung mit Pyridoxin (50–200 mg/d), Transfusionen und Eisendepletion mittels Chelatoren (▶ 6.4.6) oder, bei erfolgreicher Korrektur der Anämie durch Pyridoxin, mittels Aderlass
- MDS-RS: Transfusionen und Eisendepletion, Erythropoetin, Luspartercept (synthetisches Fusionsprotein, das Linganden der TGF-β-Familie bindet)
- Sekundäre sideroblastische Anämien: Identifikation und Elimination der verantwortlichen Noxe

6.7 Megaloblastäre Anämien

6.7.1 Definition

Gruppe makrozytärer Anämien, die biochemisch durch eine Störung der DNA-Synthese und morphologisch durch eine Störung der Kernreifung gekennzeichnet sind. Im KM sind charakteristische megaloblastäre Veränderungen der Erythropoese, aber auch der Granulo- und Megakaryopoese nachweisbar.

Merke

Jede megaloblastäre Anämie ist auch eine makrozytäre Anämie. Es gibt jedoch auch Makrozytosen, bei denen die typischen Kernreifungsstörungen fehlen und die deshalb nicht zu den megaloblastären Anämien gehören, z. B. Makrozytosen bei Alkoholismus oder Lebererkrankungen!

6.7.2 Pathologie

- Den megaloblastären Anämien liegt eine verlangsamte DNA-Synthese bei normaler RNA-Synthese zugrunde. Hierdurch kommt es zu einer verzögerten DNA-Replikation und einer verzögerten Zellteilung der Vorläuferzellen bei normaler Transkription und Proteinsynthese, was eine sog. Reifungsdissoziation zwischen Zellkern und Zytoplasma bewirkt. Die Kernreifung „hinkt" sozusagen der Zytoplasmareifung hinterher.
- In der Erythropoese finden sich z. B. gut hämoglobinisierte Erythroblasten, deren Kerne jedoch zu groß und zu wenig dicht, also zu unreif für das Reifungsstadium des Zytoplasmas, sind.
- Ursachen für die verlangsamte DNA-Synthese können Störungen der Thymidilatsynthese sein, die wiederum auf einem Mangel an Cobalamin oder Folsäure beruhen. Auch seltene angeborene Defekte des Cobalamin- oder Folsäurestoffwechsels bzw. des Stoffwechsels der Pyrimidin- und Purinbasen können megaloblastäre Veränderungen hervorrufen. Weiterhin sind verschiedene Antimetaboliten in der Lage, die Synthese der Pyrimidin- und Purinbasen bzw. die DNA-Synthese zu inhibieren (▶ Tab. 6.12).

6.7.3 Diagnostik

Blut- und Knochenmarkbefunde

Primärer Leitbefund der megaloblastären Anämien ist das erhöhte MCV. Bei Feststellung eines erhöhten MCV-Werts muss im nächsten Schritt geklärt werden, ob eine megaloblastäre Reifungsstörung vorliegt. Dies geschieht durch die morphologische Beurteilung von Blut- und KM-Ausstrichen.

- Blutausstrich:
  - Hypersegmentierte Granulozyten: > 5 Segmente bei > 5 % der Segmentkernigen
  - Ovale makrozytäre Erythrozyten (sog. Makroovalozyten)
- Knochenmark:
  - Gesteigerte Erythropoese
  - Megaloblastär veränderte Erythropoese
  - Riesenstabkernige
  - Hypersegmentierte Megakaryozyten

Tab. 6.12 Ursachen megaloblastärer Anämien

Ursachen	Beispiele
Defekte des Cobalaminstoffwechsels	• Vit.-B_{12}-Mangel • Vermehrter Vit.-B_{12}-Bedarf • Transcobalamin-II-Defizienz • Methioninsynthasedefekte • Angeborener Vit.-B_{12}-Resorptionsdefekt (Imerslund-Gräsbeck-Syndrom)
Defekte des Folsäurestoffwechsels	• Folsäuremangel • Vermehrter Folsäurebedarf
Medikamente	• Folatantagonisten, z. B. Trimethoprim, Methotrexat • Antimetaboliten des Pyrimidinstoffwechsels, z. B. 5-FU • Antimetaboliten des Purinstoffwechsels, z. B. Thioguanin • Alkylanzien • Inhibition der Ribonukleotidreduktase: Hydroxyharnstoff
Angeborene Stoffwechseldefekte	• Hereditäre Orotazidurie • Lesch-Nyhan-Syndrom

6

- Morphologische Charakteristika der megaloblastären Erythropoese:
  - Vergrößerung der Erythroblasten (Megaloblasten)
  - Reifungsdissoziation: fortgeschrittene Hämoglobinisierung des Zytoplasmas bei verzögerter Kondensierung des Kernchromatins
  - Aufgelockerte Chromatinstruktur der Kerne („Pfeffer-und-Salz-Struktur")
  - Vermehrung basophiler erythropoetischer Vorstufen: „blaues Mark"

Diagnostisches Vorgehen

▶ Tab. 6.13.

6.8 Vitamin-B_{12}-Mangelanämie

6.8.1 Definition

- Megaloblastäre Anämie aufgrund eines alimentären oder durch eine Resorptionsstörung bedingten Vit.-B_{12}-(Cobalamin-)Mangels.
- Perniziöse Anämie (Morbus Biermer): Unterform der Vit.-B_{12}-Mangelanämie, die durch eine autoimmune Gastritis mit Mangel an Intrinsic Faktor (IF) und eine daraus resultierende Resorptionsstörung für Cobalamin gekennzeichnet ist.

6.8.2 Ursachen des Vitamin-B_{12}-Mangels

Wurde ein Vit.-B_{12}-Mangel gesichert oder besteht der begründete Verdacht auf einen solchen, muss nach möglichen Ursachen gesucht werden (▶ Tab. 6.14).

- Eine wichtige Ursache eines Vit.-B_{12}-Mangels ist die perniziöse Anämie (PA).
  - Es handelt sich um eine Autoimmunerkrankung mit Bildung von Autoantikörpern gegen IF und gegen Parietalzellen.
  - Hierdurch kommt es zu einer Inaktivierung des IF sowie zu einer atrophischen Gastritis mit Untergang von Parietalzellen und Mangel an IF.

Tab. 6.13 Diagnostisches Vorgehen bei makrozytärer Anämie (MCV > 100 fl)

Diagnoseschritte	Inhalt
1. Schritt: Megaloblastäre Anämie?	Differenzialblutbild: • Makroovalozytose • Hypersegmentierte Granulozyten
2. Schritt: Neuropsychiatrisches Syndrom (▶ 6.8)? **Merke:** Eine neurologische Untersuchung sollte bei jeder megaloblastären Anämie erfolgen	Neurologische Symptome: • Demenz • Verwirrtheit • Gangstörung • Vermindertes Vibrationsempfinden • Pyramidenbahnzeichen
3. Schritt: Vit.-B_{12}- oder Folsäuremangel?	Cobalamin- und Folatspiegelbestimmung i. S. oder Bestimmung des Folatgehalts der Erythrozyten
4. Schritt: Vorgehen bei unklarer Befundkonstellation	Methylmalonsäure- und Homocysteinspiegelbestimmung i. S.[1]
5. Schritt: Vorgehen bei Cobalaminmangel	• Suche nach Anti-Intrinsic-Faktor-Antikörpern • Gastroskopie • Schilling-Test
6. Schritt: Vorgehen bei weiterhin unklarer Konstellation	• KM-Aspiration • Ggf. probatorische Behandlung mit Folsäure und/oder Vit. B_{12}

[1] Der Methylmalonsäurespiegel ist bei Vit.-B_{12}-Mangel erhöht, der Homocysteinspiegel bei Vit.-B_{12}- und Folsäuremangel (▶ 6.8.5)

Tab. 6.14 Ursachen eines Vitamin-B_{12}-Mangels

Verminderte Verfügbarkeit von Vit. B_{12}	Verminderte Verfügbarkeit von IF	Gestörte Resorption von Vit. B_{12}
• Veganismus • Syndrom der blinden Schlinge mit bakterieller Fehlbesiedelung • Infestation mit dem Fischbandwurm (Diphyllobothrium latum) • Einnahme von PPI (verminderte Freisetzung von Vit. B_{12})	• Perniziöse Anämie • Totale und (seltener) partielle Gastrektomie • Gastritis bei Helicobacter-pylori-Infektion • Atrophische Gastritis mit Achlorhydrie	• M. Crohn • Gluteninduzierte Enteropathie (Zöliakie) • Darmlymphome • Amyloidose • Andere Ursachen für Malabsorptionssyndrome

- Gestörte Bildung und Inaktivierung von IF führen zu einer verminderten Resorption von Vit. B_{12} und einem sich schleichend entwickelnden Vit.-B_{12}-Mangel.
- Prävalenz: Bei älteren Pat. 2–5 % (bei jüngeren Pat. unbekannt).
- Die chron. atrophische Gastritis bei PA geht mit einem erhöhten Risiko für ein Magen-Ca vom intestinalen Typ einher.

- Auch bei Personen mit Helicobacter-pylori-Infektion wurde gehäuft ein Vit.-B_{12}-Mangel gefunden.

- Bei älteren Menschen ist ein Vit.-B_{12}-Mangel relativ häufig: 5–20 % aller Personen in einem Alter > 65 J. sind betroffen. Neben der PA spielt v. a. eine multifaktoriell bedingte Malabsorption von Vit. B_{12} eine Rolle: Magenschleimhautatrophie, bakterielle Fehlbesiedelung des Darms, Fehlernährung, langfristige Einnahme von H_2-Rezeptor-Blockern und PPI.

6.8.3 Pathologie

- Cobalamin enthält einen Tetrapyrrolring mit Cobalt als Zentralatom, an das im Intermediärstoffwechsel koordinativ Methyl- oder 5-Desoxyadenosyl-Reste gebunden werden.
- 5-Desoxyadenosylcobalamin ist als Coenzym an der Umlagerung von Methylmalonyl-CoA, das beim Abbau ungeradzahliger Fettsäuren anfällt, zu Succinyl-CoA beteiligt. Bei Cobalaminmangel ist daher die Konzentration von Methylmalonsäure i. S. erhöht.
- Methylcobalamin ist an der Übertragung der Methylgruppe der Methyltetrahydrofolsäure auf Homocystein als Coenzym der Methioninsynthase beteiligt. In dieser Reaktion sind Folat- und Cobalaminstoffwechsel direkt miteinander verknüpft. Sowohl bei einem Folsäuremangel als auch bei einem Vit.-B_{12}-Mangel besteht deshalb eine Hyperhomocysteinämie.
- Bei Cobalaminmangel ist die Bildung von Tetrahydrofolsäure aus Methyltetrahydrofolsäure blockiert. Es kommt zu einem Mangel an Tetrahydrofolsäure, die in weiteren Reaktionsschritten für die Thymidinsynthese benötigt wird („Folate-Trap-Hypothese“).
- Der daraus resultierende Mangel an Desoxythymidintriphosphat führt zur Störung der DNA-Synthese, die die Ursache der megaloblastären Reifungsstörung ist. Neben der Erythropoese sind auch die anderen hämatopoetischen Zellreihen sowie die Epithelregeneration von der Reifungsstörung betroffen.
- Die Pathogenese der neurologischen Störungen, die bei einem Vit.-B_{12}-Mangel beobachtet werden, scheint auf einem Mangel an S-Adenosylmethionin, der zu einer Demyelinisierung führt, zu beruhen.
- Cobalamin kann nur von Mikroorganismen synthetisiert werden. Da diese im Darmtrakt von Pflanzenfressern zu finden sind, ist deren Fleisch, besonders aber deren Leber, reich an Vit. B_{12}. Auch in Eiern, Käse und Milch befindet sich Vit. B_{12}, während Gemüse und Getreide praktisch kein Vit. B_{12} enthalten.
- Das Vit. B_{12} der Nahrung wird zunächst durch Haptocorrin (Transcobalamin I) gebunden und bildet dann im Darm einen Komplex mit dem, von den Parietalzellen, szernierten Intrinsic Faktor (IF). Der Vit.-B_{12}-IF-Komplex wird hocheffektiv im terminalen Ileum resorbiert.
- Neben dieser aktiven Resorption kann Vit. B_{12} – allerdings viel weniger effektiv und nur bei sehr hohen Dosen – auch passiv aufgenommen werden. Fehlt IF, ist die Resorption bei normaler Vit.-B_{12}-Zufuhr nicht ausreichend.
- Der menschliche Organismus enthält ca. 2 000–5 000 µg Cobalamin, bei einem täglichen Verbrauch von etwa 2 µg. Eine fehlende Zufuhr oder eine Resorptionsstörung führt daher erst nach mehreren Jahren zu einem manifesten Vit.-B_{12}-Mangel.

6.8.4 Klinik

- Schleichender Beginn.
- Allgemeine Symptome der Anämie.

- Im typischen Fall sog. strohgelbes Hautkolorit: Die anämische Blässe wird durch einen leichten Ikterus, bedingt durch intramedulläre Hämolyse, überlagert.
- Sog. Hunter-Glossitis: Diese kann schubweise verlaufen, deshalb nach Episoden von „Zungenbrennen" und Entzündungen der Mundschleimhaut fragen!
- Symmetrische distale Parästhesien, an den Beinen beginnend, bedingt durch eine axonale und demyelinisierende Polyneuropathie.
- Sehstörungen durch retrobulbäre Neuritis.
- Gangataxie durch Hinterstrangdegeneration.
- Reflexausfälle, Verlust des Vibrationsempfindens.
- Muskelschwäche.
- Pyramidenbahnzeichen, z. B. pos. Babinski-Reflex.
- Verwirrung, psychotische Störungen, Demenz.
- Gastrointestinale Symptome: Diarrhö, Dyspepsie.
- Bei perniziöser Anämie gelegentlich Vitiligo.

Merke
Die Schwere der neurologischen Störung korreliert nicht unbedingt mit der Schwere der Anämie. Neurologische Symptome können einer Anämie vorausgehen.

- Die neurologischen Veränderungen bei Vit.-B_{12}-Mangel können mehrere Ebenen der Neuroachse gleichzeitig betreffen (Combined Systems Disease): Polyneuropathie, funikuläre Spinalerkrankung mit Degeneration der Hinterstränge und der Pyramidenbahnen, Enzephalopathie.
  - Hierdurch entsteht ein komplexes neuropsychiatrisches Syndrom, z. B. schlaffe Paresen mit Ausfall der Muskeleigenreflexe in Kombination mit einem pos. Babinski-Reflex bei einem verwirrten Pat.
  - Häufig sind die Veränderungen nur diskret ausgeprägt und bedürfen zu ihrer Entdeckung einer genauen neurologischen Untersuchung.

Merke
Bei älteren Pat. mit komplexen neuropsychiatrischen Syndromen und auch nur leichter makrozytärer Anämie ist immer auch an einen Vit.-B_{12}-Mangel zu denken.

6.8.5 Diagnostik

Typische Befundkonstellation

- Neuropsychiatrische Symptome
- Zungenbrennen
- Gastrointestinale Beschwerden
- Megaloblastäre Anämie
- Niedriger Cobalaminspiegel

Merke
Die Diagnose eines Vit.-B_{12}-Mangels ist bei Vorliegen der typischen Befundkonstellation zwar einfach, allerdings wird das Vollbild der Erkrankung bei Vit.-B_{12}-Mangel nur selten beobachtet. Deshalb ist, besonders bei älteren Pat., auch bei diskreten klinischen Hinweisen, an einen Vit.-B_{12}-Mangel zu denken!

Laborbefunde

Blutbild inklusive Differenzialblutbild

- Anämie, häufig auch milde Leuko- und Thrombozytopenie
- MCV und MCH erhöht
- Bei Frühformen Makrozytose ohne Anämie möglich!
- Retikulozytenzahl vermindert
- Vergrößerte und häufig ovale Erythrozyten: Makroovalozytose
- Hypersegmentierte Granulozyten (> 5 % der Granulozyten ausmachend)

Serumchemie

- Erhöhung der LDH-Aktivität
- Leichte Hyperbilirubinämie
- Erniedrigter Haptoglobinwert
- Ferritin i. S. meist erhöht

Knochenmarkausstrich

- Meist hyperzelluläres Mark mit gesteigerter Erythropoese
- Megaloblastär veränderte, linksverschobene Erythropoese
- Nachweis von Riesenstabkernigen
- Hypersegmentierte Megakaryozyten

Vitamin-B_{12}-Spiegel im Serum

Die Bestimmung des Vit.-B_{12}-Spiegels i. S. erfasst alle Transportformen des Cobalamins (Cbl) im Blut, repräsentiert deshalb nicht notwendigerweise die aktive Transportform, das Holotranscobalamin (Cbl-Transcobalamin II)

Folgende Faktoren können den Cobalamin-Wert beeinflussen:

- Falsch hohe Cobalamin-Spiegel können unter folgenden Bedingungen auftreten:
  - Akuter Leberschaden: Freisetzung von Cobalamin aus den Leberzellen.
  - CML und andere myeloproliferative Syndrome: erhöhte Konzentration von Transcobalamin I und III.
- Die Spezifität des erniedrigten Cobalamin-Spiegels scheint gering zu sein. Dieser findet sich auch unter verschiedenen anderen Bedingungen:
  - Schwangerschaft.
  - Transcobalamin-I-Defizienz.
  - HIV-Infektion.
  - Multiples Myelom.
  - Einnahme von Arzneimitteln: Antikonvulsiva, Antikonzeptiva.
  - Idiopathisch.

Sensitivität und Spezifität der Cobalamin-Spiegelbestimmung zum Nachweis eines Vit.-B_{12}-Mangels sind begrenzt.

- Bei typischer klinischer und hämatologischer Konstellation erscheint deshalb ein Therapieversuch mit Vit. B_{12} auch bei normalem Cobalamin-Spiegel gerechtfertigt.
- Faustregel zur Interpretation des Cobalamin-Spiegels:
  - Cobalamin i. S. > 400 ng/l: Vit.-B_{12}-Mangel sehr unwahrscheinlich.
  - Cobalamin i. S. 200–400 ng/l: Grauzone, weitere Diagnostik erforderlich.
  - Cobalamin i. S. < 200 ng/l: Vit.-B_{12}-Mangel wahrscheinlich.
- Finden sich neuropsychiatrische Symptome und eine megaloblastäre Anämie, aber ein normaler oder grenzwertiger Cobalamin-Spiegel, ist ein Vit.-B_{12}-Mangel trotzdem möglich. Die Bestimmung der Spiegel von Holo-Transcobalamin, Methylmalonsäure und Homocystein kann hilfreich sein.

6

Methylmalonsäure- und Homocysteinspiegelbestimmung

- Eine erhöhte Konzentration von Methylmalonat dürfte ein sensitiver und spezifischer Parameter für einen Vit.-B_{12}-Mangel sein (▶ 6.8.2). Allerdings ist die Analytik aufwendig (Gaschromatografie-Massenspektrometrie).
- Eine erhöhte Konzentration des Plasmahomocysteins scheint sehr sensitiv, aber wenig spezifisch zu sein. Dieser Parameter ist auch bei Folsäuremangel erhöht.

Bestimmung des Serum-Holo-Transcobalamins

Cobalamin ist im Plasma an Haptocorrin (Transcobalamin I und III) sowie an Transcobalamin II gebunden. Der Komplex aus Cobalamin und Transcobalamin II wird als Holo-Transcobalamin bezeichnet. Nur dieser Komplex kann durch die Zellen aufgenommen werden. Die Bestimmung dieser biologisch aktiven Fraktion des Cobalamins dürfte deshalb der Bestimmung des Gesamt-Vit. B_{12} i. S. überlegen sein.

Diagnostische Klärung der Ursache eines Vitamin-B_{12}-Mangels

Wurde ein Vit. -B_{12}-Mangel festgestellt bzw. als wahrscheinlich angesehen, sind folgende Untersuchungen durchzuführen:

- Bestimmung von Anti-IF- und Anti-Parietalzell-AK. Der Nachweis von Anti-IF-AK ist für das Vorliegen einer PA nahezu beweisend, da seine Spezifität fast 100 % erreicht. Die Sensitivität schwankt zwischen 50 und 80 %. Die Bestimmung der Anti-Parietalzell-AK ist hingegen wesentlich weniger spezifisch und sensitiv.
- Gastroskopie. Sie ist bei positivem Anti-IF-AK-Nachweis zur Diagnosestellung zwar nicht erforderlich, dient jedoch der histologischen Sicherung der atrophischen Gastritis. Weiterhin ermöglicht sie den Nachweis einer Helicobacter-pylori-Infektion. Bei chron. dyspeptischen Beschwerden ist sie schon zum Malignomausschluss angezeigt. Da die Autoimmungastritis zudem als Präkanzerose angesehen wird, ist eine Gastroskopie bei jedem Fall einer Vit.-B_{12}-Mangelanämie zu empfehlen.
- Schilling-Test. Der Schilling-Test ohne und mit IF ist zwar nach wie vor Goldstandard zum direkten Nachweis einer Vit.-B_{12}-Resorptionsstörung und zur Differenzierung zwischen IF-Mangel und intestinaler Resorptionsstörung. Das Prinzip des Schilling-Tests besteht in der oralen Gabe von 1 µg radioaktiv markiertem Vit. B_{12} (Co-57), der Injektion von unmarkierten Vit. B_{12}, um das resorbierte markierte Vit. B_{12} von den Bindungsproteinen zu verdrängen, und der Messung der Radioaktivität im Urin. Bei gestörter Resorption wird vermindert markiertes Vit. B_{12} im Urin wiedergefunden. Durch die endoskopische und serologische Diagnostik hat er jedoch an klinischer Bedeutung stark verloren.

6.8.6 Differenzialdiagnosen

- Differenzialdiagnostisch muss v. a. Alkoholismus in Betracht gezogen werden, der neben einer megaloblastären Anämie auch psychiatrische und neurologische Symptome verursachen kann.
- Bei jüngeren Pat. und Kindern ist auch an seltene angeborene Störungen zu denken:
  - Angeborene Transcobalamin-II-Defizienz: normaler Cobalamin-Spiegel, da der größte Teil des Cobalamins an Transcobalamin I gebunden ist, während Transcobalamin II für den Transport in die Zellen verantwortlich ist!
  - Methioninsynthasedefekte.

- Bei einer megaloblastären Anämie ohne neuropsychiatrische Symptome ist differenzialdiagnostisch v. a. an folgende Störungen zu denken:
  - Folsäuremangel.
  - Medikamenten-NW: Folatantagonisten, Antimetaboliten.
  - Myelodysplastisches Syndrom (▶ 9).
  - Erythroleukämie (▶ 8.2).

6.8.7 Therapie

- Wenn möglich, Behandlung der Grundkrankheit, z. B. Helicobacter-pylori-Eradikation, Therapie einer chron.-entzündlichen Darmerkrankung, Behandlung von Essstörungen. Bei PA erfolgen wegen des erhöhten Risikos für ein Magen-Ca Kontrollgastroskopien (Intervalle unklar, alle 2–3 J. erscheinen sinnvoll).
- Vit.-B_{12}-Substitution: initiale Therapie: 1 × 1 000 µg Hydroxycobalamin (oder Cyanocobalamin)/Wo. i. m. oder s. c. für 8 Wo.
- Lebenslange Erhaltungstherapie: 1 000 µg Hydroxycobalamin (oder Cyanocobalamin) i. m. oder s. c. alle 3 Monate. In der Literatur wird Hydroxycobalamin dem Cyanocobalamin vorgezogen (bessere Speicherung, bessere zelluläre Verfügbarkeit, langsamerer Abfall der Spiegel).
- Orale Substitution mit hoch dosiertem Vit. B_{12}: Effektivität belegt (ca. 1–2 % werden unabhängig von IF resorbiert!), in Deutschland jedoch unüblich: Cyanocobalamin 2 000 µg/d p. o. über 4 Mon., dann Erhaltungstherapie mit 1 000 µg/d p. o.
- Da häufig simultan (v. a. bei Malabsorptionssyndromen) ein Folsäuremangel besteht, ist ggf. eine gleichzeitige Folsäuregabe angezeigt.
- Durch die Steigerung der Erythropoese nach Vit.-B_{12}-Substitution steigt auch der Folsäurebedarf! Ein latenter Folsäuremangel wird dann manifest: Besserung der neurologischen Symptomatik ohne Verschwinden der megaloblastären Veränderungen.
- Erfassung des Therapieerfolgs: nach 3–5 d Anstieg der Retikulozytenzahl. Maximum der Retikulozytenzahl ca. 10 d nach Therapiebeginn (sog. Retikulozytenkrise).

Cave

Bei klinisch hochgradigem Verdacht auf einen Vit.-B_{12}-Mangel, insbes. bei neurologischen Symptomen, erscheint ein Therapieversuch auch dann gerechtfertigt, wenn ein Mangel durch die biochemischen Parameter nicht eindeutig zu belegen ist. Vit. B_{12} ist untoxisch, ein länger anhaltender Mangel kann jedoch zu irreversiblen, schweren neurologischen Störungen führen.

Bei schweren Vit.-B_{12}-Mangelzuständen kam es nach Therapie durch Kaliumeinstrom in die Zellen zu tödlichen Hypokaliämien → Kalium i. S. kontrollieren, Kaliumsubstitution!

6.9 Folsäuremangelanämie

6.9.1 Definition

Megaloblastäre Anämie aufgrund eines alimentären oder durch eine Resorptionsstörung bedingten Folsäuremangels. Weiterhin kommt ein relativer Folsäuremangel

Tab. 6.15 Ursachen des Folsäuremangels

Ursachen	Beispiele
Alimentär	• Mangelernährung bei alten Menschen • Mangelernährung durch Armut • Alkoholismus • Anorexia nervosa
Gestörte Resorption	• Gluteninduzierte Enteropathie • Entzündliche Darmerkrankungen • Kurzdarmsyndrom
Vermehrter Bedarf	• Schwangerschaft • Chron. Hämolysen • Exfoliative Dermatitiden
Medikamente	Antikonvulsiva wie Phenytoin und Carbamazepin

bei gesteigertem Folsäurebedarf (z. B. Schwangerschaft, chron. gesteigerte Hämolyse) vor.

6.9.2 Ursachen des Folsäuremangels

▶ Tab. 6.15.

6.9.3 Pathologie

- Folsäure besteht aus einer heterozyklischen Doppelringstruktur mit vier Stickstoffheteroatomen, dem Pteridinkern, an den p-Aminobenzoesäure und ein Glutaminsäurerest kovalent gebunden sind.
- Sie findet sich v. a. in grünem Gemüse und Hefe (Hefeweißbier!), aber auch in Rinderleber, weniger in Fleisch und Getreide.
- Die Folsäure der Nahrung wird durch einen spezifischen Prozess aufgenommen, vorwiegend in Duodenum und Jejunum. Schon in der Mukosa erfolgt die Reduktion zu Dihydrofolsäure und weiter zu Tetrahydrofolsäure, die nach Methylierung im Plasma als Methyltetrahydrofolsäure an verschiedene Proteine gebunden transportiert wird.
- Methyltetrahydrofolsäure ist zusammen mit Cobalamin an der Bildung von Methionin aus Homocystein beteiligt. Deshalb führen sowohl ein Folsäure- als auch ein Vit.-B_{12}-Mangel zu einer Hyperhomocysteinämie.
- Methylentetrahydrofolsäure ist ein Coenzym der Thymidylatsynthase. Ein Folsäuremangel bedingt deshalb eine Depletion der Zellen an Desoxythymidintriphosphat, was zu einer DNA-Synthesestörung führt. Diese ist, wie oben ausgeführt, Ursache der megaloblastären Reifungsstörung.
- Der tägliche Bedarf an Folsäure beträgt ca. 50 µg, der Folsäuregehalt der täglichen Nahrung ca. 200–250 µg. Da durch starkes Erhitzen und langes Kochen erhebliche Verluste möglich sind, kann schon bei geringen Resorptionsstörungen, gesteigertem Bedarf oder folsäurearmer Ernährung eine Mangelsituation eintreten.
- Wegen der geringen Folsäurespeicher des Organismus kommt es bei defizienter Zufuhr schon innerhalb weniger Monate zu einem manifesten Folsäuremangel.

6.9.4 Klinik

- Allgemeine Symptome der Anämie (▶ 6.1.4).
- Im typischen Fall „strohgelbes Hautkolorit": Die anämische Blässe wird durch einen leichten Ikterus, bedingt durch die intramedulläre Hämolyse, überlagert.
- Der Folsäuremangel führt, im Gegensatz zum Vit.-B_{12}-Mangel, nicht zu einer neuropsychiatrischen Symptomatik.

6.9.5 Diagnostik

Befundkonstellation

- Typische Befundkonstellation:
  - Megaloblastäre Anämie.
  - Erniedrigter Folatspiegel.
  - Keine neuropsychiatrische Symptomatik.
  - Diese Konstellation ist selten!
- Häufiger sind folgende problematische Konstellationen:
  - Asymptomatische Pat., leichte megaloblastäre Anämie und grenzwertig normale Folat- und Vit.-B_{12}-Spiegel.
  - Pat. mit schweren Allgemeinerkrankungen (Alkoholkrankheit, Tumoren, HIV-Infektion, multiples Myelom etc.), megaloblastärer Anämie, neurologischen Störungen sowie erniedrigten Folat- und Vit.-B_{12}-Spiegeln.
- Bei solchen problematischen Konstellationen ist unklar, ob
  - die erniedrigten Vitaminspiegel tatsächlich auf einen Mangel zurückzuführen sind,
  - die neurologischen Symptome durch die Grundkrankheit oder einen Vit.-B_{12}-Mangel hervorgerufen werden,
  - die megaloblastären Veränderungen durch einen Vitaminmangel hervorgerufen werden.
- Bei unklaren Symptom- und Befundkonstellationen gibt es zwei Möglichkeiten:
  - Bestimmung von Methylmalonsäure- und Homocysteinspiegel (biochemische Marker für Vit.-B_{12}- und Folsäuremangel).
  - Probatorische Behandlung mit Folsäure und ggf. Vit.B_{12}.

Cave

Auch bei Vit.-B_{12}-Mangel spricht die megaloblastäre Anämie auf die Gabe von Folsäure an. Die neurologischen Störungen werden jedoch nicht beeinflusst. Es kann deshalb zur Verkennung eines Vit.-B_{12}-Mangels bei der Ex-juvantibus-Diagnose eines Folsäuremangels kommen – mit möglicherweise deletären neurologischen Folgen!
Deshalb gilt als diagnostische Regel: Immer Folsäure- **und** Cobalamin-Spiegel bestimmen!

Laborbefunde

Blutbild inklusive Differenzialblutbild

- Anämie, häufig auch milde Leuko- und Thrombozytopenie.
- MCV und MCH erhöht. Bei Frühformen Makrozytose ohne Anämie möglich!
- Retikulozytenzahl vermindert.
- Vergrößerte und häufig ovale Erythrozyten: Makroovalozytose.
- Hypersegmentierte Granulozyten (> 5 % der Granulozyten ausmachend).

Serumchemie

- Erhöhung der LDH-Aktivität
- Leichte Hyperbilirubinämie
- Erniedrigter Haptoglobinwert
- Ferritin i. S. meist erhöht

Knochenmarkausstrich

- Meist hyperzelluläres Mark mit gesteigerter Erythropoese
- Megaloblastär veränderte, linksverschobene Erythropoese
- Nachweis von Riesenstabkernigen
- Hypersegmentierte Megakaryozyten

Folatspiegel i. S.

- Ein erniedrigter Spiegel ist ein relativ spezifisches Zeichen eines Folsäuremangels.
- Der Serumfolatspiegel ist kurzfristigen Schwankungen unterworfen. Schon eine einmalige Mahlzeit kann zu einem normalen Folat i. S. führen, obgleich die Gewebespeicher depletiert sind. Umgekehrt kann eine Fastenperiode zu einem erniedrigten Serumspiegel bei normal gefüllten Gewebespeichern führen.
- Interpretation von Folat i. S.:
  - Folatkonzentration > 4 µg/l: Folsäuremangel unwahrscheinlich.
  - Folatkonzentration 2–4 µg/l: Grauzone.
  - Folatkonzentration < 2 µg/l: Folsäuremangel sehr wahrscheinlich.

Folatspiegel in Erythrozyten

- Der Folatgehalt des Erythrozyten bleibt über dessen gesamte Lebensdauer konstant, daher kommt es zu keinen kurzfristigen Schwankungen → besserer Parameter für die Folsäuregewebespeicher als der Serumspiegel.
- Erfassung analytisch aufwendiger und deshalb teurer. In der Praxis weniger gebräuchlich.
- Bei Vit.-B_{12}-Mangel ist der Folatspiegel in den Erythrozyten ebenfalls erniedrigt → keine Unterscheidung zwischen Folat- und Vit.-B_{12}-Mangel möglich!

Homocystein- und Methylmalonsäurespiegel

- Homocysteinspiegel i. S.: sowohl bei Vit.-B_{12}- als auch bei Folsäuremangel erhöht
- Methylmalonsäure i. S.: bei Folsäuremangel normal

6.9.6 Differenzialdiagnosen

Wenn die megaloblastäre Anämie nicht auf Vitamingaben anspricht, ist an andere Ursachen einer Megaloblastose zu denken:

- Medikamentennebenwirkungen: Folatantagonisten, Antimetaboliten
- MDS (▶ 9)
- Erythroleukämie (▶ 8.2)

6.9.7 Therapie des Folsäuremangels

- Folsäure 5 mg/d p. o. bis zur Normalisierung des Hb-Werts. Bei Malabsorption: Folsäure 2 mg/d i. v.

- Die isolierte Folsäuregabe erfolgt **nur** dann, wenn ein Vit.-B_{12}-Mangel ausgeschlossen ist!
  - Cobalamin i. S. > 300 ng/l oder Methylmalonsäure i. S. nicht erhöht.
  - Klinisch kein Anhalt für ein neuropsychiatrisches Syndrom.
- Ist eine Methylmalonsäurespiegelbestimmung nicht möglich, erfolgt in zweifelhaften Fällen die kombinierte Behandlung mit Folsäure und Vit. B_{12}.

6.10 Hämolytische Anämien – Allgemeines

6.10.1 Definition

Anämie, die durch eine verkürzte Überlebenszeit der Erythrozyten bei normaler oder reaktiv gesteigerter Erythropoese verursacht wird.

6.10.2 Einteilung

Man unterscheidet korpuskuläre und extrakorpuskuläre Formen (▶ Tab. 6.16).

6.10.3 Pathologie

- Die normale Erythrozytenüberlebenszeit beträgt 120 d.
- Bei verkürzter Lebensdauer kann die Produktion bis auf das 6- bis 8-Fache gesteigert werden. Daher entsteht eine Anämie u. U. erst dann, wenn die Lebensdauer der Erythrozyten auf < 30 d absinkt.
- Der normale Abbau der Erythrozyten erfolgt extravasal in KM, Milz und Leber durch das Monozyten-Makrophagen-System.
- Bei einer Hämolyse kann der Erythrozytenabbau ebenfalls extravasal erfolgen, v. a. in der Milz. Es kann jedoch auch ein intravasaler Erythrozytenzerfall vorliegen. Es werden deshalb unterschieden:
  - Extravasale Hämolyse.
  - Intravasale Hämolyse.
  - Bei der intravasalen Hämolyse wird Hb direkt in die Zirkulation freigesetzt und ein Teil an Haptoglobin gebunden. Der Hämoglobin-Haptoglobin-Komplex wird im Monozyten-Makrophagen-System abgebaut. Bei Überschreitung der Bindungskapazität des Haptoglobins wird freies Hb glomerulär filtriert. Es kommt zur Hämoglobinurie.
- Allgemein sind die pathologischen Laborbefunde der hämolytischen Anämien durch folgende Prozesse bedingt:
  - Zerfall der Erythrozyten → vermehrter Anfall von Abbauprodukten, z. B. Bilirubin.
  - Kompensatorisch gesteigerte Erythropoese → Retikulozytose.
  - Zeichen der Erythrozytenschädigung → pathologische Morphe der Erythrozyten.
- Eine verkürzte Überlebensdauer kann durch einen intrinsischen Defekt mit entsprechender „Instabilität" der Erythrozyten oder durch eine extrakorpuskuläre Noxe, die auf normale Erythrozyten einwirkt, bedingt sein. Es werden somit korpuskuläre von extrakorpuskulären hämolytischen Anämien unterschieden (▶ 6.10.2):
- Der Großteil der korpuskulären hämolytischen Anämien beruht auf angeborenen Membran- oder Stoffwechseldefekten bzw. Hämoglobinopathien. Die PNH ist die einzige erworbene korpuskuläre hämolytische Anämie.

6

Tab. 6.16 Einteilung der hämolytischen Anämien

Anämieformen	Ursachen
Korpuskuläre hämolytische Anämien	Erythrozytenmembrandefekte: • Hereditäre Sphärozytose • Hereditäre Elliptozytose • Erworbene PNH
	Angeborene Stoffwechseldefekte: • Glukose-6-Phosphat-Dehydrogenase-Defekt • Pyruvatkinasemangel
	Hämoglobinopathien: • Sichelzellanämie • Hämoglobin-C-Krankheit • Instabile Hämoglobine
Extrakorpuskuläre hämolytische Anämien	Mechanische Erythrozytendestruktion: • Marschhämoglobinurie • Künstliche Herzklappen • Mikroangiopathische hämolytische Anämie (MAHA)
	Chemische (toxische) Hämolysen: • Arsenwasserstoff • Blei • Verschiedene andere Industriechemikalien • Insektengifte • Schlangengifte
	Infektionen: • Malaria • Clostridieninfektion
	Autoimmunhämolysen (AIHA): • Wärmeantikörper • Kälteantikörper • Biphasische Antikörper
	Alloimmunhämolysen: • Hämolytische Transfusionsreaktion • Morbus haemolyticus neonatorum
	Medikamenteninduzierte hämolytische Anämien, meist immunologisch vermittelt: • Haptentyp, z. B. Penicillin • Immunkomplextyp, z. B. Chinidin • Medikamenteninduzierte Autoimmunhämolyse, z. B. Fludarabin, Methyldopa

- Alle extrakorpuskulären hämolytischen Anämien sind erworbene Störungen, die auf einer mechanischen, chemischen, infektiösen oder immunologischen Schädigung des Erythrozyten beruhen (▶ Tab. 6.16).

6.10.4 Klinik

- Meist schleichender Verlauf mit allgemeiner Anämiesymptomatik (▶ 6.1.4)
- Bei ausgeprägter Hämolyse Ikterus
- Splenomegalie (meist gering ausgeprägt)
- Bei starker intravasaler Hämolyse dunkler Urin durch Hämoglobinurie

- Bei Sphärozytose Gallenkoliken und Gallensteinleiden schon im jugendlichen Alter
- Selten hämolytische Krise: Fieber, Ikterus, schlechter AZ, Nierenversagen

6.10.5 Diagnostik

Laborbefunde

- **Sog. Hämolyseparameter:**
  - Erhöhung der LDH-Aktivität.
  - Hyperbilirubinämie (indirektes Bilirubin).
  - Erniedrigter Haptoglobinwert.
  - Retikulozytose.
- **Blutbild:**
  - Polychromasie.
  - Gelegentlich kernhaltige rote Vorstufen im peripheren Blut nachweisbar: Erythroblastose.
  - Aniso- und Poikilozytose.
  - MCV kann erhöht sein.
  - Spezifische Veränderungen der Erythrozyten: ▶ Tab. 6.17.
- Knochenmarkbefund:
  - Gesteigerte Erythropoese.
  - Häufig megaloblastäre Veränderungen durch relativen Folsäuremangel bei erhöhtem Zellumsatz.

Merke

Die genannten Veränderungen können gelegentlich Schwierigkeiten bei der Abgrenzung gegenüber folgenden Störungen bereiten:
- Megaloblastäre Anämie (▶ 6.7)
- Erythroleukämie (▶ 8.2)
- MDS (▶ 9)

Bei allen diesen Veränderungen ist die Retikulozytenkonzentration bzw. der Retikulozytenproduktionsindex erniedrigt, während bei den hämolytischen Anämien eine Erhöhung vorliegt.

Diagnostisches Vorgehen

- Die Diagnose einer ausgeprägten hämolytischen Anämie kann i. d. R. anhand der Laborparameter eindeutig gestellt werden.
- Probleme können leichtere Hämolysen bei begleitenden Leber- oder Tumorerkrankungen bereiten: mangelnde Spezifität der LDH- und Bilirubinwert-

Tab. 6.17 Spezifische Veränderungen der Erythrozyten bei hämolytischen Anämien

Erythrozytenveränderungen	Ursachen
Mikrosphärozyten	Hereditäre Sphärozytose
Ovalozyten	Hereditäre Ovalozytose
Drepanozyten (Sichelzellen)	Sichelzellanämie
Fragmentozyten (Schistozyten)	MAHA, mechanische Hämolysen

zu einem raschen Abfall des Hb-Werts. Wiederanstieg der Retikulozytenzahlen meist nach 7–10 d.
- Hämolytische Krisen: Zunahme der Hämolyse bei Infekten, häufig auch ohne eruierbare Ursache.
- Cholezystolithiasis.

6.11.7 Therapie

- Splenektomie.
- Da Komplikationen der Sphärozytose durch die Splenektomie zu vermeiden sind, wird diese von einigen Autoren auch bei mittelschweren Fällen empfohlen.
- Bei sehr milder Hämolyse ist eine Splenektomie nicht indiziert, nicht zuletzt auch wegen des erhöhten Risikos septischer Ereignisse nach Splenektomie.

6.12 Glukose-6-Phosphat-Dehydrogenase-(G-6-PDH-) Defizienz und Pyruvatkinase-(PK-)Mangel

6.12.1 Definition

Angeborene korpuskuläre hämolytische Anämien, die auf kongenitalen Defekten von Enzymen des Hexosemonophosphatwegs (G-6-PDH-Defizienz) bzw. der anaeroben Glykolyse (PK-Mangel) beruhen.

6.12.2 Epidemiologie

- Die G-6-PDH-Defizienz wird v. a. bei Afrikanern und Bewohnern der Mittelmeerländer beobachtet. Prävalenzen: Afroamerikaner 10 %, Griechen 3 %, Sarden 30 %.
- PK-Mangel: Prävalenz in der deutschen Bevölkerung ca. 5 : 100 000.

6.12.3 Pathologie

G-6-PDH-Defizienz

- Die G-6-PDH ist das initiale Enzym des Hexosemonophosphatwegs. Dieser liefert NADPH, das zur Reduktion von Glutathion dient. Reduziertes Glutathion inaktiviert reaktive Sauerstoffspezies.
- Fehlt G-6-PDH, kommt es bei oxidativem Stress (z. B. durch oxidierende Medikamentenmetaboliten, ▶ Tab. 6.19) zur Oxidation funktionell relevanter Proteine – so auch zur oxidativen Fällung von Hb – und konsekutiv zur akuten intravasalen Hämolyse.
- X-chromosomale Vererbung. Es sind verschiedene Varianten mit unterschiedlicher Enzymaktivität bekannt.

PK-Mangel

- Die PK ist ein Enzym der anaeroben Glykolyse. Der Erythrozyt ist als Energiequelle auf die anaerobe Glykolyse angewiesen, da er keinen oxidativen Stoffwechsel besitzt.

Tab. 6.19 Medikamente, die bei G-6-PDH-Defizienz akute Hämolysen auslösen können

Medikamentengruppen	Vertreter
Analgetika	• Phenazopyridin (hohes Risiko) • ASS (geringes Risiko) • Paracetamol (geringes Risiko)
Malariamittel	• Primaquin (hohes Risiko) • Chloroquin (hohes Risiko)
Antibiotika	• Ciprofloxacin (hohes Risiko) • Nitrofurantoin (hohes Risiko) • Nalidixinsäure (hohes Risiko)
Sulfonamide	• Sulfamethoxazol • Salazosulfapyridin • Andere Sulfonamide
Verschiedene andere Substanzen	• Adriamycin • Diazoxid • Vit. K (Konakion)

- Ein Ausfall der PK führt zu einem „Energiemangel“, der v. a. bei älteren Erythrozyten zur Hämolyse führt.
- Autosomal-rezessive Vererbung.

6.12.4 Klinik

G-6-PDH-Defizienz

- Akute intravasale Hämolyse nach Einnahme bestimmter Medikamente (▶ Tab. 6.19). Die Schwere der Hämolyse ist dosisabhängig.
- Bei manchen Pat. können auch fieberhafte Infekte eine hämolytische Krise auslösen.
- Symptomatik der hämolytischen Krise:
  - Dunkler Urin.
  - Ikterus.
  - Krankheitsgefühl.
  - Gelegentlich Fieber.
  - In der Brillantkresylblaufärbung Nachweis von Heinz-Innenkörpern.

Merke

Sonderform Favismus als schwere, sog. mediterrane Form der G-6-PDH-Defizienz: akute Hämolysen nach Genuss von rohen Favabohnen. Auftreten in Sardinien, Sizilien und Griechenland.

PK-Mangel

- Chron. Hämolyse seit dem Kindesalter
- Ikterus
- Splenomegalie
- Eisenüberladung bei chron. Transfusionspflichtigkeit
- Bilirubinsteine in der Gallenblase

6.12.5 Diagnostik

- Bei akuten Hämolysen nach Medikamenteneinnahme und bei Infektionen auch an eine G-6-PDH-Defizienz denken!
- Bei nicht sphärozytotischer, Coombs-neg. hämolytischer Anämie, die chron. seit dem Kindesalter besteht, an einen PK-Mangel denken.
- Sicherung der Diagnose durch Bestimmung der Enzymaktivitäten.

6.12.6 Therapie

G-6-PDH-Defizienz

Vermeidung von Medikamenten, die zu oxidativem Stress führen.

PK-Mangel

- Splenektomie: Sie kann die Hämolyse bessern.
- Folsäure: relativer Folsäuremangel bei chron. Hämolyse.
- Mitapivat (PK-Aktivator).
- Allogene SZT oder gentherapeutische Ansätze.
- Bei Eisenüberladung aufgrund der Transfusionspflichtigkeit Chelator-Therapie (Desferoxamin, Deferasirox).

6.13 Sichelzellanämie

6.13.1 Definition

Angeborene hämolytische Anämie, die auf einer Strukturvariante der β-Kette des Hb beruht. In der homozygoten Form besteht ein Krankheitsbild, das v. a. durch ischämische Krisen gekennzeichnet ist. Diese werden durch Polymerisation des pathologischen Hb in der desoxygenierten Form und der daraus resultierenden sichelartigen Deformation der Erythrozyten mit Störung der Mikrozirkulation ausgelöst. Diese formveränderten Erythrozyten, die sog. Sichelzellen, gaben dem Krankheitsbild seinen Namen.

6.13.2 Epidemiologie

- Die Erkrankung kommt in Afrika und Asien vor. Sie ist auch unter der afroamerikanischen Bevölkerung in den USA verbreitet.
- Homozygote Genträger sind schwer erkrankt.
- Heterozygote Genträger sind nicht erkrankt, haben jedoch einen Überlebensvorteil bei Malariainfektionen. Deshalb ist die Genfrequenz in den Malariagebieten Afrikas besonders hoch.

6.13.3 Pathologie

- Dem Krankheitsbild liegt eine definierte Punktmutation im Kodon 6 des Gens der β-Kette zugrunde: GAG → GTG.
- Hierdurch kommt es zu einem Austausch der Aminosäuren in Position 6: Glu → Val.
- Dieses pathologische Hb (HbS oder $\alpha_2\beta^S{}_2$) hat die Tendenz, in der Konformation des Desoxyhämoglobins zu länglichen Fasern zu polymerisieren. Hierdurch werden die Erythrozyten zu den typischen Sichelzellen deformiert.

- Da der Prozess der Polymerisation mit einer gewissen Latenz erfolgt, reicht die Zeit, in der sich das Hb im venösen Schenkel der Zirkulation in der Desoxyform befindet, für die Bildung von Sichelzellen normalerweise nicht aus.
- Kommt es jedoch zu einer Stase im kapillaren und venösen Stromgebiet, kann die Polymerisation in der Mikrozirkulation erfolgen. Die deformierten, starren Erythrozyten verschließen die Gefäße, es kommt zur Mikroinfarzierung.
  - Weiterhin wird der Polymerisationsprozess durch erhöhte Temperaturen oder Azidose beschleunigt.
  - Sichelzellkrisen mit Mikrozirkulationsstörungen treten deshalb bevorzugt bei Fieber, Exsikkose und Azidose auf.
- Klinisch im Vordergrund stehen die ischämischen Krisen. Es besteht jedoch auch eine chron. hämolytische Anämie, da die Erythrozyten eine verkürzte Lebensdauer haben.

6.13.4 Klinik

- Vaso-okklusive Krisen: heftige ischämische Schmerzen in Knochen, Thorax und Abdomen.
- Aplastische Krisen: passagere Aplasie der Erythropoese, häufig bedingt durch eine Infektion mit Parvovirus B19, führt bei verkürzter Erythrozytenüberlebenszeit zur schweren Anämie.
- Megaloblastäre Veränderungen durch gesteigerten Zellumsatz.
- Atrophische Milz durch rezidivierende Milzinfarkte („Autosplenektomie"), funktionelle Asplenie.
- Sonografie: initial vergrößerte, in fortgeschrittenen Stadien verkleinerte Nieren, häufig erhöhte Echogenität der Markpyramiden durch Infarkte des Nierenmarks.
- Ulzerationen an den Beinen.
- Retinopathie.
- Zentralnervöse Störungen, zerebrale Insulte.

6.13.5 Diagnostik

Laborbefunde

- Normochrome Anämie
- Retikulozytenvermehrung
- Pathologische Hämolyseparameter: LDH-Aktivität und Bilirubin i. S. erhöht, Haptoglobinwert erniedrigt
- Sichelzellen im Blutausstrich

Spezifische Diagnostik

- Sichelzelltest: Inkubation eines Bluttropfens mit 1–2 Tr. 2-prozentiger Natriumthiosulfatlösung auf einem Objektträger unter einem Deckgläschen für 15–30 min. Direkte Betrachtung im Mikroskop ohne Ölimmersion.
- Nachweis von HbS durch Hb-Elektrophorese oder Hochdruckflüssigkeitschromatografie.

6.13.6 Therapie

- Therapie der Krise:
  - Ausreichende Volumengabe: 2 000 ml 5-prozentige Glukoselösung/d. (**Cave:** Volumenüberladung! Engmaschige Überwachung!).
  - O_2 über Nasensonde.
  - Ausreichende Analgesie: bei leichten Schmerzen oder Fieber Paracetamol.
  - Schwere Schmerzen sind nur durch Opioide beherrschbar!
  - NSAR wegen der möglichen Verschlechterung der Nierenfunktion vermeiden!
  - Bei schweren Fällen Austauschtransfusionen mit dem Ziel, die HbS-Konzentration auf < 30 % zu senken.
  - Rasche und breite Behandlung von Infektionen.
  - Pat. mit Sepsis können durch die Mikrozirkulationsstörung innerhalb von Stunden versterben!
- Weitere Therapiemaßnahmen:
  - Pneumokokkenimpfung aufgrund der funktionellen Asplenie.
  - Hydroxyharnstoff zur Erhöhung der HbF-Konzentration.
  - Allogene SZT von HLA-identen verwandten Spendern als kurativer Ansatz.
  - In Zukunft gentherapeutische Ansätze: lentivirale Vektoren, CRISPR/Cas9-basierte Geneditierung.

6.14 Paroxysmale nächtliche Hämoglobinurie (PNH)

6.14.1 Definition

Erworbene korpuskuläre hämolytische Anämie, die auf einem klonalen Defekt hämatopoetischer Stammzellen beruht, der durch eine defekte Synthese des Glykosylphosphatidylinosityl-Ankers (GPI-Anker) gekennzeichnet ist. Hierdurch können verschiedene funktionell relevante Oberflächenmoleküle nicht an der Zellmembran verankert werden, was bei Erythrozyten zu einer komplementvermittelten Hämolyse führt.

6.14.2 Pathologie

- Der Erkrankung liegt eine defekte Synthese des GPI-Ankers zugrunde.
- Ursache ist eine erworbene Mutation im X-chromosomalen PIG-A-Gen. Dieses Gen ist in frühe Stufen der Synthese der Phosphatidylinositylglykane der Klasse A involviert.
- Der GPI-Anker hat die Aufgabe, verschiedene funktionell relevante Oberflächenproteine in der Zellmembran zu verankern. Bei der PNH ist deshalb die Dichte verschiedener Oberflächenmoleküle vermindert, so auch die der komplementinaktivierenden Faktoren DAF (Decay Accelerating Factor) und MIRL (Membrane Inhibitor of Reactive Lysis; ▶ Tab. 6.20). Hierdurch kommt es zu einer vermehrten komplementvermittelten intravasalen Lyse der Erythrozyten.
- Da der Defekt bereits auf der Ebene der Stammzellen auftritt, sind alle hämatopoetischen Zellreihen betroffen.
- Bei der chron. Hämolyse fängt freiwerdendes Hb Stickstoffmonoxid (NO) ab, die erniedrigten NO-Konzentrationen im Gewebe sind möglicherweise für Symptome wie Fatigue, Schmerzen, Ösophagospasmen, Nierenfunktionsstörungen und auch die erhöhte Thromboseneigung verantwortlich.

Tab. 6.20 Oberflächenmoleküle, deren Dichte an der Zelloberfläche bei PNH vermindert ist (Auswahl)

Oberflächenmolekül/Funktion	Zellreihe
CD14/Endotoxinrezeptor	Monozyten
CD16/Fc-Rezeptor	Granulozyten, NK-Zellen
CD55/DAF: Regulation der Komplementaktivierung	Alle hämatopoetischen Zellen
CD52/Campath	Lymphozyten, Monozyten
CD59/MIRL: schützt Zellen vor komplementvermittelter Lyse	Alle hämatopoetischen Zellen

6.14.3 Klinik

- Allgemeine Symptome der Hämolyse (▶ 6.10.4).
- Anfallsweise (paroxysmale) Hämoglobinurie.
  - In den klassischen Beschreibungen nach dem Schlaf, aber auch nach körperlichen Anstrengungen, bei Fieber oder nach Gabe von Kontrastmitteln.
  - Als Ursache wird eine Komplementaktivierung durch einen erniedrigten pH-Wert (bedingt durch CO_2-Retention im Schlaf oder durch eine metabolische Azidose und körperliche Anstrengung) vermutet.
- Eisenmangel, bedingt durch den renalen Eisenverlust im Rahmen der Hämoglobinurie.
- Nierenfunktionsstörungen.
- Kopfschmerzen.
- Thromboseneigung.
  - Zusätzlich Thrombosen im portalen Stromgebiet und in den hepatischen Venen: Budd-Chiari-Syndrom.
  - Die Ursachen der erhöhten Thromboseneigung sind komplex. Neben einer NO-Depletion durch freies Hb wird eine vermehrte Expression von Tissue-Faktor (TF) durch Komplementaktivierung angenommen.

6.14.4 Diagnostik

Laborbefunde

- Normozytäre Anämie, bei Eisenmangel auch mikrozytäre Anämie
- Häufig Leuko- und Thrombozytopenie
- Retikulozytose
- Im KM Hyperplasie der roten Reihe
- Pos. Hämolyseparameter (▶ 6.10.5) im hämolytischen Schub

Diagnostisches Vorgehen

- Bei jeder Coombs-neg. Hämolyse auch an eine PNH denken.
- Ebenso bei Panzytopenie mit Retikulozytose.
  - Abgrenzung gegenüber einer KM-Insuffizienz, bei der der Retikulozytenwert immer erniedrigt ist!
- Weiterhin bei allen Fällen von unklarer Thromboseneigung eine PNH in Betracht ziehen!

- Spezialdiagnostik:
  - Zuckerwassertest und Säurehämolyse sind heute durch die spezifischere und sensitivere Durchflusszytometrie obsolet geworden.
  - Durchflusszytometrische Bestimmung GPI-verankerter Antigene (z. B. CD55, CD59) auf Erythro- und Granulozyten: empfindlicher Nachweis auch kleiner Populationen. Erlaubt darüber hinaus die Quantifizierung des PNH-Klons.
  - PCR-Techniken zum Nachweis einer PIG-A-Genmutation.

6.14.5 Therapie

- Bluttransfusionen bei Bedarf.
- Eisensubstitution (▶ 6.2.7).
- Prophylaktische Gabe von Antikoagulanzien (Kumarine) bei Pat. mit großen PNH-Klonen (> 50 % PNH-Granulozyten).
- Lebenslange Antikoagulation nach thromboembolischen Ereignissen.
- Bei symptomatischen Pat. Einsatz der humanisierten monoklonalen AK Eculizumab und Ravulizumab, die die terminale Komplementkomponente C5 blockieren.
  - Differenzialindikationen und Dosierungen für Eculizumab und Ravulizumab: siehe Fachinformationen
  - Der Vorteil von Ravulizumab ist das länger Dosierintervall von 8 Wo. im Vergleich zu 2 Wo. bei Eculizumab.
- Allogene SZT: einzig kurativer Ansatz.

6.14.6 Prognose

- Mögliche Todesursache sind thromboembolische Ereignisse, häufig auch das Budd-Chiari-Syndrom.
- Auch Übergänge in ein MDS oder in akute Leukämien werden beobachtet.
- Durch Eculizumab konnte die Prognose von ca. 10 Jahren medianer Überlebenszeit um 1990 auf über 20 Jahre nach dem Jahr 2000 verbessert werden

6.15 Mikroangiopathische hämolytische Anämien (MAHA)

6.15.1 Definition

Gruppe schwerer lebensbedrohlicher Erkrankungen, die durch eine mikroangiopathische hämolytische Anämie und eine Thrombozytopenie gekennzeichnet sind.

Unter einer mikroangiopathischen hämolytischen Anämie (MAHA) wird eine extrakorpuskuläre intravasale hämolytische Anämie verstanden, der eine mechanische Erythrozytendestruktion durch partiellen Verschluss kleiner Gefäße (Mikroangiopathie) zugrunde liegt.

6.15.2 Einteilung

Zu den MAHA gehören folgende Krankheitsbilder:

- Thrombotisch-thrombozytopenische Purpura (TTP, Morbus Moschcowitz)
- Hämolytisch-urämisches Syndrom (HUS)
- Medikamenteninduzierte MAHA

- MAHA bei Tumorerkrankungen

Die genannten Syndrome werden heute meist unter der Bezeichnung „TTP/HUS" zusammengefasst, da die diagnostisch entscheidenden Laborbefunde (MAHA, Thrombozytopenie) bei allen gleich sind.

6.15.3 Epidemiologie

Ca. 1 Fall pro 50 000 Krankenhauseinweisungen.

6.15.4 Pathologie

- Gemeinsamer pathophysiologischer Mechanismus: Aktivierung, Aggregation und Adhäsion von Thrombozyten am Endothel.
- Sekundär lokale Aktivierung der plasmatischen Gerinnung und Bildung von Fibrinfäden, die durch das Gefäß strömende Erythrozyten gleichsam „zerschneiden". Hierdurch Entstehung von Fragmentozyten.
- Ischämie in verschiedenen Organen durch Okklusion der Mikrozirkulation.
- Die pathologische Thrombozytenaggregation wird bei TTP durch ungewöhnlich große („unusually large") Von-Willebrand-Faktor-Multimere (ULVWF-Multimere) ausgelöst, die vom Endothel sezerniert werden.
  - Solche ULVWF-Multimere werden normalerweise durch eine spezifische Metalloprotease, die sog. ADAMTS 13, gespalten. Bei erworbener TTP hemmen Autoantikörper die ADAMTS 13, bei der sehr seltenen angeborenen TTP liegen Mutationen der ADAMTS 13 vor.
  - Auch bei bestimmten medikamentös induzierten Formen der TTP sowie beim HUS des Kindesalters und beim HELLP-Syndrom wurden erniedrigte Aktivitäten der ADAMTS 13 gefunden.
  - Bei den meisten medikamentös induzierten Formen konnte jedoch keine Verringerung der Aktivität der ADAMTS 13 gefunden werden. In diesen Fällen dürfte eine direkte Endothelschädigung verantwortlich sein.
- Das HUS des Kindesalters kann durch Infektionen mit Shiga-Toxin produzierenden E.-coli-Stämmen ausgelöst werden (enterohämorrhagische E. coli [EHEC] vom Serotyp O157:H7, EHEC; ▶ Tab. 6.21).

6.15.5 Klinik

- Sog. Pentade der klassischen TTP (Morbus Moschcowitz):
  - Mikroangiopathische hämolytische Anämie.
  - Thrombozytopenie.
  - Neurologische Symptome: Kopfschmerz, Verwirrung, Koma, Hemiparesen.
  - Nierenbeteiligung: Mikrohämaturie, Proteinurie, u. U. akutes Nierenversagen.
  - Fieber.
- Übelkeit, Erbrechen, u. U. schwere abdominale Schmerzen.
- Hämorrhagische Diathese: Epistaxis, Hämaturie, gastrointestinale und subarachnoidale Blutungen.
- Bei HUS im Kindesalter vorausgehende blutige Diarrhöen (bedingt durch EHEC).
- Klinische Unterscheidung klassische TTP–HUS: Bei der TTP steht die neurologische Symptomatik, beim HUS das Nierenversagen im Vordergrund.
- Selten sind allerdings alle Symptome der Moschcowitz-Pentade vorhanden.

Tab. 6.21 Ursachen von TTP-/HUS-Syndromen

Syndrom	Ursachen
Erworbene TTP	• Autoantikörper gegen ADAMTS 13 • Idiopathisch • Systemischer Lupus erythematodes • Sklerodermie • AIDS/HIV-Infektion
Angeborene TTP	Hereditäre Defekte der ADAMTS 13
HUS des Kindesalters	Shiga-Toxin produzierende E.-coli-Stämme
Medikamenteninduziertes TTP-/ HUS-Syndrom	• Mitomycin C • Ciclosporin A • Chinin • Ticlopidin • Clopidogrel Bei einer Vielzahl von anderen Medikamenten wurden ebenfalls Fälle von TTP/HUS beobachtet
MAHA bei Malignomen	Vor allem schleimbildende Adenokarzinome. KM-Karzinose, Pathogenese unklar
TTP in der Schwangerschaft	Eine Schwangerschaft scheint ein Risikofaktor für die Auslösung eines TTP/eines HUS zu sein. Schwierige Abgrenzung gegenüber Präeklampsie/HELLP-Syndrom

6.15.6 Diagnostik

Laborbefunde

- Anämie
- Thrombozytopenie
- Fragmentozyten im Blutausstrich
- Bilirubinspiegel (indirektes Bilirubin) erhöht
- LDH-Aktivität stark erhöht: nicht nur Hämolyse, sondern auch ischämisch bedingter Zellzerfall, v. a. in der Leber
- Haptoglobinspiegel erniedrigt
- Retikulozytenzahl erhöht
- Kreatininspiegel erhöht
- Erhöhte Plasmakonzentrationen von Thrombomodulin und Von-Willebrand-Faktor (VWF) als Ausdruck des Endothelschadens
- Direkter Coombs-Test (▶ 6.16.6) neg.

Diagnosestellung

Die Diagnose wird gestellt, wenn eine Kombination aus folgenden Befunden vorliegt:

- Thrombozytopenie.
- Mikroangiopathische hämolytische Anämie:
  - Pos. Hämolyseparameter und Nachweis von Fragmentozyten.
  - Hierbei wird ein Fragmentozytenanteil > 1 % der Erythrozyten als diagnostisch signifikant angesehen.
- Neg. direkter Coombs-Test (▶ 6.16.6).
- Fehlende alternative Erklärung für die genannten Befunde wie disseminierte intravasale Gerinnung, künstliche Herzklappen etc.

Cave

Diagnosestellung und Therapieeinleitung dürfen keinesfalls bis zur Ausprägung der „klassischen Pentade" verzögert werden, da dann bereits irreversible Organschäden eingetreten sein können, v. a. am ZNS!

6.15.7 Differenzialdiagnosen

- Kombination von AIHA und Thrombozytopenie (sog. Evans-Syndrom): keine Fragmentozyten, pos. direkter Coombs-Test (▶ 6.16.6).
- Sepsis mit disseminierter intravasaler Koagulation: veränderte Gerinnungsparameter.
- Endokarditis: Herzgeräusche, Koagulopathie, in der Echokardiografie Klappenvegetationen erkennbar.

6.15.8 Therapie

- Standardtherapie: Plasmaaustausch.
  - Austausch von 40–80 ml Plasma/kg KG gegen entsprechendes Volumen an gefrorenem Frischplasma (FFP).
  - Tägliche Plasmapheresen.
  - Bei Nichtansprechen 2 × tgl. Plasmapheresen und ggf. Steigerung der Frischplasma-Dosis bis auf 140 ml/kg KG.
- Verlaufsparameter:
  - LDH-Aktivität i. S.
  - Bei Ansprechen rascher Abfall.
- Dauer der Therapie: nicht klar etabliert. Empfohlen wird eine Fortsetzung bis zum Verschwinden der neurologischen Symptome und bis für einige Tage normale Thrombozyten- und LDH-Werte bestehen. In den großen Studien waren im Mittel 7–16 Plasmapheresen erforderlich.
- Nach dem ersten Auslassversuch kommt es bei ca. 25–50 % der Pat. zu einem Rückfall. Fast alle Pat. sprechen danach erneut an.
- Vorgehen bei nicht optimalem Ansprechen:
  - Zusätzlich zum Plasmaaustausch Glukokortikoide: Prednisolon 1–2 mg/kg KG/d oder Methylprednisolon 2 × 125 mg/d.
  - Vincristin: 1,4 mg/m^2 KOF, max. 2 mg absolut pro Einzelgabe, kumulativ max. 10 mg.
  - Splenektomie.
  - Rituximab (chimärer CD20-AK): Es wurde ein Ansprechen bei refraktärer Erkrankung beschrieben. Auch scheint Rituximab die notwendige Therapiedauer zu verkürzen und die Häufigkeit von Rückfällen zu reduzieren.

Cave

Thrombozytentransfusionen werden trotz sehr niedriger Thrombozytenwerte kritisch gesehen, da vermutet wird, dass sie die Mikrothrombosierung verstärken könnten. Empirisch ist dies allerdings nicht belegt! Thrombozytentransfusionen sollten aber für Fälle von bedrohlichen Blutungen beschränkt bleiben.

6.15.9 Prognose

- Ohne Plasmaaustausch: Letalität von bis zu 90 %
- Bei Plasmaaustausch: Reduktion der Letalität auf < 20 %.

6.16 Autoimmunhämolytische Anämien (AIHA)

6.16.1 Definition

Erworbene extrakorpuskuläre hämolytische Anämien, deren Ursache Autoantikörper gegen verschiedene erythrozytäre Antigene sind.

6.16.2 Einteilung

Die AIHA werden i. d. R. anhand des thermischen Reaktionsoptimums der AK unterteilt:

- AIHA vom Wärmetyp
- AIHA vom Kältetyp
- Paroxysmale Kältehämoglobinurie (biphasische AK vom Donath-Landsteiner-Typ)

Weiterhin kann unterteilt werden in:

- Idiopathische Formen
- Sekundäre Formen (▶ Tab. 6.22)
- Medikamentös induzierte Formen

6.16.3 Epidemiologie

- Inzidenz: ca. 1 : 40 000 bis 1 : 80 000
- 70 % vom Wärmeantikörpertyp
- Genese: zu 20–50 % idiopathisch

6.16.4 Pathologie

Die Eigenschaften des Autoantikörpers und damit die Charakteristika der Erkrankung werden durch die Immunglobulinklasse, die Antigenspezifität und das Temperaturoptimum der Antigen-Antikörper-Reaktion determiniert (▶ Tab. 6.23):

Tab. 6.22 Ursachen der sekundären AIHA

Ursachen	Beispiele
Malignome	• Lymphome, v. a. niedrig maligne B-Zell-NHL • Myeloproliferative Erkrankungen • Ovarialtumoren • Verschiedene andere Neoplasien
Infektionen	• Mycoplasma-pneumoniae-Infektion • Infektiöse Mononukleose
Autoimmunerkrankungen	• Systemischer Lupus erythematodes • Rheumatoide Arthritis • Sklerodermie • Colitis ulcerosa
Immundefekte	• Agammaglobulinämie

Tab. 6.23 Eigenschaften der Autoantikörper bei AIHA

	Wärmeantikörper	Kälteantikörper	Biphasische Antikörper
Immunglobulinklasse	IgG >> IgM > IgA	IgM >> IgG	IgG
Zielantigene	Nicht polymorphe Determinanten der Rhesus-Antigene, der Glykophorine und des Anionenaustauschers (Bande 3)	I-Antigen, selten i-Antigen	Kohlenhydrat-Determinante P
Reaktionsoptimum (°C)	37	0–4	0–4

- IgG-Autoantikörper werden von Fc-Rezeptoren der Makrophagen gebunden. Deshalb werden mit IgG-Autoantikörpern beladene Erythrozyten vorwiegend extravasal in der Milz durch Makrophagen abgebaut.
- IgM-Autoantikörper werden nicht von Fc-Rezeptoren gebunden, sind jedoch stark komplementaktivierend und in der Kälte agglutinierend. Deshalb kommt es bei diesen AK zur intravasalen Hämolyse sowie bei Kälte in den Akren zu Agglutination und Mikrozirkulationsstörungen.
- Biphasische AK vom Donath-Landsteiner-Typ sind ebenfalls stark komplementaktivierend, jedoch nicht agglutinierend. Wegen des Reaktionsoptimums in der Kälte binden diese AK bei kalten Temperaturen und aktivieren Komplement in der Wärme. Klinisch kommt es deshalb nach Kälteexposition zur intravasalen Hämolyse mit Hämoglobinurie.
- Das Temperaturoptimum der Reaktion wird durch die Thermodynamik der nichtkovalenten Bindung zwischen AK und Antigen bestimmt. Bei Kälteantikörpern ist die Bindung schwach und wird bereits bei Körpertemperatur gelöst. Deshalb reagieren diese Antikörper nur in der Kälte mit ihren Antigenen.

6.16.5 Klinik

AIHA vom Wärmetyp

- Meist schleichender Verlauf.
- Allgemeine Anämiesymptome (▶ 6.1.4).
- Ikterus: häufiges Leitsymptom, das Pat. zum Arzt führt.
- Gelegentlich leichte Splenomegalie.
- Es gibt auch rasante Verläufe mit schwerer Anämiesymptomatik, ausgeprägtem Ikterus, Fieber, Tachypnoe, Tachykardie und Herzinsuffizienz!

AIHA vom Kältetyp

Kommen in zwei Formen vor:

- Chron. Kälteagglutininkrankheit.
  - Als sekundäre Form meist mit B-Zell-Lymphomen vergesellschaftet.
  - Akrozyanose bei Kälteexposition steht klinisch im Vordergrund.
  - Gelegentlich werden Hautnekrosen und Nekrosen an den Fingerkuppen beobachtet.
  - Da eine intravasale Hämolyse bestehen kann, wird auch eine Hämoglobinurie beobachtet.

  - Die idiopathische Kälteagglutininkrankheit ist durch monoklonales IgM gekennzeichnet und kann als monoklonale Gammopathie unbekannter Signifikanz (MGUS) vom IgM-Typ angesehen werden. Sie betrifft überwiegend Pat. jenseits des 50. Lj. und kann in eine manifeste lymphoproliferative Erkrankung vom Typ Waldenström-Makroglobulinämie übergehen.
- Akute Kälteagglutininkrankheit: tritt 2–3 Wo. nach einer Mykoplasmen- oder EBV-Infektion auf und verschwindet spontan nach ca. 3–4 Wo.

Paroxysmale Kälteagglutininkrankheit

- Früher häufig bei Pat. mit Lues beobachtet.
- Heute nicht selten bei kleinen Kindern nach Virusinfekten.
- Typisches klinisches Bild:
  - Minuten bis Stunden nach Kälteexposition ziehende Schmerzen in Rücken und Beinen.
  - Während der Attacke abgesetzter Urin ist durch die Hämoglobinurie dunkel.

6

6.16.6 Diagnostik

Laborbefunde

- Hämolyseparameter pathologisch (▶ 6.10.5)
- Retikulozytenzahl erhöht
- Bei Kälteagglutininkrankheit häufig Autoagglutination der Erythrozyten im Ausstrich nachweisbar

> **Merke**
> Entscheidender diagnostischer Parameter ist der direkte Antiglobulintest (Coombs-Test).

Direkter Coombs-Test

- Prinzip: Pat.-Erythrozyten werden durch Antiserum gegen Immunglobuline und Komplementfaktor C3 agglutiniert, wenn sie mit den genannten Serumkomponenten beladen sind. Durch spezifische Seren wird zwischen IgG und C3d differenziert.
- Nachweis von Immunglobulin- oder Komplementbeladung der Erythrozyten.
- Befunde:
  - Bei AIHA vom Wärmetyp ist der direkte Coombs-Test zu 90–95 % positiv für IgG.
  - Bei AIHA vom Kältetyp ist der direkte Coombs-Test für C3d positiv.
  - Auch bei der paroxysmalen Kältehämoglobinurie ist der direkte Coombs-Test für C3d positiv.
- Bei pos. direktem Coombs-Test kann durch weitere immunhämatologische Untersuchungen der Nachweis von Kälteagglutininen oder biphasischen AK geführt werden. Weiterhin lässt sich u. U. die Spezifität der AK klären (s. hierzu Lehrbücher der Transfusionsmedizin).

Indirekter Coombs-Test

- Prinzip: Test-Erythrozyten werden zunächst mit Pat.-Serum inkubiert und dann mit Antiserum gegen Immunglobuline und Komplementfaktor C3. Sie agglutinieren, wenn entsprechende AK im Pat.-Serum vorhanden waren.
- Nachweis von spezifischen AK gegen Erythrozytenantigene.

Merke

Zur Vermeidung der Autoabsorption von Kälteagglutininen und biphasischen AK aus dem Plasma an die Erythrozyten ist Blut zur Bestimmung dieser AK bei 37 °C in das Labor zu bringen.

Diagnostisches Vorgehen

- Pos. Hämolyseparameter und ein pos. direkter Coombs-Test belegen eine AIHA.
- Der Nachweis einer IgG-Beladung der Erythrozyten belegt eine AIHA vom Wärmetyp.
- Bei Beladung mit der Komplementkomponente C3d kann eine AIHA vom Kältetyp oder eine paroxysmale Kältehämoglobinurie vorliegen.
- Eine weitere immunhämatologische Diagnostik ist erforderlich, um Kälteagglutinine und biphasische AK nachzuweisen und um die Spezifität der Autoantikörper zu klären (kann transfusionsmedizinisch relevant sein).
- Weiterhin ist eine KM-Punktion durchzuführen, da als Ursache der AIHA niedrig maligne B-Zell-NHL infrage kommen (z. B. CLL, Waldenström-Makroglobulinämie).
- Zusätzlich Suche nach Lymphomen und Splenomegalie mittels bildgebender Diagnostik (Sonografie, CT).

6.16.7 Differenzialdiagnosen

- Sphärozytose: chron. Hämolyse, Splenomegalie, jedoch direkter Coombs-Test negativ. EMA-Test pathologisch.
- TTP/HUS: Fragmentozyten im Blutausstrich, direkter Coombs-Test neg.
- PNH: direkter Coombs-Test neg., durchflusszytometrisch Nachweis CD55- und CD59-neg. Erythrozyten bzw. Granulozyten.
- Medikamenteninduzierte Hämolysen:
  - Durch direkte Toxizität, Medikamenten-AK oder G-6-PDH-Defizienz.
  - Nachweis von Medikamenten-AK. Genaue Medikamentenanamnese. Biochemische und genetische Diagnostik bei V. a. G-6-PDH-Defizienz (Bestimmung der Enzymaktivitäten; ▶ 6.12.5).

6.16.8 Therapie

AIHA vom Wärmetyp

- Prednisolon:
  - 1 mg/kg KG/d.
  - Nach Erreichen einer akzeptablen Hb-Konzentration (> 10 g/dl) schrittweise Dosisreduktion innerhalb von 2 Wo. auf 20 mg/d. Beibehaltung dieser Dosis für 1 Mon., danach Ausschleichen über einen Zeitraum von 2–3 Mon.
- Bei Steroidversagen oder inakzeptabel hoher Erhaltungsdosis (Prednison > 15 mg/d) ist eine Zweitlinientherapie erforderlich:
  - Splenektomie: Ca. 60–70 % der Pat. zeigen nach Splenektomie zumindest eine Besserung der AIHA. In den USA wird diese Maßnahme als Zweitlinientherapie der Wahl angesehen.

- Rituximab: Effektivität dieser Therapie mittlerweile durch Studien gut belegt. Ansprechraten um 80 %. Allerdings sind die untersuchten Pat.-Kollektive klein und heterogen. Eine potenzielle Langzeitkomplikation ist das Auftreten einer progressiven multifokalen Leukenzephalopathie (PML).
- Dosierung von Rituximab: 375 mg/m², Tage 1, 8, 15 und 22 (insgesamt 4 Dosen).

- Alternativen und Drittlinientherapien:
  - Azathioprin: 100–150 mg/d p. o.
  - Cyclophosphamid: 100 mg/d p. o. oder 500–700 mg i. v. alle 3 Wo.
  - Cyclophosphamid ist vermutlich effektiver als Azathioprin, hat jedoch mehr NW, insbes. Myelotoxizität, sowie das Risiko der Entwicklung sekundärer Leukämien.
  - Mycophenolat-Mofetil (CellCept®): initial 500–1 000 mg/d, dann Steigerung auf 1 000–2 000 mg/d.
  - Ciclosporin: 5–10 mg/kg KG/d auf 2 Dosen verteilt.
  - Danazol: 600–800 mg/d.

6

AIHA vom Kältetyp

- Die akute Kälteagglutininkrankheit ist meist spontan reversibel und bedarf i. d. R. keiner Therapie.
- Therapie der Grundkrankheit, z. B. Standardchemotherapie eines Lymphoms.
- Bei chron. Kälteagglutininkrankheit Meidung von Kälteexposition.
- Bei schwerer Hämolyse stehen folgende Therapien zur Verfügung:
  - Rituximab als Monotherapie, ggf.. auch in Kombination mit Bendamustin.
  - Sutimlimab (AK gegen die Komplementkomponente C1 s): aktuell in der EU noch nicht zugelassen.

Merke
Steroide und Splenektomie sind bei der Kälteagglutininkrankheit meist unwirksam.

Paroxysmale Kälteagglutininkrankheit

Die paroxysmale Kältehämoglobinurie ist i. d. R. eine passagere Komplikation einer Virusinfektion. Die Therapie besteht in der zeitweiligen Meidung von Kälteexposition.

6.17 Medikamenteninduzierte Immunhämolysen

6.17.1 Definition

Durch Antikörperbildung gegen bestimmte Medikamente induzierte hämolytische Anämien.

6.17.2 Pathologie

- Drei Pathomechanismen:
  - Hapten-Typ: Das Medikament bindet zunächst an Oberflächenstrukturen des Erythrozyten. Gegen das Medikament gerichtete AK werden auf diese Weise indirekt an den Erythrozyten gekoppelt. Die antikörperbeladenen

Tab. 6.24 Immunhämolyse verursachende Medikamente

Hapten-Typ	Immunkomplex-Typ	Autoantikörper-Typ
• Cephalosporine • Penicilline • Tetrazykline	• Chinin, Chinidin • Cephalosporine • Doxepin • Rifampicin • Diclofenac • Amphotericin B	• α-Methyldopa • Fludarabin • Teniposid • Diclofenac

Erythrozyten werden durch Makrophagen über den Fc-Rezeptor gebunden und abgebaut (analog wie bei der AIHA vom Wärmetyp).
  - Immunkomplex-Typ: Medikament und AK bilden einen Komplex, der sich dann an Erythrozyten (aber auch an anderen Blutzellen) niederschlägt und Komplement aktiviert.
  - Autoantikörpermechanismus: Das Medikament induziert die Bildung von AK, die direkt mit den Erythrozyten reagieren. Es entsteht eine echte AIHA.
- Während die beiden ersten Formen zur Erythrozytendestruktion der Anwesenheit des jeweiligen verursachenden Medikaments bedürfen, persistiert die letztere Form auch nach Absetzen des Medikaments.
- Medikamente, die eine Immunhämolyse verursachen: ▶ Tab. 6.24.

6

6.17.3 Klinik

- Hapten- und Autoantikörper-Typ: meist schleichender Verlauf, milde Hämolyse
- Immunkomplex-Typ: gelegentlich schwere intravasale Hämolysen, die nach vorheriger Sensibilisierung schon nach einmaliger Reexposition auftreten können

6.17.4 Diagnostik

- Bei jeder Hämolyse ist eine genaue Medikamentenanamnese unbedingt erforderlich.
- Auch an „banale" Medikamente denken: Selbstmedikation, z. B. auch das berühmte „Chinin im Tonic-Water"!
- Serologie:
  - Hapten-Typ: nach in vivo- Exposition mit dem Medikament pos. direkter Coombs-Test mit IgG. Indirekter Coombs-Test neg. für unbehandelte Testerythrozyten. Reaktion mit medikamenteninkubierten Testerythrozyten (hierdurch Nachweis der gegen das Medikament gerichteten AK).
  - Immunkomplex-Typ: in der akuten Phase direkter Coombs-Test pos. für C3d. Nach Inkubation des Serums mit dem infrage kommenden Medikament u. U. pos. indirekter Coombs-Test.
  - Autoantikörper-Typ: Befunde wie bei AIHA vom Wärmetyp.

6.17.5 Therapie

- Absetzen des verursachenden Medikaments (oder von Medikamenten, die als verursachend vermutet werden).
- Vermeidung einer erneuten Exposition.
- Diese kann – bei Hämolysen vom Immunkomplex-Typ – lebensbedrohlich sein!
- Bei Hämolysen vom Autoimmuntyp ggf. Steroide (Prednisolon 1 mg/kg KG).

Literatur

Berentsen S. How I treat cold agglutinin disease. Blood, 2021 Mar 11;137(10): 1295–1303. doi: 10.1182/blood.2019003809.

Brodsky RA. How I treat paroxysmal nocturnal hemoglobinuria. Blood, 2021 Mar 11;137(10): 1304–1309. doi: 10.1182/blood.2019003812

Thomas MR, Scully M. How I treat micronagiopathic hemolytic anemia in patients with cancer. Blood, 2021 Mar 11;137(10): 1310–1317. doi: 10.1182/blood.2019003810.

7 Aplastische Anämien

Hubert Schrezenmeier und Ralph Naumann

7.1 Aplastische Anämie

7.1.1 Definition

- Bi- oder Trizytopenie des peripheren Bluts als Folge einer Knochenmark-(KM-) Aplasie.
- Synonyme: Panmyelopathie, Panmyelophthise.
- In der deutschen Terminologie bezeichnet die Diagnose im Gegensatz zu den kongenitalen aplastischen Syndromen (z. B. Fanconi-Anämie, Shwachman-Diamond-Syndrom) eine erworbene Störung der Hämatopoese.
- Einteilung: nach Schweregraden (▶ Tab. 7.1) und nach Ätiologie (▶ 7.1.3).
- Diese Unterscheidung hat prognostische Bedeutung und therapeutische Konsequenzen (▶ 7.1.8, ▶ 7.1.10).

Cave

Die Diagnose „aplastische Anämie“ wird nicht gestellt, wenn
- deutliche dysplastische Veränderungen der Hämatopoese nachweisbar sind,
- eine Verdrängung der normalen Hämatopoese durch maligne Zellen oder Fasergewebe vorliegt,
- die KM-Aplasie Folge einer vorausgegangenen obligat myelotoxischen Zytostatika- oder Strahlentherapie ist.

7.1.2 Epidemiologie

- Sehr seltene Erkrankung.
- Inzidenz in Mitteleuropa: etwa 2–4 / 1 000 000 / Jahr.
- Die Erkrankung tritt in jedem Alter auf. Zwei Altersgipfel: 15–30 J. und > 60 J.
- Männer : Frauen ca. 1 : 1.

7.1.3 Ätiologie

- Idiopathisch (> 80 %).
- Medikamente (< 10 %): ▶ Tab. 7.2 [Heimpel 1996].

Tab. 7.1 Einteilung der aplastischen Anämie in drei Schweregrade (MAA, SAA, vSAA)[1]

Schweregrad	Granulozyten ($10^3/\mu l$)	Thrombozyten ($10^3/\mu l$)	Retikulozyten ($10^3/\mu l$)
Mäßig schwere aplastische Anämie (MAA)	< 1,5	< 70	< 60
Schwere aplastische Anämie (SAA)	< 0,5	< 20	< 20
Sehr schwere aplastische Anämie (vSAA)	< 0,2	< 20	< 20

2 von 3 Befunden müssen im peripheren Blut nachweisbar sein. Bei der sehr schweren Form muss eine Granulozytopenie von $< 0{,}2 \times 10^3 / \mu l$ vorliegen

[1] Bedeutung der Schweregradeinteilung: Prognose und Basis für Therapieentscheidungen

Tab. 7.2 Arzneimittelinduzierte aplastische Anämie

Substanzgruppe	Medikamente
Antibiotika	Sulfonamide, Chloramphenicol, Co-trimoxazol
Antirheumatika / nichtsteroidale Antirheumatika (NSAR)	Goldpräparate, D-Penicillamin / Phenylbutazon, Indometacin, Diclofenac
Antikonvulsiva	Phenytoin, Carbamazepin
Psychopharmaka	Phenothiazine
Thyreostatika	Carbimazol, Thiamazol
Iodinationshemmer	Perchlorat
Urikostatikum	Allopurinol
Checkpoint-Inhibitoren	Anti-PD-1-Antikörper [Delanoy et al. 2019]

- Hereditäre Formen (≈ 10 %; z. B. Dyskeratosis congenita, andere Telomeropathien)
- Postinfektiös nach Virusinfekten (< 5 %), z. B. Hepatitisviren (bisher nicht identifiziert, meist Hepatitis-Non-A-Non-B-Non-C-Non-G-Viren), EBV, Parvovirus B19, HIV.
- Weitere Auslöser (< 5 %): Chemikalien, z. B. Benzol (erhöhtes Risiko bei Langzeitexposition auch für akute Leukämien), Insektizide.
- Erstmanifestierte hereditäre Formen im Erwachsenenalter (≈ 10 %) [Dokal et al. 2010; Bluteau et al. 2018].
- Bei einer Subgruppe von Pat. mit ansonsten typischer aplastischer Anämie (5–10 %) liegen Mutationen im Telomerase-Komplex als prädisponierender Faktor vor („Telomeropathien") [Townsley et al. 2014].

7.1.4 Pathophysiologie

- Nicht vollständig geklärt.
- Destruktion oder Suppression hämatopoetischer Stammzellen steht im Vordergrund.
- Klonale Hämatopoese mit rekurrenten Mutationen bei etwa ⅓ der Pat., am häufigsten in den Genen *BCOR, ASXL1, DNMT3A, PIGA* und im HLA-Lokus (häufig Verlust eines elterlichen HLA-Haplotyps („loss of heterozygosity") auf Chromosom 6.
- Neben einer direkten Schädigung (z. B. Chemikalien, Viren) spielen T-Zell-vermittelte Autoimmunmechanismen mit Produktion von Zytokinen (IFN-γ, TNF-α, IL-2) eine wesentliche Rolle.
- Das KM-Stroma scheint an der Pathogenese nicht ursächlich beteiligt zu sein.

7.1.5 Klinik

- Unspezifisch.
- Die Symptomatik ähnelt anderen Erkrankungen, die mit einer Panzytopenie einhergehen (▶ Tab. 7.3; ▶ 8, ▶ 9, ▶ 10.4, ▶ 11, ▶ 12, ▶ 13).
- Beginn: akut oder schleichend.
  - Akuter Beginn: Infektionen und/oder Blutungen.
  - Schleichender Beginn: Anämiesymptome, später Infektionen und Blutungen.
- Erkrankungsschwere: abhängig vom Ausmaß der peripheren Panzytopenie.

Tab. 7.3 Symptomatik der Zytopenie

Zytopenie	Symptome
Anämie	Allgemeinsymptome: • Blässe, Müdigkeit, Leistungsminderung • Dyspnoe, Tachykardie • Bei älteren Pat. Angina pectoris
Granulozytopenie	Erhöhtes Infektionsrisiko: • Fieber • Infektionen, oft nekrotisierend; v. a. Mund- und Rachenulzera, Tonsillitis, Gingivitis, Pneumonien, Hautphlegmone, perianale Infektionen; Erregerspektrum: grampositive und -negative Bakterien, Pilze • Sepsis
Thrombozytopenie	Erhöhtes Blutungsrisiko: • Hautblutungen • Petechien, Sugillationen, Ekchymosen • Schleimhautblutungen • Zahnfleischbluten, Epistaxis • Andere Blutungen, z. B. Menorrhagien • Bei älteren Pat. zerebrale Blutungen

7.1.6 Diagnostik

Merke
Die Sicherung der Diagnose erfolgt durch das Blutbild (BB) und die KM-Untersuchung.

Anamnese und körperliche Untersuchung

- Anamnese: Medikamentenanamnese → Frage nach Infekt- und Blutungsneigung, Familienanamnese (insbesondere Zytopenie, maligne Erkrankungen, Organfibrosen, Infektionen, Autoimmunerkrankungen)
- Körperliche Untersuchung: Suche nach Infektionen, Blutungen und Befunden, die auf ein kongenitales KM-Versagenssyndrom hinweisen (Nageldystrophien, Leukoplakien, Pigment-, Skelett-, Zahnanomalien, kardiale oder renale Fehlbildungen, Kleinwüchsigkeit, graue Haare (in frühem Lebensalter)

Merke
Die Diagnose „aplastische Anämie“ ist wenig wahrscheinlich, wenn
- LK-Schwellungen nachweisbar sind und / oder
- eine Spleno- oder Hepatosplenomegalie vorliegt.

Labordiagnostik

- BB: Bi- oder Trizytopenie → Erniedrigung von Hb-Wert (normozytär, normochrom), Leukozyten-, Thrombozytenzahlen (Fehlen von Riesenthrombozyten).
- Differenzialblutbild (Diff-BB): meist Verringerung des Anteils neutrophiler Granulozyten, seltener der Monozyten.
- Retikulozytenzahlen: verringert → Ausschluss Hämolyse (▶ 6.10.5).

Merke
Bei Retikulozytose ist an ein kombiniertes Krankheitsbild mit paroxysmaler nächtlicher Hämoglobinurie (PNH) zu denken.

- LDH, Haptoglobin, Bilirubin zum Ausschluss einer Hämolyse (▶ 6.10.5).
- Vit. B_{12}, Folsäure zum Ausschluss einer megaloblastären Anämie.
- Leberparameter: GOT (ASAT), GPT (ALAT).
- BSG, CRP, Ferritin, Serumeiweißelektrophorese, Immunglobuline, Kreatinin, Harnsäure, Blutzucker.
- Gerinnung: Quick, PTT, Fibrinogen.
- Virusserologie: Hepatitis A, B, C, E; HIV, EBV, CMV, HSV, VZV, Parvovirus B19.
- Antinukleäre Antikörper (ANA), Anti-DNA-AK als Hinweis auf einen Lupus erythematodes.
- Blutgruppe, AK-Screening (vor der 1. Transfusion), direkter Antiglobulin-Test.
- Mikrobiologische Basisdiagnostik zum Ausschluss von Infekten: Untersuchung von Rachen-, Nasenabstrich, Sputum, Mittelstrahlurin.
- PNH-Diagnostik: Immunphänotypisierung zur Analyse defizienter Glykosylphosphatidylinositol-(GPI-)verankerter Oberflächenproteine auf Granulo- und Erythrozyten, ggf. auch Retikulozyten und Monozyten (CD55, CD59, CD157, FLAER oder andere GPI-verankerte Marker).
- Bei Adoleszenten und jungen Erw. ist eine Fanconi-Anämie auszuschließen: Chromosomenbruchanalyse, ggf. Mutationsanalyse der Fanconi-Anämie-Gene.
- Telomerlängenbestimmung in Leukozyten, insbes. bei V. a. auf Dyskeratosis congenita (Trias: abnorme Hautpigmentierung, Nageldystrophie, Mukosa-Leukoplakie). Mutationsanalyse von *TERT, hTERC, DKC1, RTEL1, TIN2* und weiteren Genen des Telomerase-Komplexes bei Telomerverkürzung in Lympho- oder Granulozyten (< 10. Perzentile einer altersentsprechenden Kontrollgruppe).
- HLA-Typisierung (HLA Klassen I und II auf Allelniveau) bei geplanter allogener Stammzelltransplantation (SZT).
- „Next generation sequencing" der Gene des Telomerase-Komplexes, Genpanel für angeborene KM-Versagenssyndrome und somatische Mutationen in Genen, die mit myeloiden Neoplasien assoziiert sind (bisher Forschung, jedoch zunehmend in Routinediagnostik in Differenzialdiagnose zu MDS und für das Monitoring klonaler Evolution eingesetzt), *GATA2, RUNX1, SAMD9, SAMD9L, MECOM, ERCC6L2* [Yoshizato et al. 2015; Young 2018; Bluteau et al. 2018; Keel und Geddis 2021].
- Mutationsanalyse im SBDS-Gen bei V. a. Shwachman-Bodian-Diamond-Syndrom.

Knochenmarkdiagnostik

Merke
Nur die KM-Biospie mit Histologie kann die Diagnose „aplastische Anämie" sichern.
Die Länge des Biopsiezylinders muss mind. 15–20 mm betragen.
Die Aspirationszytologie dient v. a. zum Ausschluss der Differenzialdiagnosen.

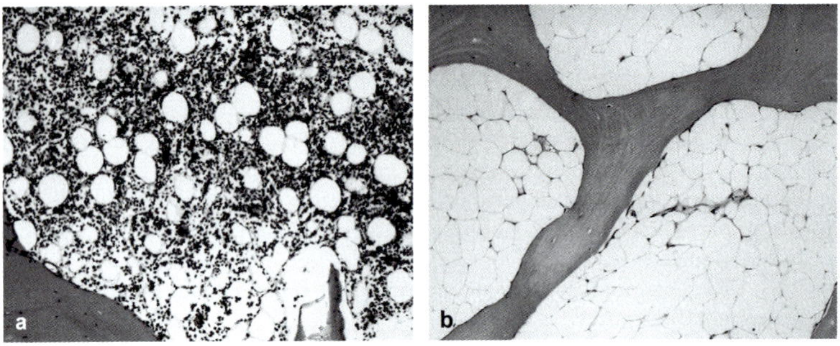

Abb. 7.1 Knochenmarkhistologie. **a** Normalbefund, **b** aplastische Anämie [M952]

Zytologie / Histologie

▶ Abb. 7.1.

- Hypozelluläres oder aplastisches Mark (Zellularität < 25 %, „leeres Mark") ohne Zeichen einer Fibrose.
- Im Markraum können Lymphozyten, Stroma- und Plasmazellen zwischen den Fettzellen nachweisbar sein.

Immunphänotypisierung

- Abgrenzung einer ALL mit präleukämischer Knochenmarkaplasie
- Nachweis von T-Lymphozyten und NK-Zellen in Fällen mit Vermehrung der Lymphozyten

Zytogenetik

Nachweis zytogenetischer Aberrationen:

- Normaler Karyotyp bei den meisten Pat. mit aplastischer Anämie.
- Abgrenzung eines hypoplastischen MDS bei entsprechendem pathologischem Befund.
- Abgrenzung eines aleukämischen Verlaufs einer Leukämie (AML, ALL): Bei aplastischer Anämie finden sich keine Chromosomenveränderungen.
- Pat. < 50 J. und Anomalien: Fanconi-Anämie (▶ Tab. 7.4).

Apparative Diagnostik

- Rö-Thorax in 2 Ebenen zum Ausschluss einer Pneumonie, eines Lymphoms und einer mediastinalen Raumforderung
- Sonografie des Abdomens zum Ausschluss eines Lymphoms, einer Splenomegalie sowie einer Raumforderung in Leber und / oder Milz

7.1.7 Differenzialdiagnosen

Merke

Die Diagnose „aplastische Anämie" sollte erst nach Ausschluss wichtiger Differenzialdiagnosen einer peripheren Panzytopenie gestellt werden (▶ Tab. 7.4).

Tab. 7.4 Differenzialdiagnose der Panzytopenie

KM-Befund	Erkrankung / Ursache	Hinweise / Diagnostik	Kap.
Aplastisch, hypozellulär	Aplastische Anämie	Histologie entscheidend	▶ 7.1
	Fanconi-Anämie	Fehlbildungen, Chromosomenbruchanalyse	–
	Dyskeratosis congenita	Telomerlängenbestimmung	–
	Shwachman-Bodian-Diamond-Syndrom	SBDS-Gen-Sequenzierung	
	Zytostatika- / strahleninduziert	Erholung spontan oder nach Gabe von G-CSF	▶ 1.2
	Paroxysmale nächtliche Hämoglobinurie (PNH)	Immunphänotypisierung (GPI-verankerte Oberflächenmarker), Hämolysezeichen (▶ 6.10.5)	▶ 6.14
	Hypoplastisches MDS	Morphologie, Zytogenetik	▶ 9
	KM-Infiltration durch akute Leukämien, Haarzellleukämie, Lymphome	Hypoplastisches Stadium einer hämatologischen Systemerkrankung: Histologie, Immunphänotypisierung, Zytogenetik	▶ 8, ▶ 11, ▶ 12, ▶ 13
	KM-Karzinose	Histologie	–
	Anorexia nervosa	Anamnese, klinischer Befund	–
Normo- oder hyperzellulär	Virusinfektionen	Meist transitorisch, z. B. EBV	–
	Bakterielle Infektionen	Fieber, Miliartuberkulose	–
	MDS	Morphologie, Zytogenetik	▶ 9
	KM-Infiltration durch Leukämien, Lymphome oder Karzinome	Histologie, Immunphänotypisierung, Zytogenetik	▶ 8, ▶ 11, ▶ 12, ▶ 13
	Primäre Myelofibrose	Histologie	▶ 10.5
	Vit.-B_{12}- oder Folsäuremangelanämie	Makrozytäre Anämie, Vit.-B_{12}- und Folsäurespiegel erniedrigt	▶ 6.8, ▶ 6.9
	Hypersplenismus	Leberzirrhose, Milzvenenthrombose	–
	Kala-Azar (viszerale Leishmaniose)	Fieber, Splenomegalie, Serologie, ggf. direkter Parasitennachweis	–
	Systemischer Lupus erythematodes (SLE), andere Kollagenosen	Antinukleäre Antikörper (ANA), ergänzende rheumatologische Diagnostik	–

7.1.8 Therapie

Therapieplanung

Merke
Bereits bei Krankheitsverdacht erfolgt die Verlegung in ein hämatologisches Zentrum mit Erfahrung in der Therapie der aplastischen Anämie. Ein kurzes Intervall zwischen Diagnose und Einleitung einer spezifischen Therapie ist ein günstiger prognostischer Faktor.
Nach Diagnosestellung alle verzichtbaren Medikamente absetzen.
Therapieziel ist das Erreichen einer Remission: Verhinderung der Gefährdung durch Blutungen und neutropenische Infektionen sowie Vermeidung chron. Transfusionsbedürftigkeit (Risiko Eisenüberlastung, Allosensibilisierung).

- Indikation: Pat. mit vSAA/SAA sowie Pat. mit MAA und Gefährdung durch die Zytopenie.
- Die Wahl der Initialtherapie ist abhängig von
  - Verfügbarkeit eines Stammzellspenders (HLA-identisches Geschwister, unverwandter Spender mit 10/10- oder 9/10-Match auf Allelebene),
  - Alter des Pat.,
  - Schweregrad der Erkrankung.
- Anhand dieser Kriterien wird die Entscheidung für eine Therapiestrategie getroffen [Schrezenmeier et al. 2022]:
  - Allogene SZT (bevorzugt KM als Stammzellquelle [Bacigalupo et al. 2012]) bei HLA-identischem Geschwister, Alter < 50 J. und SAA/vSAA (primäre Therapie),
  - Ansonsten immunsuppressive Therapie.

Merke
Alle Pat. sollten möglichst im Rahmen laufender klinischer Studien therapiert werden.

Spezifische Therapie

Allogene Stammzelltransplantation (SZT)

- Die frühzeitige allogene SZT stellt die einzige kurative Therapie und damit den therapeutischen Goldstandard bei Pat. mit SAA/vSAA dar [Schrezenmeier et al. 2022].
- Indikation: im Rahmen einer Vorstellung des Pat. in einem Transplantationszentrum individuell zu entscheiden.
- Indikation für eine primäre Tx: Pat. mit vSAA/SAA ohne schwerwiegende Komorbidität in einem Alter < 50 J. mit HLA-identem Geschwisterspender.
- Allogene SZT von einem unverwandten Spender: Bei Verfügbarkeit eines Spenders mit 10/10-Match (mind. 9/10-Match) auf Allelebene (HLA-A,-B,-C, -DRB1 und DQB1) ist diese Therapie bei jungen Pat. (< 30 J.) mit vSAA/SAA eine Option.
- Indikation für eine sekundäre Tx: Pat. in einem Alter < 60 J. mit Versagen der immunsuppressiven Therapie (mind. 1 Kurs Pferde-ATG-basierte Therapie

[s. u.]) und Eltrombopag-Therapie. Unverwandte Spender mit 10/10- (oder mind. 9/10-)Match auf Allelebene.

- Neben den Altersgrenzen, die als Anhaltspunkte zu betrachten sind, muss inbes. auch die Komorbidität (z. B. HCT Comorbidity Index) einbezogen werden.
- Konditionierung und GvHD-Prophylaxe außerhalb klinischer Studien (▶ Tab. 7.5):
  - Konditionierung vor Geschwistertransplantation: Cyclophosphamid und ATG (üblicherweise vom Kaninchen; ▶ Tab. 7.5, ▶ Tab. 7.6) [Storb et al. 1994; Bacigalupo et al. 2012].

Tab. 7.5 Konditionierung und GvHD-Prophylaxe bei allogener SZT mit einem HLA-identen Geschwister

Medikament	Dosierung	Therapiedauer
Konditionierung ≤ 30 J.		
Cyclophosphamid	50 mg / kg KG i. v.	Tage – 5 bis – 2
ATG (z. B. Thymoglobulin)	3,75 mg / kg KG i. v.	Tage – 3 bis – 2
Konditionierung > 30 Jahre		
Cyclophosphamid	300 mg / m² KOF i. v.	Tage – 5 bis – 2
Fludarabin	30 mg / m² KOF i. v.	
ATG (z. B. Thymoglobulin)	3,75 mg / kg KG i. v.	
GvHD-Prophylaxe		
Methotrexat	15 mg / m² KOF i. v.	Tag +1
	10 mg / m² KOF i. v.	Tage +3, +6, +11
Ciclosporin A	Beginn mit 5 mg / kg KG i. v., Dosisanpassung nach Spiegel	Ab Tag – 1

Tab. 7.6 Konditionierung und GvHD-Prophylaxe bei allogener SZT mit einem unverwandten Spender [Bacigalupo et al. 2018]

Medikament	Dosierung	Therapiedauer
Konditionierung		
Cyclophosphamid	25 mg / kg KG i. v.	Tage – 5 bis – 2
Fludarabin	30 mg / m² KOF i. v.	Tage – 5 bis – 2
ATG	Dosis abhängig vom Produkt	Tage – 4 bis – 2
Thymoglobulin®	2,5 mg / kg KG i. v.	
ATGAM®	40 mg / kg KG i. v.	
ATG Fresenius®	10 mg / kg KG i. v.	
TBI	2 Gy	Tag – 1
GvHD-Prophylaxe		
Methotrexat	10 mg / m² KOF i. v.	Tage +1, +3, +6
Ciclosporin A	3 mg / kg KG i. v. Dosisanpassung nach Spiegel	Beginnend an Tag – 1 Sobald möglich, Umstellung auf orale Gabe
Rituximab	200 mg	Tag +5

  - Konditionierung vor unverwandter Tx: Niedrig-Dosis-Cyclophophamid, Fludarabin und ATG (alternativ Alemtuzumab [Marsh et al. 2014]), alternativ konventionelle Cyclophosphamid-Konditionierung (200 mg/kg KG) mit ATG und niedrig dosierter Ganzkörperbestrahlung (2 Gy) oder reduzierte Cyclosphophamid-Dosis (120 mg/kg KG) mit 8 Gy Ganzkörperbestrahlung; ▶ Tab. 7.6 [Bacigalupo 2018].
  - GvHD-Prophylaxe: Ciclosporin A und Methotrexat.
- Stammzellquelle: Es sollte KM verwendet werden [Bacigalupo et al. 2012].
- Die Gabe peripher mobilisierter Blutstammzellen ist mit einem erhöhten Risiko für eine chron. GvHD und einem Überlebensnachteil assoziiert [Bacigalupo et al. 2012].
- Komplikationen:
  - Transplantatabstoßung (ca. 5 %): höheres Risiko als nach SZT bei Leukämien.
  - Weitere Komplikationen: ▶ 3.2.6.

Immunsuppressive Therapie

- Ind. für eine primäre Immunsuppression: Pat. mit vSAA/SAA > 50 J.; Pat. ohne passenden Spender sowie Pat. mit MAA und Gefährdung durch die Zytopenie.
- Immunsuppressive Therapie außerhalb klinischer Studien bei Pat. mit vSAA/SAA: Pferde-ATG (ATGAM®), Ciclosporin A und Eltrombopag [Peffault de et al. 2022; Townsley et al. 2017]. Zur Reduktion unerwünschter Wirkungen des ATG erfolgt mindestens 4 Wo. die Gabe von Kortikosteroiden (▶ Tab. 7.7). Eine randomisierte Studie zur Primärtherapie zeigte im Vergleich von Pferde-ATG (ATGAM®) und Kaninchen-ATG (Thymoglobulin®), dass die Ansprechrate nach 3 Mon. (62 vs. 33 %) und das Gesamtüberleben (85 vs. 55 %)

Tab. 7.7 Immunsuppressive Therapie bei aplastischer Anämie

Medikament	Dosierung	Therapiedauer
Pferde-ATG (z. B. ATGAM®)	40 mg / kg KG pro Tag i. v.	Tage 1–4
Ciclosporin A	Initial 5 mg / kg KG p. o., Dosisanpassung nach Spiegel (150–250 ng / ml)	Mind. 4 Mon., langsame (!) Dosisreduktion nach Erreichen stabiler Remission
Methylprednisolon[1] Prednisolon / Prednison[1]	1 mg / kg KG i. v. 1 mg / kg KG p. o.[2]	Jeweils vor ATG, anschließend bis Tag 10, dann schrittweise Dosisreduktion (bis Tag 29)
Eltrombopag[3]	150 mg p. o.[4]	6 Mon., weitere Therapiedauer und Dosierung in Abhängigkeit vom Ansprechen

[1] Kortikosteroide zur Vermeidung / Reduktion von allergischen Reaktionen auf ATG, v. a. Typ-III-Reaktion (Serumkrankheit); keine eigenständige Wirksamkeit bei aplastischer Anämie; daher Kortikosteroid-Gabe nur im Kontext einer ATG-Therapie!
[2] Dosis und Dauer der Kortikosteroid-Gabe müssen bei Serumkrankheit in Abhängigkeit von der klinischen Symptomatik gesteuert werden
[3] In Deutschland in dieser Ind. (Primärtherapie in Kombination mit ATG und Ciclosporin A) nicht zugelassen (Stand 07 / 2022). Kombination Eltrombopag mit ATG / Ciclosporin A in der Primärtherapie evidenzbasiert [Peffault de et al. 2022; Townsley et al. 2017]
[4] Dosis bei Erw. nicht-asiatischer Herkunft; Dosisanpassung in Abhängigkeit vom Alter bzw. bei Pat. asiatischer Herkunft beachten. Therapiebeginn an Tag 1 (Start zusammen mit ATG) [Townsley et al. 2017] oder Tag 14 (zur Reduktion einer Überlappung mit unerwünschten Wirkungen des ATG) [Peffault de et al. 2022]

mit Pferde-ATG signifikant besser ist als mit Kaninchen-ATG [Scheinberg et al. 2011]. Dies wurde durch weitere Untersuchungen (siehe Übersicht in [Schrezenmeier et al. 2015]) bestätigt.

- vSAA/SAA: Eine Kombination der Standardimmunsuppression (Pferde-ATG, Ciclosporin) mit Eltrombopag führte in der Primärtherapie in einer prospektiven randomisierten Studie (RACE Trial) im Vergleich zu Immunsuppression allein zu einer höheren Ansprechrate (partielles und komplettes Ansprechen: 68 vs. 41 %) und einem höheren Anteil an komplettem Ansprechen (22 vs. 10 %, p = 0.01) sowie zu schnellerem Ansprechen (Median 3 Mon. vs. 8,8 Mon.) [Peffault de et al. 2022]. Das ereignisfreie Überleben (EFS) war in der Eltrombopag-Gruppe höher als in der Kontrollgruppe (nach 2 J. 46 vs 34 %). Die Rate unerwünschter Ereignisse unterschied sich in den Therapiegruppen nicht, insbesondere gab es in der Eltrombopag-Gruppe in der bisherigen Nachbeobachtung keinen höheren Anteil von Pat. mit somatischen Mutationen in der Hämatopoese oder klonalen Evolutionen [Peffault de et al. 2022]. Eltrombopag bei Erw. in einer Dosis von 150 mg/d über 6 Mon. (Dosisreduktion auf 75 mg/d bei Pat. asiatischer Herkunft) [Peffault de et al. 2022; Townsley et al. 2017]. Wegen des Risikos klonaler Evolutionen ist eine Langzeitbeobachtung erforderlich [Winkler et al. 2019].
- nSAA/MAA: Immunsuppressive Therapie mit Pferde-ATG und Ciclosporin oder Ciclosporin A mono. Eltombopag ist in der Primärtherapie der nSAA/MAA weder zugelassen noch hinreichend durch Evidenz gestützt, ggf. Therapie in Studien [Schrezenmeier et al. 2022].
- Bei fehlender Zulassung von Eltrombopag für die Primärtherapie der AA in Deutschland wird die Klärung der Kostenübernahme mit der Krankenkasse empfohlen.
- Hämatopoetische Wachstumsfaktoren (z. B. G-CSF) werden außerhalb klinischer Studien nicht empfohlen [Schrezenmeier et al. 2018].
- Kortikosteroide nur als Begleitmedikation zu ATG-Therapie; keine Wirksamkeit zur Behandlung der aplastischen Anämie.
- Komplikationen: Frühkomplikation: Sepsis.
- Verlauf: Im Krankheitsverlauf können bei aplastischer Anämie klonale Erkrankungen der Hämatopoese auftreten (PNH [häufig], MDS, akute Leukämie).

Experimentelle Therapiestrategien

- SZT von „mismatched" bzw. haploidenten Familienspendern mit T-Zell-depletierten Blutstammzellen oder Post-Transplantations-Cyclophoshpamid [DeZern et al. 2020; Alotaibi et al. 2022].
- SZT mit Nabelschnurvenenblut: nur im Rahmen von Studien oder an Zentren.
- Erprobung neuer Immunsuppressiva.

Therapieversagen und Rezidive

1. Rezidiv bzw. Therapieversagen:

- SZT bei Pat. ≤ 50–60 J. alt; nach Versagen von mind. 1 Zyklus immunsuppressiver Therapie (Pferde-ATG und Ciclosporin A) und Eltromobag (150 mg/d, mind. 6 Mon.) und HLA-identem Geschwister.
- SZT bei Pat. ≤ 40–50 J. alt; nach Versagen von mind. 1 Zyklus immunsuppressiver Therapie (Pferde-ATG und Ciclosporin A) und Eltrombopag (150 mg/d, mind. 6 Mon.) und unverwandtem Spender mit 10/10- oder 9/10-Match.

- Eltrombopag bei Pat. mit vSAA/SAA, die auf immunsuppressive Therapie refraktär oder stark vorbehandelt und für eine SZT nicht geeignet sind, außer bei bereits in vorangegangener Therapiesequenz dokumentierter Refraktärität auf Eltrombopag trotz ausreichend langer Therapiedauer (mind. 24 Wo.) und in ausreichender Dosis (150 mg/d). In Phase-II-Studie mit Eltrombopag bei Pat. mit refraktärer AA: Ansprechrate von 40 %, bei einem Teil der Pat. mit bi- und trilineärem Ansprechen, das nach Absetzen von Eltrombopag in einem Teil der Fälle stabil blieb [Winkler et al. 2019].
- Bei Pat. über diesen Altersgrenzen oder ohne geeigneten Spender und ohne Ansprechen auf Eltrombopag kann eine zweite immunsuppressive Therapie mit ATG und Ciclosporin A erfolgen.
  - Entweder mit dem gleichen ATG-Präparat oder in Form eines Wechsels, z. B. von Pferde-ATG auf Kaninchen-ATG (z. B. Thymoglobulin; Dosierungsempfehlung: 3,75 mg/kg KG/d i. v. Tage 1–5). Die Überlegenheit von Pferde-ATG wurde nur für die Erstlinientherapie gezeigt. In der Zweitlinientherapie kann Kaninchen-ATG eingesetzt werden.
  - Es existiert keine Altersgrenze für eine ATG-Therapie.
- Bei jungen Pat. ohne passenden Familienspender oder unverwandten Spender kann eine Nabelschnurbluttransplantation (v. a. bei Kindern) oder eine haploidente SZT durchgeführt werden [Young et al. 2018]
- Alternative Immunsuppression mit Alemtuzumab [Scheinberg et al. 2012].
- Androgene (z. B. Danazol 800 mg/d) bei Pat. mit verkürzten Telomeren, insbes. wenn durch Mutationsanalyse auch eine Telomeropathie nachgewiesen wurde [Townsley et al. 2016].

2. Rezidiv:

- Beginnende Rezidive (häufig Thrombozytenabfall im Vordergrund) während Dosisreduktion oder nach Absetzen von Ciclosporin können häufig allein durch Dosiserhöhung von Ciclosporin oder Wiederbeginn von Eltrombopag aufgehalten werden.
- Bei voll ausgeprägtem Rezidiv nach immunsuppressiver Therapie Wiederholung der zuvor wirksamen Immunsuppression.
- Bei wiederholten Rezidiven Langzeittherapie mit Ciclosporin.

Notfalltherapie

- Neutropene Sepsis: sofortige empirische Breitspektrumantibiose (▶ 4.10), Intensivtherapie, ggf. Reanimation und Beatmung
- Blutungen Grade 3 und 4 (transfusionsbedürftig bzw. organ- oder lebensbedrohlich): sofortige Transfusion von Thrombozyten- und ggf. Erythrozytenkonzentraten

Supportive Therapie

- Haut- und Schleimhautpflege, insbes. der Mundschleimhaut und im Anogenitalbereich.
- Infektionsprophylaxe: selektive orale Infektionsprophylaxe bei allen Pat. während einer Therapie mit ATG, z. B. Chinolon und Fluconazol oder Colistin und Amphotericin B.
- Infekttherapie: bei FUO Stufenplan zur empirischen Standardtherapie (▶ 4.10), Modifikationen und Ergänzungen nach klinischem oder mikrobiologischem Befund (http://www.dgho-infektionen.de).

- Substitution von Erythrozyten- und Thrombozytenkonzentraten:
  - Restriktive Indikationsstellung, insbes. bei Transplantationskandidaten.
  - Prophylaktische Thrombozytengabe bei Thrombozytopenie < 5 × 10³/µl (guter AZ und fehlende, die Blutungsgefahr erhöhende Risiken, z. B. Fieber, Infektionen, fehlende Anamnese schwerer Blutungen). Berücksichtigung des individuellen Thrombozytengrenzwerts, bei dessen Unterschreiten stärkere Blutungen auftreten. Vor ATG-Infusionen sollte ein Thrombozytenwert von mind. 50 × 10³/µl angestrebt werden.
  - Sofortige therapeutische Thrombozytengabe bei Pat. mit Grad-3- und Grad-4-Blutungen.
  - Keine Blutprodukte von Verwandten bei Transplantationskandidaten zur Vermeidung einer Immunisierung.
  - Verwendung leukozytendepletierter Blutprodukte (Vorschrift seit 2001) zur Verringerung des Risikos einer GvHD.
  - Thrombozyten von HLA-kompatiblen Spendern bei alloimmunisierten Pat.
  - Prüfung der Option von Granulozytenkonzentraten bei lebensbedrohlichen Infektionen und schwerer Neutropenie.
  - Bestrahlung von Blutprodukten mit 30 Gy bei Transplantationskandidaten sowie im Rahmen einer allogenen SZT.
  - Chelattherapie mit Deferasirox bei langfristiger Transfusionspflichtigkeit und Ferritin i. S. > 1 000 ng/ml zur Prophylaxe einer Hämosiderose. Eltrombopag wirkt ebenfalls als Eisenchelator; Monitoring Eisenhaushalt bei langfristiger Eltrombopag-Therapie [Young et al. 2022]!
- Verzicht auf die Gabe von Thrombozytenaggregationshemmern.
- Menstruationsprophylaxe bei prämenopausalen Frauen, z. B. mit Lynestrenol 1 × 1 Tbl. à 5 mg/d.

7

7.1.9 Nachsorge

- ATG-Therapie: tgl. BB, 2 ×/Wo. Diff-BB und Gerinnung.
- Nachsorge: regelmäßige Kontrolluntersuchungen in einer Spezialambulanz wegen des erhöhten Risikos einer sekundären Neoplasie. Dies gilt für alle Pat. – unabhängig von Behandlung.

7.1.10 Prognose

- Unbehandelt: Letalität ca. 75 % (nach 1 J.).
- Mit supportiver Therapie: Letalität ca. 50 % (nach 1 J.).
- SZT:
  - Günstige prognostische Faktoren: junges Alter, Tx in den ersten 6 Mon. nach Diagnosestellung, KM als Stammzellquelle, ATG-haltiges Konditionierungsschema, geringe Transfusionsrate [Bacigalupo et al. 2015].
  - Von verwandten HLA-identen Spendern: Überlebensrate > 90 % (nach 10 J.) bei „Low-Risk"-Pat.
  - Von unverwandten HLA-kompatiblen Spendern: Überlebensrate > 80 % (nach 10 J.) bei „Low-Risk"-Pat.
- Immunsuppressive Therapie (ATG, Ciclosporin A, Eltrombopag):
  - Ansprechrate: 80–90 %; meist inkomplette hämatologische Remissionen.
  - Überlebensrate: 75 % (nach 10 J.).
  - Rezidivrisiko: 30 % (nach 10 J.).

– Risiko für eine klonale hämatologische Erkrankung: 20 % (▶7.1.8, „Immunsuppressive Therapie"). Langzeiterfahrungen mit Eltrombopag stehen noch aus.

7.1.11 Laufende klinische Studien

Die aktuellen Studienprotokolle finden sich im Onkopedia-Portal [Schrezenmeier et al. 2022; https://www.onkopedia.com/de/onkopedia/guidelines/aplastische-anaemie/@@view/html/index.html).

Laufende, prospektive, randomisierte klinische Studien zur Kombination von Immunsuppression mit Eltrombopag bei mäßig schwerer aplastische Anämie (Stand 05/2019: EMAA Trial: NCT02773225).

7.2 Isolierte aplastische Anämie (PRCA)

7.2.1 Definition

- Isolierte Aplasie oder schwere Hypoplasie der Erythropoese
- Synonyme: Erythroblastophthise, Erythroblastopenie, Pure Red Cell Aplasia (PRCA)

7.2.2 Ätiologie

- Angeboren, z. B. Diamond-Blackfan-Anämie
- Erworben:
  - Immunologisch: Assoziation mit Thymomen, Medikamenten (z. B. Azathioprin, Epoetin alfa s. c., Checkpoint-Inhibitor-Therapie), chron. Polyarthritis, SLE, Hepatitis, monoklonale Gammopathie unklarer Signifikanz (MGUS), Lymphomen, Leukämien (z. B. B-Zell-CLL, large granular lymphocyte leukemia)
  - Virusinfektionen: Assoziation mit Parvovirus B19: mögliche Induktion aplastischer Krisen bei Pat. mit hämolytischen Anämien
- Idiopathisch

7.2.3 Klinik

Symptomatik: Anämie (▶6.1.4).

- Akute reversible Verlaufsform (v. a. Kinder): oft infektassoziiert, medikamenteninduziert
- Chron. Verlaufsform (v. a. Erw.): tumorassoziiert (meist Thymom), idiopathisch (meist durch autoreaktive T-Zellen)

PRCA auch nach AB0-inkompatibler SZT.

7.2.4 Diagnostik

- Labor:
  - BB mit Diff-BB: schwere normochrome Anämie, Retikulozytenzahlen verringert
  - LDH, Bilirubin, Haptoglobin zum Ausschluss einer Hämolyse (▶6.10.5)
  - Ferritinspiegel zum Ausschluss eines Eisenmangels

- Antiglobulintest zur Suche nach antierythrozytären AK
- Immunelektrophorese zum Nachweis/Ausschluss MGUS oder Lymphom mit Paraprotein
- ANA zum Ausschluss eines SLE
- KM: Fehlen der Erythropoese im Ausstrich (Aspiration); Kultivierung erythropoetischer Vorläufer (Burst forming unit erythroid, BFU-E; Colony-forming unit erythroid, CFU-E) bei Therapieversagen auf die Initialtherapie und normalem Zytogenetikbefund
- Virusserologie: Parvovirus B19

- Ausschluss anderer Anämieursachen: ▶ 6
- Rö-Thorax in 2 Ebenen zum Ausschluss einer Raumforderung (Metastasen, Lymphom, Primärtumor)
- Sonografie des Abdomens zum Ausschluss eines Lymphoms, einer Splenomegalie sowie einer Raumforderung in Leber und/oder Milz
- CT-Thorax: Thymomausschluss

7.2.5 Differenzialdiagnosen

- Erstmanifestation eines MDS:
  - Zytogenetik!
  - Ein pathologischer zytogenetischer Befund ist als Hinweis auf ein MDS zu werten, sodass eine isoliert aplastische Anämie ausgeschlossen werden kann.
- Andere Anämieursachen: ▶ 6.

7.2.6 Therapie

Akute Form

Keine Therapie. Häufig Spontanremission innerhalb von 4 Wo.

Chronische Verlaufsform

- Indikation: fehlende Spontanremission innerhalb von 3 Mon.
- Immunsuppressiva [Means 2016; Balasubramanian et al. 2018; Wu et al. 2022]:
  - Initial Therapieversuch mit Prednisolon 1 mg/kg KG/d p. o.: Ansprechrate ca. 40 % nach 4 Wo., daher Gabe über max. 12 Wo. oder
    Ciclosporin A (initial 5–6 mg/kg KG/d p. o. verteilt auf 2 Tagesdosen, dann Anpassung gemäß Ciclosporin-Spiegel, Verträglichkeit und Ansprechen).
  - Aufgrund hoher Rezidivrate wird alternativ auch eine Kombinationstherapie empfohlen [Balasubramanian et al. 2018]: Ciclosporin A in Kombination mit niedrig dosiertem Prednisolon (20–30 mg/d p. o). Weitere Substanzen für eine immunsuppressive Therapie: Cyclophosphamid (initial 50 mg/d p. o., in Abhängigkeit vom BB wöchentliche Dosissteigerung um 50 mg bis max. 150 mg/d) oder Azathioprin (initial 50 mg/d p. o., in Abhängigkeit vom BB wöchentliche Dosissteigerung um 50 mg bis max. 150 mg/d). Bei Niereninsuffizienz Tacrolimus statt Ciclosporin A.
  - Weitere Alternativen: ATG (z. B. Pferde-ATG 20 mg/kg KG/d i. v. über 7 Tage), hoch dosierte Immunglobuline bei immunsupprimierten Pat. mit Parvovirus-B19-Infektion (Standard-IgG-Präparat, 0,4 g/kg KG/d i. v. über 5 Tage), Plasmapherese (bei Versagen der immunsuppressiven Therapien), Splenektomie (bei Versagen aller genannten therapeutischen Optionen),

Rituximab, Alemtuzumab, Bortezomib oder Methotrexat. Nach Versagen der Immunsuppression ist auch ein Therapieversuch mit Eltrombopag möglich oder eine allogene SZT [Halkes et al. 2019].
  - Etwa ⅔ sprechen auf eine Immunsuppression an. Oft sind wiederholte Zyklen mit wechselnden Immunsuppressive erforderlich.
  - Spezialform: PRCA nach AB0-inkompatibler Allo-SZT: immunsuppressive Therapie, Donor Lymphozyten-Infusionen, Plasmaaustausch oder Rituximab.
- Behandlung der Grunderkrankung, z. B. Lymphomtherapie, Thymomresektion.

Supportive Therapie

- Substitution von Erythrozytenkonzentraten
- Chelattherapie bei langfristiger Transfusionspflichtigkeit zur Prophylaxe einer Hämosiderose

7

Literatur

Alotaibi H, Aljurf M, Latour de R, et al. Upfront Alternative Donor Transplant versus Immunosuppressive Therapy in Patients with Severe Aplastic Anemia Who Lack a Fully HLA-Matched Related Donor: Systematic Review and Meta-Analysis of Retrospective Studies, on Behalf of the Severe Aplastic Anemia Working Party of the European Group for Blood and Marrow Transplantation. Transplant Cell Ther, 2022; 28 (2): 105.e1–105.e7.

Bacigalupo A, Socie G, Hamladji RM, et al. Current outcome of HLA identical sibling versus unrelated donor transplants in severe aplastic anemia: an EBMT analysis. Haematologica, 2015; 100(5): 696–702.

Bacigalupo A, Socie G, Schrezenmeier H, et al. Bone marrow versus peripheral blood as the stem cell source for sibling transplants in acquired aplastic anemia: survival advantage for bone marrow in all age groups. Haematologica, 2012; 97(8): 1142–1148.

Bacigalupo A. Alternative donor transplants for severe aplastic anemia. Hematology, 2018; 2018(1): 467–473.

Balasubramanian SK, Sadaps M, Thota S, et al. Rational management approach to pure red cell aplasia. Haematologica, 2018; 103(2): 221–230.

Bluteau O, Sebert M, Leblanc T, et al. A landscape of germ line mutations in a cohort of inherited bone marrow failure patients. Blood, 2018; 131: 717–732.

Delanoy N, Michot JM, Comont T, et al. Haematological immune-related adverse events induced by anti-PD-1 or anti-PD-L1 immunotherapy: a descriptive observational study. Lancet Haematology, 2019; 6(1): e48–57.

DeZern AE, Zahurak ML, Symons HJ, et al. Haploidentical BMT for severe aplastic anemia with intensive GVHD prophylaxis including posttransplant cyclophosphamide. Blood Adv, 2020; 4, 1770–1779.

Dokal I, Vulliamy T. Inherited bone marrow failure syndromes. Haematologica, 2010; 95(8): 1236–1240.

Halkes C, de Wreede LC, Knol C, et al. Allogeneic stem cell transplantation for acquired pure red cell aplasia. Am J Hematol; 2019; 94, E294–E296.

Heimpel H. When should the clinician suspect a drug-induced blood dyscrasia, and how should he proceed? Eur J Haematol, 1996; Suppl 60: 11–15.

Keel S, Geddis A. The clinical and laboratory evaluation of patients with suspected hypocellular marrow failure. Hematology Am Soc Hematol Educ Program, 2021; 2021: 134–142.

Marsh JC, Pearce RM, Koh MB, et al. Retrospective study of alemtuzumab vs ATG-based conditioning without irradiation for unrelated and matched sibling donor

transplants in acquired severe aplastic anemia: a study from the British Society for Blood and Marrow Transplantation. Bone Marrow Transplant, 2014; 49(1): 42–48.
Means RT. Pure red cell aplasia. Hematology, 2016; 2016(1): 51–56.
Peffault de LR, Kulasekararaj A, Iacobelli S, et al. Eltrombopag Added to Immunosuppression in Severe Aplastic Anemia. N. Engl.J. Med, 2022; 386: 11–23.
Scheinberg P, Nunez O, Weinstein B, et al. Horse versus rabbit antithymocyte globulin in acquired aplastic anemia. N Engl J Med, 2011; 365(5): 430–438.
Scheinberg P, Nunez O, Weinstein B, et al. Activity of alemtuzumab monotherapy in treatment-naive, relapsed, and refractory severe acquired aplastic anemia. Blood, 2012; 119(2): 345–354.
Schrezenmeier H, Brümmendorf T, Deeg J, et al. Diagnostik und Therapie der erworbenen aplastischen Anämie. Onkopedia-Leitlinie 2022; https://www.onkopedia.com/de/onkopedia/guidelines/aplastische-anaemie/@@guideline/html/index.html.
Storb R, Etzioni R, Anasetti C, et al. Cyclophosphamide combined with antithymocyte globulin in preparation for allogeneic marrow transplants in patients with aplastic anemia. Blood, 1994; 84(3): 941–949.
Townsley DM, Dumitriu B, Young NS. Bone marrow failure and the telomeropathies. Blood 124(18) (2014) 2775–2783.
Townsley D, Dumitriu B, Liu D, et al. Danazol Treatment for Telomere Diseases. N Engl J Med, 2016; 374(20): 1922–1931.
Townsley DM, Scheinberg P, Winkler T, et al. Eltrombopag Added to Standard Immunosuppression for Aplastic Anemia. N Engl J Med, 2017; 376(16): 1540–1550.
Wu X, Cheng L, Liu X, et al. Clinical characteristics and outcomes of 100 adult patients with pure red cell aplasia. Ann Hematol, 2022; 101: 1493–1498.
Yoshizato T, Dumitriu B, Hosokawa K, et al. Somatic Mutations and Clonal Hematopoiesis in Aplastic Anemia. N Engl J Med, 2015; 373(1): 35–47.
Young NS. Aplastic Anemia. New Engl J Med, 2018; 379 (17): 1643–1656.
Young DJ, Fan X, Groarke EM, et al. Long-term eltrombopag for bone marrow failure depletes iron Am J Hematol, 2022; 97: 791–801.

8 Akute Leukämien

Markus Schaich

8.1 Allgemeines

8.1.1 Definition

Maligne Erkrankungen mit klonaler Vermehrung hämatopoetischer Vorläuferzellen. Liegt die Vermehrung lymphatischer Vorläuferzellen des Knochenmarks (KM), des lymphatischen Systems oder des Thymus vor, wird die Erkrankung als akute lymphatische, bei Vorliegen einer Vermehrung myeloischer Vorläuferzellen als akute myeloische Leukämie bezeichnet. Kann die Erkrankung keiner der beiden Reihen eindeutig zugeordnet werden, spricht man von einer akuten Leukämie ohne eindeutige Linienzugehörigkeit.

8.1.2 Krankheitsbild

Akute Leukämien treten i.d.R. plötzlich auf, sind meist rasch progredient und führen unbehandelt innerhalb kurzer Zeit zum Tod. Die Expansion des leukämischen Zellklons, auch Blasten genannt, führt zu einer Verdrängung der normalen Hämatopoese im KM, zur Ausschwemmung von Blasten in das periphere Blut und nachfolgend ggf. zur Infiltration anderer Organe.

8.2 Akute lymphatische Leukämie (ALL)

8.2.1 Epidemiologie

- Ca. 20 % der akuten Leukämien des Erw. und ca. 80 % der akuten Leukämien im Kindesalter.
- Die Anzahl der geschätzten Fälle in Deutschland liegt bei 713 / Jahr.
- Inzidenz: am höchsten im Kindesalter (ca. 5 / 100 000), mit zunehmendem Alter kontinuierlicher Abfall (bis ca. 0,5 / 100 000 im Alter zwischen 30. und 40. J.), 2. Häufigkeitsgipfel im Alter > 80 J. (ca. 2 / 100 000).
- Die Mittelwerte der Inzidenzen waren in den letzten Jahrzehnten weitgehend unverändert.
- Verhältnis Männer : Frauen: ca. 1,4 : 1.

8.2.2 Ätiologie

- Weitgehend unbekannt.
- Faktoren, die mit einer erhöhten Inzidenz der ALL verbunden sind:
  - Seltene hereditäre Erkrankungen, z. B. Down-Syndrom, Ataxia teleangiectatica, Bloom-Syndrom oder angeborene Immunmangelerkrankungen.
  - Strahlenexposition.
  - Myelotoxische Substanzen, z. B. das Umweltgift Benzol oder Zytostatika wie Melphalan, Busulfan oder Cyclophosphamid (▶ 8.3.2).
- Seit einiger Zeit ist – wahrscheinlich durch den Einsatz aggressiver Therapieprotokolle in der Hämatologie / Onkologie – eine Zunahme der Fälle von sekundären ALL nach Chemotherapie oder Bestrahlung anderer Tumorerkrankungen zu verzeichnen.

8.2.3 Klassifikationen

- **WHO-Klassifikation:**
  - Die ALL wird in der WHO-Klassifikation zusammen mit den lymphoblastischen Lymphomen bei den lymphatischen Vorläuferzellneoplasien eingeordnet. Bei einem KM-Befall < 25 % spricht man von einem lymphoblastischen Lymphom, bei einem Befall ≥ 25 % von einer Leukämie. Die reifzellige B-ALL ist nicht als eigenständige Entität aufgeführt. Sie wird der Gruppe der Burkitt-Lymphome zugeordnet.
  - Die WHO-Klassifikation der ALL wurde 2022 erneut um drei genetische Entitäten bei der B-ALL erweitert [Allagio et al. 2022]. Sie ist jedoch weiterhin für die Risikostratifikation und Therapieentscheidung bei der ALL des Erw. nur begrenzt relevant (▶ Tab. 8.1).
- **Immunologische Klassifikation** (▶ Tab. 8.2): für die klinische Praxis entscheidende Klassifikation [Gökbuget 2015].

Tab. 8.1 WHO-Klassifikation 2022 der ALL

B-lymphoblastische Leukämien (ALL) / Lymphome	• B-ALL / Lymphom, NOS • B-ALL / Lymphom mit Hyperdiploidie • B-ALL / Lymphom mit Hypodiploidie • B-ALL / Lymphom mit iAMP21 • B-ALL / Lymphom mit *BCR::ABL1* Fusion • B-ALL / Lymphom mit *BCR::ABL1*-artigen Eigenschaften • B-ALL / Lymphom mit *KMT2A* Rearrangierung • B-ALL / Lymphom mit *ETV6::RUNX1* Fusion • B-ALL / Lymphom mit *ETV6::RUNX1*-artigen Eigenschaften • B-ALL / Lymphom mit *TCF3::PBX1* Fusion • B-ALL / Lymphom mit *IGH::IL3* Fusion • B-ALL / Lymphom mit *TCF3::HLF* Fusion • B-ALL / Lymphom mit anderen spezifischen genetischen Veränderungen
T-lymphoblastische Leukämien (ALL) / Lymphome	• T-ALL / Lymphom, NOS • Frühe T-Zell Vorläufer ALL / Lymphom

Tab. 8.2 Klassifikation der ALL in den GMALL-Studien

Subtyp	Marker	Häufigkeit (%)
B-Linien-ALL	HLA-DR +, TdT + / -, CD19 + [1], cyCD79a + [1], cyCD22 + [1]	**76**
Pro-B-ALL	CD10 –, keine zusätzlichen Differenzierungsmarker	11
Common ALL	CD10+	49
Prä-B-ALL	cyIgM+	12
Reife B-ALL	TdT-, CD34-, sIg+	4
T-Linien-ALL	TdT + / -, cyCD3 +, CD7 +	**24**
Early T-ALL	CD2 – / (+), sCD3 –, CD1a –	6
Thymische T-ALL	sCD3 + / –, CD1a+	12
Reife T-ALL	sCD3 +, CD1a –	6

cy = zytoplasmatisch; s = Oberfläche
[1] Mindestens 2 von 3 müssen positiv sein.

8.2.4 Risikofaktoren

Die ALL stellt eine heterogene Erkrankung dar. Die einzelnen Subgruppen weisen große Unterschiede bei biologischen Merkmalen, Manifestation, Verlauf und Wirksamkeit bestimmter Therapieelemente auf.

Wichtige Risikofaktoren: Alter, Leukozytenzahl, Zeit bis zum Erreichen einer CR, Immunphänotyp und Zyto- bzw. Molekulargenetik und minimale Resterkrankung (MRD; ▶ Tab. 8.3).

Risikogruppen: Pat. bis 55 J. werden üblicherweise 2 Gruppen zugeordnet:

- Standardrisiko (SR):
  - B-Vorläufer-ALL, wenn folgende Bedingungen vorliegen: CR nach Induktion I und Leukozytenzahl < 30 000 / µl, keine Pro-B-ALL bzw. t(4;11) / ALL1::AF4-pos. ALL, keine t(9;22) / BCR::ABL-pos. ALL.
  - Thymische T-ALL.
- Hochrisiko (HR):
  - B-Vorläufer-ALL, wenn folgende Bedingungen vorliegen: CR erst nach Induktion II oder Leukozytenzahl > 30 000 / µl oder Pro-B-ALL bzw. t(4;11) / ALL1::AF4-pos. ALL, keine t(9;22) / BCR::ABL-pos. ALL.
  - Early T-ALL.
  - Reife T-ALL.
  - t(9;22) / BCR::ABL1-pos. ALL.

Mithilfe der MRD weitere Unterteilung der SR-Pat. im Krankheitsverlauf (Wo. 16):

- MRD-Standardrisiko: MRD-Niveau < 10^{-4} vor Konsolidation I (Tag 71) und Konsolidation II (Wo. 16).
- MRD-Hochrisiko: MRD-Niveau > 10^{-4} an Tag 71 und Wo. 16.

Merke

Pat., die keine molekulare Remission erreichen, haben ein hohes Rückfallrisiko → Bestimmung der minimalen Resterkrankung (MRD) bei der ALL unbedingt erforderlich.

8.2.5 Klinik

- Verdrängung der Hämatopoese mit häufig akutem Beginn:
  - Symptome der Anämie: Müdigkeit, verminderte Leistungsfähigkeit, Dyspnoe, Tachykardie, blasses Aussehen.

Tab. 8.3 Ungünstige Risikofaktoren bei ALL [Gökbuget 2015]

Risikofaktor	Ungünstig
Alter	> 55–65 J.
Leukozytenzahl	> 30 000 / µl (bei B-Vorläufer-ALL)
Zeit bis zum Erreichen der CR	> 3 Wo. (nach Induktion II)
Immunphänotyp	Pro-B-ALL, Early T-ALL, reife T-ALL
Zyto- / Molekulargenetik	t(9;22) / *BCR::ABL1*, t(4;11) / *KMT2::AFF1*
Minimale Resterkrankung (MRD)	MRD-Niveau über 10^{-4} nach Frühkonsolidation, MRD-Anstieg über 10^{-4} nach vorheriger molekularer CR

- Symptome der Granulozytopenie: Fieber bei Infektionen, v. a. von Lunge, Rachen, Haut und perianal, bis hin zur Sepsis. Häufige Keime sind Staphylococcus spp., Pseudomonas spp., HSV, Candida spp.
- Symptome der Thrombozytopenie: Blutungen im Sinne von Petechien, Ekchymosen, Menorrhagien, Epistaxis.

- Extramedullärer Befall häufig:
  - Lymphadenopathie: 55 %.
  - Splenomegalie: 50 %.
  - Hepatomegalie: 45 %.
  - ZNS-Befall (6 %) mit Hirnnervenlähmungen (häufig N. VII), Kopfschmerzen, Übelkeit, Erbrechen, Meningismus.
  - Mediastinale Lymphome: 15 %; besonders bei T-ALL, evtl. mit den Zeichen einer oberen Einflussstauung.
  - Prinzipiell Befall aller anderen Organe möglich wie Retina, Haut, Hoden, Ovarien, Niere, Lunge etc.
- Leukostase (häufig bei hohen Leukozytenzahlen > 100 000/μl):
  - Hypoxie.
  - Diffuse pulmonale Verschattungen.
  - Retinale Einblutungen.
  - Verwirrtheit oder andere neurologische Auffälligkeiten.
  - Arterielle Verschlüsse (selten).
  - Leukostatische Symptome sind eine Ind. zur Notfalltherapie der ALL (▶ 8.2.7).

8

8.2.6 Diagnostik

Klinische Diagnostik

- Anamnese
- Körperlicher Untersuchungsbefund
- Allgemeinzustand (ECOG/WHO)
- Erfassung der Komorbiditäten

Labordiagnostik

- BB: Hb-Wert erniedrigt, Leukozytenzahlen stark erhöht, Thrombozytenzahlen erniedrigt.
- Auch aleukämischer Verlauf mit Leukopenie möglich!
- Diff-BB: Neutrophilenzahl erniedrigt, nachweisbare Blastenpopulation.
- Gerinnungsanalyse (Quick-Wert, PTT, Fibrinogen, AT III): Ausschluss gravierender Gerinnungsstörungen wie z. B. einer Verbrauchskoagulopathie.
- Blutgruppenbestimmung und AK-Screening mit Coombs-Test.
- Klinisch-chemische Untersuchung: Leber- und Nierenfunktionsparameter, Elektrolyte zur Beurteilung der Therapiefähigkeit, LDH-Aktivität als Marker für Tumormasse, Zellumsatz und Tumorlyse unter Therapie.
- Schwangerschaftstest bei Frauen im gebärfähigen Alter.
- Mikrobiologische Basisdiagnostik zum Ausschluss von Infekten: Untersuchung von Rachen-, Nasenabstrich, Sputum, Mittelstrahlurin.
- Virusserologie: Hepatitisviren A, B, C und E, HIV, CMV, HSV und VZV zum Ausschluss akuter Viruserkrankungen bzw. um Möglichkeiten der Virusreaktivierung vor Therapiebeginn zu erkennen.

- HLA-Typisierung des Pat. und aller Geschwister bereits während Induktionsphase I zur Evaluierung der Option einer späteren allogenen SZT.
- Liquorpunktion zum Nachweis oder Ausschluss einer ZNS-Beteiligung im Sinne einer Meningeosis leucaemica mit atypischen unreifen lymphatischen Zellen im Liquor.
  - Keine generelle Kontraindikation für initiale Liquorpunktion, wenn Blasten im peripheren Blut nachweisbar sind. Keine eindeutigen Grenzwerte, aber Liquorpunktion mit MTX-Applikation spätestens, wenn die Leukozyten < 20 000/µl abgefallen sind, sofern nicht erhöhter Hirndruck, eine Gerinnungsstörung oder eine nicht substituierbare Thrombozytopenie vorliegt. Bei einer Thrombozytenzahl < 50 000/µl Thrombozytentransfusion!
  - Wenn möglich, Liquorpunktion während der Vorphase durchführen.

Apparative Diagnostik

- Rö-Thorax und -Nasennebenhöhlen zum Infektausschluss
- EKG und Echokardiografie
- Lungenfunktion
- CT-Thorax und -Abdomen wegen möglicher mediastinaler und abdominaler Lymphadenopathie

Zytologie und Histologie

- KM-Ausstrich: ≥ 25 % blastäre Zellen (▶ Abb. 8.1)
  - Morphologie
  - Zytochemie: Myeloperoxidase-(MPO-) sowie fakultativ Sudan-Schwarz-B-, Chloracetat- und α-Naphthyl-Acetat-Esterase-Nachweis negativ
- KM-Histologie: insbes. bei Punctio sicca zum Nachweis von KM-Iinfiltraten unreifer lymphatischer Blasten

Immunphänotypisierung

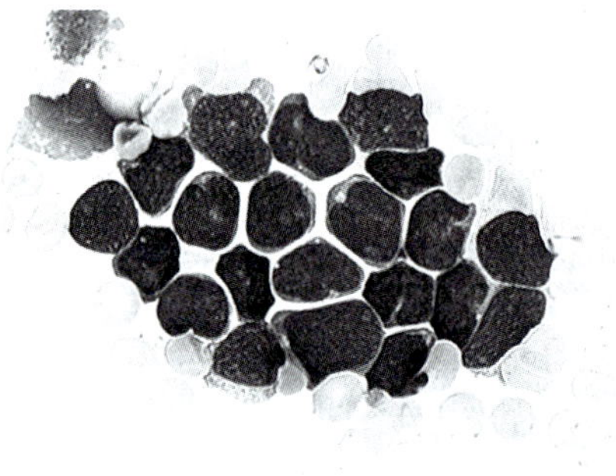

Abb. 8.1 Lymphatische Blastenpopulation [M927]

- Entscheidende Untersuchung für Diagnose und Risikoeinteilung.
- Durch die Untersuchung der leukämischen Zellen auf ihre Oberflächenantigenexpression erfolgen
  - Abgrenzung zur minimal differenzierten AML,
  - Zuordnung zur B- oder T-Zell-Reihe,
  - Charakterisierung des Differenzierungsgrads,
  - Einordnung in eine immunologische Subgruppe der ALL,
  - Bestimmung des individuellen Leukämie-Phänotyps für die MRD.
- Empfohlenes Panel: AK gegen die beschriebenen Oberflächenmarker (▶ Tab. 8.2).

Zytogenetik

Merke
Die zytogenetische Untersuchung ist bei der ALL obligat.

- Ziel: Identifikation unabhängiger Prognosefaktoren, insbes. von t(9;22) / *BCR::ABL1* und t(4;11) / *KMT2::AFF1*.
- Zytogenetische Aberrationen können bei bis zu 85 % der Pat. nachgewiesen werden.
  - Am häufigsten (ca. 25 %): t(9;22), sog. Philadelphia-Chromosom.
  - t(4;11) findet sich in ca. 6 % aller Fälle, ist aber bei 70 % der Pat. mit Pro-B-ALL nachweisbar.
- Alle anderen klonalen Aberrationen machen ca. 10 % aus.

Molekularbiologie

- Additiver Einsatz zum sehr sensitiven Nachweis der Fusionstranskripte klonaler Translokationen
- Insbes. wichtig zum Nachweis der MRD im Therapieverlauf

Minimale Resterkrankung (MRD)

- Bestimmung zur Erstdiagnose und dann v. a. im weiteren Therapieverlauf.
- Quantifizierung i. d. R. aus KM-Proben durch Molekularbiologie, z. B. PCR-Analysen von bestimmten Fusionstranskripten wie BCR-ABL, klonale Gen-Rearrangements von Immunglobulin-Genen oder T-Zell-Rezeptoren, oder Immunphänotypisierung mit Nachweis von individuellen, leukämiespezifischen Oberflächenmarkern.
- Sehr hohe Sensitivität, die mind 10^{-4} erreichen sollte (entsprechend einem Nachweis von 1 Leukämiezelle unter 10 000 normalen Zellen).
- Anwendung der MRD zur verbesserten Festlegung des Therapieansprechens (molekulare Remission) oder des frühen Rezidivs (molekulares Rezidiv).
- Das MRD-Ergebnis im Therapieverlauf ist ein starker Prognosefaktor und triggert wichtige Therapieentscheidungen.

8.2.7 Therapie

Therapieprinzipien

Merke
Wenn möglich, Therapie der ALL im Rahmen des ALL-Registers oder einer laufenden Therapiestudie und an einem hämatologisch-onkologisch erfahrenen Zentrum. Pat. im fortpflanzungsfähigen Alter vor Beginn der Therapie immer über fertilitätserhaltende Maßnahmen und die Notwendigkeit der Antikonzeption aufklären.

Spezifische Therapie

Systemische Chemotherapie

Unterscheidet sich grundlegend zwischen B-Vorläufer-/T-Linien-ALL und der reifen B-ALL.

B-Vorläufer-/T-Linien-ALL

3 Phasen:

- **Induktion:**
  - Ziel: Erreichen einer kompletten hämatologischen Remission (CR; normale KM-Zellularität mit < 5 % Blasten und Normalisierung des peripheren BB) und einer guten Remissionsqualität auf molekularer Ebene (molekulare CR).
  - Besteht meist aus 1 Vorphase und 2 Phasen einer Kombinationschemotherapie mit Dexamethason, Vincristin, einem Anthrazyklin und Asparaginase. Zur frühen Intensivierung werden weiterhin Cyclophosphamid, Ara-C und Mercaptopurin eingesetzt.
  - Die parallele Gabe von G-CSF ermöglicht eine höhere Dosisintensität mit höherer Remissionsrate und niedriger Frühmortalität.
  - Remissionskontrolle im KM nach den Induktionen I und II (prognostischer Faktor) sowie MRD-Kontrolle.
- **Konsolidierung:**
  - Ziel: nach Erreichen der CR weitere Reduktion der Leukämielast mit Verbesserung des leukämiefreien Überlebens.
  - Verminderung der Resistenzentwicklung durch zyklische Gabe wechselnder Polychemotherapien mit in der Induktionstherapie noch nicht verwendeten Substanzen wie Vindesin, Etoposid, Hochdosis-MTX oder Hochdosis-Ara-C und modifizierter Einsatz der Induktionstherapie (Re-Induktion).
  - Durchgesetzt hat sich eine risikoadaptierte Konsolidierungsstrategie mit allogener Familien- oder Fremdstammzelltransplantation für Pat. mit Hochrisiko-ALL und für Pat. mit Standardrisiko und molekularem Therapieversagen (MRD-Hochrisiko) in Wo. 16. Ist kein Spender vorhanden, können solche Pat. einer autologen SZT zugeführt werden. Standardrisiko-Pat. werden nur mittels Chemotherapie wie oben beschrieben konsolidiert.
  - Pat. mit Ph+ ALL werden während der Induktion und Konsolidierung zusätzlich mit Imatinib behandelt. Die Intensität der Chemoinduktion wird hierbei reduziert. Es entfällt sowohl das Anthrazyklin in Induktionsphase I als auch die komplette Induktionsphase II. Wöchentliche Gaben von Vincristin/Dexamethason sowie eine Therapie mit Asparaginase sind in Deutschland üblich. Hierdurch hat sich die Prognose der Ph+ ALL deutlich verbessert. Zweitgenerations-Tyrosinkinaseinhibitoren (TKI) wie Dasatinib oder Nilotinib erbrachten im Vergleich zu Imatinib bislang keine Verbesserung der Therapieergebnisse.
  - Zusätzliche Gabe des Anti-CD20-AK Rituximab zur Chemotherapie während Induktion und Konsolidierung bei der CD20+ B-Vorläufer-ALL.
- **Erhaltungstherapie:**
  - Ziel: Verhinderung von Spätrezidiven.
  - Nur für Pat., die keine SZT erhalten, also insbes. Standardrisiko-Pat. mit molekularer CR in Wo. 16.
  - Standard: Kombination von MTX einmal wöchentlich und Mercaptopurin täglich bis zu einer Gesamttherapiedauer von 2,5 Jahren. Die Dosis beider Substanzen wird durch BB-Kontrollen gesteuert.

Reife B-ALL

Die konventionelle ALL-Therapie, wie oben beschrieben, ist bei der reifen B-ALL weitgehend unwirksam. Die rasche Progredienz und die große Tumorzellmasse erfordern eine hohe Dosisintensität in Form kurzer Chemotherapiezyklen über 6 Mon. ohne Erhaltungstherapie. Die wichtigsten Medikamente hierbei sind Hochdosis-MTX, Hochdosis-Ara-C, Cyclophosphamid und Ifosfamid. Eine weitere Intensivierung und eine Verbesserung der Therapieergebnisse werden durch die zusätzliche Gabe von Rituximab erreicht.

ZNS-Prophylaxe

Integraler Bestandteil der ALL-Therapie. Sie wird durch eine intrathekale Therapie mit 15 mg MTX absolut allein oder in Kombination mit 40 mg Ara-C und 4 mg Dexamethason (jeweils absolut) durchgeführt. Sie findet parallel zur systemischen Chemotherapie statt und wird durch eine prophylaktische Schädelbestrahlung ergänzt. Das Risiko für ein ZNS-Rezidiv wird so von 30 % auf < 5 % gesenkt, was auch ein besseres Gesamttherapieergebnis zur Folge hat.

Strahlentherapie

- Alle Pat. mit Ausnahme der Pat. mit Ph+ ALL: prophylaktische ZNS-Bestrahlung mit 24 Gy während der Induktionstherapie
- Pat. mit T-ALL und initialem Mediastinaltumor: bei PET-pos. Resttumor nach Induktionstherapie zusätzliche Mediastinalbestrahlung

Stammzelltransplantation

Allogene Stammzelltransplantation

Wird für Pat. mit Hochrisiko-ALL sowie für Standardrisiko-Pat. mit molekularem Therapieversagen möglichst frühzeitig in 1. CR und einer möglichst guten molekularen Remission empfohlen und ist der Chemotherapie im Hinblick auf das leukämiefreie Überleben überlegen. Ist kein Familienspender oder passender Fremdspender vorhanden, ist heutzutage auch eine haploidente SZT möglich.

Autologe Stammzelltransplantation

Therapieoption für Pat. mit Hochrisiko ohne verfügbaren Familien- oder Fremdspender. Bislang recht hohe Rezidivrate und damit der allogenen SZT unterlegen. Das Therapieergebnis ist im Allgemeinen nicht besser als das der Chemotherapie. Vorteil: kürzere Gesamttherapiedauer. Insgesamt nimmt die Bedeutung der autologen SZT bei der ALL, insbesondere nach Einführung der haploidenten allogenen SZT, ab.

Besonderheiten bei bestimmten Altersgruppen

Besonderheiten der Therapie des adoleszenten Patienten

Adoleszente und jüngere Erw. (AYAs) in einem Alter von 16–21 J. sind in den jeweiligen Studien unterrepräsentiert. Dies könnte auf die z. T. schwierige psychosoziale Situation dieser Altersgruppe hinweisen. Eine Überlegenheit pädiatrischer Studien bzgl. des Therapieergebnisses bei AYAs lässt sich bislang nicht beweisen. Die Therapieergebnisse von jungen Erw. ab 18 J., die in den Protokollen für Erw. behandelt werden, sind sehr gut. Pat. < 18 J. sollen in Deutschland laut eines Beschlusses des Gemeinsamen Bundesausschusses in pädiatrischen Studien behandelt werden.

8

8

Merke
Adoleszente und jüngere Erw. in Bezug auf den zeitlichen Ablauf und die Dosisintensität möglichst immer protokollgerecht behandeln.

Besonderheiten der Therapie des älteren Patienten

Besonderheiten der ALL des älteren Menschen im Gegensatz zur Erkrankung des jüngeren Menschen:

- Häufiger prognostisch ungünstige Subgruppen
- Höhere Chemotherapieresistenz
- Höhere Komorbidität

→ Schlechtere Durchführbarkeit intensiver Chemotherapiezyklen mit geringeren Remissionsraten und kürzerem Überleben!

Prinzipien:

- Kurative Ansätze können meist nur mit verkürzten, dosisreduzierten Chemotherapien durchgeführt werden.
- Rituximab kann zur nebenwirkungsarmen Intensivierung eingesetzt werden.
- Der Zugewinn an Lebenszeit durch eine kurative Therapie ist meist durch längere Hospitalisierungsphasen erkauft.
- Inotuzumab Ozogamicin bzw. Blinatumumab in Kombination mit dosisreduzierter Chemotherapie werden aktuell als vielversprechende neue Therapieansätze für ältere Pat. in der Primärtherapie getestet [Stelljes et al. 2021; Gökbuget et al. 2021].
- Bei älteren Hochrisiko-Pat. in gutem AZ kann auch eine allogene SZT mit dosisreduzierter Konditionierung erwogen werden.
- Bei älteren Pat. mit Ph+ ALL kann eine Imatinib-Monotherapie durchgeführt werden. In Deutschland ist die Kombination von Imatinib mit Vincristin/Dexamethason und intrathekaler Therapie üblich.
- Sorgfältige Abwägung zwischen AZ, möglichem Zugewinn an Lebenszeit und der damit einhergehenden Lebensqualität bei Pat. > 55 Jahren. Hierzu ist ein geriatrisches Assessment hilfreich.

Therapie der refraktären bzw. rezidivierten ALL

- Die meisten Rezidive entstehen in den ersten 2 J., können aber auch noch nach 7 J. auftreten.
- 20 % der Rezidive entstehen außerhalb des KM, meist im ZNS, deutlich seltener im Hoden und in anderen Organen.
- Wichtigster prädiktiver Faktor für das Erreichen einer 2. CR ist die Dauer der 1. CR:
  - Günstig: Dauer der 1. CR > 18 Mon.
  - Ungünstig: Dauer der 1. CR < 18 Mon.
- Durch eine Rezidivchemotherapie erreichen ca. 30–40 % der Pat. eine 2. CR, die allerdings meist nur von kurzer Dauer ist (< 6 Mon.) → anschließende möglichst frühe allogene SZT oft die einzige wirklich kurative Therapieoption.
- Ist eine allogene SZT nicht möglich, können durch eine autologe SZT ebenfalls längerfristige Remissionen erreicht werden.
- Bei Spätrezidiven wird im Rahmen der Salvage-Therapie die initiale Induktionschemotherapie wiederholt.
- Bei Frührezidiven ist für die T-ALL Nelarabin in Kombination mit Cyclophosphamid zugelassen.

- Bei Frührezidiven der B-Vorläufer-ALL lassen sich mit den neuen, jedoch bereits etablierten immunologischen Therapieansätzen, z. B. Blinatumomab, einem bispezifischer AK gegen CD3 und CD19, und Inotuzumab Ozogamicin, einem AK-Zytostatikum-Konjugat gegen CD22, sehr gute Ergebnisse erzielen [Kantarjian et al. 2016; Kantarjian et al. 2017]. Durch diese Substanzen lassen sich die Raten für eine 2. CR auf bis zu 80 % anheben.
- Chimeric-Antigen-Receptor-T-Cells (CAR-T-Zellen):
  - CAR-T-Zellen werden auch als „Living Drugs" bezeichnet. Sie werden aus T-Zellen der Pat. individuell ex vivo durch virale Transfektion hergestellt. Für die ALL werden diese mit einem Rezeptor für CD19 versehen.
  - In einer Studie bei Kindern und jungen Erw. mit rezidivierter/refraktärer ALL konnte eine erstaunliche Remissionsrate von 81 % erreicht werden [Maude et al. 2018]. Hauptnebenwirkungen: Zytokin-Release-Syndrom und neurologische Symptome. Das Produkt Tisagenlecleucel ist für die rezidivierte (ab 2. Rezidiv) oder refraktäre B-Zell-ALL bei Pat. bis 25 J. zugelassen. Für ältere Pat. kann unter bestimmten Voraussetzungen eine Kostenübernahme beantragt werden.
  - Bislang ist die Durchführung dieser Therapie nur wenigen Zentren vorbehalten. Hier müssen für die Zukunft Regelungen gefunden werden, die eine Verfügbarkeit dieser innovativen Therapie auch in der Fläche sicherstellen.

Palliative Therapie

- Ziel: Lebensverlängerung bei nicht kurativ behandelbaren Pat. mit Erhalt der Lebensqualität, möglichst im ambulanten Setting.
- Durch eine zytoreduktive Therapie in Kombination mit supportiven Maßnahmen (Transfusionen, Infektprophylaxe) werden Komplikationen durch eine Hyperleukozytose vermieden.
- Therapieschema: ▶ Tab. 8.4.

Notfalltherapie

- Neutropene Sepsis: sofortige empirische Breitspektrumantibiose, Intensivtherapie, ggf. Reanimation und Beatmung.
- Hyperleukose oder leukostatische Symptome: Leukapherese. Ist diese nicht möglich, rasche Senkung der peripheren Blastenanzahl durch eine Vorphasentherapie (im Rahmen der Studien meist standardisiert; ▶ Tab. 8.5).
- Meningismus: Liquorpunktion und intrathekale Therapie.
- Vorher Ausschluss von Hirndruck, ggf. Thrombozytentransfusion.
- Tumorlysesyndrom: Es tritt i. d. R. akut 12–24 h nach Beginn der Chemotherapie auf, mit Übelkeit, Erbrechen, Hyperkaliämie, Hyperphosphatämie, Hyperurikämie, Hypokalzämie: engmaschiges Monitoring (EKG, ZVD, Laborwerte), Hydratation, Ausgleich der Elektrolytstörungen, Senkung der Harnsäurespiegel.

Tab. 8.4 Palliatives Therapieschema der ALL

Medikament	Dosis	Applikationszeitpunkt
Vincristin	1,4 mg / m^2 KOF (max. 2 mg) i. v.	1 × / Wo.
Prednisolon	60 mg / m^2 KOF p. o., dann ausschleichen	Tgl.

Tab. 8.5 Vorphasetherapie der ALL

Zytostatika	Dosierung	Applikation	Zeitpunkt
Dexamethason	10 mg / m² KOF	P.o.	Tage 1–5
Cyclophosphamid	200 mg / m² KOF	I.v. über 1 h	Tage 3–5
Bei Pat. mit initialer Granulozytopenie < 500 Granulozyten / µl ab Tag 1 G-CSF			

Supportive Therapie

- Immer aktuelle Zulassung und Fachinformation der einzelnen Medikamente beachten.
- Haut- und Schleimhautpflege, insbes. Mundschleimhaut und Anogenitalbereich.
- Etablierte Protokolle zur selektiven oralen Infektionsprophylaxe:
  - Chinolon (Levofloxacin 1 × 500 mg/d p.o. oder Ciprofloxacin 2 × 250 mg/d p.o.) und Fluconazol 2 × 200 mg/d p.o. Chinolone können langanhaltende und z.T. irreversible Nebenwirkungen, insbesondere den Bewegungsapparat und das Nervensystem betreffend, verursachen. Nutzen und Risiken einer Chinolon-haltigen Prophylaxe müssen individuell abgewogen werden.
  - Colistin 4 × 6 Tbl. (= 600 mg)/d p.o. und Amphotericin B 6 × 4 ml (= 2 400 mg)/d p.o.
  - Nur Amphotericin B 6 × 4 ml (= 2 400 mg)/d p.o.
  - Auch der Verzicht auf eine Prophylaxe ist möglich. Dies ist mit einer höheren Rate dokumentierter Infektionen vergesellschaftet, ohne dass dadurch die Mortalitätsrate bei adäquater Infektionstherapie zunimmt.
- Während der Therapiephasen mit Vinca-Alkaloiden sollten wegen möglicher Interaktionen und erhöhter Gefahr von Neurotoxizität keine Azole zur Prophylaxe gegeben werden.
- Infekttherapie (▶ 4.10): bei Fieber unklarer Ursache Stufenplan zur empirischen Standardtherapie:
  - **1. Stufe:** Piperacillin + Tazobactam 3 × 4,5 g/d i.v. oder Ceftazidim 3 × 2 g/d i.v. Bei kritisch kranken Pat. zusätzlich ein Aminoglykosid, z.B. Gentamicin oder Tobramycin, jeweils 3–5 mg/kg KG/d i.v.
  - Bei Aminoglykosiden Pat. mit eingeschränkter Nierenfunktion beachten.
  - Bei primärem oder sekundärem Therapieversagen **2. Stufe:** Carbapenem (Imipenem 4 × 0,5 g/d i.v. oder Meropenem 3 × 1 g/d i.v.) + Glykopeptid (Vancomycin 2 × 1 g/d i.v. oder Teicoplanin 1 × 400 mg/d i.v. bzw. am 1. Tag 2 × 400 mg/d i.v.) + Fluconazol 1 × 400–800 mg/d i.v., Austausch von Fluconazol, wenn bei lokalen Hochrisikosituationen nach 72 h kein Ansprechen zu verzeichnen ist: Voriconazol 2 × 200 mg/d p.o., Itraconazol 2 × 200 mg/d i.v., Caspofungin 1 × 50 mg/d i.v. (1. Tag: 1 × 70 mg/d i.v.) oder liposomales Amphotericin B 1,0–3,0 mg/kg KG/d i.v.
  - Modifikationen und Ergänzungen nach klinischem oder mikrobiologischem Befund.
  - Aktuelle Empfehlungen: http://www.dgho-infektionen.de.
- Hyperurikämieprophylaxe: Allopurinol 1 × 300 mg/d p.o. oder Rasburicase 1 × 0,2 mg/kg KG/d i.v. während der Induktionsphase. Später bei geringerer Leukämiezellmasse lediglich die Überwachung des Harnsäurespiegels.
- Konjunktivitisprophylaxe bei Hochdosis-Ara-C-Therapie: 2-stündliche Augenspülungen mit kortikoidhaltigen und NaCl-Augentropfen im Wechsel.

- Substitution von Erythrozyten- und Thrombozytenkonzentraten.
- Substitution von Gerinnungsfaktoren.
- Menstruationsprophylaxe bei prämenopausalen Frauen, z. B. mit Lynestrenol (bis 3 × 5 mg/d p. o).
- Zentraler Venenzugang.

8.2.8 Prognose

Die Prognose der ALL hängt vom Alter, von der Subgruppe und der entsprechenden Risikogruppe ab. Zu den aktuellen Therapieergebnissen ▶ Tab. 8.6. Mit Imatinib kann bei Ph+ ALL heute eine Remissionsrate von ca. 90 % erzielt werden. Weiterhin ist durch den Einsatz von Rituximab eine weitere Verbesserung des Überlebens von Pat. mit reifer B-ALL möglich geworden.

8.2.9 Nachsorge

- Während der gesamten Dauer der Erhaltungstherapie in 1- bis 2-monatigen Intervallen.
- Anamnese, klinische Untersuchung, BB, KM- und MRD-Diagnostik; außerhalb von Studien im 1. J. nach Therapieende alle 3 Mon., ab dem 2. J. halbjährlich über mind. 5 J.
- Das Augenmerk insbes. auf Spätfolgen der Therapie und der Erkrankung legen: Kardio-, Neurotoxizität, Sekundärneoplasien, grauer Star, Infertilität, Fatigue, hormonelle Störungen, psychische Erkrankungen.

8.2.10 Therapieschemata

Die aktuellen Studienprotokolle, Therapieempfehlungen, Behandlungsschemata und Kontaktadressen der GMALL (German Multicenter ALL-Studiengruppe) finden sich auf der Homepage des Kompetenznetzes „Akute und chronische Leukämien“ unter http://www.kompetenznetz-leukaemie.de. Dort ist außerdem ein breites Spektrum subgruppenspezifischer Protokolle für Primär- und Rezidivtherapie sowie für jüngere und ältere Pat. dargestellt.

Merke

Aufgrund der z. T. erheblichen Komplexität der Therapieschemata muss sich der behandelnde Arzt einen umfassenden Überblick über das jeweilige Studienprotokoll verschaffen. Es wird empfohlen, Dosierungen und Abfolge der einzelnen Therapieblöcke zur Vermeidung von Übertragungsfehlern den Originalprotokollen zu entnehmen.

Tab. 8.6 Prognostische Kennzahlen der ALL

	Alter > 55 J.	Alter < 55 J.			
		B-Vorläufer- / T-Linien-ALL			B-ALL
		Standardrisiko	Hochrisiko	Ph + -ALL	
Remissionsrate (%)	70–80	85–95	80–90	80–90	80–95
5-Jahres-Gesamtüberleben (%)	20–30	60–70	30–50	50–60	70–80

8.3 Akute myeloische Leukämie (AML)

8.3.1 Epidemiologie

- Ca. 75–80 % der akuten Leukämien des Erw., ca. 15–20 % der akuten Leukämien im Kindesalter.
- Anzahl der geschätzten Fälle in Deutschland: 3 600 / J.
- Inzidenz: 3,7 / 100 000 / J., nimmt mit dem Alter deutlich zu
  - Mit 70 J.: 15 / 100 000 / J.
  - Mit 90 J.: 35 / 100 000 / J.
- Die Mittelwerte der Inzidenzen waren in den letzten Jahrzehnten weitgehend unverändert.
- Verhältnis Männer : Frauen: ca. 1,4 : 1.
- Medianes Erkrankungsalter: 72 J.
- Die AML ist damit überwiegend eine Erkrankung des älteren Menschen.

8.3.2 Ätiologie

- Ätiologie weitgehend unklar
- Risikofaktoren: Exposition gegenüber Chemikalien, hier besonders Benzol, ionisierender Strahlung und Chemotherapeutika wie Alkylanzien (wie Melphalan, Chlorambucil, Busulfan, Cyclophosphamid), Topoisomerase-II-Hemmer (wie Etoposid), Anthracendione (wie Mitoxantron) oder Anthrazykline (wie Epirubicin); Rauchen
- Erhöhte Inzidenz bei verschiedenen angeborenen und erworbenen Erkrankungen: ▶ Tab. 8.7
- Sekundäre AML (sAML) durch Transformation eines MDS oder einer anderen KM-Erkrankung bzw. nach Chemotherapie oder Bestrahlung
- Alle anderen Fälle: De-novo-AML

8

8.3.3 Klassifikationen

Die WHO-Klassifikation der AML korreliert morphologische und genetische Kriterien, um die AML in biologische Subgruppen einzuteilen. Im Update 2022 wurde der Weg, definierte zytogenetische und molekulare Subgruppen zu beschreiben, konsequent weitergegangen [Khoury et al. 2022]. Die klinischen Familien der therapieassoziierten AML und der AML mit myelodysplasie-verwandten Veränderungen (MRC) wurden aufgrund der fehlenden eigenständigen prognostischen Wertigkeit aufgegeben, sodass nur noch zwei Familien, die durch genetische Veränderungen bzw. die durch die Differenzierung definierte AML übrigblieben. Die meisten der

Tab. 8.7 Erkrankungen, die mit einer erhöhten AML-Inzidenz einhergehen

Angeboren	Erworben
• Fanconi-Anämie • Kostmann-Syndrom • Down-Syndrom	• Myelodysplastische Syndrome (MDS) • Chron. myeloische Leukämie • Polycythaemia vera • Osteomyelofibrose • Essenzielle Thombozythämie • Aplastische Anämie • Paroxysmale nächtliche Hämoglobinurie

genetisch definierten AML können auch mit weniger als 20 % Blasten diagnostiziert werden. Die AML, myelodysplasie-verwandt (MR), löst die AML-MRC ab und setzt definierende zytogenetische Aberrationen oder somatische Mutationen voraus (▶ Tab. 8.8).

Zeitgleich mit dem Update der WHO-Klassifikation wurde die Internationale Konsensus Klassifikation (ICC) der AML publiziert [Arber et al. 2022]. Die wichtigsten Unterschiede zur WHO-Klassifikation betreffen die AML-definierende Blastenzahl und der komplette Verzicht auf morphologische Subgruppen der AML. Weiterhin wurde die neue Kategorie des MDS/AML eingeführt, die an der Grenze zwischen MDS und AML liegt und entweder als MDS oder als AML behandelt werden kann. Diese Klassifikation scheint aus klinischer Sicht weniger gut handhabbar. Welche Klassifikation sich jedoch langfristig durchsetzen wird, muss offenbleiben.

8.3.4 Risikofaktoren

Die AML ist eine biologisch und prognostisch sehr heterogene Erkrankung. Klinische Faktoren wie Alter oder Ansprechen auf die 1. Induktionstherapie sind wichtige Risikofaktoren. Eine zentrale Stellung zur Prognoseabschätzung und Risikoeinteilung nimmt die Zytogenetik ein. Allerdings ist die prognostische Bedeutung mancher Aberrationen noch nicht abschließend geklärt.

Insbes. der molekularen Diagnostik ist es zu verdanken, dass die Einteilung und das biologische Verständnis der AML sich ständig weiterentwickeln und verbessern. Die wichtigsten bislang bekannten molekularen Veränderungen bei Pat. mit AML betreffen Mutationen im Nucleophosmin-Gen (NPM1), Fms-related-Tyrosinkinase-

Tab. 8.8 WHO-Klassifikation 2022 der AML

AML mit spezifischen genetischen Veränderungen	• Akute Promyelozytenleukämie (APL) mit *PML::RARA*-Fusion • AML mit *RUNX1::RUNX1T1*-Fusion • AML mit *CBFB::MYH11*-Fusion • AML mit *DEK::NUP214*-Fusion • AML mit *RBM15::MRTFA*-Fusion • AML mit *BCR::ABL1*-Fusion • AML mit *KMT2A*-Rearrangement • AML mit *MECOM*-Rearrangement • AML mit *NUP98*-Rearrangement • AML mit *NPM1*-Mutation • AML mit *CEBP*- Mutation • AML, myelodysplasie-verwandt (MR)[1] • AML mit anderen spezifischen genetischen Aberrationen
AML, definiert durch Differenzierung	• AML mit minimaler Differenzierung • AML ohne Ausreifung • AML mit Ausreifung • Akute basophile Leukämie • Akute myelomonozytäre Leukämie • Akute monozytäre Leukämie • Akute Erythrozytenleukämie • Akute Megakaryoblastenleukämie

AML-MR definierende somatische Mutationen: ASXL1, BCOR, EZH2, SF3B1, SRSF2, STAG2, U2AF1, ZRSR2

[1] AML-MR definierende zytogenetische Aberrationen: komplexer Karyotyp (≥ 3 Aberrationen), del5q, – 7, del7q, del11q, del12p, – 13, del13q, del17p, iso17q, idic(X)(q13)

Tab. 8.9 Risikogruppen der AML gemäß des European LeukemiaNet (ELN) [Döhner et al. 2022]

Risikogruppe	Genetische Veränderungen
Niedrigrisiko	t(8;21)(q22;q22.1); *RUNX1-RUNX1T1* inv(16)(p13.1q22) oder t(16;16)(p13.1;q22); *CBFB-MYH11* Mutiertes *NPM1*[1] ohne *FLT3-ITD* oder mit *FLT3-ITD (Ratio niedrig*[2]*)* bZIP in-frame mutiertes *CEBPA*
Standard-risiko	Mutiertes *NPM1* und *FLT3-ITD* Wildtyp *NPM1* ohne *FLT3-ITD* t(9;11)(p21.3;q23.3); *MLLT3-KMT2A* Zytogenetische Veränderungen, die nicht als Niedrigrisiko oder Hochrisiko klassifiziert sind
Hochrisiko	t(6;9)(p23;q34.1); *DEK-NUP214* t(v;11q23.3); *KMT2A rearranged* t(9;22)(q34.1;q11.2); *BCR-ABL1* t(8;16) (p11;p13); *KAT6A-CREBBP* inv(3)(q21.3q26.2) oder t(3;3)(q21.3;q26.2); *GATA2, MECOM(EVI1)* -5 oder del(5q); -7; -17 / abn(17p) Komplexer Karyotyp[2], monosomaler Karyotyp[3] Mutiertes *ASXL1, BCOR, EZH2, RUNX1, SF3B1, SRSF2, STAG2, U2AF1* oder *ZRSR2*[4] Mutiertes *TP53*

[1] AML mit NPM1-Mutation und ungünstiger Zytogenetik wird wie Hochrisiko-AML klassifiziert
[2] Drei oder mehr chromosomale Aberrationen
[3] Monosomaler Karyotyp: Vorliegen von ≥ 2 verschiedenen Monosomien (außer Verlust von X oder Y) oder eine einzige Monosomie mit zusätzlich ≥ 1 strukturellen chromosomalen Abnormalität (außer core binding factor AML).
[4] Diese Marker sollten bis auf Weiteres nicht als ungünstige prognostische Marker genutzt werden, wenn sie bei AML mit Niedrigrisiko-Veränderungen auftreten

3-Gen (FLT3-ITD bzw. FLT3-TKD), CCAAT/Enhancer-Binding-Protein-α-Gen (CEBPA), Mixed-Lineage-Leukemia-Gen (MLL), Isocitrate-Dehydrogenase-1-and-2-Gen (IDH1 und IDH2), DNA-Methyltransferase-Gen (DNMT3A), Tet-Oncogene-Family-Member-2-Gen (TET2), Runt-Related-Transcription-Factor-1-Gen (RUNX1), Tumorsuppressorgen (TP53) und Additional-Sex-Combs-like-1-Gen (ASXL1; ▶ Tab. 8.9).

Risikogruppen: I. d. R. findet gemäß den Risikofaktoren eine Einteilung der Pat. in Niedrig- (NR), Standard- (SR) und Hochrisiko (HR) statt. Dabei finden sich im SR alle Pat., die weder günstige noch ungünstige Risikofaktoren aufweisen (▶ Tab. 8.9).

Ob die bislang bekannten Risikofaktoren auch prädiktiven Charakter, also einen Wert für die Voraussage des Erfolgs bestimmter Therapiemodalitäten, haben, ist bislang noch nicht geklärt.

8.3.5 Klinik

- Verdrängung der Hämatopoese mit häufig akutem Beginn:
  - Symptome der Anämie: Müdigkeit, verminderte Leistungsfähigkeit, Dyspnoe, Tachykardie, blasses Aussehen.
  - Symptome der Granulopenie: Fieber im Rahmen von Infektionen, v. a. von Lunge, Rachen, Haut und perianal, bis hin zur Sepsis. Häufige Keime: Staphylococcus spp., Pseudomonas spp., HSV, Candida spp.

- Symptome der Thrombozytopenie: Blutungen im Sinne von Petechien, Ekchymosen, Menorrhagien, Epistaxis.
  - Blutungen sind aber auch durch eine disseminierte intravasale Gerinnung (DIC) und Hyperfibrinolyse möglich (insbes. bei APL).
- Extramedullärer Befall (insbes. bei monozytärer/monoblastärer AML): Hepatosplenomegalie, Hautinfiltrate, Gingivahyperplasie, ZNS-Befall. Insgesamt bei der AML des Erw. aber selten.
- Leukostase, häufig bei hohen Leukozytenzahlen von > 100 000/µl: Hypoxie, diffuse pulmonale Verschattungen, retinale Einblutungen, Verwirrtheit oder andere neurologische Auffälligkeiten, selten arterielle Verschlüsse.
- Leukostatische Symptome sind eine Ind. zur Notfalltherapie der AML (▶ 8.3.7, Notfalltherapie).

8.3.6 Diagnostik

Klinische Diagnostik

- Anamnese
- Körperlicher Untersuchungsbefund
- Allgemeinzustand (ECOG/WHO)
- Erfassung der Komorbiditäten

Labordiagnostik

- BB: Hb-Wert erniedrigt, Leukozytenzahlen stark erhöht, Thrombozytenzahlen erniedrigt.
- Auch aleukämischer Verlauf mit Leukopenie möglich.
- Diff-BB: Neutrophilenzahlen erniedrigt, nachweisbare Blastenpopulation.
- Gerinnungsanalyse zum Ausschluss einer DIC bzw. einer Hyperfibrinolyse. Diese kann insbes. bei APL auftreten.
- Blutgruppenbestimmung und AK-Screening mit Coombs-Test.
- Klinisch-chemische Diagnostik: Leber- und Nierenfunktionsparameter, Elektrolytwerte zur Beurteilung der Therapiefähigkeit, LDH-Aktivität als Marker für Tumormasse und Tumorlyse.
- Schwangerschaftstest bei Frauen im gebärfähigen Alter.
- Mikrobiologische Basisdiagnostik zum Ausschluss von Infekten: Untersuchung von Rachen- und Nasenabstrich, Sputum, Mittelstrahlurin.
- Virusserologie: Hepatitisviren A, B, C und E sowie HIV, CMV, HSV und VZV zum Ausschluss akuter Viruserkrankungen bzw. um Möglichkeiten der Virusreaktivierung vor Therapiebeginn zu kennen.
- HLA-Typisierung des Pat. und möglicher Geschwister zur Evaluierung der Option einer späteren allogenen SZT.

Apparative Diagnostik

- Rö-Thorax und -Nasennebenhöhlen zum Infektausschluss
- Evtl. Ausgangs-CT-Thorax
- EKG und Echokardiografie
- Lungenfunktion

Zytologie

- KM-Ausstrich: ≥ 20 % blastäre Zellen; bei Subtypen mit spezifischen genetischen Veränderungen auch weniger (▶ 8.3.3)
  - Morphologie
  - Zytochemie: MPO- sowie fakultativ Sudan-Schwarz-B-, Chloracetat- und α-Naphthylacetat-Esterase-Nachweis; PAS-Nachweis
- KM-Histologie

Immunphänotypisierung

- Die Immunphänotypisierung aus KM oder peripherem Blut hat bei der AML nicht die diagnostische und prognostische Bedeutung wie bei der ALL.
- Sie dient insbes. zur Abgrenzung der minimal differenzierten AML gegenüber der akuten Leukämie ohne eindeutige Linienzugehörigkeit oder der ALL und zur diagnostischen Sicherheit bei Vorliegen einer reinen Erythroleukämie oder einer akuten Megakaryozytenleukämie.
- Der leukämieassoziierte Immunphänotyp (LAIP) kann zum MRD-Monitoring verwendet werden und wird aktuell in Studien diesbezüglich evaluiert.
- AML-Konsensuspanel des Kompetenznetzes Leukämien für die Immunphänotypisierung in Dreifarbentechnik:
  - cyKappa, cyLambda, cyTdT, cyMPO, HLA DR, AK 7.1 (GlyA).
  - CD1a, CD2, CD3, CD7, CD10, CD13, CD14, CD19.
  - CD33, CD34, (CD36), CD45, CD56, CD61, CD65, CD79, CD117.

Zytogenetik

Merke
Eine zytogenetische Untersuchung der Blasten in Knochenmark oder peripherem Blut ist bei jedem Pat. mit AML obligat.

- Wann immer möglich, komplette Analyse des Karyotyps vornehmen.
- Der Karyotyp liefert unabhängige prognostische Informationen und ist für die Therapieentscheidung wichtig.
- Ist die konventionelle Zytogenetik nicht möglich, steht die Fluoreszenz-in-situ-Hybridisierung (FISH) zur Verfügung.
- Eine elegante Methode, insbes. zur Evaluation komplexer Karyotypen, stellt das Multicolor Spectral Karyotyping (SKY) dar.

Molekularbiologie und Minimale Resterkrankung (MRD)

- Additiver Einsatz der sehr sensitiven molekularen Analyse (Reverse-Transkriptase-Polymerasekettenreaktion, RT-PCR) bei Erstdiagnose, wenn die konventionelle Zytogenetik nicht aussagekräftig ist, und zur Verlaufskontrolle (MRD-Diagnostik) mit Nachweis spezifischer genetischer Rearrangements: z. B. *PML::RARA, RUNX1::RUNX1T1, CBFB::MYH11*.
- Nachweis anderer molekularer Veränderungen wie *FLT3*-, *NPM1*-, *ASXL1*-, *TP53*- oder *CEBPA*-Mutationen, die Einfluss auf die Prognose der AML haben (▶ Tab. 8.9). Die *NPM1*-Mutation ist nicht nur für die Primärdiagnostik wichtig, sondern sollte auch im Verlauf im Sinne einer MRD quantitativ bestimmt werden.

Tab. 8.10 Induktionstherapie nach DA-Schema

Zytostatika	Dosierung	Applikation	Zeitpunkt
Daunorubicin	60 mg / m² KOF	Infusion über 2 h	Tage 3–5
Ara-C	100 oder 200 mg / m² KOF	Kontinuierliche Infusion über 24 h	Tage 1–7

Der 2. DA-Kurs beginnt an Tag 22. Er wird oft nur appliziert, wenn das KM an Tag 15 noch ≥ 5 % Blasten enthält

8.3.7 Therapie

Therapieprinzipien

Merke
Wenn möglich, Therapie im Rahmen eines Registers oder in einer laufenden Therapiestudie und an einem hämatologisch-onkologisch erfahrenen Zentrum. Pat. im fortpflanzungsfähigen Alter vor Beginn der Therapie immer über fertilitätserhaltende Maßnahmen und die Notwendigkeit der Antikonzeption aufklären.

Spezifische Therapie

8

Fitte Pat. ohne / wenige Komorbiditäten ≤ 75 Jahre (kurative Intention)
Zunächst muss aufgrund der vorliegenden Komorbiditäten und des biologischen Alters entschieden werde, ob die Pat. für eine intensive, kurative Therapie geeignet sind.

Die intensive systemische Therapie besteht in kurativer Intention aus 2 Phasen:
- **Induktion:**
  - Ziel: Erreichen einer kompletten hämatologischen Remission (CR; normale Zellularität des KM mit < 5 % Blasten und Normalisierung des peripheren BB). Die hämatologische CR entspricht einer Reduktion der Blasten um 3 Log-Stufen.
  - 1–2 Zyklen einer Kombinationschemotherapie, typischerweise mit Ara-C und einem Anthrazyklin (▶ Tab. 8.10).
  - Während der Aplasie nach der 1. Induktionstherapie KM-Punktion zur Abschätzung des Therapieansprechens durchführen (sog. Tag-15-Punktion).
  - Bei fehlendem Ansprechen Salvage-Therapie! Diese besteht meist aus einer Polychemotherapie, deren wichtigstes Element Hochdosis-Ara-C darstellt (▶ 8.3.7 „Therapie der refraktären bzw. rezidivierten AML").
- **Konsolidierung:**
  - Ziel: nach Erreichen der CR weitere Reduktion der Leukämielast und Verringerung des Rezidivrisikos.
  - Optimaler Umfang und optimale Zusammensetzung der Konsolidierung sind nicht klar [Löwenberg 2013]. Standard heutzutage: 2–3 Therapiezyklen, bestehend aus einer Chemotherapie mit Intermediärdosis-Ara-C (s. u. und ▶ Tab. 8.11).
  - Zusätzliche zytotoxische Substanzen, z. B. Amsacrin oder Mitoxantron, haben in der Konsolidierung keinen Effekt [Schaich et al. 2013].
  - Es erfolgt i. d. R. eine risikostratifizierte Konsolidierung:

Tab. 8.11 Ara-C-Konsolidierung

Zytostatikum	Dosierung	Applikation	Zeitpunkt
Ara-C	1–1,5 g / m² KOF	Infusion über 3 h alle 12 h	Tage 1, 3, 5

– Bei Niedrigrisiko (NR) Intermediärdosis-Ara-C (s. u. und ▶ Tab. 8.11) oder autologe SZT
– Bei Standardrisiko (SR) sind 3 Optionen möglich: allogene SZT vom HLA-kompatiblen Familien- oder Fremdspender, Intermediärdosis-Ara-C-Therapie oder autologe SZT; s. u. und ▶ Tab. 8.11).
– Bei Hochrisiko (HR) allogene SZT von einem Familien- oder Fremdspender – möglichst früh in 1. CR.

Pat. mit FLT3-Mutation

Durch die rasche Entwicklung bei der Aufklärung der Biologie der AML ist es möglich geworden, neue Substanzen zu entwickeln und zu testen, die gegen bestimmte krankheitsauslösende oder -unterhaltende Zielstrukturen gerichtet sind. Hier sind in erster Linie TKI zu nennen. Zielstrukturen dieser Substanzen sind leukämiespezifische Rezeptortyrosinkinasen wie der VEGF-Rezeptor, C-KIT oder FLT3. Beispiele sind die Substanzen Midostaurin (PKC 412) und Sorafenib, die eine wesentliche antileukämische Aktivität bei Pat. mit therapierefraktärer AML aufweisen. In einer multinationalen Studie konnte durch die Addition des TKI Midostaurin zur konventionellen Chemotherapie bei jüngeren AML-Pat. in der Primärtherapie eine Verlängerung des OS erreicht werden [Stone et al. 2017]. Midostaurin ist für die Erstlinientherapie der FLT3-mutierten AML in Kombination mit Standardchemotherapie zugelassen.

Als weitere FLT3-Inhibitoren sind insbesondere Gilteritinib (zugelassen bei refraktärer oder rezidivierter AML, siehe Text) und Quizatinib zu nennen. Für Quizartinib zusätzlich zu intensiver Chemotherapie mit oder ohne allogener SZT wurde in einer placebokontrollierten Phase-III-Erstlinienstudie eine Verbesserung bzgl. des OS gezeigt (medianes OS 31,9 Mon. [95%-CI 21,0–n.r.] für Quizartinib vs. 15,1 Mon. [13,2–26,2] für Placebo [Hazard ratio 0.8. 95%-CI 0,62–0,8, p = 0,032]) [Erba et al. 2023]. Quizartinib ist bisher in Deutschland noch nicht zugelassen.

FLT3-pos. Pat. erhalten diese Substanz zusätzlich zur Chemotherapie-Induktion und -Konsolidierung. Werden die Pat. nicht stammzelltransplantiert, schließt sich dann noch eine 12-monatige Erhaltungstherapie an.

Pat. mit CD33-Positivität

Gemtuzumab Ozogamicin (GO) ist ein Konjugat aus einem CD33-AK und dem Zytotoxin Calicheamicin. Durch die Hinzunahme von GO zur Standardchemotherapie können die Rezidivrate gesenkt und das rezidivfreie Überleben verlängert werden. Dieser Effekt ist nicht altersabhängig, aber beschränkt auf Pat. mit zytogenetischem Niedrig- oder Standardrisiko. HR-Pat. profitieren nicht von GO [Lambert et al. 2018]. Nachdem GO von der FDA bereits im Jahr 2000 zugelassen wurde und 10 Jahre später aufgrund von Hinweisen für eine gesteigerte Toxizität vom Markt genommen wurde, ist es nunmehr wieder für die Kombinationstherapie mit Ara-C und Daunorubicin bei CD33-pos. AML in im Vergleich zur Erstzulassung niedrigerer Dosierung zugelassen.

CD33-pos. Pat. mit t(8;21), inv(16), t(16;16) oder NPM1-Mutation und FLT3-Wildtyp erhalten zusätzlich zur Induktionschemotherapie GO. Die Zulassung erstreckt sich auch auf die Konsolidierung. Hier ist der Stellenwert von GO jedoch weiterhin unklar.

Pat. mit AML mit myelodysplastischen Veränderungen / t-AML

Die liposomal verkapselte Zubereitung von Ara-C und Daunorubicin im Konzentrationsverhälnis 5 : 1, genannt CPX-351, zeichnet sich aufgrund der veränderten Pharmakologie durch eine höhere Wirksamkeit bei Pat. mit sekundärer AML aus. Im randomisierten Vergleich zu einer konventionellen Induktions- und Konsolidierungstherapie ergab sich ein signifikanter Überlebensvorteil [Lancet et al. 2018]. Dementsprechend wurde CPX-351 zur Behandlung von Erw. mit neu diagnostizierter therapiebedingter akuter myeloischer Leukämie (t-AML) oder AML mit myelodysplastischen Veränderungen zugelassen.

Erhaltungstherapie

Die orale Formulierung von Azacytidin, CC-486, zeigte in Studien, dass die Gabe über 14 d in 28-Tage-Zyklen als Erhaltungstherapie nach Konsolidierung das Rezidivrisiko senkte und das OS bei Pat., die nicht allogen transplantiert werden konnten, verbesserte [Wei et al. 2020]. In Deutschland ist eine Erhaltungstherapie mit CC-486 für Pat. zugelassen, die eine CR oder eine CR mit unvollständiger Regeneration des BB (complete remission with incomplete blood count recovery, CRi) nach einer Induktionstherapie mit oder ohne Konsolidierungstherapie erreicht haben und die nicht für eine Transplantation hämatopoetischer Stammzellen (HSZT) geeignet sind. Ausgenommen von dieser Empfehlung sind Pat. mit t(8;21), t(16;16), inv (16), da es sich um Niedrigrisiko-AML-Pat. handelt, die nicht standardmäßig transplantiert werden.

Pat. mit FLT3-Mutation ohne allogene SZT können CC-486 oder Midostaurin erhalten. Pat. mit FLT3-Mutation und erfolgter allogener SZT können mit Sorafenib, einem weiteren TKI, aufgrund der positiven Daten der SORMAIN-Studie behandelt werden [Burchert et al. 2020]. Eine Zulassung für Sorafenib in dieser Ind. existiert jedoch nicht.

Stammzelltransplantation

Autologe Stammzelltransplantation

Bei Pat. ohne Hochrisiko, gutem MRD-Abfall und fehlender allogener Transplantationsoption führt die autologe SZT als 2. Konsolidationsblock nach einem Zyklus Intermediärdosis-Ara-C zu einer Therapieverkürzung und ist eine gute Therapiealternative zur fortgesetzten Chemokonsolidierung [Döhner et al. 2022].

In einer prädiktiv angelegten Untersuchung zu Konsolidierungsstrategien bei AML-Pat. ≤ 60 J. konnte gezeigt werden, dass eine Gruppe von Pat. besonders von der Durchführung einer autologen SZT profitiert [Pfirrmann et al. 2012]. Welche Pat. in 1. CR in diese Gruppe fallen, kann mithilfe des Post-Remissions-Therapie-(PRT-) Scores aus Alter, Zytogenetik, Krankheitsstatus, FLT3-Ratio und Anteil der CD34-pos. Blasten online berechnet werden (https://www.leukemia-net.org/leukemias/aml/aml_prt_score/).

Allogene Stammzelltransplantation

Diese ist – bei HLA-kompatiblem Familien- oder Fremdspender und in 1. CR durchgeführt – die Konsolidierung der 1. Wahl bei HR-Patienten. Sie hat von den bekannten Konsolidierungsstrategien das höchste antileukämische Potenzial und sollte, um die Toxizität zu verringern, so früh wie möglich in 1. CR erfolgen. Die

Stammzellquelle hat durch die Einführung moderner Typisierungsmethoden heutzutage keinen Einfluss auf den Erfolg der Transplantation. Die Ergebnisse einer SZT von einem HLA-identen Familienspender oder HLA-identen Fremdspender sind vergleichbar. Auch ist die haploidente SZT heute eine Therapieoption, sollten keine gematchten Spender verfügbar sein.

Bei SR-Pat. ist die allogene SZT eine von drei Konsolidierungsoptionen (allogene SZT, autologe SZT oder Intermediärdosis-Ara-C). Ein niedrigeres Rezidivrisiko geht mit einer höheren therapieassoziierten Mortalität einher. In der prospektiv randomisierten Etal-1-Studie ergab sich kein Überlebensvorteil für Standardrisiko-AML-Pat., die früh in 1. CR transplantiert wurden, im Vergleich zu Pat., die erst im Rezidiv transplantiert wurden [Bornhäuser et al 2021].

Unfitte Pat. oder ältere Pat. > 75 Jahre (nicht kurative Intention)

Besonderheiten der AML des älteren Menschen im Vergleich zur Erkrankung des jüngeren Menschen:

- Häufiger sekundäre Erkrankungen.
- Häufiger numerische zytogenetische Aberrationen und Hochrisiko-Aberrationen (▶ Tab. 8.9).
- Seltener balancierte Translokationen und Niedrigrisiko-Aberrationen (▶ Tab. 8.9).
- Dies führt häufiger zu Therapierefraktärität und einer hohen Rezidivrate.

Weiterhin liegen oft Komorbiditäten vor, die die Durchführung einer intensiven Therapie unmöglich machen. Auch ist die therapieassoziierte Toxizität bei älteren Pat. höher. Die vorgesehene Therapie kann deshalb oft nicht oder nur unvollständig durchgeführt werden, was die Prognose dieser Pat. weiter verschlechtert.

Zunächst muss also die Entscheidung getroffen werden, ob der Pat. fit genug für eine intensive Therapiestrategie ist, und die Chancen und Risiken einer solchen Therapie müssen gründlich abgewogen werden. Faustformel: Eine intensive Therapie ist nur für Pat. sinnvoll, die man prinzipiell auch noch für eine allogene SZT für geeignet hält.

Zur Unterstützung des Aufklärungsgesprächs wurde von den deutschen Studiengruppen AMLCG und SAL ein sehr nützlicher Score entwickelt, mit dem CR-Rate und Frühmortalität eines individuellen älteren Pat. mit AML unter Induktionstherapie bei Diagnosestellung abgeschätzt werden kann [Krug et al. 2010].

Therapie mit hypomethylierenden Substanzen (HMA)

Zwei insgesamt gut verträgliche HMA sind zur Behandlung der AML zugelassen: Die Substanz Azacytidin für AML-Pat., die für eine Transplantation hämatopoetischer Stammzellen nicht geeignet sind, und die Substanz Decitabin für AML-Pat. ≥ 65 J., für die eine Standard-Induktionstherapie nicht infrage kommt. Bei älteren Pat. ist die Therapie mit HMA der konventionellen, intensiven Chemotherapie nicht unterlegen [Quintás-Cardama et al. 2012]. Obwohl sich komplette Remissionen erzielen lassen, scheint eine tatsächliche Heilung zumindest für die Monotherapie nicht möglich.

Die Kombination 5-Azacytidin mit dem bcl2-Inhibitor Venetoclax führte in Studien zu einer deutlichen Zunahme der Remissionsraten und zu einer Verlängerung des OS über alle genetischen Subgruppe hinweg [DiNardo et al. 2020]. Nach Zulassung von Venetoclax ist deshalb die Kombinationstherapie mit Azacytidin oder Decitabin die Therapie der 1. Wahl für diese Pat.-Gruppe. Allerdings sollte beachtet werden, dass die Kombination stärker ausgeprägte Zytopenien und damit verbunden ein höheres Risiko für infektiöse Komplikationen nach sich zieht.

Zytostatika

Seit Einführung der HMA sind konventionelle Zytostatika für die Therapie der unfitten Pat. etwas in den Hintergrund geraten.

Low-Dose-Ara-C (LDAC) war eine der ersten Substanzen, für die ein pos. Effekt gegenüber best supportive care gezeigt werden konnte.

Mittlerweile ist die Kombination von LDAC mit dem Hegdehog-Inhibitor Glasdegib aufgrund einer Verbesserung der Remissionsraten und des Überlebens im Vergleich zu LDAC alleine zugelassen [Cortes et al 2019].

Als weitere Option steht Melphalan oral (2 mg/d) als gut verträgliche und wirksame Option für Pat. in der Zweit- oder Drittlinientherapie zur Verfügung [Stratmann et al. 2019].

Therapie der akuten Promyelozytenleukämie (APL)

- Die APL mit t(15;17) stellt therapeutisch eine Ausnahme dar.
- Die Unterscheidung Hochrisiko und Niedrigrisiko bemisst sich an der Leukozytenzahl, Leukozyten > 10 000/µl gelten als Hochrisiko.
- Allein mit der Gabe von All-trans-Retinolsäure (ATRA), 45 mg/m² KOF/d p. o., kann eine Ausdifferenzierung der unreifen Zellen und damit eine CR erreicht werden.
- Mit der Kombination ATRA + Anthrazyklin werden Remissionsraten von 85–95 % erreicht.
- Als Standardtherapie galten bislang 3 Konsolidierungszyklen mit ATRA + Anthrazyklin bzw. Mitoxantron sowie eine 2-jährige ATRA-haltige Erhaltungstherapie.
- Die APL ist durch diese Therapie zur Subgruppe der AML mit der besten Prognose geworden.
- Niedrigrisiko-Pat. sollten jedoch heutzutage mit der chemotherapiefreien Kombination von ATRA und Arsentrioxid (ATO), die der Standardtherapie bei dieser Pat.-Gruppe überlegen ist, behandelt werden [Lo-Coco et al. 2013].
- Hochrisiko-Pat. mit einer Leukozytenzahl > 10 000/µl profitieren von der Hinzunahme des Ara-C zur Standardtherapie mit ATRA + Anthrazyklin oder Mitoxantron.

Therapie der refraktären bzw. rezidivierten AML

- Man spricht von einem Rezidiv, wenn bei vorherigem Vorliegen einer CR im KM wieder ≥ 5 % Blasten oder Blasten im peripheren Blut nachweisbar sind. Die meisten Rezidive entstehen in den ersten 2–3 J.
- Bei Pat. mit normalem Karyotyp und NPM1-Mutation sowie für Pat. mit RUNX1::RUNX1T1 bzw. CBFB::MYH11 ist auch eine molekulare refraktäre Erkrankung bzw. ein molekulares Rezidiv definiert. Diese werden durch sequenzielle Messungen der Mutationslast bestimmt:
  - Molekulare refraktäre Erkrankung: MRD ≥ 2 % oder log Reduktion < 3–4 am Ende der Primärtherapie.
  - Molekulares Rezidiv: Konversion von MRD-neg. zu -pos. oder ≥ 1 log-Zunahme [Döhner et al. 2022].
- Wichtigster Parameter für den Erfolg der Rezidivtherapie: Alter bzw. Dauer der 1. CR (> 1 J.: Rate einer 2. CR ca. 50 %; < 1 J. oder therapierefraktär: Rate einer 2. CR 10–25 %).

8

- Die Induktion der 2. CR bzw. die Therapie der refraktären Erkrankung erfolgt bei fitten Pat. meist mit Ara-C-haltigen Protokollen (z. B. FLAG-IDA oder HAM). Alternativ sind auch Venetoclax- oder GO-basierte Kombinationen möglich. Beide Substanzen sind jedoch nur für die Erstlinie zugelassen.
- Bei refraktären / rezidivierten Pat. mit FLT3-Mutation ist die Monotherapie mit dem Zweitgenerations-FLT3-Inhibitor Gilteritinib mittlerweile die Rezidivtherapie der Wahl.
- Bei geeigneten Pat. möglichst frühzeitige allogene SZT anstreben.
  - Ist kein HLA-identer Spender vorhanden, können auch HLA-haploidente Transplantate eingesetzt werden.
  - Kann dem Pat. eine allogene SZT nicht zugemutet werden, sind für Pat. mit IDH1- bzw. IDH2-Mutationen die Inhibitoren Ivosidenib und Enasidenib wirksam, aber in Deutschland bislang nicht zugelassen. Für FLT3-mutierte nicht-fitte Pat. steht Gilteritinib zur Verfügung. FLT3-Wildtyp-Pat. können mit HMA behandelt werden. Alle anderen, insbes. nach HMA-Versagen, sollten möglichst innerhalb von Studien behandelt werden.
- Ohne allogene SZT liegt die 3-Jahres-Überlebensrate bei < 10 %, mit allogener SZT bei einer 1. CR mit einer Dauer von > 1 J. bei 20–45 %.
- Bei Rezidiv der APL ist ATO in der Re-Induktion Standard. Anschließend autologe oder ggf. allogene SZT.

8

Laufende Therapiestudien

Die Tatsache, dass die AML nach wie vor eine Erkrankung ist, bei der für große Pati.-Gruppen bislang keine Standardtherapie etabliert werden konnte, unterstreicht die Notwendigkeit von prospektiven klinischen Studien. Die erzielten Fortschritte sind überwiegend ein Verdienst solcher Therapiestudien, die in allen Subentitäten für den weiteren Erkenntnisgewinn bedeutsam sind. Eine aktuelle Liste der Studiengruppen ist unter http://www.kompetenznetz-leukaemie.de zu finden.

Notfalltherapie

- Neutropene Sepsis: sofortige empirische Breitspektrumantibiose, Intensivtherapie, ggf. Reanimation und Beatmung.
- Hyperleukose oder leukostatische Symptome: Leukapherese. Ist diese nicht möglich, rasche Senkung der peripheren Blastenanzahl mit Hydroxyharnstoff.
- DIC: phasenspezifische Therapie. Eine DIC kann insbes. bei APL auftreten.
- Tumorlysesyndrom (Cap.55.2.2): engmaschiges Monitoring (EKG, ZVD, Laborwerte), Hydratation, Ausgleich der Elektrolytstörungen, Senkung der Harnsäurewerte.
  - Ein Tumorlysesyndrom tritt i. d. R. akut 12–24 h nach Beginn der Chemotherapie auf.
  - Symptome: Übelkeit, Erbrechen, Hyperkaliämie, Hyperphosphatämie, Hyperurikämie, Hypokalzämie.
- ATRA-Syndrom
  - Ein ATRA-Syndrom kann schnell und lebensbedrohlich unter der Therapie der APL mit ATRA auftreten. Beginn innerhalb weniger Tage bis Wochen nach Therapiebeginn.
  - Symptome: Niereninsuffizienz, Blutdruckabfall, Lungenödem, Capillary Leak, Atemnot, Fieber.

- Sofortiger Beginn einer Therapie mit Dexamethason (typischerweise 2 × 10 mg/d i. v.).
- Absetzen von ATRA meist ohne Effekt, sollte aber dennoch erwogen werden.

Supportive Therapie

- Siehe Ausführungen bei ALL (▸ 8.2.7, „Supportive Therapie").
- Spezifika bei der AML:
  - Infektionsprophylaxe: Posaconazol 3 × 200 mg/d p. o. ist für die Prophylaxe bei AML unter Induktionstherapie indiziert und zugelassen.
  - Substitution von Blutprodukten: Generell kann ein Thrombozytensubstitutionsgrenzwert von 10 000/µl für die prophylaktische Thrombozytengabe bei der AML-Therapie als sicher angesehen werden. Dies gilt jedoch nur für Pat. ohne Fieber, ohne plasmatische Gerinnungsstörung, ohne Hyperleukose und ohne Blutungen. Bei Vorliegen einer DIC oder einer APL sind die Thrombozytenzahlen > 50 000/µl zu halten.

8.3.8 Nachsorge

- In Studien nach den jeweiligen Erfordernissen geregelt
- Nach Therapieabschluss: KM-Punktion zur Kontrolle des Therapieerfolgs
- Vorliegen einer CR: anschließend engmaschige klinische und BB-Kontrollen:
  - Im ersten halben Jahr monatlich, dann alle 3 Mon, bei NPM1-, RUNX1::RUNXT1- und CBFB::MYH11-pos. Pat. mit MRD-Diagnostik
  - Nach 2 J. und bis zum 5. J. alle 6 Mon.
  - Bei Beschwerden sofort
- KM-Punktion jeweils bei auffälligem BB

8.3.9 Prognose

Die Prognose hängt vom Alter und von der entsprechenden Risikogruppe ab (▸ Tab. 8.12).

8.3.10 Therapieschemata

Die aktuellen Studienprotokolle, Behandlungsschemata und Kontaktadressen der deutschen AML-Studiengruppen finden sich auf der Homepage des Kompetenznetzes „Akute und chronische Leukämien" unter http://www.kompetenznetz-leukaemie.de.

Tab. 8.12 Prognostische Kennzahlen der AML

	Alter > 60 J.	Alter ≤ 60 J.		
		Niedrigrisiko	Standardrisiko	Hochrisiko
Remissionsrate (%)	30–50	80–95	70–80	40–50
5-Jahres-Überlebensrate (%)	10–15	60–70	45–55	15–20

Merke
Aufgrund der z.T. erheblichen Komplexität der Therapieschemata der einzelnen Studiengruppen muss sich der behandelnde Arzt einen umfassenden Überblick über das jeweilige Studienprotokoll verschaffen. Es wird empfohlen, Dosierungen und Abfolge der einzelnen Therapieblöcke zur Vermeidung von Übertragungsfehlern den Originalprotokollen zu entnehmen.

8.4 Akute Leukämie ohne eindeutige Linienzugehörigkeit (ALAL)

8.4.1 Definition

Bei < 4 % der akuten Leukämien ist keine eindeutige Zugehörigkeit zur lymphatischen oder myeloischen Linie festzustellen. Die WHO-Klassifikation 2022 [Khoury et al. 2022] definiert nun zwei Kategorien der ALAL (acute leukemia with ambiguous lineage): Eine, die sich über spezifische genetische Veränderungen, und eine, die sich über die Immunphänotypisierung alleine definiert. Unter den ALAL werden sowohl Leukämien ohne linienspezifische Antigene (akute undifferenzierte Leukämie) als auch Leukämien, deren Blasten zu einem solchen Ausmaß Antigene mehr als einer Differenzierungslinie aufweisen (akute Leukämien mit gemischtem Phänotyp [MPAL]), dass es nicht möglich ist, diese Leukämien eindeutig einer Linie zuzuordnen. Dabei kann es sein, dass zwei distinkte leukämische Zellpopulationen oder eine Zellpopulation mit multiplen Antigenen unterschiedlicher Linien nachweisbar sind (▶ Tab. 8.13).

8.4.2 Einordnung

Die Einordnung der ALAL in die verschiedenen Gruppen und die Abgrenzung zur undifferenzierten AML mit aberranter lymphatischer Markerexpression oder zur ALL mit aberranter myeloischer Expression ist oft schwer. Hier kann ein Scoring-System der European Group for the Immunological Characterization of Leukemias (EGIL) hilfreich sein [Bene et al. 1998]. Eine MPAL liegt demnach vor, wenn der

Tab. 8.13 WHO-Klassifikation 2022 der akuten Leukämien ohne eindeutige Linienzugehörigkeit (ALAL)

ALAL mit spezifischen genetischen Veränderungen	• Mixed-phenotype akute Leukämie (MPAL) mit *BCR::ABL1* • MPAL mit *KMT2A* • ALAL mit anderen spezifischen genetischen Veränderungen – MPAL mit *ZNF384* – Akute Leukämie ohne eindeutige Linienzugehörigkeit mit *BCL11*
ALAL, immunphänotypisch definiert	• MPAL, B / myeloid • MPAL, T / myeloid • MPAL, seltene Formen • ALAL, NOS • Akute undifferenzierte Leukämie

Tab. 8.14 Scoring-System zur Definition der akuten Leukämie mit gemischtem Phänotyp (MPAL)

Punkte	B-Zell-Reihe	T-Zell-Reihe	Myeloische Reihe
2	• CD79a • Cyt IgM[1] • Cyt CD22	• CD3 • Anti-TCR α / β • Anti-TCR γ / δ	Anti-Myeloperoxidase
1	• CD19 • CD10 • CD20	• CD2 • CD5 • CD8 • CD10	• CD13 • CD33 • CD65 s • CD117
0,5	• TdT • CD24	• TdT • CD7 • CD1a	• CD14 • CD15 • CD64

[1] Cyt = zytoplasmatisch

Punkte-Score sowohl für die myeloische Reihe als auch für eine der lymphatischen Reihen bei > 2 liegt (▶ Tab. 8.14).

8.4.3 Therapie

Keine etablierte Standardtherapie der ALAL. Pat. können entweder analog einem AML- oder einem ALL-Protokoll behandelt werden. Eine Überlegenheit einer der beiden therapeutischen Vorgehensweisen konnte bislang aufgrund der kleinen Pat.-Zahlen nicht gezeigt werden. Bei der MPAL mit *BCR::ABL1* kann Imatinib oder ein verwandter TKI im Rahmen der Therapie eingesetzt werden.

8.4.4 Prognose

Bei Erw. schlechter als die der AML oder der ALL.

Literatur

Allagio R, Amador C, Anagnostopoulos I, et al. The 5th edition of the World Health Organization classification of haematolymphoid tumours: lymphoid neoplasms. Leukemia, 2022; 6: 1720–1748.

Arber DA, Orazi A, Hasserjian RP, et al. The international consensus classification of myeloid neoplasms and acute leukemias: Integrating morphological, clinical and genomic data. Blood, 2022 Sep 15;140(11): 1200–1228.

Bene MC, Bernier M, Casasnovas RO, et al. The reliability and specificity of c-kit for the diagnosis of acute myeloid leukemias and undifferentiated leukemias. European Group for the Immunological Classification of Leukemias (EGIL). Blood, 1998; 92 (2): 596–599.

Bornhäuser M, Schliemann C, Schetelig J, et al. Allogeneic hematopoietic cell transplantation in patients ≤ 60 years with intermediate-risk acute myeloid leukemia in first remission – results of the randomized trial. Blood, 2021; 138 (Supp. 1): 173.

Burchert A, Bug G, Fritz L, et al. Sorafenib maintenance after allogeneic hematopoietic stem cell transplantation for acute myeloid leukemia with FLT3-internal tandem duplication mutation (SORMAIN). J Clin Oncol, 2020; 38: 2993–3002.

Cortes JE, Heidel FH, Hellmann A, et al. Randomized comparison of low dose cytarabine with or without glasdegib in patients with newly diagnosed acute myeloid leukemia or high-risk myelodysplastic syndrome. Leukemia, 2019; 33: 379–389.

DiNardo CD, Jonas B, Pullarkat V, et al. Azaciditine and Venetoclax in previously untreated acute myeloid leukemia. N Engl J Med, 2020; 383: 617–629.

Döhner H, Wei AH, Appelbaum FR, et al. Diagnosis and management of AML in adults: 2022 ELN recommendations from an international expert panel. Blood, 2022; 140(12): 1345–1377.
Erba HP, Montesinos P, Kim H-J et al. Quizartinib plus chemotherapy in newly diagnosed patients with FLT3-internal-tandem-duplication-positive acute myeloid leukaemia (QuANTUM-First): a randomised, double-blind, placebo-controlled, phase 3 trial. Lancet, 2023; 401 (10388): 1571–1583.
Gökbuget N, Stoltefuß A, Topp M, et al. Dose reduced chemotherapy in sequence with Blinatumumab for newly diagnosed older patients with B-precursor adult lymphoblastic leukemia (ALL). Results oft he ongoing GMALL bold trial. Blood, 2021; 138 (Supp. 1): 3399.
Gökbuget N. Aktuelle Therapie der akuten lymphatischen Leukämie des Erwachsenen. Internist, 2015; 56: 344–353.
Kantarjian HM, DeAngelo DJ, Stelljes M, et al. Inotuzumab ozogamicin versus standard therapy for acute lymphoblastic leukemia. N Engl J Med, 2016; 375 (8): 740–753.
Kantarjian HM, Stein A, Gökbuget N, et al. Blinatumumab versus chemotherapy for advanced acute lymphoblastic leukemia. N Engl J Med, 2017; 376 (9): 836–847.
Khoury JD, Solary E, Abla O, et al. The 5th edition of the World Health Organization classification of haematolymphoid tumours: myeloid and histiocytic/dendritic neoplasms. Leukemia, 2022; 36: 1703–1719.
Krug U, Röllig C, Koschmieder A, et al. Complete remission and early death after intensive chemotherapy in patients aged 60 years or older with acute myeloid leukaemia: a web-based application for prediction of outcomes. Lancet, 2010; 376 (9757): 2000–2008.
Lambert J, Pautas C, Terré C, et al. Gemtuzumab ozogamicin for de novo acute myeloid leukemia: final efficacy and safety updates from the open-label, phase 3 ALFA-0701 trial. Haematologica, 2019; 104 (1): 113–119.
Lancet JE, Uy GL, Cortes JE, et al. CPX-351 (cytarabine and daunorubicin) liposome for injection versus conventional cytarabine plus daunorubicin in older patients with newly diagnosed secondary acute myeloid leukemia. J Clin Oncol, 2018; 36 (26): 2684–2692.
Lo-Coco F, Avvisati G, Vignetti M, et al. Retinoic acid and arsenic trioxide for acute promyelocytic leukemia. N Engl J Med, 2013; 369 (2): 111–121.
Löwenberg B. Sense and nonsense of high-dose cytarabine for acute myeloid leukemia. Blood 121 (1) (2013) 26–28.
Maude SL, Laetsch TW, Buechner J, et al. Tisagenlecleucel in children and young adults with B-cell lymphoblastic leukemia. N Engl J Med, 2018; 378 (5): 439–448.
Pfirrmann M, Ehninger G, Thiede C, et al. Prediction of post-remission survival in acute myeloid leukaemia: a post-hoc analysis of the AML96 trial. Lancet Oncol, 2012; 13 (2): 207–214.
Quintás-Cardama A, Ravandi F, Liu-Dumlao T, et al. Epigenetic therapy is associated with similar survival compared with intensive chemotherapy in older patients with newly diagnosed acute myeloid leukemia. Blood, 2012; 120 (24): 4840–4845.
Schaich M, Parmentier S, Kramer M, et al. High-dose cytarabine consolidation with or without additional amsacrine and mitoxantrone in acute myeloid leukemia: results of the prospective randomized AML2003 trial. J Clin Oncol, 2013; 31 (17): 2094–2102.
Stelljes M, Alakel N, Wäsch R, et al. Final induction therapy results of an open label phase II study using Inotuzumab Ozogamicin for induction therapy, followed by conventional chemotherapy based consolidation and maintenance therapy in patients aged 56 years and older with acute B-lymphoblastic leukemia (INITIAL-1 trial). Blood, 2021; 138 (Supp. 1): 2300.
Stone RM, Mandrekar S, Sanford BL, et al. Midostaurin plus chemotherapy for acute myeloid leukemia with a FLT3 mutation. N Engl J Med, 2017; 377 (5): 454–464.
Stratmann J, van Kann E, Rummelt C, et al. Low-dose melphalan in elderly patients with relapsed or refractory acute myeloid leukemia: A well-tolerated and effective treatment after hypomethylating-agent failure. Leuk Res, 2019; 85: 106192.
Wei AH, Döhner H, Pocock C, et al. Oral azacitidine maintenance therapy for acute myeloid leukemia in first remission. New Engl J Med, 2020; 283 (26): 2526–2537.

8

9 Myelodysplastische Neoplasien (MDS)

Anne Sophie Kubasch und Uwe Platzbecker

9.1 Definition

Die myelodysplastischen Neoplasien (MDS) umfassen eine heterogene Gruppe von Stammzellerkrankungen, die durch eine gestörte Proliferation und Reifung hämatopoetischer Zellen charakterisiert sind. Mit der neuen WHO-Klassifikation von 2022 wurden die myelodysplastische Syndrome in myelodysplastische **Neoplasien** umbenannt, die bisher bekannte Abkürzung „MDS“ bleibt jedoch bestehen.

9.2 Einteilung

Die Einteilung der myelodysplastischen Neoplasien in

- Niedrigrisiko-MDS (IPSS low und int-1; IPSS-R very low, low und int, IPSS-M very low, low, moderate low) und
- Hochrisiko-MDS (IPSS int-2 und high; IPSS-R high und very-high; IPSS-M moderate high, high, very high)

basiert auf einer individuellen Prognoseeinschätzung anhand des International Prognostic Scoring Systems (IPSS, ▶ 9.9), das erstmals von Peter Greenberg im Jahr 1997 entwickelt wurde. Prognostisch relevante Parameter sind der Anteil der Knochenmarkblasten, die zytogenetische Risikogruppe und die Zahl der relevanten Zytopenien. Für eine detailliertere Risikostratifizierung der Pat. mit MDS wurde das IPSS im Jahr 2012 überarbeitet (Revised-IPSS, „IPSS-R“, ▶ 9.9). Da molekulargenetische Veränderungen eine zunehmend höhere prognostische Relevanz für die MDS-Pat. besitzen, wurde der IPSS-R im Jahr 2022 durch die Hinzunahme von molekulargenetischen Veränderungen erweitert (IPSS-M: Molecular International Prognosis Scoring System) und bietet nun eine zunehmend personalisierte Risikostratifizierung nach Diagnosestellung.

Die Einteilung der Pat. in ein Niedrigrisiko- oder Hochrisiko-MDS ermöglicht die genauere Einschätzung sowohl des Gesamtüberlebens (OS) als auch der Rate der Transformation in eine sekundäre akute myeloische Leukämie (AML) nach MDS (s-AML).

9.3 Epidemiologie

Merke
Die MDS stellen eine der häufigsten hämatologischen Systemerkrankungen des Erw. dar.

- Inzidenz: altersabhängig.
  - Gesamtpopulation: 3–5 / 100 000 / Jahr.
  - Bei > 70-Jährigen: bis 40 / 100 000 / Jahr.
- Medianes Erkrankungsalter: 70. Lj.
- Verhältnis Männer : Frauen = 1,5 : 1.
- Kinder: 10-fach geringere Inzidenz, zumeist fortgeschrittenere Erkrankungen.
- Die Inzidenz der sekundären (therapiebedingten) MDS steigt, sie machen ca. 10–15 % der neu diagnostizierten MDS aus.

Tab. 9.1 Dysplasiezeichen im Knochenmark bei MDS

Erythropoese	Granulopoese	Megakaryopoese
• Kernanomalien • Megaloblastoide Formen • Mehrkernigkeit • Vakuolenbildung im Zytoplasma	• Hypogranulation • Hyposegmentierte Formen • Bizarr segmentierte Kerne	• Mikromegakaryozyten • Kleine Einzelkerne • Hypolobulierte Formen

9.4 Ätiologie

- Die Anämie bzw. Bi- oder Panzytopenie steht häufig in auffälligem Kontrast zu einem normo- bzw. hyperzellulären Knochenmark (KM) mit entsprechenden Dysplasiezeichen (▶ Tab. 9.1).
- Das MDS ist eine hämatologische Stammzellerkrankung auf der Basis heterogener molekulargenetischer Veränderungen (▶ 9.5, „Zytogenetische und molekulare Veränderungen“). Bei den seltenen „hypozellulären MDS“ wird eine Autoimmungenese in Analogie zur aplastischen Anämie diskutiert.
  - Anhand der Genese des MDS erfolgt folgende Einteilung:
  - Primäre (de novo) MDS: Genese unbekannt. Zigarettenrauchen soll das Erkrankungsrisiko 2-fach erhöhen.
  - Sekundäre MDS:
    – Infolge einer Chemo- (insbes. mit Alkylanzien) bzw. Radiotherapie zur Behandlung anderer Neoplasien.
    – Durch eine vermehrte Exposition mit Umweltgiften (z. B. Benzol).
    – Erkrankungen wie Fanconi-Anämie, Trisomie 21, Shwachman-Diamond-Syndrom und Neurofibromatose Typ 1 sind mit einem deutlich erhöhten Risiko behaftet.

9.5 Klassifikation und Stadieneinteilung

Die WHO-Klassifikation wurde aufgrund der Heterogenität einzelner Subgruppen der MDS entwickelt und zuletzt 2022 (▶ Tab. 9.2, ▶ Tab. 9.3) aktualisiert [Khoury et al. 2022]. Sie berücksichtigt die Linienzugehörigkeit der dysplastischen Veränderungen im KM, die zytogenetischen Karyotypveränderungen sowie erstmals auch molekulargenetische Veränderungen (*TP53-*, *SF3B1*-Mutationen).

Die **CMML** (**chronisch myelomonozytäre Leukämie**) gehört zu den häufigsten myelodysplastischen/myeloproliferativen Erkrankungen (▶ Tab. 9.3) und wird gemäß der neuen WHO-Klassifikation von 2022 [Khoury et al. 2022] nun folgendermaßen eingeteilt:

- Zunächst wird die CMML anhand der vorliegenden Leukozytenzahlen $</\geq 13 \times 10^9/L$ in zwei verschiedene Subtypen eingeteilt:
  - Myeloproliferative **chronisch myelomonozytäre Leukämie** (**MP-CMML**) **bei Leukozyten** $\geq 13 \times 10^9/L$
  - **Myelodysplastische chronisch myelomonozytäre Leukämie** (**MD-CMML**) bei Leukozyten $< 13 \times 10^9/L$
- Außerdem erfolgt basierend auf dem prozentualen Blastenanteil im Blut sowie im KM die **Einteilung der CMML** nun in **zwei** anstelle der initial drei verschiedene Subgruppen:
  - CMML 1: < 10 % Blasten im KM oder < 5 % Blasten im peripheren Blut.
  - CMML 2: 10–19 % Blasten im KM oder 5–19 % Blasten im peripheren Blut.

Tab. 9.2 Vergleich der MDS-WHO-Klassifikationen 2008–2022

	WHO-Klassifikation 2008	**WHO-Klassifikation 2016**	**WHO-Klassifikation 2022**
Nomenklatur	Myelodysplastische Syndrome (MDS)	Myelodysplastische Syndrome (MDS)	Myelodysplastische Neoplasien (MDS)
Blastenanzahl < 5 % KM und < 2 % PB	Refraktäre Zytopenie mit unilineärer Dsplasie **(RCUD)** • Refraktäre Anämie (RA) • Refraktäre Neutropenie (RN) • Refraktäre Thrombopenie (RT)	MDS mit Einliniendyslasie **(MDS-SLD)**	MDS mit niedrigem Blastenanteil **(MDS-LB)**
	Refraktäre Zytopenie mit multilineärer Dysplasie **(RCMD)**	MDS mit Mehrliniendysplasie **(MDS-MLD)**	MDS mit niedrigem Blastenanteil **(MDS-LB)**
	Refraktäre Anämie mit Ringsideroblasten **(RARS)**	MDS mit Ringsideroblasten und Einliniendysplasie **(MDS-RS-SLD)**	MDS mit niedrigem Blastenanteil und SF3B1-Mutation **(MDS-SF3B1)**
	Refraktäre Zytopenie mit multilineärer Dysplasie und Ringsideroblasten **(RCMD-RS)**	MDS mit Ringsideroblasten und Mehrliniendysplasie **(MDS-RS-MLD)**	MDS mit niedrigem Blastenanteil und SF3B1-Mutation **(MDS-SF3B1)**
	MDS mit del (5q)	MDS mit del (5q)	MDS mit niedrigem Blastenanteil und isolierter 5q-Deletion **(MDS-5q)**
	Entität nicht vorhanden	*Entität nicht vorhanden*	MDS, hypoplastisch **(MDS-h)**
Blastenanzahl 5–9 % KM oder 2–4 % PB	Refraktäre Anämie mit Blasten-vermehrung I **(RAEB1)**	MDS mit Blastenexzess 1 **(MDS-EB1)**	MDS mit erhöhtem Blastenanteil 1 **(MDS-IB 1)**
Blastenanzahl 10–19 % KM oder 5–19 % PB	Refraktäre Anämie mit Blastenvermehrung II **(RAEB2)**	MDS mit Blastenexzess 2 **(MDS-EB2)**	MDS mit erhöhtem Blastenanteil 2 **(MDS-IB 2)**
Blastenanzahl < 20 % KM und PB sowie TP53 mut / del	*Entität nicht vorhanden*	*Entität nicht vorhanden*	MDS mit biallelischer TP53-Inaktivierung **(MDS-biTP53)**
Blastenanzahl 5–19 % im KM; 2–19 % im PB und Fibrose	*Entität nicht vorhanden*	*Entität nicht vorhanden*	MDS mit Fibrose **(MDS-f)**
Keine übereinstimmenden Merkmale eines anderen MDS-Subtyps	MDS, unklassifizierbar **(MDS-u)**	MDS, unklassifizierbar **(MDS-u)**	*Entität gestrichen*

KM: Knochenmark; PB: Peripheres Blut

Tab. 9.3 Vergleich der Myelodysplastischen Neoplasien / Myeloproliferativen Neoplasien (MDS / MPN) – WHO-Klassifikationen 2016–2022

WHO-Klassifikation 2016	WHO-Klassifikation 2022
Chronische myelomonozytäre Leukämie (CMML) **CMML 0:** < 5 % Blasten im KM, < 2 % Blasten im PB **CMML 1:** 6–9 % Blasten im KM, 2–4 % Blasten im PB **CMML 2:** 10–19 % Blasten im KM, 5–19 % Blasten im PB	**Chronische myelomonozytäre Leukämie (CMML)** **CMML 1:** < 10 % Blasten im KM oder < 5 % Blasten im PB **CMML 2:** 10–19 % Blasten im KM oder 5–19 % Blasten im PB
JMML (juvenile myelomonozytäre Leukämie)	**JMML** (Juvenile myelomonozytäre Leukämie)
aCML (atypische chron. myeloische Leukämie)	**Myelodysplastische / Myeloproliferative Neoplasie mit Neutrophilie**
MDS / MPN-U (Myelodysplastische / Myeloproliferative Neoplasie, unklassifizierbar)	**Myelodysplastische / Myeloproliferative Neoplasie, nicht anderweitig spezifiziert**
MDS / MPN-RS-T (Myelodysplastische / Myeloproliferative Neoplasie mit Ringsideroblasten und Thrombozytose)	**Myelodysplastische / Myeloproliferative Neoplasie mit SF3B1-Mutation und Thrombozytose**

Die neue WHO-2022-Klassifikation unterscheidet außerdem zwischen **verpflichtenden** sowie die **CMML-Diagnose unterstützenden Kriterien.**

Verpflichtende Diagnosekriterien (alle Kriterien müssen erfüllt sein):

- **Anhaltende absolute** (≥ 0,5 × 10^9 / L) und **relative** (≥ 10 %) **Monozytose** im peripheren Blut.
- Die diagnostischen Kriterien für das Vorliegen einer CML, einer anderen myeloproliferativen Neoplasie sowie einer myeloischen/lymphoiden Neoplasie mit Fusion einer Tyrosinkinase dürfen nicht erfüllt sein.
- Für die Diagnose einer CMML darf der prozentuale **Blastenanteil im Knochenmark** sowie **im peripheren Blut** einen cut-off von **20 % nicht übersteigen.**

Als sog. die Diagnose einer CMML **unterstützende Kriterien** wurden definiert:

1. Dysplasiezeichen in mehr als einer myeloischen Linie
2. Erworbene klonale zytogenetische oder molekulare Aberrationen
3. Abnorme Verteilung der Monozyten-Subgruppen im peripheren Blut.

Folgende Einschränkungen wurden hinsichtlich des Ausmaßes der Monozytose im peripheren Blut definiert:

- Liegt die Monozytose im peripheren Blut ≥ 1 × 10^9/L, muss neben allen verpflichtenden Diagnosekriterien ≥ 1 unterstützendes Kriterium erfüllt sein.
- Liegt die Monozytose in einer Größenordnung ≥ 0,5 bis < 1 × 10^9/L vor, müssen die unterstützenden Kriterien 1 und 2 erfüllt sein.

Zytogenetische und molekulare Veränderungen: Zytogenetische Veränderungen (▶ Tab. 9.4) findet man bei fast der Hälfte der MDS-Pat. [Schanz et al. 2012] und wesentlich häufiger bei Pat. mit sekundärem MDS (sMDS).

Folgende häufige molekularen Veränderungen sind bei MDS-Pat. nachweisbar:

- TP53-Mutation bei bis zu 20 % der Pat. mit singulärer del (5q) und bei ca. 60 % mit komplexem Karyotyp; ungünstige Prognose speziell bei biallelischer Inaktivierung. Aufgrund seiner hohen Relevanz für die Risikostratifizierung geht der TP53-Allelstatus in den IPSS-M ein.

Tab. 9.4 Häufigkeit und prognostische Bedeutung ausgewählter zytogenetischer Veränderungen bei den MDS

Prognostische Subgruppen	n (%)	OS (Mon. / Hazard Ratio)	AML-freies Überleben (Mon. / Hazard Ratio)
Sehr günstig			
Isoliert: -y, del (11q)	81 (2,9)	61 / 0,5	N. e. / 0,5
Günstig (Referenz)			
• Normaler Karyotyp • Isoliert: del (5q), del (12p), del (20q) • Doppelanomalien: mit del (5q)	1 809 (65,7)	49 / 1,0	N. e. / 1,0
Intermediär			
• Isoliert: del (7q), +8, i (17q), +19, anderes • Unabhängige Klone • Doppelanomalien: andere	529 (19,2)	26 / 1,6	78 / 2,2
Ungünstig			
• Isoliert: inv (3) / t (3q) / del (3q), −7. • Doppelanomalien: mit −7 oder del (7q) • Komplex: 3 Anomalien	148 (5,4)	16 / 2,6	21 / 3,4
Sehr ungünstig			
Komplex: > 3 Anomalien	187 (6,8)	6 / 4,2	6 / 4,9

- RUNX1- und ASXL-Mutation bei bis zu 15 % der Pat.; ungünstige Prognose.
- SF3B1-Mutation bei ca. 80 % der Pat. mit Ringsideroblasten; günstige Prognose bei < 5 % Blasten.
- TET2-Mutationen bei 25 % der MDS-Pat.; keine prognostische Bedeutung. Besonders hilfreich zum Nachweis einer klonalen MDS-Erkrankung im Falle unsicherer weiterer MDS-Marker (normaler Karyotyp, geringe Dysplasien).

9.6 Klinik

Die Symptome sind i. d. R. bedingt durch die Folgen der Zytopenien:
- Anämie: Müdigkeit, Leistungsminderung, Tachykardie, Belastungsdyspnoe.
- Thrombozytopenie: Epistaxis, Petechien, Hämorrhagien, Hämatome.
- Neutropenie: Fieber, Sepsis, Pneumonie, rezidivierende Infektionen, Pilzinfektionen.

9.7 Diagnostik

Merke

Die Diagnose eines MDS ist insbes. bei fehlender Blastenvermehrung bzw. Nachweis molekular-genetischer Veränderungen eine Ausschlussdiagnose und sollte erst nach sorgfältigem Ausschluss anderer Ursachen einer Zytopenie (▶ Tab. 9.5) gestellt werden. Häufig kann erst eine Verlaufsbeobachtung die Diagnose bestätigen.

Tab. 9.5 Wichtige Differenzialdiagnosen der MDS

Differenzialdiagnose	Auslöser
Infektionen	• CMV • Parvovirus B19 • HIV • EBV
Intoxikationen	• Medikamente • Blei • Arsen • Benzol
Hämatologische Systemerkrankungen	• Aplastische Anämie • PNH • Haarzellleukämie
Vitaminmangel	• Vit. B_{12} • Folsäure
Angeborene Störungen	• Dyskeratosis congenita • Fanconi-Anämie • Down-Syndrom
Autoimmunerkrankungen	• SLE • Vaskulitis

Die Diagnose eines MDS beinhaltet folgende Untersuchungen:

- Anamnese:
  - Allgemeine Anamnese: z. B. Müdigkeit, Schwäche, Leistungsknick, Epistaxis, rezidivierende Infektionen.
  - Berufsanamnese: z. B. Benzolexposition; Medikamentenanamnese.
- BB, Diff-BB mit Ausstrich, Bestimmung der Retikulozytenzahl.
  - Anämie: häufig makrozytär bei MDS mit singulärer del (5q).
  - Neutropenie: absolute Neutrophilenzahl < 1 800/µl.
  - Thrombozytopenie. Selten Thrombozytose bei MDS mit singulärer del (5q).
- KM-Punktion: Zytologie, Histologie, Zytogenetik, Molekulargenetik.
- Flow-Zytometrie des KM sowie PB, u. a. zum Ausschluss von PNH und Haarzellleukämie.
- BB mit Heparin- und EDTA-Blut: Ausschluss einer EDTA-assoziierten Thrombozytopenie.
- Coombs-Test, Bestimmung der Hämolyseparameter: selten begleitende Hämolyse bei kleinem PNH-Klon (< 10 %).
- Bestimmung von Ferritin- und Transferrinsättigung sowie sTfR: Ausschluss eines Eisenmangels bzw. einer Tumor- oder Infektanämie.
- Messung der LDH-Aktivität (prognostisch relevant).
- Bestimmung von Vit.-B_{12}- und Folsäure, insbes. bei megaloblastärer Anämie.
- Messung des Erythropoetin-Spiegels: i. d. R. erhöht, aber evtl. therapeutisch relevant, wenn < 500 U/l.
- Abdomensonografie, Rö-Thorax, EKG: z. B. Splenomegalie bei CMML bzw. zum Ausschluss anderer Ursachen für eine Zytopenie wie Hypersplenismus.
- Untersuchungen zum Ausschluss der genannten Differenzialdiagnosen (▶ Tab. 9.5).

Im Diff-BB finden sich häufig folgende Befunde:

- Normo- oder makrozytäre Anämie mit Aniso- und Poikilozytose
- Neutropenie mit Pseudo-Pelger-Zellen, gestörter Segmentierung, Hypogranulation, Myeloperoxidasedefekt, Blastenvermehrung und Monozytose
- Thrombozytopenie, z. T. auch Thrombozytose mit Riesenthrombozyten
- Häufig hohes MCV bei MDS mit singulärer del (5q)

Zytogenetische und molekulargenetische Untersuchung des KM: oftmals von entscheidender differenzialdiagnostischer Aussagekraft und bei therapeutischer bzw. prognostischer Relevanz immer durchzuführen (▶ Tab. 9.4). Die Durchflusszytometrie hat an diagnostischer Aussagekraft gewonnen, auch bei Pat. ohne Blastenvermehrung. Sie sollte jedoch immer von erfahrenen Laboren durchgeführt werden.

Merke

Dysplasiezeichen allein sind insbes. bei fehlender Blastenvermehrung und unauffäligem Karyotyp ohne den Nachweis von molekulargenetischen Veränderungen kein sicheres Kriterium für die Diagnose eines MDS.

9.8 Differenzialdiagnosen

▶ Tab. 9.5.

9.9 Risikoklassifikation und Therapie

Ob ein Pat. eine Therapie benötigt, hängt von verschiedensten, sehr individuellen Faktoren ab. Nicht nur der klinische Zustand, das Alter und der patientenspezifische Therapiewunsch, sondern auch das Erkrankungsstadium sowie die aktuelle Risikoklassifikation entscheiden über die Ind. für eine Therapieeinleitung. Pat. mit gutem AZ, in einem Alter < 70 J. und ≥ 3.5 Punkten (intermediäres Risiko nach IPSS-R; ▶ Tab. 9.7) zur Frage einer allogenen SZT immer in einem Transplantationszentrum vorstellen.

Die Europäische Kommission hat im Jahr 2017 die Erythropoese-stimulierende Substanz (ESA) „Epoetin Alfa" bei Pat. mit Niedrigrisiko nach IPSS und niedrigem Eythropoetin i. S. (< 200 mU/ml) zugelassen. Bei Hochrisiko-Pat. ist derzeit weiterhin die Standardtherapie mit 5-Azacytidin (Vidaza®) in Deutschland zugelassen. Neben dem Einsatz dieser zugelassenen Therapieoptionen ist eine ergänzende, supportive Therapie z. B. mit Bluttransfusionen und assoziierter Eisenchelation für die Erhaltung der Lebensqualität der Pat. unerlässlich.

Merke

Es fehlen zumeist evidenzbasierte Behandlungsmethoden aus randomisierten Studien → Pat. bevorzugt in Studien behandeln!

Die in Deutschland derzeit laufenden Studien sind unter www.emsco.eu und www.kompetenznetz-leukaemie.de einsehbar.

9.9.1 Risikogruppen

Nach Erstdiagnosestellung, erfolgt zunächst anhand der erhobenen Befunde im KM sowie PB eine personalisierte Risikoklassifikation anhand derzeit drei verschiedener Scoringsysteme: IPSS, IPSS-R sowie IPSS-M. Nach individueller Risikoklassifikation kann eine Einteilung in ein **Niedrigrisiko-MDS** (IPSS-R ≤ 3,5 Punkte) oder **Hochrisiko-MDS** (IPSS-R > 3,5 Punkte) erfolgen, wonach im Anschluss i. d. R. eine Therapieentscheidung gefällt wird.

Für eine Therapie mit 5-Azacitidin, Lenalidomid und Erthropoetin war der IPSS initial zulassungsrelevant (▶ Tab. 9.6). Der aus dem IPSS (▶ Tab. 9.7) resultierende Punktwert definiert die Risikogruppe, durch die sich das AML-Erkrankungsrisiko und das Überleben eines Pat. abschätzen lassen (▶ Abb. 9.1).

Der IPSS wurde im Jahr 2012 überarbeitet, es entstand der **IPSS-R** (Revised-IPSS; ▶ Tab. 9.8), der aufgrund der nun genaueren Differenzierung des Ausmaßes der Zytopenien sowie der Höhe der KM-Blasten eine detailliertere Risikoklassifikation zuließ (▶ Tab. 9.9). Auf seiner Basis wurde Luspatercept für Pat. mit MDS mit Ringsideroblasten nach Versagen von ESA und anhaltender Transfusionsbedürftigkeit zugelassen.

Da molekulargenetische Veränderungen eine zunehmend höhere prognostische Relevanz für MDS-Pat. besitzen, wurde der IPSS-R im Jahr 2022 durch die Hinzunahme von molekulargenetischen Veränderungen erweitert (IPSS-M: Molecular International Prognosis Scoring System). Die folgenden Parameter gehen nun in den IPSS-M ein:

- Hb, Thrombozyten und KM-Blasten
- Zytogenetische IPSS-R-Kategorien

9

Tab. 9.6 International Prognostic Scoring System (IPSS) der MDS

	Score				
	0	**0,5**	**1,0**	**1,5**	**2,0**
Blastenanteil im KM (%)	< 5	5–10	–	11–20	21–30
Karyotyp[1]	Günstig	Intermediär	Ungünstig	–	–
Betroffene Zellreihen[2]	0–1	2–3	–	–	–

[1] Günstige Karyotypen: Normal, –Y, del (20q), del (5q); ungünstige Karyotypen: komplex, Veränderungen an Chromosom 7; intermediäre Karyotypen: alle anderen
[2] Neutropenie: absolute Neutrophilenzahl (ANC) < 1 800 / µl. Anämie: Hb-Wert < 10 g / dl; Thrombozytopenie: Thrombozytenzahlen < 100 000 / µl

Tab. 9.7 International Prognostic Scoring System (IPSS) der MDS: Verlauf in den einzelnen Risikogruppen

Risikogruppe	IPSS-Wert	Medianes AML-Erkrankungsrisiko (Jahre)	Mediane Überlebenszeit mit alleiniger BSC (Jahre)
Geringes Risiko (LOW)	0	> 18	5,7
Intermediäres Risiko 1 (INT-1)	0,5–1	8	3,3
Intermediäres Risiko 2 (INT-2)	1,5–2,0	3	1,2
Hohes Risiko (HIGH)	> 2,5	0,5	0,4

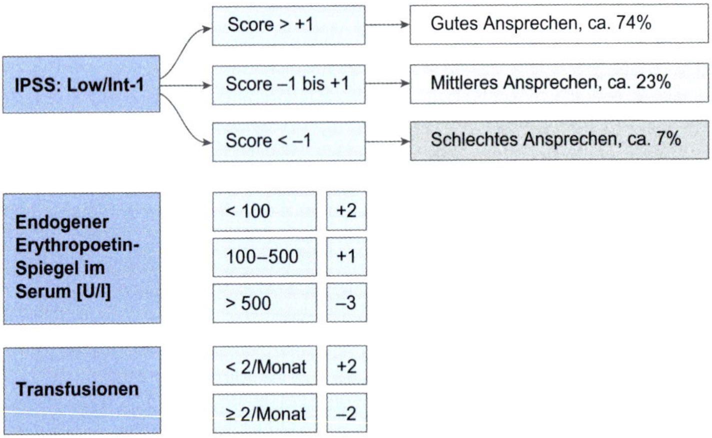

Abb. 9.1 Nordic-Score zur Ermittlung des potenziellen therapeutischen Ansprechens von EPO abhängig von der Höhe des endogenen EPO-Spiegels sowie der Transfusionsfrequenz bei Pat. mit MDS [W318-006]

Tab. 9.8 Revised International Prognostic Scoring System (IPSS-R)

Variable	**Punkte**						
	0	**0,5**	**1**	**1,5**	**2**	**3**	**4**
Blasten im KM (%)	< 2		2 bis < 5		5–10	> 10	
Zytogenetische Kategorie	Sehr gut		Gut		Interme-diär	Schlecht	Sehr schlecht
Hb-Wert (g / dl)	> 10		8–10	< 8			
Neutrophile (/ µl)	> 800	< 800					
Thrombozyten (/ µl)	> 100 000	50 000 bis < 100 000	< 50 000				

Tab. 9.9 IPSS-R: Verlauf in einzelnen Risikogruppen

	Risikoklasse (Punkte nach IPSS-R)				
	Sehr niedrig (0–1,5)	**Niedrig (2–3)**	**Intermediär (2,5–4,5)**	**Hoch (5–6)**	**Sehr hoch (> 6)**
Pat.-Anteil (%)	19	38	20	13	10
Mittleres Überleben (J.): alle Altersklassen	8,8	5,3	3,0	1,6	0,8
Mittleres Überleben (J.): Alter < 60 J.	Nicht angegeben	8,8	5,2	2,1	0,9
Mittleres Überleben (J.): Alter > 60 J.	7,5	4,7	2,6	1,5	0,7
Mittlere Überleben (J.): Alter > 70 J.	5,9	4,2	2,5	1,4	0,7

- Binärer Mutationsstatus von 22 prognostischen Genen
- Zahl der Mutationen aus einer Gruppe von 17 Genen

Die Kalkulation des IPSS-M erfolgt anhand eines Online-Tools https://mds-risk-model.com, woraus sich 6 neue Risikokategorien der kalkulierten AML-Progression und Tod ergeben: sehr niedrig (9,7 J.), niedrig (6,0 J.), mäßig niedrig (4,1 J.), mäßig hoch (2,3 J.), hoch (1,7 J.), sehr hoch (0,75 J.).

9.9.2 Eisenchelation

- Polytransfundierte Pat. können längerfristig (ab ca. 100 Erythrozytenkonzentrate [EK]) durch die begleitende Hämosiderose (Kardiomyopathie) bedroht sein. Es kann deshalb eine Therapie mit Eisenchelatoren erwogen werden.
- Ind.: kumulative Gabe von > 20 EK, IPSS Low- und INT-1-Pat. und Ferritin > 1 000 ng/ml, vor geplanter allogener SZT auch bei Hochrisiko-MDS Pat., MRT-gesicherte Eisenüberladung. Immer individuelle Entscheidung auf der Basis der Lebenserwartung (mind. 1 J.).
- Standardmedikation: Deferasirox (Exjade®). Vorteil: 1 × tgl. Gabe, Dosis 7 bis max. 28 mg/kg KG. **Cave:** Niereninsuffizienz und Diarrhö.

9.9.3 Hämatopoetische Wachstumsfaktoren

- Bei schwerer Infektion in Neutropenie kann der Einsatz von G-CSF bzw. GM-CSF erwogen werden, der jedoch nur zu einem kurzzeitigen Anstieg der neutrophilen Granulozyten führt.
- Erythropoetin (EPO) ist das derzeit einzige in Deutschland als Erstlinientherapie zugelassene Medikament für Pat. mit Niedrigrisiko-MDS und Anämie. Die Dosierung erfolgt mit 40 000–80 000 IU/Wo. s. c., alternativ Darbepoetin 500 µg s. c. alle 2 Wo.
  - Von der Europäischen Arzneimittelagentur (EMA) wurde EPO bei Niedrigrisiko-Erkrankungen mit symptomatischer Anämie und niedrigem endogenem EPO i. S. (< 200 mU/ml) zugelassen.
  - Prädiktive Faktoren des Therapieansprechens : erniedrigter endogener EPO-Spiegel < 500 U/l, keine schwere Transfusionsabhängigkeit (weniger als 4 Transfusionen innerhalb der letzten 8 Wo.).
  - Therapieansprechen bei etwa 50 % der Pat. nach mind. 3 Mon. Therapiedauer, medianes Therapieansprechen von etwa 15–18 Mon.
  - Bei Verlust/Fehlen des Therapieansprechens kann die Hinzugabe von G-CSF (1 µg/kg KG s. c. pro Wo.) bei etwa 20 % der Pat. zu einem verbesserten Therapieansprechen führen.
- **Luspatercept** wurde von der EMA im Jahr 2020 für MDS-RS-Pat. IPSS-R (sehr niedriges, niedriges oder intermediäres Risiko), die auf eine Therapie mit EPO nicht angesprochen haben und weiterhin eine transfusionspflichtige Anämie aufweisen, zugelassen.
  - Luspatercept führte in der Phase-III-Medalist-Studie bei EPO-refraktären oder -intoleranten Pat. mit Niedrigrisiko nach IPSS sowie Ringsideroblasten und Transfusionsabhängigkeit zu einer signifikanten Reduktion der Substitutionsbedürftigkeit von EK.
  - Das Medikament induziert die späte Differenzierung und Ausreifung erythropoetischer Vorläuferzellen durch eine selektive Bindung an Liganden der TGFβ-Superfamilie, wodurch der Smad2/3-Signalweg gehemmt wird.

9

  - Es wird in aufsteigender Dosis von 1,0 mg/kg alle 3 Wo. s. c. appliziert. Sollte nach zwei verabreichten Dosen keine Transfusionsfreiheit für EK erreicht sein, wird die Dosis auf 1,33 mg/kg und schließlich 1,75 mg/kg erhöht.
  - Steigt der Hb-Wert nach Luspatercept-Gabe auf ≥ 11.5 g/dl an, ist die Therapie zunächst bis zum Erreichen eines Hb-Werts < 11,5 mg/dl zu pausieren.
- Klinische Studien haben gezeigt, dass insbes. die Subgruppe von Pat. mit Thrombozytopenie von einer Therapie mit den Thrombopoetin-Rezeptor-Agonisten (Romiplostim; EUROPE Studie [Kubasch et al. 2022], Eltrombopaq [Vicente et al. 2020] profitieren können. Beide Substanzen sind jedoch noch nicht für die Behandlung von MDS-Pat. zugelassen.

9.9.4 DNA-Methyltransferase-Inhibitoren

- Wirkung: Die Methylierung und damit die Inaktivierung („Silencing") von Genen scheint ein wichtiger pathognomonischer Faktor beim MDS zu sein.
- Substanzen: Sowohl 5-Azacytidin als auch 5-Aza-2'-Deoxycytidin (Decitabine) stehen als DNA-Methyltransferase-Inhibitoren zur Verfügung (zugelassen für MDS allerdings nur 5-Azacytidin). Beide Substanzen besitzen außerdem einen zytostatischen Effekt und scheinen hinsichtlich ihrer Wirksamkeit und Effektivität vergleichbar zu sein.
- Nutzen: Kontrollierte Studien zeigen ein besseres PFS und OS der mit 5-Azacytidin behandelten Pat. im Vergleich zu supportiver Behandlung, Low-dose-Ara-C bzw. Induktionschemotherapie [Silverman et al. 2002; Fenaux 2009].
- 5-Azacytidin ist in Deutschland als Vidaza® sowohl für MDS als auch AML zugelassen.
  - Ind.: MDS IPSS INT-2 und HIGH (bis 30 % Blasten) sowie CMML (< 13 000/µl Leukozyten) und AML ab 30 % Blasten, die nicht für allogene SZT geeignet sind.
  - Dosierung 75 mg/m² KOF/d s. c. über 7 d, Wdh. alle 4 Wochen. Bei Ansprechen Gabe bis zum Progress.
- Decitabine ist für Pat. > 65 J. mit AML ≥ 20 % Blasten zugelassen.
- Wichtigste Nebenwirkung: dosisabhängige Hämatotoxizität.

9.9.5 Immunsuppressiva

- Wirkung: Hintergrund des Einsatzes ist die Erkenntnis, dass in einer Subgruppe von MDS-Pat. monoklonale T-Zellen wesentlich für die Entwicklung der hämatopoetischen Insuffizienz verantwortlich sein sollen.
- Substanzen: Antilymphozyten- und Antithymozytenglobulin (ATG) wurden mit gleichem Erfolg eingesetzt.
- Ergebnisse: folgende Faktoren prädiktiv für das Ansprechen auf ATG:
  - Alter < 60 J.
  - „Hypoplastisches" MDS nach WHO 2022.
  - Kurze Krankheitsdauer.
  - Ausgeprägte Thrombopenie.
  - Normaler Karyotyp.
  - Vorhandensein von HLA-DR15.
  - Gleichzeitiges Vorhandensein eines PNH-Klons.

Merke
Da der Stellenwert derartiger therapeutischer Strategien nach wie vor nicht etabliert ist, sollten Pat. in laufende Therapiestudien eingebracht oder in einem erfahrenen Zentrum behandelt werden.

9.9.6 Lenalidomid

- Studien mit 10 mg Lenalidomid für 3 Wo. mit 1 Wo. Pause (in EU für MDS mit singulärer del[5q] zugelassen) zeigten bei 67 % der Pat. mit transfusionspflichtiger Anämie und IPSS Low-/Int-1-MDS mit del (5q) (= Zulassung) ein Ansprechen mit Erreichen einer Transfusionsunabhängigkeit für EK, wobei die mediane Zeit bis zum Ansprechen 4 Wo. betrug [List et al. 2005].
- Häufigste Nebenwirkung: Entwicklung von z. T. ausgeprägten Zytopenien, Diarrhöen.

Cave
Erhöhte AML-Progressionsrate bei Vorliegen einer TP53-Mutation. Daher regelmäßige Verlaufskontrollen anhand der KM-Punktion notwendig.

9.9.7 Weitere, derzeit in Studien untersuchte Substanzen

Folgende Substanzen werden zurzeit in Studien untersucht:

- **Venetoclax** ist ein oraler BCL-2-Inhibitor und bindet selektiv an das bei hämatologischen Erkrankungen verstärkt exprimierte antiapoptotische BCL-2-Protein, was zur Zell-Apoptose führt. Vor kurzem veröffentlichte Studiendaten zeigen bei älteren AML-Pat., die nicht für eine intensive Chemotherapie geeignet sind, deutlich höhere Ansprechraten sowie ein schnelleres, länger andauerndes Therapieansprechen unter der Kombination von Venetoclax mit einer hypomethylierenden Substanz (HMA) im Vergleich zur bisherigen Standard-Monotherapie mit HMA. Studien mit Venetoclax in Kombination mit HMA bei Hochrisiko-MDS dauern derzeit noch an.
- **Roxadustat** ist ein oraler Modulator der Hypoxie-induzierbaren Faktoren (HIF) und wird bereits in der Behandlung der Anämie bei chron. Niereninsuffizienz eingesetzt sowie in klinischen Studien bei Pat. mit MDS und führender Anämie, da seine Wirkungsweise den endogenen EPO-Spiegel sowie den Eisenstoffwechsel reguliert.
- **Enasidenib / Ivosidenib:** Bei Pat. mit Isocitrat-Dehydrogenase-(IDH-) Mutationen werden derzeit, in Deutschland bisher nur innerhalb klinischer Studien, zielgerichtete Therapien eingesetzt. Durch die Mutationen der IDH kommt es zu Veränderungen bei der DNA-Methylierung, was zu einer Hemmung der zellulären Differenzierung führt. Enasidenib ist der erste IDH2-Inhibitor, der von der FDA im Jahr 2017 für die Behandlung von rezidivierter/refraktärer AML zugelassen wurde. Im Jahr 2018 erfolgte die FDA-Zulassung des IDH1-Inhibitor Ivosidenib ebenso für rezidivierte oder refraktäre AML-Patienten. Aktuell laufen auch in Europa zahlreiche Phase-I/II-Studien mit Enasidenib (mIDH2) und Ivosidenib (mIDH1) als Monotherapie und auch in Kombination mit HMA oder einer Standardchemotherapie bei unbehandelten AML- und Hochrisiko-MDS Pat.

- **Magrolimab** ist ein weiterer potenziell sehr vielversprechender HMA-Kombinationspartner, der i. v. verabreicht wird. Leukämiezellen vermindern die körpereigene Tumorabwehr durch die Expression des Oberflächen-Markers CD47, der ein „Friss-mich-nicht" Signal bei Makrophagen auslöst und somit die Phagozytose der bösartig veränderten Zellen verhindert. Eigentlich schützt CD47 gesunde Stammzellen oder andere junge gesunde Zellen vor dem Angriff von Makrophagen. Das Medikament Magrolimab ist ein neuartiger monoklonaler AK gegen CD47. Durch die Blockade des CD47-Immuncheckpoints werden das „Friss-mich-nicht"-Signal gehemmt und die Phagozytose der bösartig veränderten Zelle durch Makrophagen ermöglicht. Magrolimab wird derzeit in der randomisierten, doppelblinden, placebokontrollierten Phase-III-ENHANCE-Studie in Kombination mit Azacitidin untersucht, in die Pat. mit neu diagnostiziertem HR-MDS eingeschlossen werden. Die Ergebnisse der Phase-Ib-Studie (Azacitidin plus Magrolimab) zeigten insbes. bei Pat. mit HR-MDS sowie einer TP53-Mutation ein vielversprechendes Therapieansprechen (40 % CR) sowie ein medianes OS von 16,3 Mon.
- **Imetelstat** ist ein neuartiger Telomerase-Inhibitor, der derzeit innerhalb von klinischen Studien bei EPO-refraktären sowie für eine Therapie mit für EPO nicht geeigneten Niedrigrisiko-MDS-Pat. mit Transfusionsabhängigkeit für EK eingesetzt wird. Die Studienergebnisse der einarmigen, bereits abgeschlossenen Phase-II-Studie zeigten neben eine Transfusionsfreiheit von mind. 8 Wo. bei 37 % und über mind. 24 Wo. bei 23 % der eingeschlossenen Patienten. Bis zum Erreichen einer mind. 8 Wo. anhaltenden Transfusionsunabhängigkeit vergingen im Median 8,3 Wochen. Für eine mögliche krankheitsmodifizierende Aktivität von Imetelstat spricht die Verringerung von zytogenetisch/molekular abnormen Klonen während der Therapie in einer Subgruppe der eingeschlossenen Patienten. Relevant für die Anwendung des Medikaments Imetelstat ist das Wissen über das potenzielle Auftreten therapiebedingter Zytopenien, insbes. in den ersten Wochen nach Therapiebeginn, die z. T. eine Dosisreduktion oder eine Therapiepause erforderlich machten.

9

9.9.8 Chemotherapie

- Ind.: zumeist MDS mit Blastenvermehrung, wobei keine randomisierte Studie existiert, die einen Überlebensvorteil für die mittels Chemotherapie behandelten Pat. zeigen konnte.
- Als Monosubstanzen stehen u. a. zur Verfügung:
  - Niedrig dosiertes Cytarabin: 20 mg/m² KOF/d s. c. für 14 d alle 28–42 d.
  - Melphalan: 2 mg/d dauerhaft bis zum Ansprechen (nur bei normalem Karyotyp wirksam).
  - Hydroxyharnstoff bei CMML: z. B. 2 × 500 mg/d p. o., je nach Ausmaß der Leukozytose.
- Die Kombinationschemotherapien nach AML-Schema (Anthrazyklin, z. B. Daunorubicin 60 mg/m² KOF/d an den Tagen 3–5 i. v.;
  Ara-C 100 mg/m² KOF/d an den Tagen 1–7 i. v.) sind aufgrund des Alters der Pat. und der daraus resultierenden Toxizitäten nur bei einer kleinen Gruppe von MDS-Pat. anwendbar.
  - Remissionsrate: etwa 50–60 %. Schlechteres Ansprechen bei Pat. mit Hochrisikozytogenetik.

  - Retrospektive Daten belegen, dass eine Chemotherapie vor allogener SZT möglicherweise keinen Überlebensvorteil erbringt → bei infrage kommenden Pat. ggf. sofortige Tx anstreben.
  - Es gibt bisher kein Therapieprotokoll, das sich in randomisierten Studien als überlegen erwiesen hat.
  - Pat. mit MDS IB-2 in einem Alter < 60 J. werden z. T. innerhalb konventioneller AML-Studien behandelt (s. unter www.kompetenznetz-leukaemie.de).
- **CPX-351** (Vyxeos®): liposomale Formulierung mit einem synergistischen 5 : 1-molaren Verhältnis von Daunorubicin und Cytarabin wurde im Jahr 2018 für die neu diagnostizierte, therapieassoziierte AML (t-AML) und AML mit myelodysplasiebedingten Veränderungen (AML-MRC) von der Europäischen Kommission zugelassen. In der vorausgehenden Phase-III-Zulassungsstudie zeigte CPX-351 im Vergleich zum Standard „7 + 3“-Regimen bei Hochrisiko-AML-Pat., auch mit vorausgehendem Hochrisiko-MDS und Versagen einer Therapie mit HMA, eine deutliche Verlängerung des medianen OS. Zukünftig stellt CPX-351 insbes. bei fitten, Hochrisiko-MDS-Pat. mit Progression in eine AML und eventuell vorausgehendem Versagen einer Therapie mit 5-Azacytidin eine mögliche neue Therapieoption dar.

Merke

Eine Behandlung mit 5-Azacytidin (Vidaza®) zeigte ein besseres PFS und OS im Vergleich zu mit alleiniger supportiver Therapie, Low-Dose-Ara-C oder Induktionschemotherapie behandelten Pat. [Fenaux 2009].

Damit hat die konventionelle Chemotherapie außerhalb von klinischen Studien derzeit nur in Ausnahmefällen (z. B. vor allogener SZT, jüngere Pat.) noch eine Ind. in der Erstlinienbehandlung von Pat. mit Hochrisiko-MDS.

9.9.9 Allogene Stammzelltransplantation

Derzeit einziges potenziell kuratives Therapiekonzept für Pat. mit MDS. Aufgrund des zumeist fortgeschrittenen Lebensalters der Pat. stellt sie jedoch zumeist keine Option dar. Mit der klassischen myeloablativen Konditionierung werden längerfristige krankheitsfreie Überlebensraten von 30–50 % beschrieben. Außerdem scheinen mittels G-CSF mobilisierte periphere Blutstammzellen (PBSC) im Vergleich zu KM mit einem besseren rezidivfreien Überleben assoziiert zu sein.

Die wichtigsten prognostischen Faktoren sind das Pat.-Alter und der Status der Erkrankung (z. B. IPSS). Eine retrospektive Analyse bei Pat. < 60 J. mit einem HLA-identischen Geschwisterspender konnte zeigen, dass Pat. mit einem intermediären Risiko 2 oder einem hohen Risiko nach IPSS von einer sofortigen SZT profitieren, während bei den Niedrigrisiko-MDS (geringes Risiko bzw. intermediäres Risiko 1 nach IPSS) bis zum Progress abgewartet werden kann [Cutler et al. 2004].

Folgende Faktoren sprechen für eine frühzeitige Transplantation bereits im intermediärem IPSS-R Stadium:

- Junges Alter des Pat.
- Ungünstige Zytogenetik
- Erhöhter Blastengehalt im KM
- Lebensbedrohliche Zytopenien
- Hohe Transfusionsbedürftigkeit
- Versagen von HMA

- Zunehmende Krankheitsdynamik mit schnellem Progress in eine Hochrisiko-Erkrankung
- Nachweis prognostisch ungünstiger Mutationen (TP53, EZH2, IDH1/2, ETV6, RUNX1, ASXL1)

Dosisreduzierte Konditionierungen, die in den vergangenen Jahren untersucht wurden, haben zum Ziel, die insbes. bei älteren Pat. bestehende sehr hohe behandlungsassoziierte Mortalität zu vermindern. Die Ergebnisse sind heterogen und zeigen längerfristige Remissionen bei 35–50 %. Es gibt bisher jedoch keine vergleichende bzw. randomisierte Studie zur Standardkonditionierung. Deshalb sollten für derartige Therapien qualifizierte Pat. (Alter < 70 J., Komorbiditäten) in Studien eingebracht werden.

Geeignete Pat. bis 70 J. sollten an einem Transplantationszentrum vorgestellt werden.

Literatur

Fenaux P Mufti GJ Hellstrom-Lindberg E, et al. International Vidaza High-Risk MDS Survival Study Group. Efficacy of azacitidine compared with that of conventional care regimens in the treatment of higher-risk myelodysplastic syndromes: a randomised, open-label, phase III study. Lancet Oncol, 2009 Mar; 10(3): 223–232.

Greenberg PL, Tüchler H, Schanz J, et al. Revised international prognostic scoring system for myelodysplastic syndromes. Blood, 2012; 120: 2454–2465.

Khoury JD, Solary E, Abla O, et al. The 5th edition of the World Health Organization Classification of Haematolymphoid Tumours: Myeloid and Histiocytic/Dendritic Neoplasms. Leukemia. 2022 Jul;36(7): 1703–1719.

List A, Kurtin S, Roe DJ, et al. Efficacy of lenalidomide in myelodysplastic syndromes. N Engl J Med, 2005; 352: 549–557.

Platzbecker U. Treatment of MDS. Blood, 2019; 133(10): 1096–1107.

Platzbecker U, Fenaux P, Adès L, et al. Proposals for revised IWG 2018 hematological response criteria in patients with MDS included in clinical trials. Blood 2019; 133(10): 1020–1030.

https://www.onkopedia.com/de/onkopedia/archive/guidelines/myelodysplastische-syndrome-mds (MDS-Leitlinien).

www.emsco.eu (klinische Studien).

Bernard E, Tuechler H, Greenberg PL, et al. Molecular International Prognostic Scoring System for Myelodysplastic Syndromes. NEJM Evidence 1, 2022; 1 (7). DOI: https.//doi.org/10.1056/EVIDoa2200008.

Kubasch, A. S. et al. Prospective validation of a biomarker-driven response prediction model to romiplostim in lower-risk myelodysplastic neoplasms – results of the EUROPE trial by EMSCO. Leukemia (2022) doi:10.1038/s41375-022-01669-z.

10 Chronische myeloproliferative Neoplasien (CMPN)

Florian Heidel und Andreas Hochhaus

10.1 Definition

- Erkrankungen, die durch eine neoplastische Entartung der hämatopoetischen Stammzellen, eine damit verbundene Hyperproliferation der myeloischen Zellelemente – d. h. der Granulo-, Mono-, Erythro- und Megakaryopoese – und einen chron. protrahierten Verlauf gekennzeichnet sind. Im Gegensatz zu den akuten Leukämien mit vorwiegendem Auftreten unreifer Leukämiezellen („Blasten") sind dabei v. a. die reifen Zellen vermehrt vorhanden.
- Charakteristika:
  - Gesteigerte Proliferation meist mehrerer Zellreihen des Knochenmarks (KM) mit Leuko-, Erythro-, Thrombozytose, Baso- oder Eosinophilie im peripheren Blut.
  - Die Zellen sind morphologisch und häufig auch funktionell normal. Deshalb findet man bei der mikroskopischen Betrachtung des Blutbilds zwar unreife Vorstufen, aber keine morphologisch abnorme Blastenpopulation.
- Krankheitsbilder, die zu den CMPN gehören (nach WHO 2022):
  - Chronische myeloische Leukämie (CML).
  - Polycythaemia vera (PV).
  - Essenzielle Thrombozythämie (ET).
  - Primäre Myelofibrose (PMF):
    - In früher präfibrotischer Phase.
    - Offene fibrotische Phase.
  - Chronische Neutrophilenleukämie (CNL)
  - Chronische Eosinophilenleukämie (CEL)
  - Juvenile myelomonozytäre Leukämie (JMML)
  - Myeloproliferative Neoplasien, nicht anderweitig spezifiziert (MPN-NOS).
- Die einzelnen Krankheitsbilder zeigen eine charakteristische Konstellation hämatologischer und klinischer Befunde und werden nach ihren Hauptmerkmalen unterschieden.
- Die myeloischen/lymphatischen Neoplasien mit Eosinophilie und Tyrosinkinase-Fusionsgenen und die systemische Mastozytose (SM) werden nach WHO-Klassifikation nicht mehr der Gruppe der myeloproliferativen Neoplasien zugerechnet, sondern belegen eigene Entitäten.

Bei einigen Pat. sind zum Zeitpunkt der Diagnose diese Merkmale nicht in charakteristischer Weise ausgeprägt. Man bezeichnet die Erkrankung in diesem Stadium lediglich als (noch) nicht klassifizierbare CMPN. I. d. R. führt der weitere Verlauf zur Ausprägung der genannten Merkmale (▶ Tab. 10.1) und lässt dann die Zuordnung zu einer der genannten Formen zu.

10.2 Chronische myeloische Leukämie (CML)

10.2.1 Definition

Neoplastische myeloproliferative Erkrankung, die von der pluripotenten hämatopoetischen Stammzelle ausgeht.

10.2.2 Epidemiologie

- Inzidenz: 1,5/100 000/Jahr ohne erkennbare geografische Variation.

Tab. 10.1 Hämatologische und klinische Befunde bei chron. myeloproliferativen Neoplasien

	CML	PV	ET	PMF	CNL	CEL
Erythrozytose	(+)	++	+	–	-	–
Leukozytose	++	+	(+)	±	+	+
Thrombozytose	+	+	++	±	±	–
Eosinophilie	(+)	–	–	–	±	++
Milzvergrößerung	+	(+)	(+)	++	(+)	(+)
Markfibrose	(+)	(+)	(+)	++	-	–
Molekulargenetik	BCR::ABL1	$JAK2^{V617F}$ JAK2-Exon-12-Mutationen	$JAK2^{V617F}$ MPLW515-Mutationen CALR-Exon9-Mutationen	$JAK2^{V617F}$ MPLW515-Mutationen CALR-Exon9-Mutationen	CSF-3R	FIP1L1-PDGFRAX-PDGFRA X-PDGFRB

- Ca. 1 200 Neuerkrankungen in Deutschland pro Jahr. Prävalenz steigt deutlich durch gute Prognose.
- Erkrankungsalter: alle Altersstufen betroffen. Erkrankungsgipfel bei 55–60 J.

10.2.3 Klassifikation / Stadieneinteilung

Zweiphasiger klinischer Verlauf. Die Mehrzahl der CML-Fälle wird in der chron. Phase diagnostiziert.

- **Chron. Phase:**
  - Mediane Dauer: in Abhängigkeit von Prognoseprofil und initialem Ansprechen auf die Therapie > 20 Jahre. Funktionelle Heilung möglich.
  - Krankheitsverlauf relativ stabil, symptomarm und therapeutisch gut kontrollierbar.
  - Die chron. Phase kann über eine Akzelerationsphase entweder allmählich oder krisenhaft direkt in die Blastenphase übergehen.
- **Blastenphase:**
  - Immunphänotyp und Zeitpunkt des Auftretens können vielfältiger Art sein. Der Beginn wird deshalb häufig unterschiedlich festgelegt.
  - Definition nach WHO 2022: Anteil der Blasten unter den Leukozyten im peripheren Blut oder den kernhaltigen Zellen in PB und/oder KM ≥ 20 % oder zytologisch oder histologisch gesicherte extramedulläre blastäre Infiltrate.
  - Etwa 30 % der Blastenphasen sind phänotypisch B-lymphoblastisch, > 60 % morphologisch, zytochemisch und immunzytologisch myeloisch oder myelomonozytär. Selten sind megakaryoblastische, erythroblastische oder biphänotypische Fälle.
  - Bestimmung des Phänotyps durch Durchflusszytometrie, Immunzytologie und Zytochemie.
  - Mediane Überlebenszeit: < 6 Mon.

10.2.4 Klinik

- Häufig Zufallsdiagnose anlässlich einer Routineuntersuchung

- Charakteristisch:
  - Unspezifische Symptome wie Leistungsabfall, Ermüdbarkeit und allgemeines Krankheitsgefühl
  - Organomegaliebedingte Beschwerden mit Völlegefühl im linken Oberbauch oder Schmerzen als Folge von Milzinfarkten sowie ungewollter Gewichtsverlust
- Splenomegalie häufig, Hepatomegalie seltener
- Selten extramedulläre Manifestationen, zumeist Hautinfiltrate oder vergrößerte Lymphknoten

10.2.5 Diagnostik

Bei Verdacht auf das Vorliegen einer CML ist die Initialdiagnostik abhängig vom Grad der Wahrscheinlichkeit des Vorliegens einer hämatologischen Systemerkrankung.

- Geringe bis mäßige Leukozytose: Beurteilung der Linksverschiebung im Diff-BB und des Vorliegens einer Basophilie sowie Bestimmung der LDH-Aktivität zur Bekräftigung der Verdachtsdiagnose „CML" und zur Abgrenzung reaktiver Leukozytosen.
- KM-Biopsie mit Aspirationszytologie, histologischer Beurteilung und Zytogenetik.
- Multiplex-PCR auf BCR::ABL1-Transkripte zum Beweis einer BCR::ABL1-pos. CML. Die Durchführung einer sensitiven „nested" PCR zu Screening-Zwecken wird wegen der hohen Sensitivität mit Gefahr falsch pos. Befunde nicht empfohlen.
- Zur optimalen Beurteilung der Prognose des Pat. nach klinischen, histologischen, zytologischen, zytogenetischen und molekulargenetischen Kriterien sowie zur Beurteilung der Chancen und Risiken der möglichen Therapien werden bei V. a. CML die im Folgenden aufgeführten Schritte empfohlen.

Anamnese

- Symptome, andere Erkrankungen, Vorerkrankungen, Karnofsky-Index oder WHO-Performance-Status
- Erkrankungen von Geschwistern und leiblichen Kindern

Klinische Untersuchung

- Milzgröße in cm unter Rippenbogen und / oder sonografisch
- Lebergröße in cm in der Medioklavikularlinie
- Extramedulläre Manifestationen (Lymphknoten, Haut)
- Zeichen der Herz-, Nieren- oder Leberinsuffizienz. Gefäßstatus, EKG
- Körpergröße, Körpergewicht

Laborparameter

Exzessive Vermehrung der granulopoetischen Zellen im KM mit Linksverschiebung bis zu den Myeloblasten bei kontinuierlicher Ausreifung. Häufig Mitbeteiligung der Megakaryopoese.

Blut

- BB mit Differenzierung, Retikulozytenzahl, Normoblastengehalt.
  - Leitbefund: mäßige bis extreme Leukozytose mit Auftreten unreifer Vorstufen der Granulopoese im peripheren Blut.

- Diff-BB:
  - Kontinuierliche Linksverschiebung mit Auftreten unreifer Vorstufen der Myelopoese.
  - Chron. Phase: < 20 % Blasten.
  - Höhere Blastenwerte im Blut oder KM weisen auf eine Blastenphase hin.
  - Häufig Eosinophilie und Basophilie.
  - Thrombozytose bei etwa der Hälfte der Pat.
  - Thrombopenie in der chron. Phase selten.
- Kreatinin, Harnstoff, Harnsäure, LDH, ALAT, ASAT, AP, Bilirubin, Gesamteiweiß, Albumin, INR: Charakteristisch sind eine erhöhte Aktivität der LDH und erhöhte Harnsäurespiegel.
- Molekulargenetik aus peripherem Blut.
  - Multiplex-PCR zur Typisierung des dominierenden BCR::ABL1-Transkripts und zum Ausschluss atypischer Transkripte.
  - Bei transplantablen Pat.: komplette molekulare HLA-Typisierung, Zahl und Geschlecht der Geschwister und deren HLA-Typisierung, bei geplanter allogener SZT. Check-Untersuchungen nach Vorgabe des Transplantationszentrums.

Knochenmark

Untersuchungen

- Knochenmarkhistologie:
  - Giemsa-Färbung: Markarchitektur und -zellularität, Quantifizierung der hämatopoetischen Zellreihen, Blastengehalt, Megakaryozytenmorphologie
  - Faser-(Gomori-)Färbung: Vermehrung retikulärer und/oder kollagener Fasern
  - Ggf. Immunhistologie bei besonderen Fragestellungen, z. B. zur Charakterisierung einer Blastenpopulation
- Knochenmarkaspiration:
  - Knochenmarkzytologie (Pappenheim-Färbung) mit Differenzierung:
    - Zellularität, Quantifizierung der Zellreihen
    - Blasten, Promyelozyten, Basophile, Eosinophile, Pseudo-Gaucher-Zellen
    - Dysplasiezeichen, Megakaryozytenmorphologie
  - Eisenfärbung
  - Zytogenetik (Banding) zum Nachweis des Ph-Chromosoms; bei varianten Formen oder normalem Karyotyp ggf. BCR::ABL1-FISH
  - Erfassung klonaler Zusatzaberrationen

Befunde

- Erheblich vermehrte Zelldichte mit Steigerung v. a. der Granulopoese und häufig auch der Megakaryopoese.
- Fast vollständiger Ersatz des Fettmarks durch blutbildendes Mark.
- Initial selten erhöhter Fasergehalt des KM.
- Eine Markfibrose stellt einen ungünstigen Prognoseparameter dar.
- Charakteristischer zytogenetischer Befund: Nachweis des Philadelphia-Chromosoms (22q−; Ph) bei 95 % der Pat. (verkürzter langer Arm eines Chromosoms 22 in KM-Metaphasen, nicht konstitutionell).
  - Hintergrund ist die reziproke Translokation t(9;22)(q34;q11) mit der Zusammenlagerung der Gene BCR und ABL1 zum BCR::ABL1-Fusionsgen.

10

  - Variante und komplexe Aberrationen sind initial selten. Ca. 5 % der Pat. weisen bei Diagnosestellung zusätzliche prognostisch ungünstige Aberrationen auf wie Trisomie 8 oder 19, Monosomie 7, Isochromosom 17, 3q26-Aberrationen oder ein zweites Ph-Chromosom. Der Verlust des Y-Chromosoms oder variante t(9;22)-Translokationen mit Beteiligung weiterer Chromosomen haben keine Prognoserelevanz.
  - Sofern diese Zusatzaberrationen im Verlauf auftreten, sind sie prognostisch ungünstig und können eine Akzeleration der Erkrankung ankündigen.
  - Transfektionsexperimente und Beobachtungen mit BCR::ABL1-transgenen Mäusen, die ein CML-ähnliches Krankheitsbild entwickeln, belegten die pathogenetische Bedeutung des BCR::ABL1-Fusionsgens.

10.2.6 Differenzialdiagnosen

Abgrenzung von anderen CMPN, insbes. den Frühformen der primären Myelofibrose, der chron. myelomonozytären Leukämie (CMML) und den reaktiven Leukozytosen bei Infektionen und Tumorerkrankungen.

10.2.7 Therapie

Therapieplanung

Merke
Die Komplexität der möglichen Therapiestrategien verlangt eine sorgfältige Planung unmittelbar nach Diagnosestellung, möglichst in einem hämatologischen Zentrum.

10

- Nach Sicherung der Diagnose wird unmittelbar mit der medikamentösen Therapie begonnen, da eine frühe Therapie die Prognose verbessert.
- Primäre Therapieoptionen:
  - Initiale medikamentöse Behandlung mit Hydroxyurea bei massiver Leukozytose vor Eintreffen des BCR::ABL1-Status. Bei klinischer Notwendigkeit (drohende Leukostase) Leukapherese.
  - Bei Nachweis der BCR::ABL1-Fusion Beginn mit Nilotinib (2 × 300 mg/d), Dasatinib (100 mg/d), Bosutinib (400 mg/d) oder Imatinib (400–600 mg/d) [Hochhaus et al. 2020].
- Mit Pat. im generationsfähigen Alter müssen therapiebedingte Einschränkungen der Fertilität besprochen werden. Spermakryopräservation bei jüngeren Männern vor Abschluss der Familienplanung empfohlen.
- Ziel: zunächst Erreichen einer hämatologischen Remission, d. h. Normalisierung von BB und Milzgröße mit Sistieren aller krankheitsbedingten Symptome und Befunde.
- Meilensteine nach den European LeukemiaNet (ELN)-Empfehlungen [Hochhaus et al. 2020].
- Nach konsolidierter tiefer molekularer Remission ggf. Absetzen der Tyrosinkinase-Inhibitoren (TKI) im Rahmen von Studien möglich (therapiefreie Remission); ggf. Erhaltungstherapie mit IFN.

Medikamentöse Therapie

Imatinib

- Der TKI Imatinib besetzt kompetitiv die ATP-Bindungsstelle und hemmt selektiv die Tyrosinkinasen ABL, ARG, PDGFRA und -B sowie deren Derivate und KIT.
- Dosierung: Initialdosis von 400–600 mg/d p.o. in chron. Phase
- Häufigste NW: gastrointestinale Symptome, Flüssigkeitsretention, Muskelkrämpfe, Exantheme.
- Additive bis synergistische Effekte wurden in vitro bei einer Reihe von Agenzien in Kombination mit Imatinib gefunden. Die Ergebnisse stellen den Hintergrund für eine experimentelle Kombinationstherapie von Imatinib mit IFN dar.

Nilotinib

- Nilotinib wirkt spezifischer auf BCR::ABL1 und hemmt auch die Tyrosinkinasen PDGF-RA und -B sowie deren Derivate und KIT.
- Dosierung: Initialdosis von 2 × 300 mg/d p.o. in der Erst- und 2 × 400 mg/d p.o. in der Zweitlinientherapie nach Imatinib-Resistenz.
- Hohe zytogenetische Remissionsrate von > 80 % bei Primärtherapie.
- Gute molekulare Remission (MMR, BCR::ABL ≤ 0,1 % nach International Scale [IS]) bei 71 % der Pat. in 24 Monaten.
- Keine vollständige Eliminierung der minimalen Resterkrankung.
- Wirksamkeit auch in fortgeschrittenen Phasen und bei vielen BCR::ABL1-Mutationen (außer T315I).
- Häufigste NW: Lipaseerhöhung, QTc-Verlängerung, Hyperbilirubinämie. Risiko vaskulärer Ereignisse.

Dasatinib

- Dasatinib ist ein Multikinase-Inhibitor und hemmt neben BCR::ABL1 auch die Tyrosinkinasen PDGFRA und -B sowie deren Derivate, SRC und KIT.
- Dosierung: Initialdosis von 100 mg/d p.o. in chron. Phase, bis zu 140 mg in der Blastenphase.
- Hohe zytogenetische und gute molekulare Remissionsrate bei Primärtherapie.
- Keine vollständige Eliminierung der minimalen Resterkrankung.
- Wirksamkeit auch bei imatinibresistenten Mutationen (außer T315I).
- Häufigste NW: Pleuraergüsse, Thrombozytopenie, QTc-Verlängerung. Erhöhtes Risiko pulmonaler Hypertonie.

Merke

Die TKI-Therapie ist auch nach Erreichen einer kompletten zytogenetischen Remission in unveränderter Dosis fortzusetzen, da eine weitere Depletion der Tumorlast beobachtet wurde und eine Unterdosierung die Resistenzentwicklung begünstigt.

Bosutinib

- Bosutinib ist ein BCR::ABL1-/SRC-Inhibitor mit besonderem Spektrum der Targetproteine. Die PDGF-Rezeptoren und KIT werden nicht gehemmt.
- Dosierung:
  - Initialdosis: 400 mg/d p.o. in Erstlinientherapie und 500 mg/d p.o. in Zweit- und Mehrlinie.
  - Einschleichende Dosis verbessert Verträglichkeit.
- Häufigste NW: Lebertoxizität, Diarrhö (initial Loperamid empfohlen).

Ponatinib

Ponatinib weist als erster TKI Aktivität gegen die ABL1-T315I-Mutation auf. Bisher sind keine spezifischen Resistenzmutationen bekannt. Ponatinib wird nach Resistenz anderer TKI, insbes. bei Vorliegen der T315I-Mutation, eingesetzt. Unter der ursprünglichen Dosis von 45 mg/d traten in 20 % der Fälle vaskuläre Ereignisse auf (VEGFR-Hemmung!). Deshalb wird nach initialem Ansprechen eine Dosis von 15–30 mg/d und – wenn möglich – eine allogene SZT in Remission empfohlen.

Asciminib

Asciminib ist ein TKI mit neuem Wirkprinzip (spezifische Bindung der Myristat-Tasche) und wirkt ABL-spezifisch. Der Einsatz erfolgt nach Versagen von 2 TKI-Linien. Asciminib ist auch bei der T315I-Mutation wirksam, dafür in Europa aber noch nicht zugelassen. Der Therapiebeginn erfolgt mit 80 mg/d.

Interferon-α (IFN)

- IFN kann über seine immunmodulierende Aktivität in 70–80 % der Fälle stabile hämatologische Remissionen und in 5–15 % der Fälle dauerhafte komplette zytogenetische Remissionen induzieren. Pat. mit gutem zytogenetischem Ansprechen (≤ 35 % Philadelphia-Chromosom-pos. Metaphasen) haben einen Überlebensvorteil. Nach komplettem zytogenetischem Ansprechen liegt die 10-Jahres-Überlebensrate bei 72 %, bei Niedrigrisiko-Pat.bei 81 %. Bei kontinuierlicher kompletter zytogenetischer Remission sinkt unter fortgesetzter Therapie mit IFN die Konzentration der BCR::ABL1-mRNA-Transkripte.
- Zur Verbesserung von Pharmakokinetik und -dynamik wurden pegylierte Langzeit-Interferonpräparate (z. B. Pegasys®) entwickelt. In Studien wurde über eine verbesserte Wirksamkeit bei besserer Verträglichkeit im Vergleich zu konventionellem IFN berichtet.
- Dosierung: Pegasys®: Initialdosis von 90–135 µg/Woche mit Anpassung der Dosierungsintervalle.

Hydroxyurea (HU) als überbrückende Initialtherapie

- S-Phasen-spezifischer Inhibitor der DNA-Synthese.
- Initialdosis: 40 mg/kg KG/d p. o.; Modifikation nach Leukozyten- und Thrombozytenwerten.
- NW: gastrointestinale Beschwerden, seltener dermatologische Erscheinungen wie Haut- und Nagelatrophie sowie Lichtdermatosen.
- Eine Hydroxyurea-Monotherapie ist nur als Initialtherapie vor TKI (bis zum Nachweis der BCR::ABL1-Fusion) sowie nach Versagen einer TKI-Therapie indiziert.

Allogene Knochenmark- oder Blutstammzelltransplantation

Vorgehen

Eine Spendersuche erfolgt beim Versagen der Erstlinientherapie oder besonderer (klinischer und zytogenetischer) Risikokonstellation [siehe ELN-Kriterien, Hochhaus et al. 2020]. Ist kein passender Familienspender verfügbar, sollte eine Fremdspendersuche eingeleitet werden.

Erfolgsaussichten

Unter Berücksichtigung des medianen Alters und der Genetik der HLA-Antigene ist eine mit einem hohen kurativen Potenzial verbundene HLA-identische Geschwisterspendertransplantation möglich. Mit neuen Konditionierungstherapien geringerer Toxizität können auch Pat. in höherem Alter erfolgreich transplantiert werden. Die Überlebenswahrscheinlichkeit wird überwiegend von der transplantationsassoziierten Mortalität bestimmt, die bei 10–30 % liegt. Das individuelle Risiko ist abhängig von Pat.-Alter, Begleiterkrankungen, Phase der Erkrankung und Geschlecht des Spenders (bei männlichen Pat.). Drohende Rezidive können durch quantitative PCR früh erkannt und mit TKI oder Transfusion von Spenderlymphozyten behandelt werden.

Merke

Die Überlebenszeiten von Pat., die in der chron. Phase transplantiert werden, sind deutlich besser als bei Tx in fortgeschrittener Phase. Bei den in der chron. Phase transplantierten Pat. zeigen diejenigen, die innerhalb eines Jahres nach Diagnosestellung transplantiert werden, die besten Überlebenszeiten.

Medikamentöse Vortherapie

Eine Vortherapie mit IFN hat keinen negativen Einfluss, wenn IFN mind. 90 Tage vor der Tx abgesetzt wird. Imatinib hat keinen negativen Einfluss auf die Tx. Der Effekt von Nilotinib, Dasatinib, Bosutinib und Ponatinib auf eine nachfolgende Tx ist noch nicht abschließend geklärt.

Toxizität

Durch modifizierte Tx-Protokolle konnten die Dosis der Konditionierungstherapie und die mit ihr verbundene Toxizität durch Ausnutzung der immuntherapeutischen Potenz der Lymphozyten des Spenders reduziert werden. Mit Unterstützung einer intensivierten immunsuppressiven Therapie können Spender- und Empfängerhämatopoese über einen längeren Zeitraum koexistieren („dosismodifizierte Transplantation").

Therapie der Blastenphase

- Therapie der Wahl für TKI-naive Pat.: Imatinib 600 mg/d, Dasatinib 100–140 mg/d oder Bosutinib 400–500 mg/d.
- Kombinationschemotherapie mit TKI: Verwendung von Anthrazyklinen, Ara-C und Thioguanin oder Purinethol.
- Bei 10–20 % der Pat. wird durch ein aggressives Vorgehen eine zweite chron. Phase erreicht. Blastenzahlen und subjektive Symptome werden aber bei vielen Pat. zunächst günstig beeinflusst.
- Allogene SZT während der Remission: Indikationsprüfung bei häufigen sekundären Resistenzen nach relativ kurzer Remissionsdauer.
- Lymphatische Blastenphase:
  - Zunächst TKI, da sie häufig hämatologische Remissionen induzieren, die allerdings noch weniger dauerhaft sind als in der myeloischen Blastenphase.
  - Verwendung finden Zytostatikakombinationen, die bei der Therapie der ALL zum Einsatz kommen: Vincristin, Prednison, mit oder ohne Anthrazykline, möglichst in Form der ALL-Induktionstherapie.
  - Mediane Überlebenszeit: 3–6 Mon.

Therapie spezieller Probleme

- Stark vergrößerte Milz oder extramedulläre blastäre Manifestationen: kleine Strahlendosen indiziert. Limitiert wird dieses Vorgehen durch häufig beobachtete Leuko- und Thrombozytopenien.
- Massive Milzvergrößerung, die durch abdominale Schmerzen und Hypersplenismus mit Thrombozytopenie und Anämie verkompliziert ist: Splenektomie.
- Thrombozytose mit Plättchenzahlen > 1 000 000/µl:
  - Bei etwa 5 % der Pat. zum Diagnosezeitpunkt feststellbar.
  - Im Verlauf neu auftretend kann eine Thrombozytose die Akzeleration der Erkrankung anzeigen.
  - Eine niedrig dosierte Therapie mit Thrombozytenaggregationshemmern erfolgt unter Beachtung möglicher Blutungskomplikationen.
- Leukozytose > 200 000/µl: Gefahr eines Leukostasesyndroms durch Hyperviskosität!
- Primäres Therapieziel: Reduktion der Leukozytenzahl durch Leukapherese und Therapie mit Hydroxyurea oder TKI.
- Kein Allopurinol wegen Xanthin-Akkumulation. Besser Alkalisierung durch Natriumbikarbonat mit reichlich Flüssigkeit zur Optimierung der Harnsäure-Clearance.

Zusammenfassung

Die jüngsten diagnostischen und therapeutischen Fortschritte führten zu einer zunehmenden Komplexität des Managements von Pat. mit CML. Offene Fragen sind Heilungsmöglichkeiten durch medikamentöse Therapie, optimaler Zeitpunkt einer SZT, Langzeittoxizität, Resistenzentwicklung und Langzeitüberleben unter TKI-Therapie. Eine Therapie von CML-Pat. in klinischen Studien wird deshalb empfohlen. Außerhalb klinischer Studien wird eine initiale medikamentöse Therapie mit Nilotinib, Imatinib, Bosutinib oder Dasatinib empfohlen. Die Indikationsstellung einer allogenen SZT erfolgt nach dem individuellen Tx-Risiko und dem frühen Ansprechen auf die TKI-Therapie.

10.2.8 Nachsorge

- Klinische Untersuchung, BB mit Diff-BB und Thrombozytenzahl: Kontrollabstände abhängig von Therapieform und -phase sowie individuellem Verlauf der Erkrankung:
  - In der Initialphase der Therapie kurzfristige Kontrollen, nach Erreichen einer stabilen Phase monatlich.
  - Nach Eintritt der Remission vierteljährliche Kontrollen von klinischem Status und Laborbefunden (Elektrolyte, Transaminasen, Bilirubin, Kreatinin).
- KM-Aspiration: in Abhängigkeit vom Verlauf bis zur kompletten zytogenetischen Remission 3- bis 6-monatlich. Danach nur bei Resistenz oder Zytopenien.
- KM-Histologie: nach Bedarf bei V. a. sekundäre Myelofibrose, therapieinduzierte Zytopenie, Akzeleration.
- Zytogenetische Untersuchungen: 3- bis 6-monatliche Durchführung zum Nachweis der Remissionsqualität und zur frühzeitigen Entdeckung einer klonalen Evolution. Die quantitative Real-Time-PCR erlaubt die rasche Beurteilung von Remissionsqualität und -dynamik aus dem peripheren Blut bei Pat. nach Therapie mit TKI, IFN oder allogener SZT.

- BCR::ABL1-Mutationsanalyse: bei V. a. TKI-Resistenz, d. h. Nicht-Erreichen der ELN-Kriterien des Ansprechens, Verlust der hämatologischen oder zytogenetischen Remission, mind. 5-facher BCR::ABL1-Anstieg mit Verlust der guten molekularen Remission (BCR::ABL1 > 0,1 % IS).

10.2.9 Prognose

- Prognoseparameter zum Diagnosezeitpunkt: ELTS-Score: Parameter sind Alter, Milzgröße in cm unter dem Rippenbogen, Blasten im peripheren Blut, Thrombozyten. Zytogenetische Zusatzaberrationen vom Hochrisikotyp (+8, +Ph, iso(17), 3q26-Aberrationen, -7) sollten als Warnsignale beachtet werden.

Link: https://www.leukemia-net.org/leukemias/cml/elts_score/.

- Die Prognose ist weiterhin abhängig vom Erreichen einer minimalen Tumorlast unter Therapie. Das therapeutische Ansprechen wird auf 3 Ebenen geprüft:
  - Hämatologisches Ansprechen: Normalisierung der peripheren Blutwerte und der Milzgröße.
  - Zytogenetisches Ansprechen: Reduktion des Anteils Ph-Chromosom-pos. Metaphasen im KM.
  - Molekulares Ansprechen: Reduktion von BCR::ABL1-mRNA-Transkripten.
- Therapieziele unter TKI: BCR::ABL1 < 10 % nach 3 Mon. (mit Bestätigungstest) und 6 Mon., BCR::ABL1 < 1 % nach 12 Mon., gute molekulare Remission (MMR, BCR::ABL1 < 0,1 %) nach 18 Monaten. Unter Nilotinib, Bosutinib und Dasatinib ist das initiale Ansprechen rascher als unter Imatinib.
- Minimale Resterkrankung: Begriff ist veraltet und bezieht sich auf den Nachweis leukämischer Zellen bei Pat. in zytogenetischer Remission. Ziele der Quantifizierung der Resterkrankung:
  - Unterscheidung von Pat. mit verschiedenen Graden der Resterkrankung, die von einem intensivierten oder reduzierten Therapieregime profitieren könnten.
  - Optimierung des Zeitpunkts einer Rezidivtherapie.
  - Identifizierung von Pat., bei denen die Therapie abgesetzt werden kann. Ca. 50 % der Pat. in tiefer molekularer Remission bleiben nach dem Absetzen des TKI in MMR.

10.3 Polycythaemia vera (PV)

10.3.1 Definition

Klonale Stammzellerkrankung mit im Vordergrund stehender deregulierter Proliferation der Erythropoese. Meist wird zusätzlich eine Hyperproliferation der Granulo- und der Megakaryopoese mit peripherer Leukozytose und Thrombozytose beobachtet.

10.3.2 Epidemiologie

Erkrankung des höheren Lebensalters mit Erkrankungsgipfel im 6. Lebensjahrzehnt.

10.3.3 Ätiologie

- Ätiologie: unbekannt

- Ursache: häufig konstitutionelle Aktivierung der Januskinase (JAK2) durch homo- oder heterozygote Mutation V617F

10.3.4 Klassifikation / Stadieneinteilung

- Initiale, proliferative Phase mit erhöhter Erythrozytenmasse.
- In 10–26 % der Fälle entwickelt sich aus der PV eine sekundäre Myelofibrose (Post-PV-MF), die durch eine zunehmende Zytopenie, Knochenmarkfibrose, extramedulläre Hämatopoese und zunehmende Splenomegalie gekennzeichnet ist.
- Aus 5–15 % der proliferativen Polyzythämien und bis zu 7,5 % der Post-PV-MF-Erkrankungen entwickeln sich sekundäre Blastenphasen unter dem Bild einer akuten myeloischen Leukämie.

10.3.5 Klinik

- Diese resultiert aus der Erhöhung des Blutvolumens und der Blutviskosität sowie aus der teils massiven Steigerung proinflammatorischer Zytokine aufgrund aberranter Jak-Aktivität an Zytokinrezeptoren.
- Es besteht ein erhöhtes Thromboembolierisiko, v. a. bei zusätzlicher Thrombozytose.
- Symptome und Befunde werden v. a. bei älteren Menschen wesentlich von Gefäßstatus und Herz-/Lungenfunktion mit beeinflusst.
- Häufig unspezifische Beschwerden:
  - Durchblutungsstörungen der Extremitäten: Raynaud-Symptomatik, Akrozyanose, Erythromelalgie.
  - Zerebrale Minderdurchblutung: Schwindel, Ohrensausen, Kopfschmerzen, Synkopen, Sehstörungen, Parästhesien.
  - Pruritus, v. a. nach heißen Duschen oder Bädern (aquagener Pruritus).
- Befunde: Plethora, Fundus polycythaemicus, Splenomegalie, Thrombose- und evtl. Blutungsneigung, sekundäre Gicht und Hypertonie (ca. 20 %).

10.3.6 Diagnostik

- Anamnese unter besonderer Berücksichtigung von PV-assoziierten klinischen Symptomen, außerdem Beachtung von Begleiterkrankungen
- Körperliche Untersuchung: Leber- und Milzgröße, Augenhintergrund, Puls und Blutdruck
- Labordiagnostik: BB einschließlich Diff-BB, Hkt. und Retikulozytenzahl (erhöht bei okkulter Blutung!), Blutgasanalyse, Erythropoetin, Ferritin, Zinkprotoporphyrin (ZPP), LDH, ALAT, ASAT, AP, Bilirubin, Elektrolyte (Achtung: Pseudohyperkaliämie i. S. bei Thrombozytose!), Kreatinin, Harnsäure, Cholesterin, Triglyzeride, Quick-Wert, PTT, Hb-Elektrophorese bei Kindern und Adoleszenten (Hämoglobinopathien!)
- KM: Zytologie und Histologie mit Eisen- und Faserfärbung
- Rö-Thorax, Echokardiografie, Lungenfunktionsprüfung
- Sonografie des Abdomens zur Beurteilung von Leber- und Milzgröße
- Mutationsstatus des JAK2-Gens (V617F-Mutation, meist homozygot, oder Exon-12-Mutation)

WHO-Diagnosekriterien ▶ Tab. 10.2.

Tab. 10.2 WHO-Diagnosekriterien der Polycythaemia vera (gemäß WHO 2017)

Kriterium	Bedingungen
Major 1	Hb > 16,5 g / dl (Hkt. > 49 %) bei Männern, Hb > 16,0 g / dl (Hkt. > 48 %) bei Frauen oder andere Evidenz einer gesteigerten Erythrozytenmasse
Major 2	Trilineäre Hyperzellularität im Knochenmark mit gesteigerter Erythro-, Granulo- und Megakaryopoese (Panmyelose) und pleomorphen Megakaryozyten
Major 3	Nachweis der $JAK2^{V617F}$-Mutation oder einer anderen funktionell ähnlichen Mutation (z. B. JAK2-Mutation im Exon 12)
Minor	Erythropoetin-Spiegel unter Normbereich
Die Diagnose einer PV kann gestellt werden, wenn entweder alle Major-Kriterien oder die Major-Kriterien 1 und 2 und das Minor-Kriterium erfüllt sind	

10.3.7 Differenzialdiagnosen

Bei nur mäßig ausgeprägten Symptomen und Befunden muss die PV gegen sekundäre Erythrozytosen (Polyglobulien) abgegrenzt werden. Sie kommen am häufigsten vor
- in Form der Stresserythrozytose, v. a. bei starken Rauchern,
- als Hypoxiefolge bei chron. Herz- und Lungenerkrankungen,
- bei Erythropoetin produzierenden Tumoren (Hypernephrom und HCC).

Merke
In Einzelfällen können die anderen CMPN bei Krankheitsbeginn eine PV imitieren. Einzelne Fälle sind nur durch Verlaufsbeobachtung von der primären Myelofibrose (PMF) oder der essenziellen Thrombozythämie (ET) abzugrenzen.

10

10.3.8 Therapie

Eine kurative Therapie ist nicht bekannt.

Therapieplanung

- Die Risikostratifizierung für Therapieentscheidungen erfolgt nach dem Thromboserisiko:
  - Niedriges Risiko: < 60 J. und keine Thromboembolie im Gesamtverlauf.
  - Hohes Risiko: > 60 J. und / oder Vorkommen einer Thromboembolie im Gesamtverlauf.
- Therapieziele: Vermeidung von Gefäßkomplikationen und Beseitigung von Symptomen, die die Lebensqualität einschränken.
- Indikation zur Therapie:
  - Hkt. > 45 %.
  - Krankheitsspezifische Symptome (z. B. Splenomegalie, konstitutionelle Symptome, etc.)
  - Thrombozytenwerte > 1 000 000–1 500 000 / µl.

Antiaggregation

Thrombozytenaggregationshemmer (ASS 1 × 100 oder 2 × 50 mg / d) sollten von PV-Pat. in allen Risikogruppen eingenommen werden. Ausnahme stellt die gleichzeitige therapeutische Antikoagulation nach stattgehabter Thromboembolie dar.

Aderlasstherapie

- Die Aderlasstherapie ist grundlegend bei jedem Risiko möglich und indiziert.
- Hierdurch am schnellsten und am einfachsten Normalisierung von Blutvolumen und Hyperviskosität.
- Ziel: Erreichen einer eisendefizitären Erythropoese mit ZPP-Werten von 100–150 mol/Mol Häm (normal: < 40 mol/Mol). Zur Erläuterung: Bei Eisenmangel wird ein alternativer Stoffwechselweg aktiviert, der zum Einbau von Zink statt Eisen führt und anstelle von Häm ZPP (Zinkprotoporphyrin) entstehen lässt.
- Durchführung:
  - Beginn mit Aderlässen von 250–500 ml in 2- bis 3-tägigen Abständen (bei Herzinsuffizienz oder älteren Pat. 200–300 ml/Wo.), bis der Hkt. < 44 % liegt. U. U. gleichzeitige Hämodilution.
  - Die Aderlassfrequenz ist im Verlauf den Hkt.-Werten anzupassen, deren Optimum individuell unterschiedlich meist zwischen 40 und 45 % liegt.
- Um eine Stimulation der Erythropoese zu vermeiden, wird der sich sekundär entwickelnde Eisenmangel i. d. R. nicht ausgeglichen.
- Die Aderlasstherapie senkt die Thrombozytenzahl nicht, häufig ist das Gegenteil der Fall (Steigerung durch entstehenden Eisenmangel).

Medikamentöse Therapie

- Indikationen zur medikamentösen zytoreduktiven Therapie:
  - Vorliegen einer Hochrisiko-Konstellation (s. o.).
  - Zu hohe Aderlassfrequenz (> 1 ×/Mon.) oder symptomatischer Eisenmangel bei persistierender Polyzythämie.
  - Ausgeprägte Thrombozytose (> 1 000 000–1 500 000/µl).
  - Symptomatische Splenomegalie.
  - Risikofaktoren für thromboembolische Erkrankungen.
  - Mikrozirkulationsstörungen, die nicht auf ASS ansprechen.
- Standardtherapie:
  - Hydroxyurea, initial 20 mg/kg KG/d. Fortsetzung in Abhängigkeit von Hb-Wert, Leukozyten- und Thrombozytenzahl. **Cave:** Haut- und Schleimhauttoxizität.
  - Ropeginterferon alfa-2b, initial 50–100 µg alle 2 Wo. s. c.; dann Steigerung, bis Stabilisierung der hämatologischen Parameter erreicht ist (Hkt < 45 %, Thrombozyten < 400 000/µl und Leukozyten < 10 000/µl). **Cave** bei Autoimmunerkrankungen, Depression. Wirksamkeit und Verträglichkeit wurden auch bei älteren Pat. (> 60 Jahre) gezeigt.
- In der Zweitlinienbehandlung (geprüft nach HU): Ruxolitinib (Jakavi®): Anfangsdosis 2 × 10 mg/d. Anpassung der Dosis nach BB und Verträglichkeit.
- Splenektomie:
  - Mit hoher Morbidität und Mortalität verbunden. Daher kaum noch eingesetzt.
  - Strenge Indikationsstellung durch Hämatologen zusammen mit dem Chirurgen.
  - Wichtig sind Vor- und Nachbehandlung mit Hydroxyurea zur Thromboembolieprophylaxe und zur Verhinderung einer schnellen Größenzunahme der Leber.
  - Vor operativen Eingriffen müssen Pat. mit PV gut eingestellt werden, da bei schlecht kontrollierten BB-Werten ein deutlich erhöhtes OP-Risiko besteht.

- Weitere JAK-Inhibitoren mit unterschiedlicher Spezifität sowie Hepcidin-Mimetika befinden sich in fortgeschrittener klinischer Entwicklung.

10.3.9 Nachsorge

- Klinische Untersuchung, BB und Thrombozytenzahl:
  - Kontrollabstände abhängig von Therapieform und -phase sowie dem individuellen Verlauf: während der Initialphase der Therapie kurzfristig, nach Erreichen einer stabilen Phase monatlich.
  - Gelegentlich ergeben sich lange Aderlass-freie Phasen, in denen eine Verlängerung der Kontrollabstände möglich ist.
- Im Verlauf vierteljährliche Kontrollen des gesamten klinischen Status und der Laborbefunde.
- Jährliche Untersuchung: entspricht der Diagnostik im Rahmen der Diagnosestellung.
- KM-Verlaufsuntersuchungen zur Erfassung der Übergänge in eine akute Leukämie oder eine Myelofibrose richten sich nach dem individuellen Verlauf. I. d. R. werden alle 2–3 J. entsprechende Untersuchungen empfohlen: Zytologie und Histologie!

10.4 Essenzielle Thrombozythämie (ET)

10.4.1 Definition

Die ET ist eine maligne Erkrankung der Blutstammzellen, die phänotypisch in erster Linie die megakaryozytäre Zellreihe betrifft. Charakteristischerweise ist die periphere Thrombozytenzahl erhöht. Im KM sind die Megakaryozyten stark vermehrt sowie oft deutlich vergrößert, hyperlobuliert und in Gruppen gelagert. Die Diagnose wird meist durch Ausschluss der häufigeren reaktiven Ursachen der Thrombozytose und anderer myeloproliferativer Erkrankungen gestellt.

10.4.2 Epidemiologie

Die ET tritt meist bei Pat. im mittleren Lebensalter auf. Wegen der allgemeinen Verfügbarkeit automatischer Plättchenzählgeräte wird sie heute häufiger und auch bei jüngeren Pat. diagnostiziert.

Häufig Mutationen von JAK2 (V617F-Mutation, meist heterozygot), MPL oder CALR.

10.4.3 Klinik

- Häufigste Symptome: Mikrozirkulationsstörungen und funktionelle Beschwerden.
- Thromboembolische Komplikationen: Hauptursachen von Morbidität und Mortalität.
- Blutungsereignisse: Wurden diese früher als häufige Symptome der ET betrachtet, zeigen neuere Untersuchungen, dass größere oder lebensbedrohliche Blutungen eher selten auftreten und meist nur bei sehr hohen Plättchenzahlen.

Merke
Etwa ⅓ aller ET-Pat. sind zum Zeitpunkt der Diagnosestellung ohne Symptome und bleiben häufig über viele Jahre beschwerdefrei.

Befunde der körperlichen Untersuchung:
- Zeichen eines thromboembolischen Ereignisses
- Erythromelalgie (schmerzhafte Rötung der Akren)
- (Hepato-)Splenomegalie

Die Diagnosestellung erfolgt nach den WHO-Kriterien 2022 (▶ Tab. 10.3).

10.4.4 Diagnostik

- Anamnese: klinische Symptome, Begleiterkrankungen, kardiovaskuläre Risikofaktoren.
- Körperliche Untersuchung: Leber- und Milzgröße, Gefäßstatus.
- Labor: BB einschließlich Differenzialblutbild, Thrombozyten-, Retikulozytenzahl, Quick-Wert, PTT, ALAT, ASAT, AP, Bilirubin, Elektrolyte (Achtung: Pseudohyperkaliämie im Serum möglich), Kreatinin, Harnsäure, LDH, Ferritin.
- KM: Zytologie und Histologie mit Eisen- und Faserfärbung.

Cave
Die KM-Diagnostik (inklusive Histologie) spielt in der Diagnosestellung eine wichtige Rolle!

10

- Chromosomenanalyse: nicht obligat, außer bei V. a. CML oder Myelodysplasie.
- Molekulargenetische Untersuchung: Ausschluss der BCR::ABL1-Translokation, Mutationsdiagnostik des JAK2-Gens (V617F-Mutation; > 50 %) oder von CALR (> 30 %). Seltener Mutationen des Thrombopoetin-Rezeptors MPL (ca. 3 %). Bei bis zu 10 % der ET-Pat. ist keine der genannten Treibermutationen nachweisbar („triple negative“).
- Rö-Thorax.
- Sonografie des Abdomens.

Tab. 10.3 WHO-Diagnosekriterien der essenziellen Thrombozythämie

Major-Kriterien		Minor-Kriterium
1.	Thrombozyten ≥ 450 000 / µl	Nachweis klonaler Marker oder Abwesenheit einer reaktiven Thrombozytose
2.	KM-Biopsie mit vorrangiger Proliferation atypischer reifer Megakaryozyten mit hyperlobulierten Kernen. Kein signifikanter Anstieg oder keine signifikante Linksverschiebung der neutrophilen Granulopoese oder Erythropoese. Sehr selten Grad-1-Retikulinfibrose	
3.	Nichtzutreffen der WHO-Kriterien für BCR::ABL1+ CML, PV, PMF, MDS oder andere myeloische Neoplasien	
4.	JAK2-, CALR- oder MPL-Mutation	
Die Diagnose der ET verlangt alle 4 Major-Kriterien oder die Major-Kriterien 1–3 und das Minor-Kriterium		

10.4.5 Differenzialdiagnosen

- Andere Erkrankungen des myeloproliferativen Formenkreises, wenn diese mit einer Thrombozythämie verbunden sind, insbes. hyperplastische Frühformen der primären Myelofibrose oder eine PV, die mit noch normalen Hb- oder Hkt.-Werten einhergeht
- CML mit hoher Thrombozytenzahl
- Reaktive Thrombozytosen, insbes. bei chron.-entzündlichen Erkrankungen, chron. Infektionen, Malignomen, Eisenmangel, nach Splenektomie

10.4.6 Therapie

Eine kurative Therapie ist nicht bekannt.

Therapieplanung

Die Behandlungsindikation wird anhand des Risikoprofils für thromboembolische Komplikationen gestellt.

Die Behandlung der ET stellt dabei einen Kompromiss zwischen der Behandlung ET-bedingter Beschwerden und der Reduktion des individuellen Risikos einerseits und dem Auftreten medikamentös bedingter NW andererseits dar.

Um für den individuellen ET-Pat. eine optimale Behandlungsstrategie zu finden, wird zunächst eine Risikostratifikation für das individuelle Risiko für eine Thromboembolie vorgenommen. Die etablierte Risikostratifizierung unterscheidet hierbei:
- **Hochrisiko-Pat.:** Alter > 60 J. oder thromboembolische bzw. Blutungskomplikationen im Zusammenhang mit der ET oder Plättchenzahl > 1 500 000/µl.
- **Intermediärrisiko-Pat.:** Diese Risikogruppe wird von mehreren Autoren für Pat. definiert, die keine harten Kriterien für ein hohes Risiko aufweisen, jedoch kardiovaskuläre Risikofaktoren (z. B. Hypercholesterinämie, arterielle Hypertonie, Adipositas, Rauchen u. a.) oder eine pos. Thrombophilie-Anamnese aufweisen.
- **Niedrigrisiko-Pat.:** Alter < 60 J. und Plättchenzahl < 1 500 000/µl und asymptomatischer Zustand.

Klinische relevante Anmerkungen zum Risikoprofil:
- Die Thrombozytenzahl 1 500 000/µl als Grenze der Risikostratifikation ist umstritten.
- In den letzten Jahren konnten zahlreiche experimentelle und klinische Studien belegen, dass das Vorliegen einer JAK^{2V617F}-Mutation mit einem deutlich höheren Thromboembolie-Risiko einhergeht als beispielsweise das Vorliegen einer Calreticulin-(CALR-)Mutation.
- Scoring-Systeme zur Risikobewertung hinsichtlich Thromboembolie wie der IPSET-Thrombose-Score sind etabliert, sollten zur Risikoeinschätzung herangezogen werden und haben das Vorliegen einer JAK2^{V617F}-Mutation als Risikofaktor bereits implementiert.

Behandlungsstrategien

Antiaggregation

- Indikation:
  - Intermediär- und Hochrisiko-Pat.
  - Ausnahme: gleichzeitige therapeutische Antikoagulation nach stattgehabter Thromboembolie

- Niedrig dosierte ASS (100–200 mg/d):
  - Speziell von Nutzen, wenn folgende Beschwerden vorliegen: Erythromelalgie, transiente ischämische Attacken, koronare Ischämien oder Mikrozirkulationsstörungen
  - Kontraindikationen: hämorrhagische Diathese, anamnestisch bekanntes Ulkusleiden oder sehr hohe Plättchenzahlen (> 1 000 000–1 500 000/µl; hier muss eine sekundäre Plättchenfunktionsstörung ausgeschlossen werden)

Zytoreduktion

- Indikation: Hochrisiko-Pat.
- Hydroxyurea: Beginn mit 20 mg/kg KG/d. Fortsetzung in Abhängigkeit von Hb-Wert, Leukozyten- und Thrombozytenzahl.
- PEG-Interferon (z. B. pegyliertes IFN α2a 90 µg/Wo. s. c.), grundlegend auch Ropeginterferon wirksam und möglich.
- Anagrelide (0,5–2 mg/d) hat Einfluss auf die periphere Thrombozytenzahl, nicht jedoch auf Proliferation und Fibrosierung des KM.

Watch & Wait

Keine medikamentöse Therapie, sondern **abwartende und beobachtende Strategie** („watch & wait") indiziert bei Niedrigrisiko-Pat.

Risikoadaptierte Therapie

- Hochrisiko-Pat.: Indikation zur zytoreduktiven Behandlung.
  - Eine optimale zytoreduktive Medikation ist nicht bekannt. Die Zytoreduktion muss individuell an den individuellen Pat., speziell im Hinblick auf potenzielle NW, angepasst werden.
  - Hydroxyurea ist bis heute die Standardtherapie. Allerdings geben das Nebenwirkungsspektrum (mukokutane Toxizitäten, Ulkusbildung, Malignome der Haut, u. a.) Anlass zur Besorgnis.
  - Pegylierte Interferone stellen besonders (aber nicht ausschließlich) für jüngere Pat. eine geeignete Alternative dar. Zurückhaltung ist hier besonders bei psychiatrischen Erkrankungen (speziell depressiven Episoden in der Anamnese) geboten.
  - Anagrelide senkt die Plättchenzahl, ohne die Proliferation der Megakaryopoese im KM zu hemmen. Es werden sogar profibrotische Effekte vermutet. Deshalb ist ein zurückhaltender Einsatz geboten.
- Intermediäres Risiko:
  - Die Evidenz für die Einleitung einer zytoreduktiven Therapie ist nicht ausreichend, kann jedoch bei symptomatischen Pat. erwogen werden.
  - Diese Pat. können von einer Antiaggregation mit ASS 100–200 mg/d profitieren.
- Niedrigrisiko-Pat.:
  - Das Risiko thromboembolischer Komplikationen ist gering.
  - Die Indikation zur Therapie ist weder für die Zytoreduktion noch für ASS eindeutig gesichert.

Bei allen Therapieformen ist i. d. R. eine Erhaltungstherapie erforderlich. Die Dosierungen sind im Verlauf den individuellen Werten des BB anzupassen. Zielwert der Thrombozytenzahl ist der Normalbereich.

Schwangerschaft und ET

- Eine erfolgreiche Schwangerschaft ist bei über der Hälfte der Pat. zu erwarten.
- Die häufigste Komplikation ist ein Spontanabort im 1. Trimenon.
- Das Risiko für die Mutter selbst ist eher als gering einzuschätzen, obwohl in Einzelfällen thrombotische oder hämorrhagische Komplikationen beschrieben wurden.
- Eine Interruptio aus medizinischen Gründen ist im Regelfall **nicht** indiziert.
- Die optimale Therapie der ET während einer Schwangerschaft ist nicht bekannt.
- Unter niedrig dosiertem ASS wurde eine deutlich höhere Rate erfolgreicher Schwangerschaften beobachtet.
- Sollte in individueller Abwägung eine Zytoreduktion während der Schwangerschaft erforderlich sein, scheint die Gabe von Interferonen am geeignetsten. Hierunter konnten in retrospektiven Analysen erfolgreiche Schwangerschaften in ähnlicher Häufigkeit wie in der gesunden Normalbevölkerung beschrieben werden.

10.4.7 Nachsorge

- Klinische Untersuchung, BB und Thrombozytenzahl: Abstände abhängig von Therapieform und -phase sowie vom individuellen Verlauf: in der Initialphase der Therapie kurzfristig, nach Erreichen einer stabilen Phase einmal monatlich.
- Vierteljährlich Kontrollen des gesamten klinischen Status und der Laborbefunde unter Berücksichtigung zu erwartender Therapienebenwirkungen und Komplikationen der Erkrankung.
- Jährliche Untersuchung: entspricht dem Programm im Rahmen der Diagnosestellung.
- KM-Verlaufsuntersuchungen zur Erfassung der seltenen Übergänge in eine akute Leukämie oder eine Myelofibrose richten sich nach dem individuellen Verlauf. I. d. R. werden alle 2–3 J. entsprechende Untersuchungen empfohlen: Zytologie und Histologie!

10.5 Primäre Myelofibrose (PMF)

10.5.1 Definition

Klonale Stammzellerkrankung mit frühzeitiger Myelofibrose und Osteosklerose sowie extramedullärer Hämatopoese. Im Verlauf der Erkrankung zunehmende Splenomegalie, Anämie oder Panzytopenie.

10.5.2 Epidemiologie

- Mittleres Erkrankungsalter: 65 J.
- Inzidenz: nicht sicher bekannt, seltener als die PV

10.5.3 Ätiologie

Ursache ist häufig eine konstitutionelle Aktivierung der Kinase JAK2 durch homo- oder heterozygote Mutation V617F (> 50 %). Alternativ konstitutive Rezeptoraktivierungen durch Mutation des Chaperons Calreticulin (CALR; > 30 %) oder des

Thombopoietin-Rezeptors (MPL; ca. 5 %). Bis zu 10 % der Fälle bleiben ohne nachweisbare Treibermutation („triple negative“).

10.5.4 Klinik

- Splenomegaliebedingte Oberbauchbeschwerden
- Anämiebedingte Leistungsminderung
- Inflammatorisch bedingte Symptome wie z. B. Glieder- und Gelenkschmerzen
- Blässe von Haut und Schleimhäuten, Splenomegalie

10.5.5 Diagnostik

- Anamnese: klinische Symptome, Begleiterkrankungen.
- Körperliche Untersuchung: Leber- und Milzgröße.
- Labordiagnostik: BB einschließlich Diff-BB und Thrombozytenzahl, Retikulozytenzahl, Quick-Wert, PTT, ALAT, ASAT, AP, Bilirubin, Elektrolyte, Kreatinin, Harnsäure, LDH.
  - Anfangsphase: meist Leuko- und Thrombozytose, Splenomegalie mit extramedullärer Hämatopoese.
  - Anämie mit z. T. deutlicher Vermehrung der Normoblasten und Linksverschiebung der Granulopoese bis hin zu Myeloblasten.
  - Poikilozytose, Anisozytose, „Tränentropfenform“ der Erythrozyten.
  - Erhöhte Harnsäure- und LDH-Werte.
- KM: Zytologie und Histologie mit Eisen- und Faserfärbung.
  - Zytologie: meist unergiebig (Punctio sicca).
  - Histologie: in Frühstadien Hyperplasie von Megakaryo- und Granulopoese möglich und mit der Diagnose vereinbar. Im typischen Fall KM-Fibrose, zusätzlich in Abhängigkeit vom Entwicklungsstadium hämatopoetische Anteile nachweisbar. Dabei Dominanz atypischer Megakaryozyten. In Spätstadien nur noch Fibrose und Sklerose.
- Molekulargenetische Untersuchung zum Ausschluss eines BCR::ABL1-Fusionsgens und Nachweis der bekannten Treibermutationen (JAK2-, CALR- oder MPL).
- Die Bestimmung von zusätzlichen molekularen Markern (Hochrisikomutationen) ist sinnvoll und notwendig, um die Durchführung einer allogenen peripheren Stammzelltransplantation (SZT) abzuwägen. Aktuell relevante molekulare Risikostratifikations-Scores (z. B. der MIPSS-70plus 2.0) setzen die Bestimmung dieser Hochrisikomutationen voraus. Als validierte Hochrisikomutationen [nach Guglielmelli et al. 2014 und Tefferi et al. 2014] bei der PMF gelten *ASXL1, SRSF2, EZH2, IDH1 und IDH2.*
- Rö-Thorax.
- Sonografie des Abdomens zur Beurteilung von Leber- und Milzgröße.

Zu den WHO-Diagnosekriterien der präfibrotische Myeolofibrose ▶ Tab. 10.4, der fibrotischen (overten) Myelofibrose ▶ Tab. 10.5.

10.5.6 Differenzialdiagnosen

- Andere CMPN
- Markfibrosen bei malignen und entzündlichen Erkrankungen
- Interstitielle Myelitis
- Haarzellleukämie

Tab. 10.4 WHO-Diagnosekriterien der Myelofibrose in präfibrotischer Phase (gemäß WHO 2022)

Kriterium	Bedingungen
Major 1	Megakaryozytäre Proliferation und zelluläre Atypien ohne Retikulinfibrose > Grad 1, gleichzeitig altersabhängig gesteigerte Zellularität, granulozytäre Proliferation und häufig reduzierte Erythropoese
Major 2	WHO-Kriterien für *BCR::ABL1-pos.* CML, PV, PMF, MDS oder andere MPN sind nicht erfüllt
Major 3	Nachweis einer JAK2-, CALR- oder MPL-Mutation oder eines anderen klonalen Markers oder Abwesenheit einer geringen reaktiven Markfibrose
Minor 1	Nicht anderweitig erkläre Anämie
Minor 2	Erhöhte LDH
Minor 3	Splenomegalie
Minor 4	Leukozytose > 11 000 / μl
Minor 5	Leukoerythroblastisches BB
Zur Diagnosestellung müssen **alle** Major-Kriterien und mindestens 1 Minor-Kriterium vorliegen	

Tab. 10.5 WHO-Diagnosekriterien der fibrotischen (overten) Myelofibrose (gemäß WHO 2022)

Kriterium	Bedingungen
Major 1	Megakaryozytäre Proliferation und zelluläre Atypien mit Retikulin- oder Kollagen-Fibrosegrad von mind. 2
Major 2	WHO Kriterien für *BCR::ABL1-pos.* CML, PV, MDS oder andere MPN sind nicht erfüllt
Major 3	Nachweis einer JAK2 –, CALR- oder MPL-Mutation oder eines anderen klonalen Markers oder Abwesenheit einer reaktiven Fibrose
Minor 1	Nicht anderweitig erkläre Anämie
Minor 2	Erhöhte LDH
Minor 3	Tastbare Splenomegalie
Minor 4	Leukozytose > 11 000 / μl
Minor 5	Leukoerythroblastisches Blutbild
Zur Diagnosestellung müssen **alle** Major-Kriterien und mind. 1 Minor-Kriterium vorliegen	

- Akute Myelofibrose (akute Leukämie mit begleitender Fibrose, am häufigsten AML FAB M7)
- MDS mit Fibrose

10.5.7 Therapie

Therapieplanung

Cave
Die Behandlung der PMF richtet sich nach dem Risikoprofil.

10

Das Risiko wird idealerweise mittels validierten Scoring-Systemen wie dem IPSS oder dem dynamischen DIPSS **sowie** einem molekularen Risikoscore (wie dem MIPSS70plus2.0) eingeschätzt. Während die konventionellen Scores (IPSS, DIPSS) v. a. klinische und hämatologische Parameter einbeziehen, erlauben Erweiterungen dieser Scoring-Systeme die Einbeziehung des zytogenetischen (z. B. DIPSSplus) und/oder molekularen (z. B. MIPSS70/plus) Risikos.

Die Risiko-Scores unterteilen in Niedrigrisiko, Intermediär-1-, Intermediär-2- und Hochrisiko-Konstellationen in Bezug auf den Krankheitsprogress.

- Pat. mit **Niedrig- oder Intermediär-1-Risiko** bedürfen aufgrund des langsamen Krankheitsverlaufs entweder einer klinischen Überwachung (Watch-&-Wait-Strategie oder „best supportive care" [BSC]) oder, bei Vorliegen von Symptomen (Splenomegalie, konstitutionelle Symptome), einer symptomatischen medikamentösen Behandlung.
- Pat. mit **Intermediär-2- oder Hochrisiko** sollten (bis zu einem biologischen Alter von 70 J.) primär für die allogene SZT evaluiert werden, die potenziell kurativ ist. Ist eine SZT nicht möglich, sind symptomatische Therapien oder experimentelle Therapiestrategien in klinischen Studien sinnvoll.

Watch & Wait / BSC

Transfusion von Blutprodukten:

- Erythrozytenkonzentrate bei Hb < 8 g/dl und klinischer Symptomatik
- Ggf. Eisenentzug durch Deferasirox bei Eisenüberladung
- Thrombozytenkonzentrate in ausgewählten Fällen bei Blutung

Regelmäßige klinische Kontrollen und Untersuchung der Blutwerte (alle 3 Mon.).

10

Symptomorientierte Therapie

Januskinase (JAK)-Inhibitoren:

- Ruxolitinib (Jakavi®, JAK1/2-Inhibitor): gute Effektivität bei der Therapie konstitutioneller Symptome und der Splenomegalie. Auch bei nicht mutiertem JAK2 wirksam. Dosierung abhängig von der Thrombozytenzahl (2 × 5 bis 2 × 25 mg/d). Zulassung in der Erstlinienbehandlung bei symptomatischer Myelofibrose. Nebenwirkungsprofil: Infektionen (Vakzinierung Pneumokokken und Varizella zoster sowie Standby-Medikation mit Aciclovir); Gewichtszunahme, Anämie.
- Fedratinib (Inrebic®, JAK2-Inhibitor): gute Effektivität bei der Therapie konstitutioneller Symptome und der Splenomegalie. Auch bei nicht mutiertem JAK2 wirksam. Dosierung 400 mg/d (bei Niereninsuffizienz Reduktion 200 mg/d). Testung und ggf. Substitution von Thiamin zur Vermeidung einer Wernicke Enzephalopathie. Prämedikation (Antiemese) und Standby-Medikation (Antidiarrhoika) zur Vermeidung von gastrointestinaler Toxizität notwendig.

Weitere JAK-Hemmstoffe mit unterschiedlicher Spezifität und unterschiedlichem Wirkspektrum befinden sich in fortgeschrittener klinischer Entwicklung und werden voraussichtlich 2023 für die Zweitlinienbehandlung in Deutschland verfügbar sein (z. B. Pacritinib oder Momelotinib).

Weitere problemorientierte Therapieoptionen:

- **Zytoreduktion (zur Reduktion des Thromboembolierisikos v. a. bei Leuko- und Thrombozytose bei präfibrotischer MF):**
  - Hydroxyurea: initial 0,5–2 g/d p. o., Fortsetzung in Abhängigkeit von Hb-Wert, Leukozyten- und Thrombozytenzahl
  - Pegylierte Interferone, z. B. pegyliertes Interferon α2a 90 µg/Woche s. c..; evtl. Dosissteigerung nach BB und Verträglichkeit
- **Anämie:** Erythropoetin:
  - Bei fehlendem Ansprechen der Anämie auf Androgene Therapieversuch möglich; Wirksamkeit v. a. bei Serum-EPO < 500 mU/ml
  - Dosierung: 30 000 E/Wo.

Pomalidomid und andere Imide: Erfahrungen bei PMF im Rahmen klinischer Studien.

- **Splenomegalie:** Bei intolerablen splenomegaliebedingten Beschwerden und hohem Transfusionsbedarf durch Hypersplenismus u. U. in Einzelfällen Erwägung einer Splenektomie oder Milzbestrahlung in niedrigen Dosen

Allogene Stammzelltransplantation

Bei Pat. bis zu einem biologischen Alter von 70 J. ist die Prüfung der Möglichkeit einer allogenen SZT wichtig, da diese die einzige kurative Option darstellt.

10.5.8 Nachsorge

- Körperliche Untersuchung, BB und Sonografie des Abdomens: Abstände abhängig von Therapieform und individuellem Verlauf der Erkrankung.
- Im Verlauf vierteljährliche Kontrollen des gesamten klinischen Status und der Laborbefunde, inkl. Eisenstatus (ZPP).
- Jährliche Untersuchung: entspricht dem Programm der Diagnostik im Rahmen der Diagnosestellung.
- KM-Verlaufsuntersuchungen zur Erfassung der Progression oder der Übergänge in eine akute Leukämie richten sich nach dem individuellen Verlauf. I. d. R. werden alle 2–3 J. entsprechende Untersuchungen empfohlen.

10.6 Chronische Neutrophilenleukämie

- Definition: BCR::ABL1-neg. MPN.
- Neutrophilie im peripheren Blut (Leukozyten > 25 000/µl mit > 80 % segmentkernigen oder stabkernigen Neutrophilen.
- Hyperzellularität des KM, Hepatosplenomegalie.
- CSF3R-Mutationen werden in > 60 % der Pat. nachgewiesen.
- Therapie: symptomorientiert mit Hydroxyurea, niedrig dosiertem Ara-C oder allogener SZT.

10.7 Chronische eosinophile Leukämie (CEL)

10.7.1 Definition

Multisystemerkrankung. Klonale Proliferation morphologisch abnormaler Eosinophilen und eosinophilen Vorstufen, resultierend in persistierender Eosinophile im peripheren Blut (> 1,5 × 10^9/l) und KM. Durch Eosinophile verursachte Organinfiltration/-schädigung. Begleitende Dysplasie der Erythro- oder Megakaryopoese.

10.7.2 Klinik

- Häufiger Männer betroffen, medianes Alter in 7. Lebensdekade
- Unspezifische Allgemeinsymptome wie Fieber, Nachtschweiß, Gewichtsverlust.
- Das klinische Bild ist sehr variabel und abhängig von Vorliegen, Ausmaß und Lokalisation einer Organinfiltration und konsekutiven Organdysfunktion durch eosinophile Granulozyten. Diese enthalten in ihren Granula inflammatorische Mediatoren, die nach Aktivierung freigesetzt werden und zu Organschäden unterschiedlichen Ausmaßes führen können:
  - Herz: Endo-/Myo-/Perikarditis, Endo-/Myokardfibrose, restriktive Kardiomyopathie, Thromboembolie.
  - Lunge: Asthma bronchiale, Lungeninfiltrate, Lungenfibrose, Pleuraerguss.
  - Haut: Pruritus, Exanthem, Urtikaria.
  - Gastrointestinaltrakt: Gastritis, Kolitis, Hepatopathie, Hepato-/Splenomegalie, Aszites.
  - Schädigung von Lymphknoten, zentralem und/oder peripherem Nervensystem oder Knochen.
  - Spezifische molekulare Aberration häufig nicht nachweisbar.

10.7.3 Diagnostik

- Labor: Diff-BB: Leukozytose (mit und ohne Linksverschiebung), Eosinophilie, Splenomegalie. CK, Troponin I, Transaminasen, Bilirubin, LDH, Tryptase
- IgE nur bei reaktiver Eosinophilie erhöht
- KM-Diagnostik: hyperzelluläres KM, u. U. mit Fibrose; variable Blastenvermehrung

10.7.4 Differenzialdiagnosen

▶ Tab. 10.6

10.7.5 Therapie

- CEL, ohne Nachweis einer molekularen Zielstruktur: zytoreduktive Therapie mit Hydroxyurea oder IFN-α.
- Steroide können die absolute Zahl der Eosinophilen und die Schäden bzw. Folgen der Organinfiltration u. U. positiv beeinflussen. Mit einem anhaltenden Effekt ist jedoch nicht zu rechnen. Bei sehr raschem und gutem Ansprechen sollte die Diagnose reevaluiert werden. Antikoagulation bei Beteiligung des kardiovaskulären Systems! Hydroxyurea oder IFN-α bei fehlenden molekularen Markern.

Tab. 10.6 Differenzialdiagnose der Eosinophilie in Abhängigkeit der Organbeteiligung

Organ	Differenzialdiagnosen
Lunge	• (Allergisches) Asthma bronchiale • Nasale Polyposis mit Asthma bronchiale • Akute eosinophile Pneumonie • Chron. eosinophile Pneumonie • Eosinophile Granulomatose mit Polyangiitis (EGPA; Churg-Strauss-Syndrom) • Flüchtiges eosinophiles Infiltrat (Löffler-Infiltrat) • Tropische eosinophile Pneumonie, verursacht durch Mikrofilaria • Medikamentös induzierte Pneumonie • Allergische bronchopulmonale Aspergillose (ABPA): allergische Reaktion
Kardiovaskuläres System	• Löffler-Endokarditis • Eosinophile Granulomatose mit Polyangiitis (EGPA; Churg-Strauss-Syndrom) • MPN-Eo
Haut	• Bullöses Pemphigoid • Kutanes T-Zell-Lymphom • Systemische Mastozytose • Eosinophile Zellulitis: selten, mit erysipelähnlichen Schwellungen • Episodisches Angioödem mit Eosinophilie: selten, periodisch auftretende Angioödeme mit Hypereosinophilie • Angiolymphoide Hyperplasie mit Eosinophilie (Morbus Kimura), v. a. bei asiatischen Männern auftretend • Eosinophile pustulöse Follikulitis: selten, v. a. in Japan auftretend • Eosinophile Fasziitis
Magen / Darm	• Eosinophile Ösophagitis • Eosinophile Gastroenteritis (Eosinophilic Gastrointestinal Disorder [EGID]) • Chron.-entzündliche Darmerkrankung (Colitis ulcerosa, Morbus Crohn)
Lymphknoten	• Lymphom • Systemische Mastozytose
Zentrales und peripheres Nervensystem	• Eosinophilie-Myalgie-Syndrom • Polyneuropathie • MPN-Eo • HES
Knochenmark	• MPN-Eo • CML, PV, ET, PMF, CMML-Eo • MDS-Eo • MDS / MPN-Eo • AML Eo (CBF) • SM-Eo

10.8 Myeloische / lymphatische Neoplasien mit Eosinophilie und Tyrosinkinase-Fusionsgenen

10.8.1 Definition und Klinik

Myeloproliferative Erkrankungen mit häufiger lymphatischer Komponente. Männliches Geschlecht häufiger betroffen. Meist chron. Phase, auch Blastenphase möglich.

Beteiligte Tyrosinkinasen innerhalb von Fusionsgenen: PDGFRA, PDGFRB, FGFR1, JAK2, FLT3 oder andere Fusionspartner. Daneben ETV6::ABL1 Fusionsgen.

10.8.2 Therapie

- Spezifische TKI gegen den betroffene TK-Fusionspartner: Imatinib bei PDGFRA und ABL1, Pemigatinib bei FGFR1, Ruxolitinib bei JAK2, Midostaurin oder Gilteritinib bei FLT3.
- Allogene SZT diskutieren.

10.9 Systemische Mastozytose (SM)

10.9.1 Definition und Klinik

Myeloproliferative Erkrankung mit Mastzellinfiltraten im Knochenmark.

Einteilung:

- Indolente systemische Mastozytose (ISM):
  - Häufigste Form der systemischen Mastozytose.
  - KM-Infiltration < 30 %.
  - Oft Hautbeteiligung. Mastzellinfiltrate in Leber, Milz, Lymphknoten möglich.
  - Prognose gut.
- Systemische Mastozytose mit assoziierter klonaler hämatologischer Nicht-Mastzell-Erkrankung (SM-AHNMD):
  - Zweithäufigste Form der systemischen Mastozytose.
  - Pat. erfüllen die Diagnosekriterien der SM und die Kriterien eines MDS, einer myeloproliferativen Neoplasie (MPN), einer AML oder eines NHL.
- Aggressive systemische Mastozytose (ASM):
  - Mastzellanzahl im KM < 20 % ohne Mastzellnachweis im peripheren Blut.
  - Mind. eines der folgenden sechs C-Findings (= „Consider Cytoreductive Therapy“) muss erfüllt sein:
    - Zytopenie: Hb < 10 g/dl; Thrombozyten < 100 000/µl; Neutrophile < 1 000/µl.
    - Hepatomegalie mit beeinträchtigter Leberfunktion (Aszites).
    - Splenomegalie.
    - Malabsorption mit Gewichtsverlust.
    - Osteolysen oder pathologische Frakturen bei Osteoporose.
    - Beeinträchtigung der Organfunktion durch Mastzellinfiltrate.
  - Ungünstige Prognose.
- Mastzellleukämie (MCL):
  - C-Kriterien erfüllt. Mastzellen im KM > 20 %.

- Atypische Mastzellen im peripheren Blut.
- Schlechte Prognose.

- Knochenmarkmastozytose: keine Hautläsionen, Tryptase < 125 µg/l, keine dichten SM Infiltrate in extramedullären Organen
- Schleichende systemische Mastozytose (SSM)
- SM Kriterien erfüllt, aber keine C-Kriterien

10.9.2 Diagnostik

Die Diagnose einer systemischen Mastozytose wird gestellt, wenn das Haupt- und ein Nebenkriterium oder drei Nebenkriterien der sog. WHO-Konsensus-Kriterien erfüllt sind (▶ Tab. 10.7).

Diagnosesicherung durch histologischen Nachweis einer Mastzellinfiltration im KM oder in einem anderen Organ als der Haut.

Weitere Untersuchungen:

- Blutuntersuchungen: Differenzialblutbild, Transaminasen, Bilirubin, LDH
- 24-h-Sammelurin: Histamin-Metabolite, Prostaglandine
- Sonografie (Abdomen und Lymphknoten)
- Knochendichtemessung
- Ggf. Endoskopie des Gastrointestinaltrakts, Echokardiogramm

10.9.3 Therapie

- Allgemein: Vermeidung von Nahrungsmitteln, Medikamenten und Situationen, die zu einer Symptomatik durch Histaminausschüttung führen.
- Basis-Therapie: H_1 und H_2- Blocker; bei ausgeprägter Osteoporose Bisphosphonate; bei Vit.-D-Mangel Substitution.
- Erweiterte Basistherapie (symptomatisch/individualisiert):
  - Zusätzlich zu H_1-Blockern Einsatz von Mastzellstabilisatoren, Leukotrienantagonisten, Steroiden, Immuntherapeutika, Omalizumab.
  - Zusätzlich zu H_2-Blockern: Protonenpumpeninhibitoren.
  - RANKL-Inhibitoren bei bisphosphonatresistenter Osteopathie.
  - IFN-α bei therapierefraktären Knochenschmerzen oder GI-Symptomatik.
- Zielgerichtete und zytoreduktive Therapie:
  - Midostaurin (Rydapt®): initiale Dosis 2 × 100 mg; unabhängig vom KIT-Mutationsstatus; Dosisanpassung nach Effektivität und Nebenwirkungen.

Tab. 10.7 Diagnosekriterien der systemischen Mastozytose nach WHO-Konsensus-Kriterien

Kriterium	Bedingungen
Hauptkriterium	Nachweis multifokaler, dichter Mastzellinfiltrate (> 15 zusammenliegende Mastzellen) in der KM-Biopsie oder in Biopsien aus anderen Organen als der Haut
Nebenkriterien	• Ein Anteil atypischer (spindelförmiger oder ovaler) Mastzellen > 25 % der Mastzellen im KM-Ausstrich oder in anderen Organen • KIT-Punktmutation in Codon D816 in Mastzellen aus dem KM oder aus anderen Organen als der Haut • Expression der Antigene CD2, CD25 oder CD30 durch Mastzellen aus dem KM oder anderen Organen als der Haut • Basale Serum-Tryptaseaktivität > 20 µg/l

- Avapritinib (Ayvakyt®): KIT- und PDGFR Inhibitor, zugelassen für fortgeschrittene ASM; Anfangsdosis 1 × 200 mg/d. Nüchterneinnahme. Bei Thrombozyten < 50 Gpt/L nicht empfohlen.
- Hydroxyurea: palliative Therapie der refraktären ASM.
- Pegyliertes IFN-α (off label): besonders bei ISM und SSM mit therapierefraktärer Osteoporose.
- Cladribin (off label): Indikation bei SSM mit Zeichen einer beginnenden ASM und bei ASM ohne rasch-progredienten Verlauf. Dosierung 0,14 mg/kg s. c. oder i. v. über 5 Tage; 3–6 Zyklen.
- Intensive Chemotherapie: bei rasch fortschreitender und therapierefraktärer ASM z. B. mit Mastzellausschwemmung indiziert. AML-Schemata.

- Allogene SZT: Die exakte Wertigkeit als potenziell kuratives Therapieverfahren bei der ASM ist aktuell nicht geklärt (Fehlen prospektiver Studien). Bei jungen Pat. ohne signifikante Komorbiditäten Vorstellung am Tx-Zentrum empfohlen.

Literatur

Gotlib J, Kluin-Nelemans HC, et al. Efficacy and Safety of Midostaurin in Advanced Systemic Mastocytosis. N Engl J Med, 2016; 374: 2530–2541.

Harrison C, Kiladjian JJ, Al-Ali HK, et al. JAK Inhibition with Ruxolitinib versus Best Available Therapy for Myelofibrosis. N Engl J Med, 2012; 366: 787–798.

Hochhaus A, Baccarani M, Silver RT, et al. European LeukemiaNet 2020 Recommendations for Treating Chronic Myeloid Leukemia. Leukemia, 2020; 34: 966–984.

Khoury JD, Solary E, Abla O, et al. The 5th edition of the World Health Organization Classification of Haematolymphoid Tumours: Myeloid and Histiocytic/Dendritic Neoplasms. Leukemia, 2022; 36: 1703–1719.

Stein BL, Gotlib J, Arcasoy M, et al. Historical Views, Conventional Approaches, and Evolving Management Strategies for Myeloproliferative Neoplasms. J Natl Compr Canc Netw, 2015; 13: 424–434.

Vannucchi AM, Kiladjian JJ, Griesshammer M, et al. Ruxolitinib versus Standard Therapy for the Treatment of Polycythemia Vera. N Engl J Med, 2015; 372: 426–435.

11 Hodgkin-Lymphom

Christian Scholz und Kai Hübel

11.1 Klassifikation der hämatolymphoiden Neoplasien allgemein

Die 5. Edition der WHO-Klassifikation hämatolymphoider Neoplasien folgt auf die 4. Revision der WHO Klassifikation. In der aktuell gültigen WHO-Klassifikation (WHO-HAEM5) [WHO Classification of Tumours Online] und einer begleitenden Zusammenfassung von Alaggio et al. werden Vorläufer-B-Zell-Neoplasien, reife B-Zell-Neoplasien, Plasmazell-Neoplasien / andere Erkrankungen mit Paraproteinen, tumorartige Läsionen mit T-Zell-Prädominanz, Vorläufer-T-Zell-Neoplasien, reife T-Zell- und NK-Zell-Neoplasien, mesenchymale dendritische Zell-Neoplasien und myofibroblasitsche Tumor besprochen [Alaggio et al. 2022]. Daneben erschien die International Consensus Classification (ICC) des Clinical Advisory Committee, die aktuelle Aspekte zu reifzelligen lymphatischen Neoplasien enthält [Campo et al. 2022]. Zu einer Auswahl der verschiedenen reifzelligen B-Neoplasien der WHO-Klassifikation ▶ Tab. 11.1. In den folgenden Kapiteln wird auf die häufigeren B-, T- und NK-Zell-Neoplasien genauer eingegangen (▶ 11, ▶ 12, ▶ 13).

11.2 Epidemiologie

- Inzidenz der Hodgkin-Lymphome: 2–3 / 100 000 / Jahr.
- Häufigkeitsgipfel: 20. – 30. Lj. und > 60 J.
- Verhältnis Männer : Frauen = 10 : 6. In der Adoleszenz sind hingegen etwas mehr Frauen als Männer betroffen.

11.3 Pathologie

Aufgrund des Nachweises von Immunglobulin-Genumlagerung und somatischer Hypermutation in den malignen Zellen (Hodgkin- und Reed-Sternberg-Zellen) geht man davon aus, dass diese ihren Ursprung in Keimzentrums-B-Lymphozyten haben. Eine transkriptionelle Fehlsteuerung des B-Zell-Programms führt zu fehlender Anti-

Tab. 11.1 Klassifikation der Lymphome – 5. Edition der WHO-Klassifikation hämatolymphoider Neoplasien (WHO-HAEM5)

Reifzellige B-Zell Neoplasien
• **Pre-neoplastische und neoplastische kleinzellige lymphozytische Proliferationen** – Monoklonale B-Zell-Lymphozytose – Chron. lymphatische Leukämie / kleinzelliges lymphozytisches Lymphom • **Splenische B-Zell-Lymphome und Leukämien** – Haarzellleukämie – Splenisches Marginalzonenlymphom – Splenisches diffuses kleinzelliges B-Zell-Lymphom der roten Pulpa – Splenisches B-Zell-Lymphom / Leukämie mit prominenten Nucleoli (enthält u. a. die früher als Haarzell-Leukämie-Variante bezeichnete Subgruppe) • **Lymphoplasmozytisches Lymphom** – Lymphoplasmozytisches Lymphom (Waldenström-Makroglobulinämie [IgM-LPL] und Nicht-Waldenström-Makroglobulinämie [LPL mit IgA- oder IgG-monoklonalem Protein, nicht-sekretorisches LPL sowie IgM-LPL ohne Knochenmarkbeteiligung])

Tab. 11.1 Klassifikation der Lymphome – 5. Edition der WHO-Klassifikation hämatolymphoider Neoplasien (WHO-HAEM5) *(Forts.)*

Reifzellige B-Zell Neoplasien

- **Marginalzonenlymphom**
  - Extranodales Marginalzonenlymphom des mukosa-assoziierten lymphatischen Gewebes (MALT-Lymphom)
  - Primär kutantes Marginalzonenlymphom
  - Nodales Marginalzonenlymphom
  - Pädiatrisches Marginalzonenlymphom
- **Follikuläres Lymphom**
  - In-situ follikuläre Neoplasie
  - Follikuläres Lymphom
  - Follikuläres Lymphom vom pädiatrischen Typ
  - Follikuläres Lymphom vom Duodenaltyp
- **Kutanes Follikelzentrums-Lymphom**
  - Primär kutanes Follikelzentrums-Lymphom
- **Mantelzell-Lymphom**
  - In-situ Mantelzell-Neoplasie
  - Mantelzell-Lymphom
  - Leukämisches nicht-nodales Mantelzell-Lymphom
- **Transformationen indolenter Lymphome**
- **Großzellige B-Zell-Lymphome**
  - Diffuses großzelliges B-Zell-Lymphom, NOS („not otherwise specified“ [nicht näher spezifiziert])
  - T-Zell- / Histiozyten-reiches großzelliges B-Zell-Lymphom
  - Diffuses großzelliges B-Zell-Lymphom / High Grade B-Zell-Lymphom mit *MYC* und *BCL2*-Rearrangierung
  - ALK-positives großzelliges B-Zell-Lymphom
  - Großzelliges B-Zell-Lymphom mit *IRF4*-Rearrangement
  - High grade B-Zell-Lymphom mit 11q-Aberration
  - Lymphomatoide Granulomatose
  - EBV-positives diffuses großzelliges B-Zell-Lymphom
  - Diffuses großzelliges B-Zell-Lymphom assoziiert mit chron. Entzündung
  - Fibrinassoziiertes großzelliges B-Zell-Lymphom
  - „Fluid overload“-assoziiertes großzelliges B-Zell-Lymphom
  - Plasmoblastisches Lymphom
  - Diffuse großzellige B-Zell-Lymphome immunprivilegierter Lokalisationen (betrifft Lymphome mit primärer Manifestation in ZNS, Auge und Hoden)
  - Primär kutanes diffuses großzelliges B-Zell-Lymphom vom „leg type“
  - Intravaskuläres großzelliges B-Zell-Lymphom
  - Primär mediastinales großzelliges B-Zell-Lymphom
  - Mediastinales „Grey-Zone“-Lymphom
  - High grade B-Zell-Lymphom, NOS
- **Burkitt-Lymphom**
- **KSHV / HHV8-assoziierte B-Zell-lymphoide Proliferationen und Lymphome**
  - Primäres Effusionslymphom
  - KSHV / HHV8-positives diffuses großzelliges B-Zell-Lymphom
  - KSHV / HHV8-positive germinotrophe Störung
- **Hodgkin-Lymphom**
  - Klassisches Hodgkin-Lymphom
  - Noduläres Lymphozyten-prädominates Hodgkin-Lymphom

genproduktion und Abwesenheit der charakteristischen B-Zell-Marker. Die Bezeichnung Morbus Hodgkin wird daher durch die Bezeichnung Hodgkin-Lymphom (HL) ersetzt.

Hodgkin-Lymphome manifestieren sich i. d. R. in Lymphknoten. Sie sind gekennzeichnet durch das Vorkommen großer mononukleärer oder mehrkerniger Tumorzellen (Hodgkin-Zellen bzw. Reed-Sternberg-Zellen), die sich in einem heterogenen Begleitinfiltrat aus nichtneoplastischen und akzessorischen Zellen befinden. Man unterscheidet zwei große Erkrankungsentitäten:

- Klassisches Hodgkin-Lymphom (cHL): ca. 95 % aller HL
- Noduläres Lymphozyten-prädominantes Hodgkin-Lymphom (NLPHL): ca. 5 % aller HL

Hodgkin- und Reed-Sternberg-Zellen exprimieren i. d. R. CD30 und in vielen Fällen CD15. Das Gros der cHL exprimiert den B-Zell-spezifischen Transkriptionsfaktor PAX5. Hingegen fehlen i. d. R. auf Hodgkin- und Reed-Sternberg-Zellen typische B-Zell-Antigene wie CD20, CD79A, CD19 und CD22. Ebenso ist kein Immunglobulin nachweisbar.

Die neoplastischen Zellen beim NLPHL, die man auch als Popcorn- oder lymphozytenprädominante Zellen bezeichnet, exprimieren hingegen kein CD30 und sind CD20-positiv. Da die neoplastischen Zellen ein funktionales B Zell-Programm besitzen, erwägt die WHO-HAEM5 diese möglicherweise zukünftig als nodulär Lymphozyten-prädominante B-Zell-Lymphome zu benennen. In der aktuellen Klassifikation bleibt es jedoch bei der bisherigen Bezeichnung NLPHL.

Das cHL wird aufgrund des Verhältnisses der malignen Zellen zum Begleitinfiltrat in vier Subtypen unterteilt.

- Nodulär-sklerosierende Form: ca. 82 %
- Mischzelliger Typ: ca. 14 %
- Lymphozytenreicher Typ: ca. 3 %
- Lymphozytenarmer Typ: ca. 1 %

11

11.4 Stadieneinteilung und Risikofaktoren

Klassifikation nach Ann Arbor: ▶ Tab. 11.2.

Zum lymphatischen System gehören Lymphknoten, Milz, Thymus, Waldeyer-Rachenring, Blinddarm und Peyer-Plaques. Die Bezeichnung „E“ beschreibt Manifestationen, die extranodal sind. Darunter versteht man umschriebene Läsionen, die

Tab. 11.2 Klassifikation nach Ann Arbor

Stadium	Befund
I	Nodaler Befall in einer einzigen Lymphknotenregion (I, N) oder ein einziger lokalisierter Befall außerhalb des lymphatischen Systems (I, E)
II	Nodaler Befall (II, N) und / oder lokalisierte extranodale Herde (II, E) in zwei oder mehreren Regionen auf einer Seite des Zwerchfells
III	Nodaler Befall (III, N) und / oder lokalisierte extranodale Herde (III, E) auf beiden Seiten des Zwerchfells
IV	Disseminierter Befall eines oder mehrerer extralymphatischer Organe mit oder ohne Befall von Lymphknoten

außerhalb des lymphatischen Systems auftreten. Ausgedehnte extranodale Manifestationen werden als disseminierter Befall, d. h. als Stadium IV, gewertet.

Befallene extranodale Organe: H = Leber, L = Lunge, M = Knochenmark, O = Knochen, D = Haut, P = Pleura.

Bei Vorliegen von einem oder mehreren B-Symptomen (▶ 11.5) erhält das Stadium den Zusatz „B", ansonsten den Zusatz „A".

Risikofaktoren:

1. Großer Mediastinaltumor mit ≥ ⅓ des max. Thoraxdurchmessers gemessen in der p. a. Rö-Thoraxaufnahme im Stehen (alternativ kann dies auch in der CT Thorax gemessen werden). Der max. Thoraxquerdurchmesser wird in Zwerchfellhöhe von den Rippeninnenseiten an gemessen.
2. Extranodaler Befall.
3. Erhöhte Blutsenkungsgeschwindigkeit (BSG), d. h. ≥ 30 mm / h bei Vorliegen von B-Symptomen und ≥ 50 mm / h, falls keine B-Symptome vorhanden sind.
4. Drei oder mehr befallene LK-Areale.

Cave

Areale sind nicht mit Regionen identisch. Folgende LK-Areale werden definiert:

- Rechts zervikale und rechts infra- / supraklavikuläre / nuchale LK
- Links zervikale und linksinfra- / supraklavikuläre / nuchale LK
- Rechts / links hiläre und mediastinale LK
- Rechts axilläre LK
- Links axilläre LK
- Obere abdominelle LK (zöliakale LK, Milzhilus, Leberhilus)
- Untere abdominelle LK (paraaortale und mesenteriale LK)
- Rechts iliakale LK
- Links iliakale LK
- Rechts inguinale und rechts femorale LK
- Links inguinale und links femorale LK

Einteilung aufgrund Stadieneinteilung und Risikofaktoren:

- **Frühe Stadien:** Stadien IA, IB, IIA und IIB jeweils ohne Risikofaktoren
- **Intermediäre Stadien:** Stadien IA, IB, IIA mit einem oder mehreren der Risikofaktoren 1 bis 4 und Stadium IIB mit den Risikofaktoren 3 und / oder 4
- **Fortgeschrittene Stadien:** Stadium IIB mit den Risikofaktoren 1 und / oder 2 sowie Stadien IIIA, IIIB und IV

Prognose-Score ▶ Tab. 11.3.

11.5 Klinik

- Leitsymptome: i. d. R. schmerzlose Lymphadenopathie.
  - Zum Zeitpunkt der Erstdiagnose bei ca. 80–90 % der Pat. vorhanden.
  - Häufigkeit der Lokalisation: zervikal > mediastinal > infradiaphragmal.
- **B-Symptome** sind durch das Lymphom verursachte Symptome, für die es keine alternative Erklärung wie z. B. Infektion, chron. Entzündung oder verändertes Essverhalten gibt. Zu den B-Symptomen gehören: Fieber (> 38,0 °C) über mehr als 2 Wo., Nachtschweiß (z. B. Wechsel der Bettwäsche notwendig) über mehr

Tab. 11.3 Internationaler Prognose-Score (IPS) [Hasenclever und Diehl 1998]

Patientencharakteristika	Punkte
Männliches Geschlecht	1
Alter ≥ 45 J.	1
Stadium IV	1
Hb < 10,5 g / dl	1
Albumin < 4 g / dl	1
Leukozyten > 15 000 / µl	1
Lymphozyten < 600 / µl oder < 8 % der Leukozyten	1
Aus der ursprünglichen Publikation resultierten 6 Risikogruppen: 0, 1, 2, 3, 4 sowie ≥ 5 Risikofaktoren. Niedrigrisiko < 3, Hochrisiko ≥ 3 Risikofaktoren	

als 2 Wo., Gewichtsverlust > 10 % des Körpergewichts innerhalb von max. 6 Monaten. Bei Vorliegen von B-Symptomen fügt man dem Stadium das Kürzel „B" hinzu. B-Symptome sind nicht krankheitskennzeichnend, sondern werden bei einer Vielzahl von Neoplasien und bei nichtmalignen Erkrankungen beobachtet.

- Weitere Symptome sind Müdigkeit, Leistungsschwäche, Juckreiz.
- Selten bemerken Pat. nach Genuss von Alkohol Schmerzen in betroffenen Lymphknoten (LK).

11.6 Diagnostik

Merke

Die repräsentative Biopsie eines suspekt vergrößerten LK (möglichst mit kompletter Entnahme desselben) bzw. eines extranodalen Befalls ist Voraussetzung für die Diagnosestellung. Material aus Stanzbiopsien ist für die Diagnosesicherung häufig nicht ausreichend und sollte nur dann angestrebt werden, wenn eine LK-Entnahme problematisch wäre. Die histopathologische Untersuchung umfasst in erster Linie morphologische und immunhistologische Analysen.

Folgende Untersuchungen sind Teil der Ausgangsdiagnostik (fakultative Untersuchungen in Klammern):

- Anamnese: B-Symptomatik, Zeitverlauf der Symptome, Komorbidität etc.
- Körperliche Untersuchung: insbes. LK-Stationen, Rachenring, Leber, Milz.
- Labordiagnostik: BB mit Differenzialverteilung, BSG, klinische Chemie mit AP, γ-GT, ALAT, ASAT, Bilirubin, Kreatinin, Harnstoff, Harnsäure, Na^+, K^+, Ca^{2+}, Albumin, Gesamteiweiß sowie Serum-LDH. Bei gebärfähigen Frauen beta-HCG.
- Infektionsserologie: HIV, Hepatitis B und C.
- Eine KM-Punktion mit zytologischer Analyse des KM-Aspirats und immunhistologischer Untersuchung der KM-Stanze soll nur im Falle eines unklaren PET-CT-Befunds erfolgen, sofern das Ergebnis der KM-Punktion Einfluss auf die Therapie hätte.

11

- Bildgebung:
  - Rö-Thorax: Beträgt der Querdurchmesser einer mediastinalen Raumforderung > ⅓ des Querdurchmessers der unteren Thoraxapertur im konventionellen Rö, wird dies als Risikofaktor „großer Mediastinaltumor" gewertet. Alternativ kann dies auch in der CT Thorax gemessen werden.
  - Ganzkörper-^{18}F-Fluorodeoxyglykose-Positronenemissionstomografie (FDG-PET). Die PET wird gemeinsam mit einem CT durchgeführt. Ein kontrastmittelverstärktes CT verbessert die diagnostische Aussagekraft der CT. Nach Durchführung der Chemotherapie soll in allen Stadien eine erneute PET/CT durchgeführt werden. Im fortgeschrittenen Stadium erfolgt darüber hinaus noch eine PET/CT nach 2 Zyklen Therapie.
  - Vor Therapiebeginn: EKG; transthorakales Echokardiogramm (TTE). Schilddrüsendiagnostik: TSH basal. Lungenfunktion, falls eine Therapie mit Bleomycin vorgesehen ist.
  - Gonadenfunktion bei Frauen: Dokumentation der Zyklusanamnese, FSH, LH, Anti-Müller-Hormon, Inhibin B. Weibliche Pat. sollten, bei noch nicht eingetretener Menopause, bzgl. fertilitätserhaltender Maßnahmen in einer reproduktionsmedizinischen Institution beraten werden, z. B. in einem der FertiPROTEKT-Zentren (Adressen unter http://www.fertiprotekt.de).
  - Gonadenfunktion bei Männern: Spermiogramm, FSH, LH, Testosteron. Männliche Pat. sollten unbedingt auf die Möglichkeit prätherapeutischer Sperma-Kryokonservierung hingewiesen werden. Information hierzu ebenfalls z. B. über FertiPROTEKT (https://fertiprotekt.com/).

11.7 Therapie

Cave
Pat. mit Hodgkin-Lymphom sollten –wenn möglich– im Rahmen von klinischen Studien behandelt werden.

11.7.1 Frühe Stadien

2 Zyklen nach dem ABVD-Regime (▶ 11.9) gefolgt von einer Involved-Site-Bestrahlung (IS-RT) mit 20 Gy sind der aktuelle Therapiestandard für die frühen Stadien. Nach Durchführung von 2 Zyklen ABVD soll eine PET/CT durchgeführt werden. Falls das PET/CT vitales Restlymphom zeigt, sollte eine Therapieerweiterung um 2 Zyklen BEACOPP eskaliert erwogen werden.

Grundlage für den heutigen Therapiestandard ist u. a. die **HD10**-Studie der German Hodgkin Study Group (GHSG) [Engert et al. 2010]. Hier wurden in einem vierarmigen Studiendesign 2 mit 4 Zyklen ABVD (▶ 11.9, ▶ Tab. 11.5) und 20 mit 30 Gy Involved-Field-Bestrahlung (IF-RT) verglichen. Der primäre Studienendpunkt, die Freedom from Treatment Failure (**FFTF**), nach 5 J. (5-Jahres-FFTF) war nach 2 vs. 4 Zyklen mit 91 vs. 93 % nichtsignifikant verschieden. Treatment Failure (TF) wird als Progress unter Therapie, als Nicht-Erreichen einer kompletten Remission am Ende der Therapie, Erkrankungsrezidiv oder Tod definiert und FFTF entsprechend als Abwesenheit von alldem. Beim Vergleich von 20 mit 30 Gy IF-RT zeigten sich ebenfalls keine Unterschiede bzgl. des primären Endpunkts. Auch die sekundären Endpunkte der Studie, die Ansprechraten, das Progression free Survival (**PFS**; progressionsfreies Überleben) und das Overall Survival (**OS**; Gesamtüberleben) waren nichtsignifikant unterschiedlich zwischen den 4 Armen. Sowohl die höhere Chemotherapiezykluszahl als auch die höhere Strahlendosis induzierten jedoch insbes. mehr Alopezie und hämatologische Toxizität. Die Rate der Zweitmalignome lag nach einer medianen Nachbeobachtung von 7,5 J. bei 5 %, ohne dass Unterschiede zwischen den verschiedenen Armen beobachtet wurden.

Ziel der auf die HD10 aufbauenden **HD13**-Studie war die weitere Reduktion der Chemotherapie. Verglichen wurden jeweils 2 Zyklen ABVD, ABV, AVD oder AV. Anschließend wurde in allen 4 Armen eine IF-RT mit 30 Gy durchgeführt. Es zeigte sich jedoch, dass sowohl das Weglassen von Bleomycin als auch von Dacarbazin zu einer signifikanten Reduktion der FFTF führte (5-Jahres-FFTF für ABVD vs. ABV vs. AVD vs. AV: 93 vs. 81 vs. 89 vs. 77 %). Da jedoch die Chemotherapie nach dem AVD-Schema eine 5-Jahres-FFTF von 89 % (vs. 93 % mit ABVD) erreichte, stellt sie eine Alternative zu ABVD für Pat. dar, bei denen die Gabe von Bleomycin, insbes. aufgrund einer vorgeschädigten Lunge oder aufgrund des Alters, nicht möglich ist.

In der **HD16**-Studie wurde untersucht, ob ein unauffälliges PET nach Gabe von 2 Zyklen ABVD den Verzicht auf die konsolidierende IF-RT mit 20 Gy erlaubt. Das geschätzte 5-Jahres-PFS lag bei Pat., deren Lymphom nach 2 Zyklen ABVD PET-neg. war und die konsolidierend bestrahlt wurden bei 93,4 %, während es bei den Pat., die aufgrund des neg. PET keine konsolidierende Radiatio erhielten nur 86,1 % betrug (Hazard Ratio 1,78 [1,02–3,12] $p = 0{,}040$). Bezüglich des OS gab es keinen Unterschied. Auch in der RAPID-Studie des britischen National Cancer Research Institute (NCRI) und der EORTC-Studie H10F kam es bei den Pat., deren Lymphom früh PET-neg. wurde, durch Weglassen der konsolidierenden Bestrahlung zu einem gewissen Anstieg der Rezidivrate, ohne dass dies einen Einfluss auf das OS hatte. Daher empfiehlt die GHSG weiterhin zur Behandlung von frühen Stadien des HL die Gabe von 2 Zyklen ABVD gefolgt von einer IS-RT mit 20 Gy. Ein wesentliches Argument für diese Empfehlung ist der höhere Prozentsatz an Rezidiven im ursprünglichen Lymphombereich (In-Field Relapse) bei Pat., die nicht konsolidierend bestrahlt wurden (8,7 vs. 2,1 %). Mit den Pat. sollten neben dem geringeren Rezidivrisiko jedoch auch die möglichen Nebenwirkungen einer konsolidierenden Bestrahlung diskutiert werden. Insbesondere bei jungen Frauen (< 30 J.), bei denen eine Bestrahlung im Bereich des Thorax erforderlich wäre, gibt es Hinweise auf ein im Vergleich zur Normalbevölkerung erhöhtes Brustkrebsrisiko. Verbesserte Bestrahlungstechniken und kleinere Bestrahlungsfelder konnten dieses Risiko weiter senken. Als patientenindividuelle Einzelfallentscheidung bei entsprechenden Risikofaktoren kann dennoch bei neg. PET/CT nach 2 Zyklen ABVD ein Wegfall der konsolidierenden Bestrahlung erwogen werden.

Im Falle einer pos. PET/CT nach 2 Zyklen ABVD sollte eine Therapiefortsetzung mit zwei zusätzlichen Zyklen BEACOPP eskaliert erwogen werden. Das PET wird hierbei nach dem Deauville-Score beurteilt, bei dem die Tracer-Anreicherung im Lymphomrestgewebe mit der Anreicherung in verschiedenen Körperbereichen, insbesondere Leber und Mediastinum, visuell verglichen wird. Ein Deauville-Score > 3 gilt als pos., d.h., die Aktivität im Lymphomrestgewebe liegt in diesem Fall oberhalb der des Mediastinums und moderat (Deauville 4) oder ausgeprägt (Deauville 5) oberhalb der der Leber.

11.7.2 Intermediäre Stadien

Aufgrund der Daten der HD17-Studie sind 2 Zyklen BEACOPP eskaliert (▶ 11.9, ▶ Tab. 11.6) gefolgt von 2 Zyklen ABVD (▶ 11.9, ▶ Tab. 11.5) + IS-RT mit 30 Gy für Pat. mit einem pos. PET / CT (Deauville-Score > 3) nach Chemotherapie (PET-4) aktueller Standard für intermediäre Stadien. Bei Pat. mit neg. PET / CT nach 4 Zyklen Chemotherapie (PET-4) sollte keine konsolidierende Bestrahlung durchgeführt werden. Pat. mit Kontraindikationen gegen BEACOPP / ABVD, werden mit 4 Zyklen ABVD + 30 Gy IS-RT behandelt. **Pat. › 60 J.** erhalten 2 Zyklen ABVD gefolgt von 2 Zyklen AVD + IS-RT. Mit zunehmendem Alter oder wesentlicher Komorbidität müssen die Therapie weiter reduziert und insbes. die Gabe von Bleomycin kritisch hinterfragt werden.

Die aktuelle Standardtherapie intermediärer Stadien baut u. a. auf den Ergebnissen der HD11-Studie auf. Hier wurden Pat. mit 4 Zyklen ABVD (▶ 11.9, ▶ Tab. 11.5) + 30 Gy IF-RT oder 4 Zyklen ABVD + 20 Gy IF-RT oder 4 Zyklen BEACOPP basis (▶ 11.9, ▶ Tab. 11.4) + 30 Gy IF-RT oder 4 Zyklen BEACOPP basis + 20 Gy IF-RT behandelt. Bzgl. des primären Endpunkts FFTF sowie des sekundären Endpunkte PFS war der Arm mit ABVD + 20 Gy IF-RT den anderen Armen unterlegen. Bzgl. des OS waren alle 4 Arme gleichwertig [Eich et al. 2010]. In den beiden BEACOPP-Armen wurden insbes. mehr Anämien und Thrombozytopenien beobachtet.

In der auf die HD11-Studie aufbauenden **HD14**-Studie wurden Pat. entweder mit 2 Zyklen BEACOPP eskaliert gefolgt von 2 Zyklen ABVD + 30 Gy IF-RT behandelt oder sie erhielten 4 Zyklen ABVD + 30 Gy IF-RT. Im Hinblick auf den Endpunkt der Studie, das 5-Jahres-PFS, war der BEACOPP / ABVD-Arm dem ABVD-Arm mit 95 zu 89 % signifikant überlegen, bzgl. des OS gab es jedoch keinen Unterschied [von Tresckow et al. 2012]. Während im BEACOPP / ABVD-Arm signifikant mehr, insbes. hämatologische, Toxizität beobachtet wurde, fand man auch nach längerer Nachbeobachtung (im Median 112 Mon.) keine signifikanten Unterschiede in Bezug auf therapieassoziierte Mortalität, sekundäre Neoplasien oder Infertilität [Gillessen et al. 2019].

In der nachfolgenden **HD17**-Studie wurde gezeigt, dass **nach Gabe von 2 Zyklen BEACOPP eskaliert und 2 Zyklen ABVD eine konsolidierende IF-RT mit 30 Gy nur noch bei pos. PET nach den 4 Zyklen Chemotherapie (PET-4) durchgeführt werden soll.** So betrug das 5-Jahres-PFS nach bisheriger Standardtherapie mit 4 Zyklen Chemotherapie + IF-RT 97,3 %, während es in der Gruppe mit PET-4-geleitetem Einsatz der IF-RT nach 4 Zyklen Chemotherapie bei 95,1 % lag. Der Unterschied war nicht statistisch signifikant. Im ursprünglichen Design der Studie galt bereits ein PET mit einer Läsion mit einem Deauville-Score von 3 als positiv. Mittlerweile gilt jedoch auch beim HL erst ein PET mit einem Deauville-Score > 3 als positiv. Eine Post-hoc-Analyse der HD17-Studie bestätigte die Grenze Deauville-Score > 3 auch für die Fragestellung der HD17-Studie [Borchmann et al. 2021], daher ist nunmehr nur eine Läsion mit einem Deauville-Score > 3 im PET-4 eine Indikation für eine konsolidierende Bestrahlung.

Ca. 20 % der Pat. mit HL sind älter als 60 Jahre. Für diese Pat. ist eine Behandlung mit BEACOPP eskaliert zu toxisch. Stattdessen werden **für Pat. > 60 J. mit intermediärem Stadium 2 Zyklen ABVD plus 2 Zyklen AVD gefolgt von 30 Gy IS-RT empfohlen.** Diese Empfehlung ist von der HD11-Studie abgeleitet, in der ein

Pat.-Kollektiv mit einem medianen Alter von 64 J. 4 Zyklen ABVD + IF-RT erhielt und damit ein Gesamtansprechen von 92 % (CR / CRu 90 %) sowie ein geschätztes 5-Jahres-PFS und -OS von 69 % bzw. 74 % erreichte. Die Therapie war jedoch mit erheblichen Nebenwirkungen (NW) vergesellschaftet. So traten bei 51 % bzw. 18 % der Pat. Grad-3- bzw. Grad-4-NW auf. Bei 6 Pat. (5 %) kam es zu therapiebedingten Todesfällen, u.a. war bei 2 Pat. eine bleomycininduzierte pulmonale Toxizität die Todesursache [Böll et al. 2013]. Einschränkend ist darüber hinaus zu sagen, dass in dieser Studie nur 6 % der Pat. mit einem ECOG von 2 und keine Pat. mit einem ECOG schlechter als 2 sowie keine Pat. > 74 J. behandelt wurden. Daher gilt die aktuelle Empfehlung von 2 Zyklen ABVD + 2 Zyklen AVD + IS-RT für Pat. > 60 Jahre. Bei Pat. mit schlechterem Allgemeinzustand und / oder mehr Komorbidität muss die Therapie weiter reduziert werden. Alternativen sind etwa ein Regime mit Prednison, Vinblastin, Doxorubicin und Gemcitabin (PVAG) oder Einzelsubstanzen wie z. B. Gemcitabin. Bei Restbefunden erfolgt eine konsolidierende Bestrahlung mit 30 Gy.

11.7.3 Fortgeschrittenes Stadium

Für HL im fortgeschrittenen Stadium soll nach 2 Zyklen BEACOPP eskaliert (▶ 11.9, ▶ Tab. 11.6) ein PET erfolgen. Ist dieses ohne vermehrte metabolische Aktivität (d. h. Deauville-Score ≤ 3), sollen lediglich zwei weitere Zyklen BEACOPP eskaliert durchgeführt werden. Ist das PET nach 2 Zyklen Chemotherapie noch pos., sollen vier weitere Zyklen BEACOPP eskaliert appliziert werden. Besteht keine Möglichkeit zur Durchführung eines PET-2 sind 6 Zyklen BEACOPP eskaliert weiterhin ein Standard. Nach Abschluss der Chemotherapie wird bei einem Restbefund ≥ 2,5 cm (in der aktuellen S3-Leitlinie bereits bei ≥ 1,5 cm) im CT ein „End-of-Treatment"-PET (EOT-PET) durchgeführt; ist dieses neg., kann eine konsolidierende Bestrahlung unterbleiben. Bei pos. EOT-PET soll eine konsolidierende Bestrahlung mit 30 Gy erfolgen. Da BEACOPP eskaliert für **Pat. › 60 J.** zu toxisch ist, sollten diese 6–8 Zyklen ABVD (▶ 11.9, ▶ Tab. 11.5) erhalten. Mit zunehmendem Alter oder wesentlicher Komorbidität muss die Therapie möglicherweise weiter reduziert werden, insbesondere die Gabe von Bleomycin muss kritisch hinterfragt werden.
Für Pat. mit HL im Stadium IV ist auch die Kombination von Brentuximab Vedotin mit AVD zugelassen. Vielversprechende Daten wurden kürzlich auf großen Kongressen auch für die Kombination von Brentuximab Vedotin mit einem modifizierten BEACOPP-Regime (BrECADD) und für Nivolumab plus AVD gezeigt. Beide Regime sind jedoch aktuell noch nicht in der Erstlinie zugelassen.

Vor Einführung der Chemotherapie mit mehreren Substanzen lag das 5-Jahres-OS bei Pat. mit HL im fortgeschrittenen Stadium bei 5 %. Durch den Einsatz der Polychemotherapie hat sich diese Situation dramatisch verbessert.

In der **HD12**-Studie wurden 8 Zyklen BEACOPP eskaliert mit 4 Zyklen BEACOPP eskaliert gefolgt von 4 Zyklen BEACOPP basis jeweils mit oder ohne IF-RT verglichen. Nach einer medianen Nachbeobachtung von 78 Monaten lag das 5-Jahres-FFTF bei 86 % und das 5-Jahres-OS bei 91 %, ohne dass sich Unterschiede zwischen den verschiedenen Armen zeigten. Erwartungsgemäß ist der Arm mit 8 Zyklen BEACOPP eskaliert jedoch toxischer als der Vergleichsarm. Daher resultierten aus dieser Studie 4 Zyklen BEACOPP eskaliert gefolgt von 4 Zyklen ABVD als der damalige Standard.

In der auf die HD12-Studie aufbauende **HD15**-Studie wurden 6 mit 8 Zyklen BEACOPP eskaliert verglichen. 6 Zyklen BEACOPP eskaliert waren bzgl. des FFTF und des OS besser als 8 Zyklen BEACOPP eskaliert und zudem weniger toxisch [Engert et al. 2012].

Bestand nach Abschluss der Chemotherapie ein Restbefund ≥ 2,5 cm, erfolgte ein ^{18}FDG-PET. Zeigte das PET in diesem Bereich vermehrte Stoffwechselaktivität, wurde eine Bestrahlung des Restlymphoms durchgeführt. Bei unauffälligem PET unterblieb die Bestrahlung. Die PET-pos. Pat., die anschließend bestrahlt wurden, erreichten in der HD15-Studie ein 4-Jahres-PFS von 86 %, während das 4-Jahres-PFS bei den PET-neg. Pat., bei denen auf eine Bestrahlung verzichtet wurde, bei 93 % lag und damit genauso hoch wie bei den Pat., die keinen Restbefund ≥ 2,5 cm aufwiesen [Engert et al. 2012]. Dies ist zwar kein formaler Beweis, dass bei PET-neg. Pat. auf eine konsolidierende Bestrahlung verzichtet werden kann, aber es demonstriert, wie auch schon in anderen Studien gezeigt, den hohen neg. prädiktiven Wert des PET beim HL. Nach der aktuellen S3-Leitlinie soll ein Abschluss-PET-CT bereits ab einem Restbefund von ≥ 1,5 cm erfolgen.

In der **HD18-Studie** wurde nun gezeigt, dass bei Pat. mit neg. PET nach 2 Zyklen (PET-2) BEACOPP eskaliert die Reduktion auf insgesamt 4 Zyklen BEACOPP eskaliert (einschließlich der beiden Zyklen vor dem PET-2) einer Therapie mit insgesamt 6–8 Zyklen BEACOPP eskaliert bzgl. des 5-Jahres-PFS (92,2 vs. 90,8 %) nicht unterlegen und bzgl. des 5-Jahres-OS sogar überlegen war (97,7 vs. 95,4 %; p = 0,004). Auch bei dieser Studie galt in der ursprünglichen Auswertung ein Deauville-Score ≥ 3 als pos., die Ergebnisse mit einem Deauville-Score ≥ 4 waren jedoch nicht signifikant unterschiedlich. Daher gilt auch für die fortgeschrittenen Stadien ein Score ≥ 4 als Grenzwert für ein pos. PET. Aus der HD18-Studie resultiert daher der aktuelle Standard, dass bei unauffälligem PET-2 nach 2 Zyklen BEACOPP eskaliert zukünftig nur noch zwei weitere Zyklen BEACOPP eskaliert gegeben werden. Pat. mit einem pos. PET-2 (d. h. Deauville Score 4 oder 5) sollen hingegen vier weitere Zyklen BEACOPP eskaliert erhalten. Bei pos. PET am Ende der Chemotherapie (EOT-PET) soll weiterhin eine konsolidierende IS-RT mit 30 Gy durchgeführt werden.

Eine Therapiesteuerung aufgrund des PET-2 wird auch von anderen Studiengruppen unterstützt. Hierbei gibt es unterschiedliche Herangehensweisen. In der AHL2011-Studie der LYSA erhielten Pat. mit fortgeschrittenem HL entweder insgesamt 6 Zyklen BEACOPP eskaliert (Kontrollarm der Studie) oder PET-gesteuert bei neg. PET-2 (nach 2 Zyklen BEACOPP eskaliert) 4 Zyklen ABVD oder bei pos. PET-2 vier weitere Zyklen BEACOPP eskaliert. Eine konsolidierende IS-RT eines PET-pos. Restbefunds war in der Studie nicht erlaubt. Das 5-Jahres-PFS lag im Kontrollarm nach 6 Zyklen BEACOPP eskaliert bei 87,5 % und im PET-gesteuerten Arm bei 86;6 %. Das OS lag in beiden Armen bei 97,7 %. Subgruppenanalysen ergaben im PET-gesteuerten Arm bei den Pat. mit neg. PET-2 und neg. PET-4 ein 5-Jahres-PFS von 92,3 %, während es bei den Pat. mit pos. PET-2 und neg. PET-4 bei 75,4 % und bei Pat. mit pos. PET-4 bei 46,5 % betrug [Casasnovas et al. 2022]. In der maßgeblich von der Cancer Research United Kingdom unterstützten RATHL-Studie wurde bei neg. PET-2 nach 2 Zyklen ABVD mit 4 Zyklen ABVD oder 4 Zyklen AVD weiterbehandelt. Das 3-Jahres-PFS lag bei diesem Vorgehen bei 85,7 % bzw. 84,4 %. Bei pos. PET-2 erhielten die Pat. hingegen entweder 6 Zyklen BEACOPP-14 oder 4 Zyklen BEACOPP eskaliert und erreichten damit ein 3-Jahres-PFS von 67,5 % [Johnson et al. 2016].

In einer Phase-III-Studie (ECHELON-1) wurde bei Pat. mit fortgeschrittenem HL (Stadium III und IV) eine Therapie mit 6 Zyklen ABVD mit einer Behandlung mit

6 Zyklen Brentuximab Vedotin und AVD (A + AVD) verglichen. Brentuximab Vedotin ist ein Antikörper-Chemotherapie-Konjugat, das gegen CD30 gerichtet ist. CD30 ist ein Oberflächenantigen, das auf klassischen HL exprimiert wird. Nach einer medianen Nachbeobachtung von 73 Mon. war das 6-Jahres-PFS mit 74,5 vs. 82,3 % (hazard ratio 0,68 [0,53–0,86]) und das 6-Jahres-OS mit 89,4 vs. 93,9 % (hazard ratio 0,59 [0,4–0,88]) nach A + AVD jeweils signifikant besser als nach ABVD. Der Unterschied wurde in erster Linie bei Pat. < 60 J. beobachtet [Straus et al. 2020; Radford et al. 2022].

Bei Pat. ohne obere Altersgrenze mit HL im Stadium III oder IV wurde im Rahmen der S1826-Studie Nivolumab-AVD (N-AVD) mit Brentuximab Vedotin-AVD (BV-AVD) als Erstlinientherapie verglichen. Nach einer medianen Nachbeobachtung von 12 Mon. war das 1-Jahres-PFS im N-AVD-Arm mit 94 % signifikant besser als im BV-AVD Arm (Hazard ratio 0,48, 99%-CI 0,27–0,87) [Herrera et al. ASCO 2023]. N-AVD ist bisher in der Erstlinie in Deutschland noch nicht zugelassen.

In der HD21-Studie wird die Integration von Brentuximab Vedotin in die Erstlinientherapie untersucht. Hier wird die PET-gesteuerte Gabe von 4–6 Zyklen BEACOPP eskaliert (analog zur HD18-Studie) mit 4–6 Zyklen einer Therapie mit BrECADD (Brentuximab Vedotin, Etoposid, Cyclophosphamid, Doxorubicin, Dacarbazin, Dexamethason) verglichen. Eine 2023 auf dem 17-ICML Kongress präsentierte Analyse zeigt, dass BrECADD im Bezug auf die Wirksamkeit BEACOPP eskaliert nicht unterlegen ist. Bezüglich der Nebenwirkungen ist es dem BEACOPP eskaliert wahrscheinlich überlegen. Diese Daten wurden jedoch bisher noch nicht gezeigt. Möglicherweise ist BrECADD der zukünftige Standard für fortgeschrittene Hodgkin Lymphome. Brentuximab Vedotin ist zum Zeitpunkt der Erstellung dieses Kapitels jedoch noch nicht in dieser Kombination zugelassen. Als Phase-II-Substudie können auch Pat. > 60 J. ausschließlich mit BrECADD behandelt werden.

Pat. > 60 J. mit einem HL im fortgeschrittenen Stadium sollen nicht mit BEACOPP eskaliert, sondern mit 6–8 Zyklen ABVD bzw. 2 Zyklen ABVD und 4–6 Zyklen AVD behandelt werden. Auch diese Therapie ist bei diesem Patientenkollektiv mit einer hohen Rate an Grad-3- und -4-Toxizität verbunden. Insbes. auf pulmonale Toxizität muss geachtet werden. Außerdem sollten regelmäßig Lungenfunktionstests durchgeführt werden. Für Pat. mit wesentlicher Komorbidität oder weiter fortgeschrittenem Alter kann auch eine Therapie mit ABVD oder AVD zu toxisch sein. Als Alternativen sind wie beim intermediären Stadium das PVAG-Regime oder Einzelsubstanzen wie z. B. Gemcitabin oder Vinorelbin möglich. Des Weiteren kann eine palliative Bestrahlung eingesetzt werden.

11

11.7.4 Rezidivtherapie

Durch die Weiterentwicklung der Therapieprotokolle ist die Rezidivhäufigkeit beim HL stetig gesunken. Der Verdacht auf ein Rezidiv soll histologisch gesichert werden. Des Weiteren soll ein komplettes erneutes Staging erfolgen.

Bei Pat., die nach Behandlung eines frühen HL-Stadiums mit nur 2 Zyklen ABVD und Radiatio ein 1. Rezidiv erleiden, ist möglicherweise auch eine Therapie mit BEACOPP eskaliert mit Bestrahlung von Restlymphomen ausreichend.

Bei Rezidiven nach umfangreicherer Therapie und insbes. bei frühen Rezidiven (< 12 Mon.) erhalten Pat. zunächst eine Salvage-Chemotherapie mit 2 Zyklen etwa nach dem DHAP- (Dexamethason, hoch dosiertes Cytarabin, Cisplatin) oder dem IGEV-Protokoll (Ifosfamid, Gemcitabin, Vinorelbin, Dexamethason) und anschließend eine Hochdosis-Chemotherapie (HDT) mit BEAM (Carmustin, Etoposid, Cytarabin, Melphalan) gefolgt von einer autologen Stammzelltransplantation (ASCT). Voraussetzung für die Durchführung der HDT mit anschließender ASCT ist das Erreichen von mind. einer Erkrankungsstabilisierung (stable disease) durch die Salvage-Therapie. In einer Studie der GHSG erreichten Pat. nach einer Induktionstherapie mit DHAP gefolgt von HDT plus ASCT ein 5-Jahres-FFTF von 59 % und ein OS von 78 % [Josting et al. 2005]. In der AETHERA-Studie wurde für Pat. mit hohem Rezidivrisiko nach ASCT (Risikofaktoren nach der ATHERA-Studie: keine komplette Remission auf die Erstlinientherapie, Rezidiv nach < 12 Mon., extranodaler Befall vor Beginn der Salvage-Chemotherapie) die alleinige Nachsorge mit einer Erhaltungstherapie mit bis zu 16 Zyklen Brentuximab Vedotin verglichen. Das mediane PFS lag in dieser Studie für den Nachsorgearm bei 24,1 Mon., während es für den Erhaltungstherapiearm 42,9 Mon. (hazard ratio 0,57 [0,4–0,81] p = 0,0013) betrug. Bezüglich des OS zeigte sich hingegen kein Unterschied [Moskowitz et al. 2015].

Neben den zuvor genannten Indikationen ist **Brentuximab Vedotin** aktuell im Rezidiv nach ASCT sowie nach zwei vorangegangenen Chemotherapieregimen, falls eine ASCT nicht möglich ist, zugelassen. In einer Phase-II-Studie wurden mit einer Brentuximab Vedotin-Monotherapie bei intensiv vorbehandelten, bereits autolog transplantierten HL-Pat. ein objektives Ansprechen von 76 %, eine CR-Rate von 37 % sowie ein medianes PFS von 5,6 Mon. und ein OS von 22,4 Mon. erreicht [Younes et al. 2012].

Die gegen das Immuncheckpoint-Molekül PD-1 gerichteten Antikörper **Nivolumab** bzw. **Pembrolizumab** induzierten bei intensiv vorbehandelten Pat. mit Z. n. HDT und ASCT sowie Brentuximab Vedotin eine Gesamtansprechrate zwischen 66 und 74 % und eine Rate an kompletten Remissionen zwischen 9 und 22 %. Die Ansprechrate nach 6 Mon. lag zwischen 70 und 80 % [Younes et al. 2016; Chen et al. 2017]. Nivolumab und Pembrolizumab sind für Pat. mit refraktärem oder rezidiviertem HL, die sowohl eine HDT mit ASCT und Brentuximab Vedotin erhalten haben, zugelassen. Der Nutzen von Immuncheckpoint-Inhibitoren wird mittlerweile auch in der Erstlinie untersucht, so von Nivolumab in der NIVAHL-Studie der GHSG. Hier erhielten Pat. mit Stadium I oder II mit Risikofaktoren 4 Gaben Nivolumab gleichzeitig oder sequenziell mit 4 Zyklen AVD. Anschließend erfolgte eine IS-RT mit 30 Gy. 90 % der Pat. mit gleichzeitiger und 94 % der Pat. mir sequenzieller Therapie erreichten eine CR. Das 12-Monats-PFS lag bei 100 bzw. 98 % [Bröckelmann et al. 2020]. In einem kürzlich gezeigten Update dieser Studie betrug das 36-Monats-PFS weiterhin 100 bzw. 98 %, das 36-Monats-OS lag in beiden Armen bei 100 % [Bröckelmann et al. 2022].

In einer Phase-III-Studie wurden Pat. mit einem Rezidiv nach ASCT oder Pat., für die eine ASCT nicht möglich war, entweder mit Brentuximab Vedotin oder Pembrolizumab behandelt. Nach einer medianen Zeit zwischen Randomisation und data cutoff von 25,7 Mon. lag das mediane PFS im Brentuximab Vedotin-Arm bei 8,3 Mon. und im Pembrolizumab-Arm bei 13,2 Monaten. Daten zum OS liegen noch nicht vor [Kuruvilla et al. 2021]. Der Einsatz eines Immuncheckpoint-Hemmers vor einer Behandlung mit Brentuximab Vedotin muss bisher noch bei der Krankenkasse beantragt werden.

Des Weiteren haben z. B. gemcitabinbasierte Chemotherapieprotokolle Wirksamkeit bei rezidivierten Pat. gezeigt.

Bei Rezidiv nach ASCT spielt auch die allogene SZT eine Rolle. Voraussetzung ist jedoch ein Ansprechen auf eine erneute Salvage-Therapie.

11.7.5 Therapie des nodulären Lymphozyten-prädominanten Hodgkin-Lymphoms

Pat. im Stadium I ohne B Symptome (Stadium IA) des NLPHL ohne Risikofaktoren sollen ausschließlich mit einer IS-RT mit 30 Gy behandelt werden. Alle anderen Stadien werden analog zum klassischen HL behandelt. Das mediane OS scheint in fortgeschrittenen Stadien dem cHL ähnlich. Es gibt jedoch möglicherweise bei NLPHL eine höhere Frequenz an Transformationen in aggressive NHL als bei cHL. Es gibt Daten, die eine Wirksamkeit für den Anti-CD20-AK Rituximab zeigen, da die malignen Zellen der NLPHL-Pat. ausgeprägt CD20 exprimieren [Ekstrand et al. 2003].

11.8 Nachsorge

Aufgrund des sehr guten Langzeitansprechens auf die Behandlung und durch den Umstand, dass HL-Pat. in den meisten Fällen sehr jung sind, ist die Nachsorge besonders wichtig. Ziele sind hierbei neben einer frühen Feststellung eines Rezidivs auch der Nachweis von Zweitmalignomen und die Diagnose von Spättoxizität (insbes. von Herz, Lunge und Schilddrüse) der HL-Chemotherapie und ggf. der Bestrahlung. Anamnese, körperliche Untersuchung und BB-Kontrolle sollten im 1. Jahr nach Therapie alle 3 Mon., im 2.–4. Jahr alle 6 Mon. und anschließend jährlich erfolgen. Bei kompletter Remission nach Chemotherapie sollten bildgebende Untersuchungen in erster Linie bei Restlymphom oder klinischem Verdacht auf ein Rezidiv erfolgen. Bestätigt sich der Rezidivverdacht in der Bildgebung, soll eine histologische Sicherung durchgeführt werden. Die Pat. sollen zur Durchführung von Krebsvorsorgeuntersuchungen angehalten werden. Das gilt insbes. für Frauen nach Radiatio.

11.9 Therapieschemata

Bzgl. der Therapieschemata ▶ Tab. 11.4, ▶ Tab. 11.5, ▶ Tab. 11.6.

Tab. 11.4 BEACOPP basis

Wirkstoff	Dosierung	Zeitpunkt
Cyclophosphamid	650 mg / m² KOF i. v.	Tag 1
Doxorubicin	25 mg / m² KOF i. v.	Tag 1
Etoposid	100 mg / m² KOF i. v.	Tage 1–3
Procarbazin	100 mg / m² KOF p. o.	Tage 1–7
Prednison	40 mg / m² KOF p. o.	Tage 1–14
Vincristin	1,4 mg / m² KOF (max. 2 mg absolut) i. v.	Tag 8
Bleomycin[1]	10 mg / m² KOF i. v.	Tag 8

Wdh. Tag 22
Bei febriler Neutropenie im 1. Zyklus in den folgenden Zyklen täglich Filgrastim oder Lenograstim gewichtsadaptiert ab Tag 8 oder Pegfilgrastim 6 mg an Tag 4

[1] Bei V. a. Pneumonitis CT-Thorax und Lungenfunktion durchführen. Bestätigt sich der Verdacht, muss die Bleomycin-Therapie beendet werden

Tab. 11.5 ABVD

Wirkstoff	Dosierung	Zeitpunkt
Adriamycin	25 mg / m² KOF i. v.	Tage 1 und 15
Bleomycin	10 mg / m² KOF i. v.	Tage 1 und 15[1]
Vinblastin	6 mg / m² KOF i. v.	Tage 1 und 15
Dacarbazin	375 mg / m² KOF i. v.	Tage 1 und 15
Wdh. Tag 29		

[1] Bei V. a. Pneumonitis CT-Thorax und Lungenfunktion durchführen. Bestätigt sich der Verdacht, muss die Bleomycin-Therapie beendet werden

Tab. 11.6 BEACOPP eskaliert

Wirkstoff	Dosierung	Zeitpunkt
Cyclophosphamid	1 250 mg / m² KOF i. v.	Tag 1
Doxorubicin	35 mg / m² KOF i. v.	Tag 1
Etoposid	200 mg / m² KOF i. v.	Tage 1–3
Procarbazin	100 mg / m² KOF i. v.	Tage 1–7
Prednison	40 mg / m² KOF p. o.	Tage 1–14
Vincristin	1,4 mg / m² KOF (max. 2 mg absolut) i. v.	Tag 8
Bleomycin	10 mg / m² KOF i. v.	Tag 8

Wdh. Tag 22
Täglich Filgrastim oder Lenograstim gewichtsadaptiert ab Tag 8 oder Pegfilgrastim bzw. Lipegfilgrastim 6 mg an Tag 4

Literatur

Alaggio R, Amador C, Anagnostopoulos I, et al. The 5th edition of the World Health Organization Classification of Haematolymphoid Tumors: Lymphoid Neoplasms. Leukemia, 2022; 36: 1720–1748.

Barrington SF, Mikhaeel NG, Kostakoglu L, et al. Role of imaging in the staging and response assessment of lymphoma: consensus of the International Conference on Malignant Lymphomas Imaging Working Group. J Clin Oncol, 2014 Sep 20;32(27): 3048–3058.

Böll B, Görgen H, Fuchs M, et al. ABVD in Older Patients With Early-Stage Hodgkin Lymphoma Treated Within the German Hodgkin Study Group HD10 and HD11 Trials. J Clin Oncol, 2013; 31: 1522–1529.

Borchmann P, Plütschow A, Kobe C, et al. PET-guided omission of radiotherapy in early-stage unfavourable Hodgkin lymphoma (GHSG HD17): a multicentre, open-label, randomised, phase 3 trial. Lancet Oncol, 2021; 22: 223–234.

Bröckelmann PJ, Goergen H, Keller U, et al. Efficacy of Nivolumab and AVD in Early-Stage Unfavorable Classic Hodgkin Lymphoma: The Randomized Phase 2 German Hodgkin Study Group NIVAHL Trial. JAMA Oncol, 2020; 6: 872–880.

Campo E, Jaffe ES, Cook JR, et al. The International Consensus Classification of Mature Lymphoid Neoplasms: a report from the Clinical Advisory Committee. Blood, 2022; 40: 1229–1253.

Casasnovas RO, Bouabdallah R, Brice P, et al. Positron Emission Tomography-Driven Strategy in Advanced Hodgkin Lymphoma: Prolonged Follow-Up of the AHL2011 Phase III Lymphoma Study Association Study. J Clin Oncol, 2022; 40: 1091–1101.

Chen R, Zinzani PL, Fanale MA, et al. Phase II Study of the Efficacy and Safety of Pembrolizumab for Relapsed/Refractory Classic Hodgkin Lymphoma. J Clin Oncol, 2017; 35: 2125–2132.

Eich HT, Diehl V, Gorgen H, et al. Intensified chemotherapy and dose-reduced involved-field radiotherapy in patients with early unfavorable Hodgkin's lymphoma: final analysis of the German Hodgkin Study Group HD11 trial. J Clin Oncol, 2010; 28: 4199–4206.

Engert A, Haverkamp H, Kobe C, et al. Reduced-intensity chemotherapy and PET-guided radiotherapy in patients with advanced stage Hodgkin's lymphoma (HD15 trial): a randomised, open-label, phase 3 non-inferiority trial. Lancet, 2012; 379: 1791–1799.

Engert A, Plutschow A, Eich HT, et al. Reduced treatment intensity in patients with early-stage Hodgkin's lymphoma. N Engl J Med, 2010; 363: 640–652.

Gillessen S, Plütschow A, Fuchs M, et al. treatment of patients with early stage, unfavourable Hodgkin lymphoma: long-term follow-up of a randomised, international phase 3 trial of the German Hodgkin Study Group (GHSG HD14). Lancet Haematol, 2021; 8: e278-e288.

Hasenclever D, Diehl V. A prognostic score for advanced Hodgkin's disease. International Prognostic Factors Project on Advanced Hodgkin's Disease. N Engl J Med, 1008; 339: 1506–1514.

Johnson P, Federico M, Kirkwood A, et al. Adapted treatment guided by interim PET-CT scan in advanced Hodgkin's Lymphoma. NEJM, 2016; 374: 2419–2429.

Josting A, Rudolph C, Mapara M, et al. Cologne high-dose sequential chemotherapy in relapsed and refractory Hodgkin lymphoma: results of a large multicenter study of the German Hodgkin Lymphoma Study Group (GHSG). Ann Oncol, 2005; 16: 116–123.

Kuruvilla J, Ramchandren R, Santoro A, et al. Pembrolizumab versus brentuximab vedotin in relapsed or refractory classical Hodgkin lymphoma (KEYNOTE-204): an interim analysis of a multicentre, randomised, open-label, phase 3 study. Lancet Oncol, 2021; 22: 512–524.

Moskowitz CH, Nademanee A, Tamas Masszi et al. Brentuximab vedotin as consolidation therapy after autologous stem-cell transplantation in patients with Hodgkin's lymphoma at risk of relapse or progression (AETHERA): a randomised, double-blind, placebo-controlled, phase 3 trial. Lancet, 2015; 385: 1853–1862.

Straus DJ, Dlugosz-Danecka M, Alekseev S, et al. Brentuximab vedotin with chemotherapy for stage III/IV classical Hodgkin lymphoma: 3-year update of the ECHELON-1 study. Blood, 2020; 135: 735–742.

Swerdlow ST, Campo E, Pileri SA, et al. The 2016 revision of the World Health Organization classification of lymphoid neoplasms. Blood, 2016; 127: 2375–2390.

von Tresckow B, Plutschow A, Fuchs M, et al. Dose-intensification in early unfavorable Hodgkin's lymphoma: final analysis of the German Hodgkin Study Group HD14 trial. J Clin Oncol, 2012; 30: 907–913.

Younes A, Gopal AK, Smith SE, et al. Results of a pivotal phase II study of brentuximab vedotin for patients with relapsed or refractory Hodgkin's lymphoma. J Clin Oncol, 2012; 30: 2183–2189.

Younes A, Santoro A, Shipp M, et al. Nivolumab for classical Hodgkin's lymphoma after failure of both autologous stem-cell transplantation and brentuximab vedotin: a multicentre, multicohort, single-arm phase 2 trial. Lancet Oncol, 2016; 17: 1283–1294.

12 Indolente (niedrig maligne) Non-Hodgkin-Lymphome

Kai Hübel, Wolfgang Knauf und Christian Scholz

12.1 Non-Hodgkin-Lymphome (NHL)

Kai Hübel und Christian Scholz

12.1.1 Definition

Bei den (NHL) handelt es sich um Neoplasien des lymphatischen Gewebes, die vom B-Zell- oder T-Zell-System ausgehen. Die aktuell gültige WHO-Klassifikation (WHO-HAEM5) ist 2022 als Online-Publikation [WHO Classification of Tumours Online] erschienen. Parallel erschien eine Publikation, die die Unterschiede zur vorherigen WHO-Klassifikation auflistet [Alaggio et al. 2022]. Des Weiteren erschien die International Consensus Classification (ICC) des Clinical Advisory Committee, die aktuelle Aspekte zu reifzelligen lymphatischen Neoplasien bespricht [Campo et al. 2022]. In beiden Klassifikationen werden indolente Lymphome, Hodgkin Lymphome (▶ 11.1) und aggressive Non-Hodgkin-Lymphome behandelt. Neben morphologischen und immunhistochemischen Kriterien werden dabei genetische und molekulare Veränderungen berücksichtigt.

12.1.2 Epidemiologie

- Inzidenz:
  - Sämtliche NHL: 15–20/100 000/J. [Smith et al. 2015].
  - In den Industrienationen steigend. Wahrscheinliche Gründe: steigende Lebenserwartung und der Lebensstil in entwickelten Ländern.
- Subtypen: Diffuse großzellige B-Zell-Lymphome (DLBCL) und follikuläre Lymphome (FL) sind die häufigsten B-NHL. T-/NK-Zell-Lymphome machen nur 5–10 % aller NHL aus.

12.1.3 Klassifikation / Stadieneinteilung

> **Merke**
> Klassifikation und klinische Stadieneinteilung sind für eine adäquate Therapie von entscheidender Bedeutung.

Ann-Arbor-Stadieneinteilung

▶ Tab. 12.1.

Extranodale Marginalzonenlymphome unterliegen einer anderen klinischen Stadieneinteilung (▶ 12.6.4).

12.2 Follikuläres Lymphom (FL)

Kai Hübel und Christian Scholz

12.2.1 Definition

Abhängig von der Anzahl der Zentroblasten pro High Power Field (40-fache Vergrößerung; 10 Felder auszählen und dann durch 10 dividieren) Unterscheidung in folgende Grade:

Tab. 12.1 Stadieneinteilung der NHL nach Ann Arbor

Stadium	Merkmale
I	• Befall einer einzigen LK-Region (I_N) oder • lokalisierter Befall eines einzigen extralymphatischen Organs (I_E)
II	• Befall von ≥ 2 LK-Regionen (II_N) oder • lokalisierter Befall mehrerer extralymphatischer Organe (II_E) oder • Befall nodaler und extralymphatischer Organe ($II_{N,E}$) auf einer Seite des Zwerchfells
III	• Befall von LK-Regionen (III_N) oder • lokalisierter Befall extralymphatischer Organe (III_E) oder • nodaler und extranodaler Befall ($III_{N,E}$) auf beiden Seiten des Zwerchfells
IV	Diffuser oder disseminierter Befall eines oder mehrerer extralymphatischer Organe oder des Knochenmarks (KM), mit oder ohne befallene LK

Zusatz:
- A: ohne B-Symptome.
- B: mit einem oder mehreren B-Symptomen (Symptome gelten nur als B-Symptome, wenn sie nicht durch andere Ursachen als das Lymphom verursacht sein können):
  - Fieber > 38 °C > 2 Wo.
  - Nachtschweiß > 2 Wo.
  - Gewichtsverlust von > 10 % in den vergangenen 6 Mon.
- N = nodal (LK, Milz, Thymus, Waldeyer-Rachenring, Appendix und Peyer-Plaques).
- Die Bezeichnung „E" beschreibt Manifestationen, die extranodal sind. Darunter versteht man Läsionen, die durch direktes Einwachsen aus einem beteiligten LK entstehen oder einen engen anatomischen Bezug zu einem befallenen LK haben. Extranodale Manifestationen, für die dies nicht gilt, werden als disseminierter Befall gewertet.
- Befallene Organe: H = Leber, L = Lunge, M = Knochenmark, O = Knochen, D = Haut, P = Pleura.

- Grad 1: 0–5 Zentroblasten/High Power Field (HPF).
- Grad 2: 6–14 Zentroblasten/HPF.
  - Grad 1 und 2 (1–2) werden als eine Subentität zusammengefasst.
- Grad 3: > 15 Zentroblasten/HPF.
  - Grad 3A: Zentrozyten neben Zentroblasten nachweisbar.
  - Grad 3B: keine Zentrozyten auffindbar.

Merke

In der neuen WHO-Klassifikation (WHO-HAEM5) werden die Grade 1, 2 und 3a zum „klassischen FL" zusammengefasst und von „großzelligen FL" (Grad 3b) unterschieden.

Unmittelbare therapeutische Konsequenzen ergeben sich durch die Neudefinition nicht, sie unterstreicht aber die Ähnlichkeit der Grade 1–3a und die klare Abgrenzung zu Grad 3b.

In diesem Kapitel wird nur die Therapie der follikulären Lymphome (FL) der Grade 1–2 und 3a besprochen, da die FL Grad 3b wie aggressive Lymphome, d. h. insbes. wie die DLBCL, behandelt werden (▶ 13.2). Dies gilt auch, wenn sich bei Erstdiagnose des Lymphoms in einem LK neben Anteilen eines FL auch Anteile eines DLBCL finden (sekundär simultanes DLBCL). Die prozentualen Anteile der beiden Lymphomentitäten werden in einem solchen Fall getrennt im Befund der Pathologie aufgeführt (z. B. 30 % DLBCL, 70 % FL).

Von einem transformierten FL spricht man, wenn nach initialer Diagnose eines FL zu einem späteren Zeitpunkt ein aggressives Lymphom (DLBCL, Burkitt-Lymphom oder anderes) bei dem Pat. festgestellt wird; ▶ 12.2.7. FL mit Grad 3a oder einer Mischung aus Grad 3a und Grad 1–2 sollten grundsätzlich wie FL Grad 1–2 behandelt werden. Einige Autoren empfehlen für diese Subgruppe jedoch eine Therapie mit CHOP und Anti-CD20-Antikörper.

In der neuen WHO-Klassifikation (WHO-HAEM5) werden folgende Subtypen unterschieden [Alaggio et al. 2022]

- In-situ follikuläre B-Zell Neoplasie (ISFN):
  - Lymphomzellen der ISFN sind i. d. R. pos. für CD20, CD10 und BCL2.
  - Im Gegensatz zum FL sind nur die Keimzentren des LK und nicht die interfollikulären Regionen betroffen.
  - Das gleichzeitige Vorliegen eines FL neben einer ISFN soll ausgeschlossenen werden.
  - Eine ISFN ohne gleichzeitiges FL wird lediglich beobachtet. Bei einer ISFN mit gleichzeitigem FL erfolgt eine Therapie entsprechend der des FL (▶ 12.2.8, ▶ 12.2.10).
- Follikuläres Lymphom vom Duodenaltyp (DTFL):
  - Synonym: primär intestinales FL.
  - Duodenum fast immer betroffen. Eine LK-Beteiligung und eine sekundäre Infiltration des GIT durch ein typisches FL sollte ausgeschlossen werden.
  - Die Lymphomzellen sind pos. für CD10, CD20, BCL2 und variabel pos. für BCL6.
  - Sehr gute Prognose. Pat. mit asymptomatischem DTFL sollten beobachtet werden. Bei lymphomassoziierten Symptomen sollte eine lokale Bestrahlung oder eine systemische Therapie mit Rituximab mit oder ohne Chemotherapie erfolgen. Systemische Chemotherapie meist nicht erforderlich. Der Übergang in ein nodales FL ist auch im Lokalrezidiv selten.
- Follikuläres Lymphom vom pädiatrischen Typ (pediatric type FL):
  - Tritt auch bei Erw. und Jugendlichen auf.
  - I. d. R. fehlt die für das FL typische *BCL2*-Translokation t(14;18).
  - Es liegt eine für ein indolentes Lymphom hohe Wachstumsrate vor (Ki67 > 30 %).
  - Oft ist nur eine LK-Region befallen, insbes. zervikal.
  - Es gibt Hinweise, dass die Exzision der befallenen LK eine ausreichende Therapie darstellt.
  - Wichtig: Abgrenzung zum FL Grad 3, das ebenfalls häufig keine BCL2-Translokation aufweist und oft höher proliferativ ist.
  - Nach Ausschluss einer systemischen Erkrankung sollte eine lokale Therapie (Resektion, Radiatio) erfolgen oder lediglich beobachtet werden.

12.2.2 Epidemiologie

- Inzidenz: ca. 5–7 / 100 000 / J.
- Zweithäufigste Untergruppe der malignen Lymphome, mit ca. 60 % die größte Gruppe der indolenten Lymphome
- Erstdiagnose der meisten Pat. mit FL im 6. Lebensjahrzehnt

12.2.3 Pathologie

Das FL ist ein B-Zell-Lymphom des Keimzentrums. Es besteht zumindest partiell ein follikuläres Wachstum. Es können auch diffuse Areale vorkommen, sodass ein follikuläres, ein follikuläres und diffuses sowie ein diffuses Wachstum unterschieden werden.

Der Tumor enthält eine Mischung aus Keimzentrumszellen, Zentrozyten und Zentroblasten, deren Verhältnis das Grading definiert (▶ 12.2.1).

In vielen Fällen findet sich eine zytogenetische Aberration, am häufigsten die Translokation t(14;18), die ein Rearrangement des *BCL2*-Genlokus bedingt, wodurch es zu einer verstärkten BCL2-Expression kommt. BCL2 wirkt antiapoptotisch, d. h., es hemmt den Zelltod. Die t(14;18)-Translokation ist bei ca. 90 % aller FL Grade 1 und 2 nachweisbar, bei FL Grad 3a und 3b findet man sie hingegen nur bei 60 bzw. 10 % der Fälle.

12.2.4 Klinik

Merke
Ca. 80 % der Pat. befinden sich bei Erstdiagnose in einem fortgeschrittenen Stadium.

- Häufig anfangs asymptomatisch.
- Meist schmerzlose, langsam progrediente Lymphadenopathie.
- Die Lymphome können als Konglomerate vorliegen. Wachstum i. d. R. nicht invasiv-zerstörend, sondern verdrängend.
- Bei einem Teil der Fälle B-Symptome: Fieber, Nachtschweiß, Gewichtsverlust.
- Häufig Splenomegalie und Knochenmark-(KM-)Infiltration.
- Selten ossäre Destruktion, Haut- oder ZNS-Befall. Letztlich können aber alle Organe befallen sein.
- Selten leukämische Ausschwemmung. Diese ist vermutlich prognostisch ungünstig.

Merke
Ca. 1–3 % aller FL transformieren jährlich in ein aggressives Lymphom, d. h., nach 10 J. sind etwa 10–30 % der FL transformiert. Ob eine vorherige Therapie einen Einfluss auf die Transformationswahrscheinlichkeit hat, ist unklar.

12.2.5 Diagnostik

Anamnese und körperliche Untersuchung

Mit besonderer Berücksichtigung von
- LK-Stationen
- Leber- und Milzgröße
- Dynamik des LK-Wachstums
- B-Symptomatik
- Infektionszeichen

Labordiagnostik

- BB und Diff-BB. Bei ausgeprägter KM-Infiltration Anämie, Thrombo- und Granulozytopenie. Bei Ausschwemmung ins periphere Blut Lymphozytose. Bei einem Teil der Pat. werden Autoimmunphänomene beobachtet, insbes. eine autoimmunhämolytische Anämie (AIHA). In diesem Fall Nachweis eines pos. Coombs-Tests sowie Erhöhung von LDH, Gesamtbilirubin und fehlender Nachweis von Haptoglobin sowie reaktiver Anstieg der Retikulozyten. Bei ausgeprägter KM-Infiltration sind die Retikulozyten hingegen nicht adäquat zur Anämie erhöht.
- Elektrolyte (insbes. Kalzium), Kreatinin i. S., Leberparameter, Proteinelektrophorese. Wichtig: Bestimmung der LDH, da eine erhöhte LDH für ein rasches Lymphomwachstum spricht.
- Gonadenfunktion und fertilitätserhaltende Maßnahmen ▶ 11.6.Durchflusszytometrie (FACS-Analyse): bei Lymphozytose im peripheren Blut fakultativ sinnvoll. Marker: pos. für CD19, CD20, CD10, CD22, CD23, neg. für CD5. Insbes. CD10 pos. hilft bei der Abgrenzung gegenüber anderen häufigen NHL. CD5 neg. erlaubt die Abgrenzung gegenüber der chron. lymphatischen Leukämie (CLL) und dem Mantelzell-Lymphom (MCL), die beide i. d. R. CD5-pos. sind (▶ Tab. 12.2). In Ausnahmefällen können FL CD10-neg. sein, das gilt insbes. für FL Grad 3a und 3b, die in einer Untersuchung zu 80 bzw. 40 % CD10-pos. waren. Die Durchflusszytometrie aus dem peripheren Blut ersetzt jedoch nicht die immunhistologische Diagnose aus Lymphomgewebe.

Histologie

- Die histologische Untersuchung einer befallenen Region ist Voraussetzung für die Diagnose. Die Diagnose ist auch bei Befall des KM nicht allein aus dem KM

Tab. 12.2 Typische immunhistologische oder durchflusszytometrische Markerkonstellationen bei indolenten Lymphomen

Subtyp	Typische Expression	Variable oder schwache Expression	Typische neg. Befunde	Unterschiede
CLL (chron. lymphatische Zell-Leukämie)	CD5, CD19, CD20 (schwach), CD23, CD43, CD79a	CD11c, CD25, CD20, CD38, CD22	CD10, FCM7	• MCL: CD23 – • FL: CD10 + • PLL: CD5 –, CD22 +, FMC7 +
MCL (Mantelzell-Lymphom)	CD5, CD19, CD20, CD22, CD43, CyclinD1	–	CD10, CD23	• FL: CD10 +, CD23 +, CD5 – • CLL: CD23 +
FL (follikuläres Lymphom)	CD10, CD19, CD20, CD22, CD23	CD23, CD10, FMC7	CD5, CD43, CD11c	• MCL: CD5 +, CD23 – • CLL: CD5 +
Lymphoplasmozytisches Lymphom	CD19, CD20, CD22, CD38	–	CD5, CD10, CD13	• CLL: CD5 +
HCL (Haarzell-leukämie)	CD11c, CD20, CD25, CD79a, CD103, FMC7	–	CD5, CD10, CD23 (CD25 bei HCL-Variante negativ)	• CLL: CD5 +, CD23 + • FL: CD10 + • MCL: CD5 +

12

zu stellen, weil es Fälle gibt, bei denen ein indolentes Lymphom im KM neben einem aggressiven Lymphom im LK vorkommt.
- Eine LK-Histologie aus einem exstirpierten LK ist einer LK-Stanze vorzuziehen, weil an einer Stanze i. d. R. kein Grading möglich ist. Des Weiteren findet man insbes. bei höhergradigen FL möglicherweise nur bei Untersuchung eines gesamten LK Bereiche mit Zellen eines FL neben Regionen eines DLBLC im gleichen LK. Ist eine LK-Entnahme nicht vertretbar, muss eine Stanzbiopsie und keine Feinnadelpunktion erfolgen.
- Eine molekulare Diagnostik ist i. d. R. nicht erforderlich. Die Untersuchung auf eine Mutation von EZH2 könnte jedoch zukünftig bei der Therapiesteuerung eine Rolle spielen. Tazemetostat, ein Inhibitor von EHZ2, ist jedoch bisher nicht in Europa zugelassen.

Knochenmarkbiopsie

- Ist im Rahmen der Ausbreitungsdiagnostik durchzuführen.
- Der Befund der KM-Histologie ist maßgebend.
- Eine KM-Zytologie sollte ebenfalls erfolgen, ist aber in ihrer Aussagekraft – insbes. bei geringgradigem Befall – der Histologie unterlegen.
- Eine zytogenetische Untersuchung ist bei indolenten Lymphomen fakultativ. Sie hat bei FL zurzeit keine therapeutische Konsequenz.

Bildgebende Diagnostik

Zur Ausbreitungsdiagnostik:
- CT-Hals, -Thorax, -Abdomen mit Kontrastmittel.
- Bei Kontraindikation gegen ein CT mit Kontrastmittel alternativ eine Magnetresonanztomografie (MRT).
- Aktuelle Studien belegen zunehmend die Bedeutung der PET im Rahmen der Basisdiagnostik, um eine akkurate Ausbreitungsdiagnostik durchzuführen. Dies ist insbes. für Pat. mit Stadium I oder II bedeutsam, wenn eine Bestrahlung geplant ist. Ein Anspruch auf Kostenübernahme besteht nicht.

12.2.6 Komplikationen

- Infektionen
- Anämie
- Blutungen
- Transformation in ein aggressives Lymphom

12.2.7 Prognose

Mediane Überlebenszeit: > 20 Jahre. Verläufe sehr variabel.

In Anlehnung an den internationalen Prognoseindex für aggressive Lymphome wurde auch für FL ein Prognoseindex (Follicular Lymphoma International Prognostic Index, FLIPI) erstellt [Solal-Celigny et al. 2004]. In einer multivariaten Analyse zeigten 5 Faktoren den größten neg. Einfluss auf das Überleben (pro zutreffender Faktor 1 Punkt):
- Alter: > 60 J.
- Stadium (nach Ann-Arbor): III – IV
- Anzahl befallener LK: > 4

- Hb-Wert: < 12,0 g/dl
- LDH-Aktivität i.S.: erhöht

0–1 Punkt (niedrig), 2 Punkte (intermediär), ≥ 3 Punkte (hoch).

Zwar wurde der FLIPI entwickelt, als Rituximab noch nicht regelhaft zur Behandlung des FL eingesetzt wurde, er behält jedoch auch nach Einführung von Rituximab seine prognostische Aussagekraft.

Eine Weiterentwicklung, FLIPI 2, enthält als Risikofaktoren erhöhtes β_2-Mikroglobulin, größter beteiligter LK > 6 cm, KM-Beteiligung, Hämoglobin < 12,0 g/dl, Alter > 60 J. und berechnet damit 3 Risikogruppen [Federico et al. 2009].

12.2.8 Therapie

Therapieplanung

Merke

In den lokalisierten Stadien I und mit Einschränkung im Stadium II (nach Ann-Arbor) besteht ein potenziell kurativer Therapieansatz durch eine Involved-Site-Strahlentherapie (IS-RT) oder eine Involved-Field-Strahlentherapie (IF-RT). Eine **Watch-and-wait-Strategie** bis zum Auftreten einer Therapieindikation etwa nach den modifizierten GELF-Kriterien (s. u.) ist insbes. dann akzeptabel, wenn wesentliche Nebenwirkungen (NW) durch die Bestrahlung zu erwarten sind. In den Stadien III und IV erfolgt eine Chemoimmuntherapie, jedoch stets erst dann, wenn ein Therapiegrund, etwa nach den modifizierten GELF-Kriterien, vorliegt.

Das FL ist sehr strahlensensibel. Mittels Extended-Field- (EF-) oder Involved-Field-Bestrahlung lag das Gesamtüberleben (OS) nach 15 J. Nachbeobachtung (Follow-Up) im Stadium I bei 87 %, im Stadium II bei 54 % [Wilder et al. 2001].

Gegenwärtiger Standard in den Stadien I und lokalisiertem II: IS-RT mit jeweils 24 Gy.

Allerdings zeigen retrospektiv ausgewertete Daten, dass sich eine zunächst abwartende Haltung (Watch-and-wait-Strategie) möglicherweise nicht negativ auf das OS der Pat. auswirkt [Friedberg et al. 2012]. Bei der Entscheidung, ob primär bestrahlt wird oder watch and wait erfolgt, sollten daher die zu erwartenden NW der Bestrahlung den Ausschlag geben; das gilt insbes. für Pat. mit FL im Stadium II.

Durch die Hinzunahme von Rituximab zur Strahlentherapie wird ein ggf. vorliegender, aber noch nicht nachgewiesener systemischer Befall mitbehandelt. Dies wurde u. a. in einer Phase-II-Studie (MIR) gezeigt. Hier erhielten die Pat. 8 Gaben Rituximab zu je 375 mg/m² (wöchentlich, Wo. 1–4 und 9–12) und wurden involved field mit 30 plus 10 Gy bestrahlt (Wo. 9–12). Die CR-Rate in Wo. 18 lag bei 73 %. das 5-Jahres-PFS betrug 78 % [Herfarth et al. 2018]. Ein Anspruch auf Kostenübernahme für Rituximab in dieser Situation besteht nicht.

Daten einer kürzlich ausgewerteten Phase-II-Studie (GAZAI) zeigen, dass eine Kombination von 7 Gaben des Anti-CD20-AK Obinutuzumab mit nur 2 × 2 Gy Involved-Site-Bestrahlung eine CR/Cru-Rate von 90 % erreichte, die damit ähnlich hoch war wie die CR-Rate der MIR-Studie. Die Konzepte der GAZAI- und der MIR-Studie werden aktuell in einer Phase-III-Studie miteinander verglichen (FORTplus-Studie).

12

Bei > 80 % der Pat. wird das FL in den Stadien III und IV diagnostiziert. Die Therapie erfolgt in diesen Fällen nicht zwingend bei Diagnosestellung, sondern bei Vorliegen einer Therapieindikation. Neben dem klinischen Gesamtkontext können die modifizierten **Kriterien der GELF** (Groupe D'Etude des Lymphomes Folliculaires) bei der Entscheidung helfen:

- Jede nodale oder extranodale Tumormasse > 7 cm im Durchmesser
- Auftreten von B-Symptomen
- Lymphombedingter Pleuraerguss oder Aszites
- Lymphombedingtes Kompressionssyndrom
- Zytopenie: Anämie (Hb < 10 g/dl) und/oder Thrombozytopenie (< 100 000/µl)

Bei Vorliegen einer Therapieindikation wird i.d.R. eine systemische Chemoimmuntherapie eingesetzt. Die Hinzunahme eines CD20-AK wie Rituximab hat als Immuntherapiekomponente in vielen Studien eine Verbesserung des progressionsfreien Überlebens (PFS) und in einer Studie einen Überlebensvorteil (OS) zur reinen Chemotherapie ergeben [Herold et al. 2015]. Eine Rituximab-Monotherapie ist möglicherweise eine Alternative bei Pat. mit einer weniger risikoreichen Erkrankung gemessen am FLIPI [Ghielmini et al. 2004]. Eine Radiatio kommt bei fortgeschrittenen Stadien nur in Ausnahmefällen zur raschen Behebung lokaler Probleme infrage, falls aufgrund ausgedehnter chemoimmuntherapeutischer Vorbehandlungen keine chemotherapeutischen Optionen mehr bestehen oder die Tumorreduktion mittels systemischer Therapie zu lange dauern würde. Bei unbehandelten Pat. ist die Chemoimmuntherapie jedoch i.d.R. schneller wirksam als die Radiotherapie.

Insgesamt nehmen FL einen sehr variablen Verlauf. Mit den aktuellen Therapien geht man von einem medianen OS > 20 J. aus. Ein wesentliches Problem ist die Transformation in ein aggressives Lymphom (bei ca. 1–3 % der Pat. pro Jahr). Inwiefern die Transformationswahrscheinlichkeit von der bisherigen Vortherapie (watch and wait, Bestrahlung oder Chemoimmuntherapie) abhängt, ist noch nicht abschließend geklärt.

Ein rasches Rezidiv (≤ 24 Mon.) nach Chemoimmuntherapie ist prognostisch ungünstig und stellt bei entsprechendem Alter und AZ eine Indikation für eine Hochdosischemotherapie (HDT) mit autologer Stammzelltransplantation (ASCT) dar. Bei spätem Rezidiv ohne Transformation in ein aggressives Lymphom kann in vielen Fällen die ursprüngliche Therapie wiederholt werden.

Bei V.a. Transformation in ein aggressives Lymphom (zumeist ein DLBCL) sollte immer eine erneute LK-Entnahme oder -Stanzbiopsie erfolgen. Surrogatparameter für eine Transformation: schnell ansteigende LDH, diskordantes rasches Wachstum einer oder mehrerer Lymphome, extranodale Manifestationen, neu aufgetretene B-Symptome oder neu aufgetretene Hyperkalzämie. Falls vorhanden, hilft eine ^{18}F-Fluorodeoxyglykose-Positronenemissionstomografie (FDG-PET) gemeinsam mit einem CT häufig bei der Identifikation und gezielten Entnahme bzw. Punktion eines transformierten LK bzw. einer extranodulären Manifestation. Das FDG-PET-CT ersetzt hingegen nicht die histologische Untersuchung [Barrington et al. 2014]. Falls eine Transformation in ein DLBCL bei einem therapienaiven oder nur mit Bestrahlung therapierten Pat. erfolgt, ist wahrscheinlich eine Therapie mit Rituximab-CHOP (s.u.) ausreichend [Link et al. 2013]. Bei Transformation nach einer Chemoimmuntherapie sollte, falls AZ und Alter dies erlauben, eine Salvage-Chemoimmuntherapie mit anschließender HDT und ASCT angestrebt werden.

Erstlinientherapie

Der Einsatz eines CD20-AK (Rituximab oder Obinutuzumab) ist bei der Erstlinientherapie des FL Standard. Nach einer initialen vollständigen i. v. Applikation von Rituximab besteht die Möglichkeit, auf eine s. c. Applikation umzustellen. Bzgl. der Wahl des Chemotherapieregimes gibt es verschiedene Optionen.

- Für die Kombination Rituximab–Bendamustin (R-Bendamustin) wurde in einer Phase-III-Studie gezeigt, dass dieses Regime im Vergleich zu R-CHOP, einem Standardregime des FL, zu einem signifikant längeren PFS führt und ein anderes Toxizitätsprofil hat. Nach einer medianen Nachbeobachtung von 45 Mon. lag das mediane PFS bei R-CHOP bei 41 Mon., während der Median bei R-Bendamustin noch nicht erreicht war. Ein Nutzen für das OS zeigte sich jedoch nicht [Rummel et al. 2013]. In einer weiteren Studie war R-Bendamustin im Vergleich zu R-CHOP / R-CVP bzgl. des PFS nicht unterlegen, primärer Endpunkt in dieser Studie war jedoch die Rate an kompletten Remissionen [Flinn et al. 2014]. Pat. mit FL Grad 3a waren in beiden Studien ausgeschlossen. Obwohl Bendamustin laut Zulassungstext in Deutschland bei indolenten Lymphomen nur als Monotherapie bei Pat. mit Progression während oder innerhalb von 6 Mon. nach einer Behandlung mit Rituximab zugelassen ist, hat sich die Therapie mit R-Bendamustin auf Grundlage der genannten Studien als eine mögliche Erstlinientherapie etabliert. Daneben wird R-CHOP weiterhin breit eingesetzt. In der sog. GALLIUM-Studie wurde Rituximab plus Chemotherapie (Bendamustin, CHOP oder CVP) randomisiert verglichen mit Obinutuzumab plus Chemotherapie gefolgt von einer Erhaltungstherapie mit Rituximab oder Obinutuzumab [Marcus et al. 2017]. In einer aktuellen Auswertung zeigte sich auch nach 8 J. ein PFS-Vorteil für Obinutuzumab plus Chemotherapie, insbes. bei Pat. mit einem FLIPI von 2–5. Auch wurde die Rate an Frührezidiven verringert. Allerdings war die Rate an Infusionsreaktionen sowie an Infektionen unter Obinutuzumab leicht erhöht. In einer Subgruppenanalyse konnte gezeigt werden, dass Pat., die mit Bendamustin behandelt wurden (unabhängig vom AK), eine erhöhte Rate an opportunistischen Infektionen aufwiesen. Dies ist vermutlich auf die T-Zell-Suppression von Bendamustin zurückzuführen. Daher sollte unter einer Bendamustin-Behandlung und bis zum Ende der Erhaltungstherapie (s. u.) eine Co-trimoxazol-Prophylaxe erfolgen. Im Gegensatz zur o. g. Studie der StiL [Rummel et al. 2013] waren in der GALLIUM-Studie die Bendamustin-Arme im Vergleich zu den CHOP-Armen bzgl. des primären Endpunkts PFS nicht überlegen [Hiddemann et al. 2018]. In der GALLIUM-Studie konnte auch gezeigt werden, das Obinutuzumab bei einem höheren Anteil der Pat. zu einer Negativität der „minimalen Resterkrankung“ (MRD) führt, was als Prognosefaktor gilt. Des Weiteren induzierte Obinutuzumab bei mehr Pat. eine komplette metabolische Remission (CMR) im PET nach Ende der Induktionstherapie, auch das ist prognostisch relevant. Die Unterschiede bzgl. MRD und CMR waren jedoch nicht statistisch signifikant.
- R / O-Bendamustin-Protokoll (▶ 12.2.10).
- R / O-CVP-Protokoll (▶ 12.2.10).
- R / O-CHOP-Protokoll (▶ 12.2.10).
- Rituximab-Monotherapie (in der Erstlinie jedoch nicht als Monotherapie zugelassen). Dosierung z. B. 4 Gaben in wöchentlichem Abstand, gefolgt von 4 Gaben alle 2 Mon. [Ghielmini et al. 2004]. Hiermit lag das mediane ereignisfreie Überleben (EFS) bei 23 Mon.

Konsolidierungs- bzw. Erhaltungstherapie

Bzgl. einer Konsolidierungs- bzw. Erhaltungstherapie gibt es aktuell zwei Möglichkeiten. Zugelassen sind

- Rituximab oder Obinutuzumab (CD20-AK)
- ^{90}Yttrium-Ibritumomab-Tiuxetan

Die Rituximab-Erhaltungstherapie wurde im Rahmen der PRIMA-Studie geprüft. Nach einer Induktionstherapie, die bei den meisten Pat. aus R-CHOP bestand, folgte eine Randominisierung zwischen einer Erhaltungstherapie mit Rituximab (375 mg/m^2 alle 2 Mon. über 2 J.) und ausschließlicher Beobachtung. Das PFS lag 10 J. nach Randomisation im Rituximab-Arm bei 51 % und im Beobachtungsarm bei 35 %. Ein Überlebensvorteil wurde jedoch im Rahmen der Studie auch nach einer medianen Nachbeobachtung von 9,8 J. nicht gezeigt [Salles et al. 2017].

Nach initialer Chemotherapie (verschiedene Regime, die meisten ohne Rituximab) steigerte der Einsatz des Radioimmunotherapeutikums ^{90}Yttrium-Ibritumomab-Tiuxetan (^{90}Yttrium-Zevalin®) das PFS nach 8 J. von 32 auf 48 %. Jedoch wurde auch für dieses Vorgehen kein Überlebensvorteil gezeigt [Morschhauser et al. 2013]. Auch geht die Radioimmuntherapie mit einer erhöhten Rate an NW einher (z.B. KM-Toxizität).

Ein direkter Vergleich der beiden Therapien im Rahmen der ZAR-Studie [Lopez-Guillermo et al. 2013] ergab bzgl. des 3-Jahres-PFS mit 77 % zu 63 % einen signifikanten Vorteil für die Rituximab-Erhaltungstherapie im Vergleich zu ^{90}Yttrium-Ibritumomab-Tiuxetan. Aus diesem Grund, aber auch wegen des hohen organisatorischen Aufwands, kommt die Radioimmuntherapie heute kaum noch zum Einsatz.

Im Rahmen der GALLIUM-Studie erhielten die Pat. eine Chemoimmuntherapie mit Rituximab oder Obinutuzumab gefolgt von einer 2-jährigen Erhaltungstherapie mit Rituximab oder Obinutuzumab [Marcus et al. 2017]. Die Therapie mit Obinutuzumab führte zu einem signifikant längeren PFS, aber zu keinem längeren OS. Eine Subgruppenanalyse legt nahe, dass der PFS-Benefit insbes. bei Pat. mit einem FLIPI ≥ 2 auftritt [Townsend et al. 2022]. Vor dem Hintergrund der SARS-CoV-2-Pandemie wird der Stellenwert einer Erhaltungstherapie mit einem Anti-CD20-AK zum Zeitpunkt der Erstellung dieses Buchs kontrovers diskutiert.

Therapie refraktärer und rezidivierter follikulärer Lymphome

Auch in der Rezidivsituation sollte eine Behandlung des FL erst erfolgen, wenn eine Therapieindikation, etwa nach den modifizierten GELF-Kriterien, vorliegt. Zunächst sollte hierbei geprüft werden, ob eine Behandlung im Rahmen einer klinischen Studie möglich ist.

In einer retrospektiven Analyse wurde gezeigt, dass der Zeitpunkt des FL-Rezidivs einen Einfluss auf den weiteren Verlauf der Erkrankung hat. So lebten von den Pat., die innerhalb von 2 J. nach FL-Diagnose und Erstlinientherapie mit R-CHOP ein Rezidiv erlitten (sog. POD24-Pat.), nach 5 J. nur noch 50 %, während noch 90 % der Pat. lebten, die eine Therapie mit R-CHOP erhalten hatten und kein Rezidiv innerhalb der ersten 2 J. nach Diagnose erlitten [Casulo et al. 2015]. Ähnliche Ergebnisse wurden mittlerweile auch für andere Erstlinientherapien gezeigt. Bemerkenswert ist die Beobachtung einer retrospektiven Analyse, in der FL, die nach einer Erstlinientherapie mit R-Bendamustin innerhalb von 24 Mon. rezidivierten, zu einem hohen Prozentsatz in ein aggressives Lymphom transformiert

Tab. 12.3 Therapieschemata beim follikulären Lymphom

Zytostatika	Dosierung	Applikationsart	Therapiezeitpunkt
Bendamustin (+ Rituximab / Obinutuzumab)			
Bendamustin	90 mg / m² KOF	I. v. als Infusion über 1 h	Tage 1–2
Wdh. an Tag 29			
CVP (+ Rituximab / Obinutuzumab)			
Cyclophosphamid	750 mg / m² KOF	I. v. als Infusion über 1 h	Tage 1–5
Vincristin	1,4 mg / m² KOF, max. 2 mg absolut	I. v. als Bolus	Tag 1
Prednison	40 mg / m² KOF	P. o.	Tage 1–5
Wdh. an Tag 22			
CHOP (+ Rituximab / Obinutuzumab)			
Cyclophosphamid	750 mg / m² KOF	I. v. als Infusion über 2 h	Tag 1
Doxorubicin	50 mg / m² KOF	I. v. als Bolus über 30 min	Tag 1
Vincristin	1,4 mg / m² KOF, max. 2 mg absolut	I. v. als Bolus	Tag 1
Prednison	100 mg absolut	P. o.	Tage 1–5
Wdh. an Tag 22			
R^2 (Rituximab / Lenalidomid)			
Lenalidomid	20 mg absolut (10 mg bei Kreatinin-Clearance 30–59 ml / min)	P. o.	Tage 1–21
Wdh. an Tag 28, 12 Zyklen			

waren [Freeman et al. 2019]. Daher ist wichtig, dass das bildmorphologische Rezidiv eines FL histologisch gesichert wird.

Bei einem refraktären FL (d. h. Lymphomprogression unter Therapie oder innerhalb von 6 Mon. nach Ende einer Chemoimmuntherapie) oder einem innerhalb von 24 Mon. nach Ende der Behandlung rezidivierten FL kann bei entsprechendem AZ nach Ansprechen (CR oder PR) auf eine Rezidivtherapie mit R-DHAP (Rituximab, Cisplatin, Cytarabin, Dexamethason), R-ICE (Rituximab, Ifosfamid, Carboplatin, Etoposid) oder R-GDP (Rituximab, Gemcitabin, Dexamethason, Cisplatin) eine hoch dosierte Chemotherapie mit BEAM (BCNU, Etoposid, Cytarabin, Melphalan) gefolgt von einer ASCT durchgeführt werden (▶ Tab. 12.3). Die Datenlage beruht hierzu jedoch weitgehend auf retrospektiven Analysen; daher wird diese Vorgehensweise mit der zunehmenden Verfügbarkeit neuer Substanzen möglicherweise an Bedeutung verlieren.

Nach einer länger anhaltenden Remission kann eine Wiederholung der Erstlinientherapie – eine gute ursprüngliche Verträglichkeit vorausgesetzt – erwogen werden. Dies wurde u. a. für eine Behandlung mit Bendamustin gezeigt. Bei erneutem Einsatz von Anthrazyklinen muss darauf geachtet werden, dass die kumulative Maximaldosis nicht überschritten wird. Häufig empfiehlt es sich jedoch, bisher nicht verwendete Substanzklassen einzusetzen.

Bei Pat. mit Rituximab-empfindlichem FL, die einen geringeren Remissionsdruck, einen reduzierten AZ und / oder den Wunsch nach einer nebenwirkungsarmen

Therapie haben, kann auch Rituximab als Monosubstanz zum Einsatz kommen. Bei Einsatz von Bendamustin bei Pat., die auf eine Rituximab-Behandlung refraktär waren, kann eine Kombination mit Obinutuzumab erfolgen. In einer Phase-III-Studie, in der Rituximab-refraktäre Pat. entweder mit Bendamustin plus Obinutuzumab (Induktion und Erhaltung) oder mit Bendamustin-Monotherapie behandelt wurden, zeigte sich nach einer Nachbeobachtung von 32 Mon. ein signifikanter Vorteil bzgl. des PFS (25,3 vs. 14,0 Mon.) und des OS (Median nicht erreicht vs. 53,9 Mon.) für die Kombinationstherapie [Cheson et al. 2016].

Für Pat. mit rezidiviertem FL steht mit der Kombination aus Rituximab und Lenalidomid (▶ Tab. 12.3) ab dem 1. Rezidiv auch eine wirksame, chemotherapiefreie Kombination zur Verfügung [Leonard et al. 2019]. Mit dieser Kombination konnte ein medianes PFS von fast 40 Mon. erreicht werden.

Ab der 3. Therapielinie stehen erst kürzlich zugelassene Substanzen wie der bispezifische CD3-CD20-AK Mosunetuzumab oder Verfahren wie die CAR-T-Zell-Therapie (Tisagenlecleucel gegen CD19) zur Verfügung. Diese sind effektiv und zeigen ein deutlich längeres PFS als bisherige Behandlungen. Unter beiden Therapieformen kann es zum Auftreten eines sog. Zytokinfreisetzungssyndroms (CRS) durch Zerfall der Lymphomzellen kommen. In den meisten Fällen hat das CRS nur einen geringen Schweregrad. Als weitere NW können insbes. Neutropenien auftreten.

Ab der 4. Therapielinie ist mit Axicabtagen-Ciloleucel eine weitere gegen CD19 gerichtete CAR-T-Zell-Therapie zugelassen.

Falls bispezifische AK oder eine CAR-T-Zell-Therapie infrage kommen, sollten möglichst zuvor keine Therapien eingesetzt werden, die die Aktivität der T-Lymphozyten über einen längeren Zeitraum hemmen.

Weiterhin besteht auch grundsätzlich die Möglichkeit einer allogenen Transplantation (Tx), dieses Therapieverfahren verliert aber im Lichte der neuen Behandlungsoptionen an Bedeutung.

Schließlich müssen noch die PI3Kinase-Inhibitoren (Idelalisib, Duvelisib) Erwähnung finden. Auch sie sind effektiv und bei mehrfach rezidivierten FL zugelassen (Idelalisib). Aufgrund der NW (Infektionen, Diarrhöen) werden sie aber zunehmend seltener eingesetzt. Vielversprechende Ergebnisse existieren beim rezidivierten FL auch für den BTK-Hemmer Zanubrutinib, der aber beim FL bisher nicht zugelassen ist.

Radioimmuntherapie (RIT)

Ibritumomab ist ein Anti-CD20-AK, an den über Tiuxetan das Radionukleid ^{90}Yttrium gekoppelt ist.

^{90}Yttrium-Ibritumomab-Tiuxetan zeigt bei FL hohe Remissionsraten und ist sowohl für die Konsolidierung nach Erstlinientherapie als auch für Pat. zugelassen, die nach Rituximab rezidivieren oder hierauf refraktär sind (s. o.) [Witzig et al. 2002; Morschhauser et al. 2013]. Wie bereits erwähnt wird eine RIT heutzutage nur noch selten durchgeführt.

Merke

Bei der vollständig ambulant durchgeführten Applikation von ^{90}Yttrium-Ibritumomab-Tiuxetan ist zu beachten, dass kein KM-Befall > 25 % durch das FL vorliegen sollte, da es sonst zu einer schweren Hämatotoxizität kommt.

12.2.9 Nachsorge

- Ziele:
  - Frühzeitige Erkennung einer Progression und insbes. einer Transformation in ein aggressives Lymphom.
  - Überwachung des Pat. hinsichtlich des Auftretens einer Spättoxizität bzw. einer sekundären Neoplasie.
- Intervalle: zunächst 3-monatlich, ab dem 3. J. halbjährlich.
- Inhalte:
  - Klinische Untersuchung.
  - Laborchemische Untersuchung (▶ 12.2.5).
  - Nur bei klinischem Verdacht auf einen Progress oder ein Rezidiv, nicht aber routinemäßig: CT Hals, Thorax und / oder CT Abdomen.
  - Im Rahmen von Studien wurde für Pat., deren Lymphom nach Chemoimmuntherapie im FDG-PET-CT nach Ende der Induktionstherapie (EOI) noch erhöhte Aktivität zeigte, ein signifikant kürzeres PFS und OS als für Pat. mit unauffälligem FDG-PET-CT gezeigt [Trotman et al. 2014]. Ein PET-CT nach Abschluss der Induktionstherapie ist daher wünschenswert, wird jedoch bisher nicht von den Kassen erstattet.

12.2.10 Therapieschemata

Die Therapieschemata (▶ Tab. 12.3) sollten mit Rituximab oder Obinutuzumab kombiniert werden (Dosierung s. u.).

Rituximab

- Rituximab sollte der Chemotherapie im 1. Zyklus an Tag 0 vorangehen (375 mg/ m² KOF langsam i. v.). Applikationsweise beachten: mit 50 mg/ h beginnen und bei guter Verträglichkeit halbstündliche Steigerung der Infusionsgeschwindigkeit bis max. 400 mg/ h. In den folgenden Zyklen kann die Therapie gemeinsam mit der Chemotherapie an Tag 1 erfolgen. Nach dem ersten vollständig applizierten Zyklus Rituximab i. v. kann eine Umstellung auf Rituximab s. c. erfolgen.
- Dosierung in der Monotherapie: 375 mg/ m² KOF / Wo. als i. v. Infusion, 4 Infusionen in wöchentlichem Abstand, gefolgt von 4 weiteren Gaben alle 2 Mon. [Ghielmini et al. 2004]. Hierfür hat das Medikament in der Erstlinientherapie jedoch keine Zulassung.
- Dosierung als Erhaltungstherapie nach erfolgreicher Erstlinientherapie: 375 mg/ m² KOF als i. v. Infusion oder s. c. Applikation alle 2 Mon. für 2 J.
- Rituximab in Kombination mit Lenalidomid: 375 mg/ m² KOF Tage 1, 8, 15, 22 (Zyklus 1), Tag 1 (Zyklen 2–5).
- Aufgrund häufiger Hypersensitivitätsreaktionen Prämedikation vor jeder Rituximab-Infusion: 1 Analgetikum, z. B. Paracetamol (0,5 g), und 2 Antihistaminika, z. B. Dimetinden (4 mg) und Famotidin (40 mg). Prämedikation mit Kortikosteroiden (100 mg Prednisolon) in Erwägung ziehen, sofern Rituximab nicht in Kombination mit einer steroidhaltigen Chemotherapie verabreicht wird.

Obinutuzumab

- Obinutuzumab wird in einer Absolutdosis von 1 000 mg langsam i. v. im 1. Behandlungszyklus an den Tagen 1, 8, 15 eines 21- bzw. 28-tägigen Zyklus gegeben. CHOP wird an Tag 1 und Bendamustin (90 mg/ m²) an den Tagen 1

12

und 2 eines jeden Behandlungszyklus verabreicht. Ab dem 2. Zyklus wird Obinutuzumab nur noch an Tag 1 eines jeden Zyklus gegeben.
- Dosierung in der Erhaltungstherapie: alle 2 Mon. an Tag 1 in einer Absolutdosis von 1 000 mg.
- Applikationsweise beachten: mit 50 mg/h beginnen und bei guter Verträglichkeit halbstündliche Steigerung der Infusionsgeschwindigkeit bis max. 400 mg/h. In den folgenden Zyklen kann die Therapie gemeinsam mit der Chemotherapie an Tag 1 erfolgen.
- Aufgrund häufiger Hypersensitivitätsreaktionen Prämedikation vor jeder Obinutuzumab-Infusion: 1 Analgetikum, z. B. Paracetamol (0,5 g), und 2 Antihistaminika, z. B. Dimetinden (4 mg) und Famotidin (40 mg). Prämedikation mit Kortikosteroiden (100 mg Prednisolon) in Erwägung ziehen, sofern Obinutuzumab nicht in Kombination mit einer steroidhaltigen Chemotherapie verabreicht wird.

12.3 Mantelzell-Lymphom (MCL)

Christian Scholz und Kai Hübel

12.3.1 Definition

Das Mantelzell-Lymphom (MCL) ist durch kleine bis mittelgroße lymphoide Zellen mit unregelmäßig gekerbten Zellkernen, z. T. auch mit abgrenzbaren Nukleolen, gekennzeichnet. Im Verlauf der Erkrankung können sich blastäre und pleomorphe Varianten entwickeln. Die für das MCL charakteristische Translokation t(11;14)(q13;q32) bedingt eine Verknüpfung des *CCDN1*-Gens mit der Immunglobulin-Schwerkette. Hierdurch kommt es zu einer Überexpression von Cyclin D1. Klassische MCL sind IGHV-unmutiert oder minimal mutiert und SOX11-positiv. Es gibt selten Fälle, die keine Translokation von *CCDN1*, sondern ein Rearrangement von *CCDN2* oder von *CCDN3* aufweisen.

Nach der WHO-HAES werden neben dem klassischen MCL noch folgende Subtypen beschrieben:
- Leukämisches nicht-noduläres MCL: (non-nodal MCL [nnMCL])
  - Normalerweise IGHV-mutiert und SOX11-negativ.
  - Beteiligung von peripherem Blut, KM und Milz.
  - Verlauf häufig indolent.
  - Häufiger zunächst keine Therapieindikation.
  - Das Auftreten einer TP53-Mutation verschlechtert die Prognose.
- In situ Mantelzell-Neubildung (Neoplasm) (ISMCN):
  - Nachweis von Cyclin-D1-pos. lymphoiden Zellen typischerweise in der inneren Mantelzone von LK-Follikeln in LK, die ansonsten nicht befallen sind.
  - Multilokulärer Nachweis ist möglich.
  - Verlauf häufig indolent.
  - Keine Therapieindikation.

12.3.2 Epidemiologie

- Inzidenz: 2/100 000/J.
- Ca. 3–5 % aller NHL

- Medianes Erkrankungsalter: 60–70 J.
- Verhältnis Männer : Frauen = 4 : 1

12.3.3 Pathologie

In nahezu allen MCL findet sich die Translokation t(11;14)(q13;q32). Hierdurch gelangt das *CCDN1*-Gen auf Chromosom 11 unter die Kontrolle der Immunglobulin-Schwerkette (IgH-Gen) auf Chromosom 14, wodurch es zur konstitutionellen Überexpression von Cyclin D1 kommt. Dies führt zu einer Dysregulation des Zellzyklus durch Antagonisierung des hemmenden Effekts des Retinoblastom-1- und des p27-Gens. Die alleinige Translokation t(11;14) scheint jedoch für die Lymphomentstehung nicht auszureichen. In nahezu allen MCL sind weitere (sekundäre) genetische Aberrationen wie die Mutation des ATM-Gens nachweisbar. Die klassische Variante weist i. d. R. eine nicht oder nur gering mutierte Immunglobulin-Schwerkette (IGHV) auf und exprimiert SOX11. Im Rahmen der histologischen Begutachtung sollte auch immer die Zahl der proliferierenden Lymphomzellen mit dem Proliferationsmarker Ki67 bestimmt werden. Eine Proliferationsrate > 30 % gilt als prognostisch nachteilig [Hoster et al. 2008]. Des Weiteren gelten eine blastoide oder pleomorphe Morphologie sowie eine Mutation von TP53 als prognostisch ungünstig [Eskelund et al. 2017]. MCL-Lymphomgewebe sollte daher auf eine Mutation oder Deletion von TP53 untersucht werden.

12.3.4 Klinik

Merke
Das MCL wird meist erst im fortgeschrittenen Stadium III oder IV diagnostiziert. Ein KM-Befall liegt bei 60–80 % der Fälle vor.

- Häufig klinisch rasche Progression. Ausnahmen: leukämisches nicht-noduläres MCL (nnMCL) mit i. d. R. zunächst indolentem Verlauf und In-situ-Mantelzell-Neubildung (ISMCN) ohne Therapieindikation.
- Extranodaler Befall: Insbes. KM (bei 60–80 %), Leber und GIT sind häufig involviert, selten auch ZNS-Befall.

12.3.5 Diagnostik

- Entspricht weitgehend den für das FL (▶ 12.2.5) dargestellten Grundsätzen.
- Bei gastrointestinalen Symptomen: Ösophagogastroduodenoskopie bzw. Koloskopie.
- Bei V. a. ZNS-Befall: Liquoruntersuchung (Zytologie, Durchflusszytometrie), MRT des Schädels und ggf. des Spinalkanals.
- **Immunhistochemische Marker:** CD19 + , CD20 + , CD5 + , Cyclin D1 + , FCM7 + , SOX11 + (i. d. R. neg. bei nnMCL), CD23−, CD10− (▶ Tab. 12.2).

12.3.6 Komplikationen

- KM-Insuffizienz mit konsekutiver Panzytopenie
- Infektionen
- Gastrointestinale Blutung

12.3.7 Prognose

Die mediane Überlebenszeit hat sich durch den Einsatz von Rituximab, der hoch dosierten Chemotherapie (HDT) plus autologer Stammzelltransplantation (ASCT) sowie durch bessere Salvage-Therapien von 4–5 J. auf 10 J. und mehr erhöht.

Ähnlich dem FLIPI beim FL und dem IPI beim diffusen großzelligen Lymphom existiert beim MCL ein Risikoscore. Der MIPI (MCL International Prognostic Index) [Hoster et al. 2008] enthält die folgenden Risikofaktoren:

- Alter: ≥ 60 J.
- ECOG: ≥ 2
- LDH oberhalb der Norm
- Leukozyten: > 10 000/µl

Der MIPI wird mit der folgenden Formel berechnet:

$$\text{MIPI-Wert} = (0{,}03535 \times \text{Alter in Jahren}) + 0{,}6978[\text{falls ECOG} > 1]$$
$$+\left(1{,}367 \times \log_{10}(\text{LDH / oberer LDH Normwert})\right) + (0{,}9393 \times \log_{10}(\text{WBC pro nl}))$$

In den MIPI-c geht neben diesen Werten die Proliferationsrate des Lymphoms, bestimmt durch die Expression des Proliferationsmarkers Ki67 im Lymphomgewebe, ein.

Auf der Internetseite der German Lymphoma Alliance (GLA) findet sich unter dem Menüpunkt „Scores" ein Rechner für den MIPI und den MIPI-c.

Unabhängig vom MIPI bedingt eine Mutation von TP53 eine sehr ungünstige Prognose. Diese behält auch nach einer HDT und ASCT einen neg. prognostischen Einfluss [Eskelund et al. 2017].

12.3.8 Therapie

Therapieplanung

12

Merke
Pat. mit MCL sollten unabhängig vom Stadium i. d. R. nach Diagnosestellung behandelt werden. Die Therapie sollte insbes. bei Pat. mit ungünstigen Prognosefaktoren im Rahmen von klinischen Studien erfolgen.
Ausnahmen: leukämisches nicht-noduläres MCL (nnMCL), das i. d. R. indolent verläuft und oft erst zu einem späteren Zeitpunkt therapiert werden muss, sowie die In-situ-Mantelzell-Neubildung (ISMCN), die i. d. R. gar nicht behandelt werden muss.

- Nur ca. 15 % der MCL werden in den Stadien I und II diagnostiziert. Im Stadium I kann eine Radiatio erwogen werden.
- In den fortgeschrittenen Stadien II, III und IV ist eine Chemoimmuntherapie erforderlich. Bei Pat. mit entsprechendem AZ und geringer Komorbidität sollte in der 1. Therapielinie eine HDT mit ASCT erfolgen.

Chemotherapie

Erstlinientherapie

Pat. mit MCL, die nicht für eine HDT mit ASCT infrage kommen:

Bei Pat. mit MZL, die nicht für eine HDT mit ASCT infrage kommen, kann zwischen einer Therapie mit VR-CAP, R-Bendamustin oder R-CHOP gewählt werden. Anschließend sollte eine Erhaltungstherapie mit Rituximab erfolgen. Nach VR-CAP und R-Bendamustin muss dies jedoch bei der jeweiligen Krankenkasse beantragt werden.
Kürzlich publizierte Daten einer Phase-III-Studie zeigen einen Benefit bzgl. des PFS für eine Hinzunahme von Ibrutinib zu R-Bendamustin mit einer zweijährigen Rituximab-Erhaltungstherapie. Aktuell liegt für die Gabe von Ibrutinib in der Erstlinie jedoch noch keine Zulassung vor.

Folgende Erstlinientherapien kommen bei Pat. mit MCL, die nicht für eine HDT mit ASCT infrage kommen, zum Einsatz:

- Mit **R-CHOP** (▶ 12.2.10) in der Erstlinientherapie lagen PFS und OS bei 18–24 Mon. bzw. 4–5 Jahren. Eine anschließende Erhaltungstherapie mit Rituximab (alle 2 Mon. bis zum Progress) verbesserte diese Ergebnisse in einer Phase-III-Studie auf ein 4-Jahres-OS von 87 %. Das war signifikant besser als der Vergleichsarm, in dem die Pat. Interferon-α (3 × 3 Mio. IE/Wo. s. c.) erhielten (4-Jahres-OS 63 %) [Kluin-Nelemans et al. 2012]. Eine Erhaltungstherapie mit Rituximab ist in dieser Situation als „Off-Label Use“ vom gemeinsamen Bundesausschuss (GBA) akzeptiert.
- Eine Behandlung mit **Bortezomib, Rituximab, Cyclophosphamid, Doxorubicin und Prednison (VR-CAP;** CAP dosiert wie bei CH[O]P und Bortezomib 1,3 mg/m² an den Tagen 1, 4, 8 und 11 eines jeden der 6 Zyklen R-CAP) erreichte ein medianes PFS von 24 Mon. und war damit einer Therapie mit R-CHOP mit einem medianen PFS von 14 Mon. bzgl. des primären Endpunkts der Studie signifikant überlegen. Eine Erhaltungstherapie erhielten die Pat. in dieser Phase-III-Studie nicht. Kürzlich publizierte Ergebnisse mit einer längeren Nachbeobachtung zeigten mit einem medianen OS von 90 vs. 55 Mon. auch eine signifikante Verbesserung des OS (HR 0,66 [95 %-CI 0,51–0,85]; p = 0,001) [Robak et al. 2018].
- In einer weiteren Phase-III-Studie war das PFS für Pat., die mit **R-Bendamustin** (▶ 12.2.10) behandelt wurden, besser als das von mit R-CHOP behandelten Individuen (medianes PFS 35 vs. 22 Mon.) [Rummel et al. 2013]. Eine Erhaltungstherapie mit Rituximab erfolgte in dieser Studie nicht. Auf dem Jahreskongress der European Hematology Association (EHA) wurde jedoch eine große retrospektive Analyse [Salles et al EHA 2021 EP785] gezeigt, bei der MCL-Pat. nach R-Bendamustin bzgl. der Zeit bis zur nächsten Behandlung (TTNT) und OS signifikant von einer Erhaltungstherapie mit Rituximab im Gegensatz zu alleiniger Beobachtung profitierten. Die 3-Jahres-TTNT lag bei 75 % (Range 70–79 %) im Vergleich zu 51 % (46–55 %; p < 0,001) und das 3-Jahres OS betrug 85 % (Range 81–89 %) im Vergleich zu 76 % (72–80 %; p = 0,001).
- Weitere Daten für den Einsatz einer R-Bendamustin-basierten Behandlung liefert die kürzlich publizierte SHINE-Studie [Wang et al. 2022]. Bei dieser placebokontrollierten Phase-III-Studie erhielten nicht transplantationsfähige

12

Pat. mit MCL 6 Zyklen R-Bendamustin gefolgt von Rituximab-Erhaltung (alle 8 Wo. für 24 Mon.) plus Placebo (Standardarm) oder den Bruton-Tyrosinkinase-(BTK-)Hemmer Ibrutinib (experimenteller Arm) bis zum Progress der Erkrankung. Nach einer medianen Nachbeobachtung von 84 Mon. lag das PFS im Placebo-Arm bei 52,9 Mon. (43,7–71,0), während es im Ibrutinib-Arm 80,6 Mon. (61,9-NE; HR 0,75 [95 %-CI 0,59–0,96] p = 0,011) betrug. Ein Unterschied bzgl. des OS zeigte sich nicht, das OS lag nach 78 Mon. für beide Therapiearme bei ca. 60 %. Ibrutinib ist bisher noch nicht für Erstlinienbehandlung von Pat. mit MCL, die nicht für eine HDT mit ASCT infrage kommen, zugelassen.

Pat. mit MCL, die für eine HDT mit ASCT infrage kommen:

Pat. mit MCL, die für eine HDT mit ASCT infrage kommen, sollten nach aktuellem Kenntnisstand eine Induktions-Chemoimmuntherapie mit 3 Zyklen R-CHOP + Ibrutinib im Wechsel mit 3 Zyklen R-DHAP erhalten. Bei eingeschränkter Nierenfunktion kann Cisplatin durch Oxaliplatin ersetzt werden. Im Anschluss an den letzten Zyklus R-DHAP erfolgt die Stammzellapherese. Sofern ausreichend Stammzellen gesammelt wurden, wird dann eine HDT vorzugsweise mit BEAM und eine ASCT durchgeführt. Im Weiteren erfolgt eine Rituximab-Erhaltungstherapie alle 8 Wo. über 36 Mon. sowie parallel eine Ibrutinib-Erhaltungstherapie über 24 Monate. Diese Empfehlung beruht auf Ergebnissen der TRIANGLE-Studie, die erstmals Ende 2022 auf dem Jahreskongress der ASH vorgestellt wurde. Das hier beschriebene Behandlungsregime war der Arm A + I der TRIANGLE-Studie. In Bezug auf das failure free survival (FFS) war dieser Arm (A + I) signifikant besser als die bisherige Standardtherapie (Arm A). Arm A entsprach der o. g. Therapie, jedoch ohne Ibrutinib. Bezüglich des OS zeigt sich bisher noch kein signifikanter Vorteil, es zeichnet sich jedoch ein Trend zugunsten A + I ab. Ein weiterer Arm untersuchte die Wirksamkeit der oben beschriebenen Therapie unter Weglassen der HDT und ASCT (Arm I). In Bezug auf das FFS war Arm I dem Standardarm A statistisch nicht unterlegen, sondern überlegen. Ob Arm I dem Arm A + I gleichwertig ist, ist aktuell noch nicht mit abschließender Sicherheit zu sagen. Es traten jedoch nach Therapie im Arm I vergleichsweise weniger NW auf, sodass anzunehmen ist, dass zunehmend auf die HDT und ASCT bei Pat. mit MCL verzichtet werden wird, sofern Ibrutinib im Rahmen der Behandlung zum Einsatz kommt. Anzumerken ist, dass Ibrutinib in der Erstlinie bisher noch nicht zugelassen ist und daher bei der Krankenkasse beantragt werden muss.

Pat. in gutem AZ und entsprechendem Alter sollten dosisintensiviert behandelt werden. Dies beruht u. a. auf einer Studie, bei der Pat. nach einer Induktionstherapie mit 4–6 Zyklen CHOP entweder 2 weitere Zyklen CHOP plus IFN-α Erhaltung oder eine Behandlung mit Dexa-BEAM, Stammzellsammlung gefolgt von Ganzkörperbestrahlung, Cyclophosphamid und ASCT erhielten. Der ASCT-Arm war im Bezug der PFS signifikant besser als der Interferon-Erhaltungsarm.

Dieses Behandlungskonzept wurde in der MCL-Younger-Studie (Phase III) des European MCL Networks weiterentwickelt. Hier wurde eine Induktionstherapie mit 6 Zyklen R-CHOP gefolgt von Dexa-BEAM mit der sequenziellen Therapiekombination aus 3 Zyklen R-CHOP im Wechsel mit 3 Zyklen R-DHAP (Rituximab, Dexamethason, hoch dosiertes Cytarabin, Cisplatin) verglichen. Anschließend folgte in beiden Studienarmen eine Ganzkörperbestrahlung und eine HDT sowie eine ASCT. Der Arm, in dem hoch dosiertes Cytarabin gegeben wurde, erreichte nach einer medianen Nachbeobachtung von 10,6 J. ein medianes PFS von 8,0 J., der Arm mit alleiniger R-CHOP-Induktion eines von 4,3 J. (HR 0,61 [95 %-CI 0,48–0,78], p < 0,0001) [Hermine et al. 2016; aktualisierte Ergebnisse Hermine et al. 2021]. Für die Subgruppe mit hoch intermediärem oder hohem MIPI-c, starker TP53-Expression in der Immunhistochemie oder blastoider Morphologie konnte durch die Hinzunahme von Cytarabin sogar eine OS-Benefit erreicht werden. So lag das mediane OS in dieser Subgruppe nach R-CHOP bei 5,0 J., während es im R-CHOP/R-DHAP Arm 10,4 J. betrug (HR 0,55 [95 %-CI 0,35–0,88], p = 0,013).

Nach Durchführung einer Cytarabin-haltigen Induktionstherapie gefolgt von HDT und ASCT ist eine Rituximab-Erhaltungstherapie indiziert. Grundlage hierfür ist eine Phase-III-Studie, bei der Pat. nach HDT und ASCT für 3 J. alle 8 Wo. Rituximab erhielten oder lediglich beobachtet wurden. Für die Erhaltungstherapie zeigte sich ein signifikanter Vorteil bzgl. des 4-Jahres-PFS mit 83 % im Vergleich zu 64 % sowie bzgl. des 4-Jahres-OS mit 88 % vs. 81 % [Le Gouill et al. 2017].

Im Rahmen der TRIANGLE-Studie wurde gezeigt, dass die Hinzunahme von Ibrutinib zur bisherigen Standardtherapie das FFS weiter verbessert. In der Studie erhielten die Pat. im Kontrollarm (Arm A) 3 Zyklen R-CHOP im Wechsel mit 3 Zyklen R-DHAP gefolgt von Stammzellsammlung und anschließender HDT und ASCT. Im Verlauf wurde die Studie dahingehend aktualisiert, dass eine Erhaltungstherapie mit Rituximab alle 8 Wo. über 3 J. möglich war. Im experimentellen Arm (A + I) wurde diese Therapie um Ibrutinib ergänzt. Hier erhielten die Pat. während jeden 21-tägigen R-CHOP-Zyklus von Tag 1–19 Ibrutinib (560 mg/d). Parallel zu R-DHAP wurde kein Ibrutinib gegeben. Nach HDT und ASCT erhielten die Pat. für 24 Mon. Ibrutinib (560 mg/d) als Erhaltungstherapie. Auch im Arm A + I war zusätzlich eine Rituximab-Erhaltung möglich. In einem weiteren experimentellen Arm (Arm I) erhielten die Pat. die gleiche Behandlung wie in Arm A + I, nur wurden HDT und ASCT weggelassen. Der primäre Endpunkt der Studie war das failure free survival (FFS). Das FFS entspricht in etwa dem PFS. Der Unterschied zwischen FFS und PFS liegt darin, dass beim FFS auch das Erreichen nur einer stabilen Erkrankung ein Ereignis ist, beim PFS jedoch nicht. Das 3-Jahres-FFS lag im Arm A, A + I und I bei 72, 88 und 86 % und war in den Armen A + I und I signifikant besser als im Arm A (A + I vs. A p = 0,0008, HR = 0,52). Ob Arm I dem Arm A + I gleichwertig ist, kann aktuell noch nicht abschließend gesagt werden. Die Kaplan-Meier-Kurven verlaufen jedoch bisher nahezu deckungsgleich. Im Arm A + I gab es zudem während der Erhaltungstherapie mehr Zytopenien und mehr Infektionen als in Arm I. Daher ist zu erwarten, dass die HDT und ASCT in der Erstlinie des MCL zunehmend an Bedeutung verliert. Das 3-Jahres-OS lag in den Armen A, A + I und I bei 86, 91 und 92 %. Der Unterschied ist jedoch bisher nicht statistisch signifikant [Dreyling et al. 2022]. Wichtig zu erwähnen ist, dass Ibrutinib für die Erstlinientherapie des MCL bisher noch nicht zugelassen ist; daher muss ein Kostenübernahmeantrag bei der Krankenkasse gestellt werden.

Rezidiv- bzw. Zweitlinientherapie

Im Rezidiv bzw. bei refraktärem MCL spielt der Zeitpunkt (≤ bzw. > 2 J.) des Rezidivs eine wesentliche prognostische Rolle. Sofern möglich sollte vor erneuter Therapie das Lymphgewebe wieder auf eine TP53-Mutation untersucht werden.

Jüngere, fitte Pat. werden, soweit sie dies nicht in der Erstlinientherapie erhalten haben, mit hoch dosiertem Cytarabin gefolgt von einer HDT und ASCT behandelt.

12

Alternativ erhalten Pat. eine Dauertherapie mit Ibrutinib. In einer Phase-II-Studie induzierte Ibrutinib bei intensiv vorbehandelten Pat. (im Median 3 Vortherapien) eine Ansprechrate von 68 % (CR-Rate 21 %) und ein geschätztes PFS von 13,9 Monaten. Nach einer medianen Nachbeobachtung von 15,3 Mon. war das mediane OS noch nicht erreicht [Wang et al. 2013]. Eine Ibrutinib-Resistenz ist prognostisch ungünstig. Weitere BTK-Hemmer mit Wirksamkeit beim MCL sind die bisher noch nicht für diese Indikation zugelassenen Zanubrutini, Acalabrutinib und Pirtobrutinib.

Für Pat. mit Rezidiv nach zwei oder mehr Therapielinien, inklusive einem BTK-Hemmer, ist eine Behandlung mit CAR-T-Zellen gegen CD19 auf Grundlage der ZUMA-2-Studie zugelassen. Brexucabtagen Autoleucel (KTE-X19) induzierte bei intensiv vorbehandelten MCL eine ORR von 93 % und eine CR-Rate von 67 %. Nach einer medianen Nachbeobachtung von 12,3 Mon. waren noch 57 % der Pat. in Remission. Das geschätzte 12-Monats-PFS und -OS lag bei 61 bzw. 83 %. In einer Subgruppenanalyse hatte interessanter Weise eine TP53-Mutation oder eine blastoide bzw. pleomorphe Morphologie keinen Einfluss auf die ORR, allerdings waren die Fallzahlen dieser Subgruppen sehr klein [Wang et al. 2022].

Weitere zugelassene Substanzen sind das immunmodulatorische Lenalidomid und der mTOR-Hemmer Temsirolimus. Letzterer wird jedoch zunehmend seltener eingesetzt. Rituximab verbessert die Wirksamkeit von Lenalidomid, ist aber in dieser Kombination nicht zugelassen.

12.3.9 Therapieschemata

- R-CHOP (▶ Tab. 12.3)
- R-DHAP (▶ Tab. 12.4)
- R-Bendamustin (▶ Tab. 12.3)

12.4 Chronische lymphatische Leukämie (CLL)

Wolfgang Knauf

12

12.4.1 Definition

Die CLL wird zu den niedrig-malignen B-NHL gezählt. Die Erkrankung hat ihren Ursprung im KM und ist durch einen leukämischen Verlauf charakterisiert. Zur Formulierung der Diagnose CLL werden mind. 5 000 klonale B-Lymphozyten / µl im

Tab. 12.4 R-DHAP [Gisselbrecht et al. 2010]

Substanzen	Dosierung	Applikationsart	Therapiezeitpunkt
Rituximab	375 mg / m² KOF	I.v.	Tag 1 (im 1. Zyklus Tag 0)
Cisplatin	100 mg / m² KOF	I.v. über 24 h	Tag 1
Cytosin-Arabinosid	2 × 2 000 mg / m² KOF	Im Abstand von 12 h über 3 h i.v.	Tag 2
Dexamethason	40 mg	I.v.	Tage 1–4
G-CSF		S.c.	Mind. an den Tagen 6–13 empfohlen

peripheren Blut gefordert. Bei B-Lymphozyten < 5 000/µl spricht man von einer „monoklonalen B-Lymphozytose“ in Abgrenzung von einer CLL (analog zu MGUS/Multiples Myleom, ▶ 14.3.1).

Eine Variante stellt das kleinzellige lymphozytische B-NHL dar, das sich extramedullär (z. B. in LK oder Haut) manifestieren kann. Es wird der CLL zugerechnet.

12.4.2 Epidemiologie

- In den westlichen Ländern die am häufigsten diagnostizierte leukämische Erkrankung.
- Neuerkrankungen in Deutschland: ca. 2 500/J.
  - < 50 J.: < 1/100 000/J.
  - 50–60 J.: 1/100 000/J.
  - 60–70 J.: 10/100 000/J.
  - 70–80 J.: 20/100 000/J.
  - > 80 J.: 30–40/100 000/J.
- Durchschnittsalter bei Diagnosestellung: 72 J.
- Frauen sind seltener betroffen als Männer.
- Hohe Prävalenz in der Altersgruppe der > 60-Jährigen.

12.4.3 Risikofaktoren

- Ein Zusammenhang mit organischen Lösungsmitteln (z. B. Benzol) kann angenommen werden und ist in der deutschen Berufskrankheiten-Verordnung aufgeführt. Andere auslösende Faktoren oder Risikofaktoren, die die Entstehung der CLL begünstigen, konnten bislang nicht sicher identifiziert werden. Insbes. besteht kein klarer Zusammenhang mit der Exposition gegenüber Radioaktivität, Röntgenstrahlen und nutritiven Noxen.
- Berichte über familiäre Häufungen über mehrere Generationen hinweg und das Auftreten der CLL bei Geschwistern legen eine genetische Disposition nahe; diese spielt jedoch angesichts der Seltenheit einer familiären CLL einerseits und der Häufigkeit der Erkrankung in der älteren Bevölkerung andererseits im praktischen Alltag nur eine marginale Rolle.
- Der Befund, dass bei einem afrikanischen oder asiatischen genetischen Hintergrund das Risiko, an einer CLL zu erkranken, deutlich niedriger als bei sog. Kaukasiern ist, spricht für noch nicht identifizierte genetische Faktoren.

12.4.4 Klassifikation / Stadieneinteilung

Grading

Im Gegensatz zu den follikulären NHL erfolgt bei der CLL kein Grading.

Stadieneinteilung

Zwei international gebräuchliche Stadieneinteilungen:
- Nach Rai et al. (▶ Tab. 12.5) und nach Binet et al. (▶ Tab. 12.6). In Deutschland wird insbes. im Rahmen studienkontrollierter Therapien meist die Einteilung nach Binet verwendet.
- Beide Systeme dienen als Grundlage für die Therapieindikation.
- Die oben ausgeführten historischen medianen Überlebenszeiten sind angesichts der heute zur Verfügung stehenden Therapien als überholt und zu kurz

Tab. 12.5 Stadieneinteilung nach Rai et al. [1975]

Stadium	Definition	Medianes Überleben
0: Niedriges Risiko	• Lymphozytose > 5 000 / µl • KM-Infiltration > 30 %	> 10 J.
I: Intermediäres Risiko	• Lymphozytose > 5 000 / µl • KM-Infiltration > 30 % • Lymphadenopathie	Ca. 7 J.
II: Intermediäres Risiko	• Lymphozytose > 5 000 / µl • KM-Infiltration > 30 % • Lymphadenopathie • Hepato- / Splenomegalie	Ca. 7 J.
III: Hohes Risiko	• Lymphozytose > 5 000 / µl • KM-Infiltration > 30 % • Lymphadenopathie • Hepato- / Splenomegalie • Anämie: Hb-Wert < 11 g / dl	Ca. 1,5 J.
IV: Hohes Risiko	• Lymphozytose > 5 000 / µl • KM-Infiltration > 30 % • Lymphadenopathie • Hepato- / Splenomegalie • Anämie: Hb-Wert < 11 g / dl und / oder • Thrombozytopenie	Ca. 1,5

Tab. 12.6 Stadieneinteilung nach Binet et al. [1981]

Stadium	Definition	Medianes Überleben
A: Niedriges Risiko	< 3 befallene LK-Stationen	> 10 J.
B: Intermediäres Risiko	≥ 3 befallene LK-Stationen	Ca. 7 J.
C: Hohes Risiko	Anämie (Hb-Wert < 10 g / dl) und / oder Thrombozytopenie	Ca. 1,5 J.

- Zervikale, axilläre und inguinale LK uni- oder bilateral gelten jeweils als 1 LK-Station. Leber und Milz gelten ebenfalls je als 1 LK-Station.
- Der Diagnose einer Hepato- oder Splenomegalie liegen ausschließlich palpatorisch erhobene Befunde zugrunde. Bildgebende Verfahren werden nicht herangezogen.
- Eine hämolytische Anämie und eine Autoimmunthrombozytopenie, die beide als Epiphänomene einer CLL vorliegen können, werden für die Stadieneinteilung nicht berücksichtigt.

anzusehen. Sie verdeutlichen aber den grundsätzlichen Einfluss des Stadiums auf die Prognose und die i. d. R. fehlende Therapieindikation im Stadium Rai 0 / I bzw. Binet A.

- Zur Prognoseabschätzung müssen andere Faktoren herangezogen werden (▸ 12.4.10).

12.4.5 Lokalisation und Ausbreitung

- Primäre Manifestation im KM. Von dort kommt es zur leukämischen Aussaat in das periphere Blut. Ausnahme: lymphozytisches NHL, das heutzutage aus formalen Gründen auch bei isoliertem Befall eines einzelnen LK der CLL zugerechnet wird.

- Die CLL ist eine lymphatische „Systemerkrankung". Neben dem KM können in unterschiedlichem Ausmaß sämtliche LK-Stationen sowie Leber und Milz befallen sein. Extranodale Manifestationen sind selten, sie betreffen meist die Haut. Ein Befall von ZNS und Meningen stellt eine Rarität dar, das Skelettsystem wird ausgespart.

12.4.6 Prävention

- Vorbeugung (primäre Prävention): Abgesehen von der Exposition gegenüber organischen Lösungsmitteln sind keine krankheitsauslösenden Faktoren identifiziert; eine primäre Prävention ist ansonsten nicht bekannt.
- Früherkennung (sekundäre Prävention): In den meisten Fällen wird die CLL im Rahmen einer Routineuntersuchung über die BB-Diagnostik entdeckt. Ein BB-Screening ist jedoch wegen der meist fehlenden therapeutischen Konsequenz nicht indiziert.

12.4.7 Klinik

Merke
Typische CLL-Symptome gibt es nicht! Die Symptome einer CLL finden sich vielmehr auch bei anderen Lymphomen und malignen Tumoren.

Häufig wird die CLL im Rahmen einer Routineuntersuchung diagnostiziert. Der Anteil dieser Pat. mit einer symptomlosen CLL in einem Frühstadium (Rai 0–I oder Binet A) umfasst etwa ⅔ aller neu diagnostizierten Fälle. Auf genaueres Nachfragen hin gibt jedoch ein Teil dieser Pat. gehäufte Infekte oder überschießende Hautreaktionen auf Insektenstiche an.

- Subjektiv empfundene Symptome:
  - Nachtschweiß, ungewollter Gewichtsverlust, Fieberschübe (B-Symptomatik): werden von ca. 20 % der Pat. bei Erstdiagnose angegeben.
  - Allgemeine Müdigkeit und Belastungsdyspnoe können auf eine Anämie, petechiale Blutungen auf eine Thrombozytopenie hindeuten.
- Lymphadenopathie:
  - Bei 70–80 % der Pat. bei Diagnosestellung in unterschiedlichem Ausmaß vorhanden.
  - Die geschwollenen LK sind indolent und von prall-elastischer Konsistenz.
- Hepato-/Splenomegalie: i. d. R. schmerzlos; verursacht allenfalls ein dumpfes Druckgefühl im Oberbauch.
- Autoimmunphänomene wie Autoimmunhämolyse, Autoimmunthrombozytopenie oder Pure Red Cell Aplasia (▶ 6, ▶ 27). Auftreten bei ca. 20–30 % der Pat. im Verlauf der Erkrankung.
- Im Fall eines Ikterus an Hämolyse denken.

12.4.8 Diagnostik

Richtlinien zu Diagnostik und Therapie sind immer wieder Gegenstand internationaler Konferenzen und sog. Consensus-Meetings. Der International Workshop on Chronic Lymphocytic Leukemia (IWCLL) hat in seinem Konsensuspapier eine international getragene Empfehlung publiziert [Hallek M. 2008]. Diagnosealgorithmus ▶ Abb. 12.1.

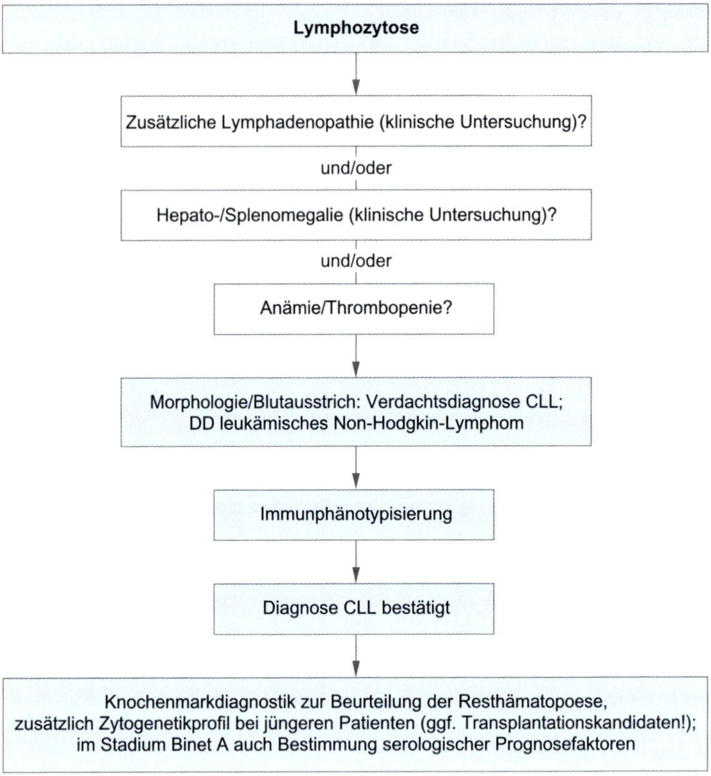

Abb. 12.1 Diagnosealgorithmus bei Verdacht auf CLL [L157]

Morphologie

Merke
Eine anhaltende Lymphozytose im peripheren Blut ist Voraussetzung für die klinische Verdachtsdiagnose einer CLL.

- Einteilung der CLL aufgrund morphologischer Charakteristika:
  - „Typische" Form mit < 10 % prolymphozytären Zellen.
  - Mischform mit bis zu 55 % prolymphozytären Zellen.
- Übertrifft der Anteil der Prolymphozyten im Blutausstrich 55 %, liegt definitionsgemäß eine Prolymphozytenleukämie vor.
- Gumbrecht-Kernschatten:
  - Lymphozyten, die beim Ausstreichen auf dem Objektträger zerquetscht und zerstört wurden.
  - Häufig im Blutausstrich zu finden.

- Nicht spezifisch für die CLL, sondern auch bei anderen leukämisch verlaufenden NHL anzutreffen.
- Typische CLL-Zellen:
  - Kleine lymphatische Zellen mit kompaktem, scholligem Kern, der nur selten einen Nukleolus oder Kerneinschnürungen erkennen lässt.
  - Der Kern ist allenfalls von einem schmalen Zytoplasmasaum umgeben.
  - Lichtmikroskopie: keine Vakuolen im Zytoplasma.
  - Finden sich Zellen mit etwas weiterem Zytoplasma und nicht mehr zentral, sondern exzentrisch liegenden Kernen, spricht man von lymphoplasmozytoider Differenzierung.
- In solchen Fällen ist die Problematik der rein morphologischen Abgrenzung der CLL gegen andere niedrig maligne NHL besonders offenkundig, weshalb heutzutage eine zusätzliche immunphänotypische Charakterisierung der lymphatischen Zellen obligat ist.

Immunphänotyp

- Immunphänotypisierung:
  - Kann an mononukleären lymphatischen Zellen aus dem peripheren Blut, an KM-Aspiraten oder an Schnittpräparaten von LK erfolgen.
  - Dient der Absicherung der Diagnose und der Abgrenzung gegenüber anderen lymphoproliferativen Erkrankungen.
- Befunde:
  - In allen Fällen findet sich eine klonale Expansion reifer lymphatischer Zellen der B-Zell-Reihe. Damit verbunden ist eine Leichtkettenrestriktion, d. h. eine einseitige Verschiebung des Verhältnisses der Immunglobulinleichtketten-κ zu den Immunglobulinleichtketten-λ.
  - Dennoch wird auch bei der CLL immer eine Koexpression des ansonsten als T-Zell-Marker geltenden Epitops CD5 gefunden. Die Abgrenzung erfolgt über ein spezielles Markerprofil (▶ Tab. 12.7). Die früher als T-CLL bezeichnete seltene Variante wird nach derzeit gültiger Klassifikation als T-PLL (T-Zell-Prolymphozytenleukämie) bezeichnet. Sie besitzt eine schlechtere Prognose als die CLL.

Tab. 12.7 Immunphänotypische Charakteristika der B-CLL und Abgrenzung gegenüber anderen NHL

	CD19 / 20	CD79b	CD23	CD5	CD10	CD103	CD25	CD11c	FMC7
CLL	+	–	+	+	–	–	– / +	– / +	– / +
PLL	+	+	– / +	– / +	–	–	–	– / +	+
HCL	+	– / +	–	–	–	+	+	+	+
MCL	+	+	–	+	–	–	–	–	+
SLVL	+	+	– / +	– / +	– / +	– / +	– / +	– / +	+
LP / IC	+	+	–	–	–	–	– / +	– / +	– / +
FL	+	+	– / +	–	– / +	–	–	–	+

CLL = chron. lymphatische Leukämie, FL = follikuläres Lymphom, HCL = Haarzellleukämie, LP / IC = lymphoplasmozytoides Immunozytom, MCL = Mantelzell-Lymphom, SLVL = Splenic lymphoma with villious lymphocytes

12

Knochenmarkzytologie und -histologie

- Zur Diagnosesicherung nicht zwingend notwendig. Jedoch Einschätzung des Infiltrationsgrads und Beurteilung der Resthämatopoese möglich.
- Indiziert zur Klärung der DD der Thrombozytopenie im Verlauf einer CLL: verminderte Megakaryopoese oder erhöhter Verbrauch von Thrombozyten in der Peripherie.

Lymphknotenhistologie

Zur Diagnosesicherung i. d. R. nicht notwendig. Sie kann jedoch bei nicht eindeutiger Morphologie im peripheren Blut und immunphänotypisch zweifelhafter Zuordnung zur Klärung der DD beitragen.

Bildgebende Verfahren

- Rö-Thorax:
  - Eingangsdiagnostik
  - Bessere Einschätzung der klinischen Gesamtsituation, Erkennung mediastinaler und hilärer Lymphome
- Abdomensonografie:
  - Routinemäßiger Bestandteil sowohl der Eingangsdiagnostik als auch der Verlaufskontrollen
  - Objektivierung von Leber- und Milzgröße, Erkennung einer intraabdominellen und/oder retroperitonealen Lymphadenopathie
- CT-/MRT-Thorax/-Abdomen: nur in Einzelfällen und dann meist im Rahmen anderer Fragestellungen indiziert

12.4.9 Therapie

Therapieplanung

Merke

Die Diagnose der CLL bedingt per se keine Therapie.

Da überwiegend ältere Pat. betroffen sind und – abgesehen von der allogenen SZT – derzeit kein kurativer Ansatz zur Verfügung steht, ist bei der Wahl der Therapie in besonderem Maße die individuelle Situation des Pat. zu beachten.

Die therapeutische Strategie verfolgt – wenngleich durchaus mit unterschiedlicher Intensität – als Ziel einer raschen Symptomenkontrolle, einer größtmöglichen Tumormassenreduktion und eines möglichst langes PFS. Eine kurative Option verspricht zurzeit allein die allogene Blutstammzelltransplantation, deren Einsatz allerdings angesichts anderer effektiver Therapien und des meist fortgeschrittenen Alters der Pat. im Alltag keine wesentliche Rolle spielt. Intensivierte und zeitlich begrenzte Kombinationschemotherapien plus monoklonale Antikörper können molekulare komplette Remissionen induzieren. Diese Therapien haben zu einer Verlängerung des PFS und in einigen Studien auch des OS geführt. Eine molekulare komplette Remission (MRD-Negativität) wird deshalb als „ideales" Therapieziel aufgefasst. In der Zwischenzeit wurde die Chemotherapie abgelöst von zielgerichteten Substanzen wie Hemmern der Signaltransduktion mit Tyrosinkinase-Inhibitoren (TKI) oder bcl2-Inhibitoren. Diese Therapien können über deutlich längere Zeiträume als die herkömmlichen Chemotherapien oder als Dauertherapie gegeben werden. Auch bei fehlender MRD-Negativität können die CLL langfristig kontrolliert und sowohl PFS als auch OS verlängert werden.

Für die große Mehrheit der Pat. bleibt als realistisches Ziel der Therapie in erster Linie die Verlängerung des symptomlosen, im klinischen Sinne weitgehend krankheitsfreien Überlebens. Die Verlängerung des OS bleibt dessen ungeachtet natürlich die Herausforderung, der sich jede therapeutische Neuentwicklung stellen muss.

Indikationen zur Therapie

- B-Symptome: Ungewollter Gewichtsverlust, Nachtschweiß und krankheitsbedingtes Fieber („Tumorfieber") gelten als vom Stadium der Erkrankung unabhängige Therapieindikation.
- Stadium der Erkrankung:
  - Stadium Binet A: allgemein keine Therapieindikation. Ausnahme: rascher Progress mit sehr kurzer (< 6 Mon.) Lymphozytenverdopplungszeit.
  - Stadium Binet B: keine unbedingte Therapieindikation, es sei denn, klinisch zeigen sich Zeichen des Progresses, z. B. eine zunehmende Organomegalie oder Entwicklung von LK-Paketen mit Gefahr der lokalen Obstruktion.
  - Stadium Binet C: generelle Therapieindikation (nach internationalem Konsens).
- Autoimmunphänomene: In Abhängigkeit vom Ausmaß der Autoimmunphänomene wird man die Indikation zur immunsuppressiven Therapie stellen. Nicht jede chron. Autoimmunhämolyse oder Autoimmunthrombozytopenie bedarf der sofortigen Therapie. Die Indikation ist gegeben bei klinisch symptomatischer Anämie oder progredienter Thrombozytopenie mit Blutungsgefahr.
- Ungünstiges Risikoprofil: Das Vorhandensein ungünstiger Prognosefaktoren (▶ 12.4.10) stellt für sich allein genommen keine Indikation zur Therapie dar. Die präemptive Therapie von Pat. im Stadium Binet A mit ungünstigen Prognosefaktoren bleibt prospektiven Studien vorbehalten und kann zurzeit für den klinischen Alltag nicht empfohlen werden. Eine sehr schwierige Beratungssituation ergibt sich für jüngere Pat. in einem frühen Krankheitsstadium mit ungünstigem zytogenetischem Risikoprofil. Hier sollte im individuellen Fall die Beratung durch ein Transplantationszentrum erfolgen.

Medikamentöse Therapie

Als lymphoproliferative Systemerkrankung ist die CLL eine Domäne einer medikamentösen Therapie. Die Therapie mit „klassischer" Chemotherapie kann jedoch nur noch in individuellen Ausnahmefällen empfohlen werden. Im Gegensatz zu früheren Jahren ist sie kein Standard mehr. Eine Indikation ist vorstellbar bei der Nicht-Verfügbarkeit zielgerichteter Substanzen.

Merke

Wegen der sehr differenzierten Einsatzmöglichkeiten und der verschiedenen Kombinationsoptionen gehört die Therapie des Pat. mit CLL in die Hände des Hämatologen. Das Einbringen von Pat. in eine der multizentrischen Therapieoptimierungsstudien ist anzustreben (Deutsche CLL-Studiengruppe; Studienzentrale: Medizinische Klinik I, Universität Köln).

Chemotherapeutika

Merke
Als Reserve-Optionen zu betrachten! Nicht mehr Therapie der ersten Wahl!

- Chlorambucil, Fludarabin, Bendamustin (▶ 12.4.11). Chlorambucil hat sich gegenüber Fludarabin hinsichtlich der Remissionsraten als unterlegen erwiesen. Insbes. beim älteren Pat. zeigt es jedoch keine Unterlegenheit im PFS und OS [Eichhorst et al. 2009]. Deshalb bleibt es aufgrund der unkomplizierten oralen Applikation und in Anbetracht der palliativen Zielsetzung für gebrechliche Pat. mit relevanten Komorbiditäten weiterhin eine Option.
- I. v. und oral verabreichtes Fludarabin ist der oralen Therapie mit Chlorambucil hinsichtlich der Remissionswahrscheinlichkeit überlegen, ohne dass eine Verlängerung des OS gezeigt worden wäre [Catovsky et al. 2007].
- Bendamustin hat sich in der Therapie bereits mehrfach vorbehandelter Pat. als sehr wirksam erwiesen. In der Erstlinientherapie ist es dem Chlorambucil bzgl. den Remissionsraten und dem PFS überlegen [Knauf et al. 2009].
- Die für die Lebensqualität des Pat. wichtige Zeitspanne bis zur nächsten Therapie wird durch Bendamustin gegenüber Chlorambucil etwa verdreifacht [Knauf et al. 2012].
- Therapie in Kombination mit monoklonalen Antikörpern (▶ Tab. 12.9).

Monoklonale Antikörper

Nach Ablösung der Chemotherapie durch Inhibitoren der Signaltransduktionswege werden monoklonale Antikörper (MoAb) als deren Kombinationspartner eingesetzt.

Rituximab (Anti-CD20)

- Wird meist in Kombination mit TKI oder bcl2-Inhibitoren eingesetzt. Als Monotherapeutikum hat es bei der CLL keinen Stellenwert.
- In Abwesenheit einer del17p in Kombination mit Fludarabin plus Cyclophosphamid (FC-R-Schema) für belastbare Pat. sehr effektiv mit einer ORR von ca. 90 % und einer Rate an CR von ca. 44 % [Hallek et al. 2008]. Auch in Kombination mit Bendamustin (BR-Schema) sehr effektiv, dabei mit einer geringen Infektionsrate belastet [Fischer et al. 2012].
- Das T-Zell-Kompartiment wird von Rituximab nicht tangiert.
- Dosierung: 375 mg/m² KOF langsam (über 2–4 h) i. v., jeweils am Tag vor der Chemotherapie. In einigen Protokollen wird ab Zyklus 2 eine Dosis von 500 mg/m² KOF empfohlen.
- Hinweis für den 1. Zyklus: Die Aufteilung in eine „Testdosis“ von 50 mg an einem Tag und die restliche Gesamtdosis am folgenden Tag hat sich bewährt.

Obinutuzumab (Anti-CD20)

- In einer prospektiv randomisierten Studie hat sich dieser AK in Kombination mit Chlorambucil dem Rituximab (ebenfalls zusammen mit Chlorambucil) hinsichtlich der Ansprechrate (ORR und CR) sowie dem PFS als überlegen gezeigt [Goede et al. 2013]. Dabei wurde Obinutuzumab in einer fixen Dosis von 1 000 mg verabreicht.
- Hinweis für den 1. Zyklus: Im Rahmen der o. g. Zulassungsstudie wurden starke Unverträglichkeitsreaktionen bei der Erstapplikation bei ca. ¼ der Pat.

beobachtet. Die Aufteilung in eine „Testdosis" (z. B. 100 mg) gefolgt von der restlichen Gesamtdosis am Folgetag ist dringend empfohlen!

Prämedikation

> **Merke**
> Da jeder dieser Antikörper als Fremdeiweiß in der Initialphase der Therapie schwere Unverträglichkeitsreaktionen hervorrufen kann, muss unbedingt eine Prämedikation mit Antihistaminika, Antipyretika und Steroiden erfolgen.

- Antipyretikum: z. B. Paracetamol 500–1 000 mg p. o.
- Antihistaminikum: z. B. Clemastin 2 mg i. v.
- Steroid: z. B. Prednisolon i. v. 0,5–2 mg/kg KG. Inbes. bei bekannter allergischer Disposition wird initial mit einer hohen Dosis des Steroids prämediziert. Bei guter Verträglichkeit kann die Steroiddosis bei nachfolgenden Gaben reduziert werden. Bei diabetischer Stoffwechsellage, arterieller Hypertonie oder dysphorischen NW individuelle Dosierung.

Inhibition der Signaltransduktion

Von besonderem Interesse sind Substanzen, die durch eine gezielte Inhibition des Signaltransduktionswegs zur Apoptose maligner Zellen führen. Damit eröffnet sich die Möglichkeit einer „chemotherapiefreien" Therapie insbes. bei der CLL und anderen NHL. Zahlreiche Daten aus randomisierten Studien belegen die Wirksamkeit dieses neuen Prinzips. Durch den Einsatz von Hemmern der Signaltransduktion (mit oder ohne zusätzliche AntiCD20-MoAb) wurde der Gebrauch von Chemotherapeutika auf Einzelfälle reduziert.

- **Hemmung der Bruton's Tyrosinkinase:** Substanzen, die die Bruton's Tyrosinkinase (BTK) hemmen, z. B. Ibrutinib (I), Acalabrutinib (A), Zanubrutinib (Z), sind sowohl für die Erstlinientherapie (I/A) als auch im Rezidiv (I/A/Z) zugelassen. Zu beachten ist das Risiko bzgl. Vorhofflimmern/-flattern, einer Blutdrucksteigerung und die Interaktion mit der Plättchenfunktion und dem sich daraus ergebenden Risiko einer erhöhten Blutungsneigung! Ibrutinib als Monotherapie zeigt ein längeres PFS gegenüber einer Kombination aus Bendamustin und Rituximab. Die Zugabe von Rituximab zu Ibrutinib ergab jedoch keine weitere Verlängerung des PFS [Woyach et al. 2018]. Die Kombination aus Ibrutinib und Obinutuzumab ist dem FCR hinsichtlich des PFS überlegen [Shanafelt et al. 2018]. Acalabrutinib zeigt im direkten Vergleich zu Ibrutinib bei gleicher Effektivität ein günstigeres kardiovaskuläres Risikoprofil [Byrd 2021].
  - Zanubrutinib zeigt sich im direkten Vergleich dem Ibrutinib in der Therapie vorbehandelter Pat. mit CLL bzgl. der ORR und dem PFS überlegen und weist ein günstigeres NW-Profil auf [Hillmen 2021].
  - Die Therapie mit einem TKI ist als Dauertherapie angelegt.
- **Hemmung der PI3 K-Kinase (z. B. durch Idelalisib):** In Kombination mit Rituximab konnte eine Ansprechrate von 97 % mit 19 % CR in der Erstlinientherapie von 64 Pat. gezeigt werden [O'Brien et al. 2013]. Insbes. bei Vorliegen einer del17p hat sich Idelalisib als sehr wirksam erwiesen. Wegen schwerer NW im Sinne von Immunreaktionen (Kolitis, Hepatitis, Pneumonitis) wird es aber heutzutage kaum noch eingesetzt. Unbedingt ist auf eine Prophylaxe gegenüber atypischen Keimen (z. B. mit Co-trimoxazol) zu achten.

12

- **Hemmung von Bcl2 (z. B. durch ABT199 / Venetoclax):** Die Substanz ist für die Erstlinien- und Rezidivtherapie zugelassen und kann mit einem Anti-CD20-AK kombiniert werden. Die hohe Wirksamkeit ist in der Initialphase der Therapie mit einem hohen Risiko für ein Tumorlysesyndrom vergesellschaftet, weshalb eine enge Überwachung der Pat. in den ersten Wochen der Behandlung angezeigt ist [Seymor 2018].
- **Duale Hemmung von Bcl2 und TKI:** Aktuelle Studienkonzepte prüfen die kombinierte Hemmung der TKI und des bcl2-Signalwegs. Mit diesem therapeutischen Ansatz kann eine hohe Rate an MRD-Negativität erreicht werden. Diese Kombination scheint für eine zeitlich begrenzte Therapie mit hoher Effektivität geeignet zu sein [Wierda 2021].

Therapiealgorithmus

Die Wahl der Therapie richtet sich nicht nur nach der Krankheitsdynamik, sondern auch nach der Schwere evtl. vorhandener Begleiterkrankungen und der Lebenserwartung des Pat.

Der Therapiealgorithmus ist in Abhängigkeit vom Fortschritt in der Medikamentenentwicklung und vom Vorliegen robuster Studiendaten einem steten Wandel unterworfen. Die CLL-Leitlinienkommission der Deutschen Gesellschaft für Hämatologie und medizinische Onkologie passt den Therapiealgorithmus dem jeweils aktuellen Wissensstand an.

Merke

Vor Einleitung einer Therapie wird (unabhängig von der Therapielinie) die Erhebung eines zytogenetischen Status dringend empfohlen! Die Wahrscheinlichkeit des Vorliegens einer del17p / TP53-Mutation steigt mit jedem Rezidiv, ebenso treten gehäuft andere Aberrationen auf. Der Mutationsstatus des IgVH-Lokus sollte vor Einleiten der Erstlinientherapie bestimmt werden. Der Mutationsstatus bleibt über die Therapielinien hinweg unverändert.

Eine Zuordnung in eine der drei wesentlichen Gruppen wird empfohlen:

- **Fit:** keine beeinträchtigenden Begleiterkrankungen.
- **Unfit:** relevante Beeinträchtigung (z. B. kardial, renal); die Lebenserwartung wird zumindest teilweise durch die Komorbidität bestimmt.
- **Frail:** Gebrechlichkeit, eng limitierte Lebenserwartung.

Therapiemöglichkeiten:

- Erstlinientherapie fitte Pat.:
  - TKI als Dauertherapie +/– (zeitlich begrenzt) Anti-CD20-AK.
  - Bcl2-Inhibition + Anti-CD20-AK (jeweils zeitlich begrenzt).
- Die Dauertherapie mit einem TKI wird insbes. bei Vorliegen eines prognostisch schlechten Risikoprofils empfohlen.
- Erstlinientherapie unfitte Pat.: Falls klinisch vertretbar wie fitte Pat., ggf. zeitlich begrenzt Anti-CD20-AK in Kombination mit Chlorambucil oder Bendamustin in individuell angepasster Dosierung.
- Erstlinientherapie gebrechliche Pat.: Beschränkung auf supportive Maßnahmen, ggf. orales Alkylans.
- Zweitlinientherapie: Wechsel von TKI auf bcl2-Inhibition oder vice versa.

- PLL / Richter-Syndrom: In Analogie zu anderen höher malignen NHL (▶ 13) ist eine primäre Therapie mit einem anthrazyklinhaltigen Schema (z. B. CHOP + R) zu erwägen. Bei der T-PLL ist eine Therapie mit Alemtuzumab (Anti-CD52-MoAb) oder eine allogene Stammzelltransplantation zu bedenken.

Stammzelltransplantation

- Hochdosistherapie mit nachfolgender autologer SZT: Bei jüngeren Pat. als Therapieoption geprüft. Aktuell jedoch nicht indiziert angesichts anderer Therapieoptionen.
- Allogene SZT: derzeit das einzige Verfahren mit kurativer Zielsetzung [Gribben 2009].
- Wegen der hohen Begleittoxizität und des Risikos einer stark beeinträchtigten Lebensqualität infolge einer (chron.) GvHD bleibt diese Therapieform weiterhin experimentell. Für die kleine Gruppe der jungen Pat. mit ungünstigen Prognosefaktoren (▶ 12.4.10) sollte die allogene SZT jedoch in Betracht gezogen werden bei der Hochrisiko-Situation mit del17p / TP53-Mutation und Rezidiv oder Refraktärität gegenüber TKI und bcl2-Inhibition.

Strahlentherapie

Die Strahlentherapie kommt allenfalls als ergänzende individuelle palliative Maßnahme zum Einsatz. Bei übermäßig ausgeprägter Splenomegalie oder Lymphadenopathie mit Obstruktion benachbarter Strukturen ist sie hilfreich und führt i. d. R. schnell zu einer Verringerung der lokalen Tumormasse.

Steroidtherapie

Die früher gängige Addition von Steroiden zur Chemotherapie (meist Chlorambucil) ist heute weitgehend verlassen worden. Die Remissionsraten lassen sich mit Steroiden nicht verbessern, dagegen steigt das Infektionsrisiko! Steroide haben daher ihren Stellenwert überwiegend in der Therapie der Autoimmunphänomene.

Splenektomie

Die Indikation zur Splenektomie muss zurückhaltend gestellt und kritisch gesehen werden. Im Fall einer steroidrefraktären Autoimmunproblematik kann sie erwogen werden.

12.4.10 Prognose

Die Lebenserwartung ist abhängig vom Stadium der Erkrankung und von individuellen Prognosefaktoren. Sie kann von 1,5–20 J. ab Diagnosestellung streuen und beträgt im Mittel ca. 8 Jahre.

Individuelle Prognosefaktoren

Neben der Stadieneinteilung (▶ 12.4.4) sind weitere individuelle Faktoren von Bedeutung. Ihre Bestimmung wird in vielen studiengerechten Behandlungsprotokollen und insbes. bei jüngeren Pat. gefordert.

Prognosefaktoren definieren per se keine Therapieindikation! Sie können herangezogen werden bei der Entscheidung zwischen dauerhafter Therapie und zeitlich begrenzter Therapie.

Klinische Parameter

- Lymphozytenverdopplungszeit < 6 Mon. ausgehend von einem Ausgangswert von 30/nl: harter, ungünstiger Prognosefaktor.
- B-Symptomatik: prognostisch ungünstig. Indikator einer aktiven, behandlungsbedürftigen Erkrankung.
- Muster der KM-Infiltration: spielt nur noch eine untergeordnete Rolle. Eine herdförmige, nicht diffuse Infiltration war früher als prognostisch günstig erachtet worden. In Multivariatanalysen konnte sich diese Einschätzung jedoch nicht halten.
- Transformation einer CLL in ein Richter-Syndrom: prognostisch sehr ungünstig. Richter-Syndrom: außerordentlich proliferationsaktive Variante einer CLL mit rasantem Anstieg der Lymphozytenzahlen und rascher Zunahme der Tumormasse.
- Stadium ▶ 12.4.4.

Serumparameter

Mit einer ungünstigen Prognose sind folgende Parameter vergesellschaftet:

- Thymidinkinaseaktivität > 7 U/l
- β_2-Mikroglobulin-Konzentration > 3,5 mg/l
- LDH-Aktivität > 350 U/l
- Erhöhte Konzentration des löslichen CD23

Der Vorteil dieser Parameter liegt in ihrer standardisierten Messung und der geringen Störanfälligkeit der Bestimmung. Im Praxisalltag und außerhalb von kontrollierten Studien wird man sich auf LDH und β_2-Mikroglobulin beschränken.

Zytogenetik

Im Gegensatz zur störanfälligen klassischen Metaphasenbänderungstechnik erlaubt die FISH-Technik eine zytogenetische Analyse auch an Interphase-Zellkernen, d. h. an sich nicht teilenden Zellen. Damit ist diese Technik bes. für die CLL geeignet, die sich meist mit einer sehr geringen Proliferationsaktivität präsentiert.

Zu häufigen chromosomalen Aberrationen und ihre prognostische Bedeutung ▶ Tab. 12.8.

Tab. 12.8 Häufige chromosomale Aberrationen und ihre prognostische Bedeutung

Aberration	Häufigkeit (%) bei Diagnosestellung	Prognose
del13q	50	↑
Trisomie 12	15–20	→
del11q22–23	15–20	↓
del17p	5–10	↓↓
del6q	5	→
Komplexer Karyotyp (drei oder mehr Aberrationen)	10–30	↓

Mehrfachnennungen sind möglich
↑ = gute Prognose, → = kein relevanter Einfluss, ↓ = schlechte Prognose, ↓↓ = sehr schlechte Prognose

Weitere Prognosefaktoren

Immunphänotyp

Die Expression des CD38-Epitops auf CLL-Zellen ist als prognostisch ungünstig zu werten [Damle et al. 2000; Hamblin et al. 2000]. Die Vergleichbarkeit der quantitativen Messungen ist jedoch problematisch. Gleiches gilt für die Expression des Zellmarkers zap70, der in der Behandlungsroutine von nachrangiger Bedeutung ist.

Immunglobulinmutationsstatus

Eine starke Korrelation zur Prognose besitzt der Mutationsstatus der variablen Region des Immunglobulin-Schwerketten-Gens [Damle et al. 2000; Hamblin et al. 2000]. Im Laufe der Reifung eines Lymphozyten kommt es zur „Prägung" im Keimzentrum und zur Ausbildung von Rearrangements der Immunglobulin-Gene. Der so mutierte Lymphozyt ist „reifer" als der nicht mutierte.

Bei der CLL lassen sich zwei Zelltypen unterscheiden: Ein „reifer", mutierter und ein „unreifer", nicht mutierter. Pat. mit „unreifem" Zelltyp haben eine schlechtere Prognose als solche mit stattgehabten Mutationen. Da die prognostische Relevanz dieses Befunds stark ausgeprägt ist, kommt dieser auch im klinischen Alltag eine hohe Bedeutung zu.

12.4.11 Therapieschemata

▶ Tab. 12.9.

Tab. 12.9 Wirksame Regime in der Therapie der CLL

Substanzen	Dosis	Applikationswege
Ibrutinib	420 mg / d	P. o.
Acalabrutinib	2 × 200 mg / d	P. o.
Zanubrutinib	2 × 160 mg / d	P. o.
Venetoclax	Initial 20 mg / d, langsames Steigern bis 400 mg maximale Tagesdosis	P. o.
Chemotherapie – i. d. R. in Kombination mit einem Anti-CD20-MoAb		
Bendamustin[1]	70–100 mg / m² KOF an den Tagen 1 + 2 Bis 6 Zyklen in monatlichem Abstand	I. v., p. o.
Chlorambucil[1]	0,4–0,8 mg / kg KG an den Tagen 1–3; alle 2 Wo. 6–12 Mon.	I. v.
Fludarabin + Cyclophosphamid[1]	• Fludarabin: 30 mg / m² KOF an den Tagen 1–3 • Cyclophosphamid: 250 mg / m² KOF an den Tagen 1–3 Bis 6 Zyklen in monatlichem Abstand	I. v.
Bei Vorliegen einer del17p / TP53-Mutation besteht die Ind. für den Einsatz eines Signaltransduktionshemmers (TKI oder bcl2-Inhibition)		

[1] Nur noch in individuellen Einzelfällen!

12

12.5 Lymphoplasmozytisches Lymphom (LPL) und Waldenström-Makroglobulinämie

Kai Hübel und Christian Scholz

12.5.1 Definition

Voraussetzung für die Diagnose der Waldenström-Makroglobulinämie (WM; früher Morbus Waldenström) ist der Nachweis von monoklonalem IgM-Protein und einer Infiltration des KM durch lymphoplasmozytische Zellen im Sinne eines lymphoplasmozytischen Lymphoms (LPL). Als Nicht-WM-Typ-LPL (ca. 5 % der LPL) bezeichnet man LPL mit IgA- oder IgG-monoklonalem Protein, asekretorische LPL oder IgM-LPL ohne KM-Beteiligung. Die folgenden Ausführungen beziehen sich in erster Linie auf die WM.

12.5.2 Epidemiologie

- Inzidenz: 1–4 pro 100 000 Personen
- Erkrankung des älteren Menschen mit einem Median im 7. Lebensjahrzehnt
- Männer deutlich häufiger betroffen als Frauen

12.5.3 Pathologie

Merke

Monoklonales IgM i. S. ist für die Waldenström-Makroglobulinämie nicht pathognomonisch, leicht erhöhte Serumkonzentrationen können bei verschiedenen NHL-Subtypen und auch bei der monoklonalen Gammopathie unklarer Signifikanz (MGUS) vom Typ IgM, einer möglichen Entwicklungsvorstufe zum WM, vorkommen.

Es finden sich kleine Lymphozyten, lymphoplasmozytische Lymphozyten mit reichlich basophilem Zytoplasma, aber einem lymphozytenähnlichen Kern, sowie Plasmazellen. Die Kern-Plasma-Relation der lymphoplasmozytischen Zellen ist deutlich geringer als bei reifen Lymphozyten. Im Kern können sich Dutcher-Körperchen finden, die monoklonales IgM enthalten.

Immunhistologisch und -zytologisch exprimieren die Zellen Oberflächenimmunglobulin (S-IgM-pos.).

In ca. 50 % der Fälle findet sich eine Translokation t(9;14)(p13;q32). Des Weiteren wurde bei > 90 % der WM-Erkrankungen eine Mutation von MYD88 entdeckt. Auch bei IgM-neg. LPL wurde diese Mutation bei einem Großteil der Pat. beschrieben. MYD88 ist ein Adaptermolekül für Toll-Like-Rezeptor- oder Interleukin-1-vermittelte Signale. Des Weiteren verstärkt MYD88 die Aktivität der Bruton's Tyrosinkinase (BTK). Der L265P-Aminosäurenaustausch ermöglicht die Komplexbildung mit der Kinase IRAK4, was schließlich zu einer Aktivierung des zellschützenden Transkriptionsfaktors NFκB führt. Der Nachweis der MYD88-Mutation hilft insbes. bei Grenzfällen zur Abgrenzung von MZL oder multiplen Myelomen, bei denen sich diese Veränderung nicht findet. Ca. 40 % der Pat. mit WM haben darüber hinaus eine Mutation von CXCR4. Neben der Diagnostik sind diese Mutationen relevant für die Effektivität einer Therapie mit einem BTK-Inhibitor. Insbes. Pat. ohne MYD88-Mutation sprechen schlechter auf BTK-Inhibitoren an. Auch bei einer Mutation von CXCR4 und einer Mutation von MYD88 scheinen die Ansprechraten auf eine Ibrutinib-Monotherapie geringer zu sein [Treon et al. 2015]. Bei WM mit MYD88-Wildtyp empfiehlt sich eine Kombination des BTK-Inhibitors mit Rituximab [Buske et al. 2022].

12.5.4 Klinik

- Infiltration von KM, LK und Milz.
- Extranodale Manifestationen: Lunge, GIT, Leber, Haut.
- Aufgrund hoher Serumkonzentrationen von monoklonalem IgM kann es zu einem Hyperviskositätssyndrom (▶ 5.1.5) oder zu Komplikationen durch Kälteagglutinine oder Kryoglobuline (hämolytische Anämie oder Akrozyanose mit Nekrosen) kommen. Koagulopathien können durch die Bindung von IgM an Gerinnungsfaktoren oder Thrombozyten auftreten. Paraneoplastische Polyneuropathien sind eine weitere Manifestation. Bei einem kleinen Teil der Pat. (< 3 %) entwickelt sich eine AL-Amyloidose. Die Bildung von Autoantikörpern wurde beschrieben.

12.5.5 Diagnostik

- Obligat: Diff-BB, LDH und β_2-Mikroglobulin, Albumin, Immunglobuline IgM, IgG und IgA i. S., Serumelektrophorese, Serumimmunfixation.
- Bei Hinweisen auf eine hämolytische Anämie Bestimmung von Kälteagglutininen und Kryoglobulinen, Coombs-Test. Das Vorhandensein von Kälteagglutininen oder Kryoglobulinen kann die Messung des Immunglobulin-Absolutwerts beeinflussen.
- Die Serumviskosität korreliert nicht zwingend mit dem Schweregrad der Hyperviskosität und muss daher nicht notwendigerweise bestimmt werden. Die Untersuchung des Augenhintergrunds ist häufig aussagekräftiger. Hier zeigt sich bei kritischer Hyperviskosität eine Rollenbildung in den Venen der Retina.
- Bei Vorliegen einer peripheren Neuropathie können Anti-Myelin-assoziierte Glykoproteine des Antigangliosids M1 und Anti-Sulfatid-IgM-AK vorhanden sein.
- Bei V. a. Amyloidose sollte eine Echokardiografie erfolgen.
- Durchflusszytometrie: Positivität für die B-Zell-Antigene CD19, CD20, CD22, CD79a, außerdem häufig für CD25 und CD38 sowie für membrangebundenes und zytoplasmatisches IgM, aber Negativität für CD5, CD10 und CD23.
- KM-Biopsie: zur initialen Diagnosesicherung einer WM obligat. Der Nachweis der Infiltration ist morphologisch und immunphänotypisch zu bringen (Immunphänotyp:CD19, CD20, CD22, CD79a, die plasmozytische Komponente ist CD38- und CD138-pos.).
- Eine Lymphadenopathie und / oder eine Organomegalie sollte sonografisch oder per CT festgestellt werden. Gonadenfunktion und fertilitätserhaltende Maßnahmen ▶ 11.6.

Merke

Für die Diagnose der WM müssen folgende Kriterien erfüllt sein:

- Nachweis eines monoklonalen Immunglobulins M
- ≥ 10 % klonale lymphoplasmozytoide Zellen im KM

12.5.6 Komplikationen

- Hyperviskositätssyndrom (▶ 5.1.5)
- Autoimmunhämolytische Anämie
- KM-Insuffizienz mit Infektionen, Blutungen und Anämie
- Transformation in ein aggressives Lymphom

12.5.7 Prognose

Im Rahmen einer prospektiven Analyse von 587 Pat. mit WM wurde ein Risiko-Score entwickelt: International Prognostic Scoring System for Waldenström's Macroglobulinemia (ISSWM) [Morel et al. 2009]. Sämtliche Pat. hatten einen Therapiegrund (Zytopenie, B-Symptome, Organomegalie, Hyperviskosität und andere IgM-abhängige Symptome) und wurden zum Zeitpunkt der Erstlinientherapie erfasst. Therapiebeginn war vor 2002.

Der ISSWM umfasst folgende Risikofaktoren:
- Alter: > 65 J.
- Hb: ≤ 11,5 g/dl
- Thrombozyten: ≤ 100 000/µl
- β_2-Mikroglobulin i. S.: > 3 mg/dl
- Monoklonales Protein i. S.: > 70 g/l

Niedriges Risiko: 0–1 Risikofaktoren (RF) außer Alter. Intermediäres Risiko: 2 RF oder Alter > 65 Jahre. Hohes Risiko: > 2 RF. Das mediane Überleben lag in dieser Untersuchung bei 143, 99 bzw. 44 Monaten. Diese Zahlen berücksichtigen jedoch nicht die neueren Therapien.

12.5.8 Therapie

Die Pat. werden nicht automatisch bei Diagnose therapiert. Häufig erfolgt zunächst „watch and wait".

Folgende Veränderungen begründen eine Therapieindikation:
- Ausgeprägte Zytopenie (Hb ≤ 10 g/dl, Thrombozyten < 100 000/µl als Richtwert).
- Manifestation klinischer Symptome, z. B. ausgeprägte B-Symptome.
- Symptomatische Hyperviskosität (klinische Einschätzung ggf. unter Berücksichtigung des Befunds einer Augenhintergrundspiegelung oder der Serumviskositätsmessung). Klinische Zeichen: u. a. Nasenbluten, Sehstörung, Kopfschmerzen, Schwindel, Sensibilitätsstörung. Bei IgM-Werten > 6 g/dl besteht i. d. R. eine Therapieindikation.
- Symptomatische Kälteagglutinine oder Kryoglobuline.
- WM- oder LPL-induzierte Neuropathie.

Bei Hyperviskositätssyndrom ist eine anfängliche Plasmapherese eine wichtige Ergänzung zur anschließend durchgeführten Systemtherapie.

Der BTK-Inhibitor Ibrutinib in Kombination mit Rituximab ist für die Erstlinientherapie des WM zugelassen. Ibrutinib wird hierbei als Dauertherapie gegeben. Pat., die eine $MYD88^{L265P}$-Mutation ohne gleichzeitige $CXCR4^{WHIM}$-Mutation aufweisen, sprechen besser auf eine Monotherapie mit Ibrutinib an als Pat. mit gleichzeitiger Mutation in MYD88 und CXCR4 bzw. ohne Mutation in MYD88 und in CXCR4. Bei gleichzeitiger Therapie mit Ibrutinib und Rituximab wurden diese

Tab. 12.10 DCR-Schema zur Therapie bei Waldenström-Makroglobulinämie

Zytostatika	Dosierung	Applikationsart	Therapiezeitpunkt
Dexamethason	20 mg	P. o.	Tag 1
Cyclophosphamid	100 mg / m^2 KOF	P. o. 2 × tgl.	Tage 1–5
Rituximab	375 mg / m^2 KOF	I. v.	Tag 1
Wdh. an Tag 22			

Unterschiede bzgl. der Ansprechrate nicht beobachtet [Dimopoulos et al. 2018]. Der Zweitgenerationen-BTK-Inhibitor Zanubrutinib zeigt bei MYD88-mutierten Pat. eine vergleichbare Wirksamkeit wie Ibrutinib sowie eine reduzierte, aber immer noch vorhandene Aktivität bei MYD88-Wildtyp. Darüber hinaus scheint Zanubrutinib verträglicher zu sein als Ibrutinib [Dimopoulos et al. 2022]. Zanubrutinib kann ab der Zweitlinie gegeben werden oder in der Erstlinie eingesetzt werden, falls Pat. nicht für eine Chemoimmuntherapie geeignet sind.

Ein wirksames und gut verträgliches, zeitlich begrenztes Chemoimmuntherapie-Regime ist Rituximab, Cyclophosphamid, Dexamethason (DCR) alle 21 Tage für 6 Mon. (▶ Tab. 12.10). Hiermit betrug die ORR 74 % (CR 7 %), das 2-Jahres-PFS 67 % sowie die 2-Jahres-OS 90 % [Dimopoulos et al. 2007].

Eine Alternative ist Rituximab-Bendamustin (▶ Tab. 12.3). Rituximab ist auch als Monotherapie wirksam und kann insbes. bei älteren und komorbiden Pat. eingesetzt werden, die Ansprechrate ist jedoch geringer (20–50 %). Außerdem besteht bei einer Monotherapie mit Rituximab das Risiko eines Flare-Phänomens. Dies besteht in einem möglichen initialen Anstieg des IgM-Spiegels mit Zunahme der Symptome [Kastritis et al. 2018].

Bei sehr hohen IgM-Werten oder alleiniger Rituximab-Therapie kann evtl. eine Plasmapherese erforderlich sein.

Ein weiteres mögliches Therapieprotokoll ist R-CHOP. Eine Therapie mit Bortezomib und Rituximab (Kassenantrag erforderlich) erreichte bei vorbehandelten Pat. eine ORR von 51 % und ein PFS von 16 Mon.

Ansprechen berücksichtigt folgende Parameter: IgM i. S., Lymphadenopathie, Splenomegalie. Wobei der Immunglobulinspiegel i. S. wie beim multiplen Myelom und die restlichen Parameter wie bei der CLL bewertet werden.

Merke

Erfolgskriterien der International Working Group für WM

- Komplettes Ansprechen (CR): unauffällige Immunfixation (IF), Normalisierung des IgM i. S., kein Hinweis auf KM-Infiltration, völlige Rückbildung aller extramedullären Manifestationen (LK, Milz etc.), keine Symptome der WM. Die IF muss 6 Wo. später wiederholt werden.
- Sehr gute partielle Remission (VGPR): ≥ 90 % Reduktion des monoklonalen IgM i. S., völlige Rückbildung aller extramedullären Manifestationen, keine Symptome der WM, keine neuen Läsionen oder Symptome der WM.
- Partielle Remission (PR): ≥ 50 %, aber < 90 % Reduktion des monoklonalen IgM i. S., ≥ 50 % Rückbildung der extramedullären Manifestationen, keine neuen Läsionen oder Symptome der WM.

- Geringes Ansprechen (MR): ≥ 25 %, aber < 50 % Reduktion des monoklonalen IgM i. S., keine neuen Läsionen oder Symptome der WM.
- Stabile Erkrankung (SD): < 25 % Reduktion, aber < 25 % Anstieg des monoklonalen IgM, keine neuen Läsionen oder Symptome der WM.
- Progrediente Erkrankung: ≥ 25 % Anstieg des monoklonalen IgM, ausgehend vom tiefsten Wert nach Therapiebeginn, neue Läsionen oder Symptome der WM.

Pat. mit WM erreichen im Gegensatz zu Pat. mit anderen Lymphomen mit den eingesetzten Regimen nur sehr selten eine CR, weil sich das Immunglobulin meistens nicht völlig normalisiert.

Im Rezidiv wurden mit BTK-Inhibitoren (BTKi) bei BTKi-naiven Pat. hohe Remissionsraten und eine lange Remissionsdauer erreicht. Alternativ kann bei längerer Remissionsdauer (> 24 Mon.) das ursprünglich verwandte Regime erneut zum Einsatz kommen, sofern wieder eine Therapieindikation, wie oben beschrieben, vorliegt. Bei aggressiven Verläufen stellt ähnlich wie beim Frührezidiv eines FL eine HDT mit ASCT eine mögliche Alternative dar, für deren Wertigkeit jedoch sehr wenig Daten vorliegen.

12.5.9 Nachsorge

- In den ersten 2 J. alle 3 Mon., für 3 weitere Jahre alle 6 Mon., anschließend jährlich.
- Anamnese und körperlicher Untersuchung, Diff-BB, Basischemie, Bestimmung des betroffenen Immunglobulins i. S.
- Auf Hinweise auf ein Zweitmalignom sowie eine Transformation in ein hoch malignes Lymphom sollte geachtet werden.

12.5.10 Therapieschemata

▶ Tab. 12.10.

12.6 Marginalzonen-B-Zell-Lymphom (MZL)

Kai Hübel und Christian Scholz

12.6.1 Definition

Marginalzonenlymphome (MZL) umfassen verschiedene Subtypen:

- Extranodales Marginalzonen-B-Zell-Lymphom des mukosaassoziierten lymphatischen Gewebes (MALT-Typ)
- Nodales Marginalzonen-B-Zell-Lymphom
- Splenisches Marginalzonen-B-Zell-Lymphom
- Primäres kutanes Marginalzonen-Lymphom
- Pädiatrisches Marginalzonen-Lymphom

12.6.2 Epidemiologie

Die extranodalen MALT-Lymphome machen ca. 5 % aller NHL aus. Ca. 50 % aller MALT-Lymphome sind gastralen Ursprungs. Nodale MZL sind seltener und umfassen lediglich 1 % aller B-Zell-Lymphome.

12.6.3 Pathologie

Der Nachweis des MALT-Lymphoms beruht auf den morphologischen Charakteristika und der Monoklonalität. Jedoch bedeutet der Monoklonalitätsnachweis nicht in jedem Fall schon malignes Verhalten, denn im Frühstadium sind MALT-Lymphome in vielen Fällen noch von einer Stimulation abhängig. Bei gastralen MALT-Lymphomen erfolgt sehr häufig die Stimulation durch Helicobacter (H.) pylori, aber auch andere MALT-Lymphome sind z.T. mit pathogenen Organismen oder Autoimmunerkrankungen assoziiert, z.B. das MALT-Lymphom der Tränendrüse mit Chlamydia psittaci, das der Haut mit Borrelia burgdorferi, das des Dünndarms mit Campylobacter pylori oder das der Speicheldrüse bzw. der Schilddrüse mit dem Sjögren-Syndrom bzw. der Hashimoto-Thyreoiditis.

Das MALT-Lymphom besteht typischerweise aus kleinen lymphatischen Zellen. Sie infiltrieren Randpartien (Marginalzonen) reaktiver B-Zell-Follikel. Im fortgeschrittenen Stadium ist es nicht immer möglich, einen primär extranodalen Befall von einem generalisierten nodalen Lymphom mit Organbeteiligung zu unterscheiden.

Zu zytogenetischen Aberrationen, die häufig mit MALT-Lymphomen assoziiert sind, gehören eine Trisomie des Chromosoms 3 und/oder 8 sowie eine Translokation t(11;18)(q21;q21).

12.6.4 Klassifikation / Stadieneinteilung

Extranodale MZL werden nach der von Musshoff modifizierten Ann Arbor-Klassifikation eingeteilt (▶Tab. 12.11).

12.6.5 Klinik

Merke

Im Unterschied zu anderen Lymphomen befindet sich bei Diagnosestellung der überwiegende Teil aller extranodalen MZL in einem lokalisierten Stadium (Stadien I und II_{1E}).

Tab. 12.11 Modifizierte Stadieneinteilung der extranodalen Marginalzonen-Lymphome nach Musshoff

Stadium	Beschreibung
I	Befall eines extralymphatischen Organs oder Gewebes
II_1	Befall eines extralymphatischen Organs einschließlich der regionalen LK (II_1) oder eines weiteren benachbarten extralymphatischen Organs ober- oder unterhalb des Zwerchfells (II_1E)
II_2	Befall eines extralymphatischen Organs und LK-Befall, der über die regionalen LK hinausgeht (II_2) und auch einen weiteren lokalisierten Organbefall einschließen kann (II_2E)
III	Befall eines extralymphatischen Organs und LK-Befall ober- oder unterhalb des Zwerchfells einschließlich eines weiteren lokalisierten Befalls eines extralymphatischen Organs oder Gewebes (IIIE) oder der Milz (IIIS) oder beides (IIIES)
IV	Diffuser oder disseminierter Organbefall mit oder ohne LK-Befall

- Klinische Symptomatik des MALT-Lymphoms:
  - I. d. R. Symptome, die mit dem befallenen Organ assoziiert sind.
  - Bei gastrointestinalen MALT-Lymphomen reichen die Symptome von Oberbauchbeschwerden, Schmerzen, Erbrechen oder gastrointestinalen Blutungen über Diarrhö und Obstipation bis zum Ileus.
- In ca. 10 % der Fälle multilokulärer Befall des GIT, der bei der Diagnostik berücksichtigt werden muss.
- Bei bis zu 40 % der Pat. begleitende Autoimmunerkrankung.
- Aggressive Lymphome des GIT haben eine deutlich größere Tendenz zum organüberschreitenden Wachstum.

12.6.6 Diagnostik

Endoskopie

Obligat bei V. a. ein MALT-Lymphom des Magens: Ösophagogastroduodenoskopie und Koloskopie. Endoskopisch findet sich kein einheitliches Bild: Das Lymphom kann sowohl exulzerierend als auch erosiv oder polypös wachsen. Selbst eine scheinbar unauffällige Mukosa kann vorliegen.

Es sind multiple Stufenbiopsien auch nicht-befallener Areale erforderlich (sog. Mapping). Hierbei erfolgen mind. 10 Biopsien aus makroskopisch auffälligen Arealen und je 4 aus unauffälligen Arealen des Antrums und des Korpus sowie 2 aus dem Fundus. Es sollte je eine Biopsie aus Korpus und Antrum für den Ureaseschnelltest zum Nachweis eines H.-pylori-Befalls erfolgen. Auch bei der Koloskopie werden Stufenbiopsien vorgenommen.

Sonografie

Zusätzlich zur Endoskopie erfolgt eine Endosonografie des Magens, da diese die Beurteilung der Magenwandschichten und perigastrischer LK ermöglicht.

Immunphänotypisierung

Häufig IgM-Expression, Leichtkettenrestriktion, Positivität für CD19, CD20, CD22 und CD79a, Negativität für CD5, CD10 und CD23.

12

Weitere Diagnostik

Ansonsten erfolgt bei MALT-Lymphomen die gleiche Diagnostik wie bei nodalen Lymphomen (▶ 12.2.5). Das gilt auch für nodale und splenische Marginalzonenlymphome.

12.6.7 Komplikationen

Mögliche Komplikationen gastraler bzw. gastrointestinaler MALT-Lymphome:
- Gastrointestinale Blutungen
- Ileus
- Perforation des GIT, insbes. während der Therapie

12.6.8 Therapie

Therapieplanung

Therapiemöglichkeiten: Eradikations-, Strahlen-, Chemo- und Immuntherapie sowie deren Kombinationen. Grundsätzlich ist die Therapie angelehnt an die

Therapie anderer indolenter Lymphome, z. B. des FL, mit Ausnahme der Möglichkeit einer Eradikationstherapie.

- Eradikationstherapie: H. pylori bei gastralem MALT-Lymphom. Auch bei extragastralen MALT-Lymphomen kann zunächst bei bekanntem Erreger und milder Symptomatik eine antiinfektive Behandlung versucht werden.
- Strahlentherapie: potenziell kurative Therapiemöglichkeit in frühen Stadien.
- Insbes. beim splenischen MZL besteht häufig eine Assoziation mit einer Hepatits-C-Infektion, deren Behandlung auch das MZL in Remission bringen kann.
- Chemoimmuntherapie:
  - Im fortgeschrittenen Stadium und bei klinischer Symptomatik Therapie der Wahl. Bei milder Symptomatik kann auch zunächst eine Rituximab-Monotherapie durchgeführt werden.
  - Aggressive Lymphome des GIT werden wie nodale aggressive NHL behandelt.
- OP: hat nur noch bei Perforationen oder Blutungen, die sich nicht endoskopisch kontrollieren lassen, einen Stellenwert.
- Rituximab-Erhaltungstherapie: ist nicht zugelassen. Eine Studie, in die Pat. mit nodalem oder splenischem MZL eingeschlossen wurden, zeigte einen Benefit für das PFS [Rummel et al. 2018].
- Im Rezidiv zeigen BTK-Inhibitoren eine gute Wirkung. Zanubrutinib ist ein kovalenter BTK-Hemmer der 2. Generation, der nach mind. einer vorherigen Therapie mit einem Anti-CD20-AK als Behandlung (4 × 80 mg / d verteilt auf 1–2 Gaben) bis zum Progress zugelassen ist.

Stadienadaptierte Therapie gastraler MALT-Lymphome

- H.-pylori-pos. gastrales MALT-Lymphom im Stadium I oder II_1:
  - Antimikrobielle Eradikationstherapie: Beginn mit der französischen oder der italienischen Tripeltherapie (▶ Tab. 12.12). Bei Therapieversagen Crossover,

Tab. 12.12 H.-pylori-Eradikationstherapie bei MALT-Lymphom

Medikamente	Dosierung	Applikationsart	Therapiezeitraum
Italienische Tripeltherapie			
Clarithromycin	2 × 500 mg / d	P. o.	10–14 Tage
Metronidazol	2 × 500 mg / d	P. o.	10–14 Tage
Protonenpumpenblocker (PPI), z. B. Pantoprazol	2 × 40 mg / d	P. o.	10–14 Tage
Französische Tripeltherapie			
Clarithromycin	2 × 500 mg / d	P. o.	10–14 Tage
Amoxicillin	2 × 1 000 mg / d	P. o.	10–14 Tage
PPI, z. B. Pantoprazol	2 × 40 mg / d	P. o.	10–14 Tage
Quadrupeltherapie (Reservetherapie)			
Doxycyclin	2 × 100 mg / d	P. o.	10–14 Tage
Metronidazol	3 × 500 mg / d	P. o.	10–14 Tage
Bismuth subsalicylat	4 × 525 mg / d	P. o.	10–14 Tage
PPI, z. B. Pantoprazol	2 × 40 mg / d	P. o.	10–14 Tage

bei weiterem Versagen Quadrupeltherapie (▶ Tab. 12.12). Pat. mit einer t(11;18) scheinen ein geringeres Ansprechen auf eine Eradikationstherapie aufzuweisen.
  - Komplette Remission in 70–80 % der Fälle.
  - Kontrolle des Eradikationserfolgs: 4–8 Wo. nach abgeschlossener Therapie z. B. mit dem ^{13}C-Harnstoff-Atemtest.
  - Kontrolle des MALT-Lymphoms alle 3 Monate. Die vollständige Remission des MALT-Lymphoms kann bis zu 1 J. dauern. Bei Nachweis eines Progresses im Rahmen der Kontrollen oder fehlendem Ansprechen 12 Mon. nach Eradikation Involved-Field-Bestrahlung (IF-RT).
  - Kontrollen: bei erfolgreicher Eradikation bzw. Bestrahlung in den ersten 2 J. alle 3 Mon., anschließend in größeren Abständen.
- Bei Pat. mit H.-pylori-neg. gastralem MALT-Lymphom und frühem Stadium sollte direkt eine IF-RT erfolgen.
- Stadien III und IV: Falls H. pylori nachgewiesen wird, erfolgt eine Eradikation. Bei fehlender Therapieindikation nach den modifizierten GELF-Kriterien (▶ 12.2.7) erfolgt zunächst watch and wait. Liegt eine Therapieindikation vor, Therapie wie beim FL, z. B. mit Rituximab und Bendamustin [Rummel et al. 2013]. Bei langsamer Progredienz, geringer Tumorlast oder älteren und komorbiden Pat. ist eventuell zunächst eine Monotherapie mit Rituximab ausreichend.

12.6.9 Nachsorge

Kontrolluntersuchungen sollten alle 3–6 Mon. in den ersten 2 J. und alle 6–12 Mon. in den anschließenden 3 J. erfolgen. Bei MALT-Lymphomen des Magens sollten diese Kontrolluntersuchungen jeweils eine Gastroskopie mit Endosonografie umfassen.

12.6.10 Prognose

Im Frühstadium des niedrig malignen MALT-Lymphoms erlaubt eine H.-pylori-Eradikation häufig eine Heilung. Die 5-Jahres-Überlebensrate aller Stadien liegt bei ca. 90 %. Eine Transformation in ein aggressives Lymphom wird bei MZL insgesamt ähnlich häufig beobachtet wie beim FL und stellt neben einem Alter > 60 J., erhöhter LDH bei Erstdiagnose und dem Auftreten eines Zweitmalignoms in der multivariaten Analyse einen Risikofaktor für ein kürzeres OS dar [Meyer et al. 2014].

12.7 Haarzellleukämie (HCL)

Kai Hübel und Christian Scholz

12.7.1 Definition

Niedrig malignes NHL der B-Zell-Reihe mit kleinen B-Lymphozyten mit ovalen Kernen und reichlich Zytoplasma, die haarförmige Ausziehungen aufweisen.

12.7.2 Epidemiologie

- Seltene Erkrankung: ca. 2 % aller Leukämien oder 1 % aller lymphoiden Neoplasien.

- Medianes Erkrankungsalter: 50–55 J.
- Männer sind 4–5-fach häufiger betroffen als Frauen.

12.7.3 Ätiologie

Weitgehend ungeklärt.

12.7.4 Pathologie

Zytologisch sind Haarzellen kleine bis mittelgroße Zellen mit ovalem Kern ohne Nukleolen, die von reichlich Zytoplasma umgeben sind (erniedrigte Kern-Plasma-Relation). Das Zytoplasma von Haarzellen weist haarförmige, feine oder villöse Ausziehungen auf. Es wirkt aber wie abgerissen, mit einer zerfetzten, unregelmäßigen Begrenzung. Allerdings sind diese Haarzellen im peripheren Blut nur in einem geringen Prozentsatz nachweisbar und daher bei der typischerweise bestehenden Leukozytopenie oft schwer zu finden.

Das KM weist häufig eine Fibrosierung auf, was bei der KM-Punktion in vielen Fällen eine sog. Punctio sicca bedingt.

Pathogenese weitgehend ungeklärt.

Bei HCL findet man regelhaft die V600E-Mutation der Serin-Threonin-Kinase BRAF, die auch bei anderen Malignomen, insbes. beim malignen Melanom, auftritt. Interessanterweise liegt diese Mutation bei Pat. mit der Haarzell-Leukämie-Variante nicht vor. Die Haarzell-Leukämie-Variante wird in der WHO-HAEM5 als splenisches B-Zell-Lymphom/Leukämie mit prominenten Nukleolen bezeichnet.

12.7.5 Risikofaktoren

Keine bekannt.

12.7.6 Klinik

> **Merke**
> Bei der Trias „Splenomegalie, Panzytopenie und rezidivierende Infekte“ immer an eine HCL denken!

- Im Vordergrund steht häufig eine Splenomegalie mit abdominalen Beschwerden, Abgeschlagenheit und Leistungsminderung; evtl. besteht eine Hepatomegalie.
- Infektneigung und Blutungsneigung durch Zytopenien.
- Lymphadenopathie: selten.
- Sonderform: sog. Haarzell-Leukämie-Variante: verläuft im Gegensatz zur klassischen HCL leukämisch. Es besteht eine Leukozytose; diese Haarzellen weisen Nukleolen auf.

12.7.7 Diagnostik

Anamnese

Insbes. nach B-Symptomatik und Infektzeichen fragen.

Körperliche Untersuchung

Insbes. auf Blutungszeichen sowie Milz- und Lebergröße achten.

Labordiagnostik

- BB: Anämie, Thrombo-, Granulozytopenie, Lymphozytose.
- Diff-BB: Eine Panzytopenie im peripheren Blut ist typisch, eine Leukopenie charakteristisch. Monozytopenie diagnostisch richtungweisend. Haarzellen sind im peripheren Blut meist nur in geringem Prozentsatz anzutreffen.
- Oft findet man eine nicht adäquat erhöhte Retikulozytenzahl.
- Elektrolyte, Retentionswerte, Leberfunktionsparameter, LDH, CRP, quantitative Immunglobulinbestimmung, Immunelektrophorese.
- Durchflusszytometrie (FACS-Analyse) sowohl aus dem peripheren Blut als auch aus dem KM. Marker: Positivität für die Pan-B-Zell-Marker CD19 und CD20 sowie für CD11c, CD25 und CD103. Des Weiteren CD22 und CD79a pos. sowie CD23, CD10 und CD5 negativ. Dies hilft bei der Abgrenzung gegenüber anderen Lymphomen (▶ Tab. 12.2). Bei der Haarzell-Leukämie-Variante (splenisches B-Zell-Lymphom/Leukämie mit prominenten Nucleoli) sind zwar CD11c und CD103 pos., es fehlt jedoch CD25.
- Der Nachweis einer *BRAF*-V600E-Mutation kann nützlich in der differenzialdiagnostischen Abgrenzung gegenüber anderen indolenten NHL und der Haarzell-Leukämie-Variante sein und bietet die Basis für eine zielgerichtete Therapie.
- Die zytochemische Bestimmung der tartratresistenten sauren Phosphatase (TRAP) hat nur noch historische Bedeutung.

Histologie

Eine KM-Punktion gehört stets zur Diagnostik. Es erfolgen eine zytologische, eine durchflusszytometrische und eine histologische Untersuchung. Aufgrund der häufig bestehenden KM-Fibrosierung und der daraus resultierenden Punctio sicca ist die Entnahme einer KM-Stanze zur histologischen Untersuchung besonders wichtig.

Bildgebende Diagnostik

- Rö-Thorax
- Sonografie des Abdomens

12.7.8 Therapie

Therapieplanung

Die HCL ist eine Systemerkrankung und muss chemotherapeutisch behandelt werden. Nicht in jedem Fall ist mit der Diagnosestellung allerdings eine Therapieindikation gegeben. Von einer Therapie kann zunächst abgesehen werden, wenn folgende Befundkonstellation vorliegt:

- Keine rezidivierenden Infekte
- Keine Anämiesymptomatik
- Keine Blutungszeichen
- Keine Symptome wegen Organomegalie
- Keine B-Symptomatik

Die Therapie ist jedoch zu beginnen, bevor sich eine schwere Zytopenie entwickelt.

Die früher durchgeführte Splenektomie ist heutzutage nur noch in Ausnahmefällen indiziert, z. B. bei schwerem Hypersplenismus oder Milzruptur, bei chemotherapierefraktären Pat. oder in der Schwangerschaft, um Zeit zu gewinnen, bis eine Chemotherapie begonnen werden kann.

Chemotherapie

- Standardtherapie: 2-CDA (Cladribin; ▶ 12.7.11), ein Purinanalogon. Damit lässt sich nach einem Chemotherapiezyklus eine hohe Rate kompletter und langanhaltender Remissionen erreichen (CR-Rate: 80–90 %). Allerdings kann es unter dieser Behandlung zu einer langanhaltenden Myelosuppression mit hohem Infektionsrisiko kommen.
- Alternativen: Pentostatin oder, bei Kontraindikationen gegen Purinanaloga, Interferon-α (IFN-α; ▶ 12.7.11). IFN-α kann eine vorbestehende Zytopenie vorübergehend verstärken, bis es dann i. d. R. nach einigen Wochen zu einer Remission und zur Normalisierung des BB kommt.
- Bei der Haarzell-Leukämie-Variante besteht oft eine Resistenz gegenüber den o. g. Standardtherapien. Trotzdem sollte die Erstlinientherapie mit Purinanaloga, ggf. in Kombination mit Rituximab, durchgeführt werden.
- Rezidiv: erneute Therapie auch wieder erst bei vorliegender Behandlungsindikation. Dann sollte erneut ein Purinanalogon (häufig Cladribin oder Pentostatin) eingesetzt werden. BRAF-Inhibitoren (z. B. Vemurafenib) bieten die Möglichkeit eines gezielten molekularen Therapieansatzes und guter Effektivität im Rezidiv (Antrag auf Kostenübernahme erforderlich) [Tiacci et al. 2015].

12.7.9 Nachsorge

- Die Überwachung des Therapieerfolgs bei der Behandlung der HCL erfolgt alle 3–6 Mon. über das periphere BB.
- Erneute KM-Punktionen sind zur Kontrolle des Therapieerfolgs i. d. R. unnötig.

12.7.10 Prognose

Vor der Entwicklung von IFN-α und Purinanaloga betrug die mittlere Überlebenszeit 3 Jahre. Nach Therapie mit 2-CDA liegt die 5-Jahres-Überlebensrate bei 70–90 %. Pat. mit HCL scheinen ein gegenüber der Normalbevölkerung erhöhtes Risiko für Zweitmalignome zu haben. Pat. mit Haarzell-Leukämie-Variante sprechen schlechter auf die Standardtherapien an.

12.7.11 Therapieschemata

▶ Tab. 12.13.

Tab. 12.13 Therapieschemata bei Haarzellleukämie

Zytostatika	Dosierung	Applikationsart	Therapiezeitpunkt
2-CDA (Cladribin)			
Cladribin	0,14 mg / kg KG / d	S. c.	Tage 1–5
Keine Wdh.			
Pentostatin			
Pentostatin	4 mg / m^2 KOF	I. v. als Infusion über 20 min	Tag 1
Wdh. an Tag 15			
Interferon-α			
Interferon-α	3 Mio. IE	s. c., abends	3 × / Wo.

12.8 Mycosis fungoides (MF) und Sézary-Syndrom

Kai Hübel und Christian Scholz

12.8.1 Definition

- Mycosis fungoides (MF): reifzelliges T-Zell-Lymphom der Haut. Es kommt zu dermalen und epidermalen Infiltrationen durch kleine und mittelgroße T-Zellen, typischerweise mit zerebriformem Kern.
- Sézary-Syndrom (SS): generalisiertes Stadium der MF mit leukämischer Ausschwemmung der Lymphomzellen.

12.8.2 Epidemiologie

- Die MF ist das häufigste kutane T-Zell-Lymphom.
- Inzidenz: ca. 0,6 pro 100 000 Personen pro Jahr.
- Zusammen mit dem SS macht die MF 70 % aller kutanen Lymphome aus.
- Betroffen ist das mittlere Erwachsenenalter, selten kommt die MF auch bei Kindern und Jugendlichen vor.

12.8.3 Ätiologie

Die Ätiologie ist unbekannt. Möglicherweise spielen ein infektiöses Agens oder genetische Aberrationen eine Rolle.

12.8.4 Pathologie

Im frühen Stadium ist das histologische Bild meist uncharakteristisch. Der Nachweis einer T-Zell-Monoklonalität kann die Diagnose stützen. Später, im Plaquestadium, bilden sich Infiltrate atypischer Lymphozyten (mit zerebriformen Kernen) mit den typischen Pautrier-Mikroabszessen. Die Ausschwemmung der charakteristischen Lymphozyten mit zerebriformen Kernen, sog. Lutzner-Zellen, definiert das Sézary-Syndrom.

Tab. 12.14 Stadieneinteilung der Mycosis fungoides

Stadium	Merkmale
I	Krankheit auf die Haut begrenzt. a) Limitierte Anzahl von Plaques b) Disseminierte Plaques c) Hauttumoren
II	LK-Vergrößerung, LK histologisch nicht befallen
III	LK-Beteiligung, LK histologisch befallen
IV	Viszerale Disseminierung

12.8.5 Klassifikation / Stadieneinteilung

▶ Tab. 12.14.

12.8.6 Klinik

Es finden sich zunächst ekzematöse Veränderungen (Patch-Stadium), die langsam progrediente Hautplaques bilden (Plaque-Stadium) und anschließend allmählich in Knoten mit Ulzera übergehen (Tumorstadium). Die Progression über das Patch-Stadium hinaus erfolgt nur inkonstant. Bei Generalisation kommt es analog zu anderen niedrig malignen Lymphomen zu Lymphadenopathie und Organbefall. Darüber hinaus tritt beim Sézary-Syndrom eine leukämische Ausschwemmung auf.

Merke
In den fortgeschrittenen Stadien kann eine Transformation in ein großzelliges T-Zell-Lymphom erfolgen, was mit einer schlechten Prognose vergesellschaftet ist.

12.8.7 Diagnostik

An die Diagnose einer MF sollte gedacht werden bei Pat. mit chron., unspezifischer Dermatitis, Poikilodermie oder generalisierte Erythrodermie.

- Frühe Stadien: Hautbiopsie, idealerweise an multiplen Lokalisationen.
- Fortgeschrittene Stadien, insbes. Stadium IV: Diagnostik wie bei malignen Lymphomen (▶ 12.2.5). Im Blut können „Lutzner-Zellen" gefunden werden (reife Lymphozyten mit gefurchtem, zerebriformem Zellkern).
- Typischer Immunphänotyp:
  - < 50 % Positivität für CD2, CD3, und CD5.
  - < 10 % Positivität für CD7.

12.8.8 Therapie

Für die primär kutanen Lymphome existieren kaum kontrollierte prospektive Therapiestudien. Als Therapierichtlinie dient vor allem die S2k-Leitlinie von 2021 [Dippel et al. 2021]. Empfohlen wird eine stadienadaptierte, eher zurückhaltende Therapie. Die MF ist sehr strahlensensibel.

- Stadien Ia, b (MF):
  - Bei sehr limitierten Hautbeteiligungen topische Steroide, alternativ Mechlorethamin oder Bexaroten.

12

  - PUVA-Therapie (Psoralen in Kombination mit UV-A-Radiatio; Psoralen 1,2 mg/kg KG 2 h vor UV-A-Radiatio mit 0,5–0,6 J/cm², 3 ×/Wo.), evtl. in Kombination mit Acitretin (0,5–1 mg/kg KG).
  - Chlormethinhydrochlorid 0,02 % Gel
  - UVB-322 nm.
  Uniläsion: Radiotherapie (30–36 Gy oder 2 × 4 Gy).
  - Bei Progress/Rezidiv: Es kommen verschiedene Therapien zum Einsatz, z. B. topisches BCNU, topische Immuntherapien, PUVA plus IFN-α oder Bexaroten, niedrig dosiertes MTX, Radiotherapie oder Mogamulizumab
- Stadium II (MF):
  - PUVA in Kombination mit IFN-α oder Bexaroten.
  - Radiatio für Tumoren.
  - Bei Progression: z. B. niedrig dosiertes MTX, niedrig dosierte Ganzhautradiatio, Mogamulizumab. Auch pegyliertes liposomales Doxorubicin oder Gemcitabin sind effektiv.
- Stadium III (einschließlich SS):
  - Extrakorporale Photopherese. Falls keine Remission erreicht wird, zusätzlich IFN-α.
  - PUVA in Kombination mit IFN-α oder Bexaroten.
  - Bei Progression: z. B. Alemtuzumab, Chlorambucil, niedrig dosiertes MTX, Mogamulizumab, Gemcitabin, Doxorubicin.
- Stadium IV (einschließlich SS): PUVA in Kombination mit IFN-α oder Bexaroten, RT für Tumoren. Bei Progression wie Stadium III.

Die meisten bei indolenten NHL wirksamen Chemotherapien wirken auch hier (z. B. Chlorambucil, COP oder CHOP, MTX, Fludarabin etc.; ▶ 12.2.10).

- Bei rezidivierten jüngeren Pat. ist in den Stadien IIb–IV eine allogene SZT in Erwägung zu ziehen [Duarte et al. 2010].
- Im Rezidiv steht der MoAb Mogamulizumab zur Verfügung. Der AK bindet selektiv an den C-C-Chemokinrezeptor 4 (CCR4). CCR4 wird auf den malignen T Zellen exprimiert und unterstützt die Ausschwemmung der T Zellen in die Haut. In Studien werden weitere immuntherapeutische Ansätze geprüft, die bisherigen Ergebnisse sind durchaus vielversprechend.
- Vorgehen bei aggressiven Lymphomen: ▶ 13.

12

12.8.9 Prognose

- Die Prognose ist vom klinischen Stadium abhängig:
  - Stadium I: normale Lebenserwartung
  - Stadium IV: mediane Gesamtüberlebenszeit von 18 Mon.
- Ungünstige prognostische Parameter:
  - Alter > 60 J.
  - Fortgeschrittener Hautbefall
  - Nachweis des Tumorklons im peripheren Blut
  - Erhöhte LDH-Werte

Literatur

Alaggio R, Amador C, Anagnostopoulos I, et al. The 5th edition of the World Health Organization Classification of Haematolymphoid Tumors: Lymphoid Neoplasms. Leukemia, 2022; 36: 1720–1748.

Andorsky DJ, Yacoub A, Melear JM, et al. Phase IIIb randomized study of lenalidomide plus rituximab (R^2) followed by maintenance in relapsed/refractory NHL: analysis of patients with double-refractory or early relapased follicular lymphoma (FL). J Clin Oncol, 2017; 35 (Suppl): 7502.

Barrington SF, Mikhaeel NG, Kostakoglu L, et al. Role of imaging in the staging and response assessment of lymphoma: consensus of the International Conference on Malignant Lymphomas Imaging Working Group. J Clin Oncol, 2014; 32(27): 3048–3058.

Binet JL, Auquier A, Dighiero G, et al. A new prognostic classification of chronic lymphocytic leukaemia derived from a multivariate survival analysis. Cancer, 1981; 48: 198–204.

Buske C, Tedeschi A, Trotman J, et al. Ibrutinib plus Rituximab versus placebo plus rituximab for Waldenström's Macroglobulinemia: Final analysis from the randomized phase III iNNOVATE study. J Clin Oncol, 2022; 40: 52–62.

Byrd JC, Furman RR, Coutre SE, et al. Targeting BTK with ibrutinib in relapsed chronic lymphocytic leukemia. N Engl J Med, 2013; 369: 32–42.

Byrd JC, Hillmen P, Ghia P, et al. Acalabrutinib versus Ibrutinib in previously treated chronic lymphocytic leukemia: Results of the first randomized phase III trial. J Clin Oncol, 2021; 39: 3441–3452.

Campo E, Jaffe ES, Cook JR, et al. The International Consensus Classification of Mature Lymphoid Neoplasms: a report from the Clinical Advisory Committee. Blood, 2022; 40:1229–1253.

Casulo C, Byrtek M, Dawson KL, et al. Early relapse of follicular lymphoma after rituximab plus cyclophosphamide, doxorubicin, vincristine, and prednisone defines patients at high risk for death: an analysis from the National LymphoCare study. JCO, 2015; 33: 2516–2522.

Catovsky D, Richards S, Matutes E, et al. Assessment of fludarabine plus cyclophosphamide for patients with chronic lymphocytic leukaemia (the LRF CLL4 Trial): a randomised controlled trial. Lancet, 2017; 370: 230–239.

Damle R, Wasil T, Allen S, et al. Updated data on V gene mutation status and CD38 expression in B-CLL. Blood, 2000; 95: 2456–2457.

Dimopoulos MA, Anagnostopoulos A, Kyrtsonis MC, et al. Primary treatment of Waldenstrom macroglobulinemia with dexamethasone, rituximab, and cyclophosphamide. J Clin Oncol, 2007; 25: 3344–3349.

Dimopoulos MA, Tedeschi A, Trotman J, et al. Phase 3 trial of Ibrutinib plus Rituximab in Waldenström's Macroglobulinemia. N Engl J Med, 2018; 378: 2399–2410.

Dimopoulos M, Opat S, D'Sa S, et al. ASPEN: Long-term follow-up results of a phase 3 randomized trial of zanubrutinib vs ibrutinib in patients with Waldenström Macroglobulinemia. Hemasphere, 2022; 6(S3): P1161.

Dippel E, Assaf C, Becker JC, et al. S2 K-Leitlinie–Kutane Lymphome. AWMF online (2021).

Dreger P, Michallet M, Bosman P, et al. Ibrutinib for bridging to allogeneic hematopoietic cell transplantation in patients with chronic lymphocytic leukemia or mantle cell lymphoma: a study by the EBMT Chronic Malignancies and Lymphoma Working Parties. Bone Marrow Transplant, 2019 Jan;54(1): 44–52. doi: 10.1038/s41409-018-0207-4.

Duarte RF, Canals C, Onida F, et al. Allogeneic hematopoietic cell transplantation for patients with mycosis fungoides and Sezary syndrome: a retrospective analysis of the Lymphoma Working Party of the European Group for Blood and Marrow Transplantation. J Clin Oncol, 2010; 28: 4492–4499.

Eskelund CW, Dahl C, Hansen JW, et al. TP53 mutations identify younger mantle cell lymphoma patients who do not benefit from intensive chemoimmunotherapy. Blood, 2017; 130: 1903–1910.

Eichhorst B, Busch R, Stilgenbauer S, et al. First-line therapy with fludarabine compared with chlorambucil does not result in a major benefit for elderly patients with advanced chronic lymphocytic leukemia. Blood, 2009; 114: 3382–3391.

12

Eichhorst B, Fink AM, Bahlo J, et al. First-line chemoimmunotherapy with bendamustine and rituximab versus fludarabine, cyclophosphamide, and rituximab in patients with advanced chronic lymphocytic leukaemia (CLL10): an international, open-label, randomised, phase 3, non-inferiority trial. Lancet Oncol, 2016 Jul;17 (7): 928–942.

Federico M, Bellei M, Marcheselli L, et al. Follicular Lymphoma International Prognostic Index 2: A new prognostic index for follicular lymphoma developed by the International Follicular Lymphoma Prognostic Factor Project. J Clin Oncol, 2009; 27: 4555–4562.

Fischer K, Cramer P, Busch R, et al. Bendamustine combined with rituximab (BR) for previously untreated patients with chronic lymphocytic leukemia: a multicenter phase II trial of the German Chronic Lymphocytic Leukemia Study Group. J Clin Oncol, 2012; 30: 3209–3216.

Flinn IW, van der Jagt R, Kahl BS, et al. Randomized trial of bendamustine-rituximab or R-CHOP/R-CVP in first-line treatment of indolent NHL or MCL: the BRIGHT study. Blood, 2014; 123: 2944–2952.

Freeman CL, Kridel R, Moccia AA, et al. Early progression after bendamustin-rituximab is associated with high risk of transformation in advanced stage follicular lymphoma. Blood, 2019; 134: 761–764.

Friedberg JW, Byrtek M, Link BK, et al. Effectiveness of first-line management strategies for stage I follicular lymphoma: analysis of the National LymphoCare Study. J Clin Oncol, 2012; 30: 3368–3375.

Geisler CH, Kolstad A, Laurell A, et al. Nordic MCL2 trial update: six-year follow-up after intensive immunochemotherapy for untreated mantle cell lymphoma followed by BEAM or BEAC + autologous stem-cell support: still very long survival but late relapses do occur. Br J Haematol, 2012; 158: 355–362.

Ghielmini M, Schmitz SF, Cogliatti SB, et al. Prolonged treatment with rituximab in patients with follicular lymphoma significantly increases event-free survival and response duration compared with the standard weekly × 4 schedule. Blood 103 (2004) 4416–4423.

Goede V, Fischer K, Busch R, et al. Head-to-head comparison of obinutuzumab (GA101) plus chlorambucil (clb) versus rituximab plus clb in patients with chronic lymphocytic leukemia (cll) and co-existing medical conditions comorbidities: final stage 2 results of the CLL11 trial. Blood (ASH Annual Meeting Abstracts #6) 2013.

Gopal AK, Kahl BS, de Vos S, et al. PI3Kδ inhibition by idelalisib in patients with relapsed indolent lymphoma. N Engl J Med, 2014; 370: 1008–1018.

Gribben JG. Stem cell transplantation in chronic lymphocytic leukemia. Biol Blood Marrow Transplant, 2009; 15 (suppl1): 53–58.

Hallek M, Cheson B, Catovsky D, et al. Guidelines for the diagnosis and treatment of chronic lymphocytic leukemia: A report of the International Workshop on Chronic Lymphocytic Leukemia updating the National Cancer Institute Working Group 1996 guidelines. Blood, 2008; 111: 5446–5556.

Hallek M, Fingerle-Rowson G, Fink AM, et al. Immunochemotherapy with fludarabine (F), cyclophosphamide (C), and rituximab (R) (FCR) versus fludarabine and cyclophosphamide (FC) improves response rates and progression-free survival (PFS) of previously untreated patients (pts) with advanced chronic lymphocytic leukemia (CLL). Blood, 2008; 112: 125 (abstract 325).

Hamblin T, Orchard J, Gardiner A, Oscier D, Davis Z, Stevenson F. Immunoglobulin V genes and CD38 expression on CLL. Blood, 2000; 95: 2455–2456.

Herfarth K, Borchmann P, Schnaidt S, et al. Rituximab with involved field irradiation for early-stage nodal follicular lymphoma: Results of the MIR study. Hemasphere, 2018; 2: e160.

Hermine O, Hoster E, Walewski J, et al. Addition of high-dose cytarabine to immunochemotherapy before autologous stem-cell transplantation in patients aged 65 years or younger with mantle cell lymphoma (MCL Younger): a randomised, open label, phase 3 trial of the European Mantle Cell Lymphoma Network. Lancet, 2016; 388: 565–575.

Herold M, Scholz CW, Rothmann F, et al. Long-term follow-up of rituximab plus first-line mitoxantrone, chlorambucil, prednisolone and interferone-alpha as maintenance therapy in follicular lymphoma. J Cancer Res Clin Oncol, 2015; 141(9): 1689–1695.
Hiddemann W, Barbui AM, Canales MA, et al. Immunochemotherapy With Obinutuzumab or Rituximab for Previously Untreated Follicular Lymphoma in the GALLIUM Study: Influence of Chemotherapy on Efficacy and Safety. J Clin Oncol, 2018; 36: 2395–2404.
Hillmen P, Brown JR, Lamanna N, et al. Health related quality of life outcomes associated with Zanubrutinib versus Ibrutinib monotherapy in patients with relapsed / refractory CLL: Results from the randomized phase III Alpine trial. Abstract P663, Annual Meeting of the European Society of Haematology 2022.
Hoster E, Dreyling M, Klapper W, et al. A new prognostic index (MIPI) for patients with advanced-stage mantle cell lymphoma. Blood, 2008; 111: 558–565.
Kastritis V, Leblond V, Dimopoulos MA et al.: Waldenström's macroglobulinaemia: ESMO Clinical Practice Guidelines for diagnosis, treatment and follow-up. Ann Oncol, 2018; 29 (S4): iv41 – iv50.
Kluin-Nelemans HC, Hoster E, Hermine O, et al. Treatment of older patients with mantle-cell lymphoma. N Engl J Med, 2012; 367: 520–531.
Knauf WU, Lissichkov T, Aldaoud A, et al. Bendamustine compared with chlorambucil in previously untreated patients with chronic lymphocytic leukaemia: updated results of a randomized phase III trial. Brit J Haematol, 2012; 159: 67–77.
Knauf WU, Lissichkov T, Aldaoud A, et al. Phase III randomized study with bendamustine compared with chlorambucil in previously untreated patients with chronic lymphocytic leukemia. J Clin Oncol, 2009; 27: 4378–4384.
Le Gouill S, Thieblemont C, Oberic L, et al. Rituximab after Autologous Stem-Cell Transplantation in Mantle-Cell Lymphoma. N Engl J Med, 2017; 377: 1250–1260.
Leonard JP, Trneny M, Izutsu K, et al. AUGMENT: A Phase III Study of Lenalidomide Plus Rituximab Versus Placebo Plus Rituximab in Relapsed or Refractory Indolent Lymphoma. J Clin Oncol, 2019; 37: 1188–1199.
Link BK, Maurer MJ, Nowakowski GS, et al. Rates and outcomes of follicular lymphoma transformation in the immunochemotherapy era: a report from the University of Iowa / MayoClinic Specialized Program of Research Excellence Molecular Epidemiology Resource. J Clin Oncol, 2013; 31: 3272–3278.
Marcus R, Davies A, Ando K, et al. Obinutuzumab for the first-line treatment of follicular lymphoma. N Engl J Med, 2017; 377: 1331–1344.
Meyer AH, Stroux A, Lerch K, et al. Transformation and additional malignancies are leading risk factors for an adverse course of disease in marginal zone lymphoma. Ann Oncol, 2014; 25 (1): 210–215.
Morel P, Duhamel A, Gobbi P, et al. International prognostic scoring system for Waldenstrom macroglobulinemia. Blood, 2009; 113: 4163–4170.
Morschhauser F, Radford J, Van Hoof A, et al. 90Yttrium-ibritumomab tiuxetan consolidation of first remission in advanced-stage follicular non-Hodgkin lymphoma: updated results after a median follow-up of 7.3 years from the International, Randomized, Phase III First-Line Indolent Trial. J Clin Oncol, 2013; 31: 1977–1983.
O'Brien SM, Lamanna N, Kipps TJ, et al. A phase II study of the selective phosphatidylinositol 3-kinase delta (PI3Kdelta) inhibitor idelalisib (GS-1101) in combination with rituximab in treatment-naïve patients >65 years with chronic lymphocytic leukemia (CLL) or small lymphocytic lymphoma (SLL). J Clin Oncol, 2013; 31 (suppl): abstract 7005.
Rai KR, Peterson BL, Appelbaum FR, et al. Fludarabine compared with chlorambucil as primary therapy for chronic lymphocytic leukemia. N Engl J Med, 2000; 343: 1750–1757.
Rai KR, Sawitsky A, Cronkite EP, Chanana AD, Levy RN, Pasternak BS. Clinical staging of chronic lymphocytic leukemia. Blood, 1975; 46: 219–234.

Robak T, Jin J, Pylypenko H, et al. Frontline bortezomib, rituximab, cyclophosphamide, doxorubicin, and prednisone (VR-CAP) versus rituximab, cyclophosphamide, doxorubicin, vincristine, and prednisone (R-CHOP) in transplantation-ineligible patients with newly diagnosed mantle cell lymphoma: final overall survival results of a randomised, open-label, phase 3 study. Lancet Oncol, 2018; 19: 1449–1458.

Rummel MJ, Niederle N, Maschmeyer G, et al. Bendamustine plus rituximab versus CHOP plus rituximab as first-line treatment for patients with indolent and mantle-cell lymphomas: an open-label, multicentre, randomised, phase 3 non-inferiority trial. Lancet, 2013; 381: 1203–1210.

Rummel MJ, Königsmann M, Chow KU, et al. Two years rituximab maintenance vs. observation after first-line treatment with bendamustine plus rituximab (B-R) in patients with marginal zone lymphoma (MZL): Results of a prospective, randomized, multicenter phase 2 study (the StiL NHL-7–2008 MAINTAIN trial). J Clin Oncol, 2018; 36 (Suppl): 7515.

Salles GA, Seymour JF, Feugier P, et al. Long-term follow-up of the PRIMA study: half of patients receiving rituximab maintenance remain progression-free at ten years. Blood, 2017; 130 Suppl 1: 486.

Seymor J, Davids M, Pagel J, et al. Updated results of a phase I first-in-human study of the bcl-2 inhibitor ABT-199 (GDC-0199) in patients with relapsed/refractory (R/R) chronic lymphocytic leukemia (CLL). Hematol Oncol, 2013; 31 (suppl. 1): 115.

Seymor JF, Kipps TJ, Eichhorst B, et al. Venetoclax–Rituximab in relapsed or refractory chronic lymphocytic leukemia. N Engl J Med, 2018; 378: 1107–1120.

Shanafelt TD, et al. A randomized phase III study of ibrutinib based therapy versus standard fludarabine, cyclophosphamide, and rituximab (FCR) chemoimmunotherapy in younger patients with untreated chronic lymphocytic leukemia. Blood, 2018; 132 (Suppl. 1): LBA-4.

Solal-Celigny P, Roy P, Colombat P, et al. Follicular lymphoma international prognostic index. Blood, 2004; 104: 1258–1265.

Tiacci E, Park JH, De Carolis L, et al. Targeting mutant BRAF in relapsed or refractory hairy-cell leukemia. N Engl J Med, 2015; 373: 1733–1747.

Treon SP, Tripsas CK, Meid K, et al. Ibrutinib in Previously Treated Waldenström's Macroglobulinemia. N Engl J Med, 2015; 372: 1430–1440.

Trotman J, Luminari S, Boussetta S, et al. Prognostic value of PET-CT after first-line therapy in patients with follicular lymphoma: a pooled analysis of central scan review in three multicentre studies. Lancet Haematol, 2014; 1: e17–e27.

Visco C, Finotto S, Zambello R, et al. Combination of rituximab, bendamustine, and cytarabine for patients with mantle-cell non-Hodgkin lymphoma ineligible for intensive regimens or autologous transplantation. J Clin Oncol, 2013; 31: 1442–1449.

Wang ML, Jurczak W, Jerkeman M, et al. Ibrutinib plus Bendamustine and Rituximab in Untreated Mantle-Cell Lymphoma. N Engl J Med, 2022; 386(26): 2482–2494.

Wang M, Munoz J, Goy A, et al. KTE-X19 CAR T-Cell Therapy in Relapsed or Refractory Mantle-Cell Lymphoma. NEJM, 2022; 382(14): 1331–1342.

Wang ML, Rule S, Martin P, et al. Targeting BTK with ibrutinib in relapsed or refractory mantle-cell lymphoma. N Engl J Med, 2013; 369: 507–516.

Wierda GW, Allan JN, Sidiqqi T, et al. Ibrutinib plus Venetoclax for the first-line treatment of chronic lymphocytic leukemia: Primary analysis results from the minimal residual disease cohort of the randomized phase II CAPTIVATE study. J Clin Oncol, 2021; 39: 3853–3865.

Wilder RB, Tucker SL, Ha CS, et al. Dose-response analysis for radiotherapy delivered to patients with intermediate-grade and large-cell immunoblastic lymphomas that have completely responded to CHOP-based induction chemotherapy. Int J Radiat Oncol Biol Phys, 2001; 49: 17–22.

Witzig TE, Flinn IW, Gordon LI, et al. Treatment with ibritumomab tiuxetan radioimmunotherapy in patients with rituximab-refractory follicular non-Hodgkin's lymphoma. J Clin Oncol, 2002; 20: 3262–3269.

Woyach JA, Ruppert AS, Heerema NA, et al. Ibrutinib regimens versus chemoimmunotherapy in older patients with untreated CLL. N Engl J Med, 2018; 379: 2517–2528.

13 Aggressive (hoch maligne) Non-Hodgkin-Lymphome (NHL)

Christian Scholz und Kai Hübel

13.1 Grundlagen

13.1.1 Epidemiologie

- Ca. 2 % aller Malignome.
- Die diffusen großzelligen B-Zell-Lymphome (DLBCL) sind die häufigste Untergruppe der aggressiven Lymphome. Mit einer Inzidenz von ca. 5–7 / 100 000 Personen umfassen sie ungefähr 30 % aller Non-Hodgkin-Lymphome (NHL).
- Männer sind häufiger betroffen als Frauen.
- Eine gewisse familiäre Häufung wurde beschrieben.

13.1.2 Varianten und Subgruppen aggressiver NHL

Die aktuelle Einteilung der aggressiven Lymphome beruht auf der 5. Edition der WHO-Klassifikation (WHO-HAEM5) der hämatolymphoiden Tumoren, die klinische, morphologische, immunologische, molekularbiologische und genetische Kriterien berücksichtigt (WHO Classifications of Tumours Online [Alaggio et al. 2022]). Des Weiteren erschien die International Consensus Classification (ICC) des Clinical Advisory Committee, die aktuelle Aspekte zu reifzelligen lymphatischen Neoplasien enthält [Campo et al. 2022]. Die größte Untergruppe in dieser Klassifikation sind die nicht näher spezifizierten (not otherwise specified) diffusen großzelligen B-Zell-Lymphome (DLBCL NOS). Auf die häufigeren Subtypen der aggressiven Lymphome wird im weiteren Text genauer eingegangen.

13.1.3 Pathologie

Folgende Faktoren erhöhen das Risiko für die Erkrankung an einem aggressiven Lymphom:

- Virale Infektionen mit HIV (human immunodeficiency virus), EBV (Epstein-Barr-Virus), HTLV-1 (humanes T-Zell-lymphotrophes Virus 1), HHV8 (humanes Herpesvirus 8) und HCV (Hepatitis-C-Virus). Lymphome, die nach Organtransplantation auftreten, sind häufig EBV-positiv.
- Bei Pat., die an einem follikulären Lymphom (FL) oder einem Marginalzonenlymphom (MZL) erkranken, liegt das Risiko für eine Transformation in ein aggressives Lymphom bei 1–3 % / J., meistens handelt es sich hierbei um ein diffuses großzelliges Lymphom.

13.1.4 Klassifikation und Stadieneinteilung

Die Stadieneinteilung erfolgt wie bei den indolenten Lymphomen nach der Ann-Arbor-Klassifikation (▶ 12.1.3). Zum lymphatischen Gewebe (N) gehören dabei Lymphknoten (LK), Milz, Thymus, Waldeyer-Rachenring, Appendix und Peyer-Plaques. Ein extranodaler Befall (E) sind Läsionen, die durch direktes Einwachsen aus einem beteiligten LK entstehen oder einen engen anatomischen Bezug zu einem befallenen LK haben. Extranodale Manifestationen, für die dies nicht gilt, werden als disseminierter Befall gewertet. Befallene Organe: H = Leber, L = Lunge, M = Knochenmark, O = Knochen, D = Haut, P = Pleura.

13.1.5 Allgemeine Diagnostik

Merke

Die repräsentative Biopsie eines suspekt vergrößerten LK (möglichst mit kompletter Entnahme desselben) ist Voraussetzung für die Diagnosestellung. Material aus Stanzbiopsien ist für die Diagnosesicherung häufig nicht ausreichend und sollte nur dann angestrebt werden, wenn eine LK-Entnahme nicht möglich ist.

Folgende Untersuchungen sind Teil der Ausgangsdiagnostik:

- Anamnese: B-Symptomatik, Zeitverlauf der Symptome, Komorbidität etc.
- Körperliche Untersuchung: LK-Stationen, Rachenring, Leber, Milz, Hoden
- Labordiagnostik: insbes. Differenzialblutbild sowie LDH und β_2-Mikroglobulin i. S. zur Abschätzung von Zellumsatz und Lymphomlast
- Bei gebärfähigen Frauen: β-HCG
- Infektionsserologie: HIV, Hepatitiden B und C

Cave

Prophylaxe einer Hepatitis-B-Reaktivierung unter Lymphomtherapie

Unter Chemo- bzw. Chemoimmuntherapie kann es zu einer Reaktivierung von Hepatitis B kommen, die zu einer fulminanten Hepatitis und zum Tod führen kann. Vor Therapiebeginn sollte daher eine serologische Untersuchung auf HB_SAg und Anti-HB_C erfolgen. Falls einer der beiden Parameter pos. ist, sollte die HBV-DNA-Last mit einer quantitativen PCR gemessen werden. Ein neg. PCR-Ergebnis schließt eine Reaktivierung unter Therapie nicht aus. Eine Prophylaxe kann das Risiko einer Reaktivierung senken. Für Pat., die HB_SAg-pos., aber HBV-DNA-neg. sind und eine Chemoimmuntherapie mit einem CD20-Antikörper erhalten sollen, wird eine antivirale Prophylaxe mit Entecavir, Tenofovir oder Lamivudin empfohlen. Bei Pat. mit pos. HB_SAg und Nachweis von HBV-DNA sollte eine Therapie der HBV-Infektion mit Entecavir oder Tenofovir erfolgen. Die Dauer der Therapie ist in beiden Fällen unklar, sollte jedoch 6–12 Mon. nach Ende der Chemoimmuntherapie fortgesetzt werden.

- LK-Entnahme (präferiert) bzw. Stanzbiopsie. Die histopathologische Untersuchung umfasst morphologische und immunhistologische Analysen. Sofern verfügbar, sollten zur Abgrenzung zwischen DLBCL, High-Grade B-Zell-Lymphom und Burkitt-Lymphom molekulargenetische Untersuchungen auf *MYC*- und *BCL2*-Rearrangierung durchgeführt werden.
- Bildgebung:
  - Sofern ein kuratives Therapiekonzept besteht, soll zur Stadieneinteilung eine Positronenemissionstomografie in Kombination mit einer kontrastmittelunterstützten Computertomografie (PET-CT) durchgeführt werden. Der PET-Tracer ist i. d. R. [18F] Fluordesoxyglukose (FDG).
  - Falls kein PET durchgeführt wird, soll zur Ausbreitungsdiagnostik ein CT bzw. MRT mit Kontrastmittel von Hals, Thorax und Abdomen erfolgen.
  - Bei einem CNS-IPI mit 4–6 Punkten oder neurologischen Symptomen soll ein MRT des Kopfs durchgeführt werden. Je nach Beschwerden ist auch ein MRT der Wirbelsäule erforderlich.

- Sofern im PET-CT eine Knochenmarkbeteiligung nachgewiesen wird, kann auf eine Knochenmarkpunktion (KMP) verzichtet werden. Ebenso kann bei einem im PET-CT diagnostizierten Stadium III oder IV sowie bei einem Stadium I oder II mit „Bulky Disease" oder ≥ 1 Risikofaktor des altersadjustierten „Internationalen prognostischen Index" (aaIPI) eine KMP entfallen. Lediglich bei einem im PET-CT nachgewiesenen Stadium I oder II ohne diese Risikofaktoren oder falls kein PET-CT erfolgt ist, sollte bei kurativem Konzept eine KMP mit Aspiration und Stanze durchgeführt werden. Liquorpunktion bei Vorliegen von Risikofaktoren (s. u.) mit laborchemischer (Glukose, Laktat, Gesamteiweiß), zytologischer (Zellzahl, Zellmorphologie) und durchflusszytometrischer Untersuchung.
- Stadieneinteilung nach Ann Arbor (▶ Kap. 12). Zusätzlich Dokumentation von Bulky Disease (≥ 7,5 cm Längsdurchmesser), sofern vorhanden.
- Des Weiteren sollte das Vorliegen von B-Symptomen (Fieber, Nachtschweiß, Gewichtsverlust) durch den Zusatz A (keine B-Symptome) oder B (B-Symptome vorhanden) gekennzeichnet werden.
- Bei älteren Pat. sollte ein geriatrisches Assessment, z. B. mit dem „Geriatric-8"-(G8-)Score, durchgeführt werden, insbes. um die Belastung durch die anstehende Therapie besser beurteilen zu können.

Merke

Risikofaktoren für eine ZNS-Beteiligung

Die Inzidenz der ZNS-Beteiligung variiert zwischen den einzelnen Lymphomtypen, liegt bei diffusen großzelligen Lymphomen bei 3–7 %, hingegen bei lymphoblastischen Lymphomen und Burkitt-Lymphomen bei 30–50 %. Eine Liquorpunktion sollten alle Pat. mit Burkitt- oder lymphoblastischem Lymphom erhalten sowie alle Pat. mit einem Befall von Hoden, epiduraler Manifestation, Beteiligung der Sinus sowie alle Pat. mit einem CNS-IPI ≥ 4 (▶ 13.1.6).

- Ösophagogastroduodenoskopie: bei entsprechenden Symptomen wie gastrointestinaler Blutung, abdominalen Beschwerden, die anderweitig nicht gut erklärt sind, bzw. bei Manifestation im Nasen-Rachen-Raum einschließlich der Tonsillen.
- Toxizitätsuntersuchungen: EKG sowie, abhängig vom vorgesehenen Therapieregime oder den vorhandenen Symptomen, Echokardiografie (Wiederholung im Verlauf dringend angezeigt) und Lungenfunktionsuntersuchung.
- Gonadenfunktion bei Frauen: Dokumentation der Zyklusanamnese, FSH, LH, Anti-Müller-Hormon (AMH), Inhibin B. Weibliche Pat. sollten, bei noch nicht eingetretener Menopause, bzgl. fertilitätserhaltender Maßnahmen von einem Reproduktionsmediziner beraten werden, z. B. in einem der FertiPROTEKT-Zentren (Adressen unter https://fertiprotekt.com).
- Gonadenfunktion bei Männern: Spermiogramm, FSH, LH, Testosteron. Männliche Pat. sollten unbedingt auf die Möglichkeit prätherapeutischer Sperma-Kryokonservierung hingewiesen werden. Information hierzu ebenfalls z. B. über FertiPROTEKT (unter https://fertiprotekt.com).

13.1.6 Prognosefaktoren

Internationaler prognostischer Index (IPI): Um prognosebestimmende Faktoren zu identifizieren, wurden Daten verschiedener, prospektiver Therapiestudien bei aggressiven Lymphomen analysiert. Fünf unabhängige Parameter zeigten einen Einfluss auf das Überleben und wurden im **„International Prognostic Index"** (**IPI**) zusammengefasst.

Risikofaktoren des IPI sind:

- Alter > 60 J.
- Stadium III oder IV nach Ann Arbor
- Zwei und mehr extranodale Manifestationen
- Erhöhte Laktatdehydrogenase (LDH) i. S.
- Allgemeinzustand (AZ): ECOG-PS (Eastern Cooperative Oncology Group Performance Status) ≥ 2 bzw. Karnofsky-Index ≤ 70 % (ein ECOG von 2 bzw. ein Karnofsky-Index von 70 % beschreibt Pat., denen eine selbständige Lebensführung noch möglich ist und die weniger als 50 % des Tags liegend verbringt)

Altersadjustierter IPI (aaIPI): Für den **altersadjustierten IPI** (**aaIPI**) unterteilt man die Pat. nach ihrem Alter in Menschen > 60 und ≤ 60 J. und verwendet Stadium III oder IV, erhöhte LDH-Aktivität i. S. sowie einen ECOG-PS ≥ 2 als Risikofaktoren und erhält 4 Risikogruppen (niedrig [0], intermediär niedrig [1], intermediär hoch [2], hoch [3]).

CNS-IPI: Obwohl ZNS-Rezidive bei DLBCL häufiger als bei indolenten Lymphomen auftreten, sind sie insgesamt relativ selten. So kam es in der RICOVER-60-Studie bei ca. 5 % der Pat. zu einem ZNS-Rezidiv. Bei Vorliegen bestimmter Risikofaktoren steigt die Wahrscheinlichkeit jedoch erheblich. So konnte durch eine Post-hoc-Analyse von Pat. mit aggressiven Lymphomen, die in Studien der DSHNHL oder im MabThera International Trial (MInT) behandelt wurden, ein Risk Score für ein ZNS-Rezidiv, der sog. **CNS-IPI,** entwickelt werden. Dieser wurde mit Verläufen von Pat. mit aggressiven Lymphomen, die in British Columbia behandelt wurden, validiert [Schmitz et al. 2016]. Risikofaktoren für ein ZNS- und/oder systemisches Rezidiv waren eine Beteiligung von Nieren oder Nebennieren, Alter > 60 J., erhöhte LDH i. S., ECOG ≥ 2, Stadium III oder IV, zwei und mehr Manifestation. Pat. mit 4–6 Risikofaktoren hatten ein kumulatives 2-Jahres-Risiko von 10 % für ein ZNS-Rezidiv des aggressiven Lymphoms. Pat. mit Hodenbefall durch das DLBCL haben ebenfalls ein erhöhtes Risiko für ein ZNS-Rezidiv.

Weitere Risikofaktoren, die nicht im IPI erfasst werden, jedoch für die individuelle Prognose der Pat. von Bedeutung sind:

- Molekularer Subtyp eines DLBCL nach Genexpressionsanalyse: Hier wird nach der „cell of origin (COO)" ein Keimzentrum-B-Zell-artiger Typ (GCB-Subtyp) von einem aktivierten B-Zell-artigen Typ (ABC-Subtyp) unterschieden. Neben der Genexpressionsanalyse gibt es immunhistochemische Algorithmen zur Bestimmung der COO, diese sind jedoch wegen eingeschränkter Reproduzierbarkeit nur eingeschränkt verwertbar. Ein verbreiteter immunhistochemischer Algorithmus ist der von Hans et al. Er unterscheidet anhand der Expression von CD10, BCL6 und MUM1 zwischen GCB- und non-GCB-DLBCL. GCB-DLCBL sind demnach entweder CD10-pos. oder CD10-neg., aber BCL6-pos. und gleichzeitig MUM1-neg., ansonsten handelt es sich um non-GCB DLBCL.

Verschiedene retrospektive Analysen haben ergeben, dass mit Genexpressionsanalysen bestimmte ABC-DLBCL einen ungünstigeren Verlauf als GCB-DLBCL haben. In prospektiven Studien wurde dieser prognostische Unterschied hingegen nicht durchgängig gezeigt. Außerhalb von Studien sollte die COO aktuell nicht mit Genexpressionsanalyse bestimmt werden und dies auch keinen Einfluss auf die Wahl der Therapie haben. In den letzten Jahren wurden Ergebnisse molekularer und zytogenetischer Untersuchungen veröffentlicht, in denen 5–7 neue funktionelle genetische Subgruppen identifiziert wurden. Diese bilden möglicherweise die Grundlage für zukünftige klinische Studien, sind aber nicht Teil der klinischen Routine.

- Zytogenetik: Eine Umlagerung im *MYC*-Lokus findet man bei 5–15 % der Pat. mit DLBCL NOS. Häufig tritt gleichzeitig eine Translokation von *BCL2* auf. Diese bisher als „Double-hit"-Lymphome bezeichneten Erkrankungen werden in der WHO-HAEM5 der hämatolymphoiden Neoplasien als „DLBCL / High-grade-B-Zell-Lymphom mit *MYC*- und *BCL2*-Rearrangierung" geführt und sind prognostisch ungünstig. Die Translokation von *BCL6* wird in der aktuellen WHO Klassifikation in diesem Zusammenhang nicht mehr berücksichtigt. 4–6 % aller Lymphome mit DLBCL-Morphologie sind DLBCL / High-grade-B-Zell-Lymphom mit *MYC*- und *BCL2*-Rearrangierung. In einigen Fällen gibt es eine *MYC*- oder *BCL2*-Rearrangierung ohne immunhistochemisch nachweisbare Überexpression der MYC- und BCL2-Proteine. Es wird diskutiert, ob der Nachweis einer Rearrangierung von *MYC* und *BCL2* einen Einfluss auf die Wahl der Therapie haben sollte und bei jüngeren Pat. statt einer Behandlung mit R-CHOP eine Therapie mit R-CHOEP oder R-DA-EPOCH erfolgen sollte.
- Eine immunhistochemisch nachgewiesene, gesteigerte MYC-Proteinexpression (> 40 % der Lymphomzellen) gemeinsam mit einer BCL2-Überexpression (> 50 % der Lymphomzellen) findet man bei ca. 30 % der NHL mit DLBCL-Morphologie. Nur ein Teil hiervon weist jedoch eine *MYC*- und *BCL2*-Rearrangierung auf. Es gibt Hinweise, dass die Prognose der „Double-expressor" Lymphome ebenfalls ungünstig ist.

13.1.7 Remissionsbeurteilung

Die Kriterien für ein Therapieansprechen einer Lymphomerkrankung wurden von der International Working Group (IWG) erarbeitet und publiziert (Lugano Klassifikation) [Cheson et al. 2014]:

- **Komplette Remission (CR):** vollständiges Verschwinden aller klinischen Hinweise auf das Lymphom und die lymphombedingten Symptome. Eine verbleibende LK-Vergrößerung ist erlaubt, solange sie FDG-PET-neg. ist. Es dürfen keine neuen Manifestationen auftreten. Bei Hepato- oder Splenomegalie bzw. Raumforderungen innerhalb dieser oder anderer Organe müssen sich diese vollständig zurückgebildet haben. Ein zuvor befallenes KM muss lymphomfrei sein, bei fraglicher Zytologie sollte eine KM-Immunhistologie erfolgen.
- **Partielle Remission (PR):** mind. 50 % Abnahme der Summe der Produkte der jeweils zwei größten Durchmesser der sechs größten Lymphome (SPD = sum of the product of the diameters). Keine Vergrößerung einer Lymphommanifestation und keine neue Läsion. Mind. 50 % Verkleinerung intrahepatischer oder -splenischer Raumforderungen. Der verbleibende KM-Infiltrationsgrad spielt keine Rolle.

- **Stabile Erkrankung (SD):** Lymphomansprechen, das weder die Kriterien der CR noch der PR oder PD erfüllt.
- **Progrediente Erkrankung (PD):** Auftreten einer neuen Läsion > 1,5 cm; mind. 50 % Vergrößerung der SPD einer beliebigen Lymphomläsion. Die Läsionen sollten FDG-PET-pos. sein. Als zweifelsfreie Grundlage für eine erneute Therapieentscheidung ist in vielen Fällen eine erneute Biopsie notwendig.

13.2 Diffuses großzelliges B-Zell-Lymphom (DLBCL)

13.2.1 Definition

Diffuse großzellige B-Zell-Lymphome (DLBCL) sind die häufigsten aggressiven NHL (etwa 30–40 % aller Lymphome). Ihre Inzidenz ist in den letzten Jahrzehnten gestiegen, ohne dass dies vollständig durch eine sensitivere Diagnostik, verbesserte Krebsregister oder den Anstieg der allgemeinen Lebenserwartung erklärt wäre.

- Inzidenz: 3–5 Fälle / 100 000 / Jahr.
- DLBCL treten etwas häufiger bei Männern als bei Frauen auf.
- Das mediane Alter liegt im 7. Lebensjahrzehnt, es existiert jedoch eine breite Streuung. Sogar Kinder können betroffen sein.

DLBCL sind gekennzeichnet durch große B-lymphoide Zellen mit diffusem Wachstumsmuster und Zellkernen, die mehr als doppelt so groß sind wie Kerne normaler Lymphozyten. Die Lymphomzellen exprimieren das pan-B-Zell-Antigen CD20. Morphologische, biologische und klinische Untersuchungen haben zu einer Unterteilung der DLBCL in morphologische Varianten, molekulare und immunophänotypische Subgruppen geführt (▶ Kap. 11.1). Eine große Anzahl von DLBCL ist jedoch weiterhin so heterogen, dass keine allgemein akzeptierten Kriterien für eine Unterteilung existieren. Diese Gruppe umfasst die DLBCL NOS (not otherwise specified).

13.2.2 Einteilung

Einteilungskriterien

- **Morphologie:** Die DLBCL NOS werden im Wesentlichen in einen zentroblastischen, einen immunoblastischen und einen anaplastischen Subtyp unterteilt. Die in etwa 80 % der Fälle vorliegende zentroblastische Variante zeichnet sich durch Zellen aus, die Keimzentrums-Zentroblasten ähneln. Beim immunoblastischen Typ (etwa 10 % der Fälle) wird das Lymphom durch Immunoblasten beherrscht, während das anaplastische DLBCL durch Zellen mit pleomorphem Zellkern, reichlich Zytoplasma und häufiger Expression von CD30 gekennzeichnet ist. Der Prozentsatz sich teilender Zellen liegt beim DLBCL normalerweise deutlich > 40 %. Proliferationsraten (Ki67-pos. Zellen), die wesentlich > 90 % liegen, findet man hingegen eher bei einem Burkitt-Lymphom (BL).
- **Immunphänotyp:** Die Zellen exprimieren i. d. R. die Oberflächenmoleküle CD19, CD20, CD22 und CD79a. CD10 wird bei 30–60 % gefunden, BCL6 ist bei 60–90 % nachweisbar.
- **Zytogenetik:** Etwa 30 % der Pat. mit DLBCL haben Veränderungen am Chromosom 3q27. Die hierdurch entstehende Translokation von BCL6 ist die häufigste Translokation bei DLBCL. Eine Translokation von BCL2 findet man in 20–30 % der Fälle. Bei etwa 5–15 % beobachtet man einen chromosomalen Bruchpunkt im *MYC*-Lokus. Der MYC-Fusionspartner ist in vielen Fällen ein

Immunglobulin-Gen. Ungefähr 20 % der Fälle mit *MYC*-Bruchpunkt haben gleichzeitig eine Translokation von *BCL2* und werden als diffuse großzellige B-Zell-Lymphome / High Grade B-Zell-Lymphome mit *MYC* und *BCL2* Rearrangierung (weitere Bezeichnung „Double-hit"-Lymphome) bezeichnet und haben eine schlechte Prognose. Etwa 20 % der transformierten follikulären Lymphome (FL) und 4–6 % der DLBCL sind derartige Lymphome. Die Translokation von BCL6 wird in diesem Zusammenhang nicht mehr berücksichtigt.

- **Genexpressionsanalyse:** Hierbei wird abhängig von der „COO" der prognostisch günstige Keimzentrum-B-Zell-artige Typ (GCB-Subtyp) von dem ungünstigen aktivierten B-Zell-artigen Typ (ABC-Subtyp) unterschieden. Bei der Wahl der Therapie spielen diese oder andere genetisch definierte Subtypen bisher keine Rolle. Neben der cell of orgin (COO) gibt es eine weitere Unterteilung in der 5–7 funktionelle genetische Subgruppen. Auch diese ist bisher nicht Teil der klinischen Routine.

Besondere Subgruppen der großzelligen B-Zell-Lymphome

Neben den im folgenden beschriebenen Subgruppen der großzelligen B-Zell-Lymphome (large B-cell lymphomas), existieren weitere Subtypen aggressiver B-Zell-Lymphome (▶ 11.1), die in den meisten Fällen wie DLBCL-NOS behandelt werden.

Primär mediastinales B-Zell-Lymphom (PMBCL)

- Epidemiologie: 2–4 % aller NHL. Die Pat. sind häufig jung (medianes Erkrankungsalter 35 J.). Frauen : Männer 2 : 1.
- Das Lymphom entsteht sehr wahrscheinlich im Thymus, präsentiert sich bildgebend als Raumforderung im vorderen Mediastinum, oft mit Infiltration in angrenzende Organe und Beteiligung supraklavikulärer und zervikaler LK. Eine KM-Infiltration ist hingegen sehr selten.
- Klinik: PMBCL verursachen häufig eine obere Einflussstauung und / oder Kompression der oberen Atemwege.
- Histologie: charakteristische alveoläre Fibrosierung des Gewebes, diffuse Infiltration durch neoplastische lymphatische Zellen, die in mehr als 80 % der Fälle schwach CD30-pos. sind. Differenzialdiagnostisch erinnern sie an nodulär sklerosierende Hodgkin-Lymphome. Häufig findet man einen hyperdiploiden Karyotyp mit Amplifikation auf Chromosom 9.
- Therapie: Es existiert keine Standardbehandlung. Außerhalb von Studien sollte mit R-DA-EPOCH (bzw. R-CHOEP) oder R-CHOP therapiert werden. Eine konsolidierende Bestrahlung muss möglicherweise nur erfolgen, wenn keine komplette metabolische Response im PET-CT (Deauville-Score ≥ 4) erreicht wird. Eine retrospektive Analyse von 76 Pat. mit PMBCL, die mit R-DA-EPOCH behandelt und nicht konsolidierend bestrahlt wurden, ergab bei 4 von 8 Pat. mit einem „end of treatment" (EOT) PET-CT mit einem Deauville-Score von 5 und bei 1 von 17 Pat. mit einem Score von 4 ein Rezidiv [Melani et al. 2016]. Bei den übrigen 51 Pat. wurde nach einer medianen Nachbeobachtung von 7 Jahren lediglich ein weiteres Rezidiv registriert. Ähnliche Daten in Bezug auf eine PET-CT-gesteuerte Bestrahlung konnten aus einer kanadischen Registerstudie nach R-CHOP gezeigt werden [Hayden et al. 2020].
- Falls es zu einem Rezidiv nach Therapie kommt, tritt es häufig innerhalb der ersten 24 Mon. auf. Die Rezidivmanifestation kann neben der Primärlokalisation auch extranodal, z. B. in Leber, Niere oder ZNS, liegen. Bei einem Rezidiv

innerhalb von 12 Mon. nach Ende der Erstlinientherapie sollte, sofern der Pat. hierfür geeignet ist, eine CAR-T-Zell-Therapie durchgeführt werden. In dieser Indikation ist Lisocabtagene maraleucel zugelassen. Bei einem späteren Rezidiv sollte eine Salvage-Therapie mit R-DHAP, R-ICE oder R-GDP gefolgt von Hochdosis-Chemotherapie (HDT) mit autologer Stammzelltransplantation (ASCT) angestrebt werden.

- Ab der 3. Therapielinie kann eine Behandlung mit CAR-T-Zellen (Axicabtagen-Ciloleucel oder Lisocabtagen maraleucel) erfolgen. Eine CAR-T-Zell-Therapie (Axicabtagen-Ciloleucel) sollte bei frühen Rezidiven (≤ 12 Mon.) nach Erstlinientherapie auch schon für die Zweitlinie diskutiert werden, allerdings ist hierzu die Zustimmung der Krankenkasse erforderlich. Weitere wirksame Substanzen sind Immuncheckpoint-Inhibitoren oder das gegen CD30 gerichtete Antikörper-Zytostatikakonjugat Brentuximab Vedotin. Die letzten beiden Substanzen sind jedoch nicht für diese Indikation zugelassen.

Plasmoblastisches Lymphom

- Seltene Lymphomerkrankung, die oft mit einer Immunsuppression vergesellschaftet ist, etwa mit einer HIV-Infektion.
- Histologie: Nachweis großer Immunoblasten und Plasmazellen. Immunhistochemisch pos. für CD79A, CD138, CD38, IRF-4/MUM-1, aber neg. oder nur schwach pos. für CD19, CD20, PAX5. Ungefähr 50 % exprimieren MYC und 70 % enthalten EBV-encoded RNA (EBER) als Hinweis auf eine EBV-Infektion in den Lymphomzellen.
- Therapie: kein Standardvorgehen. Eine Behandlung mit CHOP ist häufig unzureichend, auch wenn sich eine konsolidierende Hochdosistherapie anschließt. Retrospektive Fallserien weisen auf einen Nutzen des Proteasominhibitors Bortezomib (hierfür jedoch nicht zugelassen) etwa in Kombination mit dem Chemotherapieregime EPOCH (V-EPOCH) hin. Aufgrund der Negativität für CD20 hat Rituximab keinen Stellenwert. Es kommt häufiger zu ZNS-Rezidiven. Belastbare Daten für eine ZNS-Prophylaxe existieren nicht.
- Prognose: ungünstig.

Primär testikuläres Lymphom

- Selten.
- Diagnostik ▶ 13.1.5. Zusätzlich Sonografie der Hoden. Des Weiteren Liquoruntersuchung sowie fakultativ MRT-Schädel, weil häufiger ein gleichzeitiger ZNS-Befall vorhanden ist.
- Stadieneinteilung nach Ann Arbor. Der isolierte Hodenbefall wird als Stadium I (unilateraler) bzw. Stadium II (bilateraler Hodenbefall) gewertet.
- Therapie mit 6 Zyklen R-CHOP (unabhängig vom Stadium). Darüber hinaus Orchiektomie des befallenen Hodens sowie prophylaktische Bestrahlung des kontralateralen Hodens und des befallenen Hodens, sofern dieser nicht reseziert wurde. Bei Nachweis eines gleichzeitigen ZNS-Befalls sollten Protokolle wie beim primären ZNS-Lymphom eingesetzt werden.
- Zur ZNS-Rezidivprophylaxe gibt es keine gesicherten Daten. Die früher durchgeführte Prophylaxe mit 2–3 Zyklen hoch dosiertem MTX (3–4 g/m^2) hat, bei insgesamt kleiner Fallzahl, in retrospektiven Analysen keinen Hinweis auf einen Benefit gezeigt. In Einzelfällen kann diese Therapie dennoch den Pat. angeboten werden. Die intrathekale MTX-Prophylaxe hat keinen Stellenwert.
- Prognose: ungünstig.

- In der WHO-HAEM5 gehört das Lymphom des Hodens zu den großzelligen B-Zell-Lymphomen der immunprivilegierten Lokalisationen. Diese Lymphome sind häufig $MYD88^{L265P}$- und CD79B-mutiert.

Primäres DLBCL des zentralen Nervensystems (PCNSL)

- Definition: alle Lymphome, die primär und ausschließlich das ZNS betreffen. Nicht hierzu gehören hingegen systemische Lymphome mit ZNS-Manifestation sowie Rezidive systemischer Lymphome im ZNS.
- Epidemiologie: < 1 % aller NHL. Medianes Erkrankungsalter: 60 Jahre. Männer sind etwas häufiger betroffen als Frauen.
- Klinik: initial häufig fokales neurologisches Defizit bzw. bei leptomeningealer Beteiligung Kopfschmerzen und asymmetrische kraniale Neuropathien.
- Die Diagnose erfolgt i. d. R. nach stereotaktischer Biopsie. PCNSL sind zumeist aggressive B-Zell-Lymphome, die neben Pan-B-Zellmarkern (CD20, CD22 und CD79a) IRF/MUM1 (90 %), BCL6 (60–80 %) und selten auch CD10 (10–20 %) exprimieren. Bei Meningitis lymphomatosa sind zur Diagnosestellung oft mehrere Liquorpunktionen notwendig. Die Diagnose wird wesentlich durch eine immunzytologische oder durchflusszytometrische Untersuchung unterstützt, bei der die Expression eines Pan-B-Zell-Markers und eine Leichtketten-Restriktion für entweder κ oder λ des B-Zell-Rezeptors als Hinweis auf eine monoklonale B-Zell-Population gilt. Während die Bildgebung, und hier insbes. das MRT des Schädels, eine hohe Sensitivität für den Nachweis intrazerebraler Lymphome hat, gilt dies eingeschränkt für den Nachweis einer Meningitis lymphomatosa. Die weiteren Untersuchungen des initialen Stagings entsprechen der allgemeinen Diagnostik aggressiver Lymphome (▶ 13.1.5).
- Therapie: Außerhalb klinischer Studien kann bei Pat. mit entsprechendem AZ eine Therapie etwa nach dem MATRix-Protokoll zum Einsatz kommen [Ferreri et al. 2017]. Dieses enthält eine Induktionstherapie mit Rituximab, hoch dosiertem MTX und Cytarabin sowie Thiotepa, gefolgt von einer konsolidierenden HDT mit autologer Stammzelltransplantation (ASCT). Eine konsolidierende Ganzhirnbestrahlung anstelle der HDT und ASCT war im Rahmen der Phase-II-Studie von Ferreri et al. ähnlich wirksam, verursachte jedoch mehr kognitive Schäden und hat daher an Bedeutung verloren. Pat., die für eine derartig intensive Behandlung nicht infrage kommen, können etwa mit Rituximab, hoch dosiertem MTX und Procarbazin nach dem PRIMAIN-Protokoll behandelt werden [Fritsch et al. 2017].
- In der WHO-HAEM5 gehört das PCNSL zu den großzelligen B-Zell-Lymphomen der immunprivilegierten Lokalisationen. Diese Lymphome sind häufig $MYD88^{L265P}$- und CD79B-mutiert.

13.2.3 Klinik

Das Leitsymptom des DLBCL ist eine rasch zunehmende, meist schmerzlose Lymphadenopathie. Eine B-Symptomatik liegt bei ca. 20 % der Pat. vor. Trotz des raschen Lymphomwachstums mit Proliferationsraten zwischen 40 und 90 % werden ungefähr 25 % der Pat. im Stadium I oder II nach Ann Arbor diagnostiziert. Die häufigste extranodale Manifestation findet sich im Gastrointestinaltrakt (Magen, Duodenum, Ileozökalregion). Auch wenn es sich hierbei um die einzige Manifestation handelt, spricht man dann nicht von einem MALT-Lymphom (MALT: Mucosa associated Lymphoid Tissue), sondern von einem aggressiven Lymphom mit extranodaler Manifestation.

13.2.4 Therapie

Therapieplanung

- Die Therapieintention beim DLBCL ist kurativ.
- Der Therapieplan sollte in einem interdisziplinären Tumorboard besprochen werden. Hierbei sollte u. a. geprüft werden, ob die Therapie in einer klinischen Studie erfolgen kann.
- Bei Pat. mit großer Lymphomlast, älteren Pat. oder Erkrankten mit reduziertem AZ wird eine Vorphasentherapie mit Prednison empfohlen.
- Auf eine ausreichende supportive Therapie ist zu achten (ausreichende Wässerung, Allopurinol, Antiemese sowie – insbes. bei kurzen Therapieintervallen – ein Wachstumsfaktor zur Stimulation der Granulopoese).

Chirurgische Therapie

Die chirurgische Therapie spielt bei DLBCL zur Gewinnung von Primärgewebe zur Diagnosestellung eine wesentliche Rolle. Darüber hinaus kommt die Chirurgie beim DLBCL i. d. R. nur bei Notfällen, z. B. einer Darmperforation etwa im Rahmen eines ausgeprägten gastrointestinalen Befalls durch ein Lymphom, zum Einsatz.

Chemoimmuntherapie

Die Erweiterung der initialen Chemotherapie um eine Immuntherapie mit dem gegen das Oberflächenmolekül CD20 gerichteten monoklonalen Antikörper Rituximab hat beim DLBCL die Ansprechraten, das ereignisfreie Überleben (EFS) und das Gesamtüberleben (OS) in mehreren klinischen Studien signifikant verbessert.

Primärtherapie

Retrospektive Analysen zeigen, dass ein Alter > 60 J. prognostisch ungünstig ist, nicht zuletzt, weil ältere Pat. häufiger, z. B. aufgrund von Begleiterkrankungen, nicht mehr so intensiv behandelt werden können. Das hat dazu geführt, dass sich für Pat. ≤ 60 bzw. > 60 J. unterschiedliche Standards herausgebildet haben.

Primärtherapie von Patienten 60 bis 80 Jahre

Merke

DLBCL-Pat. in einem Alter von 60–80 J. sollen eine Behandlung mit R-CHOP oder einem R-CHOP-ähnlichen Regime erhalten. 6 Zyklen R-CHOP-21 oder R-CHOP-14 sind internationaler Standard. Vor dem 1. Zyklus sollte eine Vorphasentherapie mit Prednison erfolgen. In einer kürzlichen publizierten Studie war Polatuzumab Vedotin R-CHP-21 bei DLBCL Pat. (IPI 2–5) einer Therapie mit R-CHOP-21 in Bezug auf den primären Endpunkt PFS überliegen. Bei höherem Alter oder Komorbidität kann eine dosisreduzierte Behandlung mit R-miniCHOP-21 erfolgen.

Pat. > 60 J. in einem belastbaren AZ sollten eine Behandlung mit R-CHOP erhalten (▶ 13.2.6). Ab einem Alter von 80 J. oder bei Komorbidität kann alternativ eine Behandlung mit R-miniCHOP erfolgen. Bei großer Tumorlast, höherem Alter und/oder einem aufgrund des Lymphoms eingeschränkten AZ sollte eine einmalige Vorphasentherapie mit 100 mg Prednison p. o. für 5–7 Tage durchgeführt werden.

Rationale für R-CHOP-21 oder 14 bzw. für Polatuzumab Vedotin R-CHP

- Der Nutzen für die Hinzunahme von Rituximab zur Chemotherapie mit CHOP ergibt sich aus der vierarmigen **RICOVER-60-Studie** (Rituximab with CHOP over Age 60) der DSHNHL, bei der 1 222 Pat. mit 8 bzw. 6 Zyklen CHOP mit oder ohne 8 Zyklen Rituximab behandelt wurden. Die Gabe von 6 Zyklen R-CHOP-14 plus 2 Gaben R führte zu einer CR-Rate von 78 %, einem 3-Jahres-PFS von 73 % und einem 3-Jahres-OS von 78 % und war in allen Endpunkten signifikant besser als die Therapie mit 8 Zyklen CHOP-14.
- Im Gegensatz zur RICOVER-60-Studie erhielten DLBCL-Pat. zwischen 60 und 80 J. in einer großen Studie der französischen GELA (Groupe d'Etude des Lymphomes de l'Adulte) 8 Zyklen CHOP alle 21 Tage mit oder ohne Rituximab (**LHN-98.5-Studie**). Die Hinzunahme von Rituximab führte auch in dieser Studie zu einer signifikanten Steigerung der CR / CRu-Rate von 63 auf 75 %, des 10-Jahres-PFS von 20 auf 36,5 % sowie des 10-Jahres-OS von 27,6 auf 43,5 %.
- Eine Phase-III-Studie zeigt, dass 8 Zyklen R-CHOP-21 gleich wirksam sind wie 6 Zyklen R-CHOP-14 plus 2 Gaben Rituximab.
- Im Rahmen einer randomisierten Phase-III-Studie (GOYA) wurde bei Pat. ≥ 18 J. gezeigt, dass der Einsatz des Anti-CD20-Antikörpers Obinutuzumab im Vergleich zu Rituximab in Kombination mit CHOP keinen Benefit brachte [Vitolo et al. JCO 2017]. Eine nicht geplante Post-hoc-Analyse der GOYA-Studie ergab keinen Unterschied zwischen 6 Zyklen R-CHOP-21 plus 2 Gaben Rituximab und 8 Zyklen R-CHOP-21, allerdings wurde nicht zwischen den beiden Varianten randomisiert [Sehn et al. 2018]. Somit ist dies lediglich ein Hinweis und kein formaler Beweis, dass 6 Zyklen R-CHOP-21 plus 2 × Rituximab und 8 Zyklen R-CHOP-21 äquivalent sind.
- Im Rahmen vieler internationaler klinischer Studien und in der klinischen Praxis sind mittlerweile 6 Zyklen R-CHOP-21 ein weitverbreiteter Standard.
- In einer 2022 publizierten Phase-III-Studie (POLARIX) [Tilly et al. 2022] führte die Behandlung mit 6 Zyklen Polatuzumab Vedotin, Rituximab, Cyclophosphamid, Doxorubicin, Prednison (pola-R-CHP) plus im Anschluss 2 weitere Gaben Rituximab im Vergleich zu 6 Zyklen R-CHOP plus 2 × Rituximab zu einer Verlängerung des 2-Jahres-PFS von 70,2 auf 76,7 % (Hazard Ratio 0,73 [95 %-CI 0,57–0,95; p = 0,02]). Ein Benefit für das OS wurde nach einer medianen Nachbeobachtung von 28,2 Mon. nicht gezeigt. Polatuzumab Vedotin ist ein Antikörper-Zytostatika-Konjugat (Antibody-Drug-Conjugate [ADC]), das gegen CD79b gerichtet ist. CD79b ist Teil des B-Zell-Rezeptors. Bei dem eingesetzten Zytostatikum handelt es sich um Monomethyl Auristatin E, das ein potenter Mikrotubulihemmer ist, der in der Zelle aktiviert wird. In die Studie wurden DLBCL-Pat. im Alter zwischen 18 und 80 J. mit einem IPI von 2–5 aufgenommen. PFS war der primäre Endpunkt. In einer Subgruppenanalyse wurde ein PFS-Benefit insbes. für Pat. mit einem IPI von 3–5 und für ältere Pat. gezeigt. Pola-R-CHP etabliert sich zunehmend als Standardtherapie des DLBCL, insbes. für diese Subgruppen.
- Pat. > 80 J. oder in einem reduzierten AZ können statt einer regulär dosierten R-CHOP-Behandlung eine Therapie mit R-mini-CHOP (Rituximab 375 mg/m², Cyclophosphamid 400 mg/m², Doxorubicin 25 mg/m², Vincristin 1 mg absolut, alles Tag 1, Prednisolon 40 mg/m² Tage 1–5) erhalten. Bei Kontraindikationen gegen ein Anthrazyklin kann Doxorubicin im R-CHOP durch Etoposid (100 mg/m² Tage 1–3) ersetzt werden.

Stellenwert einer konsolidierenden Bestrahlung

Im Rahmen der **RICOVER-60-Studie** wurden Pat. im Alter zwischen 61 und 80 J. mit einer initialen Lymphommasse ≥ 7,5 cm (Lymphom-Bulk) nach Abschluss einer Chemoimmuntherapie mit 6 Zyklen R-CHOP-14 plus 2 × Rituximab konsolidierend bestrahlt, wenn sie nach Chemoimmuntherapie mind. eine PR erreicht hatten. In der RICOVER-noRTh unterblieb diese Bestrahlung. Der Vergleich der Ergebnisse dieser beiden Studien ergab für die Intention-to-Treat-Population (d. h. alle Pat. der Studien, auch jene, die nicht protokollgemäß behandelt wurden) einen signifikanten Nutzen bzgl. des EFS, nicht aber für das OS. Betrachtet man hingegen nur die Pat., die in beiden Studien entsprechend den Vorgaben der Protokolle (per protocol) behandelt wurden, zeigt sich ein signifikanter Nutzen für die Bestrahlung bzgl. EFS, PFS und OS [Held et al. 2014].

Eine Interimsanalyse der aktuellen Erstlinientherapie-Studie (OPTIMAL) der DSHNHL (weitergeführt in der German Lymphoma Alliance [GLA]) legt nun nahe, dass Pat. mit initialem Lymphom-Bulk nur eine konsolidierende Bestrahlung benötigen, wenn in einer PET-CT am Ende der Chemoimmuntherapie noch hypermetabole Läsionen (Deauville-Score 4 und 5) nachgewiesen werden. Dieses Vorgehen einer PET-CT-gesteuerten konsolidierenden Bestrahlung wird von einer größeren retrospektiven Analyse gestützt [Freeman et al. 2021]. Ob einzelne lokalisierte Knochenläsionen unabhängig von einem PET-CT-Befund konsolidierend bestrahlt werden sollten, wird kontrovers diskutiert. In der Konsultationsfassung der aktuellen S3-Leitlinie zum DLBCL wird auch für einzelne Knochenläsionen eine PET-CT-gesteuerte Bestrahlung empfohlen. Es gibt jedoch noch Zentren, die Knochenläsionen generell konsolidierend bestrahlen, sofern dies von Anzahl und Lokalisation her vertretbar ist. Pat. mit einem Hodenbefall durch ein DLBCL sollen unabhängig von einem PET-CT-Befund eine konsolidierende Bestrahlung des ehemals befallenen Hodens (falls noch nicht reseziert) und des kontralateralen Hodens erhalten. Zuvor muss mit ihnen über die daraus resultierende Infertilität und einen Hypogonadismus gesprochen werden.

Primärtherapie von Patienten ≤ 60 Jahre

Patienten mit keinem oder 1 Risikofaktor (aaIPI 0 oder 1)

> **Merke**
> Aktueller Standard für die Erstlinientherapie von DLBCL-Pat. zwischen 18 und 60 J. mit einem aaIPI von 0 ohne Lymphom-Bulk sind 4 Zyklen R-CHOP-21 plus 2 Gaben Rituximab.
> Pat. mit einem aaIPI von 1 oder einem Lymphom-Bulk sollten 6 Zyklen R-CHOP-21 erhalten. Vor dem 1. Zyklus kann bei großer Lymphomlast oder reduziertem AZ eine Vorphasentherapie mit Prednison erfolgen.

- Der Nutzen einer Hinzunahme von Rituximab zur Chemotherapie wurde für Pat. zwischen 18 und 60 J. in der **MInT-Studie** (Mabthera international trial) gezeigt. Pat. mit niedrigem oder intermediär niedrigem Risiko (aaIPI 0 oder 1) wurden in dieser Studie mit einer CHOP-artigen Chemotherapie (CHOP-21, CHOEP-21, MACOP-B, PMitCEBO) mit oder ohne Rituximab behandelt. Die Hinzunahme von Rituximab steigerte die CR / CRu-Rate von 68 auf 86 %, das 3-Jahres-PFS von 68 auf 85 % sowie das 3-Jahres-OS von 84 auf 93 % signifikant. Die Hinzunahme von Rituximab ergab bzgl. des EFS sowohl für

CHOP-21 als auch für CHOEP-21 einen signifikanten Nutzen (3-Jahres-EFS 54 bzw. 62 % ohne Rituximab und 81 bzw. 79 % mit Rituximab). Der Vergleich von R-CHOP mit R-CHOEP ergab hingegen keine Verbesserung des EFS (81 vs. 79 %). Nach Risikogruppen unterteilt führte die Hinzunahme von Rituximab bei Pat. mit intermediär niedrigem Risiko (aaIPI 1) zu einer signifikanten Verbesserung des 3-Jahres-EFS, während dieser Nutzen für Pat. mit niedrigem Risiko (aaIPI 0) zwar tendenziell, aber statistisch nicht signifikant vorlag.

- Die Ergebnisse der **FLYER-Studie** [Poeschel et al. 2019] zeigen nun, dass Pat. mit einem lokalisierten DLBCL (Stadien I–II), ohne Lymphom-Bulk (max. Durchmesser < 7,5 cm) mit einem aaIPI von 0 mit 4 Zyklen R-CHOP-21 plus 2 Gaben Rituximab bzgl. PFS, EFS und OS gleich gut behandelt sind wie mit 6 Zyklen R-CHOP-21. 4 Zyklen CHOP plus 2 Gaben Rituximab verursachen jedoch weniger Toxizität.
- Alternativ erhalten die Pat. in den Stadien I und II ohne Lymphom-Bulk (Bulk hier definiert als ≥ 10 cm) 3 Zyklen einer konventionellen Chemoimmuntherapie gefolgt von einer konsolidierenden Bestrahlung [Campbell et al. 2012].
- Die Ergebnisse der **UNFOLDER-Studie** zeigen, dass für Pat. mit einem aaIPI von 1 oder einem aaIPI von 0 und Lymphom-Bulk 6 Zyklen R-CHOP-21 bzgl. PFS und OS gleich wirksam sind wie 6 Zyklen R-CHOP-14 [Pfreundschuh et al. 2018].

Pat. mit mehr als einem Risikofaktor (**aaIPI 2 oder 3**)

Merke

Pat. mit einem erhöhten Rezidivrisiko sollten – wenn möglich – in klinischen Studien behandelt werden. Außerhalb klinischer Studien sollten Pat. mit einem aaIPI von 2–3 entweder mit 6 Zyklen pola-R-CHP-21 oder mit 8 Zyklen R-CHOEP-14 behandelt werden. Bei reduziertem AZ kann eine Vorphasentherapie mit Prednison erfolgen.

Obwohl auch jüngere Pat. mit mehr als 1 Risikofaktor nach dem aaIPI häufig mit R-CHOP-21 oder -14 behandelt werden, ist für ca. 50–60 % dieser Pat. eine derartige Therapie möglicherweise nicht ausreichend. Es ist gegenwärtig jedoch noch Gegenstand von Studien, welche Pat. dies sind und wie sie stattdessen behandelt werden sollten. In mehreren Studien wurde der Stellenwert einer **HDT** gefolgt von einer **ASCT** analysiert. Aufgrund der im Folgenden exemplarisch vorgestellten Ergebnisse dieser Studien lässt sich in der 1. Therapielinie keine Indikation für eine HDT bzw. Chemoimmuntherapie mit anschließender ASCT ableiten.

- Im Rahmen einer Phase-III-Studie der DSHNHL erhielten Pat. zwischen 18 und 60 J. und einem aaIPI von 2 oder 3 8 Zyklen CHOEP-14 und 6 Gaben Rituximab oder eine mehrfache HDT (R-Mega-CHOEP) gefolgt von einer ASCT. Nach einer Nachbeobachtung von 42 Mon. lag das EFS bei 69 vs. 61 % ($p = 0{,}14$) und das 3-Jahres-OS bei 84 vs. 77 % ($p = 0{,}08$). Für Pat. mit einem aaIPI von 2 gab es sogar einen signifikanten Benefit bzgl. des OS für R-CHOEP (91 vs. 77 %, $p = 0{,}01$). Außerdem war die HDT gefolgt von ASCT wesentlich toxischer als der konventionelle Behandlungsarm. Die Ergebnisse mit R-CHOEP sind auch im historischen Vergleich zu R-CHOP sehr vielversprechend, sodass bei Pat. mit aaIPI von 2 und 3 8 Zyklen R-CHOEP-14 eine Behandlungsalternative außerhalb von Studien sind [Schmitz et al. 2012]. Ein prospektiv randomisierter Vergleich von R-CHOEP mit R-CHOP existiert für diese Subgruppe der DLBCL-Pat. jedoch nicht.

- In einer 2022 publizierten Phase-III-Studie (POLARIX) [Tilly et al. 2022] führte die Behandlung mit 6 Zyklen Polatuzumab Vedotin, Rituximab, Cyclophosphamid, Doxorubicin, Prednison (pola-R-CHP) gefolgt von 2 Gaben Rituximab im Vergleich zu 6 Zyklen R-CHOP plus 2 × Rituximab zu einer Verlängerung des 2-Jahres-PFS von 70,2 auf 76,7 % (Hazard Ratio 0,73 [95 %-CI 0,57–0,95; p = 0,02]). Ein Benefit bzgl. des OS konnte nicht gezeigt werden. In einer hypothesengenerierenden Subgruppenanalyse wurde insbes. ein PFS-Benefit für Pat. mit einem IPI von 3–5 und für ältere Pat. gezeigt (▶ 13.2.4, Primärtherapie von Patienten 60–80 Jahre).

Interims-FDG-PET-CT oder andere Interimsbildgebung

Es gibt mehrere Phase-II-Studien, die die FDG-PET in Verbindung mit der CT nach 2 oder 3 Therapiezyklen einsetzen und einen hohen neg. prädiktiven Wert beobachten, d. h., ein unauffälliges FDG-PET weist in diesen Studien auf einen günstigen weiteren Krankheitsverlauf hin.

Beispielsweise lag in einer Studie, in der nach 2 Zyklen CHOP oder ACVBP, z. T. mit Rituximab (bei 41 % der Pat.), ein FDG-PET gemeinsam mit einem CT durchgeführt wurde, das 2-Jahres-EFS bei FDG-PET-neg. im Vergleich zu FDG-PET-pos. Pat. bei 82 im Vergleich zu 43 %.

Im Gegensatz zu dem wiederholt berichteten hohen neg. prädiktiven Wert war der pos. prädiktive Wert der Untersuchung in diesen Studien wesentlich geringer. Es wird gegenwärtig in verschiedenen Studien untersucht, ob sich aus einem pos. Interims-FDG-PET therapeutische Konsequenzen ergeben. Solange das nicht gezeigt wurde, wird in einer Konsensarbeit der International Conference on Malignant Lymphomas Imaging Working Group für erwachsene Pat. aller Altersklassen von einem Therapiewechsel aufgrund eines pos. Interims-FDG-PET abgeraten, es sei denn, es zeigt sich ein eindeutiger Progress [Barrington et al. 2014], der jedoch oftmals auch in einem konventionellen CT sichtbar ist oder sich klinisch zeigt. Hingegen wird ein FDG-PET-CT in dieser Konsensarbeit als Standard of Care nach Abschluss der Therapie eines DLBCL gesehen [Barrington et al. 2014].

Da es einen kleinen Teil von Pat. mit DLBCL gibt, die unter Therapie progredient sind, soll nach 3 Zyklen Therapie klinisch oder mittels Bildgebung (CT mit oder ohne Kontrastmittel oder Sonografie) eine progrediente Erkrankung ausgeschlossen werden. Bei Erkrankungsprogress soll die Behandlung geändert, hingegen bei stabiler Erkrankung, partieller oder kompletter Remission fortgesetzt werden.

Diagnostik zum Ende der Therapie

Zum Ende der Induktionschemoimmuntherapie sollte eine PET mit kontrastmittelverstärkter CT durchgeführt werden. Hiermit kann das Ansprechen nach den IWG/Lugano-Empfehlungen [Cheson et al. 2014] beurteilt werden (▶ 13.1.7 Remissionsbeurteilung). Des Weiteren kann festgelegt werden, ob die Indikation für eine konsolidierende Bestrahlung besteht. Der ideale Zeitraum für ein solches EOT-PET-CT scheint ca. 4–8 Wochen nach dem letzten Chemoimmuntherapiezyklus zu sein. Ein EOT-PET-CT ist aktuell (Stand Juli 2022) noch kein Gegenstand des Leistungskatalogs der gesetzlichen Krankenkassen, die Kostenübernahme muss daher beantragt werden. Falls kein PET möglich ist, soll ein kontrastmittelverstärktes CT oder, falls auch das nicht möglich ist, ein MRT erfolgen.

Erhaltungstherapie

Bisher gibt es weder bei jüngeren noch bei älteren Pat. mit DLBCL Daten, die eine Erhaltungstherapie mit Rituximab oder einer anderen Substanz nach einer Chemoimmuntherapie außerhalb klinischer Studien rechtfertigen.

ZNS-Prophylaxe

Pat. mit einem DLBCL und einem hohen ZNS-IPI (4–6) haben ein etwa 10-prozentiges Risiko für ein DLBCL-Rezidiv mit Beteiligung des ZNS. Ein hohes ZNS-Rezidivrisiko haben auch bestimmte Subgruppen aggressiver B-Zell-Lymphome wie z. B. primär testikuläre Lymphome. Aktuell gibt es keinen allgemein akzeptierten Standard für eine Prophylaxe bei dieser Hochrisikogruppe. In der Vergangenheit wurde auf der Grundlage von Phase-II-Daten bei jüngeren Pat. mit guter Nierenfunktion die Gabe von 2–3 Zyklen hoch dosiertem MTX (3–3,5 g/m^2) jeweils an Tag 15 eines 21-tägigen R-CHOP-Zyklus empfohlen [Savage 2017]. Mehrere große retrospektive Analysen konnten jedoch keinen Nutzen einer hoch dosierten MTX-Gabe zeigen, so die Untersuchung von Puckrin et al. [Puckrin et al. 2021]. Die ZNS-Prophylaxe mit hoch dosiertem MTX sollte daher nur noch in wenigen, ausgewählten Einzelfällen dem Pat. angeboten werden.

Rezidivtherapie

Tipp

Die meisten DLBCL rezidivieren innerhalb von 2 J. nach Therapieende. Primär refraktäre Erkrankungen und Rezidive innerhalb von 12 Mon. sind besonders ungünstig. Für diese Pat. ist, sofern sie hochdosisfähig sind, eine CAR-T-Zell-Therapie, aufgrund von zwei Phase-III-Studien, Therapie der Wahl.

Für Pat. in einem entsprechenden AZ mit einem Rezidiv nach 12 Mon. ist eine Induktionstherapie mit R-DHAP, R-ICE oder R-GDP gefolgt von HDT und ASCT indiziert. Alternativ stehen Regime wie R-Bendamustin Polatuzumab Vedotin oder Tafasitamab, Lenalidomid oder Chemotherapieregime wie R-Gemcitabin, Oxaliplatin zur Verfügung. **Generell gilt für alle Therapielinien im Rezidiv, dass zunächst immer geprüft werden soll, ob die Teilnahme an einer klinischen Studie möglich ist.**

- Ca. 30–40 % der Pat. mit DLBCL erleiden ein Rezidiv oder sind primär refraktär auf die Erstlinientherapie. DLCBL rezidivieren insbes. in den ersten 2 J. nach Abschluss der Behandlung. Rezidive sollen histologisch gesichert werden. Das Staging entspricht dem Staging bei Erstdiagnose.
- Die Pat. haben auch im Rezidiv wieder eine unmittelbare Indikation zur Therapie. Hier soll zunächst immer geprüft werden, ob die Möglichkeit zur Therapie in einer klinischen Studie besteht.
- Frühe Rezidive, v. a. innerhalb der ersten 12 Mon. nach Ende der Erstlinientherapie, sind besonders prognostisch ungünstig. Erwähnenswert ist in diesem Zusammenhang die **CORAL-Studie** [Gisselbrecht et al. 2010]. In dieser Studie wurde die Wirksamkeit der Salvage-Therapieregime R-DHAP und R-ICE (▶ Tab. 13.1) verglichen. Nach Induktion folgte bei Erreichen einer PR oder CR eine hoch dosierte Chemotherapie (HDT) mit BEAM (▶ Tab. 13.1) und anschließend eine ASCT. Die beiden Induktionstherapieregime R-DHAP und R-ICE waren bzgl. der Ansprechrate (primärer Endpunkt) und der sekundären Endpunkte EFS, PFS sowie OS gleichwertig. Bemerkenswert ist, dass das 3-Jahres-PFS für Pat. mit rituximabhaltiger Erstlinientherapie und Rezidiv innerhalb von 12 Mon. bei nur 23 % lag. Pat., die keine HDT und ASCT erhielten, in erster Linie, weil sie nach der Induktion nicht in PR oder CR waren, hatten lediglich ein 3-Jahres-PFS von 14 %, während das 3-Jahres-PFS für Pat. mit HDT und ASCT bei 39 % lag. Für Pat., die ihr Rezidiv nach mehr

Tab. 13.1 Therapieschemata

Substanzen	Dosis	Applikationsart	Zeitpunkt
Pola-R-CHP-21-Schema			
Polatuzumab Vedotin	1,8 mg / kg KG	I. v.	Tag 1
Rituximab	375 mg / m² KOF	I. v.	Tag 1 (im 1. Zyklus Tag 0)
Cyclophosphamid	750 mg / m² KOF	I. v.	Tag 1
Doxorubicin[1]	50 mg / m² KOF	I. v.	Tag 1
Prednison	100 mg absolut	P. o.	Tage 1–5
• G-CSF: Filgrastim, Lenograstim (Tage 4–12) oder Pegfilgrastim, Lipegfilgrastim (Standarddosis von 6 mg an Tag 2 eines jeden Chemotherapiezyklus) kann erwogen werden • Wdh. Tag 22 (Pola-R-CHOP), insgesamt 6 Zyklen			
R-CHOP-14- bzw. -21-Schema			
Rituximab	375 mg / m² KOF	I. v.	Tag 1 (im 1. Zyklus Tag 0)
Cyclophosphamid	750 mg / m² KOF	I. v.	Tag 1
Doxorubicin[1]	50 mg / m² KOF	I. v.	Tag 1
Vincristin[1]	1,4 mg / m² KOF	I. v.	Tag 1
Prednison	100 mg absolut	P. o.	Tage 1–5
• G-CSF: Filgrastim, Lenograstim (Tage 4–12) oder Pegfilgrastim, Lipegfilgrastim (Standarddosis von 6 mg an Tag 2 eines jeden Chemotherapiezyklus). Dies ist obligat bei 14-tägiger Applikation und fakultativ je nach Alter und Komorbidität bei 21-tägiger Chemoimmuntherapie • Wdh. Tag 15 (R-CHOP-14) bzw. Tag 22 (R-CHOP-21), insgesamt 6 Zyklen			
R-DHAP-Schema [Gisselbrecht et al. 2010]			
Rituximab	375 mg / m² KOF	I. v.	Tag 1 (im 1. Zyklus Tag 0)
Cisplatin	100 mg / m² KOF	I. v. über 24 h	Tag 1
Cytosin-Arabinosid	2 × 2 000 mg / m² KOF	I. v. im Abstand von 12 h über 3 Tage	Tag 2
Dexamethason	40 mg	I. v.	Tage 1–4
G-CSF[2]		S. c.	Mind. Tage 6–13 empfohlen
R-ICE-Schema			
Rituximab	375 mg / m² KOF	I. v.	Tag 1 (im 1. Zyklus Tag 0)
Etoposid	100 mg / m² KOF	I. v.	Tage 1–3
Carboplatin	AUC 5 (max. 800 mg)	I. v.	Tag 2
Ifosfamid + Mesna	Je 5 g / m² KOF	I. v. über 24 h	Tag 2
G-CSF[2]		S. c.	Mind. Tage 6–13 empfohlen
R-GDP-Schema [Crump et al. 2014]			
Rituximab	375 mg / m² KOF	I. v.	Tag 1 (im 1. Zyklus Tag 0)
Gemcitabin	1 000 mg / m² KOF	I. v. über 30 min	Tage 1 und 8

Tab. 13.1 Therapieschemata *(Forts.)*

Substanzen	Dosis	Applikationsart	Zeitpunkt
Cisplatin	75 mg / m² KOF	I. v. über 120 min	Tag 1
Dexamethason	40 mg	I. v.	Tage 1–4
G-CSF[2]		S. c.	Mind. Tage 6–13 empfohlen
BEAM-Schema			
BCNU	300 mg / m² KOF	I. v.	Tag – 6
Etoposid	200 mg / m² KOF	I. v.	Tage – 6 bis – 3
Cytosin-Arabinosid	1 × 200 mg / m² KOF	I. v. im Abstand von 12 h	Tage – 6 bis – 3
Melphalan	200 mg / m² KOF		Tag – 2
Stammzell-Retransfusion			Tag 0
G-CSF			Ab Tag 7

[1] **Cave:** Doxorubicin und Vincristin sind streng intravasal zu applizieren. Paravasate führen zu schweren Nekrosen
[2] Alternativ erhalten die Pat. eine Fertigspritze Lipegfilgrastim (6 mg) oder Pegfilgrastim (6 mg) s. c. einmalig 24 h nach Ende der Chemotherapie

als 12 Mon. erlitten, lag das 3-Jahres PFS hingegen etwas unter 50 %. Ein weiteres Salvage-Regime ist R-GDP. In einer Phase-III-Studie, in der R-GDP mit R-DHAP als Induktionsregime vor HDT und ASCT verglichen wurde, waren beide Regime bzgl. Ansprechen, PFS und OS gleich wirksam [Crump et al. 2014]. Das 4-Jahres-PFS lag für R-GDP und R-DHAP in dieser Studie bei ca. 20 %. Die Pat. hatten zu einem wesentlichen Anteil Rezidive innerhalb von 12 Mon. nach Erstlinientherapie und in vielen Fällen bereits Rituximab erhalten.

13

Zu Herstellung von **CAR-T-Zellen** werden T-Lymphozyten des Pat. mit einer Leukapharese gewonnen. Anschließend wird durch ein inaktiviertes Virus ein Gen in die T-Zellen eingeschleust und zur Expression gebracht. In den aktuell zur Verfügung stehenden CAR-T-Zell-Produkten zur Therapie von rezidivierten oder refraktären DLBCL, FL und MCL ist dies ein Gen für eine Erkennungsdomäne (single-chain variable fragment recognition domain) gegen CD19, die dann stabil auf den CAR-T-Zellen exprimiert wird. Im nächsten Schritt werden die CAR-T-Zellen *in vitro* vermehrt. Zur Vorbereitung auf die CAR-T-Zell-Infusion erhält der Pat. eine konditionierende Chemotherapie, häufig mit Cyclophosphamid und Fludarabin, bei der körpereigene T-Lymphozyten teilweise zerstört werden. Hiermit wird eine bessere Vermehrung und Aktivität der CAR-T-Zellen im Körper ermöglicht. Im Pat. expandieren die CAR-T-Zellen, binden mit der auf ihrer Oberfläche exprimierten Erkennungsdomäne an das Zielantigen und zerstören die malignen Zellen. Zu Nebenwirkungen, die nach einer CAR-T-Zell-Therapie auftreten können, gehören insbes. das Cytokine Release Syndrome (CRS) und das Immuneffektorzell-assoziierte Neurotoxizitätssyndrom (ICANS). Pat. mit CRS oder ICANS müssen engmaschig überwacht werden. Zur Behandlung dieser Nebenwirkungen kommen u. a. der gegen IL-6-Rezeptor gerichtete Antikörper Tocilizumab und Kortikosteroide zum Einsatz.

- Da für Pat. mit einem Rezidiv innerhalb von 12 Mon. nach Erstlinientherapie der Bedarf für eine Verbesserung der Therapie besonders groß ist, wurde in mehreren Phase-III-Studien untersucht, ob eine Therapie mit CAR-T-Zellen gegen CD19 besser ist als die bisher empfohlene Induktionschemoimmuntherapie gefolgt von HDT mit ASCT (SOC, d. h. standard of care). In der ZUMA-7-Studie [Locke et al. 2022] war die CAR-T-Zell-Therapie mit Axicabtagene ciloleucel nach einer medianen Nachbeobachtung von 24,9 Mon. bzgl. des EFS mit 8,3 Mon. im Vergleich zu 2 Mon. und einem 24-Monats-EFS von 41 vs. 16 % der SOC signifikant überlegen (HR 0,4; 95 %-CI 0,31–0,51, p < 0,001). Das geschätzte 2-Jahres-OS lag bei 61 vs. 52 %. Erwähnenswert ist, dass in der ZUMA-7-Studie keine Überbrückungstherapie (Bridging-Therapie) zwischen Rezidivdiagnose und Infusion der CAR-T-Zellen erlaubt war. Die Pat. durften lediglich Kortison erhalten. Dies hat möglicherweise dazu geführt, dass die besonders prognostisch ungünstigen Pat. nicht in diese Studie aufgenommen wurden. In einer weiteren Phase-III-Studie (TRANSFORM) wurde bei Pat. mit einem DLBCL-Rezidiv innerhalb von 12 Mon. nach Erstlinientherapie eine CAR-T-Zell-Therapie mit Lisocabtagene maraleucel mit dem bisherigen SOC verglichen [Kamdar et al. 2022]. Die mittlere Nachbeobachtung war bei dieser Studie mit 6,2 Mon. noch wesentlich kürzer als bei der ZUMA-7-Studie. Der primäre Endpunkt, das EFS, war auch in der TRANSFORM-Studie mit 10,1 Mon. signifikant länger als im SOC-Arm mit 2,3 Mon. (HR 0,35; 95 %-CI 0,23–53). In einer dritten Phase-III-Studie (BELINDA) wurde mit dem CAR-T-Zell-Produkt Tisagenlecleucel kein Benefit bzgl. des EFS im Vergleich zu SOC gezeigt. Zum jetzigen Zeitpunkt (Juni 2023) sind Axicabtagene Ciloleucel und Lisocabtagene maraleucel als CAR-T-Zell-Therapien für Patienten mit Rezidiv innerhalb von 12 Monaten nach Ende der Erstlinientherapie zugelassen.
- Für Pat. mit einem Rezidiv > 12 Mon. nach Ende der Erstlinientherapie ist die Salvage-Therapie gefolgt von HDT und ASCT weiterhin die Behandlung der Wahl. Voraussetzung ist ein Ansprechen auf 2–3 Zyklen Salvage-Therapie mit einer PR oder CR. Idealerweise haben die Pat. eine komplette metabolische Remission im PET-CT (Untersuchung ist nicht Teil des Leistungskatalogs der Krankenkassen). Die Eignung für eine HDT mit ASCT ist in erster Linie von den Komorbiditäten und vom AZ des Pat. abhängig und unter optimalen Bedingungen bis zu einem Alter von 70–75 J. möglich.
- Ein wirksames Rezidiv-Therapieregime für Pat., die nicht für eine HDT und ASCT infrage kommen, ist Polatuzumab Vedotin, Bendamustin, Rituximab. Hiermit wurde in einer Phase-III-Studie ein medianes PFS von 9,2 Mon. und ein medianes OS von 12,4 Mon. erreicht, das signifikant länger war als mit der Vergleichstherapie Bendamustin, Rituximab [Sehn et al. 2022]. Daneben ist in dieser Situation die Kombination des Anti-CD19-Antikörpers Tafasitamab mit dem Immunmodulator Lenalidomid zugelassen. Diese Kombination erreichte in einer Phase-II-Studie ein PFS von 11,6 Mon., eine Dauer des Ansprechens für Pat. in CR oder PR von 43,9 Mon. und ein OS von 33,5 Mon. [Duell et al. 2021]. Allerdings waren die besonders ungünstigen, primär refraktären oder innerhalb von 3 Mon. rezidivierenden Pat. von dieser Studie ausgeschlossen. Insbes. bei Rezidiven nach längeren Remissionen können auch Chemoimmuntherapien, z. B. Rituximab, Gemcitabin, Oxaliplatin [Mounier et al. 2013], bei nicht transplantablen Pat. zum Einsatz kommen.
- Ab der 3. Therapielinie sind mehrere CAR-T-Zell Produkte (aktuell Axicabtagen-Ciloleucel, Lisocabtagen maraleucel, Tisagenlecleucel) zugelassen. Für die CAR-T-Zell-Therapie kommen auch teilweise Pat. infrage, die nicht für eine HDT und ASCT geeignet wären.

- Bei mehrfach rezidivierten DLBCL ist ferner eine Therapie mit Pixantron zugelassen.
- Eine allogene SZT (stellt weiterhin eine Therapiealternative ab der 3. Therapielinie dar und sollte frühzeitig mit einem Zentrum im Kontext der möglichen Therapiealternativen besprochen werden.
- Aktuell noch in klinischer Prüfung befinden sich bispezifische Antikörper gegen CD3 auf T-Zellen und CD20 auf Lymphomzellen (CD3-CD20). Interessante Daten wurden insbes. für die bispezifischen Antikörper (CD3-CD20) Glofitamab und Epcoritamab für rezidivierte DLBCL vorgestellt. Hier werden Zulassungen in der nächsten Zeit erwartet.

Strahlentherapie

Im Gegensatz zum FL kommt die alleinige Strahlentherapie mit kurativer Intention bei DLBCL im Stadium I oder II, insbes. seit Rituximab breit eingesetzt wird, nicht mehr zum Einsatz. Die Bedeutung der Bestrahlung in der Konsolidierungstherapie wird weiter oben beschrieben (▶ 13.2.4, Stellenwert einer konsolidierenden Bestrahlung). Auch im Rezidiv sollte die Bestrahlung zur Konsolidierung PET-pos. Restbefunde eingesetzt werden. Schließlich kann eine Bestrahlung mit palliativem Ziel erfolgen, falls andere Therapieoptionen ausgeschöpft sind oder der AZ keine intensivere Therapie ermöglicht.

13.2.5 HIV-positive DLBCL

Die Behandlung HIV-pos. Pat. mit einem DLBCL (und dies gilt auch für andere HIV-assoziierte Lymphome) stellt den Arzt vor eine besondere Herausforderung, da neben lymphomspezifischen Überlegungen infektiologische Fragen zu klären sind. Eine HIV-Infektion ist i. d. R. ein Ausschlusskriterium für die Teilnahme an klinischen Studien.

Durch eine moderne antiretrovirale Therapie, die vor oder gleichzeitig zur Therapie des Lymphoms beginnt, wird die große Mehrzahl der Pat. in einen Zustand gebracht, der eine Therapie vergleichbar der von HIV-neg. Pat. erlaubt. Dies gilt sowohl für die Erstlinie als auch für die Rezidivtherapie, die denen nicht infizierter Pat. entsprechen. Allerdings sind 14-tägige Therapieintervalle i. d. R. nicht einhaltbar. Bei Pat. mit CD4 < 50/µl ist die Indikation für Rituximab zurückhaltend zu stellen, weil sie hierdurch anfälliger für bakterielle Infekte werden. Hier sollte im Einzelfall über die Gabe von Rituximab entschieden werden. Bei CD4 Zellen < 200/µl soll eine Prophylaxe gegen Pneumocystis jirovecii-Pneumonie (PjP) in erster Linie mit Co-trimoxazol durchgeführt werden [Meister et al. 2018].

13.2.6 Therapieschemata

▶ Tab. 13.1.

13.3 Burkitt-Lymphom

13.3.1 Definition und Epidemiologie

Merke
In der WHO-HAEM5 wird der historischen Klassifikation des Burkitt Lymphoms (endemisch versus nicht endemisch) eine geringere Bedeutung als einer zugrunde liegenden EBV-Infektion (virus-driven versus mutational, abhängig vom EBV-Status) beigemessen.

Das Burkitt-Lymphom (BL) ist ein seltenes aggressiv wachsendes B-Zell-Lymphom, das häufig extranodale Manifestationen aufweist. Ca. 70 % der BL befinden sich bei Diagnosestellung in einem fortgeschrittenen Stadium III oder IV. Ein ZNS-Befall ist häufig, daher gehört neben den aufgeführten Untersuchungen (▶ 13.1.5) eine Liquorpunktion mit zytologischer und durchflusszytometrischer Untersuchung zum initialen Staging.

Es wurden bisher drei epidemiologische Varianten des BL beschrieben:

- Das endemische BL ist im äquatorialen Afrika die häufigste Erkrankung des Kindesalters. Der Altersgipfel liegt bei 4–7 Jahren. Bei 50–70 % der Pat. sind der Kieferknochen oder andere Schädelknochen befallen. Nahezu alle Fälle sind mit einer EBV-Infektion vergesellschaftet. Häufig beobachtet man eine gleichzeitige Infektion mit Plasmodium falciparum.
- Beim sporadischen BL findet man keine geografische Häufung. Es handelt sich hierbei um eine seltene Erkrankung (1–2 % aller Lymphome in Westeuropa und den USA) von Kindern oder jungen Erwachsenen. Bei ungefähr 30 % der Pat. findet man das EBV-Genom in den Lymphomzellen. Charakteristischerweise findet man Manifestationen im Abdomen, insbes. im Ileozökalbereich. Des Weiteren sind häufig Knochenmark, Pleura und ZNS betroffen.
- Die immundefizienzassoziierte Variante des BL ist häufig mit einer HIV-Infektion vergesellschaftet, kann bei Posttransplantationspatienten auftreten und stellt nicht selten die erste initiale Manifestation einer AIDS-Erkrankung dar. Ungefähr 30 % der Lymphome weisen das EBV-Genom auf. Das Lymphom wird i. d. R. in den LK und häufig in Knochenmark (KM) und ZNS nachgewiesen [Swerdlow et al. 2008].

Die epidemiologische Subklassifizierung wird künftig durch eine pathogenetische ersetzt/ergänzt. Hier ist entscheidend, ob es sich um ein EBV-pos. oder ein EBV-neg. BL handelt (▶ 13.3.2).

13.3.2 Pathologie

BL weisen ein diffuses, monotones Wachstumsmuster auf. Die Lymphomzellen sind i. d. R. mittelgroß, haben feines Kernchromatin mit Nukleoli und tief basophiles Zytoplasma mit Lipidvakuolen (früher: L3-Blasten). Eingestreute Kerntrümmermakrophagen verursachen das histologisch charakteristische Sternenhimmelbild.

- Die Lymphomzellen exprimieren neben pan-B-Zell-Antigenen (CD79A, CD19, CD20) häufig CD10 und BCL6. TdT ist negativ. Der Ki67-Proliferationsindex ist i. d. R. > 95 %.
- Zytogenetisch findet man bei 80 % der klassischen BL die Translokation t(8;14), die das MYC-Gen auf Chromosom 8 unter die Kontrolle des Immunglobulin-Schwerkettenlokus (IgH-Region) auf Chromosom 14 bringt. t(2;8) (ca. 15 % der Fälle) und t(8;22) (ca. 5 % der Fälle) sind weitere Translokationen für MYC.
- In der WHO-HAEM5 der hämatolymphoiden Neoplasien wird die Bedeutung einer EBV-Infektion für die Pathogenese des Burkitt-Lymphoms betont. EBV-pos. BL und EBV-neg. BL bilden danach zwei separate Subgruppen mit unterschiedlichen molekularen Eigenschaften. Die Subgruppen sind virus- bzw. mutationsinduziert. Sie existieren unabhängig vom epidemiologischen Kontext und ergänzen/ersetzen die o. g. klinischen Subgruppen [Alaggio et al. 2022].

13.3.3 Therapie

Merke
Ein hoher Prozentsatz der BL ist durch intensive Chemoimmuntherapie heilbar. Wegen des hohen Risikos für einen ZNS-Befall ist, außer bei leukämisch verlaufendem BL, eine diagnostische Liquorpunktion, soweit klinisch vertretbar, obligat. Die Therapie sollte unbedingt ZNS-gängige Bestandteile enthalten.

BL sind sehr chemotherapieempfindlich. Intensive Chemoimmuntherapien erreichen im limitierten Stadium eine Heilungsrate von 90 % sowie im fortgeschrittenen Stadium von 60–80 %. Das gilt auch für BL mit ZNS-Beteiligung oder leukämischer Manifestation. Risikofaktoren für einen ungünstigen Verlauf sind eine hohe LDH, ein Befall von KM und ZNS sowie ein Lymphom mit > 10 cm Durchmesser. Aufgrund des raschen Lymphomansprechens besteht die Gefahr eines Tumorlysesyndroms. Daher ist eine entsprechende Prophylaxe erforderlich.

- In Deutschland erhalten Pat. mit BL, soweit dies klinisch vertretbar ist, eine Chemoimmuntherapie nach dem GMALL-B-ALL/NHL2002-Protokoll, das unterschiedliche Therapieblöcke einschließlich hoch dosierter Chemotherapie, Immuntherapie mit Rituximab und intrathekaler Therapie enthält. Für BL wurde damit in einer prospektiven Studie mit 363 auswertbaren Pat. ein 5-Jahres-OS von 80 % erreicht [Hoelzer et al. 2014].
- Auch bei dieser Entität wurde im Rahmen einer Phase-II-Studie mit 113 Pat. die Effektivität von R-DA-EPOCH plus ZNS-Prophylaxe mit intrathekalem MTX mit einem EFS und OS von 84,5 % bzw. 87 % (nur Hochrisiko-Pat.) nach einer medianen Nachbeobachtung von 59 Mon. gezeigt [Roschewski et al. 2020].
- Außerhalb von Studien sollten die Pat. mit einem intensiven Therapieregime wie dem GMALL-B-ALL/NHL2002-Protokoll behandelt werden. Das R-DA-EPOCH-Regime sollte nur zum Einsatz kommen, falls ersteres nicht möglich ist.

Rezidive treten i. d. R. innerhalb der ersten 24 Mon. nach Ende der Primärbehandlung auf und haben dann eine sehr schlechte Prognose.

Die **Immundefizienz-Variante** des BL ist häufig mit einer HIV-Infektion assoziiert und in vielen Fällen die AIDS-definierende Erkrankung. Häufiger als BL sind bei Pat. mit HIV-Infektion jedoch DLBCL.

Vor allem Pat., die einen ausreichenden Immunstatus aufweisen und auf eine antiretrovirale Therapie (HAART: Highly Active Antiretroviral Therapy) ansprechen, können mit Protokollen behandelt werden, die auch bei BL-Pat. ohne HIV-Infektion zum Einsatz kommen. Allerdings besteht ein erhöhtes Infektionsrisiko, insbes. für opportunistische Infektionen, z. B. mit Pneumocystis jiroveci, anderen Pilzen oder atypischen Mykobakterien. Im Rahmen der initialen Diagnostik sollte die Anzahl CD4-pos. T-Zellen im peripheren Blut bestimmt werden. Bei einem Wert < 50 CD4-pos. T-Lymphozyten/µl sollte eine Therapie mit Rituximab nach gegenwärtiger Datenlage nur in Ausnahmefällen erfolgen.

In einer kleinen Studie der spanischen PETHEMA-Gruppe wurden z. B. Pat. mit BL oder akuter lymphatischer Leukämie mit L3-Morphologie bis zu einem Alter von 55 J. bzgl. ihres HIV-Status (17 HIV-neg., 19 HIV-pos.) stratifiziert und erhielten eine Chemoimmuntherapie nach dem GMALL-B-ALL/NHL2002-Protokoll einschließlich Rituximab-Gabe und intrathekaler Therapie [Oriol et al. 2008]. Im Rahmen der Studie wurden keine statistisch signifikanten Unterschiede bzgl. der therapieassoziierten Mortalität (HIV-neg. vs. HIV-pos.: 12 vs. 16 %), der Neutropeniedauer, der CR-Rate nach Induktionsbehandlung (88 vs. 84 %), des 2-Jahres-krankheitsfreien Überlebens (93 vs. 87 %) oder des 2-Jahres-OS (82 vs. 73 %) beobachtet. Allerdings entwickelten Pat. mit HIV-Infektion signifikant häufiger Grad-3- oder -4-Mukositiden (7 vs. 27 %) und häufiger septische Infektionen (8 % [7 von 86 Zyklen] vs. 26 % [23 von 90 Zyklen]) [Oriol et al. 2008]. Das GMALL-B-ALL / NHL2002-Protokoll ist also beim HIV-Burkitt-Lymphom machbar, aber mit einer erhöhten Toxizität verbunden. Ob DA-EPOCH-R eine Alternative darstellt, müsste in einer Studie geprüft werden.

13.4 Periphere T-Zell-Lymphome (PTCL) und natürliche Killerzell-Lymphome / T-Zell-Lymphome (NKTCL)

13.4.1 Definition und Epidemiologie

Die peripheren T-Zell-Lymphome (**PTCL**) und die natürlichen Killerzell-Lymphome / T-Zell-Lymphome (**NKTCL**) sind eine Gruppe seltener, reifer, postthymischer, heterogener NHL. Sie umfassen ungefähr 15–20 % aller aggressiven Lymphome und 5–10 % aller NHL und lassen sich in verschiedene Subentitäten aufteilen [Alaggio et al. 2022]. Zu den häufigeren PTCL gehören:

- Die nicht weiter klassifizierbaren peripheren T-Zell-Lymphome (**PTCLU** [unspecified] oder **PTCL NOS** [not otherwise specified]) bilden mit 26 % die größte Subgruppe der PTCL. Morphologisch findet man typischerweise ein diffuses Infiltrat mit mittelgroßen und großen lymphoiden Zellen, die i. d. R. CD3 und häufig CD4 exprimieren, aber für reife T-Zellmarker wie CD5 oder CD7 öfter neg. sind. Bei einem Teil der PTCL NOS ist CD30 positiv. Da PTCL NOS biologisch sehr heterogen sind, geht man davon aus, dass in dieser Gruppe unterschiedliche Erkrankungen enthalten sind. Möglicherweise erlaubt der Nachweis einer Hochregulation des Transkriptionsfaktors GATA3 die Identifikation von PTCL NOS mit einer schlechteren Prognose. Bei vielen PTCL-NOS-Pat. findet man extranodale Manifestationen mit Beteiligung von Gastrointestinaltrakt, Leber, KM und / oder Haut. Die Pat. haben häufig eine fortgeschrittene Erkrankung, oftmals mit B-Symptomen.
- Pat. mit angioimmunoblastischem T-Zell-Lymphom (**AILT;** ca. 19 % aller PTCL) haben häufig Manifestationen an extranodalen Orten und können Autoimmunphänomene wie eine autoimmunhämolytische Anämie aufweisen. Die Zellen sind i. d. R. pos. für CD3, CD2, CD5, CD7 und CD4 sowie oft für CD10. Darüber hinaus wurden neben „Loss-of-function"-Mutationen von TP53, kETV6, CCND3 und EP300 „Gain of-function"-Mutationen in JAK2 und STAT3 identifiziert. Der Nachweis von TET2 beim AITL korreliert mit dem Ansprechen auf hypomethylierende Substanzen. Die Lymphommanifestationen besitzen eine ausgeprägte Vaskularisation. Es findet sich eine begleitende Expansion von follicular dendritic cells (FDC) sowie von B-Immunoblasten. Letztere weisen häufig EBV auf, gelegentlich findet man neben dem AILT ein EBV-pos. DLBCL.
- Die meisten **NKTCL** (ca. 10 % aller PTCL) scheinen von natürlichen Killerzellen (NK-Zellen) abzustammen, da sie pos. sind für CD2, CD56 und zytoplasmatisches CD3. Es wird vermutet, dass EBV eine Rolle bei der

Pathogenese der Erkrankung spielt. Den Zusatz „Nasal Type" erhalten NKTCL mit Manifestation im Bereich der Nase.

- Das anaplastische großzellige Lymphom (**ALCL**; ca. 14 % aller PTCL) ist durch große Zellen mit runden oder pleomorphen Zellkernen gekennzeichnet. Man unterscheidet eine kutane Form (ca. 1,7 % aller PTCL) von einer systemischen Variante. Die Zellen der systemischen Variante zeigen eine starke Expression von CD30 sowie CD25 und sind häufig für CD2, CD3, CD4 und CD5 positiv. Bei etwa der Hälfte der ALCL kommt es zu einem Fusionsprotein unter Beteiligung der anaplastischen Lymphomkinase (ALK), einer Tyrosinkinase auf Chromosom 2. Die häufigste dem zugrunde liegende Translokation (ca. 70 % der Fälle) ist t(2;5), bei der es zu einem Fusionsgen mit Nucleophosmin (NPM) auf Chromosom 5 kommt. In prospektiven Studien wurde gezeigt, dass Pat. mit ALK-pos. ALCL einen günstigeren Krankheitsverlauf aufweisen als Pat. mit ALK-neg. ALCL. Der Nachweis einer Expression von CD30, typischerweise stark pos. beim Hodgkin-Lymphom und beim ALCL, ist unmittelbar therapeutisch relevant, da sich durch den Antikörper Brentuximab Vedotin eine therapeutische Option bietet.

13.4.2 Therapie

Primärtherapie

Mit Ausnahme der ALK-pos. ALCL ist die Prognose der PTCL insgesamt schlechter als die aggressiver B-Zell-Lymphome. In einer großen retrospektiven Analyse [Vose et al. 2008] lag das 5-Jahres-Überleben von ALK-pos. ALCL bei 70 %, das von ALK-neg. ALCL bei 49 %, das von PTCL NOS, AILT und NKTCL bei 32 % und das von adulten T Zell-Leukämie/Lymphomen (ATLL) nur noch bei 14 %.

- Generell sollte bei PTCL unter Therapie, d. h. nach 3 Zyklen der Erstlinienbehandlung, eine Erfolgskontrolle mit CT oder besser noch PET-CT erfolgen. Bei Pat., die im CT nicht mind. eine PR bzw. im PET-CT keine komplette metabolische oder partielle Remission erreichen, sollte ein Therapiewechsel in Erwägung gezogen werden.
- Pat. mit ALK-pos. oder -neg. ALCL sollten eine Erstlinientherapie mit 6 Zyklen Brentuximab Vedotin plus Cyclophosphamid, Doxorubicin und Prednison (A + CHP) erhalten. Grundlage hierfür ist die ECHELON-2-Studie, in der PTCL-Pat. entweder mit 6 Zyklen A + CHP oder6 Zyklen CHOP behandelt wurden. Die Therapie mit A + CHP führte in der Subgruppe der ALK-pos. oder -neg. ALCL-Pat. (das Gros der Pat. in dieser Studie) zu einer signifikanten Steigerung des PFS mit einem medianen PFS von 54,18 Mon. im CHOP-Arm und einem noch nicht erreichten PFS (nach einer medianen Nachbeobachtung von 47,6 Mon.) im A + CHP-Arm (HR = 0,55; 95 % CI: 0,39–0,79, p = 0,0009). Bezüglich des OS gab es einen Trend zugunsten von A + CHP (HR = 0,66; 95 % CI: 0,43–1,01, p = 0,0529) [Horwitz et al. 2022].
- In der ECHELON-2-Studie durften Pat. nach der Therapie mit A + CHP oder CHOP eine HDT mit ASCT erhalten. Hiervon ausgenommen waren nur Pat. mit einem ALK-pos. ALCL. Dieser Teil der Studie war nicht randomisiert und birgt daher ein Risiko für einen Selektionsbias. In einer exploratorischen Subgruppenanalyse für Pat. mit CR nach A + CHP oder CHOP zeigte sich in Bezug auf das PFS ein Benefit für die HDT und ASCT mit einem median PFS, das in der ASCT-Gruppe nicht erreicht wurde und in der Nicht-ASCT-Gruppe bei 55,65 Mon. lag [Savage et al. 2022].

- Für die Nicht-ALCL-PTCL ist Brentuximab Vedotin nicht zugelassen. In der Vergangenheit wurden PTCL häufig in Studien mit aggressiven B-Zell-Lymphomen behandelt. Eine Subklassifizierung erfolgte oft nur in eingeschränktem Umfang, und auch der ALK-Status war häufig nicht bekannt. Mit dieser Einschränkung legen die Ergebnisse der NHL-B2 jedoch einen Nutzen für die Verkürzung des CHOP-Therapieintervalls von 21 auf 14 Tage nahe [Pfreundschuh et al. 2004b].
- Aufgrund der nicht zufriedenstellenden Ergebnisse konventioneller Chemotherapien wurde der Einsatz der HDT mit ASCT beim PTCL in mehreren Phase-II-Studien und retrospektiven Analysen untersucht. In einer prospektiven Studie erhielten Pat. mit PTCL (keine ALK-pos. und keine kutanen ALCL), die nach 4–6 Zyklen CHOP mindestens eine PR erreicht hatten, 2 Zyklen Dexa-BEAM zur Stammzellmobilisation und anschließend eine myeloablative Chemostrahlentherapie gefolgt von einer ASCT. Von den 83 in die Studie aufgenommenen Pat. wurden 55 autolog transplantiert. Der Hauptumstand, weshalb Pat. nicht transplantiert wurden, war ein Progress der Erkrankung unter Therapie. Nach einer mittleren Nachbeobachtung von 33 Mon. lag das 3-Jahres-OS für die gesamten 83 Pat. bei 48 %, während es für die transplantierten Pat. bei > 65 % lag [Reimer et al. 2009]. Obwohl sich aus diesem Studiendesign eine erhebliche Missverteilung der ungünstigen Fälle in die Gruppe der Pat. ohne ASCT ergibt und es keine prospektiv randomisierte Studie gibt, die die HDT gefolgt von ASCT mit einer konventionellen Chemotherapie vergleicht, gilt die Induktionschemotherapie mit CHOP gefolgt von einer HDT mit anschließender ASCT als Behandlung der Wahl insbes. für Pat. mit PTCL NOS, AILT und ALK-neg. ALCL. Bei Pat. mit ALK-pos. ALCL erfolgt bei Ansprechen auf eine Induktionschemotherapie mit CHOP keine HDT mit ASCT in der Erstlinie.
- Eine Subgruppenanalyse von Pat. ≤ 60 J. mit PTCL und LDH im Normbereich, die in verschiedenen Studien der Deutschen Studiengruppe für hochmaligne NHL (DSHNHL) behandelt wurden, ergab für die Hinzunahme von Etoposid zu CHOP bzgl. des 3-Jahres-EFS einen Benefit (51 vs. 75 %, p = 0,003) [Schmitz et al. 2010].
- Zusammengefasst wird heute bei Pat. ≤ 60 J und PTLC (außer ALK pos. oder -neg. ALCL) eine Therapie mit 6 Zyklen CHOEP-14 oder -21 gefolgt von HDT und ASCT empfohlen, bei Pat. > 60 J. 6 Zyklen CHOP-14 oder -21. In beiden Fällen sollten PET-CT pos. Restbefunde konsolidierend bestrahlt werden. Hierbei scheint eine höhere Strahlendosis (36–40 Gy) als beim aggressivem B-NHL erforderlich zu sein.
- Bei NK-/T-Zell-Lymphomen kommt im lokalisierten Stadium eine Radiochemotherapie und im fortgeschrittenen Stadium eine Therapie mit Dexamethason, MTX, Ifosfamid, L-Asparaginase und Etoposid (SMILE) zum Einsatz. Regime wie CHOP zeigen dagegen im fortgeschrittenen Stadium nur eine geringe Wirkung.

Rezidivtherapie

- Rezidive sollen histologisch gesichert werden und Pat. sollen, wenn möglich, in klinischen Studien behandelt werden.
- Geeignete Pat. sollten im Rezidiv einer intensiven Salvage-Therapie z. B. mit DHAP oder ICE zugeführt werden, gefolgt von einer HDT und ASCT (falls in der Erstlinie noch nicht erfolgt). Auch muss die Möglichkeit einer allogenen Transplantation unbedingt geprüft werden.

- In der Rezidivsituation erreichte man bei ALCL mit Brentuximab Vedotin eine Gesamtansprechrate von 86 % (CR 57 %), eine mediane Dauer des Ansprechens von 12,6 Mon. und ein 1-Jahres-OS von ungefähr 70 % [Pro et al. 2012]. Die Pat. in dieser Studie waren jedoch sämtlich Brentuximab Vedotin-unbehandelt. In der verlängerten Nachbeobachtung der ECHELON-2-Studie wurde jedoch gezeigt, dass auch mit Brentuximab Vedotin vorbehandelte Pat. bei Re-Exposition hohe Ansprechraten haben [Horwitz et al. 2022].
- CD30 wird auch auf anderen T-Zell-Lymphomen als dem ALCL und auf einigen B-Zell-Lymphomen exprimiert. Ansprechraten liegen in Studien mit allerdings sehr kleinen Fallzahlen je nach Entität zwischen 20 und 40 %. Erwähnenswert ist, dass das Ansprechen nicht mit der Expressionsstärke von CD30 korreliert. Eine Zulassung existiert bisher jedoch nur für ALCL und Hodgkin-Lymphome.
- Gemcitabin allein oder in Kombination z. B. mit Oxaliplatin ist eine weitere Option im Rezidiv.

13.5 Lymphoblastisches Lymphom

13.5.1 Definition und Epidemiologie

- Lymphoblastische Lymphome (**LBL**) repräsentieren ca. 2 % aller NHL. Das mediane Erkrankungsalter liegt um 20 J., Männer sind wesentlich öfter betroffen als Frauen. Klinisch zeigt sich das LBL häufig mit mediastinaler und supradiaphragmaler LK-Beteiligung. In vielen Fällen findet man pleurale oder perikardiale Ergüsse bei Diagnosestellung. Bei ungefähr 10 % der LBL beobachtet man eine initiale ZNS-Beteiligung. Die Erkrankung ist chemosensitiv, rezidiviert jedoch häufiger, insbes. im ZNS.
- In der WHO-Klassifikation von 2008 wird die Erkrankung als Vorläufer-T-Zell- oder B-Zell-lymphoblastische Leukämie / Lymphom bezeichnet, da sich die Zellen der LBL weder morphologisch noch phänotypisch oder genetisch von Zellen einer akuten lymphoblastischen Leukämie unterscheiden. Ein Großteil der LBL sind T-Zell-LBL. Man spricht von einem lymphoblastischen Lymphom, solange keine wesentliche Knochenmarkbeteiligung (> 25 %) vorliegt und die Blasten nicht in das periphere Blut ausgeschwemmt werden. Risikofaktoren sind fortgeschrittenes Alter, erhöhte LDH, ZNS- oder Knochenmarkbeteiligung, B-Symptome sowie ein leukämischer Verlauf. In der WHO-HAEM5 für hämatolymphoide Neoplasien gibt es eine Reihe von LBL-Subtypen, die durch Hyper- bzw. Hypodiploidie, chromosomale Rearrangements oder andere genetische Treiber charakterisiert sind [Alaggio et al. 2022].

13.5.2 Therapie

- Konventionelle Therapieregime, wie sie ansonsten bei NHL eingesetzt werden, sind für die Behandlung der LBL unzureichend. Mit komplexen Therapieschemata, die eine ZNS-Prophylaxe und eine Konsolidierungstherapie beinhalten, wurden bessere Ergebnisse bzgl. des erkrankungsfreien Überlebens und des OS erzielt. Insbes. i. v. appliziertes MTX und Cytarabin, die beide liquorgängig sind, reduzieren mit großer Wahrscheinlichkeit zusätzlich zur intrathekalen Therapie die Rate an ZNS-Rezidiven.

- Bei der Behandlung der LBL werden häufig Protokolle zur Therapie lymphoblastischer Leukämien eingesetzt. Mit einer Therapie nach dem GMALL-04/89- oder -05/93-Protokoll wurden 7-Jahres-DFS und -OS von 62 bzw. 51 % erreicht [Hoelzer et al. 2002].
- Ähnlich gute Daten wurden von Pat. berichtet, die ein ALL-Therapieregime erhalten hatten (4-Jahres-EFS 68 % und -OS 72 %).
- Alternativ wird eine Chemotherapie mit HyperCVAD im Wechsel mit MTX und Cytarabin sowie einer ZNS-Prophylaxe eingesetzt. Hiermit wurden 3-Jahres-DFS von 66 % und -OS von 70 % erzielt.
- Pat., die lediglich eine PR erreichen und bei denen in einer Biopsie vitales LBL-Gewebe nachgewiesen wird, gelten als Therapieversager und sollten eine Zweitlinientherapie erhalten.
- Bzgl. des Einsatzes einer autologen oder allogenen SZT zur Konsolidierung des Ergebnisses der Induktionschemotherapie gibt es keine eindeutigen Daten. Vielmehr scheint die Intensität der Induktionschemotherapie wichtig zu sein.
- Es gibt allerdings Daten, die den Nutzen einer SZT im Vergleich zu einer konventionellen Chemotherapie im Rezidiv zeigen [Sweetenham et al. 1994]. In dieser Studie wurden 3-Jahres-PFS von 30 % sowie -OS von 31 % erreicht, während historische Daten mit einer konventionellen Chemotherapie zwischen 5 und 10 % lagen.

Literatur

Alaggio R, Amador C, Anagnostopoulos I, et al. The 5th edition og the World Health Organization Classification of Haematolymphoid Tumors: Lymphoid Neoplasms. Leukemia, 2022; 36: 1720–1748.

Barrington SF, Mikhaeel NG, Kostakoglu L, et al. Role of imaging in the staging and response assessment of lymphoma: consensus of the International Conference on Malignant Lymphomas Imaging Working Group. J Clin Oncol, 2014; 32: 3048–3058.

Boehme V, Schmitz N, Zeynalova S, et al. CNS events in elderly patients with aggressive lymphoma treated with modern chemotherapy (CHOP-14) with or without rituximab: an analysis of patients treated in the RICOVER-60 trial of the German High-Grade Non-Hodgkin Lymphoma Study Group (DSHNHL). Blood, 2009; 113: 3896–3902.

Campbell BA, Connors JM, Gascoyne RD, et al. Limited-stage diffuse large B-cell lymphoma treated with abbreviated systemic therapy and consolidation radiotherapy: involved-field versus involved-node radiotherapy. Cancer, 2012; 118: 4156–4165.

Campo E, Jaffe ES, Cook JR, et al. The International Consensus Classification of Mature Lymphoid Neoplasms: a report from the Clinical Advisory Committee. Blood, 2022; 40: 1229–1253.

Cheson B, Fisher RI, Barrington SF, et al. Recommendations for initial evaluation, staging, and response assessment of Hodgkin and non-Hodgkin lymphoma: The Lugano Classification. J Clin Oncol, 2014; 32: 3059–3067.

Crump M, Kurvilla J, Couban S, et al. Randomized comparison of gemcitabine, dexamethasone, and cisplatin versus dexamethasone, cytarabine, and cisplatin chemotherapy before autologous stem-cell transplantation for relapsed and refractory aggressive lymphomas: NCIC-CTG LY.12. J Clin Oncol, 2014; 2(31): 3490–3496.

Duell J, Maddocks KJ, González-Barca E, et al. Long-term outcomes from the Phase II L-MIND study of tafasitamab (MOR208) plus lenalidomide in patients with relapsed or refractory diffuse large B-cell lymphoma. Haematologica, 2021; 106(9): 2417–2426.

Dunleavy K, Pittaluga S, Shovlin M, et al. Low-intensity therapy in adults with Burkitt's lymphoma. N Engl J Med, 2013; 369: 1915–1925.

Faris JE, LaCasce AS. Primary mediastinal large B-cell lymphoma. Clin Adv Hematol Oncol, 2009; 7: 125–133.

Ferreri AJM, Cwynarski K, Pulczynski E, et al. Whole-brain radiotherapy or autologous stem-cell transplantation as consolidation strategies after high-dose methotrexate-based chemoimmunotherapy in patients with primary CNS lymphoma: results of the second randomisation of the International Extranodal Lymphoma Study Group-32 phase 2 trial. Lancet Haematol, 2017; 4: 510–523.

Freeman CL, Savage KJ, Villa DR, et al. Long-term results of PET-guided radiation in patients with advanced-stage diffuse large B-cell lymphoma treated with R-CHOP. Blood, 2021; 137(7): 929–938.

Fritsch K, Kasenda B, Schorb E, et al. High-dose methotrexate-based immuno-chemotherapy for elderly primary CNS lymphoma patients (PRIMAIN study). Leukemia, 2017; 31: 846–852.

Gisselbrecht C, Glass B, Mounier N, et al. Salvage regimens with autologous transplantation for relapsed large B-cell lymphoma in the rituximab era. J Clin Oncol, 2010; 28: 4184–4190.

Hayden, AR, Tonseth, P, Lee, DG, et al. Outcome of primary mediastinal large B-cell lymphoma using R-CHOP: impact of a PET-adapted approach. Blood, 2020; 136(24): 2803–2811.

Held G, Murawski N, Ziepert M, et al. Role of radiotherapy to bulky disease in elderly patients with aggressive B-cell lymphoma. J Clin Oncol, 2014; 32: 1112–1118.

Hoelzer D, Gokbuget N, Digel W, et al. Outcome of adult patients with T-lymphoblastic lymphoma treated according to protocols for acute lymphoblastic leukemia. Blood, 2002; 99: 4379–4385.

Hoelzer D, Walewski J, Döhner H, et al. Improved outcome of adult Burkitt lymphoma/leukemia with rituximab and chemotherapy: report of a large prospective multicenter trial. Blood, 2014; 124: 3870–3879.

Horwitz SM, O'Connor OA, Pro B, et al. ECHELON-2 Trial: 5-year results of a randomized, phase III study of brentuximab vedotin with chemotherapy for CD30-positive peripheral T-cell lymphoma Ann Oncol, 2022; 33(3): 288–298.

Kamdar M, Solomon SR, Arnason J, et al. Lisocabtagene maraleucel versus standard of care with salvage chemotherapy followed by autologous stem cell transplantation as second-line treatment in patients with relapsed or refractory large B-cell lymphoma (TRANSFORM): results from an interim analysis of an open-label, randomised, phase 3 trial. Lancet, 2022; 399(10343): 2294–2308.

Lenz G, Wright G, Dave SS, et al. Stromal gene signatures in large-B-cell lymphomas. N Engl J Med, 2008; 359: 2313–2323.

Locke FL, Miklos DB, Jacobson CA, et al. Axicabtagene Ciloleucel as Second-Line Therapy for Large B-Cell Lymphoma. NEJM, 2022; 386 (7): 640–654.

Meister A, Hentrich M, Wyen C, Hübel K. Malignant lymphoma in the HIV-positive patient. Eur J Hematol, 2018; 101: 119–126.

Mounier N, El Gnaoui T, Tilly H, et al. Rituximab plus gemcitabine and oxaliplatin in patients with refractory/relapsed diffuse large B-cell lymphoma who are not candidates for high-dose therapy. A phase II Lymphoma Study Association trial. Haematologica, 2013; 98(11): 1726–1731.

Oriol A, Ribera JM, Bergua J, et al. High-dose chemotherapy and immunotherapy in adult Burkitt lymphoma: comparison of results in human immunodeficiency virus-infected and noninfected patients. Cancer, 2008; 113: 117–125.

Poeschel V, Held G, Ziepert M, et al. Four versus six cycles of CHOP chemotherapy in combination with six applications of rituximab in patients with aggressive B-cell lymphoma with favourable prognosis (FLYER): a randomised, phase 3, non-inferiority trial. Lancet, 2019; 394(10216): 2271–2281.

Pro B, Advani R, Brice P, et al. Brentuximab vedotin (SGN-35) in patients with relapsed or refractory systemic anaplastic large-cell lymphoma: results of a phase II study. J Clin Oncol, 2012; 30: 2190–2196.

Puckrin R, El Darsa H, Ghosh S, et al. Ineffectiveness of high-dose methotrexate for prevention of CNS relapse in diffuse large B-cell lymphoma. Am J Hematol, 2021; 96(7): 764–771.

Reimer P, Rudiger T, Geissinger E, et al. Autologous stem-cell transplantation as first-line therapy in peripheral T-cell lymphomas: results of a prospective multicenter study. J Clin Oncol, 2009; 27: 106–113.

Roschewski M, Dunleavy K, Abramson JS, et al. Multicenter Study of Risk-Adapted Therapy With Dose-Adjusted EPOCH-R in Adults With Untreated Burkitt Lymphoma. J Clin Oncol, 2020; 38(22): 2519–2529.

Savage KJ. Secondary CNS relapse in diffuse large B-cell lymphoma: defining high-risk patients and optimization of prophylaxis strategies. Hematology, 2017; 2017(1): 578–586.

Savage KJ, Horwitz SM, Advani R, et al. Role of Stem Cell Transplant in CD30-positive PTCL following Frontline Brentuximab Vedotin + CHP or CHOP in ECHELON-2. Blood Adv, 2022 Oct 11;6(19): 5550–5555.

Schmitz N, Nickelsen M, Ziepert M, et al. Conventional chemotherapy (CHOEP-14) with rituximab or high-dose chemotherapy (MegaCHOEP) with rituximab for young, high-risk patients with aggressive B-cell lymphoma: an open-label, randomised, phase 3 trial (DSHNHL 2002–1). Lancet Oncol, 2012; 13: 1250–1259.

Schmitz N, Trumper L, Ziepert M, et al. Treatment and prognosis of mature T-cell and NK-cell lymphoma: an analysis of patients with T-cell lymphoma treated in studies of the German High-Grade Non-Hodgkin Lymphoma Study Group. Blood, 2010; 116: 3418–3425.

Schmitz N, Zeynalova S, Nickelsen M, et al. CNS International Prognostic Index: A Risk Model for CNS Relapse in Patients With Diffuse Large B-Cell Lymphoma Treated With R-CHOP. J Clin Oncol, 206; 34: 3150–3156.

Sehn L, Hertzberg M, Opat S, et al. Polatuzumab vedotin plus bendamustine and rituximab in relapsed/refractory DLBCL: survival update and new extension cohort data. Blood Adv, 2022; 6(2): 533–543.

Sweetenham JW, Liberti G, Pearce R, et al. High-dose therapy and autologous bone marrow transplantation for adult patients with lymphoblastic lymphoma: results of the European Group for Bone Marrow Transplantation. J Clin Oncol, 1994; 12: 1358–1365.

Tilly H, Morschhauser F, Sehn LH, et al. Polatuzumab Vedotin in Previously Untreated Diffuse Large B-Cell Lymphoma. N Engl J Med, 2022; 386(4): 351–363.

Vitolo U, Chiappella A, Franceschetti S, et al. Lenalidomide plus R-CHOP21 in elderly patients with untreated diffuse large B-cell lymphoma: results of the REAL07 open-label, multicentre, phase 2 trial. Lancet Oncol, 2014; 15: 730–737.

Vitolo U, Trneny, Belada B, et al. Obinutuzumab or Rituximab Plus Cyclophosphamide, Doxorubicin, Vincristine, and Prednisone in Previously Untreated Diffuse Large B-Cell Lymphoma. JCO, 2017; 35: 3529–3537.

Vose J, Armitage J, Weisenburger D. International peripheral T-cell and natural killer/T-cell lymphoma study: pathology findings and clinical outcomes. J Clin Oncol, 2008; 26: 4124–4130.

Wilson WH, Dunleavy K, Pittaluga S, et al. Phase II study of dose-adjusted EPOCH and rituximab in untreated diffuse large B-cell lymphoma with analysis of germinal center and post-germinal center biomarkers. J Clin Oncol, 2008; 26: 2717–2724.

14 Plasmazell-Neoplasien

Axel Nogai

14.1 Monoklonale Gammopathie

14.1.1 Definition

Nachweis eines monoklonalen Paraproteins (Syn.: M-Protein) im Serum oder Urin, in abnehmender Häufigkeit vom Typ IgG, IgA, IgM und IgD. Bei Fehlen einer zugrunde liegenden Erkrankung spricht man von einer monoklonalen Gammopathie unbestimmter Signifikanz (MGUS), die eine Ausschlussdiagnose ist und keinen Krankheitswert besitzt.

Bei Nachweis inkompletter monoklonaler Immunglobulinmoleküle (κ- oder λ-Leichtketten) spricht man vom Vorliegen eines Bence-Jones-Proteins (vor Entwicklung der Messung der Leichtketten i. S. mittels monoklonaler AK war die Bestimmung des Bence-Jones-Proteins nur im Urin möglich).

14.1.2 Diagnostik

- **Serumelektrophorese:** ggf. Nachweis eines monoklonalen Spikes (M-Gradient) in der β- oder γ-Fraktion oder Fehlen oder Verminderung der γ-Fraktion.
- **Immunfixationselektrophorese (Serum und Urin):** qualitativer Nachweis der Monoklonalität mittels Gelelektrophorese und anschließender Inkubation mit monoklonalen AK gegen IgG, IgA, IgM und κ- und λ-Leichtketten, ggf. ergänzt mit Anti-IgD und Anti-IgE (Raritäten!).
- **Quantifizierung des monoklonalen Proteins:**
  - Nephelometrische Bestimmung der Immunglobuline IgG, IgA, IgM, (ggf. auch IgD und IgE).
  - Nephelometrische Bestimmung der freien Leichtketten κ und λ und deren Ratio.

14.1.3 Differenzialdiagnosen

Geordnet nach Häufigkeit kommen folgende Differenzialdiagnosen einer monoklonalen Gammopathie in Betracht:
- Monoklonale Gammopathie unklarer Signifikanz (MGUS)
- Multiples Myelom
- Leichtketten-Amyloidose
- Waldenström-Makroglobulinämie
- Non-Hodgkin-Lymphom
- Solitäres Plasmozytom
- Andere:
  - HIV- und Hepatitis-C-Infektion: hier auch häufig assoziiert mit Kryoglobulinämie
  - Autoimmunerkrankungen
  - Transient bei CMV-Infektionen und Leishmaniosen

14.2 Monoklonale Gammopathie unklarer Signifikanz (MGUS)

14.2.1 Definition

Die Diagnose einer MGUS kann gemäß der International Myeloma Working Group (IMWG) nach den Kriterien von 2015 gestellt werden, wenn folgende Kriterien erfüllt sind:

- Nachweis eines monoklonalen Proteins (M-Protein) < 30 g/l
- < 10 % klonale Plasmazellen im Knochenmark (KM)
- Fehlen von Symptomen, die mit einer malignen Erkrankung der Plasmazellen assoziiert sind (CRAB-Kriterien: Anämie, Hyperkalzämie, Niereninsuffizienz, Osteolysen), außer wenn diese Symptome durch eine andere Ursache erklärt werden können

Sonderfälle:

- IgM-MGUS: Nachweis eines monoklonalen Proteins (M-Protein) < 30 g/l, keine Anämie, Allgemeinsymptome, Hyperviskosität, Lymphadenopathie, Hepatosplenomegalie oder Endorganschäden, die mit Plasmazell-Erkrankungen in Zusammenhang stehen können
- Leichtketten-MGUS:
  - Pathologische Freie-Leichtketten-(FLC-)Ratio (< 0,26 oder > 1,65)
  - Erhöhte Werte der entsprechenden Leichtkette (erhöhte κ-FLC bei Ratio > 1,65 und erhöhte λ-FLC bei Ratio < 0,26)
  - Kein Nachweis von schweren Ketten in der Immunfixation
  - Kein Endorganschaden (CRAB-Kriterien, Amyloidose etc.)
  - Klonale Plasmazellen im KM < 10 %
  - Monoklonales Protein im Urin < 500 mg/24 h

14.2.2 Epidemiologie

- Steigende Inzidenz mit dem Lebensalter.
- Prävalenz von 1–3 % bei Menschen > 50 J., bis 7,5 % bei 85-Jährigen mit leichter Bevorzugung des männlichen Geschlechts.
- Kein Krankheitswert per se. Jedoch Risiko des Übergangs in maligne Plasmazell-Erkrankung von 1 % pro Jahr (0,3 % für Leichtketten-MGUS).
- Risikoabhängig
  - vom Typ des Paraproteins (IgG oder anderes),
  - von der Menge des Paraproteins i. S. (≥ oder < 15 g/l),
  - vom Verhältnis der freien Leichtketten (FLC) i. S. (FLC-Ratio: normal oder nicht normal).
- Zunehmendes Progressionsrisiko mit steigender Anzahl der abnormen Faktoren [Kyle et al. 2010]:
  - Geringes Progressionsrisiko (5 % in 20 J.): Subtyp IgG, Paraprotein i. S. < 15 g/l, FLC-Ratio normal.
  - Hohes Progressionsrisiko (58 % in 20 J.): Non-IgG, Paraprotein i. S. ≥ 15 g/l, abnorme FLC-Ratio.

14.2.3 Diagnostik

- Sorgfältige Anamnese (Knochenschmerzen, Infektanfälligkeit, Anämiesymptome, schäumender Urin, Ödeme, Zeichen der Herzinsuffizienz etc.) und klinische Untersuchung.
- Labor: Diff-BB, Natrium, Kalium, Kalzium, Kreatinin, Harnstoff, Protein und Albumin i. S., Immunglobuline quantitativ (IgG, IgA, IgM), freie κ- und λ-Leichtketten im Blut, Proteinurie-Diagnostik; bei Symptomen der Herzinsuffizienz ggf. NT-proBNP (Amyloidose!).

- Bei M-Protein < 15 g/l ohne Krankheitszeichen kann ggf. eine Verlaufskontrolle ohne weitere Diagnostik erfolgen, da eine behandlungsbedürftige Plasmazell-Erkrankung sehr unwahrscheinlich ist, ansonsten ergänzende Diagnostik:
  - 24-h-Sammelurin mit Quantifizierung der Protein- und Leichtkettenausscheidung.
  - β_2-Mikroglobulin, LDH i. S.
  - KM-Punktion mit Zytologie und Histologie, ggf. mit zytogenetischer Untersuchung und Durchflusszytometrie.
  - Bei V. a. Weichteilmanifestationen: bioptische Sicherung.
  - Low-Dose-Osteo-CT ohne Kontrastmittel. Ggf. MRT bei V. a. solitäres Plasmozytom oder Weichteilbefall durch ein multiples Myelom.
  - Echokardiografie bei V. a./zum Ausschluss einer kardialen Amyloidose.

14.2.4 Therapie

Bei Vorliegen der Ausschlussdiagnose einer MGUS ist aufgrund des fehlenden Krankheitswerts keine Therapie indiziert.

14.2.5 Verlaufskontrollen

Im weiteren Verlauf ist die frühzeitige Erkennung einer Progression in ein behandlungsbedürftiges multiples Myelom oder eine andere Plasmazell-Erkrankung das Ziel:

- Nach Erstdiagnose Kontrolle der serologischen Verlaufsparameter nach 3 und 6 Mon., bei Progression der Werte entsprechend weiter.
- Weitere Verlaufskontrollen nach individuellem Progressionsrisiko. In einer retrospektiven Analyse wurde nur für Hochrisiko-Pat. (s. o.) der Vorteil einer langfristigen Kontrolle gezeigt.
- Möglicherweise kann zukünftig die Bestimmung der nicht vom malignen Klon produzierten polyklonalen Leichtketten im Vergleich zu den monoklonalen Leichtketten hilfreich sein. Eine Suppression der polyklonalen Leichtketten ging in einer retrospektiven Analyse mit einem erhöhten Progressionsrisiko einher.

14.3 Multiples Myelom (MM)

14.3.1 Definition

Syn.: Morbus Kahler.

B-Zell-Lymphom mit monoklonaler Plasmazellvermehrung im KM mit vermehrter Produktion kompletter oder inkompletter monoklonaler Immunglobuline (sog. Paraprotein bzw. M-Gradient), nachweisbar im Serum oder Urin.

Die Abgrenzung zwischen MGUS, dem nicht behandlungsbedürftigen Smoldering Myeloma (SMM) und einem behandlungsbedürftigen aktiven multiplen Myelom erfolgt derzeit nach den Kriterien der International Myeloma Workgroup (IMWG, ▶ Tab. 14.1). Gegenüber der vorigen Version wurden neben den klassischen CRAB-Kriterien Marker hinzugenommen, die eine aggressive Erkrankung mit hoher Wahrscheinlichkeit für einen bevorstehenden Organschaden erkennen lassen (SLiM-CRAB-Kriterien; ▶ Tab. 14.3).

Tab. 14.1 IMWG-Kriterien für die Diagnose MGUS, SMM (Smouldering Myeloma), aktives MM (Stand 2015)

MGUS	Smouldering Myeloma (SMM)	Multiples Myelom, aktiv
• M-Protein i. S. < 30 g/l und • < 10 % klonale Plasmazellen im KM • (Sonderfall IgM-MGUS/ LK-MGUS s. o.)	• M-Protein i. S. (IgG/IgA) ≥ 30 g/l oder monoklonales Protein im 24-h-Sammelurin ≥ 500 mg/d und/ oder • ≥ 10 % bis 60 % klonale Plasmazellen im KM	≥ 10 % klonale Plasmazellen im KM oder extramedulläre Manifestation (histologische Sicherung)
Keine Endorganschädigung	Keine Endorganschädigung	Mindestens ein SLiM-CRAB-Kriterium erfüllt

Plasmozytom

Die Bezeichnung Plasmozytom ist dem solitären ossären oder extramedullären Plasmazell-Tumor vorbehalten und sollte aufgrund der differenten Klinik (▶ 14.3.7) und wesentlich unterschiedlicher Therapiestrategien (▶ 14.3.8) präzise verwendet werden.

Plasmazell-Leukämie

- > 20 % Plasmazellen im Diff-BB oder mehr als 2 000/µl im peripheren Blut
- Auftreten de novo oder sekundär im Verlauf
- Aggressiver klinischer Verlauf mit Assoziation zu ungünstiger Zytogenetik (v. a. 17p-Deletion)

14.3.2 Epidemiologie

- Inzidenz: Männer 5,4 Erkrankungen/100 000 Einwohnern, Frauen 3,7 Erkrankungen/100 000 Einwohnern.
- Nach Leukämien und NHL dritthäufigste hämatologische Neoplasie (ca. 1 % aller Krebserkrankungen in Deutschland).
- Ab 50. Lj. steigt die Krankheitshäufigkeit signifikant an. Selten Erkrankungen vor dem 35. Lebensjahr.
- Medianes Erkrankungsalter: 71 J. bei Männern und 73 J. bei Frauen.
- Ethnische Variabilität: doppelt so hohe Inzidenz bei schwarzer Bevölkerung der USA im Vergleich zu Kaukasiern. Niedrigste Inzidenzraten in China.

14.3.3 Ätiologie

Unklare Ätiologie: Diskutiert werden chron. Infektionen (z. B. HIV), Exposition gegenüber ionisierender Strahlung, Pestiziden und Produkten der Petrochemie, Gummiverarbeitung, Holz- und Metallindustrie, Adipositas.

14.3.4 Klassifikation und Stadieneinteilung

- Klassifikation anhand des Typs des monoklonalen Immunglobulins und der dazugehörigen Immunglobulin-Leichtkette:
  - Höchste Inzidenz: IgG- und IgA-Myelome (ca. 55 bzw. 20 %), Leichtkettenmyelome (ca. 15 %).

- Sehr selten IgD-, IgE- oder IgM-Myelome (Abgrenzung von der Waldenström-Makroglobulinämie durch Histologie, Vorhandensein von Osteolysen sowie einer erhöhten Inzidenz von IGH-Translokationen).
- Stadieneinteilung nach **Salmon und Durie** [Durie und Salmon 1975]: lange gebräuchliche und bewährte Klassifikation mit Abbildung der Tumorlast anhand unterschiedlicher Parameter. Letztendlich lässt sich jedoch aufgrund dieser Klassifikation nur die Therapiebedürftigkeit definieren, ohne genauere Rückschlüsse auf die Prognose des einzelnen Pat. zuzulassen. Durch moderne Therapieschemata stellt auch die Niereninsuffizienz bei Erstdiagnose keinen relevanten Prognosemarker mehr dar.
- International Staging System (ISS): Einteilung anhand von nur 2 Parametern in drei gut abgrenzbare prognostische Subgruppen ohne Einbeziehung schlecht objektivierbarer radiologischer Kriterien (▶ Tab. 14.2). Auch unter Hinzunahme neuer Substanzen besteht die Aussagefähigkeit weiterhin.
- Revised International Staging System (R-ISS): Durch Hinzunahme von zytogenetischen Aberrationen und der LDH konnte die Prognoseabschätzung weiter verbessert werden. Dieses System stellt den aktuellen Standard dar (▶ Tab. 14.2)).
- Als zytogenetisches Hochrisiko gelten del(17p); t(4;14) und t(4;16). Andere zytogenetische Aberrationen gelten ebenfalls als ungünstig, insbes. t(4;20) sowie ampl(1q21), gehen jedoch nicht in den R-ISS ein.

14.3.5 Risikofaktoren

- Selten familiäre Häufung, jedoch erhöhtes Erkrankungsrisiko für Verwandte 1. Grades. Erste Daten deuten auf ein erhöhtes Risiko für eine Myelom-Erkrankung bei Keimbahnmutationen (CHEK2, BRCA1/2, MMR, PALB2) hin.
- Eine MGUS (▶ 14.2) geht der Erkrankung regelhaft voraus (Risiko einer Progredienz in ein behandlungsbedürftiges MM: etwa 1 %/J.).

14.3.6 Klinik

25 % der Pat. sind asymptomatisch, die Diagnose erfolgt zufällig aufgrund anderer klinischer Probleme. Die Bandbreite der Symptomatik ist breit und entwickelt sich je nach betroffenem Endorgan. So kann der Symptomenkomplex sehr unterschiedlich sein. Die häufigsten Symptome sind:

- **Knochenschmerzen** (ca. 60 % der Pat. bei Erstdiagnose): meist im Bereich des Stammskeletts (lokalisierte oder generalisierte Knochendestruktion bzw.

Tab. 14.2 Revised International StagingSystem (R-ISS) der IMWG nach Palumbo 2015. Die Kriterien für den älteren ISS-Score sind fettgedruckt (ISS nach Greipp 2005)

Stadium	Konzentration i. S.	5-JÜR (R-ISS)
I	**β_2-Mikroglobulin < 3,5 mg/l und Albumin > 3,5 g/dl;** zytogenetisches Standardrisiko; LDH normwertig	OS 82 % PFS 55 %
II	Weder Stadium I noch III	OS 62 % PFS 36 %
III	**β_2-Mikroglobulin > 5,5 mg/l** und zytogenetisches Hochrisiko oder LDH erhöht	OS 36 % PFS 24 %

Osteopenie, pathologische Frakturen); oftmals im konventionellen Röntgen kein sichtbares Korrelat.
- Das MM ist die maligne Erkrankung mit der längsten Latenz vom Auftreten der ersten Symptome bis zur Diagnosestellung. Viele Pat. haben aufgrund der Knochenschmerzen eine lange Krankengeschichte hinter sich, da therapierefraktärer Rückenschmerz erst spät bildgebend abgeklärt wurde. Ebenfalls kann das klinische Bild einer Osteoporose vorliegen.
- **Anämiesymptomatik** (ca. 40 %) mit Fatigue, Schwindel, Ohrensausen.
- **Hyperkalzämie** (ca. 10–20 %) mit Verwirrtheit, Müdigkeit, Adynamie, Obstipation, Polyurie und Polydipsie, Dehydratation.
- **Gewichtsverlust** (ca. 25 %).
- **Infektneigung** (ca. 10–20 %): sog. Immunoparese durch sekundären Antikörpermangel, KM-Infiltration mit Neutropenie.
- **Niereninsuffizienz** (mitunter mit entsprechender Urämiesymptomatik, schäumendem Urin) durch Präzipitation von Leichtketten mit Tamm-Horsfall-Protein in den distalen Tubuli (Cast-Nephropathie).
  Eine Nierenbiopsie ist nicht obligat zur Diagnose des Myeloms. Jedoch stellt bei vorliegender Nierenbiopsie nur eine Cast-Nephropathie ein CRAB-Kriterium dar. Durch das Paraprotein kann es aber auch zu anderen Nephropathien kommen, die bei Abwesenheit sonstiger SliM-CRAB-Kriterien jedoch nicht als MM gezählt werden:
  - Paraproteinablagerung in den Glomeruli (ohne weiteres SliM-CRAB Kriterium: Monoklonale Gammopathie renaler Signifikanz; ▶ 14.4.3).
  - Amyloidablagerung (dann Bild eines nephrotischen Syndroms, unter Umständen mit normalen Retentionsparametern. Deswegen Bestimmung von Albumin/Protein im Urin bei Erstdiagnose MGUS/MM essenziell!). Ohne weiteres SliM-CRAB-Kriterium: AL-Amyloidose; ▶ 14.4.1
- **Infektanfälligkeit,** am häufigsten bedingt durch Streptococcus pneumoniae, Haemophilus influenzae und gramnegative Erreger, häufig auch Herpes zoster. Im Laufe der Erkrankung treten oft zunächst obere Atemwegsinfekte auf, später dann rezidivierende Harnwegsinfekte durch gramnegative Erreger.
- **Hyperviskositätssyndrom** mit Asthenie, Kopfschmerzen, Schwindel, Bewusstseinstrübung, Tinnitus, Hörverlust, Sehstörungen, Angina pectoris, Gerinnungsstörungen. Die Viskosität ist abhängig vom Paraprotein. Bei einem IgM-Paraprotein tritt ein Hyperviskositätssyndrom aufgrund der Molekülgröße deutlich früher auf als bei anderen Paraproteinen.
- **Extramedulläre Manifestationen** in Organen oder Weichteilen → schlechtere Prognose!

14.3.7 Diagnostik

14

Merke

Bei folgenden Symptomen sollte ein multiples Myelom als DD in Betracht gezogen werden:
- Knochenschmerzen, Osteolysen, pathologische Frakturen, unklare schwere Osteoporose
- Niereninsuffizienz
- Anämie
- Hyperkalzämie
- Hyperviskositätssyndrom
- Infektanfälligkeit

Bei klinischem Verdacht auf ein MM ist neben einer ausführlichen Anamnese und körperlichen Untersuchung zur Diagnosesicherung und zur Abschätzung und Quantifizierung von Organschäden eine Reihe an Untersuchungen notwendig.

Labordiagnostik

- **BB mit Diff-BB** (Zytopenie? Plasmazellen im peripheren Blut?).
- **Serumprotein-Elektrophorese** mit Bestimmung des **M-Gradienten:** breiter Peak oder schmaler Peak in der γ-Globulin-Fraktion? Oftmals ist der Peak auch in die β-Fraktion verschoben, insbes. bei IgA-Myelomen. M-Gradient fehlt meist bei Leichtketten-Myelomen.
- **Immunfixationselektrophorese im Serum und Urin** (Beweis des Vorliegens einer monoklonalen Gammopathie).
- 3 % der diagnostizierten MM sind asekretorisch, d. h., es gelingt kein Nachweis eines Paraproteins.
- **Quantitative Bestimmung der Immunglobuline** (IgG, IgA, IgM) im Serum. Eine deutliche Verminderung der nicht betroffenen Immunglobuline (sog. Immunparalyse) spricht eher für ein MM als für eine MGUS.
- **Protein** und **Albumin** i. S.
- Freie κ- und λ-Leichtketten i. S. quantitativ inklusive Berechnung des Quotienten. Pat. mit asekretorischem Myelom haben zu 50 % einen pathologischen FLC-Test. Eine Leichtketten-Ratio > 100 (bzw. < 0,01) stellt ein SLiM-CRAB Kriterium dar.
- **Kreatinin, Harnstoff,** ggf. GFR berechnen.
- **24-h-Sammelurin** mit Quantifizierung der Eiweiß-, Albumin- und Leichtkettenausscheidung. Eine erhöhte Albuminausscheidung ist Hinweis für Amyloidose.
- **β_2-Mikroglobulin** i. S. (wichtiger prognostischer Marker, abhängig von der Nierenfunktion).
- Natrium, Kalium, Kalzium, LDH, GPT, plasmatische Gerinnung, ggf. proNT-BNP.
- Hepatitis-B-, -C- und HIV-Serologie.

Knochenmarkdiagnostik

- KM-Aspiration zur **zytologischen Beurteilung** und ggf. **Immunphänotypisierung** mittels Durchflusszytometrie (Myelomzellen sind i. d. R. pos. für CD38 und CD138, zeigen eine aberrante Koexpression von CD56 und/oder CD28 sowie einen Antigenverlust von CD19 und CD27, zudem Nachweis einer Leichtkettenrestriktion).
- **KM-Histologie** (Punktion nach Yamshidi) zur genaueren Quantifizierung der Plasmazell-Infiltration, die zytologisch aufgrund der schwereren Mobilisation der Plasmazellen aus dem KM oft unterschätzt wird. Eine KM-Infiltration > 60 % stellt ein SLiM-CRAB-Kriterium dar. Da Myelome oft herdförmig wachsen, ist der prozentuale Anteil an Plasmazellen nur bedingt zur Verlaufskontrolle oder Prognoseabschätzung tauglich.
- **Zytogenetische Untersuchung** des KM:
  - Klassische Methode der Karyotypisierung in der Metaphase (aufgrund der geringen Teilungsrate der Myelomzellen bei weniger als 25 % der Pat. erfolgreich).
  - Interphasen-FISH (gelingt regelhaft und zeigt in > 90 % der Fälle Veränderungen).

  - Die prognostische Bedeutung (s. u.) konnte auch bei älteren Pat. gezeigt werden.
  - Prognostisch sehr bedeutsame Veränderungen, z. B. im p53-Gen (17p-Verlust, häufig bei extramedullären Myelomen und Plasmazell-Leukämien) können im Krankheitsverlauf neu auftreten: Eine erneute Untersuchung kann in Erwägung gezogen werden.
- **Molekulargenetische Untersuchungen** im KM: Zunehmend kommen auch molekulargenetische Untersuchungen zum Einsatz. Zurzeit stellt dies jedoch noch keinen Standard der Diagnostik dar.

Bildgebende Diagnostik

- **Ganzkörper-CT in Low-Dose-Technik** (ohne Kontrastmittel!) zur Diagnostik von Osteolysen, Osteopenie und zur Stabilitätsbeurteilung bzw. Diagnostik von Wirbelkörpersinterungen oder anderen pathologischen Frakturen. Das sog. Röntgen nach Pariser Schema ist aufgrund der deutlich geringeren Sensitivität und Spezifität und des höheren Aufwands obsolet.
- **Magnetresonanztomografie** (MRT):
  - Bei V. a. extramedulläre Manifestationen.
  - Bei neurologischer Symptomatik mit V. a. Myelonkompression.
  - Bei asymptomatischem MM ist bei Nachweis von KM-Läsionen in der MRT die Wahrscheinlichkeit der Transformation in ein symptomatisches MM deutlich erhöht. Dies kann ggf. eine Therapieindikation im Sinne eines SLiM-CRAB-Kriteriums darstellen. Jedoch keine Basisuntersuchung, da aufgrund der hohen Sensitivität die Gefahr einer Übertherapie besteht und die Untersuchungszeit unverhältnismäßig lang ist.
- **Echokardiografie** zum Ausschluss einer kardialen Amyloidose sowie vor anthrazyklinhaltiger und Hochdosischemotherapie (HDT).

Die Rolle der FDG-PET beim MM ist noch nicht prospektiv gesichert und daher kein Standard außerhalb von Studien. Allerdings ist die FDG-PET eine sensitive Methode zur Darstellung extramedullärer MM-Manifestationen. Zudem gelingt eine frühzeitige Prädiktion eines therapeutischen Ansprechens. Eine ^{99m}Tc-Knochenszintigrafie ist bei MM/MGUS **nicht** brauchbar (Darstellung der Osteoblasten-, nicht der Osteoklastenaktivität), kann jedoch zur Subtypisierung der kardialen Amyloidose eingesetzt werden (▶ 14.4.1).

Diagnose eines solitären Plasmozytoms

Entscheidend für die Diagnose eines solitären Plasmozytoms sind der fehlende KM-Befall und die Normalisierung serologischer Parameter (insbes. Immunfixation) nach erfolgreicher Therapie.

14

14.3.8 Therapie

Indikation

Die International Myeloma Working Group (IMWG) hat die sog. CRAB-Kriterien entwickelt (▶ Tab. 14.3), die eine Therapieindikation anzeigen, **sobald eines der Kriterien erfüllt ist.**

Zusätzlich wurden Prognoseparameter definiert, die mit hoher Wahrscheinlichkeit den Progress von einem Smoldering Myelom in ein symptomatisches Myelom an-

Tab. 14.3 SLiM-CRAB-Kriterien der IMWG

	SLiM-CRAB-Kriterium	Kriterium erfüllt wenn …
C (hyper**c**alcemia)	Hyperkalzämie	> 2,75 mmol/l (> 10,5 mg/dl) oder > 0,25 mmol/l oberhalb des oberen Normwerts
R (**r**enal insufficiency)	Niereninsuffizienz	Kreatinin > 2,0 mg/dl (> 173 mmol/l)[1]
A (**a**nemia)	Anämie	Hb < 10,0 g/l oder > 2,0 g/l unterhalb des unteren Normwerts
B (**b**one lesions)	Knochenbeteiligung	Osteolyse oder Osteoporose mit Kompressionsfrakturen (Nachweis mittels konventionellem Röntgen, PET-CT oder MRT)
S (**S**ixty % infiltration)	Knochenmarkinfiltration	Mehr als 60 % Plasmazell-Infiltration im KM (Progress in symptomatisches. MM in 95 % in 2 J.; mediane Zeit bis zum Progress 7 Mon.)
Li (**Li**ght chain ratio)	Leichtkettenratio	Leichtkettenratio > 100 (Progress in symptomatisches MM/ AL-Amyloidose. in 79 % in 2 J.; mediane Zeit bis Progress 15 Mon.)
M (**M**RT lesions)	Myelomverdächtige Läsionen im MRT	Mehr als 1 Knochenmarkläsion im MRT von > 1 cm Größe (Progress in symptomatisches MM in 52 % in 1 J.; mediane Zeit bis Progress 13 Mon.)

[1] Der Kreatinin-Grenzwert ist nur als Richtwert zu verstehen. Bei einer eindeutig durch das Myelom verursachten Nierenfunktionseinschränkung muss die Therapie früher initiiert werden!

zeigen. Die Diagnose eines MM wird bei Erreichen eines dieser Parameter (SliM-CRAB) gestellt.

Bei Auftreten eines CRAB-Kriteriums besteht eine Therapieindikation, da hier bereits ein Endorganschaden vorliegt. Mit Auftreten eines der anderen SLiM-CRAB-Parameter kann eine Therapie begonnen werden, es kann aber auch zunächst engmaschig kontrolliert und abgewartet werden. Prospektive Daten für einen Vorteil eines frühen Therapiebeginns gibt es bisher nicht.

Die SLiM-CRAB-Kriterien bieten nur eine Orientierungshilfe bei den häufigsten Gründen für eine Therapieindikation. Auch andere Organschädigungen oder Komplikationen können eine Therapieinitiierung begründen:

- MM-bedingte Schmerzen
- Hyperviskositätssyndrom
- B-Symptomatik
- AL-Amyloidose
- Neuropathie

Abhängig vom Risiko der Progression eines SMM in ein behandlungsbedürftiges MM sollten insbes. in den ersten Jahren nach Erstdiagnose engmaschigere Verlaufskontrollen erfolgen, da Organschäden oftmals in einem sehr kurzen Zeitraum auftreten können. Bei stabilen Parametern können im Verlauf die Abstände verlängert werden. Als mögliche Risikofaktoren für eine rasche Progression wurden u. a. publiziert:

- Infiltrationsgrad der Plasmazellen im KM ≥ 10 % sowie ein M-Gradient ≥ 3 g/dl [Kyle et al. 2007]
- Eine sehr niedrige bzw. hohe FLC-Ratio im Serum ≤ 0,125 oder ≥ 8 in Verbindung mit dem Prognosemodell von Kyle et al. [Dispenzieri et al. 2008]
- Die genetischen Aberrationen del(17), t(4;14), 1q21 sowie Hyperdiploidität [Neben et al. 2013]

Erstlinientherapie

Die Therapie sollte sich, abhängig vom biologischen Alter und von den Komorbiditäten, die möglicherweise prognosebestimmender sein können, an folgenden Zielen orientieren:

- Bestmögliche Remissionsinduktion mit rascher Symptomkontrolle und möglichst Normalisierung myelombedingter Komplikationen
- Berücksichtigung der individuellen Krankheits- und Lebenssituation
- Weitestmögliche Vermeidung kurz- und langfristig belastender NW der Therapie.

Standard ist bei fitten Pat. nach wie vor die Hochdosis-Melphalan-Therapie mit ASCT zur Verlängerung insbes. der progressionsfreien Zeit sowie der therapiearmen oder -freien Zeit. Durch den Einsatz neuer Substanzen ist der Vorteil bzgl. des Gesamtüberlebens (OS) durch die HDT in neueren Studien nicht mehr gezeigt worden. Die Durchführung einer Tandemtransplantation ist international umstritten, auch in neueren Studien zeigt sich allerdings ein Vorteil insbes. für Pat. mit Hochrisikozytogenetik [Cavo 2018; Stadtmauer 2019].

Therapie der für HDT geeigneten Patienten

- Keine feste obere Altersgrenze für die HDT mit ASCT → in Studien wurden Pat. bis zum Alter von 70 J. eingeschlossen. Ein niedrigeres biologisches Alter mit guten Organfunktionen und das Fehlen signifikanter Komorbiditäten lässt ein Hochdosiskonzept jedoch auch in höherem Alter zu.
- Derzeitiger Standard: Induktionstherapie mit max. 6 (meist 3–4) Zyklen, ggf. gefolgt von einer Mobilisierungstherapie (alternativ: Steady-State-Mobilisierung allein mit G-CSF) mit anschließender Sammlung der autologen Stammzellen und 1–2 Zyklen HDT.
- Vor und nach SZT verbesserte Ansprechraten der Kombination mit den neuen Substanzen Bortezomib, Lenalidomid und Thalidomid im Vergleich zur klassischen Induktionstherapie nach dem VAD-Schema (Vincristin ist insbes. aufgrund der Polyneuropathie-Induktion obsolet).
- Ein Vergleich der Schemata Bortezomib/Daunorubicin/Dexamethason vs. Bortezomib/Cyclophosphamid/Dexamethason (BCD) zeigte keinen Unterschied im Ansprechen, wohl aber in der Toxizität zuungunsten der anthrazyklinhaltigen Kombination, weswegen das BCD-Schema in Deutschland häufig eingesetzt wird. Die weitere Auswahl richtet sich nach patientenindividuellen Überlegungen (Komorbiditäten, Verabreichungsform).
- Eine Metaanalyse dreier Studien konnte einen signifikanten Vorteil im OS und im progressionsfreien Überleben (PFS) sowie in der Rate an Remissionen für Bortezomib-haltige Induktionsregime zeigen [Sonneveld et al. 2013].
- Proteasominhibitoren scheinen die CR-Rate, das PFS und das OS bei Pat. mit t(4;14) und del(17/17p) zu verbessern, während Lenalidomid mit verbessertem

PFS bei t(4;14) und del(17/17p) assoziiert ist. Pat. mit t(4;14) scheinen von einer Kombination der Substanzklassen zu profitieren.
- Pat. mit einer durch das MM eingeschränkten Nierenfunktion profitieren von einer Bortezomib-haltigen Primärtherapie in besonderem Maße.
- Eine Studie zeigte einen Vorteil bzgl. PFS für die Vierfachkombination Daratumumab/Bortezomib/Thalidomid/Dexamethason gegenüber der Dreifachkombination Bortezomib/Thalidomid/Dexamethason in der Induktion. Die Vierfachkombination ist inzwischen zugelassen und zunehmend als Standard akzeptiert. Da in der vierarmigen Studie jedoch im Vergleichsarm keine Erhaltungstherapie gegeben wurde und eine Erhaltungstherapie mit Daratumumab den PFS-Vorteil einer Vierfachkombination in der Induktion aufhob, ist nicht klar, inwieweit die Inkaufnahme vermehrter Nebenwirkungen (insbes. Polyneuropathien und schlechtere Stammzellmobilisierung) gegenüber einer Therapie mit BCD gerechtfertigt ist. Hier sind weitere Studienergebnisse abzuwarten (insbes. der Heidelberger GMMG-HD7-Studie).

HDT und autologe Stammzelltransplantation
- Der Zeitpunkt der Stammzellapherese erfolgt häufig nach 3–4 Zyklen Induktionstherapie. Da der Erfolg der Stammzellgewinnung mit zunehmender Therapiedauer abnimmt, sollte auch bei stabiler Erkrankung vor Einleitung einer Salvage-Therapie eine Stammzellapherese erwogen werden.
- Die Stammzellsammlung sollte binnen 2–8 Wo. nach Abschluss der Induktion erfolgen. Die Sammlung kann auch nach Induktionstherapie oder aus dem Steady State erfolgen. In Europa üblich ist die Sammlung nach einer Mobilisierungstherapie, die ebenfalls einen Effekt auf das MM (zudem „*in-vivo-purging*") hat.
- In Deutschland ist derzeit die 2. HDT im Falle des Nicht-Erreichens einer kompletten Remission (CR) oder einer sehr guten partiellen Remission (VGPR) sowie bei zytogenetischer Hochrisikokonstellation verbreitet. Da die Datenlage hierzu nicht einheitlich ist, sollte auch die Verträglichkeit der ersten HDT in die Entscheidung zu einer Tandemtransplantation eingehen.
- Die Melphalan-Dosis beträgt pro HDT 200 mg/m^2 KOF. Bei Nierenfunktionseinschränkung oder hohem Alter ist eine Dosisreduktion angezeigt.

Allogene Stammzelltransplantation
Ob eine allogene SZT einen kurativen Ansatz zur Behandlung des MM darstellt, wird kontrovers diskutiert. In Anbetracht der zunehmend verbesserten Therapiemöglichkeiten verliert die allogene SZT aufgrund der therapieassoziierten Morbidität und Mortalität beim Myelom zunehmend an Bedeutung.

Erhaltungstherapie
Bzgl. der Erhaltungstherapie hat es in den letzten Jahren einen Paradigmenwechsel gegeben, da sich in Metaanalysen ein signifikanter Überlebensvorteil gezeigt hat.
- In einer Metaanalyse zeigte sich ein Überlebensvorteil für eine Lenalidomid-Erhaltungstherapie, sodass die Zulassung erfolgte und diese inzwischen bei fehlenden Kontraindikationen empfohlen wird.
- Der Vorteil einer Erhaltungstherapie zeigt sich insbes. bei Pat. im Standardrisiko in guter Remission.
- Die Durchführung der Erhaltungstherapie ist nicht einheitlich (Dosis 10 mg vs. 15 mg; kontinuierliche Gabe vs. Gabe über 3 Wo. mit 1 Wo. Pause; Gabe bis zum Progress vs. Gabe über 2 oder 3 J.).

Therapie der nicht für HDT geeigneten Patienten

Mehr noch als bei jungen und fitten Pat. ist das individuelle Vorgehen mit Berücksichtigung von bestehenden Komorbiditäten, ggf. unter Einbeziehung geriatrischer Assessments, sowie auch bei älteren Pat. von genetischen Risikofaktoren für die Therapiewahl entscheidend.

Jahrzehntelanger Standard in der Therapie nicht transplantabler Pat. war das Alexanian-Schema (MP-Schema), später ergänzt mit neuen Substanzen. Sofern möglich, sollten diese neuen Substanzen eingesetzt werden, da in Studien deutlich bessere Ansprechraten und Überlebensdaten resultierten. Neueste Entwicklung dieses Schemas war die Kombination von VMP mit Daratumumab, womit erstmalig ein therapeutischer Antikörper in der Erstlinientherapie des MM zur Verfügung stand. Eine weitere Verbesserung war zunächst die Einführung von Lenalidomid und Dexamethason in die Erstlinie. Auch dieses Schema konnte durch die Hinzunahme von Daratumumab verbessert werden. Durch dieses Schema konnte ein PFS > 5 J. erreicht werden.

Grundsätzlich muss überlegt werden, ob der initial nicht transplantable Pat. ggf. nach einem Therapieansprechen einen transplantationsfähigen Zustand erreichen kann. Dann sollte nicht mit Melphalan-haltigen Therapien behandelt werden (Stammzelltoxizität!).

Die Fortführung der Therapie erfolgt i. d. R. über etwa ½ J. bei Bortezomib-haltigen Schemata bzw. kontinuierlich bei Lenalidomid-haltigen Schemata oder aber bis zum Auftreten nicht tolerabler Toxizitäten. Etablierte Schemata mit 3 Substanzen sind dabei insbes.:

- **VMP-Schema** [San Miguel et al. 2013]: Im Vergleich zum MP-Schema (4 %) erreichen 30 % der Pat. eine komplette (CR) oder sehr gute partielle Remission (VGPR). Das PFS ist von 16 auf 24 Mon. verlängert, das OS von 43 auf 56 Monate. Die einmal wöchentliche Gabe von Bortezomib (bei Symptomlast ggf. erst ab dem 2. Zyklus) ist der 2-mal wöchentlichen Gabe im Hinblick auf NW (insbes. Polyneuropathie) überlegen und im Hinblick auf Wirkung nicht unterlegen.
- Neu zugelassen ist das **DVMP-Schema** [Mateos et al. 2017], das direkt mit VMP verglichen wurde: Ansprechen von 90,9 % (DVMP) vs. 73,9 % (VMP), CR 42,6 vs. 24,4 %, das PFS war im DVMP-Arm noch nicht erreicht.
- **MPT-Schema** [Facon et al. 2007]: Im Vergleich zum MP-Schema (7 %) erreichen 47 % der Pat. eine CR oder VGPR. Das OS war von 33 auf 51 Mon. verlängert. Sogar im Vergleich zu einer HDT mit allerdings nur 100 mg/m² Melphalan schnitt das MPT-Schema besser ab. In anderen Studien mit ähnlichem Design konnten diese sehr guten Daten allerdings nicht in diesem Ausmaß reproduziert werden. Eine 2011 publizierte Metaanalyse geht von einem Überlebensbenefit von ca. 20 % aus [Fayers et al. 2011].
- **Rd-Schema** [Benboubker et al. 2014]: Im Vergleich zu MPT besseres OS und PFS bei nicht für eine HDT geeigneten Pat., zudem besseres Ansprechen.
- **DRd-Schema** [Facon et al. 2021]: Im Vergleich zu Rd zeigte sich in der Dreifachkombination ein deutlich besseres PFS (61,9 Mon. vs. 34,4 Mon.) sowie eines signifikant verbesserten OS (nicht erreicht im Verum-Arm, 65,5 Mon. im Rd-Arm). Die Ergebnisse bzgl. des OS sind insofern kritisch zu sehen, da viele Pat. der Kontrollgruppe im Rezidiv kein Daratumumab erhielten.

Rezidivtherapie

Die Rezidivtherapie ist abhängig von folgenden Faktoren:

- Begleiterkrankungen (Abstimmung der Toxizität der Therapie auf die Komorbidität).
- Notwendigkeit des Erreichens einer schnellen Remission (Kombinations- vs. Monotherapie). Insgesamt sind Mehrfachkombinationen effektiver und sollten – wenn möglich – vorgezogen werden.
- Vortherapien: bei gutem Ansprechen auf eine Therapie nach ausreichend langem progressionsfreiem Intervall Wiederholung der Therapie möglich. Dies wurde insbes. für Bortezomib gezeigt.
- Auch eine 2. HDT mit ASCT kann – sofern noch Stammzellen zur Verfügung stehen oder sich erneut sammeln lassen – nach ausreichendem Intervall (ab ca. 2 J.) erneut durchgeführt werden.
- Bei jüngeren Pat. ohne Komorbidität und mit gutem Ansprechen auf eine Rezidivtherapie bei einem Frührezidiv nach ASCT (< 1 J.) Evaluation einer allogenen SZT, wobei diese aufgrund der insgesamt verbesserten übrigen Therapieoptionen zunehmend kritisch gesehen werden muss.
- Ab dem 3. Rezidiv stehen inzwischen BCMA-spezifische CAR-T-Zellen zur Verfügung. Aufgrund des langen Intervalls von der Lymphapherese bis zur Rückgabe benötigen die Pat. meist eine wirksame Bridging-Therapie.
- Zulassungsstatus (s. Fachinformation), ggf. Off-Label-Use mit dem Kostenträger absprechen.

Im Rezidiv wirksame Substanzen sind u. a.

- Bortezomib, Carfilzomib, Ixazomib
- Lenalidomid, Thalidomid, Pomalidomid
- Anthrazykline (Doxorubicin, ggf. auch in pegylierter liposomaler Form [Caelyx®])
- Bendamustin
- Daratumumab, Isatuximab, Elotuzumab
- Belantamab-Mafodotin als konjugierter BCMA-Antikörper
- Bispezifische Antikörper: Teclistamab (BCMA x CD3 BiTE)
- Dexamethason allein oder in Kombination sowie Prednisolon in Kombination

Therapie des solitären Plasmozytoms

Therapie der Wahl: lokale Bestrahlung in kurativer Intention. Bis zu 50 % der Pat. entwickeln im weiteren Verlauf ein multiples Myelom.

Supportivtherapie

14

Lokale Therapiemaßnahmen

- **Bestrahlung:** Die Strahlentherapie ist indiziert
  - bei frakturgefährdeten Osteolysen,
  - bei chirurgisch versorgten pathologischen Frakturen,
  - nach primär operativ versorgtem Querschnittssyndrom,
  - bei extramedullären Plasmazell-Tumoren,
  - als Schmerztherapie bei Versagen konventioneller medikamentöser Analgetika → meist 8–20 Gy ausreichend (**cave:** zurückhaltende Indikationsstellung zur Bestrahlung vor geplanter Stammzellapherese).

- **Operation:**
  - Kyphoplastie gesinterter Wirbelkörper.
  - Chirurgische Versorgung pathologischer Frakturen bzw. frakturgefährdeter Osteodestruktionen.

Antiresorptive Therapie

Indiziert bei Knochenbeteiligung durch das MM, d. h. bei Vorliegen mind. 1 Osteolyse oder beim Bild einer Osteoporose (ggf. ergänzend MRT-Bildgebung zur Differenzierung nötig). Als Therapeutika sind entweder Bisphosphonate (insbes. Zoledronat oder Pamidronat) oder, insbes. bei Niereninsuffizienz, RANKL-Inhibitoren (Denosumab) zugelassen.

- Gabe über mind. 2 Jahre. Das Absetzen ist abhängig von der Remission der Erkrankung (kann bei CR nach 2 J. abgesetzt werden).
- Wiederaufnahme der Therapie bei Krankheitsprogression.
- Dosisreduktion oder Umstellung auf Denosumab bei Niereninsuffizienz beachten.
- Vor Therapiebeginn zahnärztliche Untersuchung und Unterweisung in Zahn- und Mundhygiene. Vermeidung invasiver zahnärztlicher Eingriffe unter Therapie wegen der Gefahr der Kieferosteonekrose (falls doch notwendig, Unterbrechung der Therapie bis zum Abschluss der Wundheilung).

Thromboembolieprophylaxe

Risikofaktoren sind im Allgemeinen

- Onkologische Erkrankung
- Antitumoröse Therapie
- Übergewicht
- Paraplegie/Immobilität
- Vorgeschichte einer tiefen Venenthrombose bzw. bekannte Thrombophilie
- Therapie mit Erythropoetin
- Dehydrierung und Niereninsuffizienz

Die Thromboembolieprophylaxe ist insbes. unter Therapie mit Thalidomid, Lenalidomid und Pomalidomid indiziert. Bei Vorliegen nur eines Risikofaktors reicht eine Antikoagulation mit ASS möglicherweise aus. Bei höherem Thromboembolierisiko sollte unter individueller Abwägung des Blutungsrisikos eine therapeutische Antikoagulation erwogen werden. Hierbei liegen Daten sowohl für niedermolekulare Heparine als auch für NOAK (Rivaroxaban oder Apixaban) vor.

Infektprophylaxe

Durch den kombinierten humoralen und zellulären Immundefekt besteht eine Neigung zu infektiösen Komplikationen. Diese sind der häufigste Grund für letale Komplikationen. Empfohlen werden folgende Maßnahmen:

- Prophylaktische Gabe von polyvalenten Immunglobulinen bei schweren rezidivierenden Infektionen und Hypogammaglobulinämie (sog. Antikörpermangel-Syndrom).
- Vakzinierung gegen Influenza, SARS-CoV-2, Pneumokokken und Haemophilus influenzae (bei nicht immer vorhandenem Impfansprechen).
- Eine Prophylaxe mit Aciclovir soll unter Bortezomib-Therapie, nach HDT und ASCT sowie bei rezidivierenden Zoster-Reaktivierungen erfolgen.

14

- Reaktivierungen von Hepatitis-B-Infektionen stellen ein Risiko jeder myelomspezifischen Therapie, insbes. auch einer Therapie mit CD38-Antikörpern, dar. Hier sollte bei pos. Nachweis einer durchgemachten Infektion eine präemptive antivirale Therapie erwogen werden.
- Die routinemäßige Antibiotikaprophylaxe wird aufgrund der Entstehung von Resistenzen und Clostridioides-difficile-Infektionen kontrovers diskutiert. Aufgrund der hohen Inzidenz von Infektionen unter den ersten Therapiezyklen sollte eine Prophylaxe z. B. unter den ersten beiden Induktionstherapiezyklen erwogen werden.

Schmerztherapie

- Die Schmerztherapie erfolgt analog der WHO-Guidelines unter Berücksichtigung des häufigen Auftretens neuropathischer Schmerzen unter Therapie v. a. mit Bortezomib und Thalidomid.
- NSAID wie Ibuprofen oder Diclofenac sollten aufgrund der Nephrotoxizität vermieden werden, v. a. im frühen Verlauf der Erkrankung. Alternativ sollten Paracetamol und Metamizol ggf. in Kombination mit Opiaten zum Einsatz kommen.
- Lokale Therapieverfahren sollten großzügig zur Schmerzreduktion eingesetzt werden.

Therapieevaluation

Zur Vergleichbarkeit von Studienergebnissen und Therapiesteuerung im Verlauf wurden von der IMWG-Response-Kriterien entwickelt (▶ Tab. 14.4). Nicht eingegangen wird auf die auch veröffentlichen MRD-Response-Kriterien, da diese im klinischen Alltag noch nicht etabliert sind und klinischen Studien vorbehalten bleiben.

- Refraktäres Myelom: Fortschreiten der Erkrankung unter Therapie oder innerhalb von 60 Tagen nach Therapie.
- Minor Response (MR) bei rezidivierten, refraktären Myelom-Erkrankungen:
  - Reduktion des Serum M-Gradienten > 25 %, aber < 49 % **und**
  - Reduktion des Urin-M-Gradienten um 50–89 % (> 200 mg/24 h),
  - Größenreduktion von Weichteilmanifestationen um 24–49 %,
  - keine Zunahme in Anzahl und Größen von Osteolysen.

Übergang in ein aktives Myelom bei bestehendem SMM:

- Kriterien der PD nach IMWG oder
- positive CRAB-Kriterien oder
- Entwicklung extramedullärer Weichteilmanifestationen.

14

14.3.9 Prognose

Patientenabhängige prognostische Faktoren

Pat. mit folgenden Eigenschaften haben eine schlechte Prognose:

- Hohes Alter
- Schlechter ECOG-Performance-Status
- Komobiditäten

Tab. 14.4 Response-Kriterien der International Myeloma Working Group (IMWG) von 2016

Remissionsstatus	M-Protein-Elektrophorese	Immunfixation	FLC-Quotient	Weichteilmanifestation	KM-Infiltration
sCR	Nicht nachweisbar	Neg. in Serum und Urin	Normal	Nicht vorhanden	< 5 %; keine klonalen Plasmazellen nachweisbar (Immunhistochemie)
CR	Nicht nachweisbar	Neg. in Serum und Urin		Nicht vorhanden	< 5 %
VGPR	> 90 % Reduktion i. S. und < 100 mg/24 h im Urin oder kein M-Protein in Serum und Urin nachweisbar	Pos.			
PR	> 50 % Reduktion i. S. und > 90 % Reduktion im Urin oder < 200 mg/24 h im Urin		> 50 % Reduktion des Quotienten, falls M-Protein nicht bestimmbar		> 50 % Reduktion der Infiltration, falls Anteil vor Therapie > 30 % und falls M-Protein und FLC-Quotient nicht bestimmbar
SD	Weder Kriterien von sCR, CR, VGPR, PR noch PD erfüllt				
PD	> 25 % Anstieg i. S. und absolut > 0,5 g/dl und/oder > 25 % Anstieg im Urin oder absolut > 200 mg/24 h		> 25 % Anstieg des Quotienten	Neuauftreten oder Progress	> 25 % Anstieg und absolut um > 10 %

Krankheitsbiologische prognostische Faktoren

- Durch konventionelle Chromosomenanalyse identifizierte Hochrisikofaktoren:
  - Monosomie 13, Deletion 13q, Deletion 17p.
  - Der isolierte Nachweis einer Deletion 13q mittels FISH-Analyse ist **nicht** mit einer schlechten Prognose assoziiert!
- Durch FISH identifizierte Hochrisikofaktoren:
  - Translokationen t(4;14), t(14;16) und t(14;20).
  - Deletionen 17p und 1p.
  - Zugewinn von 1q (mindestens 3 Kopien).
- Extramedulläre Erkrankung.
- Plasmazell-Proliferation (sog. Plasmazell-Labeling-Index).
- Erhöhte LDH i. S.
- Vorliegen einer Plasmazell-Leukämie.

14.3.10 Ausgewählte Therapieschemata

▶ Tab. 14.5.

Tab. 14.5 Ausgewählte Therapieschemata

Substanzen	Dosis und Applikation	Zeitpunkt
PAD-Schema		
Bortezomib (Proteasominhibitor)	1,3 mg/m² KOF s. c.	Tage 1, 4, 8, 11
Doxorubicin	9 mg/m² KOF 24 h kontinuierlich streng i. v.	Tage 1–4
Dexamethason	40 mg p. o.	Tage 1–4, 9–12 (nur 1. Zyklus), 17–20 (nur 1. Zyklus)
Wdh. Tag 29		
VCD-Schema		
Bortezomib	1,3 mg/m² KOF s. c.	Tage 1, 4, 8, 11
Cyclophosphamid	900 mg/m² KOF i. v.	Tag 1
Dexamethason	40 mg p. o.	Tage 1, 2, 4, 5, 8, 9, 11, 12
Wdh. Tag 22		
BD-Schema		
Bortezomib	1,3 mg/m² KOF s. c. Bolus	Tage 1, 4, 8, 11
Dexamethason	20 mg p. o.	Tage 1, 2, 4, 5, 8, 9, 11, 12
• Wdh. Tag 22 • Bei älteren Pat. ggf. Dosisreduktion von Bortezomib 1,3 mg/m² (ggf. Reduktion auf 1,0 mg/m²) Tage 1, 8, 15, 22; Dexamethason an den Tagen 1, 8, 15 und 22; Zyklusdauer dann 35 Tage		
DRd-Schema		
Daratumumab	1 800 mg absolut s. c. (eine s. c.-Gabe ist aufgrund der einfacheren Gabe der i. v. Gabe vorzuziehen; bei i. v.-Gabe: 16 mg/kg KG)	Wöchentlich Wo. 1–8 2-wöchentlich Wo. 9–24 Danach 4-wöchentlich
Lenalidomid	25 mg p. o.	Tage 1–21
Dexamethason	40 mg p. o.	Tage 1, 8, 15, 22
• Wdh. Tag 29 • Lenalidomid: 15 mg ab 70 J.; Dosisreduktion nach Kreatinin-Clearance, s. Fachinformation. Antikoagulation, s. Fachinformation • Dexamethason: Reduktion auf 20 mg bei älteren Pat. erwägen • Daratumumab: s. u., Split der 1. Dosis auf 2 Tage möglich → bessere Verträglichkeit		
MPT-Schema		
Melphalan	15 mg/m² KOF i. v. (Kurzinfusion)	Tag 1
	oder 0,25 mg/kg KG p. o.	Tage 1–4
Prednisolon	60 mg/m² KOF p. o.	Tage 1–4
Thalidomid	50–200 mg p. o.	Täglich

Tab. 14.5 Ausgewählte Therapieschemata *(Forts.)*

Substanzen	Dosis und Applikation	Zeitpunkt
• Wdh. Tag 29–43 • Melphalan: Dosisreduktion bei Kreatinin-Clearance < 30 mg/m² KOF • Thalidomid: Antikoagulation, s. Fachinformation		
DVMP-Schema		
Daratumumab	1 800 mg abs. s. c. (eine s. c.-Gabe ist aufgrund der einfacheren Gabe der i. v. Gabe vorzuziehen; bei i. v.-Gabe: 16 mg/kg KG)	Wöchentlich Woche 1–6 3-wöchentlich Woche 7–54 Danach monatlich bis PD
Melphalan	0,25 mg/kg KG p. o.	Tage 1–4 Wdh. Tag 43 bis 9 Zyklen
Prednisolon	60 mg/m² KOF p. o.	Tage 1–4
Bortezomib	1,3 mg/m² KOF s. c.	Tage 1, 4, 8, 11, 22, 25, 29, und 32 (nur Zyklus 1) Wdh. Tag 43 Ab Zyklus 2 Tage 1, 8, 22, 29 Wdh. Tag 43 bis 9 Zyklen
Melphalan: Dosisreduktion bei Kreatinin-Clearance < 30 mg/m² KOF		
BP-Schema		
Bendamustin	90–120 mg/m² KOF i. v. über 30–60 min	Tage 1 + 2
Prednison	60 mg/m² KOF i. v. oder p. o.	Tage 1–4
Wdh. Tag 29		
Ld-Schema		
Lenalidomid	25 mg p. o.	Tage 1–21
Dexamethason, niedrig dosiert	40 mg p. o.	Tage 1, 8, 15, 22
• Wdh. Tag 29 • Lenalidomid: 15 mg ab 70 J.; Dosisreduktion nach Kreatinin-Clearance, s. Fachinformation. Antikoagulation, s. Fachinformation • Dexamethason: Reduktion auf 20 mg bei älteren Pat. erwägen		
PD-Schema		
Pomalidomid	4 mg p. o.	Tage 1–21
Dexamethason	40 mg p. o. (> 75 J.: 20 mg p. o.)	Tage 1, 8, 15, 22
• Wdh. Tag 29 • Pomalidomid: Antikoagulation, s. Fachinformation. Sorgfältige Überwachung bei niereninsuffizienten Pat.		
Carfilzomib/Dexamethason-Schema		
Carfilzomib	56 mg/m² KOF (Gaben 1 und 2 des 1. Zyklus 20 mg/m² KOF) i. v. über 30 min	Tage 1, 2, 8, 9, 15 und 16
Dexamethason	20 mg absolut	Tage 1, 2, 8, 9, 15, 16, 22 und 23
Wdh. Tag 29		

Tab. 14.5 Ausgewählte Therapieschemata *(Forts.)*

Substanzen	Dosis und Applikation	Zeitpunkt
AD-Schema		
Adriamycin (Doxorubicin)	9 mg/m² KOF als 24-h-Infusion streng i. v. (zentraler Venenkatheter)	Tage 1–4
Dexamethason	40 mg p. o.	Tage 1–4, 9–12 (nur 1. Zyklus), 17–20
Wdh. Tag 29		
ELd-Schema		
Elotuzumab	10 mg/kg KG i. v.	Tage 1, 8, 15, 22 i. v., ab Zyklus 3 Tage 1 und 15
Lenalidomid	25 mg p. o.	Tage 1–21
Dexamethason	28 mg p. o. 3–24 h vor Elotuzumab	Tage 1, 8, 15, 22
• Wdh. Tag 29 • Elotuzumab: Laufrate und Prämedikation: s. Fachinformation • Lenalidomid: Antikoagulation, s. Fachinformation. Sorgfältige Überwachung bei niereninsuffizienten Pat.		

14.4 Weitere Plasmazell-Neoplasien

14.4.1 AL-Amyloidose

Definition

Proteinfaltungskrankheit, bei der sich monoklonale Leichtketten infolge einer Konformationsänderung als unlösliche fibrilläre Aggregate in unterschiedlichen Organen ablagern. 80 % sind λ-positiv. In der zytogenetischen Untersuchung des KM mittels Interphasen-FISH findet sich bei > 50 % eine Translokation t(11;14). Ursache ist bei > 90 % der Betroffenen eine Plasmazell-Neoplasie mit monoklonaler Gammopathie.

Klinik

Die Amyloidose ist im Frühstadium symptomlos bis symptomarm, die Diagnose wird meist erst im fortgeschrittenen Stadium gestellt. Die klinische Präsentation ist abhängig vom befallenen Organsystem:

- Herz: Belastungsdyspnoe, Ödeme, Rhythmusstörungen, Hypotonie, Ruhetachykardie, Pleura- und Perikarderguss.
- Niere: nephrotisches Syndrom.
- Intestinaler Befall: Gewichtsverlust, Diarrhö, gastrointestinale Blutungen.
- Leber: Hepatomegalie mit Konsistenzvermehrung, Aszites, portale Hypertonie.
- Peripheres und autonomes Nervensystem: sensomotorische Polyneuropathie, eingeschränkte Herzfrequenzvariabilität, orthostatische Dysregulation, Diarrhö oder Obstipation, Blasenentleerungsstörungen.

- Weichteilbefall: Karpaltunnelsyndrom (häufig beidseits), Makroglossie, Hauteinblutungen (z. B. periorbitale Blutungen: sog. Waschbäraugen), Heiserkeit, Splenomegalie, Gerinnungsstörungen, Gelenkschwellungen. Erektionsstörungen/schmerzhafte Erektion
- Lunge: Dyspnoe, O_2-Diffusionsstörung, Infiltrate.

Die systemische AL-Amyloidose ist abzugrenzen von lokalen Erscheinungsformen, die nicht systemisch therapiert werden, da ein Übergang in eine systemische Form praktisch nie auftritt (Fehlen amyloidogener Leichtketten i. S.).

Diagnostik

- Eine Gewebsbiopsie ist obligat. Die Sicherung einer Amyloidose erfolgt per Kongorot-Färbung (apfelgrüne Doppelbrechung im Polarisationsmikroskop).
- Aufgrund der therapeutischen Relevanz ist mit Diagnose einer Amyloidose die Subtypisierung der Amyloidoseform zu veranlassen. Die **Typisierung des Amyloids ist obligat zur DD anderer Amyloidosen** und erfolgt mittels Immunhistologie. Sinnvoll ist die Hinzuziehung eines Referenzpathologen.
- Aufgrund der mitunter hohen Blutungsneigung sollte ggf. auf asserviertes Gewebe zurückgegriffen werden. Zum Screening können subkutanes Fett, KM oder Darmschleimhaut mittels tiefer Rektumbiopsie gewonnen werden.
- Neben der o. g. Diagnostik zur Definition eines MGUS (▶ 14.2.3) und zur Sicherung eines MM (▶ 14.3.7) ist eine weitere organspezifische Diagnostik vonnöten:
  - Freie κ- und λ-Leichtketten i. S. quantitativ inklusive Berechnung des Quotienten und der Differenz.
  - Kardiale Biomarker (Troponin, NT-ProBNP).
  - EKG, 24-h-EKG, transthorakale Echokardiografie (TTE), Schellong-Test, ggf. Kardio-MRT.
  - Sonografie Abdomen (Leber- und Milzgröße, Restharnmessung).
  - Endoskopie bei V. a. intestinalen Befall.
  - Neurologische Untersuchung mit Elektrophysiologie (EMG, ENG).
  - CT Thorax und Spirometrie bei V. a. pulmonale Amyloidose.
  - MRT bei V. a. Weichteilmanifestationen.
  - ^{99m}Tc-Knochenszintigrafie: Eine kardiale Anreicherung ist relativ spezifisch für eine ATTR-Amyloidose und kann so zur Unterscheidung einer ATTR-Amyloidose von einer AL-Amyloidose beitragen.

Therapie

Eine Therapieindikation ist bei jedem Organbefall gegeben, um das Fortschreiten der Erkrankung durch weitere Amyloidablagerungen zu vermeiden. In vielen Fällen wird sogar eine klinische Besserung der Erkrankung erreicht.

Aufgrund der zugrundeliegenden Plasmazell-Erkrankung ähnelt die systemische Therapie der Therapie des MM, wobei die Therapieauswahl anhand von Alter, Performance-Status, Grad der Herz- und Niereninsuffizienz und dem Ausmaß einer Polyneuropathie erfolgt.

Hochdosischemotherapie mit autologer Stammzelltransplantation

Diese Therapie ist jüngeren Pat. mit noch ausreichender Organfunktion vorbehalten, die insbes. nach Erreichen einer CR profitieren. Die transplantationsassoziierte Mortalität steigt insbes. mit Zunahme der kardialen Organschädigung, sodass international akzeptierte Auswahlkriterien für die Durchführung eingehalten werden sollten:

- Alter < 65–70 J.
- Karnofsky-Index > 70 %
- Herzinsuffizienz < Stadium NYHA III
- Systolischer Blutdruck (ohne Medikamente > 90 mmHg)
- Keine kardial bedingten Ergussbildungen
- Kreatinin-Clearance > 30 ml/min

Daten liegen für eine **einmalige** HDT mit Melphalan 200 mg/m^2 vor. Das Risiko für eine Verschlechterung der Nierenfunktion bis hin zur Dialysepflichtigkeit ist bei vorbestehender Nierenschädigung hoch.

Konventionelle Chemotherapie

Die Behandlung erfolgt analog zum MM, ggf. in reduzierter Dosis.

- Melphalan/Dexamethason war lange Zeit das Standardtherapieprotokoll außerhalb eines Hochdosiskonzepts. Bei fortgeschrittener Organinsuffizienz aufgrund des langsamen Ansprechens jedoch wenig erfolgversprechend.
- Bortezomib/Dexamethason +/– Cyclophosphamid (CyBorD) führt zu einem schnelleren Abfall der freien Leichtketten, ist jedoch aufgrund der oft vorbestehenden Polyneuropathie problematisch.
- DcyBorD [Kastritis et al. 2021]: In der randomisierten Studie wurde ein deutlicher Vorteil einer Vierfachkombination des CD38-Antikörpers Daratumumab mit CyBorD gegenüber CyBorD alleine gezeigt. Dabei zeigte sich neben einem verbesserten ereignisfreien Überleben insbes. auch eine Verbesserung der Klink (kardiales Ansprechen 41,9 % vs. 22,2 %; renales Ansprechen 53,0 % vs. 23,9 %, jeweils nach 6 Mon.), weswegen dieses Schema als Standard gilt (**cave** bei vorbestehender Polyneuropathie).
- Eine Reevaluation des Ansprechens sollte nach 2–3 Zyklen der Therapie erfolgen. Bei nicht ausreichendem Ansprechen sollte auf ein anderes Schema analog zum MM unter Berücksichtigung der Organreserven umgestellt werden.

Supportive Therapie

Die interdisziplinäre Zusammenarbeit mit Kardiologen, Nephrologen, Neurologen und Gastroenterologen ist essenziell. Zur Therapie der Herzinsuffizienz ist meist die Gabe von Diuretika vonnöten, eine weitreichendere Therapie ist aufgrund der orthostatischen Beschwerden oft nicht möglich und auch nur fraglich sinnvoll. Häufig kommt es zur Dialysepflichtigkeit. Die Möglichkeit einer Herz- oder Nierentransplantation sollte bei jungen, sonst wenig komorbiden Pat. erwogen werden.

Nachsorge

Die Verlaufskontrolle erfolgt am besten anhand der freien Leichtketten im Serum. Entscheidend ist aufgrund der meist bestehenden Niereninsuffizienz die Differenz der freien Leichtketten (dFLC). Bei gesichertem Rezidiv sollte zeitnah eine erneute Therapie begonnen werden, um eine Verschlechterung der Organfunktion zu vermeiden.

Response-Kriterien der International Society of Amyloidosis

Hämatologische Remission:

- **Komplette Remission** (aCR = amyloidoseCR): neg. Immunfixation in Serum und Urin und normaler Quotient der freien Leichtketten i. S.

- **Sehr gute partielle Remission** (VGPR, nur anwendbar, wenn dFLC vor Therapie > 50 mg/l beträgt): pos. Immunfixation in Serum und/oder Urin, dFLC < 40 mg/l
- **Partielle Remission** (PR): Reduktion der dFLC um 50 %
- **Progrediente Erkrankung** (PD): Verdopplung der dFLC vom niedrigsten Wert ausgehend
- **Stabile Erkrankung** (SD): weder CR, VGPR, PR oder PD

Organbezogene Remission:

- Herz:
  - Abnahme der Septumdicke um 2 mm oder
  - Besserung des NYHA-Stadiums um 2 Stufen bei unveränderter Diuretika-Dosis,
  - Abnahme des NT-ProBNP-Werts um 30 % (mind. um 300 ng/l).
- Niere: Reduktion der Proteinurie um 50 % bei stabiler Nierenfunktion.
- Leber:
  - Abnahme der Organgröße um 2 cm in der Schnittbildgebung.
  - Abfall der über den Normbereich erhöhten AP um 50 %.
- Magen-Darm-Kanal, Nervensystem, Lunge, Weichteile: keine objektiven Kriterien definiert.

14.4.2 POEMS-Syndrom

Akronym: P = Polyneuropathie, O = Organomegalie, E = Endokrinopathie, M = monoklonale Gammopathie, S = Hautveränderungen („skin lesions").

Definition

Das POEMS-Syndrom ist im eigentlichen Sinne ein paraneoplastisches Syndrom im Rahmen einer Plasmazell-Neoplasie.

Vorliegen einer Polyneuropathie und einer MGUS (meist Subtyp Lambda) sowie **Vorliegen eines Hauptkriteriums:**

- Castleman Disease
- Erhöhte VEGF-Spiegel i. S.
- Sklerotische Knochenläsionen

Und **Vorliegen eines Nebenkriteriums:**

- Organomegalie/Lymphadenopathie
- Extravasaler Volumenüberschuss (Ödeme, Ergüsse)
- Endokrinopathie
- Hautveränderung
- Papillenödem
- Thrombozytose/Polyzythämie

Therapie

Bei Vorliegen lokaler osteosklerotischer Veränderungen ohne disseminierten Befall des KM im Sinne eines MM kann eine Radiatio sogar zu einer Langzeitremission führen. Ansonsten erfolgt die Therapie analog zu der des MM, wobei der Einsatz neurotoxischer Substanzen sehr kritisch erfolgen sollte.

14.4.3 Monoklonale Gammopathie renaler Signifikanz

Definition

Durch die Konsensus-Gruppe der IKMG (International Kidney and Monoklonal Gammopathy Resaerch Group) wurde eine monoklonalen Gammopathie renaler Signifikanz (MGRS) wie folgt definiert [Leung 2019]:

Jede klonale B-Zell- oder Plasmazell-Lymphoproliferation mit beiden der folgenden Charakteristika:

- Eine oder mehrere Nierenläsionen, die auf ein monoklonales Immunglobulin zurückgeführt werden können.
- Die zugrundeliegende B-Zell- oder Plasmazell-Lymphoproliferation führt zu keinen sonstigen tumorbedingten Komplikationen bzw. erfüllt nicht sonstige Kriterien für einen Therapiebeginn.

Dies bedeutet, dass per Definition eine Cast-Nephropathie bzw. eine AL-Amyloidose kein MGRS definieren.

Diagnose

Die laborchemischen Befunde sowie die Befunde des KM entsprechen insgesamt dem Bild eines MGUS mit einer nur sehr kleinen Population klonaler Plasmazellen oder B-Zellen. Jedoch führt das Paraprotein zu Organschädigungen, die nicht auf die Niere beschränkt sein müssen (Neuropathie, Kardiomyopathie, Hepatopathie, Dermatopathien).

Die zugrundeliegende B-Zell-Population kann histologisch und zytogenetisch sowohl einer Plasmazell-Neoplasie als auch einer Makroglobulinämie Waldenstrom oder einer anderen B-Zell-Neoplasie (insbes. CLL) entsprechen, wobei die klonale B-Zell-Population häufig nur sehr klein ist.

Die histologischen renalen Befunde können vielfältig und die Abgrenzung zu paraproteinunabhängigen Nephropathien kann schwierig sein. Eine interdisziplinäre Zusammenarbeit mit den Nephrologen ist essenziell.

Therapie

Es besteht aktuell noch kein Konsensus bzgl. der Therapie einer MGRS.

Eine Therapie entsprechend der zugrundeliegenden B-Zell-/Plasmazell-Population erscheint sinnvoll, wobei hierfür in Anbetracht der fehlenden Daten eine Zulassung nicht besteht.

Literatur

http://www.lymphome.de/Gruppen/MMSG/.

http://imwg.myeloma.org/.

https://www.onkopedia.com/de/onkopedia/guidelines/multiples-myelom/@@guideline/html/index.html.

https://www.onkopedia.com/de/onkopedia/guidelines/amyloidose-leichtketten-al-amyloidose/@@guideline/html/index.html.

Benboubker L, Dimopoulos MA, Dispenzieri A, et al. Lenalidomide and dexamethasone in transplant-ineligible patients with myeloma. New Engl J Med, 2014; 371(10): 906–917.

Cavo M, Goldschmidt H, Rosinol L, et al. Double Vs Single Autologous Stem Cell Transplantation for Newly Diagnosed Multiple Myeloma: Long-Term Follow-up (10-Years) Analysis of Randomized Phase 3 Studies, ASH 2018; Abstr. 124.

Dispenzieri A, Kyle RA, Katzmann JA, et al. Immunoglobulin free light chain ratio is an independent risk factor for progression of smoldering (asymptomatic) multiple myeloma. Blood, 2008; 111: 785–789.

Durie BG, Salmon SE. A clinical staging system for multiple myeloma. Correlation of measured myeloma cell mass with presenting clinical features, response to treatment, and survival. Cancer, 1975; 36 (3): 842–854.

Facon T, Kumar SK, Plesner T, et al. Daratumumab, lenalidomide, and dexamethasone versus lenalidomide and dexamethasone alone in newly diagnosed multiple myeloma (MAIA): overall survival results from a randomised, open-label, phase 3 trial. Lancet Oncol, 2021; 22: 1582–1596.

Facon T, Mary JY, Hulin C, et al. Melphalan and prednisone plus thalidomide versus melphalan and prednisone alone or reduced-intensity autologous stem cell transplantation in elderly patients with multiple myeloma (IFM 99–06): a randomised trial. Lancet, 2007; 370: 209–218.

Fayers PM, Palumbo A, Hulin C, et al. Thalidomide for previously untreated elderly patients with multiple myeloma: meta-analysis of 1685 individual patient date from 6 randomized clinical trials. Blood, 2011 Aug 4; 118(5): 1239–1247.

Gerecke C, Fuhrmann S, Strifler S, et al. The Diagnosis and Treatment of Multiple Myeloma. Dtsch Arztebl Int. 2016 Jul; 113(27–28): 470–476.

Greipp PR, San Miguel J, Durie BG, et al. International Staging System for multiple myeloma. J Clin Oncol, 2005; 23: 3412–3420.

Kastritis E, Palladini G, Minnema MC, et al. Daratumumab-Based Treatment for Immunoglobulin Light-Chain Amyloidosis. N Engl J Med, 2012; 385: 46–58.

Kyle RA, Remstein ED, Therneau TM, et al. Clinical Course and Prognosis of Smoldering (Asymptomatic) Multiple Myeloma. N Engl J Med, 2007; 356: 2582–2590.

Kyle RA, Durie BG, Rajkumar SV, et al. Monoclonal gammopathy of undetermined significance (MGUS) and smoldering (asymptomatic) multiple myeloma: IMWG consensus perspectives risk factors for progression and guidelines for monitoring and management. Leukemia, 2010; 24: 1121–1127.

Leung N, Bridoux F, Batuman V, et al. The evaluation of monoclonal gammopathy of renal significance: a consensus report of the International Kidney and Monoclonal Gammopathy Research Group. Nat Rev Nephr, 2019; 5: 45–59.

Mateos M-V, Dimopoulos MA, Cavo M, et al. Daratumumab plus Bortezomib, Melphalan, and Prednisone for Untreated Myeloma. N Engl J Med, 2018; 378(6): 518–528.

Neben K, Jauch A, Hielscheret T, et al. Progression in Smoldering Myeloma Is Independently Determined by the Chromosomal Abnormalities del(17p), t(4;14), Gain 1q, Hyperdiploidy, and Tumor Load. J Clin Oncol, 2013; 31: 4325–4332.

Palumbo A, Hajek R, Delforge M, et al. Continuous lenalidomide treatment for newly diagnosed multiple myeloma. N Engl J Med, 2012; 366: 1759–1769.

San Miguel JF, Schlag R, Khuageva NK, et al. Persistent Overall Survival Benefit and No Increased Risk of Second Malignancies With Bortezomib-Melphalan-Prednisone Versus Melphalan-Prednisone in Patients With Previously Untreated Multiple Myeloma. JCO, 2013; 31: 448–455.

Sonneveld P, Goldschmidt H, Rosinol L, et al. Bortezomib-based versus nonbortezomib-based induction treatment before autologous stem-cell transplantation in patients with previously untreated multiple myeloma: a meta-analysis of phase III randomized, controlled trials. J Clin Oncol, 2013; 31: 3279–3287.

Stadtmauer EA, Pasquini MC, Blackwell B, et al. Autologous Transplantation, Consolidation, and Maintenance Therapy in Multiple Myeloma J Clin Oncol, 2019; 37(7): 589–697. doi: 10.1200/JCO.18.00685.

15 Malignome des Respirationstrakts

Alexander Schmittel

15.1 Kleinzellige Lungenkarzinome (SCLC)

15.1.1 Epidemiologie

- 15–25 % der Lungenkarzinome sind kleinzellig.
- In Deutschland ca. 10 000 Neuerkrankungen/J.
- Mittleres Erkrankungsalter: ca. 70 J.
- Verhältnis Männer : Frauen: ca. 5 : 1.
- In den letzten Jahren Zunahme der Inzidenz bei Frauen.

15.1.2 Pathologie

Histologische Varianten:
- Kleinzellig neuroendokrines Karzinom
- Kombinierter Typ mit Anteilen eines Adeno- oder Plattenepithel-Ca

15.1.3 Klassifikation/Stadieneinteilung

TNM-Klassifikation

▶ Tab. 15.1.

Unterteilung nach Veterans Administration Lung Study Group (VALG)

VALG (Veterans Administration Cancer Study Group): nach dem Strahlenfeld:
- LD (VALG): Erkrankung auf einen Hemithorax beschränkt, supraklavikuläre LK meist eingeschlossen, meist Pleuraerguss
- ED (VALG): jede Ausbreitung über LD (VALG) hinaus

15.1.4 Lokalisation und Ausbreitung

Lokalisation

- Primärtumor intrapulmonal
- Selten primär extrapulmonale kleinzellige neuroendokrine Karzinome, z. B. in Ösophagus, Harnblase, Prostata, Ovar und Cervix uteri

Metastasierungswege

- Lymphogen in folgende LK-Stationen:
  - Intrapulmonal
  - Peribronchial
  - Hilär
  - Mediastinal
  - Supraklavikulär
- Hämatogen: ZNS, Skelett, Leber, Nebennieren

15.1.5 Risikofaktoren

- Rauchen: Risikozunahme mit der Anzahl der Pack Years (1 Pack Year ist definiert als das tägliche Rauchen einer Schachtel Zigaretten über 1 Jahr. Entsprechend ergeben 2 Schachteln pro Tag, über 25 J. geraucht, 50 Pack Years)

Tab. 15.1 TNM-Klassifikation der Lungen-Ca (IASLC, UICC 8. Aufl., seit 2017)

Stadium	Befunde
T – Primärtumor	
Tis	Carcinoma in situ
T1	Tumordurchmesser ≤ 3 cm umgeben von Lunge oder Pleura visceralis ohne Invasion des Hauptbronchus: • T1a: Tumordurchmesser ≤ 1 cm • T1b: Tumordurchmesser > 1, ≤ 2 cm • T1c: Tumordurchmesser > 2, ≤ 3 cm
T2	• T2a: Tumordurchmesser > 3, aber ≤ 4 cm oder Infiltration des Hauptbronchus unabhängig vom Abstand zur Karina, aber ohne Infiltration der Karina • T2b: Tumordurchmesser > 4, aber ≤ 5 cm
T3	• Tumordurchmesser > 5, aber < 7 cm oder • Infiltration von Thoraxwand (inklusive parietaler Pleura und Superior Sulcus), N. phrenicus, parietales Perikard oder • zusätzlicher Tumorknoten im selben Lungenlappen wie der Primärtumor
T4	• Größter Durchmesser > 7 cm **oder** • mit direkter Infiltration von Diaphragma, Mediastinum, Herz, großen Gefäßen (V. cava, Aorta, Pulmonalarterie, Pulmonalvene intraperikardial), Trachea, N. laryngeus recurrens, Ösophagus, Wirbelkörper, Karina oder • zusätzlicher Tumorknoten in einem anderen ipsilateralen Lungenlappen
N – regionäre Lymphknoten	
N0	Kein Lymphknotenbefall
N1	Intrapulmonale (gleicher Lungenlappen), peribronchiale, ipsilaterale oder hiläre LK befallen
N2	Ipsilaterale mediastinale und/oder subkarinale LK befallen
N3	Kontralaterale mediastinale, kontralaterale hiläre, ipsi- oder kontralaterale Skalenus- und supraklavikuläre LK befallen
M – Fernmetastasen	
M0	Nicht nachweisbar
M1	Fernmetastasen: • M1a: separate Tumorknoten in kontralateraler Lunge, pleurale Tumorknoten, maligner Pleura- oder Perikarderguss • M1b: isolierte Fernmetastase in einem extrathorakalen Organ • M1c: mehrere Fernmetastasen (N > 1) in einem oder mehreren Organen

- Passivrauchen
- Weitere Karzinogene: Asbest, Radon, aromatische Kohlenwasserstoffe, Chrom, Nickel, Beryllium und Arsen (z. T. synergistische Wirkung mit dem Rauchen)

15.1.6 Prävention und Früherkennung

- Primäre Prävention: Einstellen des Rauchens. Dadurch langsame Risikoreduktion, ohne dass Risikowerte von Nichtrauchern erreicht werden können.

- Früherkennung: Die Low-Dose-CT kann bei Risikokonstellation zu einer Früherkennung führen, allerdings mit einer hohen Rate an falsch positiven Befunden. Kein gesicherter Nutzen von Rö-Thorax und/oder Sputumzytologie.

15.1.7 Klinik

Möglich sind folgende Symptome:
- Husten
- Hämoptoe
- Dyspnoe
- Thoraxschmerz
- Heiserkeit
- Dysphagie
- Skelettschmerzen
- Gewichtsverlust
- Infektanfälligkeit

15.1.8 Diagnostik

Anamnese

▶ 15.1.7.

Körperliche Untersuchung

- Inspektion: Blässe, Zyanose, Tachypnoe, Horner-Syndrom, LK-Vergrößerungen supraklavikulär und zervikal, obere Einflussstauung
- Auskultation und Perkussion des Thorax: bei Erguss oder Atelektase abgeschwächtes oder fehlendes Atemgeräusch, Klopfschalldämpfung
- Neurologische Herdbefunde wie Paresen durch Metastasen im ZNS oder periphere Nervenkompression
- Paraneoplastische Symptome: Endokrinopathien (Cushing-Syndrom), Myastheniesyndrome, Trommelschlägelfinger

Labordiagnostik

- Leukozytose/Linksverschiebung, z. B. bei poststenotischer Pneumonie
- Thrombozytopenie bei KM-Karzinose
- Anämie
- Natrium: Hyponatriämie bei paraneoplastischem Syndrom der inadäquaten ADH-Sekretion (SIADH)
- Kalium: Hypokaliämie bei paraneoplastischem Cushing-Syndrom
- Kalzium: Hyperkalzämie, paraneoplastisch oder bei Knochenmetastasierung
- Harnsäure: Hyperurikämie bei großer Tumorlast oder Tumorlysesyndrom (▶ 5.2.2)
- LDH: erhöht bei großer Tumorlast
- Transaminasen: Erhöhung möglicher Hinweis auf Lebermetastasen
- AP: Erhöhung möglicher Hinweis auf Leber- oder Knochenmetastasen
- Kreatinin: zur Therapieplanung
- Gesamteiweiß, Albumin: erniedrigt bei eingeschränkter Lebersyntheseleistung
- Tumormarker: NSE (neuronenspezifische Enolase); Normwert: bis 15 µg/l

Apparative Diagnostik

- Bronchoskopie: Vorteil der histologischen/zytologischen Diagnosesicherung
- CT Thorax: Bestimmung der lokalen Tumorausbreitung (Primärtumor, LK-Vergrößerungen)
- Ausschluss von Fernmetastasen:
  - CT-Abdomen
  - MRT Schädel oder CT Schädel mit Kontrastmittel
  - Knochenszintigrafie mit Rö/CT/MRT bei suspekten Herden
  - Ggf. FDG PET CT

15.1.9 Therapie

Merke

Wegen der frühen hämatogenen Metastasierung stellt die Chemotherapie das wichtigste Therapieprinzip dar.

Bzgl. eines Therapiealgorithmus für die LD ▶ Abb. 15.1.

Chirurgische Therapie

Primäre Operation

- Ind.: Rundherd unklarer Histologie oder frühes Stadium T1–2, N0
- Als alleinige Therapie wegen hoher Rezidiv- und Metastasierungsrate von bis zu 100 % nicht ausreichend

Sekundäre Operation

Bei Ansprechen auf die primäre Chemotherapie kann im Stadium LD (insbes. Stadium T1–2 N0–1) durch eine sekundäre OP die Lokalrezidivrate gesenkt werden.

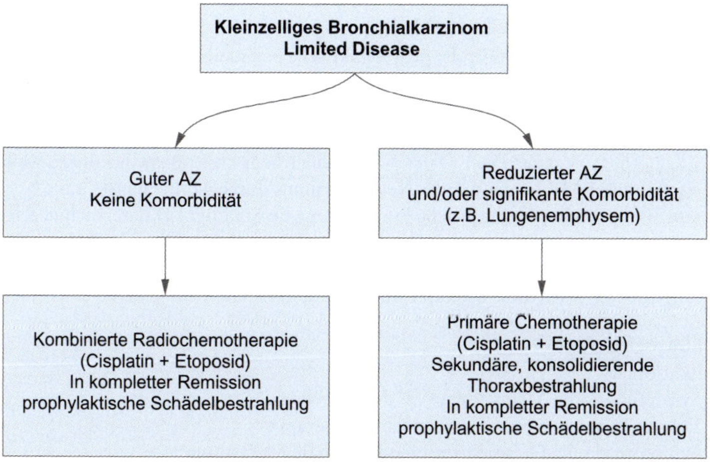

Abb. 15.1 Therapiealgorithmus im Stadium Limited Disease [L157]

15

Palliative Operation

Die palliative OP des Primärtumors sowie die OP von Skelettmetastasen können sinnvoll sein. Ind.: z. B. Tumorblutung und (drohende) pathologische Fraktur.

Merke
Wegen des raschen Tumorwachstums mit Neigung zur hämatogenen Metastasierung ist eine palliative Tumorverkleinerung nicht sinnvoll.

Strahlentherapie

Primäre Strahlentherapie

Das SCLC ist zwar strahlensensibel, wegen der frühen hämatogenen Metastasierung ist eine alleinige Strahlentherapie allerdings nicht ausreichend.

Konsolidierende thorakale Bestrahlung im Stadium LD

- Thorakale Bestrahlung verbessert das Überleben und senkt die Lokalrezidivrate.
- Kombinierte Radiochemotherapie (RCT) ist der sequenziellen Therapie, d. h. Chemotherapie gefolgt von Radiotherapie, überlegen.
- Je früher (z. B. schon mit dem 1. Zyklus) die kombinierte RCT begonnen wird, umso besser ist die Wirkung. Allerdings dann auch höhere Toxizität (bes. Ösophagitis).
- Die hyperfraktionierte RCT (2 × tgl.) ist der konventionellen RCT (1 × tgl.) nicht unterlegen.
- Cisplatin plus Etoposid ist die Zytostatikakombination der Wahl bei kombinierter RCT. Carboplatin führt zu einer höheren Toxizität.

Konsolidierende thorakale Bestrahlung im Stadium ED

Nach Ansprechen auf die primäre Chemotherapie im Stadium ED führt eine thorakale Bestrahlung mit 30 Gy in 10 Fraktionen zu einem leicht verbesserten Überleben. Profitiert hat v. a. die Gruppe von Pat. mit thorakalen Resttumoren.

Prophylaktische Schädelbestrahlung

- Im Stadium LD verbessert die prophylaktische Schädelbestrahlung das Überleben bei Pat. in Remission nach RCT.
- Im Stadium ED legt eine Studie ein verbessertes Überleben durch die prophylaktische Schädelbestrahlung bei Pat. in partieller oder kompletter Remission nach Chemotherapie nahe. Diese Daten werden allerdings kontrovers diskutiert, weil regulär keine MRT oder CT des Neurokraniums durchgeführt wurde. Eine japanische Studie, die die gleiche Fragestellung im Stadium ED untersuchte, zeigte einen nachteiligen Effekt der prophylaktische Schädelbestrahlung bei Pat. mit unauffälliger MRT des Neurokraniums vor der prophylaktischen Schädelbestrahlung. Zurzeit wird diese Therapie im Stadium ED nicht mehr generell empfohlen.

Palliative Strahlentherapie

Indikationen:

- Symptomatische Metastasen, v. a. der Knochen
- Lokale Tumorprogression unter Chemotherapie
- Symptomatische Hirnmetastasen oder spinale Metastasen
- Progrediente Erkrankung nach Chemotherapie mit Bronchusstenose oder symptomatischem Lokalrezidiv

Chemotherapie

Das SCLC ist in der Primärtherapie chemotherapiesensibel. Die Ansprechrate liegt bei 50–95 %.

Stadium LD (T1–4 N0–3 M0)

Im Stadium LD ist die alleinige Chemotherapie unzureichend. In zahlreichen Studien wurde belegt, dass eine konsolidierende thorakale Radiotherapie nach primärer Chemotherapie zu einer Verbesserung der lokalen Kontrolle und des medianen Überlebens führt. Die primär kombinierte RCT kann die Behandlungsergebnisse weiter verbessern. Die kombinierte RCT kann mit dem 1. oder dem 3. Zyklus der Chemotherapie begonnen werden.

- Standardtherapie: Cisplatin plus Etoposid, ggf. in Kombination mit der thorakalen Radiotherapie.
- Nur bei Kontraindikationen für Cisplatin kann Carboplatin eingesetzt werden.
- Appliziert werden 4–6 Zyklen.

Adjuvante Chemotherapie: Einige Pat. im Stadium LD werden wegen einer unklaren Histologie primär operiert. Nach primärer OP eines SCLC ist wegen der hohen Rezidiv- und Metastasierungsrate eine adjuvante systemische Chemotherapie mit mind. 4 Zyklen Cisplatin und Etoposid indiziert.

Stadium ED (T1–4 N0–3 M1)

Im Stadium ED ist die primär medikamentöse Therapie der Wahl. Dies gilt auch für Pat. mit oberer Einflussstauung, weil die Ansprechrate hoch ist und das Ansprechen unter Chemotherapie schnell eintritt.

In der Primärtherapie gelten folgende Kombinationen als Standards (Dosierungen ▶ 15.1.12):

Stadium ED ohne Hirnmetastasen:

- 4 Zyklen Carboplatin, Etoposid, Atezolizumab gefolgt von Atezolizumab als Erhaltungstherapie.
- 4 Zyklen Carboplatin oder Cisplatin plus Etoposid, gefolgt von Durvalumab als Erhaltungstherapie.
- Die Hinzunahme der Checkpoint Inhibitoren Atezolizumab oder Durvalumab zur Chemotherapie führt zu einem Vorteil im OS gegenüber der alleinigen Chemotherapie [Horn et al. 2018; Paz-Ares et al. 2019].

Stadium ED mit Hirnmetastasen:

- 4–6 Zyklen Carboplatin oder Cisplatin, Etoposid plus Radiotherapie des Schädels sequenziell oder parallel.
- Pat. mit behandelten Hirnmetastasen werden wie Pat. ohne Hirnmetasen behandelt.
- Ansprechraten: 50–90 %.
- CR-Rate: ca. 20 %.
- Die Hinzunahme von Atezolizumab oder Durvalumab zur Chemotherapie führt zu einer signifikanten Verbesserung des OS. In diesen Studien wurden Pat. unabhängig von der PD-L1-Expression eingeschlossen [Horn et al. 2018; Paz-Ares et al. 2019].

Primäre Refraktärität

Kommt es unter laufender Erstlinien-Chemotherapie zu einem Progress der Erkrankung oder tritt der Progress früher als 2–3 Mon. nach Abschluss der primären

Chemotherapie auf, wird die Erkrankung als therapierefraktär eingestuft. In diesen Fällen ist die Ansprechrate auf eine Zweitlinien-Chemotherapie gering.

Nach Primärtherapie mit Platin und Etoposid ergeben sich bei Pat. in gutem AZ folgende medikamentöse Therapiemöglichkeiten:
- Topotecan i. v. oder p. o. (beide gleichwertig)
- ACO (Doxorubicin, Vincristin, Cyclophosphamid)
- Amrubicin (Zulassung besteht nur in Japan)

Rezidiv

Tritt ein Progress/Rezidiv der Erkrankung mehr als 2–3 Mon. nach Abschluss der primären Chemotherapie auf, liegt eine chemotherapiesensitive Erkrankung vor. Die Ansprechraten der Zweitlinien-Chemotherapie sind deutlich höher als bei der refraktären Erkrankung. Medikamentöse Therapiemöglichkeiten bei geeigneten Pat. sind:
- Topotecan i. v. oder p. o. (beide gleichwertig).
- ACO (Doxorubicin, Vincristin, Cyclophosphamid).
- Bei einem chemotherapiefreien Intervall ≥ 12 Mon. ist eine erneute Therapie mit Cisplatin oder Carboplatin + Etoposid sinnvoll.

15.1.10 Nachsorge

Empfehlenswert sind Kontrollen in 2- bis 3-monatigen Abständen:
- Anamnese
- Körperliche Untersuchung
- Labordiagnostik: BB, Elektrolyte, Kreatinin, LDH, NSE-Konzentration
- CT-Thorax
- Weitere Diagnostik wie CT Abdomen oder Sonografie des Abdomens und MRT Kopf, je nach primärer Metastasierung und Symptomatik

15.1.11 Prognose

Mediane Überlebenszeit und Überlebensraten ▶ Tab. 15.2.

Neg. Prognosefaktoren:
- Fortgeschrittenes Stadium bei Erstdiagnose
- Niedriger Karnofsky-Index
- Gewichtsverlust vor Beginn der Chemotherapie
- Männliches Geschlecht
- > 2 metastatisch befallene Organe
- Paraneoplastische Symptome

Tab. 15.2 Mediane Überlebenszeit und Überlebensraten

Stadium	Mediane Überlebenszeit	2-JÜR	5-JÜR
LD	Ca. 12–30 Mon.	Ca. 19–90 %	Ca. 8–80 %
ED	Ca. 7–8 Mon.	Ca. 8 %	Ca. 3 %

15.1.12 Therapieschemata

Limited Disease

Kombinierte RCT:

- Chemotherapie:
  - Cisplatin: 60–80 mg/m² KOF i. v. über 1 h an Tag 1.
  - Etoposid: 100–120 mg/m² KOF i. v. über 1 h an den Tagen 1–3.
  - Wdh. an den Tagen 22–29.
  - 4–6 Zyklen insgesamt.
- Strahlentherapie: z. B. 1,8 Gy/d bis zu einer Gesamtdosis von 45 Gy.

Extensive Disease

▶ Tab. 15.3.

Tab. 15.3 Alternative Möglichkeiten der Chemotherapie beim SCLC

Zytostatika	Dosierung	Applikation	Zeitpunkt
Carboplatin, Etoposid, Atezolizumab			
Carboplatin	AUC 5	I. v. über 1 h	Tag 1
Etoposid	100 mg/m² KOF	I. v. über 1 h	Tage 1–3
Atezolizumab	1 200 mg	I. v. über 1 h	Tage 1
Wdh. an den Tagen 22; 4 Zyklen insgesamt, gefolgt von Atezolizumab-Monotherapie in gleicher Dosis bis Progress und inakzeptabler Toxizität			
Carboplatin, Etoposid, Durvalumab			
Carboplatin	AUC 5	I. v. über 1 h	Tag 1
Etoposid	100 mg/m² KOF	I. v. über 1 h	Tage 1–3
Durvalumab	1 500 mg	I. v. über 1 h	Tage 1
Wdh. an den Tagen 22; 4 Zyklen insgesamt, gefolgt von Durvalumab 1 500 mg alle 4 Wo. bis zum Progress oder inakzeptabler Toxizität			
Cisplatin, Etoposid, Durvalumab			
Cisplatin	75 mg/m² KOF	I. v. über 1 h	Tag 1
Etoposid	100 mg/m² KOF	I. v. über 1 h	Tage 1–3
Durvalumab	1 500 mg	I. v. über 1 h	Tage 1
Wdh. an den Tagen 22; 4 Zyklen insgesamt, gefolgt von Durvalumab 1 500 mg alle 4 Wo. bis zum Progress oder inakzeptabler Toxizität			
Cisplatin, Etoposid (PE)			
Cisplatin	60–100 mg/m² KOF	I. v. über 1 h	Tag 1
Etoposid	100–140 mg/m² KOF	I. v. über 1 h	Tage 1–3
Wdh. an den Tagen 22–29; 4–6 Zyklen insgesamt			
Carboplatin, Etoposid (CbE)			
Carboplatin	AUC 5–6	I. v. über 1 h	Tag 1
Etoposid	100–140 mg/m² KOF	I. v. über 1 h	Tage 1–3
Wdh. an Tag 22; 4–6 Zyklen insgesamt			
Adriamycin, Cyclophosphamid, Vincristin (ACO II)			
Adriamycin	60 mg/m² KOF	I. v. als Kurzinfusion	Tag 1

Tab. 15.3 Alternative Möglichkeiten der Chemotherapie beim SCLC *(Forts.)*

Zytostatika	Dosierung	Applikation	Zeitpunkt
Cyclophosphamid	750 mg/m² KOF	I. v. als Kurzinfusion	Tage 1, 2
Vincristin	1,5 mg[1]	I. v. als Bolus	Tage 1, 8, 15
Wdh. an Tag 22			
Topotecan intravenös			
Topotecan	1,5 mg/m² KOF	I. v. über 30 min	Tage 1–5
Wdh. an Tag 22			
Topotecan oral			
Topotecan	2,3 mg/m² KOF	Oral	Tage 1–5
Wdh. an Tag 22			

[1] Bei Pat. in einem Alter > 65 J. max. 1 mg!

15.1.13 Sonderfall: extrapulmonale kleinzellige Karzinome mit neuroendokriner Differenzierung

Definition

Kleinzellige Karzinome mit neuroendokriner Differenzierung kommen selten auch primär extrapulmonal vor. Sie zeichnen sich, wie die SCLC, durch ein aggressives Tumorwachstum aus. Zum Ausschluss einer Metastase eines SCLC erfolgen eine CT der Lunge und ggf. eine Bronchoskopie.

Häufige Lokalisationen

- Prostata
- Cervix uteri
- Ovarien
- Harnblase
- Ösophagus
- Speicheldrüsen

Therapie

Im Gegensatz zu den gut differenzierten Karzinoiden und den NET mit geringer Wachstumsfraktion sind diese Tumoren chemotherapiesensibel. Daher werden Chemotherapieprotokolle analog zum Vorgehen bei SCLC eingesetzt. Erfahrungen existieren mit cisplatinhaltigen Regimen und zur Kombination aus Paclitaxel, Carboplatin und Etoposid. Bei Fehlen einer Fernmetastasierung ist ein multimodales Konzept angezeigt, bestehend aus RCT oder OP plus RCT.

15.2 Nichtkleinzellige Lungenkarzinome (NSCLC)

15.2.1 Epidemiologie

- 75–85 % der Lungenkarzinome sind nichtkleinzellig.
- In Deutschland ca. 50 000 Neuerkrankungen/J.

- Inzidenz:
  - Männer: 75/100 000/J.
  - Frauen: ca. 30/100 000/J., seit 1965 steigend.
- Erkrankungsgipfel: 70. Lj.
- Etwa 50 % der Pat. sind älter als 70 J.

Merke

90 % der Pat. versterben am Lungen-Ca. Es ist somit die häufigste tumorbedingte Todesursache des Mannes und die zweithäufigste (nach dem Mamma-Ca) der Frau.

15.2.2 Pathologie

Histologie

- Plattenepithel-Ca: verhornened, nicht verhornend, basaloid
- Adeno-Ca: präinvasiv, minimalinvasiv, invasiv, G1 lepidisch, G2 azinär/ papillär, G3 mikropapillär/solide
- Großzellige Karzinome
- Neuroendokrine Tumoren: Karzinoid (typisch/atypisch), kleinzellig neuroendokrines Karzinom (▶ 15.1.13), großzellig neuroendokrines Karzinom
- Varianten und Mischformen

Treibermutationen

Wenn Mutationen maßgeblich für die Proliferationsaktivität der malignen Zellen sind, spricht man von sog. Treibermutationen. Die therapeutische Inhibition der Treibermutation ist i. d. R. mit einer guten klinischen Wirksamkeit verbunden.

Treibermutationen treten in geringer Frequenz auf.

Die klinisch relevanten Mutationen und deren Frequenz sind zurzeit:

- EGF-R-Exon 18–21-Mutationen (5–10 %), EGF-R-Exon-20-Insertionsmutation
- ALK-Translokation (4–5 %)
- BRAF-V600E-Mutation (1–2 %)
- NTRK 1–3-Fusionen (0,1–0,3 %)
- RET-Translokation (1–2 %)
- Ros-1-Translokation (1–2 %)
- KRAS G12C-Mutation (13 % der Adeno-Ca)
- cMET-Amplifikation und Exon-14-Skipping-Mutation (4–10 %)

Immunhistochemie

Die immunhistochemische Bestimmung der PD-L1-Expression ist von therapeutischer Bedeutung im Stadium III nach RCT und im Stadium IV. Unterschieden wird:

- TC (tumor cell score)
- TPS (tumor proportion score)
- IC (tumor infiltration immune cells)

15.2.3 Klassifikation/Stadieneinteilung

TNM-Klassifikation

▶ Tab. 15.1.

Tab. 15.4 Stadieneinteilung gemäß UICC (8. Aufl.)

Stadium	Primärtumor	Lymphknoten	Metastasen
0	Tis	N0	M0
IA1	T1a(mi)-T1a	N0	M0
IA2	T1b	N0	M0
IA3	T1c	N0	M0
IB	T2a	N0	M0
IIA	T2b	N0	M0
IIB	T1a–T2b	N1	M0
	T3	N0	M0
IIIA	T3	N1	M0
	T1a-T2b	N2	M0
	T4	N0–1	M0
IIIB	T1a-2b	N3	M0
	T3-T4	N2	M0
IIIC	T3-T4	N3	M0
IVA	Jedes T	Jedes N	M1a - M1b
IVB	Jedes T	Jedes N	M1c

UICC-Stadien

▶ Tab. 15.4.

15.2.4 Lokalisation und Ausbreitung

Lokalisation

Primärtumor intrapulmonal.

Metastasierungswege

- Lymphogen in folgende LK-Stationen:
  - Intrapulmonal
  - Peribronchial
  - Hilär
  - Mediastinal
  - Supraklavikulär
- Hämatogen: ZNS, Skelett, Leber, Lunge, Nebennieren

15

15.2.5 Risikofaktoren

- Rauchen ist für ca. 85 % der NSCLC verantwortlich.
- Passivrauchen.
- Weitere Karzinogene: Asbest, Radon, Arsen, Chrom, Formaldehyd, ionisierende Strahlung, Nickel, polyzyklische aromatische Kohlenwasserstoffe, Schwermetalldämpfe wie Vinylchlorid, Dieselabgase.

- Familiäre Risikofaktoren: Verwandte 1. Grades haben ein 1,5- bis 3-fach erhöhtes Risiko, das durch Nikotinkonsum (Rauchen) weiter ansteigt.
- Lungenerkrankungen:
  - 8- bis 14-fach erhöhtes Risiko bei Pat. mit Lungenfibrose, unabhängig von Alter, Geschlecht und Rauchgewohnheiten.
  - Mind. 2-fach erhöhtes Risiko bei chron.-obstruktiver Lungenerkrankung (COPD).

15.2.6 Prävention und Früherkennung

- Primäre Prävention: Einstellen des Rauchens → langsame Risikoreduktion um bis zu 80 % nach 15 J., ohne dass Risikowerte von Nichtrauchern erreicht werden können. Passivrauchen und Exposition gegenüber Karzinogenen vermeiden.
- Sekundäre Prävention: Pat., die nach kurativer OP das Rauchen einstellen, haben eine signifikant bessere Überlebenswahrscheinlichkeit als Pat., die weiterrauchen.
- Früherkennung: Die Low-Dose-CT kann bei Risikokonstellation zu einer Früherkennung führen, allerdings mit einer hohen Rate an falsch pos. Befunden. Kein gesicherter Nutzen von Rö-Thorax und/oder Sputumzytologie.
- Nach S3-Leitlinie folgende Empfehlungen: Asymptomatischen Risikopersonen zwischen 55 und 74 J. kann eine jährliche Lungenkarzinom-Früherkennung mittels Low-Dose-CT angeboten werden bei Vorliegen einer der beiden Risikokonstellationen:
  - Alter zwischen 55 und 74 J. **und** Raucheranamnese von ≥ 30 Pack Years bzw. weniger als 15 J. Nikotinkarenz (Rauchkarenz) **oder**
  - Alter ≥ 50 J., Raucheranamnese von ≥ 20 Pack Years **und** mind. 1 zusätzlicher Risikofaktor: Z. n. Lungen-Ca, pos. Familienanamnese für ein Lungen-Ca, Z. n. HNO-Malignom oder anderen mit dem Rauchen assoziierten Malignomen, Z. n. Lymphomerkrankung, Asbestexposition, COPD, Lungenfibrose.

15.2.7 Klinik

- Husten
- Hämoptoe
- Dyspnoe
- Thoraxschmerz
- Heiserkeit
- Dysphagie
- Skelettschmerzen
- Gewichtsverlust
- Infektanfälligkeit

15.2.8 Diagnostik

Merke
Im Stadium IV ist die Untersuchung des Tumors auf Treibermutationen und die Bestimmung der PD-L1-Expression vor Einleitung einer systemischen Therapie obligat.

Anamnese

Klinische Zeichen (▶ 15.2.7), außerdem

- Raucheranamnese
- Asbestexposition, Berufsanamnese
- Vorbestehende Lungenerkrankung (COPD, Lungenfibrose)

Körperliche Untersuchung

- Inspektion: Blässe, Zyanose, Tachypnoe, Horner-Syndrom, supraklavikuläre und zervikale LK-Vergrößerungen, obere Einflussstauung.
- Auskultation und Perkussion des Thorax. Bei Erguss oder Atelektase abgeschwächtes oder fehlendes Atemgeräusch, Klopfschalldämpfung.
- Neurologische Herdbefunde wie Paresen durch Metastasen im ZNS oder periphere Nervenkompression.
- Paraneoplastische Symptome: Endokrinopathien (Cushing-Syndrom), Myastheniesyndrome, Trommelschlägelfinger.

Labordiagnostik

- Leukozytose/Linksverschiebung, z. B. bei poststenotischer Pneumonie
- Thrombozytopenie bei KM-Karzinose
- Anämie
- Natrium: Hyponatriämie bei paraneoplastischem SIADH
- Kalium: Hypokaliämie bei paraneoplastischem Cushing-Syndrom
- Kalzium: Hyperkalzämie, paraneoplastisch oder bei Knochenmetastasierung
- Harnsäure: Hyperurikämie bei großer Tumorlast oder Tumorlysesyndrom (▶ 5.2.2)
- LDH: erhöht bei großer Tumorlast
- Transaminasen: Erhöhung als möglicher Hinweis auf Lebermetastasen
- AP: Erhöhung als möglicher Hinweis auf Leber- oder Knochenmetastasen
- Kreatinin: zur Therapieplanung
- Gesamteiweiß, Albumin: erniedrigt bei eingeschränkter Lebersyntheseleistung
- Tumormarker:
  - CEA (karzinoembryonales Antigen): Normwert: bis 5 µg/l
  - Cyfra 21-1 (Zytokeratin-19-Fragmente): Normwert: bis 3 µg/l
  - SCC (squamous cell carcinoma antigen): Normwert: bis 3 µg/l
  - NSE bei bis zu 30 % der NSCLC leicht erhöht (DD: Misch-Ca)

Apparative Diagnostik

- Bronchoskopie: Vorteil der histologischen/zytologischen Diagnosesicherung
- CT-Thorax: Bestimmung der lokalen Tumorausbreitung (Primärtumor, LK-Vergrößerungen)
- Präop. zum Ausschluss von Fernmetastasen: PET-CT und MRT Schädel

15.2.9 Therapie

Therapieplanung

▶ Abb. 15.2, ▶ Abb. 15.3, ▶ Abb. 15.4, ▶ Abb. 15.5, ▶ Abb. 15.6.

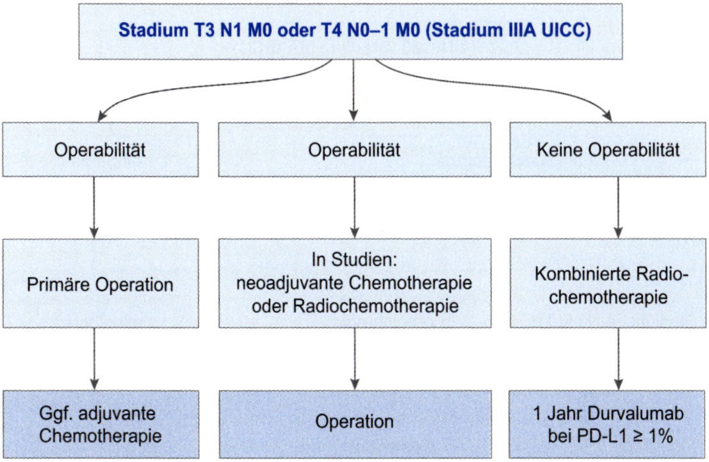

Abb. 15.2 Therapiealgorithmus im Stadium T3 N1 M0 oder T4 N0–1 M0 (UICC 8. Aufl.: IIIA), kein Pancoast-Tumor [L157]

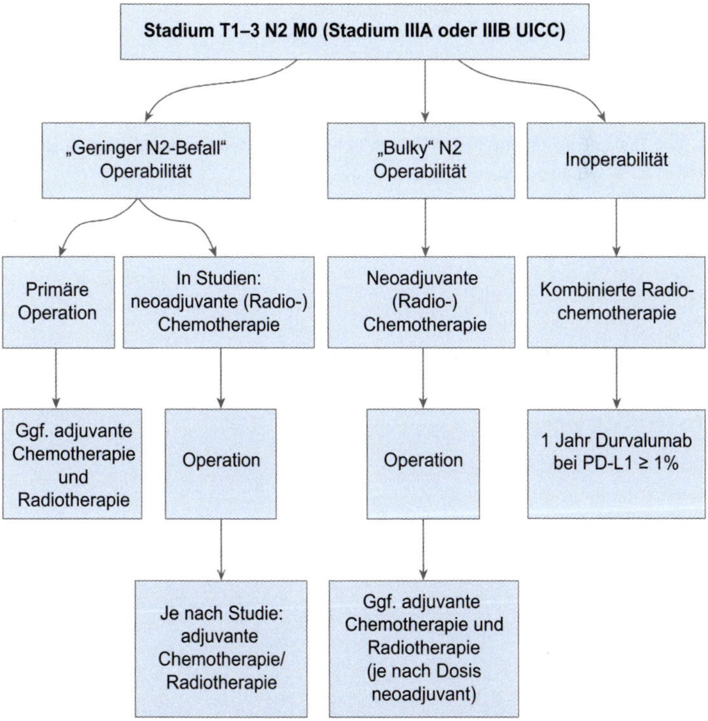

Abb. 15.3 Therapiealgorithmus in den Stadien T1–3 N2 M0 (UICC 8. Aufl.: IIIA und IIIB) [L157]

15

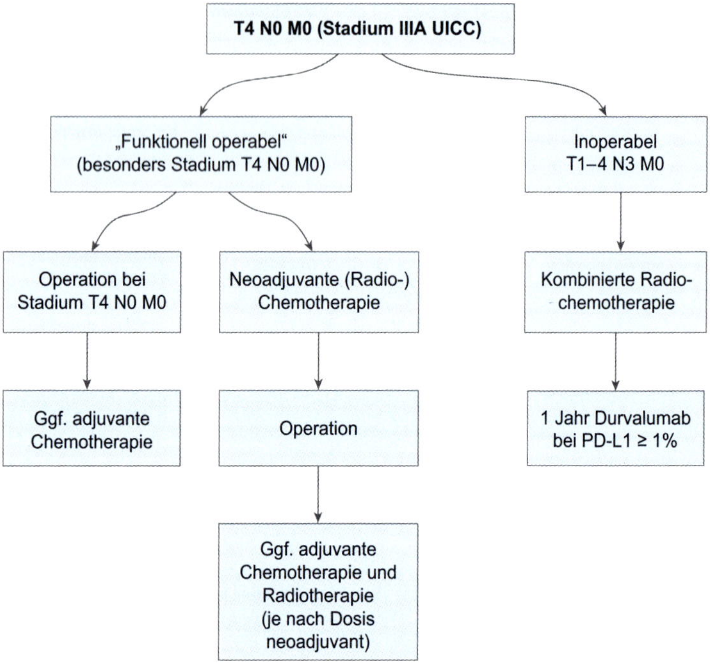

Abb. 15.4 Therapiealgorithmus in den Stadien T4 N0 M0 und T1–4 N3 M0 (UICC 8. Aufl.: IIIA – C) [L157]

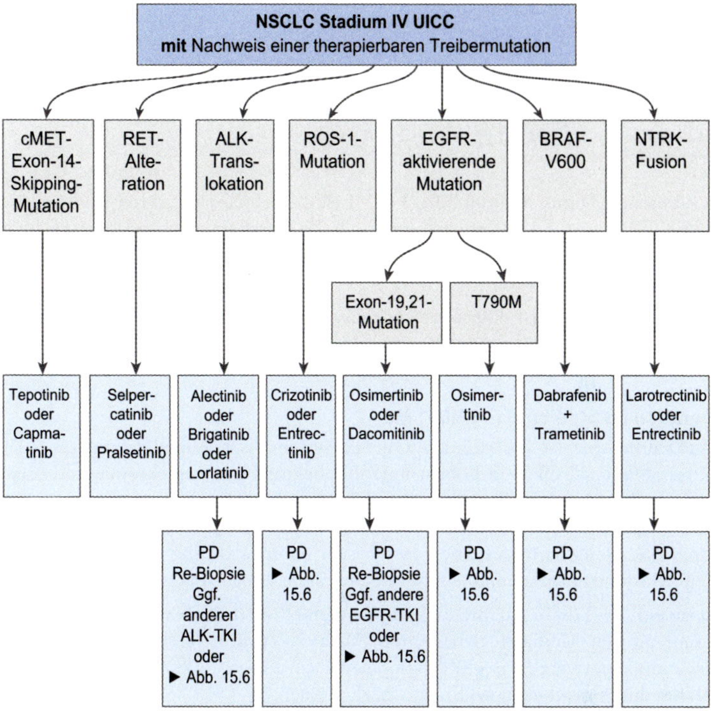

Abb. 15.5 Therapiealgorithmus bei Nicht-Plattenepithel-Ca Stadium IV [L157]

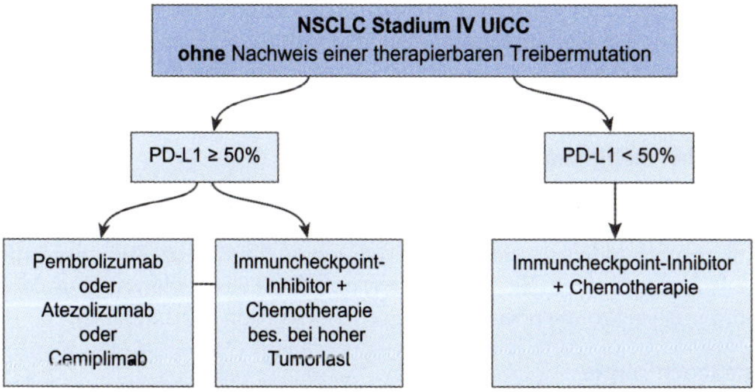

Abb. 15.6 Therapiealgorithmus bei Plattenepithel-Ca Stadium IV [L157]

Chirurgische Therapie

Kurative Operation

Merke
Etwa 30 % der Pat. können kurativ operiert werden.

Im klinischen Tumorstadium T1a–3 N0–1 ist die primäre OP durchzuführen. Sind im PET-CT bzw. CT LK-Vergrößerungen im Mediastinum nachweisbar, erfolgt bei V. a. eine Bulky-N2- oder -N3-Situation meist präop. eine EBUS-TBNA oder mediastinoskopische Diagnostik.

Bei Vorliegen einer histologisch nachgewiesenen Bulky-N2- oder -N3-Situation ist mittels alleiniger Chirurgie eine kurative Therapie i. d. R. nicht möglich. Solche Pat. werden multimodalen Therapiekonzepten zugeführt.

Operation im Stadium T1–4 N0–1 M0

Standardtherapie ist die primäre OP mit systematischer mediastinaler LK-Dissektion. Standard-OP sind Lobektomie, Bilobektomie, Pneumektomie und organsparende Resektion am Bronchus- und/oder Gefäßbaum mit Re-Anastomosierung unter Erhalt eines funktionstüchtigen Lungenanteils (sog. Manschettenresektion). Durch die Manschettenresektion lassen sich unter Wahrung der Radikalität die Pneumektomie umgehen und eine deutlich bessere Lebensqualität erreichen.

Bei einem T3-Tumor an Brustwand, Zwerchfell oder Perikard bzw. einem T4-Tumor an den Mediastinalstrukturen (V. cava, Vorhof, Karina) sind erweiterte Resektionen notwendig. Bei Infiltration der V. cava superior kann die Resektion des Gefäßes durch prothetischen Ersatz erzielt werden.

Operation bei Pancoast-Tumor

Hierbei handelt es sich um T3-/T4-Tumoren der oberen Thoraxapertur mit Osteolyse der I. Rippe und Infiltration des unteren Plexus.

Nach präop., neoadjuvanter RCT mit einer Gesamtdosis von 40 Gy wird eine En-bloc-Resektion des Oberlappens mit der I. Rippe durchgeführt. Ggf. erfolgt ein prothetischer Ersatz der großen Armgefäße. Postop. wird die Strahlendosis auf 60 Gy aufgesättigt und ggf. eine adjuvante Chemotherapie durchgeführt.

Operation bei malignem Pleuraerguss

Der Nachweis eines malignen Pleuraergusses bedeutet einen Tumorbefall der Pleura. Rezidivierende Ergussbildungen können palliativ mittels Pleurodese (meist mit Talkum) behandelt werden. Diese Maßnahme führt in 50–70 % der Fälle zum Erfolg. Außerdem besteht die Möglichkeit, mittels videoassistierter Thorakoskopie eine Tumorpleurektomie oder eine Tumordekortikation vorzunehmen.

Metastasenchirurgie

Liegt eine metastasierte (M1a oder M1b-)Situation vor, besteht bei oligometastasierter Erkrankung, d. h. bei einer solitären Metastase außerhalb des Thorax, eine OP-Indikation. Durch die Metastasenchirurgie bei Oligometastasierung kann ein langfristiges Überleben, ggf. auch eine Kuration, erreicht werden.

Palliative Chirurgie

Ind.:

- Tumorblutung aus dem Primärtumor
- Drohende oder neu aufgetretene Querschnittslähmung
- Drohende oder pathologische Fraktur
- Solitäre Hirnmetastase mit (drohender) neurologischer Symptomatik

Strahlentherapie

Adjuvante Strahlentherapie nach R0-Resektion

In den Stadien pT1–4 pN0–1 ist die adjuvante Strahlentherapie nicht indiziert. Bei mediastinalem LK-Befall (pN2) führt die adjuvante Strahlentherapie zu einer Reduktion der Lokalrezidivrate ohne Verbesserung des OS, sodass sie nicht mehr generell empfohlen wird.

Postoperative Strahlentherapie nach R1-/R2-Resektion

Nach inkompletter Resektion (R1, R2) ist die Nachbestrahlung indiziert.

Neoadjuvante Strahlentherapie

Die präop. Strahlentherapie ist bei Pancoast-Tumoren etabliert. Hier wird i. d. R. eine Gesamtdosis von 40 Gy appliziert. Danach folgen die Resektion und anschließend die Strahlenaufsättigung auf eine Gesamtdosis von 60 Gy.

Die alleinige neoadjuvante Strahlentherapie bei Nicht-Pancoast-Tumoren führt zu keinem Überlebensvorteil.

Radiotherapie in den inoperablen Stadien I und II

Pat. in den Stadien I und II, die wegen Komorbidität nicht kurativ operiert werden können, werden einer Radiotherapie zugeführt. Hierbei kommen v. a. stereotaktische Verfahren zum Einsatz.

Radiotherapie/kombinierte Radiochemotherapie im Stadium III

Bei fehlender Operabilität im Stadium III stellt die kombinierte RCT die Standardtherapie dar.

Der Vorteil der kombinierten RCT im Vergleich zur alleinigen Radiotherapie ist durch mehrere prospektiv randomisierte Phase-III-Studien belegt. Es treten weniger Fernmetastasen auf.

Die simultane RCT hat den Vorteil des Radiosensitizings bei Zunahme der lokalen Toxizität. Die Gesamtdosis bei der Radiotherapie sollte mind. 60 Gy mit Einzeldosen von 1,8–2,0 Gy betragen. Parallel hierzu wird eine Chemotherapie mit Cisplatin und Vinorelbin oder Carboplatin in Kombination mit Paclitaxel appliziert.

Bei Pat., die auf die kombinierte RCT nicht progredient sind, führt eine additive Immuntherapie mit Durvalumab über 1 J. zu einer Verbesserung des Überlebens. Diese Therapie setzt allerdings eine mind. 1-prozentige PD-L1-Expression im Tumorgewebe voraus [Antonia et al. 2018]. Durvalumab kann entweder alle 2 oder alle 4 Wo. über 1 Jahr appliziert werden.

Cave

In den inoperablen Stadien III ist die kombinierte RCT die Standardtherapie. Bei Nachweis einer PD-L1-Expression ≥ 1 % ist eine additive Therapie mit Durvalumab über 1 Jahr indiziert.

Palliative Strahlentherapie

Ind.:
- Symptomatische Metastasen, v. a. der Knochen
- Lokaler Tumorprogress unter Chemotherapie
- Symptomatische Hirnmetastasen oder spinale Metastasen
- Progrediente Erkrankung nach Chemotherapie mit Bronchusstenose oder symptomatischem Lokalrezidiv
- Als Primärtherapie bei oberer Einflussstauung

Adjuvante medikamentöse Therapie

In mehreren prospektiv randomisierten Studien konnte ein Überlebensvorteil für eine adjuvante cisplatinhaltige Chemotherapie in den Stadien II und III nach R0-Resektion gezeigt werden [Douillard et al. 2010]:
- Die adjuvante Chemotherapie führt zu einer Verbesserung des 5-Jahres-Überlebens von ca. 5 % in den Stadien II und III. Es liegen wenig Daten zu Pat. mit einem Alter > 75 J. vor. Die adjuvante Chemotherapie sollte innerhalb von 60 d nach der OP begonnen werden. Sie sollte cisplatinbasiert erfolgen. Es liegen **keine** ausreichenden Daten für Carboplatin vor. Am besten untersucht wurde die Kombination aus Cisplatin und Vinorelbin über 4 Zyklen. Etoposid, Docetaxel, Gemcitabin und Pemetrexed bei Nicht-Plattenepithel-Ca stellen Alternativen zu Vinorelbin dar.
- Adjuvante Immuntherapie: Die adjuvante Immuntherapie über 1 J. nach adjuvanter Chemotherapie bei nachweisbarer PD-L1-Expression führt zu einer Verbesserung des DFS. Dies wurde für Atezolizumab und Pembrolizumab in den Stadien IB–IIIA gezeigt. Atezolizumab ist bei EGF-R- und ALK-Wildtyp nach 4 Zyklen einer platinhaltigen adjuvanten Chemotherapie und einer PD-L1-TC ≥ 50 % zugelassen. Die Daten zum OS sind noch unreif.
- Adjuvante TKI: Bei Nachweis einer aktivierenden Exon-19- oder Exon-21-(L858R-)Mutation in den Stadien IB–IIIA nach R0-Resektion führt eine adjuvante Therapie mit Osimertinib zu einer Verbesserung des DFS unabhängig davon, ob eine adjuvante Chemotherapie verabreicht wurde. Die Therapie wird über max. 3 J. durchgeführt (Adaura trial, Wu et al. 2020).

Merke

In den Stadien UICC II und III ist nach R0-Resektion die adjuvante Chemotherapie mit 4 Zyklen Cisplatin + Vinorelbin als Standardtherapie etabliert. Die zusätzliche Therapie mit Atezolizumab oder Pembrolizumab für 1 Jahr führt bei Vorliegen einer PD-L1-Expression bei Pat. ohne EGF-R- oder ALK-Mutation in den Stadien IB–IIIA zu einer Verbesserung des DFS. Beim Vorliegen einer EGFR-Exon-19- oder -21-Mutation führt eine Therapie mit Osimertinib über 3 Jahre in den Stadien IB–IIIA zu einer Verbesserung des DFS.

Präoperative medikamentöse Therapie

Ziele einer präop. medikamentösen Therapie sind Remissionsinduktion, Verbesserung der Resektabilität und frühe Therapie von Mikrometastasen. Die präop. medikamentöse Therapie kommt gelegentlich im Stadium III zum Einsatz. Aktuelle Daten zeigen, dass die Hinzunahme von Nivolumab zu einer platinhaltigen Chemotherapie mit einer Verbesserung der pCR-Rate und des EFS assoziiert ist. Eine solche Therapie sollte nach interdisziplinärer Entscheidung eingeleitet werden.

Merke
In Einzelfällen kann eine präop. medikamentöse Therapie nach interdisziplinärer Beratung durchgeführt werden. Die Therapie kommt bei großen Primärtumoren und insbes. bei zu erwartender Notwendigkeit einer Pneumonektomie in Betracht.

Oligometastasierte Erkrankung

Die Behandlung von Pat. mit einzelnen Organmetastasen sollte immer im interdisziplinären Tumorboard diskutiert werden. Bei fehlendem Progress auf eine medikamentöse Therapie können einzelne Organmetastasen in einem kurativ angelegten Therapiekonzept durch Resektion und/oder Radiotherapie behandelt werden und zusätzlich der Primärtumor operativ oder radiochemotherapeutich kurativ behandelt werden. Hierdurch kann eine Verbesserung des OS erzielt werden.

Palliative medikamentöse Therapie bei Nachweis einer Treibermutation

Palliative Therapie bei Vorliegen einer aktivierenden Mutation des EGFR

Therapierelevante aktivierende Mutationen des EGFR sind: Exon-19-Deletion, Exon-21-Mutation (L858R), Exon-20-Insertion und einige seltenere Mutationen:

- In den meisten Studien wurden Pat. mit **Exon-19-Deletion und L858R-Mutation** gemeinsam untersucht:
  - Wirksam sind die TKI Gefitinib und Erlotinib (1. Generation), Afatinib und Dacomitinib (2. Generation) sowie Osimertinib (3. Generation).
  - TKI sind einer platinhaltigen Chemotherapie bzg. der Endpunkte PFS, Ansprechrate, Lebensqualität und Symptomkontrolle überlegen. Wegen des Cross-over-Effekts konnte in Studien kein Vorteil im OS gezeigt werden.
  - Die Ansprechrate auf TKI liegt bei 50–80 %, das mediane PFS bei 8–19 Mon.
  - Osimertinib führt im direkten Vergleich zu Gefinitib oder Erlotinib zu einer Verbesserung von OS (HR 0,63) und PFS und ist daher Therapie der 1. Wahl [Soria et al. 2018].
  - Dacomitinib führt im direkten Vergleich zu Gefinitib zu einer Verbesserung von PFS und OS (HR 0,76) [Wu et al. 2017]. In dieser Studie waren Pat. mit Hirnmetastasen ausgeschlossen.
  - Die Hinzunahme von Bevacizumab oder Ramucirumab zu Erlotinib führte in randomisierten Phase-III-Studien zu einer Verbesserung des PFS ohne Unterschiede beim OS.
  - Bei chemotherapeutisch vorbehandelten Pat. mit EGFR-Mutation zeigen die TKI eine gute Wirkung mit ähnlichen Ansprechraten wie in der Erstlinientherapie.
- **Exon-20-Insertionsmutation:** Nach platinhaltiger Chemotherapie führt der EGFR-MET-bispezifische AK Amivantamab zu einer Ansprechrate von 40 % und zu einem medianen PFS von 8,3 Mon.
- **Seltene TKI-sensitve Mutationen des EGF-R** (**sog. uncommon mutations**): Hierbei handelt es sich um die G719X-, L861Q- und die S768I-Mutationen. Hier liegen die meisten Daten zu Afatinib und Osimertinib vor.

Merke
Die Therapie mit einem TKI ist die Erstlinientherapie der Wahl bei Nachweis einer aktivierenden Mutation des EGFR. Die Chemotherapie ist wegen schlechterer Wirksamkeit und ungünstigeren Lebensqualitätsparametern erst in der späterer Therapielinie angezeigt. Beim Vorliegen einer Exon-19- oder L858R-Mutation sind Osimertinib oder Dacomitinib die TKI der 1. Wahl.

Ursachen für eine Resistenz des EGFR gegen TKI sind teilweise bekannt. Zu den Resistenzmechanismen zählen u.a. die T790M-Mutation, die Met-Amplifikation und die EGFR-Amplifikation. Bei Progress unter einer TKI-Therapie sollte eine Re-Biopsie oder eine liquid biopsy durchgeführt werden, um ggf. eine Resistenzmutation nachzuweisen.

Palliative Therapie bei Vorliegen einer Resistenzmutation T790M des EGFR

Die T790M-Mutation ist eine Resistenzmutation, die i.d.R. nach TKI-Behandlung als sekundäre Mutation auftritt, selten auch primär bei unvorbehandelten Pat. nachweisbar ist.

Osimertinib ist ein TKI, der diese Resistenz überwinden kann. In zwei einarmigen Phase-II-Studien zeigte dieses Medikament bei unter Gefitinib oder Erlotinib progredienten Pat. und Nachweis der T790M-Mutation Ansprechraten von ca. 65 %. Wegen der therapeutischen Konsequenz sollte eine Re-Biopsie oder eine liquid biopsy mit Untersuchung der Resistenzmechanismen bei Pat. durchgeführt werden, die unter einer TKI-Therapie progredient sind.

Palliative Therapie bei ALK-positiven Lungenkarzinomen

4–5 % NSCLC weisen ein Rearrangement des ALK-Gens auf (Translokation oder Insertion). Diese ist verbunden mit einer guten Wirksamkeit der TKI Alectinib, Brigatinib, Lorlatinib, Crizotinib und Ceritinib.

Die EML4/ALK-Translokation ist kein prognostischer Faktor für das Überleben, aber ein prädiktiver Faktor für die Wirksamkeit der TKI.

Für die Erstlinientherapie mit TKI gilt:

- Alectinib führte gegenüber Crizotinib zu einer Verlängerung von PFS und OS sowie zu einem geringeren Risiko für das Auftreten von Hirnmetastasen [Mok et al. 2020].
- Brigatinib führte gegenüber Crizotinib zu einer Verbesserung des PFS und der Ansprechrate ohne Verlängerung des OS [Camidge et al. 2018].
- Lorlatinib führte gegenüber Crizotinib zu einer Verbesserung des PFS und einem besseren Ansprechen von Hirnmetastasen, die Daten zum OS sind noch unreif [Shaw et al. 2020].
- Crizotinib führt gegenüber einer platinbasierten Chemotherapie zu einer Verbesserung von PFS, Ansprechrate und Lebensqualität und zu einer geringeren Toxizität. Wegen der hohen Cross-over-Rate konnte keine Verbesserung des OS gezeigt werden.
- Ceritinib führt gegenüber einer platinbasierten Chemotherapie zu einer Verbesserung von PFS und Ansprechrate. Wegen der hohen Cross-over-Rate konnte keine Verbesserung des OS gezeigt werden.

Merke

Bei ALK-pos. Tumoren stellt die Therapie mit Alectinib oder Brigatinib oder Lorlatinib die Standardtherapie in der 1. Behandlungslinie im Stadium IV dar.

Bei Progress nach einer Erstlinientherapie sollte eine Re-Biopsie einer progredienten Läsion oder eine liquid biopsy erfolgen. Die Zweitlinientherapie richtet sich nach der Erstlinientherapie.

Generell gilt: Bei Progress unter Crizotinib kann durch eine Umstellung auf den TKI Alectinib, Brigatinib oder Ceritinib eine Ansprechrate von ca. 50 % erzielt werden. Dieses Vorgehen ist einer Chemotherapie vorzuziehen.

Merke
Bei Progress unter Crizotinib ist die Therapie mit dem TKI Alectinib, Brigatinib oder Ceritinib die Therapie der 1. Wahl bei ALK-pos. Lungen-Ca im Stadium IV. Re-Biopsien oder eine liquid biopsy werden empfohlen.

Palliative Therapie bei Vorliegen einer Ros-1-Translokation

Eine Ros-1-Translokation kann bei ca. 2 % der Pat. mit Nicht-Plattenepithel-Ca nachgewiesen werden. Zwei TKI sind wirksam und zugelassen:

- Crizotinib führte bei 53 Pat. mit Ros-1-Translokation zu einer Ansprechrate von 72 % und einem medianen PFS von 19,3 Mon.
- Entrectinib führt zu einem einer Ansprechrate von 79,2 % und einem medianen PFS von 16,8 Mon.

Es existieren auch Wirksamkeitsdaten zu Cabozantinib, Ceritinib und Lorlatinib, ohne dass eine Zulassung besteht.

Merke
Bei Vorliegen einer Ros-1-Translokation ist Crizotinib oder Entrectinib die Therapie der Wahl.

Palliative Therapie bei Vorliegen einer BRAF-V600-Mutation

Eine BRAF-V600-Mutation liegt bei ca. 1–2 % der Pat. mit Nicht-Plattenepithel-Ca vor. Die Kombination aus Darbrafenib und Trametinib führt bei unvorbehandelten Pat. zu einer Ansprechrate von 64 % und zu einem medianen PFS von 24,6 Monaten. Der BRAF-Inhibitor Dabrafenib in Kombination mit dem MEK-Inhibitor Trametinib stellt somit die Therapie der Wahl bei Pat. mit BRAF-V600-Mutation dar [Planchard et al. 2017].

Merke
Bei Vorliegen einer BRAF-V600-Mutation ist die Kombination aus Dabrafenib und Trametinib die Therapie der Wahl.

Palliative Therapie bei Vorliegen einer NTRK-Fusion

0,1–0,3 % der Lungen-Ca weisen eine Fusion der NTRK-1–3-Gene auf. Die TKI Larotrectinib und Entrectinib zeigen eine gute Wirksamkeit bei metastasierten Tumoren mit einer NTRK-Fusion unabhängig von der zugrundeliegenden Histologie oder Entität. Dies gilt auch für Lungen-Ca mit NTRK-Fusion [Drilon et al. 2018; Doebele et al. 2020].

Palliative Therapie bei Vorliegen einer RET-Alteration

1–2 % der Lungen-Ca weisen eine RET-Alteration meist im Sinne einer Fusion auf. Die beiden TKI Selpercatinib und Pralsetinib sind wirksam:

- Selpercatinib führte in der Erstlinientherapie bei 69 Pat. zu einer Ansprechrate von 84 %, bei Pat. mit platinbasierter Vortherapie (247 Pat. waren platinbasiert vorbehandelt) betrug die Ansprechrate 61 %.
- Pralsetinib führte in der Erstlinientherapie bei 75 Pat. zu einer Ansprechrate von 72 % und bei Pat. mit platinbasierter Vortherapie (136 Pat. waren platinbasiert vortherapiert) zu einer Ansprechrate von 58,8 %.

Merke
Bei Vorliegen einer RET-Alteration sind Selpercatinib und Pralsetinib wirksame TKI, die primär oder nach Chemotherapie eingesetzt werden sollten.

Palliative Therapie bei cMET-Alterationen

Die Häufigkeiten der MET-Alterationen liegen bei 1–6 % für MET-Amplifikationen, 3–4 % MET-Exon-14-Skipping-Mutationen und < 1 % MET-Fusionen. Sie sind mit einer ungünstigen Prognose assoziiert.

Für die Exon-14-Skipping-Mutation sind 2 TKI zugelassen:
- Tepotinib führte bei 69 meist vorbehandelten Pat. zu einer Ansprechrate von 46 % und einem PFS von 8,5 Mon.
- Capmatinib führte bei nicht vorbehandelten Pat. zu einer Ansprechrate von 68 %, bei vorbehandelten Pat. von 41 %. Das PFS lag bei 9,7 Mon.

Merke
Bei Vorliegen einer cMET-Exon-14-Skipping-Mutation sind Tepotinib und Capmatinib wirksame TKI, die primär eingesetzt werden sollten.

Palliative Therapie bei KRAS-G12C-Mutation

Ca. 30 % der Lungen-Ca weisen Mutationen im KRAS-Gen auf, bei ca. 53 % handelt es sich um die G12C-Mutation. Zur Behandlung von Pat. mit dieser Mutation im Stadium IV steht der TKI Sotorasib nach Versagen mindestens einer systemischen Therapie zur Verfügung. Sotorasib führte bei 124 vorbehandelten Pat. zu einer Ansprechrate von 37 % und einem PFS von 6,8 Mon.

Merke
Bei Vorliegen einer KRAS-G12C-Mutation ist Sotorasib nach mindestens einer systemischen Therapie wirksam.

Palliative Therapie nach Versagen der TKI

Merke
Sind bei Pat. mit Treibermutationen die o. g. Therapien mit TKI ausgeschöpft, sollte eine systemische Therapie angeschlossen werden, die sich an der Darstellung der palliativen Therapie ohne Treibermutationen orientiert (s. u.). Bei Pat. mit EGF-R-Mutation führt nach TKI-Therapie die Kombination aus Atezolizumab, Bevacizumab, Carboplatin und Paclitaxel (ABCP) im Vergleich zur BCP zu einer Vorteil im PFS, nicht aber im OS.

Palliative medikamentöse Therapie bei fehlendem Nachweis einer Treibermutation

Die in klinischen Studien erhobenen Daten zur Wirksamkeit der palliativen medikamentösen Therapie sind meist an selektionierten Pat. in gutem AZ mit geringer Komorbidität erhoben worden. Komorbide und ältere Pat. sind in den Studien unterrepräsentiert, daher sind Rückschlüsse für diese große Pat.-Gruppe nur eingeschränkt möglich.

First-Line-Therapie

Im Stadium IV ist bei gutem bis leicht reduziertem AZ (Karnofsky-Index 60–100 %) eine palliative systemische Therapie indiziert.

Die Wahl der First-Line-Therapie richtet sich nach PD-L1-Expression und Histologie.

First-Line-Therapie bei PD-L1-Expression ≥ 50 % Stadium IV

Die Monotherapie mit Pembrolizumab ist einer platinhaltigen Chemotherapie unabhängig von der Histologie überlegen. Das OS wird signifikant verlängert (HR 0,63); medianes Überleben 30,2 vs. 14 Monate. Auch hinsichtlich PFS, Ansprechrate und Toxizität ist Pembrolizumab überlegen [Reck et al. 2016].

Für Atezolizumab existieren vergleichbare Daten für Pat. mit hoher PD-L1-Expression (PD-L1 ≥ 50 % TC oder > 10 % IC). Das mediane OS der Immuntherapie im Vergleich zur Chemotherapie betrug 20,2 vs. 14,7 Mon. (HR 0,76) [Herbst et al. 2020].

Ebenso führt eine Monotherapie mit Cemiplimab bei PD-L1 ≥ 50 % im Vergleich zu einer platinbasierten Doublette zu einer Verbesserung des OS mit einer HR von 0,57.

Alternativ zur Monotherapie mit einem der drei Checkpoint-Inhibitoren kann eine Kombination aus Checkpoint-Inhibitor + platinhaltiger Doublette eingesetzt werden (s. u.). Dieses Therapiekonzept ist bes. bei Pat. mit hoher Tumorlast oder raschem Progress sinnvoll, wenn ein schnelles Ansprechen erforderlich ist. Ein direkter Vergleich zwischen Checkpoint-Inhibitor-Monotherapie und den Kombinationen aus Checkpoint-Inhibitoren und Chemotherapie existiert nicht, sodass aus Toxizitätsgründen die Monotherapie zu bevorzugen ist.

Merke

Die Monotherapie mit Pembrolizumab oder Atezolizumab oder Cemiplimab ist die Standardtherapie beim NSCLC Stadium IV und einer PD-L1-Expression ≥ 50 % (TC-Score). Alternativen insbes. bei Pat. mit hohem Remissionsdruck sind die Kombinationen aus einem Checkpoint-Inhibitor und einer platinhaltigen Doublette.

Die Monotherapie ist aus Toxizitätsgründen und bei fehlendem direktem Vergleich mit den Kombinationen zu bevorzugen.

First-Line-Therapie bei Nicht-Plattenepithelkarzinomen Stadium IV und einer PD-L1-Expression < 50 %

Standardtherapie ist die Kombination aus einem Checkpoint-Inhibitor und einer platinbasierten Chemotherapie. Folgende Kombinationen sind untersucht:

- Pembrolizumab, Pemetrexed und Cis- oder Carboplatin führen im Vergleich zur alleinigen Chemotherapie zu einer Verbesserung des OS (HR 0,49). Auch das PFS und die Ansprechrate waren im Pembrolizumab-Arm signifikant verbessert. Die Therapie wird über 4 Zyklen appliziert. Danach schließt sich eine Erhaltungstherapie bestehend aus Pembrolizumab und Pemetrexed für insgesamt max. 35 Zyklen oder bis zum Progress oder bis zu inakzeptabler Toxizität an. Die Überlegenheit von Pembrolizumab plus Chemotherapie ist auch bei fehlender PD-L1-Expression nachweisbar und nimmt mit steigender PD-L1-Expression zu [Gandhi et al. 2018].
- Die Kombination aus der dualen Checkpoint Inhibitor-Therapie mit Nivolumab und Ipilimumab und 2 Zyklen Chemotherapie führte im Vergleich zu 4 Zyklen Chemotherapie zu einer Verbesserung des OS (Median 15,6 vs.

10,9 Mon., HR 0,66). Bei Nicht-Plattenepithel-Ca wurden 2 Zyklen Cis- oder Carboplatin + Pemetrexed als Chemotherapie appliziert [Paz-Ares et al. 2021].

- Die Kombination aus Atezolizumab und Carboplatin + nab-Pacliaxel führt gegenüber der alleinigen Chemotherapie zu einem verbesserten OS (0,79).
- Atezolizumab plus CPB (Carboplatin, Paclitaxel, Bevacizumab) führt im Vergleich zu CPB zu einer Verbesserung des OS mit einem Median von 19,2 vs. 14,4 Mon. (HR 0,775). Atezolizumab plus CPB ist auch bei mit TKI vorbehandelten Pat. mit aktivierender EGFR-Mutation oder EML-4/ALK-Translokation der CPB-Therapie bzgl. des OS überlegen. Die Therapie wird über 4–6 Zyklen appliziert, gefolgt von einer Erhaltungstherapie mit Atezolizumab plus Bevacizumab [Socinski et al. 2018].

Merke

Bei Nicht-Plattenepithel-Ca im Stadium V mit einer PD-L1-Expression < 50 % (TC-Score) sind die Kombinationen aus Pembrolizumab, Pemetrexed und Cis- oder Carboplatin oder Atezolizumab plus Carboplatin, Pacliaxel ± Bevacizumab Standardtherapien in der First Line. Nach 4 Zyklen werden entweder Pembrolizumab oder Atezolizumab ± Bevacizumab als Erhaltungstherapie bis zum Progress oder bis zu inakzeptabler Toxizität weiter appliziert. Die Kombination aus Nivolumab + Ipilimumab mit 2 Zyklen Platin und Pemetrexed gefolgt von einer Erhaltungstherapie mit Nivolumab/Ipilimumab stellt einen weiteren Standard mit einer reduzierten Anzahl von Chemotherapiezyklen dar.

First-Line-Therapie beim Plattenepithelkarzinom Stadium IV und einer PD-L1-Expression < 50 %

- Die Kombination aus Pembrolizumab, Carboplatin plus Paclitaxel oder nab-Paclitaxel ist der alleinigen Chemotherapie bzgl. des OS mit einem Median von 15,9 vs. 11,3 Mon. (HR 0,64) und bzgl. des PFS überlegen. Dieser Effekt ist unabhängig von der PD-L1-Expression. Appliziert werden 4 Zyklen der Kombination gefolgt von einer Monotherapie mit Pembrolizumab. Letzteres wird max. 35-mal oder bis zum Progress oder bis zu inakzeptabler Toxizität verabreicht [Paz-Ares et al. 2018].
- Die Kombination aus der dualen Checkpoint Inhibtor-Therapie mit Nivolumab und Ipilimumab und 2 Zyklen Chemotherapie führte im Vergleich zu 4 Zyklen Chemotherapie zu einer Verbesserung des OS (Median 15,6 vs. 10,9 Mon., HR 0,66). Bei Plattenepithel-Ca Carboplatin und Paclitaxel verwendet [Paz-Ares et al. 2021].

Merke

Beim Plattenepithel-Ca im Stadium IV mit einer PD-L1-Expression < 50 % (TC-Score) ist die Kombination aus Pemetrexed, Carboplatin und Paclitxel oder nab-Paclitaxel eine Standardtherapie in der 1. Linie. Die Kombination aus Nivolumab + Ipilimumab mit 2 Zyklen Carboplatin und Paclitaxel gefolgt von einer Erhaltungstherapie mit Nivolumab/Ipilimumab stellt ebenfalls ein Standard dar.

Second-Line-Therapie

Nicht-Plattenepithelkarzinome

Daten zu Pat., die in der 1. Linie einen Checkpoint-Inhibitor erhalten hatten, liegen nur in unzureichendem Maße vor. Die Datenlage zur Second-Line-Therapie bei

Nicht-Plattenepithel-Ca ohne Nachweis einer Treibermutation bezieht sich auf Pat., die mit platinhaltigen Chemotherapie-Doubletten ohne Checkpoint-Inhibitor vorbehandelt wurden.

Nivolumab, Atezolizumab und Pembrolizumab führen im Vergleich zu Docetaxel nach platinbasierter Chemotherapie-Doublette zu einer Verbesserung des OS. Nivolumab und Atezolizumab wurden unabhängig von der PD-L1-Expression untersucht, Pembrolizumab bei einer PD-L1-Expression ≥ 1 %.

Der orale Angiogenesehemmer Nintedanib wurde in einer Phase-III-Studie in Kombination mit Docetaxel vs. Placebo + Docetaxel bei Pat. nach platinbasierter Doublette untersucht. Es zeigte sich ein Vorteil in PFS und OS für die Gruppe der Adeno-Ca.

Die Subgruppe von Pat. mit Adeno-Ca und schlechtem Ansprechen auf die Primärtherapie, d. h. einem Beginn der Zweitlinientherapie innerhalb von 9 Mon. nach erster platinhaltiger Doublette, profitierte besonders von der Hinzunahme von Nintedanib zu Docetaxel bzgl. des OS [Reck et al. 2014].

Der Anti-VEGF-Rezeptor-2-AK Ramucirumab wurde placebokontrolliert in Kombination mit Docetaxel nach platinhaltiger Vortherapie untersucht. In einer Phase-III-Studie wurden Pat. mit Nicht-Plattenepithel-Ca und auch Plattenepithel-Ca eingeschlossen. Es zeigte sich ein Vorteil im primären Endpunkt OS mit einer HR von 0,86 und auch im PFS für die Gesamtpopulation [Garon et al. 2014]. In älteren randomisierten Phase-III-Studien konnte ein Überlebensvorteil für Docetaxel im Vergleich zu Best Supportive Care (BSC) gezeigt werden.

Eine Monotherapie mit Pemetrexed ist gleich wirksam wie Docetaxel bei signifikanter Verminderung der Toxizität. In einer nachfolgenden retrospektiven Analyse zeigte sich, dass die Wirksamkeit von Pemetrexed auf Nicht-Plattenepithel-Ca beschränkt ist.

Merke

Second-Line-Therapien nach First-Line Therapie mit einem Checkpoint-Inhibitor sind unzureichend untersucht. Nach platinhaltiger Doublette bestehen beim Nicht-Plattenepithel-Ca folgende Optionen:

- Nivolumab und Atezolizumab (überlegen gegenüber Docetaxel)
- Pembrolizumab (überlegen gegenüber Docetaxel bei einer PD-L1-Expression ≥ 1%)
- Pemetrexed (wenn nicht Teil der First-Line-Therapie, besser verträglich als Docetaxel)
- Docetaxel + Nintedanib
- Docetaxel + Ramucirumab
- Docetaxel

Plattenepithelkarzinome

Daten zu Pat., die in der First Line einen Checkpoint-Inhibitor erhalten hatten, liegen nur in unzureichendem Maße vor. Die Datenlage zur Second-Line-Therapie bei Plattenepithel-Ca bezieht sich auf Pat., die mit platinhaltigen Doubletten ohne Checkpoint-Inhibitor vorbehandelt wurden.

Die Checkpoint-Inhibitoren Nivolumab, Atezolizumab und Pembrolizumab führen im Vergleich zu Docetaxel nach platinbasierter Chemotherapie-Doublette zu einer Verbesserung des OS. Nivolumab und Atezolizumab wurden unabhängig von der PD-L1-Expression untersucht, Pembrolizumab bei einer PD-L1-Expression ≥ 1 %.

Der Anti-VEGF-Rezeptor-2-AK Ramucirumab wurde placebokontrolliert in Kombination mit Docetaxel nach platinhaltiger Vortherapie untersucht. In einer Phase-III-Studie wurden Pat. mit Nicht-Plattenepithel-Ca und auch Plattenepithel-Ca eingeschlossen. Es zeigte sich ein Vorteil im primären Endpunkt OS (HR 0,86) und auch im PFS für die Gesamtpopulation [Garon et al. 2014]. In älteren randomisierten Phase-III-Studien konnte ein Überlebensvorteil für Docetaxel im Vergleich zu BSC gezeigt werden.

Merke

Second-Line-Therapien nach platinhaltiger Chemotherapie-Doublette beim Plattenepithel-Ca sind:

- Nivolumab und Atezolizumab (überlegen gegenüber Docetaxel)
- Pembrolizumab (überlegen gegenüber Docetaxel bei einer PD-L1-Expression ≥ 1 %)
- Docetaxel + Ramucirumab
- Docetaxel

Palliativmedizinische Behandlung

Eine prospektive randomisierte Phase-III-Studie an ambulant behandelten Pat. mit metastasierten NSCLC aus den USA zeigte, dass die frühe Einbindung einer palliativmedizinischen Versorgung zusätzlich zur onkologischen Versorgung einen günstigen Einfluss auf verschiedene Lebensqualitätsparameter und die Stimmung der Pat. hatte. Ferner war die Therapie der Pat. im palliativmedizinischen Arm am Lebensende weniger aggressiv, das Überleben dieser Pat. aber signifikant länger [Temel et al. 2010]. Inwieweit diese Daten auf europäische oder deutsche Verhältnisse übertragbar sind, ist unklar.

Sicherlich kann aber festgestellt werden, dass vor dem Hintergrund der kurzen Überlebenswahrscheinlichkeit und der z. T. erheblichen Symptome der Pat. eine palliativmedizinische Versorgung im multiprofessionellen Team für viele Pat. im Laufe der Erkrankung erforderlich ist. Günstig ist, die Behandlung in einem Setting durchzuführen, das palliativmedizinische Aspekte frühzeitig berücksichtigt und eine Struktur der optimalen Versorgung in der terminalen Lebensphase sicherstellt.

15.2.10 Nachsorge

Empfehlenswert sind Kontrollen in 2- bis 3-monatigen Abständen:

- Anamnese
- Körperliche Untersuchung
- Labordiagnostik: BB, Elektrolyte, Kreatinin, LDH, evtl. Tumormarker
- CT Thorax, ggf. Rö-Thorax
- Weitere Diagnostik wie Sonografie des Abdomens je nach primärer Metastasierung und Symptomen

15.2.11 Prognose

▶ Tab. 15.5.

Tab. 15.5 Medianes Überleben und 5-Jahres-Überleben nach klinischem Stadium [Chansky et al. 2017]

UICC-Stadium	Medianes Überleben	5-JÜR
1A1		92 %
1A2		83 %
1A3		77 %
IB		68 %
IIA		60 %
IIB	66 Mon.	53 %
IIIA	29,3 Mon.	36 %
IIIB	19,0 Mon.	26 %
IIIC	12,6 Mon.	13 %
IV	8,8 Mon.	6 %

15.2.12 Therapieschemata

Zur adjuvanten medikamentösen Therapie ▶ Tab. 15.6, zur additiven Therapie mit Durvalumab nach kombinierter Radiochemotherapie im Stadium III ▶ Tab. 15.7, zur palliativen medikamentösen Therapie ▶ Tab. 15.8.

Tab. 15.6 Alternative Möglichkeiten der adjuvanten Chemotherapie beim NSCLC

Medikament	Dosierung	Applikation	Zeitpunkt
Cisplatin, Vinorelbin			
Cisplatin	50 mg/m² KOF	I. v. über 1 h	Tage 1, 8
Vinorelbin	25 mg/m² KOF	I. v. über 15 min	Tage 1, 8, 15, 22
Wdh. an Tag 28, 4 Zyklen			
Cisplatin, Vinorelbin			
Cisplatin	100 mg/m² KOF	I. v. über 1 h	Tag 1
Vinorelbin	30 mg/m² KOF	I. v. über 15 min	Tage 1, 8, 15
Wdh. an Tag 28, 4 Zyklen			
Cisplatin, Pemetrexed			
Cisplatin	75 mg/m² KOF	I. v. über 1 h	Tag 1
Pemetrexed	500 mg/m² KOF	I. v. über 15 min	Tag 1
• Wdh. an Tag 22, 4 Zyklen • Supplementierung mit Vit. B_{12} (1 000 µg i. m. 1 Wo. vor der Therapie, danach alle 9 Wo.), Folsäure (350–1 000 µg p. o., beginnend 1 Wo. vor der Chemotherapie bis 3 Wo. nach deren Abschluss)			
Atezolizumab adjuvant			
Atezolizumab	1 200 mg	I. v. über 30 min	Tag 1
Wdh. an Tag 22, über max. 1 Jahr			

Tab. 15.7 Additive Therapie mit Durvalumab nach kombinierter RCT im Stadium III

Medikament	Dosierung	Applikation	Zeitpunkt
Durvalumab	1 500 mg	I.v. über 1 h	Tag 1
Wdh. an Tag 29, über max. 12 Mon.			
Durvalumab	10 mg/kg KG	I.v. über 1 h	Tag 1
Wdh. an Tag 15, über max. 12 Mon.			

Tab. 15.8 Alternative Möglichkeiten der palliativen medikamentösen Therapie beim NSCLC

Medikament	Dosierung	Applikation	Zeitpunkt
Pembrolizumab 1st line			
Pembrolizumab	200 mg	I.v. über. 30 min	Tag 1
Wdh. an Tag 22			
Atezolizumab 1st line			
Atezolizumab	1 200 mg	I.v. über. 30 min	Tag 1
Wdh. an Tag 22			
Cemiplimab 1st line			
Cemiplimab	350 mg	I.v. über. 30 min	Tag 1
Wdh. an Tag 22			
Cisplatin, Pemetrexed, Pembrolizumab			
Cisplatin	75 mg/m² KOF	I.v. über 1 h	Tag 1
Pemetrexed	500 mg/m² KOF	I.v. über 15 min	Tag 1
Pembrolizumab	200 mg	I.v. über 30 min	Tag 1
• Wdh. an Tag 22 (4 Zyklen mit Cisplatin, dann Pemetrexed und Pembrolizumab max. 35 Zyklen) • Supplementierung mit Vit. B_{12} (1 000 µg i. m. 1 Wo. vor der Therapie, danach alle 9 Wo.), Folsäure (350–1 000 µg p. o., beginnend 1 Wo. vor der Chemotherapie bis 3 Wo. nach deren Abschluss)			
Carboplatin, Pemetrexed, Pembrolizumab			
Carboplatin	AUC 5	I.v. über 1 h	Tag 1
Pemetrexed	500 mg/m² KOF	I.v. über 15 min	Tag 1
Pembrolizumab	200 mg	I.v. über 30 min	Tag 1
• Wdh. an Tag 22 (4 Zyklen mit Carboplatin, dann Pemetrexed und Pembrolizumab max. 35 Zyklen) • Supplementierung mit Vit. B_{12} (1 000 µg i. m. 1 Wo. vor der Therapie, danach alle 9 Wo.), Folsäure (350–1 000 µg p. o., beginnend 1 Wo. vor der Chemotherapie bis 3 Wo. nach deren Abschluss)			
Carboplatin, Paclitaxel, Atezolizumab, Bevacizumab			
Carboplatin	AUC 6	I.v. über 1 h	Tag 1
Paclitaxel	200 mg/m² KOF	I.v. über 1 h	Tag 1
Atezolizumab	1 200 mg	I.v. über 1 h	Tag 1
Bevacizumab	15 mg/kg KG	I.v. über 2 h	Tag 1
Wdh. an Tag 22. 4–6 Zyklen, danach Atezolizumab + Bevacizumab bis zum Progress oder inakzeptabler Toxizität			

Tab. 15.8 Alternative Möglichkeiten der palliativen medikamentösen Therapie beim NSCLC *(Forts.)*

Medikament	Dosierung	Applikation	Zeitpunkt
Carboplatin, Paclitaxel, Pembrolizumab			
Carboplatin	AUC 6	I.v. über 1 h	Tag 1
Paclitaxel	200 mg/m² KOF	I.v. über 1 h	Tag 1
Pembrolizumab	200 mg	I.v. über 1 h	Tag 1
Wdh. Tag 22. 4 Zyklen, dann Pembrolizumab insgesamt max. 35 Gaben			
Carboplatin, nab-Paclitaxel, Pembrolizumab			
Carboplatin	AUC 6	I.v. über 1 h	Tag 1
nab-Paclitaxel	100 mg/m² KOF	I.v. über 1 h	Tage 1, 8, 15
Pembrolizumab	200 mg	I.v. über 1 h	Tag 1
Wdh. Tag 22. 4 Zyklen, dann Pembrolizumab insgesamt max. 35 Gaben			
Carboplatin, nab-Paclitaxel, Atezolizumab			
Carboplatin	AUC 6	I.v. über 1 h	Tag 1
nab-Paclitaxel	100 mg/m² KOF	I.v. über 1 h	Tage 1, 8, 15
Atezolizumab	1 200 mg	I.v. über 1 h	Tag 1
Wdh. Tag 22. 4 Zyklen, dann Atezolizumab Erhaltungstherapie			
Nivolumab und Ipilimumab, Cisplatin und Pemetrexed [Paz-Ares et al. 2021]			
Nivolumab	360 mg	I.v. über 30 min	Tag 1, 22
Ipilimumab	1 mg/kg KG	I.v. über 30 min	Tag 1
Cisplatin	75 mg/m² KOF	I.v. über 1 h	Tag 1, 22
Pemetrexed	500 mg/m² KOF	I.v. über 15 min	Tag 1, 22
• Wdh. an Tag 43, ab Zyklus 2 nur Nivolumab + Ipilimumab • Supplementierung mit Vit. B_{12} (1 000 µg i. m. 1 Wo. vor der Therapie, danach alle 9 Wo.), Folsäure (350–1 000 µg p. o., beginnend 1 Wo. vor der Chemotherapie bis 3 Wo. nach deren Abschluss)			
Nivolumab und Ipilimumab, Carboplatin und Pemetrexed [Paz-Ares et al. 2021]			
Nivolumab	360 mg	I.v. über 30 min	Tag 1, 22
Ipilimumab	1 mg/kg KG	I.v. über 30 min	Tag 1
Carboplatin	AUC 5	I.v. über 1 h	Tag 1, 22
Pemetrexed	500 mg/m² KOF	I.v. über 15 min	Tag 1, 22
• Wdh. an Tag 43, ab Zyklus 2 nur Nivolumab + Ipilimumab • Supplementierung mit Vit. B_{12} (1 000 µg i. m. 1 Wo. vor der Therapie, danach alle 9 Wo.), Folsäure (350–1 000 µg p. o., beginnend 1 Wo. vor der Chemotherapie bis 3 Wo. nach deren Abschluss)			
Nivolumab und Ipilimumab, Carboplatin und Paclitaxel [Paz-Ares et al. 2021]			
Nivolumab	360 mg	I.v. über 30 min	Tag 1, 22
Ipilimumab	1 mg/kg KG	I.v. über 30 min	Tag 1
Carboplatin	AUC 5	I.v. über 1 h	Tag 1, 22
Paclitaxel	175 mg/m² KOF	I.v. über 1 h	Tag 1, 22
Wdh. an Tag 43, ab Zyklus 2 nur Nivolumab + Ipilimumab			

Tab. 15.8 Alternative Möglichkeiten der palliativen medikamentösen Therapie beim NSCLC *(Forts.)*

Medikament	Dosierung	Applikation	Zeitpunkt
Pembrolizumab second line			
Pembrolizumab	200 mg	I.v. über 30 min	Tag 1
Wdh. an Tag 22			
Atezolizumab			
Atezolizumab	1 200 mg	I.v. über 1 h	Tag 1
Wdh. an Tag 22			
Nivolumab			
Nivolumab	240 mg	I.v. über 30 min	Tag 1
Wdh. an Tag 15			
Docetaxel + Nintedanib			
Docetaxel	75 mg/m² KOF	I.v. über 1 h	Tag 1
Nintedanib	2 × 200 mg	P.o.	Tage 2–21, alle 3 Wo. bis Progress
Wdh. an Tag 22			
Docetaxel + Ramucirumab			
Docetaxel	75 mg/m² KOF	I.v. über 1 h	Tag 1
Ramucirumab	10 mg/kg KG	I.v. über 1 h	Tag 1, alle 3 Wo. bis Progress
Wdh. an Tag 22			
Docetaxel-Monotherapie			
Docetaxel	75 mg/m² KOF	I.v. über 1 h	Tag 1
Wdh. an Tag 22			
Pemetrexed-Monotherapie			
Pemetrexed	500 mg/m² KOF	I.v. über 15 min	Tag 1
• Wdh. an Tag 22 • Supplementierung mit Vit. B_{12} (1 000 µg i. m. 1 Wo. vor der Therapie, danach alle 9 Wo.), Folsäure (350–1 000 µg p. o., beginnend 1 Wo. vor der Chemotherapie bis 3 Wo. nach deren Abschluss)			
Osimertinib			
Osimertinib	80 mg	P.o.	Täglich
Dacomitinib			
Dacomitinib	45 mg	P.o.	Täglich
Erlotinib			
Erlotinib	150 mg	P.o.	Täglich
Gefitinib			
Gefitinib	250 mg	P.o.	Täglich
Afatinib			
Afatinib	40 mg	P.o.	Täglich

Tab. 15.8 Alternative Möglichkeiten der palliativen medikamentösen Therapie beim NSCLC *(Forts.)*

Medikament	Dosierung	Applikation	Zeitpunkt
Amivantamab			
Amivantamab	Bei KG < 80 kg: 1 050 mg Bei KG ≥ 80 kg: 1 400 mg	I. v.	Tage 1, 8, 15, 22, danach alle 14 d (1. Dosis auf 2 d gesplittet)
Alectinib			
Alectinib	2 × 600 mg	P. o.	Täglich
Brigatinib			
Brigatinib	1 × 90 mg für 7 d, danach 1 × 180 mg	P. o.	Täglich
Lorlatinib			
Lorlatinib	100 mg	P. o.	Täglich
Crizotinib			
Crizotinib	2 × 250 mg	P. o.	Täglich
Ceritinib			
Ceritinib	1 × 750 mg	P. o.	Täglich
Dabrafenib + Trametinib			
Dabrafenib	2 × 150 mg	P. o.	Täglich
Trametinib	1 × 2 mg	P. o.	Täglich
Larotrectinib			
Larotrectinib	2 × 100 mg	P. o.	Täglich
Entrectinib			
Entrectinib	600 mg	P. o.	Täglich
Selpercatinib			
Selpercatinib	Bei KG < 50 kg; 2 × 120 mg Bei KG ≥ 50 kg: 2 × 160 mg	P. o.	Täglich
Pralsetinib			
Pralsetinib	400 mg	P. o.	Täglich
Tepotinib			
Tepotinib	450 mg	P. o.	Täglich
Capmatinib			
Capmatinib	2 × 400 mg	P. o.	Täglich
Sotorasib			
Sotorasib	1 × 960 mg	P. o.	Täglich

15.3 Tumoren des Mediastinums

15.3.1 Differenzialdiagnosen

- Tumoren des vorderen Mediastinums
  - Malignes Lymphom
  - Extragonadale Keimzelltumoren
  - Thymome
  - Struma
  - Tumoren der Gefäße/Aneurysmen
  - Perikardzyste
  - Lipome
- Tumoren des mittleren Mediastinums
  - Maligne Lymphome
  - Nichtmaligne Lymphadenopathie
  - Tumoren der Bronchien
  - Bronchogene Zysten
- Tumoren des hinteren Mediastinums
  - Neurogene Tumoren
  - Aneurysmen
  - Tumoren des Ösophagus
  - Tumoren der Bronchien

15.3.2 Epitheliale Thymustumoren

Definition

Tumoren, die von den epithelialen Anteilen des Thymus ausgehen.

Hier werden nur die Thymome dargestellt. Lymphome, Keimzelltumoren, Tumoren des Ösophagus und neurogene Tumoren werden gesondert in den jeweiligen Kapiteln besprochen.

Epidemiologie

- Häufigkeit: nach malignen Lymphomen und extragonadalen Keimzelltumoren dritthäufigster Mediastinaltumor. Ca. 20 % aller Mediastinaltumoren.
- Inzidenz: 0,2–0,4/100 000/J.
- Häufigkeitsgipfel: 40.–60. Lj.

Klassifikation/Stadieneinteilung

Histologische Klassifikation

▶ Tab. 15.9.

Stadieneinteilung

Einteilung nach Masaoka

▶ Tab. 15.10.

TNM-Klassifikation der Thymome, Thymuskarzinome und Thymuskarzinoide

▶ Tab. 15.11.

UICC-Stadien

▶ Tab. 15.12.

Tab. 15.9 Klassifikation der epithelialen Thymustumoren

Klassifikation nach Levine und Rosai[1]	Klassifikation nach Marino und Müller-Hermelink[2]	Klassifikation nach WHO[3]
Gutartige, allseits kapselbegrenzte Thymome	Medullärer Typ	Typ A
	Gemischter Typ	Typ AB
Maligne Thymome, Typ 1	Überwiegend kortikaler Typ	Typ B1
	Kortikaler Typ	Typ B2
	Gut differenziertes Karzinom	Typ B3
Maligne Thymome, Typ 2	Thymisches Karzinom	Thymisches Karzinom (Typ-C-Thymom)

[1] [Levine und Rosai 1978]
[2] [Marino und Müller-Hermelink 1985]
[3] [Rosai 1999]

Tab. 15.10 Einteilung nach Masaoka [Masaoka et al. 1981]

Stadium	Befunde
I	Makroskopisch komplett kapselbegrenzter Tumor, mikroskopisch keine Kapselinfiltration
II	Makroskopisch nachweisbare Tumorinvasion in das parathymische (mediastinale) Fettgewebe oder in die mediastinale Pleura oder mikroskopisch nachweisbare Kapselinfiltration
III	Makroskopisch nachweisbare Infiltration angrenzender Organe, z. B. Perikard, Lunge, große Gefäße
IVa	Pleurale und/oder perikardiale Tumordissemination
IVb	Lymphogene und/oder hämatogene Tumorausbreitung

Tab. 15.11 TNM-Klassifikation der Thymome, Thymuskarzinome und Thymuskarzinoide

Stadium	Befunde
T – Primärtumor	
T1	Makroskopisch komplett kapselbegrenzter Tumor, mikroskopisch keine Kapselinfiltration
T2	Makroskopisch Adhäsionen oder Invasionen in das parathymische Fettgewebe/die mediastinale Pleura, mikroskopisch Kapselinfiltration
T3	Infiltration mediastinaler Organe: Perikard, Lunge, große mediastinale Gefäße
T4	Pleurale und/oder perikardiale Dissemination
N – regionäre Lymphknoten	
N0	Keine LK-Metastasen
N1	LK-Metastasen im anterioren Mediastinum
N2	Intrathorakale LK-Metastasen, ausgenommen LK des anterioren Mediastinums
N3	Extrathorakale LK-Metastasen
M – Fernmetastasen	
M0	Keine hämatogenen Metastasen
M1	Hämatogene Metastasen

Tab. 15.12 Stadieneinteilung gemäß UICC (7. Aufl. der TNM-Klassifikation, seit 2010)

Stadium	Primärtumor	Lymphknoten	Metastasen
I	T1	N0	M0
II	T2	N0	M0
III	T3	N0	M0
IVA	T4	N0	M0
IVB	T1–4	N0–3	M1

Paraneoplastische Syndrome und assoziierte Erkrankungen

Thymome sind häufig mit paraneoplastischen Syndromen und anderen Erkrankungen assoziiert:

- Autoimmunerkrankungen: Kollagenosen, Polymyositis, rheumatoide Arthritis, Colitis ulcerosa, Hashimoto-Thyreoiditis, Sarkoidose.
- Endokrine Erkrankungen: Morbus Addison, Hyperthyreose, Hyperparathyreoidismus, Panhypopituitarismus.
- Hämatologische Erkrankungen: Pure Red Cell Aplasia (▶ 6.5), Hypogammaglobulinämie, T-Zell-Defekte, Panzytopenien, Thrombozytopenien.
- Neuromuskuläre Syndrome: Myasthenia gravis, Lambert-Eaton-Syndrom, Myositis.
- Seltene Erkrankungen: Pemphigus, chron. mukokutane Candidiasis, hypertrophe Osteoarthropathie, nephrotisches Syndrom, Minimal-Change-Nephritis.

Diagnostik

Merke

Etwa 50 % der Thymome sind radiologische Zufallsbefunde bei asymptomatischen Pat.

Anamnese

- Schmerzen
- Luftnot
- Husten
- Fieber
- Nachtschweiß
- Gewichtsverlust
- Paraneoplastische Symptome: am häufigsten Myasthenia gravis und Zytopenie

Körperliche Untersuchung

- Blässe
- Blutungszeichen
- Muskelschwäche
- Obere Einflussstauung

Labordiagnostik

- Diff-BB: paraneoplastische Zytopenie
- Natrium- und Kaliumspiegel

- LDH-Aktivität: Erhöhung als Zeichen einer schnellen Proliferation bzw. einer ausgedehnten Erkrankung
- Quantitative Immunglobulinbestimmung: Immunglobulinmangel
- Immunfixationselektrophorese des Serums: monoklonale Gammopathie bei DD NHL
- Tumormarker:
  - CEA: Normwert: bis 5 µg/l
  - AFP bei Keimzelltumoren: Normwert: bis 10 µg/l
  - β-hCG bei Keimzelltumoren: Normwert: bis 5 IU/l

Apparative Diagnostik

- Bronchoskopie, ggf. mit transbronchialer Zytologiegewinnung: geringe Sensitivität
- Mediastinoskopie: Vorteil der histologischen Diagnosesicherung
- Rö-Thorax, CT Thorax: Bestimmung der lokalen Tumorausbreitung
- Ausschluss von Fernmetastasen: Abdomensonografie, alternativ CT Abdomen

Therapie

Chirurgische Therapie

Primäre OP: Die chirurgische Resektion im Gesunden (R0-Resektion) stellt die Therapie mit dem höchsten kurativen Potenzial dar. Unter Umständen erfolgt die Resektion von Teilen von Nachbarorganen wie Perikard, Lunge, Brustwand, Zwerchfell, V. cava. Die R0-Resektionsrate beträgt in den Stadien I und II 100 % und im Stadium III 93 %. Bei intraoperativer Irresektabilität muss individuell vorgegangen werden. Eine Dekompression des Mediastinums (Debulking) kann sinnvoll sein.

Salvage-Chirurgie: Bei mittels Bildgebung festgestellten Zeichen einer fehlenden Resektabilität wird primär eine Chemotherapie durchgeführt. Danach erfolgt die Prüfung der Möglichkeit einer Salvage-Resektion, gefolgt von einer Radiotherapie.

Palliative Chirurgie: Eine seltene Ind. ist die chemo- und/oder radiotherapieresistente Kompressionssymptomatik, sodass eine Debulking-OP sinnvoll sein kann.

Strahlentherapie

Die postop. Strahlentherapie ist nach inkompletter (R1- oder R2-)Resektion angezeigt.

Nach R0-Resektion in den Stadien II und III führt die adjuvante Strahlentherapie zu einer Reduktion des Lokalrezidivrisikos und möglicherweise auch zu einer Verlängerung des krankheitsfreien Überlebens.

Die Strahlendosis liegt bei 45 Gy mit einem zusätzlichen Boost von 10 Gy auf die Tumorregion.

Palliative Strahlentherapie: Bei Inoperabilität oder Progress unter Chemotherapie besteht die Ind. zur palliativen Strahlentherapie. Eine notfallmäßige Bestrahlung bei oberer Einflussstauung ist nur dann angezeigt, wenn eine chemotherapeutische Behandlung nicht möglich ist.

Chemotherapie

Thymome gelten unabhängig vom histologischen Subtyp als chemotherapiesensibel.

Das Thymus-Ca ist weniger chemotherapiesensibel. Die wirksamsten Substanzen sind Cisplatin, Doxorubicin, Ifosfamid, Cyclophosphamid, Nitrosoharnstoffe, Vinca-Alkaloide und Prednison.

Kurative Chemotherapie: Bei fehlender radikaler Tumorresektion (R1-, R2-Resektion) ist eine cisplatinhaltige Chemotherapie, z. B. PAC (s. u. Therapieschemata), indiziert. Auf diese folgt eine Strahlentherapie.

Neoadjuvante Chemotherapie: Wegen einer nur geringen Fallzahl ist der Stellenwert der neoadjuvanten Chemotherapie bisher wenig untersucht. Grundsätzlich gilt: Eine Ind. zur neoadjuvanten Chemotherapie besteht bei lokal fortgeschrittenem, inoperablem Thymus-Ca. Hier wird ein cisplatinhaltiges Regime eingesetzt, z. B. PAC (s. u. Therapieschemata). In der Remission erfolgt dann sekundär die Salvage-OP, gefolgt von einer Radiotherapie.

Palliative Chemotherapie: Die Wahl der Chemotherapie erfolgt anhand der Symptome und des AZ des Patienten. Eine Monotherapie, auch mit Prednisolon, kann außer beim Thymus-Ca sinnvoll sein. Alternativen: Chemotherapiekombinationen wie COPP, PAC, CHOP, Platin plus Etoposid und ADOC.

Nachsorge

Empfehlenswert sind Kontrolluntersuchungen in 2- bis 3-monatigen Abständen:
- Anamnese: erneutes Auftreten paraneoplastischer Syndrome
- Körperliche Untersuchung
- Rö-Thorax, ggf. CT-Thorax: Früherkennung von Lokalrezidiven nach kurativer Therapie

Prognose

Prognosefaktoren:
- Stadium nach Masaoka (▶ Tab. 15.10)
- Chirurgische Resektabilität
- Kompression der Trachea oder der Gefäße des Mediastinums
- Alter < 30 J.: schlechtere Prognose

5-JÜR in Abhängigkeit vom Stadium nach Masaoka (▶ Tab. 15.10) [Masaoka et al. 1981]:
- Stadium I: 96–100 %
- Stadium II: 86–95 %
- Stadium III: 56–69 %
- Stadium IV: 11–50 %

Therapieschemata

▶ Tab. 15.13.

Tab. 15.13 Alternative Möglichkeiten der Chemotherapie bei Thymomen			
Zytostatika	**Dosierung**	**Applikation**	**Zeitpunkt**
Cisplatin, Adriamycin, Cyclophosphamid (PAC)			
Cisplatin	50 mg/m² KOF	I.v. über 1 h	Tag 1
Adriamycin	50 mg/m² KOF	I.v. als Bolus	Tag 1
Cyclophosphamid	500 mg/m² KOF	I.v. als Bolus	Tag 1
Wdh. an Tag 22, bei Ansprechen 4 Zyklen, gefolgt von einer Radiotherapie			
Adriamycin, Cisplatin, Vincristin, Cyclophosphamid (ADOC)			
Adriamycin	40 mg/m² KOF	I.v. als Bolus	Tag 1
Cisplatin	50 mg/m² KOF	I.v. über 1 h	Tag 1
Vincristin	0,6 mg/m² KOF	I.v. als Bolus	Tag 2
Cyclophosphamid	700 mg/m² KOF	I.v. als Bolus	Tag 4
Wdh. an Tag 22, nach 3–6 Zyklen Radiotherapie			
Cyclophosphamid, Doxorubicin, Vincristin, Prednisolon (CHOP)			
Cyclophosphamid	750 mg/m² KOF	I.v. über 1 h	Tag 1
Doxorubicin	50 mg/m² KOF	I.v. über 30 min	Tag 1
Vincristin	1,4 mg/m² KOF (max. 2 mg)	I.v. als Bolus	Tag 1
Prednisolon	100 mg/m² KOF	P.o.	Tage 1–5
Wdh. an Tag 22			
Cisplatin, Etoposid			
Cisplatin	80 mg/m² KOF	I.v. über 1 h	Tag 1
Etoposid	120 mg/m² KOF	I.v. über 1 h	Tage 1–3
Wdh. an Tag 22			
Cyclophosphamid, Vincristin, Procarbazin, Prednisolon (COPP)			
Cyclophosphamid	650 mg/m² KOF	I.v. als Bolus	Tage 1, 8
Vincristin	1,4 mg/m² KOF (max. 2 mg)	I.v. als Bolus	Tage 1, 8
Procarbazin	100 mg/m² KOF	P.o.	Tage 1–14
Prednisolon	40 mg/m² KOF	P.o.	Tage 1–14
Wdh. an Tag 29			
Prednisolon-Monotherapie			
Prednisolon	1 × 40 mg/m² KOF	P.o.	

15.4 Pleuramesotheliom

Definition

Neoplasma ausgehend vom Mesothel der Pleura.

15.4.1 Epidemiologie

- Inzidenz:
  - Männer: ca. 2,5–3/100 000/J.
  - Frauen: ca. 0,2–0,5/100 000/J.
  - 50-prozentige Zunahme der Inzidenz in den vergangenen 10 J.

- Altersverteilung: Abhängigkeit von der Latenzzeit zur Asbestexposition
- Altersgipfel: 50.–70. Lj.

15.4.2 Pathologie

Histologie:
- Epithelialer Typ: 50 %
- Sarkomatöser Typ: 35 %
- Gemischt-biphasischer Typ: 15 %

15.4.3 Klassifikation/Stadieneinteilung

TNM-Klassifikation

▶ Tab. 15.14.

Tab. 15.14 TNM-Klassifikation des Pleuramesothelioms (AJCC 2017)

Stadium	Befunde
T – Primärtumor	
T1	Tumorbefall der ipsilateralen parietalen Pleura mit oder ohne Befall der mediastinalen und/oder diaphragmalen und/oder viszeralen Pleura
T2	Tumorbefall der ipsilateralen Pleura mit • Befall des muskulären Diaphragmas und/oder • des angrenzende Lungenparenchyms
T3	Lokal fortgeschrittener potenziell resektabler Tumor mit Infiltration der ipsilateralen Pleura und mind. einem der folgenden Kriterien: • Befall der endothorakalen Faszie • Ausbreitung in das mediastinale Fett • Solitärer resektabler Befall des Weichteilgewebes der Thoraxwand
T4	Lokal fortgeschrittener, nicht resektabler Tumor. Tumorbefall der gesamten ipsilateralen Pleura sowie Vorliegen mind. eines der folgenden Merkmale: • Diffuse oder multifokale Infiltration der Brustwand mit oder ohne lokale Destruktion der Rippen • Transdiaphragmaler Tumoreinbruch in das Peritoneum • Tumoreinbruch in die kontralaterale Pleura • Tumoreinbruch in eine oder mehrere mediastinale Strukturen • Tumoreinbruch in die Wirbelsäule • Tumoreinbruch in den Herzbeutel mit oder ohne Perikarderguss oder Tumorbefall des Myokards
N – regionäre Lymphknoten	
NX	Regionale LK können nicht beurteilt werden
N0	Keine regionären LK-Metastasen
N1	Metastase(n) in ipsilateralen peribronchialen und/oder hilären und/oder mediastinalen LK
N2	Metastasen in kontralateralen mediastinalen und/oder Skalenus- oder supraklavikulären LK
M – Fernmetastasen	
MX	Fernmetastasen können nicht beurteilt werden
M0	Keine Fernmetastasen
M1	Fernmetastasen

Tab. 15.15 Stadieneinteilung gemäß UICC (8. Aufl. der TNM-Klassifikation, seit 2017)

Stadium	Primärtumor	Lymphknoten	Metastasen
IA	T1	N0	M0
IB	T2–3	N0	M0
II	T1–2	N1	M0
IIIA	T3	N1	M0
IIIB	T1–3	N2	M0
IIIC	T1–3	N2	M0
	T4	N0–2	M0
IV	T1–4	N0–2	M1

Stadiengruppierung

▶ Tab. 15.15.

15.4.4 Risikofaktoren

- Asbestexposition:
  - Bei 70–90 % der Erkrankten nachweisbare berufliche Asbestexposition.
  - Besonders hohes Risiko: Beschäftigte in Berg- und Schiffbau, Installateure.
  - Damit ist das Pleuramesotheliom die häufigste berufsbedingte Krebserkrankung.
- Weitere Risikozunahme bei Asbestexposition und zusätzlichem Nikotinabusus.
- Erhöhtes Risiko nach Strahlentherapie, nach Inhalation von Stäuben (Nickel, Silizium, Beryllium), nach intrapleuraler Gabe von Thoriumdioxid (Thorotrast) und nach Virusinfektionen.

15.4.5 Diagnostik

Anamnese

- Schmerzen
- Dyspnoe
- Gewichtsverlust
- Nachtschweiß
- Infektanfälligkeit
- Berufsanamnese inkl. Asbestexposition

Meldung als Berufserkrankung!

Körperliche Untersuchung

- Inspektion: Zyanose, Tachypnoe, Schonhaltung, Skoliose, Thoraxdeformität
- Klopfschalldämpfung
- Vermindertes Atemgeräusch

Labordiagnostik

- Diff-BB:
  - Leukozytose: gelegentlich bei großen Tumoren

  - Thrombozytose
  - Tumoranämie
- Natrium-, Kalium-, Kalzium-, Harnsäure- und Kreatinin i. S.:
  - Hyperkalzämie bei Osteodestruktionen bzw. paraneoplastisch
  - Hyperurikämie bei großen Tumoren
- LDH-Aktivität: Erhöhung bei großen Tumoren
- AP i. S.: Erhöhung bei Osteodestruktionen
- Tumormarker: keine sicheren Tumormarker vorhanden

Apparative Diagnostik

- Rö-Thorax, CT Thorax:
  - Pleuraverdickung.
  - Pleuraerguss.
  - Verschattung.
- Abdomensonografie, ggf. CT-Abdomen: raumfordernde Verdickung und Aszites bei peritonealem Mesotheliom.
- Ggf. FDG-PET, CT.
- Pleurapunktion, thorakoskopische oder perkutane Pleurabiopsie, ausnahmsweise explorative Thorakotomie:
  - Erguss.
  - Pleuraverdickung.
  - Pleurale Raumforderungen.
  - Pleuramesotheliome wachsen oft entlang von Punktions- und Schnittkanälen und setzen Impfmetastasen.

15.4.6 Therapie

Chirurgische Therapie

Pleurodese

- Komplette Drainage des Pleuraergusses. Danach meist mittels videoassistierter Thorakoskopie Talkumpleurodese.
- Effektive palliative Therapie rezidivierender Pleuraergüsse mit einer Erfolgsrate von 80–90 %.

Pleurektomie

- Meist partielle Pleurektomie, durchgeführt mittels videoassistierter Thorakoskopie oder offen
- Effektive Reduktion nachlaufender Pleuraergüsse
- Keine signifikante Lebensverlängerung, jedoch effektive Symptomkontrolle

Extrapleurale Pneumektomie

- Radikale Entfernung der ipsilateralen Lunge mit Pleura parietalis und visceralis sowie Perikard, Teilen des N. phrenicus und meist auch des ipsilateralen Hemidiaphragmas.
- Ind.: zu diskutieren im Stadium I bei gutem AZ. Hier können 3-JÜR von 20–35 % erzielt werden.
- Einzelne Langzeitüberlebende nach extrapleuraler Pneumektomie mit nachfolgender Radio- und Chemotherapie.

- Ohne adjuvante Therapie führt die extrapleurale Pneumektomie zu keiner Überlebenszeitverlängerung.

Strahlentherapie

Der Einsatz der Strahlentherapie ist wegen großer Strahlenfelder (Hemithorax) und der benachbarten Organsysteme technisch schwierig.

Ein sinnvoller Einsatz der Strahlentherapie ist die Nachbestrahlung von Trokarzugängen nach thoraxchirurgischen Eingriffen zur Reduktion des Risikos von Impfmetastasen.

Ein sicherer Nachweis der Effektivität einer postop. perkutanen Strahlentherapie liegt nicht vor. Nach extrapleuraler Pneumektomie kann durch nachfolgende Chemo- und Radiotherapie die Prognose der Erkrankung wahrscheinlich verbessert werden.

Medikamentöse Therapie

Die Kombination aus Pemetrexed und Cisplatin (▸ 15.4.8) führt im Vergleich zu einer Monotherapie mit Cisplatin zu einer Lebensverlängerung, sodass diese Kombination lange Zeit als Standardtherapie in der Palliation des Pleuramesothelioms angesehen wurde.

Die Hinzunahme von Bevacizumab zur Kombination aus Cisplatin und Pemetrexed hat zu einer signifikanten Verbesserung des Überlebens geführt. Das mediane OS lag bei 18,8 vs. 16,1 Mon. (HR 0,77, 95 %-CI 0,62–0,95) [Zalcman et al. 2016]. Bevacizumab ist zurzeit in dieser Ind. in Europa nicht zugelassen.

Die duale Checkpoint-Inhibitor-Therapie mit Nivolumab und Ipilimumab führt im Vergleich zur Chemotherapie mit Cis- oder Carboplatin + Pemetrexed zu einer Verlängerung des medianen OS (18,1 vs. 14,1 Mon.; HR 0,74). Dieser Unterschied war in der Subgruppe von Pat. mit nichtepithelialem Subtyp besonders ausgeprägt (medianes OS 18 vs. 9 Mon.; HR 0,46).

Merke

Die Immuntherapie mit Nivolumab und Ipilimumab ist die Standardtherapie des Mesothelioms insbes. bei nichtepithelialem Subtyp. Bei epithelialem Subtyp ist die Kombination aus Cisplatin, Pemetrexed und Bevacizumab einer Chemotherapie mit Platin und Pemetrexed überlegen [Baas et al. 2021].

Weitere wirksame Zytostatika sind Anthrazykline (Doxorubicin), Platinverbindungen (Cisplatin, Carboplatin) und Antimetaboliten wie Methotrexat, Gemcitabin und Vinorelbin.

Adjuvante Chemotherapie: Nach extrapleuraler Pneumektomie sind eine adjuvante Chemotherapie und eine postop. Strahlentherapie im Rahmen einer trimodalen Therapie durchzuführen. Dieses Therapiekonzept ist allerdings Pat. in frühen Stadien mit guter Lungenfunktion und einem Alter < 55 J. vorbehalten.

15.4.7 Prognose

- Mediane Überlebenszeit:
  - 18 Mon.

  - Längere Überlebenszeit bei hochselektionierten Pat., die für ein multimodales Therapiekonzept inkl. extrapleuraler Pneumektomie, Chemo- und Strahlentherapie infrage kommen (▶ 15.4.6)
- Ungünstige Prognosefaktoren;
  - Schlechter Karnofsky-Index
  - Leukozytose, Thrombozytose, Anämie
  - Alter > 65 J.
  - Histologisch sarkomatöser Subtyp
  - Fieber

15.4.8 Therapieschemata

▶ Tab. 15.16.

Tab. 15.16 Alternative Möglichkeiten der systemischen Therapie beim Pleuramesotheliom

Medikament	Dosierung	Applikation	Zeitpunkt
Nivolumab und Ipilimumab [Baas et al. 2021]			
Nivolumab	360 mg	I.v. über 30 min	Tage 1, 22
Ipilimumab	1 mg/kg KG	I.v. über 30 min	Tag 1
Wdh. an Tag 43, max. 24 Mon.			
Cisplatin, Pemetrexed, Bevacizumab [Zalcman et al. 2016]			
Cisplatin	75 mg/m² KOF	I.v. über 2 h	Tag 1
Pemetrexed	500 mg/m² KOF	I.v. über 10 min	Tag 1
Bevacizumab	15 mg/kg KG	I.v. über 2 h	Alle 3 Wo. bis Progress
• Wdh. an Tag 22 • Supplementierung von Folsäure: 350–1 000 µg/d p. o., beginnend 1 Wo. vor der 1. Chemotherapie • Supplementierung von Vit. B_{12}: 1 000 µg i. m., beginnend 1 Wo. vor der 1. Chemotherapie, danach 1 × alle 9 Wo.			
Cisplatin, Pemetrexed			
Cisplatin	75 mg/m² KOF	I.v. über 2 h	Tag 1
Pemetrexed	500 mg/m² KOF	I.v. über 10 min	Tag 1
• Wdh. an Tag 22 • Supplementierung von Folsäure: 350–1 000 µg/d p. o., beginnend 1 Wo. vor der 1. Chemotherapie • Supplementierung von Vit. B_{12}: 1 000 µg i. m., beginnend 1 Wo. vor der 1. Chemotherapie, danach 1 × alle 9 Wo.			
Carboplatin, Pemetrexed			
Carboplatin	AUC 5	I.v. über 1 h	Tag 1
Pemetrexed	500 mg/m² KOF	I.v. über 10 min	Tag 1
• Wdh. an Tag 22 • Supplementierung von Folsäure: 350–1 000 µg/d p. o., beginnend 1 Wo. vor der 1. Chemotherapie • Supplementierung von Vit. B_{12}: 1 000 µg i. m., beginnend 1 Wo. vor der 1. Chemotherapie, danach 1 × alle 9 Wo.			

Literatur

Antonia SJ, Villegas A, Daniel D, et al. Overall Survival with Durvalumab after Chemoradiotherapy in Stage III NSCLC. N Engl J Med, 2018; 379(24): 2342–2350.

Baas P, Scherpereel A, Nowak AK, et al. First-line nivolumab plus ipilimumab in unresectable malignant pleural mesothelioma (CheckMate 743): a multicentre, randomized, open-label, phase 3 trial. Lancet, 2021;397: 375–386.

Camidge DR, Kim HR, Ahn MJ, et al. Brigatinib versus Crizotiniob in Alk-positive Non-small-cell lung cancer. N Engl J Med, 2018;379: 2027–2039.

Chansky K, Detterbeck FC, Nicholson AG, et al. The IASLC Lung Cancer Staging Project: External Validation of the Revision of the TNM Stage Groupings in the Eighth Edition of the TNM Classification of Lung Cancer. J Thorac Oncol, 2017;12(7): 1109–1121.

Doebele RC, Dilon A, Paz-Ares L, et al. Entrectinib in patients with advanced or metastatic NTRK fusion-positive solid tumours: integrated analysis of three phase 1–2 trials. Lancet Oncol (2020) Feb:21: 271–282.

Douillard JY, Tribodet H, Aubert D, et al. Cisplatin and vinorelbine for completely resected non-small cell lung cancer. Subgroup analysis of the lung adjuvant cisplatin evaluation. J Thorac Oncol, 2010;5: 220–228.

Drilon A, Laetsch S, Kummar SG, et al. Efficacy of larotrectinib in TRK fusion-positive cancers in adults and children N Engl J Med, 2018;378: 731–739.

Gandhi L, Rodríguez-Abreu D, Gadgeel S, et al. Pembrolizumab plus Chemotherapy in Metastatic Non-Small-Cell Lung Cancer. N Engl J Med, 2018;378: 2078–2092.

Garon GB, Ciuleanu TE, Arrieta O, et al. Ramucirumab plus docetaxel versus placebo plus docetaxel for second-line treatment of stage IV non-small-cell lung cancer after disease progression on platinum-based therapy (REVEL): a multicentre, double-blind, randomised phase 3 trial. Lancet, 2014 Aug 23;384 (9944): 665–673. doi: 10.1016/S0140-6736(14)60845-X. Epub 2014 Jun 22014.

Herbst RS, Giaccone G, de Marinis F, et al. Atezolizumab for first-line treatment of PD-L1-selected patients with NSCLC. N Engl J Med, 2020;383: 1328–1339.

Horn L, Mansfield AS, Szczesna A, et al. Atezolizumab plus chemotherapy in extensive stage small cell lung cancer N Engl J Med, 2018;379: 2220–2229.

Levine GD, Rosai J. Thymic hyperplasia and neoplasia: a review of current concepts. Hum Pathol, 1978;9: 495–515.

Marino M, Müller-Hermelink HK. Thymoma and thymic carcinoma. Relation of thymoma epithelial cells to the cortical and medullary differentiation of thymus. Virchows Arch A Pathol Anat Histopathol, 1985;407: 119–149.

Masaoka A, Monden Y, Nakahara K, Tanioka T. Follow-up study of thymomas with special reference to their clinical stages. Cancer, 1981;48: 2485–2492.

Mok T, Camidge DR, Gadgeel SM, et al. Updated overall survival and final progression-free survival data for patients with treatment-naïve advanced ALK-positive non-small-cell lung cancer in the ALEX study. Ann Oncol, 2020 Aug; 31 (8): 1056–1064.

Paz-Ares L, Luft A, Vicente D, et al. Pembrolizumab plus Chemotherapy for Squamous Non-Small-Cell Lung Cancer. N Engl J Med, 2018;379: 2040–2051.

Paz-Ares L, Dvorkin M, Chen Y, et al. Durvalumab plus platinum-etoposid versus platinum-etoposid in first-line treatment of extensive-stage small-cell lung cancer (CASPIAN): a randomized, controlled, open-label phase 3 trial. Lancet, 2019;394: 32222–6.

Paz-Ares L, Ciuleanu TE, Cobo M, et al. First-line nivolumab plus ipilimumab combined with two cycles of chemotherapy in patients with non-small-cell lung cancer (CheckMate 9LA): an international, randomized open-label, phase 3 trial Lancet Oncol, 2021 Feb;22: 198–211.

Planchard D, Smit EF, Groen HJM, et al. Dabrafenib plus trametinib in patients with previously untreated BRAFV600E-mutant metastatic non-small-cell lung cancer: an open-label, phase 2 trial. Lancet Oncol, 2017;18: 1307–1316.

Peters S, Camidge DR, Shaw AT, et al. Alectinib versus Crizotinib in Untreated ALK-Positive Non-Small-Cell Lung Cancer. N Engl J Med, 2017;377: 829–838.
Reck M, Rodríguez-Abreu D, Robinson AG, et al. Pembrolizumab versus Chemotherapy for PD-L1-Positive Non-Small-Cell Lung Cancer. N Engl J Med, 2016;375: 1823–1833.
Reck M, Kaiser R, Mellemgaard A, et al. Docetaxel plus nintedanib versus docetaxel plus placebo in patients with previously treated non-small-cell lung cancer (LUME-Lung 1): a phase 3, double-blind, randomised controlled trial. Lancet Oncol, 2014;15(2): 143–155. doi: 10.1016/S1470-2045(13)70586-2. Epub 2014 Jan 9.
Rosai J. Histological Typing of Tumours of the thymus, 2nd edn. Berlin: Springer; 1999.
Shaw AT, Bauer TM, de Marinis F, et al. First-line Lorlatinib or Crizotinib in advanced Alk-positive lung cancer. N Engl J Med, 2020;383: 2018–2029.
Socinski MA, Jotte RM, Cappuzzo F, et al. Atezolizumab for First-Line Treatment of Metastatic Nonsquamous NSCLC. N Engl J Med, 2018;378: 2288–2301.
Soria JC, Ohe Y, Vansteenkiste J, et al. Osimertinib in Untreated EGFR-Mutated Advanced Non-Small-Cell Lung Cancer. N Engl J Med, 2018;378: 113–125.
Temel JS, Greer JA, Muzikansky A, et al. Early palliative care for patients with metastatic non-small-cell lung cancer. N Engl J Med, 2010;363: 733–742.
Wu Y, Cheng Y, Zhou X, et al. Dacomitinib versus gefitinib as first-line treatment for patients with EGFR-mutation-positive non-small cell lung cancer (Archer 1050): a randomized, open-label, phase 3 trial. Lancet Oncol, 2017 Nov;18(11): 1454–1466.
Wu Y, Tsuboi M, Ne J, et al. Osimertinib in resected EGFR-mutated Non-Small-Cell lung cancer. N Engl J Med, 2020;383: 1711–1723.
Zalcman G, Mazieres J, Margery J, et al. Bevacizumab for newly diagnosed pleural mesothelioma in the Mesothelioma Avastin Cisplatin Pemetrexed Study (MAPS): a randomised, controlled, open-label, phase 3 trial. Lancet, 2016;387(10026): 1405–1414. doi: 10.1016/S0140-6736(15)01238-6.

16 Malignome des Kopf- und Halsbereichs

Konrad Klinghammer

16.1 Kopf-Hals Tumoren (KHT) allgemein

Kopf-Hals Karzinome stehen in der Häufigkeit von Tumorerkrankungen weltweit an sechster Stelle. Die geschätzte Anzahl jährlicher Neuerkrankungen wird mit ca. 890 000 angegeben, von denen etwa die Hälfte der Pat. nachfolgend an der Erkrankung versterben.

Die Kopf-Hals-Ca werden nach ihrer Lage folgenden anatomischen Regionen zugeordnet: Lippe, Mundhöhle, Oropharynx, Hypopharynx, Larynx, Nasenhöhle, Nasennebenhöhlen, Nasopharynx und Speicheldrüsen.

Trotz der heterogenen Gruppe von Tumoren gibt es Übereinstimmungen z. B. bzgl. der Risikofaktoren, der Histologie und der therapeutischen Prinzipien, insbes. der Strahlen- und medikamentösen Therapie, sodass diese gemeinsam besprochen werden.

16.1.1 Epidemiologie

Inzidenz und Mortalität für Kopf-Hals-Ca haben sich seit 2000 nicht wesentlich verändert, wobei eine Abnahme der Neuerkrankungen bei Männern gegenüber einer Zunahme der Inzidenz bei Frauen zu verzeichnen ist. Laut den Daten des deutschen Krebsregisters erkrankten 12 590 Männer und 5 030 Frauen im Jahr 2018 in Deutschland an einem Kopf-Hals Ca. 5 171 Männer und 1 645 Frauen verstarben an ihrer Tumorerkrankung. Aufgrund von Anti-Rauchen-Kampagnen zeigt sich insbes. in den USA ein Rückgang der Erkrankung, während in Deutschland aufgrund fehlender effektiver Programme dieser Trend nicht zu verzeichnen ist. 43 % der Erkrankungen werden im Stadium IV diagnostiziert.

16.1.2 Risikofaktoren

- Rauchen ist ein entscheidender Risikofaktor für die Entstehung von Plattenepithel-Ca, wobei bes. die Kombination mit Alkohol das Risiko weiter ansteigen lässt [Sturgis et al. 2004]. Während Larynx-Ca insbes. mit hohen Nikotinkonsum assoziiert sind, weisen Mundhöhlen- und Pharynx-Ca eine Assoziation mit Alkohol auf.
- Ein weiterer Risikofaktor ist eine Infektion mit HPV. Eine kausale Rolle ist ausschließlich für Tumoren des Oropharynx, also insbes. der Tonsillen und des Zungengrunds belegt. Die Prävalenz von HPV beträgt etwa 50 % [Tinhofer et al. 2015]. HPV-16 ist in über 90 % der Fälle nachweisbar. Mit erhöhter Anzahl oraler Sexualpartner steigt das Risiko einer HPV-Infektion [Gillison et al. 2008].
- Für die insgesamt seltenen Nasopharynxkarzinom (NPC) sind Holzstaub und eine Infektion mit dem EBV belegte Risikofaktoren.
- Menschen mit Angehörigen, die an einem Kopf-Hals-Ca erkrankt sind, haben ein 1,7-fach höheres Risiko, selbst an einem solchen Tumor zu erkranken, sodass eine genetische Disposition anzunehmen ist.
- Insbes. auf dem indischen Subkontinent ist der Genuss von Betelnuss weit verbreitet, der einen Risikofaktor für die Entstehung von Mundhöhlen-Ca darstellt.
- Fanconi Anämie: Genetische Alterationen, die eine Fanconi Anämie bedingen, sind mit einem erhöhten Erkrankungsrisiko für ein Kopf-Hals Ca assoziiert.

16.1.3 Prävention

Merke
Durch konsequente Anti-Rauchen-Kampagnen könnte die Neuerkrankungsrate deutlich gesenkt werden.

16.1.4 Klinik

Die Symptome hängen von der Lokalisation des Kopf-Hals-Ca ab. Allen Lokalisationen gemeinsam sind Symptome wie Gewichtsverlust, Schmerzen, Dysphagie, Odynophagie und Hämoptysen.

Spezifische Symptome nach Lokalisation:
- **Nasopharynx:** nasale Obstruktion, Hörverlust, Tinnitus und Halsschwellung in > 90 % durch LK-Metastasen
- **Mundhöhle:** nicht heilende Ulzera, Zahnlockerungen, Dysarthrie als Zeichen der Invasion tiefer Muskelschichten, Leukoplakie
- **Oropharynx:** Schlaf-Apnoe Syndrom, Halsschwellung
- **Hypopharynx:** Otalgie durch die Affektion der Hirnnerven V, VII, IX und X
- **Larynx:** Heiserkeit, Stridor

16.1.5 Diagnostik

- Neben der ausführlichen Anamnese gehört die Kombination aus Inspektion, Palpation, Spiegeluntersuchung oder flexibler Laryngoskopie zum diagnostischen Standard.
- Eine Panendoskopie unter Narkose dient der histologischen Sicherung, der sicheren Größenbeurteilung vor definitiver Therapie und dem Ausschluss von synchronen Zweitmalignomen.
- Zum Ausschluss von Metastasen sollte eine CT oder MRT des Halses erfolgen. Insbes. bei fortgeschrittenen Tumoren wird die erweiterte Diagnostik mittels CT von Thorax und Abdomen zum Nachweis etwaiger Fernmetastasen empfohlen.
  Die CT ist der MRT im Hinblick auf die Detektion von LK-Metastasen überlegen, während die MRT perineurale Tumorinfiltration, Knorpelinfiltration und intrakranielle Infiltrationen besser abbilden kann. Die beiden Verfahren sind daher als komplementär anzusehen.
- Bei vermuteter LK-Metastasierung und nicht nachweisbarem Primarius sollte eine Feinnadelbiopsie der LK angestrebt werden.
- Die PET-CT ist in der Detektion okkulter LK-Metastasen der CT überlegen. Aufgrund falsch neg. Befunde bei Metastasen < 5 mm kann das Verfahren aber nicht für oder gegen eine definitive Therapie der Lymphabflusswege stratifizieren.

Merke
Die histologische Absicherung einer tumorverdächtigen Läsion ist zwingend erforderlich, da sie die Voraussetzung für die adäquate Therapie ist.

16.1.6 Histologie

- > 90 % Plattenepithel-Ca. Unterschieden werden verhornende von nicht verhornenden Plattenepithel-Ca. G1: gut differenziert; G2: mäßig differenziert, G3: niedrig differenziert.
- < 5 % Sonderform nicht verhornendes Plattenepithel-Ca im Nasopharynxbereich (früher: lymphoepitheliales Karzinom, Schmincke-Regaud-Tumor) mit einer bes. engen Beziehung zum EBV. Weitgehend entdifferenziertes Karzinom, das von Lymphozyten durchsetzt ist.
- Speicheldrüsen-Ca sind nur sehr selten Plattenepithel-Ca. Hier finden sich häufiger Adeno-, Mukoepidermoid- und adenoidzystische Karzinome.

16.1.7 Stadieneinteilung und -gruppierung

Für eine effektive und sachgerechte Therapie ist eine exakte Stadieneinteilung nach dem TNM-System unerlässlich. Zum Zeitpunkt der Auflage ist die 8. Edition der TNM-Klassifikation aktuell. Für jede Lokalisation wird die Ausdehnung des Primärtumors (T) bes. definiert. Beim Oropharynx-Ca ist der HPV-Status relevant für die Stadienzuordnung, da sich insbes. die N-Klassifikation zwischen HPV-pos. und -neg. Tumoren unterscheidet (▶ Tab. 16.1, ▶ Tab. 16.2). Die Stadieneinteilung spiegelt die Prognose der Pat. wider. Dies sei beispielhaft für die Tumoren der

Tab. 16.1 Stadiengruppierung der KHT (ohne HPV-pos. Oropharynx-Ca)

Stadium	Primärtumor	LK	Metastasen
0	Tis	N0	M0
I	T1	N0	M0
II	T2	N0	M0
III	T1, T2	N1	M0
	T3	N0, N1	M0
IVA	T1, T2, T3	N2	M0
	T4a	N0, N1, N2	M0
IVB	Jedes T	N3	M0
	T4b	Jedes N	M0
IVC	Jedes T	Jedes N	M1

Tab. 16.2 Stadiengruppierung des HPV-pos. Oropharynx-Ca

Stadium	Primärtumor	LK	Metastasen
0	Tis	N0	M0
I	T1, T2, T3	N0 oder N1	M0
II	T1, T2, T3	N2	M0
	T3	N0, N1, N2	M0
III	T4	N0, N1, N2, N3	M0
	Jedes T	N3	M0
IV	Jedes T	Jedes N	M1

Mundhöhle demonstriert: Im Stadium I (T1 N0 M0) beträgt die (relative) 5-JÜR 85 % und fällt auf 66 % im Stadium II (T2 N0 M0) und auf 20 % im nicht metastasierten Stadium IV, hier mit N > 1 und M0, ab.

16.1.8 Therapie

Therapieplanung

Merke
Die Therapieplanung muss sich in allen Fällen nach dem Stadium der Erkrankung richten und sollte stets interdisziplinär erfolgen.

Bezüglich des therapeutischen Vorgehens bei den verschiedenen Stadien der Kopf-Hals-Ca ▶ Tab. 16.3. Es erfasst speziell die relativ häufigen Plattenepithel-Ca von Oro- und Hypopharynx und Mundhöhle.

In den frühen Stadien stehen zumeist die operativen Maßnahmen im Vordergrund. In den primär inoperablen Fällen ist die Radiochemotherapie (RCT) Standard. Die alleinige Chemotherapie ist derzeit nur bei metastasierter Erkrankung und/oder bei chirurgisch und/oder strahlentherapeutisch ausbehandelten Tumoren zu diskutieren.

Tab. 16.3 Allgemeiner Plan für die Therapie von KHT

Stadium	Primärtherapie	Sekundär-/Zusatztherapie
Frühe Stadien T1–T2, N0, M0 Stadium I und II	OP	R0 Stadium I: keine Nachbehandlung
Frühe Stadien zum Erhalt von wichtigen Funktionen	Strahlentherapie	Zum Organerhalt, oft bei Larynx- und Hypopharynx-Ca, Vermeidung der Glossektomie beim Zungen-Ca
Lokal fortgeschritten, aber M0 Stadium III und IVA/B **operabel**	OP	R0: meist **adjuvante** Strahlentherapie, bes. bei großem T3- oder T4-Tumor, knappen Resektionsgrenzen (< 5 mm), LK-Metastasen mit extrakapsulärer Ausbreitung, multiplen LK-Metastasen, perineuralen und lymphovaskulären Wachstum
		R1/2: Strahlentherapie, nach Möglichkeit in Kombination mit Chemotherapie
Lokal fortgeschritten, aber M0 Stadium III und IVA/B **inoperabel**	Radiochemotherapie, meist mit Cisplatin	
Metastasierte Erkrankung Stadium IVC	Immuntherapie oder primäre Chemotherapie plus Cetuximab oder Pembrolizumab	Lokoregionäre Therapie nach palliativen Aspekten

Wichtig ist es, nicht nur die Ind. der einzelnen Therapieschritte OP, Strahlentherapie, Chemotherapie, Antikörper und ihre Abfolge zu berücksichtigen, sondern immer auch bes. auf die individuellen Pat.-Bedürfnisse einzugehen. Oft muss pragmatisch entschieden und u. U. auf zu intensive Maßnahmen verzichtet werden. Der AZ von Pat. mit Kopf-Hals-Ca ist oft reduziert und die Organfunktionen durch langjährigen Alkohol- und Nikotinkonsum geschädigt.

Chirurgische Therapie

Die Art des operativen Eingriffs des Primärtumors und der Neck Dissection werden durch die Tumorlokalisation und das Stadium bestimmt. 30–40 % der Pat. stellen sich in einem frühen Tumorstadium vor (Stadien I und II). Die Chirurgie ist der Strahlentherapie für lokalisierte Stadien der Erkrankung gleichwertig hinsichtlich lokaler Kontrolle und Überleben. Insbes. der Zugangsweg, funktionelle Aspekte und therapieassoziierte Morbidität sind entscheidende Kriterien, ob ein Tumor primär operiert oder mittels definitiver Radio(chemo)therapie behandelt wird. Aufgrund der niedrigeren Toxizität und des verbesserten Überlebens werden Mundhöhlen-Ca i. d. R. primär operiert.

Gegen eine vom Stadium her sinnvolle OP können z. B. sprechen:

- Schlechter AZ.
- Schwere internistische Begleiterkrankungen, bei Rauchern oft KHK und pulmonale Begleiterkrankungen (COPD), bei Alkoholikern Leberzirrhose mit den daraus resultierenden Funktionseinschränkungen
- Lage des Tumors mit schwerer Mutilation im Fall der OP
- Funktionsverlust des Organs durch die OP (v. a. beim Larynx-Ca).
- Fehlende Motivation und mangelnde Mitarbeit des Pat.

Strahlentherapie

Die Strahlentherapie ist bei Kopf-Hals-Ca aktiv, benötigt aber vergleichsweise hohe Strahlendosen. Bei manifestem Tumor wird heute daher nach Möglichkeit mit Gesamtdosen von ≥ 70 Gy bestrahlt.

Primäre Radiotherapie

In der Therapie lokoregionär begrenzter Karzinome steht neben der OP die Strahlentherapie, überwiegend perkutan appliziert, als potenziell kuratives Therapieverfahren zur Verfügung. In sehr frühen Tumorstadien mit T1–2 N0 M0 bieten OP oder Strahlentherapie vergleichbare Heilungschancen. Welcher therapeutische Weg zu wählen ist, hängt wesentlich von funktionellen Aspekten und Fragen der Belastbarkeit ab.

Ein besonderer Schwerpunkt sind frühe Kehlkopf-Ca und NPC, bei denen üblicherweise Dosierungen > 60 Gy, z. B. 66 Gy Gesamtdosis mit Einzeldosen von 2 Gy, verwendet werden [Pigorsch et al. 2009]. Die 3-dimensionale konformale Planung der Bestrahlungsfelder ist Voraussetzung für eine kurativ intendierte Strahlentherapie. Durch neuere Verfahren wie der Intensitätsmodulierten Strahlentherapie (IMRT) oder der bildgeführten Strahlentherapie (IGRT) konnte die Morbidität der Bestrahlung gesenkt werden, sodass diese Verfahren zur Anwendung kommen sollten.

In den fortgeschrittenen Stadien III, IVa und IVb ist statt einer alleinigen Strahlentherapie die simultane RCT therapeutischer Standard. Je nach Strahlentechnik (1 × tgl. 2 Gy, 2 × tgl. 1,2 Gy oder „Concomitant Boost“) werden Dosen von 70 Gy,

72–76,8 Gy bzw. 72 Gy verwendet. Dieser Therapieansatz wurde bes. gut bei Tumoren des Oro-Hypopharynx und des Larynx im Stadium III oder IV der nicht metastasierten Erkrankung untersucht.

Präoperative Strahlentherapie

Die alleinige präop. Strahlentherapie zur Verbesserung der Operabilität und zur Sterilisation mikroskopischer Tumoranteile außerhalb der Resektionsgrenzen hat sich bisher nicht durchsetzen können.

Postoperative Strahlentherapie

Konnte eine R0-Resektion durchgeführt werden, handelt es sich um eine adjuvante Strahlentherapie, die bei einem Primärtumor pT ≥ 2 und bei N+ durchgeführt werden sollte. Weiterhin sind perineurale Invasion, geringer Abstand zum Resektionsrand (< 5 mm) und lymphovaskuläre Infiltration (V1) Ind. für eine adjuvante Strahlentherapie. Die adjuvante Behandlung sollte innerhalb von 6 Wo. nach Resektion erfolgen, insofern keine Wundheilungsstörungen vorliegen. Nach R0-Resektion eines T1-N0-Tumors wird auf eine adjuvante Strahlentherapie verzichtet.

Inwieweit die Addition einer Chemotherapie mit Cisplatin bei fortgeschrittenen Tumoren im Stadium III oder IV zu einem verlängerten Überleben im postop. Setting führt, ist umstritten. Die postop. RCT führte zu verbesserter lokaler Kontrolle gegenüber der Strahlentherapie allein, wie in zwei großen voneinander unabhängigen Studien (EORTC 22931 n = 334 und RTOG 9501 n = 459) gezeigt werden konnte. Nach 10 J. Nachbeobachtung zeigte sich jedoch lediglich für die Hochrisikogruppe der Pat. mit extrakapsulären Wachstum und pos. Resektionsrand ein fortbestehender signifikanter Unterschied hinsichtlich DFS und lokaler Kontrolle. Pat. mit erhöhten Rezidivrisiko basierend auf T3- und T4-Tumoren, perineuraler oder vaskulärer Infiltration und zwei oder mehr befallener LK sollten daher mit einer alleinigen Strahlentherapie im adjuvanten Setting behandelt werden.

Radiochemotherapie lokoregionär fortgeschrittener Kopf-Hals-Karzinome

Nachdem die Effektivität der alleinigen Strahlentherapie bei den lokoregionär fortgeschrittenen Kopf-Hals-Ca letztlich immer noch unbefriedigend ist, wurde in zahlreichen Studien die Zugabe einer meist platinhaltigen Chemotherapie geprüft. In der Metaanalyse MACH-NC wurden die individuellen Pat.-Daten aus 93 randomisierten Studien mit insgesamt 17 346 Pat. berücksichtigt [Pignon et al. 2009]. Die Chemotherapie wurde entweder als Induktionstherapie simultan oder adjuvant nach der lokoregionären Therapie gegeben. Am günstigsten erwies sich die simultane RCT. In den 50 randomisierten Studien mit 9 615 Pat. zur simultanen RCT sank die HR für die Mortalität im Vergleich zur alleinigen Strahlentherapie auf 0,81 (p < 0,0001), der absolute Überlebensgewinn nach 5 J. betrug 6,5 % [Pignon et al. 2009]. In den meisten Studien wurde Cisplatin ± 5-Fluorouracil (5-FU) mit der Strahlentherapie kombiniert. Dabei wurde Cisplatin zumeist mit einer Dosis von 100 mg/m² KOF 3 × während der gesamten Strahlentherapie (Gesamtdosis 300 mg/m² KOF) gegeben. In der einzigen neg. Studie war Cisplatin mit insgesamt 20 mg/m² KOF wöchentlich × 7 offensichtlich zu niedrig dosiert [Pignon et al. 2009]. 2022 wurde erstmals eine randomisierte Nicht-Unterlegenheitsstudie in der definitiven Situation mit 7 × 40 mg/m² Cisplatin wöchentlich gegen 3 × 100 mg/m² Cisplatin publiziert. Es zeigte sich eine vergleichbare Effektivität und geringere Toxizität bei wöchentlicher Gabe. Mit zunehmendem Alter nimmt der Effekt der simultanen Chemotherapie ab, bei Pat. ≥ 71 J. konnte ein Lebensgewinn nicht mehr gesichert werden, sodass die kombinierte Therapie bei Älteren kritisch zu sehen ist.

Bzgl. der Wahl der Chemotherapie wurden keine klinisch relevanten Unterschiede nachgewiesen, wenn entweder Cisplatin alleine oder Cis- bzw. Carboplatin in Kombination mit 5-FU gegeben wurde. Eine Therapie allein mit 5-FU ohne Hinzunahme eines Platins ist nicht effektiv.

In einer neueren Auswertung der MACH-NC-Gruppe wurde der Nutzen der RCT erneut bestätigt. Bei den großen Pat.-Zahlen ließ sich der absolute Überlebensgewinn der RCT im Vergleich zur alleinigen Strahlentherapie auch für die einzelnen Tumorlokalisationen belegen. Nach 5 J. betrug der absolute Überlebensgewinn nach RCT bei Tumoren der Mundhöhle 8,9 %, im Oropharynx 8,1 %, im Larynxbereich 5,4 % und bei Tumorlokalisation Hypopharynx 4 % [Blanchard et al. 2011].

Aufgrund der guten Prognose von HPV-pos. Oropharynx-Ca bestand die Frage, inwieweit eine De-Intensivierung der RCT durch den Ersatz von Cisplatin durch Cetuximab sinnvoll ist. In der NRG-RTOG-1016-Phase-III-Studie konnte eine Nicht-Unterlegenheit von Cetuximab nicht belegt werden. Pat., die mit einer Radioantikörpertherapie behandelt wurden, hatten eine höhere Rate an lokoregionären Rezidiven (17 vs. 10 %) und ein geringeres 5-Jahres-Überleben (78 % vs. 85 %).

Für eine Kombination aus Strahlen- und Immuntherapie konnte nach bisherigen Studiendaten keine Effektivität belegt werden, sodass die Kombination gegenüber einer RCT nicht empfohlen werden kann.

Induktions- und adjuvante Chemotherapie

Die **primäre Chemotherapie** der lokal fortgeschrittenen, aber nicht metastasierten Kopf-Hals-Ca erwies sich in alten Studien mit Remissionsraten von ≥ 80 % als hoch effektiv [Schalhorn et al. 1996], ohne dass aber klar wurde, ob dieses Vorgehen zu besseren Langzeitergebnissen führt als die simultane RCT.

Durch die Metaanalyse von 31 Studien mit 5 311 Pat., die unmittelbar oder erst nach einer Induktionschemotherapie lokoregionär behandelt wurden, wurde für die Induktionstherapie ein klinisch kaum relevanter Anstieg der 5-JÜR um 2,4 von 30 auf 32,4 % nachgewiesen [Pignon et al. 2000, 2009].

Auch der Vergleich zwischen Induktionstherapie und simultaner RCT weist auf die größere Effektivität der simultanen RCT hin.

Die randomisierte TAX323-Studie untersuchte die Überlegenheit einer Kombination aus Docetaxel, Cisplatin und 5-FU (TPF) in der Induktionstherapie gegenüber der Zweierkombination Cisplatin und 5-FU (PF). Die Studie zeigte einen Überlebensvorteil zugunsten von TPF, bei allerdings hoher Toxizität [Vermorken et al. 2007].

Eine Metaanalyse mit Auswertung der individuellen Daten aus 28 randomisierten Studien mit insgesamt 4 189 Pat. belegte, dass die Induktionstherapie bei Pat. mit Kopf-Hals-Ca die Fernmetastasierungsrate um 8 % senkt, jedoch weder die lokale Kontrolle noch das OS beeinflusste [Ma et al. 2012].

Die Induktionschemotherapie kann somit keineswegs als therapeutischer Standard angesehen werden und bleibt mit Ausnahme dem Konzept eines Larynxerhalts vorbehalten. Frühe Daten zum Einsatz von Immuntherapeutika in der neoadjuvanten Situation erscheinen vielversprechend.

Eine alleinige **adjuvante Chemotherapie** nach erfolgreicher Primärtherapie (R0-Resektion) ist nach der Metaanalyse unter Einschluss von insgesamt etwa 2 500 Pat. nicht indiziert, da die 5-JÜR mit 48,4 % nicht besser als im Kontrollarm mit 49,4 % war [Pignon et al. 2009].

Systemtherapie des rezidivierten und/oder metastasierten Kopf-Hals-Karzinoms

Die alleinige medikamentöse Therapie ist der palliativen Situation im Rezidiv oder in der metastasierten Situation vorbehalten. Eine Reihe von Substanzen sind bei rezidivierten und metastasierten Plattenepithel-Ca des Kopf-Hals-Bereichs aktiv. Dazu zählen insbes. Cis- und Carboplatin, 5-FU, Taxane (Docetaxel, Paclitaxel, Abraxane), MTX, Cetuximab sowie die Checkpoint-Inhibitoren Nivolumab und Pembrolizumab.

Die Wahl des Therapieregimes richtet sich nach dem AZ des Pat., der Komorbiditäten, dem Remissionsdruck und dem PD-L1-Status (▶ Abb. 16.1).

Für PD-L1-pos. Tumoren sollte Pembrolizumab Bestandteil der Erstlinientherapie sein. Pat. mit hohem Remissionsdruck und einem ECOG von 0/1 kann eine Chemotherapie angeboten werden. Die höchsten Ansprechraten wurden für eine Kombination aus Docetaxel, Cisplatin und Cetuximab (TPeX) dokumentiert [Guigay et al. 2022]. Diese Kombination hat das langjährig als Standard geltende „EXTREME"-Regime aus Cisplatin, 5-FU und Cetuximab abgelöst. Selbiges kommt beim Vorliegen von Kontraindikationen (KI) für TPeX noch zum Einsatz. Bei beiden Regimen wird der Antikörper Cetuximab nach Abschluss der Chemotherapie im Sinne einer Erhaltungstherapie weiter geführt. Der Stellenwert der Erhaltungstherapie wurde bislang jedoch nicht systematisch untersucht.

Für Pat. mit hohem PD-L1-CPS ≥ 20 konnte mit einer Pembrolizumab-Monotherapie gegenüber dem EXTREME-Schema eine signifikante Verlängerung des Überlebens (medianes Überleben 14,9 vs. 10,7 Mon.) bei verringerter Toxizität belegt werden (Phase III – Keynote-048-Studie). Bei CPS-Werten < 20, aber > 1 kann bei fitten Pat. und hohem Remissionsdruck eine Kombination aus Pembrolizumab, Cisplatin und 5 FU erfolgen [Burtness et al. 2019].

Pat. in reduziertem AZ und mit Komorbiditäten, die mit einer Kombinationstherapie nicht behandelt werden können, sollten mit einer Monochemotherapie, einem Checkpoint-Inhibitor oder Cetuximab, behandelt werden.

Die alkylierenden Platinderivate sind die wirksamsten Substanzen bei Kopf-Hals-Ca. Carboplatin wurde gegenüber Cisplatin nie in einer prospektiven, randomisierten Studie verglichen. Eine Reihe von Studien zeigt aber die Äquieffektivität der beiden Substanzen [Forasteriere 1992; Baselga 2005; Vermorken 2008].

Durch die Einführung von EGFR-Antikörpern wurde ein signifikanter Überlebensvorteil in Kombination mit Chemotherapie erreicht. Gegenwärtig sind 2 AK gegen den EGF-Rezeptor lizensiert, jedoch konnte lediglich für Cetuximab eine Wirksamkeit bei Kopf-Hals-Ca nachgewiesen werden. Warum Panitumumab keine vergleichbare Wirksamkeit zeigen konnte, ist nicht vollständig geklärt. Diskutiert wurde, dass durch den voll humanisierten AK keine antikörpervermittelte zelluläre Zytotoxizität (sog. ADCC) induziert wird, die für Cetuximab beschrieben ist.

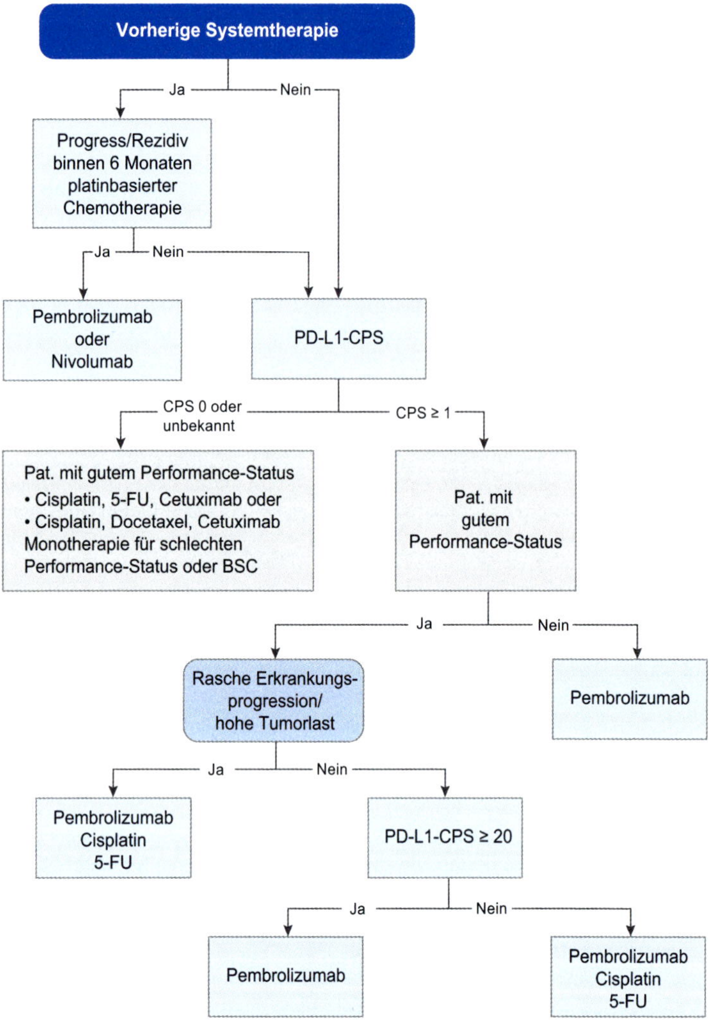

Abb. 16.1 Algorithmus palliativer Erstlinientherapie [T1311]

Für den PD-1-AK Nivolumab konnte in einer Phase-III-Studie (Checkmate-141) mit 361 Pat. ein Überlebensvorteil in einem vorbehandelten, platinrefraktären Pat.-Klientel mit Kopf-Hals-Ca gezeigt werden. In der Studie wurden 3 mg/kg Nivolumab alle 2 Wo. mit einer Monotherapie aus Cetuximab, Docetaxel oder MTX verglichen. Das OS in der Nivolumab-Gruppe betrug 7,5 Mon. gegenüber 5,1 Mon. im Kontrollarm. Vergleichbare Daten konnten mit Pembrolizumab erzielt werden. (Keynote-040-Studie). Pat., die mit einem Checkpoint-Inhibitor behandelt wurden, hatten weniger Nebenwirkungen, was in einer verbesserten Lebensqualität resultierte [Cohen et al. 2019].

Die Ausrichtung der Zweit- und ggf. weiterer Therapielinien in der metastasierten/rezidivierten Situation orientiert sich an den verwendeten Therapieprotokollen in den frühen Therapielinien.

16.1.9 Therapieschemata

Bezüglich Protokollen zur Therapie rezidivierter und/oder metastasierter Kopf-Hals-Ca ▶ Tab. 16.4, ▶ Tab. 16.5.

Tab. 16.4 Monotherapien rezidivierter und/oder metastasierter KHT

Substanzen	Dosierung und Applikation	Zeitpunkt
Cave: Besonderheiten der Substanzen und Berücksichtigung ihrer KI und Zulassungsbeschränkungen müssen bedacht werden!		
Methotrexat-Monotherapie nach Forastiere et al. [1992]		
Methotrexat	40 mg/m² KOF i.v.	Tag 1
Wdh. Tag 8		
Cetuximab-Monotherapie nach Vermorken et al. [2007]		
Cetuximab	400 mg/m² KOF i.v.	Tag 1
Cetuximab	250 mg/m² KOF i.v.	Ab Tag 8
Wdh. alle 8 Tage		
Checkpoint-Inhibitoren		
Nivolumab	240 mg absolut i.v.	Tag 1;
Wdh. Tag 14		
Pembrolizumab	200 mg absolut i.v.	Tag 1; Wdh. Tag 22
Wdh. Tag 22		

Tab. 16.5 Kombinationschemotherapien rezidivierter und/oder metastasierter KHT

Substanzen	Dosierung und Applikation	Zeitpunkt
Cave: Besonderheiten der Substanzen und Berücksichtigung ihrer KI müssen bedacht werden		
Cisplatin/5-Fluorouracil nach Forastiere et al. [1992]		
Cisplatin[1]	100 mg/m² KOF als Kurzinfusion	Tag 1
5-FU	1 000 mg/m² KOF/d als Dauerinfusion	Tage 1–5
• Wdh. alle 3(–4) Wo. • Nach Vorbestrahlung 5-FU nur über 4 d infundieren! • **Alternativ zu Cisplatin bei KI: Carboplatin AUC 5**		
Cisplatin/Paclitaxel nach Gibson et al 2005		
Cisplatin[1]	75 mg/m² KOF i.v.	Tag 1
Paclitaxel[3]	175 mg/m² KOF i.v.	Tag 1
Wdh. alle 3 Wo.		
Cisplatin/Docetaxel nach Glisson et al 2002]		
Cisplatin[1]	75 mg/m² KOF i.v.	Tag 1

16

Tab. 16.5 Kombinationschemotherapien rezidivierter und/oder metastasierter KHT *(Forts.)*

Substanzen	Dosierung und Applikation	Zeitpunkt
Docetaxel[3]	75 mg/m² KOF i.v.	Tag 1
Wdh. alle 3 Wo.		
Cisplatin/5-Fluorouracil/Cetuximab		
Cisplatin[1]	100 mg/m² KOF i.v.	Tag 1
5-Fluorouracil	1000 mg/m² KOF/d als Dauerinfusion	Tage 1–4
Cetuximab	400 mg/m² KOF i.v.	Tag 1
Cetuximab	250 mg/m² KOF i.v.	Tag 8, wöchentlich weiter
Wdh. alle 3 Wo., 4–6 Zyklen **Alternativ zu Cisplatin bei KI: Carboplatin AUC 5**		
Cisplatin/Docetaxel/Cetuximab nach Guigay [2021]		
Cisplatin[1]	75 mg/m² KOF i.v.	Tag 1
Docetaxel[3]	75 mg/m² KOF i.v.	Tag 1
Cetuximab	400 mg/m² KOF i.v.	Tag 1
Cetuximab	250 mg/m² KOF i.v.	Tag 8, wöchentlich weiter
Wdh. alle 3 Wo., 4 Zyklen, G-CSF nach jedem Zyklus Chemotherapie Im Rahmen der Erhaltungstherapie Cetuximab 500 mg/m² alle 2 Wo.		
Cisplatin/5-Fluorouracil/Pembrolizumab nach Burtness et al. [2019]		
Cisplatin[1]	100 mg/m² KOF i.v.	Tag 1
5-Fluorouracil	1 000 mg/m² KOF/d	Tage 1–4
Pembrolizumab	200 mg	Tag 1
Wdh. alle 3 Wo., 4–6 Zyklen Pembrolizumab weiter nach Beendigung der Chemotherapie für bis zu 2 J.		
Paclitaxel/Cetuximab nach Hitt et al. [2012]		
Paclitaxel[3]	80 mg/m² KOF i.v.	Tag 1
Cetuximab	400 mg/m² KOF i.v.	Tag 1
Cetuximab	250 mg/m² KOF i.v.	Tag 8, wöchentlich weiter
Wdh. wöchentlich bis zur Progression		
Cisplatin/Gemcitabin für NPC		
Cisplatin[1]	80 mg/m² KOF i.v.	Tag 1
Gemcitabin	1 000 mg/m² KOF i.v.	Tage 1, 8
Wdh. alle 3 Wo., 4–6 Zyklen		

[1] Normale Nierenfunktion Voraussetzung, **cave:** Nephro-, Neuro- und andere Toxizitäten!
[2] Berechnung der Carboplatin-Dosis für die Ziel-AUC (mg/ml × min) nach der Formel von Calvert unter Berücksichtigung der Kreatinin-Clearance
[3] Antiallergische Therapie vor Taxanen mit Dexamethason, und H_1-Rezeptorantagonist

16.1.10 Prognose

Wie bei allen soliden Tumoren hängt das Überleben vom Stadium der Erkrankung ab. Mit der Größenzunahme von T1 bis T4 verschlechtert sich die Prognose erheblich. Das Gleiche gilt bei LK-Befall und bei Fernmetastasen. Das Stadium I hat bei

Tab. 16.6 Prognose der Kopf-Hals Ca (5-JÜR) nach Lokalisation, T- und N-Stadium [Hölzel et al. 1996]

	T1/2 N0 M0	T3/4 N0 M0	N1 M0	N > 1 M0
Lippe	85 %	62 %	N+: 51 %	
Speicheldrüsen	71 %	36 %	N+: 41 %	
Zunge	66 %	39 %	N+: 33 %	
Nasopharynx	43 %	44 %	47 %	34 %
Mundhöhle	78 %/59 %	24 %	43 %	20 %
Oropharynx	44 %	41 %	41 %	28 %
Hypopharynx	54 %	20 %	34 %	20 %

Kopf-Hals Ca unter adäquater Therapie sehr hohe Heilungschancen. Die Tumorlokalisation beeinflusst die Prognose erheblich.

Zu einer exemplarischen Darstellung der 5-JÜR in Abhängigkeit von Lokalisation des Kopf-Hals-Ca, T-Stadium und LK-Status ▶Tab. 16.6. Tumoren der Lippen und der Speicheldrüsen haben in den frühen Stadien T1/2 N0 M0 eine sehr gute Prognose, während Pat. mit den verschiedenen Formen des Pharynx-Ca deutlich schlechter abschneiden. Die Daten dürfen aber nur als grober Anhalt für die Prognoseabschätzung gelten, da die Einflüsse der verschiedenen Therapiemodalitäten oft nicht ausreichend sicher erfasst wurden und moderne Therapieansätze wie die simultane RCT bei lokal fortgeschrittenen Kopf-Hals-Ca und/oder die Zugabe von AK zum Zeitpunkt der Therapie bei den hier ausgewerteten Pat. noch nicht Standard waren bzw. nicht zur Verfügung standen.

16.2 Tumoren von Lippe und Mundhöhle

16.2.1 Epidemiologie

- Häufigkeitsverteilung: Unterlippe 38 %, Zunge 22 %, Mundboden 17 %, Tonsillen 5 %, Wangenschleimhaut 2 %.
- Karzinom der Mundhöhle:
  - Weltweit sechsthäufigster Tumor.
  - Inzidenz Deutschland (TRM [Reiter et al. 2009]): Männer 5,6/100 000/J., Frauen 3,1/100 000/J.
  - Häufigkeit Südostasien/Indien: Männer 35 %, Frauen 18 % aller Karzinome.
  - Mortalitätsrate Männer 3,9/100 000/J., Frauen 1,1/100 000/J.
- Karzinom der Lippen:
  - In Deutschland selten. Inzidenz in Deutschland (TRM): Männer 1,1/100 000/J., Frauen 1,0/100 000/J.
  - Mortalitätsrate sehr niedrig: Männer 0,2/100 000/J., Frauen 0,2/100 000/J.

16.2.2 Risikofaktoren

- Alkoholkonsum und Rauchen
- Schlechte Mundhygiene
- Kautabak (USA, Anstieg des Risikos bis zum 50-Fachen)

- Südostasien, speziell Indien: Kauen von Tabak, Betelnuss und Mischungen mit verschiedenen anderen Substanzen
- Sonneneinstrahlung beim Lippen-Ca
- Ionisierende Strahlung und Immunsuppression (HIV)

Präkanzerosen, die überwacht und ggf. therapiert werden müssen [Pigorsch et al. 2009a]:

- Leukoplakien
- Erythroplasie Queyrat
- Morbus Bowen
- Melanosis circumscripta praecancerosa

16.2.3 Histologie

Überwiegend Plattenepithel-Ca (80–90 %), aber auch adenoidzystische und Adeno-Ca (harter Gaumen, kleine Speicheldrüsen), mukoepidermoide Karzinome, Lymphome und – sehr selten – Weichteilsarkome [Pigorsch et al. 2009a].

16.2.4 Stadieneinteilung

▶ Tab. 16.7.

16.2.5 Therapie

In den frühen Stadien bei Tumoren der Lippe (Stadien I und II) und der Mundhöhle (Stadium I) sind Heilungschancen durch eine OP hoch. Die Frage der Neck Dissection hängt von der primären Lokalisation des Tumors und den klinischen Befunden ab. In der Mundhöhle können bereits T2- und T3-Tumoren bzw. Tumoren der Stadien II und III zu großen und verstümmelnden Eingriffen zwingen. Daher muss jeweils abgewogen werden, ob solch ein Eingriff gerechtfertigt ist oder ob die primäre RCT eingeleitet wird. Bei inoperablen Tumoren, bes. im Stadium IVA/B, ist die primäre RCT klassisch mit Cisplatin der therapeutische Standard. Dieses Vorgehen gilt in erster Linie für die überwiegende Mehrzahl der Tumoren mit der Histologie eines Plattenepithel-Ca und/oder eines Adeno- oder adenoidzystischen Karzinoms (s. u.). Bei metastasierter Erkrankung gelten die beschriebenen Prinzipien der systemischen Chemotherapie (▶ 16.1.7), ggf. ergänzt durch lokoregionäre Palliativmaßnahmen.

16.3 Pharynxkarzinome

16.3.1 Epidemiologie

- Inzidenz/100 000/J. (Rohdaten des Tumorregisters München [Reiter et al. 2009]):
  - Nasopharynx: Männer 1,2, Frauen 0,2
  - Oropharynx: Männer 6,2, Frauen 1,6
  - Hypopharynx: Männer 5,5, Frauen 0,5
- Mortalitätsrate/100 000/J. (TRM):
  - Nasopharynx: Männer 0,9, Frauen k. A.
  - Oropharynx: Männer 4,8, Frauen 0,8
  - Hypopharynx: Männer 4,1, Frauen 0,3

Tab. 16.7 TNM-Klassifikation Lippe und Mundhöhle [Wittekind et al. 2017]

Stadium	**Befunde**
T – Primärtumor	
T1	≤ 2 cm mit Invasionstiefe ≤ 5 mm
T2	≤ 2 cm mit Invasionstiefe > 5 mm und ≤ 10 mm oder > 2 cm und ≤ 4 cm mit Invasionstiefe ≤ 10 mm
T3	> 2 cm und ≤ 4 cm mit Invasionstiefe > 10 mm oder > 4 cm mit Invasionstiefe ≤ 10 mm
T4a	• Lippe: Tumor infiltriert kortikalen Knochen, N. alveolaris inf., Mundboden, Haut • Mundhöhle: Tumor infiltriert kortikalen Knochen, äußere Muskulatur der Zunge, Kieferhöhe, Haut
T4b	Tumor infiltriert Spatium masticatorium, Processus pterygoideus, Schädelbasis, A. carotis interna
N-Stadien – Lippe und Mundhöhle regionale Lymphknoten	
NX	Regionale LK können nicht beurteilt werden
N0	Keine regionären LK-Metastasen
N1	Metastase(n) in solitärem ipsilateralem LK, ≤ 3 cm in der größten Ausdehnung
N2	• N2a: Metastase(n) in solitärem ipsilateralem LK > 3 cm, aber nicht > 6 cm in größter Ausdehnung • N2b: Metastasen in multiplen ipsilateralen LK, keiner > 6 cm in größter Ausdehnung • N2c: Metastasen in bilateralen oder kontralateralen LK, keiner > 6 cm in größter Ausdehnung
N3	Metastase(n) in LK, > 6 cm in größter Ausdehnung
Jegliche Überschreitung der LK-Grenze im Sinne eines extranodulären Wachstums (ENE+) wird im klinischen Staging (cN) mit N3 klassifiziert	
M – Fernmetastasen	
M0	Keine Fernmetastasen
M1	Fernmetastasen

16.3.2 Ätiologie

- Oro- und Hypopharynx-Ca:
  - Tabakkonsum von etwa 20 Packungsjahren und 80 g Alkohol/d bewirken eine Risikosteigerung um den Faktor 80.
  - HPV-16-Hochrisikotyp in 50–80 % der Tonsillenkarzinome nachweisbar, bes. relevant bei jüngeren NichtraucherInnen [Matthias et al. 2009].
  - Immunsuppression, Vit.-Mangel, chron. Eisenmangel, schlechte Mundhygiene.
- Besonderheiten des NPC:
  - EBV-Assoziation: praktisch in allen Fällen eines nicht verhornenden NPC latente Infektion mit dem EBV, pos. IgA-Antikörper gegen EBV-VCA (Viruskapsidantigen) und erhöhte AK gegen EBV-EA (Early Antigen) [Brockmeier et al. 2009]. Höhe des AK-Titers korreliert mit Tumorlast und Effektivität der Therapie (Sensitivität 96 %, Spezifität 93 %). Im Tumor Nachweis von EBV Nuclear Antigen (EBNA), Virus-DNA und vollständigen Viren. Unklar,

warum EBV in den westlichen Ländern zur infektiösen Mononukleose, in Afrika zum Burkitt-Lymphom und in Asien häufig zum NPC führen kann.
- Zusammenhang zwischen Holzstaub und Formaldehyd? NPC bei Holzarbeitern als Berufserkrankung anerkannt.
- Genetische Faktoren im HLA-System bes. in Asien.

16.3.3 Histologie

- Oro- und Hypopharynx: > 90 % (Oropharynx) bis > 95 % (Hypopharynx) Plattenepithel-Ca. Selten Adeno-Ca, Nicht-Ca zusammen ≤ 3 %.
- NPC:
  - Etwa 90 % Plattenepithel-Ca, seltener Lymphome und Adeno-Ca und andere Tumoren. Heute Einteilung der NPC nach WHO mit Einteilung in verhornendes und nicht verhornendes Plattenepithel-Ca [Brockmeier et al. 2009].
  - Unterschiedliche Häufigkeit, Metastasierungs- und EBV-Rate in der westlichen Welt (25 % EBV-neg.) und z. B. in China (98 % EBV-pos.) [Brockmeier et al. 2009].
  - Unterschiedliche Infiltration durch Lymphozyten, die heute als nichtneoplastisch eingestuft werden und im verhornenden NPC in 37 % und in den nicht verhornenden NPC in 70 bzw. 98 % nachgewiesen werden.

16.3.4 Stadieneinteilung

Zu den T- und N-Stadien des NPC ▶ Tab. 16.8, zu den T-Stadien des Oropharynx-Ca ▶ Tab. 16.9, zu den N-Stadien des HPV-pos. Oropharynx-Ca ▶ Tab. 16.10, zur Stadieneinteilung des Hypopharynx-Ca ▶ Tab. 16.11.

16.3.5 Therapie

Nasopharynxkarzinom

Die NPC sprechen sehr gut auf eine Strahlentherapie an. Bedenkt man die ungünstige Lage dieser Tumoren, ist die Bestrahlung in Kombination mit einer Chemo-

Tab. 16.8 T- und N-Stadien des NPC

Stadium	Befunde
T – Primärtumor	
T1	Nasopharynx, Oropharynx, Nasenhöhle
T2	Parapharyngeale Ausbreitung
T3	Infiltriert Knochenstrukturen von Schädelbasis und/oder Nasennebenhöhlen
T4	Intrakranielle Ausbreitung und/oder Hirnnerv(en), Fossa infratemporalis, Hypopharynx, Augenhöhle, Spatium masticatorium
L – Lymphknoten	
N1	Unilaterale zervikale LK oder uni- oder bilaterale retropharyngeale LK oberhalb der Supraklavikulargrube, < 6 cm
N2	Bilaterale(r) LK, ≤ 6 cm, oberhalb der Supraklavikulargrube
N3a	> 6 cm
N3b	LK in Supraklavikulargrube

Tab. 16.9 T-Stadien des Oropharynx-Ca

Stadium	Ausdehnung
T1	≤ 2 cm
T2	> 2–4 cm
T3	> 4 cm
T4a	Larynx, äußere Muskulatur der Zunge, Lamina medialis des Processus pterygoideus, harter Gaumen, Unterkiefer
T4b	M. pterygoideus lateralis, Lamina lateralis des Processus pterygoideus, Nasopharynx, Schädelbasis, A. carotis interna
N- des HPV- und M-Stadien ▶ Tab. 16.1	

Tab. 16.10 N-Stadien HPV-pos. Oropharynx-Ca

Stadium	Befund
NX	Regionale LK können nicht beurteilt werden
N0	Keine regionären LK-Metastasen
N1	Metastase(n) in solitärem ipsilateralem LK, ≤ 6 cm in der größten Ausdehnung
N2	Metastasen in kontralateralen oder beidseitigen LK ≤ 6 cm
N3	Metastase(n) in LK, > 6 cm in größter Ausdehnung

Tab. 16.11 T-Stadien des Hypopharynx-Ca

Stadium	Befund
T1	≤ 2 cm und auf einen Unterbezirk beschränkt
T2	> 2–4 cm oder mehr als ein Unterbezirk betroffen
T3	> 4 cm oder mit Hemilarynxfixation
T4a	Infiltriert Schild-/Ringknorpel, Zungenbein, Schilddrüse, Ösophagus, zentrale Halsweichteile
T4b	Infiltriert prävertebrale Faszie, A. carotis interna, mediastinale Strukturen
N- und M-Stadien ▶ Tab. 16.1	

therapie, üblicherweise Cisplatin/5-FU, der therapeutische Standard. Wegen des meist frühen Befalls der Halslymphknoten (bei Diagnose bereits 80–90 %) sind ausgedehnte Strahlenfelder unter Einschluss der LK-Regionen notwendig. Fernmetastasen treten beim nicht verhornenden Plattenepithel-Ca rascher und relativ häufiger als beim verhornenden Plattenepithel-Ca und den übrigen Kopf-Hals-Ca auf und können sekundär zu großen therapeutischen Problemen führen.

12–16 Wo. nach der primären RCT ist eine adjuvante Chemotherapie mit Capecitabin im Stadium III oder IV (ausgenommen N0- und T3 N1-Situationen, die mit geringen Rezidivrisiko behaftet sind) indiziert. Die Therapie sollte bei metronomischer Gabe von 650 mg/m² 2 ×/d für 1 J. oder 1 000 mg/m² 2 ×/d für 2 Wo. gefolgt von 1 Wo. Pause × 8 geführt werden.

In einem Kollektiv asiatischer Pat. mit EBV-assoziierten fortgeschrittenen NPC mit vorliegender LK-Metastasierung konnte die Effektivität der Induktionstherapie mit Cisplatin und Gemcitabin in einer Phase-III-Studie gesichert werden [Zhang et al. 2019]. Verschiedene Schemata zeigen beim nicht keratinisierenden Plattenepithel-Ca eine vergleichbare Wirksamkeit, wobei die Effektivitäts- und Toxizitätsdaten für Cisplatin und Gemcitabin am besten ausfallen. In Abwägung der Limitation der Übertragbarkeit der Daten auf Kaukasier sollte eine neoadjuvante Chemotherapie bei fortgeschrittenen Tumoren erwogen werden.

In der metastasierten/rezidivierten Situation gelangen Therapien zur Anwendung, die sich in der Erstbehandlung als effektiv erwiesen haben. Bei größerem zeitlichem Intervall zur Vortherapie kann erneut mit Platin/5-FU behandelt werden. Ist der Pat. zum Zeitpunkt der Metastasierung noch chemonaiv, ist die Chance auf eine Remission mit Werten zwischen 50 und 80 % hoch, in bis zu 20 % kann sogar eine Vollremission erreicht werden. Studien zur Effektivität nach primärer RCT liegen nicht vor. Von den Taxanen ist Paclitaxel als Monosubstanz mit einer Remissionsrate von 22 % auch beim NPC effektiv. Mit Kombinationen aus Carboplatin und Paclitaxel wurden bei Pat. mit metastasiertem bzw. fortgeschrittenem NPC Remissionsraten von 59–75 % erzielt. In einer Übersicht zur Chemotherapie metastasierter NPC wurde die Effektivität fünf verschiedener Cisplatin-Regime vergleichend (nicht randomisiert) untersucht [Jin et al. 2012]: Bezüglich der Remissionsraten erwiesen sich TPF und Cisplatin/Gemcitabin als etwas effektiver, im PFS und im OS ließen sich aber keine signifikanten Vorteile gegenüber Cisplatin/5-FU oder Cisplatin/Paclitaxel nachweisen. Neuere Daten zeigen eine Überlegenheit von Cisplatin/Gemcitabin gegenüber Cisplatin/5-FU. In der Phase-III-Studie wurden 362 Pat. randomisiert und alle 3 Wo. mit Cisplatin (80 mg/m^2) und Gemcitabin (1 000 mg/m^2 an den Tagen 1 und 8) oder Cisplatin (80 mg/m^2) und 5-FU (1 000 mg/m^2 an den Tagen 1–4) behandelt [Hong et al. 2021]. Es zeigte sich ein verlängertes OS in der Gemcitabin-Gruppe von 29,1 gegenüber 20,9 Monaten. Während in der Gemcitabin-Gruppe insbes. Knochenmarktoxizitäten zu verzeichnen waren, hatten die Pat. in der 5-FU-Gruppe insbes. Schleimhauttoxizitäten. Bei der Planung der Therapie sollten die Belastbarkeit und die unterschiedlichen Toxizitäten der Therapien berücksichtigen werden.

In asiatischen Studien wurden zudem PD-1-AK (Camrelizumab, Toripalimab) in Kombination mit Cisplatin/Gemcitabin in der metastasierten/rezidivierten Situation untersucht. In Europa lizensierte Checkpoint-Inhibitoren wurden bislang nicht geprüft. Inwieweit die Ergebnisse auf in Deutschland zugelassene Checkpoint-Inhibitoren übertragbar sind, ist gegenwärtig offen.

Oropharynxkarzinom

Überwiegend handelt es sich um Tonsillen-Ca und Karzinome des Zungengrunds. Ein operatives Vorgehen sollte gegenüber einer primär kurativen RCT in einer interdisziplinären Tumorkonferenz abgewogen werden. Insbes. HPV-16-pos. Tumoren zeigen eine hohe Strahlen- und Chemosensibilität. Eine Kombination der beiden Verfahren aus OP und RCT sollte nach Möglichkeit aufgrund der entstehenden Toxizitäten vermieden werden.

Hypopharynxkarzinom

Hypopharynx-Ca sind überwiegend im Bereich des Sinus piriformis (ca. 60 %), in der Postkrikoidregion (ca. 30 %) oder an der Pharynxhinterwand lokalisiert.

Meist führen Schluckstörungen, Heiserkeit oder zervikale LK-Schwellungen zur Diagnose. In der Mehrzahl der Pat. liegen bei Diagnosestellung bereits T3- oder T4-Tumoren vor, bei denen in etwa 70–80 % bereits klinisch LK-Metastasen nachweisbar sind [Röper et al. 2009]. Entsprechend der Lokalisation handelt es sich um schwierige Operationen (Pharyngektomie, bei Einbruch in den Kehlkopf Pharyngolaryngektomie), die nur in Einzelfällen durchgeführt werden können. Bei einer OP sind zusätzlich die (ein- oder doppelseitige) Neck Dissection und eine anschließende Strahlentherapie erforderlich. Bei den primär inoperablen Fällen muss bestrahlt werden, üblicherweise in Form der simultanen RCT.

16.4 Larynxkarzinom

16.4.1 Epidemiologie

- Inzidenz (TRM [Reiter et al. 2009]): Männer 9,2/100 000/J.; Frauen 2,1/100 000/J.
- Anteil an den KHT (TRM): Männer 22,6 %; Frauen 12,5 %
- Verhältnis Männer : Frauen = ca. 5 : 1
- Mortalitätsrate (TRM): Männer 6,5/100 000/J.; Frauen 1,0/100 000/J.
- Anteil an den KHT-Todesfällen: Männer 26,1 %, Frauen 13,2 %

16.4.2 Ätiologie

- Rauchen.
- Chron. Alkoholkonsum, Synergismus Rauchen und Alkohol.
- Kokarzinogenese: Asbest, organische und anorganische Lösungsmittel, Chromate, Nickelverbindungen.
- Gemäß Berufskrankheiten-Verordnung als kanzerogen anerkannt: Chrom-VI-Verbindungen, Kohledestillate, Nickel und Nickelverbindungen in Form atembarer Stäube und von Aerosolen.
- Verruköse Karzinome: evtl. HPV.
- Chron. Laryngitis, Leukoplakie mit Dysplasie und Kehlkopfpapillom gelten als Präkanzerosen.
- Genetische Prädisposition: Afroamerikaner sind 1,4-fach häufiger betroffen als Kaukasier.

16.4.3 Histologie

In der überwiegenden Mehrheit Plattenepithel-Ca, Grading in G1–4.

16.4.4 Stadieneinteilung und -gruppierung

Lokalisation der Larynx-Ca: 65 % Stimmband, 33 % Supraglottis und 2 % Subglottis. Jede Lokalisation mit eigenen T-Charakteristika, etwas vereinfacht nach [Wittekind et al. 2003] dargestellt (▶ Tab. 16.12, ▶ Tab. 16.13, ▶ Tab. 16.14). N- und M Stadien ▶ Tab. 16.1.

16.4.5 Klinik

- Heiserkeit ist das initiale Symptom des Glottis-Ca.
- Dysphagie ist das initiale Symptom bei supraglottischen Malignomen.

16

Tab. 16.12 T-Stadien des supraglottischen Larynx-Ca

Stadium	Befund
T1	Ein Unterbezirk, normal bewegliche Stimmlippen
T2	Schleimhaut von mehr als einem Unterbezirk von Supraglottis/Glottis oder Schleimhaut eines Areals außerhalb der Supraglottis, keine Larynxfixation
T3	Begrenzt auf Larynx, mit Stimmlippenfixation und/oder Invasion von Postkrikoidregion, präepiglottischem Gewebe, paraglottischem Raum, geringgradige Schildknorpelerosion
T4a	Ausbreitung durch Schildknorpel: Trachea, Halsweichteile, äußere Muskulatur der Zunge, gerade Halsmuskulatur, Schilddrüse/Ösophagus
T4b	Prävertebralraum, mediastinale Strukturen, A. carotis interna

Tab. 16.13 T-Stadien des glottischen Larynx-Ca

Stadium	Befund
T1	Auf Stimmlippe(n) begrenzt, normale Beweglichkeit
T1a	Eine Stimmlippe
T1b	Beide Stimmlippen
T2	Ausbreitung auf Supraglottis oder Subglottis, eingeschränkte Stimmlippenbeweglichkeit
T3	Stimmlippenfixation, Ausbreitung auf präepiglottischen Raum, geringgradige Erosion des Schildknorpels
T4a	Ausbreitung durch Schildknorpel: Trachea, Halsweichteile, äußere Muskulatur der Zunge, gerade Halsmuskulatur, Schilddrüse/Ösophagus
T4b	Prävertebralraum, mediastinale Strukturen, A. carotis interna

Tab. 16.14 T-Stadien des subglottischen Larynx-Ca

Stadium	Befund
T1	Begrenzt auf Subglottis
T2	Normal oder eingeschränkt beweglich
T3	Stimmlippenfixation
T4a	Ausbreitung durch Schildknorpel: Trachea, Halsweichteile, äußere Muskulatur der Zunge, gerade Halsmuskulatur, Schilddrüse/Ösophagus
T4b	Prävertebralraum, mediastinale Strukturen, A. carotis interna

- Luftnot und Stridor sind die initialen Symptome bei subglottischen Malignomen.
- U. U. zervikale LK-Vergrößerungen.
- Unspezifische Symptome: Fremdkörpergefühl, Räusperzwang, Atemnot, Hämoptoe, Gewichtsverlust.

Cave

Jede > 3 Wo. bestehende Heiserkeit ist abklärungsbedürftig.

16.4.6 Diagnostik

- ▶ 16.1.4
- Zusätzlich: CT und/oder MRT, insbes. zur Diagnostik einer Infiltration von Schildknorpel oder präepiglottischem Raum

16.4.7 Therapie

Mehr noch als bei anderen Kopf-Hals Ca steht beim Larynx-Ca die Funktionserhaltung im Vordergrund. Bedingt durch die frühen klinischen Symptome (Heiserkeit!) werden die Larynx-Ca oft in günstigen T-Stadien (T1 und T2) und oft mit noch neg. LK diagnostiziert. Beim glottischen Karzinom des Stadiums T1 N0 ermöglicht die Strahlentherapie gleich gute Ergebnisse wie die OP (Chordektomie), die 5-JÜR betragen 82 bzw. 80 %. Für die überwiegenden supraglottischen und glottischen Larynx-Ca des Stadiums I sind Strahlentherapie und OP gleichwertig, in den fortgeschrittenen Stadien steht die operative Therapie im Vordergrund. Steht ein verstümmelnder Eingriff mit Laryngektomie an, meist T3- und T4-Karzinome sowie Tumorrezidive nach Teilresektion oder primärer Strahlentherapie, muss immer abgewogen werden, ob wirklich eine Heilung erzielt werden kann und ob der Pat. wirklich von dem Eingriff profitieren wird.

In den frühen Stadien haben laserchirurgische Eingriffe und/oder Larynx-Teilresektionen erheblich an Bedeutung gewonnen, da das Ziel der Stimmerhaltung immer anzustreben ist [Zimmermann und Matthias 2009]. Die Radikalität darf dabei aber nie außer Acht gelassen werden, da der Pat. nur bei einem R0-Ergebnis mit einer Heilung rechnen kann.

Die Frage der Neck Dissection (ND) richtet sich nach dem T- und dem klinischen N-Stadium: Bei T1- und T2-Karzinomen wird aufgrund des geringen Metastasierungsrisikos bei einem cN0-Hals keine ND durchgeführt. Bei T3- und T4-Tumoren sollte auch bei klinisch unauffälligen Halslymphknoten zumindest auf der Tumorseite die ND erfolgen, bei manifesten LK-Metastasen ist die ND auf jeden Fall indiziert.

Nach primär operativer Therapie ist ab T2 und/oder bei LK-Befall im Fall der R0-Resektion die adjuvante Strahlentherapie durchzuführen. Bei R1 oder R2 wird man immer bestrahlen und die Kombination mit einer Chemotherapie im Sinne der simultanen RCT oder bei KI gegen eine Chemotherapie die Strahlentherapie mit Cetuximab kombinieren (s. o.).

In einer dreiarmigen randomisierten Studie mit 520 Pat. mit lokal fortgeschrittenem Larynx-Ca der Stadien III und IV (nicht metastasiert) wurde untersucht, ob die Zugabe einer Cisplatin-/5-FU-Chemotherapie entweder als Induktion vor oder simultan mit der Strahlentherapie die Chance auf einen Larynxerhalt im Vergleich zur alleinigen Strahlentherapie steigert [Forastiere et al. 2013]. Der Larynxerhalt, der für die Pat. von besonderer Relevanz ist, wurde mit 83,6 % nach 5 J. nur nach der simultanen RCT signifikant gegenüber der alleinigen Strahlentherapie um 17,8 % gesteigert. Das OS lag nach 5 J. mit 58 % (Induktion), 55 % (RCT) und 54 % (RT) im gleichen Bereich. Damit führt die RCT also nicht zur Überlebensverlängerung, aber signifikant häufiger zum Larynxerhalt.

In einer randomisierten Studie bei Pat. mit lokal fortgeschrittenem Larynx- oder Hypopharynx-Ca wurden 3 Zyklen einer primären Chemotherapie entweder mit Cisplatin/5-FU (PF) oder TPF (Docetaxel/Cisplatin/5-FU) gegeben. Bei Nichtansprechen wurde laryngektomiert, bei Remission wurde standardmäßig die

Strahlentherapie ± Chemotherapie eingeleitet [Tejani et al. 2010]. Unter der Dreierkombination wurde eine sehr hohe Remissionsrate (80 %) und nach 3 J. in 70,3 % ein Larynxerhalt erzielt, während unter Cisplatin/5-FU die Remissionsrate mit 59,2 % ebenso wie der Larynxerhalt mit 57,5 % signifikant niedriger lagen [Pointreau et al. 2009]. Das Überleben war in beiden Studienarmen gleich.

In der Mehrzahl der Fälle mit lokal fortgeschrittenem Larynx-Ca wird man heute primär eine RCT anbieten, die in einem hohen Prozentsatz eine Kehlkopferhaltung ermöglicht.

Vorgehen bzgl. der primären Strahlen- oder Radiochemotherapie der lokal fortgeschrittenen Larynx-Ca oder bei primär oder sekundär metastasierter Erkrankung ▶ 16.1.7.

Begleittherapie nach chirurgischen Maßnahmen:

- Postop. Stimmtherapie
- Nach Laryngektomie: Einsetzen einer Stimmprothese zwischen Tracheal- und Ösophaguswand, Anbilden einer Ösophagusstimme, technische Stimmhilfen in Form eines von außen aufgesetzten Vibrators

Einweisung im Umgang mit dem Tracheostoma.

16.5 Tumoren der Nasennebenhöhlen und der inneren Nase

[Cornelius und Wollenberg 2009; Harrison et al. 2004].

16.5.1 Epidemiologie, Ätiologie und Histologie

- Tumoren der Nase und Nasennebenhöhlen (sinunasale Tumoren) sind insgesamt selten, die Inzidenz beträgt ca. 0,4/100 000/J. für Männer und 0,3/100 000/J. für Frauen [Reiter et al. 2009].
- Nikotin- und Alkoholabusus spielen bei den Tumoren dieser Lokalisation eine geringe Rolle, daher sind beide Geschlechter etwa gleich häufig betroffen.
- Der Mechanismus der Tumorentstehung ist meist unklar. Bis zu 44 % der sinunasalen Tumoren werden aber auf berufsbedingte Noxen zurückgeführt [Harrison et al. 2004]: Nickel, Chrom, Isopropylöle, gasförmige Kohlenwasserstoffe und Holzfasern. Holzstäube sind mit einer massiven Steigerung von Adeno-Ca in den Sinus ethmoidales verbunden. Exakte Angaben zu den jeweiligen Mengen und Expositionsdauern fehlen aber weitgehend.
- Am häufigsten gehen Tumoren in dieser Region von der Kieferhöhle (ca. 60 %) aus, gefolgt von der Nasenhaupthöhle (ca. 20 %) und den Siebbeinzellen (ca. 15 %).
- Histologisch überwiegen Plattenepithel-Ca, Nicht-Plattenepithel-Ca machen etwa 5–10 % aus, hier v. a. adenoidzystische und Adeno-Ca.

16.5.2 Therapie der sinunasalen Tumoren

Operationen sind wegen der meist notwendigen Resektion von Knochen und Weichteilgewebe oft verstümmelnd → strenge Indikationsstellung. Rekonstruktive und prothetische Eingriffe sind fester Bestandteil des Therapieplans. ND im Allgemeinen nur bei manifester LK-Metastasierung. Eine Nachbestrahlung ist in der Mehrzahl der Pat. erforderlich.

Würde ein operativer Eingriff zu einer Verstümmelung führen oder erscheint der Tumor primär inoperabel, ist wie bei den anderen inoperablen Kopf-Hals-Ca die Ind. zur Strahlentherapie gegeben. Standard ist dann die simultane RCT, nur bei KI gegen die Chemotherapie wird alleine bestrahlt. Fernmetastasen treten in etwa 10 % auf, die zumeist mit Platin-Kombinationen behandelt werden.

16.6 Tumoren der Speicheldrüsen

[Harrison et al. 2004, Ihrler et al. 2009].

16.6.1 Epidemiologie und Ätiologie

Tumoren der großen (Glandulae parotis, submandibularis, sublingualis) und der kleinen Speicheldrüsen (SD) sind selten, die Inzidenz wird mit 1–2/100 000/J. angegeben [Harrison et al. 2004]. Bei einer gleichen Inzidenz von 1,8/100 000/J. bei Männern und Frauen im TRM bestehen keine geschlechtsspezifischen Unterschiede.

Rauchen und Alkohol gelten bei diesen Tumoren nicht als ätiologische Faktoren. Eindeutige Zusammenhänge zwischen bestimmten Substanzen und Speicheldrüsentumoren konnten bisher nicht gesichert werden. Lediglich für die Entwicklung von Tumoren den kleinen Speicheldrüsen in der Nasenhöhle oder den Nebenhöhlen wird ein Zusammenhang mit Hartholzstäuben gesehen [Harrison et al. 2004].

16.6.2 Lokalisation und Stadieneinteilung

Die malignen Tumoren der Speicheldrüsen sind überwiegend in den Glandulae parotis (ca. 86 %), submandibulares bzw. sublinguales lokalisiert. Es überwiegen Adeno- und Mukoepidermoid-Ca sowie adenoidzystische Karzinome. Auf die TNM-Klassifikation wird hier verzichtet, siehe unter [Wittekind et al. 2017].

16.6.3 Histologie

Bei keiner anderen Lokalisation der KHT werden so viele verschiedene gutartige und maligne Tumoren beschrieben, wobei aufgrund der großen strukturellen und zytologischen Vielfalt ein allgemein akzeptiertes Grading-System noch nicht entwickelt wurde. Von der WHO werden derzeit 10 gutartige und 23 bösartige Tumorentitäten im Bereich der Speicheldrüsen unterschieden.

Bei den Karzinomen stehen zahlenmäßig das Mukoepidermoid-Ca (gesamt 29 %, davon große SD 22 %, kleine SD 41 %), das Azinuszell-Ca (17 %), das adenoidzystische Karzinom (7,5 %) und das Karzinom aus pleomorphem Adenom (6,5 %) im Vordergrund.

Es ist zu berücksichtigen, dass z. B. Azinuszell-Ca und polymorphe Low-Grade-Adeno-Ca überwiegend einem niedrigen Malignitätsgrad zuzuordnen sind, während Speichelgang-, Plattenepithel- und lymphoepitheliale (undifferenzierte) Karzinome nahezu generell hoch maligne sind.

Merke

Die unterschiedlichen Malignitätsgrade der Speicheldrüsen-Ca sind bei den Therapieplanungen immer zu berücksichtigen.

16.6.4 Therapie

Operation

Unabhängig von Sitz und Dignität der Speicheldrüsentumoren ist die Resektion des Tumors die Therapie der 1. Wahl! Neben der dauerhaften lokalen Tumorkontrolle ermöglicht sie auch eine definitive histologische Sicherung und die Bestimmung des T-Stadiums. Ausnahmen hiervon sind maligne Lymphome, die ja zumeist bereits durch Biopsie histologisch abgeklärt sind, und seltene Tumorformen wie kleinzellige oder lymphoepitheliale Karzinome, bei denen eine primäre Strahlentherapie und u. U. auch eine frühe Chemotherapie indiziert sein können.

Eine Halslymphknotenausräumung wird heute empfohlen bei folgenden Konstellationen, in denen in 10–50 % bereits subklinische LK-Metastasen vorliegen:

- High-Grade-Tumoren (G3)
- Undifferenzierte Tumoren, Plattenepithel-, Adeno- und Speichelgang-Ca
- Große Primärtumoren (T3/T4), auch wenn es Low-Grade-Tumoren sind
- Malignomrezidiv

Strahlentherapie

Bei gesicherter Malignität kommt der Strahlentherapie nach OP des Primärtumors ebenso wie bei primär inoperablen Tumoren der Speicheldrüsen eine große Bedeutung zu.

Postop. Strahlentherapie wird empfohlen bei/nach:

- T3-/T4-Tumoren
- R1- und R2-Resektionen oder sehr knappen tumorfreien Sicherheitssäumen
- OP von Tumorrezidiven
- Knochen-, Weichteil- oder Nerveninfiltration
- Undifferenzierten oder High-Grade-Tumoren (G3–4)
- LK-Metastasen
- Intraoperativer Kapselruptur oder Tumoraussaat

Mit der Kombination aus Resektion und Strahlentherapie (unterschiedliche Gesamtdosen von 40–77,4 Gy, median 56,6 Gy) werden günstige 5-JÜR erzielt, in den Stadien III–IV 51 %, bei LK-Befall 49 % und bei höher malignen Tumoren 57 % [Ihrler et al. 2009]. Ohne Bestrahlung überleben nach 5 J. nur 10 %, 19 % bzw. 28 % [Ihrler et al. 2009].

Mit einer optimalen Kombination aus Resektion und Strahlentherapie werden sogar noch bessere Überlebensraten (bis 80 %) erzielt [Terhaard et al. 2005].

Die primäre Strahlentherapie ist bei primär inoperablen Tumoren der Speicheldrüsen indiziert [Terhaard et al. 2005]. Entscheidend sind ausreichend hohe Strahlendosen, da nach Gesamtdosen von ≥ 66 Gy nach 5 J. noch lokale Kontrollraten von etwa 50 % erzielt werden können. Auch wenn größere Studien zur RCT der lokal fortgeschrittenen SD nicht vorliegen, wird man heute in Analogie zu den anderen KHT bei Inoperabilität eine simultane RCT anstreben.

Systemtherapie

Bei den lokal ausbehandelten und/oder metastasierten Speicheldrüsentumoren ist eine Systemtherapie indiziert. Gerade bei den öfter pulmonal metastasierten adenoidzystischen Karzinomen oder niedrig malignen polymorphen Adeno-Ca sollte zunächst die Wachstumsgeschwindigkeit geprüft werden. Oft wachsen diese sehr langsam, sodass deren Resektion sinnvoll sein kann. Liegt ein hochmaligner Speicheldrüsentumor vor und/oder wachsen etwaige Metastasen schnell, ist eine Systemtherapie indiziert.

Eine Standardtherapieempfehlung kann aufgrund der Datenlage nicht erfolgen.

Speicheldrüsengang-Ca exprimieren in 80–90 % den Androgenrezeptor. In einer Phase-II-Studie mit 36 Pat. erfolgte die Behandlung analog dem Prostata-Ca mit Leuprorelin 3,75 mg alle 4 Wo. und Bicalutamid 80 mg/d. Die Effektivität war der Chemotherapie vergleichbar, bei deutlich verminderter Toxizität (mOS 30,5 Mon.; PFS 8,8 Mon.) [Fushimi et al. 2018].

Darüber hinaus findet sich in 30–40 % der Tumoren eine Her2 Überexpression analog dem Mamma-Ca. Die Behandlung mit Trastuzumab in Kombination mit Docetaxel führte zu einem medianen OS von 39,7 Mon. und einem PFS von 25,6 Mon. [Takahashi et al. 2018]. Alternative Her2-gerichtete Therapien sind ebenfalls wirksam. T-DM1 wurde in einem kleinen Kollektiv von 10 Pat. evaluiert, wo sich eine ORR von 90 % zeigte [Li et al. 2019].

Beim adenoidzystischen Karzinom wurden verschiedene Multityrosinkinaseinhibitoren evaluiert. Für Lenvatinib zeigte sich in einer nicht randomisierten Phase-II-Studie bei 32 Pat. eine partielle Remission bei 5 Pat. (15 %) und eine stabile Erkrankungssituation bei 24 Pat. (75 %) [Tchekmedyian et al. 2019]. Axitinib wurde in einer randomisierten Phase-II-Studie mit 30 Pat. pro Arm gegen Observation verglichen. Die 6-Monats-PFS-Rate lag unter Axitinib bei 73 %, unter Observation bei 23 %. Das mediane PFS betrug 10,8 gegenüber 2,8 Monate. Es fand sich keine Remission (ORR 0 %), bei allerdings einer Erkrankungskontrollrate von 100 % mit Axitinib gegenüber 51,9 % mit Observation [Kang et al. 2021].

Eine seltene genetische Alteration sind TRK-Fusionen. Insbes. beim sekretorischen mammaanalogen Speicheldrüsen-Ca finden sich diese für Larotrectinib und Entrectinib prädiktiven Fusionstranskripte. Randomisierte Studien liegen zu diesen sehr seltenen Alterationen nicht vor. Die Wirkung von NTRK-Inhibitoren ist jedoch nicht organsspezifisch [Drilon et al. 2018].

In einer Einzelserie mit 15 konsekutiven Pat. mit rezidivierten oder metastasierten Speicheldrüsentumoren (überwiegend adenoid-zystisch) erfolgte die Therapie jeweils mit Cyclophosphamid, Adriamycin und Cisplatin (CAP). Die Remissionsrate betrug immerhin 60 %, die Zeit bis zum Progress 6,6 Mon. und das Überleben median 15,1 Mon. [Debaere et al. 2011].

16.6.5 Therapieschemata Speicheldrüsenkarzinome

▶ Tab. 16.15.

Tab. 16.15 Therapieschemata Speicheldrüsen-Ca

Substanzen	Dosierung und Applikation	Zeitpunkt
Cave: Besonderheiten der Substanzen und Berücksichtigung ihrer KI und Zulassungsbeschränkungen müssen bedacht werden!		
CAP-Schema		
Cisplatin	50 mg/m² KOF i. v.	Tag 1, Wdh. Tag 28
Adriamycin	50 mg/m² KOF i. v.	Tag 1, Wdh. Tag 28
Cyclophophamid	500 mg/m² KOF i. v.	Tag 1, Wdh. Tag 28
Docetaxel-Trastuzumab		
Docetaxel	70 mg/m² KOF i. v.	Tag 1, Wdh. Tag 22
Trastuzumab	8 mg/kg KG d 1, danach 6 mg/kg i. v.	Tag 1, Wdh. Tag 22
Bicalutamid-Leuprorelin		
Bicalutamid	80 mg p. o.	Ab Tag 1 tgl
Leuprorelin	3,75 mg s. c.	Ab Tag 8, Wdh. alle 4 Wo.

Literatur

Blanchard P, Baujat B, Holostenco V et al. Meta-analysis of chemotherapy in head and neck cancer (MACH-NC): a comprehensive analysis by tumor site. Radiother Oncol, 2011;100:33–40.

Burtness B, Harrington KJ, Greil R et al. Pembrolizumab alone or with chemotherapy versus cetuximab with chemotherapy for recurrent or metastatic squamous cell carcinoma of the head and neck (KEYNOTE-048): a randomised, open-label, phase 3 study. Lancet, 2019 Nov 23;394(10212): 1915–1928.

Cohen EEW, Soulières D, Le Tourneau C et al. KEYNOTE-040 investigators. Pembrolizumab versus methotrexate, docetaxel, or cetuximab for recurrent or metastatic head-and-neck squamous cell carcinoma (KEYNOTE-040): a randomised, open-label, phase 3 study. Lancet, 2019 Jan 12;393(10167): 156–167.

Debaere D, Vander Porten V, Nuyts S et al. Cyclophosphamide, doxorubicin and cisplatin in advanced salivary gland cancer. B-ENT, 2011;7: 1–6.

Drilon A, Laetsch TW, Kummar S et al. Efficacy of Larotrectinib in TRK Fusion-Positive Cancers in Adults and Children. N Engl J Med, 2018 Feb 22;378(8): 731–739.

Forastiere AA, Zhang Q, Weber RS et al. Long-term results of RTOG 91-11: a comparison of three nonsurgical treatment strategies to preserve the larynx in patients with locally advanced larynx cancer. J Clin Oncol, 2013;31(7): 845–852.

Fushimi C, Tada Y, Takahashi H, et al: A pro- spective phase II study of combined androgen blockade in patients with androgen receptor-positive metastatic or locally advanced unresectable salivary gland carcinoma. Ann Oncol, 2018;29: 979–984.

Gibson MK, Li Y, Murphy B et al. Randomized phase III evaluation of cisplatin plus fluorouracil versus cisplatin plus paclitaxel in advanced head and neck cancer (E1395): an intergroup trial of the Eastern Cooperative Oncology Group. J Clin Oncol, 2005;23(15): 3562–3567.

Gillison ML, D'Souza G, Westra W et al. Distinct risk factor profiles for human papillomavirus type 16-positive and human papillomavirus type 16-negative head and neck cancers. J Natl Cancer Inst, 2008 Mar 19;100(6): 407–420. Epub 2008 Mar 11.

Glisson BS, Murphy BA, Frenette G et al. Phase II Trial of docetaxel and cisplatin combination chemotherapy in patients with squamous cell carcinoma of the head and neck. J Clin Oncol, 2002 Mar 15;20(6): 1593–1599.

Guigay J, Aupérin A, Fayette J et al. Cetuximab, docetaxel, and cisplatin versus platinum, fluorouracil, and cetuximab as first-line treatment in patients with recurrent or metastatic head and neck squamous-cell carcinoma (GORTEC 2014-01

TPExtreme): a multicentre, open-label, randomised, phase 2 trial. Lancet Oncol, 2021 Apr;22(4): 463–475.

Hong S, Zhang Y, Yu G et al. Gemcitabine Plus Cisplatin Versus Fluorouracil Plus Cisplatin as First-Line Therapy for Recurrent or Metastatic Nasopharyngeal Carcinoma: Final Overall Survival Analysis of GEM20110714 Phase III Study. J Clin Oncol, 2021 Oct 10;39(29): 3273–3282.

Jin Y, Cai XY, Shi YX et al. Comparison of five cisplatin-based regimens frequently used as the first-line protocols in metastatic nasopharyngeal carcinoma. J Cancer Res Clin Oncol, 2012;138: 1717–1725.

Kang EJ, Ahn MJ, Ock CY et al. Randomized Phase II Study of Axitinib versus Observation in Patients with Recurred or Metastatic Adenoid Cystic Carcinoma. Clin Cancer Res, 2021 Oct 1;27(19): 5272–5279.

Li BT, Shen R, Offin M, et al. Ado-trastuzumab emtansine in patients with HER2 amplified salivary gland cancers (SGCs): Results from a phase II basket trial. J Clin Oncol, 2019;37: 6001.

Liang ZG, Zhu XD, Zhou ZR et al. Comparison of concurrent chemoradiotherapy followed by adjuvant chemotherapy versus concurrent chemoradiotherapy alone in locoregionally advanced nasopharyngeal carcinoma: a meta-analysis of 793 patients form 5 randomized controlled trials. Asian Pac J Cancer Prev, 2012;13 5747–5752.

Ma J, Liu Y, Huang XL et al. Induction chemotherapy decreases the rate of distant metastasis in patients with head and neck squamous cell carcinoma but does not improve survival or locoregional control: A meta-analysis. Oral Oncol, 2012;48(11): 1076–1084.

Pignon JP, le Maitre A, Maillard E et al. On behalf of MACH-NC Collaborative Group: Meta-analysis of chemotherapy in head and neck cancer (MACH-NC): An update on 93 randomized trial in 17.346 patients. Radiother Oncol, 2009;92: 4–14.

Pointreau Y, Garaud P, Chapet S et al. Randomized trial of induction chemotherapy with cisplatin and 5-fluorouracil with or without docetaxel for larynx preservation. J Natl Cancer Inst, 2009;101: 498–506.

Sturgis EM, Wei Q, Spitz MR. Descriptive epidemiology and risk factors for head and neck cancer. Sem Oncol, 2004;31: 726–733.

Takahashi H, Tada Y, Saotome T et al. 2018 Phase II Trial of Trastuzumab and Docetaxel in Patients With Human Epidermal Growth Factor Receptor 2–Positive Salivary Duct Carcinoma. J Clin Oncol, 2019;37(2): 125–134.

Tchekmedyian V, Sherman EJ, Dunn L et al. Phase II Study of Lenvatinib in Patients With Progressive, Recurrent or Metastatic Adenoid Cystic Carcinoma. J Clin Oncol 2019;37: 18, 1529–1537.

Tejani M, Cohen RB, Mehra R. The contribution of cetuximab in the treatment of recurrent and/or metastatic head and neck cancer. Biologics: Targets & Therapy 2010;4: 173–185.

Vermorken JB, Remenar E, van Herpen C et al. Cisplatin, fluorouracil, and docetaxel in unresectable head and neck cancer. N Engl J Med, 2007;357: 1695–1704.

Vermorken JB, Mesia R, Rivera F et al. Platinum based chemotherapy plus cetuximab in head and neck cancer. N Engl J Med, 2008;359: 1116–1127.

Wittekind Ch, Meyer HJ, Bootz F. TNM Klassifikation maligner Tumoren. 8. Aufl. Berlin: Springer; 2017.

Zhang Y, Chen L, Hu GQ et al. Gemcitabine and Cisplatin Induction Chemotherapy in Nasopharyngeal Carcinoma. N Engl J Med, 2019 Sep 19;381(12): 1124–1135.

17 Malignome des Gastrointestinaltrakts

Melanie Bathon, Gunnar Folprecht, Christian Jehn, Diana Lüftner, Helmut Oettle, Hanno Riess, Arndt Vogel und Sabrina Welland

17.1 Ösophaguskarzinom

Gunnar Folprecht

17.1.1 Epidemiologie

1,3 % aller Malignome in der EU. Während die Inzidenz der Plattenepithel-Ca rückläufig ist, steigt die Häufigkeit der Adeno-Ca an, sodass inzwischen 40–50 % der Ösophagus-Ca Adeno-Ca sind.

- Männer: Inzidenz 9,3/100 000/J., Mortalität 6,8/100 000/J.
- Frauen: Inzidenz 2,4/100 000/J., Mortalität 1,6/100 000/J. [RKI 2021].
- Mittleres Erkrankungsalter: ca. 68.–71. Lj. (Männer/Frauen).

17.1.2 Klassifikationen/Stadieneinteilung

Histologische Klassifikation

- Plattenepithel-Ca: 50–60 %
- Adeno-Ca: 40–50 %
- Andere: selten

Einteilung nach Lokalisation

- Zervikale Ösophagus-Ca (bis Thoraxapertur, ca. 18 cm ab Zahnreihe; ICD-10: C15.0)
- Intrathorakal/oberhalb der (Tracheal-)Bifurkation (ca. 18–24 cm ab Zahnreihe; ICD-10: C15.3)
- Intrathorakal, mittlerer Abschnitt: proximale Hälfte zwischen Trachealbifurkation und ösophagogastralem Übergang (ca. 24–32 cm ab Zahnreihe, ICD-10: C15.4)
- Intrathorakal, distaler Abschnitt: distale Hälfte zwischen Trachealbifurkation und ösophagogastralem Übergang (ca. 32–40 cm ab Zahnreihe, ICD-10: C15.5)
- Tumoren des ösophagogastralen Übergangs (ICD-10: C16.0)

Merke

Abgrenzung zum Magen-Ca: Auch Tumoren im Magen, deren Zentrum bis 2 cm vom ösophagogastralen Übergang entfernt ist **und** die gleichzeitig in den ösophagogastralen Übergang reichen, werden als Karzinom des ösophagogastralen Übergangs klassifiziert. Sie folgen in der TNM-Klassifikation dem Ösophagus-Ca.

TNM-Klassifikation

▶ Tab. 17.1.

Stadieneinteilung

Stadieneinteilung gemäß UICC

▶ Tab. 17.2, ▶ Tab. 17.3.

Die Einteilung der prognostischen Gruppen umfasst zusätzlich die Histologie und das Grading.

Tab. 17.1 TNM-Klassifikation des Ösophagus-Ca

Stadium	Befund
T – Primärtumor	
TX	Primärtumor kann nicht beurteilt werden
T0	Kein Anhalt für Primärtumor
Tis	Carcinoma in situ
T1	Tumor infiltriert Lamina propria/Muscularis mucosae (T1a) oder Submukosa (T1b)
T2	Tumor infiltriert Muscularis propria
T3	Tumor infiltriert Adventitia
T4	Tumor infiltriert Pleura, Perikard, V. azygos, Zwerchfell oder Peritoneum (T4a) oder andere Nachbarstrukturen (T4b)
N – regionäre Lymphknoten (LK)	
NX	Regionäre LK können nicht beurteilt werden
N0	Keine regionären LK befallen
N1	Metastasen in 1–2 regionäre LK[1]
N2	Metastasen in 3–6 regionäre LK[1]
N3	Metastasen in ≥ 7 regionäre LK[1]

[1] Als regionäre LK zählen alle LK im Abfluss des Ösophagus, einschließlich zervikaler und zöliakaler LK

Tab. 17.2 UICC-Stadien des Plattenepithel-Ca des Ösophagus

Klinische Einteilung						Pathologische Stadieneinteilung					
Primärtumor	Metastasen und LK					Primärtumor	Metastasen und LK				
	M0				M1		M0				M1
	N0	N1	N2	N3	Jedes N		pN0	pN1	pN2	pN3	Jedes N
Tis	0					pTiS	0	–			
T1	I		III	IVA	IVB	pT1a	IA	II	IIIA	IVA	IVB
						pT1b	IB				
T2	II					pT2		IIIA	IIIB		
T3	II	III				pT3	II	IIIB			
T4a	IVA					pT4a	IIIB		IVA		
T4b						pT4b	IVA				

Klassifikation der Karzinome des ösophagogastralen Übergangs nach Siewert

Karzinome innerhalb von 5 cm ober- oder unterhalb des ösophagogastralen Übergangs.

- Typ I: Adeno-Ca des distalen Ösophagus
- Typ II: Adeno-Ca der Kardia
- Typ III: Adeno-Ca des subkardialen Magens

Die Unterscheidung ist in Bezug auf die Lymphabflusswege wichtig:

- Typ I: Drainage nach mediastinal und zöliakal. Chirurgische Therapie: Ösophagusresektion.

Tab. 17.3 UICC-Stadien des Adeno-Ca des Ösophagus

Klinische Einteilung						Pathologische Stadieneinteilung					
Primärtumor	Metastasen					Primärtumor	Metastasen				
	M0				M1		M0				M1
	N0	N1	N2	N3	Jedes N		pN0	pN1	pN2	pN3	Jedes N
Tis	0	–				pTiS	0	–			
T1	I	IIA	III	IVA	IVB	pT1a	IA	IIB	IIIA	IVA	IVB
						pT1b	IB				
T2	IIB	III				pT2	IIA	IIIA	IIIB		
T3	III					pT3	IIIA	IIIB			
T4a						pT4a		IIIB	IVA		
T4b	IVA					pT4b	IVA				

- Typ II: chirurgische Therapie international umstritten.
- Typ III: Drainage nach zöliakal, Milzhilus, paraaortal. Chirurgische Therapie: erweiterte Gastrektomie und Resektion des distalen Ösophagus.

17.1.3 Risikofaktoren

Merke
Eine Vielzahl von Risikofaktoren für Ösophagus-Ca werden diskutiert, wobei die wesentlichsten Nikotin- und Alkoholabusus sind. Die Risikofaktoren unterscheiden sich geringfügig für die beiden histologischen Haupttypen Plattenepithel- und Adeno-Ca.

Risikofaktoren für Plattenepithelkarzinome

- Demografische und sozioökonomische Faktoren:
  - Große regionale Unterschiede: hohe Inzidenz z. B. in Asien (hier sind beide Geschlechter gleich häufig betroffen).
  - Männer > Frauen.
  - Niedrigerer sozioökonomischer Status.
- Rauchen und Alkohol: dosisabhängig.
- Relativ häufig besteht auch ein Tumor im Kopf-Hals-Bereich (gleiche Risikofaktoren).
- Tylosis (seltene autosomal-dominant vererbte Krankheit mit Hyperkeratose der Füße und Hände): Ca. 90 % entwickeln ein ösophageales Plattenepithel-Ca.

Risikofaktoren für Adenokarzinome

- Barrett-Ösophagus (jährliches Risiko für Pat. ohne Dysplasie ca. 0,25 %, mit High-Grade-Dysplasie 6 %)
- Rauchen (relatives Risiko ca. 1,8)
- Adipositas

17.1.4 Prävention

- Verzicht auf Rauchen und übermäßigen Alkoholgenuss
- Positiver Effekt: Ernährung mit viel Obst, Gemüse und Ballaststoffen.

17.1.5 Diagnostik

- Notwendige Untersuchungen:
  - Anamnese/klinische Untersuchung
  - Ösophagogastroskopie mit Biopsie des Tumors
  - CT Hals/Thorax/Abdomen
  - Endosonografie (bes. genaues regionales Staging: T-/N-Stadium)
- Evtl. erforderliche zusätzliche Untersuchungen:
  - Bronchoskopie bei suprabifurkalem Tumor (Infiltration der Trachea vor Resektion oder Bestrahlung)
  - Laparoskopie bei lokal fortgeschrittenem infrabifurkalem Adeno-Ca
  - HNO-ärztliche Untersuchung bei zervikalem Tumor und bei V. a. Rekurrensparese
  - PET(-CT)

17.1.6 Therapie

Therapieplanung

Merke
Multimodale Therapieansätze mit kombinierter Radiochemotherapie (RCT) und OP sind unimodalen Therapien überlegen. Vor Therapiebeginn ist ein Tumorboard unter Beteiligung von in dieser Indikation erfahrenen Ärzten sinnvoll.

Nur ca. 30–40 % der Pat. befinden sich bei Erstdiagnose in einem resektablen Stadium. Häufig bestehen Komorbiditäten und begrenzen die Operabilität. Die alleinige OP führt nur zu geringen Langzeitüberlebensraten (5-Jahres-Überlebensraten nach alleiniger OP: 5–20 %).

Zur Therapieentscheidung bei Pat. mit lokalisierten Stadien wird insbes. folgende Einteilung zugrunde gelegt:
- Lokalisation (zervikal/supra-/infrabifurkal, ösophagogastraler Übergang)
- Ausdehnung (T1a vs. T1b–T2 vs. T3/4)
- LK-Befall (N0 vs. N+)

Endoskopische Mukosaresektion

Eine endoskopische Mukosaresektion im Gesunden ist für kleine (≤ 2 cm) Adeno-Ca (pT1sm1, Eindringtiefe < 0,5 mm) ausreichend, ebenso für frühe Plattenepithel-Ca (pT1 m1/m2), jeweils wenn keine Risikofaktoren vorliegen (L0 V0 G1–2, keine Ulzeration). Regelmäßige endoskopische Nachuntersuchungen sind obligat.

Lokalisierte Stadien

Die Therapie des lokalisierten Ösophagus-Ca wird meist multimodal durchgeführt. Sie ist wegen der vergleichsweise hohen OP-Morbidität/-Letalität sowie der häufig vorliegenden Komorbidität komplex.

- **OP:** Die Lokalisation bestimmt stark die OP-Möglichkeiten: Schlechter resektabel sind suprabifurkale, noch schlechter zervikale Karzinome. Bei der Therapie der im oberen Ösophagus gelegenen *Plattenepithelkarzinome* wird daher eher eine definitive RCT durchgeführt. Die Prognose ist besser, wenn die OP an Kliniken mit hoher Fallzahl stattfindet.
- **Neoadjuvante Therapie:** Bei Pat. mit einem T3/T4-Tumor erfolgt immer eine neoadjuvante Therapie, bei Pat. mit einem T2-Tumor kann sie erfolgen. Die neoadjuvante Therapie besteht bei Pat. mit Plattenepithel-Ca aus einer RCT (meist Carboplatin/Paclitaxel), bei Pat. mit Adeno-Ca des Ösophagus/ösophagogastralen Übergangs aus einer Chemotherapie (▶ 17.2) wie beim Magen-Ca oder einer RCT. In einer randomisierten Studie war dabei kein Vorteil für die RCT nachweisbar.
- **Adjuvante Immuntherapie:** Eine adjuvante Immuntherapie mit Nivolumab verbessert das DFS bei Pat. mit Ösophagus-Ca nach neoadjuvanter RCT und R0-Resektion.
- Pat. mit Adeno-Ca des distalen Ösophagus und des ösophagogastralen Übergangs waren auch in die Studien zum Magen-Ca eingeschlossen. In einer Cochrane-Metaanalyse stellte sich ein Überlebensvorteil für eine neoadjuvante Chemotherapie (mit platinhaltigen Regimen) dar, ohne dass die periop. Morbidität erhöht war.
- **Definitive Radiochemotherapie (RCT):** Alternative, wenn eine Resektion nicht erfolgen kann.

Merke

Die RCT mit Cisplatin/5-FU ist einer alleinigen Strahlentherapie überlegen [RTOG-Studie 85–01, Cooper et al. 1999].

Für eine adjuvante Chemotherapie gibt es keine ausreichenden Daten.

Zervikales Ösophaguskarzinom

Karzinome im zervikalen Ösophagus sind relativ selten (ca. 5 % der Ösophagus-Ca). Sie werden eher mit einer definitiven RCT behandelt.

Suprabifurkales Ösophaguskarzinom

Bei fortgeschritteneren Stadien (T > 2 oder N0) wird eine RCT durchgeführt (mit oder ohne nachfolgende Resektion), bei T1- und T2-Tumoren eine subtotale Ösophagusresektion mit Lymphadenektomie.

Fortgeschrittenere Tumoren sind z. B. aufgrund der anatomischen Nähe zur Trachea häufig nicht R0-resektabel. Ein Tumoreinbruch in die Trachea erschwert durch Probleme mit Fisteln oft auch eine RCT.

Infrabifurkales Ösophaguskarzinom

Bei T1–T3-Tumoren ist die subtotale Ösophagusresektion mit abdominaler und mediastinaler Lymphadenektomie indiziert. Diese wird – außer in sehr frühen Stadien – i. d. R. mit einer neoadjuvanten RCT, bei einem Adeno-Ca mind. mit einer neoadjuvanten Chemotherapie kombiniert.

Merke
Bei hohem operativem Risiko ist eine alleinige RCT Therapie der Wahl.

Chemo- und Immuntherapie

Ösophagus-Ca sind mäßig chemotherapiesensibel. Die wichtigsten Substanzen sind 5-FU, Platinpräparate, auch Taxane. In Phase-II-Studien wurden mit Oxaliplatin/5-FU (FOLFOX) ähnliche Ergebnisse wie mit Cisplatin/5-FU erzielt, sodass dieses Regime eine Option bei Komorbiditäten darstellt. Adeno-Ca des ösophagogastralen Übergangs und auch des distalen Ösophagus waren meist in die Studien des Magen-Ca eingeschlossen und werden für die alleinige Chemotherapie meist wie ein Magen-Ca behandelt (▶ 17.2).

Bei Pat. mit Ösophagus-Ca und erhöhter PD-L1-Expression verbessert die zur Chemotherapie zusätzlich gegebene Immuntherapie das Überleben (Pembrolizumab bei PD-L1-CPS ≥ 10; Nivolumab bei Plattenepithel-Ca mit PD-L1 ≥ 1 %, bei Adeno-Ca des Ösophagus/gastroösophagealem Übergang mit PD-L1-CPS ≥ 5).

Alternativ zur Chemotherapie kann bei einem Plattenepithel-Ca auch eine alleinige Immuntherapie mit Nivolumab/Ipilimumab erfolgen (PD-L1 ≥ 1 %).

Zur Therapie der häufig vorhandenen Schluckbeschwerden bestehen die Optionen einer palliativen Bestrahlung oder einer Stent-Implantation. Häufig bessert sich die Dysphagie auch, wenn eine Chemotherapie begonnen wird.

17.1.7 Nachsorge

Die Bedeutung einer Tumornachsorge zur Rezidivfrüherkennung und Prognoseverbesserung ist bisher nicht hinreichend belegt.

I. d. R. besteht auch nach kurativer Therapie ein hoher Grad der Behinderung (100 %).

17.1.8 Therapieschemata

Für weitere Behandlungsschemata ▶ 17.2.7.

▶ Tab. 17.4.

Tab. 17.4 Behandlungsschemata

Substanzen	Dosis	Therapiezeitpunkt	Applikation	Infusionsdauer
Kombinierte RCT mit Carboplatin/Paclitaxel [van Hagen et al. 2012]				
Paclitaxel	50 mg/m²	Tage 1, 8, 15, 22, 29	I. v.	1 h
Carboplatin	AUC 2	Tage 1, 8, 15, 22, 29	I. v.	15 min
• Insgesamt 4 Zyklen. • Bestrahlung: 2 Gy/d, 5 ×/Wo. in den Wo. 1–5				
Ipilimumab/Nivolumab [Doki et al. 2022]				
Ipilimumab	1 mg/kg KG	Tag 1	I. v.	30 min
Nivolumab	360 mg	Tage 1, 21	I. v.	30 min
• Wdh. Tag 43; Dosierung nach Fachinfo				

Literatur

Leitlinienprogramm Onkologie. S3 Leitlinie Diagnostik und Therapie der Plattenepithelkarzinome und Adenokarzinome des Ösophagus. www.leitlinienprogramm-onkologie.de/leitlinien/oesophaguskarzinom/.
Leitlinienprogramm Onkologie. S3-Leitlinie Diagnostik und Therapie der Adenokarzinome des Magens und ösophagogastralen Übergangs. www.leitlinienprogramm-onkologie.de/leitlinien/magenkarzinom/.
Doki Y, Ajani JA, Kato K et al. Nivolumab Combination Therapy in Advanced Esophageal Squamous-Cell Carcinoma. NEJM, 2022;386: 449–462.
Kelly RJ, Ajani JA, Kuzdzal J et al. Adjuvant Nivolumab in Resected Esophageal or Gastroesophageal Junction Cancer. NEJM, 2021;384: 1191–1203.
Sun J-M, Shen L, Shah MA et al. Pembrolizumab plus chemotherapy versus chemotherapy alone for first-line treatment of advanced oesophageal cancer (KEYNOTE-590): a randomised, placebo-controlled, phase 3 study. Lancet, 2021 Aug 28;398(10302):759–771.
van Hagen P, Hulshof MCCM, van Lanschot JJB et al. Preoperative chemoradiotherapy for esophageal or junctional cancer. NEJM, 2012;366: 2074–2084.

17.2 Magenkarzinom

Gunnar Folprecht

17.2.1 Epidemiologie

Ca. 3 % aller malignen Erkrankungen in Deutschland sind Magen-Ca.

- Männer: Inzidenz 14,3/100 000/J., Mortalität 9/100 000/J.
- Frauen: Inzidenz 6,8/100 000/J., Mortalität 4,5/100 000/J. [RKI 2021]

Inzidenz und Mortalität nehmen in Deutschland ständig ab. Eine Ausnahme bilden die Karzinome des ösophagogastralen Übergangs, hier Zunahme. In Asien ist das Magen-Ca wesentlich häufiger. Die Prognose von asiatischen Pat. unterscheidet sich von denen in Europa/Nordamerika.

17.2.2 Klassifikationen/Stadieneinteilung

Klassifikation nach Lokalisation

Abgrenzung zum Karzinom des ösophagogastralen Übergangs/Ösophagus-Ca ▶ 17.1. Innerhalb des Magens Unterscheidung nach Karzinom des Fundus (ICD-10: C16.1), des Korpus (C16.2), des Antrums (C16.3) und des Pylorus (C16.4).

Histologische Klassifikationen

Histologischer Typ (WHO)

- Adeno-Ca (95 %)
  - Papillärer Typ
  - Tubulärer Typ
  - Muzinöser Typ
  - Siegelringzell-Ca
- Adenosquamöses Karzinom
- Plattenepithel-Ca
- Undifferenziertes Karzinom
- Unklassifizierbare Karzinome

Vereinfachte Klassifikation nach Lauren

- Intestinaler Typ (bessere Prognose)
- Diffuser Typ (schlechtere Prognose)

Andere Magentumoren

- Lymphome
- Karzinoide
- Leiomyosarkome
- Akanthome

TNM-Klassifikation

▶ Tab. 17.5.

Tab. 17.5 TNM-Klassifikation des Magen-Ca

Stadium	Befund
T – Primärtumor	
T1	Tumor infiltriert Lamina propria/Muscularis mucosae (T1a) oder Submukosa (T1b)
T2	Tumor infiltriert Muscularis propria
T3	Tumor infiltriert Subserosa
T4	Tumor perforiert Serosa (T4a) oder infiltriert benachbarte Strukturen (T4b)
N – regionäre Lymphknoten	
N0	Keine LK-Metastasen
N1	1–2 regionäre LK[1]
N2	3–6 regionäre LK[1]
N3	7–15 (N3a) oder ≥ 16 regionäre LK[1] (N3b)

[1] Als regionäre LK zählen die perigastrischen LK an der großen und kleinen Kurvatur, den Aa. gastrica, hepatica communis, lienalis, coeliaca; hepatoduodenale LK

UICC-Stadien

▶ Tab. 17.6.

Tab. 17.6 UICC-Stadien des Magen-Ca

<table>
<tr><th colspan="4">Klinische Einteilung</th><th colspan="7">Pathologische Stadieneinteilung</th></tr>
<tr><td rowspan="3">Primärtumor</td><td colspan="3">Metastasen und LK</td><td rowspan="3">Primärtumor</td><td colspan="6">Metastasen und LK</td></tr>
<tr><td colspan="2">M0</td><td>M1</td><td colspan="5">M0</td><td>M1</td></tr>
<tr><td>N0</td><td>N1–3</td><td>Jedes N</td><td>pN0</td><td>pN1</td><td>pN2</td><td>pN3a</td><td>pN3b</td><td>Jedes N</td></tr>
<tr><td></td><td></td><td></td><td></td><td>pTiS</td><td>0</td><td colspan="5">–</td></tr>
<tr><td>T1</td><td rowspan="2">I</td><td rowspan="2">IIA</td><td rowspan="5">IV</td><td>pT1</td><td>IA</td><td>IB</td><td>IIA</td><td>IIB</td><td rowspan="2">IIIB</td><td rowspan="5">IV</td></tr>
<tr><td>T2</td><td>pT2</td><td>IB</td><td>IIA</td><td>IIB</td><td>IIIA</td></tr>
<tr><td>T3</td><td rowspan="2">IIB</td><td rowspan="2">III</td><td>pT3</td><td>IIA</td><td>IIB</td><td>IIIA</td><td rowspan="2">IIIB</td><td rowspan="2">IIIC</td></tr>
<tr><td>T4a</td><td>pT4a</td><td>IIB</td><td colspan="2">IIIA</td></tr>
<tr><td>T4b</td><td colspan="2">IV</td><td>pT4b</td><td>IIIA</td><td colspan="2">IIIB</td><td colspan="2">IIIC</td></tr>
</table>

17.2.3 Risikofaktoren

- Helicobacter pylori (H. p.)
- Hereditäre Formen
  - HNPCC (▶ 17.7)
  - Hereditäres diffuses Magen-Ca durch CDH-1-Mutationen
- Weitere Risikofaktoren
  - Verwandte von Pat. mit Magen-Ca
  - Rauchen, Alkohol
  - Niedriger sozioökonomischer Status
  - Gastroösophageale Refluxerkrankung für Karzinome des ösophagogastralen Übergangs
  - Vorangegangene Magen-OP
  - Perniziöse Anämie/Atrophie/intestinale Metaplasie (bei fortgeschrittener Atrophie/intestinaler Metaplasie endoskopische Überwachung zu erwägen)
  - Ernährung: salzige/gepökelte/geräucherte Speisen, wenig Obst/Gemüse, wenig gekühlt gelagerte Lebensmittel

17.2.4 Prävention und Früherkennung

- Bei Nachweis von H. p. wird eine Eradikation zur Krebsprävention empfohlen bei:
  - Personen mit Risikogastritis (Pan-Gastritis, Korpus-dominante Gastritis).
  - Erstgradig Verwandten von Magenkarzinom-Pat.
  - Früheren Magenneoplasien (auch Adenomen, Früh-Ca).
  - Ggf. bei ausgedehnter Atrophie oder intestinaler Metaplasie.
- HNPCC (▶ 17.7): ÖGD ab 35. Lj. empfohlen.
- Hereditäres diffuses Magen-Ca durch CDH-1-Mutationen:
  - Testung nach Kriterien der International Gastric Cancer Linkage Consortium (IGCLC):
    - ≥ 2 Verwandte 1. oder 2. Grades mit Magen-Ca, davon mind. eine Person mit diffusem Magen-Ca **oder**
    - ein Familienmitglied mit diffusem Magen-Ca ≤ 40 J. **oder**
    - Familien mit diffusem Magen-Ca und lobulärem Mamma-Ca bei jungen Pat.
  - Testung erwägen bei Familien mit lobulärem Mamma-Ca bei mehreren Personen oder < 50 J., Kombinationen mit Lippen-/Kiefer-/Gaumenspalte oder In-situ-Siegelringzell-Ca.
  - Beim Nachweis einer pathogenen CDH-1-Mutation ist eine Gastrektromie empfohlen (wenn nicht durchgeführt, regelmäßige Gastroskopien).

17.2.5 Klinik

- Abdomineller/epigastrischer Schmerz
- Gewichtsverlust
- Dysphagie
- Sättigungsgefühl/Übelkeit/Erbrechen
- Blutungszeichen
- Bei Karzinomen des ösophagogastralen Übergangs meist Dysphagie

17.2.6 Diagnostik

- Gastroskopie (ggf. mit virtueller Chromoendoskopie):
  - Histologie, Lokalisation.
  - Jedes Ulcus ventriculi muss bioptisch kontrolliert werden.
  - Bei V.a. Malignität: mind. 8 Biopsien aus dem betroffenen Areal (unter bestimmten Voraussetzungen mehr)

Cave
70 % der Frühkarzinome heilen zwischenzeitlich ab. Die Abheilung eines Ulkus schließt daher Malignität nicht aus!

- Endosonografie: sehr gute Beurteilung des T-Stadiums, gute Beurteilung des N-Stadiums; u. U. Hinweise für Peritonealkarzinose.
- CT Thorax/Abdomen/Becken (mit Kontrastmittel i. v. und oralem Kontrastmittel/Wasser, Magendistension):
  - Suche nach Fernmetastasen.
  - Beurteilung der LK, Magenwand.
- Sonografie (oder CT) des Halses (bei Karzinomen des ösophagogastralen Übergangs)
- Laparoskopie (insbes. bei cT-Stadium ≥ 3): Peritonealkarzinose?

Mit allen bildgebenden Verfahren zusammen kann das T-Stadium zu ca. 80 % korrekt bestimmt werden (bestes Verfahren: Endosonografie), das N-Stadium aber nur zu ca. 60 %.

Nach Abschluss einer neoadjuvanten Therapie sollte eine erneute CT zum Ausschluss von zwischenzeitlich aufgetretenen Fernmetastasen erfolgen.

17.2.7 Therapie

Endoskopische Therapie

- Endoskopische Abtragung (en bloc) empfohlen bei
  - gut/mäßig differenzierten Adeno-Ca bzw. intestinalem Typ und
  - < 2 cm Durchmesser
  - ohne Ulzera
  - ohne Invasion der Submukosa.
- Es existieren noch erweiterte Kriterien für die Abtragung, bei denen von den o. g. Kriterien abgewichen wird.
- Falls keine R0-Mukosektomie oder falls höheres Stadium/Grading in der histologischen Untersuchung, ist meist eine Nachresektion erforderlich.
- Nach endoskopischer Resektion Nachsorgeendoskopien alle 3–6 Mon.

Chirurgische Therapie

Therapie der Wahl für alle Pat. mit kurativem Therapieansatz, bei denen eine endoskopische Resektion nicht möglich ist.

Merke
Vor OP interdisziplinäres Tumorkonsil (neoadjuvante Therapie?).

Gastrektomie

- Meist bei Karzinomen vom diffusen Typ nach Lauren
- Bei Karzinomen vom intestinalen Typ und unzureichendem Sicherheitsabstand (häufig bei Karzinomen des Korpus)
- Ggf. mit distaler Ösophagusresektion

Subtotale Gastrektomie

Die subtotale Gastrektomie (Teile von Korpus/Fundus bleiben erhalten) führt zu einer besseren Lebensqualität, z. B. seltener vorzeitiges Sättigungsgefühl und seltener Diarrhö.

Ind.: bei Pat. mit distalem Magen-Ca und ausreichendem Sicherheitsabstand (5 bzw. 8 cm bei intestinalem/diffusem Typ).

Lymphknotendissektion

- Empfohlen: „D2"-Resektion (Resektion des Omentum majus, des oberen Blatts des Mesocolon transversum, Pankreaskapsel und kleinem Netz; LK an der A. gastroduodenalis bis zum Abgang an der A. hepatica, zum Truncus coeliacus, A. lienalis und am Milzhilus, mindestens 25 LK).
- Kein Stellenwert für eine Gastrektomie in der palliativen Therapiesituation (außer bei symptomatischen Pat.).

Komplikationen

Mortalität 4–6 %, erweiterte Gastrektomie: 6–7 %.

Die Letalität ist an Kliniken mit hoher Fallzahl geringer.

Adjuvante und neoadjuvante Therapie

Behandlungsschemata ▶ 17.2.8.

> **Merke**
> Überlebensvorteil für neoadjuvante plus adjuvante Chemotherapie sowie für adjuvante RCT.
> Die neoadjuvante/adjuvante Chemotherapie ist vorteilhafter wegen der einfacheren Durchführung, der geringeren Toxizität und der besseren Datenlage bei europäischer OP-Technik.

Neoadjuvante Chemotherapie

Für eine periop. Chemotherapie wurde in mehreren Studien ein Überlebensvorteil nachgewiesen.

Die Magic-Studie verglich eine periop. Therapie mit Epirubicin/Cisplatin/5-FU (ECF) mit einer alleinigen OP. Die 5-Jahres-Überlebensraten lagen bei 36 vs. 23 %. Ähnliche Ergebnisse fanden sich in einer französischen Studie mit Cisplatin/5-FU, bei der aber mehr Pat. mit distalem Ösophagus-Ca eingeschlossen waren. Die periop. Mortalität war durch die Chemotherapie nicht erhöht.

Die Gabe von FLOT anstelle von ECF führt zu einer weiteren Verbesserung des Überlebens. FLOT ist als das bevorzugte Regime anzusehen. Kann es aus Gründen der Toxizität nicht gegeben werden, könnte auf ein anderes platinhaltiges Regime ausgewichen werden.

Bei Pat. mit einem Karzinom des ösophagogastralen Übergangs kann anstelle der Chemotherapie auch eine RCT durchgeführt werden (▶ 17.1.6).

Adjuvante Therapie

Präop. begonnene Therapien werden i.d.R. postop. fortgesetzt. In den klinischen Studien konnte der postop. Teil aber ungefähr bei jedem zweiten Pat. nicht durchgeführt werden. Dies ist i.d.R. durch den postop. AZ bedingt.

Nicht durchgeführt werden sollte die postop. Therapie bei Pat., die eine Tumorprogression hatten. Darüber hinaus gibt es keine Evidenz, die postop. Therapie an ein Ansprechen auf die präop. Therapie anzupassen, z.B. für einen Wechsel des Regimes bei fehlendem Ansprechen.

Eine adjuvante Chemotherapie hatte in mehreren, v.a. asiatischen Studien auch einen Überlebensvorteil gezeigt. Aufgrund der Datenlage für europäische Pat. und des in Asien anderen Krankheitsverlaufs sollte aber der periop. Therapie der Vorzug gegeben werden.

In der nordamerikanischen INT-0116-Studie wurde bei Pat. nach Resektion (ohne Vorbehandlung) für eine adjuvante RCT gegenüber Chirurgie allein ein 3-Jahres-Überleben von 50 % vs. 41 % gezeigt. In dieser Studie entsprechen aber weder die Chirurgie (fast nur D0/1-LK-Dissektion), die Strahlentherapieplanung noch die toxische 5-FU-Bolusgabe dem heutigen Standard.

Die niederländische CRITICS-Studie zeigte nach neoadjuvanter Chemotherapie keinen Vorteil für eine postop. RCT gegenüber einer postop. Chemotherapie.

Palliative Chemotherapie

Eine palliative Gastrektomie führt beim Vorhandensein von Metastasen zu keiner Überlebensverbesserung (REGATTA-Studie).

Für eine palliative Chemotherapie kommen i.d.R. platinhaltige Regime zum Einsatz. Oxaliplatin kann Cisplatin in der palliativen Therapie ersetzen.

Behandlungsschemata für die Chemotherapie ▶ 17.2.8.

- Abhängigkeit vom Allgemeinzustand (AZ):
  - Bei gutem AZ ist eine systemische Chemotherapie sinnvoll.
  - Pat. mit metastasiertem Magen-Ca haben häufig einen reduzierten AZ. Bei deutlich reduziertem AZ (WHO PS > 2) ist der Nutzen einer Therapie fraglich.
- **Substanzen:**
  - Aktive Chemotherapeutika: Fluoropyrimidine (5-FU, Capecitabin, S-1), Platin (Cisplatin, Oxaliplatin*), Taxane, Irinotecan*, Trifluridin/Tipiracil (TAS-102)

  * = nicht zugelassen
  - Antikörper (AK):
    - Trastuzumab bei HER2-überexprimierenden Tumoren.
    - Ramucirumab (VEGFR-AK) bei vorbehandelten Pat.
    - PD-1-AK bei Pat. mit erhöhtem PD-L1 (zugelassen: Nivolumab bei CPS ≥ 5)
    - PD-1-AK sind bei mikrosatelliteninstabilen Tumoren wirksam (zugelassen: Pembrolizumab nach Vorbehandlung)

- **Schema (Erstlinientherapie):**
  - Als Erstlinientherapie wird eine platinhaltige Therapie eingesetzt, z. B. FOLFOX oder Cisplatin/5-FU, bei Her2neu-pos. Tumoren mit Trastuzumab. Als Vergleichsarm in zahlreichen randomisierten Studien dient(e) das 3- bis 4-wöchentliche Cisplatin-Schema mit 5-FU oder Capecitabin. Mit der relativ hohen Cisplatin-Dosis ist die Verträglichkeit allerdings begrenzt.
  - Das in Deutschland weitverbreitete PLF-Regime (wöchentlich 5-FU/ Folinsäure und 2-wöchentlich Cisplatin) ist nicht im direkten Vergleich zu Cisplatin/5-FU getestet, scheint aber ebenso wirksam und besser verträglich zu sein. International wird häufig FOLFOX als Erstlinienregime und Vergleichsarm für Studien eingesetzt.
  - 5-FU kann in der Therapie des Magen-Ca durch Capecitabin ersetzt werden, in Kombination mit Cisplatin auch durch S-1 (jeweils orale Formen).
  - Docetaxel/Cisplatin/5-FU ist wirksamer als das 4-wöchentliche Cisplatin/5-FU, aber toxischer. Besser verträglich sind modifizierte Schemata (z. B. das in Deutschland vielfach genutzte FLOT-Regime). Es besteht aber kein Konsens darüber, ob in der palliativen Situation die Toxizität dieser Dreifachkombination gerechtfertigt ist.
  - Nivolumab verlängert bei Pat. mit erhöhtem PD-L1 (CPS ≥ 5) das Überleben.
  - Bei Pat. mit HER2-überexprimierenden Tumoren führt Trastuzumab zu einem längeren Überleben (nachgewiesen und zugelassen für die Kombination Cisplatin/5-FU). Die HER2-Überexpression ist als IHC 2+ mit pos. FISH-Test oder als IHC 3+ definiert.
  - Irinotecan/5-FU/Folinsäure (FA) ist gleich wirksam wie das 3- bis 4-wöchentliche Cisplatin/5-FU und weniger toxisch, aber nicht zugelassen. Es wird ebenso wie eine taxanhaltige Therapie häufig in der Zweit-/Drittlinientherapie eingesetzt.
- **Schema (weitere Therapielinien):**
  - Für eine Zweitlinientherapie mit Irinotecan oder Taxanen ist ein Überlebensvorteil gegenüber Best Supportive Care (BSC) nachgewiesen. Ramucirumab verlängert das Überleben als Monotherapie gegenüber BSC und in der Zweitlinientherapie in Kombination mit einem Taxan.
  - Für TAS-102 ist ein Überlebensvorteil gegenüber Placebo gesichert.

Symptomatische Therapie

Passagestörungen

Merke
Passagestörungen sind bei Pat. mit Magen-Ca häufig.

Differenzialdiagnose

- Stenose
- Peritonealkarzinose

Therapie von Stenosen

Cave
Bei zusätzlicher Peritonealkarzinose bessert sich die Symptomatik häufig nach Therapie der Stenose nur wenig.

17

- **Endoskopische Verfahren:**
  - Bougierung:
    - Nachteil: schnell erneute Stenose. Daher fast nur sinnvoll in Vorbereitung auf anschließende Therapie (Stent, PEG).
    - Keine Bougierung, wenn anschließend kurative Therapie geplant (Einrisse).
  - Selbstexpandierende Metall-Stents (v. a. Stenosen an der Kardia und in Nähe des Pylorus).
    - Vorteil: schonendes Verfahren.
    - Nachteil: erneute Stenose durch Tumoreinwachsen möglich. Reflux von Speisen bei Stent an der Kardia (durch neuere Stents mit Ventilfunktion vermeidbar).
- **Gastroenterostomie:**
  - Sinnvoll bei Stenosen im Antrum/Pylorus, wenn keine relevante Peritonealkarzinose.
  - Wenn keine Vor-OP im Oberbauch, laparoskopisch möglich.
  - Vorteil: anschließend normale Nahrungsaufnahme möglich.
  - Nachteil: OP.
- **Ernährungskatheter:**
  - Falls Antrum frei (Tumor an Kardia oder proximalem Korpus), PEG-Anlage. Nicht durchführen, wenn noch eine Resektion geplant ist.
    - Vorteil: kleinerer Eingriff.
    - Nachteil: Ernährung per Sonde mit eingeschränkter Lebensqualität; pflegerischer Aufwand.
  - Wenn weder Gastroenterostomie noch PEG-Anlage möglich, (ggf. laparoskopische) Anlage eines Jejunalkatheters.
- **Palliative Strahlentherapie:** kann zur Besserung einer Stenose sinnvoll sein.

Blutungskomplikationen

- Endoskopische Therapie mit Koagulation (z. B. Argonbeamer, Laser)
- Selten Ind. zur palliativen Resektion

Schmerztherapie

▶ 2.2.

Peritonealkarzinose

▶ 2.4.2.

Therapie der MALT-Lymphome

50 % der gastralen Lymphome sind MALT-Lymphome (▶ 12.6) und indolente Lymphome.

Abgegrenzt werden müssen v. a. diffus großzellige und andere aggressive Lymphome (Behandlung dieser Lymphome wie aggressive Lymphome ▶ 13).

- **Lokalisierte** H. p.-pos. MALT-Lymphome können zunächst mit einer H. p.-Eradikation behandelt werden. Anschließend engmaschige Überwachung.
- H. p.-neg. MALT-Lymphome: Eradikationstherapie umstritten.
- Lokalisierte Lymphome, die auf die H. p.-Eradikation nicht ansprechen, werden bestrahlt; ggf. Gastrektomie.
- Bei systemischer Erkrankung: ▶ 12, ▶ 13.

17.2.8 Therapieschemata

Zur Chemotherapie des Magen-Ca ▶ Tab. 17.7.

Tab. 17.7 Chemotherapie

Zytostatika	Dosierung	Applikationsart	Therapiezeitpunkt
FLOT			
Docetaxel[1]	50 mg/m² KOF	I.v. (1 h)	Tag 1
Oxaliplatin[2]	85 mg/m² KOF	I.v. (1 h)	Tag 1
Folinsäure	500 mg/m² KOF	I.v. (2 h)	Tag 1
5-FU	2 600 mg/m² KOF	I.v. (24 h)	Tag 1
Wdh. an Tag 15			
PLF			
Cisplatin	50 mg/m² KOF	I.v. (1 h)	Tage 1, 15, 29
Folinsäure (FA)	500 mg/m² KOF	I.v. (2 h)	Tage 1, 8, 15, 22, 29, 36
5-FU	2 000 mg/m² KOF	I.v. (24 h)	Tage 1, 8, 15, 22, 29, 36
Wdh. an Tag 50			
FLO (alternativ auch FOLFOX möglich, ▶ 17.7)			
Oxaliplatin[2]	85 mg/m² KOF	I.v. (1 h)	Tag 1
Folinsäure	500 mg/m² KOF	I.v. (2 h)	Tag 1
5-FU	2 600 mg/m² KOF	I.v. (24 h)	Tag 1
Wdh. an Tag 15			
Irinotecan/5-FU/Folinsäure			
Irinotecan[2]	80 mg/m² KOF	I.v. (1 h)	Tage 1, 8, 15, 22, 29, 36
Folinsäure	500 mg/m² KOF	I.v. (2 h)	Tage 1, 8, 15, 22, 29, 36
5-FU	2 000 mg/m² KOF	I.v. (24 h)	Tage 1, 8, 15, 22, 29, 36
Wdh. an Tag 50			
Trastuzumab, zusätzlich zu cisplatinhaltiger Chemotherapie			
Trastuzumab	8 mg/kg KG	I.v. (1,5 h)	Tag 1 (Initialdosis)
Trastuzumab	6 mg/kg KG	I.v. (0,5–1,5 h)	Tag 22 und alle 3 Wo.
Ramucirumab Monotherapie			
Ramucirumab	8 mg/kg KG	I.v.	Tag 1
Wdh. an Tag 15			
Ramucirumab, zusätzlich zu cisplatinhaltiger Chemotherapie			
Ramucirumab	8 mg/kg KG	I.v.	Tage 1, 15
Paclitaxel	80 mg/m² KOF	I.v. (0,5–1,5 h)	Tage 1, 8, 15
Wdh. an Tag 29			
Nivolumab, zusätzlich zu fluoropyrimidin- und platinhaltiger Chemotherapie			
Nivolumab	240 mg	I.v. (0,5 h)	Alle 2 Wo. **oder**
Nivolumab	360 mg	I.v. (0,5 h)	Alle 3 Wo.

[1] Zulassung in Kombination mit Cisplatin/5-FU
[2] Keine Zulassung beim Magen-Ca

FOLFOX ▶ 17.7.13.

Therapieschemata MALT-Lymphom ▶ 12.6.

Literatur

Leitlinienprogramm Onkologie. S3 Leitlinie Diagnostik und Therapie der Plattenepithelkarzinome und Adenokarzinome des Ösophagus. www.leitlinienprogramm-onkologie.de/leitlinien/oesophaguskarzinom/.

Leitlinienprogramm Onkologie. S3-Leitlinie Diagnostik und Therapie der Adenokarzinome des Magens und ösophagogastralen Übergangs. www.leitlinienprogramm-onkologie.de/leitlinien/magenkarzinom/.

Al-Batran S-E, Homann N, Pauligk C et al. Perioperative chemotherapy with fluorouracil plus leucovorin, oxaliplatin, and docetaxel versus fluorouracil or capecitabine plus cisplatin and epirubicin for locally advanced, resectable gastric or gastro-oesophageal junction adenocarcinoma (FLOT4): a randomised phase 2/3 trial. Lancet, 2019;393: 1948–1957.

Bang Y-J, Van Cutsem E, Feyereislova A et al. Trastuzumab in combination with chemotherapy versus chemotherapy alone for treatment of HER2-positive advanced gastric or gastro-oesophageal junction cancer (ToGA): a phase 3, open-label, randomised controlled trial. Lancet, 2010 Aug 28;376(9742): 687–697.

Cunningham D, Allum WH, Stenning SP et al. Perioperative Chemotherapy versus Surgery Alone for Resectable Gastroesophageal Cancer. New Engl J Med, 2006;355: 11–20.

Fuchs CS, Tomasek J, Yong CJ et al. Ramucirumab monotherapy for previously treated advanced gastric or gastro-oesophageal junction adenocarcinoma (REGARD): an international, randomised, multicentre, placebo-controlled, phase 3 trial. Lancet, 2014;383 (9911): 31–39.

Janjigian YY, Shitara K, Moehler M et al. First-line nivolumab plus chemotherapy versus chemotherapy alone for advanced gastric, gastro-oesophageal junction, and oesophageal adenocarcinoma (CheckMate 649): a randomised, open-label, phase 3 trial. Lancet, 2021;398: 27–40.

17.3 Pankreaskarzinom

Hanno Riess und Helmut Oettle

17.3.1 Epidemiologie

Das Pankreas-Ca ist weltweit die zehnthäufigste maligne Erkrankung und die vierthäufigste tumorbedingte Todesursache.

- Neuerkrankungen in Deutschland: ca. 12 000/J.
- Inzidenz bei Männern (in Deutschland): 10–12/100 000/J.
- Inzidenz bei Frauen (in Deutschland): 7,5–9/100 000/J.
- Medianes Erkrankungsalter: 67 J. (Männer), 75,6 J. (Frauen)
- ⅔ aller Pat. sind älter als 60 J.

Merke

Die Zahl der Neuerkrankungen des Pankreas-Ca ist in Deutschland seit den 1970er-Jahren angestiegen.

17.3.2 Pathologie

Genmutationen sind häufig und vielfältig bei Pankreas-Ca. In der molekularen Pathogenese des Pankreas-Ca wird zwischen frühen und späten Veränderungen unterschieden. Im Bereich der gastrointestinalen Tumoren findet sich bei Pankreas-Ca die höchste Inzidenz von Punktmutationen im Bereich des c-ki-ras-Onkogens: Ras-Mutationen, die sich in ca. 90 % der Adeno-Ca und in geringerem Maße in Präkanzerosen und der chron. Pankreatitis nachweisen lassen, stehen bei der Genese der Pankreas-Ca an früher Stelle und können zur gesteigerten Aktivierung von Wachstumsfaktor-Pathways führen. Defekte von Tumorsuppressor-Genen wie p53, p16 oder SMAD4 kommen erst in der späteren Phase der Pathogenese hinzu. Die Kombination aus Mutationen von k-ras und CDKN2A (p16) kommt nahezu ausschließlich beim Pankreas-Ca vor. Während eine molekulare Subklassifizierung des Pankreas-Ca in 4 Gruppen mit differenter Prognose derzeit noch ohne klinische Relevanz ist, kommt dem Nachweis bestimmter Mutationen, z. B. Keimbahnvarianten, bereits praktische Bedeutung zu.

17.3.3 Klassifikationen

Merke

Ca. 95 % der Pankreastumoren haben ihren Ursprung im exokrinen Anteil. Neuroendokrine Tumoren, Sarkome, Lymphome und Malignommetastasen sind selten, etwa 2 % der Tumoren sind benigne.

Histologische Klassifikation

Bei ca. 80 % der Pankreas-Ca handelt es sich um duktale Adeno-Ca.

Merke

Aufgrund des überwiegenden Vorliegens sind alle Inzidenzzahlen, histologischen Graduierungssysteme und Staging-Kategorien auf das duktale Adeno-Ca bezogen.

In der WHO-Klassifikation wird zwischen eindeutig benignen Tumoren und Karzinomen eine Zwischengruppe von Tumoren mit unsicherer maligner Potenz eingefügt: Borderline-Kategorie (▶ Tab. 17.8). Im Spontanverlauf können sie mit unterschiedlicher Dynamik in maligne, metastasierende Karzinome übergehen.

Die Gruppe der malignen Tumoren wird in der WHO-Klassifikation von der schweren duktalen Dysplasie bzw. dem Carcinoma in situ angeführt. Obwohl es eine prämaligne Veränderung ist, wird sie den malignen Tumoren zugeordnet, da sie in der Mehrzahl in Randbereichen eines invasiven Karzinoms vorkommt und bei isoliertem Auftreten als Indiz für eine multizentrische Karzinomentwicklung zu werten ist. In der praktischen Konsequenz bedeutet der Nachweis einer schweren duktalen Dysplasie bzw. eines Carcinoma in situ eine operative Therapie.

Sonderformen, Begriffserklärung:

- Klinische Sonderstellung: zystische Adeno-Ca (selten). Sie sind bei Diagnosestellung in 50 % der Fälle noch operabel.

Tab. 17.8 WHO-Einteilung der exokrinen Pankreas-Ca

Art	Typ
Gutartig	• Seröses Zystadenom • Muzinöses Zystadenom • Intraduktales papillär-muzinöses Adenom • Reifes Teratom
Borderline	• Muzinös-zystischer Tumor mit mäßiger Dysplasie • Intraduktaler papillär-muzinöser Tumor mit mäßiger Dysplasie • Solid-pseudopapillärer Tumor
Maligne Tumoren	• Schwere duktale Dysplasie/Carcinoma in situ • Duktales Adeno-Ca – Muzinöses nichtzystisches Karzinom – Siegelring-Ca – Adenosquamöses Karzinom – Undifferenziertes anaplastisches Karzinom – Gemischt duktal-endokrines Karzinom – Intraduktales papillär-muzinöses Karzinom – Unspezifiziert: osteoklastenartiger Riesenzelltumor – Seröses Zystadeno-Ca – Muzinöses Zystadeno-Ca – Intraduktales papillär-muzinöses Karzinom • Azinuszell-Ca – Azinuszell-Zystadeno-Ca – Gemischt azinär-endokrines Karzinom • Pankreatoblastom • Solides pseudopapilläres Karzinom • Andere Karzinome • Nichtepitheliale Tumoren • Sekundäre Tumoren (Pankreasmetastasen)

- Als Adenom werden Tumoren mit Epithel aus hochzylindrischem Epithel mit leichten oder keinen dysplastischen Veränderungen mit hohem Differenzierungsgrad bezeichnet.

Präkanzerosen

Präkanzerosen der duktalen Adeno-Ca:

- Pankreatische intraepitheliale Neoplasien (PanIN)
- Intraduktale papillär-muzinöse Neoplasien (IPMN)
- Muzinös-zystische Neoplasien (ovarähnliches Bindegewebe; evtl. Entstehung auf Basis versprengter Keimzellen)

Höhergradige PanIN (PanIN-3) sind begleitend bei ≤ 40 % der Pat. mit einem invasiven duktalen Karzinom vorhanden, zudem finden sich oft in diesen bereits die bei Karzinomen nachweisbaren genetischen Veränderungen (Mutationen in kRAS2-, TP53/p53-, CDKN2A/p16-, MADH4/SMAD4/DPC4-Genen).

Auch bei IPMN lassen sich, häufiger als bei PanIN, die bei invasiven Karzinomen gefundenen genetischen Veränderungen nachweisen. IPMN gehen in Abhängigkeit von ihrer Größe und Lokalisation (Hauptgang- > Seitengang-IPMN) im längerfristigen Verlauf häufig in muzinöse nichtzystische bzw. tubuläre Adeno-Ca über. Zudem ist das Risiko für eine Karzinomentstehung anderswo im Pankreas erhöht.

Merke

Vorschlag der Konsensuskonferenz zur Abgrenzung der z.T. überschneidenden Definitionen:

- PanIN: mikroskopische papilläre oder flache, nichtinvasive epitheliale Neoplasie der Pankreasgänge, charakterisiert durch zylindrische bis kubische Zellen mit schwankendem Muzingehalt sowie variable Grade an zytologischen und architektonischen Atypien und gewöhnlich Gänge ≤ 5 mm Durchmesser betreffend.
- IPMN: makroskopisch sichtbare, nichtinvasive, Muzin produzierende, vorwiegend papilläre, selten flache epitheliale Neoplasien des Ductus pancreaticus oder seiner Hauptabgänge mit unterschiedlichen Graden an Gangdilatationen, die meist Läsionen > 1 cm Durchmesser und variable Ausmaße an zellulären und architektonischen Atypien bilden.

Grading

Das dreistufige Grading korreliert im Wesentlichen mit der Mitosezahl pro 10 HPF (High Power Fields; ▶ Tab. 17.9).

Merke

Als High-Grade-Karzinome werden schlecht differenzierte Adeno-Ca (G3), undifferenzierte (großzellige) Karzinome sowie kleinzellige Karzinome klassifiziert.

Regionäre Lymphknoten

Die regionären peripankreatischen LK können wie folgt unterteilt werden:

- Superiore: oberhalb von Kopf und Körper
- Inferiore: unterhalb von Kopf und Körper
- Anteriore: vordere pankreatikoduodenale, pylorische (pylorische LK gelten nur für Tumoren des Pankreasschwanzes als regionär), proximale mesenteriale
- Posteriore: hintere pankreatikoduodenale, Ductus choledochus, proximale mesenteriale
- Lienale: Milzhilus, Pankreasschwanz (lienale LK gelten nur für Tumoren des Pankreaskopfs und -schwanzes als regionär)
- Zöliakale LK (gelten nur für Tumoren des Pankreaskopfs als regionär)

TNM-Klassifikation

Klinisch werden die Pankreas-Ca nach WHO eingeteilt (mit stärkerem Eingehen auf die prognostische Relevanz des Ausbreitungsmusters; ▶ Tab. 17.10, ▶ Tab. 17.11).

Tab. 17.9 Ermittlung des Tumor-Gradings des Pankreas-Ca

Grading	Definition
G1	Gut differenziert (< 5 Mitosen)
G2	Mäßig differenziert (6–10 Mitosen)
G3	Gering differenziert (> 10 Mitosen)

Tab. 17.10 Klinische TNM-Klassifikation [WHO 2002]

Stadium	Befund
T – Primärtumor	
TX	Primärtumor kann nicht beurteilt werden
T0	Kein Anhalt für Primärtumor
Tis	Carcinoma in situ
T1	Tumor auf Pankreas beschränkt, ohne direkte Ausdehnung über das Pankreas hinaus, max. Durchmesser ≤ 2 cm
T2	Tumor auf Pankreas beschränkt, ohne direkte Ausdehnung über das Pankreas hinaus, max. Durchmesser > 2 cm
T3	Tumorausdehnung über das Pankreas hinaus, jedoch ohne Infiltration des Truncus coeliacus oder der A. mesenterica sup.
T4	Tumor infiltriert die benachbarten großen Gefäße Truncus coeliacus oder A. mesenterica sup.
N – regionale Lymphknoten	
NX	Über den Befall der regionären LK kann keine Aussage gemacht werden
N0	Keine regionären LK-Metastasen
N1	Regionäre LK-Metastasen
M – Fernmetastasen (Organ- und/oder nicht regionäre LK-Metastasen, Peritonealkarzinose)	
MX	Fernmetastasen können nicht beurteilt werden
M0	Keine Fernmetastasen
M1	Fernmetastasen

Tab. 17.11 R-Klassifikation, postoperativ anhand des Resektats (R = residueller Tumor)

Klassifikation	Befund
R0	Makroskopisch und mikroskopisch kein residueller Tumor (Resektatränder tumorfrei)
„R0 wide“	Sind die Karzinomzellen > 1 mm vom definitiven Absetzungsrand entfernt, wird eine „CRM-negative[1]“ R0-Situation klassifiziert
„R0 narrow“	Sind die Karzinomzellen < 1 mm vom definitiven Absetzungsrand entfernt, wird eine „CRM-positive“ R0-Situation klassifiziert.
R1	Mikroskopisch residueller Tumor
R2	Makroskopisch residueller Tumor

[1] CRM = Circumferential Resection Margin

Stadieneinteilung

▶ Tab. 17.12.

17.3.4 Lokalisation und Ausbreitung

Lokalisation

Lokalisation des Pankreas-Ca:
- 70 % Pankreaskopfbereich

Tab. 17.12 TNM-Stadieneinteilung [WHO 2002]

Stadium	Primärtumor	Lymphknoten	Metastasen
0	Tis	N0	M0
IA	T1	N0	M0
IB	T2	N0	M0
IIA	T3	N0	M0
IIB	T1–3	N1	M0
III	T4	N0–1	M0
IV	T1–4	N0–1	M1

- 20 % Korpusbereich
- 10 % Schwanzbereich

Vom Pankreaskopf-Ca muss das periampulläre Karzinom abgegrenzt werden, zu dem Papillen-Ca, ampulläre Karzinome, Tumoren im terminalen Ductus choledochus und Ductus Wirsungianus zählen. Diese Adeno-Ca werden meist in frühen Stadien symptomatisch und besitzen R0-reseziert daher und möglicherweise aufgrund ihrer unterschiedlichen Ontogenese eine wesentlich bessere Prognose.

Ausbreitungswege

Pankreastumoren im Kopfbereich komprimieren meist die Ampulla hepatopancreatica, den gemeinsamen Ausführungstrakt für Galle und das exokrine Sekret des Pankreas. Dadurch kommt es zur Cholestase („schmerzloser Ikterus"). Häufig liegt auch eine Invasion in die Mesenterialwurzel und das Duodenum vor.

Pankreaskarzinome des Korpus und Schwanzbereichs wachsen meist längere Zeit asymptomatisch (Keine Cholestase!), mit Infiltration des Retroperitoneums und auch anliegender Organe (Nerven, Milz, Nebenniere, Wirbelsäule, Kolon, Magen, Leber).

Merke
Pankreas-Ca führen wegen des geringen Durchmessers des Pankreas und des Fehlens stabiler Grenzstrukturen frühzeitig zur Invasion des peripankreatischen Gewebes.

Die Ausbreitung erfolgt oft invasiv entlang der Perineuralscheiden und Lymph- oder Blutgefäße.

Metastasierung

Frühzeitig erfolgt regional eine Metastasierung in LK, systemisch bevorzugt in Leber und Peritoneum.

- Lymphatische Metastasierung in 2 Stufen:
  - Pankreasnahe und regionäre LK.
  - Weitere nicht-regionäre LK.
- Hämatogene Metastasierung:
  - Zunächst: Leber (65 %), LK (etwa 20 %).
  - Später: Lunge.
  - Knochen- und Hirnmetastasen finden sich meist erst nach längerem Verlauf.
  - Oft Peritonealkarzinose.

17.3.5 Risikofaktoren

- **Rauchen** wurde als ein entscheidender Risikofaktor erkannt. Raucher haben ein relatives Risiko von 3,6, an einem Pankreas-Ca zu erkranken.

Merke

Es wird vermutet, dass bis zu ⅓ aller Pankreas-Ca durch Rauchen verursacht sind. Starke Raucher, die eine homozygote Deletion des Gluthation-S-Transferase-T1-Gens (GSTT1, ein Karzinogene metabolisierendes Enzym) zeigen, scheinen ein besonders hohes Risiko aufzuweisen.

- Auch **Diabetes mellitus** und **Übergewicht** werden mit der Entstehung von Pankreas-Ca in Verbindung gebracht.
- **Berufliche Noxen:** Exposition gegenüber 2-Naphthylamin, PCB, Benzidin und Benzolderivaten oder längere, intensive DDT- und Ethylenexposition bedingen ein erhöhtes Erkrankungsrisiko.
- Alkoholkonsum kann über den Mechanismus rezidivierender/chron. Pankreatitiden die Entstehung von Pankreas-Ca fördern.
- Bei verschiedenen **hereditären Erkrankungen** liegt ein erhöhtes Risiko für Pankreas-Ca vor (▶ Tab. 17.13). Insgesamt kann davon ausgegangen werden, dass eine genetische Prädisposition bei ca. 10 % der Pankreas-Ca eine Rolle spielt. Unter dem Begriff familiäres Pankreas-Ca werden dabei familiäre Häufungen von Pankreas-Ca beschrieben, deren Genese noch nicht eindeutig geklärt ist bzw. die keinem Syndrom zugeordnet werden können. Das Risiko für die Entwicklung eines Pankreas-Ca steigt bei Erkrankung erstgradig Verwandter und mit der Anzahl betroffener Verwandter.

Tab. 17.13 Genetische Erkrankungen mit erhöhtem Auftreten von Pankreas-Ca (*Pat. mit neu diagnostiziertem Pankreas-Ca sollte eine Analyse der kursiv aufgeführten Keimbahn-Varianten angeboten werden.*)

Erkrankung	Keimbahnmutation
Peutz-Jeghers-Syndrom	LKB1/STK11 (Tumorsuppressor-Gen); Chromosom 19p13.3
MEN-1 (Wermer-Syndrom)	Menin-Gen (Tumorsuppressor-Gen); Chromosom 11q13;
Von-Hippel-Lindau-Syndrom	VHL-Gen (Tumorsuppressor); Chromosom 3p25
Li-Fraumeni	TP53; Chromosom 17p13
Ataxia teleangiectatica	ATM-Kinase; Chromosom 11q22–11q23
Familiäre multiple Melanome	Häufig CDKN2A; Chromosom 9p21
Hereditäre Pankreatitis	PRSS1-Gen, SPINK1; Chromosom 5
Zystische Fibrose	CFTR; Chromosom 7
HNPPC	DNA-Mismatch-Repair-Gene, MSH2, MLH1, MSH6; Chromosomen 2p21–22, 3p21–23, 2p16
FAP	APC; Chromosom 5p21–22
Hereditäre Mamma-/Ovarial-Ca	BRCA2; Chromosom 13q12–13
„Familiäres Pankreas-Ca"	PALB2, ATM, u. a. Möglicherweise Chromosom 4q32–34

Merke

In Deutschland werden Erfassung, Diagnostik und Beratung zur genetischen Disposition des Pankreas-Ca über das Register zum familiären Pankreas-Ca in Marburg angeboten: http://www.fapaca.de.

17.3.6 Prävention und Früherkennung

- Vorbeugung (primäre Prävention):
  - Verzicht auf Rauchen.
  - Meidung bekannter berufsbedingter Expositionsfaktoren.
  - Gesundheitsbewusste Lebensweise: erhöhter Verzehr von Obst und Gemüse.
- Früherkennung (sekundäre Prävention): Die Effektivität von Screening-Maßnahmen zur Früherkennung des Pankreas-Ca ist nicht belegt.
- Screening Untersuchungen können bei Hochrisikoindividuen für ein familiäres Pankreas-Ca ohne bekannte Keimbahnmutation und auch mit den bekannten Keimbahnmutationen ab dem 50. Lj. oder 10 J. vor dem jüngsten Erkrankungsalter in der Familie durchgeführt werden. Hereditäre Pankreatitis, Peutz-Jegers-Syndrom und CDKN2A-Keimbahnvarianten sollten ab dem 40. Lj. oder entsprechend der 10-Jahres-Regel früher untersucht werden, bei chron. Pankreatitis 20 J. nach Krankheitsbeginn.

17.3.7 Klinik

Charakteristischerweise keine Frühsymptome!

Leitsymptome eines lokoregionären oder metastasierten Pankreas-Ca:
- Gürtelförmiger Schmerz, vorwiegend im Ober- und Mittelbauch
- Gewichtsverlust
- Schwäche
- Ikterus (extrahepatische Cholestase) bei Pankreaskopf-Ca

Progrediente Gewichtsabnahme und gürtelförmige Oberbauchbeschwerden gelten bis zum Nachweis des Gegenteils als karzinomverdächtig und bedürfen dringend einer Abklärung.

Heftige Rückenschmerzen weisen meist auf ein fortgeschrittenes Stadium mit lokaler Inoperabilität hin.

Eine exakte Abklärung ist auch bei folgenden Symptomen durchzuführen:
- Rezidivierende, nichtbiliäre oder nichtalkoholische Pankreatitiden
- Persistierende Amylase-/Lipaseerhöhungen nach Abklingen einer akuten Pankreatitis
- Aber auch:
  - Pathologische Glukosetoleranz (bes. < 2 J. nach Diagnosestellung).
  - Nicht risikoassoziierte VTE, Thrombophlebitis migrans (Trousseau-Syndrom).
  - Gastrointestinale Blutungen aus Varizen sowie Splenomegalie.

Merke
Charakteristisch für das Pankreas-Ca ist, dass es frühzeitig subklinisch metastasiert. Ein Aszites infolge hepatischer Metastasierung oder einer Peritonealkarzinose bedeutet i. d. R. Irresektabilität.
Das Risiko für die Entstehung venöser Thrombosen oder Thrombophlebitiden ist stark erhöht (→ medikamentöse VTE-Prophylaxe erwägen!).

17.3.8 Diagnostik

Überblick über die Diagnostik

Die Diagnostik hat die rasche Diagnosesicherung, Stadienzuordnung und Prüfung der Resektabilität bzw. Operabilität zum Ziel (▶ Abb. 17.1).

Obligate Diagnostik

- Anamnese und klinische Untersuchung/Laboruntersuchungen
- Abdominelle Sonografie/Multislice-CT/MRT
- Rö-Thorax in 2 Ebenen/CT Thorax
- Ösophagogastroduodenoskopie (ggf. mit Endosonografie)
- Tumormarker (CA 19-9, CEA)
- Ggf. MRCP (Magnetresonanz-Cholangiopankreatikografie) und MR-Angiografie

Vor Einleitung einer nichtoperativen Therapie soll eine histologische oder zytologische Sicherung erfolgen, z. B. durch endosonografisch gesteuerte oder Sonografie-/CT- gestützte perkutane Punktion von Primarius oder Metastase.

Im Einzelfall sinnvolle weitere Untersuchungen

- Laparoskopie (Nachweis/Ausschluss einer Peritonealkarzinose)
- PET-CT (v. a. Rezidiv/Metastasierung; z. B. unklarer deutlicher Markeranstieg ohne CT-/MRT-Befund; ggf. zur Planung einer Strahlentherapie)
- Angiografie (vor komplexen Resektionen zur OP-Planung)
- Skelettszintigrafie (bei entsprechender Symptomatik)

Cave
Auch unter Berücksichtigung aller zur Verfügung stehenden diagnostischen Methoden kann die Diagnose Pankreaskarzinom prätherapeutisch nicht immer gesichert werden.

Merke
Bestehen der dringende klinische V. a. ein Pankreas-Ca und die Möglichkeit einer kurativ intendierten Resektion, ist diese auch ohne präop. histologische Klärung indiziert.

Anamnese und klinische Untersuchung

Bei V. a. ein Pankreas-Ca, hat schnellstmöglich eine klärende Diagnostik zu starten.

Cave
Oft gehen der Diagnose eines Pankreas-Ca Symptome einer tiefen Beinvenenthrombose und andere thromboembolische Komplikationen voraus.

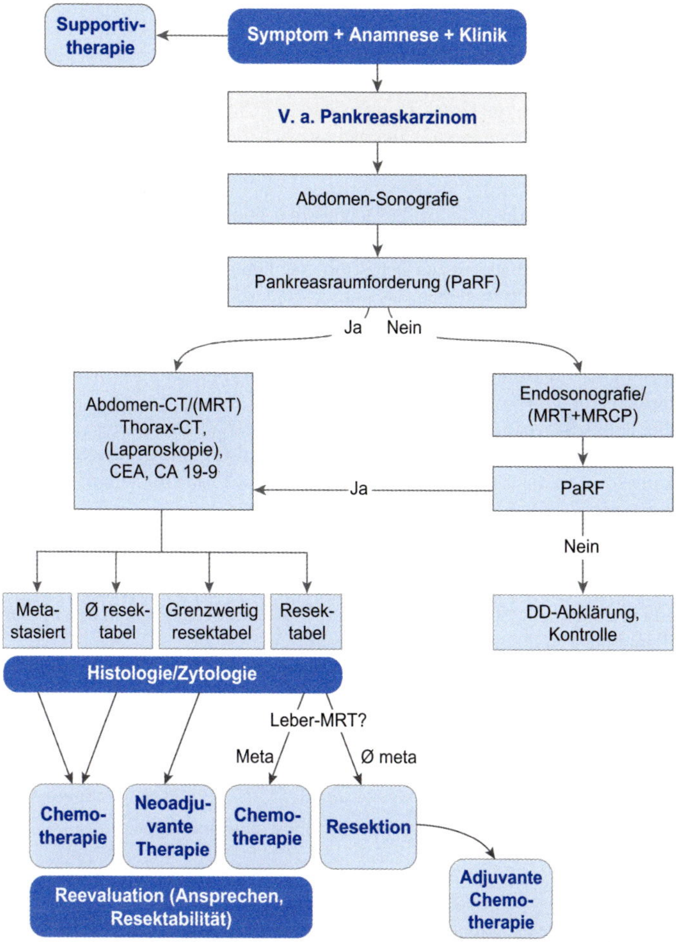

Abb. 17.1 Diagnostisches Vorgehen bei Verdacht auf Pankreas-Ca [L157]
DD: Differenzialdiagnose

Bei der körperlichen Untersuchung ist v. a. auf folgende wegweisende Befunde zu achten:

- Ikterus: Im Rahmen des Verschlussikterus kann es zu einer nachweisbaren gestauten, palpablen Gallenblase (**Courvoisier-Zeichen**) kommen.
- Hepato-/Splenomegalie: vorwiegend bei Tumoren des distalen Pankreas.
- Abdominelle Resistenzen: Fortgeschrittene Tumoren können in das Duodenum infiltrieren → gastrointestinale Blutungen.
- Links supraklavikuläre LK bei fortgeschrittener Erkrankung.
- Aszites: Zeichen einer fortgeschrittenen Erkrankung.

Bildgebende Verfahren in der Diagnostik

Zur Sicherung der Verdachtsdiagnose werden häufig mehrere Methoden eingesetzt:

- **Orientierende abdominale Sonografie:** meist initial zur Diagnostik des Primärtumors: sehr von Gerät, Untersucher und Untersuchungsbedingungen (Adipositas, Meteorismus, etc.) abhängig sowie vom Vorliegen ggf. richtungweisender Begleitsymptome wie Cholestase.
- **Endosonografie:**
  - Zunehmende Bedeutung für die Diagnostik (T- und N-Staging, transgastrale oder transduodenale Gewebsgewinnung) lokaler Prozesse.
  - Im Pankreaskopfbereich zur Detektion von Tumoren < 2 cm sowie von lokalen Tumorinfiltrationen, LK und Pfortaderbeteiligung dem CT und dem abdominalen Ultraschall überlegen.
  - Stark vom Untersucher abhängig.
  - Ermöglicht ggf. die Punktion kleinerer malignomverdächtiger Areale.
- **Multidetector-CT:**
  - Bei Pankreasprozessen dem abdominalen Ultraschall überlegen.
  - Durch dünnere Schichten im Multiphasen-Spiral-CT und geeignete Kontrastmittelprotokolle lässt sich die Treffsicherheit auch für problematische Läsionen < 2 cm erhöhen.
  - Hohe Sensitivität und Spezifität zum Nachweis/Ausschluss von Fernmetastasen.
- **Ösophagogastroduodenoskopie (oft kombiniert mit Endosonografie):** ergänzend bei duodenaler Stenosesymptomatik, V. a. Tumoreinbruch in den oberen GIT und bei V. a. Papillen-Ca (mit Biopsie).
- **Endoskopisch retrograde Cholangiopankreatikografie (ERCP):** meist verzichtbar. Zeigt ggf. Gangveränderungen aber nicht den Tumor. Ist eine Stent-Implantation ohnehin indiziert, kann die ERCP ein Pankreas-Ca wahrscheinlich machen.
  - Typisches Korrelat: Double-Duct-Sign, eine Stenose des Ductus pancreaticus > 1 cm.
  - Abgrenzung von pankreatitistypischen Gangveränderungen.
- **Laparoskopie:**
  - Nachweis einer kleinknotigen Peritonealkarzinose sowie evtl. einer oberflächlichen Lebermetastasierung, die sich im frühen Stadium der bildgebenden Diagnostik oft entziehen.
  - Die Durchführung einer Peritoneallavage mit zytologischer Untersuchung kann zum Nachweis maligner Zellen führen und im Hinblick auf die weitere Therapieplanung sinnvoll sein.
- **Angiografie (Zöliako-, Splenoportografie):** Dokumentation der Gefäßanatomie vor komplexen Operationen (z. B. "Appleby"), evtl. auch zum Nachweis pathologischer Gefäße oder des Einbruchs in große Gefäße.
- **Magnetresonanztomografie (MRT):** bietet gegenüber der CT den Vorteil, dass sie mit einer MRCP und MR-Angiografie verbunden werden kann. In erfahrene Zentren Methode mit der höchsten Sensitivität und Spezifität für die Primariuscharakterisierung. Dabei werden zusätzlich die Gefäße dargestellt und somit wesentliche Aussagen zur Operabilität erhalten.

Untersuchung der systemischen Tumorausbreitung

- CT Thorax

- Abdominelles CT oder MRT: Die CT zeigt Schwächen bei der Erfassung von Lebermetastasen < 1 cm → MRT mit Diffusionswichtung und Verwendung leberspezifischer Kontrastmittel besser geeignet und vor Resektion zum Ausschluss von Lebermetastasen empfohlen.
- PET-CT/(-Ganzkörper-MRT): alternatives, hinreichend sensitives und spezifisches Untersuchungsverfahren, insbes. für Pat. mit KI gegen Kontrastmittelgaben.
- Laparoskopie: Eine Staging-Laparoskopie in Verbindung mit einer laparoskopischen Sonografie kann bei periampullären Tumoren eine unnötige Laparotomie durch Detektion vorher unerkannter Mikrometastasen in 35 % oder sonstiger KI für eine Resektion in 25 % vermeiden helfen und ist deshalb bei fraglicher Operabilität zu erwägen.

Zytologische/histologische Diagnostik

Merke
Vor Einleitung einer – insbes. nicht-operativen – Therapie soll eine zytologische Sicherung der Malignität erfolgen. Eine histologische Sicherung wäre dringend gewünscht.

Durchführung:
- Materialgewinnung mittels sonografisch oder CT-gesteuerter perkutaner Biopsie, z. B. aus Lebermetastasen
- Endosonografisch gestützte Feinnadelpunktion (FNP; meist Zytologie) v. a. bei lokal fortgeschrittenem Pankreas-Ca, wenn keine Laparotomie geplant ist
- Bioptisch bei Gastroduodenoskopie (Papillen-Ca, gastral oder duodenal einbrechendes Pankreas-Ca)
- Parazentese bei Aszites

Labordiagnostik

- Cholestaseparameter erhöht (bei ca. 80 %): AP, γ-GT, Bilirubin
- LDH
- Amylase- und Lipasewerte erhöht (ca. 20 %)

Merke
Diese Laborparameter sind unspezifisch und tragen nicht zur Diagnosesicherung bei.

Tumormarker

Initial und v. a. für die Verlaufsbeobachtung wichtig.
- CA 19-9 (Sensitivität 69–93 %; Spezifität 46–98 %)
- CEA (Sensitivität 16–92 %, Spezifität 49–93 %)
- Weitere Tumormarker in speziellen Ausnahmefällen: CA 125 (insbes. bei Peritonealkarzinose), AFP, CA 50, CA 242, CA 15-3, CA 72-4, β-HCG, DU-PAN-2, TPS

In der klinischen Praxis relevant sind v. a. CA 19-9 und CEA. Menschen mit Blutgruppe Lewis negativ (a-/b-) exprimieren kein CA 19-9! Für CA 19-9 wurde die Relevanz für die Diagnosestellung, Resektabilität und Prognose sowie in der Nachsorge eines resezierten CA-19-9-pos. Karzinoms gezeigt. Wichtig sind daher die präop. Bestimmung und weitere Verlaufskontrollen.

Bei der Interpretation von Tumormarkerwerten stets andere mögliche Ursachen einer Erhöhung (z. B. Cholestase, Pankreatitis) bedenken.

Cave

Wenn nach Einleitung einer palliativen Chemotherapie ein Abfall von CA 19-9 messbar wird, ist i. d. R. kein Tumorprogress zu befürchten. In der bildgebenden Diagnostik ist nicht grundsätzlich ebenfalls eine Remission zu erwarten. Oft zeigt sich eine stabile Erkrankung.

Die Beurteilung der CA-19-9-Werte nach Resektion bei primär CA-19-9-pos. Tumoren sollte das postop. Minimum berücksichtigen, beim Rezidiv liegt der Cut-off bei ca. 100 U/ml.

Deutlich eingeschränkte Bedeutung von CA 19-9 bei Cholestase.

17.3.9 Differenzialdiagnosen

Merke

Eine besondere Schwierigkeit stellt die DD von fokaler chron. oder autoimmuner Pankreatitis und Pankreas-Ca in der bildgebenden Diagnostik dar.

DD bei epigastrischem Schmerz, z. B.:

- Ulcus ventriculi
- Ulcus duodenalis
- Chron. Gastritis
- Funktionelle Dyspepsie
- Gastroparese
- Chron. Pankreatitis
- Magen-Ca
- Gallenweg-Ca

DD bei Ikterus mit Zeichen der Cholestase, z. B.:

- (Akute und) chron. Pankreatitis
- Cholelithiasis/Choledocholithiasis
- Akute eitrige Cholangitis
- Chron. bakterielle Cholangitis
- Primär sklerosierende Cholangitis
- Gallenweg- und Gallenblasentumoren
- Raumfordernde Prozesse in der Leber

17.3.10 Prognose

Die Prognose des Pankreas-Ca ist auch nach vollständiger Resektion (einziger kurativer Ansatz) schlecht. Aufgrund meist spät auftretender Symptome – und auch verzögerter – Diagnosestellung sind nur ca. 15–20 % der Pat. bei Diagnosestellung noch operabel. Das mediane Überleben von mit kurativer Intention operierten Pat. liegt ohne adjuvante Therapie im Bereich von 10–24 Mon., das 5-Jahres-Überleben im Bereich von 10 % (▶ Tab. 17.14).

Folgende Faktoren haben eine prognostisch ungünstige Bedeutung:

- Größe des Primärtumors (> 3 cm)

Tab. 17.14 Stadienabhängiges Überleben (ohne adjuvante Therapie)

Stadium	Medianes Überleben	2-J-ÜLR[1]	5-J-ÜLR[1]
I + II + III, operabel	12–25 Mon.	20–70 %	10 %
III, inoperabel	7–16 Mon.	25 %	–
IV	3–11 Mon.	5–20 %	–

[1] 2-J-ÜLR/5-J-ÜLR: 2-Jahres-Überlebensrate/5-Jahres-Überlebensrate

- Pos. LK-Status (Lymphknotenratio [LR] = LK+/Gesamt-LK; LR ↑ → Prognose ↓)
- Resektionsstatus (R1, R2)
- Geringe Differenzierung des Tumors
- Intraop. Blutverlust > 750 ml

17.3.11 Therapie

Chirurgische Therapie

Chirurgische Therapie mit kurativem Ziel

Merke
Mind. 70 % der Pankreas-Ca sind zum Diagnosezeitpunkt nicht mehr sinnvoll operabel.

Bedeutung
- Die chirurgische Therapie ist das einzig potenziell kurative Therapieverfahren beim lokal begrenzten Pankreas-Ca.
- Somit bestimmender Faktor für die Prognose.
- Ziel: Tumorentfernung im Gesunden (R0), inkl. des regionären Lymphabflussgebiets.
- Bei R2-Resektion kein Überlebensvorteil gegenüber einer probatorischen Laparotomie oder Anlage von Umgehungsanastomosen, aber höhere Morbidität.

Cave
Die lokale Resektabilität lässt sich bei geeigneter präop. Diagnostik durch ein bei Pankreas-Ca erfahrenes Tumorboard meist voraussagen, bedarf aber im Zweifelsfall der intraop. Einschätzung.
Für die Evaluation der anatomischen Resektabilität ist ein qualitativ hochwertiges und standardisiert ausgewertetes KM-CT des Pankreas zu fordern.

Cave
Das Alter ist keine KI zur Resektion. Entscheidend sind AZ (ECOG < 2), Komorbiditäten und die Erfahrung des chirurgischen Zentrums.

Kriterien für Resektabilität
„Resektabel“:
- Fehlen von Fernmetastasen (inkl. Metastasen in nichtregionären LK)

- Kein Tumorkontakt zu Truncus coeliacus [TC], A. mesenterica sup. [AMS] oder A. hepatica communis [AHC]
- Kein Tumorkontakt mit der V. mesenterica sup. [VMS] **oder** Pfortader [PA] oder ≤ 180° Kontakt ohne Konturirregularität der Vene

„Nicht resektabel":

- Fernmetastasen (inkl. Metastasen in nichtregionären LK)
- Solider Tumorkontakt (> 180°) zu Truncus coeliacus, A. mesenterica sup. oder A. hepatica communis
- Nicht rekonstuierbare V. mesenterica superior **oder** Pfortader

„Grenzwertig (bordeline) resektabel": zusätzlich zu den sich aus den beiden zuerst genannten Definitionen ergebenden vielfältigen alternativen anatomischen Situationen, sind zwei „biologische" Faktoren zu berücksichtigen, die zur Einordnung auch primär anatomisch operabler Tumoren in die Gruppe der grenzwertig resektablen führt:

- Stark erhöhte CA-19-9-Werte (> 500 U/ml)
- Gesicherte (bioptisch oder im PET-CT nachgewiesene regionale) LK-Metastasen.

Grundprinzipien der Operation

- Durchführung in erfahrenen Zentren (> 20 Pankreasresektionen pro Jahr).
- "En-bloc-Resektion" von Primarius und regionärer LK (mind. 12!) anhand der Lokalisation des Tumors.
- Anzustreben ist ein makroskopischer Sicherheitsabstand von 2 cm.
- Überprüfung des Resektionsrands im Schnellschnitt.
- Bei Tumorbefall des Resektionsrands: Nachresektion oder totale Pankreatektomie.
- Bei umschriebenem Befall der V. mesenterica sup. oder der Pfortader Ind. einer Gefäßresektion im Einzelfall zur Erzielung einer R0-Resektion.

Bei ausgeprägter Cholestase kann die Anlage einer präop. Drainage (endoskopische Stent-Einlage oder perkutane transhepatische Drainage) in Abstimmung mit dem Chirurgen sinnvoll sein, insbes. wenn eine Cholangitis vorliegt.

Mögliche Operationen in Abhängigkeit von Lokalisation und Ausdehnung

Cave
Das Resektionsergebnis ist entscheidend abhängig von der persönlichen Erfahrung des Operateurs (Pankreasresektionen/Jahr).

- **Partielle Duodenopankreatektomie nach Kausch-Whipple:**
  - Standardeingriff zur kurativ intendierten Therapie eines Pankreaskopf-Ca.
  - Entfernung der Bauchspeicheldrüse bis in Höhe der Pfortader (partielle Duodenopankreatektomie [DPE]) oder knapp schwanzwärts davon.
  - Resektion des Duodenums inkl. Flexura duodenojejunalis, ⅔-Magenresektion, Cholezystektomie mit Entfernung des Hauptgallengangs bis zur Zystikuseinmündung.
  - Anschließend Rekonstruktion des Verdauungstrakts (möglich in zahlreichen Modifikationen): Das erste Jejunalsegment wird in das ehemalige Duodenallager hochgezogen und als terminoterminale Pankreatikojejunostomie im Sinne einer Teleskopanastomose versorgt. Aboral der Pankreasanastomose

wird terminolateral die Hepatikojejunostomie angelegt. Zuletzt Gastroenteroanastomose mit der zweiten Jejunalschlinge sowie Y-Roux-Anlage.
  - Letalität: < 3/100.
  - Komplikationen resultieren v. a. aus der Insuffizienz angelegter Anastomosen (v. a. die Anastomose zwischen Restpankreas und GIT ist sehr störanfällig).
- **Pyloruserhaltende Pankreatikoduodenektomie:** Im Gegensatz zu Kausch-Whipple wird bei diesem Verfahren der Pylorus mit den ersten Zentimetern Duodenum erhalten. Dieses Verfahren ist, wenn es vonseiten der Tumorausbreitung möglich ist, von den Langzeitergebnissen äquivalent, geht jedoch wegen des erhaltenen Pylorus mit einer geringeren Morbidität der Pat. einher und wird daher oft bevorzugt.
- **Subtotale distale Pankreatektomie,** i. d. R. kombiniert mit Splenektomie: operatives Verfahren bei Tumor im Pankreaskörper oder -schwanz. Da die Tumoren zumeist erst spät durch Symptome auffallen, ist präop. eine Laparoskopie zum Ausschluss einer Peritonealkarzinose zu erwägen. **Cave:** Bei der subtotalen DPE entwickeln mehr als 40 % der Pat. einen neuen Diabetes mellitus.
- **Totale DPE:** nur selten bei den das gesamte Pankreas einnehmenden Tumoren (ca. 3 %) oder bei Doppelkarzinomen (< 1 %) sowie gelegentlich aus technischen Gründen indiziert.
- **Pankreaslinksresektion mit Splenektomie:** bei Pankreas-Ca im Schwanz- und Korpusbereich. Das Pankreas wird rechts der V. portae abgesetzt.
- Insgesamt sind etwa 90 % der Pankreaskorpus- und -kaudatumoren bei Diagnosestellung inoperabel.

Postoperative Komplikationen

In Zentren der Pankreaschirurgie: Morbidität < 40 %, verzögerte Magenentleerung < 30 %, Anastomosenleck < 12 %, Re-Laparotomie 5–10 %, 30-Tage-Mortalität < 5 %.

> **Cave**
> Nach Teil- oder Komplettentfernung des Pankreas sind sowohl die exokrine als auch die endokrine Funktion zu überprüfen und ggf. die unzureichend sezernierten Enzyme und/oder Hormone des Pankreas zu substituieren.

Palliative Chirurgie

Anwendung beim fortgeschrittenen, primär inoperablen Pankreas-Ca.
- Ziel: Kontinuitätserhalt des GIT und Behebung einer Cholestase durch:
  - Gastroenterostomie.
  - Biliodigestive Anastomose.
  - Cross-Section-Gastroenterostomie.
- Nicht-chirurgische Alternativen: Einlage von Stents zur Aufrechterhaltung des Galleflusses oder perkutane Ableitung der Galle. Bei Magenausgangs- oder Duodenalstenose kommen auch Stent-Einlagen in Betracht.

> **Cave**
> Die Ind. zur operativen Palliation ist unter individueller Abwägung interdisziplinär zu stellen.

Strahlentherapie und kombinierte Radiochemotherapie (RCT)

Bedeutung

- Das Pankreas-Ca ist wenig strahlensensibel.
- In den letzten 2 Jahrzehnten wurden große Fortschritte in der Bestrahlungsplanung und -technik mit verminderter Akuttoxizität und Pat.-Belastung erzielt. Studiendaten aus randomisierten Studien (z. B. LAP 07) haben dazu beigetragen, diese Therapieoption kritisch zu hinterfragen.
- Durch neuere Bestrahlungstechniken kann die Dosis im Zielvolumen eskaliert werden, sodass heute bei tolerabler Akut- und Spättoxizität lokalisiert auf ein sehr kleines Volumen bis max. 60 Gy am Pankreas ambulant appliziert werden kann. Die komplexe Planung sollte nur in erfahrenen Strahlentherapiezentren erfolgen.
- Supportiv bei lokalen Primarius- oder Metastasenproblemen (z. B. zur Schmerztherapie) kann die Strahlentherapie sinnvoll zur Anwendung kommen.
- Der Stellenwert der RCT im – neoadjuvanten – Behandlungskonzept nicht-metastasierter, lokal grenzwertig oder nicht resektabler Tumoren muss nach der aktuellen Datenlage neu betrachtet werden.
- Neue Studienergebnisse der CONKO 007, PREOPANC und SCALOP zeigen einen Nutzen für eine sequenzielle RCT bei lokal fortgeschrittenen Pankreas-Ca.

Neoadjuvante RCT

- Ziel: Verbesserung der Rate kompletter Resektionen der meist in lokal fortgeschrittenem Stadium diagnostizierten Tumoren.
- Zurzeit nur im Rahmen von klinischen Studien empfohlen.
- Mögliche Vorteile:
  - Aufrechterhaltene Oxygenierung der Tumorregion, Sterilisation der Tumorzellen und damit Vermeidung einer intraop. Tumorzellverschleppung.
  - Vermeidung der OP bei Pat., bei denen eine bildgebend neu nachweisbare Progredienz mit systemischen Tumormanifestationen während der RCT auftritt.
- Wird unter neoadjuvanter Therapie ein Downsizing erreicht, kann eine höhere Rate an R0-Resektionen möglich werden (CONKO 007, PREOPANC).
- Meist zeigt sich auch bei wirksamer Therapie schnittbildgebend keine sichere Größenreduktion des Befunds aufgrund des stark desmoplastischen Tumorstromas, sodass nach Ausschluss eines lokalen oder metastatischen Tumorprogresses – u. U. mit PET-CT – zur genauen Resektabilitätsbeurteilung oft eine chirurgische Exploration notwendig wird.
- Bei kompletter Resektion so vorbehandelter, nicht systemisch progredienter Tumoren sollte es zu einer verbesserten lokalen Kontrolle und Langzeitprognose kommen (CONKO 007).
- Nach Resektion sollte versucht werden, durch adjuvante Chemotherapie den Behandlungserfolg zu sichern.

Ergebnisse der RCT

RCT lokal inoperabler Tumoren

- Durch Strahlentherapie kann zwar eine gute lokale Kontrolle erreicht werden, eine Fernmetastasierung wird dadurch jedoch nicht begrenzt. Die Gesamtüberlebensdaten unterscheiden sich kaum von denen einer reinen Chemotherapie.
- Pat. mit inoperablen Karzinomen können durch den Einsatz neuerer Bestrahlungstechniken wie der IMRT und dank verbesserter Lokalisationshilfen wie

der CT, PET-CT oder dem stereotaktischen BAT-Ultraschallsystem gezielter mit kleineren Bestrahlungsfeldern und reduzierter Toxizität an den Risikoorganen bestrahlt werden.

- Kombiniert mit einer Bestrahlung führt Gemcitabin in einzelnen Studien zu einem verbesserten lokalen Ansprechen im Vergleich zu 5-FU, jedoch nicht im Vergleich zu Capecitabin (2 × 830 mg/m² KOF/d Montag bis Freitag, mit 50 × 4 Gy in 28 Teilen), wie die SCALOP-Studie (ASCO 2013) [Mukherjee et al. 2013] zeigt.
- Bisher keine Verbesserung der Gesamtprognose in Studien nachgewiesen (→ Einzelfallentscheidung, z. B. zur lokalen Schmerzkontrolle).

Sequenzielle Chemo-Radiochemotherapie lokal inoperabler Tumoren

Das Pankreas-Ca ist bereits früh als systemische Erkrankung einzuordnen. Deshalb könnten Pat. mit lokal fortgeschrittenem, nicht metastasiertem Tumor von einer konsequenten und initial volldosierten systemischen Behandlung gefolgt von eine RCT profitieren.

Bei primär als nicht resektabel eingestuften Pat. mit lokal fortgeschrittenem Pankreas-Ca verglichen Krishnan et al. [2007] eine alleinige simultane RCT (mOS 8,5 Mon.) mit einer Induktionschemotherapie vor einer RCT (mOS 11,9 Mon.). Die französische GERCOR-Studiengruppe [Huguet et al. 2007] untersuchte retrospektiv (!) die RCT im Vergleich zur alleinigen Chemotherapie. Dabei zeigte sich die RCT im mPFS (10,8 vs. 7,4 Mon., p = 0,006) und im mOS (15 vs. 11,7 Mon., p = 0,0009) als überlegen. Der Vergleich RCT mit Gemcitabin vs. Capecitabin zeigt einen Vorteil für Capecitabin in der SCALOP-Sequenz [GI-ASCO 2013]. Die LAP-07-Studie untersuchte dieses Konzept prospektiv und wurde vorzeitig wegen Unwirksamkeit abgebrochen bei einem medianen Überleben von 16,4 vs. 15,2 Mon. bei Chemotherapie vs. RCT [Hammel et al. 2013].

Die kürzlich vorgestellte CONKO 007 [ASCO 2022] hat den Ansatz einer primären Chemotherapie in Kombination mit moderner qualitätsgesicherter Strahlentherapie bei 525 als inoperablen klassifizierten Pat. mit nicht metastasierter Erkrankung verfolgt. Nach dreimonatiger Chemotherapie (FOLFIRINOX oder Gemcitabin mono) wurden die 335 nicht progredienten Pat. randomisiert: RCT mit Gemcitabin oder Fortführung der Chemotherapie; nach weiteren 12 Wo. wurden die Pat. auf mögliche Resektabilität überprüft. 60 Pat. konnten nach Chemotherapie, 62 nach RCT operiert werden. Die R0-Resektionsraten der beiden Gruppen nach Randomisation (primärer Studienendpunkt) waren nicht statistisch different. Die nicht-hämatologische Toxizität war vergleichbar, die hämatologische war unter RCT verstärkt. Die Resektionen waren nach RCT häufiger R0 und R0-CRM- und tumorzellfrei (▶ Tab. 17.15).

Tab. 17.15 Ergebnisse der CONKO 007

	CT (n)	CT + RCT (n)	p-Wert
Resektionen	60 (100 %)	62 (100 %)	
R0 (%)	30 (50 %)	43 (69 %)	0,0418
R0, CRM neg. (%)	15 (25 %)	29 (47 %)	0,0147
pcR (%)	1 (2 %)	11 (18 %)	0,0043
Postop. 30-Tage-Sterblichkeit	5 (8 %)	4 (6 %)	0,7413

Abkürzungen: CRM = Circumferential Resection Margin; CT = Chemotherapie, n = Anzahl der Pat., pcR = pathologisch komplette Tumorremission; RCT = Radiochemotherapie,

Im Weiteren wurden die nicht resezierten Pat. bis zum Progress mit Chemotherapie behandelt, die resezierten erhielten eine adjuvante Therapie.

Es ergaben sich Überlebensvorteile (mOS) für die Pat., die operiert (19 Mon.), R0- (26 Mon.) oder R0, CRM-neg. (36 Mon.) reseziert wurden, im Vergleich zu nicht-resektablen Pat. (14 Mon.). Pat., die nach initialer Chemotherapie wegen Progress oder Therapietoxizität nicht randomisiert wurden, hatten ein mOS von 9 Mon.

Neoadjuvante RCT primär operabler Tumoren

Aktuelle Studien untersuchen die neoadjuvante RCT auch bei primär resektablen Tumorstadien. Erste Ergebnisse der PREOPAC-Studie waren nicht überzeugend [Versteijne 2020], zeigten aber bei Nachbeobachtung von 59 Mon. einen signifikanten, wenn auch geringen Überlebensvorteil (1,5 Mon.) für die mit RCT behandelten Pat. [PREOPANC Versteijne 2020].

Merke

Aufgrund der bisherigen Datenlage ergeben sich Hinweise auf einen Überlebensvorteil durch neoadjuvante RCT in den verschiedenen nicht-metastasierten Stadien des Pankreas-Ca. Doch sind weitere Studien erforderlich. In der CONKO 007 konnte gezeigt werde, dass primär nicht-resektable Pat. mit einer sequenziellen Behandlung aus Chemotherapie gefolgt von RCT eine bessere Prognose haben, wenn sie R0- bzw. R0, CRM-neg.-reseziert werden können. Diese Behandlungsweg sollte dieser Pat.Gruppe in entsprechend qualifizierten Zentren angeboten werden.

Adjuvante kombinierte RCT

5-Jahres-Überlebensraten von 5–20 % nach kompletter Resektion zeigen keinen Nutzen der adjuvanten RCT gegenüber einer alleinigen adjuvanten Chemotherapie. Die behandlungsassoziierte Toxizität wird durch die zusätzliche Bestrahlung erhöht.

Die adjuvante Bestrahlung kann derzeit nicht empfohlen werden.

- Ein signifikanter Überlebensgewinn durch eine adjuvante RCT wurde erstmals 1985 durch die Gastrointestinal Tumor Study Group [GITSG] gezeigt. Diese Daten wurden allerdings an einer sehr kleinen Fallzahl erhoben.
- Eine Phase-III-Studie der European Organization of Research and Treatment of Cancer [EORTC-Studie 40981] konnte den signifikanten Überlebensvorteil für adjuvant radiochemotherapierte Pat. an einer größeren Fallzahl nicht bestätigen. Sie zeigte einen passageren, statistisch nicht signifikanten 2-Jahres-Überlebensvorteil (34 vs. 26 %) für adjuvant behandelte Pat., wobei 22 % der Pat. des RCT-Arms aufgrund postop. Komplikationen keine adjuvante Therapie erhielten und die Chemotherapie im Gegensatz zur GITSG-Studie nach Ende der Strahlentherapie nicht fortgesetzt wurde.
- Die methodische und statistische Mängel aufweisende ESPAC-1-Studie (European Study Group for Pancreatic Cancer) zeigte ebenfalls keinen Überlebensvorteil für die adjuvant radiochemotherapierten Pat.
- In der RTOG-9704-Studie wurden zwei sequenzielle Chemotherapie-RCT-Chemotherapie-Konzepte geprüft. Die Überlebensdaten dieser Studie zeigen für ein selektioniertes Pat.-Kollektiv mit Pankreaskopftumoren vergleichbare Ergebnisse zur Chemotherapie (CONKO 001/ESPAC 3), jedoch keinen Überlebensvorteil. Dabei

war die Toxizität deutlich höher im Vergleich zu den Chemotherapie-Studien bei zusätzlich erhöhtem Aufwand für die Pat.
- Daten zum Langzeitüberleben einer adjuvanten RCT nach inkompletter Resektion aus kontrollierten Studien fehlen derzeit noch.
- Eine intraop. Strahlentherapie (IORT) des Resektionsbetts zeigte in einzelnen Studien eine Reduktion des Lokalrezidivrisikos, hatte aber keinen Einfluss auf das Langzeitüberleben.

Nach der aktuellen Kenntnislage ist somit eine adjuvante RCT derzeit nur innerhalb von Studien zu empfehlen [Fietkau et al. 2010].

Palliative Strahlentherapie

- Die Strahlentherapie bietet in der metastasierten Situation eine effiziente Möglichkeit zur lokalen Palliation.
- Häufigste Ind.: Schmerztherapie bei retroperitonealer Infiltration, Skelettmetastasen.
- Zur Anwendung kommen meist akzelerierte Bestrahlungsschemata mit erhöhten Einzeldosen.

Chemotherapie

Stellenwert der systemischen Therapie

Bei ca. 70 % der Pat. liegt schon bei Diagnosestellung eine metastasierte Tumorerkrankung vor → medikamentöse Therapie bleibt gegenwärtig als einzige Therapieoption.

Metastasiertes Pankreaskarzinom

Der AZ von Pat. mit fortgeschrittenem Pankreas-Ca zeigt bei Diagnosestellung das ganze denkbare Spektrum. Der jeweilige klinische Zustand des Pat. und die Tumorsymptomatik sind wesentlich für die Indikationsstellung zur Chemotherapie und die Medikamentenauswahl.

Merke

Ziel einer systemischen Chemotherapie: Krankheitsstabilisierung oder -rückbildung mit Lebenszeitverlängerung und Symptomverbesserung. Daher wird unter Berücksichtigung der Therapietoxizität die Therapie meist, ggf. auch dosisreduziert, bis zur Progression fortgeführt.

Therapiebeginn

- Bereits bei begründetem Verdacht auf ein fortgeschrittenes Pankreas-Ca sollen Notwendigkeit und Möglichkeit einer symptomatisch supportiven Therapie geprüft und ggf. eingeleitet werden.
- Messbarer/evaluierbarer Tumor: sofortiger medikamentöser Therapiebeginn nach Ausschluss einer kurativ intendierten Resektabilität und nach zytologischer/histologischer Sicherung.
- Nicht messbarer Tumor (z. B. Rezidivverdacht nach Resektion): Beginn der Therapie erst bei Nachweis von Tumormanifestationen (engmaschige Kontrolle) bzw. bei klinischer Symptomatik. Ein Tumormarkeranstieg (CA 19-9) allein ist nicht ausreichend für einen Behandlungsbeginn.

Prognosefaktoren unter Chemotherapie

Neg. Prognosefaktoren, die in einer multivariaten Analyse mit Gemcitabin behandelten Pat. unabhängig von Krankheitsstadium oder Tumordifferenzierung für das Überleben relevant waren:

- Karnofsky-Performance-Status (KPF)
- Gewichtsverlust (> 10 % in den letzten 6 Mon.)
- Rückenschmerzen
- Albumin < 3,5 g/dl
- Lokalisation des Primärtumors in Pankreaskorpus oder -schwanz

Modifikationen/Begleittherapie

- Einsatz von Pankreasenzymen und ggf. Substitution von fettlöslichen Vitaminen
- Adäquate Diabetesbehandlung mit Vermeidung einer Gewichtsreduktion
- Dosisreduktion entsprechend der auftretenden Toxizität
- Einsatz hämatopoetischer Wachstumsfaktoren bei hämatologischer Toxizität
- Antiemetische Begleittherapie regelhaft notwendig
- Primäre medikamentöse Thromboembolieprophylaxe (leitliniengemäß)

Erstlinientherapie

Merke

Randomisierte Studien weisen einen Überlebensvorteil einer Chemotherapie gegenüber einer alleinigen supportiven Therapie nach.

Die Intensität der Erstlinientherapie richtet sich nach AZ, Komorbiditäten, Tumorsymptomatik und Pat.-Präferenz.

Bei ausreichendem AZ und Therapiewilligkeit der Pat. sind Folgetherapien unter Berücksichtigung der Therapieerfahrung, der zu erwartenden Toxizität und dem Therapieziel auszuwählen.

Monotherapien

- Ältere Substanzen wie 5-FU, Mitomycin C und Ifosfamid erreichten Remissionsraten bis 10 %, konnten das mOS gegenüber supportiver Therapie aber nicht steigern. Studien mit großen Fallzahlen wurden dabei nicht durchgeführt.
- Gemcitabin hat sich als effektives Chemotherapeutikum seit mehr als 20 J. in allen Stadien etabliert:
  - Ein klinischer Benefit mit Verbesserung des AZ, Reduktion einer möglichen Schmerztherapie und Gewichtszunahme unter Therapie wird bei ca. 25 % erreicht.
  - NW-Profil: Im Vordergrund stehen Knochenmarktoxizität, influenzaartige Beschwerden, Ödeme, reversibler Anstieg der Transaminasen, Hautausschlag, sehr selten Pulmotoxizität sowie Protein- und Hämaturie bis zum HUS (Kreatininkontrolle, Fragmentozyten).
  - Das mediane Überleben wird von ca. 3 auf ca. 6,5 Mon. verlängert, wobei das 1-Jahres-Überleben von ca. 2 auf ca. 25 % ansteigt. Diese Therapieergebnisse für Gemcitabin wurden in mehreren großen prospektiv randomisierten Studien bestätigt.
- Die Intensivierung der Gemcitabin-Therapie durch Dosissteigerung, evtl. auch durch eine protrahierte Infusionszeit [Tempero 2003] mit Infusion von

Gemcitabin 2 200 mg/m² KOF über 30 min oder 1 500 mg/m² KOF über 150 min an den Tagen 1, 8 und 15 alle 4 Wo. haben die initialen Erwartungen nicht erfüllt

- Die neueren Substanzen Oxaliplatin, Irinotecan, nab-Paclitaxel und liposomales Irinotecan zeigen in der Monotherapie wenig Wirkung. In Chemotherapiekombination wurden gute Behandlungsergebnisse gezeigt (s. u.).

Kombinationstherapien

- Die Kombinationen von Gemcitabin mit Capecitabin oder Cisplatin/Oxaliplatin zeigen keine wesentliche Therapieverbesserung – sie sollten nicht eingesetzt werden.
- Die Kombinationstherapie aus 5-FU, Folinsäure, Irinotecan und Oxaliplatin (FOLFIRINOX-Schema) zeigte in einer randomisierten Studie bei Pat. mit gutem AZ deutliche Verbesserungen der Überlebenszeit (mOS 11,5 Mon) und Remissionsrate (RR 32 %) gegenüber einer Monotherapie mit Gemcitabin. Allerdings war auch die Rate schwerer NW deutlich höher, sodass die Durchführung des FOLFIRINOX-Regimes mit der erforderlichen supportiven Therapie nur von erfahrenen Ärzten erfolgen sollte. Diese Therapie wird in vielen Zentren – zumindest initial – als dosismodifiziertes FOLFIRINOX angewendet. Die Indikationsstellung sollte sich an den Kriterien der Studie orientieren (ECOG 0–1, Bilirubin < 1,5 des oberen Normwerts, obere Altersgrenze 75 J.).
- Die Kombination aus Gemcitabin mit nab-Paclitaxel zeigte ebenfalls einen signifikanten Überlebensvorteil (etwa 2 Mon.) und eine deutlich erhöhte Remissionsrate (bis 30 %) bei vermehrter Toxizität gegenüber Gemcitabin mono. Im klinischen Alltag ist die Toxizität geringer als unter FOLFIRINOX. Ein randomisierter Vergleich zwischen diesen beiden Kombinationschemotherapien fehlt.
- Auch die Kombination aus infusionalem 5-FU und nab-Paclitaxel ist nach Gemcitabin-Vorbehandlung oder Gemcitabin-Toxizität als wirksame Kombination einzuordnen.
- Von den zielgerichteten Therapieansätzen hat bisher nur Erlotinib in Kombination mit Gemcitabin in großen Studien einen sehr moderaten Überlebensvorteil belegen können und dies vorrangig bei Pat., bei denen eine deutliche akneartige Hautreaktion durch Erlotinib induziert wird.

Merke

Da diese Kombinationstherapien eine verbesserte Wirksamkeit, aber auch ein höheres NW-Potenzial aufweisen, wird ihre höhere Effektivität evtl. durch die Toxizität der Behandlung aufgewogen. Sie sollten nach adäquater Aufklärung über die verschiedenen Behandlungsoptionen und mögliche NW auf Pat.-Wunsch bevorzugt bei gutem bzw. nur leicht reduziertem AZ zur Anwendung kommen.

Wahl der Therapie

In der Abfolge FOLFIRINOX, Gemcitabin/nab-Paclitacel, Gemcitabin-Monotherapie und rein supportiv-palliative Therapie nehmen die Anforderungen an den AZ und das zu erwartende therapieassoziierte Toxizitätsrisiko ab. Bei Therapiefestlegung spielen neben AZ, Organfunktionen, Tumordynamik und Tumorsymptomatik auch die Präferenz des adäquat über die Therapiemöglichkeiten und -toxizitäten aufgeklärten Pat. eine wichtige Rolle.

In Anbetracht der hohen Rezidivraten nach kurativ intendierter Resektion sowie den verschiedenen Möglichkeiten der adjuvanten Chemotherapie (s. u.) sollte sowohl die Latenz zwischen Ende der adjuvanten Therapie bis zum Rezidiv als auch die Art der adjuvanten Chemotherapie bei der Medikamentenauswahl berücksichtig werden.

Therapiedauer bei ausreichender Verträglichkeit bis zur Tumorprogression.

Neuere Therapieansätze

- Sequenzielle Chemotherapie: nab-Paclitaxel/Gemcitabin gefolgt von FOLFOX vs. nab-Paclitaxel/Gemcitabin zeigt sich PFS von 7,9 Mon. vs. 5,2 Mon. ($p > 0{,}001$) und ein mOS von 13,2 Mon. vs. 9,7 Mon. ($p = 0{,}023$).
- Immunmodulatorische Behandlungskonzepte: Erste Daten zur Kombination des EGFR-Blockers Nimotuzumab mit Gemcitabin zeigen gegenüber Gemcitabin mono bei den seltenen KRAS-Wildtyp-Pat. einen signifikanten mOS-Vorteil von 10,9 vs. 8,5 Mon. ($p = 0{,}024$), nach 36 Mon. ein Überleben von 13,9 vs. 2,7 %. PFS 4,2 vs. 3,6 Mon. ($p = 0{,}013$).
- Bei immunhistologischem Nachweis einer beim Pankreas-Ca sehr seltenen Mismatch-Reparatur-Defizienz (dMMR) bzw. Mikrosatelliten-Instabilität (MSI) kann eine Wirksamkeit von Immuncheckpoint-Inhibitoren erhofft werden.
- Ist bei der molekularen Diagnostik eine BRCA1/2-Keimbahnmutation nachgewiesen, sollten diese Pat. eine platinhaltige Kombinationschemotherapie und im Weiteren eine Erhaltungstherapie mit dem PARP-Inhibitor Olaparib erhalten. In der POLO-Studie konnte bei Pat. nach mind. 16-wöchiger platinhaltigen Chemotherapie ohne Tumorprogress durch Erhaltungstherapie mit Olaparib das PFS von 3,8 auf 7,4 Mon. verlängert werden.

Zweitlinientherapie

- Aufgrund einer verbesserten Diagnostik werden metastasierte Pankreas-Ca häufiger in früheren, dennoch fortgeschrittenen Krankheitsstadien diagnostiziert.
- Aufgrund regelmäßiger Verlaufskontrollen (Staging) werden Progress oder Rezidiv des Pankreas-Ca früh festgestellt.
- Die AZ-Verbesserungen durch die Optimierung der supportiven und effektiven Erstlinien-Chemotherapie führt dazu, dass viele Pat. bei Krankheitsprogression in einem guten AZ sind.
- Damit steigt insgesamt der Anteil an Pat., die bei Krankheitsprogression nach/unter der Erstlinientherapie von einer Second-Line- und ggf. Third-Line-Therapie profitieren können.
- Die bisher vorliegenden Daten weisen nach, dass das mediane Überleben durch Zweitlinientherapien bei tolerabler Therapietoxizität verlängert werden kann.
- Bei der Wahl einer Zweitlinientherapie sind erneut der AZ und die Präferenz des Pat. wesentlich. Meist ist zum Zeitpunkt des Therapiewechsels der AZ von Pat. mit Pankreas-Ca durch Tumorprogress und/oder Therapietoxizität schlechter als zu Beginn. Allerdings kann sich der Pat.-Zustand im Verlauf und als Folge der Erstlinientherapie auch deutlich verbessert haben, sodass dann für die Folgetherapie auch intensivere Regime als das initial gewählte in Betracht zu ziehen sind.

- Abhängig von der Primärtherapie soll die nachfolgende Behandlung ausgewählt werden. Belastbare Studiendaten zur Zweitlinientherapie liegen zurzeit nur nach Gemcitabin-haltiger Erstlinienbehandlung vor.
- Nach Versagen einer Gemcitabin-Therapie oder deren Kombinationen kann eine Zweitlinientherapie mit Oxaliplatin, 5-FU (24 h) und FA [CONKO-003-Studie (OFF-Schema)] erwogen werden.
- Eine weitere evidenzbasierte Therapieoption ist die Kombination von liposomalem Irinotecan mit 5-FU (24 h) und FA nach dem Napoli-Schema.
- Auch das FOLFIRI-Schema kommt in Betracht.
- Zweitlinientherapien nach initialer Kombinationschemotherapie sind nur bedingt studienmäßig abgesichert. Grundsätzlich kommen alle Therapiesequenzen in Betracht: Nach FOLFIRINOX bevorzugt Gemcitabin/nab-Paclitaxel oder Gemcitabin mono; nach Gemcitabin/nab-Paclitaxel unter Umständen FOLFIRINOX, eher aber 5-FU/FA/nal-IRI oder 5-FU/FA/Oxaliplatin (OFF!),
- Bzgl. einer Übersicht der Behandlungsmöglichkeiten beim metastasierten Pankreas-Ca ▶ Abb. 17.2.

Bei diesem Therapiesequenzvorschlag sind nicht alle individuellen Möglichkeit berücksichtigt, dies betrifft auch und insbes. die Therapieauswahl bei Pat. mit postop. Tumorrezidiv nach adjuvanter Chemotherapie sowie von Pat., die unter Therapie eine merklich AZ-Verbesserung erfahren und die dann u. U. auch mit intensiveren Folgelinientherapien behandelt werden könnten.

Resektables Pankreaskarzinom

Adjuvante Chemotherapie

R0-/R1-reseziertes Pankreas-Ca: Die adjuvante Chemotherapie ist der Behandlungsstandard für alle resezierten Patienten. Es wird ein Beginn in den ersten 12 postop. Wo. empfohlen, vorausgesetzt, es erfolgte eine ausreichende Erholung von dem chirurgischen Eingriff. In Abhängigkeit von Pat.-Zustand und Präferenz stehen unterschiedliche Therapieoptionen zur Verfügung. In prospektiv randomisierten Studien wurde bei entsprechend geeigneter Pat.-Selektion eine mit der Therapieintensität zunehmende Therapietoxizität, aber auch eine bedeutsame Verbesserung des Langzeitüberlebens belegt: So konnte das 5-Jahres-Überleben – ohne adjuvante Therapie etwa 10 % – auf ca. 20 % mit Gemcitabin (CONKO 001), möglicherweise weiter verbessert mit Gemcitabin plus Capecitabin (ESPAC 4, knapp 30 %) und Gemcitabin plus nab-paclitaxel (APACT) sowie mit modifiziertem FOLFIRINOX (PRODIGE) auf knapp 40 % gesteigert werden.

Studienlage (▶ Tab. 17.16):

- Die ESPAC-1-Studie im 2 × 2-Studiendesign legte einen signifikanten Überlebensvorteil für Pat. mit adjuvanter Chemotherapie (5-FU im Mayo-Schema) nahe, während eine RCT keinen Überlebensvorteil erbrachte.
- Monotherapie mit Gemcitabin: Die adjuvante Therapie mit Gemcitabin und BSC in der CONKO-001-Studie mit reseziertem Pankreas-Ca zeigte eine signifikante Verlängerung des medianen PFS, des medianen OS und des 10-Jahres-Überlebens [Oettle et al. 2013] gegenüber dem Beobachtungsarm mit BSC (▶ Tab. 17.16).
  Gemcitabin-Dosis: 1 000 mg/m² KOF jeden Monat an den Tagen 1, 8, 15 für 6 Mon.
- Die ESPAC-3-Studie (adjuvante Chemotherapie beim Pankreas-Ca mit Gemcitabin vs. 5-FU/FA) zeigte eine vergleichbare Wirksamkeit beider Therapiearme bei geringerer Gesamttoxizität unter Gemcitabin.

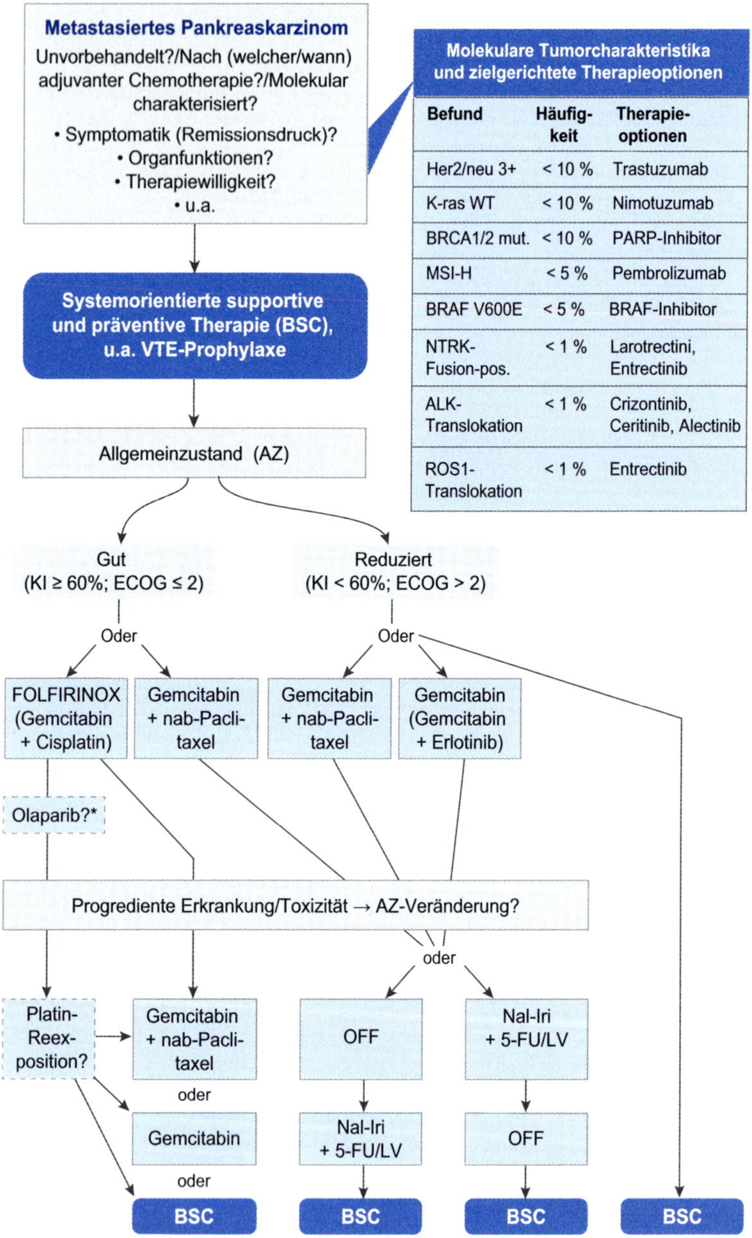

Molekulare Tumorcharakteristika und zielgerichtete Therapieoptionen

Befund	Häufigkeit	Therapieoptionen
Her2/neu 3+	< 10 %	Trastuzumab
K-ras WT	< 10 %	Nimotuzumab
BRCA1/2 mut.	< 10 %	PARP-Inhibitor
MSI-H	< 5 %	Pembrolizumab
BRAF V600E	< 5 %	BRAF-Inhibitor
NTRK-Fusion-pos.	< 1 %	Larotrectini, Entrectinib
ALK-Translokation	< 1 %	Crizontinib, Ceritinib, Alectinib
ROS1-Translokation	< 1 %	Entrectinib

* bei vorliegender BRCA1/2-K Keimbahnmutation und ohne Progress nach ≥ 16 Wochen

Abb. 17.2 Behandlungsalgorithmus beim metastasierten Pankreas-Ca in Abhängigkeit von AZ und Therapieziel [L157]

Tab. 17.16 Progressionsfreies Überleben in der adjuvanten Situation (CONKO 001) unter einer Gemcitabin-Therapie im Vergleich zur Nachbeobachtung

Befund	Krankheitsfreies Überleben (DFS) – Median [Mon.]		p-Wert
	Gemcitabin	Beobachtung	
T1–2	27,5	10,0	< 0,05
T3–4	13,1	6,6	< 0,001
N negativ	22,4	10,4	< 0,006
N positiv	12,1	6,3	< 0,001
R0-Resektion	13,1	7,3	< 0,001
R1-Resektion	15,4	5,5	< 0,001
Alle Patienten	13,4	6,9	< 0,001

- In der JASPAC-01-Studie wurde mit S1 im Vergleich zu Gemcitabin in einer *rein japanischen Patientenpopulation* eine 5-Jahres-Überlebensrate von 44,1 vs. 24,4 % erreicht [Uesaka 2016]. Dabei traten unter S1 mehr Diarrhö und Stomatitis, unter Gemcitabin mehr Leuko- und Neutropenien auf. Eine vergleichbare Studie mit kaukasischen Pat. fehlt.
- Die ESPAC-4-Studie zeigte für die Kombination von Gemcitabin mit Capecitabin bei vergleichbarem DFS ein verlängertes medianes OS im Vergleich zur Gemcitabin-Monotherapie (von 25,5 auf 28,0 Mon.; HR 0,82; p = 0,032) [Neoptolemos et al. 2016]. Einen signifikanten Überlebensvorteil zeigten nur R0-resezierte Patienten. Methodische Besonderheiten erschweren die Interpretation der Daten. Als wesentliche Toxizität der Kombination zeigten sich stark vermehrte schwere Diarrhöen und Fatigue.
- Die französische Studiengruppe PRODIGE zeigte bei geeigneten Pat. für die postop. adjuvante Therapie mit einem dosismodifizierten FOLFIRINOX (bei dem auf den 5-FU-Bolus verzichtet und die Irinotecan-Dosis auf 150 mg/m^2 limitiert wird) im Vergleich zur Gemcitabin-Monotherapie signifikant verbesserte mDFS (21,6 vs. 12,8 Mon.), mOS (54,4 vs. 35,0 Mon.) und 3-Jahres-Überleben (63,4 vs. 48,6 %). Dabei treten aber auch vermehrte unerwünschte Effekte (75,9 vs. 52,9 %) auf, vorrangig Fatigue, Diarrhö, Nausea und Hämatotoxizität. Der Einsatz von G-CSF war häufiger notwendig.
- Die Daten der APACT-Studie mit nab-Paclitaxel/Gemcitabin vs. Gemcitabin wurden erstmals auf dem ASCO 2019 vorgestellt. Aufgrund des erstmalig gewählten primären Studienendpunkts eines durch unabhängige Untersucher (CT-Staging) definierten DFS, im Gegensatz zum bisher durch den Behandler festgelegtem DFS, lässt sich ein Vergleich zu den bisherigen Studien schwer herstellen. Die 2022 präsentierten Daten des mOS mit 41,8 vs. 37.7 Mon. und des 5-Jahres-Überleben mit 38 vs. 31 % zeigen die Überlegenheit der Kombination.

Zu den Ergebnissen der einzelnen Studien ▶ Tab. 17.17.

Tab. 17.17 Patientencharakteristika, Wirkungs- und Toxizitätsdaten adjuvanter Therapiestudien

Charakteristika	CONKO 001 [Oettle et al. 2013]	ESPAC 3 [Neoptolemos et al. 2010]	ESPAC 4 [Neoptolemos et al. 2016]	PRODIGE [Conroy et al. 2018]	APACT [Tempero et al. 2022]
Behandlungsarme	GEM vs. Beobachtung	GEM vs. 5-FU/FA	GEM vs. GEM/CAP	GEM vs. mod. FOLFIRINOX	GEM vs. GEM/nab-P
Diagnose	Pat. mit Pankreas-Ca nach R0-/R1-Resektion	Pat. mit duktalem Adeno-Ca des Pankreas nach R0-/R1-Resektion[1]	Pat. mit duktalem Adeno-Ca des Pankreas nach R0-/R1-Resektion[1]	Pat. mit duktalem Adeno-Ca des Pankreas nach R0-/R1-Resektion[1]	Pat. mit duktalem Adeno-Ca des Pankreas nach R0-/R1-Resektion[1]
Pat. (n)	368	1 088	732	493	866
Alter, Median (Bereich) [J.]	GEM 62 (34–82) BSC 62 (36–81)	GEM 63 (31–85) FU/FA 63 (34–85)	GEM 65 (37–80) GEM/CAP 65 (39–81)	GEM 64 (30–81) FOLFIRINOX 63 (30–79)	GEM: 64.0 (38–86) GEM/nab-P: 64 (34–83)
Performance-Status (ECOG): [Median (Bereich in %)]	GEM: 80 (60–100) BSC: 80 (50–100)	0: GEM: 170 (32 %); 5-FU/FA: 201 (36 %) 1: GEM: 303 (56 %): 5-FU/FA: 286 (52 %) 2: GEM: 64 (12 %); 5FU/FA: 64 (12 %)	0: GEM: 158 (43 %); GEM/CAP: 150 (41 %) 1: GEM: 199 (54 %); GEM/CAP: 202 (56 %) 2: GEM: 9 (3 %); GEM/CAP: 12 (3 %)	0: GEM 127 (53 %); FOLFIRINOX 122 (50 %) 1: GEM 115 (48 %); FOLFIRINOX 123 (50 %)	0: GEM 268 (62 %); GEM/nab-P 252 (58 %) 1: GEM 166 (38 %); GEM/nab-P 180 (42 %)
Resektionsstatus	R0: GEM: 145 (81 %); BSC: 148 (85 %) R1: GEM: 34 (19 %); BSC: 27 (15 %)	R0: GEM: 348 (65 %); 5-FU/FA: 356 (65 %) R1: 189 (35 %); 5-FU/FA: 195 (35 %)	**Cave:** modifizierte Graduierung des Resektionsstatus R0: GEM: 147 (40 %); GEM/CAP: 143 (39 %) R1: GEM: 219 (60 %); GEM/CAP: 221 (61 %)	**Cave:** modifizierte Graduierung des Resektionsstatus R0: GEM 134 (55 %); FOLFIRINOX 148 (60 %) R1: GEM 112 (46 %); FOLFIRINOX 99 (40 %)	**Cave:** modifizierte Graduierung des Resektionsstatus R0: GEM: 292 (67 %); GEM/nab-P 287 (66) R1: GEM: 112 (26 %); GEM/nab-P 114 (26 %)
OS, Median (95 %-CI) [Mon.]	GEM: 22,8 (18,5–27,2) BSC: 20,2 (17,7–22,8) HR = 0,76 (95 %-CI: 0,61–0,95); p = 0,01	GEM: 23,6 (21,4–26,4) 5-FU/FA: 23,0 (21,1–25,0) HR = 0,94 (95 %-CI: 0,81–1,08); χ^2 (1) = 0,7; p = 0,39	GEM: 25.5 (22,7–27,9) GEM/CAP: 28,0 (23,5–31,5) HR = 0,82 (95 %-CI: 0,68–0,98); χ^2 (1) = 4,61; p = 0,032	GEM: 35,0 (28,7–43,9) FOLFIRINOX: 54,4 (41,8- n. e.) HR 0,64 (95 %-CI 0,48–0,86); p = 0,003	GEM: 37,7 GEM/nab-P: 41,8 HR 0,80 (0,68–0,95)

Tab. 17.17 Patientencharakteristika, Wirkungs- und Toxizitätsdaten adjuvanter Therapiestudien *(Forts.)*

Charakteristika	CONKO 001 [Oettle et al. 2013]	ESPAC 3 [Neoptolemos et al. 2010]	ESPAC 4 [Neoptolemos et al. 2016]	PRODIGE [Conroy et al. 2018]	APACT [Tempero et al. 2022]
PFS/DFS, Median (95 %-CI) [Mon.]	GEM: 13,4 (11,6–15,3) BSC: 6,7 (6,0–7,5) HR = 0,55 (95 %-CI: 0,44–0,69); p < 0,001	GEM: 14,3 (13,5–15,6) 5-FU/FA: 14,1 (12,5–15,3)	K. A.	GEM: 12,8 FOLFIRINOX: 21,64 HR 0,58 (95 %-CI: 0,46–0,73); p < 0,001	GEM: 13,7 (11,2–16,0) GEM/nab-P: 16,6 (14,6–19,3) HR 0,82 (0,69–097)
Überleben	5-Jahre: GEM: 20,7 % (95 %-CI: 14,7–26,6) BSC: 10,4 % (95 %-CI: 5,9–15,0)	5 Jahre: GEM: 17,5 % (95 %-CI: 14,0–21,2) 5-FU/FA: 15,9 (95 %-CI: 12,7–19,4) χ^2 0,74; p = 0,390	5 Jahre: GEM: 16,3 % (95 %-CI: 10,2–23,7) GEM/CAP: 28.8 % (95 %-CI: 22,9–25,2) χ^2 4,61; p = 0,032	3 Jahre: GEM: 48,6 % (95 %-CI: 40,9–55,8) FOLFIRINOX: 63,4 % (95 %-CI: 55,7–70,1)	5 Jahre: GEM: 31 % GEM/nab-P 38 %
Toxizität [%]	Grad 3/4: EM vs. BSC: Hb: 0,6 vs. 0,1 Leukopenie: 2,4 vs. 0,1 Thrombozytopenie: 0,8 vs. 0 Diarrhö: 0,9 vs. 0,4 Übelkeit/Erbrechen: 1,3 vs. 0,2 Ödem: 0,5 vs. 0,1 Infektionen: 0,4 vs. 0,3 ALAT/ASAT: 0,6 vs. 0,6 Bilirubin: 0,1 vs. 0,2 AP: 0,1 vs. 0,5	Grad 3/4: GEM vs. 5-FU/FA: Leukopenie: 10 vs. 6 Thrombozytopenie: 1,5 vs. 0 Stomatitis: 0 vs. 10 Diarrhö: 2 vs. 13 Andere: 8 vs. 12 40 GEM-Pat. (7,5 %) hatten 52 SAEs. 77 5-FU/FA-Pat. (14 %) hatten 97 SAEs p = 0,001	Grad 3/4: GEM vs. GEM/CAP: Neutropenie: 24 vs. 38 Diarrhö: 2 vs. 5 Infektionen/Anderes: 7 vs. 3 Hand-Fuß-Syndrom: 0 vs. 7 196 von 366 GEM-Pat. berichteten über 481 Grad-3/4-Ereignisse 226 von 359 GEM/CAP-Pat. berichteten über 608 Grad-3/4-Ereignisse. p = 0,242.	Grad 3/4: GEM vs. FOLFIRINOX Neutropenie: 26 vs. 28 Febrile Neutropenie: 3,7 vs. 3,0 G-CSF: 3,7 vs. 62,2 Thrombozytopenie: 4,5 vs. 1,3 Fatigue: 4,6 vs. 11,0 Diarrhö: 3,7 vs. 18,6 Nausea: 0,8 vs. 5,5 Vomiting: 1,2 vs. 5,1 Neuropathie: 0 vs. 9,3 Mukositis: 0 vs. 2,5 Thromboembolie: 0,4 vs. 2,5 ASAT: 3,3 vs. 3,8 ALAT: 5,0 vs. 4,2 Grad-3/4-Ereignisse: 52,9 vs. 75,9	Grad 3/4: GEM vs GEM/nab-P: Neutropenie: 43 vs. 49 Febrile Neutropenie: 1 vs. 5 Fatigue: 3 vs. 10 Diarrhö: 1 vs. 5 Neuropathie: 0 vs. 15 Mukositis: 0 vs. 2,5 Thromboembolie: 0,4 vs. 2,5 ASAT: 3,3 vs. 3,8 ALAT: 5,0 vs. 4,2 Grad-3/4-Ereignisse: 52,9 vs. 75,9

Tab. 17.17 Patientencharakteristika, Wirkungs- und Toxizitätsdaten adjuvanter Therapiestudien *(Forts.)*

Charakteristika	CONKO 001 [Oettle et al. 2013]	ESPAC 3 [Neoptolemos et al. 2010]	ESPAC 4 [Neoptolemos et al. 2016]	PRODIGE [Conroy et al. 2018]	APACT [Tempero et al. 2022]
Follow-up, Median [Mon.]	136	34,2	GEM vs. GEM/CAP: 40,5 vs. 44,4	33,6	63,2

ALAT: Alanin-Aminotransferase; ASAT: Aspartat-Aminotransferase; BSC: Best Supportive Care; CAP: Capecitabin; DFS: krankheitsfreies Überleben; GEM: Gemcitabin; K. A: keine Angaben; KPS: Karnofsky Performance State; n. e. nicht erreicht, OS: Gesamtüberleben; PFS: progressionsfreies Überleben

[1] Von TMN abweichende R0-/R1-Resektionskriterien

Merke

Die adjuvante Chemotherapie mit Gemcitabin sollte möglichst innerhalb von 6 Wo. postop. eingeleitet werden. Bei geeigneten Pat. mit gutem postop. Performance-Status – und insbes. mit LK-Beteiligung – sind intensivere Chemotherapie-Regime vorzuziehen, ein Therapiebeginn bis 12 Wo. nach Resektion ist vertretbar, in Einzelfällen auch später.

Der Ausschluss von Fernmetastasen zeitnah vor Chemotherapie-Einleitung wird empfohlen.

Bei frühem Abbruch einer intensivierten adjuvanten Therapie wegen Toxizität ist der Wechsel auf Gemcitabin mono oder 5-FU/FA zu prüfen. Auch kann nach Besserung des AZ unter adjuvanter Gemcitabin-Therapie eine Intensivierung durch zusätzliches nab-Paclitaxel erwogen werden.

Neoadjuvante Chemotherapie?

Die grundsätzlichen Überlegungen zum optimalen Einsatz der Chemotherapie unter kurativer Intention bei primär resektablen Malignomstadien sind auch beim Pankreas-Ca Grundlage neoadjuvanter Chemotherapie-Studien. Die bisherigen Studiendaten belegen die Durchführbarkeit neoadjuvanter Therapien mit FOLFORINOX oder Gem/nab-Paclitaxel, erlauben aber noch keine klare Behandlungsempfehlung zugunsten der neoadjuvanten Therapie außerhalb von Studien bei dieser Pat.-Gruppe.

Lokal fortgeschrittenes Pankreaskarzinom – neoadjuvante/palliative Chemotherapie

- Bei Pat. mit grenzwertig resektablen Tumoren legen die verfügbaren limitierten Studiendaten (keine ausreichend großen RCT verfügbar) den Nutzen einer neoadjuvanten Chemotherapie (oder RCT) nahe. Eine neoadjuvante Behandlung dieser Pat. sollte in klinischen Studien erfolgen.
- Bei Pat. mit lokal fortgeschrittenem, nicht resektablem Pankreas-Ca soll analog zum metastasierten Tumorstadium (s. u.) eine primäre Chemotherapie eingeleitet werden. Die Kombinationen nab-Paclitaxel plus Gemcitabin oder FOLFIRINOX zeigen bei für diese Therapien geeigneten Pat. eine deutliche Verbesserung des Ansprechens und des weiteren Therapieverlaufs gegenüber Gemcitabin mono. Nach 3 Mon. Therapie sollten Pat., die nicht metastasiert sind, nachfolgend eine RCT erhalten (CONKO 007 Protokoll), da sich aus

dieser Sequenz bei nachfolgender Operabilität eine bessere Prognose ergibt (wie oben beschrieben).

- Der Wert einer intraarteriellen Chemotherapie konnte bisher nicht belegt werden.

Erhaltungstherapie

- Die Therapie fortgeschrittener Stadien wird meist bis zum klinischen bzw. bildgebenden Tumorprogress oder bis zur intolerablen Toxizität weitergeführt.
- Bei lokal fortgeschrittenem, primär nicht sinnvoll resektablem Tumorstadium und gutem Therapieansprechen ist die Klärung einer sekundären Resektabilität in einem chirurgisch versierten Pankreaskarzinomzentrum zu prüfen.
- Kurativ therapeutische Ansätze im metastasierten Stadium ergeben sich derzeit nicht.
- Metastasen stellen nur ausnahmsweise eine Ind. zum operativen Vorgehen dar (z. B. Gastroenterostomie bei unter Chemotherapie progredienter Magenausgangs-/Duodenalstenose).
- Bei den sehr seltenen oligometastatischen Situationen können individuell multimodale Therapien unter der Voraussetzung eines guten chemotherapeutischen Ansprechens erwogen werden.

Hormontherapie

Die neuroendokrinen Tumoren des Pankreas werden in einem gesonderten Kapitel (▶ 23.4) besprochen.

> **Merke**
> Für das Adeno-Ca des Pankreas besteht keine spezifische Ind. für den Einsatz einer Hormontherapie.

Supportive Therapien

Schmerztherapie

- Schmerzprävalenz (d. h. symptomatische Schmerztherapie notwendig) beim Pankreas-Ca: 30–60 % in frühen und > 80 % in fortgeschrittenen Tumorstadien.

> **Merke**
> Die medikamentöse Pharmakotherapie mit Opioiden und nichtsteroidalen Analgetika zählt zu den wichtigsten Optionen im Rahmen der Schmerztherapie.

- Aufgrund der Perineuralscheideninvasion und der anatomischen Beziehung zum Plexus coeliacus verursachen v. a. Pankreaskopf-Ca oft schwer zu kontrollierende Schmerzen.
- In Einzelfällen kann eine zusätzliche Radiotherapie zur Analgesie angewandt werden.
- Eine mögliche weitere Ursache von postprandialen Schmerzen kann eine Angina abdominalis durch Affektion der A. mesenterica sup. sein.

Merke
Eine Plexusblockade kann erwogen werden, die in den Händen des Geübten ein wirkungsvolles Mittel zur Schmerzbekämpfung ist.

- Wegen einer Ductus-hepaticus-communis-Kompression ist oft schon bei Erstdiagnose die Versorgung mit einem Galleweg-Stent notwendig.
- Gegenüber Plastik-Stents, die in mind. 3-monatigen Abständen gewechselt werden sollen, bieten Metall-Stents den Vorteil eines längeren interventionsfreien Intervalls.
- Das präop. Anlegen eines Gallengang-Stents bei tumorbedingtem Ikterus sollte mit dem Chirurgen abgestimmt werden – die periop. Komplikationsrate, z. B. Infektionsrate, kann durch die Stent-Anlage verschlechtert werden.

Cave
Das Risiko der präop. endoskopischen Drainage – insbes. von Cholangitiden – ist gegen eine mit Verschlussikterus einhergehende Malnutrition und möglicherweise eine Gerinnungsaffektion abzuwägen. Ist die endoskopische Drainage nicht durchführbar, besteht die Möglichkeiten der perkutanen Drainage oder ggf. die Einlage einer Yamakawa-Drainage.

Thromboseprophylaxe

Bei Pat. mit Pankreas-Ca besteht eine stark erhöhte Thromboseneigung. Durch Screeninguntersuchungen bei Pat. mit metastasiertem Pankreas-Ca fanden sich bei Erstlinientherapie-Einleitung asymptomatische („inzidentelle") venöse Thromboembolien (tiefe Venenthrombosen und/oder Lungenembolien) in mehr als 5 % der Patienten. Die Wirksamkeit einer primären VTE-Prophylaxe ist — auch bei ambulanten Pat. – in mehreren Studien belegt und soll durchgeführt werden, um das erhebliche VTE-Risiko zu reduzieren.

Merke
Zur adäquaten supportiven Therapie ist eine enge interdisziplinäre Zusammenarbeit nötig.

Ernährungstherapie

Gewichtsabnahme ist ein sehr häufiges Symptom bei Pat. mit Pankreas-Ca. Unterernährung kann die Überlebenszeit zusätzlich verkürzen.

Es gibt keine spezifische Ernährung für Pat. mit Pankreas-Ca. Bei unzureichender enteraler Nahrungsaufnahme sollte eine frühe supplementäre oder totale parenterale Ernährung eingeleitet werden. Wird die enterale Nahrungsaufnahme durch eine Magenausgangsstenose verhindert, sollte eine Stent-Anlage oder operative Maßnahme (Gastroenterostomie) in Erwägung gezogen werden.

Peritonealkarzinose/Aszites

▶ 2.4. Die Peritonealkarzinose mit symptomatischem Aszites ist bei Primärdiagnose selten, in fortgeschrittenen Stadien eine häufige Komplikation mit Ileusrisiko. Symptomatische Aszitestherapie der Wahl ist die Punktion.

17.3.12 Nachsorge

Regelmäßige, engmaschige Kontrolle:

- Tumormanifestationen mittels klinischer, laboranalytischer und ggf. bildgebender Maßnahmen alle 6–12 Wo.
- In der palliativen Therapie kann in Abhängigkeit von Klinik und ggf. Tumormarkerverlauf eine Schnittbildgebung alle 8–12 Wo. sinnvoll sein.
- Bei stabilem oder sich verbesserndem klinischem Zustand **und** im kontrollierten Verlauf abfallenden Tumormarkern kann das Intervall aufwendigerer Schnittbilduntersuchungen vergrößert werden.
- Tumormarker im Verlauf wie CA 19-9 oder CEA.
- Performance-Status.
- Gewicht und Ernährungszustand.
- Schmerzen und Schmerzmittelverbrauch.
- Therapieassoziierte NW, mit besonderem Augenmerk auf die medikamentenassoziierte Polyneuropathie (Oxaliplatin, nab-Paclitaxel).

17.3.13 Behandlungsschemata

▶ Tab. 17.18.

Tab. 17.18 Behandlungsschemata

Zytostatika	Dosis	Applikationsart	Therapiezeitpunkt
Gemcitabin (adjuvant, palliativ)			
Gemcitabin	1 000 mg/m² KOF	I. v. über 30 min	
1. Zyklus über 7 Wo. (Tage 1, 8, 15, 22, 29, 36, 43), dann 1 Wo. Pause, und folgende Zyklen über 4 Wo. (Tage 1, 8, 15; Wdh. Tag 29) *oder (meist) alternativ* Tage 1, 8, 15; Wdh. Tag 29			
Gemcitabin mit Capecitabin (adjuvant)			
Gemcitabin	1 000 mg/m² KOF	I. v. über 30 min	Tage 1, 8, 15
Capecitabin	1 600 mg/m² KOF	P. o.	Tage 1–21
Wdh. Tag 29			
nab-Paclitaxel mit Gemcitabin (adjuvant, palliativ)			
nab-Paclitaxel	125 mg/m² KOF	I. v. über 30 min	Tage 1, 8, 15
Gemcitabin	1 000 g/m² KOF	I. v. über 30 min	Tage 1, 8, 15
Wdh. Tag 29			
FOLFIRINOX (*adjuvant*, palliativ)			
Oxaliplatin	85 mg/m² KOF	I. v. über 2 h	Tage 1, 15
Irinotecan *(adjuvant/modifiziert)*	180 mg/m² KOF *150 mg/m² KOF*	I. v. über 90 min *I. v. über 90 min*	Tage 1, 15 *Tage 1, 15*
5-FU *(adjuvant/modifiziert)*	400 mg/m² KOF *(Kein Bolus)*	Bolus *(Kein Bolus)*	Tage 1, 15
Folinsäure	400 mg/m² KOF		Tage 1, 15
5-FU	2 400 mg/m² KOF	Kontinuierlich 46 h	Tage 1, 15
Wdh. Tag. 29			

Tab. 17.18 Behandlungsschemata *(Forts.)*

Zytostatika	**Dosis**	**Applikationsart**	**Therapiezeitpunkt**
Gemcitabin/Erlotinib (palliativ)			
Gemcitabin	1 000 mg/m² KOF	I. v. über 30 min	Tage 1, 8, 15, ... (s. u.)
Erlotinib	100 mg/m² KOF	P. o.	Täglich
• 1. Zyklus über 7 Wo. (Tage 1, 8, 15, 22, 29, 36, 43), dann 1 Wo. Pause. • Weiter (nur), wenn Hautreaktion unter Erlotinib. • 2. und folgende Zyklen über 4 Wo. (Tage 1, 8, 15; Wdh. Tag 29)			
OFF-Schema (palliativ: Rezidiv-/Salvagetherapie)			
Oxaliplatin	85 mg/m² KOF	I. v. über 2 h	Tage 8, 22
Folinsäure	200 mg/m² KOF	Infusion über 30 min	Tage 1, 8, 15, 22
5-FU	2 000 mg/m² KOF	I. v. über 24 h	Tage 1, 8, 15, 22
Wdh. Tag 43			
NAPOLI (palliativ: Rezidiv-/Salvagetherapie)			
Nal-Irinotecan	80 mg/m² KOF	I. v. über 90 min	Tage 1, 15
Folinsäure	400 mg/m² KOF	I. v. über 30 min	Tage 1, 15
5-FU	2 400 mg/m² KOF	I. v. über 46 h	Tage 1, 15
Wdh. Tag 29			
FOLFIRI (palliativ: Rezidiv-/Salvagetherapie)			
Irinotecan	180 mg/m² KOF	I. v. über 90 min	Tage 1, 15
5-FU	400 mg/m² KOF	Bolus	Tage 1, 15
Na-Folinat	200 mg/m² KOF	Kurzinfusion	Tage 1, 15
5-FU	2 400 mg/m² KOF	I. v. über 46 h	Tage 1, 15
Wdh. Tag 29			

Literatur

Conroy T, Desseigne F, Ychou M et al. FOLFIRINOX versus gemcitabine in patients with metastatic pancreatic cancer. N Engl J Med, 2011;364: 1817–1825.

Conroy T, Hammel P, Hebbar M et al. FOLFIRINOX or gemcitabine as adjuvant therapy for pancreatic cancer. N Engl J Med, 2019;379: 2395–2406.

Fietkau R, Ghadimi M, Grützmann R et al. Randomized phase III trial of induction chemotherapy followed by chemoradiotherapy or chemotherapy alone for nonresectable locally advanced pancreatic cancer: First results of the CONKO-007 trial. JCO 2022;40: suppl. abst. 4008.

Hammel P, Huguet F, Van Laethem JL et al. Effect of chemoradiotherapy vs chemotherapy on survival in patients with locally advanced pancreatic cancer controlled after 4 months of gemcitabine with or without erlotinib: The LAP07 randomized trial. JAMA, 2016;315: 1844–1853.

National Comprehensive Cancer Network. NCCN Guidelines and Compendium Updated. Updates for Pancreatic Adenocarcinoma. Auf: www.nccn.org (letzter Zugriff: 21.6.2023).

Neoptolemos J, Palmer D, Ghaneh P et al. Comparison of adjuvant gemcitabine and capecitabine with gemcitabine monotherapy in patients with resected pancreatic cancer (ESPAC-4): A multicenter, open-label randomized phase 3. Lancet, 2017;389: 1011–1024.

Neoptolemos JP, Stocken DD, Bassi C et al. Adjuvant chemotherapy with fluorouracil plus folinic acid vs gemcitabine following pancreatic cancer resection: a randomized controlled trial. JAMA, 2010;304: 1073–1081.
Oettle H, Neuhaus P, Hochhaus A et al. Adjuvant chemotherapy with gemcitabine and long-term outcomes among patients with resected pancreatic cancer: the CONKO-001 randomized trial. JAMA, 2013;310: 1473–1481.
Oettle H, Bauernhofer T, Borner M et al. Leitlinie Pankreaskarzinom (10/2018). Onkopedia. https://www.onkopedia.com (letzter Zugriff 21.6.2023).
Pelzer U, Schwaner I, Stieler J et al. Best supportive care (BSC) versus oxaliplatin, folinic acid and 5-fluorouracil (OFF) plus BSC in patients for second-line advanced pancreatic cancer: a phase III-study from the German CONKO-study group. Eur J Cancer, 2011;47: 1676–1681.
Seufferlein T, Porzner M, Becker T et al. [S3-guideline exocrine pancreatic cancer.] Z Gastroenterol, 2013;51 (12): 1395–1440.
Uesaka K, Boku N, Fukutomi A et al. Adjuvant chemotherapy of S-1 versus gemcitabine for resected pancreatic cancer: a phase 3, open-label, randomised, non-inferiority trial (JASPAC 01). Lancet (London, England), 2016;388: 248–257.
Von Hoff DD, Ervin T, Arena FP et al. Increased survival in pancreatic cancer with nab-paclitaxel plus gemcitabine. N Engl J Med, 2013;369: 1691–1703.
Wang-Gillam A, Li CP, Bodoky G et al. Nanoliposomal irinotecan with fluorouracil and folinic acid in metastatic pancreatic cancer after previous gemcitabine-based therapy (NAPOLI-1): a global, randomised, open-label, phase 3 trial. Lancet, 2016;387(10018): 545–557. doi: 10.1016/S0140-6736(15)00986-1. Epub 2015 Nov 29.

17.4 Biliäre Karzinome

Sabrina Welland und Arndt Vogel

17.4.1 Epidemiologie

Karzinome des intra- und extrahepatischen Gallenwegsystems stellen 3–5 % aller gastrointestinalen Tumoren dar. Die Inzidenz intrahepatischer Gallengang-Ca nimmt zu (Leberzirrhose, HBV und HCV), die der extrahepatischen Gallengang-Ca und der Gallenblasen-Ca (zunehmende Cholezystektomien) ab.

- Inzidenz: 0,3–3,5/100 000 Einwohner in Europa
- Bis zu 40-fach höhere Inzidenzen in Asien (v. a. China, Thailand und Korea), v. a. durch vermehrte Trematodeninfektionen
- Männer : Frauen 1 : 4 bei Gallenblasen-, 2 : 1 beim cholangiozellulären Karzinom (CCC)
- Altersgipfel: 50–80 J., bei primär sklerosierender Cholangitis (PSC) deutlich früher

17.4.2 Pathologie

Histologie

- Cholangio-Ca
  - Adeno-Ca (> 90 %): nodulärer, muzinöser, sklerosierender, papillärer, klarzelliger Typ. Plattenepithel-Ca (5–10 %). Selten: Karzinosarkom, kleinzelliges Karzinom
  - Unterteilung der intrahepatischen Cholangio-Ca in large-duct (hilusnah in größeren Gallengängen, häufig aus biliären Neoplasien als Präkanzerose hervorgehend) und small-duct (peripher, kleinere Gallengänge betreffend, keine bekannte Präkanzerose)

17

- Gallenblasen-Ca: vorwiegende Mehrheit Adeno-Ca (> 85 %; biliär differenziert, intestinal differenziert, papillär, muzinös, klarzellig, hepatoid), adenosquamöses Karzinom (4 %), Plattenepithel-Ca (2 %), kleinzelliges Karzinom (0,5 %), andere (8 %)

Pathogenese

- **Cholangiokarzinom:** ▶ Abb. 17.3
- **Gallenblasenkarzinom:** Multistep-Karzinogenese von Dysplasie über Carcinoma in situ (CIS) zu invasivem Karzinom.

17.4.3 Klassifikation/Stadieneinteilung

Das Tumorstadium aller Gallenblasen- und Gallengang-Ca wird nach der aktuellen Klassifikation von 2017 eingeteilt (▶ Tab. 17.19, ▶ Tab. 17.20, ▶ Tab. 17.21, ▶ Tab. 17.22, ▶ Tab. 17.23, ▶ Tab. 17.24, ▶ Tab. 17.25, ▶ Tab. 17.26).

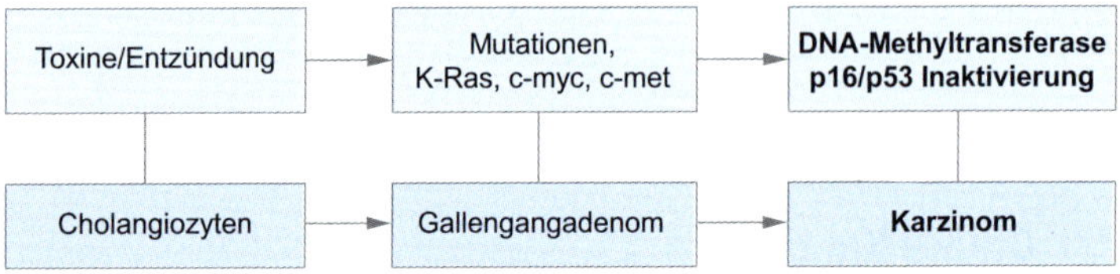

Abb. 17.3 Pathogenese des Cholangiokarzinoms [L157]

Tab. 17.19 TNM-Klassifikation für Gallenblasen-Ca

Stadium	Befund
T – Primärtumor	
Tis	Carcinoma in situ (intraduktaler Tumor)
T1	Tumorinvasion der Lamina propria (T1a) oder muscularis (T1b)
T2	Tumorinvasion des perimuskulären Bindegewebes. Keine Extension über die Serosa hinaus (T2a) oder in die umgebende Leber (T2b)
T3	Tumordurchbruch durch die Serosa (viszerales Peritoneum) und/oder direkte Invasion in die Leber und/oder andere benachbarte Strukturen/Organe wie Magen, Duodenum, Kolon, Pankreas, Omentum oder extrahepatische Gallenwege
T4	Tumorinvasion des Pfortaderhauptstamms oder der A. hepatica oder in mindestens 2 extrahepatische Organe/Strukturen
N – Regionäre Lymphknoten	
N0	Keine regionären LK-Metastasen
N1	Metastasen in 1–3 LK
N2	Metastasen in ≥ 4 LK
M – Fernmetastasen	
M0	Keine Fernmetastasen
M1	Fernmetastasen

Tab. 17.20 Klinische Stadieneinteilung nach UICC des Gallenblasen-Ca

Stadium	Primärtumor	Lymphknoten	Metastasen
I	T1	N0	M0
IIa	T2a	N0	M0
IIb	T2b	N0	M0
IIIa	T3	N0	M0
IIIb	T1–3	N1	M0
Iva	T4	N0–1	M0
IVb	Jedes T	N2	M0
	Jedes T	Jedes N	M1

Tab. 17.21 TNM-Klassifikation der intrahepatischen Gallengänge (iCCA)

Stadium	Befund
T – Primärtumor	
Tis	Carcinoma in situ (intraduktaler Tumor)
T1	Solitärer Tumor ≤ 5 cm (T1a) oder > 5 cm (T1b) in größter Ausdehnung ohne Gefäßinvasion
T2	Solitärer Tumor mit intrahepatischer Gefäßinvasion oder multiple Tumoren mit oder ohne Gefäßinvasion
T3	Tumor(en) mit Perforation des viszeralen Peritoneums
T4	Tumor mit direkter Invasion extrahepatischer Strukturen
N – Regionäre Lymphknoten	
N0	Keine regionären LK-Metastasen
N1	Regionäre LK-Metastasen
M – Fernmetastasen	
M0	Keine Fernmetastasen
M1	Fernmetastasen

Tab. 17.22 Klinische Stadieneinteilung nach UICC der intrahepatischen Gallengänge (iCCA)

Stadium	Primärtumor	Lymphknoten	Metastasen
I	T1	N0	M0
Ia	T1a	N0	M0
Ib	T1b	N0	M0
II	T2	N0	M0
IIIa	T3	N0	M0
IIIb	T4	N0	M0
	Jedes T	N1	M0
IV	Jedes T	Jedes N	M1

Tab. 17.23 TNM-Klassifikation der perihilären Gallengänge (pCCA)

Stadium	Befund
T – Primärtumor	
Tis	Carcinoma in situ
T1	Tumor auf Gallengang beschränkt mit Ausdehnung bis in die Muscularis propria oder die fibröse Schicht
T2a	Tumor infiltriert jenseits des Gallengangs in das benachbarte Weichgewebe
T2b	Tumor infiltriert das benachbarte Leberparenchym
T3	Tumor infiltriert unilaterale Äste der V. portae oder A. hepatica
T4	Tumor infiltriert den Hauptast oder bilaterale Äste der V. portae; oder die A. hepatica communis oder Äste 2. Ordnung bilateral oder unilaterale Äste 2. Ordnung des Gallengangs mit Infiltration von kontralateralen Ästen der V. portae oder A. hepatica
N – Regionäre Lymphknoten	
N0	Keine regionären LK-Metastasen
N1	Metastasen in 1–3 regionären LK
N2	Metastasen in ≥ 4 LK
M – Fernmetastasen	
M0	Keine Fernmetastasen
M1	Fernmetastasen

Tab. 17.24 Klinische Stadieneinteilung nach UICC der perihilären Gallengänge (pCCA)

Stadium	Primärtumor	Lymphknoten	Metastasen
I	T1	N0	M0
II	T2a, T2b	N0	M0
IIIa	T3	N0	M0
IIIb	T4	N0	M0
IIIc	Jedes T	N1	M0
IVa	Jedes T	N2	M0
IVb	Jedes T	Jedes N	M1

17.4.4 Risikofaktoren

▶ Tab. 17.27.

17.4.5 Prävention und Früherkennung

Gallenblasenkarzinom

Cholezystektomie bei symptomatischer Cholezystolithiasis, asymptomatischer Cholezystolithiasis mit großen Steinen oder Gallenblasenpolypen > 10 mm.

Cholangiokarzinom

PSC: hoch dosierte Ursodesoxycholsäure-(UDCA-)Therapie ohne Einfluss auf CCC-Risiko, daher PSC-Überwachung.

Tab. 17.25 TNM-Klassifikation des distalen extrahepatischen Gallengangs (dCCA)

Stadium	Befund
T – Primärtumor	
Tis	Carcinoma in situ
T1	Tumor infiltriert den Gallengan ≤ 5 mm
T2	Tumor infiltriert den Gallengang 6–12 mm
T3	Tumor infiltriert den Gallengang > 12 mm
T4	Tumor infiltriert Truncus coeliacus, A. mesenterica sup. und/oder A. hepatica communis
N – Regionäre Lymphknoten	
N0	Keine regionären LK-Metastasen
N1	Metastasen in 1–3 regionären LK
N2	Metastasen in ≥ 4 regionären LK
M – Fernmetastasen	
M0	Keine Fernmetastasen
M1	Fernmetastasen

Tab. 17.26 Klinische Stadieneinteilung nach UICC des distalen extrahepatischen Gallengangs (dCCA)

Stadium	Primärtumor	Lymphknoten	Metastasen
Ia	T1	N0	M0
IIa	T1	N1	M0
	T2	N0	M0
IIb	T2	N1	M0
	T3	N0–1	M0
IIIa	T1, T2, T3	N2	M0
IIIb	T4	Jedes N	M0
IV	Jedes T	Jedes N	M1

Tab. 17.27 Risikofaktoren mit Odds Ratio (OR)

Cholangiozelluläre Karzinome	Gallenblasenkarzinome
• Primär sklerosierende Cholangitis (PSC; Lebenszeitrisiko 5–10 %) • Biliäre parasitäre Infektionen • Caroli-Syndrom/Choledochuszysten • Hepato-/Choledocholithiasis • Primär biliäre Cholangitis • Rezidivierende Cholangitiden • Leberzirrhose • Chron. HBV- und HCV-Infektion • Steatosis hepatis • Diabetes mellitus • Alkohol- und Nikotinkonsum • Adipositas	• Symptomatische Cholelithiasis, v. a. mit Steinen > 3 cm • Gallenblasenpolypen > 10 mm • Porzellangallenblase • Primär sklerosierende Cholangitis • Salmonellen-Dauerausscheider • Gallenwegmalformation wie Mirizzi Syndrom

PSC-Überwachung: Bildgebung (Sonografie oder MRT des Abdomens), CA 19-9 alle 6–12 Monate. ERCP nur, falls bei initialer ERCP mit Bürstenzytologie/Biopsie zelluläre Atypien nachweisbar waren! Bei neu aufgetretener Stenose oder Verschlechterung der Cholestasewerte transpapilläre Cholangioskopie mit intraduktalem Ultraschall an spezialisiertem Zentrum mit hoher Sensitivität und Spezifität Unterscheidung zwischen maligner und benigner Stenose möglich.

CA 19-9: Sensitivität 78 %, Spezifität 98 %, pos. (56 %) bzw. neg. (99 %) prädiktiver Wert bei Grenzwert von 120 U/ml.

Ziel: Identifikation eines CCC mit oder ohne Zirrhose in Frühstadium, um kurative Resektion und, in Ausnahmefällen, eine Lebertransplantation durchzuführen.

17.4.6 Klinik

- **Intrahepatisches Gallengang-Ca**
  - Leistungsverlust und verminderter Allgemeinzustand (60 %)
  - Oberbauchbeschwerden/-schmerzen, Anorexie, Gewichtsabnahme (50 %)
  - Aszites (30 %)
  - Ikterus (15–20 %)
- **Gallenblasen-Ca**
  - Rechtsseitige Oberbauchschmerzen (75 %)
  - Übelkeit/Erbrechen (30 %)
  - Ikterus nur bei fortgeschrittenen Tumoren
  - Oft lange Anamnese einer chron. Cholezystitis mit Gallensteinen
- **Extrahepatisches Gallengang-Ca**
  - Schmerzloser Ikterus (Leitsymptom!)
  - Selten vorher Pruritus, Gewichtsabnahme, schmerzhafte Hepatomegalie
  - Bei Karzinomen der Papilla Vateri gelegentlich biliäre Kolikschmerzen, Pankreatitis und Blutungen (Eisenmangelanämie)

17.4.7 Diagnostik

Cave
Die Mehrzahl der hilären Stenosen sind maligne (max. 15 % benigne Stenosen)!

Diagnostisches Vorgehen bei V. a. Karzinom der Gallenwege und der Gallenblase ▶ Abb. 17.4.

Biochemisches Labor bei Primärdiagnostik

- Diff-BB, CRP, Elektrolyte, Bilirubin, Albumin, INR, PTT, AP, γ-GT, ALAT, IgG4 (zur DD einer Autoimmuncholangitis)
- CEA: nicht sinnvoll wegen niedriger Sensitivität und Spezifität.
- CA 19-9: optimaler Grenzwert zur Unterscheidung benigne vs. maligne: 120 U/ml (cave: Beeinflussung durch Cholangitis und Cholestase, Bestimmung daher erst nach erfolgreicher Behandlung!).

Molekulare Diagnostik

Insbes. intrahepatische Gallengang-Ca weisen viele molekulargenetische Alterationen auf, für die zielgerichtete Therapieoptionen zur Verfügung stehen. Daher

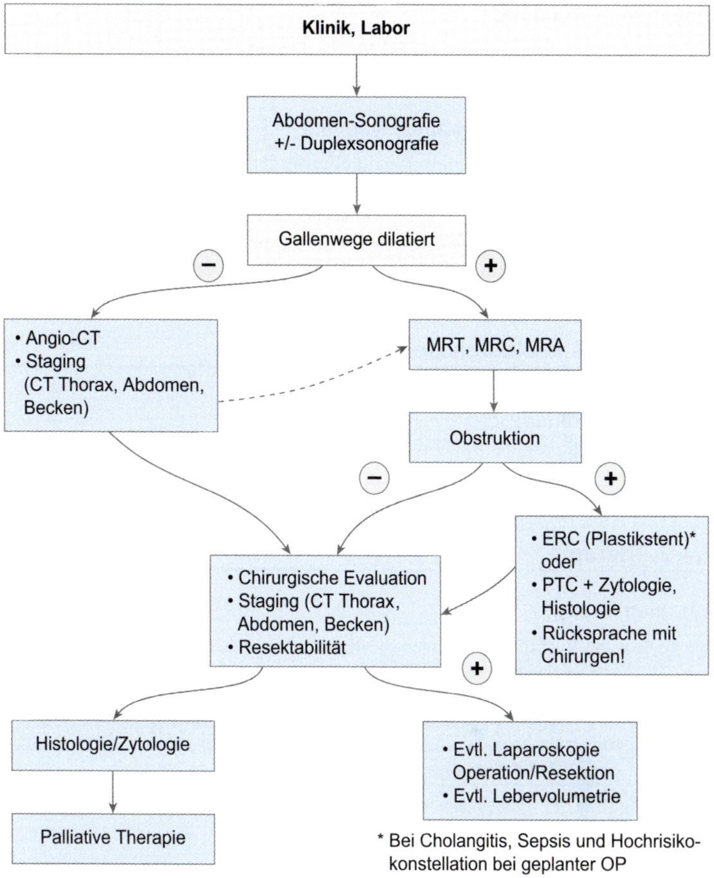

Abb. 17.4 Diagnostisches Vorgehen bei V. a. Karzinom der Gallenwege und der Gallenblase [L157]

sollten alle Pat. mit fortgeschrittener Erkrankung, die eine Systemtherapie erhalten können, mit Beginn der systemischen Erstlinie eine molekulare Diagnostik erhalten. Dabei ist eine Panelsequenzierung der Sequenzierung von Einzelgenen überlegen.

Die Testung sollte mind.folgende Alterationen abdecken:

- Hotspotsequenzierung der Gene *IDH1* (primär intrahepatische Cholangio-Ca), *Her2/neu* (*ERBB2*) und *BRAF*
- *FGFR2*-Fusionsgene (primär intrahepatische Cholangio-Ca), *NTRK*-Fusionsgene
- Mikrosatellitenstatus
- Mutationslast (Tumor-mutational-burden, TMB)

Bildgebende Verfahren

Bildgebende Verfahren sind essenziell für die Diagnose und Therapieplanung von Cholangio-Ca (▶ Tab. 17.28).

Verfahren zur Zell- und Gewebegewinnung

- Sonografisch gesteuerte Punktion bei Leberrundherden und intrahepatischen CCC (**cave:** nicht vor geplanter kurativer Resektion!).
- Endosonografisch gesteuerte Punktion von suspekten LK.
- Bürstenzytologie und Biopsie mittels ERC/PTC bei V. a. extrahepatische CCC (Neg. Ergebnis schließt CCC nicht aus!). Hohe Sensitivität und Spezifität in Verbindung mit erhöhtem CA 19-9.

17.4.8 Differenzialdiagnosen

- Choledocholithiasis
- Gallengangstriktur/PSC
- Autoimmuncholangitis (IgG4-assoziiert)
- Pankreas-Ca
- Pankreatitis

17.4.9 Therapie

Therapieplanung

Therapeutische Verfahren: chirurgische Resektion, endoskopische Therapie, lokoregionäre Therapieverfahren, Bestrahlung, Systemtherapie.

Tab. 17.28 Übersicht zu den bildgebenden diagnostischen Verfahren bei V. a. Gallengang-Ca

Verfahren	Indikation
Abdomensonografie	• Screening, allerdings geringe Spezifität bei Zirrhose; PSC und extrahepatischem CCC • Lokalisation der Obstruktion • Nachweis von Gallensteinen sowie Gefäßbeteiligung
Endosonografie	• Bestimmung des LK-Status • Raumforderungen entlang der extrahepatischen Gallenwege • Histologische Sicherung durch FNP möglich
Hochauflösendes Kontrastmittel-CT	• Staging mit Nachweis von intra- und extrahepatischen Metastasen sowie Gefäßbeteiligung
MRCP/MRT mit leberspezifischem Kontrastmittel	• Schnittbildgebung der 1. Wahl v. a. bei resektablen extrahepatischen Gallengang-Ca zur Beurteilung der Tumorausbreitung entlang der Gallenwege • Darstellung von undrainierten Gallenwegen
ERC/PTC	• Therapie distaler (ERC) und hilärer (PTC) Obstruktionen • Bei operablen Befunden ohne Cholangitis präop. ERC erst nach Rücksprache mit einem hepatobiliären Chirurgen! • Präop. Drainage v. a. bei vorliegender Cholangitis (Verwendung von Plastik-Stents) • Zytologie, Histologie (**cave:** Erst nach MRCP, CT, falls keine Cholangitis!)
PET-CT	• Keine klare Empfehlung bei Erstdiagnose • Kann zur Identifikation von LK- und Fernmetastasen sowie Rezidiven hilfreich sein

Kurativ chirurgische Therapie

Die komplette chirurgische Tumorresektion mit histologisch freien Absetzungsrändern (R0) ist die einzig kurative Therapie aller biliärer Karzinome. Das 5-Jahres-Überleben liegt nach einer R0-Resektion abhängig von Ind.-Stellung und Pat.-Selektion zwischen 21 und 44 %, im UICC-Stadium I sogar > 50 %. Selbst bei multifokalen Tumoren mit oder ohne Gefäßinvasion lassen sich 5-Jahres-Überlebensraten von 15–20 % erreichen, weshalb ein aggressives chirurgisches Vorgehen an spezialisierten Zentren als sinnvoll anzusehen ist. Zwar ist der Befall von regionären LK mit einer schlechteren Prognose assoziiert, stellt jedoch keine KI zur Resektion dar.

Kontraindiktionen für eine chirurgische Resektion eines CCC:

- R0-Resektion technisch nicht möglich
- Pat. internistisch nicht operabel
- Fernmetastasen (In Einzelfällen Erwägung einer Oligometastasenresektion möglich)

Die periop. Mortalität beträgt < 5 %. Laparoskopische Resektionen können, sofern keine komplexen Gallenwegrekonstruktionen erforderlich sind, bei gleichbleibender Mortalität Krankenhausverweildauer und Komplikationsrate reduzieren. Die häufigsten Komplikationen sind auftretende Gallefisteln, Infektionen oder eine Insuffizienz des verbliebenen Lebergewebes.

Cave

Bei allen fortgeschrittenen Tumoren (> T1, Gallenblasenbettinfiltration), u. a. im Rahmen einer Cholezystektomie zufällig entdeckten Tumoren, muss wegen des hohen lymphatischen Metastasierungsrisikos eine Leberteilresektion (Bisegmentektomie IVb/V oder erweiterte Hemihepatektomie rechts) und eine Lymphadenektomie innerhalb von 45 d angeschlossen werden! Dadurch kann eine Verbesserung des 3-Jahres-Überlebensrate bei T2-Tumoren von 28 % auf 91 % erreicht werden. Nach laparoskopischer Cholezystektomie und Karzinomnachweis sollte ebenfalls eine Exzision des Trokar-Einstichkanals erfolgen (Impfmetastasen!).

Bei der Resektion von perihilären Tumoren ist bei Befall des rechten oder linken Hepatikusasts auch die Resektion der distal gelegenen Lebersegmente erforderlich. Dabei muss eine ausreichende Funktion des nach Resektion verbleibenden Lebergewebes (future liver remnant) berücksichtigt werden. Insbes. bei Fibrose oder Zirrhose sollte präop. eine Leberfunktionstestung (z. B. ALBI oder Limax-Testung) vorgenommen werden. Eine Pfortaderembolisation zur Hypertrophie der Future-Liver-Remnant-Segmente kann v. a. vor geplanter rechtsseitiger Hemihepatektomie erwogen werden.

Zur Senkung des Rezidivrisikos erfolgt i. d. R. bei Resektion sowohl intrahepatischer als auch extrahepatischer Gallengangtumoren die Entfernung der LK im Lig. hepatoduodenale.

Die R0-Resektion ist der wichtigste prognostische Marker. Im Gegensatz zu einer R0-Resektion führt die unvollständige Tumorresektion (R1/R2) zu nahezu keinem Überlebensvorteil im Vergleich zur alleinigen Exploration. Tumorrezidive treten auch nach potenziell kurativer Resektion in bis zu 50–70 % der Fälle innerhalb von 5 J., meistens innerhalb von 2 J. auf. Eine Fernmetastasierung findet sich bei Gallenblasen-Ca bei ca. 85 % und bei perihilären Karzinomen bei 41 %. Dagegen finden sich isoliert lokoregionäre Rezidive bei Gallenblasen-Ca nur in 15 %, bei perihilären Karzinomen dagegen in 59 % der Fälle.

Eine Lebertransplantation wird außerhalb von Studien aufgrund hoher Rezidivraten aktuell nicht empfohlen.

Adjuvante Therapie

Nach erfolgter Resektion besteht v. a. bei hilären, aber auch bei intrahepatischen Karzinomen durch eine Ausbreitung entlang der Perineuralscheiden ein hohes Rezidivrisiko von bis zu 80 %. Dieses ist v. a. bei pos. Nodalstatus (pN+), schlechter Differenzierung (G3) und pos. Resektionsrändern (R1) deutlich erhöht, weshalb eine adjuvante Therapie empfohlen werden sollte.

- Signifikant verlängertes OS bei adjuvanter Therapie mit Capecitabin (2 × 1 250 mg/m^2 KOF an den Tagen 1–14, Wdh. an Tag 22 über 8 Zyklen) gegenüber der alleinigen Nachsorge [Primrose at al. 2019]
- Kein Überlebensvorteil durch Gemcitabin-Monotherapie (BCAT-Studie) oder Gemcitabin/Oxaliplatin (PRODIGE-12)
- Aktuell Evaluation von Gemcitabin/Cisplatin im adjuvanten Setting (ACTICCA-1)
- Keine Evidenz zur neoadjuvanten Therapie

Palliative Therapie

Eine palliative Behandlung der biliären Karzinome ist von großer Bedeutung zur Symptomkontrolle, Sepsisbehandlung und Behebung einer obstruktiven Cholestase vor geplanter Chemotherapie/Bestrahlung. Medianes Überleben bei nicht resektablen Gallenweg-Ca: 3–4 Mon. ohne, 6 Mon. mit biliärer Drainage (Haupttodesursachen: Cholangitis, Sepsis, Leberversagen).

Drainage der Gallenwege

Im palliativen Setting wird eine Therapie von Gallenwegobstruktionen empfohlen. Dabei sollte bei einer Lebenserwartung > 3 Mon. ein Metall-Stent bevorzugt werden.

- Besserung eines obstruktiven Ikterus
- Stabilisierung der Leberfunktion
- Beseitigung einer akuten Cholangitis
- Verbesserung der Lebensqualität

Photodynamische Therapie/intraduktale Radiofrequenzablation

Zur Erhaltung des Galleabflusses durch lokale Tumordestruktion von wenigen Millimetern sind intraduktale Verfahren wie eine photodynamische Therapie (PDT) oder eine intraduktale Radiofrequenzablation (iRFA) möglich.

- Pos. additiver Effekt zum Stenting bzgl. Besserung von Cholestase, Lebensqualität in retrospektiven Studien (medianes Überleben 9–16 Mon.).
- Beide Verfahren sollten möglichst im Rahmen von Studien weiter untersucht werden.

Interventionelle lokoregionäre Verfahren

Eine höhergradige Zirrhose, eine chirurgisch nicht gut zugängliche Tumorlokalisation oder internistische Kontraindikationen für eine OP können Gründe sein, warum eine kurativ intendierte Resektion nicht durchgeführt werden kann.

- Da für keines der Verfahren aktuell Daten aus größeren Phase-III-Studien verfügbar sind, werden lokoregionäre Verfahren nur in Einzelfällen nach Diskussion in einer interdisziplinären Tumorkonferenz empfohlen.
- Radiofrequenzablation (RFA): kann bei intrahepatischen Herden < 3 cm durchgeführt werden. In Kombination mit einer Embolisation können auch größere Herde bis 5 cm effektiv behandelt werden.
- Intraarterieller Verfahren wie die transarterielle Chemoembolisation (TACE), die hepatische arterielle Infusion (HAI) und die selektiv interne Radiotherapie (SIRT) zeigen v. a. in Kombination mit einer Systemtherapie eine gute Wirksamkeit bei lokal fortgeschrittenen Tumoren ohne Metastasierung [Ray et al. 2013; El Adra et al. 2015].
- Nach erfolgter Lokaltherapie sollte durch ein interdisziplinäres Tumorboard die sekundäre Resektabilität geprüft werden.

Strahlentherapie

- Unter stereotaktischer Bestrahlung können hohe lokale Kontrollraten von 83 % erreicht werden.
- Niedrige 1-Jahres Überlebensraten von 58 % [Lee et al. 2019]
- Im Einzelfall Ind. bei lokal fortgeschrittener Erkrankung ohne Resektionsmöglichkeit zur biliären Dekompression und zur Schmerztherapie; ebenso bei inoperablem isoliertem Lokalrezidiv nach initialer Tumorresektion und fehlender Möglichkeit einer Tumor-Lokalablation.

Systemtherapie

Bei lokal fortgeschrittenen oder metastasierten Befunden sollte aufgrund eines schlechten medianen Überlebens ohne Therapie allen Pat. in ausreichendem AZ eine Systemchemotherapie angeboten werden.

Cave: Bei Chemotherapie mit hohem Neutropenierisiko (z. B. Cisplatin/Gemcitabine) kann eine primäre G-CSF-Prophylaxe erwogen werden.

- **Erstlinie**
  - Die Kombination aus Gemcitabin 1 000 mg/m² + Cisplatin 25 mg/m² (Tage 1 und 8, Wdh. Tag 22) wird aufgrund des signifikanten Überlebensvorteils in 2 randomisierten Phase-III-Studien (BT22, ABC-02) in der Erstlinie eingesetzt. [Valle et al. 2010].
    – Bei Niereninsuffizienz kann Cisplatin durch das weniger toxische Oxaliplatin 100 mg/m² ausgetauscht werden.
    – Im reduzierten AZ (ECOG ≥ 2) ist eine Monotherapie mit Gemcitabin 1 000 mg/m² (Tage 1, 8 und 15, Wdh. Tag 29) möglich.
  - Die Ergänzung von Gemcitabin/Cisplatin um Durvalumab (1 500 mg alle 3 Wo.) führt zu einer weiteren Verbesserung des medianen OS (ASCO 2022). Eine Zulassung durch die EMA liegt im Januar 2023 noch nicht vor, wird allerdings nach bereits vorliegender pos. Bewertung durch das Committee for Medical Products for Human Use (CHMO) in Kürze erwartet.
  - Aktuell keine Empfehlung für Biomarker-unabhängigen Einsatz von Checkpoint Inhibitoren bei biliären Tumoren oder eine Kombinationschemotherapie aus Oxaliplatin/Irinotecan/5-FU/Leukovorin.
- **Zweitlinie:**
  - Moderate Verlängerung des PFS in der ABC-06 Phase-III-Studie durch Oxaliplatin (25 mg/m²)/5-FU (400 mg/m² als Bolus und 2 400 mg/m² über 46 h)/

Leukovorin (350 mg) alle 2 Wo. nach Progress unter Gemcitabine/Cisplatin [Lamarca et al. 2021].
  - Signifikant besseres PFS unter liposomalem Irinotecan/5-FU in der NIFTY-Studie (Phase IIb) [Yoo et al. 2021], jedoch kein signifikant besseres Überleben durch diese Kombination in der NALRICC-Studie (Phase III, ESMO 2022).
- Keine Empfehlung zur Drittlinientherapie.

Zielgerichtete Therapie

Biliäre Tumoren weisen in bis zu 40 % der Fälle genetische Alterationen auf, die eine therapeutische Zielstruktur darstellen.

Merke

Bislang liegen für die meisten zielgerichteten Therapien nur kleinere Phase-II-Studien und noch keine Zulassungen durch die EMA vor, so dass Patienten mit biliären Tumoren nach erfolgreicher Tumorsequenzierung möglichst in einem molekularen Tumorboard vorgestellt werden sollen.

- **FGFR2-Fusionen:** nach Progress unter systemischer Erstlinientherapie Einsatz von FGFR2-Inhibitoren mit Ansprechraten von 20–40 % und einem OS von 12–17 Mon. möglich. Von mehreren Substanzen mit pos. Phase-II-Daten ist Pemigatinib durch die EMA zugelassen (1 × 13,5 mg/d p. o. für 14 d mit anschließender Einnahmepause über 7 d, Wdh. Tag 22) [Abou-Alfa et al. 2020].
- **IDH1-Mutationen:** Ivosidenib ist als IDH-Inhibitor nach pos. Phase-III-Daten durch Verlängerung des PFS durch die FDA zugelassen. Die EMA-Zulassung ist im Januar 2023 ausstehend [Abou-Alfa et al. 2020].
- **MSI:** Nur wenige biliäre Tumore (1–2 %) sind mikrosatelliteninstabil. Bei MSI-high-Nachweis ist Pembrolizumab durch die EMA zugelassen [Bang et al. 2019].
- **BRAF-Mutationen:** Die Wirksamkeit der BRAF-Inhibition durch die Kombination aus Dabrafenib plus Trametinib wurde in verschiedenen Phase-II-Basket-Studien bestätigt, was zu einer Tumor-agnostischen Zulassung durch die FDA geführt hat. Eine EMA-Zulassung für die CCA-Therapie ist im Januar 2023 noch ausstehend.
- Weitere zielgerichtete Substanzen werden gegenwärtig in klinischen Studien geprüft (▶ Tab. 17.29).

17.4.10 Nachsorge

Der Stellenwert einer strukturierten Nachsorge von CCC und Gallenblasen-Ca ist unklar. Sie ist nur dann sinnvoll, wenn im Falle eines Rezidivs auch eine erneute chirurgische Tumorresektion durchgeführt werden könnte (▶ Tab. 17.30).

Tab. 17.29 Übersicht von therapeutischen Zielstrukturen und Substanzen in klinischen Studien

Ziel-struktur	Frequenz	Substanz	Studie	Zulassung
FGFR2	15–30 %	Pemigatinib Derazantinib Infigratinib Futibatinib Erdafitinib	FIGHT-202 (Phase II) FIGHT-302 (Phase III) FIDES-01 (Phase II) NCT02150967 (Phase II) Foenix (Phase III) RAGNAR (Phase II)	Pemigatinib (EMA, 04/2021) Infigratinib (FDA) Futibatinib (FDA) Erdafinib (FDA-Zulassung bei anderer Entität)
IDH1/2	10–20 %	Ivosidenib Enasidenib	ClarIDHy (Phase III)	Ivosidenib (FDA)
BRCA *PALB2*	Ca. 3 %	Olaparib	POLO (Phase III)	EMA-Zulassung bei anderer Entität
Her2/neu-Ampl. *ERBB2*-Mutation *NRG1*-Fusion	5–15 %	Trastuzumb + Pertuzumab Trastuzumab + FOLFOX Neratinib Zenocutuzumab Zanidatamab	HERACLES (Phase II) MyPathway (Phase II) KCSG-HB19–14 (Phase II) Summit (Phase II) energy (Phase I/II) NCT03929666 (Phase II)	Zulassung bei anderer Entität
BRAF V600E	3–6 %	Trametinib + Dabrafenib Vemurafenib + Cobimetinib	NCT01524978 (Phase II) ROAR (Phase II) NCI-MATCH-Studie TAPUR-Studie (Phase II)	Entitätsunabhängige Zulassung durch FDA
MSI-h/dMMR	1–2 %	Nivolumab Pembrolizumab	NCT02829918 (Phase II) Keynote-158 (Phase II) MK-3475 (Phase II)	Pembrolizumab (EMA-Zulassung 04/2020)
NTRK-Fusion	< 1%	Larotrectinib	NCT02576431 (Phase-II)	Entitätsunabhängige EMA-Zulassung 10/2019
		Entrectinib	STARTRK-1 (Phase II) STARTRK-2 (Phase II)	Entitätsunabhängige EMA-Zulassung 04/2020

Tab. 17.30 Mögliches Nachsorgeprogramm nach Resektion eines CCC

Untersuchung	Nachsorgetermine: Monat nach Therapieende														
	3	6	9	12	15	18	21	24	30	36	42	48	54	60	[1]
Klinische Untersuchung	X	X	X	X	X	X	X	X	X	X	X	X	X	X	X
Cholestasewerte, CA 19-9 (falls initial erhöht)	X	X	X	X	X	X	X	X	X	X	X	X	X	X	X
Sonografie Abdomen	X	X	X	X	X	X	X	X	X	X	X	X	X	X	X
Dynamisches MRT Leber[2]		X		X		X		X							

[1] Weitere Nachsorgen individualisiert
[2] Falls MRT nicht möglich, alternativ dynamisches KM-CT der Leber

17

Tab. 17.31 5-JÜR von biliären Tumoren

	Lokalisiert[1]	Regional[2]	Metastasiert[3]
Intrahepatische Cholangio-Ca	25 %	9 %	2 %
Extrahepatische Cholangio-Ca	17 %	16 %	2 %

[1] Lokalisiert: keine Ausbreitung außerhalb der Gallenwege
[2] Regional: Ausbreitung in umliegendes Gewebe oder lokale LK
[3] Metastasiert: Fernmetastasen

17.4.11 Prognose

5-Jahres-Überlebensraten: ▶ Tab. 17.31.

Literatur

Abou-Alfa GK, Macarulla T, Javle MM et al. Ivosidenib in IDH1-mutant, chemotherapy-refractory cholangiocarcinoma (ClarIDHy): a multicentre, randomised, double-blind, placebo-controlled, phase 3 study. Lancet Oncol, 2020 Jun;21(6): 796–807.
Abou-Alfa GK, Sahai V, Hollebecque Aet al. Pemigatinib for previously treated, locally advanced or metastatic cholangiocarcinoma: a multicentre, open-label, phase 2 study. Lancet Oncol 2020 May;21(5): 671–684.
Al-Adra DP, Gill RS, Axford SJ, Shi X, Kneteman N, Liau SS. Treatment of unresectable intrahepatic cholangiocarcinoma with yttrium-90 radioembolization: a systematic review and pooled analysis. Eur J Surg Oncol, 2015 Jan;41(1): 120–127.
Bang Y, Ueno M, Malka D, Chung HC et al. Pembrolizumab (pembro) for advanced biliary adenocarcinoma: Results from the KEYNOTE-028 (KN028) and KEYNOTE-158 (KN158) basket studies. JCO, 2019;37(15): 4079.
Ghouri YA, Mian I, Blechacz B. Cancer review: Cholangiocarcinoma. J Carcinog, 2015 Feb 23;14: 1–3163.151940. eCollection 2015.
Lamarca A, Palmer DH, Wasan HS et al. Second-line FOLFOX chemotherapy versus active symptom control for advanced biliary tract cancer (ABC-06): a phase 3, open-label, randomised, controlled trial. Lancet Oncol, 2021 May;22(5): 690–701.
Lee J, Yoon WS, Koom WS, Rim CH. Efficacy of stereotactic body radiotherapy for unresectable or recurrent cholangiocarcinoma: a meta-analysis and systematic review. Strahlenther Onkol, 2019 Feb;195(2): 93–102.
Oh D-Y, He AR, Quinn S et al. Durvalumab plus Gemcitabine and Cisplatin in Advanced Biliary Tract Cancer. NEJM Evidence 2022;1 (8). DOI: https://doi.org/10.1056/:EVIDoa2200015.
Primrose JN, Fox RP, Palmer DH et al. Capecitabine compared with observation in resected biliary tract cancer (BILCAP): a randomised, controlled, multicentre, phase 3 study. Lancet Oncol, 2019 May;20(5): 663–673.
Ray CE,Jr, Edwards A, Smith MT et al. Metaanalysis of survival, complications, and imaging response following chemotherapy-based transarterial therapy in patients with unresectable intrahepatic cholangiocarcinoma. J Vasc Interv Radiol, 2013 Aug;24(8): 1218–1226.
Valle JW, Kelley RK, Nervi B, Oh DY, Zhu AX. Biliary tract cancer. Lancet, 2021 Jan 30;397(10272): 428–444.
Valle J, Wasan H, Palmer DH et al.; ABC-02 Trial Investigators. Cisplatin plus gemcitabine versus gemcitabine for biliary tract cancer. N Engl J Med, 2010 Apr 8;362(14): 1273–1281.
Yoo C, Kim K, Jeong JH, Kim I et al. Liposomal irinotecan plus fluorouracil and leucovorin versus fluorouracil and leucovorin for metastatic biliary tract cancer after progression on gemcitabine plus cisplatin (NIFTY): a multicentre, open-label, randomized, phase 2b study. Lancet Oncol 2021 Nov;22(11): 1560–1572.

17.5 Hepatozelluläres Karzinom (HCC)

Melanie Bathon und Arndt Vogel

17.5.1 Epidemiologie

- Weltweit fünfthäufigster Tumor bei Männern und neunthäufigster bei Frauen. Zweithäufigste tumorassoziierte Todesursache (> 700 000 Todesfälle/J).
- Jährlich werden mehr als 700 000 neue HCC-Fälle diagnostiziert.
- Inzidenz schwankend: in Europa 10/100 000/J. für Männer und 3,3/100 000/J. für Frauen; höchste Inzidenz in Afrika/Südostasien (80 % der globalen Erkrankungsfälle).
- Männer 2–2,5-mal häufiger als Frauen betroffen.
- In Westeuropa durchschnittliches Erkrankungsalter 70–75 J.
- In den USA und Westeuropa deutlicher Anstieg der HCC-Inzidenz in letzten Jahrzehnten v. a. durch HCV-bedingte Leberzirrhosen und deutlicher Zunahme von nichtalkoholischer Fettlebererkrankungen (NAFLD), Gipfel der HCC-Neuerkrankungen für 2030 erwartet. In anderen Ländern (z. B. Japan) bereits wieder sinkende Inzidenzen durch effektive Vakzinierungsprogramme gegen HBV.
- Führende Todesursache bei Pat. mit Leberzirrhose in Europa.

17.5.2 Pathogenese

Die HCC-Entwicklung läuft in mehreren Schritten ab (multistep carcinogenesis), indem multiple genetische Aberrationen zur malignen Transformation führen. HCC sind oft genetisch heterogen und weisen ausgeprägte chromosomale Veränderungen wie Polyploidie, Allelverluste, Amplifikationen, Deletionen und Translokationen auf. Die maligne Transformation kann unabhängig von der auslösenden Ursache als Folge einer chron. Leberschädigung ablaufen (▶ Abb. 17.5).

Das fibrolamelläre Leberzell-Ca, ein histologischer Subtyp des HCC, ist weder mit einer Zirrhose noch den beschriebenen Risikofaktoren (▶ 17.5.5) assoziiert und tritt häufig bei jungen Pat. auf. Molekularpatholgisch sind diese Tumoren durch eine DNAJB1-PRKACA-Translokation gekennzeichnet.

17.5.3 Klassifikation/Stadieneinteilung

Man unterscheidet pathologische (UICC-, TNM-Klassifikation) von klinischen Staging-Systemen. Nach den aktuellen AASLD- und EASL-Leitlinien spielt die TNM-Klassifikation für die Therapieplanung allenfalls eine untergeordnete Rolle. Weltweit wird die Barcelona Clinic Liver Cancer (BCLC) Classification zur Stadieneinteilung am häufigsten verwendet (▶ Tab. 17.32). Das Klassifikationssystem basiert auf folgenden Parametern:

- AZ des Pat.
- Anzahl der Tumoren und Tumorgröße
- Extrahepatische Tumormanifestation und Gefäßinvasion
- Leberfunktionsparameter (Child-Pugh-Klassifikation) und Vorliegen einer portalen Hypertonie

Die BCLC-Klassifikation beinhaltet zudem einen Therapiealgorithmus für die verschiedenen Stadien (▶ 17.5.10). Die Leberfunktion wird klassischerweise über den

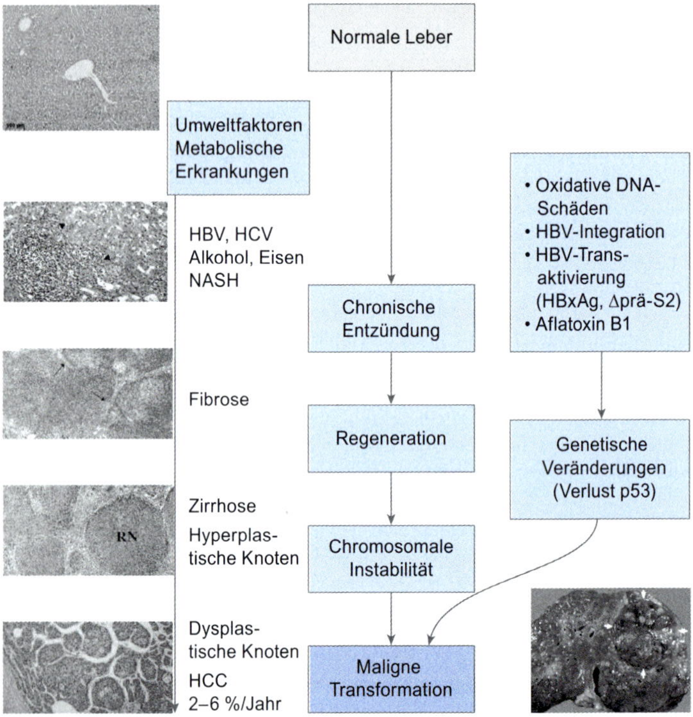

Abb. 17.5 Pathogenese des HCC [M928/L157]

Child-Pugh-Score (Bilirubin, Albumin, Aszites, Quick/INR und hepatische Enzephalopathie) bestimmt. Insbes. bei der Gruppe der Pat. mit erhaltener Leberfunktion (Child-Pugh A) sollte die Bestimmung des Albumin-Bilirubin (ALBI)-Scores erfolgen. Mithilfe dieses Scores lässt sich die Prognose der Pat. basierend auf der Leberfunktion deutlich besser vorhersagen (ALBI 1 → gute Prognose, ALBI 2 → schlechtere Prognose).

Merke

Die Diagnose eines HCC erfordert eine aussagekräftige Bildgebung und eine umfassende histopathologische Aufarbeitung des Tumors und der nicht tumorösen umgebenden Leber nach Resektion oder bei histologischer Sicherung. Die BCLC-Klassifikation kann als klinisches Staging-System für die Dokumentation des Tumorstadiums verwendet werden. Darüber hinaus spielen weiterhin Erfahrung und Expertise eines einzelnen Zentrums bei der Behandlung von HCC-Pat. eine wichtige Rolle.

Tab. 17.32 BCLC-Klassifikation zur Prognoseeinschätzung und Therapiestratifizierung bei Patienten mit HCC

BCLC-Stadium	AZ (PST[1])	Tumor	Leberfunktion
0 sehr frühes HCC	0	Einzelläsion < 2 cm, keine Gefäßinvasion/Satellitenherde	Child-Pugh A
A frühes HCC			
A1	0	Solitärer Herd < 5 cm	Keine portale Hypertonie, Bilirubin normal
A2	0	Solitärer Herd < 5 cm	Portale Hypertonie, Bilirubin normal
A3	0	Solitärer Herd < 5 cm	Portale Hypertonie, Bilirubin erhöht
A4	0	≤ 3 Herde < 3 cm	Child-Pugh A oder B
B intermediäres HCC	0	Multilokulär, groß	Child-Pugh A oder B
C fortgeschrittenes HCC	1–2	Gefäßinvasion (pV +) oder Metastasen	Child-Pugh A oder B
D Terminalstadium	3–4	Alle	Child-Pugh C

[1] PST = performance status (0 = normal, 1 = Symptome, aber nahezu vollständig ambulant betreubar, 2 = manchmal Notwendigkeit zur Bettruhe, Pat. < 50 % der Zeit im Bett, 3 = Pat. > 50 % der Zeit im Bett, 4 = Unfähigkeit, das Bett zu verlassen)

Tab. 17.33 Häufigkeit der Stadien des HCC bei Erstdiagnose

Stadium	Häufigkeit
M0 N0	87 %
M1 N0	6,3 %
M0 N1	3,7 %
M1 N1	2,2 %

17.5.4 Lokalisation und Ausbreitung

Lokalisation

- Multizentrisch oder diffus: 48 %.
- Einzelner Knoten: 40 %.
- Binodulär: 12 %.

Multifokalität entweder durch unabhängig entstandene Tumorklone oder intrahepatische Metastasen. Als Satellitenknoten gelten Tumorherde, die kleiner sind als der Haupttumor und sich in weniger als 2 cm Entfernung von ihm befinden.

Metastasierung

Metastasen sind selten (▶ Tab. 17.33). Kommt es zu Metastasen, trifft es als erstes die Lunge, als zweites den Knochen.

17.5.5 Risikofaktoren

▶ Tab. 17.34

Tab. 17.34 Risikofaktoren für ein HCC

Mechanismus	Risikofaktor
Folge von Lebererkrankungen	Chron. Lebererkrankung, Leberzirrhose, neonatale Hepatitis
Infektiöse Ursachen	Hepatitis-B-, Hepatitis-C-, Hepatitis-D-Virus
Ernährungsgewohnheiten	Chron. Alkoholmissbrauch, nichtalkoholische Steatohepatitis (NASH), Diabetes mellitus
Genetische Faktoren	Hereditäre Hämochromatose, α_1-Antitrypsin-Mangel, Morbus Wilson, Porphyria cutanea tarda (chron. hepatische Porphyrie), hereditäre Tyrosinämie
Hormonelle Faktoren	Orale Kontrazeptiva, anabole Steroide
Sonstige	Nikotinabusus, Vinylchlorid, anorganische Arsenverbindungen, Thorotrastexposition, Alter > 50 J., männliches Geschlecht

Leberzirrhose

Das HCC entwickelt sich bei 60–90 % aller Pat. auf dem Boden einer chron. Hepatopathie mit Ausbildung einer Leberzirrhose, weshalb diese unabhängig von der Ätiologie grundsätzlich als Präkanzerose anzusehen ist. Das männliche Geschlecht stellt einen weiteren unabhängigen Risikofaktor dar.

Häufigste Ursachen der Ausbildung einer Leberzirrhose sind:
- Chron. Virushepatitiden (Hepatitis B und C)
- Alkohol
- Biliäre Zirrhosen (z. B. PBC)
- NASH (Tendenz steigend)

Seltene Ursachen (z. B. Hämochromatose, Morbus Wilson)

Die Höhe des HCC-Risikos korreliert mit Ätiologie, Dauer und Aktivität der Hepatopathie. Kohortenstudien haben gezeigt, dass etwa 1–8 % aller Pat. mit Zirrhose ein HCC entwickeln (2 % bei HBV, 3–8 % bei HCV). Bei einer NAFLD oder NASH variiert hingegen die HCC-Inzidenz sehr stark (0,004–7,6 %).

Nichtalkoholische Steatohepatitis (NASH)

Entzündliche Form der nichtalkoholischen Fettleber (NAFLD) mit oder ohne Fibrose. Sie kann formal nur histologisch diagnostiziert werden. Die NASH nimmt in Europa und den USA deutlich zu, insbes. bei den meistens vorliegenden Komorbiditäten Übergewicht, Diabetes mellitus und metabolisches Syndrom. Bei einer NASH kann es im Verlauf durch Insulinresistenz und entzündliche Veränderungen zur Fibroseprogression und Zirrhose kommen. Bei Vorliegen einer NASH-Zirrhose liegt die jährliche HCC-Inzidenz bei 2,6 %. Ein HCC auf dem Boden einer NAFLD/NASH kann sich jedoch in bis zu 50 % der Fälle auch ohne Vorliegen einer Zirrhose entwickeln (s. u.).

Erkrankungen mit Risiko für ein HCC ohne Leberzirrhose

- Chron. HBV-Infektion: Das HBV-assoziierte HCC-Risiko ist abhängig von
  - HBV-DNA-Level
    - HBV-DNA < 50 IU/ml → kumulative Inzidenz: 1,3 %
    - HBV-DNA > 20 000 IU/ml → kumulative Inzidenz: 14,9 %
  - HBV-Serokonversion
    - HBsAg +/HBeAg+ → relatives Risiko: 60,2

    - HBsAg +/HBeAg- → relatives Risiko: 9,6
    - HBsAg-/HBeAg- → relatives Risiko: 1
  - Erhöhte Transaminasen
  - Alter > 40 J.
  - Pos. Familienanamnese
- Chron. HCV-Infektion: HCC-Risiko ca. 0,8 %/J. im Vergleich zu 4 %/J. bei Zirrhose
- Adipositas
- Aflatoxin-Exposition

Fazit

Die Leberzirrhose stellt in Europa den wichtigsten Risikofaktor für die Entstehung eines HCC dar, insbes. HBV- und NASH-assoziierte HCC können aber auch ohne Leberzirrhose entstehen.

17.5.6 Prävention und Früherkennung

Primärprävention zur Verhinderung der Ausbildung einer Leberzirrhose

▶ Tab. 17.35.

Cave

Bei chron. Lebererkrankungen jeglicher Ätiologie sollte eine strikte Alkoholkarenz eingehalten werden.

Sekundäre Prävention

- Chron. HBV-, HBV/HDV-Infektion: HCC-Reduktion durch antivirale Therapie mit Nukleos(t)idanaloga oder Interferon-α gemäß den aktuellen S3-Leitlinien um ca. 50 %.

Tab. 17.35 Maßnahmen zur Primärprävention abhängig vom Risikofaktor

Risikofaktor		Maßnahme
Aflatoxine		Kühlschrank
HBV	Akute HBV-Infektion	Impfung
	Chron. HBV-Infektion	Antivirale Therapie anhand aktueller S3-Leitlinien
HCV	Akute HCV-Infektion	Impfung nicht möglich; antivirale Therapie anhand aktueller S3-Leitlinien
	Chron. HCV-Infektion	Antivirale Therapie mit DAA anhand aktueller S3-Leitlinien
Hämochromatose		Frühdiagnose, Aderlasstherapie
Autoimmunhepatitis		Immunsuppressive Therapie
Primär biliare Zirrhose		Rechtzeitige UDCA-Therapie
Alkohol		Abstinenz
NASH		Gewichtsreduktion, Bewegung; Behandlung Typ-2-Diabetes mit **Metformin** (Reduktion des HCC-Risikos gegenüber Insulin oder Sulfonylharnstoffen)

- Chron. HCV-Infektion: HCC-Reduktion um 12–16 % durch erfolgreiche antivirale Therapie mit anhaltendem virologischem Ansprechen gemäß den aktuellen S3-Leitlinien.
- NASH: Gewichtsreduktion. Bei vorliegendem Diabetes: Metformin-Therapie.
- Hämochromatose mit Zirrhose: Aderlasstherapie mit Ziel-Serumferritin 50–100 ug/l.
- Fortgeschrittene Zirrhose unabhängig von Genese ab Child-Pugh-Stadium B: Evaluation orthotope Lebertransplantation (LTx).

Tertiäre Prävention nach kurativer Tumorresektion, Lokalablation oder Lebertransplantation (LTx) bei HCC

- HBV: antivirale Therapie anhand aktueller S3-Leitlinien
- HCV: antivirale Therapie anhand aktueller S3-Leitlinien
- Nach LTx keine Empfehlung für die Verwendung einer bestimmten Immunsuppression (mTOR vs. Calcineurininhibitoren)

Auch bei kompletter Unterdrückung der Virusreplikation des HBV durch Nukleos(t)idanaloga bleibt das HCC-Risiko bei langjährig bestehender chron. HBV-Infektion mit oder ohne Leberzirrhose erhöht. Eine dauerhafte antivirale Therapie gegen HCV ohne SVR (sustained virological response) ist nicht indiziert.

Früherkennung/Screening

- Screening-Population
  - Alle Pat. mit Leberzirrhose
  - Alle Pat mit chron. HBV-Infektion
  - NASH-Pat.
- HCC-Screening: alle 6 Mon. Sonografie Abdomen, ggf. Ergänzung durch AFP-Bestimmung
- AFP nicht allein verwenden (Spezifität und Sensitivität zu niedrig)

Cave

AFP auch ohne HCC erhöht im Rahmen einer Leberregeneration (z. B. aktiver Hepatitis mit erhöhten Transaminasen).

Die deutsche S3-Leitlinie empfiehlt, bei allen Pat. mit Leberzirrhose, chron. Hepatitis B und Fettleberhepatitis eine sonografische Früherkennungsuntersuchung durchzuführen. Ziel ist, HCC in frühen Stadien entdecken zu können. Die Früherkennung mittels Sonografie der Leber sollte als qualitätsgesicherte Untersuchung durchgeführt werden (Geräteklasse DEGUM Stufe II, Ärzte DEGUM Stufe II).

17.5.7 Klinik

- Diagnose oft erst im klinisch symptomatischen und fortgeschrittenen Stadium, deshalb: Screening (▶ 17.5.6).
- Symptomatik ist oft unspezifisch und variabel.
  - Schmerzen, Druckgefühl im Oberbauch.
  - Appetitlosigkeit und Gewichtsabnahme.
  - Müdigkeit, Abgeschlagenheit, subfebrile Temperaturen.
- Tumorsymptome oft überlagert durch klinische Manifestationen der Leberzirrhose.

17.5.8 Diagnostik

Zur Diagnostik eines HCC wird bei Vorliegen einer HCC-suspekten Leberraumforderung in der aktuellen S3-Leitlinie ein kontrastverstärktes MRT mit Nachweis der typischen Kontrastmitteldynamik (arterielle Hypervaskularisation, Auswaschen in der portalvenösen und venösen Phase) empfohlen. Ein triphasisches CT und/oder die kontrastverstärkte Sonografie (CEUS) sollte bei unklarem MRT-Befund oder KI für das MRT erfolgen.

Das HCC kann als expansiv-gekapselte oder infiltrativ nicht gekapselte Wachstumsform vorkommen: 50–60 % solitäres massiv knotiges Wachstumsmuster, 15–25 % multizentrisch kleinknotig und ca. 10–15 % diffus und nur mikroskopisch nachweisbar. Dies gilt es bei der Beurteilung von Spezifität und Sensitivität der einzelnen diagnostischen Verfahren zu berücksichtigen. Die Größe der Läsion spielt im Diagnosealgorithmus eine wichtige Rolle (▶ Abb. 17.6).

Verfahren zur diagnostischen Sicherung eines HCC:
- Bildgebung: kontrastverstärktes (CE-)MRT, CE-CT, CEUS
- AFP i. S.
- Punktion/Histologie

Bildgebung

Die Bildgebung des HCC beruht auf der Beurteilung der Morphologie (scharf, unscharf, rund, polyzyklisch), der Parenchymtextur (solide, liquide, fettig etc.) und der Vaskularisierung. Die arterielle Hypervaskularisation der meisten HCC wird diagnostisch genutzt. Regenerat- und dysplastische Knoten sind dagegen überwiegend portalvenös versorgt.

Bei HCC-Herden < 2 cm sinkt die Sensitivität der arteriellen Hypervaskularisation deutlich < 80 %, die Spezifität beträgt ca. 85 % mit einem prädiktiven Wert von 92 %, sodass zusätzlich das portalvenöse Kontrastmittelverhalten bei allen 3 bildgebenden Verfahren beurteilt werden muss, um den Spezifitätsgrad erhöhen zu können. Der portalvenöse Kontrastmittelabfluss im HCC korreliert mit dem Differenzierungsgrad des Tumors. Mäßig oder schlecht differenzierte HCC sind durch einen schnellen Kontrastmittelabfluss mit einem Defekt in der portalvenösen Phase charakterisiert. Gut differenzierte HCC zeigen nur einen langsamen Kontrastmittelabfluss und imponieren isodens im Vergleich zum umgebenden Lebergewebe. Daher stellen kleine, gut differenzierte HCC mit den zur Verfügung stehenden bildgebenden Verfahren weiterhin ein diagnostisches Problem dar.

Die Befundung von CT und MRT sollte anhand der **LI-RADS Kriterien** erfolgen:
- Unbehandelte Observation ohne histologischen Nachweis bei Pat. mit hohem HCC-Risiko:
  - Wenn definitiv gutartig (z. B. Leberzyste, Hämangiom, fokale Vernarbung): LR-1
  - Wenn wahrscheinlich gutartig (z. B. atypische Darstellung einer der o. g. benignen Läsionen): LR-2
- Nicht kategorisierbar (aufgrund fehlender oder schlechter Bildgebung): LR-NC
- Bei definitivem Nachweis einer Tumorinfiltration in eine Vene (TIV): LR-TIV
- Wenn wahrscheinlich oder definitiv bösartig, aber nicht HCC-spezifisch: LR-M
- Andernfalls CT/MRT-Diagnosetabelle anwenden (▶ Tab. 17.36)
  - Bei mittlerer Wahrscheinlichkeit für Malignität: LR-3
  - Wenn definitiv HCC: LR-5
  - Wenn wahrscheinlich HCC: LR-4

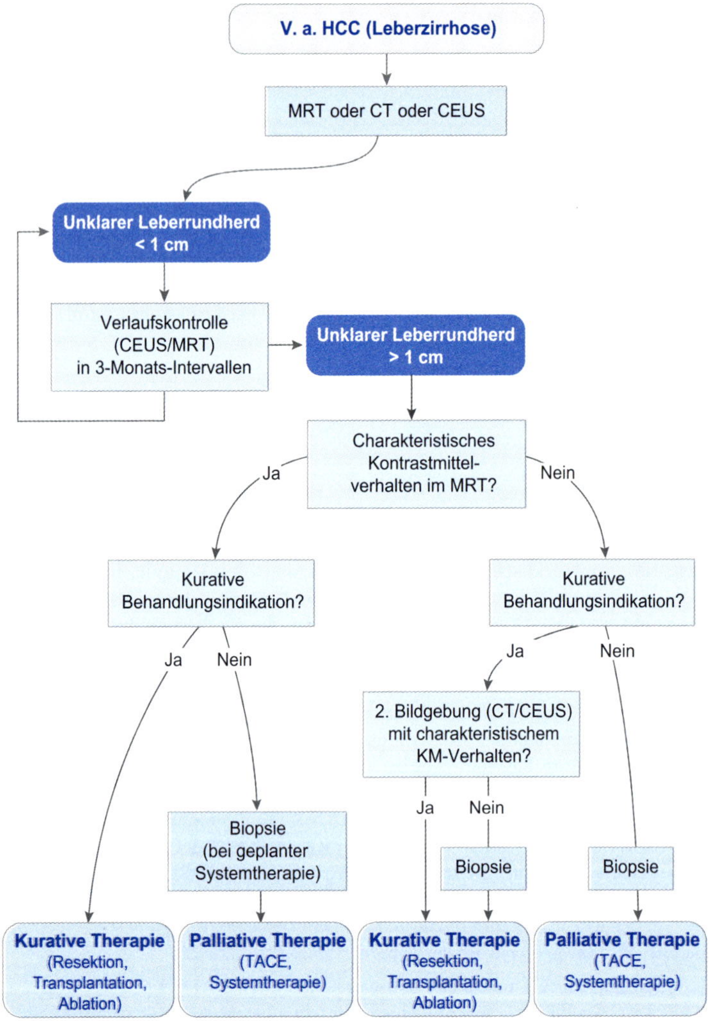

Abb. 17.6 Diagnostischer Algorithmus bei Verdacht auf HCC [W881-009]

Fragestellung

- Intrahepatisch:
  - Uni-/multilokulär?
  - Bilobulär?
  - Gefäßinvasion?
  - Pfortaderverschluss?
- Extrahepatisch:
  - LK-Vergrößerung?
  - Organmetastasen (Nebennieren, Lunge)?

Tab. 17.36 CT/MRT-Diagnosetabelle

Hyperenhancement in der arteriellen Phase (APHE)		Keine APHE	APHE (keine rim-Zeichen)			
Größe der Observation (mm)		< 20	> 20	< 10	10–19	> 20
Zutreffen folgender Hauptmerkmale: • „Washout" (nicht peripher) • Anreichernde „Kapsel"[1] • Schwellenwachstum	Keines	LR-3	LR-3	LR-3	LR-3	LR-4
	Eines	LR-3	LR-4	LR-4	LR-4/LR-5[2]	LR-5
	2 oder 3	LR-4	LR-4	LR-4	LR-5	LR-5

[1] Definition: Größenzunahme ≥ 50 % in ≤ 6 Mon. oder wenn zuvor nicht im CT oder MRT erkennbar und jetzt ≥ 10 mm in ≤ 24 Mon.
[2] LR-4 bei anreichernder „Kapsel", LR-5 bei „washout" (nicht peripher) oder Schwellenwachstum

Verfahren

- Dynamisches, kontrastmittelverstärktes CT oder MRT der Leber mit hoher Sensitivität und Spezifität. Für die intrahepatische Ausbreitungsdiagnostik vorzugsweise Kontrastmittel-MRT (S3-Leitlinie).
- Kontrastmittel-Sonografie: hohe Sensitivität und Spezifität. Diagnostische Methode der Wahl zur sofortigen Abklärung einer verdächtigen Raumforderung in der Screening-B-Mode-Sonografie.
- CT-Thorax zum Ausschluss von Lungenmetastasen, insbes. in frühen und intermediären BCLC-Stadien (A + B). Falls das MRT nicht den gesamten Abdomen abdeckt, zusätzlich kontrastverstärktes CT Abdomen.
- Knochenszintigramm bei verdächtigen Symptomen (sehr selten).

Tumormarker

AFP i. S. aufgrund der geringen Spezifität nicht zur Primärdiagnostik einsetzen. Es kann aber im Rahmen der Verlaufsbeobachtung hilfreich sein, da der AFP-Verlauf vor und nach Therapie mit dem Behandlungserfolg bzw. der Rezidivrate korreliert (S3-Leitlinie). Zudem ermöglicht der BALAD-Score, der aus den 5 Biomarkern Gesamtbilirubin, Albumin, AFP, AFP-L3 und Des-Gamma-Carboxyprothrombin (DCP) zum Zeitpunkt der Diagnosestellung berechnet wird, eine Abschätzung der Prognose des Patienten. Insbes. ein erhöhtes AFP-L3 korreliert mit der Anzahl an Satellitenherden sowie Hypervaskularität des Tumors. Ein erhöhtes DCP ist mit der Wahrscheinlichkeit einer Infiltration der Portalvene assoziiert. Durch die Bestimmung der 3 Marker AFP, AFP-L3 und DCP können zudem Sensitivität und Spezifität in der frühzeitigen Diagnose eines HCC erhöht werden.

Weitere Biomarker zur Diagnostik eines HCC werden gerade in Studien erprobt. Als vielversprechend ist hier PIVKA-II (prothrombin induced by vitamin k defiency or antagonist-II) zu erwähnen. Gerade in Kombination mit der Bestimmung von AFP konnte hier die Erkennung eines HCC deutlich gesteigert werden.

Merke

Bei Pat. mit starker entzündlicher Aktivität der zugrunde liegenden Lebererkrankung (z. B. Virus-, Alkoholhepatitis) kann die Leberregeneration aktiviert sein. Dabei kommt es – ähnlich wie in der Embryonalphase – zu einer Herunterregulierung des bei Erwachsenen üblicherweise aktivierten transkriptionellen AFP-Repressorelements mit konsekutiver AFP-Überexpression. Bei Pat. mit hohen Transaminasen sind daher durchaus AFP-Werte weit über 200 ng/ml i. S. messbar, ohne dass ein HCC besteht.

Punktion

- Bei Vorliegen einer Leberzirrhose und typischem Befund in der kontrastverstärkten Bildgebung kann vor einer operativen Therapie auf eine histologische Sicherung verzichtet werden. In der palliativen Situation mit therapeutischer Konsequenz, bei unklarem Kontrastmittelverhalten in zwei unabhängigen Bildgebungen in der kurativen Situation und wenn ein Studieneinschluss oder individueller Heilversuch in Frage kommt, sollte einer Biopsie erfolgen.
- Diagnostische Probleme bestehen bei der Punktion kleinerer Läsionen in einer zirrhotischen Leber mit der Gefahr eines Sampling-Errors und der Abgrenzung eines gut differenzierten HCC von einem dysplastischen Knoten.
- Darüber hinaus sind je nach Lokalisation nicht alle Rundherde immer einer Punktion zugänglich.
- Grundsätzlich schließt eine neg. Biopsie ein HCC nicht aus. Dies gilt insbes. für HCC-verdächtige Herde mit einer Größe < 2 cm.
- Es müssen hier ggf. weitere Punktionsversuche unternommen werden, evtl. auch unterstützt durch minilaparoskopische Verfahren. Bei wiederholt neg. Histologie und in der Bildgebung weiterhin bestehendem V. a. Vorliegen eines HCC ist eine intensivierte Überwachungsstrategie mit 2–3-monatlichen bildgebenden Intervallen indiziert.
- **Nicht routinemäßig** bei bereits geplanter Resektion/LTx!

Histologie

Biopsien sind in der palliativen Situation mit therapeutischer Konsequenz und bei unklarem Kontrastmittelverfahren in der kurativen Situation empfohlen. Die Typisierung des HCC richtet sich nach der aktuellen WHO-Klassifikation. Mittlerweile werden verschiedene, teils seltene morpho-molekulare Subtypen unterschieden, die jedoch bisher noch keinen therapeutischen Einfluss haben.

Es ergeben sich folgende histopathologische DD des HCC:

- Fibrolamelläres HCC
- Mischdifferenzierte Tumoren (kombiniertes HCC/[i]CCC)
- Frühes HCC (< 2 cm, hochdifferenziert, nicht umkapselt)
- Multiazinärer Regeneratknoten
- Fokale noduläre Hyperplasie (FNH)
- Dysplastischer Knoten
- Hepatozelluläres Adenom (auf β-Catenin-Mutation in Exon 3 achten → hohes Entartungsrisiko!)
- Intrahepatisches Cholangio-Ca
- Lebermetastasen
- Andere benigne Lebertumoren

Immunhistochemisch kommen als hepatozytäre Marker derzeit HepPar1 und Arginase 1 zum Einsatz. In Einzelfällen sollten spezifische molekularpathologische Untersuchungen (z. B. beim fibrolamellärem HCC) erfolgen.

Zur Häufigkeit histologischer Subtypen ▶ Tab. 17.37.

Histopathologie von OP-Präparaten

Die S3-Leitlinie fordert im histopathologischen Bericht, die Ausdehnung des Tumors (Staging) gemäß der aktuellen TNM-Klassifikation, den Typ (Typing), den Differenzierungsgrad (Grading) und den Status des Resektatrands (R-Klassifikation) zu beurteilen. Des Weiteren sollte der Status der nichttumorösen Leber mit der Frage des Vorliegens einer Fibrose/Zirrhose ermittelt werden.

Tab. 17.37 Häufigkeit histologischer Subtypen des HCC	
Histologischer Typ	**Häufigkeit**
Unspezifisch	50–60 %
Steatohepatisch	5–10 %
Klarzellig	3–7 %
Makrotrabekulär-massiv	5 %
Chromophob	3 %
Fibrolamelläres HCC (ohne Zirrhose, meist junges Alter)	2 %
Szirrhös	2 %
Granulozytenreich	< 1%
Lymphozytenreich	< 1%
Kombiniertes HCC/iCCC	3–4 %

Immunhistochemie/molekulare Diagnostik

Zur Abgrenzung anderer primärer Lebertumoren (solide Variante des intrahepatischen Cholangio-Ca, HCC/iCCC) sollte insbes. bei fortgeschrittenen Tumoren eine histologische Sicherung des Tumors angestrebt werden. Die Diagnose eines hochdifferenzierten HCC kann insbes. in der Abgrenzung zu nichtmalignen Läsionen (dysplastische und makroregenerative Knoten, hepatozelluläres Adenom, FNH) sinnvoll durch transformationsassoziierte Markerkonstellationen (GS, Glypican 3, HSP70; Positivität für ⅔ der Marker mit 70-prozentiger Sensitivität und fast 100-prozentiger Spezifität) unterstützt werden.

Es lässt sich eine Vielzahl an molekularen Veränderungen beim HCC diagnostizieren. Diese beinhalten prinzipiell auch Veränderungen, die einer gezielten molekularen Therapie zugänglich sind. Bisher gibt es diesbezüglich jedoch noch keine Therapiezulassungen in Europa, sodass molekulare Analysen in der regulären Diagnostik zurzeit nicht erforderlich sind.

Diagnostischer Algorithmus des HCC anhand der Größe der verdächtigen Raumforderung

Die HCC-Diagnostik richtet sich primär nach der Größe der verdächtigen Raumforderung in einer zirrhotischen Leber (▶ Abb. 17.6). Die S3-LL empfiehlt:

- Unklare Leberrundherde < 1 cm ohne charakteristisches Kontrastmittelverhalten in der initialen Schnittbildgebung können in 3-Monats-Intervallen mittels CEUS oder CE-MRT verlaufskontrolliert werden.
- Bei malignitätsverdächtigen Leberrundherden ≥ 1 cm ohne charakteristisches Kontrastmittelverhalten in der initialen Schnittbildgebung sollte bei kurativer Behandlungsindikation primär eine zweite kontrastmittelverstärkte Bildgebung eingesetzt werden. Alternativ kann eine histologische Abklärung erfolgen.
- Bei Leberherden ≥ 1 cm und untypischem Kontrastmittelverhalten, bei denen kein kurativer Therapieansatz besteht, sollte sofern generell ein(e Behand lungsindikation/-wunsch besteht – eine Biopsie erfolgen.

17.5.9 Differenzialdiagnosen

Lässt sich mittels Screening-Sonografie eine Raumforderung in zirrhotischer Leber nachweisen, muss differenzialdiagnostisch an Regeneratknoten, Low-Grade-Dysplasien, High-Grade-Dysplasien, FNH, lokale fibrotische Areale, Hämangiome, Adenome und arterio-venöse bzw. portale Shunts gedacht werden.

17.5.10 Therapie

Therapieplanung

Die BCLC-Klassifikation bildet die Grundlage der Therapiestratifizierung (▶ Abb. 17.7 (S3-Leitlinie 2021)

> **Merke**
> Aufgrund der multimodalen und komplexen Therapieoptionen sollen alle Pat. mit HCC in einer interdisziplinären Tumorkonferenz vorgestellt werden.

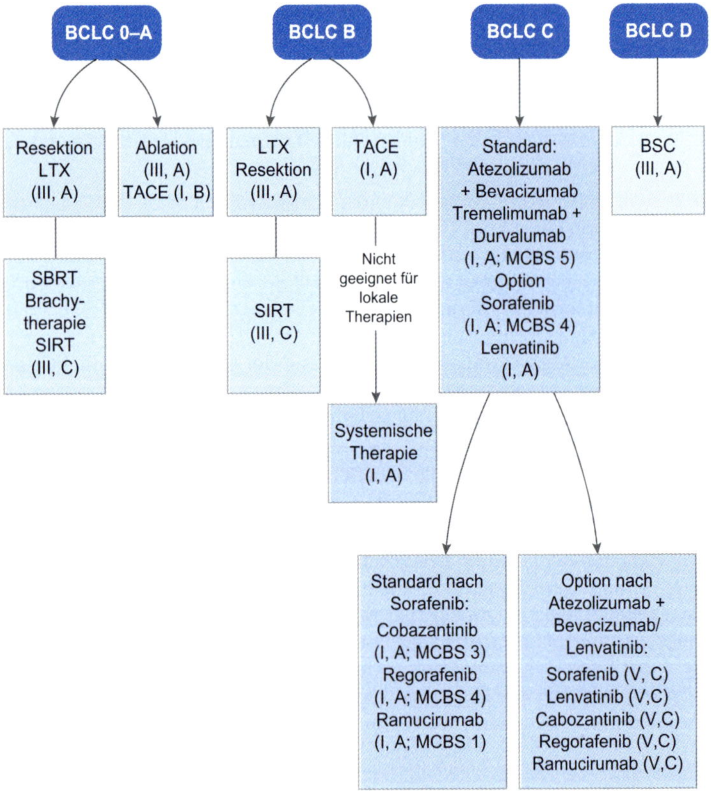

Abb. 17.7 Therapiealgorithmus beim HCC nach BCLC-Stadium [F689-009]

Sehr frühes und frühes Stadium (BCLC 0 und A) mit kurativer Zielsetzung

Prinzipiell stehen drei kurative Therapieverfahren zur Verfügung:
- Chirurgische Resektion
- Orthotope LTx (im Stadium BCLC A)
- Tumorablation (v. a. im Stadium BCLC 0)

Notwendige Bildgebung zur Therapie-/OP-Planung:
- Staging-CT Thorax/Abdomen
- 3-Phasen-Kontrastmittel-CT der Leber
- Dynamisches MRT der Leber mit leberspezifischem Kontrastmittel

Patienten ohne Leberzirrhose

- Resektable HCC:
  - Primär resektable HCC sollen reseziert werden (funktionelle Reserve nach Resektion größer verglichen zu Zirrhose-Lebern!).
  - Kriterien der Nicht-Resektabilität:
    - Nicht resektable extrahepatische Tumormanifestation.
    - Allgemeine Inoperabilität aufgrund der Komorbidität des Pat.
    - Tumorbefall aller drei Lebervenen.
    - Fehlende funktionelle Reserve.
  - Rezidive treten häufig auf (rezidivfreies 5-Jahres-Überleben liegt bei 35 %) → regelmäßige Nachsorge auch in nicht-zirrhotischer Leber empfohlen.
  - Prognostische Faktoren für ein Rezidiv: Residualtumorstatus, Gefäßinvasion, Tumorgrading.
  - Auch Re-Resektionen bei Rezidiven sind sinnvoll mit 5-Jahres-Überlebensraten von bis zu 80 %.
- Irresektabilität: Option RFA/MWA prüfen, ggf. in Kombination mit TACE (v. a. für HCC > 3,5 cm).
- Fibrolamelläres Karzinom (FLC): seltene Sonderform des HCC mit besonderen pathologischen Merkmalen und aggressiver Tumorbiologie, das typischerweise bei jungen Pat. auftritt. Zumeist liegt keine Hepatitis oder Zirrhose zugrunde. Die wenigen publizierten Daten zeigen ein 5-Jahres-Überleben von 37–76 %. Allerdings liegt das rezidivfreie 5-Jahres-Überleben nur bei 18 %. LK-Metastasen sind ein neg. prognostischer Faktor. Das mediane Überleben ohne Resektion liegt bei 12 Monaten. Da späte Rezidive häufig sind, sollten auch Re-Resektionen durchgeführt und ggf. – bei fehlendem LK-Befall – auch eine Transplantation erwogen werden, da keine anderen effektiven Therapiestrategien für das FLC bestehen.

Patienten mit Leberzirrhose

Merke

S3-Leitlinie: Bei allen Pat. mit HCC in Zirrhose und potenziell resektablen/abladierbaren Tumoren innerhalb der Milan-Kriterien (ein Herd < 5 cm, max. 3 Herde < 3 cm) besteht grundsätzlich die Ind. für eine LTx. Die Pat. sollten daher in einem LTx-Zentrum vorgestellt werden.

Lebertransplantation

- LTx: optimales Therapiekonzept, da nicht nur der maligne Tumor, sondern auch die dem Karzinom zugrunde liegende Leberzirrhose entfernt wird.

17

- Methode der Wahl für kleine multinoduläre HCC mit fortgeschrittener Leberzirrhose innerhalb der Milan-Kriterien: singuläres HCC mit > 2 cm und ≤ 5 cm oder bis zu 3 Tumoren jeweils mit > 1 cm und ≤ 3 cm (Herde < 1 cm werden nicht berücksichtigt).
- Große retrospektive Analysen legen eine Ausdehnung der Auswahlkriterien zur LTx außerhalb der Milan-Kriterien nahe (UCSF-Kriterien, up-to-7 Kriterien
- 5-Jahres-Überleben: 65–80 %. Rezidivrate: < 15 % (Rückfallrisiko korreliert mit Anzahl und Größe der Tumorknoten).
- Schlechte Prognoseparameter: Gefäßinfiltration und niedrige Differenzierung des Tumors.
- Hauptprobleme: Organmangel und lebenslange Immunsuppression.
- Wartezeit in Deutschland: > 6 Mon.
- Deshalb oft Bridging-Verfahren bis zur Transplantation notwendig: TACE, RFA, Resektion (ggf. Hochpräzisionsradiotherapie, wenn übrige Verfahren nicht zum Einsatz kommen können).
- Leberlebendspende bekommt zunehmend wichtigere Rolle.
- KI: extrahepatische Tumormanifestation, makrovaskuläre Invasion der Lebergefäße.
- Bei geeigneten Pat. außerhalb der Milan-Kriterien kann ein Downstaging mittels Ablation, Resektion oder transarteriellem Verfahren (TACE, TARE) mit anschließender Transplantation erfolgen (allerdings ist derzeit in Deutschland keine Listung möglich)

Merke

Die LTx stellt die beste Therapieform für das kleine, funktionell nicht resektable HCC dar. Pat. mit kleinen und max. 3 Lebertumoren (Milan-Kriterien) sollten in einem LTx-Zentrum vorgestellt werden.

Kurative Therapieverfahren bei nicht transplantierbaren Tumoren

Nicht transplantable Pat. mit Tumoren, die mit potenziell kurativen Verfahren wie Resektion und/oder Tumorablation behandelt werden können, werden in 3 Gruppen eingeteilt:

- **Pat. mit 1–3 Tumoren < 3 cm:** Bei CHILD-A- und -B-Zirrhose mit adäquater Leberfunktion und nur gering- oder mäßiggradiger portaler Hypertonie (Bilirubin < 2 mg/dl; keine Splenomegalie, Thrombozyten > 100 000/µl) sollte eine RFA oder eine Resektion durchgeführt werden.
- **Pat. mit 1–3 Tumoren 3–5 cm:** Bei CHILD-A- und -B-Zirrhose mit adäquater Leberfunktion und nur gering- oder mäßiggradiger portaler Hypertonie (Bilirubin < 2 mg/dl; keine Splenomegalie, Thrombozyten > 100 000/µl) sollte interdisziplinär eine individuelle Abwägung zwischen RFA und Resektion erfolgen.
- **Pat. mit 1 Tumor > 5 cm:** Bei CHILD-A- und sorgfältig ausgesuchten Child-B-Zirrhosen mit adäquater Leberfunktion und ohne portale Hypertonie, geeigneter Lokalisation und ausreichender Leberreserve kann bei dieser Tumorgröße eine Resektion durchgeführt werden.

Tumorresektion in Zirrhose

Die Pat.-Selektion ist von großer Bedeutung. Wichtige Kriterien für eine Tumorresektion:

- Unilaterale Läsion.

- Normales Bilirubin.
- Fehlen einer/geringe portale Hypertonie.
- MELD-Score > 12–14 oder Child-Pugh-Stadium C: i. d. R. Inoperabilität.
- MELD-Score > 8–12 oder Child-Pugh-Stadium B: erhöhtes OP-Risiko. Lokalablative Verfahren prüfen.
- Präop. sollten die Leberfunktionsreserve (z. B. ALBI, mittels LiMAX-Atemtest oder Indocyaningrün-Clearance-Test) und das Ausmaß der portalen Hypertension (invasive Druckmessung) beurteilt werden.
- Bei zu geringem Restlebervolumen ggf. interventionelle Pfortaderembolisation (PVE) zur Hypertrophieinduktion durchführen.
- Intrahepatische Rezidivrate (Metastasen oder De-novo-HCC) bei 70 % innerhalb von 5 J.
- 5-Jahres-Überleben 30–50 %, bei „idealen Bedingungen" (kleiner, einzelner HCC-Knoten in peripherer Lage, gut erhaltene Leberfunktion) 65 %.
- Tumorgröße > 5 cm, Differenzierung, AFP > 1 000 ng/ml, V+ prognosebestimmend.
- Keine neoadjuvante oder adjuvante Therapie bei HCC-Resektion außerhalb von Studien empfohlen.

Lokalablative Verfahren

Sie haben bei der Behandlung des HCC in den letzten Jahren zunehmend an Bedeutung gewonnen. Die Zerstörung der Tumorzellen erfolgt durch Einführen einer speziellen Sonde in den Tumor, die mittels Radiofrequenz (RFA), Mikrowelle, Laser (LITT), hochintensivem fokussiertem Ultraschall (HIFU), Kälte oder Hochspannungsimpulsen (irreversible Elektroporation/IRE) das Tumorgewebe zerstören kann. Jedes der genannten Verfahren wird i. d. R. perkutan durchgeführt (CT- oder sonografiegesteuert). Alternativ ist die Durchführung im Rahmen einer Laparoskopie oder auch intraop. möglich. Die RFA/MWA kann als Standardverfahren angesehen werden.

- Perkutane Therapieverfahren sind derzeit die beste kurative Therapieoption für Pat. mit chirurgisch nicht behandelbarem HCC.
- Für HCC < 3 cm ergaben sich in einer Metaanalyse vergleichbare Überlebensdaten wie bei Resektion. Bei größeren HCC höhere Lokalrezidivraten im Vergleich zur Resektion.
- Bei Tumoren mit einer Größe > 3,5 cm sollte eine Kombination aus TACE und RFA durchgeführt werden.
- Beurteilung des Therapieansprechens mit Kontrastmittel-MRT oder, falls nicht durchführbar, Kontrastmittel-CT 4–6 Wo. nach Ablation.
- Engmaschige Tumornachsorge zum Ausschluss neuer intrahepatischer Herde in der Nähe der behandelten Herde (▶ 17.5.11).
- Niedrige Gefahr eines „Tumor-Seeding"; Ablation des Stichkanals sinnvoll.
- Prognostische Faktoren für Therapieansprechen: Tumorgröße, -anzahl und -morphologie (gekapselt vs. invasiv).
- Sehr gute Verträglichkeit: Mortalität 0,5 %, Blutungen 0,8 %, Gallengangverletzungen 0,6 %, Leberversagen 0,4 %. Erhöhte Komplikationsraten bei Läsionen an der Leberoberfläche, in der Nähe von Gallenblase, Leberhilus oder Kontakt zu Darm oder Magen.

Merke

HCC bei Pat., die nicht transplantiert werden können, werden entweder reseziert oder abladiert. Die RFA stellt ein potenziell kuratives Therapiekonzept für zahlen- und größenmäßig begrenzte HCC dar, die nicht reseziert werden können. Kleine HCC < 3 cm können mittels RFA bei geringerer Komplikationsrate ähnlich effektiv wie mit einer chirurgischen Resektion behandelt werden. Eine postinterventionelle Erfolgskontrolle ist obligat.

Intermediäres Stadium BCLC B

Pat. mit Child-Pugh-A/B-Zirrhose, ECOG 0–2 ohne Möglichkeit der Anwendung eines kurativen Verfahrens (Tumorausdehnungen über den Milan-Kriterien, aber ohne Gefäßinvasion, Fernmetastasen [cM0, cN0]) und tumorassoziierten Symptomen werden mit intraarteriellen Verfahren, meistens TACE behandelt, da in Metaanalysen ein Überlebensvorteil gezeigt wurde. Die Ind. für eine TACE soll in einem interdisziplinären Tumorboard gestellt werden.

TACE

Konventionelle TACE: Injektion eines Chemotherapeutikums (Anthrazykline wie Doxorubicin, Mitomycin C, Platinderivate wie Cisplatin) mit oder ohne Lipiodol oder eines embolisierenden Materials direkt in die tumorversorgende Arterie (Tumor wird im Gegensatz zum umliegenden nicht tumorösen Lebergewebe primär aus der A. hepatica versorgt). Die TACE wird so selektiv wie möglich dem Vaskularisationsmuster der Tumorherde angepasst. Intraarterielle Applikationen von Zytostatika und Embolisaten erfolgen zeitgleich. Ziel ist die vollständige Devaskularisation des Tumors.

DEB (drug eluting beads) TACE: Doxorubicin-beladene embolisierende Mikrosphären (PRECISION-TACE) werden in den Tumor appliziert. Über die Beads wird das Chemotherapeutikum langsam und gezielter über einen Zeitraum von etwa 1 Wo. in den Tumor abgegeben bei permanenter Embolisation der tumorversorgenen Gefäße. Hierdurch teils geringere NW und für Subgruppen (Child-Pugh-B-Leberzirrhose, PFS > 0, bilobuläre Tumoren) höhere Ansprechraten als konventionelle TACE. Ein Überlebensvorteil konnte aber bislang nicht gezeigt werden, sodass beide Verfahren als gleichwertig angesehen werden.

- Stellenwert der einzelnen Chemotherapeutika für den Therapieeffekt noch nicht geklärt.
- Effekt der TACE: Erzeugung einer Tumornekrose, Reduktion von Satellitenherden und Tumorthromben.
- Die TACE sollte repetitiv nur fortgesetzt werden, wenn nach der 1. oder max. 2. Sitzung ein Tumoransprechen > 50 % gezeigt werden konnte.
- Falls nur eine geringe PR oder gar ein SD nach 1–2 TACE-Sitzungen erzielt wurde, ist der frühzeitige Einsatz systemischer Therapien zu diskutieren. Die Fortführung von TACE in dieser Situation birgt das Risiko einer Leberfunktionsverschlechterung, die den Einsatz zielgerichteter Therapien nicht mehr möglich macht!
- Selektion der Pat. spielt entscheidende Rolle für die Effektivität der TACE: Insbes. Pat. mit guter Leberfunktion (Child-Pugh A) und asymptomatischen multilokulären Tumoren ohne Gefäßinvasion oder extrahepatischen Metastasen profitieren von einer TACE.

- Ansprechrate von 15–55 %, verbunden mit einer Verzögerung der Tumorprogression und einer vaskulären Invasion.
- Begleitende analgetische und antiemetische Therapie sowie Hydratation zur Minimierung des Postembolisationssyndroms. Antibiotikaprophylaxe nur bei erhöhtem Infektionsrisiko, z. B. bei biliodigestiver Anastomose zur Vermeidung von Leberabszessen.

TARE (transarterielle Radioembolisation)/SIRT (selektive interne Radiotherapie) mit Yttrium-90-angereicherten Mikrosphären kann auch bei Pfortaderthrombose eingesetzt werden und zeigt eine effektive Tumorkontrolle bei großen oder disseminierten (> 4–5 bilaterale Herde) HCC. Randomisierte Studien gegen TACE oder Systemtherapien liegen nicht vor, sodass die SIRT im BCLC-Stadium B oder C nur in Einzelfällen nach Tumorboard-Beschluss eingesetzt werden sollte.

Erfolgskontrolle:

- Beurteilung des lokalen Therapieansprechens mittels Kontrastmittel-CT oder besser Kontrastmittel-MRT frühestens 4 Wo. und spätestens 3 Mon. nach TACE.
- Im Falle eines CT nach konventioneller TACE mit Lipiodol zusätzlich eine Nativserie.
- Die Beurteilung des Therapieansprechens auf eine TACE erfolgt anhand der RECIST- und der EASL-Kriterien. Bei den EASL-Kriterien wird der vitale, Kontrastmittel aufnehmende Tumoranteil durch bidimensionale Messung quantifiziert.
- Bei Progress, gutem Ansprechen oder Verschlechterung der Leberfunktion Wiedervorstellung im Tumorboard zur Evaluation der weiteren Therapien.

Strahlentherapie

- Die konventionelle perkutane Strahlentherapie kann bei Pat. mit HCC außerhalb von Studien nicht empfohlen werden.
- Mittels moderner Bestrahlungstechniken wie intensitätsmodulierter Radiotherapie (IMRT), stereotaktischer Radiotherapie (SRT), bildgestützter Radiotherapie (Image-Guided Radio Therapy, IGRT) oder Partikelbestrahlung können aber vergleichbar hohe Dosen im Zielvolumen appliziert werden, während das gesunde Lebergewebe aufgrund steiler Dosisgradienten ausreichend geschont werden kann.
- Bei Pat., bei denen eine TACE nicht möglich ist, kann daher in Ausnahmefällen nach interdisziplinärer Fallbesprechung eine strahlentherapeutische Behandlung als individueller Heilversuch oder besser im Rahmen einer laufenden klinischen Studie erfolgen.

Merke

TACE und TAE stellen die palliative Standardtherapie im Stadium BCLC B dar und zeigen bei entsprechender Pat.-Selektion mit guter Leberfunktion sehr gute Therapieerfolge. Eine Standardisierung der Verfahren ist bislang nicht erfolgt. Die SIRT sollte nach Beschluss im Tumorboard erfolgen, gleiches gilt für strahlentherapeutische Ansätze.

Fortgeschrittenes Stadium BCLC C

In diesem Stadium liegen fortgeschrittene intrahepatische Tumoren in zirrhotischen Lebern oder extrahepatische Metastasen vor, sodass statt Lokalverfahren effektive systemische Therapien eingesetzt werden. Klassische Chemotherapeutika werden nicht eingesetzt.

Molekulare Therapien

Das HCC ist molekular heterogen und kann in molekulare Subgruppen unterteilt werden, in denen Wnt-, TP53-, RAS-Signalwege, Oxidative-Stress-Pathways oder Chromatin-Modifikationen die onkogenen Treiber sind. Auch eine Subgruppe mit lymphozytärer Infiltration konnte mittels RNA-Expressions-Profiling als potenzielle Subgruppe für eine Immuntherapie identifiziert werden. Daher existiert keine therapeutische One-Size-Fits-All-Lösung. Vielversprechende Zielstrukturen sind VEGF-, PDGF-, FGF-, RAS-, IGF- und c-met-Signalwege.

Erstlinientherapie

- Pat.-Selektion: Pat. im Child-Pugh-Stadium A mit Fernmetastasen oder hepatischer Tumormanifestation, die lokoregionär nicht kontrolliert werden kann, mit ECOG-Status 0–2 und einer Lebenserwartung > 3 Mon.
- Die palliative Systemtherapie sollte nicht über einen symptomatischen und radiologischen Progress hinaus fortgesetzt werden. Die Toxizität der Therapie muss engmaschig überwacht und berücksichtigt werden.
- Die Systemtherapien haben bisher nur einen Überlebensvorteil im Child-Pugh-A-Stadium gezeigt. Daher ist ein frühzeitiger Wechsel von lokoregionären Therapien bei fehlendem Ansprechen wichtig!

Atezolizumab + Bevacizumab

- Empfohlene Erstlinientherapie, da in der Phase-III-Imbrave-Studie signifikant verbessertes OS verglichen zu Sorafenib erzielt werden konnte: mOS 19,2 Mon. für Atezolizumab + Bevacizumab vs. 13,4 Mon. für Sorafenib (HR, 0.66 [95 % CI, 0.52, 0.85]; p = 0,0009)
- Atezolizumab ist ein PD-L1–1-Inhibitor, Bevacizumab ein VEGF-Inhibitor.
- Dosierung: 1 200 mg Atezolizumab i. v. + 15 mg/kg KG Bevacizumab i. v. alle 3 Wo.
- Innerhalb von 6 Mon. vor Therapiebeginn sollte eine Ösophagogastroduodenoskopie (ÖGD) zum Ausschluss bzw. zur Behandlung blutungsgefährdeter Varizen erfolgen.
- Häufige NW: Hypertonie, verminderter Appetit, Fatigue, Hautausschlag, Fieber, Diarrhö, Proteinurie, erhöhte Transaminasen, abdominelle Schmerzen, infusionsbedingte Reaktionen. Als schwere NW (Grad 4) kann es selten zu einer immunvermittelten Hepatitis oder Pneumonitis kommen.
- 20 % der Pat. in der Imbrave-Studie zeigten kein Ansprechen auf die Kombinationstherapie, das mPFS lag nur bei 6,8 Mon., sodass Optionen für eine Zweitlinientherapie notwendig sind (bisher nur nach einer Therapie mittels Sorafenib Studienergebnisse vorliegend).

Durvalumab + Tremelimumab

Im Rahmen der Phase-III-HIMALAYA-Studie konnte ein signifikant verlängertes mOS für die Kombinationstherapie einer Initialdosis Tremelimumab + Durvalumab, anschließend Durvalumab mono versus Sorafenib-Monotherapie gezeigt werden [Abou-Alfa et al. 2022]. Zudem konnte die Nichtunterlegenheit der Durvalumab-Monotherapie im Vergleich zu Sorafenib gezeigt werden. Es liegen hiermit zum ersten Mal Ergebnisse einer Phase-III-Studie für die Kombination aus zwei Immuntherapien (PD-1-Inhibitor + CTLA4-Inhibitor) für das fortgeschrittene HCC vor.

Nachdem die finalen Ergebnissevorgestellt worden waren, erfolgte die Zulassung der Kombinationstherapie von Durvalumab + Tremelimumab durch die FDA im Oktober 2022.

Sorafenib

- Erstlinientherapie für Pat. mit KI für Atezollzumab + Bevacizumab.
- Oraler Multi-TKI (Inhibition von 40 verschiedenen Kinasen, u. a. CRAF, BRAF, V600E, c-KIT, FLT-3, VEGFR-2, VEGFR-3, PDGFR-β).
- Dosierung: 2 × 400 mg/d kontinuierlich p. o.
- Besser Step-up-Dosierung [Reiss et al. 2017]: Start mit 2 × 200 mg/d, nach 4–8 Wo. bei guter Verträglichkeit weitere Steigerung.
- Nach RECIST minimale Ansprechraten (2–3 %), aber hohe Krankheitsstabilisierung (71 %). Progressionsfreie Zeit 5,5 vs. 2,8 (Placebo) Mon. (SHARP-Studie). Überlebensvorteil 3 Mon.
- Häufigste NW: Diarrhö, Appetitlosigkeit, Fatigue, Gewichtsabnahme, Hand-Fuß-Hautreaktionen, Hypertonie, Müdigkeit.

Lenvatinib

- Erstlinientherapie für Pat. mit KI gegen Atezollzumab + Bevacizumab. Oraler Multi-TKI gegen VEGF-Rezeptoren 1–3, FGF-Rezeptoren 1–4, PDGFR-a, RET und KIT.
- Dosierung: 12 mg/d bei einem Gewicht ≥ 60 kg KG, 8 mg/d bei < 60 kg KG.
- In einer weltweit durchgeführten randomisierten Phase-III-Nichtunterlegenheitsstudie (REFLECT) gegen Sorafenib zeigte sich ein mOS von 13,6 Mon. für Lenvatinib vs. 12,3 Mon. für Sorafenib (HR 0,92, 95 % CI 0,79–1,06). Die Nichtunterlegenheit wurde demonstriert [Kudo et al. 2018].
- Die Ansprechraten (PFS, TTP, ORR) waren signifikant höher im Lenvatinib-Arm (24,1 vs. 9,2 %).
- Das Toxizitätsprofil ist ähnlich dem von Sorafenib.
- Eine Zulassung liegt seit 2018 vor.

Zweitlinientherapie

Durch die Etablierung von Atezolizumab und Bevacizumab als Erstlinientherapie kommt es zu einer Verschiebung der weiteren Therapielinien. Bisher fehlen jedoch Studien zur Sequenztherapie nach Versagen der Kombinationstherapie. Aufgrund der vorliegenden Studienergebnisse mit Nachweis der Wirksamkeit der TKI in der Erst- und Zweitlinie (nach Sorafenib-Therapie) sollte Pat. mit erhaltener Leberfunktion (CHILD-Pugh A) eine Systemtherapie mit einem zugelassenen TKI angeboten werden. Die Mehrheit der Autoren der ESMO-HCC-Guideline empfiehlt, alle zugelassenen Substanzen hierfür in Betracht zu ziehen (Sorafenib, Lenvatinib, Regorafenib, Cabozantinib und Ramucirumab). Die Autoren der deutschen S3-Leitlinie haben zudem einen Therapiealgorithmus zur Sequenztherapie beim HCC innerhalb der zugelassenen Ind. in Deutschland entwickelt (▶ Abb. 17.8).

Bei einer Erstlinientherapie mittels Sorafenib stehen als Zweitlinientherapie Regorafenib und Cabozantinib zur Verfügung sowie Ramucirumab bei AFP ≥ 400 ng/ml. Bei Progress unter Lenvatinib in der Erstlinie sollte ebenfalls eine weitere tumorspezifische Therapie angeboten werden. Innerhalb der zugelassenen Ind. in Deutschland wäre hierfür eine Therapie mittels Sorafenib möglich.

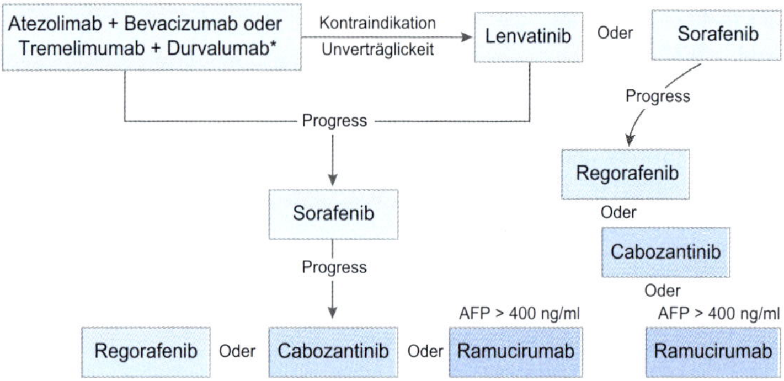

Abb. 17.8 Sequenztherapie beim HCC innerhalb der zugelassenen Indikationen [W881-009]

Regorafenib

Nach Versagen oder Unverträglichkeit einer Sorafenib-Therapie besteht eine Zulassung für den Multikinasehemmer Regorafenib aufgrund der Daten RESORCE-Phase-III-Studie [Bruix et al. 2017]. Bei Pat. mit Child-Pugh-A-Leberfunktion zeigte sich eine signifikante Verbesserung des Überlebens gegenüber Placebo (10,6 vs. 7,8 Mon.; ▶ Tab. 17.38). Es traten 67 % therapieassoziierte Grad-3/4-NW auf. 7 von 379 behandelten Pat. verstarben aufgrund der Therapie. In Deutschland ist die Substanz nur über Import verfügbar, nachdem der Hersteller die Zulassung für Deutschland aufgrund einer GBA-Bewertung in der Ind. kolorektales Karzinom (CRC) zurückgezogen hatte.

- Dosierung: 160 mg (4 × 40 mg) 1 ×/d für 3 Wo., gefolgt von 1 Wo. Pause
- Häufigste NW: Hand-Fuß-Hautreaktionen, Fatigue, Hypertonie

Cabozantinib

Seit 2018 besteht für Cabozantinib eine Zulassung als Folgetherapie nach Sorafenib aufgrund der CELESTIAL-Phase-III-Studie [Abou-Alfa et al. 2018]. Cabozantinib 60 mg/d vs. Placebo in Child-Pugh-A-Pat. zeigte einen OS-Vorteil von 10,2 vs. 8,0 Mon. (▶ Tab. 17.38). Eine hohe Aktivität zeigte sich bei HBV-assoziiertem HCC. Bei 68 % der behandelten Pat. traten Grad-3- und -4-Toxizitäten auf, bei 6 von 467 behandelten Pat. kam es zu einem therapieassoziierten Tod. Eine Dosisreduktion musste bei 62 % der behandelten Pat. vorgenommen werden. Die mittlere Tagesdosis lag bei 35,8 mg. Cabozantinib wird teilweise auch in der Drittlinie eingesetzt, wobei hier aktuell noch eine eindeutige Evidenz fehlt.

- Dosierung: 1 × 60 mg/d
- Häufigste NW: Palmar-Plantar-Erythrodysästhesie, arterielle Hypertonie, erhöhte Leberwerte, Fatigue, Diarrhö

Ramucirumab

Auf dem ASCO 2018 wurden erstmals die Daten der REACH-2-Studie vorgestellt, in der bei HCC-Pat. mit AFP i. S. > 400 ng/ml ein Überlebensvorteil des VEGFR2-Antikörpers Ramucirumab (8 mg/kg KG alle 2 Wo.) gegenüber Placebo gezeigt wurde (▶ Tab. 17.38). Grad-3- und -4-Toxizitäten lagen bei 58,9 % vor.

Tab. 17.38 Studien zur Zweitlinientherapie bei HCC

Studie [Publikation]	Wirkstoff	ORR (%)	PFS (Mon.)	mOS (Mon.)	Bemerkung
RESORCE [Bruix et al. 2017]	Regorafenib	11 vs. 4 (p = 0,0047)	4,1 vs. 1,5 (HR 0,46, 95 %-CI 0,37–0,56, p < 0,0001)	10,6 vs. 7,8 (HR 0,63, 95 %-CI 0,50–0,79, p < 0,0001)	Häufig Dosisreduktion notwendig
CELESTIAL [Abou-Alfa et al. 2018]	Cabozantinib	4 vs. 0,4 p = 0,0086	5,2 vs. 1,9 (HR 0,44, 95 %-CI 0,36–0,52, p < 0,0001)	10,2 vs. 8,0 (HR 0,76, 95 %-CI 0,63–0,92, p = 0,0049)	Häufig Dosisreduktion notwendig
REACH 2 [ASCO 2018]	Ramucirumab	4,6 vs. 1,1 p = n. s.	2,8 vs. 1,6 (HR 0,452, 95 %-CI 0,339–0,603)	8,5 vs. 7,3 (HR 0,710, 95 %-CI 0,531–0,949, p = 0,0199)	NW: Aszites, Enzephalopathie
KEYNOTE-242	Pembrolizumab	16,3	4,8	> 15 6 Mon. 77,9 %	

Ramucirumab ist mittlerweile als Monotherapie zugelassen zur Behandlung von erwachsenen Pat. mit fortgeschrittenem oder inoperablem HCC, die ein AFP ≥ 400 ng/ml aufweisen und zuvor mit Sorafenib behandelt wurden.

- Dosierung: 8 mg/kg KG alle 2 Wo. i. v.
- Häufigste NW: arterielle Hypertonie, Hyponatriämie, Diarrhö, Proteinurie, infusionsbedingte Reaktionen

Endstadium BCLC-D

Pat. mit ausgedehntem/metastasiertem HCC und deutlich eingeschränkter Leberfunktion mit reduziertem AZ erhalten eine BSC verbunden mit symptomatischer Therapie von Aszites, Ödemen, Blutungen im oberen GIT, Schmerzen. Zusammenarbeit mit Hepatologen sinnvoll.

17.5.11 Nachsorge

Nach kurativer Therapie eines HCC (Resektion, Ablation, LTx) ist aufgrund des hohen Rezidivrisikos und der erneuten Möglichkeit eines kurativen Therapiekonzepts eine strukturierte Nachsorge in 3-monatigen Intervallen, möglichst mittels MRT, bei Pat. sinnvoll, bei denen sich aus den Befunden eine therapeutische Konsequenz ergeben kann. (▶ Tab. 17.39). Das dynamische kontrastmittelunterstützte MRT mit hepatozytenspezifischem Kontrastmittel und Diffusionsgewichtung stellt hier den Standard mit der höchsten Sensitivität und Spezifität dar. Bei fehlender Möglichkeit der Durchführung eines MRT sind Kontrastmittel-CT und Sonografie Standardverfahren in der Nachsorge. Eine extrahepatische Diagnostik wird nur bei entsprechendem klinischem Verdacht empfohlen.

Tab. 17.39 Mögliches Nachsorgeschema HCC nach kurativer Therapie (Resektion, Ablation, LTx)

Verfahren	Nachsorgemonat								
	3	6	9	12	15	18	21	24	30[1]
Klinische Untersuchung	x	x	x	x	x	x	x	x	x
KM-MRT Leber; alternativ KM-CT	x	x	x	x	(x)	x	(x)	x	
AFP (falls initial pos.)		x		x		x		x	x
Screening-B-Mode-Sonografie									x

KM: Kontrastmittel
[1] Ab diesem Zeitpunkt reguläres Screening alle 6 Mon.

Literatur

Abou-Alfa GK, Meyer T, Cheng AL et al. Cabozantinib in patients with advanced and progressing hepatocellular carcinoma. N Engl J Med, 2018; 379: 54–63.
Abou-Alfa GK, Lau G, Kudo M et al. Tremelimumab plus Durvalumab in Unresectable Hepatocellular Carcinoma. NEJM Evidence, 2022;1(8): EVIDoa2100070.
Bruix J, Merle P, Granito A et al. Efficacy and safety of Regorafenib versus BSC in patients with hepatocellular carcinoma progressing on sorafenib: Results of the international, randomized phase 3 RESORCE trial. WCGIC 2016, LBA-03.
Bruix J, Qin S, Merle P et al., on behalf of the RESORCE Investigators. Regorafenib for patients with hepatocellular carcinoma who progressed on sorafenib treatment (RESORCE): a randomised, double-blind, placebo-controlled, phase 3 trial. Lancet, 2017;389: 56–66.
Cheng A-L, Kang Y-K, Chen Z et al. Efficacy and safety of sorafenib in patients in the Asia-Pacific region with advanced hepatocellular carcinoma: a phase III randomised, double-blind, placebo-controlled trial. Lancet Oncol, 2009;10: 25–34.
Feng H, Li B, Li Z et al. PIVKA-II serves as a potential biomarker that complements AFP for the diagnosis of hepatocellular carcinoma. BMC Cancer, 2021;21: 401.
Finn RS, Qin S, Ikeda M, et al. IMbrave150: Updated overall survival (OS) data from a global, randomized, open-label phase III study of atezolizumab (atezo) + bevacizumab (bev) versus sorafenib (sor) in patients (pts) with unresectable hepatocellular carcinoma (HCC). J Clin Oncol 2021;39(3_suppl): 267.
Greten TF, Malek NP, Schmidt S et al. [Diagnosis of and therapy for hepatocellular carcinoma]. Z Gastroenterol, 2013;51: 1269–1326.
Kudo M, Finn RS, Qin S et al. Lenvatinib versus sorafenib in first-line treatment of patients with unresectable hepatocellular carcinoma: a randomised phase 3 non-inferiority trial. Lancet, 2018;391: 1163–1173.
Leitlinienprogramm Onkologie (Deutsche Krebsgesellschaft, Deutsche Krebshilfe, AWMF): Diagnostik und Therapie des Hepatozellulären Karzinoms und biliärer Karziome, Langversion 2.0, 2021, AWMF Registernummer: 032/053OL, https://www.leitlinienprogramm-onkologie.de/leitlinien/hcc-und-billiäre-karzinome (letzter Zugriff 22.6.2023)
Llovet JM, Ricci S, Mazzaferro V et al. Sorafenib in Advanced Hepatocellular Carcinoma. N Engl J Med, 2008;359: 378–390.
Reiss KA, Yu S, Mamtani R et al. Starting Dose of Sorafenib for the Treatment of Hepatocellular Carcinoma: A Retrospective, Multi-Institutional Study. J Clin Oncol, 2017;35: 3575–3581.
Vogel A, Martinelli E. Updated treatment recommendations for hepatocellular carcinoma (HCC) from the ESMO Clinical Practice Guidelines. Ann Oncol 2021;32(6): 801–805.

Wongjarupong N, Negron-Ocasio GM, Mara KC et al. BALAD and BALAD-2 predict survival of hepatocellular carcinoma patients: a North American cohort study. HPB (Oxford), 2021 May;23(5): 762–769.

17.6 Dünndarmtumoren

Diana Lüftner und Christian Jehn

17.6.1 Epidemologie

- Bösartige Neubildungen des Dünndarms sind relativ selten (5–10 % aller gastrointestinalen Tumoren).
- Inzidenz: 1/100 000/J.
  - Frauen: 0,7–0,8/100 000/J.
  - Männer: 0,8–1,3/100 000/J.
- Altersgipfel: ca. 70 J.

17.6.2 Pathologie

Histologie:
- Adeno-Ca: ca. 50 %. Meist in den proximalen Teilen des Dünndarms lokalisiert.
- Karzinoide: ca. 33 %.
- Andere: zu etwa gleichen Anteilen Lymphome und Sarkome.
- Mischtumoren: sehr selten.

17.6.3 Klassifikation/Stadieneinteilung

Zur TNM-Klassifikation ▶ Tab. 17.40.

17.6.4 Lokalisation und Ausbreitung

Die regionären LK für das Duodenum sind pankreatikoduodenale und pylorische LK sowie Nodi am Ductus choledochus, Ductus cysticus, Leberhilus und oberen Mesenterium. Die regionären LK für Jejunum und Ileum sind mesenteriale (auch die oberen mesenterialen LK) und ileozökale LK.

Merke

Bei Adeno-Ca des Dünndarms gilt bereits die Infiltration der Lamina propria der Mukosa als Karzinom (im Gegensatz zu den CRC). Die N-Stadieneinteilung sollte sich auf die Aufarbeitung von mind. 6 regionalen LK beziehen. Hämatogene Fernmetastasen finden sich am häufigsten in Leber und Lungen.

17.6.5 Risikofaktoren

Durch die halbflüssige Konsistenz des Darminhalts nach der Magenpassage und die kurze Transitzeit des Chymus in Jejunum und Ileum wird die Mukosa karzinogenen Substanzen gegenüber in geringerem Maße exponiert sowie mechanische Irritationen vermieden. Außerdem wird dem alkalischen pH-Wert des Dünndarmsekrets und spezifischen Enzymsystemen eine Schutzfunktion zugeschrieben. Zudem könnte die hohe Anzahl immunkompetenter T- und B-Zellen im Dünndarm Schutz bieten.

Tab. 17.40 TNM-Klassifikation für Karzinome von Duodenum, Jejunum und Ileum (exklusive Ampulla Vateri)

Stadium	Befund
T – Primärtumor	
TX	Primärtumor kann nicht beurteilt werden
T0	Kein Anhalt für Primärtumor
T1	Tumor infiltriert Lamina propria oder Submukosa
T2	Tumor infiltriert Muscularis propria
T3	Tumor infiltriert in die Subserosa oder in das nicht peritonealisierte perimuskuläre Gewebe (Mesenterium oder Retroperitoneum), dabei Infiltration von bis zu 2 cm
T4	Tumor perforiert das viszerale Peritoneum oder infiltriert andere Organe/Strukturen
N – regionäre Lymphknoten	
NX	Regionäre LK können nicht beurteilt werden
N0	Keine regionären LK-Metastasen
N1	Regionäre LK-Metastasen
M – Fernmetastasen	
MX	Vorhandensein von Fernmetastasen kann nicht beurteilt werden
M0	Keine Fernmetastasen
M1	Fernmetastasen in nur einem Organ/einer Lokalisation (M1a) bzw. in mehr als einem Organ/einer Lokalisation (oder dem Peritoneum; M1b)

Merke

Die Neuerkrankungsrate von Dünndarm-Ca korreliert direkt mit dem mittleren Fettgehalt der Nahrung.

Wichtigste Risikofaktoren für die Entwicklung von Dünndarmtumoren:

- Villöse und tubulovillöse Adenome als Präkanzerosen
- Morbus Crohn
- Peutz-Jeghers-Syndrom
- Nichttropische Sprue (Risikoerhöhung für Karzinome und Lymphome)
- Familiäre Polyposis, adenomatöse Polyposis (FAP) und Sonderformen wie das Gardner-Syndrom
- Familiäres nichtpolypöses Kolonkarzinom (HNPCC)
- Morbus Recklinghausen
- Caroli-Syndrom
- Zystische Fibrose
- Immundefekte: Wiskott-Aldrich-Syndrom, HIV-Infektion, Hypogammaglobulinämie, Z. n. Organtransplantation, Therapie mit Immunsuppressiva und u. a. auch Kaposi-Sarkom der distalen Dünndarmabschnitte
- Z. n. abdominaler Bestrahlung
- Z. n. rekonstruktiven urologischen Eingriffen (Uretersigmoidostomie, Ileozystoplastie)

Merke

Als bes. gefährdet gelten Pat. mit Umgehungsanastomosen oder ausgeprägter Fistelbildung bei Morbus Crohn. Der Tumor entwickelt sich meist in einer ausgeschalteten Dünndarmschlinge. Pat. mit malignen Dünndarmtumoren haben zudem ein erhöhtes Risiko für Zweittumoren.

17.6.6 Klinik

Merke

Die meisten Pat. zeigen bei Diagnosestellung ein unspezifisches Beschwerdebild. Die Erkrankung verläuft lange Zeit ohne wesentliche klinische Zeichen und wird deshalb erst im fortgeschrittenen Krankheitsstadium diagnostiziert.

Häufigste Symptome:

- Schmerzen
- Chron. Gewichtsverlust
- Chron. Anämie
- Tastbare Raumforderungen
- Ikterus
- Karzinoidsyndrom: Hitzewallungen, Flush, Durchfälle, Palpitationen, Kopfschmerzen, obstruktive Ventilationsstörungen, Sekundärfolgen einer Endokardfibrose
- Darmperforationen
- Mechanischer Ileus

17.6.7 Diagnostik

▶ Tab. 17.41.

- CT: führt am häufigsten zur Diagnose. Das morphologische Substrat ist i. A. eine Darmwandverdickung und ggf. das Vorliegen von lokoregionären oder Fernmetastasen. Häufig besteht eine Infiltration benachbarter Organe wie Pankreas, V. cava und Nieren.
- Endosonografie: Wertigkeit zur Beurteilung des Tumorstadiums noch nicht sicher geklärt.

Tab. 17.41 Diagnostische Möglichkeiten bei Dünndarmtumoren

Labordiagnostik	Bildgebung	Invasive Maßnahmen mit Biopsie
• Suchtest auf okkultes Blut • Cholestaseparameter • 5-HIES im Urin (Sensitivität 30 % bei Karzinoiden) • Chromogranin A • CEA • Konventionelle Histologie, Immunhistologie und k-RAS-Mutationsanalyse	• CT Thorax/Abdomen • Ggf. MRT-Abdomen • Rö-Übersicht des Abdomens • Magen Dünndarm-Kontrastmittelpassage	• Duodenoskopie mit Endosonografie • Retrograde Ileoskopie • Rektosigmoideoskopie (Ausschluss einer entzündlichen Dünndarmerkrankung) • Somatostatinrezeptorszintigrafie • Evtl. Angiografie zur DD von Gefäßabnormalitäten oder Ischämien bei Karzinoid

- Explorative Laparotomie: im Einzelfall bei Pat. mit okkulten chron. gastrointestinalen Blutverlusten nicht zu vermeiden.
- In seltenen Fällen Angiografie.

17.6.8 Therapie

Chirurgische Therapie

- Kuration:
  - Einzig möglicher kurativer Ansatz ist die OP des Primärtumors und regionaler Metastasen in R0-Resektion. Dabei erfolgt die Resektion en bloc mit Gefäßzufuhr, Lymphabflusswegen und regionären LK.
  - Die präop. Aufklärung muss v. a. die Gefahr des Kurzdarmsyndroms und von Resorptionsstörungen von Elektrolyten (Kalzium, Eisen) umfassen.
  - Pankreatikoduodenektomie (Whipple-OP): operatives Vorgehen der Wahl bei Tumoren im Duodenum. Bei distalem Befall des Duodenums kann bisweilen eine segmentale Duodenektomie mit primärer Anastomose durchgeführt werden, was das periop. Risiko reduziert.
  - Neben der regionalen Lymphadenektomie können synchrone operable Lebermetastasen in Analogie zum Vorgehen beim CRC mitreseziert werden. Ggf. ist eine präop. Chemotherapie zum Downstaging indiziert.
  - Für Adeno-Ca von Jejunum oder Ileum ist die rechtsseitige Hemikolektomie meist das operative Vorgehen der Wahl.
- Palliation: Bei lokaler Inoperabilität kann in der palliativen Situation die Anlage einer Umgehungsanastomose (Enterostomie oder Enterokolostomie) indiziert sein.

Strahlentherapie

Merke
Außerhalb von klinischen Studien besteht bei resektablen Tumoren keine Ind. zu einer neoadjuvanten Strahlen- und/oder Chemotherapie. Individuelle Ausnahmen können bei nicht wahrscheinlich erscheinender R0-Resektion gemacht werden. Eine präop. Chemotherapie dürfte aber erfolgversprechender und nebenwirkungsärmer sein. Auch eine postop. adjuvante Strahlentherapie ist nicht indiziert.

Nach R1-Resektion und hohem Risiko für ein Lokalrezidiv kann eine postop. Strahlentherapie erwogen werden. Klare Richtlinien für dieses Vorgehen sind aufgrund fehlender Studiendaten nicht etabliert. Grund hierfür sind auch technische Probleme, v. a. die Motilität des Darms mit der erschwerten Bestimmung des Strahlenfelds. Zudem besteht eine relevante Gefahr einer strahleninduzierten Mukositis.

Bei irresektablem Tumor des Duodenums kann eine palliative Bestrahlung des betroffenen Darmsegments als symptomatische Maßnahme angezeigt sein, z. B. bei ausgeprägter Schmerzsymptomatik. Die Bestrahlung von Jejunum und Ileum ist aufgrund der o. g. Mobilität technisch sehr schwer.

Adjuvante Chemotherapie

Für die adjuvante Chemotherapie liegen beim Dünndarm-Ca keine Studien vor. Man kann sich nur auf die grundsätzlich schlechte Prognose und Analogieschlüsse aus der

Behandlung des CRC berufen. Nach entsprechender Aufklärung sollte sich eine primäre oder adjuvante Chemotherapie am Vorgehen beim Kolon-Ca orientieren.

Palliative Chemotherapie

Ähnlich wie in der adjuvanten Situation muss sich die palliative Chemotherapie auf Analogieschlüsse aus der Behandlung des metastasierten CRC zurückziehen. Karzinome des Dünndarms ähneln biologisch am ehesten den rechtshemikolisch gelegenen (proximal/oral der Flexura coli sinistra) Primärtumoren des Dickdarms und sollten ebenfalls so behandelt werden. Bei Vorliegen einer hochfrequenten Mikrosatelliteninstabilität (MSI-H) kann in der 2. Linie eine Immuntherapie mit Pembrolizumab eingesetzt werden.

Cave

Mit einer Chemotherapie sollte frühzeitig bei Kenntnisnahme der palliativen Intention begonnen und bei guter Verträglichkeit bis zur Progression behandelt werden.

17.6.9 Prognose

Die 5-Jahres-Überlebensrate bei Adeno-Ca oder Sarkomen ist schlechter als bei Lymphomen oder Karzinoiden. Die krankheitsspezifische 5-Jahres-Überlebensrate liegt bei 20–30 % für die Gesamtpopulation, das mediane OS bei ca. 20 Monaten. Dabei spielt, ähnlich wie beim CRC, der LK-Status eine prognostisch wichtige Rolle: Bei Nodalnegativität liegt das 5-Jahres-OS mit bis zu 70 % deutlich besser.

17.6.10 Therapieschemata

Zur adjuvanten Chemotherapie ▶ Tab. 17.42, zur palliativen Chemotherapie ▶ Tab. 17.43.

Tab. 17.42 Adjuvante Chemotherapie des Dünndarm-Ca

Zytostatikum	Dosis	Applikationsart	Therapiezeitpunkt
Capecitabin als Monotherapie (bei Kontraindikation gegen FOLFOX 4)			
Capecitabin	2 500 mg/m² KOF in 2 Dosen	P. o.	Tage 1–14
Wdh. Tag 22; insgesamt 8 Zyklen			
5-FU/FA/Oxaliplatin (FOLFOX 4)			
Oxaliplatin	85 mg/m² KOF	2-h-Infusion	Tag 1
Folinsäure	200 mg/m² KOF	2-h-Infusion	Tage 1, 2
5-FU	400 mg/m² KOF	Bolus	Tage 1, 2
5-FU	600 mg/m² KOF	22-h-Infusion	Tage 1, 2
Wdh. Tag 15; insgesamt 12 Zyklen			
Capecitabin/Oxaliplatin (CapeOX)			
Oxaliplatin	130 mg/m² KOF	2-h-Infusion	Tag 1
Capecitabin	2 000 mg/m² KOF in 2 Dosen	P. o.	Tage 1–14
Wdh. Tag 22; insgesamt 8 Zyklen			

Tab. 17.43 Palliative Chemotherapieschemata

Zytostatika	Dosis	Applikationsart	Therapiezeitpunkt
Hochdosis-5-FU und FA mit Portsystem			
Folinsäure	500 mg/m² KOF	2-h-Infusion	Tage 1, 8, 15, 22, 29 und 36
5-FU	2 600 mg/m² KOF	Infusion über 24 h per Pumpe	Tage 1, 8, 15, 22, 29 und 36
Wdh. an Tag 50 In Analogie zum CRC weitere Kombination mit: • Irinotecan 80 mg/m² KOF an den Tagen 1, 8, 15, 22, 29 und 36 oder • Oxaliplatin 85 mg/m² KOF an den Tagen 1, 15 und 29. In Analogie zum CRC obige Kombinationen auch erneut kombinierbar mit entweder/oder: • Bevacizumab 5 mg/kg KG an den Tagen 1, 15 und 29. • Cetuximab 400 mg/m² KOF als Loading Dose an Tag 1, weiterhin 250 mg/m² KOF wöchentlich bei RAS-Wildtyp. • Panitumumab 6 mg/kg mit Wdh. alle 2 Wo. In Einzelfällen kann die Behandlung mit Aflibercept in Kombination mit FOLFIRI oder auch die Gabe von Regorafenib erwogen werden			
Irinotecan-Monotherapie			
Irinotecan	350 mg/m² KOF	90 min (1,5-h-Infusion)	Tag 1
• Wdh. an Tag 22 • Prämedikation mit 0,5 mg Atropin • In Analogie zum CRC bei k-RAS-Wildtyp kombiniert mit: Cetuximab 400 mg/m² KOF als Loading Dose an Tag 1, weiterhin 250 mg/m² KOF wöchentlich bei RAS-Wildtyp			
Panitumumab bei RAS-Wildtyp			
Panitumumab	6 mg/kg KG	60 min (1-h-Infusion)	Tag 1
• Wdh. Tag 15. • **Cave:** Hautpflege/Prophylaxe gegen akneiformes Exanthem			
Capecitabin			
Capecitabin	2 × 1 250 mg/m² KOF	P. o.	Tage 1–14
• Wdh. Tag 22. • **Cave:** Dosisreduktion bei Hand-Fuß-Syndrom			
Mitomycin-C-Monotherapie			
Mitomycin C	10 mg/m² KOF	Bolus	Tag 1
• Wdh. an Tag 29 • **Cave:** Gefahr eines HUS!			
Pembrolizumab			
Pembrolizumab	200 mg	I.v	Tag 1
Wdh. Tag 22			

17.7 Kolorektales Karzinom (CRC)

Diana Lüftner und Christian Jehn

17.7.1 Definition

Die UICC definiert das **Rektumkarzinom** als Tumor, dessen aboraler Rand bei der Messung mit dem starren Rektoskop 16 cm oder weniger von der Anokutanlinie entfernt ist (▶ Tab. 17.44). Weiter proximal gelegene Tumoren werden als **Kolonkarzinom** bezeichnet.

Tab. 17.44 Lokalisation des Rektum-Ca

Lokalisation	UICC
Unteres Rektumdrittel	< 6 cm
Mittleres Rektumdrittel	> 6–12 cm
Oberes Rektumdrittel	> 12–16 cm

17.7.2 Epidemiologie

Karzinome des Kolons und des Rektums sind in Deutschland die zweit- und dritthäufigste Krebserkrankung bei Frauen und Männer. Nach dem Bronchial-Ca ist das CRC die zweithäufigste Todesursache.

Wohl aufgrund des unterschiedlichen Ernährungsverhaltens ist in Teilen Afrikas, Indiens, Israels und Südamerikas die Inzidenz gering.

Während die Mortalität nachhaltig sinkt, steigt die Inzidenz in Europa. Migrationsstudien haben gezeigt, dass innerhalb einer Generation das Risikoprofil des Gastlands erreicht wird.

- Männer : Frauen = 60 : 40
- Mittleres Erkrankungsalter: 70–75 J.

17.7.3 Pathologie

Das CRC zeichnet sich durch eine große genetische Vielfalt aus. Dies spiegelt sich in dem heterogenen biologischen Verhaltensmuster wider. Diesem Phänomen werden unterschiedliche Pathogenesen zugrunde gelegt. Bei dem Modell der Adenom-Karzinom-Sequenz führt eine Inaktivierung des Adenomatous-Polyposis-Coli-(APC-)Gens zum Auftreten von Adenomen in der Kolonschleimhaut. Nachfolgende Mutationen in KRAS und/oder Deletionen auf Chromosom 18q führen zum Adenomwachstum, während schließlich eine p53-Inaktivierung zur Karzinomtransformation führt. Diese genetischen Alterationen lassen sich in 7–27 % der Karzinome nachweisen. 15 % der Kolon-Ca entstehen durch eine Dysfunktion des DNA-MMR-Systems (MMR). Die Dysfunktion des MMR wird in 12 % durch sporadische epigenetische Inaktivierung (Hypermethylierung) des MLH1-Gens verursacht. Bei den hereditären Kolonkarzinomerkrankungen (Lynch-Syndrom) lässt sich in 3 % eine MMR-Dysfunktion durch Inaktivierung der MLH1-, MSH2-, MSH6- und PMS2-Gene nachweisen. Tumoren mit MMR-Dysfunktion zeigen eine hohe Frequenz für Mikrosatelliteninstabilität (MSI). CRC mit hoher MSI haben besondere Eigenschaften: Sie sind mit einer günstigeren Prognose als Tumoren ohne MSI assoziiert und entstehen häufiger im proximalen Kolon.

17.7.4 Klassifikation/Stadieneinteilung

Die Klassifikation von Tumorgröße und Metastasierung/LK-Befall erfolgt nach den TNM-Kriterien (▶ Tab. 17.45). Die Einteilung der UICC fasst diese Kriterien in Stadien zusammen (▶ Tab. 17.46).

Tab. 17.45 TNM-Klassifikation des CRC

Stadium	Befund
T – Primärtumor	
TX	Primärtumor kann nicht beurteilt werden
T0	Kein Anhalt für Primärtumor
Tis	Carcinoma in situ
T1	Tumor infiltriert Submukosa
T2	Tumor infiltriert Muscularis propria
T3	Tumor infiltriert in die Subserosa oder in das nicht peritonealisierte perikolische oder perirektale Gewebe
T4	Tumor infiltriert direkt andere Organe/Strukturen und/oder perforiert das viszerale Peritoneum
N – regionäre Lymphknoten[1]	
NX	Regionäre LK können nicht beurteilt werden
N0	Keine regionären LK-Metastasen
N1	1–3 regionäre LK-Metastasen
N2	4 oder mehr regionäre LK-Metastasen
M – Fernmetastasen	
MX	Fernmetastasen können nicht beurteilt werden
M0	Keine Fernmetastasen
M1	Fernmetastasen in nur einem Organ/einer Lokalisation (M1a) bzw. in mehr als einem Organ/einer Lokalisation (oder dem Peritoneum; M1b)

[1] Regionäre LK: perikolische und perirektale LK sowie die LK an den Aa. ileocolica, colica dextra, colica media, colica sinistra, mesenterica inf., rectalis sup. und iliaca interna

Tab. 17.46 UICC-Stadieneinteilung

Stadium	Primärtumor	Lymphknoten	Metastasen
0	Tis	N0	M0
I	T1–2	N0	M0
IIA	T3	N0	M0
IIB	T4	N0	M0
IIIA	T1–2	N1	M0
IIIB	T3–4	N1	M0
IIIC	Jedes T	N2	M0
IV	Jedes T	Jedes N	M1

17.7.5 Lokalisation und Ausbreitung

Lokalisation

- Rektum: ca. 30 %
- Kolon: ca. 70 %

Ausbreitung und Metastasierung

- Das CRC breitet sich bei lokaler Progression zunächst in das perirektale oder perikolische Fettgewebe aus.
- Die Fernmetastasierung erfolgt bevorzugt in Leber und Lunge.
- Die peritoneale Metastasierung ist beim rechtsseitigen Kolon-Ca sehr häufig.
- Eine Besonderheit der Metastasierung des (tiefsitzenden) Rektum-Ca ist die inguinale LK-Metastasierung.
- Lokalrezidive sind beim Rektum-Ca aufgrund der drohenden Kloakenbildung ein therapeutisches Problem, insbes. bei vorbestrahlten Pat.

17.7.6 Risikofaktoren

Adenome als Vorläufer (Adenom-Karzinom-Sequenz)

- Morphologie im Sinne von tubulären oder villösen Adenomen.
- Prävalenz altersabhängig: 10 % bei den 45- bis 50-Jährigen, ≤ 40 % bei > 80-Jährigen.
- Die Hälfte der Adenome liegt im distalen Kolon und Sigma.
- Geschätzte Zeit von der Entdeckung eines Adenoms bis zum Auftreten eines Karzinoms im Bereich von Jahrzehnten.
- Gemüse, Früchte und Getreide gelten als protektiv für die Entwicklung von Adenomen. Eine Ballaststoffzufuhr von 20 g/d bedingt eine Risikoreduktion von bis zu 40 %, u. a. durch Beschleunigung der Darmpassage und damit verbundene verkürzte Kontaktzeit von Karzinogenen.

Umweltfaktoren

Andere Risikofaktoren sind multipler Natur und im Sinne eines Synergismus zu betrachten. Am wichtigsten sind:

- Chron. entzündliche Darmerkrankungen (Colitis ulcerosa, Morbus Crohn): 20- bis 40-fach gesteigertes Risiko für ein CRC.
- Fett- und fleischreiche Ernährung, verbunden mit einer erhöhten Produktion und hepatischen Ausscheidung von Gallensäuren und Cholesterin sowie deren bakteriellen Abbauprodukten.
- Ungesättigte Omega-3-Fettsäuren und pflanzliche Öle haben eine protektive Wirkung.
- Unklar ist der Einfluss von Vitaminen und Spurenelementen.
- Rauchen steigert das Risiko um den Faktor 2–3. Ebenso wird exzessiver Alkoholkonsum als Risikofaktor diskutiert.
- Körperliche Bewegung und Übergewichtigkeit:
  - Fehlende körperliche Aktivität steigert das Risiko für ein CRC.
  - Ein hoher Body-Mass-Index (BMI) ist assoziiert mit einer Steigerung des relativen Risikos von 1,5–2.

- Eine Risikoreduktion findet sich bei Frauen unter Hormonsubstitution mit einer Östrogen-/Progesteronmedikation sowie unter Medikation mit nichtsteroidalen Antiphlogistika. Dabei liegen die umfangreichsten Daten zu Acetylsalicylsäure (ASS) vor. Eine Empfehlung zur Einnahme von z. B. ASS als Prophylaxe besteht derzeit allerdings nicht.

Genetisch erhöhtes Erkrankungsrisiko

Insgesamt sind 5–10 % aller CRC genetisch bedingt. Auch hierbei geht der Karzinomentwicklung i. A. ein deutlich erhöhtes Risiko für die Ausbildung von Adenomen voraus.

Betroffen außerhalb von genetischen Syndromen sind:

- Verwandte 1. und geringfügig auch 2. Grades von Pat. mit CRC (v. a. bei Erkrankung vor dem 45. Lj.). Dabei haben Kinder von betroffenen Eltern ein ca. 2,3-fach erhöhtes Risiko im Vergleich zur Gesamtbevölkerung.
- Pat. mit einer chron.-entzündlichen Darmerkrankung.
- Verwandte 1. Grades von Pat., bei denen ein kolorektales Adenom vor dem 50. Lj. nachgewiesen wurde.

Unter den genetischen Syndromen sind bevorzugt zu nennen:

- **Familiäre adenomatöse Polyposis (FAP):** Vorhandensein von > 100 kolorektalen Adenomen mit Beginn der Adenombildung ab dem 2. Lebensjahrzehnt. Es kommen auch vermehrt Duodenal-, Magen- und Papillenadenome vor.
  - Karzinomrisiko fast 100 %.
  - Prophylaktische Proktokolektomie empfohlen. Diese sollte im Rahmen der individuellen Möglichkeiten nach Abschluss der Pubertät und unter Wahrung eines Rektumstumpfs geschehen (Restrisiko eines Rektumstumpf-Ca nach 25 J. 13 %).
  - Primäre Präventionsdiagnostik durch Bildgebung ab dem 10. Lj. mittels Koloskopie sowie Oberbauchsonografie, ergänzt ab dem 30. Lj. durch eine Gastroduodenoskopie alle 3 J., wobei bei Nachweis von Adenomen das Intervall auf eine jährliche Untersuchung reduziert wird.
  - Das Gardner-Syndrom als allelische Variante der FAP zeigt als zusätzliche Organbeteiligung Epidermoidzysten, Fibrome, Osteome und Desmoide. Standard ist die Proktokolektomie mit Darmpouch und LK-Dissektion entsprechend der Lokalisation des Karzinoms oder auch eine limitierte Resektion mit Kontinenzerhaltung.
- **HNPCC** (Hereditary Non-Polyposis Colorectal Cancer; Synonym: Lynch-Syndrom):
  - Lebenszeitrisiko für ein CRC von ca. 80 % sowie für extrakolische Neoplasien wie Endometrium- (50 %), Ovarial- (12 %), Magen- (13 %), Dünndarm- (bis 4 %) sowie Urothel-Ca (3 %).
  - Im Gegensatz zur FAP ist beim HNPCC aufgrund des unauffälligen Phänotyps eine Mutationssuche nach den Amsterdam- bzw. Bethesda-Kriterien (▶ Tab. 17.47) indiziert. Die Diagnose gilt als sicher, wenn in der Familie des Pat. die Amsterdam-I-Kriterien erfüllt sind. Die Amsterdam-II-Kriterien beziehen extrakolische Manifestationen ein. Die Bethesda-Kriterien ermöglichen die Verdachtsdiagnose auch bei kleinen Familien mit wenig Verwandten. Diagnosestellend ist die MSI bei 80–90 % der Tumoren als Folge eines Defekts eines DNA-Reparaturenzyms, die zu Fehlpaarungen an Positionen repetitiver kurzer DNA-Fragmente (sog. Mikrosatelliten) führt. CRC treten bei HNPCC-Pat. im Schnitt um das 45. Lj. auf. Die Überlebenszeiten beim HNPCC sind günstiger als beim sporadischen CRC.

Tab. 17.47 Amsterdam-Kriterien I und II zur klinischen Diagnose des HNPCC sowie Bethesda-Kriterien zur Selektion für Testung auf Mikrosatelliteninstabilität

Amsterdam-Kriterien	Bethesda-Kriterien
Amsterdam I: Alle folgenden Kriterien von 3 Personen mit CRC müssen erfüllt sein: • 1 Pat. Verwandter 1. Grades der beiden anderen Pat. • Mind. 2 aufeinanderfolgende Generationen betroffen • Mind. 1 CRC vor dem 50. Lj. **Amsterdam II:** Wie Amsterdam I. Jedoch werden auch extrakolonische Tumoren berücksichtigt (Endometrium, ableitende Harnwege und Dünndarm)	• Pat. mit CRC vor dem 50. Lj. • Pat. mit synchronen oder metachronen CRC oder anderen, HNPCC-assoziierten Tumoren unabhängig vom Alter • Pat. mit CRC und einer MSH-1-Morphologie diagnostiziert vor dem 60. Lj. • Pat. mit CRC und mind. 1 Verwandten 1. Grades mit HNPCC-assoziiertem Karzinom, wobei ein Karzinom vor dem 50. Lj. diagnostiziert sein muss • Pat. mit CRC und ≥ 2 Angehörigen (1. oder 2. Grades) mit einem HNPCC-gebundenen Karzinom

- **Peutz-Jeghers-Syndrom:** autosomal-dominante Erkrankung bei Keimbahnmutation des STKL/LKB1-Gens. Auftreten von hamartomatösen Polypen in Dünndarm, Magen und Kolon, assoziiert mit Pigmentflecken der Lippen- und Mundschleimhaut; gutartige Ovarial- und Hodentumoren. Erhöhtes Risiko für Karzinome der weiblichen Geschlechtsorgane, Pankreas-, Bronchial- und kolorektale Karzinome. Das Peutz-Jeghers-Syndrom bringt ein Lebenszeitrisiko für einen malignen Tumor von 90 % mit sich, für das CRC liegt die Wahrscheinlichkeit bei 39 %.

17.7.7 Prävention und Früherkennung

Primäre Prävention

Die unterschiedlichen nationalen wie internationalen Fachgesellschaften haben Empfehlungen zu Ernährung und körperlicher Aktivität in der Prävention des CRC herausgegeben. Diese lassen sich orientierend zusammenfassen:
- 5 oder mehr Portionen Obst oder Gemüse pro Tag (d. h. > 400 g/d)
- Vollkornprodukte bevorzugen (Richtwert für Ballaststoffzufuhr: 30 g/d)
- Alkoholkonsum auf max. 2 kleine (Männer) bzw. 1 kleines Getränk (Frauen) reduzieren, entspricht 20 g bzw. 10 g Alkohol/d
- Normalisierung des Körpergewichts (BMI zwischen 18,5 und 25 kg/m^2)
- Tägliche körperliche Aktivität (30–60 min moderate Bewegung an mindestens 5 Tagen/Wo.)

Sekundäre Prävention und Screening

Merke

Ab dem Alter von 55 J. für die Prävention unverzichtbar.

Die Früherkennungskoloskopie mindestens 1-mal innerhalb von 10 J. wird von den Krankenkassen übernommen. Im Fall einer Ablehnung einer Früherkennungskoloskopie durch den Pat. sollten eine Sigmoidoskopie sowie jährlich ein Test auf okkultes Blut im Stuhl durchgeführt werden.

Personen mit durchschnittlichem Darmkrebsrisiko, die keine Koloskopie wünschen, sollten 1 ×/J. einen Test auf Blut im Stuhl für drei konsekutive Stühle abgeben. Dieses Verfahren senkt die Darmkrebssterblichkeit leider nur um 15–33 %. Bei pos. Testergebnis muss eine endoskopische Untersuchung des gesamten Kolons und Rektums erfolgen. Problematisch sind die mäßige Sensitivität für frühe und mittlere Karzinome sowie eine geringe Sensitivität für Adenome.

Die CT- oder MRT-Kolonografie sind keine Standardmethoden, können aber bei weiterer Optimierung für Verweigerer von koloskopischen Untersuchungen diskutiert werden. Problem ist v. a. der bedingt gute Nachweis von flachen Polypen.

17.7.8 Klinik

Die häufigsten Symptome sind Veränderung der Stuhlgewohnheiten, Bauchschmerzen, peranale Blutung oder okkultes Blut im Stuhl bei Routine-/Vorsorgeuntersuchungen (jeweils ca. ⅓ der Pat.). In ca. 15 % kommt es durch eine Obstruktion zur Diagnose, was prognostische und therapeutische Bedeutung hat und meist zu einer Notfall-OP bei Ileus führt. Auch Schwäche und Kräfteverfall können führende Symptome sein.

17.7.9 Diagnostik

Histopathologische Diagnostik

- Adeno-Ca in ca. 95 % der Fälle.
- Andere Karzinome sind selten (muzinöse Adeno-Ca ≤ 10 %, jeweils ≤ 1 % adenosquamöse, Siegelringzell-, kleinzellige und undifferenzierte Karzinome).
- Differenzialdiagnostisch sind Karzinoide, Lymphome, Kaposi-Sarkome zu erwägen.

Gemäß den S3-Leitlinien sind bei der makroskopischen Beurteilung des OP-Präparats exakt definierte Angaben zu machen. Therapeutische Konsequenz haben:

- Spontane oder iatrogene Perforation sowie Gefäßinvasion: begünstigt die Entscheidung zur adjuvanten Chemotherapie auch im nodal-neg. Stadium.
- Für eine gute Beurteilung des Nodalstatus mind. 12 LK entnehmen.
- Beim Rektum-Ca sind Angaben zum Ausmaß der Mesorektumresektion zu machen, bei partieller Mesorektumresektion mit Höhenangabe des aboralen Tumorrands. Zur Beurteilung und Dokumentation der Qualität der Mesorektumentfernung eignet sich die Graduierung nach Mercury (▶ Tab. 17.48).

Tab. 17.48 Dokumentation der Mesorektumentfernung nach der Mercury-Graduierung

Qualität	Bewertung	Definition
Grad 1	Komplette Mesorektumexzision	Intaktes Mesorektum mit nur geringen Unregelmäßigkeiten, kein Defekt > 5 mm, kein Coning
Grad 2	Nahezu komplette Mesorektumexzision	Mäßige Menge von Mesorektum mit Unregelmäßigkeiten an der Oberfläche, mäßiges Coning, Muscularis propria nicht sichtbar außer am Ansatz der Levatormuskulatur
Grad 3	Inkomplette Mesorektumexzision	Wenig Mesorektum mit Defekt bis zur Muscularis propria

Tab. 17.49 Regressionsgrad nach neoadjuvanter Therapie

Grad	Regression
0	Keine Regression
1	Geringfügige Regression, Fibrose in < 25 % der Tumormasse
2	Moderate Regression, Fibrose in 26–50 % der Tumormasse
3	Vollständige Regression, keine nachweisbaren Tumorzellen, nur Fibrose

Vor allem beim Rektum-Ca und beim aktuellen Standard einer neoadjuvanten RCT bedarf es der Angabe des histologischen Regressionsgradings z. B. nach Dworak (▶ Tab. 17.49).

Ausbreitungsdiagnostik

- Labor:
  - CEA (ggf. CA 19-9).
  - LDH, AP.
  - BB.
  - Bilirubin, Transaminasen, Nierenfunktionswerte (vor Chemotherapie).
- Bildgebung: CT Thorax/Abdomen/Becken.
- Invasive Maßnahmen mit Biopsie:
  - Koloskopie (beim Rektum-Ca ergänzt durch starre Rektoskopie).
  - Kontrollkoloskopie 3–6 Mon. postop. bei unvollständiger Koloskopie präop.
  - Endosonografie beim Rektum-Ca (zur Tiefenlokalisation).
  - MRT (ebenfalls zur Tiefenlokalisation).
  - Ggf. Zystoskopie und gynäkologische Untersuchung bei V. a. Infiltration der Nachbarorgane.
  - Sphinktermanometrie bei V. a. Funktionsstörung.
- Für die präop. Diagnostik des primären Rektum-Ca hat es sich aus chirurgischer Sicht als günstig erwiesen, wenn der Operateur die Höhenlokalisation des Tumors präop. mit einem starren Rektoskop überprüft, um den genauen Abstand zur Anokutanlinie festzustellen.

17.7.10 Therapie

Chirurgische Therapie

Adenomresektion

- Nach kompletter Adenomabtragung erfolgt die Kontrollendoskopie je nach Größe, Anzahl und Histologie:
  - 1–2 Adenome < 1 cm: Kontrolle nach 5 J.
  - 3–10 Adenome oder Größe > 1 cm oder villöse Histologie: Kontrolle nach 3 J.
  - Adenom mit hochgradiger intraepithelialer Neoplasie und vollständiger Abtragung in Histologie: Kontrolle nach 3 J.
  - > 10 Adenome: Kontrolle kürzer als 3 J.
  - Nach Abtragung großer, flacher Adenome: Kontrolle nach 2–6 Mon.
  - Bei inkomplett entfernten Adenomen zeitnah endoskopische und, wenn notwendig, chirurgische Restpolypektomie. Eine R0-Resektion ist erforderlich.

- Bei Adenom mit Low-Risk-pT1-Karzinom (G1/2, L0):
  - Bei R0-Resektion kann auf eine onkologische Nachsorge verzichtet werden. Eine Kontrollendoskopie ist nach 6, 24 und 60 Mon. erforderlich.
  - R0-Situation nicht erreichbar: chirurgische Resektion obligat.
- High-Risk-Situation (G3/4 oder L1): radikale chirurgische Behandlung. Kontrollendoskopie nach 24 und 60 Mon.

Operation des Kolonkarzinoms

Merke

Die chirurgische Resektion ist von entscheidender Bedeutung. Essenziell sind die operative Qualität, die Radikalität und v. a. die Definition des LK-Stadiums in Bezug auf LK-Regionen und -zahl. Die Qualität steigt mit der Anzahl der von einem speziellen Chirurgen durchgeführten Operationen, was die Idee der Zentrenbildung sehr stützt.

Bei CRC ist ein Sicherheitsabstand von 2 cm ausreichend, bei nur geringer intramuraler mikroskopischer Ausbreitung. Es ist zu beachten, dass das regionäre Lymphabflussgebiet bis zu 10 cm Abstand zu den radikulär durchtrennten Gefäßen hinausgeht. Das Ausmaß der Darmresektion wird durch die Resektion der versorgenden Gefäße und des dadurch definierten regionären Lymphabflusses vorgegeben und sollte mind. 10 cm beidseits des Tumors betragen.

Rechtsseitige Kolonresektion:

- Resektion des terminalen Ileums von ca. 10 cm ausreichend.
- Hemikolektomie re. mit radikulärer Durchtrennung der Aa. colica dextra und ileocolica sollte Standard bei Karzinomen des Zökums und Colon ascendens sein.
- Der Stamm der A. colica media wird erhalten, die nach rechts ziehenden Äste der A. colica media werden zentral durchtrennt. Das große Netz wird im Bereich des Tumors entfernt.

Erweiterte Hemikolektomie rechts:

- Standard beim Karzinom der rechten Flexur und des proximalen Colon transversum mit zentraler Ligierung der A. colica media.
- Das Omentum majus wird zusammen mit dem Lig. gastrocolicum und der Arkade der A. und V. gastroepiploica dextra reseziert.
- LK über dem Pankreaskopf werden mit entfernt.

Transversumresektion:

- Wird beim Transversum-Ca mit zentraler Ligatur der A. colica media durchgeführt. Selten kann eine erweiterte Hemikolektomie links notwendig sein.
- Das große Netz wird mit Lig. gastrocolicum und der gastroepiploischen Arkade reseziert.

Erweiterte Hemikolektomie links:

- Bei Karzinomen des distalen Transversumdrittels und der linken Kolonflexur mit Entfernung des Lymphabflussgebiets im Bereich der A. colica media und A. mesenterica inferior. Eine andere Möglichkeit besteht in der abgangsnahen Ligatur der A. colica sinistra bei Erhalt des Stamms der A. mesenterica inferior. Auf diese Weise kann das distale Sigma erhalten werden.
- Die LK am Stamm der A. mesenterica sup. sind aus diagnostischen Gründen bis Aortenhöhe zu resezieren.

Hemikolektomie links:

- Beim Karzinom des Colon descendens und proximalen Sigmas mit Unterbindung der A. mesenterica inf. und Resektion der linken Flexur Standardvorgehen.
- Bei Tumoren des mittleren und distalen Sigmas werden die A. mesenterica inf. ligiert und eine radikale Sigmaresektion durchgeführt (Resektionsgrenze Colon descendens/oberes Rektumdrittel).

Bei Infiltration in Nachbarorgane eine En-bloc-Resektion der befallenen Organe unter Vermeidung von Biopsien durchführen, um eine Tumorzelldissemination zu vermeiden. Beim Rektum-Ca ist dann ein Downstaging durch eine präop. RCT durchzuführen.

Operation des Rektumkarzinoms

Primärtumor und Lymphabfluss inklusive Einschluss des gesamten Mesorektums müssen entfernt werden. Zur Verfügung stehen die tiefe anteriore Rektumresektion und die abdominoperineale Rektumresektion. Dabei sind kontinenzerhaltende Verfahren immer bevorzugt anzustreben. Bei zu erwartender schlechter Sphinkterfunktion dürfte die permanente Kolostomie oft günstiger sein.

Grundprinzipien der Rektumresektion:

- Entfernung des regionären Lymphabflussgebiets mit Absetzung der A. mesenterica inf. distal des Abgangs der A. colica sinistra (LK-Entfernung am Stamm der A. mesenterica dann nicht notwendig).
- Totale Entfernung des Mesorektums beim Karzinom des mittleren und unteren Rektumdrittels und partielle Mesorektumexzision bei Karzinomen des oberen Rektumdrittels im Sinne einer totalen mesorektalen Exzision.
- Einhaltung eines ausreichenden Sicherheitsabstands.
- En-bloc-Resektion von tumoradhärenten Organen zur Vermeidung einer lokalen Zellverschleppung.
- Schonung der autonomen Beckennerven.

Mesorektumexzision:

- Bei T3-/T4-Tumoren können Satelliten- oder LK-Metastasen bis zu 4 cm distal des makroskopischen Tumorrands vorliegen → Durchtrennung des Rektums mit partieller Mesorektumexzision 5 cm distal des makroskopischen Tumorrands. Das Mesorektum sollte horizontal durchtrennt werden.
- Bei Tumoren des mittleren und unteren Rektumdrittels erfolgt eine totale Mesorektumexzision bis zum Beckenboden unter Schonung des Plexus hypogastricus sup., der Nn. hypogastrici und der Plexus hypogastrici inferiores.
- Nach totaler Mesorektumexzision mit sphinkternaher Anastomose ist mit funktionellen Störungen zu rechnen, die alternative Rekonstruktionen erwägen lassen sollten wie den Kolon-J-Pouch, eine transverse Koloplastik sowie eine Seit-zu-End-Anastomose.

Die Vollwandexzision als alleinige therapeutische Maßnahme ist ausreichend bei T1-Tumoren ≤ 3 cm und guter oder mäßiger Differenzierung ohne Lymphgefäßinvasion und sicherer R0-Resektion.

In der **palliativen Situation** sollte die Rektumresektion ohne radikalen Ansatz erfolgen unter Wahrung der Kontinenz- und Funktionserhaltung und der Kohabitationsfähigkeit. Umgehungsanastomosen können die Lebensqualität verbessern.

Endoskopische OP: Bei geübtem Operateur sind die Ergebnisse aus prospektiven Studien beim Vergleich der konventionellen und laparoskopischen Chirurgie gleich.

Der Vorteil zur OP mit Laparotomie ist v.a. eine geringere entzündliche und immunologische Begleitreaktion. Zudem wird die Liegezeit erheblich verkürzt.

Chirurgie von Fernmetastasen (± Chemotherapie)

Die Resektion von Fernmetastasen kann bei einem kleinen Teil der Pat. eine Heilung erreichen. Das Rezidivrisiko nach Resektion von Lebermetastasen beim CRC hängt v.a. ab von

- Durchmesser der größten Metastase
- Anzahl der Metastasen
- Wachstumsgeschwindigkeit der Metastasen
- Stadium des Primärtumors
- Krankheitsfreiem Intervall
- Resektionsgrenzen
- Grading

In Abhängigkeit von diesen Parametern und den untersuchten Fallzahlen finden sich in der Literatur 5-Jahres-Überlebensraten von 20–40 %.

Entscheidungen über die primäre und sekundäre Resektabilität von Leber- und Lungenmetastasen müssen von der Metastasenchirurgie im Rahmen des interdisziplinären Tumorboards getroffen werden. Der FONG-Score liefert eine prognostische Bewertung von Risikofaktoren und unterstützt bei der Nutzen-Risiko-Abschätzung [Fong et al. 1999]. Der Fong-Score besteht aus:

- Metastasengröße > 5 cm
- Krankheitsfreiem Intervall < 12 Mon.
- Metastasenlokalisationen > 1
- N+ bei Diagnose
- CEA > 200 ng/ml

Jeder Parameter ergibt 1 Punkt. Auf Grundlage der Gesamtpunktzahl wird die Sinnhaftigkeit einer primären bzw. sekundären Metastasenresektion abgeschätzt (▶ Abb. 17.9).

Durch eine neoadjuvante Chemotherapie, die eine hohe Chance an objektiven Remissionen mit sich bringt, kann die Rate an R0-Resektionen erhöht werden. Eine Resektion von Lebermetastasen ohne sicheren R0-Status macht ohne den Versuch eines neoadjuvanten Downstagings keinen Sinn. Dieses ist dann angezeigt, wenn außer wenigen Lungenmetastasen keine weiteren extrahepatischen Manifestationen vorliegen und die derzeitig optimale Therapie eingesetzt wird. Die neoadjuvante Therapie sollte über ein möglichst kurzes Intervall durchgeführt werden, um die postop. Morbidität und Mortalität zu minimieren.

Folgende Bedingungen sollten für eine Metastasenresektion erfüllt sein:

- Ausschluss nicht resektabler extrahepatischer Metastasen
- > 30 % funktionsfähiges Lebergewebe postop.
- Ausreichender Sicherheitsabstand zu kritischen Lebergefäßen
- Keine Leberinsuffizienz, keine Leberzirrhose Child-Pugh B oder C
- ECOG 0–2
- Keine schweren Komorbiditäten

Es ist klinischer Usus, nach erfolgreicher R0-Resektion eine adjuvante Chemotherapie durchzuführen, wenngleich die Datenlage hierzu schwach ist. Hierzu sollte die Gesamttherapiedauer von prä- und postop. Therapie in der Summe rund 6 Mon. ergeben.

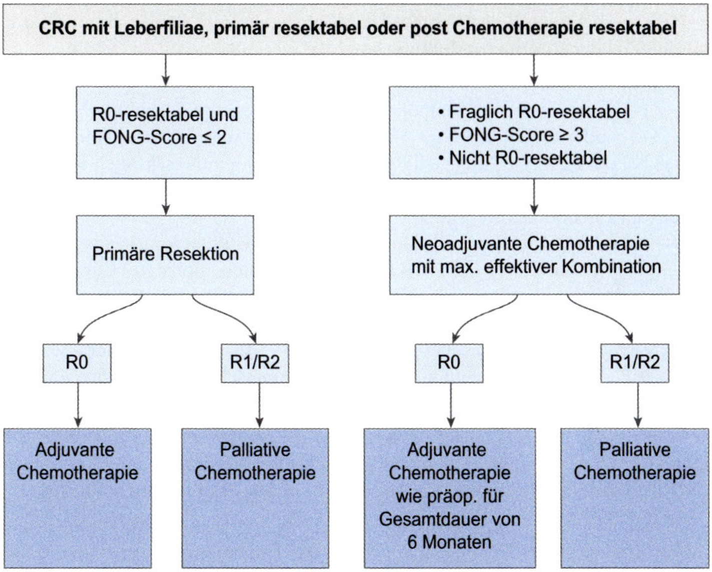

Abb. 17.9 Therapeutisches Vorgehen beim CRC mit Lebermetastasen nach dem FONG-Score [Fong et al. 1999] [L157]

Rezidivoperation

Re-Operationen für lokoregionäre oder systemische Rezidive können einen kurativen Ansatz verfolgen, was die Bedeutung der Nachsorge beim CRC unterstreicht. Im Rezidiv operierte Pat. profitieren v. a. bei Lebermetastasen, lokoregionärem Rezidiv und Lungenmetastasen. Voraussetzung ist stets das Erreichen einer R0-Resektion nach vorangehendem, bestmöglichem Ausschluss von (weiteren) Fernmetastasen.

Die Lokalrezidivrate ist beim Rektum-Ca mit etwa 10 % höher als beim Kolon-Ca. Hierbei ist v. a. auf Anastomosenrezidive zu achten, die am ehesten kurativ angegangen werden können. Bei Befall von Beckenwandstrukturen, regionalem Peritoneum oder Blase/Uterus können Radikaloperationen durchgeführt werden. Empfehlenswert ist dann die präop. Radio-/Chemotherapie, sofern dies nach der Primärtherapie noch möglich ist.

Ein inoperables lokoregionäres Rezidiv nach vorangegangener RCT sollte wegen der vermeintlich höheren Wirkung einer Kombinationschemotherapie in Kombination mit Strahlentherapie trotz bisher fehlender Phase-III-Studien behandelt werden. Dafür ist eine intraop. Markierung mit Metallclips sehr hilfreich.

Radio(chemo)therapie bei Rektumkarzinom

Merke

Während die Bestrahlung beim Kolon-Ca keinen klinisch relevanten Stellenwert hat, ist sie für das Rektum-Ca unverzichtbar.

Voraussetzung ist das mittels Endosonografie und MRT exakt definierte Stadium, die damit verbundene Einschätzung der Möglichkeit einer R0-Resektion und das klinische Ziel der Kontinenzerhaltung.

Standard ist die neoadjuvante Therapie wie folgt:

- T1–2 N+, Sitz unterhalb 12 cm der Linea dentata: optional Strahlentherapie (5 × 5 Gy) oder RCT (50,4 Gy + 5-FU-Infusion, alternativ Capecitabin).
- T3–4 N0 oder Tx N+; potenziell R0-/kontinenzerhaltend resektabel: Strahlentherapie (5 × 5 Gy) oder RCT (50,4 Gy + 5-FU-Infusion, alternativ Capecitabin) oder totale neoadjuvante Therapie.
- T3–4 N0 oder Tx N+; potenziell nicht R0-resektabel/nicht kontinenzerhaltend resektabel (tiefer Sitz): RCT (50,4 Gy + 5-FU-Infusion, alternativ Capecitabin)) oder totale neoadjuvante Therapie.
- Die Kombination der präop. Strahlentherapie mit 5-FU oder Capecitabin bietet wesentliche Vorteile gegenüber der alleinigen Strahlentherapie (Therapieschemata ▶ 17.7.13). Die Rate an kompletten pathologischen Remissionen und die lokoregionären Kontrolle werden dadurch verbessert.

Die Bestrahlung mit 5 Gy an 5 Tagen, gefolgt von der Resektion wenige Tage später, kann in den Stadien II/III nach R0-Resektion praktikabel sein. Für potenziell nicht R0-resezierbare Tumoren kommt die Kurzzeitbestrahlung nicht infrage.

Im Rahmen der präop. RCT wird 5-FU über 5–7 Tage (je nach Schema) als Dauerinfusion appliziert (▶ 17.7.13). Dabei sind die Dauerapplikation und die Notwendigkeit eines Port-a-Cath für den Pat. aufwendig. Angesichts der Datenlage in der adjuvanten Situation kann 5-FU durch Capecitabin ersetzt werden.

Nach präop. RCT kann analog zum Kolon-Ca eine adjuvante Chemotherapie erfolgen, die Effektivität ist jedoch umstritten.

Die periop. Chemotherapie sollte insgesamt 6 Mon. betragen. Unter einer „totalen neoadjuvanten Therapie" (TNT) versteht man eine Erweiterung der neoadjuvanten Therapie um eine mehrmonatige Chemotherapie (z. B. FOLFOX oder CapOx), insbes. bei ungünstigen Tumorstadien und/oder intendiertem Organerhalt.

Bei Pat. mit MSI-H sollte der Einsatz einer Immuncheckpoint-Therapie wie Dostarlimab diskutiert werden, da diese sehr hohe Raten an pathologischen CR erreichen kann. Gegenstand aktueller Diskussionen ist, ob diesen Pat. dadurch möglicherweise die Radiatio und/oder OP erspart werden kann.

Das Zeitintervall zwischen Ende der Bestrahlung und Zeitpunkt der OP sollte zwischen 6 und 8 Wo. liegen, da dieses Intervall mit einer höheren Rate an pathologischen Remissionen assoziiert ist.

Wurde keine neoadjuvante Therapie durchgeführt, sondern initial operiert und eine R0-Resektion durchgeführt, werden in den Stadien II und III eine adjuvante Strahlen(chemo)therapie mit 50,4 Gy + 5-FU als kontinuierliche Infusion oder Capecitabin sowie nachfolgend eine übliche adjuvante Chemotherapie empfohlen.

Pat., die wegen postop. Komplikationen oder KI/Ablehnung der Strahlentherapie diese nicht erhalten können, wird eine adjuvante Chemotherapie angeraten.

Adjuvante Chemotherapie des Kolonkarzinoms

Ausschließlich 5-FU-basierte Therapien für das Stadium III

Merke
Eine adjuvante Chemotherapie ist für alle Pat. im Stadium III ohne Altersbegrenzung indiziert, sofern keine KI vorliegen.

- Beginn innerhalb von 5 bis max. 8 (12) Wo. nach OP. Ob eine weitere Verzögerung nachteilig für die Wirkung bzw. das krankheitsfreie Überleben ist, ist ungeklärt und bedarf ggf. einer individuellen Entscheidung.
- Für alle 5-FU-basierten Chemotherapien gilt: Bei schwerer Toxizität und Nachweis eines DPD-(Dihydropyrimidindehydrogenase-)Mangels durch Mutation (1 % der Pat.) ist die Gabe von 5-FU absolut kontraindiziert. Infolge DPD-Mangels kommt es zu einer massiven 5-FU-bedingten Toxizität mit Diarrhöen, Knochenmarktoxizität und möglicher Komplikation einer letalen Sepsis.

Die Studien der letzten 10 J. haben gezeigt, dass durch eine adjuvante Therapie mit 5-FU 8–12 % der Behandelten geheilt werden können, was einer relativen Risikoreduktion von 33–41 % (in Bezug auf den Endpunkt 5-Jahres-Überleben) entspricht. Dabei wurde durch eine Vielzahl von Studien gezeigt, dass durch die Modifikation des 5-FU-Bolus-Schemas im Sinne einer kontinuierlichen Gabe die Toxizität deutlich reduziert wird, was allerdings die Implantation eines dauerhaften Venenkatheters notwendig macht. Alternativ kann das orale Capecitabin eingesetzt werden, da es eine Äquieffektivität zum infusionalen-5-FU/FA zeigt. Zusätzlich zeigte Capecitabin ein günstigeres Toxizitätsprofil, v. a. durch die signifikante Verbesserung der Summe aller Grad-3/4-Toxizitäten ($p < 0{,}001$), was Capecitabin zur bevorzugten Therapieoption bei KI gegen eine Polychemotherapie mit Oxaliplatin macht.

Adjuvante Polychemotherapie für das Stadium III

Die Kombination von Oxaliplatin mit 5-FU/FA (FOLFOX) ist Standard in der adjuvanten Chemotherapie des Kolon-Ca.

Bei Pat. mit niedrigem Rezidivrisiko (T1–3 und N1) ist eine 3-monatige oxaliplatinhaltige Chemotherapie in Kombination mit Capecitabin (3 Zyklen CAPOX) dem bisherigen 6-monatigen Standard nicht unterlegen. Durch die verkürzte Therapie kann v. a. die Langzeit-Neurotoxizität verringert werden.

Bei Pat. mit erhöhtem Rezidivrisiko (T4 oder N2) sollte eine 6-monatige oxaliplatin- und 5-FU-haltige Chemotherapie (6 Zyklen FOLFOX) aufgrund der höheren krankheitsfreien Überlebensdaten durchgeführt werden.

Irinotecanbasierte Polychemotherapien konnten keinen zusätzlichen Vorteil gegenüber der bisherigen Standardchemotherapie nach dem Mayo-Schema mit 5-FU zeigen und erhöhen nur die Toxizität. Der Einsatz von Biologicals wie Bevacizumab oder Cetuximab zeigte in der adjuvanten Situation ebenfalls keinen Zusatznutzen.

Ausschließlich 5-FU-basierte Therapien im Stadium II

Für nodal neg. Pat. im Stadium II konnte im Vergleich zu Pat. im Stadium III ein Überlebensvorteil nur in geringerem Ausmaß reproduziert werden. Es bleibt aber auf jeden Fall ein geringer absoluter Überlebensvorteil von 2–4 % für Stadium-II-

Patienten. Die größte Studie (Quasar II) bestätigte diesen geringen Vorteil von in diesem Fall 3 % im 5-Jahres-Überleben. Der potenzielle Gewinn dieser Therapie sollte mit dem Pat. gegen die chemotherapieassoziierte Morbidität (Beeinträchtigung der Lebensqualität) abgewogen werden.

Risikofaktoren, die für eine adjuvante Therapie sprechen können:

- pT4-Stadium/Serosainfiltration
- Obstruktion/Ileus
- Perforation
- Schlechter Differenzierungsgrad (G3, G4)
- Vaskuläre (venöse oder lymphatische) Invasion

Die Mehrzahl der Kolonkarzinom-Pat. im Stadium II profitiert nicht von einer adjuvanten Therapie. Vor allem Pat. mit hoher MSI scheinen in diesem Stadium nicht von einer adjuvanten Therapie zu profitieren.

Palliative Chemotherapie

Merke
Durch die nachfolgend genannten Kombinationspolychemotherapien können Ansprechraten von bis zu 70 % erreicht werden, die oft auch eine sekundäre Resektion von metastasierten Karzinomen mit entsprechender kurativer Chance erlauben.

Grundlage der palliativen Chemotherapie des CRC ist die Kombination von 5-FU mit Folinsäure (FA). Standard ist das infusionale 5-FU-Schema mit einer 24-h-Dauerinfusion (2 000–2 600 mg/m^2 KOF wöchentlich nach vorangehender Gabe von FA 500 mg/m^2 KOF).

5-FU/Folinsäure und 5-FU-Prodrugs

Der Ansatz der Dauerinfusion wird durch die Gabe von oralen 5-FU-Prodrugs wie Capecitabin noch erweitert, die eine niedrig dosierte 5-FU-Dauerinfusion imitieren. Capecitabin wird durch mehrere Enzymschritte zu 5-FU metabolisiert.

Kombinationstherapien von 5-FU/FA mit Irinotecan und/oder Oxaliplatin (und ggf. einem Biological)

Merke
Mit Ausnahme von KI ist die Kombinationstherapie mit Irinotecan, einem Topoisomeraseinhibitor, oder Oxaliplatin Standard für die Erstlinientherapie des metastasierten CRC. Diese sollte mit einem Biological (VEGF-AK Bevacizumab sowie Cetuximab oder Panitumumab bei Nachweis eines RAS-Wildtyps) kombiniert werden.

Entscheidend für das OS eines Pat. ist die sequenzielle Therapie mit allen verfügbaren Medikamenten, wobei derzeit keine Überlegenheit einer definierten Sequenz klar nachgewiesen werden konnte. Entsprechend der Tumor- und Pat.-Charakteristika sollte primär die wirksamste Therapie eingesetzt werden. Das Reservieren von wirksamen Substanzen für spätere Therapielinien wird nicht empfohlen, da sich der Pool therapiefähiger Pat. pro Therapielinie um ca. 30 % reduziert. Zudem verändert die Chemotherapie die Biologie der Erkrankung, und Ansprechraten und Remissionszeiten nehmen von Zyklus zu Zyklus signifikant ab. Entscheidende Kriterien für die Wahl der First-Line-Chemotherapie sind der AZ (ECOG) und die Komorbiditäten des Pat., die Tumorausdehnung, die Molekularbiologie (RAS-, BRAF-Mutation) und die Primärlokalisation des Tumors (rechtshemikolische vs. linkshemikolische Lage). Der rechtshemikolischen Lage werden alle Primärtumoren des Darms proximal/oral der Flexura coli sinistra zugeordnet. Die meisten Primärtumoren (75 %) liegen in linkshemikolischer Lage „links". Analysen der Phase-III-Studien zeigten, dass v. a. die „rechts" gelegenen Primärtumoren im metastasierten Stadium mit einer deutlich schlechteren Prognose als die „links" gelegenen Primärtumoren assoziiert sind. Molekulargenetische Untersuchungen wiesen darauf hin, dass prognostisch schlechte Mutationen wie BRAF, RAS, PTEN und MSI deutlich häufiger rechts als links im Darm auftreten. Aufgrund dieser Mutationsverteilung wird bei RAS-Wildtyp (50 %) bei rechts gelegenen Primärtumoren nicht mehr der Einsatz von Anti-EGFR-AK (Cetuximab, Panitumumab) in Kombination mit FOLFIRI oder FOLFOX empfohlen. Die Chemotherapie sollte stattdessen in dieser Situation mit dem Anti-VEGF-AK Bevacizumab kombiniert werden. Eine BRAF-Mutation (V600E) tritt bei ca. 10 % der Pat. auf. Diese ist mit einer schlechten Prognose assoziiert und vermindert das mediane Überleben von 35 Mon. (bei BRAF-Wildtyp) auf 10 Monate. In dieser Situation kann eine Triple-Kombination (FOLFOX-Iri) mit dem AK Bevacizumab zu einem verlängerten Überleben führen.

Bei 5 % der Pat. lässt sich eine hochfrequenten Mikrosatelliteninstabilität (MSI-H) nachweisen. Diese Pat. profitieren in der 1. Line deutlich von einer Immuncheckpoint-Therapie mit Pembrolizumab vs. den vorher beschriebene Kombinationschemotherapien plus AK und sollten bevorzugt erstere Kombination erhalten.

Nach einer 4–6-monatigen Induktionstherapie kann die Behandlung pausiert oder in eine Erhaltungstherapie deeskaliert werden. Die Erhaltungstherapie mit z. B. 5-FU und Bevacizumab verlängert das PFS kurzfristig, verlängert aber nicht das OS. Dies sollte mit dem Pat. besprochen werden. Bei BRAF-Mutation (V600E) und zu erwartendem aggressivem Verlauf ist jedoch eine Erhaltungstherapie zu empfehlen.

Bei Progression sollte frühzeitig eine Zweitlinientherapie eingeleitet werden. In der Regel werden der Chemotherapieblock (FOLFIRI oder FOLFOX) und der AK (Anti-EGFR oder Anti-VEGF) entsprechend der Mutation/dem Wildtyp gewechselt, immer in der Zusammenschau mit dem AZ des Pat., den Komorbiditäten, den möglichen residuellen Toxizitäten und – last but not least – dem Wunsch des Patienten. Seit kurzem kann bei MIS-H-Pat. auch die Checkpointinhibitor-CTLA-4-Kombination Nivolumab/Ipilimumab in der 2. Linie eingesetzt werden. Bei einer BRAF-Mutation bietet sich eine zielgerichtete Therapiekombination von BRAF-Inhibitor (Encorafenib) und Cetuximab an.

Mitomycin C

Infusionales 5-FU und Mitomycin C wirken synergistisch. In einer Phase-III-Studie an 200 Pat. wurde zwischen einer 5-FU-Dauerinfusion allein oder in Kombination mit Mitomycin C randomisiert. Die Ansprechrate (38 vs. 54 %) und das PFS (5,4 vs. 7,9 Mon.) waren signifikant für die Kombination überlegen. Zu beachten ist die Gefahr eines dosiskumulativen HUS durch Mitomycin C. Die Kombination von 5-FU/Capecitabin und Mitomycin C bleibt weitgehend der Letztlinientherapie vorbehalten.

TAS-102

TAS-102 ist ein orales Zytostatikum, das aus dem Thymidinanalogon Trifluridin und dessen Abbauhemmer Tipiracil besteht. In der 3. Linie zeigt TAS-102 ein signifikant verlängertes PFS und OS im Vergleich zu Placebo.

Hauptsächliche NW bei der Therapie mit TAS-102:
- Neutropenie und neutropenisches Fieber
- Thrombozytopenie
- Anämie

Dosisabweichungen von Zytostatika

Mit vermehrter Toxizität ist bei hoher AP (> 3-Fache der oberen Norm) zu rechnen sowie bei intra- oder posthepatischer Cholestase mit Bilirubinerhöhung (> 1,5-Fache der oberen Norm). Dies gilt v. a. für 5-FU/FA in Kombination mit Oxaliplatin und generell in Bezug auf Irinotecan. In diesen Fällen ist mit 50 % der Solldosis zu beginnen, mit Dosiseskalation in den weiteren Zyklen, entsprechend der Toxizität und in Abhängigkeit von der Besserung der Situation durch Ansprechen auf die Therapie.

Capecitabin sollte ab einer eingeschränkten Nierenfunktion mit Kreatinin > 2 mg/dl dosisreduziert werden.

Anti-VEGF- und Anti-EGFR-Antikörpertherapien

Bevacizumab

Der humanisierte monoklonale AK Bevacizumab bindet den vom Tumor gebildeten proangiogenen Wachstumsfaktor VEGF (Vascular Endothelial Growth Factor) und induziert vielfache Veränderungen am Gefäßsystem wie eine Rarefizierung des Tumorgefäßbetts, eine Erhöhung des tumoreigenen Gefäßdrucks und dadurch eine Verbesserung der Zytostatikadistribution.

Die Zugabe von Bevacizumab zu einer der o. g. Chemotherapien zieht eine signifikante Verbesserung der Ansprechrate, des progressionsfreien Intervalls sowie des medianen Überlebens nach sich. Bevacizumab ist in Deutschland in Kombination mit einer 5-FU-basierten Chemotherapie unabhängig von weiteren Kombinationspartnern und der Linie der Behandlung zugelassen. Eine Behandlung über die Progression hinweg („treatment beyond progression") ist insbes. eine wichtige Option für Pat. mit RAS-Mutation, für die keine Möglichkeit der Gabe eines Anti-EGFR-AK besteht.

Die Kombination von Bevacizumab mit den üblichen Chemotherapieschemata beim fortgeschrittenen CRC zeigt keine überlappende Toxizität. Die häufigsten NW von Bevacizumab sind:
- Epistaxis Grad 1–2
- Andere Blutungen (4 % schwere Ereignisse)
- Arterielle Hypertonie
- Arterielle Thrombosen
- Proteinurie
- Wundheilungsstörungen (größere OP brauchen einen 6-wöchigen Zeitabstand zu einer Bevacizumab-Gabe)
- Gastrointestinale Perforationen

Cetuximab

Chimärer monoklonaler AK, der an die extrazelluläre Domäne des EGFR bindet. Hierbei kommt es zur kompetitiven Inaktivierung des Rezeptors und der nachgeschalteten Tyrosinkinase-Signaltransduktionskette sowie zur Initiierung typischer zellvermittelter zytotoxischer Effekte. Allerdings wirkt Cetuximab nur, wenn keine Mutation eines RAS-Proteins (KRAS-Exon 2–4 oder NRAS-Exon 2–4) vorliegt; bei molekularbiologischem Nachweis einer RAS-Mutation ist Cetuximab wirkungslos und verschlechtert sogar Überlebensendpunkte.

Im Unterschied zu Bevacizumab hat Cetuximab auch eine Aktivität als Einzelsubstanz bei einer partiellen Remissionsrate um 11 % und einer Krankheitsstabilisierung bei ⅓ der Pat.

Hauptsächliche NW bei der Therapie mit Cetuximab:

- Akneiforme Hautveränderungen: Pat. mit Hauttoxizität haben ein besseres Therapieansprechen als Pat. ohne Hautausschlag.
- Asthenie.
- Hypersensitivitätsreaktionen.
- Diarrhöen.
- Hypomagnesiämie.

Cetuximab und Bevacizumab bedürfen bei Nierenfunktionsstörung keiner Dosismodifikation.

Die Hauttoxizität unter Cetuximab kann unter Fortsetzung der Therapie in der gleichen Dosis nachlassen. Eine Dosisreduktion ist relativ wenig vielversprechend, aber eine Option.

Grundsätzlich werden zunächst lokal austrocknende Maßnahmen empfohlen, kombiniert mit einer systemischen antibiotischen Therapie mit Minocyclin 100 mg/d.

Panitumumab

Vollständig humanisierter monoklonaler AK, der ebenso wie Cetuximab an den EGFR bindet und nur bei nichtmutierten RAS-Proteinen wirkt. Panitumumab ist als Monotherapie zugelassen zur Behandlung des metastasierten CRC mit Wildtyp-RAS-Status bei Pat., bei denen fluoropyrimidin-, oxaliplatin- und irinotecanhaltige Chemotherapieregime versagt haben, sowie in Erstlinientherapie in Kombination mit FOLFOX oder in Zweitlinientherapie in Kombination mit FOLFIRI. Das NW-Profil ist ähnlich wie bei Cetuximab mit der Ausnahme von deutlich selteneren Unverträglichkeitsreaktionen.

Hauptsächliche NW bei der Therapie mit Panitumumab:

- Akneiforme Hautveränderungen
- Fatigue-Syndrom
- Diarrhöen

Grundsätzlich wird die gleiche Supportivtherapie wie unter Cetuximab empfohlen.

Aflibercept

Neues rekombinantes Fusionsprotein, das VEGF-A, VEGF-B und PIGF bindet und damit diese Wachstumsfaktoren an der Interaktion mit ihren Rezeptoren hindert. Im Fusionsprotein sind Anteile der extrazellulären Domaine von VEGFR-1 und VEGFR-2 mit dem humanen IgG1-Fc-Fragment zusammengefügt. Die Substanz ist in Deutschland in der Zweitlinientherapie in Kombination mit FOLFIRI zugelassen. Sie zeigt (auch nach bereits stattgehabter Vorbehandlung mit Bevacizumab in der Erstlinienbehandlung) eine statistisch signifikante Verbesserung des OS sowie des PFS.

Hauptsächliche NW bei der Therapie mit Aflibercept:
- Asthenie
- Arterielle Hypertonie
- Blutungsereignisse
- Venöse Thrombosen
- Thrombozytopenie
- Neutropenie und neutropenisches Fieber
- Mukositis, Ulzerabildung und Diarrhö

Regorafenib
Multikinaseinhibitor, der u. a. den VEGFR, den Fibroblast Growth Factor Receptor (FGFR), BRAF, c-KIT und RET inhibiert. In der Drittlinienbehandlung nach Exposition mit Oxaliplatin und Irinotecan zeigt Regorafenib im Vergleich zu BSC einen statistisch signifikanten Überlebensvorteil.

Hauptsächliche NW bei der Therapie mit Regorafenib:
- Hand-Fuß-Syndrom und Hautausschläge
- Fatigue
- Arterielle Hypertonie
- Venöse Thrombosen
- Diarrhö
- In seltenen Fällen tödliche Lebertoxizität

Ramucirumab
Humaner IgG1-AK, der spezifisch VEGFR-2 bindet. Die Substanz ist in Europa (EMA) in der Zweitlinientherapie in Kombination mit FOLFIRI zugelassen. Sie zeigt (auch nach bereits stattgehabter Vorbehandlung mit Bevacizumab in der Erstlinienbehandlung) eine statistisch signifikante Verbesserung des OS sowie des PFS.

Hauptsächliche NW bei der Therapie mit Ramucirumab:
- Fatigue
- Arterielle Hypertonie
- Diarrhö
- Neutropenie

Pembrolizumab
Monoklonaler Anti-PD-1-AK, Immuncheckpoint-Inhibitor. Bei Pat. mit MSI-H führte Pembrolizumab in der Erstlinientherapie zu einer Verbesserung der Überlebenszeit bei einer besseren Verträglichkeit gegenüber einer Doublet-Chemotherapie mit oder ohne VEGFR- bzw. EGFR-AK. Toxizitäten ≥ Grad 3 unter Pembrolizumab deutlich geringer als unter Chemotherapie.

Hauptsächliche NW:
- Arterielle Hypertonie
- Diarrhö
- Kolitis
- Immunvermittelte Hepatitis

Nivolumab
Monoklonaler Anti-PD-1-AK, Immuncheckpoint-Inhibitor. Er ist zugelassen in Kombination mit Ipilimumab nach Vorbehandlung und Therapieversagen mit einer Chemotherapie für Pat. im Stadium IV mit MSI/dMMR nach einer Vorbehandlung mit Fluoropyrimidinen.

Hauptsächliche NW:
- Arterielle Hypertonie
- Diarrhö
- Kolitis
- Immunvermittelte Hepatitis

Ipilimumab

Monoklonaler AK, blockt den inhibitorischen T-Zell-Regulator CTLA-4 und verstärkt dadurch die autologe Immunantwort. Zugelassen in Kombination mit Nivolumab nach Vorbehandlung und Therapieversagen mit/unter einer fluoropyrimidinhaltigen Kombinationschemotherapie für Pat. im Stadium IV mit MSI/dMMR.

Hauptsächliche NW:
- Kolitis
- Pankreatitis
- Immunvermittelte Hepatitis

Encorafenib

Hochselektiver oraler RAF-Kinase-Inhibitor. In Kombination mit Cetuximab verlängert es die Überlebenszeit bei BRAF-V600E-mutierten CRC nach Erstlinientherapie gegenüber einer Chemotherapie plus Cetuximab.

Hauptsächliche NW:
- Diarrhö
- Erbrechen/Übelkeit
- Akneiforme Dermatitis

Regionale Chemotherapie bei hepatischer Metastasierung

Die regionale Zytostatikagabe über die A. hepatica arbeitet mit dem Konzept der hohen Zytostatikakonzentrationen und u. a. mit dem Ziel, die Resistenz einer Systemtherapie durch die Dosissteigerung zu durchbrechen.

Aktuelle Konzepte verfolgen die Kombination einer Systemtherapie mit der lokoregionären Therapie, um ggf. auch bei refraktären Pat. eine sekundäre Resektabilität zu erreichen. Probleme sind die niedrigere Systemkonzentration von Zytostatika aufgrund des First-Pass-Effekts, seltene lokale chemotherapiebedingte NW durch Abstrom der Zytostatika in andere Gefäßbereiche (Chemotherapie-Gastritis) und die Notwendigkeit der angiografischen Katheterplatzierung oder der Implantation eines Leberports. Insgesamt sollte die Option bevorzugt in klinischen Studien für Pat. mit ausschließlicher Lebermetastasierung erwogen werden.

17.7.11 Nachsorge

Ziel der Nachsorge ist die frühzeitige Entdeckung von lokoregionären Rezidiven oder einer potenziell primär oder sekundär resektablen viszeralen Metastasierung. Während bei Pat. im Stadium I eine definierte Nachsorge aufgrund des geringen Rezidivrisikos nicht empfohlen wird, besteht in den Stadien II und III die generelle Empfehlung einer strukturierten Nachsorge (▶ Tab. 17.50).

Tab. 17.50 Strukturierte Nachsorge des CRC in den Stadien II und III

Untersuchung	Monat							
	3	6	12	18	24	36	48	60
Anamnese, körperliche Untersuchung, CEA		X	X	X	X	X	X	X
Koloskopie	–	X[1]	X[2]	–	–	–	–	X
Sonografie Abdomen	–	X	X	X	X	X	X	X
Sigmoidoskopie (Rektoskopie) nur bei Rektum-Ca ohne (neo) adjuvante RCT	–	X	X	X	X	–	–	–
Spiral-CT nur bei Rektum-Ca 3 Mon. nach Ende der kompletten Initialtherapie	X	–	–	–	–	–	–	–
Rö-Thorax (nur beim Rektum-Ca)	–	–	X	–	X	X	X	X

[1] Wenn keine vollständige Koloskopie präop. erfolgt ist; bei unauffälligem Befund (auch kein Adenom) nächste Koloskopie nach 5 J.
[2] Bei unauffälligem Befund nächste Koloskopie in 5 J.

17.7.12 Prognose

Die TNM-Klassifikation und das UICC geben weiterhin die besten Angaben für die Beurteilung der Prognose.

5-Jahres-Überlebensraten:

- Stadium I: ca. 90 %.
- Stadium II: ca. 70 %.
- Stadium III: ca. 50 %.
- Im metastasierten Stadium sind Heilungen sehr selten (in Abhängigkeit von der Resektabilität).
  - Vor allem die Zahl der befallenen LK ist ein wichtiger Parameter zur Prognoseabschätzung, vorausgesetzt es wurden ausreichend LK (mind. 12) untersucht.
  - Weitere relevante klinisch-pathologische Prognosefaktoren sind Perforation und Obstruktion, Infiltration benachbarter Organe (T4-Stadien), lymphovaskuläre und perineurale Infiltration und ein schlechter (G3) Differenzierungsgrad.
  - Bei metastasierten Stadien ist das mediane Überleben bei unbehandelten Pat. ca. 3–6 Mon.

Weiterhin sind folgende klinische Parameter mit schlechter Prognose bzw. schlechtem Ansprechen auf Chemotherapie assoziiert:

- Leukozyten > 10 000/µl
- Erhöhte LDH
- Erhöhte AP
- 2 oder mehr Metastasenlokalisationen
- Schlechter AZ
- Niedriger Hb

Als prognostische und/oder prädiktive Marker wurden für das CRC identifiziert:

- Lage des Primärtumors: rechts vs. links

- BRAF-Mutation
- Nachweis von EGFR- und RAS-Mutation
- p53-Expression
- MSI
- Nachweis von Cytokeratin-(CK-)pos. Zellen im Fremdgewebe
- p27-(Kip-l-)Expression
- VEGF-Expression
- Bcl-2-Expression

17.7.13 Therapieschemata

Zur präop. RCT des Rektum-Ca Stadium II/III ▶ Tab. 17.51, zur adjuvanten Chemotherapie bei CRC ▶ Tab. 17.52, zur palliativen Chemotherapie ▶ Tab. 17.53.

Tab. 17.51 Präoperative RCT des Rektum-Ca Stadium II/III

Zytostatikum	Dosis	Applikationsart	Therapiezeitpunkt
Für alle 3 genannten Schemata gilt: **Strahlentherapie:** 1,8 Gy auf Tumor und regionales Lymphabflussgebiet Tage 1–5, alle 6 Wo. (Gesamtdosis 50,4 Gy)			
5-FU			
5-FU	1 000 mg/m² KOF	I. v. als 24-h-Infusion über Pumpe	Tage 1–5, 29–33
OP 6 Wo. nach Abschluss dieser Therapie			
Postop. Chemotherapie 4 Wo. nach OP			
5-FU	500 mg/m² KOF	I. v. als Bolus	Tage 1–5
Wdh. alle 4 Wo.; insgesamt 4 Zyklen			
5-FU			
5-FU	225 mg/m² KOF/d	I. v. als Dauerinfusion	Tage 1–42
OP 6 Wo. nach Abschluss dieser Therapie			
Postop. Chemotherapie 4 Wo. nach OP			
5-FU	500 mg/m² KOF	I. v. als Bolus	Tage 1–5
Wdh. alle 4 Wo.; insgesamt 4 Zyklen			
Capecitabin			
Capecitabin	1 650 mg/m² KOF/d	P. o. im 12-h-Abstand zu den Mahlzeiten	Tage 1–42
OP 6 Wo. nach Abschluss dieser Therapie			
Postop. Chemotherapie 4 Wo. nach OP			
Capecitabin	2 500 mg/m² KOF in 2 Dosen	P. o.	Tage 1–14
Wdh. alle 3 Wo.; insgesamt 8 Zyklen			

Tab. 17.52 Adjuvante Chemotherapie des CRC

Zytostatikum	Dosis	Applikationsart	Therapiezeitpunkt
5-FU/FA als wöchentliche Therapie (bei KI gegen FOLFOX 4)			
Folinsäure	500 mg/m² KOF	2-h-Infusion	Tage 1, 8, 15, 22, 29, 36
5-FU	500 mg/m² KOF	I. v. Bolus	Tage 1, 8, 15, 22, 29, 36
Wdh. Tag 50; insgesamt 4 Zyklen			
Capecitabin als Monotherapie (bei KI gegen FOLFOX 4)			
Capecitabin	2 500 mg/m² KOF in 2 Dosen	P. o.	Tage 1–14
Wdh. Tag 22; insgesamt 8 Zyklen			
5-FU/FA/Oxaliplatin (FOLFOX 4)			
Oxaliplatin	85 mg/m² KOF	2-h-Infusion	Tag 1
Folinsäure	200 mg/m² KOF	2-h-Infusion	Tage 1, 2
5-FU	400 mg/m² KOF	Bolus	Tage 1, 2
5-FU	600 mg/m² KOF	22-h-Infusion	Tage 1, 2
Wdh. Tag 15; insgesamt 12 Zyklen			
5-FU/FA/Oxaliplatin (FOLFOX 6)			
Oxaliplatin	100 mg/m² KOF	2-h-Infusion	Tag 1
Folinsäure	400 mg/m² KOF	2-h-Infusion	Tag 1
5-FU	400 mg/m² KOF	Bolus	Tag 1
5-FU	2 400–3 000 mg/m² KOF	46-h-Infusion	Tage 1, 2
Wdh. Tag 15; insgesamt 12 Zyklen			
Capecitabin/Oxaliplatin (CapeOX)			
Oxaliplatin	130 mg/m² KOF	2-h-Infusion	Tag 1
Capecitabin	2 000 mg/m² KOF in 2 Dosen	P. o.	Tage 1–14
Wdh. Tag 22; insgesamt 4 Zyklen			

Tab. 17.53 Bevorzugte palliative Chemotherapieschemata

Zytostatika	Dosis	Applikationsart	Therapiezeitpunkt
Palliative Monotherapien			
Capecitabin			
Capecitabin	2 × 1 250 mg/m² KOF	P. o.	Tage 1–14
• Wdh. Tag 22 • **Cave:** Dosisreduktion bei Hand-Fuß-Syndrom			
Irinotecan als Monotherapie wöchentlich			
Irinotecan	125 mg/m² KOF	90-min-Infusion	Tage 1, 8, 15, 22
• Wdh. Tag 36 • **Cave:** Begleitrezeptur/Begleitmedikation: – Atropin s. c. 0,25–0,5 mg zur Reduktion der frühcholinergen Reaktion – Bei verzögerter Diarrhö (> 2 h nach Therapie): Loperamid laut Standard – Bei Neutropenie oder persistierendem Durchfall: unmittelbare Gabe von Metronidazol 3 × 400 mg p. o., großzügige Ind. zur stationären Einweisung (60-Tage-Frühmortalität!)			

Tab. 17.53 Bevorzugte palliative Chemotherapieschemata *(Forts.)*

Zytostatika	Dosis	Applikationsart	Therapiezeitpunkt
Irinotecan als Monotherapie 3-wöchentlich			
Irinotecan	350 mg/m² KOF	90-min-Infusion	Tag 1
• Wdh. Tag 22 • **Cave:** Begleitrezeptur/Begleitmedikation von Irinotecan s. o.			
Palliative Kombinationstherapie: Folinsäure/FU			
Hochdosis-5-FU/FA mit Portsystem			
Folinsäure	500 mg/m² KOF	2-h-Infusion	Tage 1, 8, 15, 22, 29, 36
5-FU	2 600 mg/m² KOF	24-h-Infusion über Pumpe	Tage 1, 8, 15, 22, 29, 36
Wdh. Tag 50			
Palliative Kombinationstherapien mit Oxaliplatin			
FOLFOX 4			
Oxaliplatin	85 mg/m² KOF	2-h-Infusion	Tag 1
Folinsäure	200 mg/m² KOF	2-h-Infusion	Tage 1–2
5-FU	400 mg/m² KOF	Bolus	Tage 1–2
5-FU	600 mg/m² KOF	22-h-Infusion	Tage 1–2
Wdh. Tag 15			
FUFOX			
Oxaliplatin	50 mg/m² KOF	2-h-Infusion	Tage 1, 8, 15, 22
Folinsäure	500 mg/m² KOF	2-h-Infusion	Tage 1, 8, 15, 22
5-FU	2 000 mg/m² KOF	24-h-Infusion	Tage 1, 8, 15, 22
Wdh. Tag 36			
Palliative Kombinationstherapien mit Irinotecan			
FOLFIRI			
Irinotecan	180 mg/m² KOF	2-h-Infusion	Tag 1
Folinsäure	400 mg/m² KOF	2-h-Infusion	Tag 1
5-FU	400 mg/m² KOF	Bolus	Tag 1
5-FU	1 200 mg/m² KOF	24-h-Infusion	Tage 1–2
• Wdh. Tag 15 • **Cave:** Begleitrezeptur/Begleitmedikation von Irinotecan s. o.			
AIO-Iri			
Irinotecan	80 mg/m² KOF	2-h-Infusion	Tage 1, 8, 15, 22, 29, 36
Folinsäure	500 mg/m² KOF	2-h-Infusion	Tage 1, 8, 15, 22, 29, 36
5-FU	2 600 mg/m² KOF	24-h-Infusion	Tage 1, 8, 15, 22, 29, 36
• Wdh. Tag 50 • **Cave:** Begleitrezeptur/Begleitmedikation von Irinotecan s. o.			
FOLFOX-Iri			
Irinotecan	165 mg/m² KOF	2-h-Infusion	Tag 1
Oxaliplatin	85 mg/m² KOF	2-h-Infusion	Tag 1
Folinsäure	200 mg/m² KOF	2-h-Infusion	Tag 1

Tab. 17.53 Bevorzugte palliative Chemotherapieschemata *(Forts.)*

Zytostatika	Dosis	Applikationsart	Therapiezeitpunkt
5-FU	3 200 mg/m² KOF	48-h-Infusion	Tage 1 + 2
• Wdh. Tag 14. • **Cave:** Begleitrezeptur/Begleitmedikation von Irinotecan s. o. und Gabe von G-CSF bei erhöhter Gefahr einer febrilen Neutropenie			
Palliative Kombinationstherapie mit Mitomycin C als Drittlinientherapie			
5-FU-Dauerinfusion plus Mitomycin C			
5-FU	300 mg/m² KOF	24-h-Infusion	Tage 1–42
Mitomycin C	7 mg/m² KOF	Bolus	Tag 1
• Wdh. Tag 43 • **Cave:** dosiskumulatives Risiko eines HUS, daher max. 4 Zyklen Mitomycin C			
Bevacizumab-Kombinationstherapie			
AIO/Iri plus Bevacizumab			
Bevacizumab	5 mg/kg KG	Erstgabe 90 min, bei guter Verträglichkeit nächste Infusion 60 min, dann weiter mit 30 min	Tage 1, 15, 29
Irinotecan	80 mg/m² KOF	2-h-Infusion	Tage 1, 8, 15, 22, 29, 36
Folinsäure	500 mg/m² KOF	2-h-Infusion	Tage 1, 8, 15, 22, 29, 36
5-FU	2 600 mg/m² KOF	24-h-Infusion	Tage 1, 8, 15, 22, 29, 36
• Wdh. Tag 50 • Bei KI gegen Irinotecan kann dieses in Anlehnung an das Schema von Kabbinavar weggelassen werden [Kabbinavar et al. 2005] • **Cave:** Begleitrezeptur/Begleitmedikation von Irinotecan s. o.			
FOLFOX 4 plus Bevacizumab			
Bevacizumab	5 mg/kg KG	Erstgabe 90 min, bei guter Verträglichkeit nächste Infusion 60 min, dann weiter mit 30 min	Tag 1
Oxaliplatin	85 mg/m² KOF	2-h-Infusion	Tag 1
Folinsäure	200 mg/m² KOF	2-h-Infusion	Tage 1–2
5-FU	400 mg/m² KOF	Bolus	Tage 1–2
5-FU	600 mg/m² KOF	22-h-Infusion	Tage 1–2
Wdh. Tag 15			
Cetuximab-Kombinationstherapie			
AIO/Iri plus Cetuximab			
Cetuximab	400 mg/m² KOF	2-h-Infusion	Tag 1
Cetuximab	250 mg/m² KOF	2-h-Infusion	Tage 8, 15, 22, 29, 36
Irinotecan	80 mg/m² KOF	2-h-Infusion	Tage 1, 8, 15, 22, 29, 36
Folinsäure	500 mg/m² KOF	2-h-Infusion	Tage 1, 8, 15, 22, 29, 36
5-FU	2 600 mg/m² KOF	24-h-Infusion	Tage 1, 8, 15, 22, 29, 36

Tab. 17.53 Bevorzugte palliative Chemotherapieschemata *(Forts.)*

Zytostatika	Dosis	Applikationsart	Therapiezeitpunkt
• Wdh. Tag 50 • Prophylaktische Gabe eines Antihistaminikums und von Dexamethason vor Cetuximab empfohlen • **Cave:** Begleitrezeptur/Begleitmedikation von Irinotecan s. o.			
Cetuximab plus Irinotecan wöchentlich			
Cetuximab	400 mg/m² KOF	2-h-Infusion	Tag 1
Cetuximab	250 mg/m² KOF	2-h-Infusion	Tage 8, 15, 22, 29
Irinotecan	80–125 mg/m² KOF bzw. Fortsetzung des initialen Irinotecan-Schemas, auf das die Progression erfolgte	2-h-Infusion	Tage 1, 8, 15, 22
• Wdh. Tag 36 • Prophylaktische Gabe eines Antihistaminikums und von Dexamethason vor Cetuximab empfohlen • **Cave:** Begleitrezeptur/Begleitmedikation von Irinotecan s. o.			
Panitumumab zweiwöchentlich			
Panitumumab	6 mg/kg KG	1-h-Infusion	Tag 1
• Wdh. Tag 15 • Keine Prämedikation notwendig			
FOLFOX 4 plus Panitumumab			
Panitumumab	6 mg/kg KG	1-h-Infusion	Tag 1
Oxaliplatin	85 mg/m² KOF	2-h-Infusion	Tag 1
Folinsäure	200 mg/m² KOF	2-h-Infusion	Tage 1–2
5-FU	400 mg/m² KOF	Bolus	Tage 1–2
5-FU	600 mg/m² KOF	22-h-Infusion	Tage 1–2
• Wdh. Tag 15 • Keine Prämedikation notwendig			
FOLFIRI plus Panitumumab			
Panitumumab	6 mg/kg KG	1-h-Infusion	Tag 1
Irinotecan	180 mg/m² KOF	2-h-Infusion	Tag 1
Folinsäure	400 mg/m² KOF	2-h-Infusion	Tag 1
5-FU	400 mg/m² KOF	Bolus	Tag 1
5-FU	1 200 mg/m² KOF	24-h-Infusion	Tage 1–2
• Wdh. Tag 15 • **Cave:** Begleitrezeptur/Begleitmedikation von Irinotecan s. o.			
FOLFIRI plus Aflibercept			
Aflibercept	4 mg/kg KG	1-h-Infusion	Tag 1
Irinotecan	180 mg/m² KOF	2-h-Infusion	Tag 1
Folinsäure	400 mg/m² KOF	2-h-Infusion	Tag 1
5-FU	400 mg/m² KOF	Bolus	Tag 1
5-FU	1 200 mg/m² KOF	24-h-Infusion	Tage 1–2

Tab. 17.53 Bevorzugte palliative Chemotherapieschemata *(Forts.)*

Zytostatika	Dosis	Applikationsart	Therapiezeitpunkt
• Wdh. Tag 15 • **Cave:** Begleitrezeptur/Begleitmedikation von Irinotecan s. o.			
Regorafenib-Monotherapie			
Regorafenib	160 mg	P. o.	Tage 1–21
• Wdh. Tag 28 • **Cave:** Dosisreduktion bei Diarrhö und Asthenie			
TAS-102-(Lonsurf-)Monotherapie			
TAS-102 (Lonsurf)	2 × 35 mg/m² KOF	P. o.	Tage 1–5, Tage 8–12
Wdh. Tag 28			
Pembrolizumab			
Pembrolizumab (Keytruda)	200 mg	I. v. über 30 min	Alle 3 Wo.
Nivolumab + Ipilimumab (4 Zyklen), gefolgt von Nivolumab mono bis PD			
Nivolumab (Opdivo)	3 mg/kg KG	I. v. über 30 min	Alle 3 Wo. in Kombination (4 Zyklen)
Ipilimumab (Yervoy)	1 mg/kg KG	i. v. über 30 min	Alle 3 Wo. in Kombination (4 Zyklen)
Nivolumab (Opdivo)	240 mg	I. v. über 60 min	Alle 2 Wo. mono
	480 mg	I. v. über 60 min	Alle 4 Wo. mono
Encorafenib			
Encorafenib (Braftovi)	300 mg	P. o.	In Kombination mit Cetuximab

Literatur

de Gramont A, Figer A, Seymour M et al. Leucovorin and fluorouracil with or without oxaliplatin as first-line treatment in advanced colorectal cancer. J Clin Oncol, 2000;18: 2938–2947.

Fong Y, Fortner J, Sun RL et al. Clinical score for predicting recurrence after hepatic resection for metastatic colorectal cancer: analysis of 1001 consecutive cases. Ann Surg, 1999;230: 309–318.

Kabbinavar FF, Schulz J, McCleod M et al. Addition of bevacizumab to bolus fluorouracil and leucovorin in first-line metastatic colorectal cancer: results of a randomized phase II trial. J Clin Oncol, 2005;23: 3697–3705.

Tabernero J, Van Cutsem E, Lakomý R et al. Aflibercept versus placebo in combination with fluorouracil, leucovorin and irinotecan in the treatment of previously treated metastatic colorectal cancer: prespecified subgroup analyses from the VELOUR trial. Eur J Cancer, 2014;50: 320–331.

17.8 Analkarzinom

Diana Lüftner und Christian Jehn

17.8.1 Epidemiologie

Anal-Ca sind selten (1–2 % der gastrointestinalen Karzinome) mit etwas steigender Tendenz, insbes. durch die Überlebensverlängerung durch die antiretrovirale Therapie bei HIV-Infektion.

- In der Mehrzahl aller Analkanal-Ca lassen sich humane Papillomaviren (HPV) nachweisen, insbes. HPV16 und HPV18.
- Eine Häufung von Anal-Ca findet man bei HIV-Infektion und unter Immunsuppression nach Organtransplantation.

Weitere epidemiologische Daten:

- Inzidenz:
  - Frauen: 0,5–1,0/100 000/J.
  - Männer: 0,3–0,8/100 000/J.
- Altersgipfel bei 60–70 J.

17.8.2 Pathologie

Histologische Klassifikation der Tumoren des Analkanals mit Häufigkeitsverteilung:

Epitheliale maligne Tumoren:

- Plattenepithel-Ca: ca. 75 %
- Mukoepidermoid-Ca
- Adeno-Ca (ca. 20 %)
  - Vom Rektumtyp
  - In anorektalen Fisteln
  - Undifferenziertes Karzinom

Nichtepitheliale maligne Tumoren, z. B. Leiomyosarkom.

Malignes Melanom.

Kleinzellige (anaplastische) Karzinome.

Nicht klassifizierbare maligne Tumoren.

17.8.3 Klassifikation/Stadieneinteilung

Zur TNM-Klassifikation ▶ Tab. 17.54, zur UICC-Stadieneinteilung ▶ Tab. 17.55.

17.8.4 Lokalisation und Ausbreitung

Bei zunehmender Ausbreitung werden die Mm. sphincter ani internus und externus, Vagina, Urethra, Prostata, Blase und Samenbläschen befallen. Bei ⅓ der Pat. lässt sich bei Diagnosestellung eine LK-Metastasierung nachweisen. Bei tiefem Sitz sind eher die inguinalen LK betroffen, bei höherem Sitz eher die perirektalen bzw. iliakalen LK.

Hämatogene Metastasen finden sich selten und bedingen einen palliativen Therapieansatz. Fernmetastasen finden sich v. a. in Leber und Lunge.

Tab. 17.54 TNM-Klassifikation des Anal-Ca

Stadium	Befund
T – Primärtumor	
TX	Primärtumor kann nicht beurteilt werden
T0	Kein Anhalt für Primärtumor
Tis	Carcinoma in situ
T1	Tumor < 2 cm im Durchmesser
T2	Tumor 2–5 cm im Durchmesser
T3	Tumor > 5 cm im Durchmesser
T4	Tumor jeder Größe mit Infiltration benachbarter Organe (Befall der Sphinktermuskulatur allein wird nicht als T4 klassifiziert)
N – regionäre Lymphknoten	
NX	Regionäre LK können nicht beurteilt werden
N0	Keine regionären LK-Metastasen
N1	Metastasen in perirektalen LK
N2	Metastasen in inguinalen LK an 1 Seite oder LK an der A. iliaca interna an 1 Seite
N3	Metastasen in perirektalen und inguinalen LK und/oder LK der A. iliaca beidseits und/oder bilateralen inguinalen LK
M – Fernmetastasen	
MX	Fernmetastasen können nicht beurteilt werden
M0	Keine Fernmetastasen
M1	Fernmetastasen

Tab. 17.55 Stadieneinteilung nach UICC

Stadium	Primärtumor	Lymphknoten	Metastasen
0	Tis	N0	M0
I	T1	N0	M0
II	T2–3	N0	M0
IIIA	T4	N0	M0
	T1–3	N1	M0
IIIB	T4	N1	M0
	Jedes T	N2–3	M0
IV	Jedes T	Jedes N	M1

17.8.5 Risikofaktoren

- HPV- oder HIV-Infektion
- Chron. Entzündungen, z. B. in Zusammenhang mit Hämorrhoiden, Fissuren oder Fisteln
- Früher erster Sexualverkehr
- Große Anzahl von Sexualpartnern
- Durchgemachte Geschlechtskrankheiten

- Promiskuität des Partners
- Analverkehr
- Homosexualität

17.8.6 Prävention und Früherkennung

High-grade anale intraepitheliale Neoplasien (AIN) gelten als Vorläufer des Anal-Ca. Screeningprogramme für Risikopersonen könnten AIN identifizieren, die mittels lokaler Therapie (z. B. Elektrokauterisierung) behandelt werden können.

Eine HPV-Impfung, die bei Frauen high-grade intraepitheliale Neoplasien der Zervix reduziert, ist auch bei jungen Männern zur Verhinderung von HPV-assoziierten AIN geeignet.

17.8.7 Klinik

Die häufigsten Symptome beim Anal-Ca sind:

- Peranale Blutungen (v. a. bei der Defäkation)
- Schmerzen in der Anorektalregion
- Pruritus
- Fremdkörpergefühl
- Obstipation als Spätsymptom

17.8.8 Diagnostik

Histopathologische Diagnostik

Tumoren des Analrands gehören zu den Tumoren der Haut und werden wie diese behandelt.

Der eigentliche Analkanal wird nach oben durch den M. sphincter ani internus begrenzt (im Bereich der Puborektalisschlinge durch die Linea dentata), nach unten durch die Linea anocutanea. In der oberen kolorektalen Zone findet sich Rektumschleimhaut, kaudal anschließend die Transitorialzone mit einem dem Urothel ähnlichen Übergangsepithel bis zur Linea dentata. Nach kaudal folgt die mit Anoderm (Plattenepithel ohne Hautanhangsgewebe) ausgekleidete Plattenepithelzone.

Daraus ergibt sich die weitere Einteilung: Infiltriert der Tumor das distale Rektum und den Analkanal, wird bei einem Plattenepithel-Ca ein Anal-Ca diagnostiziert. Bei einer drüsigen Differenzierung, einem undifferenzierten Karzinom oder einem malignen endokrinen Tumor wird der Tumor als Rektumtumor klassifiziert.

Ausbreitungsdiagnostik

Grundlage der Ausbreitungsdiagnostik ist die klinische Untersuchung mit Inspektion und digitaler Untersuchung, ergänzt durch Laborbestimmungen, Bildgebung und invasive Maßnahmen (▶ Tab. 17.56).

Tab. 17.56 Diagnostik beim Anal-Ca

Labor	Bildgebung	Invasive Maßnahmen mit Biopsie
• BB • Bilirubin und Transaminasen (vor Chemotherapie) • Ggf. SCC und CEA • HIV-Testung (ggf. CD4/8-Ratio)	• Endoanale Sonografie • CT Thorax • CT oder MRT Abdomen und Becken • Sonografie Abdomen • Sentinel-LK-Biopsie • Ggf. PET-CT bei T3/4-oder nodal pos. Tumoren	• Proktoskopie mit Biopsie • Inguinale LK-Evaluation (ggf. mit Biopsie verdächtiger LK) • Anlage eines Port-a-Cath-Systems • Gynäkologische Untersuchung mit Abstrich bei Frauen

17.8.9 Therapie

Operative Therapie

Merke

Standardtherapie war früher die radikale OP, ggf. mit Rektumexstirpation und Anlage eines dauerhaften Kolostomas. Ausgenommen eines T1-Karzinoms ist dieses mutilierende Vorgehen nunmehr durch die RCT ersetzt, durch die unter Wahrung der Heilungsrate eine Kolostomie oft vermieden werden kann.

Lediglich bei kleinen umschriebenen Tumoren des Analkanals im Stadium T1 N0 M0 (bevorzugt bei Sitz unterhalb der Linea dentata) ist eine Resektion des Tumors unter Einhaltung eines Sicherheitsabstands mit Erhalt der Kontinenzfunktion technisch möglich. Allerdings wird über Lokalrezidivraten bis zu 50 % berichtet.

Bei mikroinvasiven Karzinomen kann ggf. eine Lokalexzision ausreichend sein. In allen Fällen ist eine engmaschige Nachkontrolle erforderlich, um ein eventuelles Rezidiv frühzeitig zu erkennen und sekundär kurativ mit RCT zu behandeln.

Vor den kurativen Therapiemaßnahmen sollte eine Fernmetastasierung durch bildgebende Verfahren ausgeschlossen sein. Vergrößerte iliakale LK können auch unspezifisch vergrößert sein und sollten histologisch abgeklärt werden.

Wichtige OP in der palliativen Situation sind Anlagen eines doppelläufigen Stomas bei Stenosen oder Inkontinenz.

Radiochemotherapie

Wenngleich randomisierte Studien zum Vergleich der radikalen OP mit der RCT fehlen, kann aus der Nebeneinanderstellung der Studien geschlossen werden, dass die RCT bei Anal-Ca sowohl in Bezug auf alle Parameter der Tumorkontrolle wie auch in Bezug auf die Lebensqualität die überlegene Therapieoption ist.

Dabei ergibt die Kombination aus 5-FU und Mitomycin C zusammen mit der Strahlentherapie die besten Ergebnisse bei T3/T4-Tumoren. Die Strahlentherapie beinhaltet Anal- und Perianalregion, distales Rektum, perirektale präsakrale, interne iliakale und inguinale LK. Die tägliche Strahlendosis beträgt 1,8 Gy bei einer Therapiedauer von 5 Wochen. Je nach Schema wird in den Wochen 1 bzw. 1 und 5 simultan die Chemotherapie verabreicht (▶ 17.8.12).

Bei lokal fortgeschrittenen Tumoren ist die RCT mit Mitomycin C und kontinuierlicher Gabe von 5-FU der alleinigen Strahlentherapie überlegen. Der Hauptvorteil liegt nicht in der Verlängerung der Überlebenszeit, sondern in der Verbesserung der Rate an Rektumexstirpationen und der Verlängerung des kolostomiefreien Intervalls.

Eine Sonderstellung nehmen die seltenen Adeno-Ca vom Rektumtyp ein. Hier reicht die alleinige RCT für eine Tumorkontrolle nicht aus, sondern sie muss als präop. Therapie von einer Rektumexstirpation gefolgt werden. In dieser Sequenz kann bei rund 50 % der Pat. ein 5-Jahres-DFS erreicht werden.

Akute NW der Strahlentherapie sind mäßige Leuko- und Thrombozytopenien. Unter der Therapie mit Mitomycin und 5-FU kann es im Fall eines DPD-Mangels (▶ 17.7.10, „Adjuvante Chemotherapie des Kolonkarzinoms") zu einem frühzeitigen Abfall von Leukozyten mit therapieresistenten Durchfällen und der Ausbildung eines septischen Krankheitsbilds mit hoher Letalität kommen. Die nichthämatologischen NW betreffen v. a. Durchfälle, Proktitiden, Strahlenzystitiden und Hautschäden.

Nach der kombinierten RCT bleibt bei der Re-Evaluation nach 6–8 Wo. bei ca. 20 % ein makroskopisch erkennbarer Resttumor stehen. Dann gilt als unklar, ob sich noch ein maligner Tumoranteil in dem verbliebenen Gewebe nachweisen lässt. Biopsien in dieser Situation sind mit einer relativ hohen Rate an falsch neg. Ergebnissen verbunden. Eine pos. Biopsie zieht (ggf. nach Optimierung der Strahlendosis durch Gabe eines lokalen Boosts von 15–20 Gy und Re-Biopsie) i. d. R. eine abdominoperineale Rektumexstirpation nach sich, sofern eine R0-Resektion möglich erscheint. Sonst muss eine palliative Kolostomie durchgeführt werden.

Bei Resttumor (in Narkoseuntersuchung oder Bildgebung) und neg. Biopsie (mind. 5 Stanzbiopsien von 3 cm Länge) ist eine abwartende Haltung mit Kontrolle nach 4–6 Wo. erlaubt. Bei Größenprogression muss umgehend eine Biopsie veranlasst werden.

Im Fall eines lokoregionären Rezidivs wird eine Rektumexstirpation mit kurativem Ansatz erforderlich. Wurde inital eine Bestrahlungsdosis < 50 Gy angewandt, kann eine RCT mit der noch möglichen Strahlenrestdosis versucht werden. Verbleibt danach ein Restbefund mit pos. Biopsie, ist eine Rektumexstirpation unumgänglich.

Palliative Chemotherapie

Bei syn- oder metachroner Metastasierung ist eine palliative Chemotherapie (▶ 17.8.12) indiziert. Therapieziele sind in erster Linie eine Symptomlinderung und die Vermeidung einer Kolostomie.

Auch alternative Schemata wie die wöchentliche 24-h-Infusion von Hochdosis-5-FU/FA und 2-wöchentlichem Cisplatin können erwogen werden.

Andere Substanzen, z. B. Capecitabin oder Docetaxel, sind nicht geprüft. Ihr Einsatz entspricht allenfalls einem Analogieschluss aus der Behandlung anderer Tumorentitäten mit Plattenepithel-Ca-Histologie.

In der palliativen Situation besteht bei gleichzeitigem Auftreten eines Lokalrezidivs und einer Fernmetastasierung keine Ind. zu einem resezierenden Verfahren.

Bei einer ausgedehnten lokalisierten Erkrankung (Bulky Disease) kann zur lokalen Kontrolle eine simultane RCT mit 5-FU/Cisplatin erwogen werden.

17.8.10 Nachsorge

Bei primärer RCT ist eine Nachkontrolle dringend erforderlich, da eine kurative Chance durch eine definitive Chirurgie bei einem Lokalrezidiv zur Verfügung steht (▶ Tab. 17.57).

17.8.11 Prognose

Die entscheidenden prognostischen Faktoren des Anal-Ca sind:

- Tumorgröße
- LK-Befall
- Tiefeninfiltration des Tumors bei den Stadien T2/3
- Infiltration von Nachbarorganen
- Grading, v. a. bei schlecht differenzierten Tumoren
- Vorliegen einer HIV-Infektion

Die Gesamtüberlebensrate beträgt derzeit unter optimierter Therapie ca. 75 % nach 5 Jahren. Dabei kann ca. 70 % der Pat. eine Stomaanlage erspart werden.

17.8.12 Therapieschemata

Zur primär kombinierten RCT ▶ Tab. 17.58, zur palliativen Chemotherapie bei Anal-Ca ▶ Tab. 17.59.

Tab. 17.57 Strukturierte Nachsorge des Anal-Ca

Diagnostik	Wo.	Monate									
	6	6	12	18	24	30	36	42	48	54	60
Anamnese, körperliche Untersuchung	X	X	X	X	X	X	X	X	X	X	X
Sonografie Abdomen	–	X	X	X	X	–	X	–	X	–	X
Rö-Thorax	–		–	–	X	–	X	–	X	–	X
Rektoskopie	X	X	X	X	X	X	X	X	X	X	X
MRT oder Spiral-CT Becken	–		X	–	X	–	X	–	–	–	–

Tab. 17.58 Primäre kombinierte RCT des Anal-Ca

Zytostatikum	Dosis	Applikationsart	Therapiezeitpunkt
EORTC-Protokoll			
Strahlentherapie: • 1,8 Gy Tage 1–5 über 5 Wo. • 6 Wo. Pause • Boost von 15 Gy bei CR oder 20 Gy bei PR			
5-FU	750 mg/m² KOF	24-h-Infusion	Tage 1–5, 29–33
Mitomycin C	15 mg/m² KOF	I.v. Bolus	Tag 1
Erlanger Protokoll			
Strahlentherapie: • 1,8–2 Gy Tage 1–5 über 5 Wo. • 6–8 Wo. Pause. • Boost bis max. 66 Gy perkutan oder interstitiell			
5-FU	1 000 mg/m² KOF (max. 1 800 mg absolut)	24-h-Infusion	Tage 1–5, 29–32
Mitomycin C	10 mg/m² KOF	I.v. Bolus	Tage 1, 29

Tab. 17.59 Palliative Chemotherapie des Anal-Ca

Zytostatika	Dosis	Applikationsart	Therapiezeitpunkt
5-FU/Cisplatin			
Cisplatin	100 mg/m² KOF	1-h-Infusion	Tag 1
5-FU	1 000 mg/m² KOF	24-h-Infusion über Pumpe	Tage 1–5
Wdh. Tag 22			
5-FU/Folinsäure/Cisplatin			
Cisplatin	50 mg/m² KOF	1-h-Infusion	Tage 1, 15, 29
Folinsäure	500 mg/m² KOF	2-h-Infusion	Tage 1, 8, 15, 22, 29, 36
5-FU	2 000 mg/m² KOF	24-h-Infusion über Pumpe	Tage 1, 8, 15, 22, 29, 36
Wdh. Tag 50			

18 Malignome des Urogenitaltrakts

Oliver Rick

18.1 Nierenzellkarzinom

18.1.1 Epidemiologie

- Insgesamt gehen 2–3 % aller bösartigen Tumoren von der Niere aus.
- Relative 5-Jahres-Überlebensrate (5-JÜR) für Nierentumoren: ca. 75 %. Gute Prognose für Tumoren, die in einem frühen Stadium diagnostiziert werden. Bei fortgeschrittenen Stadien hingegen sind die Heilungschancen eher ungünstig.
- Inzidenz: in den letzten Jahren leicht sinkend, bei Männern jedoch höher als bei Frauen. Im Jahr 2017/2018 traten ca. 15 000 Neuerkrankungen auf.
- Altersverteilung: vorwiegend höheres Lebensalter. Medianes Alter: bei Frauen > 70 J., bei Männern zwischen 65 und 70 J.

18.1.2 Pathologie

Vonseiten der Zellmorphologie unterscheidet man beim Nierenzell-Ca klarzellige Karzinome (75–80 %) von papillären (7–15 %) und chromophoben Karzinomen (5–10 %) sowie Karzinomen der Sammelrohre (Bellini-Tumor) mit weniger als 1 %. Während sich das klarzellige und das papilläre Karzinom aus dem proximalen Tubulus entwickeln, nimmt das chromophobe Karzinom seinen Ursprung im distalen Tubulus bzw. im distalen Sammelrohr. Eine Sonderstellung nimmt mit einer Inzidenz von 2–4 % das Onkozytom ein. Es handelt sich um einen gutartigen epithelialen Tumor mit guter Prognose (▶ Tab. 18.1).

Beim klarzelligen Karzinom findet sich in etwa bei 80 % eine funktionelle Inaktivierung des Von-Hippel-Lindau-Gens (VHL) mit

- Aktivierung von Hypoxia-inducible Factor (HIF)-1α und 2α und
- gesteigerter Expression von Genen der Neoangiogenese.

Weitere Mutationen:

- Im PBRM1- (40 %), SETD2- (15 %) und BAP1-Gen (15 %)
- Selten im mTOR-(mechanistic Target Of Rapamycin-)Signalübertragungsweg

Bei den papillären Nierenzell-Ca Typ 1 liegen Alterationen des *MET*-Gens vor. Die papillären Nierenzell-Ca Typ 2 können in 3 prognostisch relevante genetische Subgruppen unterteilt werden:

- CpG Island Methylator Phänotyp (CIMP)
- *CDKN2A*-Mutationen
- *ETD2-*, *BAP1-* und *PBRM1*-Mutationen

Tab. 18.1 Histologie des Nierenzell-Ca

Histologischer Typ	Herkunftsort	Inzidenz (%)
Klarzellig	Proximaler Tubulus	80–85
Papillär (chromophil)	Proximaler Tubulus	10–15
Chromophob	Kortikales Sammelrohr	5
Onkozytom	Kortikales Sammelrohr	2–4
Bellini-Tumor	Distales Sammelrohr	1

Beim chromophoben Nierenzell-Ca treten gehäuft Mutationen in *TP53, PTEN, FAAH2, PDHB, PDXDC1* und *NZF765* auf.

18.1.3 Klassifikation/Stadieneinteilung

- TNM-Klassifikation (7. Auflage):
  - Gilt nur für Karzinome; keine Anwendung auf andere Nierentumoren.
  - Klassifikation nach der Ausbreitung des Primärtumors bzw. dem Vorhandensein von Lymphknoten- (LK-) und Fernmetastasen (▶ Tab. 18.2).
- Stadieneinteilung nach American Joint Committee on Cancer (AJCC): ▶ Tab. 18.3.

18.1.4 Lokalisation und Ausbreitung

- Ausbreitung: T1- und T2-Tumoren sind auf die Niere beschränkt, T3-Tumoren dehnen sich in den Hilus und die perinephritischen Gewebe aus. T4-Tumoren infiltrieren die Niere umgebende Organe.

Tab. 18.2 TNM-Klassifikation

Klassifikation	Befund
T – Primärtumor	
TX	Keine Angabe möglich
T0	Kein Nachweis eines Primärtumors
T1	Tumor max. 7 cm groß und auf die Niere beschränkt
• T1a	Tumor ≤ 4 cm
• T1b	Tumor > 4 cm, aber ≤ 7 cm
T2	Tumor > 7 cm groß und auf die Niere beschränkt
• T2a	Tumor > 7 cm, aber ≤ 10 cm
• T2b	Tumor > 10 cm, aber auf die Niere beschränkt
T3	Tumor befällt die Nierenvenen, die Nebenniere und das perirenale Fettgewebe, aber keine Ausbreitung über die Gerota-Faszie hinaus
• T3a	Tumor infiltriert die Nebenniere oder das perirenale Gewebe, aber nicht unter der Gerota-Faszie
• T3b	Tumor infiltriert die Nierenvenen oder die V. cava unterhalb des Diaphragmas
• T3c	Tumor infiltriert die V. cava oberhalb des Diaphragmas
T4	Tumor wächst jenseits der Gerota-Faszie
N – Lymphknotenmetastasen	
NX	Keine Angaben über regionäre LK-Metastasen möglich
N0	Keine regionären LK-Metastasen nachweisbar
N1	Regionäre LK-Metastase nachweisbar
M – Fernmetastasen	
MX	Keine Angaben über Fernmetastasen möglich
M0	Keine Fernmetastasen nachweisbar
M1	Fernmetastasen vorhanden

Tab. 18.3 Stadieneinteilung des Nierenzell-Ca nach AJCC

Stadium	T	N	M
I	T1	N0	M0
II	T2	N0	M0
III	T1–2	N1	M0
	T3	N0–1	M0
IV	T4	Jedes N	Jedes M
	Jedes T	Jedes N	M1

- Metastasierung:
  - Primär in die regionalen LK im Bereich des Nierenhilus sowie in die paraaortalen, parakavalen und retroperitonealen LK-Stationen.
  - Fernmetastasen: vornehmlich in Lunge (60 %), Knochen (40 %), Leber (30 %) und ZNS (10 %).

18.1.5 Risikofaktoren

- Angeboren:
  - Von-Hippel-Lindau-Syndrom (autosomal-dominant): Prädisposition für ein klarzelliges Nierenzell-Ca
  - Birt-Hogg-Dubé Syndrom (autosomal-dominant): Prädisposition für ein chromophobes Nierenzell-Ca
  - Tuberöse Sklerose: sekundäre Entartung primär benigner Angiomyolipome.
  - Positive Familienanamnese
- Erworben:
  - Chron. Niereninsuffizienz
  - Nierentransplantation
  - Adipositas
  - Rauchen
  - Arterielle Hypertonie
  - Berufliche Exposition: halogenierte Kohlenwasserstoffe, langjährige Röntgenbestrahlung, Cadmium

18.1.6 Klinik

- Symptomentrias:
  - Flankenschmerz, tastbarer Tumor, Hämaturie.
  - Heute nur noch bei lokal weit fortgeschrittenen Tumoren anzutreffen, da die Diagnose oft bereits vor Beginn der Symptomatik mittels Sonografie gestellt wird.
  - Bei der Hämaturie handelt es sich eher um ein Spätsymptom, das auftritt, wenn der Tumor bereits in das Nierenbeckenkelchsystem eingewachsen ist.
  - Dies gilt auch für die allgemeinen Tumorsymptome wie subfebrile Temperaturen, Leistungsminderung, Gewichtsverlust und paraneoplastische Syndrome, die meist Folge einer bereits eingetretenen Metastasierung sind.
- Bei mehr als 50 % der Pat. ist das Karzinom asymptomatisch und wird im Rahmen von Routineuntersuchungen, z. B. bei der Sonografie des Abdomens, diagnostiziert.

- Ein lokalisiertes Stadium findet sich zum Zeitpunkt der Diagnosestellung bei 50 % der Pat., die übrigen finden sich bereits in einem lokal fortgeschrittenen oder metastasierten Stadium.
- Bilaterales Nieren-Ca: 3 % der Fälle.

18.1.7 Diagnostik

Sonografie

- Entscheidende Bedeutung im Rahmen der Diagnostik.
- Häufig Zufallsbefund eines Nierenzell-Ca bei einer routinemäßig oder aus anderen Gründen durchgeführten orientierenden Sonografie.
- Typische Zeichen: vermehrte, unregelmäßige Echogenität des suspekten Areals und Aufhebung der glatten Nierenkontur.
- Die Darstellung atypischer Nierenzysten mit teilweise echoreicher Binnenstruktur und unregelmäßiger Zystenwand muss den Verdacht auf ein Zystenwand-Ca lenken.

Computertomografie (CT)

- Nach sonografischem Nachweis einer soliden Raumforderung an der Niere Durchführung einer abdominalen CT in Nativtechnik mit anschließender Kontrastmittelserie.
- Ergänzend Darstellung vergrößerter LK und Nachweis eines Tumorthrombus innerhalb des venösen Systems.
- Bestätigt sich der Verdacht auf einen Nierentumor, muss zu diesem Zeitpunkt unverzüglich die Indikation zur weiterführenden Diagnostik (Ausschluss Metastasierung) und ggf. chirurgischen Therapie bei lokalisierter Erkrankung gestellt werden.

Ausscheidungsurografie mit Kontrastmittel

- Hat ihre Bedeutung für die Diagnostik eines Nierentumors eingebüßt
- Darstellung von Verdrängungen des Nierenbeckenkelchsystems bzw. von Aufhebungen der Nierenkontur
- In Kombination mit der Zystoskopie bei Hämaturie zwingend indiziert, um differenzialdiagnostisch ein Urothel-Ca der ableitenden Harnwege oder der Blase auszuschließen

Magnetresonanztomografie (MRT)

- 2. Wahl nach der CT bei Kontrastmittelallergie oder Niereninsuffizienz
- Keine Überlegenheit gegenüber der CT bzgl. Sensitivität und Spezifität
- Vorteil der frontalen Abbildungsebene, was im Einzelfall bei Vorliegen eines Tumorzapfens in der V. cava für die OP-Planung hilfreich sein kann

Positronenemissionstomografie (PET)

Keine gesicherte Indikation.

Biopsie

Zystische Raumforderungen sollten nicht biopsiert werden, wohingegen die bioptische histologische Sicherung vor ablativer Therapie zu empfehlen ist. Diese soll als Stanzzylinderbiopsie mit mind. 2 Stanzen erfolgen.

18.1.8 Therapie

Therapieplanung

Merke

Die einzige kurative Behandlungsoption beim Nierenzell-Ca ist die chirurgische Therapie. Aus diesem Grund ist für die Prognose die Frage von entscheidender Bedeutung, ob es sich um ein lokal begrenztes oder ein metastasiertes Tumorstadium handelt.

Die Entfernung des Primärtumors hat im metastasierten Stadium rein palliativen Charakter und kann Komplikationen (z. B. Blutungen bei Gefäßinfiltration) vorbeugen. Ein pos. Effekt auf das Gesamtüberleben (OS) besteht nicht. Daher sollte die Nephrektomie bei metastasierter Erkrankung nur im Ausnahmefall bzw. nach vorheriger interdisziplinärer Evaluation erfolgen.

Die palliative Therapieauswahl richtet sich nach dem IMDC-Score (International Metastatic Renal-Cell Carcinoma Database Consortium Score, ▶ 18.1.11) und der damit einhergehenden Einteilung in Risikogruppen. Weiterhin spielen auch die Tumorlast und das Vorhandensein von Symptomen für die Therapieentscheidung eine Rolle.

Chirurgische Therapie

Therapie des Primärtumors

- Radikale Tumornephrektomie mit regionaler Lymphadenektomie:
  - Im metastasierten Stadium und wenn eine radikale Nephrektomie indiziert ist.
  - Neben der offenen kann auch die laparoskopische Nephrektomie gewählt werden. Es fehlen große randomisierte Studien zur Äquivalenz im Gesamt- und tumorspezifischen Überleben.
  - Der transperitoneale Zugang scheint bzgl. Remissions- und Überlebensraten dem retroperitonealen bzw. thorakoabdominalen Zugang gleichwertig zu sein.
- Organerhaltendes Verfahren:
  - Ziel ist die Erhaltung von funktionsfähigem Nierengewebe.
  - In den lokalisierten Stadien T1 und T2 Indikation zur Nierenteilresektion, wenn eine R0-Resektion erreichbar erscheint.
  - Neben der offenen kann auch die laparoskopische Teilnephrektomie gewählt werden.
  - Bei Einzelnieren, bilateralen Tumoren und Pat. mit eingeschränkter Nierenfunktion.
  - Vorgehen: in Abhängigkeit von Tumorlage und -größe lokale Tumorexzision, Polamputation oder Heminephrektomie.
  - Ergebnisse: Unter elektiver Indikation führt ein organerhaltendes Vorgehen bei Tumoren bis zu einem Durchmesser von 7 cm zu onkologisch vergleichbaren Remissions- und Überlebensraten wie eine konventionelle Tumornephrektomie.
- Als Alternative können bei Tumoren < 5 cm auch minimalinvasive, ablative Maßnahmen evaluiert werden (z. B. Kryoablation oder Radiofrequenzablation).

Adrenal- und Lymphadenektomie

Sind im CT Abdomen und bei der OP die Nebennieren und die regionalen LK unauffällig, soll auf eine Adrenal- und eine Lymphadenektomie verzichtet werden. Ansonsten ist die ipsilaterale hiläre und paraaortale bzw. parakavale Lymphadenektomie das chirurgische Vorgehen.

Metastasenresektion

Die Indikation zur palliativen Tumornephrektomie ergibt sich bei primär metastasierten Nierenzell-Ca nur aufgrund eines großen Primärtumors bei Pat. mit gutem Allgemeinzustand (ECOG 0–1) mit einer anders nicht beherrschbaren Symptomatik in Form von Schmerzen oder unstillbarer Hämaturie. Ein Überlebensvorteil für die palliative Nephrektomie ergibt sich aber nicht. Darüber hinaus kann in einem chirurgischen Therapiekonzept die zusätzliche Resektion von Fernmetastasen, insbes. bei Oligometastasierung, bei Pat. mit gutem Tumoransprechen auf eine zielgerichtete Therapie und bei Pat. mit einem langen krankheitsfreien Überleben (DFS) nach Primärtherapie zu einem Überlebensvorteil führen. Besteht die Gefahr der pathologischen Fraktur oder der Querschnittslähmung, kann unter rein palliativer Indikation auch eine aufwendige Metastasenresektion sinnvoll sein. Insbes. bei Wirbelkörper- und intraspinalen Metastasen mit beginnender Querschnittsymptomatik ist primär eine operative Dekompression indiziert.

Strahlentherapie

Das Nierenzell-Ca gehört zu den wenig strahlenempfindlichen Tumoren. Deshalb führt eine Radiatio zusätzlich zur chirurgischen und/oder systemischen Therapie nicht zu einer Verbesserung des Überlebens. Mittels symptomorientierter Bestrahlung von Weichteil- oder Knochenmetastasen kann jedoch bei symptomatischen Pat. eine schnelle Schmerzreduktion erreicht werden. Gelegentlich ist zusätzlich eine Rekalzifizierung osteolytischer Herde zu erzielen. Hirnmetastasen können, sofern keine Operabilität besteht, stereotaktisch bestrahlt werden; bei Pat. mit multiplen zerebralen Metastasen ist eine Ganzhirnbestrahlung in Erwägung zu ziehen.

Medikamentöse Therapie

Adjuvante Therapie

Adjuvante Therapien konnten die Prognose (DFS und OS) auch unter Verwendung einer zielgerichteten Therapie in der Vergangenheit nicht verbessern. Der Checkpoint-Inhibitor Pembrolizumab zeigte in einer Phase-III-Studie bei Pat. nach Tumornephrektomie mit hohem Rezidivrisiko einen signifikanten Benefit im DFS. Ergebnisse bzgl. des OS sind noch ausstehend. Dennoch sollte bei Pat. mit z.B. sarkomatoider Differenzierung, Tumorstadium 3 und höher, regionärem LK-Befall oder Stadium M1 mit NED nach Metastasenresektion eine adjuvante Therapie mit Pembrolizumab über 1 J. evaluiert werden [Choueiri et al. 2021].

Erstlinientherapie des metastasierten klarzelligen Nierenzellkarzinoms

- **Pat. mit günstigem Risiko:** Zunächst sollte bei Pat. ohne klinische Symptome ein abwartendes Verhalten als Therapiemöglichkeit evaluiert werden. Es sind engmaschige klinische und bildgebende Kontrollen notwendig. Bei fehlender oder nur minimer Progredienz kann das abwartende Vorgehen weitergeführt werden.
- **Günstiges Risiko mit Behandlungsindikation** (▶ 18.1.11): Es stehen unterschiedliche Therapiekombinationen eines Checkpoint-Inhibitors mit einem

Tab. 18.4 Therapiealgorithmus für systemische Therapie bei metastasiertem Nierenzell-Ca [F689–004]

Histologie und Setting	Risikogruppe	Standard	Option (in Ausnahmefällen)
Klarzellig Erstlinie	Gut	1. Pembrolizumab/Axitinib 2. Nivolumab/Cabozantinib 3. Pembrolizumab/Lenvatinib 4. Avelumab/Axitinib	Sunitinib/Pazopanib/Cabozantinib
	Intermediär oder Hoch	1. Nivolumab plus Ipilinumab 2. Pembrolizumab/Axitinib 3. Nivolumab/Cabozantinib 4. Pembrolizumab/Lenvatinib 5. Avelumab/Axitinib	Sunitinib Pazopanib Cabozantinib
Klarzellig Zweitlinie	Post-TKI	Nivolumab Cabozantinib	Axitinib Sunitinib Pazopanib Sorafenib Tivozanib Lenvatinib/Everolimus
Klarzellig Folgelinien	Alle	Lenvatinib/Everolimus Klinische Studie	Nivolumab Axitinib Sunitinib Sorafenib
Nichtklarzellig Papillär	–	Cabozantinib Cabozantinib/Nivolumab	Everolimus Sorafenib
Nichtklarzellig Sonstige	–	Sunitinib	

Tyrosinkinase-Inhibitor (TKI) zur Verfügung, die in Phase-III-Studien gegenüber Sunitinib erfolgreich getestet wurden. Die Auswahl der Kombination sollte sich nach den Toxizitäten und den individuellen Gegebenheiten des Pat. richten. Aufgrund der Daten mit signifikanter Verbesserung der Remissionsraten und der Verlängerung des progressionsfreien Überlebens (PFS) sind derzeit die Kombinationen Pembrolizumab/Axitinib, Nivolumab/Cabozantinib oder Pembrolizumab/Lenvatinib möglich [Choueiri et al. 2021; Motzer et al. 2021; Rini et al. 2019]. Eine signifikante Verlängerung des OS konnte hingegen mit diesen Kombinationen nicht nachgewiesen werden. Eine Monotherapie mit einem TKI (Sunitinib, Pazopanib, Tivozanib) stellt nur noch die Ausnahme dar, ebenso die Kombination von Bevacizumab mit IFN alpha.

- **Intermediäres oder hohes Risiko** (▶ 18.1.11): Neben den bereits genannten Kombinationstherapien kann zusätzlich auch die Kombination aus den beiden Checkpoint-Inhibitoren Nivolumab und Ipilimumab eingesetzt werden [Motzer et al. 2018]. Sämtliche Kombinationen zeigen neben signifikant verbesserten Remissionsraten auch ein signifikant verbessertes PFS und OS. Monotherapien kommen nur noch bei Kontraindikationen für eine Kombinationstherapie zum Einsatz.

Therapiealgorithmus für die medikamentöse Therapie bei metastasiertem Nierenzell-Ca ▶ Tab. 18.4 [Onkopedialeitlinie].

- Dosierungen ▶ Tab. 18.5.

Tab. 18.5 Dosierung von TKI und anderen Substanzen beim Nierenzell-Ca

Medikament	Dosierung	Therapiezeitpunkte und -dauer
Pembrolizumab Axitinib	200 mg 5 mg p. o.	Alle 3 Wo. 2 ×/d, Dauertherapie
Nivolumab Cabozantinib	240 mg 40 mg p. o.	Alle 2 Wo. 1 ×/d, Dauertherapie
Pembrolizumab Lenvatinib	200 mg 20 mg p. o.	Alle 3 Wo. 1 ×/d, Dauertherapie
Nivolumab Ipilimumab	3 mg/kg KG 1 mg/kg KG	Alle 3 Wo. für 4 Zyklen Ab dem 5. Zyklus nur Nivolumab-Erhaltungstherapie alle 2 Wo.
Avelumab Axitinib	10 mg/kg 5 mg p. o.	Alle 2 Wo. 2 ×/d, Dauertherapie
Sunitinib	50 mg p. o.	1 ×/d, Tage 1–28, Wdh. Tag 43 (4/2-Schema)
Pazopanib	800 mg p. o.	1 ×/d, Dauertherapie
Tivozanib	1 340 µg	1 ×/d, Tage 1–21, Wdh. Tag 28
Cabozantinib	60 mg p. o.	1 ×/d, Dauertherapie
Axitinib	5 mg p. o.	2 ×/d, Dauertherapie
Nivolumab	3 mg/kg KG	Alle 2 Wo.
Everolimus mono	10 mg p. o.	1 ×/d, Dauertherapie
Lenvatinib plus Everolimus	18 mg p. o. 5 mg p. o.	1 ×/d, Dauertherapie
Bevacizumab IFN-α plus	10 mg/kg KG 3–9 × 10^6 U/m² KOF	Alle 2 Wo. 3 ×/Wo.

Zweitlinientherapie

- Seit Zulassung der Kombinationstherapien in der Erstlinie bei gleichzeitig fehlenden randomisierten Studien zur Zweitlinie existiert derzeit keine evidenzbasierte Empfehlung. Die Entscheidung sollte nach individueller Abwägung erfolgen (z. B. Komorbidität, Vortherapie, Ansprechen etc.), ggf. auch Einschluss in laufende klinische Studien sinnvoll.
- Standard nach TKI-Monotherapie: Nivolumab oder Cabozantinib. Beide Substanzen zeigen im Vergleich zu Everolimus in der Zweit- und Drittlinientherapie nach TKI-Vorbehandlung einen signifikanten OS-Vorteil. Aber auch Axitinib und Everolimus sind effektiv wirksam und können eingesetzt werden. Beide Substanzen zeigen eine Verbesserung im PFS entweder gegen Placebo (Everolimus) oder gegenüber Sorafenib (Axitinib). Die Kombination aus Lenvatinib plus Everolimus ist einer Monotherapie mit Everolimus überlegen. Auch ein Wechsel von Sunitinib zu Sorafenib oder vice versa zeigt in einigen retrospektiven Studien Aktivität und kann für Folgelinien in Betracht gezogen werden.
- Nach Zytokin-Monotherapie: Da der Einsatz von Zytokinen als Monotherapie in den letzten Jahren sehr stark rückläufig ist und nur noch in Ausnahmefällen Verwendung findet, kommt diese Konstellation nur noch selten vor. Eine Wirksamkeit ist belegt für Axitinib, Tivozanib, Sorafenib, Pazopanib und als 1. Wahl Cabozantinib.
- Dosierung ▶ Tab. 18.5.

Folgetherapielinien

Nicht in der Erst- oder Zweitlinie eingesetzte Substanzen können als nachfolgende Therapielinien versucht werden. Randomisierte, prospektive Studien fehlen. Die Auswahl sollte sich zudem nach dem Allgemeinzustand des Pat., der Verträglichkeit in Vortherapien und Komorbiditäten richten. Eine optimale Sequenz ist bisher nicht etabliert.

Nichtklarzelliges Nierenzellkarzinom

Daten aus prospektiven randomisierten Studien liegen aufgrund der Seltenheit und der Inhomogenität dieser Histologien nicht vor. Erkenntnisse sind nur aus den „Expanded Access Programs" von Everolimus, Sunitinib und Sorafenib, aus retrospektiven und Subgruppenanalysen gewonnen worden. Diese Ergebnisse legen die Vermutung nahe, dass die o. g. Substanzen eine Wirksamkeit besitzen. Sie sind von daher zu bevorzugen. Bei Patienten mit papillären Karzinomen zeigte Cabozantinib in einer Phase II Studie gegenüber Sunitinib ein besseres PFS und sollte bevorzugt eingesetzt werden [Pal et al. 2021].

18.1.9 Nachsorge

Der Nutzen einer systematischen Nachsorge nach kurativer OP ist bisher nicht erwiesen. Ein mögliches Schema könnte das Folgende sein:

- Untersuchungen: Anamnese und klinischer Befund, Rö-Thorax, Sonografie Abdomen. Bei unklarem Sonografiebefund CT Abdomen (alternativ MRT). Labor: BSG, AP, Hb (zur Erkennung eines Rezidivs, da dies häufig mit einer unspezifischen Erhöhung der BSG, einer erhöhten AP-Aktivität bei Knochenmetastasen und einem niedrigen Hb bei kontralateralem Rezidiv einhergeht).
- Untersuchungsfrequenz: im 1. und 2. J. alle 3 Mon., im 3. und 4. J. alle 6 Mon., ab dem 5. J. einmal jährlich.
- Dauer der Nachsorge: 10 J.

18.1.10 Rehabilitation

Ob eine Indikation zur Rehabilitation nach offener Nephrektomie gegeben ist und diese erfolgversprechend erscheint, muss individuell geprüft werden. In der Regel sind diese Pat. klinisch wenig beeinträchtigt. Nach laparoskopischer Nephrektomie besteht i. d. R. keine Rehabilitationsbedürftigkeit. Dagegen benötigen Pat. unter palliativer Therapie im Verlauf ihrer Therapie regelhaft eine Rehabilitation, sodass bei Unterbrechung oder Umstellung der zielgerichteten Therapie von dieser Maßnahme Gebrauch gemacht werden sollte. Spezielle funktionelle Beschwerden, die einer gezielten Rehabilitation bedürfen, müssen individuell geprüft werden. In jedem Fall sollte die Rehabilitation in einer onkologischen Fachklinik mit Erfahrung hinsichtlich des Einsatzes zielgerichteter Therapien erfolgen. Die alleinige urologisch-operative Kompetenz ist in diesem Fall nicht ausreichend.

18.1.11 Prognose

Die Prognose des Nierenzell-Ca hängt im Wesentlichen vom klinischen Stadium ab:

- Lokalisierte Stadien: Im lokalisierten Stadium kann der „Stage Size Grade and Necrosis Score (SSIGN)" angewandt werden. Danach können 3 Risikogruppen voneinander abgegrenzt werden mit einem 5-Jahres-Überleben zwischen 31 und 97 %.

Tab. 18.6 Risiko-Score des metastasierten Nierenzell-Ca

Anzahl der Risikofaktoren	Risikogruppe	Medianes OS (Mon.)	2-Jahres-Überleben (%)
0	Gering	43	60–80
1–2	Intermediär	23	40–50
3–6	Hoch	8	10–15

- Pat. mit R1-Resektion haben ein erhöhtes Lokalrezidivrisiko. Eine Nachoperation sollte aber nicht erfolgen, sondern nur eine engmaschige Überwachung.
- Im metastasierten Stadium konnten folgende 6 Risikofaktoren ermittelt werden, anhand derer ein Score mit den Gruppen geringes, intermediäres und hohes Risiko erstellt werden kann, der IMDC-Score (International Metastatic Renal-Cell Carcinoma Database Consortium Score; ▶ Tab. 18.6):
  - Karnofsky-Index (KPS) < 80 %.
  - Thrombozyten erhöht.
  - Neutrophile Granulozyten erhöht.
  - Hb unter dem Normbereich.
  - Hyperkalzämie (> 2,5 mmol/l).
  - Zeitraum von der Diagnose zur Therapie < 1 J.

18.2 Urothelkarzinom

18.2.1 Epidemiologie

- Inzidenz des Urothel-Ca: ca. 16 000 Neuerkrankungen mit muskelinvasiven Tumoren. Hinzu kommen 13 000 Menschen mit oberflächlichen und In-situ-Tumoren.
- Männer erkranken 3-mal häufiger als Frauen (22 000 vs. 7 000).
- Durchschnittliches Erkrankungsalter: 74 J. bei Männern, 75 J. bei Frauen.
- Die relative 5-JÜR beträgt für Männer 77 % und für Frauen 72 %. Dies begründet sich aus dem hohen Anteil an nicht-muskelinvasiven Tumoren und durch die unterschiedliche Verteilung der Tumorstadien (T1-Tumoren bei Männern 48 % gegenüber 37 % bei Frauen).
- Lokalisation: Grundsätzlich können Urothel-Ca überall dort in den ableitenden Harnwegen auftreten, wo eine Auskleidung mit Übergangsepithel vorhanden ist. In 93 % der Fälle findet sich das Urothel-Ca in der Harnblase und in 7 % der Fälle in den oberen Anteilen des Harntrakts (Nierenbeckenkelchsystem, Ureter).

18.2.2 Pathologie

Histologie

- 95 % der Malignome der ableitenden Harnwege sind Urothel-Ca, die aus dem Transitionalzellepithel entstehen. Sie können als Einzeltumoren oder multilokulär auftreten.

- Etwa 5 % der Tumoren sind Plattenepithel-Ca, die aus einer verhornenden oder nicht verhornenden Plattenepithelmetaplasie hervorgehen. Sie treten i. d. R. als solitäre Tumoren auf und wachsen zum Zeitpunkt der Diagnosestellung oft bereits infiltrativ.
- Primäre Adeno-Ca der ableitenden Harnwege sind mit < 1 % sehr selten und oft von den Adeno-Ca des GIT nicht zu unterscheiden. Weitere seltene Histologien sind Urachus-Ca (0,3 %), neuroendokrine Tumoren, kleinzellige Karzinome und Lymphome.

Pathomechanismen

- Nicht-muskelinvasive Tumoren: genetische Alterationen im *FGFR3*- und im *HRAS*-Gen, wodurch der RAS/MEK/ERK-Signalweg aktiviert wird.
- Invasive Urothel-Ca: aus schweren Dysplasien oder Carcinoma in situ, inaktivierende Mutationen in den Tumorsuppressor-Genen *TP53, RB1* oder *PTEN*, Metastasierungsrisiko bei 30 %. Weitere Mutationen in *PI3 K, TSC1, PTCH, CDKN2A* und *DBC1*. Bei 20 % DNS-Mismatch-Reparatur assoziiert.

18.2.3 Klassifikation/Stadieneinteilung

Klassifikation der Tumorausbreitung (TNM-System; ▶ Tab. 18.7) und Differenzierungsgrad richten sich in Europa nach den Richtlinien der Union International Contre le Cancer (UICC; ▶ Tab. 18.8, ▶ Tab. 18.9).

18.2.4 Lokalisation und Ausbreitung

- Ausbreitung:
  - Bei ca. 50 % der Pat. findet sich initial ein papillärer oder flacher (In-situ-) Tumor (Ta, Tis, T1), während 50 % primär einen bereits in die Muskulatur vorgewachsenen (T2- bis T4-)Tumor und davon bereits 5 % Fernmetastasen aufweisen.
  - Die Hälfte der muskelinvasiven Tumoren rezidivieren nach radikaler Zystektomie, 30 % davon mit Lokalrezidiven im kleinen Becken und 70 % mit Fernmetastasen.
- Metastasierung:
  - 10–15 % der Pat. mit muskelinvasiven Karzinomen sind bereits bei Diagnosestellung fernmetastasiert.
  - Lymphogen und hämatogen. Beide Metastasierungswege können unabhängig voneinander auftreten.
    – Lymphogene Metastasierung: mit 78 % der Fälle am häufigsten. LK-Manifestationen finden sich bevorzugt in der Fossa obturatoria (74 %) und im Bereich der V. iliaca externa (65 %).
    – Hämatogene Fernmetastasierung: kann prinzipiell alle Organe betreffen. In besonderem Maße betroffen: Leber (38 %), Lunge (36 %), Nebennieren (21 %) und Skelett (27 %).

18.2.5 Risikofaktoren

- Gesicherte Risikofaktoren: Tabakkonsum, Passivrauchen, Exposition gegenüber chemischen Kanzerogenen.

Tab. 18.7 TNM-Klassifikation des Urothel-Ca

Klassifikation	Befund
T – Primärtumor	
Ta	Nichtinvasives papilläres Karzinom
Tis	Carcinoma in situ
T1	Tumor infiltriert das subepitheliale Bindegewebe
T2	Tumor infiltriert die Muskulatur
• T2a	Tumor infiltriert die oberflächliche Muskulatur
• T2b	Tumor infiltriert die tiefe Muskulatur
T3	Tumor infiltriert das perivesikale Fettgewebe
• T3a	Mikroskopisch
• T3b	Makroskopisch
T4	Tumor infiltriert die Nachbarorgane
• T4a	Tumor infiltriert die Prostata bzw. den Uterus und/oder die Vagina
• T4b	Tumor infiltriert die Becken- oder Bauchwand
N – Lymphknotenmetastasen	
NX	Keine Angaben über regionäre LK-Metastasen möglich
N0	Keine regionären LK-Metastasen nachweisbar
N1	Solitäre regionäre LK-Metastase im kleinen Becken
N2	Multiple LK-Metastasen im kleinen Becken
N3	LK-Metastase(n) an der Aa. Iliaca communis
M – Fernmetastasen	
MX	Keine Angaben über Fernmetastasen möglich
M0	Keine Fernmetastasen nachweisbar
M1a	Metastasen in nicht-regionären LK
M1b	Andere Fernmetastasen

Tab. 18.8 UICC-Stadieneinteilung des Urothel-Ca

Stadium	T	N	M
0a	Ta	N0	M0
0is	Tis	N0	M0
I	T1	N0	M0
II	T2a–b	N0	M0
IIIA	T3a–T4a	N0	M0
	T1–T4a	N1	M0
IIIB	T T4a	N2, N3	M0
IVA	T4b	N0	M0
	Jedes T	Jedes N	M1a
	Jedes T	Jedes N	M1
IVB	Jedes T	Jedes N	M1b

Tab. 18.9 Einteilung des histologischen Differenzierungsgrads [WHO 2016]

Grad	Differenzierung
GX	Differenzierungsgrad kann nicht beurteilt werden
G1	Gut differenziert
G2	Mäßig differenziert
G3	Schlecht differenziert

  - Das relative Risiko beträgt im Verhältnis Raucher : Nichtraucher 2 : 1 bis 6 : 1.
  - Bezüglich der chemischen Kanzerogene ist insbes. die Gruppe der aromatischen Amine zu nennen (z. B. Naphthylamin). Arbeiter in der Farbindustrie sind diesen Substanzen in bes. hohem Maße ausgesetzt. Zwar sind diese Substanzen weitgehend aus dem Arbeitsprozess verschwunden, dennoch treten die dadurch ausgelösten Tumoren infolge der langen Latenzzeit weiterhin auf.
- Auch Medikamente werden angeschuldigt, an der Entstehung des Urothel-CA beteiligt zu sein: Phenacetin, Cyclophosphamid u. a. Zytostatika.
- Eine Strahlentherapie des Beckens erhöht das Risiko.
- Zudem scheinen chron. Infektionen eine Rolle zu spielen: chron. Harnwegsinfektionen, Bilharziose, Balkannephropathie.
- Familiäre Häufungen werden beobachtet, sodass von genetischen Veränderungen ausgegangen werden muss. Pat. mit HNPCC (nicht-polypöse kolorektale Karzinome [CRC], Lynch-Syndrom), v. a. bei Vorliegen einer MSH2-Mutation, haben ein erhöhtes Risiko.

18.2.6 Klinik

Typische Symptome für das Harnblasen-Ca: schmerzlose Mikro- oder Makrohämaturie oder, wenn auch seltener, eine irritative Miktion (Erstsymptome in bis zu 80 % der Fälle, unabhängig von Größe oder Stadium des Urothel-Ca). Hinzu kommen Pollakisurie, Dysurie und eine Drangsymptomatik als erste klinische Zeichen.

18.2.7 Diagnostik

Basisdiagnostik

Bei oberflächlichen Blasen-Ca steht die Diagnostik des lokalen Tumors im Vordergrund. Bei muskelinvasiven Tumoren sind dagegen die Fragen der Organüberschreitung und der Metastasierung für den Behandlungsplan von Bedeutung (▶ Tab. 18.10).

Prätherapeutisches Staging

Primärtumordiagnose

Die transurethrale Elektroresektion (TUR) hat bei oberflächlichen Tumoren diagnostische und therapeutische Bedeutung. Entnommen werden getrennte Biopsien aus dem Tumorgrund und den Tumorrändern. Die Resektion des Tumorgrunds muss die Blasenmuskulatur einschließen.

Tab. 18.10 Basisdiagnostik bei Urothel-Ca

Maßnahme	Aussage
Weißlicht-Zystoskopie	Vorliegen eines tumorsuspekten Befunds und Gewinnung einer Histologie
Fluoreszenzzystoskopie	Verbesserte Detektionsrate von oberflächlichen Blasentumoren
Molekulare Harntests (z. B. NMP22, CYFRA 21-1)	Geringe Spezifität und hohe Rate an falsch positiven Befunden. Daher kein Bestandteil der Routinediagnostik
Labor	Kreatinin i. S., BB und Gerinnung im Rahmen der OP-Vorbereitung
Harnanalyse	Durch Sedimentuntersuchung oder Teststreifen, Urinkultur
Urinzytologie	Hohe Spezifität und akzeptable Sensitivität
Sonografie	LK-Status, Bestehen eines Harnstaus, Vorliegen von Organmetastasen
CT-Urografie	Vorliegen multilokulärer Tumormanifestationen
CT Thorax	Vorliegen von Lungenmetastasen
CT Abdomen, MRT Abdomen, MRT Becken	N- und M-Stadium
CT Kopf und Knochenszintigrafie	Nur bei V. a. Metastasen
PET/PET-CT	Nur im begründeten Einzelfall, da bisher keine Überlegenheit zur alleinigen CT
Transurethrale Resektion	T-Stadium, Histologie
Bestimmung der Aktivität der AP	Hinweis auf Knochenmetastasen

Ausbreitungsdiagnostik

- Das Ausmaß richtet sich nach dem histologischen Ergebnis (T-Kategorie und Tumorgrad) der TUR.
- Oberflächliches Harnblasen-Ca (papilläres Karzinom, Stadien Ta, Tis, T1): Ausbreitungsdiagnostik: routinemäßig außer Sonografie nicht erforderlich.

Muskelinvasives Harnblasen-Ca (ab Stadium T2):
  - MRT Abdomen oder CT Abdomen mit Urografie und CT Thorax: bei klinischem Verdacht auf einen lokal fortgeschrittenen oder metastasierten Tumor als Entscheidungshilfen.
  - MRT oder CT Kopf: nur bei klinischem Verdacht auf Hirnmetastasen.
  - Knochenszintigrafie: bei symptomatischen Pat. und bei Erhöhung der Aktivität der AP oder Hyperkalzämie.

18.2.8 Therapie

Oberflächliches Urothelkarzinom (Stadium Ta/Tis/T1)

Chirurgische Therapie

Die Weißlicht- oder die fluoreszenzassistierte TUR-B hat sowohl diagnostische als auch therapeutische Bedeutung. Nach kompletter Resektion eines Ta-G1-Tumors ist keine weitere Therapie erforderlich. Eine Second-Look-TUR kommt bei inkompletter TUR-B, wenn in der initialen TUR kein Muskel im histopathologischen Präparat nachweisbar war, bei pT1-Tumoren, bei allen High-Grade-Tumoren, mit Ausnahme der Pat. mit primärem Carcinoma in situ (CIS) in Betracht und sollte innerhalb von 6 Wo. durchgeführt werden. Eine radikale Zystektomie kommt nur bei Hochrisiko-Pat. (rezidivierender T1-Tumor, Tumorpersistenz nach BCG) zum Einsatz.

Intravesikale Therapie

Im Anschluss an die operative Sanierung erfolgt die einmalige intravesikale Instillation eines Zytostatikums unmittelbar nach der TUR. Die weitere intravesikale Therapie wird nach therapeutischer TUR als adjuvante Therapie durchgeführt. Dieses Vorgehen verhindert die Implantation frei zirkulierender Tumorzellen und reduziert das Auftreten von Rezidiven um 40 %. Zur intravesikalen Rezidivprophylaxe stehen Zytostatika wie Epirubicin, Doxorubicin und Mitomycin C zur Verfügung.

Während bei Pat. mit niedrigem Risiko für ein Rezidiv auf eine fortgesetzte intravesikale adjuvante Therapie verzichtet werden soll, wird bei intermediärem und hohem Progressionsrisiko (G3-Tumoren, CIS, T1, große oder multiple Tumoren) die intravesikale Behandlung mit dem Immunmodulator BCG (Bacillus Calmette-Guérin) oder eine Chemotherapie empfohlen. BCG senkt das Rezidivrisiko im Vergleich zur Chemoinstallation signifikant um 27 %. Die aktuellen Therapieregimes für die intravesikale Chemo- und Immunprophylaxe (▶ 18.2.12, ▶ Tab. 18.12) sind nicht standardisiert. Gemeinsam sind diesen Therapiestrategien eine Induktionsphase über 6–8 Wo. und eine Erhaltungsphase im Sinne einer Langzeittherapie. Die Therapiezeiträume sind nicht genau definiert und reichen von Monaten bis mehrere Jahre, üblicherweise 1 J. bis max. 3 Jahre. Auch der Therapiebeginn nach TUR ist nicht standardisiert. Für die Chemoprophylaxe ist ein früher Beginn – unmittelbar bis wenige Tage nach dem chirurgischen Eingriff – vorteilhaft und ohne Gefahr möglich. Der Therapiebeginn mit BCG erfolgt frühestens 2 Wo. nach der TUR, um systemische Nebenwirkungen zu vermeiden.

Invasives Urothelkarzinom (≥ Stadium pT2)

Therapieplanung

- Standardbehandlung invasiv wachsender Harnblasen-Ca unter kurativer Intention: radikale Zystektomie (offen, laparoskopisch oder roboterassistiert), ggf. in Kombination mit einer neoadjuvanten Chemotherapie.
- Die TUR oder die alleinige Strahlentherapie stellen in diesem Fall lediglich ein palliatives Vorgehen dar und erfolgen nur bei multimorbiden Pat.
- Als Alternative zur OP kommt die definitive Radiochemotherapie (RCT) mit Cisplatin in Betracht.

Radikale Zystektomie

Neben der radikalen Zystektomie ist die beidseitige pelvine Lymphadenektomie von mind. 10–16 LK obligater Bestandteil des chirurgisches Vorgehens. Die LK-Dissektion erstreckt sich auf die Fossa obturatoria und die externen iliakalen Gefäße und hat prognostische Relevanz. Sowohl das PFS als auch das OS korrelieren mit der Anzahl der entfernten LK.

Procedere:

- Beim Mann Entfernung von Harnblase, Prostata und Samenblasen. Die Indikation zur Urethrektomie ist bei pos. Harnröhrenabsetzungsrand oder Tumorbefall der prostatischen Harnröhre gegeben.
- Bei der Frau kann je nach Lage des Tumors auf die Entfernung der vorderen Vaginalwand und je nach Menopausenstatus auf die Adnexektomie verzichtet werden.
- Auf eine partielle Zystektomie soll verzichtet werden.

Als Ersatz für die komplett entfernte Blase wird entweder ein kontinenter oder ein inkontinenter Pouch aus einem Darmabschnitt geformt oder ein Conduit zwischen Harnleiter und Bauchwand aus dem terminalen Ileum angelegt. Die Harnleiter-Haut-Fistel kommt bei fortgeschrittenen, palliativen Tumorstadien oder bei multimorbiden Pat. zum Einsatz. Welches Verfahren gewählt wird, hängt von den individuellen Pat.-Gegebenheiten ab und sollte mit diesem besprochen werden.

Radiotherapie

- Strahlentherapie bei Pat., die für eine radikale Zystektomie oder RCT nicht geeignet sind oder diese ablehnen. Die alleinige Strahlentherapie ist den letztgenannten Verfahren deutlich unterlegen. Einen Stellenwert hat sie in der palliativen Behandlung von Tumorschmerzen oder Blutungen.
- Die Kombination aus TUR-Blase plus RCT erreicht eine hohe Aussicht auf Blasenerhalt (75 %) bei Pat. mit T1/2-Tumoren, Tumorgröße < 5 cm, unifokalem Wachstum und Fehlen einer lymphatischen und/oder vaskulären Invasion sowie eines Cis und ist der radikalen Zystektomie in diesen Situationen ebenbürtig. Das OS nach 5 J. beträgt 50–60 %, nur 20 % der Pat. weisen residuelle Tumormanifestationen nach RCT auf. Allerdings erleiden 20–30 % ein Rezidiv, sodass eine radikale Zystektomie durchgeführt werden muss. Randomisierte Studien sind dazu nach wie vor nicht vorhanden.
- RCT: Sie kann als blasenerhaltendes Vorgehen unter kurativer Intention gewählt werden. Wird dieses Vorgehen gewählt, sollte zur Radiotherapie Cisplatin oder 5-FU plus Mitomycin C gegeben werden. Eine Beurteilung des Ansprechens ist nach 6–12 Wo. mittels Zystoskopie möglich. Falls keine komplette Remission (CR) erreicht wurde, soll eine Zystektomie erfolgen.
- Adjuvante RCT: Ein wesentlicher Vorteil besteht vermutlich bei Pat. mit makroskopisch nachweisbaren Tumorresten (R2-Resektion). Als Chemotherapeutikum kommt Cisplatin (25 mg/m² KOF an den Tagen 1–5 und 29–33) zum Einsatz. Die simultane Radiotherapie erfolgt mit 45 Gy plus einem Boost von 9 Gy (1,8 Gy/d 5 ×/Wo.).

Neoadjuvante und adjuvante Chemo- oder Immuntherapie

- Neoadjuvante Chemotherapie: Im Vergleich zur alleinigen Zystektomie besteht ein signifikanter Vorteil hinsichtlich des OS (5–10 % nach 5 J.) zugunsten einer neoadjuvanten systemischen Chemotherapie mit Methotrexat (MTX), Vinblastin, Doxorubicin und Cisplatin (M-VAC) oder einer anderen cisplatinhaltigen Therapie vor geplanter radikaler Zystektomie. Diese Therapie (3–4 Zyklen gefolgt von der sofortigen Zystektomie) wird daher für jüngere Pat. (< 70 J.) in gutem körperlichem Zustand (ECOG 0–1) und mit normaler Nierenfunktion zur Verbesserung des Überlebens empfohlen. In Übertragung von der metastasierten Situation wird heute statt dem M-VAC-Regime auch für die neoadjuvante Chemotherapie das GC-Regime (Cisplatin und Gemcitabin) gewählt. Dieses ist allerdings im Downstaging dem M-VAC unterlegen (52 %

vs. 41 %). Auch nach CR nach neoadjuvanter Chemotherapie sollte eine radikale Zystektomie erfolgen.

- Adjuvante Chemotherapie nach radikaler Zystektomie (R0- bis R2-Resektion):
  - Konsolidierung des Erfolgs der lokalen Maßnahme.
  - Randomisierte Phase-III-Prüfungen und Metaanalysen zeigten bisher keinen Vorteil in Bezug auf das OS für ein cisplatinhaltiges Regime.
  - Indiziert nur bei fitten Pat. mit normaler Nierenfunktion und ≥ pT3 und/oder pN+, da das Überleben bei Hochrisiko-Pat. auf 39 bzw. 41 % gesteigert werden kann. Eingesetzt werden sollte ein cisplatinhaltiges Regime. Sollte dies nicht möglich sein, sollte auf eine adjuvante Therapie verzichtet werden.
  - In einer De-novo-Recherche im Rahmen der aktuellen S3-Leitlinie Harnblasen-Ca wurde ein grenzwertig signifikanter Überlebensvorteil gefunden (HR 0,74).
  - In Anlehnung an die metastasierte Situation soll das GC-Regime mit 3–4 Zyklen gewählt werden. Eine Platin-Monotherapie zeigt keinen Überlebensvorteil.
- Adjuvante Immuntherapie nach radikaler Zystektomie: Bei Pat. mit hohem Rezidivrisiko (pT3, pT4a oder pN+ und Pat., die sich nicht für eine cisplatinhaltige Therapie eignen, ypT2–ypT4a oder ypN+ für Pat., die eine neoadjuvante cisplatinhaltige Therapie erhalten haben) kann bei PD-L1-Expression ≥ 1 eine adjuvante Therapie mit Nivolumab für 1 J. gegeben werden. In der Checkmate-247-Studie konnte das PFS um 10 Mon. (10,8 vs. 22,8 Mon.) verlängert werden. Die Daten zum OS stehen noch aus.

Metastasiertes Karzinom

Erstlinientherapie

Für eine Reihe von Zytostatika konnte beim metastasierten Urothel-Ca eine Wirksamkeit nachgewiesen werden (▶ 18.2.12, ▶ Tab. 18.13).

- GC gilt als Standardverfahren. In einer randomisierten Studie war bei vergleichbarem OS von ca. 14 Mon. die Therapie mit Gemcitabin und Cisplatin im Vergleich zur Therapie mit M-VAC durch eine subjektiv bessere Verträglichkeit gekennzeichnet. In der Regel werden 4–6 Zyklen verabreicht.
- M-VAC gilt seit ihrer Einführung in den 1980er-Jahren als eine Therapieoption und als Alternative zu GC. Im Rahmen einer Phase-III-Prüfung zum Vergleich einer Cisplatin-Monotherapie mit M-VAC fand sich eine signifikant höhere Remissionsrate (> 50 %) für die mit M-VAC behandelten Patienten. Die mediane Überlebenszeit war für die mit M-VAC behandelten Pat. mit 12,6 Mon. signifikant länger als für Pat. nach Monochemotherapie mit Cisplatin (8,7 Mon.).
- Für junge und fitte Pat. kann auch das hoch dosierte M-VAC plus G-CSF gewählt werden, das mit einer höheren Response-Rate als mit normal dosiertem M-VAC einhergeht und ein Langzeitüberleben von 15 % erreicht. Das OS ist allerdings nicht signifikant länger als unter normal dosiertem M-VAC oder GC.
- Alternativen für Pat. mit Kontraindikationen gegenüber Cisplatin: Kombination Carboplatin plus Gemcitabin bzw. Paclitaxel sowie das M-CAVI-Regime (MTX, Carboplatin, Vinblastin). Bei Pat., bei denen Cisplatin eingesetzt werden kann, ist Carboplatin kein adäquater Ersatz.
- Pat. mit zumindest einem der folgenden Parameter sollten nicht mit Cisplatin behandelt werden: ECOG-Status ≥ 2 oder KPS ≤ 60 %, Kreatinin-Clearance

≤ 40 ml/min, Hörverlust oder Polyneuropathie CTCAE Grad 2 oder höher, Herzinsuffizienz NYHA Grad 3. Diese Pat. können mit einer anderen Monotherapie behandelt werden.

- Ein verkürztes Intervall der Therapie mit GC oder M-VAC bringt keinen Überlebensvorteil und erhöht die Toxizität. Daher soll dieses nicht erfolgen.
- Eine Immuntherapie mit dem PD1-Inhibitor Pembrolizumab (CPS ≥ 10) oder dem PD-L1-Inhibitor Azetolizumab (PD-L1-Expression > 5 %) kann bei Pat., die nicht für eine cisplatinbasierte Chemotherapie geeignet sind, eingesetzt werden. Erreicht werden Remissionsrate von 29 % unter Pembrolizumab bzw. 23 % unter Atezolizumab und eine Überlebenszeit bis 16 Mon.
- Als Erhaltungstherapie kann nach einer cisplatinhaltigen Vortherapie, wenn keine Progression vorliegt, Avelumab eingesetzt werden. In der JAVELIN-Bladder-100-Studie konnte ein Überlebensvorteil von 7,1 Mon. gegenüber BSC gezeigt werden.
- Prädiktive Biomarker für ein Therapieansprechen oder einen Überlebensvorteil sind bisher nicht prospektiv validiert.

Resektion von Residuen

Zur Metastasenchirurgie oder Resektion von Tumorresiduen nach Chemotherapie liegen keine gesicherten Daten vor. Ein solches Vorgehen kann allerdings bei ausgewählten Pat. (junges Alter, KPS > 80 %, sehr gutes Tumoransprechen, komplett resektable Manifestationen) sinnvoll sein.

Zweitlinien- und nachfolgende Therapien

7–9 Mon. nach Ende der Erstlinien-Chemotherapie kommt es bei der Mehrzahl der Pat. zu einem Progress. Beträgt das therapiefreie Intervall ≥ 6 Mon., kann die zuvor verwendete Kombinationstherapie bei geeigneten Pat. erneut versucht werden. Eine Monotherapie mit Vinflunin ist derzeit die beste chemotherapeutische Option mit einem OS-Vorteil von 2,6 Mon. im Vergleich zu Best Supportive Care (BSC). Eine Therapie mit Taxanen, Gemcitabin oder Ifosfamid (▶ 18.2.12, ▶ Tab. 18.14) resultiert in einer Ansprechrate von 10–20 %. Die Toxizität ist trotz intensiver Vorbehandlung akzeptabel. Durch den Einsatz von Gemcitabin kann ein mittleres Überleben von 8,7 Mon. erreicht werden.

Nach cisplatinhaltiger Vortherapie und nach einer Zweitlinien Therapie mit einem Immuncheckpoint-Inhibitor kann als Drittlinientherapie das Antikörper-Wirkstoff-Konjugat Enfortumab-Vedotin unabhängig vom PD-L1-Status eingesetzt werden. In der EV-301-Studie konnte gezeigt werden, dass im Vergleich zu einer Chemotherapie nach Wahl des Arztes das OS um nahezu 4 Mon. verlängert werden konnte (9,0 vs. 12,9 Mon.).

Eine weitere Option ist der Einsatz von PD1- bzw PD-L1-Inhibitoren. Verwendung können dabei Pembrolizumab, Nivolumab oder auch Atezolizumab finden. Prädiktoren, die ein Ansprechen in der Zweitlinie vorhersagen, existieren nicht.

18.2.9 Nachsorge

Der Nutzen einer systematischen (strukturierten) Nachsorge ist bisher nicht durch vergleichende Studien erwiesen. Es handelt sich lediglich um Ergebnisse und Empfehlungen aus Beobachtungsstudien. Die folgenden Empfehlungen gehen auf die S3-Leitlinie der AWMF und der NICE Guidelines zurück. Bezüglich eines möglichen Schemas ▶ Tab. 18.11.

Tab. 18.11 Nachsorge beim Harnblasen-Ca – Tumorstadium ≤ pT2 PN0 cM0

Diagnostik	Zeit nach Zystektomie (Mon.)											
	3	6	12	18	24	30	36	42	48	54	60	Kontrollen jährlich
Labor und Blutgas-analyse	x	x	x	x	x	x	x	x	x	x	x	x
Urinkultur	x	x	x	x	x	x	x	x	x	x	x	x
Urinzytologie		x	x	x	x		x		x		x	x
Spülzytologie Urethra[1]			x		x		x		x		x	
Vit. B_{12}[2]							x		x		x	x
Sonografie	x	x	x	x	x	x	x	x	x	x	x	x
CT Thorax/Abdomen inkl. Urografie	(x)	x	x	x	x		x		x		x	x[3]
Stomakontrolle	x	x	x	x	x	x	x	x	x	x	x	x
Anamnese Kontinenz und Sexualfunktion	x	x	x	x	x	x	x	x	x	x	x	x
Anamnese psycho-onkologischer Sozialstatus	x	x	x	x	x	x	x	x	x	x	x	x

[1] Defunktionalisierende Urethra
[2] Nur bei kontinenter Ableitung
[3] Bei Rezidivverdacht (Schmerzen, Hydronephrose und positiver Zytologie)

18.2.10 Rehabilitation

Eine Notwendigkeit zur medizinischen Rehabilitation ist gegeben, wenn nach Zystektomie und Anlage einer Neoblase eine Harninkontinenz besteht. Eine weitere Indikation besteht bei Pat. mit Urostoma, Ileumconduit und kontinentem Pouch, die die Versorgung und den Umgang mit dem Stoma und ggf. den Selbstkatheterismus erlernen müssen.

Darüber hinaus können Bestrahlungsfolgen wie Zystitis und Proktitis sowie Folgen einer Chemotherapie wie periphere Polyneuropathie, Störung der Krankheitsverarbeitung und Fatigue-Syndrom Gründe für die Einleitung einer Rehabilitationsmaßnahme sein.

In jedem Fall sollte die Rehabilitation in einer onkologischen Fachklinik mit urologischer Kompetenz durchgeführt werden. Darüber hinaus sollte ein strukturiertes Kontinenztraining in der Klinik etabliert sein und eine erfahrene Stomatherapie vorgehalten werden.

18.2.11 Prognose

Die Prognose lokal fortgeschrittener Harnblasen-Ca korreliert sehr gut mit der Infiltrationstiefe, d. h. dem T-Stadium und dem LK-Status. Bei Pat. im organbegrenzten Stadium und neg. LK liegt das 5-Jahres-Überleben bei 92 %, bei organüberschreitendem Wachstum und pos. N-Status sinkt es auf 35 % ab.

Hinsichtlich der Tumorbiologie und damit der Prognose des Urothel-Ca stellen das Tumorstadium und das histologische Grading heute die am besten evaluierten Parameter dar.

5-JÜR:

- Oberflächliche Tumoren (Ta–T1 G1–2): 84–95 %
- T1-G3-Tumoren: 64 %
- Muskelinvasive Tumoren (T2–3 N0 M0 GX): 40–60 %
- Vorliegen von LK-Metastasen (TX N1–2 M0): <15 %

Prognostisch ungünstig sind außerdem ein KPS < 80 % und viszerale Metastasen (Lunge, Leber, Knochen). Das mediane Überleben beträgt 12–16 Mon., bei einem KPS < 70 % nur 8 Monate. Eine Langzeitremission tritt allerdings nur bei < 20 % der Pat. auf.

18.2.12 Therapieschemata

Zur Dosierung bei intravesikaler Therapie ▶ Tab. 18.12, zur Therapie beim metastasierten Urothel-Ca ▶ Tab. 18.13, zu Zweit- bzw. Drittlinientherapie ▶ Tab. 18.14.

Tab. 18.12 Dosierungsschemata zur intravesikalen Therapie

Substanz	Dosierung	Therapiezeitpunkte und -dauer
Doxorubicin	40 mg	Erste 6 Wo. wöchentlich, dann für bis zu 12 Mon. monatlich
Mitomycin C	20 mg	Erste 6 Wo. wöchentlich, dann für bis zu 12 Mon. monatlich
BCG	27 mg	Erste 6 Wo. wöchentlich, dann nach 3 und 6 Mon. und anschließend für bis zu 3 J. halbjährlich

Tab. 18.13 Therapieschemata bei metastasiertem Urothel-Ca

Medikamente		Dosierung	Therapiezeitpunkt	Wiederholung
GC	Cisplatin	70 mg/m² KOF	Tag 1	Tag 22
	Gemcitabin	1 000 mg/m² KOF	Tage 1, 8, 15	Tag 22
M-VAC	MTX	30 mg/m² KOF	Tage 1, 15, 22	Tag 29
	Vinblastin	3 mg/m² KOF	Tage 2, 15, 22	Tag 29
	Doxorubicin	30 mg/m² KOF	Tag 2	Tag 29
	Cisplatin	70 mg/m² KOF	Tag 2	Tag 29
PCarbo	Carboplatin	AUC 6	Tag 1	Tag 22
	Paclitaxel	175 mg/m² KOF	Tag 1	Tag 22
Paclitaxel		80 mg/m² KOF	Wöchentlich	
Gemcitabin		1 000 mg/m² KOF	Tage 1, 8, 15	Tag 29
Pembrolizumab		200 mg	Tag 1	Tag 21
Atezolizumab		1 200 mg	Tag 1	Tag 21
Nivolumab		240 mg	Tag 1	Tag 15
Avelumab		800 mg	Tag 1	Tag 15
Ifosfamid + Mesna	Ifosfamid	1 200 mg/m² KOF	Tage 1–5	Tag 22
	Mesna	400 mg/m² KOF zu den Stunden 0, 4, 8	Tage 1–5	Tag 22

Tab. 18.14 Therapieschemata in der Zweit- und Drittlinie

Substanz	Dosierung	Zeitpunkt/Wdh.
Pembrolizumab	200 mg	Tage 1/Tag 21
Atezolizumab	1 200 mg	Tage 1/Tag 21
Enfortumab-Vedotin	1,25 mg/kg KG	Tage 1, 8, 15/Tag 29
Nivolumab	240 mg	Alle 2 Wochen
Vinflunin	320 mg/m² KOF Bei vorangegangener Radiatio des Beckens 280 mg/m² KOF im 1. Zyklus	Alle 3 Wo. bis zum Progress

18.3 Prostatakarzinom

18.3.1 Epidemiologie

Inzidenz:

- In den vergangenen Jahren weiter leicht steigend. Aufgrund der frühen Entdeckung durch den PSA-Test steigende Inzidenz bei den 50- bis 69-Jährigen mit Senkung des mittleren Erkrankungsalters auf 71 J.
- Deutschland: ca. 70 100 Neuerkrankungen/J. (laut Krebsregister des RKI; Prognose für 2022).
- Stark altersabhängig: bei Männern < 40 J. extrem selten, nahezu regelhaft bei Männern > 90 J. zu finden, allerdings ohne klinische Relevanz.
- Die absolute 5-JÜR beträgt 78 %.

18.3.2 Pathologie

Anatomisch werden innerhalb der Prostata die zentrale, die Übergangs- und die periphere Zone unterschieden. Während sich das Prostataadenom aus der Übergangszone entwickelt, haben die meisten Karzinome ihren Ursprung in der peripheren Zone. Man unterscheidet verschiedene histologische Subtypen, die aber auch parallel vorkommen können. Häufigster Subtyp: Adeno-Ca (95 %).

18.3.3 Klassifikation/Stadieneinteilung

International sind mehrere Klassifikationen für den Malignitätsgrad verbreitet. Die wichtigsten sind das Gleason-System und die Grading-Einteilung der UICC (▶ Tab. 18.15). Die Ermittlung der Gleason-Score-Werte erfolgt anhand der Ergebnisse der mikroskopischen Untersuchung. Der Score-Wert ergibt sich dann als Summe aus dem vorherrschenden und einem weiteren – dem bösartigsten – Gewebemuster des Tumors.

International finden heute die TNM-Klassifikation 2017 (8. Auflage) und die Stadieneinteilung der AJCC Anwendung (▶ Tab. 18.16, ▶ Tab. 18.17).

18.3.4 Metastasierung

- Lymphogen: vornehmlich in die iliakalen LK-Stationen
- Hämatogen: in das Skelett in Form osteoblastischer Manifestationen sowie in Lunge und Leber

Tab. 18.15 Grading-Einteilung nach WHO 2016 und Korrelation mit dem Gleason-Score

Grading		Gleason-Score
GX	Differenzierungsgrad nicht bestimmbar	–
G1	Gut differenziert	2–4
G2	Mäßig differenziert	5–6
G3	Gering differenziert	7–10
G4	Undifferenziert	

Tab. 18.16 TNM-Klassifikation des Prostata-Ca nach AJCC

Stadium	Befund
T – Primärtumor	
T0	Kein Nachweis eines Primärtumors
T1	Tumor weder tastbar noch sichtbar
• T1a	Tumoranteil ≤ 5 % des resezierten Gewebes
• T1b	Tumoranteil > 5 % des resezierten Gewebes
• T1c	Tumordiagnose durch Nadelbiopsie (ein oder beide Lappen)
T2	Tumor auf die Prostata begrenzt
• T2a	Ein Lappen zu ≤ 50 % betroffen
• T2b	Ein Lappen zu > 50 % betroffen
• T2c	Beide Lappen betroffen
T3	Tumor durchbricht die Prostatakapsel
• T3a	Uni- oder bilateral und Infiltration des Blasenhalses
• T3b	Einbruch in die Samenblase
T4	Tumor ist fixiert oder infiltriert andere Nachbarstrukturen als die Samenblase
N – Lymphknotenmetastasen	
NX	Keine Angaben über regionäre LK-Metastasen möglich
N0	Keine regionären LK-Metastasen nachweisbar
N1	Regionäre LK-Metastasen nachweisbar
M – Fernmetastasen	
MX	Keine Angaben über Fernmetastasen möglich
M0	Keine Fernmetastasen nachweisbar
M1	Fernmetastasen vorhanden
• M1a	Nichtregionäre LK-Metastasen
• M1b	Knochenmetastasen
• M1c	Andere Organmetastasen

18.3.5 Risikofaktoren

- Familiäre Belastung: Ein erhöhtes Risiko, ein Prostata-Ca zu entwickeln, haben Brüder und Söhne betroffener Pat. (Risiko ca. um das 2- bis 3-Fache erhöht, Erstmanifestation ca. 10 J. vorverlagert).

Tab. 18.17 Stadieneinteilung des Prostata-Ca nach AJCC

Stadium	T	N	M
I	T1a	N0	M0
	T2a	N0	M0
II	T2b	N0	M0
	T2c	N0	M0
III	T3	N0	M0, jedes G
III	T4	N0	M0, jedes G
IV	Jedes T	N1	M0
	Jedes T	Jedes N	M1

- Weitere Risikofaktoren:
  - Genetische Prädisposition (BRCA1- und BRCA2-Mutation, Mutationslokus 1q24–25).
  - Fettreiche Ernährung, hohe Aufnahme von Vit. E.
  - Androgensupplementierung.
  - Jüngeres Alter betroffener Familienmitglieder.
  - Bei steigender Anzahl betroffener Familienmitglieder.
  - Schwarzafrikanischer Ursprung.
  - Chron. Prostatitis.

18.3.6 Klinik

Bzgl. der klinischen Manifestation werden 4 Kategorien unterschieden:

- Klinisch manifestes Karzinom: bereits mittels digitaler rektaler Palpation erkennbar.
- Latentes Karzinom: Zufallsbefund bei der Autopsie. Die Angaben über die Häufigkeit schwanken je nach Alter der Pat. zwischen 25 und 80 %.
- Inzidentelles Karzinom: nicht nachweisbar, Zufallsbefund bei bis zu 15–25 % aller wegen einer Prostatahypertrophie durchgeführten Resektionen. Darüber hinaus deckt auch die transrektale Biopsie eine steigende Zahl nicht palpabler Prostata-Ca auf, was in erster Linie der unkritischen Diagnostik mit dem Tumormarker PSA zuzuschreiben ist.
- Okkultes Karzinom: verursacht lokal keine Symptome und keine suspekten Tastbefunde und manifestiert sich primär als Fernmetastase.

Merke

Im frühen und damit kurativ behandelbaren Stadium ist das Prostata-Ca überwiegend symptomlos. Das symptomatische Karzinom ist in den meisten Fällen inkurabel, weil es häufig inoperabel ist oder bereits Fernmetastasen aufgetreten sind.

- Symptome:
  - Häufig Miktionsbeschwerden in Form von Pollakisurie und Dysurie (Häufigkeit 0–40 %).
  - Auch Fernmetastasen können Ursache für die Erstdiagnose sein: Bei 10–15 % der Pat. finden sich teils diffuse, teils lokalisierte Skelettschmerzen, die auf eine Knochenmanifestation hinweisen.

18.3.7 Diagnostik

Früherkennung

Prostataspezifisches Antigen (PSA)

- Bestimmung der Konzentration des prostataspezifischen Antigens (PSA): Bei Männern zwischen dem 50. und dem 69. Lj. kann die PSA-Bestimmung sinnvoll sein. Zu bedenken ist allerdings, dass 570 Männer untersucht und 18 behandelt werden müssen, um 1 Todesfall zu verhindern ohne Effekt auf das Gesamtüberleben. Bei familiärer Prädisposition Screening ab 45 Lj. und bei BRCA1/2-Trägern ab 40 Lj. erwägen.
- Spezifität und Sensitivität abhängig vom Schwellenwert: Bei Schwellenwerten von 3 ng/ml, 4 ng/ml bzw. 5 ng/ml liegen die Schätzungen zur Sensitivität bei 59 %, 44 % bzw. 33 %, die Spezifität bei 87 %, 92 % bzw. 95 %.
- Risikostratifiziertes Vorgehen laut PROBASE-Studie: pos. Effekt nur bis zu einem Alter von 65 Jahren. Hochrisiko: Alter 40–45 J. und PSA-Wert ≥ 1,0 ng/ml. Dann engmaschige Kontrollen mit frühzeitiger Biopsie. Niedrigrisiko: PSA-Wert < 1,0 ng/ml bzw. Alter 46–60 J. bzw. 61–75 J. mit einem PSA-Wert ≤ 2 ng/ml bzw. ≤ 3,0 ng/ml.

Biopsie

Bei neg. Tast-/Sonografiebefund und einem Niedrigrisiko-PSA-Wert (s. o.) kann auf eine Biopsie verzichtet werden. Bei einer Hochrisiko-Situation, einem PSA-Wert > 3 ng/ml oder einem eindeutigen Anstieg und/oder pos. Tast-/Sonografiebefund wird bei generellen Voraussetzungen der Durchführbarkeit einer Therapie die Sextantenbiopsie empfohlen. Es sollten mind. 10–12 Stanzen transrektal oder transperineal entnommen werden.

Digitale rektale Untersuchung

Die digitale rektale Untersuchung ist nach wie vor ein Bestandteil im Rahmen der Diagnostik des Prostata-Ca. Diese einfach durchzuführende und preisgünstige Methode hat allerdings aufgrund der geringen Sensitivität in der Frühdiagnostik in den vergangenen Jahren an Bedeutung verloren. Die Erfahrung des Untersuchers ist hier von großer Bedeutung. Die Palpation der Prostata muss nach der PSA-Bestimmung erfolgen, da es ansonsten zu falsch hohen Werten kommt.

Transrektaler Ultraschall (TRUS)

Der TRUS hat aufgrund der technischen Entwicklung in den vergangenen Jahren stark an Bedeutung gewonnen. Charakteristisch für das Prostata-Ca ist die echoarme Läsion, wobei 25 % der Läsionen allerdings isoechogen oder echoreich sind. In der Frühdiagnostik ist der TRUS der PSA-Bestimmung und der Tastdiagnostik unterlegen und erbringt erst in der Kombination der drei Methoden eine Erhöhung der Treffsicherheit. Der Wert des TRUS liegt in der Erkennung des nicht palpablen Karzinoms sowie in der ultraschallgestützten Biopsie.

Andere bildgebende Verfahren

Das multiparametrische MRT (mpMRT) wird vor systematischer Biopsie empfohlen, um sichtbare Herde gezielt zu biopsieren.

An weiteren bildgebenden Verfahren finden die Skelettszintigrafie bei Knochenmetastasen sowie CT und MRT zur Detektion von Fernmetastasen in Leber und Lunge bzw. zur Detektion retroperitonealer/mediastinaler LK-Metastasen Anwendung. Die Cholin-Positronen-PET-CT oder das Prostata-spezifische-Membranantigen- (PSMA-)PET-CT haben einer bessere Sensitivität und Spezifität als das alleinige CT oder die Knochenszintigrafie. Einen klinischen Vorteil hinsichtlich des Überlebens konnte allerdings bisher noch nicht gezeigt werden.

18.3.8 Therapie

Therapieplanung

▶ Abb. 18.1, ▶ Abb. 18.2.

Bei der Therapieplanung des lokal begrenzten Prostata-Ca werden folgende Risikogruppen berücksichtigt:

- Niedriges Risiko: PSA ≤ 10 ng/ml und Gleason-Score ≤ 6 und cT ≤ 2.

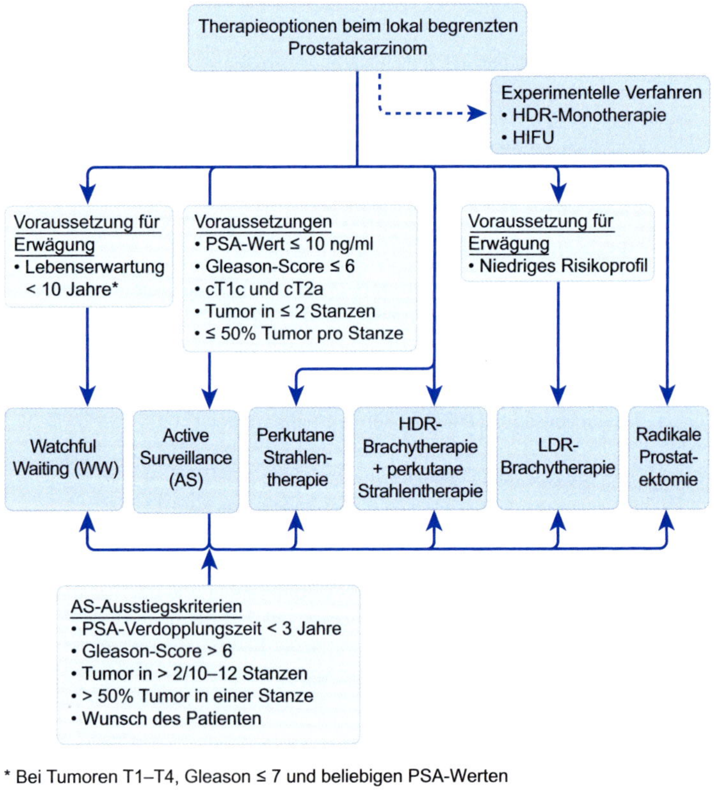

Abb. 18.1 Therapieoptionen beim lokal begrenzten Prostata-Ca [W881/L138]

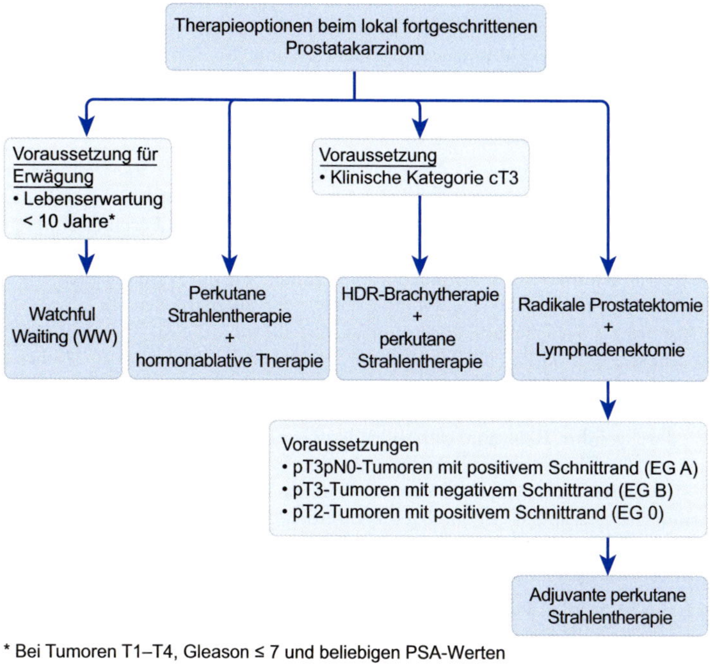

Abb. 18.2 Therapieoptionen beim lokal fortgeschrittenen Prostata-Ca [W881/L138]

Tab. 18.18 Ein Beispiel für Active Surveillance

Einschlusskriterien	• Gleason-Score ≤ 6 • ≤ 2 Stanzen/10–12 pos. • ≤ 50 % je Stanzzylinder Karzinomanteil • PSA ≤ 10 ng/ml • ≤ cT2a
Follow-up	• Re-Biopsien nach 6–12 Mon., dann alle 12 Mon. für 3 J., dann alle 3 J. • PSA-Bestimmung in den ersten beiden Jahren alle 3 Mon., danach halbjährlich
Abbruch der Surveillance und Therapiebeginn bei	• PSA-Verdopplungszeit < 3 J. • Einschlusskriterien nicht mehr erfüllt • Wunsch des Pat.

- Intermediäres Risiko: PSA > 10–20 ng/ml und/oder Gleason-Score 7 und cT2b.
- Hohes Risiko: PSA > 20 ng/ml oder Gleason-Score ≥ 8 oder ≥ cT2c.

Active Surveillance (AS) und Watchful Waiting (WW)

Alternative zur sofortigen kurativen Therapie des lokal begrenzten Tumors (▶ Abb. 18.1). In diese Überwachungsstrategie sollten Pat. eingeschlossen werden, die die Niedrigrisiko-Kriterien erfüllen, nur einen Tumorbefall in max. 2/12 Stanzen aufweisen und ≤ 50 % Tumorbefall pro Stanze haben (▶ Tab. 18.18).

Von AS ist WW als Strategie abzugrenzen. Pat. mit WW werden erst bei einem symptomatischen Progress palliativ behandelt. Die Lebenserwartung der Pat., die WW erhalten, sollte < 10 J. liegen mit einem Stadium T1–4, Gleason-Score ≤ 7 und beliebigem PSA-Wert.

Chirurgische Therapie

Bei lokal begrenztem Prostata-Ca (pT1–2 N0 M0), PSA-Wert < 50 ng/ml und einer Lebenserwartung von mind. 10 J. senkt die radikale Prostatektomie signifikant die Häufigkeit einer Progression der Erkrankung, das Risiko von Fernmetastasen, die prostatakarzinomspezifische Mortalität und die Gesamtmortalität gegenüber „Watchful Waiting". Hier konkurriert die radikale Prostatovesikulektomie (PVE) mit der perkutanen Strahlentherapie bzw. der interstitiellen Brachytherapie (▶ Abb. 18.1). Wird die Indikation zur PVE gestellt, sollte die R0-Resektion erreichbar sein und sich der Pat. in einem guten körperlichen Zustand befinden. Neben der retropubischen PVE mit oder ohne Lymphadenektomie (mind. 10 LK bei hohem Risiko) werden die perineale PVE, die laparoskopische und die roboterassistierte PVE durchgeführt. Relevante Unterschiede zwischen den beiden Verfahren im Hinblick auf Überlebensdaten und Funktionalität finden sich in den nicht-randomisierten Studien derzeit nicht. Nach OP eines N^+-Tumors sollte für mind. 2–3 J. eine antihormonelle Therapie (s. u.) durchgeführt werden.

Strahlentherapie

Sie kann beim lokal begrenzten Prostata-Ca in allen Risikogruppen durchgeführt werden. Die perkutane Strahlentherapie mit 74 bis max. 80 Gy bei allen lokal begrenzten Stadien kann heute als eine der Standardtherapien angesehen werden. Die 5-, 10- und 15-JÜR liegen bei 60–90 %, 40–50 % und 25 %, die Rate des DFS nach 5 J. bei 40–70 %. Ab Stadium T3 und/oder einem hohen Gleason-Score (≥ 7; hohes Risiko) ist eine zusätzliche Hormontherapie über wenigsten 6 Mon. bis max. 3 J. indiziert, da dadurch das Überleben verbessert wird. Diese kann simultan zur Radiotherapie begonnen werden (▶ Abb. 18.2). Die Lymphabflusswege sollen – wenn überhaupt – nur bei lokal fortgeschrittenen Tumoren bestrahlt werden. Die Datenlage dazu ist allerdings unklar, ein Überlebensvorteil findet sich nicht. Beim lokal begrenzten Tumor sollte auf die Bestrahlung der LK verzichtet werden.

Eine weitere Option ist die LDR Brachytherapie oder Permanent-Seed-Implantation. Dabei werden 30–80 wenige Millimeter große Jod-125- oder Palladium-103-Implantate transrektal in die gesamte Prostata eingebracht.

Bei Tumoren mit günstiger Prognose (cT1c–cT2a, PSA-Wert < 10 ng/ml, Gleason-Score < 7) scheinen die Ergebnisse denen der radikalen Prostatektomie oder denen der perkutanen Radiatio vergleichbar zu sein.

Eine adjuvante Strahlentherapie mit 60–64 Gy kann bei pT3/pT4-pN0-Tumoren und pos. Schnittrand (R1-Resektion) nach radikaler Prostatektomie angeboten werden. Allerdings findet sich im Vergleich zur verzögerten Radiatio (bei biochemischem Rezidiv) kein klinisch relevanter Vorteil, dafür aber eine höhere Rate an Toxizitäten und eine Übertherapie bei ca. 50 % der Pat. [Sargos et al. 2020; Vale et al. 2020]. Beim Vorliegen einer pN1-Situation mit mind. 4 betroffenen LK senkt die adjuvante Radiatio die Gesamtmortalität und stellt damit eine zusätzliche Therapieoption dar [Tiki et al. 2022].

Pat., die nach radikaler Prostatektomie einen erneuten PSA-Wert-Anstieg aufweisen, werden einer perkutanen Strahlentherapie mit 60–66 Gy im Bereich der

Prostataloge zugeführt (verzögerte Radiatio). Da es sich dabei meistens um ein Lokalrezidiv handelt, wird auf eine histologische Sicherung bewusst verzichtet.

Die LDR-Brachytherapie kommt nur beim lokal begrenzten Prostata-Ca mit niedrigem Risiko infrage. Dagegen findet die HDR-Brachytherapie in Kombination mit der perkutanen Strahlentherapie nur bei intermediärem und hohem Risiko Anwendung. Bei Tumoren der klinischen Kategorie cT4 ist die HDR-Brachytherapie nicht indiziert.

In der primär metastasierten Situation scheint die Strahlentherapie keinen zusätzlichen Nutzen zu einer hormonablativen Therapie zu erbringen.

Hormontherapie

- Stellenwert: Neben der Anwendung in der adjuvanten oder neoadjuvanten Situation in Kombination mit der Radiatio hat die Hormontherapie ihren unbestreitbaren Stellenwert bei der palliativen Behandlung des inoperablen lokal fortgeschrittenen oder metastasierten hormonsensiblen Prostata-Ca.
- Prinzip: Die Ausschaltung der Androgenwirkung auf die Tumorzellen entweder durch bilaterale Orchiektomie (nur noch selten verwendet) oder durch Gabe von GnRH-Agonisten.
- Nach Applikation von GnRH-Agonisten (z. B. Goserelin, Buserelin), die als 1-, 2- und 3-Monats-Depots zur Verfügung stehen, kommt es zu einem transienten Testosteronspiegelanstieg mit Verschlechterung der Symptomatik, der durch die gleichzeitige 2-wöchige Gabe eines Antiandrogens (z. B. Flutamid, Bicalutamid) abgefangen werden kann (Flare-Phänomen).

Neoadjuvante Hormontherapie

- Zum Einsatz kommt ein GnRH-Agonist als Monotherapie oder in Kombination. Therapiedauer: max. 8 Monate. Ansprechraten: bis 95 %.
- Vor Durchführung einer Strahlentherapie können eine Verbesserung der lokalen Tumorkontrolle (70 vs. 58 %), eine Reduzierung der Fernmetastasierung (66 vs. 55 %) und eine Verbesserung des OS (53 vs. 44 %) erreicht werden. In einer aktuellen Metaanalyse waren diese Effekte allerdings nicht signifikant und der adjuvanten Androgenentzugstherapie (ADT) deutlich unterlegen [Kishan et al. 2022].
- Die neoadjuvante Hormontherapie vor PVE führt zu keiner Verbesserung des tumorfreien Überlebens, sodass derzeit keine Indikation zur Durchführung einer antihormonellen Therapie vor Prostatektomie besteht.

Adjuvante Hormontherapie

- Indikation zur sofortigen ADT: Pat. mit lokal fortgeschrittenem Tumor und intermediärem oder hohem Risiko mit signifikanter Verbesserung des metastasenfreien und Gesamtüberlebens nach Strahlentherapie. Bei Nebenwirkungen kann die ADT auf 18 Mon. begrenzt werden statt der üblichen 24–36 Monate.
- Überlebensvorteil bei sofortigem Androgenentzug haben auch die folgenden drei Gruppen: Pat. nach radikaler Prostatektomie, bei denen ein LK-Befall (pN1) oder eine Infiltration der Samenblasen (pT3b) oder eine R1-Resektion vorliegt. Die Dauer der adjuvanten ADT sollte in diesen Fällen 1–2 J. betragen.

Andere Therapieverfahren

Aufgrund fehlender belastbarer Daten haben hochintensiver fokussierter Ultraschall (HIFU), Kryotherapie oder Hyperthermie keinen Stellenwert bei der Primärbehandlung des Prostata-Ca und gelten weiterhin als experimentelle Verfahren.

18

Hormonsensitives metastasiertes Prostatakarzinom (mHSPC) – medikamentöse Therapie

Kombinierte Chemo-Hormon- und Hormon-Hormon-Therapie

Für diese Situation gibt es inzwischen verschiedene zugelassene Optionen, die in randomisierten Studien geprüft wurden. Ein „Head-to-Head"-Vergleich existiert nicht, sodass sich die Auswahl nach der Tumorlast und der Präferenz des Pat. richten sollte.

- Docetaxel plus ADT: Die STAMPED-Studie konnte anhand eines großen Pat.-Kollektivs einen Überlebensvorteil von 10 Mon. v. a. bei Pat. mit hoher Tumorlast nachweisen. Daher sollte bei diesen Pat., insbes. im fitten körperlichen Zustand, diese Therapie als ein neuer Standard betrachtet werden.
- Abirateron plus ADT: In der LATITUDE-Studie wurde diese Kombination gegen ADT geprüft. Es fand sich ein signifikanter OS-Vorteil und ein verbessertes PFS. Dieser pos. Effekt konnte nicht nur bei Pat. mit hoher Tumorlast, sondern in einer zweiten Analyse auch bei niedriger Tumorlast nachgewiesen werden.
- Enzalutamid plus ADT: In die ARCHES-Studie wurden insgesamt 1 150 Pat. mit pathologisch bestätigtem mHSPC eingeschlossen. Nach einer medianen Beobachtungszeit von 14,4 Mon. zeigte sich ein signifikanter Vorteil für die Kombination aus Enzalutamid + ADT für das PFS. In der zeitgleich publizierten ENZAMET Studie konnte auch ein Vorteil für das Gesamtüberleben gezeigt werden [Davis et al. 2019].
- Apalutamid plus ADT: In die TITAN-Studie, eine randomisierte, doppelt verblindete, placebokontrollierte Phase-III-Studie, wurden 1 052 Pat. eingeschlossen. Insgesamt zeigt sich ein signifikanter Vorteil für die Kombination in den primären Studienendpunkten PFS und OS [Chi et al. 2019].
- Darolutamid plus ADT plus Docetaxel: Die ARASENS-Studie rekrutierte 1 306 Pat., entweder für die Dreier Kombination oder für Placebo plus ADT plus Docetaxel. Die Kombination mit Darolutamid reduzierte das Sterberisiko um 32 % und erhöhte das OS nach 4 J. von 50,4 auf 62,7 %. Diese Therapie ist allerdings zurzeit in Deutschland noch nicht zugelassen [Smith et al. 2022].

Merke

Kastrationsrefraktäres nicht metastasiertes Prostatakarzinom (nmCRPC) – medikamentöse Therapie

Für Pat. mit nmCRPC stehen derzeit 3 Substanzen zur Verfügung, bei denen es sich ausnahmslos um neue Hormontherapien handelt. Eine chemotherapeutische Behandlung ist für diese Situation nicht zugelassen.

Enzalutamid: Zum nmCRPC gibt es die Prosper-Studie, in die 1 401 Pat. eingeschlossen wurden. Im Vergleich zu Placebo verbesserte sich das OS von 56 auf 67 Mon. [Powles et al. 2020].

Apalutamid: 1 207 Studienteilnehmer mit nmCRPC wurden in der SPARTAN-Studie 2 : 1 randomisiert und erhielten entweder Apalutamid oder Placebo. Das mediane metastasenfreie Überleben betrug 41 Mon. unter Apalutamid und 16 Mon. unter Placebo. Auch die sekundären Endpunkte wie OS und PFS zeigten eine signifikante Verbesserung [Smith et al. 2018].

Darolutamid: Die ARAMIS-Studie inkludierte 1 509 Patienten. Im Arm mit Darolutamid konnte das metastasenfreie Überleben von 18 auf 40 Mon. gesteigert werde. Ebenso wurde das OS und PFS signifikant verbessert [Fizazi et al. 2019].

Alle drei Substanzen sind hinsichtlich der Wirksamkeit vergleichbar. Darolutamid scheint ein etwas besseres Toxizitätsprofil aufzuweisen.

Kastrationsrefraktäres metastasiertes Prostatakarzinom (mCRPC) – medikamentöse Therapie

Erstlinien-Therapie

Androgen-Biosynthese-Inhibitoren

Abirateron: In der Studie COU-AA-302 wurden chemonaive Pat. eingeschlossen, die asymptomatisch waren oder bei denen eine Chemotherapie nicht indiziert war. Randomisiert wurde zwischen Abirateron plus Prednisolon versus Placebo plus Prednisolon. Es fand sich ein statistisch signifikanter Vorteil im radiologischen PFS von mehr als 8 Mon. und ein Zugewinn von 4 Mon. im OS (34 vs. 30 Mon.) zugunsten von Abirateron [Ryan et al. 2015]. Damit stellt Abirateron eine Alternative zu Docetaxel (s. u.) in der Primärtherapie des CRPC dar, insbes. bei älteren Pat. in reduziertem klinischem Zustand oder bei geringer Tumorlast.

Enzalutamid:. Die PREVAIL-Studie schloss chemotherapienaive Pat. ein, die vorher Docetaxel erhalten hatten. Es fand sich ein signifikanter Vorteil sowohl für den primären Endpunkt, das radiologische PFS, als auch für das OS (32 vs. 30 Mon.) für die Pat., die mit Enzalutamid behandelt wurden.

Die Sequenztherapie Abirateron gefolgt von Enzalutamid im Progress scheint dem umgekehrten Vorgehen überlegen zu sein und einen höheren und länger anhaltenden PSA-Abfall zu produzieren [Khalaf et al. 2019].

Chemotherapie

Im Mai 2004 wurde die Therapie mit Docetaxel plus Prednison von der FDA zugelassen, nachdem sich im Vergleich zu Mitoxantron plus Prednison eine signifikante Verbesserung des OS ergab (TAX327 Studie; ▶ 18.3.12). Bei schlechter Verträglichkeit von Docetaxel im 3-wöchigen Schema kann auf die wöchentliche Gabe umgestiegen werden, die aber eine geringere Effektivität aufweist.

Second-Line-Therapie

Cabazitaxel: In der TROPIC-Studie wurde Cabazitaxel, ein weiteres synthetisches Taxan, plus Prednison (▶ 18.3.12) versus Mitoxantron plus Prednison bei metastasierten CRPC nach docetaxelhaltiger Vortherapie randomisiert. Der experimentelle Arm zeigte eine Verbesserung des OS von 12,7 auf 15,1 Mon.

Abirateron: In der randomisierten COU-AA-301-Studie konnte bei Pat. nach docetaxelhaltiger Chemotherapie im Vergleich zu Placebo eine Verbesserung des OS von 11 auf 15 Mon. erreicht werden (▶ 18.3.12 [Fizazi et al. 2012]).

Enzalutamid: In einer Phase-III-Studie (AFFIRM) wurde Enzalutamid (▶ 18.3.12) bei Pat. nach Vorbehandlung mit Docetaxel randomisiert gegen Placebo. Die zusätzliche Verabreichung von Prednisolon war erlaubt, aber nicht vorgeschrieben. Durch Enzalutamid konnte das mediane Überleben von 13 auf 18 Mon. verbessert werden [Scher et al. 2012]. Ein weiterer Vorteil der Substanz ist, dass sie nicht mit Kortison kombiniert werden muss.

Olaparib: Der PARP-Inhibitor ist als Monotherapie für die Behandlung von Pat. mit metastasierter Erkrankung und BRCA1/2-Mutation nach einer Vortherapie mit einer neuen hormonellen Substanz zugelassen. Anhand der PROfound-Studie konnte gezeigt werden, dass Olaparib im Vergleich zu Abirateron oder Enzalutamid das OS von 15 auf 18 Mon. verbessert [de Bono et al. 2020].

In der PROpel-Studie wurde die Kombination von Olaparib, Abirateron und Kortison gegen Placebo, Abirateron und Kortison 1 : 1 randomisiert und doppelblind geprüft. Bei den 796 Pat. mit mCRPC ohne chemotherapeutische Vorbehandlung in kastrationsrefraktärer Situation fand sich ein signifikanter Vorteil hinsichtlich des PFS (24,8 vs. 16,6 Mon., p < 0,0001). Das mOS war zum Zeitpunkt der Auswertung in beiden Gruppen noch nicht erreicht [Saad et al. 2022].

Antiresorptive Therapie

Bisphosphonate: Beim Prostata-Ca mit überwiegend osteoblastischer Metastasierung konnte eine Reduktion der skelettalen Komplikationen durch Gabe von Zoledronat gegenüber Placebo nachgewiesen werden. Allerdings profitieren davon nur Pat. im kastrationsrefraktären Stadium. Eine Schmerzreduktion ließ sich für Pamidronat (60–90 mg alle 4 Wo.) und Clodronat (800 mg alle 4 Wo.) zeigen. Bisphosphonate können als ergänzende Therapie in Kombination mit einer Chemo- oder einer Androgen-Biosynthese-Inhibitor-Therapie gegeben werden, wobei die parenterale Applikation der oralen deutlich überlegen ist.

Denosumab: monoklonaler AK, der mit hoher Affinität und Spezifität an RANKL bindet. Dadurch wird die RANKL/RANK-Interaktion verhindert, woraus sich eine reduzierte Anzahl und eine reduzierte Funktion von Osteoklasten ergeben. Infolgedessen werden die Knochenresorption und die tumorinduzierte Knochenzerstörung reduziert. Beim Prostata-Ca wurde Denosumab in einer Phase-III-Studie gegen Zoledronsäure randomisiert getestet. Es fand sich ein um 3 Mon. verzögertes Auftreten von Knochenmetastasen bzw. skelettalen Ereignissen (20,7 vs. 17,1 Mon.) unter der Gabe von Denosumab (▶ 18.3.12). Zwischen den Endpunkten Überleben oder ossäre Schmerzereignisse fanden sich keine relevanten Unterschiede. Die Rate an Kieferosteonekrosen ist unter Denosumab zumindest vergleichbar zu der Rate unter Bisphosphonaten.

Strahlentherapie

Unter schmerztherapeutischen Gesichtspunkten oder bei Frakturgefahr kann eine externe Strahlentherapie von ossären Tumormanifestationen unter palliativmedizinischen Gesichtspunkten durchgeführt werden. Auch die Bestrahlung von ZNS- oder symptomatischen Weichteil- und LK-Metastasen ist in diesem Zusammenhang sinnvoll.

Alpharadin: In der randomisierten Phase-III-Studie ALSYMPCA wurde Alpharadin (▶ Tab. 18.19) gegen Placebo bei CRPC-Pat. nach Docetaxel-Vorbehandlung oder bei Pat., die nicht für eine Chemotherapie infrage kamen, getestet. Der primäre Endpunkt konnte erreicht und das OS durch den Einsatz von Alpharadin von 11,3 auf 14,9 Mon. statistisch signifikant verlängert werden [Parker et al. 2013]. Die Zulassung durch die EMA besteht derzeit nur für Pat. mit ausschließlich schmerzhaften multiplen Knochenmetastasen ohne viszerale Metastasierung und nach mind. zwei vorherigen Systemtherapien. Die Kombination mit einer antiresorptiven Therapie (Bisphosphonat/Denosumab) wird empfohlen.

Lutetium-177-PSMA-617: 831 Pat. mit chemotherapeutischer Vorbehandlung und nach einer Therapie mit mind. 1 neuen hormonellen Substanz wurden in die

Tab. 18.19 Lutetium und Alpharadin

Medikamente	Dosierung	Therapiezeitpunkt	Wiederholung
Lutetium-177-PSMA-617	7,4 GBq i.v.	Alle 6 Wo.	4–6 ×
Alpharadin	50 kBq/kg KG i.v.	Alle 4 Wo.	6 ×

VISION-Studie eingeschlossen und mit Lutetium behandelt oder nur mit BSC versorgt. Ein zuvor durchgeführtes Gallium-PSMA-PET musste pos. ausgefallen sein. Eine Verbesserung des OS von 11 auf 15 Mon. und eine Verlängerung des PFS von 3 auf 8 Mon. konnte festgestellt werden [Sartor et al. 2021]. In Deutschland ist die Therapie allerdings zurzeit noch nicht zugelassen.

Cave

Die Kombination von Alpharadin und Abirateron ist kontraindiziert, da darunter vermehrt Frakturen und eine erhöhte Mortalität aufgetreten sind. Auch von der Kombination mit anderen Systemtherapien sollte laut EMA Abstand genommen werden.

18.3.9 Nachsorge

Der Nutzen einer systematischen Nachsorge nach kurativer OP mittels radikaler PVE oder Strahlentherapie ist bisher nicht gesichert. In der S3-Leitlinie Prostatakarzinom der AWMF und der DKG wird ausschließlich die strukturierte PSA-Kontrolle empfohlen. Dies erscheint allerdings den Bedürfnissen der Pat. nicht gerecht zu werden, sodass ein mögliches Schema sein könnte:

- Untersuchungen: Anamnese und klinischer Befund, Rö-Thorax, Sonografie Abdomen. Bei unklarem Sonografiebefund CT Abdomen (alternativ MRT). Labor: BSG, AP, PSA (erhöhte BSG als unspezifischer Hinweis auf einen Tumorprogress, erhöhte AP-Aktivität als Hinweis auf Knochenmetastasierung).
- Untersuchungsfrequenz: Im 1. J. alle 3 Mon., im 2.–4. J. alle 6 Mon., ab dem 5. J. einmal jährlich.
- Dauer der Nachsorge: 10 J.

18.3.10 Rehabilitation

Aufgrund der Heterogenität in der Rehabilitation wurde ein Rehabilitationsstandard entwickelt und im Jahr 2016 publiziert [Rick et al. 2016]. Die wesentliche Indikation zur Einleitung einer medizinischen Rehabilitation stellt die Belastungsharninkontinenz nach radikaler Prostatektomie oder nach Bestrahlung dar. Der oftmals erhebliche Harnverlust führt zu einer deutlichen Einschränkung der Lebensqualität sowie zu sozialer Vereinsamung und finanzieller Belastung. Im Rahmen der Rehabilitation erlernt der Pat. das Kontinenztraining zur Stärkung der Sphinktermuskulatur. Diese Maßnahme sollte ggf. bei einer höhergradigen Belastungsharninkontinenz (Grade 3 + 4) frühzeitig durch eine transrektale Elektrostimulation ergänzt werden. Bei einem Teil der Pat. kann bereits während der Rehabilitationstherapie eine Verbesserung der Inkontinenz erreicht werden. Auch wenn noch nach 1 J. postoperativ eine Belastungsharninkontinenz besteht, kann ein intensiviertes Kontinenztraining, z. B. im Rahmen einer stationären Rehabilitation, bei 25 % der Pat. eine klinisch signifikante Verbesserung der Kontinenz erbringen. Eine weitere relevante funktionelle Einschränkung nach radikaler Prostatektomie/Strahlentherapie ist die erektile Dysfunktion, die bei bis zu 60 % der Pat. auftritt. Sie ist durch eine Schädigung des Nervenbündels, das das Corpus cavernosum versorgt, bedingt. Die frühzeitige Einleitung spezieller medikamentöser Maßnahmen wie die Applikation von Phosphodiesterasehemmern führt bei 90 % der Pat. zu einer Verbesserung der erektilen Funktion und zur Vermeidung einer Schwellkörperapoptose. Ergänzt wird diese Therapie durch eine psychosoziale Betreuung, die den

Pat. das Gefühl der Minderwertigkeit nehmen soll. Darüber hinaus kann eine strukturierte Sport- und Bewegungstherapie das Rezidivrisiko und die krankheitsspezifische Mortalität senken, sodass diese sinnvolle und kosteneffektive Maßnahme im Rahmen der Rehabilitation vermittelt werden sollte [Kenfield et al. 2011]. Auch im Rahmen der palliativen Therapie kann z. B. nach Beendigung oder Unterbrechung einer Chemotherapie eine Rehabilitation sinnvoll sein, um den Zustand der Pat. wieder zu verbessern.

18.3.11 Prognose

- TNM-Stadium des Primärtumors:
  - Wesentlicher, aber kein unabhängiger Prognosefaktor.
  - Korreliert eng mit dem Differenzierungsgrad.
  - Grundsätzlich steigt mit dem Tumorvolumen die Wahrscheinlichkeit für Kapseldurchbruch und Fernmetastasierung.
  - Bei Kapseldurchbruch oder Samenblaseninfiltration (Stadium T3) verschlechtert sich die Prognose deutlich mit einer 10-JÜR von nur noch 35–48 %, während das krankheitsspezifische Überleben bei T1- und T2-Tumoren nach 10 J. bei 78–100 % liegt.
- Stadien N1–2: Hier liegen praktisch nur 5-JÜR vor. Bei Befall nur eines LK liegt die Rate bei 40–80 %, während sie ab Stadium N2 auf 20–70 % sinkt.
- Stadium der Fernmetastasierung:
  - Die Prognose hängt wesentlich von der Hormonempfindlichkeit ab. Obwohl rund 80 % aller fernmetastasierten Karzinome hormonsensibel sind, werden nur vereinzelt Langzeitüberlebende beobachtet. Nach im Mittel 2 J. werden ca. 50 % der Karzinome hormonrefraktär. Die weitere Überlebenszeit beträgt dann durchschnittlich nur noch < 12 Mon.
  - Gesamtüberlebenszeit bei Fernmetastasierung: 3 J.
- Weitere Prognosefaktoren:
  - Malignitätsgrad (Gleason-Score).
  - Alter des Pat.: Ein geringeres Alter geht mit einer günstigeren Prognose einher.
  - Chirurgische Resektionsränder des Karzinoms.

18.3.12 Therapieschemata

Zur medikamentösen Therapie des Prostata-Ca ▶ Tab. 18.20, ▶ Tab. 18.21, ▶ Tab. 18.22, ▶ Tab. 18.23.

Tab. 18.20 Chemotherapie

Schema	Medikamente	Dosierung	Therapiezeitpunkt	Wiederholung
3-wöchiges Schema Docetaxel	Docetaxel	75 mg/m² KOF	Tag 1	Tag 22
	Prednison	2 × 5 mg	Tage 1–21	
Wöchentliche Docetaxel-Gabe	Docetaxel	30 mg/m² KOF	1 ×/Wo. für 5 Wo.	Wo. 8
	Prednison	2 × 5 mg	Tage 1–21	Tag 22
3-wöchentliches Cabazitaxel-Schema	Cabazitaxel	25 mg/m² KOF	Tag 1	Tag 22
	Prednison	1 × 10 mg	Tage 1–21	Tag 22

Tab. 18.21 Neue hormonelle Substanzen

Substanzen	Dosierung	Therapiezeitpunkt	Wiederholung
Arbirateron plus Prednison			
Abirateron	1000 mg	1×/d	Fortlaufend
Prednison	5 mg	2×/d	Fortlaufend
Enzalutamid			
Enzalutamid	160 mg	1×/d	Fortlaufend
Apalutamid			
Apalutamid	240 mg	1×/d	Fortlaufend
Darolutamid			
Darolutamid	600 mg	2×/d	Fortlaufend

Tab. 18.22 PARP Inhibitor

Medikament	Dosierung	Therapiezeitpunkt	Wiederholung
Olaparib	300 mg	2×/d	Fortlaufend
Olaparib plus Abirateron plus Prednison			
Olaparib Abirateron Prednison	300 mg 1000 mg 5 mg	2×/d 1×/d 2×/d	Fortlaufend

Tab. 18.23 Antiresorptive Therapie

Medikament	Dosierung	Therapiezeitpunkt	Wiederholung
Denosumab	120 mg s.c.	Alle 4 Wo.	Fortlaufend

18.4 Hodentumoren

Grundlagen des Kapitels sind derzeit weiterhin die aktuelle Empfehlung der S3-Leitlinie, die Onkopedialeitlinie und die ESMO-Guideline [ESMO 2022].

18.4.1 Epidemiologie

- Die Inzidenz beträgt in Deutschland derzeit 10,2/100 000 Männer.
- Im Jahr 2018 erkrankten in Deutschland ca. 4 100 Männer.
- Zwischen dem 20. und 44. Lj. ist der Keimzelltumor mit einem Anteil von etwa 25 % die häufigste bösartige Tumordiagnose beim Mann.
- Bei einer jährlichen Sterberate von 0,4/100 000 Personen verstarben im Jahr 2018 178 am Hodentumor. Die relative 10-JÜR beträgt damit 95 %. Damit gehört der Hodentumor zu den prognostisch günstigsten malignen Neubildungen.
- Erkrankungsgipfel: abhängig von der Histologie.
  - Seminome: Altermedian 41. Lj.
  - Nichtseminome: Altersmedian 31. Lj.

18

18.4.2 Pathologie

- Es wird davon ausgegangen, dass sich die Keimzelltumoren aus einer maligne entarteten Keimzelle und über das Stadium einer testikulären intraepithelialen Neoplasie (TIN), die man in der Umgebung praktisch aller Keimzelltumoren findet, entwickeln. Die auf diese Weise entarteten Keimzellen können sich in zwei Richtungen differenzieren: zum Seminom und zum Nichtseminom. (▶ Tab. 18.24).
- Vom reinen Seminom hat man in der Vergangenheit das spermatozytische Seminom abgegrenzt, das eine seltene Variante darstellt und sich aus Spermatozyten entwickelt. Bei Vorliegen von Synzytiotrophoblasten ist membranständiges hCG (humanes Choriongonadotropin) nachweisbar, das auch im Serum zu finden ist.
- Beim Nichtseminom handelt es sich häufig um einen Tumor mit Kombinationen verschiedener histologischer Typen. Die verschiedenen Differenzierungsmuster sind das embryonale Karzinom, das Chorion-Ca, der Dottersacktumor sowie das Teratom (▶ Tab. 18.24). Letzteres kann zumindest teilweise maligne transformieren und nachfolgend Anteile z. B. eines Adeno-Ca oder eines Sarkoms enthalten.

Merke
Im klinischen Alltag ist die Unterscheidung Seminom vs. Nichtseminom entscheidend, da sich das weitere therapeutische Vorgehen danach richtet.

18.4.3 Klassifikation/Stadieneinteilung

- TNM-Klassifikation der Union Internationale Contre le Cancer (UICC) von 1997, in der auch die Tumormarker α-Fetoprotein (AFP), β-Untereinheit des hCG (β-hCG) und LDH Berücksichtigung gefunden haben (▶ Tab. 18.25).
- Pat. mit fortgeschrittener Erkrankung sind darüber hinaus den Prognosegruppen nach den Kriterien der International Germ Cell Cancer Collaboration Group (IGCCCG) zuzuordnen: gute, intermediäre und schlechte Prognose (▶ Tab. 18.26).
- 70 % der Pat. werden im Stadium I diagnostiziert.
- Die Stadieneinteilung nach UICC und die TNM-Klassifikation sind kongruent und Grundlage für die Festlegung der individuellen Behandlungsstrategie.

Tab. 18.24 WHO-Klassifikation der malignen Keimzelltumoren

Nicht-invasive Keimzellneoplasie in situ (Germ cell neoplasia in situ [GCNIS])	
Seminome (ca. 60 %)	• Klassisches Seminom • Spermatozytisches Seminom
Nichtseminome (ca. 40 %)	• Embryonalzell-Ca • Dottersacktumor (endodermaler Sinustumor) • Chorion-Ca • Teratome: präpubertales Teratom, postpubertales Teratom, Teratom mit maligner Transformation

Tab. 18.25 TNM-S-Klassifikation der Hodentumoren der UICC

Stadium	Befund
T – Primärtumor	
pT0	Keine Anzeichen eines Primärtumors
pTis	Intratubuläre Keimzelltumorneoplasie (CIS)
pT1	Tumor begrenzt auf Hoden und Nebenhoden ohne Lymph-/Blutgefäßinvasion, infiltriert nicht die Tunica vaginalis
pT2	Tumor begrenzt auf Hoden und Nebenhoden mit Lymph-/Blutgefäßinvasion oder Tumor mit Ausdehnung durch die Tunica albuginea in die Tunica vaginalis
pT3	Tumor infiltriert den Samenstrang mit/ohne Lymph-/Blutgefäßinvasion
pT4	Tumor infiltriert das Skrotum mit/ohne Lymph-/Blutgefäßinvasion
N – Lymphknotenmetastasen	
pNX	Regionäre LK können nicht abgeschätzt werden
pN0	Kein Hinweis auf regionäre LK-Metastasen
pN1	< 5 LK-Metastasen mit einem Durchmesser < 2 cm
pN2	LK-Metastasen mit einem Durchmesser ≥ 2 cm und ≤ 5 cm oder multiple LK-Metastasen mit einem max. Durchmesser ≤ 5 cm
pN3	LK-Metastasen mit einem Durchmesser > 5 cm
M – Fernmetastasen	
MX	Das Vorliegen von Fernmetastasen kann nicht beurteilt werden
M0	Kein Hinweis auf Fernmetastasen
M1a	Nichtregionäre LK-Metastasen oder pulmonale Metastasen
M1b	Andere Fernmetastasen
S – Serumtumormarker	
SX	Serumtumormarker wurden nicht bestimmt bzw. Befunde liegen nicht vor
S0	Serumtumormarker liegen im Normbereich
S1	• LDH: < 1,5 × Norm • β-hCG: < 5 000 IU/l • AFP: < 1 000 ng/ml
S2	• LDH: 1,5–10 × Norm • β-hCG: 5 000–50 000 IU/l • AFP: 1 000–10 000 ng/ml
S3	• LDH: > 10 × Norm • β-hCG: > 50 000 IU/l • AFP: > 10 000 ng/ml

18.4.4 Lokalisation und Ausbreitung

Metastasierung:

- Lymphatisch: retroperitoneal, mediastinal
- Hämatogen: Leber, Lunge, ZNS, Knochen, andere Organe

Tab. 18.26 Klassifikation der männlichen Keimzelltumoren nach der International Germ Cell Cancer Collaborative Group (IGCCCG 1997)
Einteilung in die entsprechende Gruppe unmittelbar vor Start der Chemotherapie [Oncopedia Leitlinie Keimzelltumoren des Mannes Tabelle 6]

Tumor	Klinik	Markerkonstellation
Günstiges Risikoprofil (ca. 56 % der metastasierten Pat.)		Ca. 90 % Überlebensrate
Nichtseminome	• Gonadaler oder retroperitonealer Primärtumor • Und niedrige Marker • Und keine extrapulmonalen Organmetastasen	AFP < 1 000 ng/ml HCG < 5 000 U/l LDH < 1,5 × normal
Seminome	• Jede Primärlokalisation • Und keine extrapulmonalen Organmetastasen	
Intermediäres Risikoprofil (ca. 28 % metastasierter Pat.)		Ca. 80 % Überlebensrate
Nichtseminome	• Gonadaler oder retroperitonealer Primärtumor • Und intermediäre Marker • Und keine extrapulmonalen Organmetastasen	AFP 1 000–10 000 ng/ml HCG 5 000–50 000 U/l LDH 1,5–10 × normal
Seminome	• Jede Primärlokalisation • Und extrapulmonale Organmetastasen	
Schlechtes Risikoprofil (ca. 16 % metastasierter Pat.)		Ca. 50–60 % Überlebensrate
Nichtseminome	• Mediastinaler Primärtumor • Und hohe Marker • Und extrapulmonale Organmetastasen (Leber, Hirn, Knochen, andere)	AFP > 10 000 ng/ml HCG > 50 000 U/l LDH > 10 × normal
Seminome	• Keine Pat. in dieser Klassifikation	

18.4.5 Risikofaktoren

Gesicherte Risikofaktoren:

- Das Auftreten eines Keimzelltumors (KZT) ist deutlich häufiger bei Vorliegen eines kontralateralen Hodentumors sowie bei Maldescensus testis bzw. bei Kryptorchismus eines Hodens.
- In diesem Fall ist eine Orchidopexie vor dem 2. Lj. notwendig, die das Risiko signifikant vermindert, aber nicht normalisiert.
- Darüber hinaus muss das Vorliegen eines Hodentumors bei erstgradigen Verwandten (Söhne, Brüder, insbes. Zwillingsbrüder) als deutlicher Risikofaktor für die Entwicklung eines Keimzelltumors angesehen werden und ist daher in der Anamnese zu berücksichtigen.
- Genetisch bedingte Störungen der Geschlechtsentwicklung (z. B. Klinefelter-Syndrom).
- Die Mikrolithiasis testis ist signifikant mit einem KZT assoziiert. Allerdings liegen zumeist weitere Risikofaktoren vor, sodass die alleinige Bedeutung infrage gestellt wird.
- Schwere Formen der Fertilitätsstörung erhöhen ebenfalls das Risiko für einen KZT.

18.4.6 Klinik

- Häufigstes und damit führendes Symptom des gonadalen KZT: schmerzlose Schwellung des Hodens oder umschriebene Verhärtung des Hodens mit oder ohne Schwellung.
  - Diese Veränderung kann je nach der Biologie der Erkrankung sehr schnell auftreten und größer werden oder über einen Zeitraum von Monaten konstant bleiben.
  - Auch skrotale Schmerzen oder ein Schweregefühl im Skrotum können das führende Symptom sein.
- Primärsymptome außerhalb des Hodens:
  - Selten, weisen auf eine fortgeschrittene Erkrankung hin.
  - Zumeist durch Metastasen bedingt (z. B. Dyspnoe, Rückenschmerzen, neurologische Symptome, Gewichtsverlust, Hyperthyreose).
- Gynäkomastie:
  - In seltenen Fällen Leitsymptom eines Keimzelltumors.
  - Durch die endokrine Aktivität des Tumors bedingt, insbes. eine hohe β-hCG-Produktion.

18.4.7 Diagnostik

Diagnostisches Vorgehen

Die Diagnostik beim gonadalen Primärtumor umfasst Palpation und Sonografie der Hoden (mind. 7,5-MHz-Schallkopf) sowie die Bestimmung der Serumkonzentrationen der Tumormarker AFP, β-hCG und LDH sowie Testosteron, FSH und LH.

Merke

Besteht bei einem jungen Mann eine retroperitoneale und/oder mediastinale Raumforderung, ist auch an einen extragonadalen Keimzelltumor zu denken. Die Diagnose wird entweder durch Erhöhung der Serumkonzentrationen der genannten Tumormarker verifiziert oder bei normaler Markerkonstellation durch eine Biopsie.

Primärdiagnostik bei Keimzelltumoren

- Palpation des betroffenen und des kontralateralen Hodens
- Sonografie des betroffenen und des kontralateralen Hodens (7,5-MHz-Schallkopf)
- Bestimmung der Tumormarker β-hCG, AFP, LDH i. S.
- Bestimmung von Testosteron, FSH, LH, Spermienanalyse
- CT Thorax, Abdomen und Becken (alternativ MRT Abdomen)
- MRT Kopf nur bei fortgeschrittener Tumorerkrankung und/oder sehr hohen Tumormarkern bzw. pulmonaler Metastasierung
- Knochenszintigrafie nur bei Symptomen
- **Keine** PET-Untersuchung zum Staging indiziert
- Kryokonservierung obligat

Bestimmung der miRNA derzeit nur im Rahmen klinischer Studien

Diagnostik einer intraepithelialen Neoplasie (GCNIS)

- 3–5 % der Pat. haben im kontralateralen Hoden eine GCNIS, die durch eine offene Biopsie in 99 % der Fälle nachgewiesen werden kann.
- Bei Hodenvolumen < 12 ml und einem Alter < 40 J. beträgt das Risiko für das Vorliegen einer GCNIS > 34 %; kontralaterale Hodenbiopsie bei diesen Pat. empfohlen.

Ausbreitungsdiagnostik

- Das CT von Thorax und Abdomen/Becken (alternativ MRT Abdomen) mit p. o. und i. v. zu verabreichendem Kontrastmittel ist das Standardverfahren zur Festlegung der klinischen Stadienausbreitung.
- Eine Sonografie des Retroperitoneums oder ein Rö Thorax ist für das Staging unzureichend
- Die FDG-PET Untersuchung hat beim Staging eines Keimzelltumors **keinen** Stellenwert
- Ein Schädel-MRT ist nur bei Symptomen, weit fortgeschrittener Erkrankung bzw. sehr hohen Tumormarkern oder bei pulmonaler Metastasierung oder klinischer Symptomatik erforderlich.
- Eine Skelettszintigrafie ist nur fakultativ bei Symptomen indiziert.
- Die Durchführung einer Kryokonservierung ist obligat.

18.4.8 Prognose

Frühe Stadien

- Seminom Stadium I:
  - Signifikante unabhängige prognostische Parameter: Tumorgröße ≥ 4 cm und Infiltration des Rete testis.
  - Das Rezidivrisiko ohne Risikofaktoren (RF) beträgt ca. 6 %, das Rezidivrisiko mit einem RF ca. 12 %, bei Vorliegen beider RF bis zu 32 %.
- Nichtseminom Stadium I:
  - Die vaskuläre und lymphatische Infiltration von Tumorzellen (VI) im Primärtumor ist der entscheidende Prognosefaktor für eine okkulte Metastasierung: 48 % der Pat. mit VI gegenüber 14–22 % ohne VI entwickeln im Verlauf ein Rezidiv.
  - Der Nachweis eines embryonalen Karzinoms ist ein weiterer relevanter ungünstiger Prognosefaktor.

Fortgeschrittene Stadien

Pat. mit fortgeschrittenen Tumorstadien werden nach der IGCCCG-Klassifikation in 3 Prognosegruppen eingeteilt (▶ Tab. 18.26).

5-JÜR haben sich in den letzten Jahrzehnten stetig verbessert. In einer aktuellen Analyse ist das 5-Jahres Überleben bei Pat. mit Nichtseminomen wie folgt [Gillessen et al. 2021]:

- Pat. mit niedrigem Risiko: 96 %.
- Pat. mit mittlerem Risiko: 89 %.
- Pat. mit hohem Risiko: 67 %.

18.4.9 Therapie

Therapieplanung

Bei der Behandlung des Keimzelltumors handelt es sich um eine interdisziplinäre Therapie durch internistische Onkologen, Urologen und Strahlentherapeuten. Nur die enge Zusammenarbeit dieser Fachdisziplinen ermöglicht eine optimale Versorgung der Pat.

Das konkrete therapeutische Vorgehen richtet sich nach der Histologie (Seminom vs. Nichtseminom), dem Tumorstadium nach der Lugano- und der IGCCCG-Klassifikation sowie beim Rezidiv nach der Art der Primärtherapie und den vorliegenden Prognosefaktoren (▶ 18.4.8).

Zum therapeutischen Vorgehen in der Primärsituation ▶ Tab. 18.27, ▶ Tab. 18.28.

Chirurgische Therapie

Orchiektomie

Mit Ausnahme einer ausgedehnten, vital bedrohlichen Metastasierung, bei der primär mit der Chemotherapie begonnen wird und die Orchiektomie erst nach deren Abschluss erfolgt, wird zunächst der Primärtumor entfernt. Die Semicastratio erfolgt über einen inguinalen Zugang. Der tumortragende Hoden wird mit dem Samenstrang auf Höhe des inneren Leistenrings abgesetzt. Bei makroskopisch unklarer Dignität muss eine intraoperative Schnellschnittdiagnostik vorgenommen werden. Eine transskrotale Biopsie oder eine skrotale Resektion sind kontraindiziert.

Tab. 18.27 Behandlungsstrategie bei Patienten mit reinem Seminom [F689-006]

	Stadium I	Stadium IIA/B	Stadium IIC/III
First-Line	Ohne RF: • Bevorzugt: strukturierte Überwachung • Alternativ: Carboplatin × 1 (AUC 7)	• BEP × 3 (oder EP × 4) • Radiotherapie (30 bzw. 36 Gy) • Einschluss klinische Studie	Niedriges Risiko: BEP × 3, PE × 4 (PEI × 3) Intermediäres Risiko: BEP × 4 (PEI × 4)
	Mit RF: • Bevorzugt: strukturierte Überwachung • Alternativ: Carboplatin × 1 (AUC 7)		
Residuen nach Therapie	K. A.	• Überwachung • Bei PET-pos. Befund von Herden > 3 cm ggf. PET oder Biopsie in Erwägung ziehen	
Relapse	• Nach Überwachung/ Carboplatin: lokalisiert (entsprechend Stadium IIA/B), ggf. Radiotherapie • Sonst: BEP × 3–4, EP × 4, PEI × 3–4 (je nach IGCCCG-Klassifikation)	Salvage-Chemotherapie (konventionell oder sequenzielle HDT oder Studieneinschluss)	

BEP = Cisplatin, Etoposid und Bleomycinamid, EP = Cisplatin und Etoposid, K. A. = keine Angabe, RF = Risikofaktoren, VIP = Cisplatin, Etoposid und Ifosfamid

Tab. 18.28 Behandlungsstrategie bei Patienten mit Nichtseminom [Oldenburg et al. 2013] [F689-006]

	Stadium I	Stadium II/III		
		Gut	Intermediär	Schlecht
First-Line	Lymph-/Gefäßinvasion: • Bevorzugt: 1 × BEP • Alternativ: aktive Überwachung • In Ausnahmefällen primäre RPLND	• BEP × 3 (EP × 4) • Selten primäre RPLND (bei neg. Markern, Stadium II und Größenprogress in einer bildgebenden Verlaufskontrolle)	• BEP × 4 • PEI × 4	• BEP × 4 • PEI × 4
	Fehlende Lymph-/ Gefäßinvasion: • bevorzugt: Surveillance • Alternativ: 1 × BEP • In Ausnahmefällen primäre RPLND			
Resterkrankung	K. A.	• Resektion bei Läsionen ≥ 1 cm • Überwachung bei Läsionen < 1 cm		
Relapse	• Nach Surveillance oder primärer RPLND: BEP oder PEI × 3–4 oder EP x 4, je nach IGCCCG-Klassifikation • Nach Chemotherapie: Salvage-Chemotherapie mittels konventioneller Therapie oder sequenzieller HDT • Alternativ Einschluss in eine klinische Studie	• Salvage-Chemotherapie • Chirurgische Therapie bei einzelner resektabler Läsion		

K. A.: keine Angaben, RPLND: retroperitoneale Lymphadenektomie

Organerhaltende Operation

Bei bilateralen Tumoren oder einem Tumor in einem Solitärhoden und präoperativ normalem Testosteronspiegel können mit dem Pat. die Möglichkeit eines organerhaltenden Vorgehens diskutiert und dieses prinzipiell angeboten werden. Aus dem Tumorgrund und der Peripherie müssen Biopsien entnommen werden. Zur Eradikation einer intraeithelialen Neoplasie (GCNIS, früher TIN) nach Biopsie ist postoperativ neben einer Orchiektomie auch eine Radiotherapie des Hodens mit 16–20 Gy möglich. Pat. mit bestehendem Kinderwunsch kann alternativ eine engmaschige Überwachung mittels Ultraschall bis zum Abschluss der Familienplanung und dann eine Behandlung der GCNIS angeboten werden.

Intraepitheliale Neoplasie – Germ-cell neoplasia in situ (GCNIS)

- Therapie sinnvoll, da die kumulative Wahrscheinlichkeit für die Entwicklung eines Hodentumors nach 7 J. 70 % beträgt.
- Orchiektomie oder Radiotherapie ist die Therapie der Wahl. Durch Chemotherapie wird keine vollständige Behandlung erzielt (nur bei ca. 60 % der Pat. vollständige Eradikation der GCNIS).

- Tumorentwicklung aus einer GCNIS läuft i. d. R. verzögert ab. Daher bei Pat. mit Kinderwunsch und ausreichender Spermiogenese abwartendes Vorgehen (Surveillance) gerechtfertigt. Voraussetzung: Bereitschaft zu regelmäßigen Kontrolluntersuchungen. Behandlung nach Abschluss der Familienplanung.
- Standard bei GCNIS im Einzelhoden: Strahlentherapie mit 16–20 Gy in 10 Fraktionen von je 2 Gy innerhalb von 2 Wochen. Im Anschluss daran sind halbjährliche Kontrollen des Testosterons i. S. notwendig, eine Kontrollbiopsie ist nicht erforderlich.
- Semicastratio nur, wenn ein gesunder kontralateraler Hoden vorhanden ist und eine Bestrahlungsbehandlung den gesunden Hoden gefährdet.
- Bei primärer Chemotherapie sollte die Radiotherapie zunächst zurückgestellt werden. Findet sich 6 Mon. nach Chemotherapie in der Kontrollbiopsie eine Persistenz der GCNIS, ist eine definitive Behandlung indiziert. Bei ca. 60 % der Pat. erfolgt die vollständige Eradikation bereits durch die Chemotherapie.

Seminom Stadium I

80 % der Pat. mit einem Seminom finden sich im Stadium I. Das Risiko einer Metastasierung in die lokoregionären LK beträgt im Stadium I ca. 20 %, dennoch können Heilungsrate von nahezu 100 % erreicht werden. (▶ Tab. 18.27):

- Risikofaktoren: Primärtumorgröße > 4 cm, Invasion des Rete testis. Rezidivrisiko: bei 1 RF ca. 12 %, bei 2 RF > 30 %. Bei keinem RF ca. 6 %.
- Active Surveillance: Die Heilungsrate unter AS mit Einleitung einer Therapie nur bei Nachweis eines Rezidivs ist vergleichbar mit derjenigen nach Carboplatin und wird daher heute unabhängig vom Vorliegen von RF bevorzugt empfohlen.
- Adjuvante Carboplatin-Therapie: Es wird i. d. R. 1 Zyklus Carboplatin AUC 7 appliziert. Das Rezidivrisiko kann bis auf etwa 4–9 % gesenkt werden.
- Adjuvante Strahlentherapie:
  - Aufgrund der erhöhten Rate an Zweitmalignomen im Langzeitverlauf wird die Radiotherapie nur noch in Ausnahmefällen eingesetzt.
  - Vermindert das Rezidivrisiko auf 3–4 %.
  - Bestrahlung der infradiaphragmalen paraaortalen und parakavalen Lymphabflussgebiete.
  - Gesamtdosis: 20 Gy in ED von 2,0 Gy mit 5 Fraktionen/Wo.

Derzeit wird folgendes risikoadaptiertes Vorgehen empfohlen:

- Pat. ohne RF: AS, falls bei dem Pat. eine ausreichende Compliance für die Nachsorge besteht. Ansonsten Chemotherapie.
- Pat. mit RF: Es kann neben der AS auch eine adjuvante Chemotherapie mit 1 Zyklus Carboplatin AUC 7 angeboten werden.
- Patienten sollten über die beiden Therapieoptionen ausführlich aufgeklärt und in die Therapieentscheidung einbezogen werden.

Seminom Stadium IIA/B/C

- Standardtherapie im gesicherten Stadium IIA: Radiatio mit 30 Gy GHD in ED von 2,0 Gy mit 5 Fraktionen/Wo. oder alternativ Chemotherapie mit 3 × PEB oder 4 × PE.
- Standardtherapie im Stadium IIB: Chemotherapie mit 3 × PEB (3 × PEI) oder 4 × PE, alternativ Radiatio mit 36 Gy GHD in ED von 2,0 Gy mit 5 Fraktionen/Wo.

- Standardtherapie im Stadium IIC: 3 × PEB oder 4 × PE oder bei Kontraindikationen gegen Bleomycin 3 × PEI bei guter Prognose nach IGCCCG. Bei mittlerer Prognose nach IGCCCG 4 × PEB oder bei Kontraindikation gegen Bleomycin 4 × PEI.
- Strahlentherapie: Das Zielvolumen umfasst die retroperitonealen paraaortalen und ipsilateral iliakalen LK-Stationen (sog. dog-leg field oder Hockeyschlägerfeld).
- Tumormarkerkontrollen (hCG, LDH, AFP) immer an Tag 1 des neuen Chemotherapie-Zyklus bzw. vor und nach Radiatio.
- Bildgebende Tumorkontrolle 4–6 Wo. nach Abschluss der Therapie mittels CT oder MRT zur Beurteilung des Ansprechens auf die Therapie.

Nichtseminom Stadium I

Risikofaktoren: vaskuläre und/oder lymphogene Invasion (VI/LI), Anteil an Embryonalzell-Ca (höheres Rezidivrisiko bei Anteil > 50 %). Rezidivrate bei LI/VI ca. 50 % (hohe Risikogruppe). Dagegen werden nur 14–22 % ohne RF (niedrige Risikogruppe) ein Rezidiv erleiden.

Die Heilungsrate beträgt unabhängig vom therapeutischen Vorgehen ca. 99 %. Dies kann mittels dreier Therapiestrategien erreicht werden:

- Pat. mit niedriger Risikogruppe (keine VI/LI): AS ist die präferierte Therapie, alternativ Chemotherapie mit 1 × PEB.
- Pat. mit hoher Risikogruppe (mit VI/LI): adjuvante Chemotherapie mit 1 × PEB oder alternativ sehr engmaschige Surveillance bei Pat. mit sehr guter Compliance und sofortiger Therapieeinleitung im Rezidiv. Eine primäre retroperitoneale Lymphadenektomie (RPLND) kommt nur in Ausnahmefällen in Betracht, z. B., wenn die beiden erstgenannten Optionen nicht durchführbar sind oder im Orchiektomiepräparat 100 % Teratom nachgewiesen wurde.

Eine Radiotherapie ist in keinem Fall eine adäquate Therapiealternative.

Carboplatin-Monotherapie ist der cisplatinhaltigen Kombination deutlich unterlegen. Ein Austausch von Cisplatin durch Carboplatin verschlechtert ebenfalls die Heilungsaussichten und ist in keinem Fall indiziert.

Nichtseminom im Stadium II

Etwa 85–88 % der Pat. haben tatsächlich ein Stadium IIA oder IIB, 10–15 % dagegen ein Stadium I. Heilungsrate: 95–98 %.

- Markerpositive Pat. sollten 3 × PEB oder 4 × PE erhalten (gute Prognose) oder 4 × PEB bzw. alternativ PEI bei mittlerer/schlechter Prognose. Bei Residuen > 1 cm erfolgt im Anschluss eine Residualtumorresektion.
- Markernegative Pat. sollten eine kurzfristige Verlaufskontrolle mittels Bildgebung etwa 6–8 Wo. nach initialer Bildgebung bekommen. Gleichzeitig Durchführung einer engmaschigen Markerkontrolle bis zur Verlaufsbildgebung notwendig. Bei Größenprogress der suspekten Raumforderung und weiter neg. Markern erfolgt eine Resektion des Befunds. Wenn sich nach der OP ein vitaler Tumor findet, ist eine Chemotherapie mit 2 × PEB indiziert. Alle Pat. mit im Verlauf steigenden Markern müssen einer Chemotherapie analog IGCCCG-Klassifikation zugeführt werden.

Fortgeschrittene Stadien

Standardoption ist die Chemotherapie in 22-tägigen Intervallen entsprechend der Risikostratifizierung nach der IGCCCG-Klassifikation. Eine Verzögerung des nachfolgenden Chemotherapiezyklus ist nur in absoluten Ausnahmefällen und nach Rücksprache mit einem erfahrenen Zentrum gerechtfertigt.

Intervallverlängerungen gefährden die kurative Option und sind nicht zu rechtfertigen. Eine Indikation zur primären prophylaktischen Applikation hämatopoetischer Wachstumsfaktoren, z. B. G-CSF, besteht nicht für PEB oder PE, sollte aber nach den Richtlinien der American Society of Clinical Oncology (ASCO) als Sekundärprävention in Erwägung gezogen werden. Obligate Gabe von G-CSF hingegen bei der Applikation von PEI.

Das therapeutische Vorgehen richtet sich nach der Einteilung der IGCCCG-Klassifikation:

- Gute Prognose:
  - Standardtherapie: 3 × PEB (▶ 18.4.12, ▶ Tab. 18.35).
  - Bei Kontraindikation gegen Bleomycin (chron. Lungenerkrankungen, multiple pulmonale Metastasierung, Alter > 50 J.) 4 × PE (▶ 18.4.12, ▶ Tab. 18.35).
  - Wahrscheinlich ist der Einsatz der letztgenannten Therapie für das prognostisch günstige Pat.-Kollektiv äquivalent.
- Mittlere Prognose:
  - Standardtherapie: 4 × PEB (▶ 18.4.12, ▶ Tab. 18.35).
  - Bei Kontraindikation gegen Bleomycin (s. o.) 4 × PEI (▶ 18.4.12, ▶ Tab. 18.35). **Cave:** Myelotoxizität. Obligate G-CSF Prophylaxe.
- Schlechte Prognose:
  - Standardtherapie: 4 Zyklen PEB (▶ 18.4.12, ▶ Tab. 18.35).
  - Bei Kontraindikation gegen Bleomycin (s. o.) 4 × PEI (▶ 18.4.12, ▶ Tab. 18.35). **Cave:** Myelotoxizität. Obligate G-CSF Prophylaxe.
  - Bei Pat. mit sehr schlechter Prognose (inadäquater Markerabfall nach 1 Zyklus konventioneller Therapie, ausgedehnte Leber-, Knochen- und/oder Hirnmetastasierung) kann individuell eine Dosisintensivierung (z. B. primäre sequenzielle HDT erwogen werden; s. u.). Vor einer Therapieentscheidung sollte mit einem Expertenzentrum Kontakt aufgenommen werden.

Cave
Der Ersatz von Cisplatin durch Carboplatin verschlechtert eindeutig die Prognose und muss daher unterlassen werden.

Dosisintensivierte Verfahren und primäre sequenzielle Hochdosis-Chemotherapie (HDT)

Das PFS nach 5 J. liegt für Pat. mit schlechter Prognose zwischen ca. 50 und 68 %. In einer großen Phase-II-Studie unter Verwendung der HDT und in einer Matched-Pair-Analyse konnte eine Überlebensrate mit 75 % OS nachgewiesen werden. Durch eine intensivierte Chemotherapie konnte erstmalig in einer französischen Phase-III-Studie (GETUG 13) bei Pat. mit inadäquatem Markerabfall nach 1 Zyklus PEB ein Vorteil im PFS nachgewiesen werden [Fizazi et al. 2014]. Das OS war nicht signifikant verlängert, die Akuttoxizität war hoch.

Vielfach wurde auch der Stellenwert einer primären HDT untersucht. In der einzigen komplettierten randomisierten Phase-III-Studie konnte lediglich ein signifikanter Vorteil zugunsten der HDT für die Pat. mit inadäquatem Tumormarkerabfall unter den ersten beiden PEB-Zyklen nachgewiesen werden. Auch andere randomisierte Phase-II- und -III-Studien konnten für die Gesamtpopulation der Pat. keinen Vorteil im OS sehen. Daher stellt diese Situation derzeit kein Standardverfahren dar, sollte jedoch im individuellen Fall geprüft werden. Hier ist die Kontaktaufnahme mit einem entsprechenden Zentrum obligat. Auch die Durchführung einer solchen dosisintensiven Therapie sollte ausnahmslos in Zentren mit entsprechender Expertise durchgeführt werden (▶ Tab. 18.35).

Therapie bei Hirnmetastasen

Insgesamt sind zerebrale Metastasen selten und können sowohl in der Primär- als auch in der Rezidivsituation auftreten. 10 % aller Pat. mit Hodentumoren, insbes. in fortgeschrittenen Erkrankungsstadien, entwickeln eine zerebrale Metastasierung, bei 2 % findet sich im Rezidiv ein isolierter ZNS Befall.

Eine große, retrospektive Studie konnte bestimmte Prognosefaktoren identifizieren [Feldman et al. 2016]. Zudem wurden die einzelnen Therapiemodalitäten Chemotherapie, Radiotherapie und Onkologie hinsichtlich des onkologischen Outcomes miteinander sowohl in der Primär- als auch in der Rezidivsituation miteinander verglichen. Das optimale Vorgehen sollte mit einem Expertenzentrum im individuellen Fall besprochen werden.

Residualtumor nach Chemotherapie

Seminom

Residuen < 3 cm werden beobachtet und nicht operiert. Bei Resten > 3 cm kann eine PET-CT frühestens 7 Wo. nach Ende der Chemotherapie durchgeführt und bei pos. Befund dann zunächst eine intensivierte Nachsorge angeboten werden [Cathomas et al. 2018]. Bei Tumorprogress erfolgt, falls keine Markererhöhung vorliegt, nach histologischer Sicherung eine Salvage-Chemotherapie.

Nichtseminom

Bei CR nach Chemotherapie ist eine Residualtumorresektion (RTR) nicht indiziert, wohingegen bei residuellem Befund (≥ 1 cm) und Normalisierung der Markerkonzentrationen bzw. bei partieller markerpositiver Remission der Restbefund obligat reseziert wird, weil gegenwärtig kein bildgebendes Diagnostikverfahren oder Prognosemodell eine histologische Differenzierung des Residualtumors vorhersagen kann. Eine RTR sollte zeitnah nach Abschluss der Systemtherapie (4–8 Wo. später) an einem Zentrum mit entsprechender Expertise durchgeführt werden. Bei ca. 30–40 % der Pat. findet sich nach Primärbehandlung histologisch ein Teratom, in 10–20 % jedoch auch vitaler Tumor. Auch operable viszerale Residuen sollten ohne große zeitliche Verzögerung komplett entfernt werden. Eine laparoskopische RTR sollte weiterhin aufgrund fehlender Daten aus prospektiven Studien nur in Ausnahmefällen durchgeführt werden. Sollte es zu einem Progress der Tumormarker vor der geplanten Resektion kommen, ist eine RTR nicht mehr indiziert, es sollte dann rasch mit einer Salvage-Chemotherapie begonnen werden.

Additive Chemotherapie nach Resektion von vitalem Resttumor

Nach Resektion von Nekrosen oder einem reifen Teratom ist keine weitere Therapie erforderlich. Bei Nachweis eines vitalen Karzinoms im Resektat ist die Notwendigkeit der Durchführung einer nachfolgenden adjuvanten Chemotherapie (z. B. 2 Zyklen einer konventionell dosierten cisplatinhaltigen Chemotherapie nach dem PEI-Schema; ▶ Tab. 18.35) nicht sicher belegt. Eine aktuelle retrospektive Analyse ergab keine Verlängerung des OS nach Applikation einer konventionell dosierten cisplatinhaltigen Chemotherapie, sodass auch eine abwartende Haltung gerechtfertigt ist. Pat. mit > 10 % vitalen Tumorzellen im Resektat sowie pos. Schnitträndern (R1-Resektion) haben mittels einer adjuvanten Chemotherapie ein verbessertes PFS, aber keine Verbesserung des OS. Die adjuvante Therapie vs. eine alleinigen Nachsorge sollte kritisch mit dem Pat. evaluiert werden.

Systemische Salvage-Therapie

Allgemein

Ein günstiges Therapieansprechen auf eine cisplatinhaltige Therapie +/– anschließender RTR ist mit ca. 50–70 % deutlich geringer als nach Primärtherapie. Langanhaltende Remissionen werden nur noch bei ca. 15–60 % der Pat. erreicht. Cisplatin kann in konventionellen Salvage-Regimen auch in der Rezidivsituation nicht durch Carboplatin ersetzt werden. Standard bei konventionellen Regimen ist die Gabe von 4 Zyklen alle 3 Wochen. Bei der HDT ist die sequenzielle Therapie mit Catboplatin/Etoposid der weltweit durchgeführte Standard.

Seminom

Pat. mit Seminom, die nach AS oder Carboplatin-Monotherapie ein Rezidiv erleiden, haben in der Mehrzahl eine sehr günstige Prognose mit Heilungsraten > 90 % und sollten eine cisplatinhaltige Chemotherapie analog den Therapiestrategien bei reinen Seminomen fortgeschrittener Stadien nach IGCCCG mit 3–4 × PEB erhalten (▶ Tab. 18.35). Pat. mit Rezidiv nach Polychemotherapie können sowohl eine konventionelle Chemotherapie nach dem TIP (Paclitaxel, Cisplatin und Ifosfamid), PEI- oder VeIP-Schema (▶ Tab. 18.35) oder eine frühzeitige Therapieintensivierung mit sequenzieller HDT erhalten. Zur optimalen Beratung und Behandlung des Pat. sollte in jedem Fall die Vorstellung in einem Referenzzentrum erfolgen.

Nichtseminom

Pat., die nach aktiver Überwachung, 1 Zyklus adjuvanter Chemotherapie mit PEB oder primärer RPLND ein Rezidiv erleiden, haben in der Mehrzahl eine günstige Prognose mit Heilungsraten > 90 % und sollten eine cisplatinhaltige Chemotherapie analog den Therapiestrategien bei Nichtseminomen fortgeschrittener Stadien nach IGCCCG mit 3–4 Zyklen PEB erhalten. Bei Pat. mit Rezidiv nach voll dosierter (3–4 × PEB) cisplatinhaltiger Chemotherapie besteht die Standardtherapie für die Salvage-Behandlung in der Gabe von 4 Zyklen TIP, PEI oder VeIP (▶ Tab. 18.34). Alternativ kann eine sequenzielle HDCT mit Carboplatin und Etoposid durchgeführt werden. Zur optimalen Beratung und Behandlung des Pat. sollte in jedem Fall die Vorstellung in einem Referenzzentrum erfolgen.

Hochdosis-Chemotherapie (HDT)

Mehrere große Phase-II-Studien und eine Matched-Pair-Analyse konnten eine Verbesserung der Überlebensrate durch die HDT zeigen, je nach Prognosefaktoren um 10–30 %. Weiterhin umstritten und aktuell in einer laufenden Phase-III-Studie überprüft ist der Stellenwert einer HDT als erste Salvage-Therapieoption. Daten einer randomisierten Phase-III-Studie konnten keinen Vorteil zugunsten der HDT beim 1. Rezidiv zeigen. Hingegen zeigte eine retrospektive Subgruppenanalyse von 1 600 Datensätzen von Pat., die im 1. Rezidiv entweder mittels konventioneller Chemotherapie oder mittels HDT behandelt wurden, hinsichtlich PFS und OS einen

Vorteil zugunsten der HDT [Lorch et al. 2011]. Während der Einsatz der HDT beim 1. Rezidiv weiterhin Gegenstand der Diskussion ist, ist die HDT beim 2. und beim nachfolgenden Rezidiv sinnvoll und sollte spätestens dann eingesetzt werden.

Prognosefaktoren im Rezidiv

Im Rahmen einer großen, bereits oben erwähnten retrospektiven internationalen Analyse wurden knapp 1 600 Datensätze von Pat. im 1. Rezidiv oder Progress dokumentiert und ausgewertet. Als Salvage-Chemotherapie erhielten 773 Pat. eine konventionelle und 821 Pat. eine HDT. Anhand von ermittelten unabhängigen ungünstigen Prognosefaktoren wurden Score-Punkte vergeben und es konnten insgesamt 5 Risikogruppen identifiziert werden (▶ Tab. 18.29, ▶ Tab. 18.30).

Im Hinblick auf das Überleben der Pat. fand sich eine klare Abgrenzung hinsichtlich der Prognosegruppen.

Aufgrund der dennoch vielen offenen Fragen und der Rarität der Situation sind Pat. in der Salvage-Situation in jedem Fall an ein Zentrum mit Expertise für rezidivierte Keimzelltumoren vorzustellen.

Spätrezidive

Bei einem Rezidiv später als 2 J. nach Therapieende einer cisplatinhaltigen Chemotherapie aus 3–4 Zyklen wird von einem Spätrezidiv gesprochen. Diese Pat. bedürfen einer frühzeitigen chirurgischen Intervention unter kurativem Ansatz, da es sich oftmals um ein postpubertäres Teratom oder andere Histologien (transformierte Keimzelltumoren) handelt. Eine vorherige Chemotherapie (konventionell

Tab. 18.29 Prognosegruppen anhand des berechneten Scores

Prognosegruppe	N	%	HR	95 % CI	2-Jahres-PFS	3-Jahres-OS
Very Low (Score –1)	76	5,3	1		75,1	77,0
Low (Score 0)	257	17,9	2,07	[1,29; 3,31]	52,6	69,0
Intermediate (Score 1 oder 2)	646	45,0	2,88	[1,84; 4,52]	42,8	57,3
High (Score 3 oder 4)	351	24,5	4,81	[3,05; 7,58]	26,4	31,7
Very High (Score > 4)	105	7,3	8,95	[5,51; 14,54]	11,5	14,7
Missing	159					

Tab. 18.30 Berechnung des Prognose-Scores [nach IPFSG 2010]

Variablen	Score-Punkte			
	0	1	2	3
Tumorlokalisation	Gonadal	Retroperitoneal		Mediastinal
Tumoransprechen	CR/PRm–	PRm +/SD	PD	
Progressionsfreies Intervall	> 3 Mon.	≤ 3 Mon.		
AFP im Rezidiv	Normal	< 1 000	≥ 1 000	
hCG im Rezidiv	< 1 000	≥ 1 000		
Nichtpulmonale viszerale Metastasen	Nein	Ja		

oder HDT) erfolgt nur bei nicht resektablen Befunden, sehr hohen Markerkonstellationen oder raschem Tumormarkeranstieg. Die Kontaktaufnahme mit einem Referenzzentrum ist dringend zu empfehlen.

Rezidiv nach HDT und cisplatinrefraktäre Tumoren

Im Fall eines Rezidivs nach HDT ist die Möglichkeit einer kompletten chirurgischen Sanierung zu prüfen (sog. desperation surgery), da mittels dieses Vorgehens in Einzelfällen noch Langzeitremissionen erreicht werden können. Sollte dies nicht möglich sein, kommt als derzeit beste Option eine palliative Chemotherapie mit Gemcitabin (1 000 mg/m² KOF an den Tagen 1 und 8), Oxaliplatin (130 mg/m² KOF an Tag 1) und Paclitaxel (80 mg/m² KOF Tage 1 und 8) alle 3–4 Wo. verabreicht in Betracht. Mit dieser Kombination können Remissionsraten bis zu 51 % erzielt werden. Sollte es darunter zu einer PR kommen, können diese Pat. im Anschluss von einer RTR profitieren. Alternativ oder nach erneutem Progress kommt auch eine Monotherapie mit Paclitaxel (225 mg/m² KOF alle 3 Wo.) oder oralem Etoposid (100 mg/d für 21 Tage alle 4 Wo.) infrage. Bei Vorliegen eines solch seltenen Falls sollte ebenfalls ein Referenzzentrum kontaktiert werden (Adressen unter http://www.hodenkrebs.de).

Chirurgische Rezidiv- und Salvage-Therapie

Weiterhin bestehende Residualtumoren bei Nichtseminomen nach Salvage-Chemotherapie müssen bei Normalisierung der Markerkonzentrationen oder partieller markerpositiver Remission nach 4–8 Wo. analog der Primärsituation reseziert werden. Bei Anstieg der Markerkonzentrationen und fehlenden weiteren chemotherapeutischen Optionen ist bei wahrscheinlicher kompletter Resektabilität der Tumormanifestation dennoch eine Resektion anzustreben (sog. desperation surgery). Mit diesem Vorgehen kann insbes. bei Pat. mit Anstieg des Tumormarkers AFP bei einem Teil der Pat. noch ein längerfristiges Überleben erreicht werden.

Evaluation des Therapieergebnisses

- Die Evaluation erfolgt mittels Schnittbildgebung (CT oder MRT).
- Tumormarker:
  - Kontrolle vor und nach Orchiektomie obligat. Dabei Berücksichtigung der HWZ: AFP: 5–7 d; β-hCG: 24–36 h; LDH: 24 h.
  - Kontrolle vor jeder weiteren Therapie, nach Abschluss der Gesamttherapie und vor jedem neuen Chemotherapiezyklus.
  - Bei einem Plateau der Tumormarkerkonzentration sind zunächst eine engmaschige Kontrolle mittels Tumormarkerkonzentrationsbestimmung und bildgebender Diagnostik durchzuführen.

Fertilität und therapiebedingte gonadale Toxizität

Merke

Vor Einleitung einer Chemotherapie ist der Pat. über die Möglichkeit der Kryokonservierung von Spermien aufzuklären.

- Die Rate an Vaterschaften ist 10 J. nach Diagnose im Vergleich zu gesunden Männern reduziert. Diese ist maßgeblich durch die Intensität der Tumortherapie beeinflusst.

- Ein Hypogonadismus (Testosteron < 8 nmol/l) findet sich bei 11–35 % der Pat.
- 70 % der Pat., die eine Vaterschaft wünschen, haben im Verlauf von 15 J. nach der Diagnose ein Kind gezeugt.
- Die Rate an Fehlbildungen oder Behinderungen des Kinds ist im Vergleich zur Bevölkerung nicht erhöht.
- Primärdiagnostik: Bei noch bestehendem Kinderwunsch werden die Spiegel von Gesamttestosteron, LH und FSH bestimmt sowie ein Spermiogramm mit dem Hinweis auf die Möglichkeit einer Kryokonservierung des Ejakulats angefertigt.
- Verlauf:
  - Bei fortbestehendem Kinderwunsch frühestens 1 J. nach abgeschlossener Therapie erneute Hormon- und Ejakulatuntersuchungen. Umfang und Zeitpunkt weiterer Kontrollen orientieren sich an der durchgeführten Therapie: bei intensiver Chemotherapie, 4 × PEI oder HDT spätere Kontrollen (nach ca. 2 J.).
  - Bei Auftreten klinischer Symptome eines Androgenmangels erfolgen Bestimmungen der Spiegel von Testosteron und LH auch bei fehlendem Kinderwunsch.
  - Nach bilateraler Orchiektomie oder Ablatio eines Einzelhodens muss eine Testosteronsubstitutionstherapie lebenslang durchgeführt werden. In allen weiteren Fällen richtet sich die Substitutionstherapie nach den Testosteronwerten und der klinischen Symptomatik.
- Kontrazeption: wird während der onkologischen Behandlung und für 1 J. danach empfohlen. Allerdings gibt es keinen Nachweis einer Erhöhung des Risikos von Fehlbildungen bei nachfolgend geborenen Kindern.

Langzeit- und Spättoxizitäten

- Kardiovaskuläre Erkrankungen (Myokardinkarkt, Herzinsuffizienz, Schlaganfall, Raynaud-Syndrom): Die Rate ist bei Pat., die eine Chemo- oder Strahlentherapie erhalten haben, um das 2- bis 3-Fache im Vergleich zur Normalbevölkerung erhöht. Das kumulative Risiko beträgt nach 20 J. 18 %.
- Metabolisches Syndrom: bei 20–30 % der Langzeitüberlebenden. Die Rate steigt bereits 3–5 J. nach der Behandlung.
- Andere Organtoxizitäten: Pulmonale Erkrankungen (Pneumonitis, interstitielle Lungenfibrose), Niereninsuffizienz, Oto- und Neurotoxizität (periphere Polyneuropathie) sind häufiger als bei Menschen ohne Keimzelltumor und treten in Abhängigkeit von der Dosisintensität der Chemotherapie auf.
- Zweittumoren: Das relative Risiko (RR) zur Entwicklung eines Zweittumors (insbes. gastrointestinal und urogenital) ist nach der Strahlentherapie verdoppelt und erhöht nach einer Chemotherapie. Die Kombination aus beiden verdreifacht das Risiko. Zweittumoren entstehen zumeist im Abstand von > 10 J. nach der Behandlung des Keimzelltumors. Das RR für eine akute Leukämie beträgt nach kumulativer Etoposid-Dosis < 2 g/m^2 KOF 0,5 % und ab > 2 g/m^2 KOF 2 %.
- Psyche: Aufgrund der Rezidivangst ist die Lebensqualität von Langzeitüberlebenden im Vergleich zur Normalbevölkerung eingeschränkt. Dies betrifft vorwiegend unverheiratete Männer mit niedrigem Einkommen. Depressionen, kognitive Dysfunktionen und Fatigue treten nicht häufiger auf und die Gesamtlebensqualität ist vergleichbar.

18.4.10 Nachsorge

- Inhalte:
  - Klinische Untersuchung, Tumormarkerspiegelbestimmungen und stadienabhängige bildgebende Diagnostik.
  - 1 × jährliche Bestimmung der Spiegel von Testosteron, LH und FSH.
  - Sonografische Kontrollen des kontralateralen Hodens sind notwendig, sofern nicht primär durch eine Probeexzision eine GCNIS ausgeschlossen oder eine nachgewiesene GCNIS bestrahlt wurde. Bei lediglich einer Angabe in der Literatur zur Frequenz sonografischer Hodenuntersuchungen ist eine jährliche Kontrolle vermutlich sinnvoll.
- Frequenz: Die Nachsorgeuntersuchungen sind mit Ausnahme der fortgeschrittenen Stadien mit Mittlere- oder Schlechte-Prognose-Kriterien nach IGCCCG (▶ Tab. 18.26) weitgehend einheitlich für alle Stadien, Histologien und Therapiemodalitäten im 1. und 2. J. alle 3 Mon. durchzuführen, nachfolgend in Abhängigkeit von der Tumorart und den erfolgten Therapiemodalitäten (▶ Tab. 18.31, ▶ Tab. 18.32, ▶ Tab. 18.33, ▶ Tab. 18.34).
- Dauer:
  - Ab dem 5. J. ist neben dem Risiko von Spätrezidiven auch zu beachten, dass nach Chemo- und/oder Radiotherapie ein geringes, 2- bis 3-fach erhöhtes Risiko für therapieinduzierte Zweitmalignome (Sarkome, Leukämien, MDS) besteht.

Tab. 18.31 Nachsorgeschema Gruppe 1: Patienten mit lokaler Therapie im Retroperitoneum

Untersuchung	Jahr					
	1	2	3	4	5	> 6
Nachsorgerhythmus (jährliche Anzahl der Termine)	4	4	2	2	2	1
CT Abdomen (Mon.)	12	24	–	–	–	–
Ultraschall Abdomen (Mon.)	6	18	36	48	60	–
Ultraschall Hoden	1 ×	1 ×	1 ×	1 ×	1 ×	1 ×/J.
Röntgen Thorax (Mon.)	6, 12	18, 24	36	48	60	–
Klinische Untersuchung (Blutdruck, BMI, Marker, jeweils pro Jahr)	4	4	2	2	2	1
Erweitertes Labor (Hormone, Lipide)	1 ×	1 ×	1 ×	1 ×	1 ×	1 ×/J.
Erfassung Spättoxizität[1]	Mind. 1 ×	Mind. 1 ×	Mind. 1 ×	Mind. 1 ×	Mind. 1 ×	Mind. 1 ×/J.

Seminom CS I, IIa/b + Radiatio, Nichtseminom 2a/b + 3 × PEB + RTR, Nichtseminom IIc/III good + 3 × PEB + RTR
Inklusive CT Becken bei Seminom Stadium I nach Radiotherapie. Bei nichtseminomatösen Keimzelltumoren mit initial supradiaphragmalem Befall (Stadium III) anstelle des Rö Thorax CT Thorax: Mon. 6, 12 und 24
[1] Intervalle müssen an die jeweilige Therapie angepasst werden

Tab. 18.32 Nachsorgeschema Gruppe 2: Patienten ohne lokale Therapie im Retroperitoneum

Untersuchung	Jahr					
	1	2	3	4	5	> 6
Nachsorgerhythmus (jährliche Anzahl der Termine)	4	4	2	2	2	1
CT Abdomen (Mon.)[1]	6, 12	24	–	–	–	–
Ultraschall Abdomen (Mon.)	(6b)	18	36	48	60	–
Ultraschall Hoden	1 ×	1 ×	1 ×	1 ×	1 ×	1 ×/J.
Röntgen Thorax (Mon.)	6, 12	18, 24	36	48	60	–
Klinische Untersuchung (Blutdruck, BMI, Marker, jeweils pro Jahr)	4	4	2	2	2	1
Erweitertes Labor (Hormone, Lipide)	1 ×	1 ×	1 ×	1 ×	1 ×	1 ×/J.
Erfassung Spättoxizität[2]	Mind. 1 ×	Mind. 1 ×	Mind. 1 ×	Mind. 1 ×	Mind. 1 ×	Mind. 1 ×/J.

Seminom I + 1 × Carbo, Seminom IIB/C, III good + 3 × PEB/4 × EP, Nichtseminom I high + 2 × PEB, Nichtseminom IIA–C, III good + 3 × PEB
Keine CT im Mon. 6 bei Seminom und nichtseminomatören Keimzelltumoren Stadium I, dafür Ultraschall Abdomen. Bei nichtseminomatösen Keimzelltumoren mit initial supradiaphragmalem Befall (Stadium III) anstelle des Rö Thorax CT Thorax: Mon. 6, 12 und 24
[1] 15 % der Rezidive beim Seminom Stadium I treten auch noch nach 3 J. auf, sodass die Nachsorge mit CT Abdomen ggf. anzupassen ist
[2] Intervalle müssen an die jeweilige Therapie angepasst werden

Tab. 18.33 Nachsorgeschema Gruppe 3A: Seminom Stadium I unter Überwachung

Untersuchung	Jahr					
	1	2	3	4	5	6–10
Nachsorgerhythmus (jährliche Anzahl der Termine)	4	4	2	2	2	1
CT Abdomen (Mon.)	6, 12	18, 24	–	–	–	–
Ultraschall Abdomen (Mon.)	3, 9	15, 21	30, 36	48	60	–
Ultraschall Hoden	1 ×	1 ×	1 ×	1 ×	1 ×	1 ×/J.
Rö Thorax (Mon.)	6, 12	18, 24	36	48	60	–
Klinische Untersuchung (Blutdruck, BMI, Marker, jeweils pro Jahr)	4	4	2	2	2	1
Erweitertes Labor (Hormone, Lipide)	1 ×	1 ×	1 ×	1 ×	1 ×	1 ×/J.

– Bei 5 % der Pat., bei denen keine kontralaterale Hodenbiopsie erfolgte, ist die Entwicklung eines testikulären Zweittumors zu erwarten.
– In einigen Studien wurde auf radiologische Untersuchungen über das 5. Nachsorgejahr hinaus bzw. beim Nichtseminom im Stadium IIA/B nach retroperitonealer Lymphadenektomie (RLA) und Chemotherapie verzichtet,

Tab. 18.34 Nachsorgeschema Gruppe 3B: Nichtseminom Stadium I Niedrigrisiko-Tumoren unter Überwachung

Untersuchung	Jahr					
	1	2	3	4	5	6–10
Nachsorgerhythmus (jährliche Anzahl der Termine)	6	6	4	2	2	1
CT Abdomen (Mon.)	4, 12	–	–	–	–	–
Ultraschall Abdomen (Mon.)	–	24	36	48	60	–
Ultraschall Hoden	1×	1×	1×	1×	1×	1×/J.
Rö Thorax (Mon.)	6, 12	18, 24	30, 36	48	60	–
Klinische Untersuchung (Blutdruck, BMI, Marker, jeweils pro Jahr)	6	6	4	2	2	1
Erweitertes Labor (Hormone, Lipide)	1×	1×	1×	1×	1×	1×/J.
Erfassung Spättoxizität	Mind. 1×	Mind. 1×	Mind. 1×	Mind. 1×	Mind. 1×	Mind. 1×/J.

weil keine Rezidive auftraten und weil Zweittumoren nicht frühzeitig durch Bildgebungsdiagnostik, sondern zumeist aufgrund klinischer Symptome erkannt werden. Bei diesen Pat. ist individuell über Relevanz und Frequenz der apparativen Nachsorge zu entscheiden.

18.4.11 Rehabilitation

Da es sich bei Pat. mit Keimzelltumoren fast ausnahmslos um Männer im berufsfähigen Alter handelt, ist das Interesse der Pat. und der Gesellschaft sehr groß, diese wieder in ihr Arbeitsumfeld zu integrieren. Ohne größere Probleme gelingt dies auch im frühen Stadium der Erkrankung und v. a. dann, wenn keine adjuvante Behandlung bzw. keine Polychemotherapie, Radiatio oder RLA durchgeführt wird. Bei diesen Pat. steht die psychische Belastungssituation im Vordergrund, die eine intensive psychologische Betreuung notwendig macht. Sie können entsprechend der individuellen Situation von einer onkologischen Rehabilitation profitieren.

Zusätzliche Probleme können nach adjuvanter Chemotherapie bzw. nach einer Chemotherapie im metastasierten Stadium auftreten. Neben einer zusätzlichen Verschlechterung des Allgemeinbefindens und einer Reduktion der Leistungsfähigkeit sowie einer chron. Erschöpfung im Sinne eines Fatigue-Syndroms kommt es bei 20–65 % zum Auftreten von Polyneuropathien in Form von Sensibilitätsstörungen und Dysästhesien. Darüber hinaus leiden > 50 % der Pat. an einer Hörminderung im Hochtonbereich (4–8 kHz) und/oder an einem Tinnitus. Diese therapieassoziierten Nebenwirkungen treten in Abhängigkeit von der Anzahl der applizierten Chemotherapiezyklen auf und sind darüber hinaus individuell unterschiedlich stark ausgeprägt. Ebenfalls werden kognitive Einschränkungen im Sinne von Denk- und Gedächtnisstörungen beschrieben. Die Inzidenz dieser Störung nach einer platinhaltigen Chemotherapie ist unklar, aber sehr wahrscheinlich durch eine erhebliche Dunkelziffer belastet. Diese Funktionsstörungen können die Eingliederung der Pat. in das Berufsleben und ihr soziales Umfeld erschweren. Zusätzlich sollte für diese Pat.

ein „Cancer-Survivorship“-Plan unter Berücksichtigung von körperlicher Aktivität und Ernährung entwickelt und über die möglichen Spätfolgen aufgeklärt werden.

Aus diesem Grund sollte bei Pat., die eine chemotherapeutische Behandlung erhalten haben, insbes. Pat. mit mittlerer und schlechter Prognose sowie nach HDT, eine Rehabilitation in einer onkologischen Fachklinik eingeleitet werden.

18.4.12 Therapieschemata

Bzgl. der konventionellen Chemotherapie bei Keimzelltumoren ▶ Tab. 18.35.

Tab. 18.35 Konventionelle Chemotherapiezyklen bei Keimzelltumoren

Substanz	Dosis und Applikation (alle i. v.)	Zeitpunkt
PEB 5 d		
Cisplatin	20 mg/m² KOF über 30 min	Tage 1–5
Etoposid	100 mg/m² KOF über 30 min	Tage 1–5
Bleomycin	15 mg/m² KOF als Bolus	Tage 2, 9, 16
3 Zyklen bei Pat. mit guter Prognose, 4 Zyklen bei Pat. mit mittlerer/schlechter Prognose		
PE		
Cisplatin	20 mg/m² KOF über 30 min	Tage 1–5
Etoposid	100 mg/m² KOF über 30 min	Tage 1–5
4 Zyklen bei Pat. mit guter Prognose		
PEI		
Cisplatin	20 mg/m² KOF über 30 min	Tage 1–5
Etoposid	75 mg/m² KOF über 30 min	Tage 1–5
Ifosfamid	1 200 mg/m² KOF über 2 f	Tage 1–5
4 Zyklen bei Pat. mit mittlerer/schlechter Prognose, 4 Zyklen als Salvage-Therapie		
VeIP		
Cisplatin	20 mg/m² KOF über 30 min	Tage 1–5
Ifosfamid	1 200 mg/m² KOF über 2 h	Tage 1–5
Vinblastin	0,11 mg/m² KOF über 30 min	Tage 1 und 2
4 Zyklen als Salvage-Therapie		
TIP		
Cisplatin	20 mg/m² KOF über 30 min	Tage 2–6
Ifosfamid	1 200 mg/m² KOF über 2 h	Tage 2–6
Paclitaxel	175 mg/m² KOF über 3 h	Tag 1
4 Zyklen als Salvage-Therapie		
Gem/Ox/Tax		
Gemcitabin	1 000 mg/m² KOF	Tage 1 und 8
Oxaliplatin	130 mg/m² KOF	Tag 1
Paclitaxel	80 mg/m² KOF	Tage 1 und 8
Wdh. alle 3 Wo.; 4–6 Zyklen je nach Therapieansprechen und Toxizität		
Wiederholung jedes Therapiezyklus alle 22 Tage. Eine Therapieverlängerung über max. 4 Zyklen hinaus ist grundsätzlich kontraindiziert Carboplatin ist kein adäquater Ersatz für Cisplatin und sollte daher unterlassen werden		

18.5 Peniskarzinom

Oliver Rick

18.5.1 Epidemiologie

- Inzidenz: In Deutschland erkranken jedes Jahr 950 Männer, in der westlichen Welt 2/100 000 männliche Einwohner. Damit deutlich niedrigere Inzidenz als in den Ländern Afrikas, Asiens und Südamerikas. Dort bis zu 10 % aller männlichen Tumoren. Die Hauptursache für diese geografische Verteilung besteht am ehesten in den unterschiedlichen hygienischen Verhältnissen. Bei Männern, die als Neugeborene beschnitten wurden, ist der Tumor eine Rarität.
- Mittleres Erkrankungsalter: > 50 J.

18.5.2 Pathologie

In 95 % der Fälle handelt es sich um ein Plattenepithel-Ca. Die übrigen Fälle sind überwiegend Sarkome, insbes. HIV-assoziierte Kaposi-Sarkome und Melanome.

Plattenepithel-Ca des Penis finden sich vorwiegend an der Glans penis (48 %) und an der Vorhaut (21 %) oder sie erfassen beide Strukturen.

18.5.3 Klassifikation/Stadieneinteilung

Das TNM-System stellt in Deutschland die gebräuchlichste Klassifikation dar (▶ Tab. 18.36).

18.5.4 Lokalisation und Ausbreitung

Die Metastasierung findet vorwiegend in die regionären LK statt. Dabei handelt es sich insbes. um die inguinalen und die iliakalen LK-Stationen. Eine Fernmetastasierung in nichtregionale LK (insbes. retroperitoneal) sowie eine Organmetastasierung in Leber, Lunge und Knochen ist selten und wird nur bei < 10 % der Pat. im Verlauf der Erkrankung beobachtet.

18.5.5 Risikofaktoren

- Hygiene: Viele Studien deuten darauf hin, dass eine mangelhafte Genitalhygiene das Risiko für das Penis-Ca deutlich erhöht.
- Smegmaretention und Phimose stellen unabhängige RF dar.
- Die Zirkumzision im Kindesalter und eine gute Genitalhygiene senken das individuelle Risiko
- Humane Papillomaviren (HPV) der Subtypen 16 und 18 werden als zusätzlicher ätiologischer Faktor diskutiert. Die Häufigkeit des HPV-16- und -18-Nachweises liegt in den meisten Studien bei < 50 %, sodass sicherlich noch weitere Faktoren hinzukommen. Durch eine HPV-Impfung von Jungen im Alter von 9–14 J. kann das Risiko reduziert werden.
- Rauchen ist als Risikofaktor für die Entstehung des Penis-Ca weitgehend akzeptiert.

Tab. 18.36 TNM-Klassifikation des Penis-Ca

Stadium	Befund
T – Primärtumor	
TX	Keine Angabe möglich
T0	Kein Nachweis eines Primärtumors
Tis	Carcinoma in situ
Ta	Nichtinvasives lokalisiertes Karzinom
T1	Tumor infiltriert das subepitheliale Bindegewebe
• T1a	Ohne lymphovaskuläre Invasion und gut bis mittelmäßig differenziert (T1G1–2)
• T1b	Mit lymphovaskulärer Invasion oder gering differenziert (T1G3–4)
T2	Tumor infiltriert das Corpus spongiosum
T3	Tumor infiltriert das Corpus cavernosum
T4	Tumor infiltriert die Nachbarstrukturen
N – Lymphknotenmetastasen	
NX	Keine Angaben über regionäre LK-Metastasen möglich
N0	Keine regionären LK-Metastasen nachweisbar
N1	Verschieblicher tastbarer inguinaler LK auf einer Seite
N2	Multiple verschieblich tastbare inguinale LK auf einer oder beiden Seiten, Metastasen in multiplen oder bilateralen oberflächlichen Leisten-LK
N3	Fixierte inguinale LK oder Becken-LK (uni- oder bilateral)
M – Fernmetastasen	
MX	Keine Angaben über Fernmetastasen möglich
M0	Keine Fernmetastasen nachweisbar
M1	Fernmetastasen nachweisbar

18.5.6 Klinik

- Lokalbefund eines epithelialen Penis-Ca: sehr unterschiedlich, von einer geringen Induration bis zu einem großen, exophytisch wachsenden Tumor.
- Typische Zeichen eines Karzinoms: zentrale Nekrose, Blutungen und Ulzeration mit Randwall.
- Nicht selten findet sich eine bakterielle Superinfektion, die mit einem faul riechenden Sekret einhergeht. Ebenfalls nicht selten verbirgt sich der Tumor hinter einem nicht reponierbaren Präputium.

18.5.7 Diagnostik

Bei der lokalen Untersuchung werden Lokalisation, Größe und Ausdehnung der Erkrankung erfasst. Dazu können Sonografie und MRT hilfreich sein. Eine CT des Beckens wird zur Erkennung von LK-Metastasen durchgeführt. Die Feinnadel-Aspirationszytologie (FNAC) stellt in der Diagnostik von palpablen LK ein wesentliches Verfahren dar. Bei nodalpositiven Tumoren kann die PET-CT eher eine Fernmetastasierung aufdecken als die alleinige CT-Untersuchung.

18.5.8 Therapie

Therapieplanung

Zum stadienabhängigen therapeutischen Vorgehen ▶ Abb. 18.3, ▶ Abb. 18.4.

Chirurgische Therapie

- Organerhaltendes Vorgehen:
  - Im Stadium T1–2 gerechtfertigt.
  - Voraussetzungen: geringe Tumorausdehnung und ausreichende Compliance des Pat. für eine engmaschige Nachsorge.
  - Der Pat. muss sich zwischen dem aktiven Geschlechtsleben und einem höheren Rezidivrisiko entscheiden.
- Lokale Exzision oder Lasertherapie:
  - Bei Tumoren mit einer max. Ausdehnung von 2 cm.
  - Lokalrezidivraten: bei Tumorexzision bis zu 50 %, bei Lasertherapie 30 %. Allerdings kommt für die Lasertherapie nur ein selektioniertes Pat.-Kollektiv (geringe Tumorausdehnung und -masse, günstige Lokalisation) infrage. Daher besteht wahrscheinlich ein Bias bei der Angabe der Lokalrezidivrate.
- Partielle oder totale Penektomie: Ein tumorfreier Rand von 5 mm erscheint ausreichend, da damit die Lokalrezidivrate nur < 5 % beträgt und sich dieses Vorgehen nicht nachteilig auf das OS auswirkt. Dadurch kann oftmals auf eine totale Penektomie oder eine ausgedehnte partielle Penektomie verzichtet werden. Folge der Penektomie ist die Auswirkung auf den Geschlechtsverkehr. Trotz einer partiellen Penektomie stellt sich bei bis zu 80 % der Pat. eine

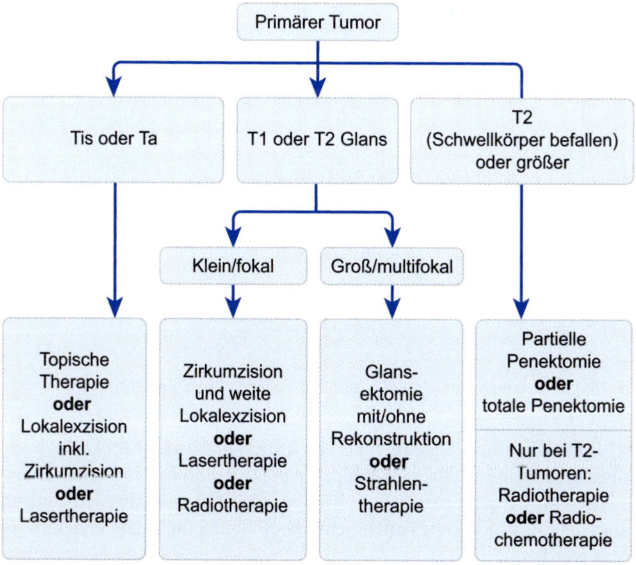

Abb. 18.3 Stadienadaptiertes therapeutisches Vorgehen bei Penis-Ca [F691/L138]

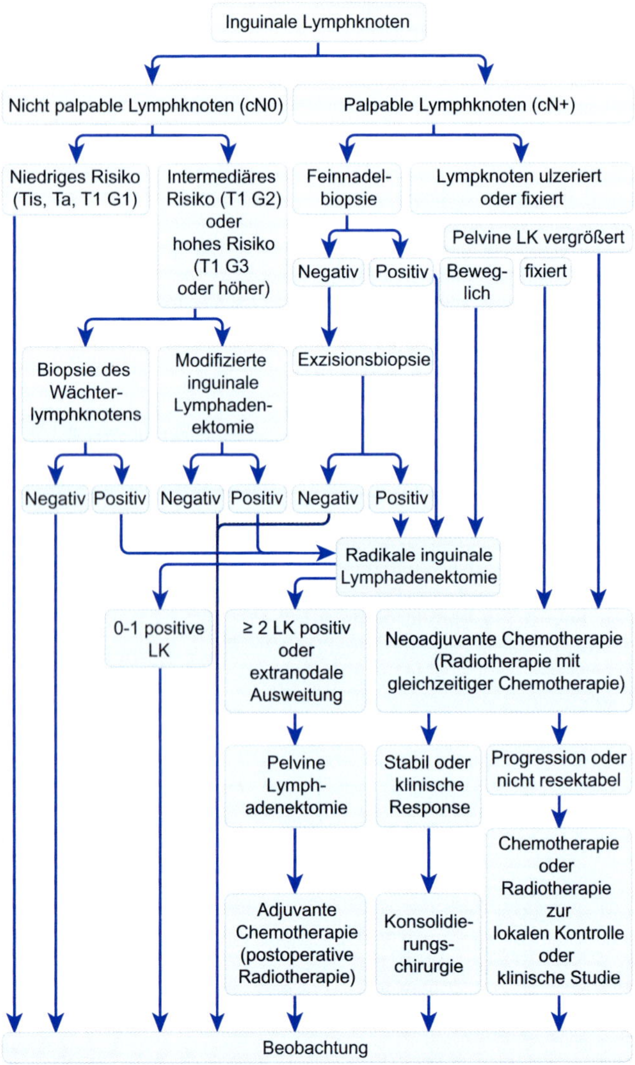

Abb. 18.4 Therapiestrategie bei lokalen Lymphknoten eines Penis-Ca [F691/L138]

Verschlechterung ihres Sexuallebens ein. Durch plastische OP-Techniken (Phalloplastie) kann versucht werden, die erektile Funktion zu erhalten und kosmetisch gute Ergebnisse zu erzielen. Bei lokal fortgeschrittenen Tumoren (T3 und T4) muss allerdings auch heute noch häufig die totale Penektomie gewählt werden.

- Sentinel-Node-Biopsie (SNB): Nur 20 % der Pat. im Stadium cN0 haben regionale LK-Metastasen. Daher ist die SNB indiziert bei nicht palpablen LK (cN0) ab dem Stadium T1 G2. Spezifität und Sensitivität betragen jeweils 88 %. Komplikationen treten nur bei 5 % der Pat. auf. Eine Alternative kann die sonografiegesteuerte FNAC darstellen.
- Inguinale LK-Dissektion: Im Stadium cN1 sollte entweder eine FNAC durchgeführt werden, die im Falle eines neg. Befunds kurzfristig wiederholt wird, oder unmittelbar eine LK-Dissektion erfolgen (▶ Abb. 18.4). 50 % der vergrößerten LK zum Zeitpunkt der Primärdiagnose sind durch inflammatorische Prozesse geschwollen. Aus diesem Grund wird von manchen Autoren eine antibiotische Therapie über 4–6 Wo. zur Sanierung des Befunds empfohlen. Bei der Mehrzahl der dann noch verbleibenden vergrößerten LK sowie zu 100 % bei denen, die im weiteren Verlauf auftreten oder an Größe zunehmen, handelt es sich dann um Metastasen.

Strahlentherapie

- **Externe Bestrahlung:** indiziert im Stadium T1–3 mit 66–70 Gy über 6–7 Wochen. Kann eine lokale Kontrollrate von 65–90 % erzielen. Im Falle eines Lokalrezidivs (30 % der Pat.) muss sich die partielle oder totale Penektomie anschließen, die wiederum hohe Tumorkontrollraten erzielen kann und dadurch die OS-Rate nicht verschlechtert. Darüber hinaus kommt sie für Pat. infrage, die eine Penektomie ablehnen oder aufgrund von Komorbiditäten nicht operiert werden können. Vorteil: Organerhaltung mit Erhaltung der sexuellen Funktion. Komplikationen sind Fibrose des Schwellkörpers, Stenosen der Urethra (8–45 %) und schmerzhafte Ulzerationen und Nekrosen (0–23 %). Eine Penektomie aufgrund von Komplikationen muss bei 5 % der Pat. durchgeführt werden.
- **Brachytherapie:** mit 55–60 Gy über 4–6 Tage, indiziert bei T1–2 und selektionierten Pat. mit T3-Tumoren. Daraus resultiert für 52–86 % der Pat. eine Peniserhaltung. Im Falle eines Lokalrezidivs (20 % der Pat.) kann bei 85 % eine erneute Tumorkontrolle erreicht werden. Die besten Ergebnisse werden bei Tumoren < 4 cm mit Sitz an der Glans penis bzw. am Präputium ohne Infiltration des Corpus cavernosums erzielt.
- **Adjuvante Bestrahlung:** Eine postop. Radiatio der inguinalen Lymphabflusswege ist im Stadium pN0 nicht indiziert. Bei inguinalem LK-Befall konnte in einer kleinen Pat.-Serie eine zusätzliche Bestrahlung die Lokalrezidivrate von 60 auf 11 % reduzieren. Insbes. bei hohem Rezidivrisiko (hohe Anzahl an LK-Metastasen, extrakapsuläres Tumorwachstum) könnte die Strahlentherapie einen Vorteil bieten.
- **Radiochemotherapie:** Die Datenlage dazu ist sehr gering. Nur wenige Studien zeigten eine Effektivität der RCT unter Einsatz von Cisplatin. Die Verwendung außerhalb von Studien wird nicht empfohlen.

Chemotherapie

- **Neoadjuvante Chemotherapie:** Mittels einer neoadjuvanten Chemotherapie bestehend aus 4 Zyklen Cisplatin, Ifosfamid und Paclitaxel (TIP) konnte eine Ansprechrate (komplett und partiell) von 50 % bei Pat. mit lokal fortgeschrittenen Tumoren (jedes T, N2 oder N3) erreicht werden. Nach der OP fand sich

bei 14 % eine pathologisch komplette Remission. Alternativ kann auch Cisplatin und 5-Fluorouracil (5-FU) +/– Paclitaxel eingesetzt werden.
- **Adjuvante Chemotherapie:** empfohlen im Stadium pN2–3 und pN1 (≥ G2 oder Metastase > 3 cm). Die adjuvante Chemotherapie soll mit 4 Zyklen Cisplatin, Paclitaxel und 5-FU erfolgen, alternativ kann statt 5-FU auch Ifosfamid (TIP-Schema) eingesetzt werden.
- **Metastasierte Situation:** Bei Vorliegen von Fernmetastasen und einem guten körperlichen Zustand ist die Durchführung einer palliativen Chemotherapie mit TIP, PF, CT, CMB oder VBM zu erwägen. Es wurden Response-Raten von 20–33 % beschrieben. Auf die Gabe von Bleomycin sollte aufgrund der pulmonalen Toxizität ggf. verzichtet werden.

Zu den üblichen Schemata ▶ 18.5.12.

18.5.9 Nachsorge

Der Nutzen einer systematischen (strukturierten) Nachsorge ist bisher nicht durch Studien erwiesen. Ein mögliches Schema könnte folgendermaßen aussehen:
- Inhalte:
  - Anamnese
  - Klinischer Befund
  - Sonografie Abdomen
  - Labordiagnostik: Kreatinin i. S. (bei Erhöhung V. a. tumorbedingte Nierenstauung), Transaminasenaktivitäten (Hinweis auf Lebermetastasen), BB (Hinweis auf Tumoranämie, tumorassoziierte Leukozytose, Thrombozytose), AP-Aktivität (Hinweis auf Knochenmetastasen)
  - CT-Becken alle 6 Mon.
  - Rö-Thorax alle 6 Mon.
- Frequenz:
  - 1. und 2. J.: alle 3 Mon.
  - 3. und 4. J.: alle 6 Mon.
  - Ab dem 5. J. jährlich

18.5.10 Rehabilitation

Die Sinnhaftigkeit einer Rehabilitation richtet sich nach den körperlichen und psychischen Funktionsstörungen. Im Falle eines Lymphödems im Genitalbereich und/oder der Beine ist eine intensivierte komplexe physikalische Entstauungstherapie im Rahmen einer stationären Rehabilitation sinnvoll. Auch im palliativen Fall nach Polychemotherapie kann diese zur Verbesserung des AZ beitragen.

18.5.11 Prognose

- T-Stadium: kein unabhängiger prognostischer Faktor.
- Befall der regionären LK: deutlich ungünstiger Parameter. Bei metastatischem Befall von 2 oder mehr LK sinkt die 5-JÜR von 80 auf 20 %.

18.5.12 Therapieschemata

▶ Tab. 18.37.

Tab. 18.37 Chemotherapieschemata bei Penis-Ca

Medikamente	Dosierung	Therapiezeitpunkte	Wiederholung
PF-Schema (+/– Paclitaxel)			
Ifosfamid	1 000 mg/m² KOF i. v. über 24 h	Tage 1–4	Tag 22
Cisplatin	70 mg/m² KOF i. v.	Tage 1	Tag 22
TIP-Schema			
Paclitaxel	250 mg/m² KOF i. v.	Tag 1	Tag 22
Ifosfamid	1 200 mg/m² KOF i. v.	Tage 2–6	Tag 22
Cisplatin	20 mg/m² KOF i. v.	Tage 2–6	Tag 22
CMB-Schema			
MTX	200 mg/m² KOF i. v.	Tage 1, 15, 22	Tage 22–29
Folinsäure	25 mg p. o. alle 6 h	Tage 1, 15, 22	Tage 22–29
Cisplatin	20 mg/m² KOF i. v.	Tage 2–6	Tage 22–29
Bleomycin	10 mg i. v.	Tage 2–6	Tage 22–29
VBM-Schema			
MTX	30 mg p. o.	Tage 1–3	Wöchentlich 12 ×
Vincristin	1 mg i. v.	Tage 1	Wöchentlich 12 ×
Bleomycin	15 mg i. v.	Tage 1, 2	Wöchentlich 12 ×
PF-Schema			
Cisplatin	100 mg/m² KOF über 1 h	Tag 1	Tag 29
5-FU	1 000 mg/m² KOF über 24 h	Tage 1–4	Tag 29
CT-Schema			
Carboplatin	400 mg/m² KOF über 1 h	Tag 1	Tag 22
Paclitaxel	175 mg/m² KOF über 1 h	Tag 1	Tag 22
	Prämedikation mit Dexamethason 20 mg i. v., Ranitidin 300 mg i. v., Clemastin 2 mg i. v.		

Literatur

Balar AV, Castellano DE, O'Donnell PH et al. Pembrolizumab as first-line therapy in cisplatin-ineligible advanced urothelial cancer: Results from the total KEYNOTE-052 study population. ASCO Annual Meeting, Abstract 284, 2017.

Balar AV, Galsky MD, Rosenberg JE et al. Atezolizumab as first-line treatment in cisplatin-ineligible patients with locally advanced and metastatic urothelial carcinoma: a single-arm, multicentre, phase 2 trial. Lancet, 2017;389: 67–76.

Bellmunt J, de Wit R, Vaughn DJ et al. Pembrolizumab as second-line therapy for advanced urothelial carcinoma. N Engl J Med, 2017;376: 1015–1026.

Bellmunt J, Théodore C, Demkov T et al. Phase III trial of vinflunine plus best supportive care compared with best supportive care alone after a platinum-containing regimen in patients with advanced transitional cell carcinoma of the urothelial tract. J Clin Oncol, 2009;27: 4454–4461.

Beyer J, Alber P, Altena R et al. Maintaining success, reducing treatment burden, focusing on survivorship: highlights from the third European consensus conference on diagnosis and treatment of germ-cell cancer. Ann Oncol, 2013;24: 878–888.

Cathomas R, Helbling D, Stenner F et al. Interdisciplinary evidence-based recommendations for the follow-up of testicular cancer patients: a joint effort. Swiss Med Wkly, 2010 Jun 26;140(25–26): 356–69.

Cathomas R, Klingbiel D, Bernard B et al. Questioning the Value of Fluorodeoxyglucose Positron Emission Tomography for Residual Lesions After Chemotherapy for Metastatic Seminoma: Results of an International Global Germ Cell Cancer Group Registry. J Clin Oncol, 2018 Oct 4; JCO1800210.

Chi KN, Agarwal N, Bjartell A et al. TITAN Investigators. Apalutamide for Metastatic, Castration-Sensitive Prostate Cancer. N Engl J Med, 2019 Jul 4;381(1): 13–24.

Choueiri TK, Escudier B, Powles T et al. Cabozantinib versus everolimus in advanced renal cell carcinoma (METEOR): final results from a randomised, open-label, phase 3 trial. Lancet Oncol, 2016 Jul;17(7): 917–927.

Choueiri TK, Powles T, Burotto M et al.; CheckMate 9ER Investigators. Nivolumab plus Cabozantinib versus Sunitinib for Advanced Renal-Cell Carcinoma. N Engl J Med, 2021 Mar 4;384(9): 829–841.

Choueiri TK, Tomczak P, Park SH et al.; KEYNOTE-564 Investigators. Adjuvant Pembrolizumab after Nephrectomy in Renal-Cell Carcinoma. N Engl J Med, 2021 Aug 19;385(8): 683–694.

Davis ID, Martin AJ, Stockler MR et al; ENZAMET Trial Investigator and the Australian and New Zealand Urogenital and Prostate Cancer Trials Group. Enzalutamide with Standard First-Line Therapy in Metastatic Cancer. N Engl J Med, 2019 Jul 11;381(2): 121–131.

de Bono J, Mateo J, Fizazi K et al. Olaparib for Metastatic Castration-Resistant Prostate Cancer. N Engl J Med, 2020 May 28;382(22): 2091–2102.

De Wit R, de Bono J, Sternberg CN et al.; CAARD Investigators. Cabazitaxel versus Abiraterone or Enzlutamide in Metastatic Prostate Cancer. N Engl J Med, 2019 Dec 26;381(26): 2506–2518.

Feldman DR, Lorch A, Kramar A et al. Brain Metastases in Patients With Germ Cell Tumors: Prognostic Factors and Treatment Options – An Analysis From the Global Germ Cell Cancer Group..J Clin Oncol, 2016 Feb 1;34(4): 345–351.

Fizazi K, Pagliaro L, Laplanche A et al. Personalised chemotherapy based on tumour marker decline in poor prognosis germ-cell tumours (GETUG 13): a phase 3, multicentre, randomised trial. Lancet Oncol, 2014 Dec;15(13): 1442–1450.

Fizazi K, Scher HI, Molina A et al.; COU-AA-301 Investigators. Abiraterone acetate for treatment of metastatic castration-resistant prostate cancer: final overall survival analysis of the COU-AA-301 randomised, double-blind, placebo-controlled phase 3 study. Lancet Oncol 2012 Oct;13(10): 983–992.

Fizazi K, Tran N, Fein L et al. Abiraterone plus Prednisone in Metastatic, Castration-Sensitive Prostate Cancer. N Engl J Med, 2017 Jul 27;377(4): 352–360.

Fizazi K, Shore N, Tammela TL et al.; for the ARAMIS Investigators. Darolutamide in Nonmetastatic, Castration-Resistant Prostate Cancer. N Engl J Med 2019;380: 1235–1246.

Galsky MD, Hahn NM, Rosenberg J et al. Treatment of patients with metastatic urothelial cancer „unfit" for Cisplatin-based chemotherapy. J Clin Oncol, 2011; 29(17): 2432–2438.

Gillessen S, Sauvé N, Collette L et al. International Germ Cell Cancer Classification Update Consortium Predicting Outcomes in Men With Metastatic Nonseminomatous Germ Cell Tumors (NSGCT): Results From the IGCCCG Update Consortium. J Clin Oncol, 2021 May 10;39(14): 1563–1574.

Heng DY, Xie W, Regan MM et al. External validation and comparison with other models of the International Metastatic Renal-Cell Carcinoma Database Consortium prognostic model: a population-based study. Lancet Oncol, 2013 Feb;14(2): 141–148.

Khalaf D, Annala M, Taavitsainen S et al. Optimal sequencing of enzalutamide and abiraterone acetate plus prednisone in metastatic castration-resistant prostate cancer: a mulitcentre, randomised, open-label phase 2, crossover trial. Lancet Oncol, 2019 Dec; 20(12): 1730–1739.

Kishan AU, Sun Y, Hartman H; MARCAP Consortium group. Androgen deprivation therapy use and duration with definitive radiotherapy for localised prostate cancer: an individual patient data meta-analysis. Lancet Oncol, 2022 Feb; 23(2): 304–316.

Lorch A, Bascoul-Mollevi C, Kramer A et al. Conventional-dose versus high-dose chemotherapy as first salvage treatment in male patients with metastatic germ cell tumors: evidence from a large international database. J Clin Oncol, 2011;29: 2178–2184.
Méjean A, Ravaud A, Thezenas S et al. Sunitinib Alone or after Nephrectomy in Metastatic Renal-Cell Carcinoma. N Engl J Med, 2018;379: 417–427.
Motzer R, Alekseev B, Rha SY et al.; CLEAR Trial Investigators. Lenvatinib plus Pembrolizumab or Everolimus for Advanced Renal Cell Carcinoma. N Engl J Med, 2021 Apr 8;384(14): 1289–1300.
Motzer RJ, Tannir NM, McDermott DF et al. Nivolumab plus Ipilimumab versus Sunitinib in Advanced Renal-Cell Carcinoma. N Engl J Med, 2018;378: 1277–1290.
NICE. Bladder cancer: diagnosis and management. 2015; Available from: https://www.nice.org.uk/guidance/ng2 (letzter Zugriff 22.6.2023).
Oldenburg J, Fossa SD, Nuver J et al. Testicular seminoma and non-seminoma: ESMO Clinical Practice Guidelines for diagnosis, treatment and follow-up. Ann Oncol, 2013:24 (Suppl 6): vi125–vi132.
Pal SK, Tangen C, Thompson IM Jr et al. A comparison of sunitinib with cabozantinib, crizotinib, and savolitinib for treatment of advanced papillary renal cell carcinoma: a randomised, open-label, phase 2 trial. Lancet, 2021 Feb 20;397(10275): 695–703.
Parker CC, James ND, Brawley CD et al. Radiotherapy to the primary tumour for newly diagnosed, metastatic prostate cancer (STAMPEDE): a randomised controlled phase 3 trial. Lancet, 2018 Dec 1;392(10162): 2353–2366.
Parker C, Nilsson S, Heinrich D et al. Alpha emitter radium-223 and survival in metastatic prostate cancer. N Engl J Med, 2013;369 (3): 213–223.
Peyton CC, Tang D, Reich RR et al. Downstaging and Survival Outcomes Associated With Neoadjuvant Chemotherapy Regimens Among Patients Treated With Cystectomy for Muscle-Invasive Bladder Cancer. JAMA Oncol, 2018 Nov 1;4(11): 1535–1542.
Powles T, Park SH, Voog E et al. Avelumab Maintenance Therapy for Advanced or Metastatic Urothelial Carcinoma. N Engl J Med, 2020 Sep 24;383(13): 1218–1230.
Rini BI, Plimack ER, Stus V et al. Pembrolizumab plus Axitinib versus Sunitinib for Advanced Renal-Cell Carcinoma. N Engl J Med, 2019 Mar 21;380(12): 1116–1127.
Rosenberg JE, Hoffman-Censits J, Powles T et al. Atezolizumab in patients with locally advanced and metastatic urothelial carcinoma who have progressed following treatment with platinum-based chemotherapy: a single-arm, multicentre, phase 2 trial. Lancet, 2016;387: 1909–1920.
Ryan CJ, Smith MR, de Bono JS, COU-AA-302 Investigators. Abiraterone in metastatic prostate cancer without previous chemotherapy. N Engl J Med, 2013;368 (2): 138–148.
Ryan CJ, Smith MR, Fizazi K et al.; COU-AA-302 Investigators. Abiraterone acetate plus prednisone versus placebo plus prednisone in chemotherapy-naive men with metastatic castration-resistant prostate cancer (COU-AA-302): final overall survival analysis of a randomised, double-blind, placebo-controlled phase 3 study. Lancet Oncol, 2015 Feb;16(2): 152–160.
Saad F, Armstrong AJ, Thiery-Vuillemin A et al. PROpel: Phase III trial of olaparib (ola) and abiraterone (abi) versus placebo (pbo) and abi as first-line (1L) therapy for patients (pts) with metastatic castration-resistant prostate cancer (mCRPC). J Clin Oncol, 2022;40, no. 6_suppl: 11-11.
Sargos P, Chabaud S, Latorzeff I et al. Adjuvant radiotherapy versus early salvage radiotherapy plus short-term androgen deprivation therapy in men with localised prostate cancer after radical prostatectomy (GETUG-AFU 17): a randomised, phase 3 trial. Lancet Oncol, 2020 Oct;21(10): 1341–1352.
Sartor O, de Bono J, Chi KN et al.; VISION Investigators. Lutetium-177-PSMA-617 for Metastatic Castration-Resistant Prostate Cancer. N Engl J Med, 2021 Sep 16;385(12): 1091–1103.

Scher HI, Fizazi K, Saad F et al. Increased survival with enzalutamide in prostate cancer after chemotherapy. N Engl J Med, 2012;367: 1187–1197.

Sharma P, Retz M, Siefker-Radtke et al. Nivolumab in metastatic urothelial carcinoma after platinum therapy (CheckMate 275): a multicentre, single-arm, phase 2 trial. Lancet Oncol, 2017;18: 312–322.

S3-Leitlinie Diagnostik, Therapie und Nachsorge des Nierenzellkarzinoms. Kurzversion 1.0 – September 2015. AWMF-Registernummer: 043-017-OL https://www.leitlinienprogramm-onkologie.de/fileadmin/user_upload/Downloads/Leitlinien/Nierenzellkarzinom/LL_Nierenzell_Langversion_1.0.pdf; letzter Zugriff 22.6.2023).

S3-Leitlinie Früherkennung, Diagnose, Therapie und Nachsorge des Harnblasenkarzinoms. https://www.leitlinienprogramm-onkologie.de/fileadmin/user_upload/Downloads/Leitlinien/Blasenkarzinom/LL_Harnblasenkarzinom_Langversion_1.1.pdf (letzter Zugriff 22.6.2023)

Interdisziplinäre Leitlinie der Qualität S3 zur Früherkennung, Diagnose und Therapie der verschiedenen Stadien des Prostatakarzinoms. https://www.leitlinienprogramm-onkologie.de/fileadmin/user_upload/Downloads/Leitlinien/Prostata_5_0/LL_Prostata_Langversion_5.0.pdf (letzter Zugriff 22.6.2023)

S3-Leitlinie Diagnostik, Therapie und Nachsorge der Keimzelltumoren des Hodens. https://www.leitlinienprogramm-onkologie.de/leitlinien/hodentumoren/ (letzter Zugriff 22.6.2023).

Smith MR, Saad F, Chowdhury S et al.; SPARTAN Investigators. Apalutamide Treatment and Metastasis-free Survival in Prostate Cancer. N Engl J Med, 2018 Apr 12;378(15): 1408–1418.

Smith MR, Hussain M, Saad F et al.; ARASENS Trial Investigators. Darolutamide and Survival in Metastatic, Hormone-Sensitive Prostate Cancer. N Engl J Med, 2022 Mar 24;386(12): 1132–1142.

Sternberg CN, Skoneczna I, Kerst JM et al. Immediate versus deferred chemotherapy after radical cystectomy in patients with pT3-pT4 or N+ M0 urothelial carcinoma of the bladder (EORTC 30994): an intergroup, open-label, randomised phase 3 trial. Lancet Oncol, 2015;16:76–86.

Tilki D, Chen MH, Wu J et al. Adjuvant Versus Early Salvage Radiation Therapy for Men at High Risk for Recurrence Following Radical Prostatectomy for Prostate Cancer and the Risk of Death. J Clin Oncol, 2021 Jul 10;39(20): 2284–2293.

Vale CL, Fisher D, Kneebone A et al.; ARTISTIC Meta-analysis Group. Adjuvant or early salvage radiotherapy for the treatment of localised and locally advanced prostate cancer: a prospectively planned systematic review and meta-analysis of aggregate data. Lancet, 2020 Oct 31;396(10260): 1422–1431.

19 Mammakarzinome

Jan Eucker und Antonia Busse

19.1 Einteilung der Brustdrüsenläsionen

- Läsionen mit unklarem biologischem Potenzial: Sie stellen Risikofaktoren für Brustkrebs dar. Prophylaktische medikamentöse Therapiemaßnahmen können hier erwogen werden (▶ Kap. 19.7). Zu den Läsionen mit unklarem biologischem Potenzial rechnet man u. a.
  - atypische duktale Hyperplasien (ADH),
  - lobuläre intraepitheliale Neoplasien (LN/LIN; früher LCIS) und
  - flache epitheliale Atypien (FEA).
- Duktales Carcinoma in situ (DCIS)
  - Karzinome innerhalb der Brustdrüsengänge ohne Stromainvasion. Vorläufer eines invasiven Karzinoms.
  - Häufig Zufallsbefunde bei mammografisch festgestellten Mikroverkalkungen.
- Invasive Karzinome.
- Spezielle Wachstumsformen und Manifestationen in der Brust:
  - Paget-Ca: Die Tumorzellen infiltrieren die Epidermis der Mamille. Das klinische Erscheinungsbild imponiert wie ein Ekzem oder eine ulzerierende Hautveränderung.
  - Inflammatorisches Karzinom: Die Tumorzellen breiten sich speziell in den subepidermalen Lymphgefäßen aus. Es entsteht das klinische Bild einer entzündlichen Brusterkrankung (Mastitis).
  - Cystosarcoma phylloides: Wucherung des Bindegewebes und der Brustdrüse; Sonderform des Fibroadenoms.
  - Multizentrische Karzinome: mehrere Tumorherde in einer Brust in unterschiedlichen Brustquadranten. Vorkommen häufig bei großen Primärtumoren und Lokalisationen nahe der Mamille.
  - Multifokale Karzinome: mehrere Tumorherde in einem Brustquadranten.

19.2 Epidemiologie

Mamma-Ca bei Frauen:

- Häufigste maligne Erkrankung der Frau in den westlichen Ländern
- Neuerkrankungen in Deutschland: ca. 69 000/J.
- Sterbefälle: ca. 18 000 J.
- Mittleres Erkrankungsalter: 64 J.

Mamma-Ca bei Männern:

- Neuerkrankungen in Deutschland im Jahr 2020: 750.
- Sterbefälle (2020): 192.
- Mittleres Erkrankungsalter: 72 J.

19.3 Pathologie

19.3.1 Histologie, pathomorphologisches Bild und Tumorzellinvasion

- **Histologie:**
  - Karzinome *of no special type* (NST), früher: ductale Karzinome (> 70 %)
  - Lobuläre Karzinome (ca. 10 %)

- Seltenere Formen: tubuläre, muzinöse, papilläre, metaplastische, szirrhöse und gemischte Karzinome (ca. 5 %)
- **Prognostisch wichtige Faktoren:**
  - Tumorzellinvasion in Lymphgefäße und/oder Kapillaren
  - Ausmaß tumorinfiltrierender Lymphozyten
  - Zirkulierende Tumorzellen

19.3.2 Immunhistochemische Faktoren

- Östrogen(ER)- und Progesteronrezeptorstatus (PR):
  - ER-/PR-pos.: > 10 % pos. Tumorzellen.
  - ER-/PR-gering pos.: 1–9 % pos. Tumorzellen.
  - ER-/PR-neg.: < 1 % pos. Tumorzellen.
- Neben dem Prozentsatz pos. Tumorzellkerne ist entsprechend den ASCO/CAP-Leitlinien auch die durchschnittliche Färbeintensität anzugeben. Zusätzlich kann der immunreaktive Score (IRS) nach Remmele und Stegner angegeben werden. Er bewertet den Prozentsatz rezeptorpositiver Zellen und die Färbeintensität: niedrigster Wert 0, höchster 12 Punkte.
- HER2/neu-Amplifikation: HER2/neu-Amplifikation (immunhistochemischer Score 2+ oder 3+) oder -Überexpression (FISH/CISH/SISH-pos.) entscheiden klinisch über den Einsatz von Anti-HER2-Therapien. Im nachfolgenden Text bedeutet HER2-pos. = HER2-überexprimiert/amplifiziert; HER2 low = HER2 1+ oder 2+.
- PD-L1-Tumorstatus: PD-L1-Expression von tumorinfiltrierenden Immunzellen ≥ 1 % (relevant beim Einsatz von Atezolizumab) oder combined positive score (CPS) ≥ 1 (relevant beim Einsatz von Pembrolizumab)

19.4 Klassifikation/Stadieneinteilung

19.4.1 TNM-Klassifikationen

Die TNM-Klassifikation beschreibt die klinische (c) und die pathologische (p) Größe des Primärtumors (T), das Ausmaß des LK-Befalls (N) und gibt an, ob eine Fernmetastasierung vorliegt (M).

Klinische TNM-Klassifikation (cTNM)

▶ Tab. 19.1.

Pathologische Klassifikation (pTNM)

▶ Tab. 19.2.

Besonderheiten der pTNM-Klassifikation:

Bei multiplen Malignomknoten in einer Brust bestimmt der größte Tumor die pT-Klassifikation. Das Vorliegen mehrerer Knoten wird durch das in Klammern gesetzte Suffix „m" gekennzeichnet.

Die Klassifikation basiert grundsätzlich auf konventioneller axillärer LK-Dissektion mit oder ohne Sentinel-Technik. Wenn lediglich die Sentinel-Technik zum Einsatz kommt und keine axilläre LK-Dissektion erfolgt, wird die LK-Klassifikation mit dem Zusatz „(sn)" versehen.

Tab. 19.1 Klinische TNM-Klassifikation (cTNM)

Stadium	Befund
T – Primärtumor	
cT0	Kein Tumor nachweisbar
cTis	• Carcinoma in situ, nicht infiltrierendes Karzinom • Morbus Paget der Mamille ohne nachweisbaren Tumor
cT1	Tumor $\leq$ 2 cm in größter Ausdehnung
• cT1a	• Ohne Fixation an darunterliegende Pektoralisfaszie und/oder Muskel
• cT1b	• Mit Fixation an darunterliegende Pektoralisfaszie und/oder Muskel
cT2	Tumor > 2 cm bis $\leq$ 5 cm
• cT2a	• Ohne Fixation an darunterliegende Pektoralisfaszie und/oder Muskel
• cT2b	• Mit Fixation an darunterliegende Pektoralisfaszie und/oder Muskel
cT3	Tumor > 5 cm
• cT3a	• Ohne Fixation an darunterliegende Pektoralisfaszie und/oder Muskel
• cT3b	• Mit Fixation an darunterliegende Pektoralisfaszie und/oder Muskel
cT4	Tumor jeder Größe mit Infiltration in Brustwand oder Haut
• cT4a	• Fixierung an der Brustwand
• cT4b	• Infiltration oder Ulzeration der Haut (einschließlich Apfelsinenhaut) oder Satellitenknoten in der gleichen Brust
N – regionäre Lymphknoten	
cNX	Regionäre LK können nicht beurteilt werden (z. B. vor klinischer Klassifikation bioptisch entfernt)
cN0	Keine regionären LK-Metastasen
cN1	Metastasen in beweglichen ipsilateralen axillären LK
cN2	Metastasen in ipsilateralen axillären LK, untereinander oder an andere Strukturen fixiert, oder in klinisch apparenten LK[1] entlang der A. mammaria interna ohne gleichzeitiges Vorhandensein klinisch nachweisbarer axillärer LK
• cN2a	• Metastasen in ipsilateralen axillären LK, untereinander oder an andere Strukturen fixiert
• cN2b	• Metastasen lediglich in klinisch apparenten LK[1] entlang der A. mammaria interna ohne gleichzeitiges Vorhandensein klinisch nachweisbarer axillärer LK
cN3	Metastasen in ipsilateralen infraklavikulären LK oder in klinisch apparenten LK[1] entlang der A. mammaria interna bei gleichzeitig klinisch nachweisbaren axillären LK oder Metastasen in ipsilateralen supraklavikulären LK mit oder ohne Beteiligung von axillären oder Mammaria-interna-LK.
• cN3a	• Metastasen in ipsilateralen infraklavikulären und axillären LK
• cN3b	• Metastasen in LK entlang der A. mammaria interna und in axillären LK
• cN3c	• Metastasen in ipsilateralen supraklavikulären LK
M – Metastasen	
cM0	Keine Fernmetastasen nachweisbar
cM1	Fernmetastasen vorhanden

[1] Definition von „klinisch apparent“: nachweisbar durch klinische Untersuchung oder bildgebende Untersuchungen (Ausnahme: Lymphszintigrafie)

Tab. 19.2 Pathologische TNM-Klassifikation (pTNM)

Stadium	Befund
T – Primärtumor	
pTX	Primärtumor kann nicht beurteilt werden
pTis	Carcinoma in situ
• pTis (DCIS)	• Intraduktales Karzinom
• pTis (LIN)	• Lobuläres Carcinoma in situ = lobuläre intraepitheliale Neoplasie
• pTis (Paget)	• Morbus Paget der Mamille ohne nachweisbaren Tumor. Ist der Morbus Paget mit einem nachweisbaren Tumor kombiniert, wird entsprechend der Größe des Tumors klassifiziert
pT1	Tumor ≤ 2 cm in größter Ausdehnung
• pT1mic	• Mikroinvasion ≤ 0,1 cm in größter Ausdehnung[1]
• pT1a	• Tumor ≥ 0,1 cm bis ≤ 0,5 cm
• pT1b	• Tumor > 0,5 cm bis ≤ 1 cm
• pT1c	• Tumor > 1 cm bis ≤ 2 cm
pT2	Tumor > 2 cm bis ≤ 5 cm
pT3	Tumor > 5 cm
pT4	Tumor jeder Größe mit direkter Ausdehnung auf Brustwand oder Haut, soweit unter T4a bis T4d beschrieben
• pT4a	• Mit Ausdehnung auf die Brustwand, nicht aber den M. pectoralis
• pT4b	• Mit Ödem (einschließlich Apfelsinenhaut) oder Ulzeration der Brusthaut oder Satellitenknötchen der Haut der gleichen Brust
• pT4c	• Kriterien 4a und 4b gemeinsam
• pT4d	• Entzündliches (inflammatorisches) Karzinom
N – regionäre Lymphknoten	
pNX	Regionäre LK können nicht beurteilt werden (zur Untersuchung nicht entnommen oder bereits früher entfernt)
pN0	Keine regionären LK-Metastasen, keine zusätzliche Untersuchung bzgl. isolierter Tumorzellen[2]
• pN0(i +)	• Histologisch keine regionären LK-Metastasen, Immunhistochemie positiv
• pN0(mol –)	• Histologisch keine regionären LK-Metastasen, molekularbiologische Untersuchungen (RT-PCR) negativ
• pN0(mol +)	• Histologisch keine regionären LK-Metastasen, molekularbiologische Untersuchungen (RT-PCR) positiv
pN1	Metastasen in 1–3 axillären LK und/oder mikroskopischer Befall der durch Sentinel-LK-Biopsie entdeckten klinisch inapparenten LK entlang der A. mammaria interna
• pN1mi	• Mikrometastasen (≥ 0,2 mm, aber nicht > 2,0 mm)
• pN1a	• Metastasen in 1–3 axillären LK.
• pN1b	• Mikroskopischer Befall der durch Sentinel LK Biopsie entdeckten LK entlang der A. mammaria interna, wobei die LK klinisch nicht nachweisbar sind
• pN1c	• Metastasen in 1–3 axillären LK und mikroskopischer Befall der durch Sentinel-LK-Biopsie entdeckten klinisch inapparenten LK entlang der A. mammaria interna

Tab. 19.2 Pathologische TNM-Klassifikation (pTNM) *(Forts.)*

Stadium	Befund
pN2	Metastasen in 4–9 axillären LK oder Metastasen in klinisch apparenten LK entlang der A. mammaria interna ohne gleichzeitiges Vorhandensein klinisch nachweisbarer axillärer LK
• pN2a	• Metastasen in 4–9 axillären LK (mind. eine > 2,0 mm)
• pN2b	• Metastasen in klinisch nachweisbaren LK entlang der A. mammaria interna ohne gleichzeitiges Vorhandensein klinisch nachweisbarer axillärer LK
pN3	Metastasen in ≥ 10 axillären LK oder in infraklavikulären LK oder in klinisch nachweisbaren ipsilateralen LK entlang der A. mammaria interna bei gleichzeitig ≥ 1 befallenen axillären LK oder > 3 befallenen axillären LK und klinisch inapparenten LK entlang der A. mammaria interna oder bei Metastasen in supraklavikulären LK
• pN3a	• Metastasen in ≥ 10 axillären LK oder Metastasen in infraklavikulären LK
• pN3b	• Metastasen in klinisch apparenten ipsilateralen LK entlang der A. mammaria interna bei gleichzeitig ≥ 1 befallenen axillären LK oder bei > 3 befallenen axillären LK und mikroskopischem Befall der durch Sentinel-LK-Biopsie entdeckten klinisch inapparenten Mammaria-interna-LK
• pN3c	• Metastasen in ipsilateralen supraklavikulären LK.

RT-PCR = Reverse Transcriptase Polymerase Chain Reaction
[1] Mikroinvasion: Eindringen von Karzinomzellen über die Basalmembran hinaus. Kein Invasionsherd darf > 0,1 cm in größter Ausdehnung messen
[2] Isolierte Tumorzellen: einzelne Tumorzellen oder Zellhaufen, die nicht > 0,2 mm sind, unabhängig von der Detektionsmethode

Zur Klassifikation der regionären axillären LK werden ≥ 6 LK dem Level I oder ≥ 10 LK den Levels I + II entnommen.

Intramammäre LK werden als axilläre LK klassifiziert. Parasternale LK entlang der endothorakalen Faszie werden ebenfalls als regionale LK klassifiziert.

Eine pM1-Klassifizierung setzt eine histologische Untersuchung voraus. Da entsprechend dem TNM-Supplement 1993 auch isolierte Tumorzellen im Knochenmark als Fernmetastasen eingestuft werden, sollten solche „Fernmetastasen" unbedingt durch das Suffix „i" gekennzeichnet werden, solange die biologische Relevanz solcher isolierter Tumorzellen nicht hinreichend gesichert ist.

19.4.2 Stadieneinteilung

▶ Tab. 19.3.

19.4.3 Grading und proliferative Aktivität

- Die Differenzierungseinstufung (Grading: G1–3) erfolgt nach Ausprägung der Entwicklung tubulärer Strukturen, der Kernpolymorphie und der Mitoserate. Obwohl das Grading sehr stark von der Erfahrung des beurteilenden Pathologen abhängt, ist es dennoch ein überaus wichtiger Prognosefaktor.
  - G1: gut differenziert.
  - G2: mittel differenziert.
  - G3: schlecht differenziert.

Tab. 19.3 Stadieneinteilung

Stadium	T	N	M
0	Tis	N0	M0
I	T1	N0	M0
IIA	T0	N1	M0
	T1	N1	M0
	T2	N0	M0
IIB	T2	N1	M0
	T3	N0	M0
IIIA	T0	N2	M0
	T1	N2	M0
	T2	N2	M0
	T3	N1	M0
	T3	N2	M0
IIIB	T4	N0	M0
	T4	N1	M0
	T4	N2	M0
IIIC	Jedes T	N3	M0
IV	Jedes T	Jedes N	M1

- Die Bestimmung der Wachstumsfraktion bzw. der proliferativen Aktivität der Tumorzellen ist bes. für die Entscheidung für oder gegen eine Chemotherapie bei hormonrezeptor-(HR-)positiven, HER2-neg. Tumoren erforderlich. Sie erfolgt meist über den Ki67-Index:
  - Niedrig: Ki67 < 10 %.
  - Intermediär: Ki67 10–25 %.
  - Hoch: Ki67 > 25 %.

19.4.4 Molekulare Klassifikation

Durch die Analyse von Genexpressionsprofilen lassen sich spezielle molekulare Subtypen von Mamma-Ca identifizieren. Sie unterscheiden sich in ihrem klinischen Verlauf und therapeutischen Ansprechen signifikant.

- Luminal-A-Tumoren
- Luminal-B/HER2-neg. Tumoren
- Luminal-B/HER2-pos. Tumoren
- HER2-pos. Tumoren
- Basal-like-Tumoren

Da die hierfür erforderlichen Tests zur Genexpressionsanalyse in der täglichen Routine relativ aufwendig sind, wurden kommerziell verfügbare Tests entwickelt, z. B. PAM50-Genexpressions-, MammaPrint-, Oncotype DX- oder EndoPredict-Test. Sie helfen anhand des molekularen Genprofils des Tumors das Rückfallrisiko einzuschätzen.

Tab. 19.4 Klassifizierung von Brustkrebs-Subtypen [Konsensuskonferenz St. Gallen 2017]

Klinische Gruppierung	Anmerkungen
Triple-negative Tumoren	ER-neg. + PR-neg. + HER2-neg.
HR-Status[1] negativ + HER2-positiv	Entsprechend ASCO/CAP-Leitlinien[2]
HR-Status[1] positiv + HER2-positiv	Entsprechend ASCO/CAP-Leitlinien
HR-Status[1] positiv + HER2-negativ *Spektrum luminaler Erkrankungen:*	ER und/oder PR pos. ≥ 1%.
• Hohe HR-Konzentration + niedrige Proliferation + niedrige Tumorlast: *„luminal A-like"*	ER/PR hoch, Ki67 niedrig (≤ 10 %) T1/T2, 0–3 LK Multiparameter-Test: günstige Prognose
• Intermediäre Gruppe	Risikoeinstufung und Ansprechen auf endokrine oder zytostatische Therapie unklar Multiparameter-Test: intermediäre Prognose
• Niedrige HR-Konzentration + hohe Proliferation + große Tumorlast: *„luminal B-like"*	ER/PR niedrig, Ki67 hoch (≥ 30 %) T3, > 3 LK, G3, ausgeprägte Lymphgefäß-invasion Multiparameter Test: ungünstige Prognose

[1] HR-Status: Hormonrezeptorstatus
[2] CAP: College of American Pathologists

19.4.5 Klinische Klassifikation

In der klinischen Routine können einzelnen Karzinome anhand ihrer immunhistochemischen Eigenschaften den molekularen Tumorsubtypen zugeordnet werden (▶ Tab. 19.4).

19.5 Lokalisation und Ausbreitung

- **Duktales Carcinoma in situ:** Ausbreitung innerhalb der Brustdrüsengänge. Keine Stromainvasion.
- **Invasives Karzinom:**
  - Invasive Mamma-Ca treten am häufigsten in den oberen äußeren Brustquadranten und am seltensten im Mamillenbereich auf (▶ Abb. 19.1).
  - Der Hauptlymphabstrom aus der Mamma zieht zu den regionären LK der Axilla. Nach ihrer Lage werden die axillären LK in 3 Bereiche (Level I–III) unterteilt (▶ Abb. 19.2).

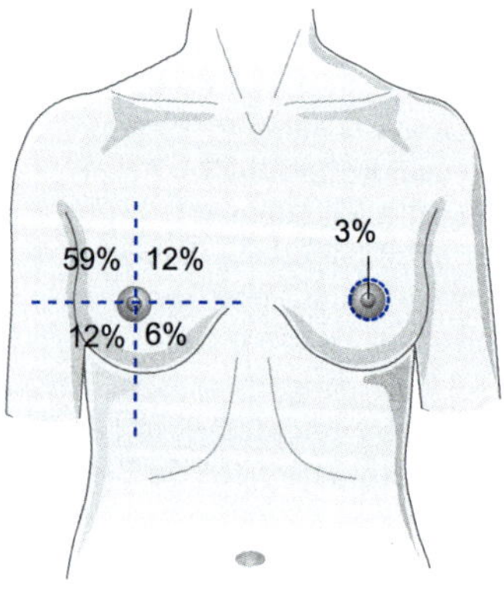

Abb. 19.1 Häufigkeit der Karzinomentwicklung in einzelnen Brustabschnitten [L157]

Merke
Die ersten den Tumor drainierenden LK bezeichnet man als Sentinel-Lymphknoten (Wächter-LK). Über sie erfolgt die weitere Ausbreitung in das Lymphsystem.

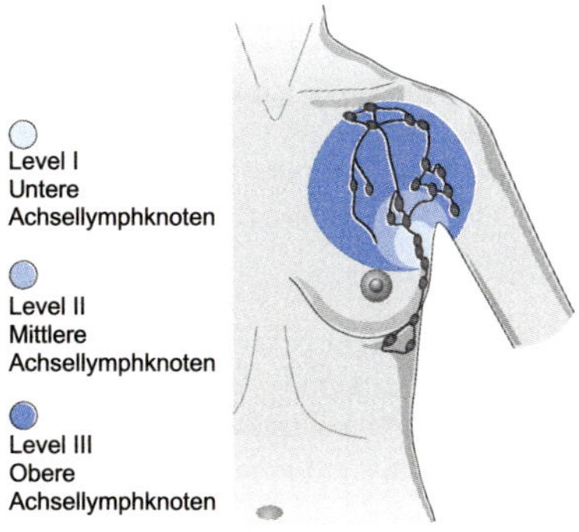

Abb. 19.2 Lymphknotenbereiche Level I – III [L157]

- Eine hämatogene Tumorausbreitung tritt bei bis zu 30 % aller Patientinnen auf. Sie manifestiert sich bei etwa der Hälfte der Pat. primär im Skelettsystem, bei 15 % in der Lunge und bei 5 % in der Leber.

- **Paget-Ca:** Tumorzellen infiltrieren die Epidermis der Mamille.
- **Inflammatorisches Karzinom:** Ausbreitung der Tumorzellen in den subepidermalen Lymphgefäßen.

19.6 Risikofaktoren

Wichtigste Risikofaktoren (RF):
- Weibliches Geschlecht
- Zunehmendes Alter
- Lange Dauer der natürlichen Östrogenproduktion
- Späte erste Lebendgeburt
- Mehrjährige postmenopausale Hormonersatztherapie
- Westliche Lebensweise
- Höherer Sozialstatus
- Hoher Body-Mass-Index in der Postmenopause
- Strahlenexposition
- Familiäre Belastung
- Genetische Disposition (ca. 5–10 % aller Frauen):
  - BRCA1/2-Mutation:
    - Erkrankungswahrscheinlichkeit für Brustkrebs 50–85 %
    - Erkrankungswahrscheinlichkeit für Eierstockkrebs 20–40 %
  - Weitere wichtige Mutationen: ATM, CDH1, CHEK2, MRE11A, MSH6, NBN, PALB2, PMS2, PTEN, RAD50, RAD51C, SEC23B, TP53, BARD1

BRCA1- und BRCA2-Analyse
Eine genetische Testung wird in spezialisierten Einrichtungen durchgeführt und setzt eine umfassende Beratung voraus. Der Gentest auf BRCA1 und -2 wird empfohlen (s. auch S3-Leitlinie), wenn in der Familie
- mind. 3 Frauen an Brustkrebs erkrankt sind,
- mind. 2 Frauen an Brustkrebs erkrankt sind, davon 1 vor dem 51. Lj.,

- mind. 1 Frau an Brustkrebs und 1 Frau an Eierstockkrebs erkrankt sind,
- mind. 2 Frauen an Eierstockkrebs erkrankt sind,
- mind. 1 Frau an Eierstock- und Brustkrebs erkrankt ist,
- mind. 1 Frau mit ≤ 35 J. an Brustkrebs erkrankt ist,
- mind. 1 Frau mit ≤ 50 J. an bilateralem Brustkrebs erkrankt ist,
- mind. 1 Mann an Brustkrebs und 1 Frau an Eierstock- oder Brustkrebs erkrankt sind.

Das individuelle Brustkrebsrisiko kann u.a. durch das Gail-Modell berechnet werden. Hierbei werden Alter, Familienanamnese, Alter bei Menarche, bei Menopause und bei 1. Lebendgeburt sowie benigne Brusterkrankungen berücksichtigt (http://www.halls.md/breast/risk.htm).

19.7 Prävention und Früherkennung

- **Primäre Prävention (Vorbeugung):**
  - Gesundheitsbewusste Lebensweise: regelmäßige körperliche Aktivität, Vermeidung von Übergewicht, Verzicht auf Alkohol.
  - Spezielle Lebensführung: frühe Gravidität, mehrere Geburten, langfristiges Stillen.
  - Medikamentöse Präventionsmöglichkeit bei erhöhtem Brustkrebsrisiko:
    – Einnahme selektiver Östrogenrezeptormodulatoren (SERM; Tamoxifen, Raloxifen) über 5 J. vermindert das Auftreten invasiver und nichtinvasiver Hormonrezeptor-(HR-)pos., nicht aber HR-neg. Mamma-Ca um etwa 38 %. Dem klinischen Nutzen stehen eine signifikante Erhöhung der Rate an Endometrium-Ca und vaskuläre Komplikationen (Thrombosen, Embolien) gegenüber.
    – Bei postmenopausalen Frauen führt die Einnahme von Aromataseinhibitoren (AI; Exemestan, Anastrozol) ebenfalls zu einer signifikanten Inzidenzminderung invasiver HR-pos. Mamma-Ca. Wichtige NW sind hier Osteoporose, erhöhte Frakturneigung, Knochen- und Gelenkschmerzen, trockene Schleimhäute.

Merke

In Deutschland sind weder SERM noch AI zur Brustkrebsprävention zugelassen. Nutzen und Risiken einer prophylaktischen antihormonellen Therapie sollten allerdings aufgrund der vorliegenden Studiendaten bei Frauen mit erhöhtem Brustkrebsrisiko angesprochen werden.

- **Sekundäre Prävention (Früherkennung):**
  - ≥ 20. Lj.: Aufklärungsgespräch über Brustkrebsrisikofaktoren und Ermittlung des individuellen Risikoprofils.
  - ≥ 30. Lj.: Anleitung zur Selbstuntersuchung der Brust. Günstigster Zeitpunkt: Beginn der 2. Zykluswoche. Eine effiziente Früherkennung ist hierdurch allerdings nicht möglich.
  - ≥ 40. Lj.: regelmäßige ärztliche Untersuchung der Brustdrüse und ihrer regionären Lymphabflussgebiete. Bei Risiko-Pat. Mammografie in mind. 2-jährigen Abständen.

Tab. 19.5 Unspezifische lokale Zeichen bei Brustkrebs

Klinische Zeichen	Häufigkeit (%)
Derber Knoten	37
Schmerzhafter Knoten	33
Schmerzen allein	18
Mamillensekretion	5
Mamillenretraktion	3
Brustverformung	2
Brust-„Entzündung"	1
Mamillenekzem	1

- Kontrovers eingeschätzt wird die Effizienz regelmäßiger Mammografien bei Frauen < 50 J. ohne spezielles Risiko. Erst nach 10-jähriger Verlaufsbeobachtung zeigt sich hier ein Vorteil zugunsten der untersuchten Gruppe.
- 50.–69. Lj.: bei allen Frauen Mammografie in 2-jährigen Abständen.
- ≥ 70. Lj. sollten Früherkennungsmaßnahmen unter Berücksichtigung des individuellen Risikoprofils, des Gesundheitsstatus und einer mehr als 10-jährigen Lebenserwartung angeboten werden.

Merke

Bei Patientinnen mit sehr hoher Risikokonstellation (BRCA1/2-Positivität) sollte ab dem 25. Lj. ein individuelles Früherkennungsprogramm mit halbjährlichen Tast- und Ultraschalluntersuchungen und ab dem 40. Lj. mit jährlichen Mammografien durchgeführt werden. Die Hinzunahme von MRT-Untersuchungen sollte im Rahmen einer transparenten Qualitätssicherung und einer entsprechenden Evaluation erfolgen (S3-Leitlinie „Brustkrebs-Früherkennung in Deutschland").

19.8 Klinik

- Spezielle klinische Zeichen, die auf das Vorliegen eines Mamma-Ca verweisen, gibt es nicht. Unspezifische Zeichen ▶ Tab. 19.5.
- Inflammatorisches Mamma-Ca:
  - „Entzündliche" Rötung und Erwärmung der Haut.
  - Apfelsinenhaut.
  - Verdickung des Brustgewebes.
  - Indurierte Knoten mit Ulzeration.
  - Schnelle Vergrößerung der Brust.
  - Schmerzen.
- Klinische Hinweise auf Progress oder Rezidiv:
  - Verschlechterung des AZ (Abgeschlagenheit, Leistungsminderung. Gewichtsabnahme, Abneigung gegen Fett und Fleisch),
  - Neu aufgetretene Beschwerden (z. B. Knochenschmerzen, Atemnot).

19

19.9 Diagnostik

Merke
Diagnostik und Therapie sind bei Frauen und Männern prinzipiell gleich!

Prinzipielle Vorgehensweise bei Früherkennungsuntersuchungen asymptomatischer Frauen aller Altersgruppen (▶ Abb. 19.3).

Klinische Inspektion

- Brustgröße und Größenunterschiede beider Brüste
- Hautveränderungen (Rötung, Apfelsinenhaut, Hautödem, ekzemartige Veränderungen)
- Konturveränderungen (Einziehungen, Vorwölbungen insbes. beim Anheben der Arme)
- Mamillensekretion

Klinische Palpation

- Brustareale: Beide Brüste werden systematisch bimanuell mäanderförmig oder mit kreisenden Bewegungen in allen Quadranten seitenvergleichend nach Gewebeverdichtungen oder -verhärtungen abgetastet.
- LK-Areale: Palpationsuntersuchung der axillären, infra- und supraklavikulären Lymphabflussregionen.

Merke

Selbstuntersuchung der Frau
Eine regelmäßige Selbstuntersuchung der Brust ist allen Frauen insbes. zur Förderung des Gesundheitsbewusstseins zu empfehlen. Zur „Früherkennung" und damit zur Mortalitätsminderung ist die Tastuntersuchung ungeeignet.

Cave
Häufige Fehldiagnosen: Das inflammatorische Mamma-Ca wird häufig als Mastitis, das Paget-Ca als Mamillenekzem fehldiagnostiziert.

Apparative Untersuchungen

▶ Tab. 19.6.

Dignitätseinschätzung von Mammografiebefunden: Breast Imaging Reporting and Data System (BIRADS). Bewertet werden radiologische Auffälligkeiten wie das Vorhandensein einer Raumforderung oder Mikrokalzifikationen. Das weitere diagnostische Vorgehen richtet sich nach der Einstufung.
- BIRADS 1: unauffällig
- BIRADS 2: benigne Veränderung
- BIRADS 3: unklar
- BIRADS 4: suspekte Veränderung
- BIRADS 5: stark malignitätsverdächtige Veränderung
- BIRADS 6: Malignität gesichert

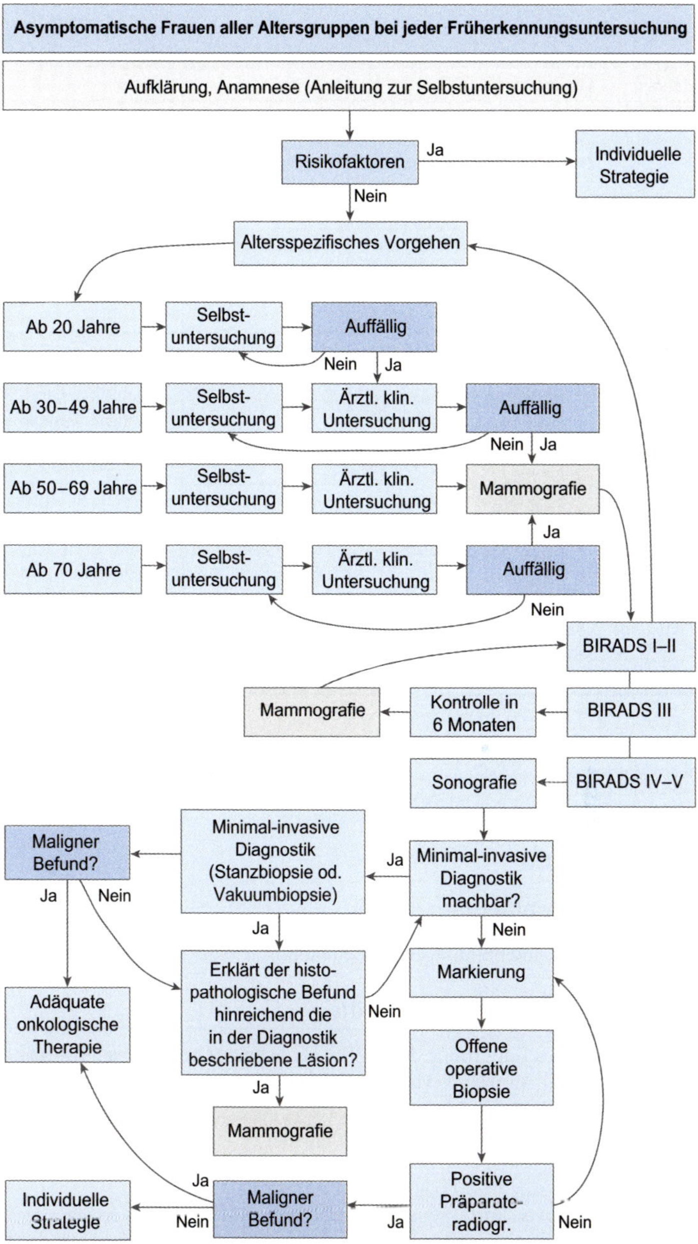

Abb. 19.3 Vorgehensweise zur Klärung von Brustuntersuchungsergebnissen [L157]

19

Tab. 19.6 Übersicht zu den apparativen diagnostischen Möglichkeiten bei Verdacht auf Mamma-Ca

Verfahren	Indikationen	Vorteile	Nachteile
Mammografie	• Screening/Vorsorge • Bei klinischem Verdacht • Nachsorge	• Echte Früherkennung • Treffsicherheit ca. 77 %	• Interpretation schwierig, v. a. bei dichtem Drüsengewebe • Zyklusabhängig
Mammasonografie	• Additiv zur Mammografie • Differenzierung zwischen Zyste und solider Raumforderung	• Einfach durchführbar • Kostengünstig	Nicht nachweisbar: • Tumoren < 5 mm • Präkanzerosen • Mikrokalk
MRT	• Additiv zur Mammografie • Differenzierung zwischen Narbe und Karzinom • Präop. Ausschluss von Multizentrizität oder kontralateralem Karzinom	Keine Strahlenbelastung	• Kostenintensiv • Anstieg abklärungsbedürftiger falsch positiver Befunde
PET	• Gute Detektion von LK-Metastasen • Bisher keine Routine	• Hohe Spezifität • Detektion aller Metastasen möglich	• Niedrige Sensitivität, da erst Tumoren einer Größe > 1 cm nachweisbar sind • Sehr kostenintensiv
Galaktografie	Bei pathologischer Mamillensekretion	Läsionen schon ab wenigen mm nachweisbar	Keine sichere Differenzierung der Dignität

Zell- bzw. Gewebegewinnungsmethoden

▶ Tab. 19.7.

19.10 Therapie

19.10.1 Therapieplanung

Alle verdächtigen Knotenbildungen müssen bioptisch abgeklärt werden.

19.10.2 Duktales Carcinoma in situ

- Bei der operativen Entfernung des DCIS ist eine Präparateradiografie durchzuführen und mit der präop. Mammografie zu vergleichen, um eine vollständige Entfernung des DCIS zu sichern.
- Bei einer Ausdehnung des DCIS > 5,0 cm ist in > 50 % der Fälle mit der Existenz einer okkulten Invasion zu rechnen. Hier sollte eine Sentinel-LK-Biopsie erfolgen.
- Nach der operativen Entfernung wird i. d. R. eine Radiatio zur Verringerung des lokalen Rezidivrisikos durchgeführt, für die jedoch kein Einfluss auf das OS nachgewiesen ist. Bei low risk-DCIS (< 2 cm, G1, 2, > 50 J.) kann deshalb nach entsprechender Aufklärung auf eine Radiatio verzichtet werden.

Tab. 19.7 Übersicht über Zell- bzw. Gewebegewinnungsmethoden in der Mammadiagnostik

Verfahren	Indikation	Vorteil	Nachteil
Histologische Verfahren (obligatorisch bei Malignomverdacht)			
Stanzbiopsie	Abklärung bei jeglichem unklaren Befund insbes. bei Malignomverdacht	Zur Diagnosestellung ausreichend bei • Inflammatorischem Karzinom • Neoadjuvantem Therapieansatz • Nichtoperativen Therapieformen	–
Vakuumbiopsie	–	Einzelner Zugang mit bis zu 24 Proben	Bei sehr brustwandnahen Läsionen evtl. nicht durchführbar
OP-Präparat	Obligatorisch nach OP	–	–
Zytologische Verfahren			
Feinnadelpunktion	Differenzierung zwischen Zyste und unklarer Raumforderung	Wenig invasiv	Bei Malignom nicht ausreichend
Sekretzytologie	Nachweis maligner Sekretion	Einfach durchführbar	–

- Eine antihormonelle Therapie senkt zwar das Lokalrezidivrisiko und das Rezidiv für kontralaterale Karzinome, hat aber keinen Einfluss auf das OS und sollte wegen der potenziellen NW nur mit Zurückhaltung empfohlen werden.
- Eine Axilladissektion ist i. d. R. nicht indiziert.

19.10.3 Invasives Karzinom Stadium I–III

Zum Zeitpunkt der Primärdiagnose befinden sich ca. 90 % aller Pat. in einem lokal begrenzten, 5–10 % in einem lokal fortgeschrittenen oder metastasierten Stadium.

- Die Therapie in den Stadien I–III ist multimodal und umfasst
  - Chirurgie,
  - Strahlentherapie und
  - systemische Therapie.
- Das kombinierte Vorgehen senkt das Wiederauftreten des Tumorgeschehens < 25 %.
- Die diagnostischen Basisuntersuchungen umfassen
  - den TNM-Status,
  - den histologischen Typ,
  - das Grading,
  - den Rezeptorstatus von ER, PR und HER2 sowie
  - bei Hormonrezeptorpositivität die Bestimmung der proliferativen Aktivität (Ki67),
    ggf. die Genexpressions- und BRCA1/2-Mutationsanalyse.
- Die Wahl der systemischen Therapie hängt vom Tumortyp und von der Höhe des individuellen Rückfallrisikos ab.
- Besonderheiten in der Schwangerschaft:

19

 - Nur im 2. und 3. Trimenon kann eine Standardchemotherapie mit Anthrazyklinen und Taxanen erfolgen.
 - Anti-Her2- und hormonelle Therapien sollen während der Schwangerschaft nicht verabreicht werden.
 - Das chirurgische Vorgehen sollte außerhalb der Schwangerschaft erfolgen.
- Besonderheiten bei älteren Pat. (> 70 J.):
 - Vor der Behandlung sollte ein geriatrisches Assessment durchgeführt werden.
 - Endokrine Therapien sind bei HR-pos. Erkrankung empfohlen.
 - Anti-HER2-Therapien sind bei sorgfältiger Überwachung der Kardiotoxizität möglich.

Merke
Chemotherapien können bei älteren Pat. zu einem signifikanten Rückgang der kognitiven Leistungsfähigkeit führen!

Chirurgische Therapie

Für alle nicht lokal fortgeschrittenen Tumoren ist das OP-Ziel die vollständige Tumorentfernung „im Gesunden“! Reichen Tumorzellen über den Schnittrand hinaus, führen sie zu einer signifikant erhöhten Lokalrezidivrate. Aber anders als früher ist eine Nachresektion bei R0-Resektion auch bei knappen freien Schnittgrenzen nicht indiziert.

Brusterhaltende Therapie (BET)

- Eine BET mit nachfolgender Strahlentherapie stellt das operative Vorgehen der Wahl bei 60–70 % der Pat. dar. Zu Ind. und KI ▶ Tab. 19.8.
- Die BET mit nachfolgender Strahlentherapie der Brust ist hinsichtlich des Überlebens der Mastektomie gleichwertig.
- Die BET wird als Tumor-, Segment- oder seltener als Quadrantektomie durchgeführt.

Modifizierte radikale Mastektomie (mrM)

- Eine mrM wird immer dann durchgeführt, wenn die Voraussetzungen für eine BET nicht gegeben sind.

Tab. 19.8 Indikationen und Kontraindikationen für eine BET

Indikationen	Kontraindikationen
• Günstige Relation von Tumorgröße zu Brustvolumen • Tumor nicht an die Muskulatur fixiert • Keine Infiltration der Haut (in Ausnahmefällen spindelförmige Mitresektion des betroffenen Hautareals)	• Inkomplette Tumorausschneidung auch nach Nachresektion • Multizentrisches Karzinom (mehrere Herde in mehreren Brustquadranten) • Multifokales Karzinom (mehrere Herde in einem Quadranten) • Mammografisch nachgewiesene diffuse Mikroverkalkungen • Inflammatorisches Karzinom • Ausgedehnte Lymphangiosis carcinomatosa • Ausgedehntes intraduktales Karzinom in und um den Tumor (> 25 %) bei invasivem duktalem Karzinom

- Bei der mrM wird der gesamte Brustdrüsenkörper unter Einschluss von Mamille und Pektoralisfaszie entfernt.
- Alternative zur mrM ist die hautsparende Mastektomie (skin-sparing mastectomy SSM) mit und ohne Erhalt des Mamillen-Areola-Komplexes (MAK). Voraussetzung hierfür ist eine adäquate, leitliniengetreue adjuvante Therapie. Bei Erhalt des MAK ist ein areolaferner Tumor sowie histologisch tumorfreies retroareoläres Gewebe Bedingung.

Operative Therapie der Axilla

Die Bestimmung des histologischen Nodalstatus (pN) erfolgt i. d. R. durch Entfernung der Sentinel-LK oder seltener durch eine Axilladissektion.

- Bei der Sentineltechnik wird der erste LK (SLN) oder die erste LK-Gruppe, die den Brusttumor drainiert, entfernt, um Hinweise auf eine Tumorausschwemmung in die Lymphbahnen zu erhalten. Das Auffinden des SLN gelingt mithilfe von Färbe- oder radioaktiven Markierungstechniken.
- Die Sentineltechnik vermindert gegenüber der Axilladissektion die Schulter-Arm-Morbidität signifikant.
- Falls der SLN keine Tumorzellinvasion aufweist, kann auf eine Axilladissektion verzichtet werden.
- Falls klinisch ein T1- oder T2-Tumor und ein fehlender LK-Befall (cN0) diagnostiziert werden, kann man auf eine Axilladissektion verzichten. Dies gilt auch dann, wenn sich intraop. 1 bis 2 LK makroskopisch als befallen erweisen.
- Bei Pat., die eine neoadjuvante systemische Therapie erhalten und prätherapeutisch einen palpatorisch und sonografisch neg. LK-Status aufweisen, sollte die Sentinelbiopsie erst nach der medikamentösen Therapie erfolgen.
- Bei Pat., die keine Sentinelbiopsie erhalten, erfolgt eine Axilladissektion.
- Die axillären LK werden bei der Dissektion bis zur V. axillaris (Level I und II) entfernt. Bei makroskopischem Befall wird die Lymphadenektomie bis zum Level III ausgedehnt.
- Bei Nachweis von Fernmetastasen soll auf ein axilläres Staging verzichtet werden.

Operativer Wiederaufbau der Brust

- Sofortrekonstruktion der Brust mittels Expanderprothese: Durch regelmäßige Auffüllung (50–100 ml in 2 Wo.) mit physiologischer Kochsalzlösung wird der Weichteilmantel über 4–6 Mon. kontinuierlich gedehnt. In einer 2. OP wird der Expander gegen ein definitives Silikonimplantat ausgetauscht.
- Ist der Weichteilmantel zu dünn, zu stark gespannt oder strahlengeschädigt oder ist die Pektoralismuskulatur atrophiert bzw. reseziert, besteht die Ind. zu einem Haut-Muskel-Lappen (z. B. Latissimus-dorsi-Lappen).
- Besteht der Wunsch nach einer Brustrekonstruktion mit Eigengewebe, ist der sog. TRAM-Flap (Gewebelappen aus dem transversalen M. rectus abdominis) die Methode der Wahl. Mit diesem Verfahren kann auch eine sehr große Brust nachgebildet werden. Die präop. Eigenblutspende ist obligat.
- Zur Rekonstruktion der Mamille wird die kontralaterale Warzenspitze oder ein Teil der Labia minora verwendet. Der Warzenhof wird tätowiert oder durch ein Hauttransplantat aus der Oberschenkelinnenseite nachgeahmt.

Chirurgisches Vorgehen bei lokal fortgeschrittenen Karzinomen

- Falls prinzipiell eine R0-Resektion durchführbar erscheint, kann eine radikale Mastektomie indiziert sein.
- Eine präop. (neoadjuvante) Chemotherapie zur Verkleinerung der Tumorausdehnung und eine anschließende mrM ist ein etabliertes Vorgehen.

19

Strahlentherapie

Strahlentherapie im Bereich des Tumorbetts

- Nach BET soll immer eine Strahlentherapie der Brust erfolgen. Hierdurch sinkt das Risiko eines Lokalrezidivs von 35 auf 19 %. Die 15-Jahres-Überlebenswahrscheinlichkeit wird um etwa 4 % verbessert.
- Nach Mastektomie empfiehlt sich bei großen Primärtumoren und LK-Befall eine Radiatio der Thoraxwand.
- Konventionelle Radiatio: 50 Gy, Fraktionierung meist 5 × 2 Gy/Wo. über 5 Wo.
- Hypofraktionierte Radiatio bei postmenopausalen Frauen mit niedrigem Rückfallrisiko: 40–42,5 Gy in 16 Fraktionen über 3 Wo.
- Eine Boost-Bestrahlung auf das Tumorbett (10 Gy [2 Gy/d]) senkt zwar die Rezidivrate in der Brust, wirkt sich aber nicht auf das Überleben aus. Sie sollte bei jüngeren Frauen (≤ 50. Lj.) und bei älteren mit erhöhtem Rückfallrisiko (> pT1, G3, HER2 pos., triple neg.) durchgeführt werden.
- Eine sog. Teilbrustbestrahlung kann bei Frauen mit niedrigem Rezidivrisiko erfolgen.
- Bei über 70-jährigen Pat. mit HR-pos. Tumoren ≤ 3 cm, fehlendem LK-Befall und adjuvanter antihormoneller Therapie kann eventuell auf eine Strahlentherapie verzichtet werden. Die lokale Rückfallrate liegt bei diesen Pat. nach 10 J. ohne Strahlentherapie nur um 8 % höher als mit Strahlentherapie. Das metastasenfreie und das Gesamtüberleben sind nicht unterschiedlich.

Strahlentherapie der Axilla und sonstiger Lymphabflussgebiete

Merke

Bei der Entscheidung zur Axillabestrahlung muss sorgfältig zwischen dem Risiko eines Rezidivs und dem einer stark erhöhten Morbidität (Lymphödem) abgewogen werden.

Ind. zur Strahlentherapie der Axilla:

- R2-Resektion oder inkompletter Dissektion
- Ausgedehnte LK-Metastasierung mit kapselüberschreitendem Wachstum oder Lymphangiosis carcinomatosa im Fettgewebe
- Ablehnung einer Axilladissektion

Bei medialem Tumorsitz mit axillärem LK-Befall oder großem Tumordurchmesser können insbes. bei prämenopausalen Pat. auch die ipsilateralen parasternalen LK bestrahlt werden.

Nach Lymphadenektomie wird die Axilla i. d. R. nicht bestrahlt.

Systemische Therapie: Grundsätze

Werden nur OP und Strahlentherapie, aber keine systemische Therapie durchgeführt, ist bei bis zu > ⅓ der Pat. mit einem Krankheitsrückfall zu rechnen.

- Allgemeine Voraussetzungen für systemische Therapien:
  - Einverständnis der Pat. nach adäquater Aufklärung.
  - Gesicherte ärztliche Betreuung.
  - Bei prämenopausalen Pat. Sicherstellung der Kontrazeption.
- Die systemische Therapie wird bei präop. Einsatz als neoadjuvante, bei postop. Verabreichung als adjuvante Therapie bezeichnet.

- Neoadjuvant und adjuvant eingesetzte Therapien beinhalten die gleichen Medikamente und Medikamentenkombinationen. Die Chemotherapien werden über den gleichen Zeitraum verabreicht und sind hinsichtlich des OS gleich wirksam. Gängige Therapieschemata ▶ 19.13.

Merke

Die Wahl der systemischen Therapie richtet sich nach dem Tumorsubtyp und individuellen prognostischen Faktoren (Empfehlungen der Konsensuskonferenz St. Gallen 2015; ▶ Tab. 19.9).

Systemische Therapie: neoadjuvante Therapie (NACT)

Indikationen:
- Inflammatorisches Mamma-Ca
- Lokal fortgeschrittene Tumoren
- Tumoren ≥ pT2

Behandlungsziele: Reduktion der lokalen Tumormasse in Brust und Axilla zur Ermöglichung einer höheren Rate an BET oder mrM bei lokal fortgeschrittenen Tumoren.
- NACT ermöglicht frühzeitige Ermittlung der Wirksamkeit der gewählten Chemotherapie.
- Pathologisch komplette Tumorremission (pCR) in Brust und Axilla ist ein günstiger Prognosefaktor für den weiteren Krankheitsverlauf, insbes. bei triple-neg. und HER2-pos. Tumoren
- Bei Nicht-Erreichen einer pCR ist die Prognose des weiteren Krankheitsverlaufs ungünstig. Ergebnisverbesserungen können ermöglicht werden durch
  - Zusätzliche postop. Chemotherapien (6–8 Zyklen Capecitabin).
  - Bei HER2-pos. Tumoren durch T-DM1 postop. (KATHERINE-Studie).
  - Bei HER2-pos./HR-pos. Tumoren durch Fortführung der adjuvanten Trastuzumab-Behandlung mit dem Tyrosinkinaseinhibitor (TKI) Neratinib (ExteNET-Studie).
  - Bei BRCA1/2-mutierten Tumoren mit Olaparib über 1 J. (OlympiA-Studie). Die Verbesserung des DFS durch Olaparib wurde nach adjuvanter Chemotherapie ebenfalls nachgewiesen.

Spezifischer Tumorsubtyp: triple-negative Tumoren

Besonderheiten:
- Triple-neg. Tumoren (ER, PR und HER2 neg.) sind durch hohe proliferative Aktivität und ungünstige Prognose gekennzeichnet.
- Tumoren mit ausgeprägter lymphozytärer Infiltration gehen nach Chemotherapie mit einer günstigeren Prognose einher.
- Pat. < 35 J. erreichen signifikant häufiger eine pCR als Pat. > 50 J.
- Pat. mit BRCA1- oder BRCA2-Mutationen sprechen gegenüber Pat. mit Wildtyp auf Chemotherapien deutlich besser an.
- Pat. mit BRCA1/2-Mutation besitzen lebenslang ein erhöhtes Risiko für ein Ovarial-, Tuben- und/oder primäres Peritoneal-Ca.
  - Prophylaktische Adnexektomien führen zu einer Reduktion der Ovarialkarzinominzidenz und der Gesamtmortalität. Entsprechende Beratungen sind deshalb durchzuführen.

Tab. 19.9 Wahl der systemischen Therapie nach Konsensuskonferenz St. Gallen 2015/2017

Tumorsubtyp		**Therapie**	**Bemerkungen**
Triple-neg.		Anthrazyklin- und taxanbasierte Chemo Platin- und taxanbasierte Chemo Neoadjuvant anthrazyklin-, taxan- und platinbasierte Chemo	
HR-neg., HER2-pos.			
pT1a, pN0		Keine systemische Therapie	Ausnahme: G3, Ki67 hoch
pT1b, pN0		Chemo + Trastuzumab	Paclitaxel + 1 J. Trastuzumab
≥ pT1c- oder N+		Anthrazykline → Taxane + simultan 1 J. Trastuzumab, bei Hochrisiko ggf. + Pertuzumab	Kardiale Probleme: anthrazyklinfreie Kombination TCH+P oder neoadjuvant Carboplatin/Paclitaxel+T+P
HR-pos., HER2-pos.		Chemo + Trastuzumab + endokrine Therapie, entsprechend Menopausenstatus wie unten	(Endokrine Therapie erst nach Abschluss der Chemo einleiten)
HR-pos., HER2-neg. (luminal)			
„luminal A" (endokrin sensitiv)		Endokrine Ther. entsprechend Menopausenstatus	≥ 4 LK befallen: Chemo erwägen
	Prämenopausal low risk	Tam 5 J.	
	Prämenopausal höheres Risiko	Tam 5–10 J., OFS + Tam oder OFS + Exemestan oder OFS + Letrozol 5 J.	Zusätzlich Chemo bei ungünstigen Markern
	Postmenopausal low risk	Tam 5 J.	
	Postmenopausal höheres Risiko	AI 5–10 J. oder Sequenz: Tam → AI oder AI → Tam oder Tam 5 J. → Letrozol 5–10 J.	
„luminal B" (endokrin weniger sensitiv)		Endokrine Therapie wie oben + Chemo	
	Genexpressionstests: gute Prognose	Alleinige endokrine Therapie möglich	

AI: Aromataseinhibitoren; Chemo: Chemotherapie; HR: Hormonrezeptorstatus; OFS: Ovarialfunktionssuppression; T+P: Trastuzumab + Pertuzumab; Tam: Tamoxifen; TCH: Docetaxel, Cyclophosphamid, Trastuzumab

  - Bei Männern mit Brustkrebs und BRCA1/2-Mutation besteht ein erhöhtes Prostatakarzinom-Risiko

Systemische neoadjuvante Therapie:

- Chemotherapie: anthrazyklin-, taxan- sowie platinbasierte Behandlungsprotokolle (▶ 19.13.1).
- Ein Verzicht auf Anthrazykline kann mit geringerer Effektivität einhergehen.
- Platinbasierte Therapieschemata erhöhen die pCR-Rate. Ein Einfluss auf das DFS scheint gegeben, insbes. bei BRCA1/2-mutierten Tumoren (Carboplatin/Paclitaxel gefolgt von AC; Brightness-Studie/CALGB40603-Studie).
- Dosisdichte Chemotherapien führen insbes. bei hoher Tumormasse zu besseren Therapieergebnissen.
- Die Hinzunahme von Immuncheckpoint-Inhibitoren wurde untersucht: Pembrolizumab erhöht neoadjuvant die pCR-Rate und das EFS (KEYNOTE-522-Studie), wenn es zusätzlich adjuvant appliziert wurde; Atezolizumab erhöht die pCR-Rate (IMpassion-031-Studie), Langzeitdaten stehen noch aus.
- Die Wirksamkeit von PARP-Inhibitoren wird überprüft. Die Zugabe von Velaparib zu Carboplatin bewirkte eine signifikante Steigerung der pCR-Rate (I-Spy-2-Studie).

Spezifischer Tumorsubtyp: HER2-positive Tumoren

Besonderheiten:

- HER2-Rezeptoren stimulieren auch ohne Liganden Tumorzellproliferation und -wachstum.
- Dimerisierungen von HER2- mit HER3-Rezeptoren bedingen eine bes. intensive Aktivierung der PI3 K/AKT/mTOR- und Ras/ERK-Signaltransduktionswege und führen zu starkem Tumorwachstum.
- HER2-AK hemmen die Reparatur geschädigter Kardiomyozyten. Sie sind deshalb kardiotoxisch.
- Die Herzauswurffraktion ist deshalb klinisch und messtechnisch zu überwachen.
  - Besonders gefährdet sind ältere Pat. mit Herzinsuffizienz und/oder Hypertonie.
  - Die wöchentliche Gabe von HER2-AK ist kardial ungünstiger einzustufen als die dreiwöchentliche.

Systemische neoadjuvante Therapie:

- Chemotherapien: anthrazyklin- und taxanbasiert oder taxan- und platinbasiert (▶ 19.13.1).
- Anti-HER2-Therapien: Übersicht ▶ 19.13.3.
- Stadium I und geringes Rückfallrisiko: Kombination von Paclitaxel und Trastuzumab ausreichend.
- Bei erhöhtem Rückfallrisiko (N+, T > 2 cm): zusätzlich zur anthrazyklin- und taxanbasierten bzw. taxan- und platinbasierten Chemotherapie duale HER2-Hemmung mit Trastuzumab und Pertuzumab (NeoSpere-Studie).
- Sonderform: HER2 pos. + ER/PR pos.:
  - Deutlich schlechteres therapeutisches Ansprechen.
  - Nach neoadjuvanter Therapie und residuellem Tumornachweis nach der OP verbesserte der adjuvante Einsatz von T-DM1 (1 J.) das DFS signifikant im Vergleich zu adjuvantem Trastuzumab allein (KATHERINE-Studie).
  - Therapieverbesserungen möglich durch: Einsatz des TKI Neratinib für 1 J. nach Abschluss der adjuvanten Trastuzumab-Behandlung (ExteNET-Stu-

die). Problem: gastrointestinale Toxizität. Unklar ist, ob der pos. Effekt von Neratinib nach Vorbehandlung mit dualer HER2-Blockade oder T-DM1 immer noch nachweisbar ist.

Spezifischer Tumorsubtyp: HR-positiv + HER2-negativ
Neoadjuvante antihormonelle Therapien können bei älteren Pat. durchgeführt werden, wenn eine OP und eine Chemotherapie nicht möglich sind oder nicht gewünscht werden.

Systemische neoadjuvante Therapie:

- Endokrine Therapien: Übersicht ▶ 19.13.4.
- Bei postmenopausalen Pat. primärer Einsatz von Aromatasehemmern (AI) oder Tamoxifen möglich.
- Neue Untersuchungen zeigen unter AI + CDK 4/6-Inhibitoren (Abemaciclib) hohe therapeutische Wirksamkeit (NeoMONARCH-Studie). Es besteht noch keine Zulassung.
- Chemotherapien sind problematisch, da sie bei älteren Pat. deutliche kognitive Funktionsstörungen auslösen können.

Systemische Therapie: adjuvant (postoperativ)

- Während neoadjuvante systemische Therapien aus Gewebegewinnungsgründen i. d. R. erst ab einer Primärtumorgröße > 2 cm durchgeführt werden, werden adjuvante Therapien auch bei kleineren (pT1) Tumoren (pT1b/c) eingesetzt.
- Systemische Chemotherapien sind indiziert bei Pat. mit invasiven
  - triple-neg. Tumoren (ER neg, PR neg., HER2 neg.),
  - HER2-pos. Tumoren ab
    - pT1b, N0,
    - pT1a, N0, wenn weiteres Risiko (G3, ER/PR neg., Ki67 hoch),
  - Luminal-B-Tumoren mit erhöhtem Rezidivrisiko (N+, G3, Ki-67 hoch, < 35 J., Multiparameter Test: ungünstige Prognose).
- Die Chemotherapien sollten innerhalb von 3–6 (bis max. 12) Wo. nach OP begonnen werden.
- Bei ausgeprägtem LK-Befall: dosisdichte Chemotherapien mit Einsatz von G-CSF.
- Bei älteren oder komorbiden Pat. ist die Toleranz gegenüber systemischen Therapien deutlich geringer.
  - Alternative: 4 Zyklen Docetaxel + Cyclophosphamid (TC) mit G-CSF-Einsatz.
  - Vorteile: verkürzte Therapiedauer, Anthrazyklin-Freiheit.
- Ausnahmen für systemische Chemotherapie: pT1mic/pT1a + pN0 und ohne ungünstigen Prognosefaktoren.
- Systemische endokrine Therapien sind indiziert bei ER- und/oder PR-pos. Tumoren. Endokrine Therapien sollten erst nach Abschluss eventuell notwendiger Chemotherapien oder nach/während der Strahlentherapie eingesetzt werden.

Merke

- Hilfen zur Wahl der individuellen adjuvanten systemischen Therapie bietet die Vorgehensempfehlung der St. Gallener Konsensuskonferenz (▶ Tab. 19.9).
- Übersicht über Therapieschemata ▶ 19.13.

Spezifischer Tumorsubtyp: triple-negative Tumoren

Besonderheiten:

- Triple-neg. Tumoren (ER, PR und HER2 neg.) sind durch hohe proliferative Aktivität und ungünstige Prognose gekennzeichnet.
- Pat. mit BRCA1- oder BRCA2-Mutationen sprechen gegenüber Pat. mit Wildtyp besser auf Chemotherapien an.

> **Merke**
>
> Pat. mit BRCA1/2-Mutation besitzen lebenslang ein erhöhtes Risiko für ein Ovarial-, Tuben- und/oder primäres Peritoneal-Ca.
>
> Prophylaktische Adnexektomien nach Abschluss der Familienplanung führen zu einer Reduktion der Ovarialkarzinominzidenz und Minderung der Gesamtmortalität. Entsprechende Beratungen sind diesbezüglich dringend erforderlich.

Systemische adjuvante Therapie:

- Anthrazyklin- und taxanbasierte Therapieprotokolle sind Therapie der Wahl (▶ 19.13.1). Sie werden über 6–8 Zyklen fortgeführt.
  - Die sequenzielle Gabe von Docetaxel, Doxorubicin und Cyclophosphamid (AC→ T) ist zu bevorzugen, da kein Wirksamkeitsunterschied gegenüber der gleichzeitigen Gabe der Zytostatika (TAC-Schema) besteht, die Verträglichkeit aber deutlich besser ist.
  - Platinbasierte Chemotherapien sind zwar in der Neoadjuvans gut wirksam (bessere pCR-Rate), wurden aber in der adjuvanten Situation nicht genügend untersucht.
  - Nach vorausgegangener neoadjuvanter Therapie ist eine postop. (postneoadjuvante) Therapie bei non-pCR mit Capecitabin indiziert. Bei non-pCR und BRCA1/2-Mutation ist postop. Olaparib indiziert (OlympiA-Studie). Bei non-pCR und gleichzeitiger BRCA1/2-Mutation wird Olaparib gegenüber Capecitabin favorisiert, auch wenn kein Vergleich der zwei Substanzen vorliegt.
- Bei nodalnegativen Tumoren können 6 Zyklen TC (Docetaxel + Cyclophosphamid; ABC-Trial) eingesetzt werden.

Spezifischer Tumorsubtyp: HER2-positive Tumoren

Besonderheiten:

- Voraussetzung für den Einsatz von Anti-HER2-Substanzen:
  - Immunhistochemischer HER2-Score 2 oder 3.
  - Pos. Genamplifikation (FISH-, CISH- oder SISH-Test).
- HER2-Rezeptoren sind wichtig zur Reparatur von Herzmuskelschädigungen. Bei Einsatz von HER2-AK ist deshalb die Herzfunktion klinisch und per Auswurffraktionsmessung zu überprüfen.
- Die 3-wöchentliche Trastuzumab-Gabe reduziert gegenüber der wöchentlichen Verabreichung das Herzinsuffizienzrisiko.
- Bes. kardiotoxisch gefährdet sind ältere Pat. mit Zeichen einer Herzinsuffizienz und einer arteriellen Hypertonie.

Systemische adjuvante Therapie:

- Stadium I (pT1, N0) und geringes Rückfallrisiko: Paclitaxel + Trastuzumab.
- Bei erhöhtem Rückfallrisiko (T > 2 cm, N+): anthrazyklin- und taxanbasierte Chemotherapie + duale HER2-Hemmung mit Trastuzumab und Pertuzumab.

- Chemotherapie 6 Zyklen, Anti-HER2-Behandlung 1 J.
- Wenn durch neoadjuvante Therapie keine pCR erreicht wurde, ist eine postop. (postneoadjuvante) Therapie mit T-DM1 indiziert.
- Falls triple-pos. (HER-pos. + ER/PR-pos.) kann nach Abschluss der 1-jährigen Anti-HER2-Therapie 1 J. Neratinib gegeben werden.

Merke
Die Hinzunahme von Trastuzumab bzw. Pertuzumab zur Chemotherapie erhöht das DFS und das OS signifikant.

- Ein simultaner Beginn der Anti-HER2- und der taxanbasierten Chemotherapie ist zu bevorzugen.
- Therapieprotokolle ▶ 19.13.1, ▶ 19.13.3.

Spezieller Tumorsubtyp: HR-positiv + HER2-negativ

Besonderheiten:

- Eine adjuvante endokrine Therapie ist bei allen Pat. mit HR-pos. Tumoren indiziert.
- Nur bei sehr geringem Rückfallrisiko (mikroinvasiver Tumor oder Tumorgröße < 0,5 cm und fehlender LK-Befall) kann auf eine endokrine Therapie verzichtet werden.
- Bei Tumoren mit hohem Rezidivrisiko (nodalpositiv) verbesserte die Hinzunahme von Abemaciclib für 2 J. zur endokrinen Therapie das DFS signifikant (MonarchE-Studie).

Cave
Bei Pat. mit endokrin sensitiven Tumoren ist in den ersten 5 postop. Jahren das Rückfallrisiko signifikant niedriger als bei Frauen mit HR-neg. Tumoren.
Nach 5 J. ändert sich die Situation: Frauen mit HR-neg. Tumoren erleiden dann nur noch seltener Krankheitsrückfälle, während Frauen mit endokrin sensitiven Tumoren weiterhin ein erhöhtes Rückfallrisiko von 1–2 %/J. besitzen.

- Ind. für eine vorherige Polychemotherapie:
  - Hohe primäre Tumorlast.
  - G3.
  - Ki67 hoch.
  - Junges Alter.

Merke
Entscheidungshilfen für oder gegen eine zusätzliche Chemotherapie:
- Empfehlungen der Konsensuskonferenz St. Gallen 2015/2017 (▶ Tab. 19.4, ▶ Tab. 19.9)
- Strategievorschläge des NCCN (www.nccn.org)
- Molekulare Genexpressionstests (PAM50, Oncotype DX, Mammaprint, Endopredict, etc.)

Systemische endokrine Therapie (St.-Gallen-Konferenz 2017):

- **Hohe HR-Expression,** pT1a/pT1b, pN0, G1, Ki67 < 10 % oder niedriges genomisches Risiko:
  - Prämenopause: Tamoxifen 5 J.
  - Postmenopause: AI oder Tamoxifen 5 J.
- **Hohe oder intermediäre HR-Expression,** pT1c, pT2, pN0 oder pN1 (1–3 LK), Ki67 10–25 % oder intermediäres genomisches Risiko:
  - Prämenopause, N0: Ovarialfunktionssuppression (OFS) + Tamoxifen oder OFS + AI oder Tamoxifen über 10 J.
  - Prämenopause, N+: OFS + AI + Chemotherapie oder Tamoxifen über 10 J.
  - Postmenopause, N0: AI über 5–10 J.
  - Postmenopause, N+: Chemotherapie + AI über 5–10 J.
- **Intermediäre oder niedrige HR-Expression,** pT3 oder pN2–3, Ki67 > 25 % oder intermediäres bis hohes genomisches Risiko:
  - Prämenopause: Chemotherapie + OFS +AI
  - Postmenopause: Chemotherapie + AI

Merke

Bei langjährigen antihormonellen Therapien ist mit hohen Abbruchquoten zu rechnen.

Therapien zum Skelettschutz

- Bei vorbestehenden osteoporotischen Beschwerden und/oder erhöhtem Osteoporoserisiko durch systemische Therapiemaßnahmen ist vor und unter systemischer Therapie zu Knochendichtemessungen zu raten.
- Zur Reduktion systemtherapeutisch bedingter Knochensubstanzverluste können Bisphosphonate und Denosumab eingesetzt werden.
- Vor der Einleitung einer adjuvanten osteoprotektiven Therapie ist eine Vorstellung beim Zahnarzt anzuraten, um die Gefahr einer Kieferosteonekrose zu verringern.
- Bei Frakturen ohne adäquates Trauma müssen Knochenmetastasen ausgeschlossen werden.
- Metaanalytische Aufarbeitungen von 15 Studien zur Beurteilung der Beeinflussung des Krankheitsverlaufs durch das Bisphosphonat Zoledronat verweisen bei postmenopausalen Pat. und prämenopausalen Pat. mit Ausschaltung der Ovarialfunktion auf ein verlängertes OS.

19.10.4 Lokalrezidiv/lokoregionäres Rezidiv

- Die frühe Erkennung und chirurgische Entfernung isolierter lokaler bzw. lokoregionaler Rezidive geht mit einer Verbesserung der Überlebenschance einher. Damit ist die regelmäßige Überprüfung der lokalen und axillären Tumorfreiheit eine wichtige Aufgabe der Nachsorge.
- Wurde bei der primären Tumorintervention (BET oder mrM) keine Strahlentherapie appliziert, sollte sie jetzt erfolgen. Wurde eine Strahlentherapie durchgeführt und bestehen keine toxischen Spätfolgen, sollte eine neuerliche Radiatio interdisziplinär diskutiert werden.
- Bei Pat. mit endokrin sensitiven Tumoren ist nach lokaler Sanierung eine signifikante Verlängerung des DFS durch neuerliche antihormonelle Behandlung möglich.

- Bei Pat. mit HR-neg. Tumoren und erfolgreicher lokaler Tumorentfernung kann durch eine neuerliche adjuvante zytostatische Therapie ebenfalls eine Verlängerung des DFS erreicht werden.

19.10.5 Metastasierte Erkrankung, Stadium IV

Merke
Bei Auftreten von Fernmetastasen ist i. d. R. keine Heilung mehr möglich. Langjährige Krankheitsverläufe, verbunden mit Stabilisierung des körperlichen und psychischen Befindens und Minderung tumorbedingter Beschwerden können erreicht werden. Der individuelle Krankheitsverlauf wird von der Tumorbiologie bestimmt.

In der Regel werden systemische Behandlungsformen eingesetzt. In speziellen Fällen ist ein (zusätzliches) operatives oder radiotherapeutisches Vorgehen indiziert.

Chirurgische Therapie

Indikationen:
- Symptomatische ZNS-Metastasen und Skelettmetastasen mit drohender Querschnittsymptomatik.
- Isolierte Organmetastasen ohne längerfristige Progressionszeichen.
- Findet sich eine Fernmetastasierung, hat die OP des Primärtumors keinen Einfluss auf PFS und OS. Allenfalls kann bei unmittelbar drohenden Komplikationen (Blutungen, Perforation, Infektion) eine OP (oder Bestrahlung) erwogen werden.

Strahlentherapie

Indikationen:
- Skelettmetastasen mit Schmerzsymptomatik oder Statikgefährdung (Absprache mit Chirurgie)
- Weichteilmetastasen mit anders nicht beherrschbarer Kompressions- oder Verdrängungssymptomatik
- Spinale Metastasen oder Metastasen mit Kompression des Rückenmarks
- Hirnmetastasen (Absprache mit Neurochirurgen und Strahlentherapeuten) und Meningeosis carcinomatosa
- Ausgedehnte und/oder ulzerationsgefährdete Hautmetastasen
- Ulzerierter Primärtumor

Systemische Therapie

Merke
Das jeweilige systemische Behandlungskonzept muss
- der Tumorbiologie,
- den tumorbedingten Beschwerden,
- der Art und dem Umfang der Vorbehandlung,
- der Tumorlokalisation,
- dem individuellen Gesundheitszustand,
- dem Vorliegen von Komorbiditäten und
- der häuslichen und beruflichen Lebenssituation der Pat.

angepasst werden.

- Endokrine Therapien mit oder ohne zusätzliche zielgerichtete Therapien sind Behandlungsformen der Wahl bei Pat. mit pos. HR- und neg. HER2-Status, langsamer Tumorprogression und geringen tumorbedingten Beschwerden.
- Wurde der HR-Status am Primärtumor bestimmt, ist aufgrund des Fortschreitens der Erkrankung und der verabreichten Vortherapie ein Wechsel der Rezeptorexpression (ER, PR, HER2) möglich. Eine neuerliche Biopsiegewinnung von gut zugänglichem Tumorgewebe ist dann sinnvoll.
- Zytostatische Therapien mit oder ohne zusätzliche zielgerichtete Therapien sind bei Pat. mit rascher, akut lebensbedrohlicher Tumorprogression, ausgedehnter viszeraler Metastasierung und/oder ausgeprägten tumorbedingten Beschwerden indiziert.
- Als zytostatische Monotherapien werden Alkylanzien, Anthrachinone, Anthrazykline (auch in liposomaler Form), Eribulin, Fluorpyrimidine, Platinkomplexe, Taxane und Vinorelbin eingesetzt. Polychemotherapien umfassen die gleichen Substanzen in unterschiedlichen Kombinationen.
- Ob Polychemotherapien gegenüber sequenziellen Monotherapien Überlebenszeitverbesserungen ermöglichen, ist umstritten.
- Bei Polychemotherapien werden nach Erreichen einer Remission oder Stabilisierung der Erkrankung wegen der belastenden NW nach 6 Mon. häufig Therapiepausen eingelegt oder zeitliche Spreizungen der Behandlungszyklen vorgenommen oder auf weniger belastende Monotherapien übergegangen. Klinisch gesichert ist diese Vorgehensweise allerdings nicht.
- Die Kombination von Bevacizumab mit zytostatischen Therapien kann als Erstlinientherapie die Ansprechrate erhöhen und die Zeit bis zur Progression, nicht aber die Überlebenszeit verlängern.
- Bei Vorliegen von Skelettfiliae sind Bisphosphonate oder der AK Denosumab indiziert. Die Gabe wird meist über den Progress hinaus fortgeführt.
- Der Behandlungserfolg sollte etwa vierteljährlich klinisch und bildgebend überprüft werden. Messungen des Tumormarkerverlaufs allein genügen nicht.
- Vor jeder Behandlungsumstellung hat ein Staging zur Klärung der neuerlichen Behandlungsausgangssituation zu erfolgen.
- Häufig eingesetzten Therapieprotokolle ▶ 19.13.

Spezieller Tumorsubtyp: triple-negative Tumoren

- Therapie der Wahl sind Chemotherapien oder Chemotherapien in Kombination mit Antikörpern (Bevacizumab, Immuncheckpoint-Inhibitoren; ▶ 19.13.2, ▶ 19.13.3).
- Carboplatin-Monotherapie oder Platin-Kombinationen (z. B. Carboplatin+ Paclitaxel, Cisplatin/Carboplatin + Gemcitabin) sind bei Pat. mit BRCA-Mutationen, aber auch bei triple-neg. Pat. ohne Mutationen wirksam.
- PARP-Inhibitoren zeigen mit oder ohne Chemotherapie gute Effektivität.
  - Olaparib (OlympiAD-Studie): bei BRCA1/2-mutierten Mamma-Ca nach Vortherapie mit Anthrazyklinen und Taxanen zugelassen, induziert hohe Remissionsraten.
  - Talazoparib (EMBRACA-Studie): gegenüber zytostatischen Therapien bei weit fortgeschrittener Erkrankung hinsichtlich des PFS signifikant überlegen.
  - Es gibt Hinweise, dass Olaparib auch bei PALB2-Mutationen potenziell wirksam ist.
- Immuncheckpoint-Inhibitoren wie Pembrolizumab, Nivolumab oder Atezolizumab könnten sich in Zukunft als wertvolle Behandlungsformen mit insbes. langen Remissionsdauern erweisen.

- Bei triple-neg. Tumoren, die eine PD-L1-Expression > 1 % aufweisen, ist Atezolizumab in Kombination mit nab-Paclitaxel in der Erstlinientherapie effektiver als die nab-Paclitaxel-Monotherapie (IMpassion-130-Studie). Diese Ergebnisse konnten in Kombination mit konventionellem Paclitaxel nicht erzielt werden.
- Bei triple-neg. Tumoren, die eine PD-L1-Tumorexpression von CPS ≥ 10 aufweisen, war die Kombination von Pembrolizumab mit Chemotherapie (Paclitaxel, nab-Paclitaxel oder Carboplatin/Gemcitabin) der alleinigen Chemotherapie im PFS und OS signifikant überlegen (KEYNOTE-355-Studie). In der Subgruppenanalyse fand sich bei Verwendung von Carboplatin/Gemcitabin keine Verbesserung durch Hinzunahme von Pembrolizumab. Die NW der Immuncheckpoint-Inhibitoren umfassen Autoimmunphänomene wie Arthralgien, Pneumonitis, Myalgien, Hepatitis, Thyreoiditis, Fatigue und Nausea.
- In späteren Therapielinien erwies sich das AK-Konjugat Sacituzumab-Govitecan als effektiv. Sacituzumab ist ein Trop2-AK, Govitcan ist auch als SN-38, ein Metabolit des Irinotecans, bekannt. Das AK-Konjugat war der Chemotherapie bzgl. PFS und OS signifikant überlegen (ASCENT-Studie). Zugleich war es mit einer höheren NW-Rate assoziiert (Neutropenie, Anämie, Alopezie, Diarrhö, Übelkeit).
- In der DESTINY-breast04-Studie hatte sich Trastuzumab-Deruxtecan (T-DXd) auch bei HER2-low exprimierenden (HER2+ oder -2+ ohne Amplifikation) Tumoren als effektiv erwiesen und stellt zukünftig eine zusätzliche Therapieoption bei triple-neg. Tumoren mit HER2-low-Expression dar.

Spezieller Tumorsubtyp: HER2-positive Tumoren

- Voraussetzung für Anti-HER2-Therapien sind ein immunhistochemischer Score von 2+/3+ (DAKO) oder eine Genamplifikation (FISH+, SISH+ oder CISH+).
- Anti-HER2-Medikamente umfassen die AK Trastuzumab, Pertuzumab, die AK-Konjugate Trastuzumab-Emtansin (T-DM1) und Trastuzumab-Deruxtecan (T-DXd) sowie die TKI Lapatinib, Neratinib und Tucatinib. Für Neratinib besteht keine Zulassung in der metastasierten Situation. T-DM1 ist ein Konjugat aus dem Anti-HER2-AK Trastuzumab und dem Mikrotubuli-Inhibitor Emtansin. T-DXd ist ein AK-Konjugat, bei dem Trastuzumab mit dem Topoisomerasehemmer Govitecan gekoppelt ist. Lapatinib ist ein dualer TKI, der die Tyrosinkinase von EGFR und HER2 blockiert. Tucatinib ist ein neuer oraler TKI mit, im Gegensatz zu Lapatinib, nur minimaler EGFR1-Wirkung.
- Alle Anti-HER2-Medikamente wirken kardiotoxisch (▶ 1.5). Kardiale Überwachung ist erforderlich.
- Die Hinzunahme von Pertuzumab zu Trastuzumab und Docetaxel in der Erstlinientherapie verbessert die Remissionsraten, verlängert die Zeit bis zur Progression und mindert die Mortalitätsraten signifikant (CLEOPATRA-Studie). Die Kombination der dualen HER2-Blockade mit Paclitaxel gilt als vergleichbar effektiv.
- Pertuzumab und Trastuzumab sind 30–60 min vor der Chemotherapie zu verabreichen, um Unverträglichkeiten zu erkennen.

Merke
Die Kombination von Docetaxel, Trastuzumab und Pertuzumab ist als Erstlinientherapie bei Pat. mit HER2-pos. Tumoren im metastasierten Stadium die Therapie der Wahl.

- Nach Vorbehandlung mit Trastuzumab und Pertuzumab ist das AK-Konjugat T-DXd dem T-DM1 signifikant überlegen. Es hat zusätzlich eine höhere ZNS-Wirksamkeit. T-DXd kann als neuer Zweitlinienstandard betrachtet werden. Es weist jedoch zugleich etwas mehr NW auf: Neutropenie, Alopezie, Pneumonitis, Diarrhö (DESTINY-breast03-Studie).
- Tucatinib in Kombination mit Capecitabin und Trastuzumab induzierte bei stark vorbehandelten Pat. ein signifikant längeres PFS und OS im Vergleich zu Capecitabin und Trastuzumab und ist auch bei ZNS-Metastasierung effektiver (HER2CLIMB-Studie). Das AK-Konjugat führt zu mehr Diarrhö, Stomatitis sowie etwas mehr Hand-Fuß-Syndromen.
- T-DM1 erwies sich der Kombination von Capecitabin und Lapatinib (C+L) hinsichtlich des PFS, der objektiven Remissionsrate und des OS signifikant überlegen (EMILIA-Studie). Thrombozytopenien und Transaminasenanstiege sind unter T-DM1, Diarrhöen, Übelkeit, Erbrechen und Hand-Fuß-Syndrome unter C+L häufiger.
- Im direkten klinischen Vergleich von Lapatinib mit Trastuzumab erwies sich bei einer paclitaxelbasierten Therapie Lapatinib gegenüber Trastuzumab als etwas weniger wirksam.
- Bei vorbehandelten Pat. kann die Kombination von Lapatinib mit Capecitabin gegenüber Capecitabin allein das PFS signifikant und das OS im Trend verbessern. Hauptnebenwirkungen sind Diarrhöen und Hauttoxizitäten.
- Bei Pat. mit weit fortgeschrittenem und vorbehandeltem Tumor erwies sich die Kombination von Lapatinib + Trastuzumab (ohne zusätzliche Chemotherapie!) als gut verträgliche, wirksame Therapiealternative.
- Für T-DXd, Capecitabin + Trastuzumab + Tucatinib, T-DM1 und Capecitabin + Lapatinib ist eine ZNS-Wirksamkeit nachgewiesen. T-DXd zeigte sich auch hier effektiver als T-DM1 und die Tucatinib-Kombination effektiver als der Vergleichsarm mit Capecitabin + Trastuzumab. Bei Pat. mit symptomlosen Hirnfiliae ließen sich mit T-DM1 im Vergleich zu einer Behandlung mit Capecitabin + Lapatinib signifikant bessere Überlebenszeiten erreichen. Remissionen von Hirnmetastasen wurden aber auch unter der Kombination von Taxan, Pertuzumab und Trastuzumab beobachtet. Ein klarer Standard kann weder bei Hirnmetastasen noch bei Meningeosis carcinomatosa definiert werden, da das Ansprechen unsicher ist und (wie bei anderen Subtypen des Mamma-Ca auch) ein multimodales Konzept in Absprache mit Strahlentherapie und ggf. Neurochirurgie erstellt werden sollte.

Tumorsubtyp HER2-positiv + HR-positiv

- Mamma-Ca, die sowohl HER2- als auch HR exprimieren, weisen gegenüber HER2-pos. + HR-neg. Tumoren eine deutlich schlechtere Prognose auf.
- Die Pat. werden deshalb primär mit zytostatischen Chemotherapien und Anti-HER2-Therapien behandelt, an die dann endokrine Therapien angeschlossen werden.
- T-DM1 scheint bei dieser Pat.-Gruppe besonders gut wirksam zu sein.
- Bestehen KI oder werden zytostatische Therapien von den Pat. abgelehnt, bestehen folgende Behandlungsmöglichkeiten:
  - Kombination von Trastuzumab und Anastrozol (TAnDEM-Studie).
  - Kombination von Trastuzumab und Letrozol (eLEcTRA-Studie).
  - Kombination von Lapatinib und Letrozol (EGF30008-Studie).
  - Kombination von Trastuzumab + Pertuzumab und AI nach Abschluss einer Chemotherapie (PERTAIN-Studie).

Spezieller Tumorsubtyp: HR-positiv + HER2-negativ

- Bei Pat. mit pos. HR-Status und neg. HER2-Status sind endokrine Therapien +/– zielgerichtete Therapien indiziert. Übersicht ▶ 19.13.4.
- Endokrine Therapien:
  - Ovarialfunktionssuppression (OFS):
    – Ovarektomie, Radiomenolyse.
    – GnRH-Analoga: Goserelin, Buserelin, Leuprorelin, Triptorelin.
  - Blockade oder Abbau der Östrogenrezeptoren: Tamoxifen, Fulvestrant.
  - Aromatasehemmung: Anastrozol, Letrozol, Exemestan.
  - Gestagene: Megestrolacetat.
- Zielgerichtete Therapien:
  - CDK4/6-Inhibitoren: Palbociclib, Ribociclib, Abemaciclib. Die oralen CDK4/6-Inhibitoren führten in Kombination mit endokrinen Therapien in allen Studien zu einer deutlichen Verlängerung des PFS. In einigen Studien wurde auch für das OS eine signifikante Verlängerung nachgewiesen. Wichtigste NW sind Leukozytopenie, Anämie, Fatigue, Alopezie und Arthralgie. Eine direkter Effektivitätsvergleich der drei CDK4/6-Inhibitoren liegt nicht vor. Die Kombinationstherapie hat die reine antihormonelle Therapie als Erstlinienstandard abgelöst. Bei prä- und perimenopausalen Pat. sollte die antihormonelle Therapie + CDK4/6-Inhibitor durch ein GnRH-Analogon ergänzt werden.
  - mTOR-Inhibitoren:
    – Das Mammalian Target of Rapamycin (mTOR) ist eine Serin/Threoninkinase, die den Signaltransduktionsweg für eine Vielzahl zellulärer Funktionen wie Zellproliferation, Antiapoptose, Zellmigration und Angiogenese beherrscht. Etwa 70 % aller Mamma-Ca weisen eine Dysregulation bzw. Überaktivierung des PI3 K/Akt/mTOR-Signaltransduktionswegs auf.
    – Die kombinierte Gabe von Exemestan und dem mTOR-Inhibitor Everolimus führt gegenüber Exemestan allein (BOLERO-2-Studie) zu einer signifikanten Verlängerung des PFS. Die Kombination bietet sich nach Hormonvorbehandlung an.
    – Typische NW von Everolimus sind Stomatitis, Exantheme, Hyperglykämie, Hypercholesterinämie, Anämie und Abgeschlagenheit. Besonders zu beachten sind immunologisch bedingte Pneumonitiden, die eine frühzeitige Kortikoidgabe oder einen Therapieabbruch erforderlich machen.
    – Da Everolimus über Cytochrom P450 Typ 3A4 metabolisiert wird, sind Komedikationen, die den gleichen Abbauweg nutzen, zu vermeiden
- PIK3CA-Inhibitoren: Da Resistenzentwicklungen gegenüber antihormonellen Substanzen gehäuft mit Aktivitätssteigerungen des PI3 K-Pathways einhergehen, wurde die Kombinationen des PIK3CA-Inhibitors Alpelisib mit antihormoneller Therapie (Fulvestrant) untersucht. Bei Pat. mit PIKCA-mutierten Tumoren zeigte sich nach antihormoneller Vortherapie ein signifikant besseres PFS im Vergleich zur Fulvestrant-Monotherapie, zugleich weist Alpelisib zusätzliche NW auf (Hyperglykämie, Exantheme, Diarrhö, Hepatotoxizität. Nausea).
- In der DESTINY-breast04-Studie hatte sich T-DXd auch bei HR+/HER2-low exprimierenden (HER21+ oder -2+ ohne Amplifikation) als effektiv erwiesen und ist als neue Therapieoption zugelassen.

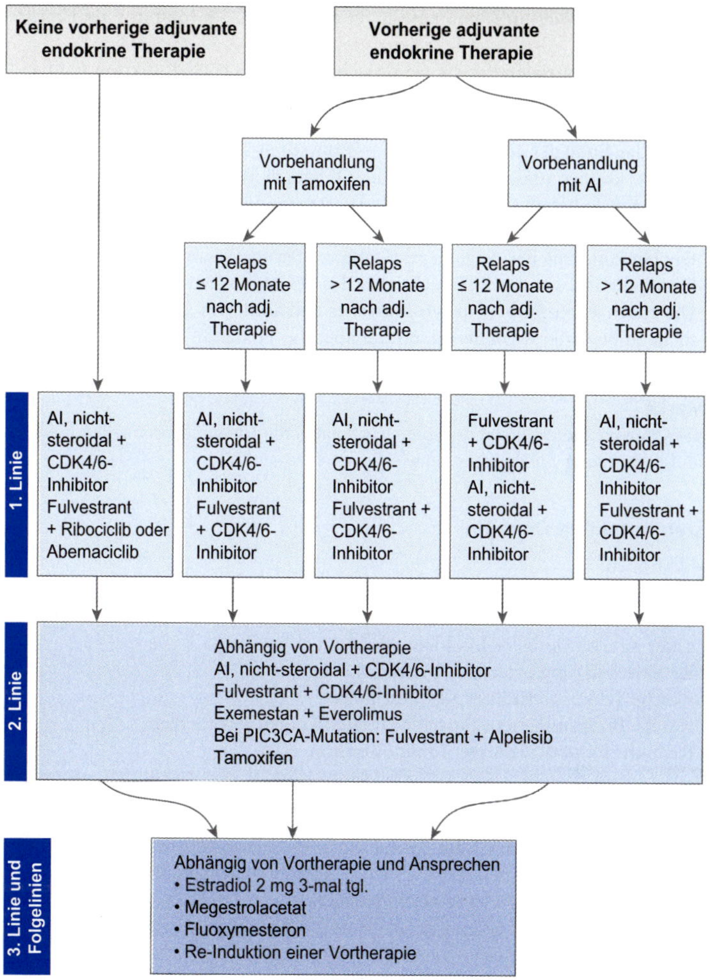

Abb. 19.4 Postmenopausale antihormonelle Therapieabfolge [L157]

Therapieführung

- Die Wahl der antihormonellen Substanzen (▶ Abb. 19.4) sollte immer unter Berücksichtigung der adjuvanten Vortherapie erfolgen.
- Bei postmenopausalen Pat. können AI oder Fulvestrant kombiniert mit CDK 4/6-Inhibitoren (Palbociclib, Ribociclib, Abemaciclib) eingesetzt werden.
- In der Monotherapie waren Letrozol, Anastrozol und Fulvestrant als am effektivsten bezogen auf das PFS getestet worden. Da die Kombinationstherapien jedoch eine weitere Verbesserung des PFS gegenüber den Einzelsubstanzen erbrachten, gelten nun in der Erstlinientherapie Anastrozol, Letrozol und

Fulvestrant jeweils in Kombination mit einem CDK 4/6-Inhibitor als Therapien der Wahl.
- Bei prämenopausalen Pat. ist die Ausschaltung der Ovarialfunktion (GnRH-Analoga, Ovarektomie; OFS) in Kombination mit antihormonellen Substanzen bedeutsam.
- Liegt das Ende der adjuvanten OFS + Tamoxifen-Therapie kürzer als 1 J. zurück, können unter Fortsetzung der OFS noch nicht zuvor eingesetzte endokrine Substanzen wie Letrozol, Anastrozol, Fulvestrant oder Exemestan verabreicht werden.
- Die Hinzunahme des Angiogenesehemmers Bevacizumab zu Letrozol (Alliance-Studie) kann zwar das PFS, nicht aber das OS verlängern.
- Die gleichzeitige Gabe von zytostatischer und antihormoneller Therapie führt nicht zu besseren Ergebnissen, erhöht aber die Toxizität.

Merke
Neue zielgerichtete Substanzen können in Kombination mit antihormonellen Therapien zur Überwindung von Resistenzentwicklungen führen.

Osteoprotektive Therapie

Indikationen:
- Verzögerung des Fortschreitens osteolytischer Metastasierung
- Verminderung ansonsten erforderlicher chirurgischer oder strahlentherapeutischer interventioneller Maßnahmen
- Re-Sklerosierung osteolytischer Bezirke
- Rasche Senkung erhöhter Kalziumspiegel
- Rasche Besserung metastatisch bedingter Knochenschmerzen
- Reduktion tumorbedingter Immobilisation

Merke
- Da die Osteoklastenaktivität durch Tumorzellen stimuliert wird, ist zusätzlich zu einer Bisphosphonat- oder Denosumab-Therapie immer eine zusätzliche systemische Antitumortherapie erforderlich.
- Die Behandlung mit Bisphosphonaten oder Denosumab sollte auch bei Tumorprogress im Skelettsystem weiter fortgeführt werden.

Substanzen:
- Bisphosphonate: Sie lagern sich spezifisch an die Knochensubstanz an und hemmen damit die Osteoklastenaktivität.
- Denosumab: IgG2-Anti-RANKL-Antikörper, bindet mit sehr hoher Affinität an RANKL und hemmt so dessen Interaktion mit RANK.
- Zulassungsstatus: zur Prävention skelettbezogener Komplikationen bei Knochenmetastasen durch solide Tumoren.
- Bei stabiler Erkrankung kann das Intervall der Bisphosphonatgabe auf 3 Mon. verlängert werden.

19.10.6 Inflammatorisches Mammakarzinom

Beim inflammatorischen Mamma-Ca muss ein multimodales Vorgehen – bestehend aus primärer Chemotherapie, Mastektomie, adjuvanter Chemotherapie und Radiatio – gewählt werden.

- Primäre (neoadjuvante) anthrazyklin- und taxanbasierte Polychemotherapie
- Falls HER2-Positivität besteht, zusätzlicher Einsatz von Anti-HER2-Substanzen
- Bei triple-neg.-Tumoren: zusätzlich Platin und Immuncheckpoint-Inhibitoren neoadjuvant
- OP.: meist modifiziert radikale Mastektomie.
- Bestrahlung von Brust bzw. Brustwand und regionären LK: grundsätzlich indiziert.
  - Mastektomie mit postop. Bestrahlung bei kompletter klinischer Remission der inflammatorischen Komponente und R0-Resektabilität nach primärer Chemotherapie.
  - Präop. Bestrahlung bei ungenügender Remission nach primärer Chemotherapie.
- Evtl. postop. (adjuvante) Fortführung der systemischen Therapie.

19.11 Nachsorge

Die Nachsorgephase beginnt nach Abschluss der primären Tumorbehandlung. Die Nachuntersuchungen sollten in den ersten 3 J. vierteljährlich, im 4. und 5. J. halbjährlich und ab dem 6. J. jährlich erfolgen.

Aufgaben der Nachsorgeuntersuchungen:

- Überprüfung des individuellen Gesundheitszustands
- Erfassung eines erneuten Tumorgeschehens durch Anamnese und körperliche Untersuchung
- Erfassung von Spätschäden tumorbedingter Therapien:
  - Myelotoxizität
  - Hepatotoxizität
  - Nephrotoxizität
  - Ototoxizität
  - Pulmotoxizität
  - Kardiotoxizität
  - Infektionen
  - Thromboembolische Ereignisse
  - Osteoporose
  - Sterilität
  - Klimakterische Syndrome
  - Kognitive Störungen
  - Zweitkarzinome, MDS, Leukose
- Tipps für Erhalt und Verbesserung der körperlichen Leistungsfähigkeit
- Tipps für Vermeidung von Übergewicht
- Tipps für gesunden Lebensstil
- Ermöglichung sozialmedizinischer Beratung

Merke

Routinemäßig durchgeführte bildgebende oder labortechnische Untersuchungen zur Tumorsuche führen nicht zu einer Verbesserung des weiteren Krankheitsverlaufs und sind deshalb nicht Inhalte der Nachsorge.
Ausnahme: jährliche Mammografie und Sonografie der erhaltenen betroffenen und der kontralateralen Brust empfohlen.

Sozialmedizinische Beratung:

- Beratung zur Sozialversicherung: Krankenkassenleistungen, Krankengeld, Rentengeld, Leistungen der Arbeitsverwaltung
- Hilfe bei der Ausstellung von Schwerbehindertenausweisen
- Beratung zu Pflege- und Haushaltsfragen (Wohngeld, Sozialhilfe)
- Beratung zum Schwerbehindertenrecht: Kündigungsschutz, steuerliche Vergünstigungen

19.12 Prognose

- Frauen:
  - Relatives 5-Jahres-Überleben: 88 %
  - Relatives 10-Jahres-Überleben: 81,6 %

Merke

Die Mortalität nimmt trotz steigender Inzidenz infolge früher Diagnosestellung und insbes. konsequenter (neo)adjuvanter Therapieführung in der EU und in den USA seit Mitte der 1990er-Jahre ab.

- Männer:
  - Relatives 5-Jahres-Überleben: 76,7 %
  - Relatives 10-Jahres-Überleben: 65 %

19.13 Therapieschemata (Auswahl)

19.13.1 Zytostatische Therapien in (neo)adjuvanter Behandlungssituation

Beispiele neoadjuvanter und adjuvanter Zytostatikaprotokolle ▶ Tab. 19.10.

Tab. 19.10 Neoadjuvante und adjuvante Zytostatikaprotokolle			
Zytostatika	**Dosierung**	**Applikationsart**	**Therapiezeitpunkt**
AC → T (Docetaxel)			
Adriamycin	60 mg/m² KOF	I. v. als Bolus	Tag 1
Cyclophosphamid	600 mg/m² KOF	I. v. Infusion 1 h	Tag 1
• Wdh. an Tag 22; 4 Zyklen • **Cave:** Adriamycin-Grenzdosis (450 mg/m² KOF)			
Docetaxel	75–100 mg/m² KOF	I. v. Infusion über 1 h	Tag 1
• Wdh. an Tag 21; 4 Zyklen • Prämedikation (Steroid, H_1- und H_2-Rezeptorblocker) erforderlich (allergische Reaktionen möglich)			
AC → Paclitaxel wöchentlich			
Adriamycin	60 mg/m² KOF	I. v. als Bolus	Tag 1
Cyclophosphamid	600 mg/m² KOF	I. v. Infusion 30 min	Tag 1
• Wdh. an Tag 22; 4 Zyklen • **Cave:** Adriamycin-Grenzdosis (450 mg/m² KOF)			
Paclitaxel	80 mg/m² KOF	I. v. Infusion 1(–3) h	Tage 1, 8, 15 etc.
• Fortlaufend wöchentlich (12 Wo.) • Prämedikation (Steroid, H_1- und H_2-Rezeptorblocker) erforderlich (allergische Reaktionen möglich)			
Neoadjuvant Carboplatin/Paclitaxel → AC dosisdicht			
Carboplatin	AUC 6	I. v.	Tag 1
Paclitaxel	80 mg/m² KOF	I. v. Infusion 1(–3) h	Tage 1, 8, 15 etc.
• Carboplatin Wdh. an Tag 22; 4 Zyklen • Paclitaxel fortlaufend wöchentlich (12 Wo.), Prämedikation (Steroid, H_1- und H_2-Rezeptorblocker) erforderlich (allergische Reaktionen möglich)			
Adriamycin	60 mg/m² KOF	I. v. als Bolus	Tag 1
Cyclophosphamid	600 mg/m² KOF	I. v. Infusion 30 min	Tag 1
• Wdh. an Tag 14; 4 Zyklen • **Cave:** Adriamycin-Grenzdosis (450 mg/m² KOF) • AC-Zyklen mit G-CSF-Gabe			
Neoadjuvant Carboplatin/Paclitaxel → EC dosisdicht			
Carboplatin	AUC 5 (alternativ AUC 1,5)	I. v.	Tag 1 (Tag 1, 8, 15)
Paclitaxel	80 mg/m² KOF	I. v. Infusion 1(–3) h	Tage 1, 8, 15 etc.
• Carboplatin Wdh. an Tag 22; 4 Zyklen • Paclitaxel fortlaufend wöchentlich (12 Wo.), Prämedikation (Steroid, H_1- und H_2-Rezeptorblocker) erforderlich (allergische Reaktionen möglich)			
Epirubicin	90 mg/m² KOF	I. v. als Kurzinfusion	Tag 1
Cyclophosphamid	600 mg/m² KOF	I. v. Infusion 30 min	Tag 1
• Wdh. an Tag 14; 4 Zyklen • **Cave:** Epirubicin-Grenzdosis (900 mg/m² KOF) • EC-Zyklen mit G-CSF-Gabe			

Tab. 19.10 Neoadjuvante und adjuvante Zytostatikaprotokolle *(Forts.)*

Zytostatika	Dosierung	Applikationsart	Therapiezeitpunkt
FEC → Docetaxel			
5-FU	500 mg/m² KOF	I. v. als Bolus	Tag 1
Epirubicin	100 mg/m² KOF	I. v. als Bolus	Tag 1
Cyclophosphamid	500 mg/m² KOF	I. v. Infusion 30 min	Tag 1
• Wdh. an Tag 22; 3 Zyklen • **Cave:** Epirubicin-Grenzdosis (900 mg/m² KOF)			
Docetaxel	75–100 mg/m² KOF	I. v. Infusion 1 h	Tag 1
• Wdh. an Tag 22; 3 Zyklen • Prämedikation (Steroid, H_1- und H_2-Rezeptorblocker) erforderlich (allergische Reaktionen möglich)			
Dosisdicht AC → Paclitaxel			
Adriamycin	60 mg/m² KOF	I. v. als Bolus	Tag 1
Cyclophosphamid	600 mg/m² KOF	I. v. Infusion 30 min	Tag 1
• Wdh. an Tag 14; 4 Zyklen • **Cave:** Adriamycin-Grenzdosis (450 mg/m² KOF)			
Paclitaxel	175 mg/m² KOF	I. v. Infusion 1–3 h	Tag 1
• Wdh. an Tag 14; 4 Zyklen • Prämedikation (Steroid, H_1- und H_2-Rezeptorblocker) erforderlich (allergische Reaktionen möglich) • Alle Zyklen mit G-CSF-Gabe			
Carboplatin + Docetaxel			
Carboplatin	AUC 6	I. v.	Tag 1
Docetaxel	600 mg/m² KOF	I. v.	Tag 1
• Wdh. Tag 22; 6 Zyklen • Prämedikation (Steroid, H_1- und H_2-Rezeptorblocker) erforderlich (allergische Reaktionen möglich) • Nur in Kombination mit Trastuzumab geprüft (TCH-Schema)			
TC bei älteren Pat.			
Docetaxel	75 mg/m² KOF	I. v. Infusion 1 h	Tag 1
• Wdh. an Tag 22; 4–6 Zyklen • Prämedikation (Steroid, H_1- und H_2-Rezeptorblocker) erforderlich (allergische Reaktionen möglich)			
Cyclophosphamid	600 mg/m² KOF	I. v. Infusion 30 min	Tag 1
• Wdh. an Tag 22; 4–6 Zyklen • G-CSF-Gabe ratsam			

19.13.2 Zytostatische Therapien bei Fernmetastasierung

Beispiele zu Therapieschemata ▶ Tab. 19.11, ▶ Tab. 19.12.

Tab. 19.11 Zytostatische Monotherapien

Zytostatika	Dosierung	Applikationsart	Therapiezeitpunkt
Capecitabin			
Capecitabin	2 × 1 250 mg/m² KOF	P. o.	Tage 1–14
• Tage 1–14, 1 Wo. Pause, Wdh. Tag 22 • Bei Kombination mit Lapatinib Dosisreduktion auf 2 × 1 000 mg/m² KOF			
Paclitaxel fraktioniert			
Paclitaxel	80–90 mg/m² KOF	I. v. Infusion 1(– 3) h	Tage 1, 8, 15 etc.
• Fortlaufend wöchentlich • Prämedikation (Steroid, H_1- und H_2-Rezeptorblocker) erforderlich (allergische Reaktionen möglich)			
Nab-Paclitaxel (nanoparticel albumin bound)			
Nab-Paclitaxel	100 mg/m² KOF	I. v. Infusion 1(– 3) h	Tage 1, 8, 15 etc.
• Fortlaufend wöchentlich • Keine Prämedikation erforderlich			
Docetaxel fraktioniert			
Docetaxel	35 (– 40) mg/m² KOF	I. v. Infusion 1 h	Tag 1
• Wdh. an Tag 22 • Prämedikation (Steroid, H_1- und H_2-Rezeptorblocker) erforderlich (allergische Reaktionen möglich)			
Docetaxel			
Docetaxel	75–100 mg/m² KOF	I. v. Infusion über 1 h	Tage 1, 8, 15, 22, 29, 36
• Wdh. an Tag 49 • Prämedikation (Steroid, H_1- und H_2-Rezeptorblocker) erforderlich (allergische Reaktionen möglich)			
Doxorubicin wöchentlich			
Doxorubicin	20 mg/m² KOF	I. v. als Bolus	Tage 1, 8, 15 etc.
• Wdh. wöchentlich • **Cave:** Adriamycin-Grenzdosis (800 mg/m² KOF bei wöchentlicher Gabe)			
Caelyx© (pegyliertes liposomales Doxorubicin)			
Caelyx©	50 mg/m² KOF	I. v., nie als Bolus!	Tage 1, 28, 56 etc.
• Wdh. 4-wöchentlich • **Cave:** Adriamycin-Grenzdosis (800 mg/m² KOF bei wöchentlicher Gabe)			
Gemcitabin			
Gemcitabin	1 000 mg/m² KOF	I. v. Infusion 30 min	Tage 1, 8, 15
Wdh. an Tag 29			
Mitoxantron			
Mitoxantron	12(– 14) mg	I. v. als Bolus	Tag 1
• Wdh. an Tag 29 • **Cave:** Mitoxantron-Grenzdosis (ca. 200 mg/m² KOF)			
Vinorelbin			
Vinorelbin	25–30 mg/m² KOF	I. v. als Kurzinfusion	Tage 1, 8, 15 etc.
• Fortlaufend wöchentlich, mind. 4 Wo. • Bei Ansprechen bis zur Progression			

19

Tab. 19.12 Polychemotherapien Stadium IV

Zytostatika	**Dosierung**	**Applikationsart**	**Therapiezeitpunkt**
AC			
Adriamycin	60 mg/m² KOF	I.v. als Bolus	Tag 1
Cyclophosphamid	600 mg/m² KOF	I.v. Infusion 30 min	Tag 1
• Wdh. an Tag 22 • **Cave:** Adriamycin-Grenzdosis (450 mg/m² KOF)			
CMF			
5-FU	600 mg/m² KOF	I.v. als Bolus	Tage 1, 8
Methotrexat	40 mg/m² KOF	I.v. als Bolus	Tage 1, 8
Cyclophosphamid	100 mg/m² KOF	P.o.	Tage 1–14
Wdh. an Tag 29			
FAC			
5-FU	500 mg/m² KOF	I.v. als Bolus	Tag 1
Adriamycin	50 mg/m² KOF	I.v. als Bolus	Tag 1
Cyclophosphamid	500 mg/m² KOF	I.v. Infusion 30 min	Tag 1
• Wdh. an Tag 29 • **Cave:** Adriamycin-Grenzdosis (450 mg/m² KOF)			
FEC			
5-FU	500 mg/m² KOF	I.v. als Bolus	Tag 1
Epirubicin	100 mg/m² KOF	I.v. als Bolus	Tag 1
Cyclophosphamid	500 mg/m² KOF	I.v. Infusion 30 min	Tag 1
• Wdh. an Tag 21 • **Cave:** Epirubicin-Grenzdosis (900 mg/m² KOF)			
TAC			
Docetaxel	75 mg/m² KOF	I.v. Infusion 1 h	Tag 1
Adriamycin	50 mg/m² KOF	I.v. als Bolus	Tag 1
Cyclophosphamid	500 mg/m² KOF	I.v. Infusion 30 min	Tag 1
• Wdh. an Tag 22 • Für Docetaxel Prämedikation erforderlich • **Cave:** Adriamycin-Grenzdosis (450 mg/m² KOF)			
TC			
Docetaxel	75 mg/m² KOF	I.v. Infusion 1 h	Tag 1
Cyclophosphamid	600 mg/m² KOF	I.v. Infusion 30 min	Tag 1
• Wdh. an Tag 22 • Für Docetaxel Prämedikation erforderlich • Bei älteren Pat. G-CSF			
Carboplatin/Gemcitabin			
Carboplatin	AUC 5	I.v. Infusion	Tag 1
Gemcitabin	800 mg/m² KOF	I.v. Infusion 30 min	Tage 1, 8
Wdh. an Tag 22			
Carboplatin/Nab-Paclitaxel			
Carboplatin	AUC 2	I.v. Infusion	Tage 1, 8
Nab-Paclitaxel	125 mg/m² KOF	I.v. Infusion	Tage 1, 8
Wdh. an Tag 22			

19.13.3 Anti-HER2-Therapien

Beispiele für Anti-HER2-Therapien ▶ Tab. 19.13.

Tab. 19.13 Antikörper und Thyrosinkinaseinhibitoren

Antikörper/TKI	Dosierung	Applikationsart	Therapiezeitpunkt
Trastuzumab (dreiwöchentlich)			
Trastuzumab	6 mg/kg KG	I.v. über 90 min	Tag 1
• Loading Dose 8 mg/kg KG • Prämedikation erforderlich • Wdh. an Tag 22			
Trastuzumab (wöchentlich)			
Trastuzumab	2 mg/kg KG	I.v. über 90 min	Tag 1
• Loading Dose (wöchentlich) 4 mg/kg KG • Prämedikation erforderlich • Wdh. wöchentlich			
Trastuzumab subkutan			
Trastuzumab	600 mg	S.c. in 5 ml Gebrauchslösung über 3–5 min	Tag 1
• Keine Loading Dose • Prämedikation erwägen • Wdh. an Tag 22			
Trastuzumab-Emtansin (T-DM1)			
Trastuzumab-Emtansin	3,6 mg/kg KG	I.v. über 90 min	Tag 1
• Keine Loading Dose • Prämedikation erforderlich • Wdh. an Tag 22			
Trastuzumab-Deruxtecan (T-DXd)			
Trastuzumab-Deruxtecan	5,4 mg/kg KG	I.v. über 30 min (Erstgabe 90 min)	Tag 1
• Prämedikation nicht ausdrücklich empfohlen • Wdh. an Tag 22			
Sacituzumab-Govitecan			
Sacitzumab-Govitecan	10 mg/kg KG	I.v. über 90 min (Erstgabe über 3 h)	Tag 1, 8
• Prämedikation erforderlich • Wdh. an Tag 22			
Pertuzumab			
Pertuzumab	420 mg/kg KG	I.v. über 90 min	Tag 1
• Loading Dose 840 mg/kg KG • Prämedikation erforderlich • Wdh. an Tag 22 • Nur in Kombination mit Trastuzumab und Chemotherapie			
Bevacizumab			
Bevacizumab	15 mg/kg KG	I.v. über 90 min	Tag 1

Tab. 19.13 Antikörper und Thyrosinkinaseinhibitoren *(Forts.)*			
Antikörper/TKI	**Dosierung**	**Applikationsart**	**Therapiezeitpunkt**
• Prämedikation nicht ausdrücklich empfohlen • Wdh. an Tag 22			
Atezolizumab			
Atezolizumab	840 mg	I.v. über 30 min (Erstdosis 60 min)	Tag 1, 15
Wdh. an Tag 29			
Pembrolizumab			
Pembrolizumab	200 mg (alternativ 400 mg)	I.v. über 30 min	Tag 1
Wdh. an Tag 22 (bei 400 mg Tag 44)			
Anti-HER2-TKI			
Lapatinib	1 250 mg	P.o.	Tgl. fortlaufend
Tucatinib	2 × 300 mg	P.o.	Tgl. fortlaufend
Olaparib			
Olaparib	300 mg	P.o.	Tgl. fortlaufend
Talazoparib	1 mg	P.o.	Tgl. fortlaufend

19.13.4 Antihormonelle Therapien und zielgerichtete Substanzen

Beispiele für antihormonelle Therapien ▶ Tab. 19.14.

Tab. 19.14 Antihormonelle Therapien			
Substanz	**Dosierung**	**Applikationsart**	**Therapiezeitpunkt**
Goserelin (GnRH-Analogon)			
Goserelinacetat	3,6 mg	S.c.	Tag 1
• Wdh. an Tag 29 • Fortlaufend, mind. 8–12 Wo. oder bis Progression			
Leuprorelin (GnRH-Analogon)			
Leuprorelinacetat	3,75 mg	S.c.	Tag 1
• Wdh. an Tag 29 • Fortlaufend, mind. 8–12 Wo. oder bis Progression			
Tamoxifen			
Tamoxifen	20 mg	P.o.	Tgl. fortlaufend
Therapiedauer: mind. 8–12 Wo.; bei Ansprechen weiter bis Progression			
Fulvestrant			
Fulvestrant	2 × 250 mg (500 mg)	I.m.	Alle 4 Wo.
Therapiedauer: mind. 8–12 Wo.; bei Ansprechen weiter bis Progression			
Anastrozol			
Anastrozol	1 mg	P.o.	Tgl.
Therapiedauer: mind. 8–12 Wo.; bei Ansprechen weiter bis Progression			

Tab. 19.14 Antihormonelle Therapien *(Forts.)*

Substanz	Dosierung	Applikationsart	Therapiezeitpunkt
Exemestan			
Exemestan	25 mg	P. o.	Tgl.
Therapiedauer: mind. 8–12 Wo.; bei Ansprechen weiter bis Progression			
Letrozol			
Letrozol	2,5 mg	P. o.	Tgl. fortlaufend
Therapiedauer: mind. 8–12 Wo.; bei Ansprechen weiter bis Progression			
Megestrolacetat			
Megestrolacetat	160 mg	P. o.	Tgl. fortlaufend
Fortlaufend, mind. 8–12 Wo. oder bis Progression			
Everolimus			
Everolimus	10 mg	P. o.	Tgl.
In Kombination mit Exemestan Therapiedauer: mind. 8–12 Wo.; bei Ansprechen weiter bis Progression			
Alpelisib			
Alpelisib	300 mg	P. o.	Tgl.
• In Kombination mit Fulvestrant • Therapiedauer: mind. 8–12 Wo.; bei Ansprechen weiter bis Progression			
CDK 4/6-Inhibitoren			
Palbociclib	125 mg	P. o.	Tage 1–21; Wdh. Tag 28
Ribociclib	600 mg	P. o.	Tage 1–21; Wdh. Tag 28
Abemaciclib	2 × 150 mg	P. o.	Tgl. fortlaufend
• Jeweils in Kombination mit antihormoneller Therapie • Therapiedauer: mind. 8–12 Wo.; bei Ansprechen weiter bis Progression			

Literatur

Bardia A, Hurvitz SA, Tolaney SM, et al. Sacituzumab Govitecan in Metastatic Triple-Negative Breast Cancer. N Engl J Med, 2021; 384:1529–1541.

Burstein HJ, Temin S, Anderson H, et al. Adjuvant Endocrine Therapy for Women With Hormone Receptor-Positive Breast Cancer: American Society of Clinical Oncology Clinical Practice Guideline Focused Update. J Clin Oncol, 2014; 32: 2255–2269.

Coates AS, Winer EP, Goldhirsch A, et al. Tailoring therapies – improving the management of early breast cancer: St Gallen International Expert Consensus on the Primary Therapy of Early Breast Cancer 2015. Ann Oncol, 2015 Aug;26(8): 1533–1546.

Cortes J, Cescon DW, Rugo HS, et al. Pembrolizumab plus chemotherapy versus placebo plus chemotherapy for previously untreated locally recurrent inoperable or metastatic triple-negative breast cancer (KEYNOTE-355): a randomised, placebo-controlled, double-blind, phase 3 clinical trial. Lancet, 2020; 396: 1817–1828.

Cortes J, Kim SB, Chung WP, et al. Trastuzumab Deruxtecan versus Trastuzumab Emtansine for Breast Cancer. N Engl J Med, 2022; 386: 1143–1154.

Curigliano G, Burstein HJ, Winer EP, et al. De-escalating and escalating treatments for early-stage breast cancer: the St. Gallen International Expert Consensus Conference

19

on the Primary Therapy of Early Breast Cancer 2017. Ann Oncol, 2017; 28: 1700–1712.

Curigliano G, Gomez Pardo P, Meric-Bernstam F, et al. Ribociclib plus letrozole in early breast cancer: a presurgical, window-of-opportunity study. Breast, 2016; 28: 191–198.

Denduluri N, Chavez-MacGregor M, Telli ML, et al. Selection of optimal adjuvant chemotherapy and targeted therapy for early breast cancer: ASCO clinical practice guideline focused update. J Clin Oncol, 2018; 36: 2433–2443.

Denkert C, Liedtke C, Tutt A, von Minckwitz G. Molecular alterations in triple-negative breast cancer – the road to new treatment strategies. Lancet, 2017; 389: 2430–2442.

Early Breast Cancer Trialists' Collaborative Group (EBCTCG). Long-term outcomes for neoadjuvant versus adjuvant chemotherapy in early breast cancer: meta-analysis of individual patient data from ten randomised trials. Lancet Oncol, 2018; 19: 27–39.

Giordano SH, Temin S, Chandarlapaty S, et al. Systemic therapy for patients with advanced human epidermal growth factor 2-positive breast cancer: ASCO clinical practice guideline update. J Clin Oncol, 2018; 36: 2736–2740.

Harbeck N, Gnant M. Breast Cancer. Lancet, 2017; 389: 1134–1150.

Interdisziplinäre S3-Leitlinie für Früherkennung, Diagnostik, Therapie und Nachsorge des Mammakarzinoms, Aktualisierung 4.1 September 2018, AWMF-Register-Nummer: 032–045OL; http://leitlinienprogramm-onkologie.de.

Loibl S, Gianni L. HER2-positive breast cancer. Breast Cancer. Lancet, 2017; 389(10087): 2415–2429. doi: 10.1016/S0140–6736(16)32417–5. Epub 2016 Dec 7.

Mamounas EP, Kuehn T, Rutgers EJT, von Minckwitz T. Current approach of the axilla in patients with early-stage breast cancer. Lancet 2017, http://dx.doi.org/10.1016/S0140-6736 (17)31451-4.

Martin M, Holmes FA, Ejlertsen B, et al. Neratinib after trastuzumab-based adjuvant therapy in HER2-positive breast cancer (ExteNET): 5-Year analysis of a randomised, double-blind, lacebocontrolled, phase 3 trial. Lancet Oncol, 2017; 18: 1688–1700.

Murthy RK, Loi S, Okines A, et al. Tucatinib, Trastuzumab, and Capecitabine for HER2-Positive Metastatic Breast Cancer. New Engl J Med, 2020; 382: 597–609.

Recht A, Somerfield MR, Edge SB. Postmastectomy Radiotherapy: An American Society of Clinical Oncology, American Society for Radiation Oncology, and Society of Surgical Oncology Focused Guideline Update Summary DOI: 10.1200/JOP.2016.016469; published online ahead of print at jop.ascopubs.org on September 20, 2016.

Robert Koch Institut, Bericht zum Krebsgeschehen in Deutschland 2016; http://www.krebsdaten.de/krebsbericht (letzter Zugriff 8.1.2023).

Rugo HS, Olopade OI, DeMichele A, et al. I-SPY 2 Investigators. Adaptive randomization of veliparib-carboplatin treatment in breast cancer. N Engl J Med, 2016; 375(1): 23–34.

Runowicz CD, Leach CR, Henry NL, et al. American Cancer Society/American Society of Clinical Oncology Breast Cancer Survivorship Care Guideline. J Clin Oncol, 2016; 34: 611–635.

Schäfer R, Strnad V, Polgàr C, et al. Quality-of-life results for accelerated partial breast irradiation with interstitial brachytherapy versus whole-breast irradiation in early breast cancer after breast-conserving surgery (GEC-ESTRO): 5-year results of a randomised, phase 3 trial. Lancet Oncol, 2018; 19(6): 834–844.

Schmid P, Adams S, Rugo HS, et al. Atezolizumab and Nab-Paclitaxel in Advanced Triple-Negative Breast Cancer. N Engl J Med, 2018; 379: 2108–2121.

Turner NC, Neven P, Loibl S, Andre F. Advances in the treatment of oestrogen-receptor-positive breast cancer. Lancet, 2017; 389: 2403–2414.

20 Gynäkologische Tumoren

Antonia Busse und Jan Eucker

20.1 Ovarialtumoren

Antonia Busse und Jan Eucker

20.1.1 Epidemiologie

- 1 von 76 Frauen erkrankt in ihrem Leben an Eierstockkrebs (Ovarial-Ca).
- Ca. 75 % der Fälle werden in einem fortgeschrittenen Stadium diagnostiziert.
- Erkrankungs- und Sterberaten nehmen seit der Jahrtausendwende deutlich ab.
- Mittleres Erkrankungsalter: 70 J., Erkrankungsraten steigen bis zum 85. Lj. kontinuierlich an.
- Neuerkrankungen in Deutschland (2018): 7 300.
- Sterbefälle in Deutschland (2019): 5 291.
- Relative Überlebensrate: 5 J.: 42 %, 10 J.: 33 %.

20.1.2 Pathologie

Es werden drei biologisch und therapeutisch bedeutsame Untergruppen unterschieden:

- Benigne Tumorformen.
- Borderline-Tumoren (Low Malignant Potency, LMP). Seröse Borderline-Tumoren mit invasiven Implantaten werden seit 2014 als „low-grade" seröse Karzinome klassifiziert. Wegen der klinischen Konsequenzen muss bei Angabe eines low-grade serösen Karzinoms zusätzlich zwischen Karzinom und invasiven Implantaten eines serösen Borderline-Tumors subklassifiziert werden.
- Maligne Tumorformen:
  - Vom Kapsel- oder Tubenepithel des Ovars ausgehend.
  - Multifokale extraovarielle Karzinome: vom Zölom-, Keim- oder Müller-Epithel ausgehend. Nicht von Peritonealmesotheliomen zu unterscheiden.

Die histomorphologische Klassifikation folgt den Empfehlungen der WHO (▶ Tab. 20.1).

20.1.3 Klassifikation/Stadieneinteilung

Grading

Das klassische FIGO-Grading-System (▶ Tab. 20.2) findet nur bei dem endometroidem Ovarial-Ca Anwendung. Ein einfacheres System unterscheidet nur zwischen „Low-Grade-" und „High-Grade-Tumoren".

TNM- und FIGO-Klassifikation

▶ Tab. 20.3.

Die Bezeichnung des Tumorursprungs erfolgt über ein Suffix (▶ Tab. 20.4).

20.1.4 Lokalisation und Ausbreitung

- Lokalisation: Ovar, Tube oder Peritoneum.
- Ausbreitung:
  - Vor allem lokal durch Aussaat in das Peritoneum oder auch lymphatisch und hämatogen
  - Von Ovar/Tube auf den Uterus, kontralaterale Adnexe sowie in andere Strukturen des Beckens und in das Peritoneum

Tab. 20.1 Histomorphologische Klassifikation und Häufigkeit der Ovarialtumoren

Histomorphologie	Ungefähre Häufigkeit (%)
Epitheliale Ovarial-Ca	
Seröse Karzinome (an das Tubenepithel erinnernd) • High-grade • Low-grade	40–50 ≤ 5
Muzinöse Karzinome (an die Endozervix erinnernd)	10
Seromuzinöse Karzinome	< 5
Endometrioide Karzinome (an das Endometrium erinnernd)	10
Klarzellige Karzinome (an das Mesonephrium erinnernd)	10
Undifferenzierte Karzinome	5–17
Karzinosarkome	< 5
Brenner-Tumor (an das Urothel erinnernd)	1
Stromatumoren	
Granulosazelltumor	3–5
Thekazelltumor	3–5
Sertoli-, Leydig-Zell-Tumoren	Selten
Keimzelltumoren	
Dysgerminom	2
Endodermaler Sinustumor	Selten
Teratom	Selten

Tab. 20.2 FIGO-Grading-System

Grading	Merkmale
1	Gut differenziert
2	Mäßig differenziert
3	Schlecht differenziert

- Lymphogene Ausbreitung: regionäre LK der A. iliaca communis, A. iliaca externa und der A. iliaca interna, später auch in lateral-sakrale, paraaortale und inguinale LK
- Hämatogene Ausbreitung:
  - Bei Primärdiagnose selten (2–3 %)
  - Lunge, Leber, Skelett

20.1.5 Risikofaktoren

- **Risikosteigernd:**
  - Nullipara, Infertilität.
  - Hormonersatztherapie (insbes. Östrogenmonopräparate).
  - Adipositas.
  - **Familienanamnese:**
    - Mutation des BRCA1- oder BRCA2-Gens (bei ca. 21 % der Pat. mit Ovarial-Ca). 26 % Mutationen in allen Risikogenen.

Tab. 20.3 TNM-Klassifikation (8. Auflage) nach UICC und FIGO-Klassifikation des Ovarial-Ca sowie 5-Jahres-Überlebensrate (5-JÜR)

TNM-Stadien	FIGO-Stadien	Merkmale	5-JÜR (%)
T = Primärtumor			
T1	I	Tumor auf ein oder beide Ovarien beschränkt	
T1	I	1 Ovar oder Tube befallen	
T1a	IA	1 Ovar oder Tube befallen, Kapsel oder Serosa intakt, Ovar-/Tubenoberfläche tumorfrei, Spülflüssigkeit tumorzellfrei	89,9
T1b	IB	Beide Ovarien oder Tuben befallen, Kapsel oder Serosa intakt, Ovar-/Tubenoberfläche tumorfrei und Spülflüssigkeit tumorzellfrei	84,7
T1c	IC1	Wie IA oder IB; chirurgisch bedingte Ovarleckage	80,0
	IC2	Wie IA oder IB; Kapselruptur vor der OP oder Tumorzellen auf der Ovar-/Tubenoberfläche	
	IC3	Wie IA oder IB; maligne Zellen in Aszites oder peritonealer Spülung	
T2	II	Befall eines oder beider Ovarien/Tuben, zytologisch oder histologisch nachgewiesene Ausbreitung in das kleine Becken oder primäres Peritoneal-Ca	
T2a	IIA	Ausbreitung auf Uterus und/oder Ovarien/Tube(n)	69,9
T2b	IIB	Ausbreitung auf weitere intraperitoneale Strukturen im Bereich des kleinen Beckens	63,7
T2c	IIC	Wie IIA oder IIB; zusätzlich maligne Zellen in Aszites oder Peritonealspülung	66,5
T3 und/oder N1	III	Wie II, aber mit Ausbreitung außerhalb des kleinen Beckens und/oder Metastasen in den retroperitonealen LK	
T3a	IIIA	Retroperitoneale LK befallen und/oder mikroskopische Metastasen außerhalb des Beckens	58,5
T3 N1a/N1b	IIIA1	IIIA1(i) Nur pos. retroperiteale LK ≤ 10 mm IIIA1(ii) Nur pos. retroperiteale LK > 10 mm	
T3a, jedes N	IIIA2	Mikroskopischer extrapelviner peritonealer Tumorbefall ± pos. retroperitoneale LK	
T3b, jedes N	IIIB	Makroskopische extrapelvine Peritonealmetastasen (≤ 2 cm) ± pos. retroperitoneale LK und Ausdehnung auf Leber-/Milzkapsel	39,9
T3c, jedes N	IIIC	Extrapelvine Peritonealmetastasen (> 2 cm) ± pos. retroperitoneale LK und Ausdehnung auf Leber-/Milzkapsel	28,7
N = regionäre Lymphknoten (LK)			
N0	–	Kein Befall regionärer LK	
N1	–	Befall regionärer LK	
M = Metastasen			
M1	IV	Fernmetastasen außer peritoneale Metastasen	
M1a	IVA	Pleuraerguss mit pos. Zytologie	16,8
M1b	IVB	Leber- und/oder Milzmetastasen; Metastasen außerhalb des Peritonealraums (inkl. inguinale LK und LK außerhalb des Abdominalraums)	

Tab. 20.4 Kennzeichnung des Tumorursprungs

TNM	FIGO	Ursprung
Tov	OV	Ovar
Tft	FT	Tube
Tp	P	Peritoneum
Tx	X	Kann nicht bestimmt werden

    - Lynch-II-Syndrom (HNPCC).
    - Familiäre Häufung.
  - **Vorerkrankungen:** Mamma-, Kolon-, Endometrium-Ca.
  - **Peristatische und ethnische Faktoren:**
    - Westliche Lebensweise.
    - Weiße Bevölkerung der USA häufiger betroffen als afroamerikanische Frauen.
- **Risikomindernd:**
  - Mehrere Graviditäten.
  - Orale Kontrazeptiva.

20.1.6 Prävention und Früherkennung

- **Primäre Prävention:**
  - Langfristige Einnahme von Ovulationshemmern.
  - Schwangerschaften mit anschließender langer Stillperiode.
  - Prophylaktische bilaterale Salpingo-Ovarektomie für Hochrisiko-Pat. (z. B. BRCA1, BRCA2).
  - Tubenligatur
- **Sekundäre Prävention:**
  - Es gibt keine speziellen Vorsorgeuntersuchungen.
  - Ein Screening mit CA-125 und transvaginaler Sonografie reduziert selbst in Risikogruppen die Mortalität nicht. Ihnen sollte aber eine gynäkologische und humangenetische Beratung mit ggf. folgender genetische Testung angeboten werden.
  - CA-125-Erhöhungen finden sich sowohl bei malignen als auch bei benignen Erkrankungen (▶ Tab. 20.5).

20.1.7 Klinik

- So gut wie nie Frühsymptome
- Häufig uncharakteristische gastrointestinale Beschwerden (Völlegefühl, Übelkeit, Schmerzen, Obstipation)

Tab. 20.5 Differenzialdiagnosen bei erhöhtem CA-125 i. S.

Maligne Erkrankungen	Benigne Erkrankungen bzw. Zustände
• Ovarial-Ca • Tuben-Ca • Zervix-Ca • Pankreas-Ca • Kolon-Ca • Mamma-Ca	• Endometriose • Entzündungen des inneren Genitales • Pankreatitis • Peritonitis • Leberzirrhose • Nierenversagen • Schwangerschaft

- Zunahme des Bauchumfangs
- Leistungsminderung
- Genitale Blutungen, prämenopausal Störungen der Regelblutung
- Zunahme der Miktionsfrequenz

Cave

Bis auf seltene hormonaktive Ovarialtumoren treten in frühen Stadien keine spezifischen Symptome auf, sodass die meisten Tumoren erst in fortgeschrittenem Zustand diagnostiziert werden (Häufigkeit der Erstdiagnose in den FIGO-Stadien III–IV: 70 %). Jede ovarielle Raumforderung ist bis zum Beweis des Gegenteils als maligne zu betrachten.

20.1.8 Diagnostik

Basisdiagnostik

Vorgehensweise bei Adnextumoren ▶ Abb. 20.1.

- Prämenopause: häufig reversible funktionelle Zysten oder Retentionszysten:
  - Klärung durch Anamnese, gynäkologische Tastuntersuchung sowie sonomorphologische Charakterisierung.
  - Im Zweifelsfall abwartendes Verhalten über ca. 3–6 Mon. (evtl. Gabe von Ovulationshemmern oder Gestagenen) vertretbar. Bei persistierendem Befund chirurgische Exploration erforderlich (▶ Abb. 20.1).
- Postmenopause: Risiko für Ovarialneoplasma um ein Vielfaches höher. Abwartendes Verhalten nur in Ausnahmefällen vertretbar (unilokuläre Zyste < 4 cm und CA-125 < 35 U/ml).

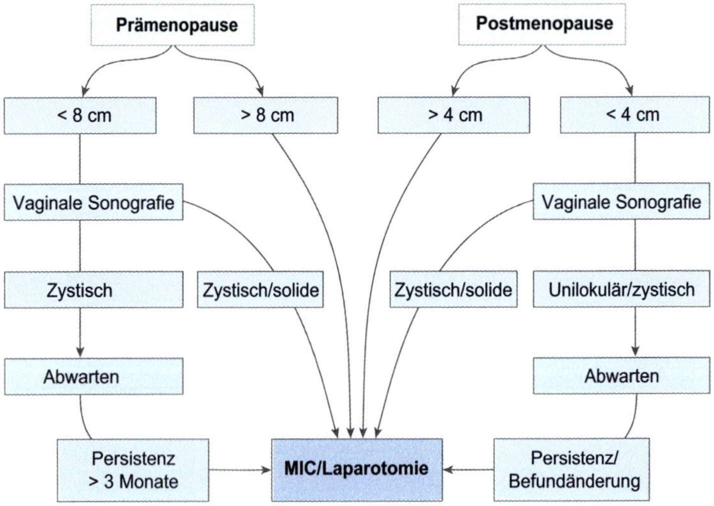

Abb. 20.1 Vorgehensweise bei Adnextumoren [L157]

Weiterführende Diagnostik

- Ausführliche Anamnese.
- Bimanuelle gynäkologische Untersuchung: obligat.
- Transvaginale Sonografie: Erfassung von Tumorgröße und -struktur, Wanddicke, Binnenecho, Septen, Aszites, Viskosität.
- CT, PET/CT oder MRT: Erfassung der Ausdehnung des Tumors im Abdomen und Thorax. FDG-PET ist bei Erkennung einer Peritonealkarzinose und LK-Metastasen der CT und MRT überlegen.
- Skelettszintigrafie: nur bei symptomatischen Pat.
- Bestimmung von Tumormarkern: CA-125: nicht spezifisch für Ovarial-Ca (▶ Tab. 20.5): erhöht bei 80 % der epithelialen Ovarial-Ca (> 65 U/ml). Die Sensitivität steigt mit dem Stadium der Erkrankung (FIGO-Stadium I: CA-125 nur zu < 50 % pos.).
- Nach Sicherung der Diagnose eines Ovarial-Ca soll über das Risiko einer hereditären Erkrankung aufgeklärt und eine genetische Testung (BRCA1/2, ggf. weitere Risikogene) angeboten werden. Weiterhin prüfen, ob Kriterien vorliegen, die ein Lynch-Syndrom vermuten lassen und ggf. über Möglichkeit einer genetischen Testung informieren.
- V. a. Keimzelltumor: Bestimmung von
  - α-Fetoprotein (AFP),
  - humanem Choriongonadotropin (hCG) und
  - LDH.

20.1.9 Therapie

Therapieplanung

Cave

Die therapeutische Strategie ist multimodal und besteht aus der primären Staging-/ Debulking-OP und ggf. gefolgt von Chemotherapie.

Das Ausmaß der Tumorreduktion ist ausschlaggebend für den Therapieerfolg bzw. das Überleben.

Lokal begrenzter Tumor

OP ist Voraussetzung für ein optimales Staging und eine stadiengerechte Therapie:

- Längsschnittlaparotomie
- Inspektion und Palpation der gesamten Abdominalhöhle
- Peritonealzytologie
- Biopsien aus allen auffälligen Stellen
- Peritonealbiopsien aus unauffälligen Regionen
- Adnexexstirpation bds-
- Hysterektomie, ggf. extraperitoneales Vorgehen
- Omentektomie mind. infrakolisch
- Appendektomie (bei muzinösem/unklarem Tumortyp)
- Beidseitige pelvine und paraaortale Lymphonodektomie, Verzicht möglich bei muzinösem G1-Ovarial-Ca und Borderline-Tumoren mit invasivem Implant (Rate an Lymphknotenmetastasen extrem niedrig) und bei makroskopischer Tumorfreiheit und klinisch unauffälligen LK
- Ggf. Multiviszeralresektion

Merke

Operatives Therapieziel: max. Tumorzellreduktion, max. Tumorrest < 1 cm.

Fertilitätserhaltende OP mit aber erhöhtem Rezidivrisiko möglich bei

- unitlateralem Tumor im Stadium FIGO I mit adäquatem Staging,
- unilateralem Borderline-Tumor.

An die OP wird eine adjuvante Chemotherapie angeschlossen.

Ausnahmen:

- Stadium IA G1 und Stadium IA G2 oder IB (G1/G2) + dringender Kinderwunsch: Belassen eines nicht betroffenen Ovars und Unterlassung der Chemotherapie zur Fertilitätserhaltung.
- Pat. mit Borderline-Tumor sollten aufgrund fehlender Evidenz keine adjuvante Therapie erhalten.

Fortgeschrittener Tumor (Stadien III–IV)

- Pat. ohne klinische OP-Probleme: max. zytoreduktive OP gefolgt von adjuvanter Chemotherapie und ggf. Erhaltungstherapie mit Bevacizumab und/oder PARP-Inhibitoren.
- Pat. mit hohem periop. Risiko und geringer Wahrscheinlichkeit des Erzielens einer Zytoreduktion < 1 cm: neoadjuvante Chemotherapie gefolgt von max. zytoreduktiver OP ggf. diskutieren. Bisher keine Evidenz, dass neoadjuvante Chemotherapie OS verbessert, Ergebnisse der AGO-TRUST-Studie abwarten.
- Hormontherapie bei fortgeschrittenen Tumoren: nicht zugelassene, therapeutische Option bei Pat., die eine Chemotherapie ablehnen oder bei denen diese aus Toxizitätsgründen nicht zumutbar ist. Zytostatische Monotherapien effektiver als endokrine Therapiemaßnahmen.

Cave

Die max. Tumorreduktion ist auch in fortgeschritteneren Stadien immer mit einem Überlebensvorteil verbunden.

Systemische Primärtherapie

Chemotherapie

- Stadium IA, G1: keine adjuvante Chemotherapie.
- Stadium IA G2, IB G1/2: platinhaltige adjuvante Chemotherapie anbieten.
- Stadium IC oder IA/B und Grad 3: 6 Zyklen adjuvante platinhaltigen Chemotherapie.
- Stadium II–IV: 6 Zyklen Carboplatin AUC 5 + Paclitaxel 175 mg/m^2.
- Zusätzlich in den Stadien IIIB–IV:
  - Bevacizumab (bei Hochrisiko-Pat. Verlängerung des OS möglich).
  - Bei neoadjuvantem Einsatz von Bevacizumab Absetzen der Medikation 6 Wo. vor OP!

Adjuvante Erhaltungstherapie – Erstlinientherapie

Beim fortgeschrittenen Ovarial-Ca (III–IV) sollte eine zusätzliche Erhaltungstherapie bei partieller oder kompletter Remission mit einer der folgenden Möglichkeiten erfolgen:

- Bevacizumab: Gabe von Bevacizumab parallel zur Chemotherapie und als Erhaltungstherapie für max. 15 Mon., Verlängerung des PFS, Verlängerung des OS nur bei hoher Tumorlast, Stadium IV oder high-grade serösem Subtyp
- PARP-Inhibitor: Olaparib bei BRCA1/2-Mutation (Keimbahn und/oder somatisch) bzw. bei Nachweis einer homologen Rekombinationsdefizienz (HRD) mittels validiertemTest, Niraparib unabhängig vom BRCA1/2- bzw. HRD-Status
- PARP-Inhibitor (Olaparib) + Bevacizumab: bei BRCA1/2-Mutation (Keimbahn und/oder somatisch) bzw. bei Nachweis einer HRD mittels validiertem Test

20.1.10 Nachsorge

- Ziele:
  - Erkennung und Behandlung therapieassoziierter NW, Verbesserung der Lebensqualität.
  - Somatische, psychosoziale und berufliche Rehabilitation.
  - Erkennung des Rezidivs bzw. der Progression der Erkrankung.
- **Inhalte:**
  - Gynäkologische Untersuchung, inkl. rektaler Untersuchung und Vaginalsonografie. Apparative Untersuchungen nur nach Symptomatik und Befund.
  - Keine routinemäßigen Tumormarker-Bestimmungen bei Symptomfreiheit.
  - Symptomorientierte Nachsorge (z. B. bzgl. Hormonausfall).
- **Zeitliche Abstände:**
  - In den ersten 3 J.: vierteljährlich.
  - 4.–5. J.: halbjährlich.
  - Survivorship-Programm nach 5 J.: halbjährlich bis jährlich.

Cave

Wert einer strukturierten Nachsorge zur Rezidivfrüherkennung und Prognoseverbesserung nicht belegt.

20.1.11 Prognose

Zu den 5-JÜR ▶ Tab. 20.3.

20.1.12 Rezidiv

Cave

Trotz deutlich verbesserter Therapieergebnisse der Primärbehandlung erleidet die Mehrzahl der Pat. mit fortgeschrittenem Ovarial-Ca ein Rezidiv.
In der Rezidivsituation ist derzeit keine kurative Therapie verfügbar. Die Behandlung orientiert sich neben der Induktion einer Remission insbes. an der Lebensqualität.

Diagnostik im Rezidiv

Nur bei symptomatischen Pat. weiterführende apparative Diagnostik (CT, PET/CT oder MRT) durchführen.

Ein früherer präsymptomatischer Beginn einer Rezidivbehandlung ist nicht mit einem verbesserten Überleben verbunden.

Rezidivgruppen und mögliche Chemo- und/oder zielgerichtete Therapien

- **Platinsensitives Ovarial-Ca** (Rezidiv frühestens 6 Mon. nach Ende der platinhaltigen Primärtherapie) und **partiell platinsensitives Ovarial-Ca** (Rezidiv zwischen 6 und 12 Mon. nach Abschluss der platinhaltigen Chemotherapie).
  - Rezidiv-OP: Bei selektierten Pat. mit pos. AGO-Score (guter AZ, Tumorfreiheit nach Primär-OP, kein Nachweis von Aszites beim Rezidiv) kann vor der Chemotherapie eine OP in Erwägung gezogen werden, wenn makroskopische Tumorfreiheit dadurch erreichbar erscheint (AGO-OVAR OP.4, DESKTOP 3-Studie).
  - Mit zunehmender Dauer des rezidivfreien Intervalls nimmt die Ansprechwahrscheinlichkeit auf eine neuerliche platinbasierte Chemotherapie zu.
  - Höhere Ansprechraten und längeres PFS durch Hinzunahme von Bevacizumab im 1. Rezidiv.
  - Polychemotherapie – Auswahl:
    - Carbolatin + Gemcitabin + Bevacizumab über 6 und bis zu 10 Behandlungszyklen, danach Bevacizumab-Monotherapie bis zum Progress.
    - Carboplatin + pegyliertes liposmales Doxorubicin (PLD).
    - Carboplatin + Paclitaxel + Bevacizumab über 6 und bis zu 8 Behandlungszyklen, danach Bevacizumab-Monotherapie bis zum Progress.
    - PLD + Trabectidin zeigte ein besseres PFS als PLD allein.
  - PARP-Inhibitoren:
    - Erhaltungstherapie: nach erneuter PR oder CR mit Niraparib, Olaparib oder Rucaparib. Entscheidung zwischen PARP-Inhibitoren nach NW-Profil und Pat.-Präferenz. Im Rezidiv muss für den Einsatz von Olaparib und Niraparib keine BRCA-Testung vorliegen.
    - Monotherapie: Bei BRCA-mutierten high-grade Ovarial-Ca mit 2 oder mehr platinhaltige Vortherapien, die nicht mehr für eine platinhaltige Rezidivtherapie geeignet sind, kann eine Monotherapie mit einem PARP-Inhibitor angeboten werden. Rucaparib (einzig zugelassene Substanz) wird aktuell aufgrund der Zwischenauswertung der ARIEL4-Studie nicht empfohlen. Olaparib ist für die 4. und 5. Therapielinie als Monotherapie in den USA zugelassen, jedoch keine Zulassung für Europa, auch wenn die SOLO3-Studiendaten (Phase III) mit einer signifikanten Verlängerung des PFS den Einsatz rechtfertigen.
- **Platinresistentes Ovarial-Ca** (Rezidiv innerhalb der ersten 6 Mon. nach Abschluss der platinhaltigen Chemotherapie) und **platinrefraktäres Ovarial-Ca** (kein Ansprechen auf die platinhaltige initiale Chemotherapie oder Progress innerhalb von 4 Wo. nach Ende der platinhaltigen Chemotherapie):
  - Keine Unterschiede der Therapieergebnisse zwischen Kombinations- und Monochemotherapie.
  - Empfohlene Monochemotherapien: Paclitaxel, Topotecan, PLD, Gemcitabin. Treosulfan ist Topotecan bzw. PLD unterlegen.
  - Bevacizumab kann in Kombination mit Paclitaxel, Topotecan oder PLD eingesetzt werden, wenn zuvor höchstens 2 Chemotherapien und keine Therapie mit einem VEGF-Inhibitor bzw. auf den VEGF-Rezeptor zielenden Substanzen verabreicht wurden. Hinweis auf PFS-Verlängerung.

Chirurgische Rezidivtherapie

Cave
Der Stellenwert der Rezidivchirurgie beim Ovarial-Ca ist noch nicht durch prospektive Studiendaten mit hohem Evidenzniveau belegt; retrospektive Daten sprechen für einen möglichen klinischen Nutzen. Ziel ist auch hier die makroskopische Komplettresektion (siehe platinsensitives Rezidiv).

Endokrine Therapie

Bei Pat. mit Low-Grade-Ovarial-Ca, die eine Chemotherapie strikt ablehnen oder bei denen diese aus Toxizitätsgründen nicht mehr zumutbar ist, kann trotz unzureichender Datenlage eine endokrine Therapie erwogen werden.

- In Frage kommen Tamoxifen, Aromatasehemmer und GnRH-Analoga.
- Objektive Ansprechraten liegen bei allen Substanzen im Bereich von 10 %, bei weiteren 20 % der Pat. kommt es zu einer Stabilisierung des Krankheitsverlaufs über mind. 4 Wo.

Allerdings besteht für keines der eingesetzten Medikamente eine Zulassung.

Strahlentherapie

In ausgewählten Fällen kann eine lokalisierte Strahlentherapie zur Symptomkontrolle eingesetzt werden.

20.1.13 Maligne Keimzelltumoren

Epidemiologie

- Keimzelltumoren entstehen aus den Primordialzellen des Ovars.
- Etwa 20 % aller Ovarialtumoren sind Keimzelltumoren.
  - > 95 % davon sind gutartige Neoplasien, insbes. gutartige zystische Teratome.
  - Maligne Keimzelltumoren des Ovars: selten (3–5 %).
    - Meist sehr aggressives Wachstum → frühzeitige, intensive Therapie nötig.
    - Medianes Alter bei Erstdiagnose: 16–20 J.

Pathologie

- Im biologischen Verhalten bestehen extreme, typenspezifische Unterschiede von langsam wachsenden, benignen zystischen Teratomen über metastasierungsfähige, aber i. d. R. nichtinvasiv wachsende solide Teratome bis hin zu hochaggressiven Teratokarzinomen.
- Häufigste histologische Typen:
  - Dysgerminom.
  - Teratom.
  - Entodermaler Sinustumor.
- Zu 30 % Mischformen.

Klassifikation/Stadieneinteilung

FIGO-Stadien-Klassifikation: entsprechend der für epitheliale Ovarial-Ca (▶ 20.1.2).

Klinik

Klinischer Verlauf und Therapie werden von Art und Anteil der am wenigsten differenzierten Komponente bestimmt:

- Völlegefühl
- Fremdkörpergefühl im Abdomen oder kleinen Becken
- Abdominale Schmerzen
- Dysurie
- Rektales Druckgefühl
- Akutes Abdomen bei Torsion oder Ruptur des Adnextumors (ca. 10 % der Fälle)

Diagnostik

Diagnostik analog anderer Adnextumoren (▶ 20.1.8). Immunhistochemischer Nachweis von Tumormarkern in Serum oder Gewebe → wichtig für Diagnostik, therapeutisches Management und Überwachung (▶ Tab. 20.6).

Therapie

Chirurgische Therapie

- Vollständige Tumorentfernung; adäquate Stadieneinteilung (Inspektion und Palpation der gesamten Abdominalhöhle, Peritonealzytologie).
- Nutzen der systematischen Lymphonodektomie bei unauffälligen LK ist nicht belegt.
- Erhalt der Fertilität: unilaterale Salpingo-Oophorektomie, ggf. organerhaltenden Tumorausschälung bei bilateralen Tumoren. Bei organüberschreitender oder disseminierter Erkrankung nach bioptischer Diagnosestellung neoadjuvante Chemotherapie, um fertilitätserhaltende Therapie zu ermöglichen.

Systemische Therapie

Therapie der Wahl:

- Stadium IA: einseitige Adnektomie. Keine adjuvante Chemotherapie bei Tumorfreiheit und normalen Tumormarkern, v. a. bei Dysgerminom oder reinem unreifen Teratom G1. Chemotherapie mit 2 Zyklen Cisplatin/Etoposid erwägen, v. a. bei unzuverlässigen Pat.
- > FIGO IC: max. 2 (IC1) bzw. max. 3 (IC2 und IC3) Zyklen platinbasierte Chemotherapie mit Platin, Etoposid und Bleomycin (PEB) oder Ifosfamid (PEI). FIGO IB: Chemotherapie diskutieren.

Tab. 20.6 Tumormarker bei Patientinnen mit malignen Keimzelltumoren des Ovars

Tumor	AFP	hCG	LDH	CA-125	CA 19-9	SCC
Dysgerminom	–	+/–	+/–	+/–	–	–
Endodermaler Sinustumor	+	–	+/–	+/–	–	–
Immatures Teratom	+/–	–	–	+/–	+/–	–
Chorion-Ca	–	+	–	+/–	–	–
Embryonales Karzinom	+/–	+	–	+/–	–	–
Reife Teratome mit Plattenepithel-Ca	–	–	–	–	+/–	+/–
Mischtumoren	+/–	+/–	–	+/–	–	–

- Fortgeschrittene Tumoren: neoadjuvante platinbasierte Chemotherapie (3–4 Zyklen, z. B. PEB oder PEI) → Resektion von Tumorresten und residualen Metastasen.
- Gestationale Keimzelltumoren (maligne Trophoblastentumoren): entsprechend Prognose-Score Chemotherapie nach dem MAC-Regime (MTX 15 mg i. v., Actinomycin D 0,5 mg i. v., Cyclophosphamid 3 mg/kg i. v., alle 14 d) oder EMACO-Regime (Etoposid 100 mg/m^2 i. v. an den Tagen 1 + 2, MTX 100 mg/m^2 als i. v. Bolus + 200 mg/m^2 i. v. über 12 h an Tag 1, Actinomycin D 350 µg/m^2 i. v. an den Tagen 1 + 2, Folinsäure 15 mg p. o. 24 h nach MTX, Cyclophosphamid 600 mg/m^2 i. v. und Vincristin 1,0 mg/m^2 i. v. jeweils an Tag 8 – alle 14 d).
- Mögliches Vorgehen bei Tumorpersistenz/Rezidiv:
  - Nach initialem Ansprechen auf Platin: TIP (Paclitaxel, Ifosfamid, Cisplatin), CR-Rate 60–70 %.
  - „Platinresistenz“: selten. Dann Gabe von Vincristin/Actinomycin D/Cyclophosphamid (VAC) oder Paclitaxel/Gemcitabin oder Hochdosis-Chemotherapie mit Carboplatin/Etoposid.
  - Im Anschluss an chemotherapeutische Behandlung chirurgische Resektion und eine ergänzende Strahlentherapie zur lokoregionalen Tumorkontrolle.

Nachsorge

- Monate 1–6: monatlich klinische Untersuchung, sonografischer Kontrolle und Bestimmung der Tumormarker AFP, HCG und CA-125; bei Teratom 3-monatlich
- Monate 6–24: 3-monatlich.
- Jahre 3–5: 6-monatlich.

Prognose

Durch die multimodale Therapie besteht heute für ca. 90 % der Pat. eine kurative Chance.

20.1.14 Stromazelltumoren

Epidemiologie

Stromazelltumoren bilden mit ca. 5–7 % der Diagnosen die drittgrößte Gruppe aller Ovarialtumoren.

- Prognostisch günstige Tumoren mit möglichem malignem Potenzial. Bei Diagnosestellung zu 90 % im Stadium I.
- Unterscheidung in adulte Granulosazelltumoren (Auftreten ab dem 3.–4. Lebensjahrzehnt) und die sehr viel selteneren juvenilen Formen (Auftreten in den ersten 2 Lebensdekaden). 10-JÜR für beide Subtypen: > 90 %. Spätrezidive beim adulten Typ allerdings nicht selten.

Pathologie

Stromazelltumoren entwickeln sich entweder aus dem gonadenspezifischen Stromagewebe oder aus dem undifferenzierten Mesenchym. Man unterscheidet:

- Gonadenspezifische Stromatumoren:
  - Weibliche Differenzierung des gonadalen Stromagewebes → Granulosazell- oder Thekazelltumoren

- Männliche Differenzierung → Sertoli-Leydig-Zell-Tumoren
- Vorliegen beider Differenzierungsformen → Gynandroblastome
- Undifferenzierte Mesenchymtumoren → Fibrome/Thekome
- Unklassifizierbare Tumoren.

Klinik

In ca. 80 % der Fälle finden sich endokrine Symptome, meist Zeichen einer Östrogenwirkung, aber auch Androgenisierung möglich.

Diagnostik

Entsprechend anderer Ovarialtumoren. Zusätzlich Hormonparameter i. S. (Östradiol, Testosteron, FSH und LH), Inhibin und Anti-Müller-Hormon als sensitive Serummarker für Granulosazelltumoren.

Therapie

Chirurgische Therapie

- Vollständige Tumorentfernung durch Salpingo-Oophorektomie; Inspektion und Palpation der gesamten Abdominalhöhle, Peritonealzytologie Nutzen der systematischen Lymphonodektomie bei unauffälligen LK ist nicht belegt.
- Junge Frauen: fertilitätserhaltende OP möglich.
- Ältere Pat.: wegen des häufig simultan auftretenden Endometrium-Ca auch Entfernung des Uterus. Bei Belassen des Uterus Hysteroskopie und Abrasio zum Ausschluss einer Endometriumhyperplasie oder eines Endometrium-Ca.
- Bei Tumoren mit malignem Potenzial (Granulosazelltumor, Sertoli-Leydigzell-Tumor G2/G3 oder Steroidzell-Tumor NOS): definitives operatives Staging analog Ovarial-Ca.
- Systemische Therapie.
- Nutzen adjuvanter Therapie bei kompletter Resektion nicht belegt. Ab Stadium IC oder bei Tumorrest platinhaltige Chemotherapie erwägen, z. B. PEB.

Strahlentherapie

Da Granulosazelltumoren strahlensensibel sind, kann in Einzelfällen auch die Strahlentherapie erwogen werden.

Nachsorge

Rezidive v. a. innerhalb der ersten 2 Jahre. Die Nachsorgeintervalle in den ersten 5 J. sind analog zum epithelialen Ovarial-Ca.

- **Vorgeschlagene Zeitintervalle:**
  - In den ersten 2 J. vierteljährlich.
  - 3.–5. J.: halbjährlich.
  - Ab dem 6. J.: jährlich, mind. 10 J., besser lebenslang bei Granulosazelltumoren.
- **Inhalte:**
  - Gynäkologische Untersuchung, Vaginalsonografie.
  - Bestimmung von Serum-Inhibin, Anti-Müller-Hormon, CA-125 oder ggf. auch anderer Parameter (z. B. Östradiol), wenn initial erhöht oder im Tumorgewebe nachgewiesen.
  - Somatische, psychosoziale und berufliche Rehabilitation.

- Symptomorientierte Hilfen (Hormonausfall, gastrointestinalen Störungen).
- Systemische Östrogen-Gestagen-Substitution möglich.
- Apparative Untersuchungen sind nur bei vorhandenen therapeutischen Konsequenzen indiziert.

Prognose

Ungünstige Prognosezeichen:

- Hohes Stadium
- Tumorgröße > 15 cm
- Ruptur
- Niedriger Differenzierungsgrad
- Hohe Mitosefrequenz
- Alter > 40 J.
- LK-Befall

20.1.15 Therapieschemata

▶ Tab. 20.7.

Tab. 20.7 Behandlungsschemata bei Ovarialtumoren

Zytostatika	Dosis	Applikationsart	Therapiezeitpunkt
Carboplatin + Paclitaxel (CP)			
Carboplatin	AUC 5	I.v. als Infusion über 1 h	Tag 1
Paclitaxel	175 mg/m² KOF	I.v. als Infusion über 3 h	Tag 1
• Evtl. zusätzlich **Bevacizumab** 15 mg/kg KG i.v., Tag 1 • Wdh. an Tag 22 • Prämedikation (Steroid, H_1- und H_2-Rezeptor-Blocker) erforderlich (allergische Reaktionen möglich)			
Carboplatin + Gemcitabin (CG)			
Carboplatin	AUC 4	I.v. als Infusion über 1 h	Tag 1
Gemcitabin	1 000 mg/m² KOF	I.v. als Infusion über 30 min	Tage 1, 8
• Evtl. zusätzlich Bevacizumab 15 mg/kg KG i.v., Tag 1 • Wdh. an Tag 22			
Carboplatin + pegyliertes liposomales Doxorubicin (PLD)			
Carboplatin	AUC 5	I.v. als Infusion über 1 h	Tag 1
PLD	30 mg/m² KOF	I.v. als Infusion über 30 min	Tag 1
Wdh. an Tag 29			
PARP-Inhibitoren			
Olaparib	2 × 300 mg (Tbl.)	P.o.	Tgl.
Niraparib	1 × 300 mg	P.o.	Tgl.
Rucaparib	2 × 600 mg	P.o.	Tgl.
Doxorubicin liposomal Monotherapie			
PLD	40–50 mg/m² KOF	I.v. als Infusion über 1 h	Tag 1
Wdh. an Tag 29			

Tab. 20.7 Behandlungsschemata bei Ovarialtumoren *(Forts.)*

Zytostatika	Dosis	Applikationsart	Therapiezeitpunkt
Topotecan Monotherapie			
Topotecan	1,25–1,5 mg/m² KOF	I. v. als Infusion über 30 min	Tage 1–5
Wdh. an Tag 22			
Treosulfan Monotherapie p. o.			
Treosulfan	1,5 g (6 Kps.)	P. o.	Tage 1–7
Wdh. an Tag 29			
Treosulfan Monotherapie i. v.			
Treosulfan	5 000–7 000 mg/m² KOF	I. v. als Infusion über 30 min	Tag 1
Wdh. an Tag 22			
Cisplatin + Etoposid + Bleomycin (PEB)			
Cisplatin	20 mg/m² KOF	I. v. als Infusion über 1 h	Tage 1–5
Etoposid	100 mg/m² KOF	I. v. als Infusion über 1 h	Tage 1–5
Bleomycin	30 mg absolut	I. v. als Bolus	Tage 1, 8, 15
• Wdh. an Tag 22 • 3–4 Zyklen			
Vincristin + Actinomycin D + Cyclophosphamid (VAC)			
Vincristin	1,5 mg/m² KOF (max. 2 mg absolut)	I. v. als Bolus	Tag 1
Actinomycin D	350 mg/m² KOF	I. v. als Kurzinfusion	Tage 1–5
Cyclophos-phamid	150 mg	I. v. als Bolus	Tage 1–5
• Wdh. an Tag 29 • 6 Zyklen			

Literatur

du Bois A, Reuss A, Pujade-Lauraine E, et al. Role of surgical outcome as prognostic factor in advanced epithelial ovarian cancer: a combined exploratory analysis of 3 prospectively randomized phase 3 multicenter trials: by the Arbeitsgemeinschaft Gynaekologische Onkologie Studiengruppe Ovarialkarzinom (AGO-OVAR) and the Groupe d'Investigateurs Nationaux Pour les Etudes des Cancers de l'Ovaire (GINECO). Cancer, 2009; 115 (6): 1234–1244.

Foo T, George A, Banerjee S. PARP inhibitors in ovarian cancer: An overview of the practice-changing trials. Genes Chromosomes Cancer, 2021 May;60(5):3 85–397.

Gershenson DM, Bodurka DC, Coleman RL et al. Hormonal maintenance therapy in women with low-grade serous cancer of the ovary or peritoneum. J Clin Oncol, 2017;35: 1103–1111.

Hartman LC, Lindor NM. The Role of Risk-Reducing Surgery in Hereditary Breast and Ovarian Cancer. N Engl J Med, 2016; 374: 454–468.

Ledermann J, Harter P, Gourley C, et al. Olaparib Maintenance Therapy in Platinum-Sensitive Relapsed Ovarian Cancer. N Engl J Med, 2012; 366: 1382–1392.

Moore K, Colombo N, Scambia G, et al. Maintenance Olaparib in Patients with newly diagnosed advanced ovarian cancer. N Engl J Med 2018 Dec27;379(26): 2495–2505.

Gesellschaft der epidemiologischen Krebsregister e. V. (GEKID) und des Zentrums für Krebsregisterdaten (ZfKD) im Robert-Koch-Institut, Krebs in Deutschland für

2017/2018. https://www.krebsdaten.de/Krebs/DE/Content/Publikationen/Krebs_in_Deutschland/krebs_in_deutschland_inhalt.html (letzter Zugriff 22.6.2023).
S3-Leitlinie Diagnostik, Therapie und Nachsorge maligner Ovarialtumoren. AWMF-Registernummer 032/035OL, Mai 2022. https://www.leitlinienprogramm-onkologie.de/leitlinien/ovarialkarzinom/ (letzter Zugriff 22.6.2023).
Sessa C, Schneider DT, Planchamp F, et al. ESGO-SIOPE guidelines for the management of adolescents and young adults with non-epithelial ovarian cancers. Lancet Oncol, 2020 Jul;21(7): e360–e368.
Winter-Roach BA, Kitchener HC, Lawrie TA. Adjuvant (post-surgery) chemotherapy for early stage epithelial ovarian cancer. Cochrane Database Syst Rev 3 (2012).

20.2 Zervixkarzinom

Antonia Busse und Jan Eucker

20.2.1 Epidemiologie

Seit 1971, dem Zeitpunkt der Einführung der Krebsfrüherkennung mittels zytologischer Abstriche, haben die Neuerkrankungen an Zervix-Ca deutlich abgenommen. Auch die Sterbefälle sind rückläufig. So lag die Mortalität an diesem Karzinom vor 30 J. noch mehr als doppelt so hoch.

- Neuerkrankungen 2019: 4 575
- Sterbefälle 2019: 1 597
- Relative Überlebensraten: 5 J. 65 %, 10 J. 61 %
- Mittleres Erkrankungsalter: 55 J.
- Höchste Erkrankungsraten (invasive Karzinome) zwischen 35 und 60 J.

20.2.2 Pathologie

Histologisch werden die Zervix-Ca wie folgt klassifiziert:

- Plattenepithel-Ca: 80 % der Zervix-Ca, meist HPV assoziiert
- Adeno-Ca: 15–20 %, HPV-assoziiert und HPV-neg. Karzinome, u. a.
  - Endometrioides Adeno-Ca
  - Klarzelliges Adeno-Ca (selten)
- Andere Entitäten: selten
  - Adenosquamöses Karzinom
  - Adenoid-zystisches Karzinom
  - Neuroendokrines Karzinom
  - Undifferenziertes Karzinom

20.2.3 Klassifikation/Stadieneinteilung

Grading

▶ Tab. 20.8.

Tab. 20.8 FIGO-Grading [Benedet et al. 2000]

Grading	Merkmale
1	Gut differenziert
2	Mäßig differenziert
3	Schlecht differenziert

TNM- und FIGO-Klassifikation

Die Stadieneinteilung des Zervix-Ca erfolgt nach Übereinkunft der FIGO „klinisch-diagnostisch". Die Definitionen entsprechen denen der TNM-Klassifikation (▶ Tab. 20.9). Die TNM-Klassifikation basiert auf histopathologisch gesicherten Daten. Die aktuellen Empfehlungen basieren noch auf der FIGO-Klassifikation von 2009, die hier dargestellt ist. Nach der neuen FIGO-Klassifikation von 2018 gelten paraaortale LK-Metastasen nicht mehr als Fernmetastasen, sondern als regionäre LK-Metastasen und werden nicht mehr als FIGO IVa sondern als FIGO IIIC klassifiziert.

20.2.4 Lokalisation und Ausbreitung

Präinvasive Läsionen

Die präinvasiven Läsionen der Zervix entwickeln sich in der sog. Transformationszone, dem Grenzbereich zwischen Platten- und Zylinderepithel.

Die präneoplastischen Läsionen werden als „zervikale intraepitheliale Neoplasien" (CIN) klassifiziert. Die CIN-Klassifikation berücksichtigt den Grad der Aufhebung der Schichten, das Vorkommen atypischer Zellen und die Anzahl der Mitosen, wobei drei Gruppen unterschieden werden:

- CIN I: geringgradige Dysplasie
- CIN II: mäßiggradige Dysplasie
- CIN III: hochgradige Dysplasie und Carcinoma in situ

Cave

Die Mehrzahl der präinvasiven Veränderungen zeigt im natürlichen Verlauf eine Regression. Die Progressionswahrscheinlichkeit ist vom HPV-Status abhängig.

Invasive Karzinome

Man unterscheidet:

- Frühe Stromainvasion: Überschreiten der Basalmembran und Eindringen von Tumorzellen in das subepitheliale Gewebe.
  Oberflächenkarzinome (Mikrokarzinome): Oberflächenausdehnung max. 7 mm, Invasionstiefe max. 5 mm.
- Wachstumsformen invasiver Karzinome:
  - Oberflächliches Ulkus der Ektozervix.
  - Exophytischer Tumor.
  - Endozervikal wachsender Tumor.
- Regionales Fortschreiten in
  - Vaginalgewölbe.
  - Parakolpium/Parametrium.
  - Blase/Rektum.
- Lymphatische Streuung in die regionären LK (parametrisch, iliakal intern und extern und präsakral). Der Befall paraaortaler LK gilt als Fernmetastasierung.
- Hämatogene Ausbreitung: selten.

Tab. 20.9 TNM- und FIGO-Klassifikation des Zervix-Ca [modifiziert nach der S3- Leitlinie 2022]

TNM-Stadien	FIGO-Stadien 2009	Merkmale
Primärtumor		
Tx		Primärtumor kann nicht beurteilt werden
Tis	0	Carcinoma in situ (intraepitheliales Karzinom = CIN 3)
T1	I	Karzinom begrenzt auf den Gebärmutterhals
T1a	IA	Ausschließlich mikroskopisch zu diagnostizieren
T1a1	IA1	Mikroskopisch: Tumor mit Stromainvasion von ≤ 3 mm und ≤ 7 mm in größter horizontaler Ausdehnung
T1a2	IA2	Mikroskopisch: Tumor mit Stromainvasion von ≤ 5 mm und ≤ 7 mm in größter horizontaler Ausdehnung
T1b	IB	Makroskopisch sichtbare Läsion, auf die Zervix begrenzt, oder mikroskopische Läsion größer als im Stadium IA
T1b1	IB1	Makroskopisch erkennbare Läsion, ≤ 4 cm in größter Ausdehnung
T1b2	IB2	Makroskopisch erkennbare Läsion, > 4 cm in größter Ausdehnung
T2	II	Zervix-Ca infiltriert über den Uterus hinaus, aber nicht bis zur Beckenwand und nicht bis zum unteren Drittel der Vagina
T2a	IIA	Ohne Infiltration der Parametrien
T2a1	IIA1	Ohne Infiltration der Parametrien und ≤ 4 cm in größter Ausdehnung
T2a2	IIA2	Ohne Infiltration der Parametrien und > 4 cm in größter Ausdehnung
T2b	IIB	Mit Infiltration des Parametriums
T3	III	Infiltration bis zur Beckenwand und/oder zum unteren Drittel der Vagina und/oder verursacht eine Hydronephrose oder eine stumme Niere
T3a	IIIA	Infiltration des unteren Drittels der Vagina, keine Ausbreitung zur Beckenwand
T3b	IIIB	Infiltration bis zur Beckenwand und/oder Hydronephrose oder stumme Niere
T4	IV	Infiltration von Blase oder Rektum oder Überschreitung des kleinen Beckens und/oder Fernmetastasierung
T4	IVA	Infiltration von Blase oder Rektum und/oder Überschreitung des kleinen Beckens
T4	IVB	Fernmetastasierung
Regionäre Lymphknoten		
Nx		Keine Aussagen zu regionären LK-Metastasen möglich
N0		Keine Metastasen in den regionären LK
pN1	IVa	Metastasen in den pelvinen LK
Fernmetastasen		
M0		Keine Fernmetastasen nachweisbar
pM1	IVa	Metastasen in paraaortalen LK
M1	IVb	Tumor mit Fernmetastasierung einschließlich Metastasen in nicht-regionären LK (z. B. paraaortal)

20.2.5 Risikofaktoren

- Hauptrisikofaktoren sind Infektionen mit humanen high-risk Papillomaviren (HPV), insbes. mit den HPV-Typen 16, 18, 31, 33, 45, 51, 52 und 56.
  - HPV-DNA lässt sich nachweisen bei
    - 50 % aller schweren Dysplasien,
    - 80 % der CIN-III-Läsionen (Carcinomata in situ) und
    - 90 % der invasiven Plattenepithel-Ca.
  - Das Erkrankungsmuster entspricht dem einer sexuell übertragbaren Erkrankung: Zervix-Ca werden bei Frauen ohne sexuelle Kontakte nicht gefunden.
- Weitere Risikofaktoren:
  - Rauchen.
  - Genitale Infektionen (z. B. Herpes genitalis, Chlamydien, Gonokokken).
  - Früher Beginn der sexuellen Aktivität (< 14. Lj.).
  - Häufig wechselnde Geschlechtspartner (> 4 in 10 J.).
  - Langzeiteinnahme von oralen Kontrazeptiva.
  - Hohe Parität.
  - Immunsuppression.
  - Mangelnde Sexualhygiene.
  - Niedriger sozialer Status.

20.2.6 Prävention und Früherkennung

- **Primäre Prävention:**
  - Impfung mit dem Gardasil 9® bzw. Cervarix® gegen HPV16/18.
    - Die STIKO empfiehlt eine Impfung für alle Mädchen und Jungen zwischen 9 und 14 J.
    - Die FDA empfiehlt darüber hinaus eine Impfung aller Erw. mit Gardasil 9® zwischen 27 und 45 J. zur Prävention HPV-assoziierter Neoplasien.
  - Benutzung von Kondomen.
  - Sexuelle Abstinenz.
- **Sekundäre Prävention:** seit 1.1.2020 organisiertes Screening-Programm:
  - ab 20. Lj jährliche klinische und zytologische Untersuchung des Gebärmutterhalses, ggf. gefolgt von HPV-Test und Abklärungskolposkopie
  - Ab 35. Lj. alle 3 J. Ko-Test bestehend aus zytologischer Untersuchung und HPV-Test sowie in den 2 Jahren zwischen den Ko-Tests jährliche gynäkologische Untersuchung.
  - Bei auffälligen Befunden ist eine gezielte kolposkopische Biopsie zu entnehmen.

20.2.7 Klinik

- Zervix-Ca bilden sich i. d. R. völlig unauffällig und ohne Schmerzen.
- Gelegentlich treten leichte Schmierblutungen auf.
- Beim Geschlechtsverkehr können Kontaktblutungen auftreten.
- Größere Tumoren können geschwürig zerfallen. Dies führt zu fleischwasserfarbigem, süßlich riechendem Scheidenausfluss.
- Unbehandelt wächst der Tumor in Harnblase, Harnleiter, Mastdarm und andere Strukturen des kleinen Beckens ein. Folgeerscheinungen: Nierenstauung, Lymphödemen der Beine.

20.2.8 Diagnostik

- Bimanuelle Tastuntersuchung (vaginal und rektal).
- Spekulumuntersuchung mit Bestimmung der vaginalen Tumorgrenzen.
- Kolposkopie von Vagina und Portio uteri durch kolposkopisch gezielte Gewebeentnahme bei auffälligem Befund oder makroskopisch sichtbarem Tumor.
- Kürettage der Zervix bei endozervikalem Prozess und Biopsiegewinnung.
- Transvaginale Sonografie zur Ausbreitungsdiagnostik.
- Sonografie von Nieren und Leber zur Ausbreitungsdiagnostik.
- Zysto- und Rektoskopie zum Ausschluss eines Tumoreinbruchs in Harnblase und/oder Rektum.
- MRT ab FIGO-Stadium ≥ IB zur Feststellung
  - der genauen Tumorgröße,
  - der Tumorausbreitung im kleinen Becken,
  - seiner Beziehung zu den Nachbarorganen und
  - seiner Eindringtiefe.
- CT-Thorax, Abdomen/Becken mind. ab Stadium FIGO IB2 zur Erfassung des präop. Status sowie von Fernmetastasen.
- FDG-PET: Bei hohen Kosten ist der zusätzliche Informationsgewinn nicht ausreichend belegt.

Cave
Das prätherapeutische Staging des Zervix-Ca (entsprechend der FIGO-Klassifikation) ist ganz entscheidend von der klinischen Erfahrung des Untersuchers abhängig.

- Präop. Laboruntersuchungen:
  - Blutbild.
  - Elektrolytstatus.
  - Gerinnungsstatus.
  - Kreatinin-Clearance.
  - Transaminasen, AP und γ-GT.
  - Urinstatus.
- Im Einzelfall nützliche Laboruntersuchungen:
  - Tumormarker: bei Plattenepithel-Ca SCC (Squamous Cell Carcinoma Antigen), bei Adeno-Ca CEA bzw. CA-125.
  - Seitengetrennte Clearance zum Ausschluss einer stummen Niere.

20.2.9 Therapie

Therapieplanung

- Therapieformen:
  - Operative Verfahren.
  - Radiotherapie bzw. kombinierte Radiochemotherapie (RCT).
  - Chemotherapie.
- Für die Therapiewahl müssen berücksichtigt werden:
  - Bei jungen Pat.: bestehender Kinderwunsch.
  - Bei älteren Pat.:
    - AZ.
    - Lebenssituation der Pat.

20

– Stadium der Erkrankung.
– Therapiebedingte Risiken.

Chirurgische Therapie

Konisation

Die Konisation sollte als Messerkonisation, mit der elektrischen Schlinge (Loop Excision) oder als Laserkonisation erfolgen. Sie dient der In-sano-Enfernung von prämalignen oder mikroinvasiven Läsionen.

Trachelektomie

- Einfache Trachelektomie in den FIGO-Stadien IA1 und IA2 ohne Risikofaktoren.
- Die radikale Trachelektomie (Entfernung von ⅔ des Gebärmutterhalses und der Hälfte des Endometriums mit pelviner LK-Exstirpation) mit Permanent-Cerclage ermöglicht eine fertilitätserhaltende Therapie bei Pat. mit Plattenepithel- oder Adeno-Ca der Zervix im Stadium FIGO IA1 L1 V0, Stadium IA2 V0 oder Stadien IB1 und IIA1 V0 < 2 cm und Kinderwunsch (Schwangerschaftsrate: 24 – 66 %, Entbindung per Sectio).

Hysterektomie und Lymphonodektomie

- In den Stadien ≤ FIGO-Stadium IIA (cM0 und V. a. pN0) wird die OP empfohlen.
- Die radikale Hysterektomie ist die klassische OP-Technik. Sie wird nach der Klassifikation von Piver-Ruthledge durchgeführt. Bei postmenopausalen Pat. mit makroinvasivem Karzinom erfolgt zusätzlich eine beidseitige Adnektomie.
- Stadienabhängige Klassifikation nach Piver-Ruthledge:
  - Piver I: extrafasziale Hysterektomie.
  - Piver II: modifiziert-radikale Hysterektomie (extrafasziale Hysterektomie mit Resektion der Parametrien medial der Ureteren).
  - Piver III: „klassische" radikale Hysterektomie.
  - Piver IV: erweiterte radikale Hysterektomie: wie Piver III, jedoch mit kompletter Herauslösung der Ureteren aus dem Lig. pubovesicale, Resektion der A. vesicalis sup., Resektion von bis zu ¾ der Vagina.
  - Piver V:
    – Zusätzliche Resektion von Teilen der Blase und des distalen Ureters mit Ureterneuimplantation.
    – Bei Befall der Blase kann eine vordere bzw. bei Befall des Rektums eine hintere Exenteration erforderlich sein. Bei Befall beider Organe müssen Blase und Rektum im Sinne einer vollständigen Exenteration entfernt werden. In gleicher Sitzung erfolgt die Rekonstruktion der Harnableitung und des Beckenbodens.

Strahlentherapie

Primäre Radio(chemo)therapie

Ind.: nach operativem Staging bei folgenden Situationen:

- Histologisch nachgewiesene pelvine und/oder paraaortale LK-Metastasen bzw. bereits präop. ≥ 3 bekannte Risikofaktoren (z. B. L1, V1, G3), um eine unimodale Therapie zu gewährleisten
- Inoperabilität
- Wunsch der Pat.

Verfahren:

- Primäre Radiotherapie:
  - Kombination einer intrakavitären Kontakt- mit einer perkutanen Hochvoltbestrahlung.
  - Lokale Kontakttherapie:
    – Durch die anatomischen Verhältnisse erzielt die Kontakttherapie eine hohe Strahlendosis am Tumor, während Blase, Rektum und Ureteren nur gering belastet werden. Sie wird überwiegend mit dem HDR-(High-Dose-Rate-)Afterloading-(Nachlade-)Verfahren mit Iridium-192 durchgeführt.
    – Sie ist fester Bestandteil der Behandlung der Stadien I–III. Im Stadium IV muss individuell entschieden werden.
- Radiochemotherapie (RCT):
  - Kombination von Strahlen- und gleichzeitiger cisplatinhaltiger Chemotherapie führt zu deutlich besseren Heilungsergebnissen als eine alleinige Radiotherapie.
  - Bestehen keine KI gegen Cisplatin (z. B. Niereninsuffizienz), ist die simultane RCT ab Stadium IB2 als Standard anzusehen.
    – Bestrahlungszeit 8 Wo.; Strahlendosis ca. 50–60 Gy.
    – Bestrahlungsvolumen: makroskopisch sichtbarer Tumor + regionäre Lymphabflusswege bis zur A. iliaca communis. Obere Feldgrenze LWK 4/5, untere Unterkante der Foramina obturatoria bzw. bei vaginalem Befall 3 cm distal der unteren Tumorgrenze.

Postoperative Bestrahlung

- Adjuvante Radio(chemo)therapie (▶ 20.2.12) inklusive Lymphabflussgebiete des histologisch nachgewiesenen Bereichs sollte durchgeführt werden bei
  - pN1 (pelvine LK) oder R1 oder ≥ 3 Risikofaktoren (L1, V1, tiefe Stromainvasion, Tumorgröße > 4 cm sowie Grading G3, falls 2 weitere Risikofaktoren vorliegen),
  - pM1 (paraaortale LK).
- Pos. Einfluss auf Lokalrezidivraten, krankheits- und metastasenfreies Überleben sowie OS bisher jedoch nicht gesichert. Individuelle Entscheidung bei pN0, R0, 1 oder 2 Risikofaktoren (L1, V1, tiefe Stromainvasion, Tumorgröße > 4 cm).

Systemische Therapie

Neoadjuvante Systemtherapie

Bei Pat. mit lokal fortgeschrittenem Zervix-Ca kann bei Risikopatientinnen eine platinhaltige neoadjuvante Chemotherapie eingesetzt werde. Dosierung und Dosisdichte der cisplatinhaltigen Therapie scheinen für den Nutzen der Behandlung ausschlaggebend zu sein.

Adjuvante Systemtherapie

Der Einsatz einer adjuvanten Chemotherapie ohne Bestrahlung konnte bisher keine therapeutischen Vorteile erbringen. Die kombinierte RCT mit Cisplatin ist Standard.

Palliative Chemotherapie

- Der Einsatz der platinbasierten Kombinationschemotherapie in fortgeschrittenen Stadien und in der Rezidivsituation stellt eine etablierte Therapieoption dar. Im vorbestrahlten Bereich ist die Wirkung geringer. Sie sollte, wenn möglich, mit Bevacizumab und/oder mit PD-1-Blockade kombiniert werden.
- Monochemotherapien gehen mit nur kurzen Remissionsdauern einher.

Stadienabhängige Therapie

Karzinomvorstufen

▶ Abb. 20.2.

- CIN I
  - Ektozervix betroffen (gesichert durch Kolposkopie):
    - Kontrolle im Abstand von 6 Mon.
    - Persistenz und ektozervikaler Sitz: Biopsie und CO_2-Laser-Vaporisation
  - Endozervikaler Sitz: großzügige Ind. zur Konisation.
- CIN II:
  - Im Abstand von 6 Mon. kolposkopische und zytologische Kontrolle
  - Bei Persistenz über 1 J.: Therapie wie bei CIN III
- CIN III: Konisation oder Schlingenexzision notwendig

Invasive Karzinome: FIGO-Stadien I–IV

- Die Therapie richtet sich nach dem FIGO-Stadium und dem Vorhandensein von Risikofaktoren.
- Als Risikofaktoren gelten: Lymphangiosis (L1), R1, G3 (fragliche Bedeutung und nur in Kombination mit 2 weiteren Risikofaktoren), neuroendokrines Karzinom, Tumor > 4 cm, intraop. Befund pN1 bzw. histologisch pos. LK-Metastase.

FIGO-Stadium IA1 ohne mehrere Risikofaktoren

- Konisation mit Zervixkürettage (in sano) bei Kinderwunsch, bei R1 Wdh. oder Trachelektomie
- Nach abgeschlossener Familienplanung bzw. bei besonderem Sicherheitsbedürfnis der Pat.: einfache Hysterektomie
- Bei L1: Sentinel-Lymphonodektomie

FIGO-Stadium IA1 mit 2 Risikofaktoren (RF), IA2 mit bis zu 1 RF

- Bei histologisch neg. LK (pelvin) nach operativem Staging mittels Sentinel-Lymphonodektomie: Hysterektomie (mit Adnektomie bds., wenn postmenopausal) ohne Resektion der Parametrien; bei Kinderwunsch Konisation/Trachelektomie.

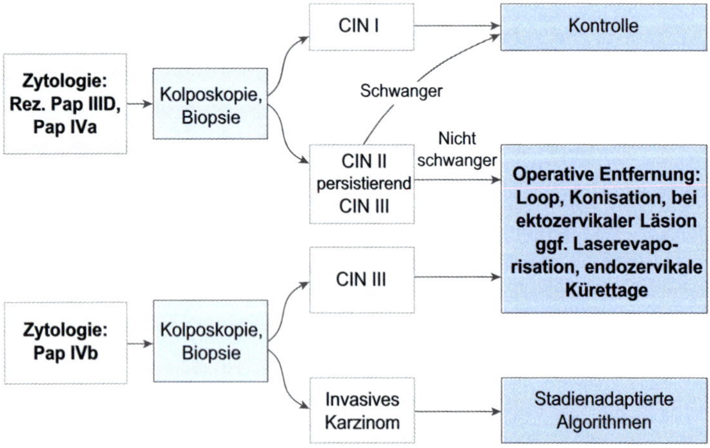

Abb. 20.2 Therapie der Vorstufen des Zervix-Ca. Rez. = Rezidiv [L157]

- Nach abgeschlossener Familienplanung bzw. bei besonderem Sicherheitsbedürfnis der Pat.: einfache Hysterektomie.
- Bei mehreren Risikofaktoren und/oder bei tumorbefallenen Sentinel-LK oder pelvinen LK-Metastasen: paraaortale Lymphonodektomie (operatives Staging) gefolgt von RCT im histologisch nachgewiesenem Ausbreitungsfeld. Makroskopisch tumorbefallene pelvine und/oder paraaortale LK sollten vorher entfernt werden.

FIGO-Stadium IA2 mit 2 Risikofaktoren, IB1 und IIA1

- Bei neg. LK (pelvon) nach operativem Staging und bei Tumoren < 2 cm ohne Risikofaktoren: radikale Hysterektomie (mit Adnektomie bds., wenn postmenopausal) mit Resektion der medialen Hälfte der Parametrien (Piver II) mit tumorfreiem Resektionsrand der Scheidenmanschette (IIA1)
- Bei mehreren Risikofaktoren und/oder bei tumorbefallenen Sentinel-LK oder pelvinen LK-Metastasen: wie bei FIGO-Stadium IA1 mit zwei Risikofaktoren
- Bei Inoperabilität oder Wunsch der Pat.: RCT
- Bei Kinderwunsch und Tumoren < 2 cm ohne Risikofaktoren und ohne Befall pelviner LK nach operativem Staging: radikale Trachelektomie mit prophylaktischer Permanent-Cerclage; sekundäre Hysterektomie nach abgeschlossener Familienplanung

FIGO-Stadium IB2, IIA2, IIB mit max. 2 Risikofaktoren

- Bei neg. LK (pelvin) nach operativem Staging: radikale Hysterektomie (mit Adnektomie bds., wenn postmenopausal oder bei Adeno-Ca) Typ Piver III mit tumorfreiem Resektionsrand der Scheidenmanschette
- Bei mehreren Risikofaktoren und/oder bei tumorbefallenen Sentinel-LK oder pelvinen LK-Metastasen: wie bei FIGO-Stadium IA1 mit 2 Risikofaktoren
- Bei Scheidenbefall: (partielle) radikale Kolpektomie mit tumorfreiem Resektatrand
- Bei Inoperabilität oder Wunsch der Pat. sowie bevorzugt bei IIB: RCT.

FIGO-Stadium III

Simultane RCT nach operativem Staging. Operative Entfernung makroskopisch tumorbefallenen pelvinen und/oder paraaortalen LK vor Radio(chemo)therapie.

FIGO-Stadium IV

- FIGO IVA: RCT. In ausgesuchten Fällen ist auch die primäre Exenteration zu erwägen.
- FIGO IVB: Bei disseminierter Metastasierung palliative medikamentöse Therapie.
  - Chemotherapie: im vorbestrahlten Bereich geringere Wirkung.
  - Standard: platinhaltigen Kombinationschemotherapie: Cisplatin/Paclitaxel oder Topotecan/Paclitaxel, alternativ Cisplatin/Topotecan
    – Wenn möglich mit simultaner Verabreichung von Bevacizumab (OS und PFS-Vorteil bei allerdings erhöhter NW-Rate, keine Zulassung für die Kombination mit Cisplatin/Topotecan).
    – Bei PD-L1-pos. Tumoren (CPS ≥ 1) in Kombination mit Pembrolizumab (mit oder ohne Bevacizumab); PFS und OS-Vorteil.
    – Bei KI für Cisplatin kann Carboplatin (AUC 5 alle 3 Wo.) eingesetzt werden.
  - Zweitlinie: kein etablierter Standard.
    – Cemiplimab: off-lable, OS-Vorteil unabhängig vom PD-L1-Status.
    – Monochemotherapien ohne OS-Benefit gegenüber Best Supportive Care: Nab-Paclitaxel, Vinorelbin, Ifosfamid, Topotecan, Pemetrexed, Irinotecan.
  - Bei einer isolierten Metastase sollte jedoch die Option einer lokalen Therapie (z. B. OP, lokalen Bestrahlung) interdisziplinär diskutiert werden.

20.2.10 Nachsorge

Cave
Der Nutzen einer strukturierten Nachsorge in Bezug auf eine Reduktion der Mortalität ist bisher nicht erwiesen.

- Ziele:
  - Frühzeitige Erkennung von Rezidiven
  - Gewährleistung von Unterstützung bei therapie- bzw. krankheitsbedingten Folgeproblemen und der psychosozialen Bewältigung der Krebsdiagnose
- Inhalte:
  - Ausführliche und strukturierte Anamnese
  - Gründliche gynäkologische und internistische Untersuchung
  - Nur bei klinischem Hinweis oder Symptomen apparative Diagnostik
  - Keine routinemäßige Kontrolle von Tumormarkern
- Diagnostik ohne Rezidivverdacht:
  - Gynäkologische Spiegel- und Tastuntersuchung (vaginal/rektal): wichtigste Form der Suche nach einem Rezidiv (durch Inspektion, Kolposkopie, Zytologie und Palpation bei der gynäkologischen Untersuchung wesentlich früher zu diagnostizieren als mit sonstigen bildgebenden Verfahren)
  - Sonografie der ableitenden Harnwege: frühzeitige Erkennung eines Harnaufstaus
  - Bestimmung von Tumormarkern: im Rahmen der Nachsorge nur dann sinnvoll, wenn Konzentrationen bei Primärdiagnose erhöht waren
- Erweiterte Diagnostik bei Rezidivverdacht:
  - Lokalbefund: gynäkologische Untersuchung, Vaginal-Sonografie, MRT-Becken (Beurteilung der Beziehung des Tumors zu anderen Organen), Zysto- und Rektoskopie
  - Ausschluss von Fernmetastasen: Ganzkörper-CT
  - Histologische Sicherung von Lokalrezidiv oder Metastasen
- Intervalle:
  - Während der ersten 3 J.: vierteljährlich
  - 4.–5. J.: halbjährlich
  - Anschließend jährlich

20.2.11 Prognose

Prognosefaktoren:
- FIGO-Stadium
- Tumorgröße
- LK-Status
- Histologischer Tumortyp
- Grading
- Schmaler oder nicht beurteilbarer Absetzungsrand

20.2.12 Therapieschemata

▶ Tab. 20.10.

Tab. 20.10 Therapieschemata bei Zerivix-Ca

Zytostatika	Dosis	Applikationsart	Therapiezeitpunkt
Cisplatin-Monotherapie			
Cisplatin[1]	50–75 mg/m² KOF	I.v. als Infusion über 1 h	Tag 1
Wdh. an Tag 22			
Cisplatin/Paclitaxel			
Paclitaxel	175 mg/m² KOF oder 135 mg/m² KOF	I.v.	Tag 1
Cisplatin[1]	50 mg/m² KOF	I.v. als Infusion über 1 h	Tag 2
• Evtl. zusätzlich Bevacizumab 15 mg/kg KG i.v., Tag 1 • Evtl. zusätzlich Pembrolizumab 200 mg an Tag 1 • Wdh. an Tag 22			
Topotecan/Paclitaxel			
Paclitaxel	175 mg/m² KOF oder 135 mg/m² KOF	I.v.	Tag 1
Topotecan	0,75 mg/m² KOF	I.v. als Infusion über 30 min	Tage 1–3
• Evtl. zusätzlich Bevacizumab 15 mg/kg KG i.v., Tag 1 • Evtl. zusätzlich Pembrolizumab 200 mg an Tag 1 • Wdh. an Tag 22			
Cisplatin, Topotecan [Long et al. 2005]			
Cisplatin[1]	50 mg/m² KOF	I.v. als Infusion über 1 h	Tag 1
Topotecan	0,75 mg/m² KOF	I.v. als Infusion über 30 min	Tage 1–3
Wdh. an Tag 22			
Cisplatin (kombinierte RCT)			
Cisplatin[1]	40 mg/m² KOF	I.v. als Infusion über 1 h	Wöchentlich
• Perkutane Strahlenbehandlung in Kombination mit intrauteriner Brachytherapie • Simultane Chemotherapie in der 1.–6. Wo.			
[1] Adäquat hydrieren, Kreatinin-Clearance beachten			

Literatur

Colombo N, Dubot C, Lorusso D, et al. Pembrolizumab for Persistent, Recurrent or Metastatic Cervical Cancer. N Engl J Med, 2021; 385: 1856–1867.

Crosbie EJ, Einstein MH, Kitchener HC, et al. Human papillomavirus and cervical cancer. Lancet, 2013; 382: 889–899.

Green J, Kirwan J, Tierney J et al. Concomitant chemotherapy and radiation therapy for cancer of the uterine cervix. Cochrane Database Syst Rev, 2001; CD002225.

Kurman RJ, Carcangiu ML, Herrington CS (eds.). WHO Classification of Tumours of the Female Genital Tract. ed. R.H. Young. Lyon: IARC Press; 2014. S. 169–206.

Leitlinienprogramm Onkologie: S3-Leitlinie Diagnostik, Therapie und Nachsorge der Patientin mit Zervixkarzinom. September 2022. https://www.leitlinienprogramm-onkologie.de/leitlinien/zervixkarzinom/ (letzter Zugriff 22.6.2023).

Long III HJ. Management of Metastatic Cervical Cancer: Review of the Literature. J Clin Oncol, 2007; 25: 2966–2974.

Peters WA 3rd, Liu PY, Barrett RJ 2nd et al. Concurrent chemotherapy and pelvic radiation therapy compared with pelvic radiation therapy alone as adjuvant therapy after radical surgery in high-risk early-stage cancer of the cervix. J Clin Oncol, 2000; 18: 1606–1613.

Piver MS, Rutledge F, Smith JP. Five classes of extended hysterectomy for women with cervical cancer. Obstet Gynecol; 1974; 44(2): 265–272.
Robert Koch Institut. Bericht zum Krebsgeschehen in Deutschland 2016. Gebärmutterhalskrebs (C53), Kap. 2.14, p72–76.
Tewari KS, Monk BJ, Vergote I, et al. A. Survival with Cemiplimab in Recurrent Cervical Cancer. N Engl J Med, 2022; 386: 544–555.

20.3 Endometriumkarzinom

Jan Eucker und Antonia Busse

20.3.1 Epidemiologie

- Neuerkrankungen in Deutschland 2016: 11 090
- Sterbefälle 2016: 2 600
- Mittleres Erkrankungsalter: 68 J.
- Erkrankungsgipfel: 65–70 J.
- Vierthäufigstes Malignom der Frau
- Inzidenz in der westlichen Welt höher als in Afrika und Asien
- Histologie: meist endometriale Adeno-Ca

20.3.2 Pathologie

Hyperplasien des Endometriums sind häufig. Hyperplasien mit Atypien sind als Präkanzerosen einzustufen. Endometrioide Karzinome sind am häufigsten anzutreffen (80–90 %). Sie gelten zusammen mit den muzinösen Karzinomen als Niedrigrisiko-, serös-papilläre, klarzellige und undifferenzierte Karzinome als Hochrisiko-Tumoren.

Histopathologische Klassifizierung:
- Endometrioides Adeno-Ca
- Endometrioides Adeno-Ca-Varianten
  - Sekretorische Variante
  - Flimmerzellvariante
  - Villoglanduläre Variante
  - Variante mit plattenepithelialer Differenzierung
- Muzinöses Adeno-Ca
- Seröses Adeno-Ca
- Klarzelliges Adeno-Ca
- Gemischtes Karzinom
- Undifferenziertes Karzinom
  - Monomorpher Typ
  - Dedifferenzierter Typ
- Neuroendokrine Tumoren
  - Gut differenzierter neuroendokriner Tumor (Karzinoid)
  - Schlecht differenziertes kleinzelliges neuroendokrines Karzinom
  - Schlecht differenziertes großzelliges neuroendokrines Karzinom

Das Endometrium-Ca wird vereinfacht in 2 Typen eingeteilt:
- Typ I (östrogenabhängiges endometrioides Adeno-Ca mit guter Prognose)
- Typ II (östrogenunabhängiges seröses, klarzelliges Karzinom mit schlechterer Prognose)

20.3.3 Klassifikation/Stadieneinteilung

TNM-/FIGO-Klassifikation

▶ Tab. 20.11.

Der histologische Befund eines Hysterektomiepräparats sollte folgende Informationen enthalten:

- Histologischer Typ nach WHO (bei gemischten Tumoren Komponenten in %)
- Grading
- Größe (pT)
- Lymph- oder Blutgefäßeinbrüchen (L- und V-Status)
- Perineuralscheideninfiltraten (Pn-Status)
- Invasionstiefe im Verhältnis zur Myometriumdicke in cm/mm
- Dreidimensionale Tumorgröße in cm/mm
- Bei vorliegender Scheideninfiltration metrische Angabe des minimalen Abstands zum vaginalen Resektionsrand
- R-Klassifikation nach UICC

Grading

Das Grading ist abhängig vom histologischen Tumortyp.

Tab. 20.11 Zusammenschau von TNM und FIGO

TNM-Kategorie	FIGO-Stadien	Definition
Tx		Primärtumor kann nicht beurteilt werden
T0		Kein Anhalt für Primärtumor
T1	I	Tumor begrenzt auf Corpus uteri
T1a	IA	Tumor begrenzt auf Endometrium oder infiltriert weniger als die Hälfte des Myometriums
T1b	IB	Tumor infiltriert die Hälfte oder mehr des Myometriums
T2	II	Tumor infiltriert das Stroma der Zervix, breitet sich jedoch nicht jenseits des Uterus aus
T3 und/oder N1	III	Lokale und/oder regionäre Ausbreitung wie nachfolgend beschrieben
T3a	IIIA	Tumor befällt Serosa und/oder Adnexe (direkte Ausbreitung oder Metastasen)
T3b	IIIB	Vaginal- oder Parametriumbefall (direkte Ausbreitung oder Metastasen)
N1	IIIC	Metastasen in Becken- und/oder paraaortalen LK
	IIIC1	Metastasen in Becken-LK
	IIIIC2	Metastasen in paraaortalen LK
T4	IVA	Tumor infiltriert Blasen- und/oder Rektumschleimhaut
M1	IVB	Fernmetastasen, einschließlich intraabdomineller Metastasen (ausgenommen Metastasen in Vagina, Beckenserosa oder Adnexen, einschließlich Metastasen in inguinalen und anderen intraabdominalen LK als paraaortalen und/oder Becken-LK)

- Endometrioide und muzinöse Karzinome werden nach FIGO entsprechend dem Anteil solider, nicht-plattenepithelialer Areale graduiert:
  - G1-Karzinome: <5 %.
  - G2-Karzinome: 6–50 %.
  - G3-Karzinome: > 50 %.
  - Bei Vorkommen hochgradiger zellulärer Atypien kommt es zu einer Höhergraduierung um jeweils einen Grad.
- Seröse und klarzellige Karzinome sind ebenso wie Karzinosarkome per definitionem G3.

Immunhistochemie/Mutationsanalyse

- Die L1CAM-(„L1 neuronal cell adhesion molecule"-)Expression hilft, die Prognose des frühen Endometrium-Ca einzuschätzen: L1CAM-neg. Typ-I-FIGO-I-Tumoren haben eine gute Prognose, L1CAM-pos. eine ungünstige.
- Beim serösen Karzinom sollte wegen des möglichen Einsatzes von Trastuzumab eine HER2-Bestimmung erfolgen.
- Jedes primäre Endometrium-Ca soll auf Vorliegen einer MSI bzw. eines MMR-Defekts untersucht werden.
- P53-Mutation: schlechte Prognose.
- POLE-Mutationen: Bei G3 oder bei intermediate, high intermediate und high risk Endometrium-Ca soll eine Mutationsanalyse der Exonuclease-Domäne von POLE durchgeführt werden.

Molekulare Subtypen

Man unterscheidet 4 molekulare Subtypen des Endometrium-Ca
- POLE-mutiert
- Abnormales P53
- MMR-defizient
- No special molecular type

Die Bedeutung der 4 Subtypen für die Therapie ist nur teilweise definiert. Sie ermöglichen in erster Linie, das Metastasierungs- und Lokalrezidivrisiko abzuschätzen. P53-Mutationen gehen mit der ungünstigsten Prognose einher.

20.3.4 Lokalisation und Ausbreitung

- Ausgangsort: häufig Fundus uteri mit exophytischem Wachstum in das Cavum uteri und/oder entlang der Tuben.
- LK-Befall abhängig von FIGO-Stadium, Grading, histologischem Typ, Lokalisation und Tiefe der Myometriuminfiltration.
- Lymphatische Ausbreitung erfolgt in pelvine, inguinale und paraaortale LK.

Cave

Bei tumorfreien pelvinen LK sehr geringe Wahrscheinlichkeit einer Ausbreitung in andere LK-Stationen.

- Fernmetastasen: selten in Lunge, Pleura, Vagina, Knochen, Leber, ZNS, Haut.

20.3.5 Risikofaktoren

- Lange Dauer der Östrogenexposition:
  - Frühes Menarchealter
  - Späte Menopause.
  - Nullipara
  - Lange Hormonersatztherapie (HET) mit Östrogenen als Monotherapie
  - Verwendung von Progesteron oder Dydrogesteron im Rahmen einer kontinuierlich kombinierten und einer sequenziellen Hormontherapie > 5 J.
  - Ovarielle Stimulationstherapie
- Erkrankungen der Eierstöcke: polyzystischen Ovarien
- Bei hormonabhängigen Tumoren:
  - Übergewicht
  - Bewegungsmangel
  - Diabetes mellitus Typ 2
- Medikamente:
  - Tamoxifen
  - Tibolon
- Familienanamnese:
  - HNPCC (Lynch-Syndrom)
  - Endometrium-Ca
- Zunehmendes Alter

20.3.6 Prävention und Früherkennung

- **Primäre Prävention**
  - Einnahme von oralen Kontrazeptiva
  - Körperliche Aktivität
  - Verwendung von Intrauterinpessaren
- **Sekundäre Prävention indiziert:**
  - Diagnose von > 70 % der Endometrium-Ca in lokal begrenzten Stadien aufgrund pathologischer vaginaler Blutungen
  - Weitere Karzinome im Rahmen des Zervixkarzinom-Screenings
  - Jährliche Vorsorgeuntersuchungen bei Frauen mit Risikofaktoren sinnvoll
  - Nullipara
  - Menopause > 55 J.
  - Adipositas (BMI > 27 kg/m^2)
  - Diabetes mellitus
  - Östrogenersatztherapie in der Postmenopause
  - Tamoxifen-Therapie
  - Syndrom der polyzystischen Ovarien
  - Lynch-Syndrom

20.3.7 Klinik

- Selten: Schmerzen im kleinen Becken, putrider Fluor, Dysurie, Stuhlunregelmäßigkeiten
- Häufig: Auftreten pathologischer Genitalblutungen

20

20.3.8 Diagnostik

- Abklärung:
  - Gynäkologische Untersuchung.
  - Transvaginale Sonografie: Beurteilung des Endometriums und Ausschluss weiterer pathologischer Prozesse im kleinen Becken.
    - Eine Endometriumdicke < 5 mm bei postmenopausalen Frauen macht das Vorliegen eines Endometrium-Ca sehr unwahrscheinlich.
    - Ob bei persistierender pathologischer Blutung in diesem Fall auf eine Endometriumbiopsie verzichtet werden darf, ist strittig.
  - Fraktionierte Abrasio: zur Abklärung postmenopausaler Blutungen notwendig.
  - Hysteroskopie mit Gewebegewinnung: wird zur definierten Gewebegewinnung der fraktionierten Abrasio vorangestellt.
  - Histologische Beurteilung des gewonnenen Materials.
- Zusätzliche Untersuchungen:
  - Transvaginale Sonografie.
  - MRT-Abdomen zur Beurteilung der Prozessausdehnung im kleinen Becken, alternativ CT.
  - Zysto- und Rektoskopie zur Beurteilung der lokalen Ausdehnung.
  - I. v. Pyelogramm bei klinischem V. a. parametrane Infiltration.
  - Bei V. a. Fernmetastasen CT, ggf. Skelettszintigrafie
  - Laboruntersuchungen:
    - BB.
    - BSG.
    - Elektrolytwerte.
    - Leber-, Nierenwerte.
    - Gerinnungsstatus.
    - Urinstatus.
    - Tumormarker bei Adeno-Ca: CA12-5 (als möglichen Verlaufsparameter bei der Erstuntersuchung bestimmen), evtl. CEA.
- Staging: Staging-OP ist Voraussetzung für FIGO-Klassifikation. Ausdehnung der OP abhängig von
  - Prognosefaktoren (histologischer Typ, Myometriuminfiltration, Grading) und
  - individuellem Risikoprofil der Pat.

20.3.9 Therapie

Therapieplanung

Die Therapie des Endometrium-Ca besteht in einer primären OP, evtl. mit adjuvanter Strahlentherapie. Die Bedeutung der zytostatischen Therapie ist begrenzt. Eine hormonelle Therapie ist ggf. bei hormonsensiblen Tumoren indiziert.

Chirurgische Therapie

Cave

Operative Maßnahmen müssen mit dem kooperierenden Strahlentherapeuten abgestimmt werden.

Grundprinzipien der Operation

Inspektion der Bauchhöhle:

- Beckenorgane, Adnexe, Nachbarorgane des Uterus, pelvine und paraaortale LK, Netz, Leber, Zwerchfell, Peritoneum
- Spülzytologie aus dem Douglas-Raum, den parakolischen Rinnen und dem subdiaphragmalen Raum bzw. zytologische Untersuchung des Aszites

OP:

- Hysterektomie, Adnektomie bds.
- Intraop. pathologische Untersuchung zur Beurteilung von Invasionstiefe des Karzinoms, Histologie und Grading.
- Intraop. Beurteilung der pelvinen und paraaortalen LK.
- Die Entscheidung zur Lymphadenektomie (allgemein pelvin, ggf. auch paraaortal) erfolgt nach Prognosefaktoren. Ind. zur Lymphadenektomie:
  - Stadien II–IIIB.
  - G3.
  - Klarzellige und seröse Adeno-Ca sowie Adeno-Ca mit platter epithelialer Differenzierung (Adenoakanthome, adenosquamöse Karzinome) und maligne epithelial-mesenchymale Tumoren (maligne Müller-Mischtumoren).
  - Bei einem serös-papillären Karzinom, selbst bei geringer Infiltrationstiefe, pelvine Lymphadenektomie.
- Untere mediane Laparotomie: Bei sehr alten Frauen, sehr schlechtem AZ, extremer Adipositas oder anderen internistischen Risiken kann ausnahmsweise der vaginale Zugang gewählt werden.

Stadienabhängige Operation

- Stadien IA–B: abdominale Hysterektomie mit beidseitiger Adnektomie. Ind. zur Lymphadenektomie (LNE) von Risikofaktoren abhängig.
  - Bei p53-Mutation oder L1CAM-Überexpression kann eine Sentinel-Node-Biopsie (SNB), ggf. gefolgt von einer systematischen LNE, durchgeführt werden. Ebenso bei cT1a G3 oder cT1b G1/2. Bei cT1b G3 sollte sie durchgeführt werden.
  - Bei pT1a G1-G3 bzw. pT1b G1/G2 mit extensiver Lymphgefäßinvasion sollte, auch wenn keine weiteren Risikofaktoren vorliegen, eine systematische LNE durchgeführt werden. Liegt ein neg. Sentinel-LK vor, kann auf eine LNE verzichtet werden.
- Stadien IIA–B: abdominale Hysterektomie mit Adnektomie bds., pelvine und ggf. paraaortale Lymphadenektomie.
- Stadium IIIA (extrauterine, intraabdominelle Ausdehnung): abdominale Hysterektomie mit Adnektomie bds., Omentektomie, pelvine und ggf. paraaortale LNE.
- Stadium IIIB (vaginale Ausdehnung): Vorgehen je nach Befund, lokaler Operabilität und AZ:
  - (Erweiterte, radikale) abdominale Hysterektomie mit Adnektomie bds., partielle/komplette Kolpektomie, pelvine und ggf. paraaortale LNE oder
  - Hysterektomie, Tumorexzision aus der Scheide und Kontaktbestrahlung der Vagina oder
  - primäre Strahlentherapie (Kontakt- und Perkutanbestrahlung).
- Stadium IIIC (regionale LK-Metastasierung): abdominale Hysterektomie mit beidseitiger Adnektomie, pelvine und ggf. paraaortale LNE.

- Stadium IVA (Infiltration von Harnblasen- und/oder Rektumschleimhaut): homogene perkutane Bestrahlung des kleinen Beckens. Bei isoliertem Befall von Blase und/oder Rektum ohne paraaortale LK-Metastasen oder parametrane Ausbreitung: vordere und/oder hintere Exenteration.
- Bei fortgeschrittenen primär inoperablen Endometrium-Ca kann eine neoadjuvante platinhaltige Chemotherapie mit anschließender zytoreduktiver OP erwogen werden.
- Stadium IVB (Fernmetastasen): OP nur mit Zurückhaltung:
  - Die OP mit dem Ziel der makroskopischen Tumorfreiheit geht zwar mit einem leicht verlängerten OS einher, sollte aber gegen die Morbidität abgeschätzt werden und nur ausgewählten Pat. angeboten werden.
  - Bei isolierten inguinalen und/oder operablen intraperitonealen Metastasen OP wie im Stadium III.

Strahlentherapie

Primäre Strahlentherapie

Cave
Die primäre Radiatio ist nur bei Inoperabilität indiziert. Sie ist jedoch auch potenziell kurativ.

- Stadien I–III: Kombination aus Brachy- und Perkutantherapie. Alleinige Brachytherapie nur bei schwerwiegenden Zweiterkrankungen oder im hohen Alter.
- Stadium IVA: primäre perkutane Bestrahlung des kleinen Beckens als Therapie der Wahl.

Postoperative Bestrahlung

Perkutane Hochvoltbestrahlung des kleinen Beckens

Nur bei Karzinomen mit hohem Rezidivrisiko. Die NW, z.B. Strahlenkolitis und Dysurie, steigen mit der Ausdehnung der Lymphadenektomie.

Intravaginale Brachytherapie

- Stadien IA–B:
  - Keine externe Nachbestrahlung bei Stadium IA, G1–2.
  - Intravaginale Brachytherapie bei ungünstigen Prognosefaktoren:
    - Stadien IC–IIIB.
    - Grading ≥ G2.
    - Klarzellige und seröse Adeno-Ca.
    - Adeno-Ca mit plattenepithelialer Differenzierung.
    - Maligne epithelial-mesenchymale Tumoren.
- Stadien IIA, IIB, III: Die Entscheidung zur Nachbestrahlung erfolgt in Abhängigkeit von der Radikalität der OP und vom Ausmaß des histologisch nachgewiesenen Befalls.
- Stadium IVA: Intravaginale Brachytherapie (nur wenn Karzinom in sano entfernt). In allen anderen Fällen wird eine perkutane Bestrahlung oder eine kombinierte Brachy-und Perkutanbestrahlung vorgenommen.

Systemische Therapie

Neoadjuvante Systemtherapie

Keine Indikation.

Adjuvante Systemtherapie

- Stadien IB G3, II G3, III und IVA: platinhaltige Chemotherapie möglich. Optimale Kombination und Sequenz noch nicht hinreichend geklärt. Gleiches gilt für eine kombinierte RCT.
- Serös-papilläre und klarzellige Karzinome:
  - Adjuvante platinhaltige Chemotherapie kann das rezidivfreie Überleben verlängern. Ein Vergleich der 3 Regime Cisplatin/Adriamyin, Adriamycin/Cyclophosphamid oder Carboplatin/Paclitaxel in den Stadien I–IV ergab keine signifikanten Effektivitätsunterschiede.
  - Adjuvante Hormontherapie: keine Ind.

Palliative Systemtherapie

- Erstlinientherapie:
  - Nur indiziert, wenn ein Rezidiv nicht anders behandelt werden kann und erhebliche Beschwerden bestehen.
  - Am effektivsten sind folgende Kombinationen: Cisplatin/Adriamyin, Adriamycin/Cyclophosphamid oder Carboplatin/Paclitaxel.
  - Mögliche Monotherapien: Adriamycin, Cisplatin, Carboplatin, 5-FU, Paclitaxel und Docetaxel.
- Zweitlinientherapie:
  - Nach platinhaltiger Chemotherapie zeigte Lenvatinib (20 g/d p. o.) + Pembrolizumab im Vergleich zu Adriamycin oder Paclitaxel eine signifikante Verbesserung des PFS (7,2 vs. 3,8 Mon.) und des OS (18 vs. 11 Mon.) [Makker et al. 2022] und ist zugelassen.
  - Bei Pat. mit dMMR in der Zweitlinie und in späteren Therapielinien fand sich in einer Phase-II-Studie mit Dostarlimab eine Ansprechrate von 42 %. Diese Ergebnisse führten bereits zur Zulassung der Substanz [Oaknin et al. 2020].
  - Weitere Therapiemöglichkeiten je nach Vortherapie: Adriamycin, Cisplatin, Carboplatin, 5-FU, Paclitaxel oder Docetaxel.
  - In einer randomisierten Phase-II-Studie bei HER2-überexprimierendem, serösen Endometrium-Ca fand sich eine signifikante Verbesserung des PFS durch Hinzunahme von Trastuzumab zu Carboplatin/Paclitaxel im Vergleich zur alleinigen Chemotherapie [Fader et al. 2020]. Eine Empfehlung besteht, eine Zulassung nicht.
- Hormontherapie:
  - Der Wert einer palliativen Hormontherapie ist umstritten.
  - Zur Behandlung können Gestagene, SERM (Tamoxifen), Aromataseinhibitoren und GnRH-Analoga eingesetzt werden. Ein pos. PR-Status geht mit höheren Ansprechraten einher.
  - Die Hinzunahme des CDK4/6-Inhibitors Palbociclib zu Letrozol hatte in einer Phase-II-Studie eine Verbesserung des PFS gezeigt (bisher nicht zugelassen).

20.3.10 Sonderfälle: serös-papilläre und klarzellige Karzinome

Sie besitzen eine signifikant schlechtere Prognose als die Mehrzahl der endometrioiden Karzinome.

Serös-papilläre Endometriumkarzinome

- Häufigkeit: ca. 3–10 % aller Endometrium-Ca.
- Therapie: Es gibt keine Standardtherapie! Platinhaltige adjuvante Therapien können im Stadium III zu einer Reduktion des Rückfallrisikos führen.
- Prognose: schlecht aufgrund früher Metastasierung.
- Bei ca. 70 % der Pat. liegt bei Erstdiagnose bereits eine fortgeschrittene Erkrankung vor.
- 5-JÜR: Stadium I: 59 %, Stadium II: 32 %.

Klarzellige Endometriumkarzinome

- Häufigkeit: 1–3 % aller Endometrium-Ca.
- Therapie: Es gibt keine Standardtherapie! Platinhaltige adjuvante Therapien können im Stadium III zu einer Reduktion des Rückfallrisikos führen.
- Prognose: schlechter als bei endometrioiden Karzinomen, aber besser als bei serös-papillären Karzinomen.
- 5-JÜR: 42 %.

20.3.11 Nachsorge

In Deutschland gibt es kein striktes Nachsorgeprogramm.

- Gynäkologische Untersuchung: in den ersten 3 postop. Jahren alle 3 Mon.
- Eine Früherkennung von Metastasen durch Blutuntersuchung bzw. bildgebende Verfahren ergibt keinen therapeutischen Vorteil hinsichtlich des Überlebens.
- Systemische Östrogen-Gestagen-Substitution im Stadium I bei Tumorfreiheit möglich.

20.3.12 Prognose

- Prognostisch günstige Erkrankung: Erkennung meist in Frühstadien (80 % Stadium T1).
- 5-JÜR: ca. 80 %.
- Typ-I-Karzinome (östrogenabhängig) haben eine bessere Prognose als östrogenunabhängige Typ-II-Karzinome.
- Prognostische Faktoren:

Cave

Die Heilungschancen hängen wesentlich von der Invasionstiefe in das Myometrium und vom LK-Status ab.

- Weitere Prognosefaktoren:
  - Stadium.
  - Histologischer Tumortyp.
  - Differenzierungsgrad.

20.3.13 Therapieschemata

▶ Tab. 20.12.

Tab. 20.12 Therapieschemata bei Endometrium-Ca

Zytostatika	Dosis	Applikationsart	Therapiezeitpunkt
Doxorubicin, Cyclophosphamid (AC)			
Doxorubicin	60 mg/m² KOF	I.v. als Infusion über 1 h oder als Bolus	Tag 1
Cyclophosphamid	600 mg/m² KOF	I.v. als Infusion über 30 min bis 2 h	Tag 1
Wdh. an Tag 22			
Epirubicin, Cyclophosphamid (EC)			
Epirubicin	90 mg/m² KOF	I.v. als Infusion über 1 h oder als Bolus	Tag 1
Cyclophosphamid	600 mg/m² KOF	I.v. als Infusion über 30 min bis 2 h	Tag 1
Wdh. an Tag 22			
Doxorubicin, Cisplatin			
Doxorubicin	50 mg/m² KOF	I.v. als Infusion über 1 h oder als Bolus	Tag 1
Cisplatin	50 mg/m² KOF	I.v. als Infusion über 1 h	Tag 1
• Wdh. an Tag 22 • Adäquate Hydrierung, Beachtung der Kreatinin-Clearance			
Carboplatin, Paclitaxel			
Carboplatin	AUC 5	I.v. als Infusion über 1 h	Tag 1
Paclitaxel	175 mg/m² KOF	I.v. als Infusion über 3 h	Tag 1
• Wdh. an Tag 22 • Prämedikation (Steroid, H_1- und H_2-Rezeptorblocker)			

Literatur

Burke WM, Orr J, Leitao M, et al. Endometrial cancer: a review and current management strategies: part I. Gynecol Oncol, 2014; 134(2): 385–392.

Burke WM, Orr J, Leitao M, et al. Endometrial cancer: a review and current management strategies: part II. Gynecol Oncol, 2014; 134(2): 393–402.

Collaborative Group on Epidemiological Studies on Endometrial Cancer. Endometrial cancer and oral contraceptives: an individual participant meta-analysis of 27 276 women with endometrial cancer from 36 epidemiological studies. Lancet Oncol, 2015; 16(9): 1061–1070.

Ettinger B, Kenemans P, Johnson SR, et al. Endometrial effects of tibolone in elderly, osteoporotic women. Obstet Gynecol, 2008; 112(3): 653–659.

Fader AN, Roque DM, Siegel E et.al. Randomized Phase II Trial of Carboplatin-Paclitaxel Compared with Carboplatin-Paclitaxel-Trastuzumab in Advanced (Stage III-IV) or Recurrent Uterine Serous Carcinomas that Overexpress Her2/Neu (NCT01367002): Updated Overall Survival Analysis. Clin Cancer Res, 2020; 26 (15): 3928–3935.

Fournier A, Dossus L, Mesrine S, et al. Risks of endometrial cancer associated with different hormone replacement therapies in the E3N cohort, 1992–2008. Am J Epidemiol, 2014; 180(5): 508–517.

Kurman RJ, Kaminski PF, Norris HJ. The behavior of endometrial hyperplasia. A longterm study of „untreated“ hyperplasia in 170 patients. Cancer, 1985; 56: 403–412.

Makker V, Colombo N, Herráez AC, et al. Lenvatinib plus Pembrolizumab for Advanced Endometrial Cancer. N Engl J Med, 2022; 386 (5): 437–448.

Oaknin A, Tinker AV, Gilbert L, et al. Clinical Activity and Safety of the Anti-Programmed Death 1 Monoclonal Antibody Dostarlimab for Patients With Recurrent or Advanced Mismatch Repair-Deficient Endometrial Cancer: A Nonrandomized Phase 1 Clinical Trial. JAMA Oncol, 2020; 6 (11): 1766–1772.

Pennant ME, Mehta R, Moody P, et al. Premenopausal abnormal uterine bleeding and risk of endometrial cancer. BJOG, 2017; 124(3): 404–411.

Robert Koch-Institut, Berlin. Gemeinsame Publikation des Zentrums für Krebsregisterdaten und der epidemiologischen Krebsregister in Deutschland e. V.: Krebs in Deutschland für 2013/2014. 11. Ausgabe 2017.

Razavi P, Pike MC, Horn-Ross PL, Temleman C, Bernstein L, Ursin G. Long-term postmenopausal hormone therapy and endometrial cancer. Cancer Epidemiol Biomarkers Prev, 2010; 19(2): 475–483.

S3-Leitlinie Diagnostik, Therapie und Nachsorge der Patientinnen mit Endometriumkarzinom, Kurzversion 1.0 – April 2018. https://www.leitlinienprogramm-onkologie.de/fileadmin/user_upload/Downloads/Leitlinien/Endometriumkarzinom/LL_Endometriumkarzinom_Langversion_1.0.pdf (letzter Zugriff 22.6.2023).

Wittekind C, Meyer HJ. TNM-Klassifikation maligner Tumoren. 7. Aufl. Weinheim: Wiley-VCH; 2010.

Zaino R, Carinelli SG, Ellenson LH. Tumours of the uterine Corpus: epithelial Tumours and Precursors. In: Kurman RJ, Carcangiu ML Herrington CS, Young RH (eds.). WHO Classification of Tumours of Female Reproductive Tract. Lyon: IARC Press; 2014. S. 125–126.

21 Tumoren der Haut

Sebastian Ochsenreither

Die Haut des Menschen ist ein sehr komplexes Organ. Gemäß den Aufgaben der Haut (Barriere gegenüber der Außenwelt, Schutz vor UV-Strahlung durch Pigment, Tastsinn, Schweiß- und Talgproduktion, Ort primärer Immunreaktionen gegen von außen eindringende Erreger etc.) besteht sie aus Zellen unterschiedlichster Art. Tumoren der Haut können von diversen Ursprungszellen ausgehen und sind daher im Vergleich zu anderen Organtumoren sehr heterogen. In diesem Kapitel werden das Melanom, das Basalzell-Ca, das Plattenepithel-Ca der Haut, das Merkelzell-Ca und das Dermatofibrosarcoma protuberans abgehandelt, während andere Tumorentitäten (kutane Lymphome, Kaposi-Sarkom) unter den entsprechenden Überbegriffen in anderen Kapiteln zu finden sind.

21.1 Melanom

21.1.1 Epidemiologie

- Die Inzidenz der kutaner Melanome ist insgesamt in der weißen Bevölkerung weltweit zunehmend, besonders bei stark sonnenexponierten, hellhäutigen Bevölkerungsgruppen. Primär nicht kutane Formen wie das Schleimhaut- und das Aderhautmelanom sind sehr viel seltener. In Bevölkerungen mit stärkerer Pigmentierung (Asiaten, Afrikaner) ist das Melanom der Haut selten, wobei Melanome der Schleimhäute, des Auges oder palmoplantar in diesen Bevölkerungen ebenfalls vorkommen.

Inzidenz kutaner Melanome:
  - Mitteleuropa: 10–12/100 000 Einwohner/J.
  - USA: 10–25/100 000 Einwohner/J.
  - Australien: 50–60/100 000 Einwohner/J.

21.1.2 Risikofaktoren

- Hauptrisikofaktoren für die Entwicklung des kutanen Melanoms:
  - Heller Hauttyp. Besonders gefährdet sind Nordeuropäer mit heller Haut, hoher Naevuszahl und rötlichen Haaren.
  - Hohe Anzahl an Naevi, Dysplastischer-Naevus-Syndrom.
  - Sonnenexposition. Entscheidend sind insbes. intermittierende Sonneneinwirkungen in der Kindheit (Zahl der Sonnenbrände in der Kindheit), weniger die Gesamtsonnenexposition im Verlauf des Lebens.
- Externe Risikofaktoren für die Entstehung von Melanomen an Schleimhäuten, im Auge und an nicht sonnenexponierten Hautarealen sind nicht definiert.
- Selten sind polygene Erbfaktoren, die zu einer Häufung führen.

21.1.3 Prävention und Früherkennung

- **Vorbeugung:** Aus epidemiologischen Daten ergibt sich, dass Angehörige der weißen Bevölkerung intermittierende starke Sonnenexpositionen auf ein Mindestmaß begrenzen müssen, v. a. in Kindheit und Jugend. Dies steht im Widerspruch zu den Freizeit- und Urlaubsgewohnheiten der Bevölkerung. Der Schutz der Haut durch Sonnencreme vermindert zwar die Zahl der Sonnenbrände, jedoch nicht die Gesamt-UV-Exposition und damit nicht die Bedeutung der Sonnenexposition für die Entwicklung des Melanoms.

- **Früherkennung:**
  - Eine Früherkennung ist nur beim kutanen Melanom möglich, und zwar durch Beobachtung von Pigmentflecken und -läsionen der Haut. Basis ist die sog. ABCD-Regel:
    - A: Asymmetrie des Aufbaus.
    - B: Begrenzung unregelmäßig.
    - C: Kolorit inhomogen.
    - D: Durchmesser > 6 mm.
  - Zusätzlich zu dieser ABCD-Regel suspekte Zeichen:
    - Größen- und v. a. Dickenzunahme von Pigmentläsionen.
    - Veränderungen der Pigmentierungen inklusive Verlust der Pigmentierung.
    - Juckreiz.
    - Verschorfung, Blutungen.

Im Zweifelsfall müssen suspekte Läsionen in toto exzidiert und histologisch untersucht werden.

21.1.4 Pathologie

Histologische Subtypen und Grading spielen beim kutanen Melanom jenseits der klinisch-histologischen Subtypen (▶ Tab. 21.1) prognostisch und therapeutisch keine Rolle. Vielmehr ist es wichtig, bei der Primärlokalisation die max. Tumordicke in mm (vertikale Tumordicke nach Breslow, d. h. Abstand zwischen Oberfläche der Hautläsion und tiefster Stelle der Invasion in Richtung Subkutis) auszumessen und die Invasionstiefe nach Clarke (d. h. die Invasion in die unterschiedlichen Schichten der Haut) zu bestimmen. Des Weiteren prognostisch relevant ist das Vorliegen einer mikroskopischen Ulzeration der Oberfläche sowie eine Mikrometastasierung in Wächter-LK.

Die Mutationsprofile extrakutaner Melanome unterscheiden sich grundsätzlich von denen des kutanen Melanoms. Während extrakutane Melanome eine relativ niedrige Mutationslast aufweisen, ist diese bei kutanen Melanomen verglichen mit anderen malignen Tumoren sehr hoch. Therapeutisch relevant ist die Differenzierung des typischen UV-induzierten Melanoms mit einer aktivierenden Mutation von BRAF (> 50 % der kutanen Melanome) gegenüber anderen molekularen Subgruppen. Diese Unterscheidung hat hohe Bedeutung, da molekulare Therapeutika mit hoher Effizienz verfügbar sind. Ab Stadium III ist eine molekulare Typisierung im Hinblick auf adressierbare Treibermutationen obligat (▶ 21.1.10).

Tab. 21.1 Klinisch-histologische Subtypen kutaner maligner Melanome im deutschsprachigen Raum

Typ	%	Charakteristik
Superfiziell spreitendes Melanom (SSM)	70	Entsteht auf der Basis vorbestehender Naevi
Noduläres Melanom (NM)	5	Variabler Aspekt, vertikales Wachstum. Höchste Wahrscheinlichkeit einer Metastasierung beim NM – aber auch bei anderen Typen mit nodulären Anteilen
Lentigo-maligna-Melanom (LMM)	4–15	Langsam progredient, bes. an sonnenexponierten Arealen
Akral-lentiginöses Melanom (ALM)	5	Häufiger an Handflächen, Fußsohlen und im Bereich der Nägel. Häufiger bei Pat. mit starker Hautpigmentierung

Bei extrakutanen Melanomen kommen BRAF-Mutationen praktisch nicht vor. Beim schleimhautassoziierten Melanom ist der Nachweis von c-Kit-Alterationen, die mit einem Ansprechen auf Imatinib assoziiert sind, klinisch relevant.

21.1.5 Einteilung kutaner Melanome

Die Einteilung der kutanen Melanome in klinisch-histologische Subtypen ist sinnvoll, weil sich diese im Hinblick auf Pathogenese, Lokalisation und Molekularpathologie unterscheiden (▶ Tab. 21.1). Direkte klinische Relevanz hat diese Einteilung jenseits von Stadium und Pathologie jedoch nicht.

21.1.6 Stadieneinteilung

Sowohl das TNM-Stadium (▶ Tab. 21.2, ▶ Tab. 21.3, ▶ Tab. 21.4) als auch die klinische Stadieneinteilung (▶ Tab. 21.5) erfolgt derzeit entsprechend der 8. Auflage des *staging*-Systems des *American Joint Committe on Cancer* (AJCC).

Tab. 21.2 TNM-Klassifikation des Primärtumors beim malignen Melanom – T-Stadien [AJCC melanoma staging system, 8. Auflage 2018]

Stadium	Tumordicke (mm)	Weitere prognostische Parameter
Tis	Melanoma in situ, keine Tumorinvasion	
Tx	Keine Angabe	Stadium nicht bestimmbar (Fehlen einer Bestimmung der Tumordicke und/oder Ulzeration oder unbekannter Primärtumor)
T1	≤ 1,0	• a: ohne Ulzeration, < 0,8 mm • b: mit Ulzeration und/oder ≥ 0,8 mm
T2	1,01–2,0	• a: ohne Ulzeration • b: mit Ulzeration
T3	2,01–4,0	• a: ohne Ulzeration • b: mit Ulzeration
T4	> 4,0	• a: ohne Ulzeration • b: mit Ulzeration

Tab. 21.3 TNM-Klassifikation des Primärtumors beim malignen Melanom – N-Stadien [AJCC melanoma staging system, 8. Auflage 2018]

N-Stadium	Zahl metastatisch befallener LK	Ausmaß der LK-Metastasierung
N1	1 (0 bei Satelliten- oder In-Transit-Metastase)	• a: lokaler LK, Mikrometastasierung • b: lokaler LK, Makrometastasierung • c: Satelliten- oder In-Transit-Metastase, kein lokaler LK
N2	2–3 (1 bei Satelliten- oder In-Transit-Metastase)	• a: 2–3 lokale LK, Mikrometastasierung • b: 2–3 lokale LK, Makrometastasierung • c: Satelliten- oder In-Transit-Metastasen, 1 lokaler LK
N3	≥ 4 (≥ 2 bei Satelliten- oder In-Transit-Metastase)	• a: ≥ 4 lokale LK, Mikrometastasierung • b: ≥ 4 lokale LK, Makrometastasierung • c: Satelliten- oder In-Transit-Metastasen, ≥ 2 lokaler LK

Tab. 21.4 TNM-Klassifikation des Primärtumors beim malignen Melanom – M-Stadien [AJCC melanoma staging system, 8. Auflage 2018]

M-Stadium	Orte der Fernmetastasierung	LDH i. S.
M1a	Haut, Subkutangewebe oder LK	• (0): normal • (1): erhöht
M1b	Lunge	• (0): normal • (1): erhöht
M1c	Alle anderen Organmetastasen außer ZNS	• (0): normal • (1): erhöht
M1d	ZNS	• (0): normal • (1): erhöht

Tab. 21.5 Stadieneinteilung des malignen Melanoms [AJCC melanoma staging system, 8. Auflage 2018]

Stadium	Primärtumor (pT)	Regionäre LK-Metastasen (N)	Fernmetastasen (M)
0	Tis	Keine	Keine
IA	T1a	Keine	Keine
IB	• T1b • T2a	Keine	Keine
IIA	• T2b • T3a	Keine	Keine
IIB	• T3b • T4a	Keine	Keine
IIC	T4b	Keine	Keine
IIIA	• T1 • T2a	N1a, N2a	Keine
IIIB	Unbekannter Primarius (T0)	N1b oder N1c	Keine
	• T1b • T2a	N1b, N2b oder N1c	
	• T2b • T3a	N1a/b, N2a/b oder N1c	
IIIC	Unbekannter Primarius (T0)	N2b/3b oder N2c/3c	Keine
	• T1/2b • T1–3a	N2c, N3	
	• T3b • T4a	Jedes N	
IIID	T4b	N3	Keine
IV	Jedes T	Jedes N	Fernmetastasen

21.1.7 Lokalisation und Ausbreitung

- **Lokalisation:**
  - Prinzipiell können Melanome an der gesamten Haut, an allen Schleimhäuten, der Aderhaut des Auges sowie selten auch an Meningen, peritoneal und pleural auftreten.

- Etwa 90 % aller Melanome werden als Primärtumor ohne erkennbare Metastasierung diagnostiziert.
- Nichtkutane Melanome werden, da sie an nicht einsehbaren Stellen des Körpers entstehen, i. d. R. erst entdeckt, wenn der Primärtumor eine erhebliche Größe erreicht hat und zu klinischen Symptomen führt, z. B. Blutungen aus dem GIT oder Visuseinschränkung beim Aderhautmelanom.
- Bei unbekanntem Primarius ist eine systematische Suche nach einem nicht-kutanen Primarius nicht indiziert, da spontane Regressionen des Primarius wahrscheinlich in ca. 10–20 % aller kutaner Melanome auftreten. Eine molekulare Diagnostik (BRAF, NRAS, CKIT) kann Hinweise auf den Primarius liefern.

- **Metastasierungswege:** Das Melanom zeichnet sich durch eine im Vergleich zu anderen Neoplasien sehr frühe, sowohl lymphogene als auch hämatogene Metastasierung aus.
  - Lymphogene Metastasierung: Hier sind nahezu immer zunächst die LK betroffen oder mitbetroffen, die die Läsion primär drainieren (Wächter-LK, Sentinel-LK). Eine Ausnahme bildet die sog. In-Transit-Metastasierung, bei der in der Region des Primärtumors regionale Absiedlungen außerhalb von LK auftauchen, die wahrscheinlich aufgrund von Tumorzellwanderungen entlang der Lymphgefäße entstehen.
  - Hämatogene Metastasierung: Hier sind bes. häufig Lunge, Leber, entfernt liegende LK, Haut, Knochen und Gehirn betroffen. Primär kutane Melanome metastasieren auch häufig in die Schleimhaut des GIT inklusive Gallenblase und -wege.
  - Beim Aderhautmelanom spielt die LK-Metastasierung keine Rolle, da die Aderhaut keine Lymphgefäße besitzt und keine regionären LK existieren. Hier erfolgt die Metastasierung primär hämatogen, und zwar prädominant in die Leber, seltener in Lunge, Knochen, Haut, Subkutis und andere Organe.

21.1.8 Diagnostik

Zur differenzialdiagnostischen Abklärung ist i. d. R. die Dermatoskopie heranzuziehen, die in der Hand eines geschulten Untersuchers häufig eine Unterscheidung zwischen benignen und malignen Hautläsionen zulässt. Im Zweifelsfall werden suspekte Läsionen in toto exzidiert und histologisch untersucht.

Zur korrekten Stadieneinteilung zum Zweck der Prognoseabschätzung und zur Planung der initialen Therapie ist neben der histopathologischen Klassifikation des Primärtumors und ggf. des Wächter-LK eine Ausbreitungsdiagnostik sinnvoll, deren Komponenten jedoch in ihrem Wert umstritten sind. In den Leitlinien wird folgendes Vorgehen empfohlen:

Für invasive Melanome ab einer Tumordicke von 1 mm sollte, für dünnere Melanome kann zur Sicherung eines Ausgangsbefunds eine zusätzliche Ausbreitungsdiagnostik durchgeführt werden. Diese umfasst:

- **Bis Stadium IIB:**
  - LK-Sono: ab Stadium IB
  - Tumormarker S100B: ab Stadium IB
  - Wächter-LK-Biopsie: ab Tumordicke von 1 mm oder Risikofaktoren (Alter < 40 J., Ulzeration, erhöhte Mitoserate)

- Ab Stadium IIC:
  - Zusätzlich Tumormarker LDH
  - MRT Kopf
  - Schnittbildgebung (CT, MRT, PET-CT)

21.1.9 Therapie des Primarius

Chirurgische Therapie

Primärtumorresektion

- Kutane Primärtumoren werden bereits zur Diagnosesicherung komplett exzidiert.
- Eine Verletzung des Tumorgewebes während der initialen diagnostischen Exzision ist unbedingt zu vermeiden, da dies mit einem höheren Metastasierungsrisiko verbunden ist.
- Im Falle einer R1- oder R2-Resektion ist immer eine Nachresektion indiziert, sofern eine R0-Situation erreichbar ist.

Wahrung des Sicherheitsabstands

- Bei bereits klinisch eindeutigem V. a. ein invasives Melanom ist bei der initialen OP ein primärer Sicherheitsabstand von 10 mm zu wählen.
- Größere Sicherheitsabstände bei der primären Exzision sind wegen einer ggf. noch durchzuführenden Wächter-LK-Biopsie wegen der hierfür notwendigen Lymphabstromszintigrafie aus dem Tumorgebiet zu vermeiden.
- Die Wahl des Sicherheitsabstands bei der Nachexzision nach histologischer Aufarbeitung des Primärtumors ist vom Metastasierungsrisiko abhängig (▶ Tab. 21.6).

Besonderheiten:

- Abweichend von den Angaben (▶ Tab. 21.6) kann bei Vorliegen zusätzlicher Risikofaktoren (z. B. Ulzeration, Regressionszeichen im Primärtumor) ein Sicherheitsabstand von 20 mm generell in Erwägung gezogen werden.
- Bei einem Melanom im Gesicht, in akraler Lokalisation, anogenital oder in anderen anatomisch schwierigen Körperregionen wird statt der Einhaltung eines lateralen Sicherheitsabstands die histologisch kontrollierte Entfernung mit Sicherstellung der vollständigen Exzision aller Tumoranteile empfohlen. Hierzu ist eine lückenlose histologische Untersuchung des Schnittrands Voraussetzung.

Lymphknotendissektion

Seit Einführung der Wächter-LK-Biopsie kommt der früher häufig durchgeführten, aber in ihrer Bedeutung immer umstrittenen elektiven regionalen LK-Dissektion primär keine Bedeutung mehr zu. Aufgrund komplexer Lymphabstromgebiete der Haut ist es notwendig, mittels szintigrafischer und farblicher Markierung der Region des Primärtumors (nach primärer Exzision) den oder die Wächter-LK zu iden-

Tab. 21.6 Empfehlungen zu Sicherheitsabständen

Tumordicke nach Breslow	Empfohlener Sicherheitsabstand (mm)
Bis 2 mm (pT1, pT2)	10
> 2 mm (pT3, pT4)	20

tifizieren. Multiple Wächter-LK können in unterschiedlichen Regionen liegen – bei einem Melanom am Rumpf sowohl axillär als auch inguinal. Der Wächter-LK muss komplett histopathologisch aufgearbeitet werden, wobei einer minimalen Infiltration durch nur einzelne Zellen möglicherweise keine Bedeutung zukommt. Herde > 1 mm sind dagegen prognostisch relevant. Bei einer Manifestation des Melanoms im Wächter-LK wird nicht mehr generell empfohlen, die entsprechende LK-Station komplett auszuräumen, da ein therapeutischer Wert dieser Maßnahme in randomisierten Studien nicht nachgewiesen werden konnte.

Bei bereits klinisch manifester LK-Metastasierung besteht die Standardtherapie in einer Lymphadenektomie der betroffenen LK-Region, wobei deren Ausmaß – v. a. bei Lokalisation im Kopf-Hals-Bereich –sehr unterschiedlich gehandhabt wird.

Primäre Bestrahlung

Eine Bestrahlung des Primärtumors ist nur beim Aderhautmelanom Standard und dies nur, solange die Bestrahlung aufgrund der Tumorgröße durch Ruthenium-Applikation oder Protonenbestrahlung möglich ist. Bei kutanen Melanomen wird eine Bestrahlung des Primärtumors nur in sehr seltenen Ausnahmefällen – Pat. mit erheblicher Komorbidität und bes. großen, ungünstig gelegenen Tumoren bzw. ausgeprägter Lentigo maligna – durchgeführt.

21.1.10 Adjuvante Therapie

Adjuvante Strahlentherapie

Indikationen zur adjuvanten Strahlentherapie:

- Bei einer R1-Resektion bzw. bei Inoperabilität einer LK-Region kann eine Strahlentherapie der befallenen Region durchgeführt werden. Der Nutzen ist jedoch nicht durch vergleichende Studien ausreichender Größe belegt. Es ist davon auszugehen, dass eine Strahlentherapie bei der Mehrzahl der Pat. zur lokalen Kontrolle führt, die jedoch keinen Einfluss auf das Fernmetastasierungsrisiko hat.
- Eine adjuvante Strahlentherapie nach erfolgreicher Lymphadenektomie ist indiziert bei 3 oder mehr befallenen LK, Kapseldurchbruch, LK-Metastasen > 3 cm sowie bei lymphogenem Rezidiv. Die Bestrahlung sollte konventionell fraktioniert bis 50–60 Gy dosiert werden.

Adjuvante medikamentöse Therapie

- Eine adjuvante Chemotherapie ist nicht indiziert
- **IFN-α** war die erste Substanz in der adjuvanten Therapie des kutanen Melanoms, die in mehreren randomisierten Studien zu einem signifikanten Vorteil geführt hat. Sie ist heute nur noch im Stadium II erste Wahl. Im Stadium IIA kann eine niedrig dosierte IFN-α-Therapie angeboten werden, im Stadium IIB/C ist sie indiziert.
- **Immuncheckpoint-Inhibitoren:** Es liegen randomisierte Studien vor, die den Stellenwert von Checkpoint-Inhibitoren in der adjuvanten Therapie belegen: Ipilimumab verbessert das PFS und das OS im Vergleich zu Placebo, Nivolumab verbessert das PFS und das OS im Vergleich zu Ipilimumab, Pembrolizumab verbessert das PFS im Vergleich zu Placebo. Nach dieser Studienlage ist die Behandlung mit den PD-1-AK Nivolumab oder Pembrolizumab ein etablierter Standard zur adjuvanten Therapie des kutanen Melanoms im Stadium III sowie

der metastasierten Stadien im Falle einer kompletten Resektion (NED). Hierbei wird Pembrolizumab oder Nivolumab in Standarddosierung über 1 J. verabreicht.

- **BRAF-/MEK-Inhibitoren** bei kutanen Melanomen mit BRAF V600E- oder -V600 K-Mutation: Es liegen randomisierte Studien vor, die den Stellenwert der Kombination von Dabrafenib und Trametinib in Standarddosierung im Vergleich zu Placebo in der adjuvanten Therapie belegen: Die Kombination verbessert das PFS und das OS. Im Stadium IIIA bis IIID besteht deshalb bei Vorliegen einer entsprechenden Mutation zusätzlich die Option einer adjuvanten Therapie mit kombinierter BRAF-/MEK-Inhibition. Hierbei wird Trametinib/Dabrafenib in Standarddosierung für 1 J. appliziert.

Systemische Therapie fernmetastasierter Stadien

Immuncheckpoint-Inhibition: Immuncheckpoint-Inhibitoren sind heute der wichtigste Baustein der medikamentösen Therapie des metastasierten Melanoms (▶ Tab. 21.7). Standard ist die Monotherapie mit Nivolumab oder Pembrolizumab. Ipilimumab als Monotherapie ist unterlegen. Die Kombination von Ipilimumab mit Nivolumab ist speziell bei PD-L1-neg. Melanomen wirksamer als Nivolumab allein, aber auch erheblich toxischer (Grad-3/4-Toxizitäten bei > 50 % der Pat.).

- **Zielgerichtete Therapie** (▶ Tab. 21.8):
  - Ab Stadium III ist zumindest die BRAF-Bestimmung zwingend erforderlich. NRAS und c-Kit bei ALM und Schleimhautmelanom sollten ebenfalls auf Mutationen untersucht werden, da hier therapeutische Optionen bestehen.
  - Bei der Hälfte der Melanome liegt als Treibermutation in BRAF eine aktivierende V600E-Mutation vor, die mit spezifischen Inhibitoren (Vemurafenib, Dabrafenib, Encorafenib; ▶ Tab. 21.8, ▶ Tab. 21.9) therapeutisch gut angehbar ist. Die Remissionsrate liegt bei > 50 %, allerdings sind die Remissionen zeitlich begrenzt, die mediane progressionsfreie Zeit liegt bei etwas über 5 Monaten. Neben den für Signalwegshemmer typischen NW kommt es bei einem relevanten Anteil der Pat. zu kutanen Zweitneoplasien.
  - MEK-Inhibitoren (Trametinib, Binimetinib, Cobimetinib) blockieren den gleichen Signalweg unterhalb von BRAF, die Wirksamkeit als Monotherapie ist jedoch geringer als die der BRAF-Inhibitoren. Durch Kombination von

Tab. 21.7 Behandlung des fortgeschrittenen Melanoms mit Immuncheckpoint-Inhibitoren

Schema	Medikamente und Dosierungen	Ansprechrate (%)
Monotherapie mit Checkpoint-Inhibitoren		
Ipilimumab	3 mg/m² KOF i. v. alle 3 Wo.	15
Nivolumab	240 mg i. v. absolut alle 2 Wo. oder 480 mg i. v. absolut alle 4 Wo. i. v.	40
Pembrolizumab	200 mg i. v. absolut alle 3 Wo. oder 400 mg i. v. alle 6 Wo.	33
Kombinationstherapie		
Ipilimumab + Nivolumab	Induktion (4 Gaben): • Ipilimumab: 3 mg/m² KOF i. v alle 3 Wo. × 4 • Nivolumab 1 mg/m² KOF i. v. alle 3 Wo. Erhaltung: Siehe Monotherapie Nivolumab	57

21

Tab. 21.8 Beim Melanom eingesetzte zielgerichtete Substanzen

Substanz	Dosierung pro Tag	Zielstruktur
Vemurafenib	2 × 960 mg p. o.	BRAF
Cobimetinib	60 mg p. o. Tage 1–21, Wdh. Tag 29	MEK
Dabrafenib	2 × 150 mg p. o.	BRAF
Trametinib	2 mg p. o.	MEK
Encorafenib	450 mg p. o.	BRAF
Binimetinib	2 × 45 mg p. o.	MEK
Imatinib	400 mg p. o. (ggf. bis 800 mg steigerbar)	CKIT
Entrectinib	600 mg p. o.	NTRK-Fusion
Larotrectinib	2 × 100 mg p. o.	NTRK-Fusion

Tab. 21.9 Behandlung des fortgeschrittenen Melanoms mit zielgerichteten Substanzen: ausgewählte Studien zu Mono- und Kombinationstherapie bei BRAF-Mutation

Therapiearme	Ansprechrate (%)	PFS (Mon.)
Vemurafenib vs. Vemurafenib + Cobimetinib	45 vs. 68	6,2 vs. 9,9
Dabrafenib vs. Dabrafenib + Trametinib	53 vs. 69	8,8 vs. 11,0
Encorafenib vs. Encorafenib + Binimetinib	51 vs. 64	9,6 vs. 14,9

Tab. 21.10 Monotherapien des fortgeschrittenen kutanen Melanoms

Medikament	Dosierung	Ansprechrate (%)
Dacarbazin	800–1 200 mg/m² KOF i. v. an Tag 1, alle 3–4 Wo.	5–23
Temozolomid	150–200 mg/m² KOF/d oral an den Tagen 1–5, alle 4 Wo.	13–21
Fotemustin	100 mg/m² KOF/d i. v. an den Tagen 1, 8 und 15, dann 5 Wo. Pause; Fortsetzung alle 3 Wo.	7–24

BRAF- und MEK-Inhibitoren lassen sich die Ergebnisse signifikant verbessern. Gleichzeitig nimmt die Inzidenz von Zweitneoplasien stark ab. Diese Kombinationstherapie ist heute eine Alternative zur Immuntherapie beim BRAF-mutierten Melanom.

- Bei Melanomen mit Amplifikation und/oder Mutation von c-Kit (v. a. Schleimhautmelanome) zeigen Daten aus Phase-II-Studien ein klinisch relevantes Ansprechen auf Behandlung mit Imatinib.
- NTRK-Fusionen treten v. a. bei spizoiden Melanomen auf und sollten aufgrund der therapeutischen Relevanz ebenfalls untersucht werden. Hier stehen zwei hochwirksame Kinaseinhibitoren (Loratrectinib, Entrectinib) zur Verfügung.

- **Chemotherapie:** Das Melanom ist generell durch ein schlechtes Ansprechen auf Zytostatika charakterisiert. Aktive Substanzen sind Dacarbazin (DTIC) bzw. Temozolomid sowie Vindesin, Fotemustin, Cisplatin und bei höher dosierter Gabe auch Melphalan, BCNU, Carboplatin und Paclitaxel. Die Ansprechraten liegen bei max. 20 % (▶ Tab. 21.10). Die Chemotherapie spielt heute nur noch eine Rolle nach Versagen einer Immun- oder zielgerichteten Therapie.

Tab. 21.11 Empfehlungen für Nachsorgeintervalle bei kutanen malignen Melanomen (in Mon.) [H304-002]

Untersuchung	Stadium, Tumordicke			
	I, ≤ 1 mm	I–II, > 1 mm	III[1]	IV
Körperliche Untersuchung, 1.–5. J.	6	3	3	Individuell
Körperliche Untersuchung, 6.–10. J.	12	6–12	6	
LK-Sonografie, 1.–5. J.	Keine	6	3–6	
Blutuntersuchung[2], S-100-Protein-Spiegel, 1.–5. J.	Keine	3–6	3–6	
Bildgebende Untersuchungen[3], 1.–5. J.	Keine	Keine[4]	3–6	

[1] Das Stadium III umfasst alle Formen der lokoregionären Metastasierung. Das neue AJCC-Stadium IIC (Tumordicke > 4 mm und Ulzeration) sollte wie das Stadium III behandelt werden, da die Prognose vergleichbar ist
[2] Für die Rezidiverkennung kann der S-100-Protein-Spiegel als noch experimenteller Tumormarker geeignet sein
[3] Sonografie Abdomen und Rö-Thorax oder CT bzw. MRT oder PET
[4] Im Rahmen adjuvanter Therapien werden bildgebende Untersuchungen in 6- bis 12-monatigen Abständen empfohlen

Durch Kombination mehrerer Zytostatika kann die Remissionsrate etwas erhöht werden. Jedoch ließ sich in keiner der durchgeführten randomisierten Studien durch primäre Polychemotherapie im Vergleich zur primären Monotherapie mit DTIC ein Überlebensvorteil für Pat. mit metastasiertem Melanom belegen.

21.1.11 Nachsorge

Der Umfang der in Leitlinien empfohlenen Nachsorgeuntersuchungen hängt vom Stadium und von der Tumordicke ab (▶ Tab. 21.11). Es muss allerdings berücksichtigt werden, dass international sehr unterschiedliche Empfehlungen für die Nachsorge existieren, insbes. ist der Nutzen der bildgebenden Untersuchungen sowie der Bestimmung des S-100-Protein-Spiegels umstritten.

21.1.12 Prognose

Die tumorspezifische Überlebensrate beträgt 75–80 %.

Wichtig für die Prognose:
- Vertikale Tumordicke nach Breslow
- Vorhandensein einer histologisch erkennbaren Ulzeration
- Nachweis einer Mikrometastasierung in den Wächter-LK

Zusätzlich haben das Geschlecht (signifikant schlechtere Prognose für Männer) und die Tumorlokalisation (ungünstige Prognose für oberen Stamm, Oberarme, Hals und behaarten Kopf) prognostische Bedeutung.

21.2 Basalzellkarzinom

21.2.1 Definition

Das Basalzell-Ca (Basaliom, Basalzellepitheliom) ist ein epidermaler Hauttumor, der lokal destruiert, aber i. d. R. nicht metastasiert.

Merke
Bei Auftreten einer hämatogenen Metastasierung muss der histologische Befund überprüft werden.

21.2.2 Epidemiologie

- Inzidenz: in Deutschland ca. 100 Neuerkrankungen/100 000 Einwohner/J.
- Durchschnittsalter: 60 J.
- Keine Geschlechtsprädominanz
- Lokalisation: zu 80 % im Kopf-Hals-Bereich

21.2.3 Ätiologie

Ätiologische Faktoren sind:
- Geringe Hautpigmentierung
- UV-Belastung der Haut
- Xeroderma pigmentosum
- Basalzellnävussyndrom
- Albinismus

21.2.4 Pathologie

Es werden zahlreiche histologische Typen unterschieden. Diese haben jedoch für die Behandlung keinerlei Bedeutung.

21.2.5 Klassifikation/Stadieneinteilung

Die TNM-Klassifikation ist ohne Bedeutung. Klinisch relevant für die Nachsorge ist die Einteilung in Risikostufen für Lokalrezidive nach Resektion.

21.2.6 Therapie

Die Behandlung besteht in einer kompletten Exzision, wobei dies gerade im Gesicht aufgrund der anzustrebenden Vermeidung verstümmelnder Operationen häufig schwierig ist, bes. beim infiltrativen Subtyp, bei dem zur Kuration Exzisionen bis zur sicheren Tumorfreiheit aller Schnittränder durchgeführt werden müssen.

Aus diesem Grund werden wegen des relativ häufigen Sitzes in problematischen Lokalisationen zusätzlich zur initialen Resektion Kryotherapie, Chemochirurgie, Lasertherapie und fotodynamische Therapien sowie lokale medikamentöse Behandlungen mit 5-FU, IFN und Imiquimod (Tumordicke ≤ 2,0 mm) eingesetzt. Bei dickeren Tumoren besteht die Option einer Radiatio, des Hedghog-Inhibitors Vismodegib oder Checkpoint-Inhibition. Kontrollierte Studien zu diesen, die OP ergänzenden therapeutischen Maßnahmen fehlen allerdings.

21.2.7 Nachsorge

Auch nach R0-Resektion beträgt die Rezidivrate ca. 30 %, sodass die Nachsorge mit dem Ziel durchgeführt wird, kleine Rezidive, die noch komplett chirurgisch entfernt werden können, frühzeitig zu erkennen. Etwa 70 % der Rezidive treten innerhalb der ersten 3 J. auf, Spätrezidive oder Zweittumoren gleicher Histologie sind jedoch nicht selten.

Bei solitärem Tumor und niedrigem Risiko wir einmal nach 6 Mon. kontrolliert, danach jährlich. Bei multiplen Tumoren, hohem Risiko oder einem Syndrom wird 3-monatlich kontrolliert.

21.2.8 Prognose

Das Basalzell-Ca der Haut entwickelt sich über Monate bis Jahre. Eine Gefahr des letalen Ausgangs besteht nur, wenn durch Zerstörung tiefer Gewebeschichten lebenswichtige Strukturen einbezogen sind. LK- und Fernmetastasen treten bei weniger als 1 von 1 000 Pat. auf.

21.3 Plattenepithelkarzinom der Haut

21.3.1 Definition

Das Plattenepithel-Ca ist ein epidermaler Hauttumor, der lokal destruiert, aber nur in ca. 5 % der Fälle metastasiert. Pathologisch muss es vom Basalzell-Ca abgegrenzt werden, da sich diese Tumoren in Therapie und Prognose unterschieden.

21.3.2 Epidemiologie

- Inzidenz: in Deutschland 50–110 Neuerkrankungen/100 000 Einwohner/J.
- Durchschnittsalter: 60 J.
- Geschlechterverteilung: Männer häufiger betroffen
- Lokalisation: zu 80 % im Kopf-Hals-Bereich
- Ätiologische Faktoren:
  - Geringe Hautpigmentierung
  - UV-Belastung der Haut
  - Immunsuppression

21.3.3 Histologische Typen

Es werden diverse Subtypen angesprochen. Das spindelzellige Plattenepithel-Ca verhält sich bes. aggressiv, der verrucöse Subtyp dagegen ist mit der günstigsten Prognose assoziiert.

21.3.4 Prognosefaktoren

Es sind diverse Prognosefaktoren unabhängig vom histologischen Subtyp definiert. Ungünstig für Metastasierung und Überleben:

- Tumordicke (vertikal > 6 mm, horizontal > 2 cm)
- Differenzierung G3
- Desmoplasie
- Perineurales Wachstum
- Immunsuppression
- Lokalisation (Ohr, Lippe)

21.3.5 Diagnostik

Bei typischen Befunden ist neben der Inspektion des Lokalbefunds und des gesamten Integuments keine prätherapeutische Diagnostik notwendig. Bei V. a. Metastasen oder bei Risikofaktoren sollte je nach Klinik eine Sonografie der drainierenden LK und/oder eine Schnittbildgebung erfolgen.

21.3.6 Therapie

- **Lokalisierte Stadien:** Die Therapie beinhaltet primär die komplette Resektion. Bei nicht komplett resezierbaren Tumoren oder R1/2-Situation ist eine postop. Strahlentherapie indiziert. Bei knappem Resektionsrand (< 2 mm) oder Perineuralscheideninfiltration wird eine adjuvante Strahlentherapie durchgeführt. Die Exzision lokaler LK soll nur erfolgen, wenn sich klinisch der V. a. eine entsprechende Metastasierung bietet.
- **Metastasierte Erkrankung:** Für die Behandlung von metastasierten Erkrankungen steht der PD-1-Inhibitor Cemiplimab zur Verfügung (ORR 44 %). Zusätzliche zytostatische Optionen sind Cisplatin, Carboplatin, Bleomycin, Doxorubicin und 5-FU. Ansprechraten der Kombinationstherapien sind hierbei höher. Eine weitere Option ist die zielgerichtete Therapie mit Cetuximab, Gefitinib, Panitumumab und Lapatinib. Speziell Cetuximab wird häufig mit Chemotherapie kombiniert.

21.3.7 Nachsorge

- **Ziel:** frühzeitige Erkennung kleiner Rezidive, die noch komplett chirurgisch entfernt werden können.
- Bei Niedrigrisiko-Konstellation wird die ersten 2 J. halbjährlich, danach jährlich nachgesorgt. Bei Hochrisiko-Konstellation wird in den ersten 2 J. alle 3 Mon., in den Jahren 3–5 alle 6 Mon. und danach jährlich kontrolliert.

21.4 Merkelzellkarzinom

21.4.1 Definition

Das Merkelzell-Ca ist ein kutanes, kleinzelliges, neuroendokrines Karzinom.

21.4.2 Epidemiologie

Die Inzidenz beträgt ca. 0,1–0,3 Neuerkrankungen/100 000 Einwohner/Jahr. Spezifische Risikofaktoren sind nicht bekannt.

21.4.3 Pathologie

Als Ursprungszelle wird die Merkelzelle der Haut, die Tastempfindungen an dermale Nerven weiterleitet, angenommen. Die Merkelzelle der Haut gehört dem APUD-System an, insofern hat das Merkelzell-Ca eine enge Verwandtschaft zu anderen kleinzelligen neuroendokrinen Tumoren. In jüngster Zeit wurde für das Merkelzell-Ca eine virale Genese durch das Merkelzellkolyomavirus nachgewiesen, die möglicherweise mittelfristig die Behandlungsmöglichkeiten verändern wird.

Histologisch ist das Merkelzell-Ca ein typisches, kleinzelliges, hoch malignes Karzinom, das sowohl epitheliale als auch neuroendokrine Antigene exprimiert. Die histologische Abgrenzung von kutanen Metastasen eines kleinzelligen Bronchialzellkarzinoms (SCLC) ist nur durch Nachweis des thyroidalen Transkriptionsfaktors TTF-1 möglich, der vorwiegend nicht vom Merkelzell-Ca, wohl aber von

Bronchial- und Schilddrüsen-Ca exprimiert wird. Ein weiterer, relativ spezifischer Marker ist Zytokeratin 20 (CK20), das im Gegensatz zu anderen neuroendokrinen Tumoren spezifisch vom Merkelzell-Ca exprimiert wird.

21.4.4 Klassifikation/Stadieneinteilung

Aufgrund der Seltenheit existiert keine durch größere Pat.-Kollektive erarbeitete Stadieneinteilung. Ähnlich wie beim SCLC wird lediglich unterschieden zwischen:
- Stadium I: Primärtumor allein
- Stadium II: lokoregionäre Metastasen
- Stadium III: Fernmetastasen

21.4.5 Lokalisation und Ausbreitung

Das Merkelzell-Ca kann im Prinzip überall an der Haut vorkommen. Typischerweise zeigen sich die Primärtumoren jedoch in lichtexponierten Arealen, im Gesicht oder an den Extremitäten.

21.4.6 Risikofaktoren

Es sind keine Risikofaktoren definiert.

21.4.7 Diagnostik

Die primäre Diagnostik erfolgt wie bei den anderen Hauttumoren mittels Exzisionsbiopsie. Aufgrund der Seltenheit des Tumors liegen zur Ausbreitungsdiagnostik keine Empfehlungen vor. Wichtig ist die Suche nach einem extrakutanen Primärtumor, da kleinzellige Karzinome der Haut auch Metastasen eines kleinzelligen Tumors anderen Ursprungs sein können. Zusätzlich wird eine Ausbreitungsdiagnostik wie bei der Diagnostik des SCLC (▶ 15) empfohlen.

21.4.8 Therapie

Chirurgische Therapie

- Bei fehlendem Hinweis auf Fernmetastasen wird der Primärtumor mit ausreichendem Sicherheitsabstand exzidiert. Wegen der Häufigkeit von lymphatischen Metastasen wird der Wächter-LK reseziert. Im Falle der Positivität ist die therapeutische LK-Dissektion der Region indiziert. Auch klinisch und bildgebend manifeste LK-Metastasen sind Ind. für die therapeutische LK-Dissektion der Region.
- Bei Lokalrezidiven oder regionären LK-Metastasen hohe Wahrscheinlichkeit einer hämatogenen Metastasierung. Dennoch ist auch hier die chirurgische Sanierung Therapie der Wahl.

Strahlentherapie

Merkelzell-Ca sind wie andere kleinzellige Karzinome sehr radiosensitiv. Im Unterschied zu anderen kleinzelligen Karzinomen wird in Leitlinien empfohlen, eine adjuvante Strahlentherapie der Tumorregion und der regionalen Lymphabflusswege mit einer Gesamtdosis von ca. 50 Gy durchzuführen. Diese Empfehlung wird allerdings nicht durch kontrollierte Studien gestützt.

Systemische Therapie

Die in der Literatur angegebenen Therapieschemata sind – ähnlich denjenigen für das SCLC – in den 1970er- und 1980er-Jahren entwickelt worden. Aufgrund der Seltenheit des Merkelzell-Ca wurden die heute beim SCLC verwendeten Schemata (Cisplatin bzw. Carboplatin und Etoposid oder verwandte Schemata; ▶ 15.1.12) für das Merkelzell-Ca bislang nicht systematisch evaluiert. Ähnlich wie beim SCLC wurde die adjuvante Chemotherapie erprobt, jedoch wiederum aufgrund der Seltenheit des Tumors nicht im Rahmen randomisierter Studien.

Insgesamt ist das Merkelzell-Ca der Haut ein neuroendokriner Tumor, für den vermutlich ein ähnliches oder gleiches Verhalten bei systemischer Chemotherapie vorausgesetzt werden kann wie beim SCLC: typische hohe initiale Ansprechrate bei Fernmetastasierung, jedoch sehr häufig Rezidive innerhalb der ersten 1–2 J.

Neuere Studien belegen die hohe Wirksamkeit einer Immuntherapie mit mehreren AK, die gegen die Immuncheckpoints PD1 oder PD-L1 gerichtet sind. Hohe Ansprechrate bei Behandlung mit gegen PD1 oder PD-L1 gerichteten Checkpoint-Inhibitoren. Es besteht die Zulassung für Avelumab (anti-PD-L1). Diese Therapie ist der Chemotherapie bzgl. Dauer des Ansprechens und Toxizität überlegen und somit aktueller Standard für die palliative Therapie.

21.4.9 Prognose

Die Prognose ist stadienabhängig. Insgesamt beträgt die 5-JÜR ca. 65 %, wobei Pat. mit Fernmetastasen ähnlich der Situation bei kleinzelligen Karzinomen anderen Ursprungs eine schlechte Prognose mit marginaler 5-JÜR haben.

21.5 Dermatofibrosarcoma protuberans

21.5.1 Definition

Das Dermatofibrosarcoma protuberans ist ein fibrohistiozytärer Tumor intermediärer Malignität.

21.5.2 Epidemiologie

- Inzidenz: In Deutschland < 1/100 000 Einwohner/J.
- Medianes Erkrankungsalter: 40 J.
- Es besteht keine Geschlechtsprädilektion.

21.5.3 Pathologie

Die Differenzierung gegenüber gutartigen fibromatösen oder myofibromatösen Hauttumoren erfordert eine immunhistologische Untersuchung. Wichtig ist die Suche nach entdifferenzierten Anteilen, die mit einer höheren Metastasierungsrate verbunden sind.

21.5.4 Klassifikation/Stadieneinteilung

Wie auch beim Basalzell-Ca hat die TNM-Klassifikation keine Bedeutung. Es werden lediglich unterschieden:

- Stadium I: Primärtumor

- Stadium II: lokoregionäre Metastasen
- Stadium III: Fernmetastasierung

21.5.5 Lokalisation und Ausbreitung

Wie das Basalzell-Ca wächst das Dermatofibrosarcoma protuberans langsam und lokal infiltrierend und metastasiert selten. Lokalisiert ist es prädominant am Stamm sowie an den proximalen Extremitäten.

21.5.6 Klinik

Es handelt sich um einen meist hautfarbenen, manchmal bräunlich-gelblichen, flach erhabenen, unregelmäßig konturierten Tumor, der i. d. R. über Jahre langsam wächst.

21.5.7 Diagnostik

Zur Ausbreitungsdiagnostik empfehlen sich die Bildgebung der regionalen Lymphabflusswege, i. d. R. mittels Sonografie, sowie die Bildgebung der Lunge.

21.5.8 Therapie

Chirurgische Therapie

Histografische Chirurgie (lückenlose Randschnitthistologie): Durch diese Aufarbeitungstechnik sind eine Zuordnung subklinischer Ausläufer möglich und eine R0-Resektion mit empfohlenem Sicherheitsabstand von 1 cm häufig ohne verstümmelnde OP erreichbar. Bei R0-Resektion beträgt die Lokalrezidivrate < 3 %.

Strahlentherapie

Das Dermatofibrosarcoma protuberans ist strahlensensitiv. In Leitlinien wird eine definitive Strahlentherapie bei inoperablen Tumoren oder eine postop. Strahlentherapie bei R1-Resektion oder knappem Sicherheitsabstand mit einer Gesamtdosis von 46–60 Gy empfohlen.

Systemische Therapie

Eine wirksame Chemotherapie ist nicht bekannt. Zielgerichtete Therapeutika werden derzeit evaluiert.

21.5.9 Nachsorge

Das Ziel der Nachsorge besteht in der frühzeitigen Erfassung chirurgisch komplett exzidierbarer Lokalrezidive. Etablierte Nachsorgerichtlinien existieren nicht.

Literatur

Ascierto PA, McArthur GA, Dréno B et al. Cobimetinib combined with vemurafenib in advanced BRAF(V600)-mutant melanoma (coBRIM): updated efficacy results from a randomised, double-blind, phase 3 trial. Lancet Oncol, 2016; 17(9): 1248–1260.

Basset-Seguin N, Hauschild A, Grob JJ et al. Vismodegib in patients with advanced basal cell carcinoma (STEVIE): a pre-planned interim analysis of an international, open-label trial. Lancet Oncol, 2015 Jun;16(6): 729–736.

Dummer R, Ascierto PA, Gogas HJ et al. Overall survival in patients with BRAF-mutant melanoma receiving encorafenib plus binimetinib versus vemurafenib or encorafenib (COLUMBUS): a multicentre, open-label, randomised, phase 3 trial. Lancet Oncol, 2018 Oct;19(10):, 2018 1315–1327.

Eggermont AMM, Blank CU, Mandala M et al. Adjuvant Pembrolizumab versus Placebo in Resected Stage III Melanoma. N Engl J Med May 10;378(19): 1789–1801.

Eggermont AM, Suciu S, Santinami M et al. for the EORTC Melanoma Group. Adjuvant therapy with pegylated interferon alfa-2b versus observation alone in resected stage III melanoma: final results of EORTC 18991, a randomised phase III trial. Lancet, 2008; 372: 117–126.

Garbe C, Schadendorf D. Surveillance and follow-up examinations in cutaneous melanoma. Onkologie, 2003; 26: 241–246.

Gershenwald JE, Scolyer RA, Hess KR et al. Melanoma of the Skin. In: Amin M, Edge SB, Greene FL, et al. (eds.). AJCC Cancer Staging Manual. 8th ed. Switzerland: Springer; 2017. S. 563–585.

Grob JJ, Dreno B, de la Salmoniere P et al. Randomised trial of interferon alpha-2b as adjuvant therapy in resected primary melanoma thicker than 1.5 mm without clinically detectable node metastases. Lancet, 1998; 351: 1905–1910.

Hauschild A, Weichenthal M, Balda BR et al. Prospective randomized trial of interferon alfa-2b and interleukin-2 as adjuvant treatment for resected intermediate and high-risk primary melanoma without clinically detectable node metastasis. J Clin Oncol, 2003; 21: 2883–2888.

Kaufman HL, Russell J, Hamid O et al. Avelumab in patients with chemotherapy-refractory metastatic Merkel cell carcinoma: a multicentre, single-group, open-label, phase 2 trial. Lancet Oncol, 2016 Oct;17(10): 1374–1385.

Larkin J, Ascierto PA, Dréno B et al. Combined vemurafenib and cobimetinib in BRAF-mutated melanoma. N Engl J Med, 2014 Nov 13;371(20): 1867–1876.

Long GV, Hauschild A, Santinami M et al. Adjuvant Dabrafenib plus Trametinib in Stage III BRAF-Mutated Melanoma. N Engl J Med, 2017 Nov 9;377(19): 1813–1823.

Long GV, Stroyakovskiy D, Gogas H et al. Combined BRAF and MEK inhibition versus BRAF inhibition alone in melanoma. N Engl J Med, 2014 Nov 13;371(20): 1877–1888.

Migden MR, Khushalani NI, Chang ALS et al. Cemiplimab in locally advanced cutaneous squamous cell carcinoma: Results from an open-label, phase 2, single-arm trial. Lancet Oncol, 2020; 21: 294–305.

Robert C, Schachter J, Long GV et al. Pembrolizumab versus Ipilimumab in Advanced Melanoma. N Engl J Med, 2015 Jun 25;372(26): 2521–2532.

S3-Leitlinie zur Diagnostik, Therapie und Nachsorge des Melanoms, Version 3.3, Stand Juli 2020. https://www.awmf.org/uploads/tx_szleitlinien/032-024OLl_S3_Melanom-Diagnostik-Therapie-Nachsorge_2020-08.pdf (letzter Zugriff 23.6.2023).

Weber J, Mandala M, Del Vecchio M et al. Adjuvant Nivolumab versus Ipilimumab in Resected Stage III or IV Melanoma. N Engl J Med, 2017 Nov 9;377(19): 1824–1835.

Wolchok JD, Chiarion-Sileni V, Gonzalez R et al. Overall Survival with Combined Nivolumab and Ipilimumab in Advanced Melanoma. N Engl J Med, 2017 Oct 5;377(14): 1345–1356.

22 Malignome der Weichteile und der Knochen

Peter Reichardt

22.1 Weichteilsarkome

Merke
Weichteilsarkome stellen aufgrund ihrer Seltenheit und ihres Vorkommens in allen Altersstufen sowie ihres außerordentlich vielfältigen Erscheinungsbilds eine klinische Herausforderung dar. Die optimale Behandlung erfordert meist multimodale Behandlungskonzepte.

22.1.1 Definition

Inhomogene Gruppe seltener Tumoren, die aus mesodermalem oder ektodermalem Gewebe entstehen.

22.1.2 Epidemiologie

- Inzidenz: 4–5/100 000/J.
- Ca. 1 % aller Tumoren im Erwachsenenalter
- Keine Geschlechtsprädisposition
- Vorkommen in allen Altersstufen, im Erwachsenenalter bevorzugt in der Adoleszenz und jenseits des 60. Lj.
- Maligne Weichgewebetumoren: etwa 100-fach seltener als die benignen Formen

22.1.3 Pathologie

Der Sammelbegriff „Weichteilsarkome“ umfasst ein breites Spektrum histologischer Subtypen (▶ Tab. 22.1), die sich hinsichtlich ihres biologischen Verhaltens, ihrer Prognose und ihres Ansprechens auf unterschiedliche Therapieverfahren teilweise unterscheiden. Die häufigsten sind gastrointestinale Stromatumoren (GIST; ca. 20–25 %), Leiomyosarkome (ca. 15–20 %), Liposarkome (ca. 15–20 %) und undifferenzierte Sarkome (ca. 10–15 %).

Merke
Von entscheidender Bedeutung für Prognose und Therapieplanung ist das histologische Grading von G1 bis G3, das die Aggressivität des Tumors klassifiziert.

Die pathologischen Kriterien, die das Grading definieren, sind:
- Zellularität
- Differenzierung
- Zellpleomorphie
- Nekrosen
- Anzahl an Mitosen

In Europa ist der Trojani-Score der FNCLCC mit den Graden 1–3 besonders verbreitet.

22.1.4 Klassifikation/Stadieneinteilung

Für die Stadieneinteilung wird das TNM-System der UICC verwendet (▶ Tab. 22.2, ▶ Tab. 22.3), wobei neben der Primärtumorgröße, dem Befall regionärer LK und

Tab. 22.1 WHO-Klassifikation der Weichteilsarkome (Auswahl)

Typen	Beispiele
Fibroblastäre Tumoren	• Adultes Fibrosarkom • Myxofibrosarkom • Low-grade fibromyxoides Sarkom • Sklerosierendes epitheloides Fibrosarkom • Solitärer fibröser Tumor • Inflammatorischer myofibroblastischer Tumor
Adipozytische Tumoren	• Dedifferenziertes Liposarkom • Myxoides Liposarkom • Pleomorphes Liposarkom
Glattmuskuläre Tumoren	• Leiomyosarkom
Skelettmuskuläre Tumoren	• Embryonales Rhabdomyosarkom • Alveoläres Rhabdomyosarkom • Pleomorphes Rhabdomyosarkom • Spindelzelliges/sklerosierendes Rhabdomyosarkom
Vaskuläre Tumoren	• Epitheloides Hämangioendotheliom • Angiosarkom
Neurogene Tumoren	• Maligner peripherer Nervenscheidentumor • Maligner Granularzelltumor
Tumoren unklarer Differenzierung	• Synovialsarkom • Epitheloides Sarkom • Alveoläres Weichteilsarkom • Desmoplastischer klein- und rundzelliger Tumor • PECom • Intimasarkom • Undifferenziertes Sarkom

dem Vorhandensein von Fernmetastasen insbes. auch das histologische Grading einbezogen wird.

22.1.5 Lokalisation und Ausbreitung

Cave

Sarkome treten meist als schmerzlose Schwellung in Erscheinung und werden deshalb häufig längere Zeit verkannt. Gängige Fehleinschätzungen bei Extremitätentumoren sind Muskelfaserrisse und Hämatome.

- **Primärlokalisation:**
  - Untere Extremität: 40 %.
  - Körperstamm: ca. 15 %.
  - Retroperitoneum: ca. 15 %.
  - Obere Extremität: ca. 15 %.
  - Kopf-Hals-Region: ca. 15 %.
- **Metastasierung:**
  - Bei ca. 10 % der Pat. liegen bereits zum Zeitpunkt der Erstdiagnose Metastasen vor.

Tab. 22.2 TNM-Klassifikation für Weichteiltumoren (2017, korrigierter Nachdruck 2020)

Klassifikation	Extremitäten und oberflächlicher Stamm	Retroperitoneum	Kopf-Hals-Bereich	Eingeweide des Thorax und Abdomens
T = Primärtumor				
TX	Primärtumor kann nicht beurteilt werden			
T0	Kein Anhalt für Primärtumor			
T1	Tumor ≤ 5 cm	Tumor ≤ 5 cm	Tumor ≤ 2 cm	Tumor begrenzt auf 1 Organ
T2	Tumor > 5, ≤ 10 cm	Tumor > 5, ≤ 10 cm	Tumor > 2, ≤ 4 cm	T2a: Tumor infiltriert Serosa des viszeralen Peritoneums (kein Durchbruch)
				T2b: Tumor mit mikroskopischer Ausbreitung jenseits der Serosa
T3	Tumor > 10, ≤ 15 cm	Tumor > 10, ≤ 15 cm	Tumor > 4 cm	Tumor infiltriert 1 zusätzliches Organ oder makroskopische Ausbreitung jenseits der Serosa
T4	Tumor > 15 cm	Tumor > 15 cm		
T4a			Tumor infiltriert Orbita, Schädelbasis oder Dura, zentrale Eingeweide, Gesichtsknochen oder Musculi pterygoidei	Multifokaler Tumor mit Beteiligung von > 2 Lokalisationen in einem Organ
T4b			Tumor infiltriert Gehirn, prävertebrale Muskulatur, umschließt die A. carotis oder Beteiligung des ZNS durch perineurale Ausbreitung	Multifokaler Tumor mit Beteiligung von > 2, aber ≤ 5 Bezirken
T4c				Multifokaler Tumor mit Beteiligung von > 5 Bezirken
N = regionäre Lymphknoten				
NX	Regionäre LK können nicht beurteilt werden			
N0	Keine regionäre LK-Metastasen			
N1	Regionäre LK-Metastasen			
M = Fernmetastasen				
M0	Keine Fernmetastasen			
M1	Fernmetastasen			

Tab. 22.3 Stadieneinteilung der Weichteilsarkome (2017, korrigierter Nachdruck 2020)

Stadien	Grading	Tumorgröße	Befall regionärer LK	Fernmetastasen
IA	Low, G1	T1	N0	M0
IB	Low, G1, GX	T2, T3	N0	M0
II	High, G2, G3	T1	N0	M0
IIIA	High, G2, G3	T2	N0	M0
IIIB	High, G2, G3	T3, T4	N0	M0
	Jedes G	Jedes T	N1	M0
IV	Jedes G	Jedes T	Jedes N	M1

- Bei 40–60 % der Pat. mit High-Grade-Tumoren, die tief lokalisiert und > 5 cm groß sind (Stadium III; ▶ Tab. 22.3), ist trotz lokaler Tumorkontrolle mit der Entwicklung von Metastasen zu rechnen.
- Die Lungen sind mit bis zu 70 % aller Fälle der bevorzugte Ort einer Metastasierung. Mit Abstand folgen Leber- und Knochenmetastasen. LK-Metastasen sind außerordentlich selten, eine Ausnahme hiervon machen nur Rhabdomyosarkome, Synovialsarkome und epitheloide Sarkome.

22.1.6 Risikofaktoren

- Ätiologie: weitgehend unklar.
- Bekannte Risikofaktoren:
  - Vorausgegangene Bestrahlung.
  - Exposition gegenüber Polyvinylchlorid oder Asbest (hepatische Angiosarkome).
- Gehäuftes Auftreten im Rahmen von Tumordispositionssyndromen wie z. B. dem Li-Fraumeni-Syndrom.
- Eine genetisch definierte Basis für die Entwicklung maligner peripherer Nervenscheidentumoren ist die autosomal-dominant vererbte Neurofibromatose.

22.1.7 Klinik

Weichteilsarkome können in jeder Lokalisation vorkommen. Sie treten als anfangs meist schmerzlose Schwellung in Erscheinung und werden deshalb häufig lange Zeit verkannt. Gängige Fehldiagnosen an den Extremitäten sind Hämatome, Muskelfaserrisse oder „Traumata". Erschwert wird die frühzeitige Diagnose weiterhin durch die Tatsache, dass benigne Weichteiltumoren etwa 100-fach häufiger sind als maligne. Eine weitergehende Abklärung erfolgt oft erst bei Auftreten von Folgeerscheinungen wie Verdrängung oder Infiltration benachbarter Organe oder progredienten Schmerzen. In Abdomen oder Retroperitoneum werden Weichteilsarkome meist erst sehr spät diagnostiziert.

Merke
Malignitätsverdacht besteht insbes. bei Weichteilraumforderungen, die größer sind als 8 cm sind, schnell wachsen, schmerzhaft sind und eine nicht oberflächliche Lokalisation aufweisen.

22.1.8 Diagnostik

Bei klinischem V. a. das Vorliegen eines Weichteilsarkoms (▶ 22.1.6) muss zunächst eine lokale Bildgebung durchgeführt werden. Die MRT ist hierbei die Methode der Wahl und der CT sowie der Sonografie an Aussagekraft überlegen. Bei V. a. auf eine ossäre Beteiligung ist eine Rö-Untersuchung erforderlich. In Einzelfällen kann zur OP-Planung eine Angiografie ergänzende Informationen liefern. Erst anschließend erfolgt die histologische Sicherung mittels multipler Stanzbiopsien (Core Needle Biopsy) oder einer Inzisionsbiopsie. Wichtig ist, dass bereits bei der Biopsie der später erforderliche operative Zugangsweg berücksichtigt wird; Drainagen werden im Schnittverlauf ausgeleitet. Nach Bestätigung der Diagnose eines Weichteilsarkoms erfolgt eine Spiral-CT des Thorax, um evtl. vorhandene Lungenmetastasen nachzuweisen. Weitere Staging-Untersuchungen sind in Abhängigkeit von Histologie und/oder klinischen Beschwerden erforderlich. Nach Vorliegen aller Befunde erfolgt eine interdisziplinäre Therapieplanung.

22.1.9 Therapie

Chirurgische Therapie

- Primärbehandlung lokalisierter Weichteilsarkome: vollständige chirurgische Entfernung im Gesunden nach histologischer Sicherung.
- Marginale Resektionen führen in bis zu 90 % der Fälle zu einem Lokalrezidiv und sind deshalb inakzeptabel. Bei unzureichender Radikalität einer Vor-OP muss deshalb, wenn möglich, nachreseziert werden.
- Lokalrezidive sind grundsätzlich radikal zu entfernen.
- Eine weite Resektion liegt vor, wenn der Tumor allseits von einer in der Tiefe mind. 1 cm messenden Schicht gesunden Gewebes umgeben ist.
- Eventuelle Biopsienarben oder Drainageöffnungen müssen ohne Eröffnung der entsprechenden Kanäle en bloc mitreseziert werden.
- Bei radikaler oder Kompartmentresektion werden alle tumortragenden Muskelgruppen bzw. Kompartimente entfernt.

Strahlentherapie

- Postop. Strahlentherapie mit 50–60 Gy in Fraktionen von 1,8–2,0 Gy, ggf. mit Boost bis 66 Gy:
  - Erreicht bei mikroskopischen Tumorresiduen lokale Kontrollraten von 72–90 % unter weitgehendem Erhalt der Funktionalität.
  - Erforderlich ist der Einsatz ausreichend hoher Dosen sowie vorzugsweise einer sog. Shrinking-Field-Technik zur Reduktion lokaler Komplikationen.
  - Bei Weichteilsarkomen nach lediglich weiter Tumorresektion immer indiziert.
  - Verzicht auf eine postop. Strahlentherapie nach radikaler Tumorresektion (Amputation bzw. Kompartmentresektion) mit ausreichendem Sicherheitssaum und nach lokal weiter Resektion von Tumoren im Stadium IA möglich.
  - Nach chirurgischer Entfernung von Lokalrezidiven unabhängig von der erreichten Radikalität immer nachbestrahlen.
- Zunehmend häufiger wird eine präop. Strahlentherapie mit meist 50 Gy durchgeführt. Diese hat den Vorteil einer besseren Schonung von Umgebungsgewebe mit geringeren Spätfolgen. Zu berücksichtigen ist allerdings eine höhere akute Komplikationsrate.

- Bei Verfügbarkeit und entsprechender Erfahrung ist eine intraop. Bestrahlung oder eine Bestrahlung mittels operativ platzierter Afterloading-Systeme in Betracht zu ziehen.
- Alleinige Bestrahlung: bei Inoperabilität aus medizinischer Ind. in Ausnahmefällen, v.a. bei kleinen Tumoren (< 5 cm).

Systemische Therapie

Indikationen

Eine Chemotherapie kommt bei Pat. mit Weichteilsarkomen unter verschiedenen Gesichtspunkten zum Einsatz:
- Adjuvante Therapie nach potenziell kurativer Resektion des Primärtumors
- Neoadjuvante Therapie bei lokal fortgeschrittenen Tumoren
- Therapie im Stadium der primären oder sekundären Metastasierung

Merke

Bei der grundsätzlichen Entscheidung zu einer Chemotherapie sind verschiedene Faktoren zu berücksichtigen:
- Histologischer Subtyp und Grading
- AZ, Alter und evtl. vorhandene Begleiterkrankungen des Pat.
- Behandlungsziel

Chemotherapeutika

Die wirksamsten Substanzen sind die Anthrazykline Doxorubicin und Epirubicin sowie Ifosfamid mit Remissionsraten von 18–29 % in der First-Line-Therapie. Wichtig ist hierbei eine ausreichend hohe Dosierung. DTIC wurde in zahlreichen Studien als Monotherapie und als Bestandteil von Kombinationstherapieprotokollen untersucht. Die Ansprechraten in den 3 Monotherapie-Studien betrugen dabei 17–27 %. Trabectedin ist für die Behandlung von Weichteilsarkomen nach Versagen von Anthrazyklinen und Ifosfamid oder bei fehlender Anwendbarkeit dieser Substanzen zugelassen. Seit 2012 steht der Multikinaseinhibitor Pazopanib als Therapieoption nach Versagen der Standardtherapien zur Verfügung. Ausgenommen sind unter anderen Entitäten insbes. alle Liposarkome. 2016 erfolgte die Zulassung von Eribulin ausschließlich für therapierefraktäre Liposarkome.

Adjuvante Chemotherapie

Die Ergebnisse der bislang publizierten Studien, die mit unterschiedlichen Einschlusskriterien und sowohl unter Einsatz einer Doxorubicin-Monotherapie als auch verschiedener Kombinationsprotokolle durchgeführt wurden, sind sehr uneinheitlich. Aus diesem Grund wurden mehrere Metaanalysen durchgeführt, die einen signifikanten Einfluss der Chemotherapie auf das rezidiv- und metastasenfreie Überleben, in einem Fall sogar auf das OS zeigten. Die Ergebnisse der im Dezember 2003 mit 340 eingeschlossenen Pat. beendeten adjuvanten Studie der EORTC Soft Tissue and Bone Sarcoma Group zeigen keinen Effekt der adjuvanten Chemotherapie auf das EFS oder OS. Zu beachten ist allerdings das inhomogene Pat.-Kollektiv [Woll et al. 2012]. Daten einer retrospektiven Analyse aus Frankreich zeigen hingegen einen Überlebensvorteil durch eine adjuvante Chemotherapie für Pat. mit G3-, nicht jedoch G2-Sarkomen. Gestützt wird die Empfehlung, Pat. mit hohem Rezidivrisiko eine adjuvante Therapie anzubieten, durch eine retrospektive, risikoadaptierte Subgruppenanalyse der EORTC-Studie. Für Pat., die nach der

„SARCULATOR"-Risikoanalyse eine Überlebenswahrscheinlichkeit < 60 % haben, ergab sich ein signifikanter Vorteil durch die adjuvante Chemotherapie (HR 0,49). In diese Risikoanalyse gingen Pat.-Alter, Tumorgröße, Grading sowie der jeweilige histologische Subtyp ein (www.sarculator.com). Für alle anderen Pat. konnte kein Vorteil durch eine adjuvante Chemotherapie gezeigt werden [Pasquali et al. 2019].

Zusammengefasst ist die adjuvante Chemotherapie nach Resektion eines lokalisierten Weichgewebesarkoms nicht als Standard anzusehen. Eine starke Evidenz für eine adjuvante Kombinationschemotherapie (z. B. Epirubicin + Ifosfamid, Doxorubicin + Ifosfamid; ▶ 22.1.12) besteht bei Pat. mit hohem Rezidivrisiko (Grad 3, tiefsitzend, > 5 cm) und bei retroperitonealen Sarkomen, bei denen aufgrund eingeschränkter Möglichkeiten der Nachbestrahlung mit einer erhöhten Lokalrezidivrate gerechnet werden muss. Die Entscheidung muss im aufgeklärten Konsens mit dem Pat. getroffen werden.

Ausnahmen: Pat. mit Rhabdomyosarkomen in jüngerem Lebensalter werden gemäß pädiatrischer Therapieempfehlungen behandelt, Pat. mit sog. klein-, rund- und blauzelligen Sarkomen erhalten grundsätzlich eine Chemotherapie analog der Ewing-Sarkome.

Merke
Eine adjuvante Chemotherapie darf niemals als Alternative für eine adäquate chirurgische Therapie eingesetzt werden.

Neoadjuvante Chemotherapie (NACT)

Prinzipielle Vorteile einer präop. Chemotherapie:

- Frühe Elimination okkulter Fernmetastasen
- Ungestörte Perfusionsverhältnisse im Tumor
- Reduktion der Primärtumorgröße bei Ansprechen auf die Therapie
- In-vivo-Chemosensibilitätsprüfung, die Rückschlüsse auf die Wirksamkeit der applizierten Chemotherapie erlaubt

Zum Stellenwert der NACT liegen zwei randomisierte Phase-III-Studien mit unterschiedlichen Fragestellungen vor.

Die Daten der ISG-STS-1001-Studie zeigen, dass eine neoadjuvante Therapie mit 3 Zyklen Epirubicin/Ifosfamid gegenüber jeweils 3 Zyklen einer histologieadaptierten Therapie zu einer signifikant höheren OS-Rate führt (5-Jahres-OS 76 vs. 66 %, p = 0,02) [Gronchi et al. 2020]. In einer großen randomisierten Phase-III-Studie führte eine zusätzlich zur Chemotherapie eingesetzte regionale Hyperthermie zur Verbesserung der lokalen Tumorkontrolle und nach längerer Nachbeobachtung auch zu einer Verlängerung der Überlebenszeit [Issels et al. 2018].

Zusammengefasst ist eine NACT bei Pat. mit chemotherapiesensiblen Weichteilsarkomen und hohem Rezidivrisiko (Grad 3, tiefsitzend, > 5 cm) grundsätzlich in Erwägung zu ziehen. Aufgrund der besseren Datenlage und von Vorteilen in der Durchführung sollte einer NACT der Vorzug vor einer adjuvanten Therapie gegeben werden.

Palliative Chemotherapie

Standardtherapie

Außerhalb klinischer Studien wird meist eine Monochemotherapie mit Doxorubicin (75 mg/m^2 KOF alle 3 Wo.) als Standardtherapie angesehen (▶ 22.1.12).

Kombinationstherapien

Eine Kombinationschemotherapie wurde in zahlreichen Phase-II-Studien, aber nur in wenigen randomisierten Phase-III-Studien untersucht. Die Ansprechraten bei den meisten modernen Kombinationstherapiestudien liegen mit 40 bis > 50 % und ca. 10 % CR wesentlich höher als die Raten von 15–25 %, die bei einer Monotherapie erreicht werden, allerdings auf Kosten einer z. T. erheblichen Toxizität, insbes. Hämatotoxizität. Ebenfalls signifikant verbessert wird das PFS, nicht jedoch das OS [Judson et al. 2012]. Eine Kombinationschemotherapie sollte in jedem Fall in Betracht gezogen werden, wenn ein Ansprechen des Tumors angestrebt wird, wie im Falle einer multimodalen und potenziell kurativen Ind.

Hochdosistherapie (HDT)

Eine HDT mit Stammzellsupport ist nicht etabliert und sollte außerhalb klinischer Studien nicht eingesetzt werden.

Subtypspezifische Therapie

- Synovialsarkome sprechen sehr gut auf Ifosfamid an, weshalb einer Kombinationstherapie eine besondere Bedeutung zukommt.
- Leiomyosarkome sprechen bes. gut auf die Kombination von Doxorubicin und DTIC an.
- Kutane Angiosarkome sprechen in besonderem Maße auf Paclitaxel an, obwohl die Substanz bei Weichteilsarkomen im Allgemeinen unwirksam ist.
- Orales Trofosfamid ist eine gut verträgliche Therapieoption bei älteren oder komorbiden Pat. (▶ 22.1.12).
- Low-grade endometriale Stromatumoren sprechen meist auf eine Therapie mit Gestagenen oder Aromatasehemmern an.
- Myxoide und rundzellige Liposarkome weisen häufig die spezifischen Translokationen t(12;16)(q13;p11) bzw. t(12;22)(q13;q12) auf, die zur Bildung des FUS-CHOP- bzw. des EWS-CHOP-Protoonkogens führen. Pat. mit myxoiden bzw. rundzelligen Liposarkomen sprechen bes. gut und lange auf eine Therapie mit Trabectedin an.
- Aufgrund des molekularen Pathomechanismus unter Beteiligung von PDGFRβ spricht das Dematofibrosarcoma protuberans sehr gut auf eine Therapie mit Imatinib an.
- Weitere molekular begründete Therapiekonzepte sind mTOR-Inhibitoren bei PEComen, ALK-Inhibitoren bei inflammatorischen myofibroblastischen Tumoren sowie VEGFR-, MET- und Checkpoint-Inhibitoren bei alveolären Weichteilsarkomen.

Weitere Ansätze

- Immunonkologische Therapieansätze mit CTLA4-, PD-1- und PD-L1-AK alleine oder in Kombination werden in mehreren laufenden Studien untersucht.
- Zahlreiche Forschungsprojekte zielen auf die Identifikation weiterer molekularer Targets, die gezielt therapeutisch angegangen werden können. Beispielhaft sei die außergewöhnliche Aktivität von selektiven Inhibitoren der Tropomyosin-Rezeptor-Kinase (TRK) wie Larotrectinib bei Sarkomen mit Nachweis einer TRK-Fusion zu nennen.
- Aktuell laufen mehrere Studien mit MDM2-Inhibitoren bei gut und schlecht differenzierten Liposarkomen. Erste Ergebnisse sind sehr vielversprechend.

Rezidivtherapie

- Nach einer Vorbehandlung mit Doxorubicin als Monotherapie (▶ 22.1.12) erfolgt, wenn möglich, eine Second-Line-Therapie mit Ifosfamid (▶ 22.1.12).
- Bei Pat., die mit einer Kombinationstherapie aus Anthrazyklinen und Ifosfamid behandelt wurden, stellt Trabectedin eine effektive Second-Line-Therapie dar (▶ 22.1.12). Bei etwa der Hälfte der Pat. wird eine z. T. länger anhaltende Stabilisierung der Erkrankung erreicht. Einen besonderen Stellenwert hat die Substanz bei Leiomyo- und Liposarkomen. 2016 wurden die Ergebnisse einer Phase-III-Studie zum Vergleich von Trabectedin mit DTIC bei Pat. mit therapierefraktären fortgeschrittenen Lipo- und Leiomyosarkomen vorgestellt, die aufgrund der bis dahin fehlenden Zulassung von Trabectedin in den USA durchgeführt worden war. Die Studie bestätigte mit einem medianen PFS von 4,2 Mon. die gute Wirksamkeit von Trabectedin in dieser Indikation. Das Ergebnis war gegenüber DTIC mit 1,5 Mon. hochsignifikant besser [Demetri et al. 2016].
- Eine randomisierte Studie zur Second-Line-Therapie ergab eine Überlegenheit von Gemcitabin + Docetaxel gegenüber einer Gemcitabin-Monotherapie hinsichtlich Ansprechrate, PFS und auch OS (▶ 22.1.12). Gemcitabin hat bei Leiomyosarkomen auch als Monotherapie einen Stellenwert. Beide Substanzen sind für die Therapie bei Weichteilsarkomen jedoch nicht zugelassen.
- Eine weitere Kombination, die in der Rezidivtherapie signifikant bessere Ergebnisse erbrachte als eine Monotherapie mit DTIC, ist Gemcitabin plus DTIC.
- Pazopanib, ein oraler multifunktionaler TKI mit Aktivität gegen VEGFR-1 bis -3, PDGFRα und -β sowie KIT, zeigte eine hohe Rate an Krankheitsstabilisierung bei Pat. mit therapierefraktären Weichteilsarkomen mit Ausnahme adipozytischer Tumoren. Eine randomisierte Phase-III-Studie zeigte einen signifikanten Vorteil im PFS von ca. 3 Mon. gegenüber Placebo, der zur Zulassung von Pazopanib in einer Dosierung von 800 mg/d bei therapierefraktären Weichteilsarkomen mit Ausnahme der Liposarkome geführt hat.
- In einer 2016 publizierter Phase-III-Studie bei Pat. mit therapierefraktären Leiomyo- und Liposarkomen wurde Eribulin, ein innovativer Mikrotubulus-Inhibitor, mit DTIC verglichen. Dabei fand sich bei einem in beiden Armen identischen PFS ein signifikanter Vorteil im OS von 13,5 vs. 11,5 Mon. zugunsten von Eribulin. Eine Subgruppenanalyse ergab den Vorteil ausschließlich für Pat. mit Liposarkomen. Hier wurde das Überleben von 8,4 auf 16,6 Mon. verbessert. Eribulin wurde daraufhin für die Ind. therapierefraktäre Liposarkome zugelassen [Demetri et al. 2017].

Merke
Grundsätzlich ist nach Versagen von Standardtherapien eine Behandlung im Rahmen klinischer Studien in erfahrenen Zentren zu empfehlen.

Multimodale Therapiekonzepte

Operabler Tumor ohne Metastasen

Die Primärbehandlung lokalisierter Weichteilsarkome besteht in der radikalen chirurgischen Entfernung. Bei unzureichender Radikalität einer Vor-OP muss ggf. nachoperiert werden. Nach weiter Exzision ist eine Nachbestrahlung in allen Fällen obligat.

Merke
Neoadjuvante und adjuvante Chemotherapie als individuelle Entscheidung (Ausnahme: Ewing-Tumoren, Rhabdomyosarkome).

Lokal fortgeschrittene und inoperable Sarkome ohne Metastasen

Es kommen mehrere Therapieoptionen mit dem Ziel der Tumorverkleinerung und der anschließenden radikalen OP in Betracht (ein Standard ist nicht definiert):

- Präop. Bestrahlung: Bei einer primären Strahlentherapie sind sehr hohe Dosen erforderlich, sodass evtl. mit einer erhöhten Rate an Wundheilungsstörungen zu rechnen ist. Der Einsatz von Radiosensitizern ist rein experimentell.
- Extremitätenperfusion: Die isolierte Extremitätenperfusion mit Zytostatika und/oder Zytokinen, evtl. in Kombination mit Hyperthermie, ist ein experimentelles Therapieverfahren, das wenigen spezialisierten Zentren vorbehalten ist. Mit dieser Therapie ist bei ca. 75 % der behandelten Pat. ein Extremitätenerhalt bei vorab inoperablen Tumoren erreichbar. Aus methodischen Gründen kommt diese Behandlungsform nur bei Extremitätensarkomen in Betracht.
- Präop. Chemotherapie: Die Kombination aus systemischer Chemotherapie und regionaler Hyperthermie bei lokal fortgeschrittenen Weichteilsarkomen führte in einer Studie zu einer signifikanten Verbesserung der lokalen Tumorkontrolle und des Überlebens.
- Falls technisch machbar, schließt sich nach entsprechender Verkleinerung des Tumors die möglichst radikale operative Entfernung an. Abhängig von der Art der Vorbehandlung gelten die Empfehlungen bzgl. einer Nachbestrahlung oder einer adjuvanten Chemotherapie.

Operables Lokalrezidiv ohne Metastasen

- Lokalrezidive, wenn möglich, radikal entfernen.
- Eine Nachbestrahlung ist unabhängig von der erreichten Radikalität obligat.
- Bzgl. der neoadjuvanten und adjuvanten Chemotherapie gelten die Überlegungen analog zu Primärtumoren (s. o.). Prospektive Daten liegen nicht vor.

Inoperables Lokalrezidiv ohne Metastasen

- Es gelten die Empfehlungen analog zu inoperablen Primärtumoren (s. o.).
- Aufgrund der erhöhten Wahrscheinlichkeit von Metastasen wird jedoch einer Chemotherapie der Vorzug gegeben.

Fernmetastasen

Wenn möglich, ist immer eine Chemotherapie durchzuführen. Bei der Entscheidung zur Chemotherapie sind AZ und Alter des Pat. sowie evtl. vorhandene Begleiterkrankungen und die Zielsetzung der Therapie zu berücksichtigen. Pat., die für eine aggressive Therapie infrage kommen und bei denen evtl. ein ergänzendes operatives Vorgehen in Betracht gezogen wird, sollten in jedem Fall mit einer Kombinationschemotherapie (z. B. Doxorubicin + Ifosfamid, ▶ 22.1.12) behandelt werden. Bei rein palliativer Zielsetzung, v. a. im höheren Lebensalter, wird eher einer Monotherapie der Vorzug gegeben (▶ 22.1.12).

Ausnahme: Im Fall limitierter metachroner, auf die Lunge beschränkter Metastasen sollte grundsätzlich die vollständige operative Entfernung aller Herde geprüft werden.

Merke

Im Anschluss an die Chemotherapie ist grundsätzlich zu prüfen, ob durch chirurgische Maßnahmen residuelles Tumorgewebe (Primärtumor und Metastasen) entfernt werden kann. Ein solches multimodales Therapiekonzept wird unter potenziell kurativer Zielsetzung durchgeführt.

22.1.10 Nachsorge

Merke

Ca. 80 % aller Rezidive treten innerhalb der ersten beiden Jahre nach der Primärtherapie eines Weichteilsarkoms auf.

- Ziel: frühzeitige Erkennung von lokalen Tumorrezidiven und/oder Fernmetastasen.
- Inhalte:
  - Klinische Untersuchung.
  - MRT bzw. CT der Primärlokalisation.
  - Rö-Thorax, ggf. CT-Thorax.
  - Keine routinemäßige Diagnostik in Bezug auf selten auftretende Skelett- oder Lebermetastasen.
  - GIST: Hier ist aufgrund der bevorzugten Metastasenlokalisationen in der Leber und am Peritoneum die abdominale CT die Methode der Wahl. Lunge und Skelett sind nur sehr selten betroffen, sodass diesbezüglich ohne Vorliegen von Symptomen keine Diagnostik erforderlich ist.
- Weitere Aspekte der Nachsorge:
  - Erkennung und Behandlung von NW der vorausgegangenen Therapien.
  - Dokumentation evtl. vorhandener Funktionseinschränkungen.
  - Erkennung von Spättoxizitäten und sekundären Neoplasien.
- Intervalle:
  - Jahre 1–2 nach Erstdiagnose: alle 3 Mon.
  - Jahre 3–5 nach Erstdiagnose: alle 6 Mon.
  - Nach 5 J.: jährlich.

22.1.11 Prognose

Etwa die Hälfte aller Pat. mit Weichteilsarkom versterben innerhalb von 5 J., meist an Metastasen:

- Stadienadaptierte 5-JÜR:
  - Stadium I: 85–96 %
  - Stadium II: 72–78 %
  - Stadium III: 50 %
  - Stadium IV: 10 %
- Mediane Überlebenszeit ab dem Zeitpunkt der Diagnosestellung von Metastasen: ca. 15 Mon.

Prognostische Faktoren: Diese wurden von der EORTC Soft Tissue and Bone Sarcoma Group anhand ihrer umfangreichen Datenbank untersucht. Dabei konnten in der multivariaten Analyse Lebermetastasen und fortgeschrittenes Lebensalter als die einzigen unabhängigen prognostischen Faktoren im Hinblick auf das Ansprechen auf eine intensive Chemotherapie identifiziert werden. Bzgl. der Überlebenszeit sind ein schlechter AZ, ein hohes Tumor-Grading und die frühe Metastasierung prognostisch relevant.

22.1.12 Behandlungsschemata

▶ Tab. 22.4.

Tab. 22.4 Behandlungsschemata bei Weichteilsarkomen

Zytostatika	Dosis	Applikationsart	Applikationszeitpunkt
Epirubicin + Ifosfamid			
Epirubicin	60 mg/m² KOF	I.v. als Kurzinfusion	Tage 1, 2
Ifosfamid	1 800 mg/m² KOF	I.v. als Infusion über 1 h	Tage 1–5
• Begleitmedikation: Bewässerung, Mesna (1 800 mg/m² KOF), G-CSF (5 mg/kg KG an den Tagen 8–15) • Wdh. an Tag 22, insgesamt 5 Zyklen			
Doxorubicin-Monotherapie			
Doxorubicin	75 mg/m² KOF	I.v. als Bolus	Tag 1
• Wdh. an Tag 22 • **Cave:** kumulative Gesamtdosis von 550 mg/m² KOF beachten!			
Doxorubicin + Ifosfamid [Judson et al. 2012]			
Doxorubicin	25 mg/m² KOF	I.v. als Bolus	Tage 1–3
Ifosfamid	2 500 mg/m² KOF	I.v. als Infusion über 4 h	Tage 1–4
• Begleitmedikation: Bewässerung, Mesna (2 500 mg/m² KOF), G-CSF (5 mg/kg KG) • Wdh. an Tag 22 • **Cave:** kumulative Doxorubicin-Gesamtdosis von 550 mg/m² KOF beachten!			
Trofosfamid			
Trofosfamid	150 mg	P.o.	Täglich, bis Progress oder Toxizität eintritt
Evtl. Dosissteigerung auf 200 mg/d, wenn keine Leukopenie > Grad 2 auftritt			
Ifosfamid-Monotherapie			
Ifosfamid	3 000 mg/m² KOF	I.v. als Infusion über 4 h	Tage 1–3
• Begleitmedikation: Bewässerung, Mesna (3 000 mg/m² KOF), G-CSF (5 mg/kg KG) • Wdh. an Tag 22			
Trabectedin			
Trabectedin	1,5 mg/m² KOF	I.v. als Infusion über 24 h	Tag 1
Wdh. an Tag 22			
Gemcitabin + Docetaxel			
Gemcitabin	900 mg/m² KOF	I.v. als Infusion über 90 min	Tage 1, 8
Docetaxel	100 mg/m² KOF	I.v. als Infusion über 1 h	Tag 8
• Begleitmedikation: G-CSF (5 mg/kg KG) • Wdh. an Tag 22 • **Cave:** keine zugelassene Indikation!			

22.1.13 Gastrointestinaler Stromatumor (GIST)

Ungefähr 20–25 % der Weichgewebesarkome haben ihren Ursprung im Magen-Darm-Trakt bzw. im Mesenterium. Der überwiegende Teil der mesenchymalen gastrointestinalen Tumoren, die insgesamt nur 1 % der gastrointestinalen Tumoren ausmachen, ist den gastrointestinalen Stromatumoren (GIST) zuzuordnen.

Epidemiologie

- Inzidenz: ca. 15/1 000 000/J.
- Medianes Erkrankungsalter: 55–65 Jahre. Ein Erkrankungsbeginn < 40 J. ist selten. GIST im Kindesalter wurden inzwischen als eigenständige Entität definiert.

Pathologie

GIST sind mesenchymale Tumoren, die in allen Teilen des tubulären GIT lokalisiert sein können. Die Morphologie reicht von vorwiegend spindelzelligen (70–80 %) bis zu epitheloiden (20–30 %) und selten pleomorphen Wachstumsmustern, deren Häufigkeit vom Ursprungsorgan abhängig ist.

- Die Diagnose stützt sich auf morphologische und immunhistologische Kriterien. CD117 (c-KIT) ist in > 95 % der Fälle nachweisbar, CD34 bei 60–70 % der Tumoren, glattmuskuläres Aktin in 30–40 % der Fälle. Eine fokale S-100-Positivität besteht in max. 10 %, wogegen eine Desminexpression die Ausnahme darstellt. Zunehmende Bedeutung hat der Nachweis von DOG1. Dieser ist auch bei etwa 30 % der CD117-neg. Tumoren möglich.
- Aufgrund der prognostischen Bedeutung kommt der Bestimmung der mitotischen Aktivität große Bedeutung zu. Sie sollte in Bezug auf 5 mm^2 angegeben werden, was ein Äquivalent zu 50 hochauflösenden Feldern (HPF) darstellt.
- Entscheidend für die Pathogenese ist eine Mutation im KIT- oder PDGF-Rezeptor, die zu einer kontinuierlichen ligandenunabhängigen Aktivität der Rezeptortyrosinkinase führt. Am häufigsten betroffen sind KIT-Exon 11 (ca. 70 %), KIT-Exon 9 (ca. 10 %) und PDGFRα-Exon 18 (ca. 6 %). In 10–15 % der Fälle ist in diesen Genen keine Mutation nachweisbar. Selten finden sich Mutationen im BRAF, NF1, NTRK oder SDH-Deletionen. Aufgrund therapeutischer Konsequenzen (s. u.) ist eine Mutationsanalyse obligat durchzuführen.

Lokalisation und Ausbreitung

- **Primärlokalisation:**
  - Magen: 50–60 %.
  - Dünndarm: 20–30 %.
  - Duodenum, Kolon, Rektum, Ösophagus: selten.
- **Metastasierung:** Die häufigsten Metastasierungsorte sind Leber (bis zu 65 % der Fälle) und Peritoneum (20 %). Lunge, Knochen und LK sind nur sehr selten betroffen.

Klinik

Die primären Symptome von Pat. mit GIST hängen von Tumorgröße und Primärtumorlokalisation ab. Ein signifikanter Anteil kleiner und asymptomatischer Tumoren wird zufällig bei diagnostischen Maßnahmen (insbes. Endoskopie) oder im Rahmen operativer Eingriffe entdeckt.

Die häufigsten Symptome sind Schmerzen und gastrointestinale Blutung. Ein relevanter Anteil der Tumoren wird im Rahmen einer Notfall-OP aufgrund von gastrointestinaler Obstruktion oder Tumorperforation mit abdominaler Blutung diagnostiziert. Unspezifische Allgemeinsymptome schließen Anorexie, Gewichtsverlust und Übelkeit ein.

Diagnostik

Die bildgebende Diagnostik mittels CT dient der Erfassung des Primärtumors und evtl. vorhandener Metastasen. Je nach Lokalisation des Primärtumors kommen endoskopische Verfahren wie Ösophagogastroduodeno- oder Koloskopie mit Gewinnung von Biopsien zum Einsatz. Von besonderer Bedeutung ist zudem die Endosonografie. GIST des Rektums werden am besten mittels MRT beurteilt. Eine über die Routineuntersuchungen hinausgehende Labordiagnostik ist nicht erforderlich.

Therapie

Therapieplanung

Merke

Alle verdächtigen Läsionen im GIT müssen ab einer Größe von 2 cm histologisch gesichert oder entfernt werden. Bei kleineren Befunden ist eine regelmäßige endoskopische/endosonografische Kontrolle ausreichend. Befunde im Rektum werden unabhängig von der Größe obligat entfernt. Eine präop. histologische Sicherung muss aufgrund des Risikos von Blutungen, Tumorrupturen und peritonealer Streuung (v. a. bei zystischen Läsionen) hinsichtlich ihres möglichen Einflusses auf die Therapie hinterfragt werden.

Operation

- Behandlung der Wahl bei lokalisierten Erkrankungen.
- Die Art der chirurgischen Therapie hängt von der Lokalisation ab.
- Eine LK-Dissektion ist angesichts der niedrigen Inzidenz lymphogener Metastasen nicht indiziert.

Strahlentherapie

Hat bei der Behandlung von GIST keinen Stellenwert. Ausnahmen: sehr selten auftretende Knochenmetastasen.

Systemische Therapie

Indikationen

- Präop. systemische Therapie: Standard bei großen Tumoren, die nicht organerhaltend oder nur durch eine multiviszerale OP resezierbar sind
- Palliative systemische Therapie: bei lokal fortgeschrittenen oder metastasierten Tumoren
- Adjuvante Therapie mit Imatinib in Abhängigkeit von der Risikoklassifikation (▶ Tab. 22.5) und vom Mutationsstatus

Imatinib

Der selektive TKI Imatinib ist ein rational entwickeltes, oral applizierbares Phenylaminopyrimidinderivat, das kompetitiv die ATP-Bindungsstelle der Tyrosinkinasen abl, Bcr-abl, KIT und den PDGF-Rezeptor hemmt.

Tab. 22.5 Risikostratifikation primärer GIST [Miettinen et al. 2006]

Tumorparameter		**Risiko für Krankheitsprogress (%)**			
Anzahl Mitosen	Tumorgröße	Magen	Duodenum	Dünndarm	Rektum
≤ 5/50 HPF	≤ 2 cm	0	0	0	0
	> 2, ≤ 5 cm	1,9	8,3	4,3	8,5
	> 5, ≤ 10 cm	3,6	34	24	57[1]
	> 10 cm	12		52	
> 5/50 HPF	≤ 2 cm	0[1]	k. D.	50[1]	54
	> 2, ≤ 5 cm	16	50	73	52
	> 5, ≤ 10 cm	55	86	85	71
	> 10 cm	86		90	

HPF = High Power Field (Gesichtsfeld bei 400-facher Vergrößerung im Mikroskop); k. D. = keine Daten.
[1] Sehr geringe Fallzahlen.

Tab. 22.6 Behandlungsschemata bei GIST

Substanz	**Dosis**	**Applikationsart**	**Applikationszeitpunkt**
Imatinib			
Imatinib	400 mg	P. o.	Täglich, bis Progress oder intolerable Toxizität eintritt
Bei Progress Dosissteigerung auf 800 mg/d erwägen			
Sunitinib			
Sunitinib	37,5 mg	P. o.	Täglich

Wirksamkeit: objektive Ansprechrate von 50–60 % und Tumorwachstumshemmung bei > 80 % der Patienten. Das mediane OS liegt bei ca. 5 Jahren. Aktuelle Langzeitdaten zeigen nach 10 J. eine PFS-Rate von 10 % und ein OS > 20 %. Eine Tumorverkleinerung ist aufgrund einer häufig eintretenden zystischen Umwandlung nicht notwendigerweise zu erwarten und stellt kein obligates alleiniges Kriterium für ein Ansprechen auf die Therapie dar. Die Wirksamkeit von Imatinib korreliert mit der zugrunde liegenden Mutation und ist am höchsten bei einer Mutation im Exon 11, gefolgt von Exon 9. Bei fehlendem Nachweis einer Mutation im KIT- oder PDGF-Rezeptor ist keine Wirksamkeit zu erwarten.

Dosierung: Der medikamentöse Therapiestandard bei fortgeschrittenem GIST ist Imatinib in einer Dosierung von 400 mg/d. Ausnahmen sind Pat., deren Tumor eine Mutation im Exon 9 aufweist. Sie sollten nach den aktuellen internationalen Leitlinien mit 800 mg/d behandelt werden (▶ Tab. 22.6).

Behandlungsdauer: Da es bei einer Beendigung der Imatinib-Therapie bei Pat. mit fortgeschrittenem oder metastasiertem GIST nahezu obligat zu einem Rezidiv oder einer Krankheitsprogression kommt, sollte die Behandlung bei Fehlen limitierender NW unbedingt in voller Dosierung bis zum zweifelsfreien Nachweis eines Therapieversagens fortgesetzt werden. Dies gilt auch bei Erreichen einer CR oder nach vollständiger Resektion residuellen Tumorgewebes.

Adjuvante Therapie: Der Stellenwert einer adjuvanten Therapie wurde in drei randomisierten Studien untersucht. Erste Ergebnisse einer daraufhin vorzeitig beendeten amerikanischen Studie (US Intergroup trial Z9001) zeigten eine hochsignifikante Verbesserung des rezidivfreien Überlebens unter einer Imatinib-Behandlung über 1 J. im Vergleich zu Placebo (98 vs. 83 %, $p < 0,0001$). Die Frage der Behandlungsdauer war Gegenstand der skandinavisch-deutschen Studie SSG XVIII. Es fand sich dabei auch in der Langzeitbeobachtung eine signifikante Verbesserung des rezidivfreien und insbes. des Gesamtüberlebens mit einer Behandlung über 36 Mon. im Vergleich zu 12 Monaten. Das 10-Jahres-OS lag dabei bei 79 gegenüber 65 % ($p < 0,003$, $H = 0,50$) [Joensuu et al. 2020]. Aufgrund dieser Ergebnisse gilt die Therapie über 3 J. als Standard. Zur Beurteilung der Rezidivwahrscheinlichkeit muss eine Risikoklassifikation vorgenommen werden. Hierzu eignen sich bes. die Klassifikation von Miettinen (▶ Tab. 22.5) sowie die sog. Contour maps [Joensuu et al. 2012]. Nach den aktuellen Leitlinien sollten Pat. mit hohem Risiko adjuvant behandelt werden. Bei einem intermediären Risiko wird eine individuelle Entscheidung in Absprache mit dem Pat. empfohlen. Bei geringem Risiko ist eine adjuvante Therapie keinesfalls indiziert. Aufgrund der therapeutischen Konsequenzen ist eine Mutationsanalyse vor Therapieeinleitung obligat. Bei Nachweis einer Exon-11-Mutation sollte adjuvant mit Imatinib behandelt werden. Auch Pat. mit PDGFRα-Mutation profitieren von einer adjuvanten Therapie. Ausgenommen hiervon ist jedoch die mit Abstand häufigste Mutation im Exon 18, D842V, die einerseits mit einem sehr geringen Rezidivrisiko einhergeht und andererseits durch eine primäre Resistenz gegenüber Imatinib gekennzeichnet ist. Pat. mit dieser Mutation sollten somit unabhängig von der Risikogruppierung in keinem Fall adjuvant mit Imatinib behandelt werden. Gleiches gilt bei Fehlen einer Mutation im KIT- oder PDGF-Rezeptor. Auch hier ist kein Benefit von einer adjuvanten Therapie zu erwarten [Reichardt et al. 2012].

Die Frage einer weiteren Verlängerung der Behandlungsdauer der adjuvanten Therapie bei GIST mit hohem Rezidivrisiko über 3 J. hinaus (2 weitere Jahre vs. Kontrolle) ist Gegenstand einer laufenden europäischen Studie, deren Rekrutierung inzwischen abgeschlossen ist.

Neoadjuvante Therapie: Bei lokal fortgeschrittenen, nicht oder nur durch multiviszerale Resektion operablen Tumoren sollte eine primäre systemische Therapie durchgeführt werden. Die Dosierung beträgt 400 mg/d. Eine Mutationsanalyse ist unbedingt zu empfehlen, um ggf. die Dosis anzupassen oder imatinibresistente Mutationen zu identifizieren. Als Behandlungsdauer sind wegen des häufig verzögerten bildgebenden fassbaren Ansprechens 6–12 Mon. zu empfehlen. Zur frühzeitigen Dokumentation eines Ansprechens kann eine PET-Untersuchung durchgeführt werden.

Merke

Häufigste Nebenwirkungen:

- Initial Ödeme, v. a. periorbital
- Hautausschlag
- Fatigue
- Übelkeit/Erbrechen
- Diarrhö
- Bei länger andauernder Therapie Anämie

Die Resektion residueller Metastasen nach Therapie mit Imatinib verbessert in retrospektiven Untersuchungen das PFS. Aufgrund des Fehlens prospektiver Untersuchungen ist dieses Vorgehen jedoch weiterhin als experimentell zu betrachten.

Vorgehen bei Progression: Ein Progress eines GIST unter Therapie mit Imatinib kann auf verschiedene Weise in Erscheinung treten. Zu unterscheiden ist ein umschriebener lokaler Progress in einer oder wenigen Manifestationen oder auch das Neuauftreten einer Metastase von einer generalisierten Progression vieler oder aller Manifestationen. Zahlreiche Untersuchungen haben nachgewiesen, dass sekundäre aktivierende KIT-Mutationen die häufigste Ursache für eine Imatinib-Resistenz bei GIST sind.

- Bei einem lokalisierten Progress sollte die Möglichkeit einer lokalen Intervention geprüft werden. Infrage kommen dabei sowohl die operative Entfernung der Metastase als auch lokal destruktive Verfahren wie die RFA. Die Imatinib-Therapie muss dabei unbedingt fortgesetzt werden.
- Bei generalisiertem Progress unter 400 mg/d Imatinib kann zunächst eine Dosiserhöhung auf 800 mg/d erwogen werden.
- Bei weiterem Progress ist der Wechsel auf eine Zweitlinientherapie mit dem Multikinaseinhibitor Sunitinib angezeigt. Die Standarddosierung von Sunitinib beträgt 50 mg/d über 28 d, gefolgt von 14 d Therapiepause. Neuere Daten sprechen für eine vergleichbare Wirksamkeit bei besserer Verträglichkeit einer Dauertherapie mit 37,5 mg/d (▶ Tab. 22.6). Wichtig ist ein optimales NW-Management, um eine möglichst hohe Therapie-Compliance zu erreichen.
- Nach Vorbehandlung mit Imatinib und Sunitinib stellt der Multikinaseinhibitor Regorafenib eine wirksame Drittlinientherapie dar. In einer randomisierten Phase-III-Studie ergab sich ein Vorteil im PFS von 4 Mon. gegenüber Placebo.
- Für die Viertlinientherapie steht seit Kurzem der Switchpocket-Inhibitor Ripretinib zur Verfügung. In der randomisierten Phase-III-Studie INVICTUS zeigte sich beim PFS eine eindrucksvolle Überlegenheit von 6,3 vs. 1 Mon. (HR 0,15, $p < 0{,}0001$) [Blay et al. 2020].
- Eine weitere hochaktive Substanz ist Avapritinib. Es handelt sich hierbei um einen hochselektiven KIT/PDGFRα-Inhibitor, der primär zur Behandlung der systemischen Mastozytose und von GIST mit PDGFRα-Exon-18-D842V-Mutationen entwickelt wurde. Die Aktivität bei dieser bislang therapierefraktären GIST-Mutation ist mit einer Tumorverkleinerung bei nahezu 100 % der Pat. exorbitant hoch [Heinrich et al. 2020]. Die Zulassung gilt nur für GIST mit PDGFRα-Exon-18-D842V-Mutation.
- Nach Versagen der verfügbaren Therapieoptionen ist eine Vorstellung der Pat. in erfahrenen Zentren zum Einschluss in klinische Studien dringend empfohlen.

Behandlungsschemata

▶ Tab. 22.6.

22.2 Knochentumoren

22.2.1 Epidemiologie

- Osteosarkome:
  - Inzidenz: 2–3/1 000 000/J.
  - Mit ca. 40 % der primär malignen Knochentumoren am häufigsten

 - Altersgipfel: 2. Lebensdekade, 2. Häufung in der 5. und 6. Dekade
 - Männliches Geschlecht geringfügig häufiger betroffen
- Chondrosarkome:
 - Mit 20 % zweithäufigste Knochentumoren
 - Auftreten in der 4.–6. Dekade
- Ewing-Tumoren:
 - Selten: Inzidenz von 0,6/1 000 000/J.
 - Altersgipfel: 10.–15. Lj.
 - Männliches Geschlecht geringfügig häufiger betroffen

Merke
Tumorverdächtige Befunde im Skelett sprechen vor dem 40. Lj. für einen primären Knochentumor, nach dem 40. Lj. eher für Knochenmetastasen.

22.2.2 Pathologie

Ewing-Sarkom:

- Es besteht aus kleinen, blauen, runden Zellen, die eine unterschiedlich ausgeprägte Differenzierung aufweisen. Tumoren, die an der Brustwand lokalisiert sind, werden historisch gewachsen als Askin-Tumoren bezeichnet.
- Charakterisiert sind diese Tumoren durch ein Rearrangement von Chromosom 22, das in > 95 % der Fälle nachweisbar ist, meist in Form einer Translokation 11;22. Das Rearrangement führt zur Produktion eines onkogenen Transkriptionsfaktors, EWS-Fli1.

22.2.3 Klassifikation/Stadieneinteilung

Zur WHO-Klassifikation von Knochentumoren ▶ Tab. 22.7.

Tab. 22.7 WHO-Klassifikation der Knochentumoren (Auswahl)

Typen	Beispiele
Maligne knochenbildende Tumoren	• Niedrig malignes zentrales Osteosarkom • Osteosarkom • Sekundäres Osteosarkom • Parossales Osteosarkom • Periostales Osteosarkom • Hoch malignes oberflächiges Osteosarkom
Maligne knorpelbildende Tumoren	• Chondrosarkom • Dedifferenziertes Chondrosarkom • Mesenchymales Chondrosarkom • Klarzell-Chondrosarkom
Andere vom Knochen ausgehende maligne Tumoren	• Leiomyosarkom • Liposarkom • Fibrosarkom • Angiosarkom • Adamantinom • Chordom • Undifferenziertes pleomorphes Sarkom • Ewing-Sarkom

Für die Stadieneinteilung wird das TNM-System der UICC verwendet (▶ Tab. 22.8, ▶ Tab. 22.9), wobei neben der Primärtumorgröße, dem Befall regionärer LK und dem Vorhandensein von Fernmetastasen insbes. auch das histologische Grading (Grade 1–3 mit zunehmender Entdifferenzierung) einbezogen wird. Die aktuelle TNM-Klassifikation der UICC verwendet nur noch die Unterscheidung „Low Grade" (G1) und „High Grade" (G2, G3).

22.2.4 Lokalisation und Ausbreitung

- **Lokalisation:**
  - Osteosarkome: zu > 80 % metaphysär in den langen Röhrenknochen:
    - Femur: 45 %.

Tab. 22.8 TNM-Klassifikation der Knochentumoren (2017, korrigierter Nachdruck 2020)

Stadium	Befund
T – Primärtumor (Extremitätenskelett, Rumpf, Schädelbasis und Gesichtsknochen)	
TX	Primärtumor nicht beurteilbar
T0	Kein Primärtumor nachweisbar
T1	Größe ≤ 8 cm in größter Ausdehnung
T2	Größe > 8 cm in größter Ausdehnung
T3	Diskontinuierliche Ausbreitung im primär befallenen Knochen
N – regionäre Lymphknoten	
NX	Regionäre LK nicht beurteilbar
N0	Keine regionären LK-Metastasen
N1	Regionäre LK-Metastasen
M – Fernmetastasen	
MX	Fernmetastasen nicht beurteilbar
M0	Keine Fernmetastasen nachweisbar
M1	Fernmetastasen nachweisbar
• M1a	Lungenmetastasen
• M1b	Andere Fernmetastasen

Tab. 22.9 Stadieneinteilung der Knochentumoren (2017, korrigierter Nachdruck 2020)

Stadium	Grading	Primärtumor	Befall regionärer LK	Fernmetastasen
IA	Low, G1, GX	T1	N0	M0
IB	Low, G1, GX	T2, T3	N0	M0
IIA	High, G2, G3	T1	N0	M0
IIB	High, G2, G3	T2	N0	M0
III	High, G2, G3	T3	N0	M0
IVA	Jedes G	Jedes T	N0	M1a
IVB	Jedes G	Jedes T	N1	Jedes M
	Jedes G	Jedes T	N0	M1b

- Tibia: 20 %.
- Humerus: 10 %.
- Chondrosarkome:
  - Becken: 25 %.
  - Femur: 25 %.
  - Schultergürtel: 15 %.
- Ewing-Tumoren:
  - Extremitäten: 60 %.
  - Becken: 20 %.
- **Metastasierung:** Die Lungen sind der bevorzugte Ort einer Metastasierung. Wesentlich seltener sind Knochenmetastasen. LK-Metastasen sind eine Rarität.

22.2.5 Risikofaktoren

Osteosarkome sind die häufigsten soliden Zweitmalignome nach vorausgegangener Bestrahlung. Zudem können sie auf dem Boden eines Morbus Paget entstehen.

Merke

Das Risiko, an einem Osteosarkom zu erkranken, ist bei Pat. mit hereditärem Retinoblastom 500-fach erhöht.

22.2.6 Klinik

Knochentumoren machen meist durch belastungsabhängige, später auch in Ruhe auftretende Schmerzen und eine zunehmende Schwellung auf sich aufmerksam. Aufgrund der Altersverteilung und des bevorzugten Auftretens an der unteren Extremität werden die Schmerzen häufig längere Zeit bagatellisiert und verkannt. 5–10 % der Pat. weisen eine pathologische Fraktur auf.

22.2.7 Diagnostik

Bei klinischem V. a. das Vorliegen eines Knochentumors ist die Rö-Untersuchung in 2 Ebenen das primär durchgeführte Verfahren. Für die exakte lokale Ausbreitungsbeurteilung ist die MRT die Methode der Wahl. Die bildgebende Diagnostik muss vor einer eventuellen Biopsie durchgeführt werden.

Die weitere Ausbreitungsdiagnostik umfasst eine CT der Lunge sowie eine Skelettszintigrafie. Beim Ewing-Tumor erfolgt zusätzlich eine Untersuchung des Knochenmarks auf Tumorzellen.

Die histologische Sicherung erfolgt vorzugsweise mittels Inzisionsbiopsie. In Ausnahmefällen kann eine Stanzbiopsie erwogen werden. Wichtig ist, dass bereits bei der Biopsie der später erforderliche operative Zugangsweg berücksichtigt wird; Drainagen werden grundsätzlich im Schnittverlauf ausgeleitet.

Nach Vorliegen aller Befunde erfolgt die interdisziplinäre Therapieplanung.

22.2.8 Therapie

Osteosarkom

Therapieplanung

Merke

Die Behandlung sollte ausschließlich an erfahrenen Zentren unter Zugrundelegung standardisierter Therapieprotokolle erfolgen. Pat. bis 40 J. werden seit Beendigung der EURAMOS1-Studie im Rahmen des COSS-Registers erfasst und mit dem Standardarm der geschlossenen Studie behandelt (prä- und postop. Doxorubicin, Cisplatin und hoch dosiertes MTX ohne Anpassung der Therapie in Abhängigkeit vom histologischen Ansprechen). Pat. im Alter von 41–65 J. werden in Anlehnung an die ebenfalls geschlossene EUROBOSS-Studie behandelt (▶ Abb. 22.1).

Zum Zeitpunkt der Erstdiagnose sind bei etwa 80 % der Pat. bildgebend noch keine Metastasen nachweisbar. Dennoch muss von einer sehr hohen Rate an früher subklinischer Metastasierung ausgegangen werden, da die alleinige operative Tumorentfernung nur in < 20 % der Fälle zur Heilung führt. Erst seit Einführung einer adjuvanten Chemotherapie in den 1970er-Jahren hat sich die Prognose von Pat. mit Osteosarkom erheblich verbessert.

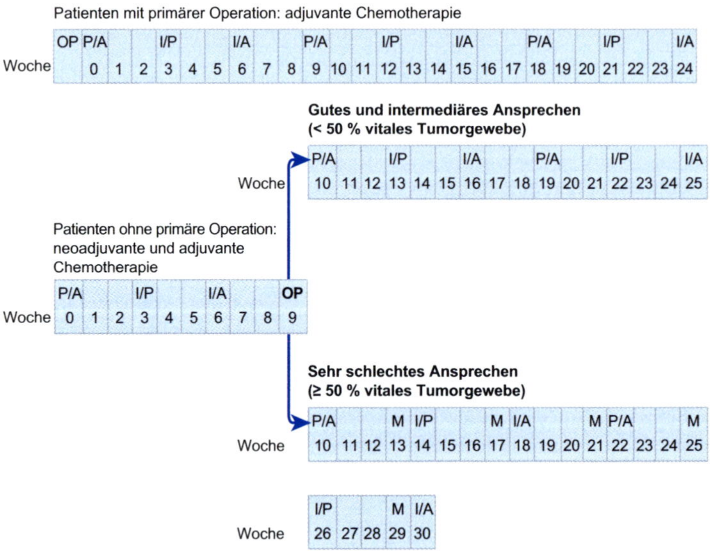

Abb. 22.1 Behandlungsschema des EUROBOSS-Protokolls (Darstellung mit Genehmigung der Studienleitung). M = MTX + Leukovorin-Rescue; A = Doxorubicin; P = Cisplatin; I = Ifosfamid [T741/L157]

Nach histologischer Diagnosesicherung und Abschluss der Staging-Untersuchungen beginnt die multimodale Therapie mit folgender Sequenz:
- Präop. Chemotherapie
- Chirurgische Therapie
- Postop. Chemotherapie

Chirurgische Therapie
- Grundprinzipien: onkologisch weite Tumorentfernung (R0-Resektion).
- Standard ist die weite Resektion mit endoprothetischer Versorgung.
- Je nach Lokalisation kann auch eine biologische Rekonstruktion mit autologem Knochen erfolgen.
- Amputationen sind nur noch selten erforderlich und sollten erst nach Einholen einer Zweitmeinung erfolgen. Eine mögliche Alternative an der unteren Extremität ist die Umkehrplastik nach Borggreve.

Merke
Lokalrezidive müssen unter allen Umständen vermieden werden, da sie nahezu obligat zum langfristigen Therapieversagen mit letalem Ausgang führen.

Strahlentherapie
Osteosarkome sind wenig strahlensensibel. Die Strahlentherapie spielt deshalb im multimodalen Therapiekonzept i.d.R. keine Rolle. Mögliche Ausnahmen sind kraniofaziale Osteosarkome oder inoperable Osteosarkome des Stammskeletts. Der Einsatz einer Schwerionen-Therapie sollte im Einzelfall geprüft werden.

Systemische Therapie
Adjuvante Chemotherapie
Die derzeit wirksamsten Zytostatika beim Osteosarkom sind Doxorubicin, Cisplatin, hoch dosiertes MTX mit Folinsäure-(Leukovorin-)Rescue (▶ 1.3.73) und Ifosfamid. Aufgrund der limitierten Aktivität der Einzelsubstanzen kommen ausschließlich Kombinationsregimes zum Einsatz.

Das Konzept der präop. oder neoadjuvanten Chemotherapie wurde initial im Rahmen einer extremitätenerhaltenden multimodalen Therapie aus der Notwendigkeit heraus entwickelt, um Zeit für die Anfertigung einer individuell angepassten Endoprothese zu gewinnen. Weitere potenzielle Vorteile dieses Konzepts bestehen neben der Verkleinerung des Primärtumors mit verbesserter Chance auf eine extremitätenerhaltende OP darin, okkulte Mikrometastasen durch den möglichst frühzeitigen Einsatz der Chemotherapie abzutöten und dadurch die Prognose zu verbessern. Randomisierte Studien konnten allerdings bisher keinen Überlebensvorteil nachweisen. Fest steht jedoch, dass die Verzögerung der OP durch die vorausgeschaltete Chemotherapie ohne Nachteil hinsichtlich lokaler Tumorkontrolle und OS möglich ist.

Der Hauptvorteil der NACT besteht im Gewinn prognostischer Informationen anhand des histologisch bestimmten Regressionsgrads im Resektionspräparat als Korrelat für die Wirksamkeit einer Chemotherapie (▶ Tab. 22.10). Daraus können ggf. Konsequenzen für die Wahl der postop. Chemotherapie gezogen werden.

Muramyl-Tripeptid: Aufgrund der Ergebnisse einer randomisierten Studie wurde der Immunmodulator liposomales Muramyl-Tripeptid-Phosphatidyl-Ethanolamin

Tab. 22.10 Regressionsgrad nach Salzer-Kuntschik

Grad	Merkmal
1	Keine vitalen Tumorzellen nachweisbar
2	Vereinzelt vitale Tumorzellen nachweisbar
3	< 10 % vitales Tumorgewebe
4	10–50 % vitales Tumorgewebe
5	> 50 % vitales Tumorgewebe
6	Kein Effekt der Chemotherapie erkennbar

(MTP) in Europa in Kombination mit einer Chemotherapie zur Behandlung komplett resezierter lokalisierter Osteosarkome bei Pat. < 30 J. zugelassen. Nach Auffassung verschiedener internationaler Osteosarkom-Studiengruppen ist die Datenlage jedoch nicht ausreichend, um den routinemäßigen Einsatz dieser Substanz außerhalb kontrollierter Studien zu befürworten.

Chemotherapie bei primär metastasiertem Osteosarkom

Primär metastasierte Osteosarkome gehen mit einer wesentlich schlechteren Prognose einher als nach bildgebenden Aspekten als lokalisiert eingestufte Tumoren. Dennoch ist durch Einsatz eines multimodalen Behandlungskonzepts bei Pat. mit ausschließlich pulmonaler Metastasierung in 30–40 % ein kurativer Therapieansatz möglich.

Die Therapie erfolgt analog zum Vorgehen bei lokalisierten Tumoren und beginnt mit einer intensiven Kombinationschemotherapie, gefolgt von der OP des Primärtumors. Nach Abschluss der postop. Chemotherapie werden alle sicht- und/oder tastbaren pulmonalen Metastasen bzw. Residuen chirurgisch entfernt.

Rezidivtherapie

Hier ist kein etablierter Therapiestandard verfügbar. Langfristige Remissionen oder Heilungen sind nur bei operativer Entfernung aller Metastasen, meist in Kombination mit einer Chemotherapie, zu erreichen. Ggf. sind mehrfache Thorakotomien in Erwägung zu ziehen.

Merke
Die Vorstellung in erfahrenen Zentren wird empfohlen.

Ewing-Sarkom

Therapieplanung

Merke
Die Behandlung sollte ausschließlich an erfahrenen Zentren unter Zugrundelegung standardisierter Therapieprotokolle erfolgen.

Die alleinige lokale Therapie führt bei < 10 % der Pat. zu einer dauerhaften Heilung, woraus abzuleiten ist, dass Ewing-Tumoren als primär systemische Erkrankungen angesehen und dementsprechend behandelt werden müssen. Die seit den 1970er-

Jahren erfolgte Einführung der Polychemotherapie in das Behandlungskonzept führte zu einer kontinuierlichen Verbesserung der Heilungsraten auf > 50 %.

Chirurgische Therapie

- Grundprinzip: onkologisch weite Tumorentfernung (R0-Resektion).
- Standard ist die weite Resektion mit endoprothetischer Versorgung.
- Je nach Lokalisation kann auch eine biologische Rekonstruktion mit autologem Knochen erfolgen.
- Amputationen sind nur noch selten erforderlich und sollten erst nach Einholen einer Zweitmeinung erfolgen. Eine mögliche Alternative an der unteren Extremität ist die Umkehrplastik nach Borggreve.

Strahlentherapie

Ewing-Sarkome sind außerordentlich strahlensensibel. Eine Strahlentherapie kommt unter verschiedenen Aspekten zum Einsatz:

- Bestrahlung als alleinige Lokaltherapie bei inoperablen Tumoren oder bei Ablehnung der OP. Die Lokalrezidivrate ist mit 10–40 % höher als bei der operativen Therapie. Die Dosis beträgt i. d. R. 55 Gy.
- Präop. Bestrahlung mit 55 Gy bei unzureichendem Ansprechen auf die präop. Chemotherapie.
- Postop. Bestrahlung bei unzureichender Radikalität des operativen Eingriffs (R1- oder R2-Resektion) mit 45–55 Gy, je nach Ausmaß des Ansprechens auf die präop. Chemotherapie.
- Ganzlungenbestrahlung mit 14–18 Gy, je nach Alter des Pat., bei primären Lungenmetastasen, auch im Fall einer CR nach Chemotherapie.
- Nicht bei Pat., die eine HDT unter Einschluss von Busulfan erhalten (pulmonale Toxizität).
- Bestrahlung aller Manifestationen bei primär ossär metastasierten Tumoren.
- Palliative Bestrahlung bei Lokalrezidiven (ohne vorausgegangene Bestrahlung) oder schmerzhaften Metastasen, meist in Kombination mit einer Chemotherapie.

Systemische Therapie

Neo/Adjuvante Chemotherapie

Die wirksamsten Substanzen für die Therapie von Ewing-Sarkomen sind die Alkylanzien Cyclophosphamid und Ifosfamid sowie das Anthrazyklin Doxorubicin. Weiterhin wirksam sind Vincristin und Actinomycin D. Etoposid spielt als Einzelsubstanz keine Rolle, scheint aber in Kombination mit Ifosfamid eine gewisse Wirksamkeit zu besitzen. Grundsätzlich kommen intensive Kombinationstherapien zum Einsatz.

In den USA wurde die alternierende Gabe von Vincristin, Doxorubicin, Cyclophosphamid, und Ifosfamid, Etoposid (VDC/IE) im 2-Wochen- vs. 3-Wochen-Rhythmus in einer großen Phase-III-Studie verglichen. Hier ergab sich für Pat. < 18 J. ein signifikanter Vorteil für die dosisdichte Therapie.

Die Ergebnisse der Euro-Ewing-2012-Studie wurden erstmals 2020 vorgestellt. Hier zeigte sich eine Überlegenheit von VDC/IE gegenüber einer Therapie mit VIDE. Eine abschließende Vollpublikation liegt bislang nicht vor.

Beim VDC/IE-Regime werden abwechselnd Zyklen von Vincristin + Doxorubicin + Cyclophosphamid und Ifosfamid + Etoposid in Intervallen von 14 (± 3) Tage gegeben (▶ Tab. 22.11).

International gilt VDC/IE inzwischen als Standard. Die dosisdichte Variante ist für Pat. < 18 J. Standard, bei älteren Pat. eine Option, wenn umsetzbar. Zukünftige Studien werden diese Therapie als „Backbone“ verwenden.

Der Stellenwert einer myeloablativen HDT bei Pat. mit ungünstiger Prognose aufgrund eines schlechten Ansprechens auf die präop. Chemotherapie oder aufgrund eines großen Primärtumors mit einem Volumen > 200 ml wurde im Vergleich zu einer konventionellen Chemotherapie untersucht. Hier ergab sich mit einer 3-JÜR von 78 % vs. 72 % ein signifikanter Vorteil für die HDT. Damit sind Stammzellsammlung und HDT bei Pat. mit entsprechendem Risikoprofil als Standard anzusehen.

Chemotherapie bei primär metastasierten Ewing-Sarkomen

Durch den Einsatz aggressiver Kombinationschemotherapieprotokolle besteht auch bei metastasierten Ewing-Sarkomen ein grundsätzlich kurativer Therapieansatz. Die erreichten Heilungsraten hängen entscheidend von der Lokalisation der Metastasen ab: Während Pat. mit Knochen- oder Knochenmarkmetastasierung eine außerordentlich schlechte Prognose aufweisen und nur zu < 15 % über mehrere Jahre krankheitsfrei überleben, sind bei Pat. mit ausschließlich pulmonaler Metastasierung progressionsfreie 5-JÜR bis 50 % möglich.

Eine beidseitige Ganzlungenbestrahlung zusätzlich zur Chemotherapie verbessert die Prognose von Pat. mit Lungenmetastasen erheblich. Im randomisierten Vergleich ergab sich keine weitere Verbesserung der Überlebensraten durch eine myeloablative HDT gegenüber der Ganzlungenbestrahlung. Diese bleibt damit weiterhin Standard.

Rezidivtherapie

Wirksame Therapieoptionen sind hochdosiertes Ifosfamid, die Kombination von Topotecan und Cyclophosphamid sowie Irinotecan und Temozolomid (▶ Tab. 22.12). Aufgrund der 2022 vorgestellten Ergebnisse der randomisierten rEECur-Studie sollte, wenn möglich, Ifosfamid der Vorzug gegeben werden.

Tab. 22.11 VDC/IE-Regime (aus dem Protokoll der EUOR-EWING-2012-Studie)

Substanz	Dosis	Applikationsart	Therapiezeitpunkte
VDC			
Vincristin	2 mg/m² KOF (max. Einzeldosis 2 mg)	I.v. als Bolus oder Kurzinfusion	Tag 1
Doxorubicin	37,5 mg/m² KOF	I.v. als 24-h-Infusion	Tage 1 und 2
Cyclophosphamid[1]	1 200 mg/m² KOF	I.v. als Infusion über 1 h	Tag 1
IE			
Ifosfamid[1]	1 800 mg/m² KOF	I.v. als Infusion über 1 h	Tage 1–5
Etoposid[2]	100 mg/m² KOF	I.v. als Infusion über 2 h	Tage 1–5

[1] MESNA und Hydratation gemäß den etablierten Leitlinien
[2] Etopophos kann angewendet werden

Tab. 22.12 Behandlungsschemata bei Knochentumoren

Zytostatika	Dosis	Applikationsart	Applikationszeitpunkt
Cyclophosphamid + Topotecan			
Cyclophosphamid	250 mg/m² KOF	I.v. Infusion über 30 min	Tage 1–5
Topotecan	0,75 mg/m² KOF	I.v. Infusion über 30 min	Tage 1–5
• Begleitmedikation: G-CSF (5 mg/kg KG) • Wdh. an Tag 22 • **Cave:** keine zugelassene Indikation!			
Irinotecan + Temozolomid			
Irinotecan	20 mg/m² KOF	I.v. Infusion über 30 min	Tage 1–5 und 8–12
Temozolomid	100 mg/m² KOF	P.o.	Tage 1–5
• Wdh. an Tag 22 • **Cave:** keine zugelassene Indikation!			

Merke
Die Vorstellung in erfahrenen Zentren wird empfohlen.

Chondrosarkom

Der überwiegende Teil der Chondrosarkome ist gut bis mäßig differenziert (G1 oder G2) und weist ein dementsprechend geringes Metastasierungspotenzial von 5 bzw. 20–25 % auf. Die Therapie besteht in der kompletten chirurgischen Resektion. Eine Chemotherapie hat keinen Stellenwert.

Hoch maligne Chondrosarkome mit Grading G3 und dedifferenzierte Chondrosarkome zeigen ein dem Osteosarkom vergleichbares Metastasierungsverhalten mit einer Inzidenz pulmonaler Metastasen von bis zu 80 %. Die primäre Therapie besteht in der kompletten Tumorresektion. Bei Inoperabilität sollte eine Strahlentherapie erwogen werden. Randomisierte Studien zur Wertigkeit einer adjuvanten oder neoadjuvanten Chemotherapie wurden bislang nicht durchgeführt. In Einzelfällen ist der Einsatz eines multimodalen Behandlungskonzepts wie beim Osteosarkom (▶ Abb. 22.1) in Erwägung zu ziehen.

Mesenchymale Chondrosarkome verhalten sich wie hoch maligne Weichteilsarkome mit rascher hämatogener Metastasierung. Sie sprechen i. d. R. gut auf eine entsprechende Kombinationschemotherapie (Doxorubicin + Ifosfamid; ▶ Tab. 22.4) an.

Andere vom Knochen ausgehende maligne Tumoren

Zu den weiteren vom Knochen ausgehenden malignen Tumoren zählen Fibrosarkome, Leiomyosarkome, Liposarkome, Angiosarkome und undifferenzierte high-grade pleomorphe Sarkome. Wichtig ist bei diesen Tumoren die Abgrenzung zu dem wesentlich häufigeren Erscheinungsbild als Weichgewebesarkom, dessen Behandlung nach den dafür geltenden Standards erfolgt. Gemeinsam sind den hoch malignen Sarkomen des Knochens ein hohes Metastasierungspotenzial und eine daraus resultierende schlechte Prognose. Die Erfahrungen zur Chemotherapie sind bislang gering.

Merke
Eine Behandlung analog dem EUROBOSS-Protokoll (▶ Abb. 22.1) sollte erwogen werden.

22.2.9 Nachsorge

- Inhalte:
  - Klinische Untersuchung
  - Konventionelle Rö-Diagnostik der Primärlokalisation, evtl. ergänzt durch MRT bzw. CT
  - Artefakte bei Endoprothesen
  - CT-Thorax
  - Ewing-Tumoren: zusätzlich Skelettszintigrafie
- Weitere Aspekte der Nachsorge:
  - Erkennung und Behandlung von NW der vorausgegangenen Therapien
  - Dokumentation evtl. bestehender Funktionseinschränkungen
  - Erkennung von Spättoxizitäten und sekundären Neoplasien
- Intervalle:
  - Jahre 1–2 nach Erstdiagnose: alle 3 Mon.
  - Jahre 3–5 nach Erstdiagnose: alle 4 Mon.
  - Nach 5 J.: alle 6 Mon.

22.2.10 Prognose

- **Osteosarkom:** Unter Beachtung hoher Qualitätsstandards ist mittels multimodaler Therapie eine Heilungsrate von ca. 50–70 % erreichbar.
- **Ewing-Sarkomen:** Unter Beachtung hoher Qualitätsstandards ist mittels multimodaler Therapie eine Heilungsrate von etwa 50–70 % erreichbar.

22.2.11 Behandlungsschemata

▶ Abb. 22.1, ▶ Tab. 22.12.

Literatur

Blay JY, Serrano C, Heinrich MC et al. Ripretinib in patients with advanced gastrointestinal stromal tumours (INVICTUS): a double-blind, randomised, placebo-controlled, phase 3 trial. Lancet Oncol, 2020 Jul;21(7): 923–934. doi: 10.1016/S1470-2045(20)30168-6. Epub 2020 Jun 5.

Demetri GD, von Mehren M, Jones RL et al. Efficacy and Safety of Trabectedin or Dacarbazine for Metastatic Liposarcoma or Leiomyosarcoma After Failure of Conventional Chemotherapy: Results of a Phase III Randomized Multicenter Clinical Trial. J Clin Oncol, 2016 Mar 10;34(8): 786–793. doi: 10.1200/JCO.2015.62.4734. Epub 2015 Sep 14.

Demetri GD, Schöffski P, Grignani G et al. Activity of Eribulin in Patients With Advanced Liposarcoma Demonstrated in a Subgroup Analysis From a Randomized

Phase III Study of Eribulin Versus Dacarbazine.J Clin Oncol, 2017 Oct 20;35(30): 3433–3439. doi: 10.1200/JCO.2016.71.6605. Epub 2017 Aug 30.
Gronchi A, Palmerini E, Quagliuolo V et al. Neoadjuvant Chemotherapy in High-Risk Soft Tissue Sarcomas: Final Results of a Randomized Trial From Italian (ISG), Spanish (GEIS), French (FSG), and Polish (PSG) Sarcoma Groups. J Clin Oncol, 2020 Jul 1;38(19): 2178–2186. doi: 10.1200/JCO.19.03289. Epub 2020 May 18.
Heinrich MC, Jones RL, von Mehren M et al. Avapritinib in advanced PDGFRA D842V-mutant gastrointestinal stromal tumour (NAVIGATOR): a multicentre, open-label, phase 1 trial. Lancet Oncol, 2020 Jul;21(7): 935–946. doi: 10.1016/S1470-2045(20)30269-2.
Issels RD, Lindner LH, Verweij J et al. Effect of Neoadjuvant Chemotherapy Plus Regional Hyperthermia on Long-term Outcomes Among Patients With Localized High-Risk Soft Tissue Sarcoma: The EORTC 62961-ESHO 95 Randomized Clinical Trial. JAMA Oncol, 2018 Apr 1;4(4): 483–492. doi: 10.1001/jamaoncol.2017.4996.
Joensuu H, Eriksson M, Sundby Hall K et al. Survival Outcomes Associated With 3 Years vs 1 Year of Adjuvant Imatinib for Patients With High-Risk Gastrointestinal Stromal Tumors. An Analysis of a Randomized Clinical Trial After 10-Year Follow-up. JAMA Oncol, 2020 Aug 1;6(8): 1241–1246. doi: 10.1001/jamaoncol.2020.2091.
Judson I, Verweij J, Gelderblom H et al. Results of a randomised phase III trial (EORTC 62012) of single agent doxorubicin versus doxorubicin plus ifosfamide as first line chemotherapy for patients with advanced or metastatic soft tissue sarcoma: A survival study by the EORTC Soft Tissue and Bone Sarcoma Group. Ann Oncol, 2012; 23 (suppl 9): ixe28.
Miettinen M, Lasota J. Gastrointestinal stromal tumors: Pathology and prognosis at different sites. Semin Diagn Pathol, 2006; 23: 70–83.
Pasquali S, Pizzamiglio S, Touati N et al. The impact of chemotherapy on survival of patients with extremity and trunk wall soft tissue sarcoma: revisiting the results of the EORTC-STBSG 62931 randomised trial. Eur J Cancer, 2019 Mar;109: 51–60. doi: 10.1016/j.ejca.2018.12.009. Epub 2019 Jan 25.
Reichardt P, Blay JY, Boukovinas I, et al. Adjuvant therapy in primary GIST: state-of-the-art. Ann Oncol, 2012; 11: 2776–2781.

22

23 Malignome endokriner Organe

Henning Jann, Matthias Möhlig und Ulrich-Frank Pape

23.1 Schilddrüsenkarzinom

Matthias Möhlig

23.1.1 Epidemiologie

- Differenziertes Schilddrüsen-Ca: Während in Autopsiestudien okkulte Schilddrüsen-Ca bei 6–8 % der Verstorbenen berichtet werden, ist die Anzahl gemeldeter Neuerkrankungen gering (in Deutschland 2013 1 950 Männer, 4 240 Frauen, Erkrankungsrate je 100 000, altersstandardisiert, 4,1 bzw. 8,9).
- Anaplastisches Schilddrüsen-Ca: sehr selten, betrifft nur ca. 1 % aller Pat. mit Schilddrüsen-Ca.

23.1.2 Pathogenese

Zellbiologisch finden sich bei Schilddrüsen-Ca häufig folgende Onkogene bzw. Tumorsuppressor-Gene:

- Papilläres Schilddrüsen-Ca:
  - BRAF-Mutationen (in 40–45 %), v. a. BRAF V600E
  - RAS-Mutationen (in 10–20 %)
  - RET-Rearrangements (RET / PTC; in 10–20 %)
  - NTRK-Rearrangements (TRK; in < 5 %)
- Follikuläres Schilddrüsen-Ca:
  - RAS-Mutationen (in 40–50 %)
  - PAX8-PPARγ-Fusion (in 30–35 %)
  - PIK3CA (in < 10 %)
  - PTEN (in < 10 %)
- Anaplastisches Schilddrüsen-Ca:
  - TERT (in ca. 70 %)
  - TP53 (in 50–80 %)
  - CTNNB1 (in 5–60 %)
  - RAS-Mutationen (in 20–40 %)
  - BRAF-Mutationen (in 20–40 %)
  - PIK3CA (in 10–20 %)
  - PTEN (in 5–15 %)
  - AKT1-Mutationen (in 5–10 %)
- Medulläres Schilddrüsen-Ca:
  - Familiäre Form (MEN-2A, MEN-2B, FMTC): RET-Mutationen in > 95 %
  - Sporadische Form: RET-Mutationen (in 40–50 %), RAS-Mutationen (in 25 %)

23.1.3 Klassifikation / Stadieneinteilung

Klassifikation

Bei den aus der Schilddrüse entstehenden Karzinomen werden 4 Typen unterschieden:

- Papilläres Karzinom: ca. 90 % der Schilddrüsen-Ca. Günstigste Prognose.
- Follikuläres Karzinom: ca. 7 %. Prognostisch ungünstiger als das papilläre Schilddrüsen-Ca. Hürthle-Zell-Variante prognostisch noch etwas ungünstiger.

- Anaplastisches Karzinom: Ca. 1 %. Sehr schlechte Prognose (mittleres Überleben 5 Mon., nur 20 % der Pat. überleben 1 J.). Mittleres Alter 68 J., 63 % Frauen.
- Medulläres Karzinom: aus den parafollikulären C-Zellen entstehend. Ca. 2 % der Schilddrüsen-Ca.

Papilläres und follikuläres Schilddrüsen-Ca werden auch als differenzierte Schilddrüsen-Ca zusammengefasst.

Stadieneinteilung

Die TNM-Klassifikation ist auch beim Schilddrüsen-Ca am weitesten verbreitet zur Beschreibung von Ausgangssituation und Prognose (▶ Tab. 23.1, ▶ Tab. 23.2,▶ Tab. 23.3). Die Stadieneinteilung erfolgt getrennt für differenzierte Schilddrüsen-Ca und für das anaplastische Schilddrüsen-Ca. Daneben gibt es weitere Klassifikationen, z. B. die Einteilung der American-Thyroid-Association (ATA) nach Risikogruppen. In der ATA-Niedrigrisiko-Gruppe beträgt die Wahrscheinlichkeit einer Heilung 78–91 %, in der Intermediärrisiko-Gruppe 52–64 % und in der Hochrisiko-Gruppe 31–32 % (▶ Tab. 23.4). Die verschiedenen Einteilungen erlauben mehr oder weniger gut, die individuelle Prognose abzuschätzen.

Tab. 23.1 TNM-Klassifikation des Schilddrüsen-Ca (AJCC 8th edition)

Stadium	Befund
T – Primärtumor	
T0	Kein Hinweis auf Primärtumor
T1a	Tumor < 1,0 cm ohne Überschreitung der Schilddrüse
T1b	Tumor > 1, aber < 2 cm ohne Überschreitung der Schilddrüse
T2	Primärtumordurchmesser 2,0–4,0 cm ohne Überschreitung der Schilddrüse
T3	Primärtumordurchmesser > 4,0 cm, beschränkt auf die Schilddrüse (T3a), oder jeglicher Größe mit Infiltration der sternothyreoidalen bzw. sternohyoidalen Muskulatur (T3b)
T4a	Überschreitung der Schilddrüse und Infiltration von subkutanem Gewebe, Larynx, Trachea, Ösophagus oder N. recurrens
T4b	Überschreitung der Schilddrüse und Invasion in die prävertebrale Faszie oder Ummauerung von A. carotis bzw. mediastinaler Gefäße
N – regionäre Lymphknoten	
NX	LK-Metastasierung unklar
N0	Keine LK-Metastasen (N0a zytologisch oder histologisch benigne LK, N0b radiologisch oder klinisch ohne Hinweis auf lokoregionale LK-Metastasen)
N1a	LK-Metastasen prätracheal, paratracheal, prälaryngeal oder im oberen Mediastinum
N1b	LK-Metastasen zervikal unilateral, bilateral oder kontralateral oder retropharyngeal
M – Fernmetastasierung	
M0	Keine Fernmetastasen
M1	Fernmetastasen

Tab. 23.2 Stadieneinteilung des differenzierten Schilddrüsen-Ca (AJCC 8th edition)

Stadium	TNM-Befund
Alter bei Diagnose < 55 J.	
I	Alle T, alle N, M0
II	Alle T, alle N, M1
Alter bei Diagnose > 55 J.	
I	T1 / T2, N0 / NX, M0
II	T1 / T2, N1, M0 T3, jedes N, M0
III	T4a, jedes N, M0
IVa	T4b, jedes N, M0
IVb	Jedes T, jedes N, M1

Tab. 23.3 Stadieneinteilung des anaplastischen Schilddrüsen-Ca (AJCC 8th edition)

Stadium	TNM-Befund
IVa	T1-T3a, N0 / NX, M0
IVb	T1-T3a, N1, M0 T3b, jedes N, M0 T4, jedes N, M0
IVc	Jedes T, jedes N, M1

Tab. 23.4 Differenziertes Schilddrüsen-Ca. ATA-Risikogruppen [Haugen et al. 2016]

ATA-Risikogruppe	Befund
ATA-Niedrigrisiko-Gruppe	Intrathyroidales differenziertes Schilddrüsen-Ca ohne extrathyreoidale Extension, Gefäßeinbruch oder Metastase
ATA-Intermediärrisiko-Gruppe	Mikroskopische extrathyroidale Extension, zervikale LK-Metastasen, Radiojodspeicherung außerhalb des Halses, Gefäßinvasion oder aggressiver Tumortyp
ATA-Hochrisiko-Gruppe	Makroskopisch extrathyroidale Extension, inkomplette Resektion, Metastasen oder postop. weiterhin hohe Thyreoglobulin-Spiegel

Eine bessere Prognoseabschätzungen versucht man dadurch zu erreichen, dass man den Erfolg der Therapie mit einbezieht (▶ Tab. 23.5). Aktuell ließe sich über den Nachweis einer somatischen RAS-Mutation beim differenzierten Schilddrüsen-Ca, einer somatischen BRAF V600E-Mutation beim papillären Schilddrüsen-Ca oder einer somatischen RET-Mutation beim medullären Schilddrüsen-Ca eine weitere Abschätzung der Aggressivität vornehmen. Diese Diagnostik wird in Zukunft an Bedeutung für die Prognoseabschätzung zunehmen.

Im Falle eines niedrigen Risikos und eines exzellenten Ansprechens können Nachsorge und Intensivität der Therapie reduziert werden. Im Gegensatz zu den differenzierten Schilddrüsen-Ca hat das anaplastische Schilddrüsen-Ca eine sehr schlechte Prognose (mittlere Überlebensrate ungefähr 6 Mon.).

Tab. 23.5 Differenziertes Schilddrüsen-Ca: Abschätzung der Prognose anhand des Therapieerfolgs [Haugen et al. 2016]

Ansprechen	Befund nach Therapie	Prognose
Exzellentes Ansprechen	• Kein Rezidiv darstellbar • Thyreoglobulin (Tg) supprimiert (< 0,2 ng / ml) oder nicht stimulierbar (< 1 ng / ml)	• Rezidiv: 1–4 % • Tod durch Erkr.: < 1 %
Biochemisch inkomplettes Ansprechen	• Kein Rezidiv darstellbar • Tg ≥ 1 ng / ml oder stimuliertes Tg ≥ 10 ng / ml oder ansteigende Tg-AK-Titer	• 30 % geheilt • Bei 20 % kann Heilung im Verlauf erreicht werden • Tod durch Erkr. < 1 %
Strukturell inkomplettes Ansprechen	Strukturell oder funktionell Hinweis auf Rezidiv / Metastase	• 50–85 % progrediente Erkr. • Tod durch Erkr. – 11 % bei lokoregionalen Metastase – 50 % bei Fernmetastasen
Unbestimmtes Ansprechen	• Unspezifische Bildgebungen • Schwache Radiojodspeicherung im Schilddrüsenbett • Tg detektierbar, aber < 1 ng / ml • Stimuliertes Tg detektierbar, aber < 10 ng / ml oder • Anti-Tg-AK konstant oder fallend in Abwesenheit struktureller oder funktioneller Hinweise auf Rezidiv / Metastase	• 15–20 % progrediente Erkr. im Verlauf • Tod durch Erkr. < 1 %

23.1.4 Risikofaktoren

Merke

Der einzige gesicherte Risikofaktor für die Entwicklung eines differenzierten Schilddrüsen-Ca ist eine externe Rö-Bestrahlung des Halsbereichs, v. a. während der Kindheit.

23.1.5 Klinik

Merke

Klinisch fassbare Befunde (▶ 23.1.6) sind meist als Spätsymptome eines Schilddrüsen-Ca anzusehen.

Metastasen:

- Fernmetastasen in Lunge und Leber führen erst sehr spät zu entsprechenden Symptomen.
- Knochenmetastasen, z. B. in der Wirbelsäule, können zu Schmerzen und auch zu Spontanfrakturen führen.

23.1.6 Diagnostik

Anamnese

- Frühere Rö-Bestrahlung im Halsbereich, v. a. im Kindesalter
- Pos. Familienanamnese (2 oder mehr erstgradig Verwandte mit papillärem Schilddrüsen-Ca)
- Rasch größenprogredienter, meist schmerzloser Knoten

Körperliche Untersuchung

- Derber, nicht verschieblicher Knoten.
- Verbackene, schmerzlose LK.
- Obere Einflussstauung.
- Heiserkeit, Rekurrensparese.
- Schluckbeschwerden.
- Stridor, Trachealstenose.
- Horner-Syndrom.
- Metastasen in Lunge und Leber werden erst spät symptomatisch.
- Ggf. Schmerzen bzw. Spontanfrakturen durch Knochenmetastasen, z. B. in der Wirbelsäule.

Sonografie

> **Merke**
> Technische Voraussetzung: B-Mode mit Linear- oder Sektor-Schallkopf, 7,5 MHz oder höher.

Zur sonografischen Beschreibung und Risikoabschätzung hat sich die ACR TI-RADS-Einteilung etabliert (Tessler et al. 2017).

Beurteilt werden Komposition, Echogenität, Form, Rand und evtl. vorliegende echoreiche Foci.

- Komposition: zystisch oder spongiform: 0 Punkte; zystisch und solide: 1 Punkt; solide: 2 Punkte
- Echogenität: echofrei: 0 Punkte; isoechogen oder echoreich: 1 Punkt; echoarm: 2 Punkte; sehr echoarm: 3 Punkte.
- Form (im Querdurchmesser): breiter als tief: 0 Punkte; tiefer als breit: 3 Punkte
- Rand: glatt oder schlecht abgrenzbar: 0 Punkte; lobuliert: 2 Punkte; extrathyroidale Extension: 3 Punkte
- Echoreiche Foci: keine oder Kometenschweif-Artefakte: 0 Punkte; Makrokalzifikation: 1 Punkt; periphere Randkalzifikationen: 2 Punkte; gesprengte echoreiche Foci: 3 Punkte.

Auswertung und Konsequenz:

TI-RADS 1: 0 Punkte, benigne. Keine FNP empfohlen.

TI-RADS 2: 2 Punkte, nicht verdächtig. Keine FNP empfohlen.

TI-RADS 3: 3 Punkte, wenig suspekt. FNP empfohlen, wenn > 2,5 cm.

TI-RADS 4: 4–6 Punkte, moderat suspekt. FNP empfohlen, wenn > 1,5 cm.

TI-RADS 5: > 7 Punkte, hoch suspekt. FNP empfohlen, wenn > 1 cm.

Szintigrafie

Merke

Die Schilddrüsenszintigrafie (^{99m}Tc-Pertechnetat) erlaubt die funktionelle Differenzierung in hyper- und hypofunktionelle Knoten. Die Wahrscheinlichkeit eines Karzinoms im szintigrafisch warmen Knoten ist sehr gering (< 1%). Die Wahrscheinlichkeit eines Karzinoms im szintigrafisch kalten Knoten liegt bei ca. 10%. Der pos. prädiktive Wert für ein Schilddrüsen-Ca ist jedoch nicht so gut, als dass regelhaft eine weitere Diagnostik erfolgen müsste.
Szintigrafie mit ^{99}Tc-MIBI:

- Die Mehranreicherung in der MIBI-Szintigrafie verbessert die pos. Prädiktion bei kaltem Knoten in der ^{99m}Tc-Pertechnetat-Szintigrafie nur wenig.
- Allerdings hat umgekehrt die geringere Anreicherung in der MIBI-Szintigrafie bei kaltem Knoten in der ^{99m}Tc-Pertechnetat-Szintigrafie eine gute neg. Prädiktion und zeigt damit mit hoher Wahrscheinlichkeit den benignen Knoten an.

Feinnadelpunktion

Abhängig vom Sonografiebefund (s. o.) oder bei klinischem V. a. Schilddrüsen-Ca kann die FNP sinnvoll sein.

Bei V. a. medulläres Schilddrüsen-Ca evtl. auch Bestimmung von Kalzitonin in der Wash-out-Flüssigkeit.

Die Sensitivität der Feinnadelpunktion zum Nachweis eines Schilddrüsen-Ca liegt bei 60–90 %, die Spezifität bei 60–100 %. Zur Beschreibung wird meist die Bethesda-Klassifikation benutzt (▶ Tab. 23.6).

Tab. 23.6 Bethesda-Klassifikation

Klasse	Befund	Weiteres Vorgehen (Empfehlung)	Risiko für Malignität (NIFTP als maligne gewertet)
1	Nicht diagnostisch oder Inhalt einer Zyste	Evtl. Wdh. der Punktion	5–10 %
2	Gutartig	Verlaufskontrolle	0–3 %
3	Atypien mit unklarer Bedeutung bzw. follikuläre Veränderungen mit unklarer Bedeutung	Wdh. der Punktion In Zusammenschau mit Sonografiebefund: • Evtl. ergänzende molekularbiologische Diagnostik • Evtl. Hemithyreoidektomie • Evtl. sorgfältige Verlaufskontrolle (keine Datenlage zur Größenzunahme: ATA: > 20 % in 2 Dimensionen ist auffällig)	6–18 %
4	Follikuläre Neoplasie oder verdächtig für follikuläre Neoplasie	Hemithyreoidektomie Evtl. molekularbiologische Diagnostik	10–40 %
5	Verdächtig für Malignität	Hemithyreoidektomie oder evtl. Thyreoidektomie	45–60 %
6	Maligne	Eher Thyreoidektomie	49–96 %

NIFTP: noninvasive follicular thyroid neoplasm with papillary-like nuclear features

Merke
Molekularbiologische Diagnostik: Kommerziell verfügbare molekulare Tests zeigten eine hohe neg. Prädiktion (verfügbare molekulare Tests und Validierungsliteratur unter [Nylen et al. 2020]). Lassen sich keine Mutationen nachweisen, wird die Verlaufskontrolle favorisiert.

Serologie

Kalzitonin ist ein hoch sensitiver und spezifischer Marker für ein medulläres Schilddrüsen-Ca. Die Bestimmung von Kalzitonin bei allen Pat. mit Schilddrüsenknoten ist weiter umstritten. Empfohlen wird die Bestimmung bei V. a. MEN-2. Die Bestimmung kann auch nützlich sein vor Schilddrüsen-OP zur Planung des Eingriffs.

Kalzitonin > 100 pg/ml ist fast immer ein Hinweis auf ein medulläres Schilddrüsen-Ca. Bei Kalzitonin > 30 pg/ml (Frauen) bzw. > 60 pg/ml (Männer) wird die Thyreoidektomie empfohlen, bei niedrigeren Werten Verlaufskontrollen in Abständen von 3–6 Mon.

Ein niedriges TSH ist verdächtig für ein autonomes Adenom, was weiter mit der Schilddrüsenszintigrafie abgeklärt werden sollten. Im Falle eines nicht normwertigen TSH beschreiben fT4 und fT3 weiter die Schilddrüsenhormonlage. Die Bestimmung des humanen Thyreoglobulins (hTg) für die Differenzierung eines malignen von einem benignen Schilddrüsenbefund wird nicht empfohlen.

Präoperative Untersuchungen

- Ultraschall von Schilddrüse und LK (zentrales und laterale Halskompartimente).
- In Einzelfällen CT Hals oder Thorax (ohne jodhaltige Kontrastmittel wegen der evtl. noch notwendigen Radiojodtherapie) oder MRT Hals.
- Beim anaplastischen Schilddrüsen-Ca werden ein CT bzw. MRT und evtl. ein PET-CT zum Staging empfohlen. Bei schnell progredientem Befund sollte die radiologische Diagnostik nicht die Therapie verzögern.
- Hat bei V. a. anaplastisches Schilddrüsen-Ca die FNP kein verwertbares Ergebnis ergeben, sollte die offene Biopsie erfolgen.
- Überprüfung der Stimmbandfunktion zur Funktionsprüfung des N. recurrens: Dokumentation bereits präop. vorliegender Schädigungen. Die einseitige Recurrensparese muss in die OP-Planung einbezogen werden.
- Evtl. Bestimmung von Kalzium i. S. zur Funktionsprüfung der Nebenschilddrüsen und Bestimmung von Kalzitonin (s. o.) zur Planung der OP.

23.1.7 Therapie

Therapieplanung

Bei V. a. Schilddrüsen-Ca (zytologisch Bethesda-Klassifikation 4, 5 oder 6 und evtl. bei Bethesda 3) wird die OP (Hemithyreoidektomie oder Thyreoidektomie, ▶ Tab. 23.6) empfohlen.

Operation

Differenziertes Schilddrüsenkarzinom

- Thyreoidektomie bei Karzinom > 4 cm oder bei extrathyreoidaler Extension oder klinischem V. a. N1.

- Bei kleinem Karzinom wird zunächst die Hemithyreoidektomie empfohlen.
- Bei papillärem Mikro-Ca (< 1 cm), klinisch ohne Hinweis auf LK oder Fernmetastasen oder bei NIFTP (noninvasive follicular thyroid neoplasm with papillary-like nuclear features) ist danach keine weitere Therapie notwendig.
- Differenziertes Schilddrüsen-Ca > 1, aber < 4 cm ohne aggressive Histologie, ohne extrathyreoidale Extension und ohne klinischen Hinweis auf LK-Metastasen: Wenn keine frühere Bestrahlung der Halsregion erfolgt war, kann in Abwägung evtl. auf Thyreoidektomie und Radiojodtherapie verzichtet werden.
- Dissektion des zentralen LK-Kompartiments bei klinischem Befall.
- Prophylaktische Dissektion des zentralen Kompartiments bei T3- oder T4-Karzinom oder klinisch befallenen lateralen LK.
- Meist ist die prophylaktische Dissektion des zentralen Kompartiments nicht notwendig.
- Dissektion der lateralen Kompartimente bei nachgewiesener Metastase.

Medulläres Schilddrüsenkarzinom

- Thyreoidektomie und Dissektion der LK im zentralen Kompartiment. Bei niedrigem Kalzitonin (< 20 pg/ml) ist die Dissektion des zentralen Kompartiments entbehrlich. Bei sonografischem Befall des lateralen Kompartiments: Dissektion des befallenen Kompartiments und bei Kalzitonin > 200 pg/ml Dissektion des kontralateralen Kompartiments erwägen.
- Präop.: Ausschluss Phäochromozytom und primärer Hyperparathyreoidismus, da MEN-2 vorliegen könnte (s. u.).
- Wird ein medulläres Schilddrüsen-Ca zufällig im Hemithyreoidektomiepräparat gefunden, ist nach Ausschluss einer RET-Mutation, bei postop. normwertigen Kalzitonin und unauffälliger Bildgebung die Erweiterung zur Thyreoidektomie nicht notwendig.
- Pat. mit LK-Metastasen nach Thyreoidektomie scheinen von der Re-OP und der systemischen zentralen und lateralen LK-Dissektion zu profitieren, und zwar v. a. dann, wenn keine LK-Metastasen in der Erst-OP entfernt worden waren (biochemische Heilung kann dann in 44 % erreicht werden). Waren primär bereits mehr als 5 befallene LK entfernt worden, beträgt die Wahrscheinlichkeit einer biochemischen Heilung durch Re-OP nur ca. 5 %. Bei einem präop. Kalzitonin > 1 000 pg/ml nur in Einzelfällen biochemische Heilung erreichbar.

Anaplastisches Schilddrüsenkarzinom

- Rasches diagnostisches Vorgehen notwendig, rasche molekulargenetische Diagnostik empfohlen (s. unter Chemotherapie).
- Staging: möglichst mit FDG PET/CT, alternativ CT, MRT.
- OP, wenn resektabel; evtl. OP nach Chemotherapie, wenn dann möglich.
- Frühzeitig Anlage eines Tracheostomas planen.
- Bei inoperablem Befund evtl. andere lokale Therapiemaßnahmen, z. B. Embolisation.
- Bei Hirnmetastasen kann im Einzelfall die chirurgische Resektion erwogen werden.

Radiojodtherapie

Prinzip

- Aufgrund der Jodaufnahme differenzierter Schilddrüsen-Ca (papillär und follikulär) ist die Radiojodtherapie mit ^{131}Jod neben der OP ein sehr effektives und wiederholbares Verfahren, um den Primärtumor und seine Metastasen kurativ zu behandeln.
- Vermutlich verhindert sie das Rezidivrisiko durch Zerstörung von okkulten Mikrometastasen. Nach Entfernung des normalen Schilddrüsengewebes kommt es häufig erst zur Demaskierung von Metastasen. Zusätzlich nehmen Sensitivität und Spezifität des Tumormarkers hTg (▶ 23.1.6) nach Entfernung des normalen Schilddrüsengewebes deutlich zu.
- Neben einer γ-Strahlung (zur diagnostischen Darstellung von Tumor und Metastasen mit der γ-Kamera) emittiert ^{131}Jod eine kurzreichende (1–2 mm) β-Strahlung, die jodspeichernde Schilddrüsenzellen (benigne und maligne) zerstört.

Indikation

- Postoperativ:
  - Bei differenzierten Schilddrüsen-Ca wird bei ATA-Hochrisiko-Konstellation nach Thyreoidektomie die ablative Radiojodtherapie empfohlen.
  - Intermediär-Risiko-Konstellation: Ablative Radiojodtherapie wird unterschiedlich beurteilt. In Abwägung wird hier meist jedoch die Radiojodtherapie erfolgen (Diskussion mit Nuklearmedizin empfohlen).
  - Niedrigrisiko-Konstellation: Ablative Radiojodtherapie nicht empfohlen beim papillären Mikrokarzinom (< 1 m) oder NIFTP. Auch in den anderen Niedrigrisiko-Konstellationen ist die ablative Radiojodtherapie nicht mehr regelhaft empfohlen. Zur Entscheidungsfindung sollten die individuelle Situation, die Histologie (Kriterien für ein niedriges Risiko sind z. B. keine BRAF V600E Mutation beim papillären Schilddrüsen-Ca oder beim follikulären Schilddrüsen-Ca mit Kapselinvasion, wenn < 4 Gefäßinvasionen vorliegen), die Konsequenzen für die Nachsorge und die Präferenz des Pat. berücksichtigt werden.
- Inoperable oder unvollständig resezierte differenzierte Schilddrüsen-Ca, Lokalrezidivs oder jodspeichernde LK- und Fernmetastasen.

Keine Ind. für die Radiojodtherapie sind medulläres oder anaplastisches Schilddrüsen-Ca, nicht (oder nicht mehr) radiojodspeicherndes differenziertes Schilddrüsen-Ca.

Kontraindikationen

Gravidität und Stillperiode. Nach einer Radiojodtherapie wird für 6 Mon. eine Kontrazeption empfohlen, danach bestehen keine Bedenken für eine Schwangerschaft.

Ziele

- Ablation von postop. verbliebenem normalem und/oder malignem Schilddrüsengewebe
- Nachweis bzw. Ausschluss speichernder Metastasen

Voraussetzungen

Voraussetzungen für eine ^{131}Jod-Aufnahme der Schilddrüsenzellen:

- Stimulation mit TSH (endogen oder exogen [mit rhTSH])
- Vermeiden jodhaltiger Medikamente
- Minimierung der Jodaufnahme über die Nahrung

Durchführung

Die Radiojodtherapie erfolgt 2–3 Wo. postoperativ. Sie kann in Hypothyreose oder nach rhTSH-Stimulation erfolgen (Zulassung nur für Pat. ohne Hinweis auf Fernmetastasen). Eine Schilddrüsenhormonsubstitution unterbleibt in der Zeit zwischen OP und Radiojodtherapie, wenn die Radiojodtherapie in Hypothyreose durchgeführt werden soll. TSH muss auf > 30 mU/l angestiegen sein. Ist die Radiojodtherapie nach rhTSH-Stimulation geplant, kann unmittelbar postop. mit der L-Thyroxin-Substitution begonnen werden.

Nebenwirkungen und Risiken

- Akut:
  - Thyreoiditis mit Schwellung, leichte Schmerzen und evtl. Heiserkeit: 10–20 %.
  - Gastritis: 20–30 %. Therapie mit Omeprazol, 1–2 × 20 mg/d.
  - Siladenitis.
- Spät:
  - Panzytopenie: dosisabhängig ab einer Gesamtaktivität > 30 GBq.
  - Leukämie: dosisabhängige Häufigkeit von ca. 1 %.
  - Sicca-Syndrom: 10–20 %.
  - Lungenfibrose: bei Lungenmetastasen; < 1 %.

TSH-suppressive Therapie

- L-Thyroxin so hoch dosieren, dass TSH supprimiert ist. TSH-suppressive Therapie zunächst bis zur Re-Evaluation nach 6 Mon. (Sonografie, stimuliertes Tg und evtl. Radiojod-Scan oder erneute Radiojodtherapie).
- Niedrigrisiko-Konstellation und exzellentes Ansprechen: Beendigung der TSH-suppressiven Therapie. Angestrebtes TSH: unteres Referenzniveau.
- Hochrisiko-Konstellation und exzellentes Ansprechen: angestrebtes TSH 0,1–0,5 mU/l.
- Bei noch vorhandenem Tumorgewebe dauerhafte TSH-suppressive Therapie: angestrebtes TSH: < 0,1 mU/l.
- Bei biochemisch inkompletter Remission (Tg ↑ oder stimulierbar) und fehlendem Risiko einer TSH-Suppression (Alter < 60 J., prämenopausale Frauen, keine Osteoporose, keine Tachykardien, kein Vorhofflimmern): angestrebtes TSH: < 0,1 mU/l. Liegen Risikofaktoren für eine TSH-Suppression vor, wird abhängig vom Risiko TSH zwischen 0,1 und 0,5 mU/l empfohlen.
- Bei Pat., die 5–10 J. nach Primärtherapie rezidivfrei geblieben sind: Lockerung der TSH-suppressiven Ther.: angestrebtes TSH: unteres Referenzniveau.

Externe Strahlentherapie

- **Differenziertes Schilddrüsen-Ca:** Die externe Strahlentherapie wird zur Therapie von Knochenmetastasen empfohlen. Sie kann erwogen werden bei lokal fortgeschrittenem Befund, verbliebenem Resttumor (R1-/R2-Resektion) oder Karzinomen mit geringer Radiojodaufnahme.

- **Anaplastisches Schilddrüsen-Ca:** Nach der OP wird zeitnah beginnend die externe Bestrahlung empfohlen (verschiedene Protokolle, 50–70 Gy). Die Bestrahlung verbessert die Prognose (bis zum Stadium IVb). Im Stadium IVc scheinen die Pat. nicht mehr von der Bestrahlung zu profitieren. Ob Pat. mit intrathyreoidalen, zufällig entdeckten anaplastischen Schilddrüsen-Ca von der externen Bestrahlung profitieren, ist unklar. Im Stadium IVc kann die palliative Bestrahlung sinnvoll sein. Parallel zur Bestrahlung kann eine radiosensibilisierende Chemotherapie durchgeführt werden.
- Bei Knochenmetastasen wird die Bestrahlung empfohlen. Auch bei Hirnmetastasen kann die Bestrahlung erwogen werden.
- **Medulläres Schilddrüsen-Ca:** Die externe Strahlentherapie kann bei medullärem Schilddrüsen-Ca bei ausgedehntem zervikalem und mediastinalem LK-Befall, der nicht reseziert werden kann, erwogen werden. Typische postop. Dosis: 60–66 Gy. Die Strahlentherapie verlängert das Überleben bei Pat. mit medullärem Schilddrüsen-Ca und LK-Befall jedoch nicht.

Chemotherapie

Differenziertes Schilddrüsenkarzinom

Bei metastasiertem, nicht radiojodspeicherndem differenziertem Schilddrüsen-Ca (oder wenn die Radiojodtherapie nicht mehr durchgeführt werden kann) werden lokale Maßnahmen (z. B. Resektion von Metastasen, Embolisation, Bestrahlung) und bei progredienter und/oder symptomatischer Erkrankung die Therapie mit TKI (Lenvatinib [bevorzugt] oder Sorafenib) empfohlen. Cabozantinib wird empfohlen bei Progress unter Lenvatinib und Sorafenib [ESMO 2022]. Außerdem können spezifische Inhibitoren benutzt werden: Bei nachgewiesenem RET-Fusionsprotein Selpercatinib. Pralsetinib ist in Deutschland in dieser Ind. noch nicht zugelassen. NTRK-Genfusion: evtl. Larotrectinib oder Entrectinib. Bei BRAF-Mutationen können Vemurafenib und Dabrafenib erwogen werden, sind in Deutschland in dieser Ind. jedoch nicht zugelassen [Filetti et al. 2022]. Nach 4–6 Wo. Therapie war hier bei vielen Pat. in den Studien auch wieder eine Radiojod-Aufnahme der Zellen gesehen worden („Redifferenzierung").

Kürzlich war beim schlecht differenzierten Schilddrüsen-Ca die Kombination Lenvatinib und Pembrolizumab (in Deutschland in dieser Ind. jedoch nicht zugelassen) als effektiv berichtet worden.

Die potenziellen NW und KI müssen bei der Therapieentscheidung berücksichtigt werden. Die Chemotherapie mit Doxorubicin war enttäuschend.

Bei Knochenmetastasen werden zusätzlich Bisphophonate (v. a. Zoledronat) oder Denosumab empfohlen.

Anaplastisches Schilddrüsenkarzinom

Bei Nachweis von BRAF V600E: Dabrafenib in Kombination mit Trametinib empfohlen (Ansprechrate: 61 %). Bei 64 % der Pat. betrug die Response-Dauer mind. 6 Monate. In Deutschland in dieser Ind. noch nicht zugelassen. Bei Nachweis von RET- oder NTRK-Rearrangements: Therapie wie unter differenziertes Schilddrüsen-Ca [Bible et al. 2021].

Kürzlich war die Kombination Lenvatinib und Pembrolizumab (in Deutschland in dieser Ind. jedoch nicht zugelassen) als effektiv berichtet worden.

Die Behandlung sollte möglichst im Rahmen klinischer Studien erfolgen.

Andernfalls wird die zytotoxische Chemotherapie empfohlen: Taxane (Paclitaxel oder Docetaxel) und/oder Doxorubicin und/oder Platin (Cisplatin oder Carboplatin), evtl. parallel zur externen Bestrahlung. Möglicherweise kann dann eine resektable Situation erreicht werden.

Beispiele für Therapieregime mit Taxanen [Bible et al. 2021]:
- Paclitaxel: 30–60 mg/m^2 wöchentlich
- Docetaxel: 20 mg/m^2, wöchentlich
- Docetaxel 20 mg/m^2, Doxorubin 20 mg/m^2 wöchentlich
- Paclitaxel 50 mg/m^2, Carboplatin AUC 2 wöchentlich

Weitere Regime bei [Smallridge et al. 2012].

In Einzelfällen war auch Everolimus effektiv.

Bei Knochenmetastasen werden zusätzlich Bisphophonate (v.a. Zoledronat) oder Denosumab empfohlen.

Medulläres Schilddrüsenkarzinom

Bei Pat. mit metastasiertem, symptomatischem oder rasch progredientem medullärem Schilddrüsen-Ca wird, wenn keine lokalen Therapiemöglichkeiten mehr bestehen, die Therapie mit Vandetanib oder Cabozantinib empfohlen. Unter beiden TKI kam es zu einer Verlängerung des PFS, z.B. für Vandetanib 31 vs. 19 Monate. Das Ansprechen war besser, wenn RET-Mutationen vorlagen. Kürzlich wurde die Ind. für Vandetanib auf das medulläre Schilddrüsen-Ca mit RET-Mutationen beschränkt.

Die NW, u.a. QT-Zeit Verlängerung unter Vandetanib oder erhöhtes Blutungsrisiko unter Cabozantinib, müssen beachtet werden.

Wenn RET-Mutationen vorliegen, ist in 2. Linie auch Selpercatinib zugelassen. Von der FDA ist in dieser Ind. auch Pralsetinib zugelassen [Filetti et al. 2022].

Im Einzelfall können im Off-Label-Use auch andere TKI, z.B. Sorafenib, oder die zytotoxische Chemotherapie (z.B. 5-FU und Dacarbazin [Priya et al. 2017]) erwogen werden.

Gelegentlich kann es bei medullärem Schilddrüsen-Ca zur Ko-Sekretion von ACTH kommen. Falls die Chemotherapie nicht ausreichend wirksam zur Kontrolle des Hyperkortisolismus ist, müssen zusätzlich Ketoconazol, Metopyrone, Osilodrostat oder die bilaterale Adrenalektomie erwogen werden.

Weitere Therapieoptionen:
- Medulläre Schilddrüsen-Ca zeigen meist nur eine geringe Somatostatinrezeptor-Expression. Einzelne Pat. sprachen in Studien jedoch auf die Radiorezeptor-Therapie mit dem Somatostatinanalogon (^{90}Y-DOTATOC) an.
- Bei Knochenmetastasen wird die antiresorptive Therapie (Bisphosphonat, v.a. Zoledronat, oder Denosumab) eingesetzt.
- Durchfälle als Folge deutlich erhöhter Kalzitonin-Spiegel konnten in einzelnen Studien durch Kombination von Somatostatinanaloga mit Interferon-α verbessert werden.

23.1.8 Nachsorge

Substitution mit Schilddrüsenhormonen

Anaplastisches und medulläres Schilddrüsenkarzinom

Substitution mit L-Thyroxin mit dem Ziel, dass TSH im Normbereich (0,5–4,0 µU/ml) liegt.

Differenziertes Schilddrüsenkarzinom (papillär/follikulär)

Bei Niedrigrisiko-Situation und exzellentem Ansprechen wird die Substitution mit L-Thyroxin empfohlen. Angestrebt wird dann ein TSH-Wert im unteren Referenzbereich.

Andernfalls wird in individueller Entscheidung die TSH-suppressive Therapie empfohlen (▶ 23.1.7 „TSH-suppressive Therapie"). Diese kann weder für die Höhe des angestrebten TSH-Werts noch für Dauer der Suppression gut belegt werden. In die Empfehlung fließen das Risiko für NW und das Risiko für einen Progress der Erkrankung ein.

23

Kontrolluntersuchungen

- **Diagnostische Ganzkörperszintigrafie:**
  - Sie kann sinnvoll sein bei Pat. mit Jodaufnahme außerhalb des Schilddrüsenbetts im Ganzkörper-Scan nach ablativer Radiojodtherapie, bei starker Nuklidaufnahme im Schilddrüsenbett (ebenfalls im Scan nach ablativer Radiojodtherapie) oder bei Pat. mit Anti-Tg-AK.
  - Bei Niedrigrisiko-Situation und exzellentem Ansprechen ist keine regelhafte Ganzkörperszintigrafie notwendig.

Merke

Nach unauffälliger Ganzkörperszintigrafie ist eine erneute Ganzkörperszintigrafie erst dann wieder notwendig, wenn Hinweise auf ein Tumorrezidiv (ansteigender hTg-Spiegel, pathologische Halssonografie) auffallen bzw. Hinweise auf Fernmetastasen (Lunge, Knochen) bestehen.

- **Thyreoglobulinbestimmung i. S.:** hTg wird von normalem Schilddrüsengewebe und von differenziertem Schilddrüsenkarzinomgewebe gebildet. Es kann deshalb nach Ablation der gesamten Schilddrüse (Thyreoidektomie und ablative Radiojodtherapie) am besten für die Nachsorge genutzt werden. Erhöhte Werte, v. a. ein Anstieg, deuten auf ein Tumorrezidiv hin. Die Sensitivität der hTg-Spiegelbestimmung ist unter TSH-suppressiver Therapie geringer. Am besten ist die Sensitivität des hTg in Hypothyreose oder nach Stimulation mit rhTSH (2-malig vor der hTg-Bestimmung). Anti-Tg-AK sind bei der Interpretation der hTg-Werte zu berücksichtigen.

Merke

Ein Problem bei der Bestimmung von hTg sind Anti-Tg-AK, die bei bis zu 25 % der Pat. mit differenziertem Schilddrüsen-Ca nachweisbar sind. Bei Vorhandensein dieser AK führt die Bestimmung des hTg-Spiegels zu ungenauen Werten.

- **PET:** Ein ^{18}F-FDG-PET ist sinnvoll bei hohem hTg und neg. Ganzkörperscan.

Allgemeine Nachsorge

Lebenslange Nachsorge empfohlen.

Differenziertes Schilddrüsen-Ca:

- Körperliche Untersuchung, Hals-Ultraschall, hTG, Anti-Tg-AK und Thyreoglobulinwiederfindung alle 6–12 Mon. für 2–5 J (Intervall abhängig vom Rezidivrisiko). Danach in jährlichen Abständen. Ggf. Rö-Thorax.
- Bei pos. Anti-Tg-AK beweisen niedrige Tg-Spiegel nicht die Remission. Hier können eine Ganzkörperszintigrafie und evtl. weitere Bildgebung im Einzelfall notwendig sein, z. B. ^{18}F-FDG-PET.

Medulläres Schilddrüsen-Ca:

- Genetische Diagnostik und bei Nachweis einer RET-Mutation Familien-Screening und zusätzlich Verlaufskontrolle bzgl. Phäochromozytom empfohlen.
- Kalzitonin und CEA 3 Mon. nach OP. Wenn nicht nachweisbar oder im Referenzniveau, Kontrolle alle 6 Mon. für 1 J., danach in jährlichen Abständen.
- Bei erhöhtem Kalzitonin < 150 pg/ ml Kontrolle inkl. CEA und Hals-Ultraschall alle 6 Mon.
- Bei erhöhtem Kalzitonin > 150 pg/ ml zusätzliche Bildgebung (CT Thorax, Bildgebung der Leber, Knochenszintigrafie u. evtl. PET-CT).
- Der Wachstumsrate kann man sich über die Kalzitonin- bzw. CEA-Verdopplungszeit annähern.
- Asymptomatische Pat. mit erhöhten Kalzitonin-Werten bei okkulten Metastasen können zunächst kontrolliert werden. Häufig ist die Prognose gut, v. a., wenn die Verdopplungszeit > 24 Mon. beträgt.
- Bei lokoregionalem Rezidiv oder operabler Metastase sollte die Resektion erwogen werden. Im Einzelfall andere Lokalmaßnahmen (z. B. RFA oder selektive arterielle Chemoembolisation, z. B. bei großen hepatischen Metastasen). Evtl. kann auch die Bestrahlung sinnvoll sein.

Anaplastisches Schilddrüsen-Ca: Kontrolle lokaler Komplikationen.

23.1.9 Prognose

- **Differenziertes Schilddrüsen-Ca:** sehr gute Prognose. Bei Niedrigrisiko-Situation liegt die 20-JÜR bei 99 %. In der Hochrisiko-Situation wird die 5-JÜR mit 72 % und die 20-JÜR mit 57 % angegeben. Zur Prognoseabschätzung anhand des Therapieerfolgs ▶ Tab. 23.5.
- **Anaplastisches Schilddrüsen-Ca:** sehr schlechte Prognose. Mittlere Überlebenszeit ca. 6 Mon.
- **Medulläres Schilddrüsen-Ca:** Prognose kann über die postop. Kalzitonin-Verdopplungszeit abgeschätzt werden. Bei einer Verdopplungszeit < 6 Mon. betragen die 5- und die 10-JÜR ungefähr 25 % und 8 %. Bei einer Verdopplungszeit von 6–24 Mon. liegen die entsprechenden Überlebensraten jedoch bei ungefähr 92 % bzw. 37 %.

Literatur

Bible KC, Kebebew E, Brierley J et al. 2021 American Thyroid Association Guidelines for Management of Patients with Anaplastic Thyroid Cancer. Thyroid, 2021; 31(3): 337–386.
Filetti S, Durante C, Hartl DM et al. ESMO Clinical Practice Guideline update on the use of systemic therapy in advanced thyroid cancer. Ann Oncol, 2022; 33(7): 674–684.
Haddad RI, Nasr C, Bischoff L et al. Thyroid Carcinoma, Version 2.2018. J Natl. Compr Canc Netw, 2018; 16(12): 1429–1440.
Haugen BR, Alexander EK, Bible KC et al. 2015 American Thyroid Association Management Guidelines for Adult Patients with Thyroid Nodules and Differentiated Thyroid Cancer: The American Thyroid Association Guidelines Task Force on Thyroid Nodules and Differentiated Thyroid Cancer. Thyoid, 2016; 26(1): 1–133.
Nylén C, Mechera R, Marèchal-Ross I et al. Molecular Markers Guiding Thyroid Cancer Management. Cancers, 2020; 12(8): 2164.
Priya SR, Dravid CS, Digumarti R, Dandekar M. Targeted Therapy for Medullary Thyroid Cancer: A Review. Frontier in Oncology, 2017; 7: 238.
Tessler FN, Middleton WD, Grant EG et al. ACR Thyroid Imaging, Reporting and Data System (TI-RADS): White Paper of the ACR TI-RADS Committee. J Am Coll Radiol 2017 May;14(5): 587–595.
Wells SA Jr, Asa SL, Dralle H et al. Revised American Thyroid Association Guidelines for the Management of Medullary Thyroid Carcinoma: The American Thyroid Association Guidelines Task Force on Medullary Thyroid Carcinoma. Thyroid, 2015; 25(6): 567–610.

23.2 Nebenschilddrüsenkarzinom

Matthias Möhlig

Karzinome der Nebenschilddrüse sind sehr selten. Sie werden in den USA in < 1 % als Ursache eines primären Hyperparathyreoidismus beschrieben. Klinisch steht die Hyperkalzämie im Vordergrund mit häufig deutlich erhöhten Werten für Serumkalzium und Parathormon (häufig deutlich höher als beim benignen primären Hyperparathyreoidismus). Selten können die Kalziumspiegel jedoch auch normal sein. Nebenschilddrüsen-Ca kommen meist sporadisch vor. Somatische Loss-of-function-Mutationen im CDC73-Gen waren als häufigste Veränderungen beim Nebenschilddrüsen-Ca beschrieben worden. Mutationen im CDC73-Gen liegen auch dem Hyperparathyreoidismus-Kiefertumor-Syndrom zugrunde. Diese Pat. haben ein erhöhtes Risiko für ein Nebenschilddrüsen-Ca. Mutationen in CDC73 bedingen einen Funktionsverlust von Parafibromin. Nebenschilddrüsen-Ca sind häufig groß und derb und zeigen häufig lokale Infiltration. Metastasen sind selten (Lunge, Knochen, Leber, mediastinale Lymphknoten). Die mikroskopische Diagnose kann sehr schwierig sein. Die zusätzliche Beurteilung des Expressionsmusters von Filamin A und Parafibromin war kürzlich als hilfreich beschrieben worden. Die FNP wird aktuell nicht empfohlen. Die Diagnose wird üblicherweise nach Resektion zur Therapie bei primärem Hyperparathyreoidismus gestellt.

Zur Lokalisationsdiagnostik können Ultraschall, CT und MRT, gelegentlich ^{99m}Tc-MIBI-Szintigrafie und im Einzelfall ^{18}F-Fluorocholine-PET / CT angewandt werden.

Bei V. a. Nebenschilddrüsen-Ca wird die komplette chirurgische Resektion (R0) angestrebt. Abhängig vom intraop. Befund sollte die En-Bloc-Resektion erwogen werden, jedoch ohne Verletzung der Tumorkapsel. Wird die Diagnose erst postop.

nach Resektion einer Nebenschilddrüse bei primärem Hyperparathyreoidismus gestellt, sollte die Re-OP erwogen werden. Die Rezidivrate ist hoch (49–60 %), Rezidive treten meist in den ersten 2–3 J. nach OP auf. In diesen Fällen und auch bei einzelnen Metastasen (Lunge, Leber, mediastinale LK, Knochen) sollte die chirurgische Resektion erwogen werden. Bei Auftreten eines Rezidivs ist die Heilung jedoch unwahrscheinlich. Die Strahlentherapie wird nicht routinemäßig eingesetzt, kann aber im Einzelfall in Betracht gezogen werden, z. B. auch zur Schmerzkontrolle bei Knochenmetastasen. Die Ergebnisse der Chemotherapie waren enttäuschend.

Im Einzelfall: Dacarbazin oder 5-FU, Cyclophosphamid, Dacarbazin oder MTX, Doxorubicin, Cyclophosphamid, Lomustin.

Die Prognose ist abhängig von der Invasion in Nachbarstrukturen und dem Auftreten von Metastasen. In ca. ⅓ der Fälle kann bei fehlender Infiltration und Metastasierung ein prognostisch gutes operatives Ergebnis erreicht werden. Bei Auftreten eines Rezidivs ist die Heilung unwahrscheinlich. Unter palliativer Chirurgie werden 5- und 10-JÜR von 78 % und 49 % beschrieben. Ist das Nebenschilddrüsen-Ca nicht mehr resezierbar und ist eine palliative Exzision nicht mehr sinnvoll, steht die medikamentöse Kontrolle der Hyperkalzämie im Vordergrund. Neben forcierter Diurese und evtl. Kalzitonin in der Akutsituation werden Bisphosphonate und evtl. Denosumab (AK gegen RANK-Ligand, der in Einzelfällen beschrieben wurde) eingesetzt. Am effektivsten ist jedoch die Therapie mit dem Calcimimeticum Cinacalcet (oder, falls i. v. notwendig, im Off-Label-Use Etelcalcetid).

Postop. besteht das Risiko eines „Hungy-Bone-Syndroms", was vorübergehend eine hoch dosierte Kalziumsupplementierung, evtl. i. v., notwendig machen kann.

Literatur

Byrd C, Kwartowitz G. Cancer, Parathyroid. [Updated 2018 Oct 27]. In: StatPearls [Internet]. Treasure Island (FL): StatPearls Publishing 2018. Available from: https://www.ncbi.nlm.nih.gov/books/NBK519038/ (letzter Zugriff 24.6.2023).
Cetani F, Pardi E, Marcocci C. Update on parathyroid carcinoma. J Endocrinol Invest, 2016; 39(6): 595–606.
Wei CH, Harari A. Parthyroid Carcinoma: Update and Guidelines for Management. Curr Treat Options Oncol, 2012; 13: 11–23.

23.3 Tumoren der Nebenniere

Matthias Möhlig

23.3.1 Allgemeines

Epidemiologie

Die Inzidenz von Nebennierenadenomen wird in Autopsiestudien mit ca. 8 % beschrieben. Bei Kindern und Jugendlichen sind sie sehr selten, bei 50-jährigen Pat. liegt die Inzidenz bei ca. 3 %, im Alter bei 10 %.

Inzidentalome sind zufällig bei der Bildgebung aufgefallene Tumore der Nebennieren (NN), wobei die Bildgebung nicht im Rahmen einer Krebsnachsorge oder zur Diagnostik einer vermuteten NN-Hormonstörung erfolgt war.

Ätiologie NN-Adenome: Ursprung: Nebennierenrinde (NNR) oder NN-Mark. Können hormonaktiv (Cortisol, Aldosteron, Androgene bzw. Katecholamine) mit entsprechenden Krankheitsbildern (Cushing-, Conn-Syndrom, Virilisierung bzw. Phäochromozytom) oder häufiger hormoninaktiv sein.

Bei Nachweis einer Raumforderung muss abgeklärt werden, ob eine endokrine Aktivität vorliegt und ob der Befund in der Bildgebung verdächtig ist für Malignität oder eine Metastase.

Merke
Der Nachweis eines Nebennierenrindenadenoms wirft zwei Fragen auf:
- Malignität?
- Endokrine Aktivität?

23.3.2 Tumoren der Nebennierenrinde (NNR)

Nebennierenrindenadenom

Von den zufällig entdeckten Befunden an der Nebenniere waren 80 % hormoninaktive Adenome, 5 % Cushing-Syndrome, 5 % Phäochromozytome, 1 % Aldosteron produzierende Conn-Adenome, < 5 % Nebennieren-Ca und 2,5 % Metastasen. Nur Androgen produzierende Adenome sind sehr selten.

Die Wahrscheinlichkeit für das Vorliegen eines NNR-Karzinoms nimmt mit der Größe der Läsion zu (2 % bei Befunden ≤ 4 cm, 6 % bei Befunden > 4 bis 6 cm, 25 % bei Befunden > 6 cm).

Diagnostik

Hormondiagnostik:
- Ausschluss Hyperkortisolismus:
  - Adäquat niedrige mitternächtliche Cortisolwerte im Speichel (< 145 ng/dl), suffiziente Suppression im Dexamethason-Hemmtest (Cortisol < 50 nmol/l [8:00 Uhr] nach 1 mg Dexamethason [0:00 Uhr]) oder aber normwertiges freies Cortisol im 24-h-Sammelurin (nach Referenzwert des entsprechenden Labors).
  - Typisch für das Cortisol sezernierende Adenom sind die nicht ausreichende Suppression im Dexamethason-Hemmtest, das erhöhte freie Urin-Cortisol und das niedrige ACTH.
- Ausschluss des Hyperaldosteronismus:
  - Unauffällige Aldosteron/Renin-Ratio (ARR, Cut-off-Wert allerdings abhängig von den benutzen Assays). Bei der Interpretation muss der Einfluss der Medikation berücksichtigt werden. Falls ARR erhöht: adäquate Aldosteron-Suppression z. B. im Kochsalzbelastungstest (Aldosteron < 50 ng/l nach 2 000 ml NaCl 0,9 %, 500 ml/h). Vorsicht ist geboten für die Kochsalzbelastung bei Pat. mit unkontrollierter Hypertonie oder Herzinsuffizienz.
  - Bleibt bei erhöhter Aldosteron/Renin-Ratio im Kochsalzbelastungstest Aldosteron > 100 ng/l, macht dies einen Hyperaldosteronismus wahrscheinlich.
  - Bei V. a. Conn-Adenom ist häufig noch die seitengetrennte Blutabnahme notwendig (aus der Nebennierenvene) zum sicheren Nachweis der einseitigen Mehrsekretion von Aldosteron.

- Ausschluss Hyperandrogenämie: normwertige Androgene, adäquat supprimierbar im Dexamethason-Hemmtest. Deutlich erhöhte Androgene verdächtig für Nebennieren-Ca.
- Bei Nachweis einer Raumforderung an der NN muss ergänzend zum Ausschluss der endokrinen Aktivität ausgehend von den Zellen der NNR auch eine endokrine Aktivität ausgehend von Zellen des Nebennierenmarks ausgeschlossen werden (s. u.).

Lässt sich mit der angeführten Diagnostik die hormonelle Aktivität nicht ausschließen, ist eine weiterführende endokrinologische Diagnostik notwendig.

Radiologische Diagnostik:

- Die radiologische Beurteilung eines Adenoms basiert auf Größe und Fettgehalt der Läsion. Inzidentalome < 1 cm bedürfen keiner generellen Nachsorge. Läsionen mit < 10 Hounsfield-Einheiten (HE) im CT sind gutartig. Bei Läsionen mit höheren HE kann die Kontrastmittelkinetik herangezogen werden. Gutartige Läsionen zeigen typischerweise einen Washout von mehr als 50 %.
- Alternativ kann ein MRT durchgeführt werden. Die Signalabschwächung in den Opposed-Phase-Sequenzen (chemical shift) spricht für einen hohen Fettgehalt und damit für ein Adenom. Nach Gabe von Gadolinium-Kontrastmittel zeigen Adenome eine leichte Kontrastzunahme und einen raschen Washout. Maligne Läsionen und Phäochromozytome zeigen im Gegensatz hierzu eine starke Kontrastzunahme und einen langsameren Washout.
- NNR-Karzinome zeigen sich in CT und MRT häufig als große Tumormasse mit Infiltration in Nachbarstrukturen. Kleinere NNR-Karzinome können aber wie Adenome erscheinen, haben jedoch typischerweise einen geringeren Fettgehalt.
- Metastasen liegen häufig bds. vor und erscheinen, v. a. bei einer Größe > 4 cm, häufig inhomogen und unregelmäßig begrenzt. Im CT zeigen Metastasen eine hohe native Dichte und einen geringeren Washout, in der MRT einen fehlenden Signalabfall in den Opposed-Phase-Sequenzen.
- Ein ^{18}F-FDG-PET kann helfen, zwischen einer benignen und einer malignen Läsion zu unterscheiden, ein ^{11}C-Metomidate-PET kann helfen, eine Läsion als adrenokortikalen Ursprungs zu erkennen.

Feinnadelaspiration: Die Feinnadelaspiration aus der Nebenniere ist nicht geeignet zur Differenzierung zwischen NNR-Adenom und -Karzinom. Metastasen können jedoch mit einer Punktion nachgewiesen werden. Die FNP beim Inzidentalom wird nur empfohlen, wenn keine endokrine Aktivität vorliegt, die Läsion in der Bildgebung nicht als benigne klassifizierbar ist und sich eine Änderung des Vorgehens ergeben würde.

> **Merke**
> Bei einem Phäochromozytom können durch die Punktion gefährliche Hochdruckkrisen ausgelöst werden.

Therapie

- Läsionen mit klinisch signifikantem Hormonexzess oder bei V. a. Malignität in der Bildgebung: Adrenalektomie empfohlen (bei Hormonexzess und benignem Aspekt im Einzelfall organerhaltende OP, z. B. Phäochromozytom). Offene Adrenalektomie empfohlen bei V. a. Malignität und Zeichen einer lokalen Invasion.

- Läsionen < 4 cm und radiologisch benigner Aspekt (z. B. HE < 10): Wenn keine endokrine Aktivität: regelhaft keine weitere Bildgebung notwendig. Klinisch endokrinologische Verlaufskontrolle. Endokrine Aktivität kann sich auch erst im Verlauf zeigen. Wenn endokrin aktiv: Vorgehen je nach endokriner Aktivität.
- Bei nicht klar zuzuordnender Läsion: Bildgebung nach 6–12 Mon. und Resektion empfohlen bei Wachstum um > 5 mm / Jahr im größten Diameter. Andernfalls Kontrolle nochmals nach 6–12 Mon.
- **Vorbehandlung präop.:**
  - Aldosteron sezernierende Läsion: Spironolacton bis 1 Wo. präop.
  - Phäochromozytom (und Katecholamin sezernierendes Paragangliom): 1–2 Wo. Alphablocker (▶ 23.3.3).
- **Nachbehandlung:**
  - Nach Resektion einer Cortisol produzierenden Läsion: vorübergehend peri- und postop. Substitution mit Hydrocortison notwendig.
  - Nach Resektion einer Aldosteron produzierenden Läsion: Elektrolytkontrolle und evtl. vorübergehend Substitution mit Fludrocortison.

Nebennierenrindenkarzinom

Epidemiologie

NNR-Karzinome sind mit einer jährlichen Inzidenz von 0,7–2 Fällen / Mio. sehr selten. Frauen sind etwas häufiger betroffen. Der Häufigkeitsgipfel liegt zwischen dem 40. und 50. Lebensjahr. NNR-Karzinome sind sehr aggressiv.

Die Wahrscheinlichkeit für das Vorliegen eines Karzinoms der NNR nimmt mit der Größe der Läsion zu (25 % bei Befunden > 6 cm, ▶ 23.3.1).

Pathogenese

Beim sporadisch auftretenden NNR-Karzinom ist die molekulare Tumorgenese noch weitgehend unklar. Beschrieben wurden die Überexpression von IGF-2, die Aktivierung des Wnt / β-Catenin-Wegs und die Überexpression von SF1.

Bei Kindern mit NNR-Karzinom liegen häufig hereditäre Syndrome vor (häufig Keimbahnmutationen im TP53-Tumorsuppressor-Gen [Li-Fraumeni-Syndrom], wonach auch untersucht werden sollte).

Hereditäre Syndrome, bei denen NNR-Karzinome auftreten können:

- Li-Fraumeni-Syndrom (Brustkrebs, Weichteilsarkom, Hirntumoren und NNR-Karzinom): Mutationen im TP53-Tumorsuppressor-Gen.
- Beckwith-Wiedemann-Syndrom (Makrosomie, Wilms-Tumor, Neuroblastom, Hepatoblastom) weist Abnormitäten im Chromosom 11p15 auf.
- Multiple endokrine Neoplasie Typ 1 (MEN-1, Nebenschilddrüsen- und Hypophysenvorderlappenadenome, gastroenteropankreatische neuroendokrine Tumoren): Mutationen im MEN-1-Gen auf Chromosom 11q13.
- Familiäre adenomatöse Polyposis coli (FAP; multiple adenomatöse Polypen im Kolon, Kolon- und Rektum-Ca, Medulloblastome): Mutationen im APC Gen.
- Lynch-Syndrom (CRC und erhöhtes Risiko für verschiedene extrakolische Karzinome): Mutationen in MMR-Genen (MSH1, MLH1. PMS2, MSH6, EPCAM).

Die genetische Diagnostik bzgl. Li-Fraumeni- und Lynch-Syndrom sollte erwogen werden.

Klassifikation / Stadieneinteilung

ENSAT-Klassifikation:

- Stadium I: T1 (Tumor auf Nebenniere begrenzt, max. Tumordurchmesser: 50 mm), N0, M0.
- Stadium II: T2 (Tumor auf Nebenniere begrenzt, max. Tumordurchmesser > 50 mm), N0, M0.
- Stadium III:
  - T1–T2, N1 (pos. LK), M0.
  - T3 (Infiltration in das umgebende Gewebe) bis T4 (Invasion in Nachbarorgane oder venöse Tumorthromben in V. cava oder V. renalis), N0–N1, M0.
- Stadium IV: T1–T4, N0–N1, M1 (Fernmetastasen).

Klinik

- Endokrin nicht aktive NNR-Karzinome werden oft erst spät aufgrund der großen Raumforderung im Bereich der Nebennierenloge oder aufgrund von Metastasen (lymphogen in die abdominalen LK oder hämatogen in Lunge, Leber und Knochen) symptomatisch.
- Endokrin aktive NNR-Karzinome können aufgrund der Symptomatik des Hormonexzesses (Cushing-Syndrom, Androgen-Überproduktion, hypokaliämische Hypertonie) klinisch erkannt werden. Oft werden mehrere NNR-Hormone und / oder deren Vorstufen sezerniert.

Diagnostik

- Bei V. a. NNR-Karzinom wird die endokrine Diagnostik empfohlen. Sie kann helfen, den Ausgang einer Läsion aus NN-Gewebe zu belegen.
- Identifizierung von Pat., die wegen Hormonexzess eine Vorbehandlung oder postop. eine Substitution benötigen (s. o.).
- Bildgebung: in erster Linie CT oder auch MRT (Größe, Dichte, Kontrastmittelkinetik bzw. chemical shift und Washout, Infiltration, LK-Status). Sonografie zur Beurteilung der Leber und evtl. zur Verlaufskontrolle.
- CT Thorax wegen möglicher Lungenmetastasen.
- Ergänzende Knochen- und ZNS-Diagnostik nur bei entsprechender Klinik.
- Eine Feinnadelbiospie wird nicht empfohlen zur Diagnostik eines NNR-Ca.
- Die histologische Diagnose wird am Resektat gestellt. Für die histologische Diagnostik werden der Weiss-Score sowie SF1- und KI67-Immunhistochemie empfohlen.

Therapie

Wegen fehlender oder insuffizienter Datenlage sind die Empfehlungen zur Therapie größtenteils nicht gut zu belegen.

Operation

Bei V. a. NNR-Ca wird die offene En-bloc-Resektion mit Resektion des peritumoralen / periadrenalen retroperitonealen Fettgewebes und der lokoregionalen LK empfohlen. Angestrebt wird die komplette Resektion (R0-Resektion). Einzelne operable Metastasen sollten ebenfalls reseziert werden.

Strahlentherapie

Bei ENSAT III / IV oder R1- oder RX-Resektion kann die Strahlentherapie erwogen werden. Bisher war aber kein verlängertes Überleben zu sehen.

Adjuvante Therapie

Bei Pat. ohne makroskopisches Residuum nach Resektion, aber hohem Rezidivrisiko (ENSAT III oder R1-Resektion oder KI67 > 10 %) wird Mitotane empfohlen. Bei ENSAT I–II, R0-Resektion und KI67 ≤ 10 % kann die Therapie mit Mitotane in individueller Entscheidung erfolgen. Sollte im Verlauf kein Rezidiv auftreten, wird die Therapie mit Mitotane für 2–5 J. empfohlen.

Mitotane:

- In retrospektiven Untersuchungen günstiger Effekt auf rezidivfreies Überleben.
- Angestrebt wird ein Blutspiegel > 14 mg/l.
- Ab 20 mg/l kommen häufiger NW vor (Übelkeit, Erbrechen, Diarrhö, Schwindel). NW verhindern häufig die Gabe einer ausreichend hohen Dosis.
- Beginn der Ther. z. B. mit 1,5 g/d. Dosissteigerung auf zunächst möglichst 6 g/d. Anpassung der Dosis nach Blutspiegel nach 2–3 Wo., max. Dosis 12 g/d.
- Zusätzlich müssen Hydrocortison (30–50 mg/d) und evtl. auch Fludrocortison substituiert werden.
- Starke Induktion von CYP3A4: Medikamenteninteraktionen beachten.

Bei sehr hohem Rezidivrisiko (ENSAT IV, R1-Resektion, großer Thrombus in der V. cava oder KI67 > 30 %) kann zusätzlich Cisplatin (3 Zyklen, 80 mg/m²), evtl. mit Etoposid, erwogen werden.

Therapie bei fortgeschrittenem Befund oder Rezidiv

Bei Erstvorstellung mit ausgeprägt metastasierter Erkrankung wird die OP der NN nicht empfohlen. Hier werden Mitotane oder Mitotane plus EDP empfohlen.

Tritt ein operables Rezidiv > 12 Mon. nach Primär-OP auf, wird die Resektion empfohlen. Individuell evtl. weitere Lokalmaßnahmen (Bestrahlung, RFA, Kryoablation, Chemoembolisation). Additiv wird Mitotane empfohlen, bei Progress unter Mitotane zusätzlich EDP.

Kommt es zu einem Rezidiv < 6 Mon. nach Primär-OP, werden Resektion und evtl. weitere Lokalmaßnahmen sowie EDP zusätzlich zur Mitotane-Therapie oder der Beginn mit Mitotane-EDP empfohlen.

Progress unter Mitotane-EDP: weitere Therapie möglichst im Rahmen klinischer Studien.

Die Effekte der Therapie mit TKI oder IGF1R-Inhibitoren waren enttäuschend. Für Pembrolizumab war kürzlich ein PFS von 2,1 Mon. beschrieben worden.

Falls nicht möglich oder gewünscht: Therapie erwägen mit Gemcitabine + Capecitabine (+/– Mitotane) oder Streptozotocin + Mitotane.

Bei adäquater Aufnahme von Iodometomidate kann auch die Radiotherapie mit ^{123}I-Iodometomidate versucht werden.

Absetzen von Mitotane: Es kann erwogen werden, Mitotane bei Progress nach > 1 J. Therapie abzusetzen, v. a., wenn die Mitotane-Spiegel adäquat hoch waren (> 14 mg/l).

Bei Knochenmetastasen: Bisphosphonate oder Denusomab und evtl. Strahlentherapie.

Bei Hormonexzess kann eine entsprechende zusätzliche Therapie notwendig werden: Spironolacton oder Eplerenon bei Hypokaliämien bei Hyperaldosteronismus, Mitotane, Ketoconazol, Osilodrostat, Metyrapon, Etomidate bei Hypercortisolismus, Spironolacton bei Hyperandrogenämie, Aromatasehemmer, SERM, z. B. Tamoxifen, bei Östrogenexzess.

Nachsorge

Häufig treten auch nach kompletter Resektion Lokalrezidive oder Metastasen auf, vorwiegend in Leber oder Lunge. Knochen- und ZNS-Metastasen sind selten.

Empfehlung zur Nachsorge: für 2 J. alle 3 Mon. CT/MRT Abdomen/Becken und CT Thorax sowie Kontrolle der sezernierten Hormone.

Danach Verlängerung der Intervalle auf 3–6 Mon. für weitere 3 J. empfohlen.

Knochenszintigrafie und zerebrale Bildgebung werden nur bei klinischem Verdacht empfohlen.

Prognose

Insgesamt liegt das mediane Überleben bei 3–4 Jahren. 5-JÜR: bei lokal fortgeschrittenem Befund 35–50 %, bei metastasierter Erkrankung (Stadium IV) 0–28 %.

23.3.3 Tumoren des Nebennierenmarks (Phäochromozytom) und Paragangliome

Definition und Epidemiologie

Das **Phäochromozytom** geht von den chromaffinen Zellen des NN-Marks aus und produziert meist ein oder mehrere Katecholamine. Nur selten produzieren Phäochromozytome keine Katecholamine.

Paragangliome gehen von extraadrenalen chromaffinen Zellen aus. Paragangliome in Thorax, Abdomen und Becken sind meist sympathischen Ursprungs. Parasympathische Paragangliome finden sich vorwiegend im Kopf-/Halsbereich und produzieren üblicherweise keine Katecholamine.

Epidemiologie

Das Phäochromozytom ist ein seltener Tumor (geschätzte Inzidenz 2–8 Fälle/Mio.). Bei nur 0,2–0,6 % aller Pat. mit Hypertonie findet sich ein Phäochromozytom, jedoch bei etwa 5 % der zufällig entdeckten Raumforderungen der NN.

Ca. 80 % der Katecholamin produzierenden Tumoren sind Phäochromozytome. In ca. 10–15 % kommen Phäochromozytome bilateral vor.

Insgesamt muss in ca. 10–17 % mit Malignität gerechnet werden. Die Wahrscheinlichkeit für Malignität ist abhängig vom genetischen Befund (30 % Malignität bei Mutationen in SDHB, 7–10 % bei Mutationen in NF1, TMEM 127, SDHA, 2–5 % bei Mutationen in VHL, SDHD, MAX, < 1 % bei Mutationen in RET und SDHC). Ca. 4 % Malignität bei sporadischem Phäochromozytom/Paragangliom.

Malignität ist definiert über das Vorliegen oder Auftreten von LK- oder Fernmetastasen (meist Knochen ([bei 70–80 % der Pat.], Leber, Lunge).

Pathogenese

Hereditäre Phäochromozytome / Paragangliome: Ungefähr 35 % der Pat. mit Phäochromozytom/Paragangliom haben Keimbahnmutationen.

Die häufigsten Keimbahnmutationen sind Mutationen in SDHB (ca. 10 %), SDHD (ca. 9 %), VHL (ca. 7 %), RET (ca. 6 %) und NF1 (ca. 3 %). Die Empfehlungen der

Endocrine Society sehen eine sequenzielle genetische Diagnostik abhängig vom klinischen Bild vor.

- Bei RET-Mutationen (MEN-2) muss an das medulläre Schilddrüsen-Ca gedacht werden (▶ 23.1).
- Beim Von-Hippel-Lindau-Syndrom (VHL-Syndrom) sind in 10–20 % Nebennierenmarktumoren zu erwarten. Häufig finden sich retinale Angiome, Hämangioblastome im Bereich von Kleinhirn und Wirbelsäule sowie seltener Nierenzysten bzw. evtl. beidseitig auftretende Hypernephrome, Zystadenome der Nebenhoden und Pankreaszysten.
- SDHD-Mutationen (Paragangliom-Syndrom 1): Hier finden sich häufig Paragangliome im Kopf-/Halsbereich, die keine Katecholamine sezernieren, und manchmal auch multiple Phäochromozytome. Das Paragangliom-Syndrom 1 tritt nur auf, wenn die Mutation vom Vater vererbt wurde (maternal imprinting).
- SDHB-Mutationen (Paragangliom-Syndrom 4): Hier finden sich häufig extraadrenale Paragangliome, die Katecholamine sezernieren, und Phäochromozytome. Die Wahrscheinlichkeit für Malignität ist hoch.

Neben den Keimbahnmutationen wurden auch somatische Mutationen beschrieben. Insgesamt Mutationen in > 20 Genen. Aktuell können Konsequenzen für die Therapie abgeleitet werden, wenn Mutationen in SDHB vorliegen. Für die Zukunft kann erwartet werden, dass sich die Therapie mehr noch nach den vorliegenden Keimbahn-/somatischen Mutationen richtet.

Die Gene bei Phäochromozytomen/Paragangliomen werden 3 großen Cluster zugeordnet [s. a. Ilanchezhian et al. 2020]:

- Pseudohypoxie-Gruppe (Cluster I): z. B. SDHA, SDHB, SDHC, SDHD VHL.
- Kinase-Signaling-Gruppe (Cluster II): z. B. RET, NF1, MAX.
- Wnt-Signaling-Gruppe (Cluster III). Diese Mutationen kommen nur als somatische Mutationen vor und sind mit aggressiverer Klinik assoziiert.

Merke
Bei allen Pat. mit Phäochromozytom/Paragangliom genetische Diagnostik erwägen. Empfohlen wird eine sequenzielle genetische Diagnostik abhängig vom klinischen Bild.

Klassifikation / Stadieneinteilung

Klassifikation: nach TNM (▶ Tab. 23.7).

Stadieneinteilung:

Stadium I: T1,N0, M0.

Stadium II: T2, N0, M0.

Stadium III: T1–2, N1, M0 oder T3, N0–1, M0.

Stadium IV: T1-T3, N0–1, M1.

Klinik

- Die klassische Trias mit Palpitationen, Kopfschmerzen und Schwitzen findet sich bei 15–25 % der Patienten. Eine arterielle Hypertonie findet sich häufig, in der Hälfte der Fälle als Dauerhypertonie. Normotone Verläufe sind beim Phäochromozytom selten, beim Paragangliom jedoch regelhaft.

Tab. 23.7 TNM-Klassifikation des Phäochromozytoms und Paraganglioms: (AJCC 8th edition)

Stadium	Befund
T – Primärtumor	
TX	Tumorgröße nicht beurteilbar
T1	< 5 cm, keine extraadrenale Invasion
T2	≥ 5 cm, keine extraadrenale Invasion oder Paragangliom jeder Größe
T3	Tumor jeder Größe mit Invasion in das umgebende Gewebe
N – regionäre Lymphknoten	
NX	Nicht beurteilbar
N0	Keine LK-Metastasen
N1	Regionale LK-Metastasen
M – Fernmetastasen	
M0	Keine Fernmetastasen
M1	Fernmetastasen
• M1a	Fernmetastasen nur im Knochen
• M1b	Fernmetastasen nur in nichtregionalen LK, Leber, Lunge
• M1c	Fernmetastasen in Knochen und multiplen anderen Stellen

23

- Weitere Symptome: intermittierende Blässe, Nervosität, Angst, Tremor, Schwindel, Sehstörungen, Gewichtsverlust, Diarrhö, Polyurie und Polydipsie, Hyperglykämie, Blasentenesmen.

Diagnostik

Phäochromozytom: Die höchste Sensitivität und Spezifität in der Diagnostik des Phäochromozytoms haben Metanephrin und Normetanephrin im Plasma (nach 20 min in Rückenlage) und Metanephrin und Normetanephrin im Urin. Bei Phäochromozytomen ist meist vorwiegend Metanephrin erhöht. Ist beim Phäochromozytom vorwiegend Normetanephrin erhöht, ist dies verdächtig für ein VHL-Syndrom.

Paragangliom: Bei sezernierenden Paragangliomen ist vorwiegend Normetanephrin erhöht. Evtl. kann auch Methoxytyramin, ein Abbauprodukt des Dopamins, erhöht sein (in Plasma und/oder Urin).

Chromogranin A (CgA) wird für die Verlaufskontrolle bei nicht sezernierenden Phäochromozytomen/Paragangliomen genutzt.

Bei grenzwertig erhöhtem Metanephrin und/oder Normetanephrin kann ein Clonidintest weiterhelfen.

Bei der Beurteilung zu beachten: Methoxytyramin sollte nüchtern bestimmt werden. Falsch hohe Messwerte für Metanephrine und Methoxytyramin sind u.a. häufig durch Medikamente oder Nahrungseinflüsse bedingt.

Besteht aufgrund der Klinik der Verdacht auf ein Phäochromozytom, wird zunächst die Hormondiagnostik empfohlen. Eine bildgebende Diagnostik wird erst dann empfohlen, wenn aufgrund der Hormondiagnostik ein Phäochromozytom anzunehmen ist. 90 % der Tumoren liegen in der NN-Region, 95 % intraabdominell, vorwiegend paraaortal. Zur Lokalisationsdiagnostik bei Phäochromozytom wird primär CT oder MRT empfohlen. Kontrastmittel kann eingesetzt werden. Die MRT wird bevorzugt bei metastasierter Erkrankung und bei Paragangliomen im Kopf-/Halsbereich empfohlen. CT und MRT haben eine hohe Sensitivität von 98–100 %. Die Spezifität liegt bei der CT bei 70 %, bei der MRT höher. Die MIBG-Szintigrafie (oder auch Iobenguane-Szintigrafie) kann bei metastasierter Erkrankung oder bei hohem Risiko einer metastasierten Erkrankung genutzt werden, ist aber der ^{18}F-FDG-PET unterlegen. Bei der Lokalisationsdiagnostik von Paragangliomen kann auch die ^{18}F-FDOPA PET genutzt werden.

In der ersten Einschätzung kann dann von einem hohen Risiko für eine metastasierende Erkrankung ausgegangen werden, wenn adrenales Phäochromozytom > 5 cm oder extraadrenales Paragangliom oder bekannte SDHB-Keimbahnmutation oder Plasma Methoxytyramin mehr als 3 × oberhalb der oberen Grenze der Referenz.

Differenzialdiagnostik

Hochdruckkrisen können auch beim abrupten Absetzen von Clonidin und Betablockern, im Rahmen von Panikattacken, nach Einnahme von Kokain, Amphetamin und β-Sympathomimetika sowie unter der Kombination von MAO-Inhibitoren und tyraminhaltigen Lebensmitteln (v. a. Käse) auftreten.

Therapie

Die Ind. zur Therapie ergibt sich nicht nur aus der Möglichkeit der Malignität, sondern v. a. aus der Katecholaminfreisetzung, die unbehandelt eine hohe kardiovaskuläre Morbidität und Mortalität hat.

- Phäochromozytom: primär chirurgisch.
- Paragangliom: Bei nicht sezernierenden Kopf-/Hals-Paragangliomen kann eine Wait-and-Watch-Strategie erfolgen, wenn keine Keimbahnmutation in SDHB vorliegt.

Chirurgische Therapie

Phäochromozytom:

- Die klassische Therapie des Phäochromozytoms ist die komplette Adrenalektomie, vorzugsweise minimal invasiv. Vor dem Hintergrund des individuellen Risikos einer metastasierenden Erkrankung sollte jedoch im Einzelfall die organerhaltende OP angestrebte werden, v. a. bei Mutationen in RET und VHL
- Abhängig von Größe, Lokalisation und Risiko für eine metastasierende Erkrankung, (v. a. bei Vorliegen einer SDHB-Mutation) sollte die offene Resektion erfolgen. Metastasen sollten möglichst auch reseziert werden.
- Ist eine komplette Resektion nicht mehr möglich, kann die palliative Tumorverkleinerung sinnvoll sein, um den Druck auf Nachbarstrukturen und den Katecholaminexzess zu reduzieren.

Paragangliome: Primär wird, abhängig von Größe und Lage die minimal-invasive Operation favorisiert.

Prä-OP Vorbehandlung: Beim Phäochromozytom und Katecholamin sezerierenden Paragangliom wird die Vorbehandlung über 1–2 Wo. mit einem Alphablocker, z. B. Phenoxybenzamin (Beginn mit 10 mg/d, Dosissteigerung unter klinischer Kontrolle bis max. 100 mg/d) bzw. Doxazosin (Beginn mit 2 mg/d, Dosissteigerung bis max. 16 mg/d, gelegentlich 32 mg/d), empfohlen. Während der Vorbehandlung wird eine salz- und flüssigkeitsreiche Ernährung empfohlen. Bei unzureichender Blutdrucksenkung können zusätzlich Kalziumantagonisten, bei Tachykardie unter Alphablockern Betablocker eingesetzt werden.

Strahlentherapie

Die Strahlentherapie (evtl. auch stereotaktische Radiotherapie) kann bei lokal nicht resezierbaren Tumoren sowie bei Skelett- und LK-Metastasen eingesetzt werden. Eine retrospektive Auswertung hatte kürzlich einen günstigen Effekt auf die lokale Tumorkontrolle beschrieben.

Nichtchirurgische, ablative Therapie

Transarterielle Chemoembolisation (TACE) von Lebermetastasen, Kryoablation, Radiofrequenzablation.

Bei nichtchirurgisch ablativer Therapie kann es – wie bei der OP eines Phäochromozytoms – zu Hochdruckkrisen kommen, so dass – wie vor einer OP – eine Vorbehandlung mit Alphablockern erfolgen muss.

Systemische Therapie

Kann das Phäochromozytom/Paragangliom nicht komplett reseziert werden, erfolgt unter Berücksichtigung von klinischem Verlauf, Lebensqualität, Kontrolle der Hypertonie, Tumorlokalisation und Risiko von Komplikationen die individualisierte Therapie. Diese reicht von Wait and Watch unter adäquater Blutdruckkontrolle über nichtchirurgische ablative Therapien und Strahlentherapie, chirurgischem Debulking hin zu Radionuklid-, Chemo- und neuerdings molekular gerichteter Therapie. Die Auswahl molekular gerichteter Therapien, aktuell in Studien, wird sich zukünftig noch mehr auch an somatischen Mutationen orientieren.

Radionuklidtherapie

Radioaktiv markiertes MIGB: ^{131}J-Methylbenzylguanidin (MIBG) kann wegen seiner Affinität zu chromaffinen Zellen zur „internen" Strahlentherapie beim Phäochromozytom eingesetzt werden, sofern in einer ^{123}J-MIBG-Szintigrafie eine nennenswerte Aufnahme des Tracers nachgewiesen werden kann (was bei ca. der Hälfte der Pat. der Fall ist). ^{131}J-MIBG kann beim metastasierten oder lokal fortgeschrittenen und nicht resezierbaren Phäochromozytom eingesetzt werden. Prospektive Studien sehen einen Response in ca. 23 % der Fälle. Häufigste NW: myelodysplastisches Syndrom.

Iobenguane ^{131}J (Azedra TM) ist eine sehr vielversprechende Variante der ^{131}J-MIBG-Therapie. 90 % der Pat., die 2 Therapiedosen erhalten hatten, hatten noch 12 Mon. nach Therapiebeginn mind. eine SD. Iobenguane ^{131}J war von der FDA für das metastasierte oder lokal fortgeschrittene, Scan-pos. Phäochromozytom zugelassen worden.

Radioaktiv markierte Somatostatinanaloga: Ca. 80 % der Phäochroozytome/Paragangliome sind mit somatostatinbasierten Techniken darstellbar. Bei hoher Traceraufnahme können ^{90}Y-DOTATOC und ^{177}Lu-DOTATOC therapeutisch erwogen werden.

Zur Entscheidung zwischen den beiden Radionuklidtherapien war kürzlich empfohlen worden, der Aufnahme des Tracers im Scan, die Knochenmarkreserve und die Höhe der Katecholamine heranzuziehen. Ist die Nuklidaufnahme vergleichbar, würde man die MIBG-Therapie favorisieren bei hohen Katecholaminen und guter Knochenmarksreserve.

Chemotherapie

Bei aggressivem Tumorwachstum oder hochsymptomatischer Erkrankung wird, wenn keine Radionuklidtherapie möglich ist, eine Chemotherapie empfohlen. Am besten untersucht ist die Kombination aus Cyclophosphamid, Vincristin und Dacarbazin (z.B. Averbuch Schema: Cyclophosphamid 750 mg/m^2 an Tag 1, Vincristin 1,4 mg/m^2 an Tag 1 und Dacarbazin 600 mg/m^2 an den Tagen 1 und 2 alle 21 d). Ein Ansprechen der Chemotherapie auf das Tumorvolumen wird insgesamt bei ca. 37 % der Pat. beobachtet. 5-JÜR: 51 %.

Bei Ansprechen nach 6–9 Zyklen kann ein Wechsel zur Erhaltungstherapie mit Decarbazin (600 mg/m^2 an Tag 1 alle 21 d) oder alternativ Temozolomid (150 mg/m^2 an den Tagen 1–5 alle 28 d) erwogen werden. Bei Pat. mit SDHB-Mutation alternativ auch Temozolomid 75 mg/m^2/d für 3 Wo. alle 4 Wo.

Für Temozolomid war bei Pat. mit SDHB-Mutation ein günstiger Effekt (PR von 50 %) gesehen worden. Allerdings war die Subgruppe mit SDHB-Mutation mit 10 Personen sehr klein gewesen. Bei Pat. mit SDHB-Mutation kann Temozolomid auch in der Erstlinientherapie erwogen werden (off label).

Für Sunitinib (50 mg/d für 4 Wo. alle 6 Wo) war ebenfalls ein günstiger Effekt gesehen worden bei Pat. mit Mutationen in SDHA, SDHB bzw. RET (Cluster I). Vorläufige Daten sehen auch einen günstigen Effekt für Cabozantinib.

Weitere Substanzen derzeit in klinischen Studien [Prinzi et al. 2022].

Therapie des Hormonexzess

Alle Pat. mit Hormonfreisetzung werden mit einem Alphablocker (Phenoxybenzamin oder Doxazosin, ▶ 23.3.3 „Chirurgische Therapie“), evtl. in Kombination mit einem Betablocker und einem Kalziumantagonisten behandelt.

ACE-Hemmer oder AT_1-Antagonisten und evtl. Hydralazin können zusätzlich eingesetzt werden.

Bei Obstipation werden faserreiche Ernährung und ausreichende Trinkmenge empfohlen.

Bei Knochenmetastasen, die bei 70–80 % der Pat. vorkommen, wird zusätzlich die antiresorptive Therapie mit Bisphosphonaten oder Denosumab empfohlen, ergänzt bei Bedarf durch Chirurgie und/oder Bestrahlung.

Nachsorge

Die operative Entfernung eines als benigne angesehenen Phäochromozytoms/Paraganglioms ist nicht immer kurativ. In ca. 5 % muss innerhalb von 5 J. mit Metastasen (in 55 % der Fälle), einem Lokalrezidiv (in 23 %) oder einem neuen Tumor (in 22 %) gerechnet werden. Wegen dieses Risikos eines erneuten Tumors wird eine Nachsorge über mind. 10 J. (im Falle einer Keimbahnmutation lebenslang) empfohlen. Empfohlen wird die jährliche Kontrolle der Metanephrine in Plasma (bevorzugt) oder Urin und von 3-Methoxytyramin (im Plasma). Bei Phäochromozytomen/Paragangliomen ohne hormonelle Aktivität wird die Bestimmung von CgA zur Verlaufskontrolle empfohlen.

Eine Bildgebung wird alle 1–2 J. empfohlen (▶ 23.3.3 „Diagnostik“).

Prognose

Die 5-JÜR des metastasierten Phäochromozytoms liegt bei ca. 60 %.

Literatur

Fassnacht M, Assi G, Baudin E et al. Adrenocortical carcinomas and malignant phaeochromocytomas: ESMO-EURACAN Clinical Practice Guidelines for diagnosis, treatment and follow up. Ann Oncol, 2020; 31(11): 1476–1490.

Nölting S, Ullrich M, Pietzsch J et l. Current Management of Pheochromocytoma/Paraganglioma: A guide for the Practicing Clinician in the Era of Precision Medicine. Cancers, 2019; 11(19): 1505.

Prinzi N, Corti F, Torchio M et al. Metastatic pheochromocytomas and paragangliomas: where are we? Tumori, 2022; 108(6): 526–540.

Ilanchezhian M, Jha A, Pacak K, Del Rivero J. Emerging Treatments for Advanced/Metastatic Pheochromocytoma and Paraganglioma. Curr Treat Options Oncol, 2020; 21(11): 85.

Jimenez C. Treatment for Patients With Malignant Pheochromocytomas and Paragangliomas: A Perspective From the Hallmarks of Cancer. Frontiers in Endocrinology, 2018; 9: 277.

Plouin PF, Amar L, Dekkers OM et al. European society of endocrinology clinical practice guideline for long-term follow-up of patients operated on for a phaeochromocytoma or a paraganglioma. Eur J Endocrinol, 2016; 174(5): G1–G10.

Lenders JW, Duh QY, Eisenhofer G et al. Pheochromocytoma and Paraganglioma: An Endocrine Society Clinical Practice Guideline. J Clin Metab, 2014; 99: 1915–1942.

23

23.4 Neuroendokrine Neoplasien (NEN) des gastroenteropankreatischen Systems

Ulrich-Frank Pape und Henning Jann

23.4.1 Definition

Neuroendokrine Neoplasien (NEN) sind ontogenetisch endodermalen und somit epithelialen Ursprungs. Die zell- und tumorbiologische Gemeinsamkeit mit neuronalen und endokrinen Zellen führte zu der Bezeichnung „neuroendokrin". Die in der älteren Literatur verwendeten Begriffe wie APUDom, Karzinoid oder Neuroendokrinom wurden verlassen. Der Begriff NEN wurde als Überbegriff für gutartige Tumoren und invasiv wachsende Karzinome erstmals in der WHO-Klassifikation 2010 [Bosman und Carneiro 2010] festgelegt, ferner:

- Neuroendokriner Tumor (NET): höher- bis mäßiggradig differenzierte NEN.
- Neuroendokrines Karzinom (NEC): geringgradig/schlecht differenzierte NEN.

Die Verwendung dieser Begrifflichkeiten findet unabhängig von einer etwaigen Metastasierung sowie der Einordnung des Proliferationsindex im Sinne eines WHO-Gradings (▶ Tab. 23.9) statt.

Die unregulierte, autonome Sekretion von Peptidhormonen (wie Insulin oder Gastrin) oder biogenen Aminen (z. B. Serotonin) durch endokrin aktive Tumorzellen in die Blutbahn führt zu funktionell aktiven NEN mit spezifischen Hormonhypersekretionssyndromen (▶ Tab. 23.8). In Abhängigkeit vom sezernierten Hormon werden diese NEN als Insulinome, Gastrinome etc. bezeichnet. NEN ohne Hormonhypersekretionssyndrom werden als nonfunktionell bezeichnet (ca. 50–60 % aller NEN, > 95 % aller NEC).

23

Tab. 23.8 Hormonhypersekretionssyndrome (Funktionalität) von NET

Syndrom / Tumor	Sezernierte(s) Hormon(e)	Primärtumor	Klinik
(Klassisches) Karzinoidsyndrom	Serotonin (Substanz P, Neuropeptid K, Kinine)	Dünndarm (v. a. Ileum), Bronchialsystem, Pankreas (selten), Rektum (sehr selten)	Flush (85 %), sekretorische Diarrhöen (75 %), Karzinoidherz (25 %), Bronchospasmus (< 10 %)
Atypisches Karzinoidsyndrom	Histamin	Magen (selten)	Flush, Bronchospasmus
Zollinger-Ellison-Syndrom (Gastrinom)	Gastrin	Duodenum (30 %), Pankreas (70 %)	Rezidivierende Magen-Darm-Ulzera (v. a. in atypischer Lokalisation und multipel), sekretorische Diarrhöen, Steatorrhö, Maldigestion
Insulinom	Insulin	Pankreas	Whipple-Trias: Nüchternhypoglykämie, Neuroglykopenie, Reversibilität nach Glukosegabe
Glukagonom	Glukagon	Pankreas	Diabetes mellitus, nekrolytisches migratorisches Erythem, Anämie
Verner-Morrison-Syndrom (WDHA-Syndrom bei VIPom)	VIP	Pankreas (90 %)	Wässrige Diarrhöen, Hypokaliämie, Achlorhydrie (WDHA), gel. Flush
Somatostatinom	Somatostatin	Pankreas (50 %), Duodenum (50 %)	Steatorrhöen, Diarrhöen, Cholelithiasis, Diabetes mellitus
Ektopes ACTHom	ACTH	Bronchialsystem	Cushing-Syndrom
Nonfunktionelle NET	Keine	Gesamtes gastroenteropankreatisches System	Keine

23.4.2 Epidemiologie

- NEN sind seltene Erkrankungen:
  - Neuerkrankungen in Deutschland: ca. 1 000–2 000 / J.
  - Inzidenz in Deutschland: 2–3 / 100 000 / J.
  - In den vergangenen 20 J. hat die Inzidenz zugenommen (ca. 5–7 / 100 000 / J. in den USA), vermutlich aufgrund verbesserter und spezifischerer Diagnostik, verstärktem Problembewusstsein und spezifischen therapeutischen Konsequenzen [Yao et al. 2008].
- Erkrankungsgipfel: 45–75 J.
- Geschlechterverteilung: gleichmäßig.

23.4.3 Klassifikation / Stadieneinteilung

Im Jahr 2010 hat die WHO eine neue Klassifikation für NEN vorgeschlagen, die zuletzt 2019 aktualisiert wurde [Klimstra et al. 2019]. Diese ist inzwischen allgemein etabliert und findet in der klinischen sowie wissenschaftlichen Praxis breite Anwendung

(▶ Tab. 23.9); die WHO-Klassifikation beruht wesentlich auf der histologischen Differenzierung sowie der immunhistochemisch mittels Ki67-Index zu definierenden Proliferationsfraktion der Tumoren (prognostische Wertigkeit ▶ 23.4.11).

Merke

Diagnosestellung der Entität eines NEN: immunhistochemisch pos. Nachweis der Markermoleküle Synaptophysin und CgA im Tumorgewebe. Beide sind Bestandteil sekretorischer Vesikel und daher hochspezifisch für Tumoren, die sich von sekretorisch aktiven endokrinen Zellen ableiten lassen.

Komplettiert wird die klinische histopathologisch basierte Klassifikation durch ein NEN-spezifisches TNM-Staging, das von der European Neuroendocrine Tumor Society (ENETS) vorgeschlagen und von WHO und AJCC/UICC weitgehend übernommen wurde und dessen prognostische Validität in zahlreichen Studien bereits validiert wurde (▶ Tab. 23.10, ▶ Tab. 23.11, ▶ Tab. 23.12, ▶ Tab. 23.13). Lediglich bei pankreatischen und Appendix-NEN existieren in frühen Tumorstadien Unterschiede (▶ Tab. 23.10, ▶ Tab. 23.11).

23.4.4 Lokalisation und Ausbreitung

- Lokalisation: im Bronchopulmonal- und Gastrointestinaltrakt sowie anderen seltenen Lokalisationen (z. B. Thymus, weiblicher und männlicher Urogenitaltrakt und HNO-Trakt). Aus Literaturangaben extrapolierte Häufigkeiten ▶ Tab. 23.14.
- Metastasierung bei Erstdiagnose: ca. 20–30 %, im Verlauf bis 50 % (▶ Tab. 23.15).

23.4.5 Risikofaktoren

Risikofaktoren für sporadisch auftretende NEN:

- Ethnienzugehörigkeit, v. a. für rektale NEN (Asiaten vs. Kaukasier: relatives Risiko [RR] 3,4; Schwarz-Amerikaner vs. Weiß-Amerikaner: RR 2,3).
- Einzelfälle einer familiären Prädisposition auch bei nicht-pankreatischen NEN bekannt.

Tab. 23.9 Aktuelle WHO-Klassifikation gastroenteropankreatischer NEN

WHO 2019	Histologischer Differenzierungsgrad	Grading Ki67-Index [Mitoserate]
NET-G1	Hoch	< 3 % [< 2 / 10 HPF]
NET-G2	Hoch	3–20 % [2–20 / 10 HPF]
NET-G3	Hoch	> 20 % [> 20 / 10 HPF]
NEC-G3 • großzellig • kleinzellig	Gering	> 20 % [> 20 / 10 HPF]
MiNEN	Variabel, meist schlecht	Variabel

Tab. 23.10 TNM-Klassifikation für gastrointestinale NEN gemäß ENETS- und UICC-Klassifikation

Stadium	Befund
T – Primärtumor (Magen, Duodenum, Jejunum, Ileum, Kolon, Rektum)	
Tx	Primärtumor nicht beurteilt / beurteilbar
T0	Kein Nachweis eines Primärtumors
Tis	Tumor in situ (nur Magen)
T1	Tumor ≤ 2 cm mit Infiltration der Submukosa und Muscularis propria: • T1a: Tumor ≤ 1 cm (nur für Kolon und Rektum) • T1b: Tumor > 1 cm, aber ≤ 2 cm (nur für Kolon und Rektum)
T2	Tumor mit Infiltration der Muscularis propria oder > 1 cm (bzw. > 2 cm in Kolon und Rektum)
T3	Tumor mit Infiltration der Subserosa (bzw. Pankreas oder Retroperitoneum bei Duodenum)
T4	Tumor mit Infiltration des Peritoneums oder anderer Organe
Für alle T	Zusatz (m) bei multiplen Tumoren
N – regionale Lymphknotenmetastasen	
Nx	Regionale LK nicht beurteilt / beurteilbar
N0	Keine regionalen LK-Metastasen
N1	Metastasen ≤12 regionalen LK (nur Dünndarm-NEN)
N2	Metastasen in > 12 regionalen LK oder LK-Konglomerate im Mesenterium (> 2 cm; nur Dünndarm-NEN)
M – Fernmetastasen	
Mx	Fernmetastasen nicht beurteilt / beurteilbar
M0	Keine Fernmetastasen
M1	Fernmetastasen
• M1a	Metastase(n) auf Leber beschränkt
• M1b	Nur extrahepatische Metastase(n)
• M1c	Hepatische und extrahepatische Metastasen

Tab. 23.11 TNM-Klassifikation für Appendix-NEN gemäß ENETS- bzw. UICC-Klassifikation

Stadium	Befund
T–Primärtumor	
Tx	Primärtumor nicht beurteilt/beurteilbar
T0	Kein Nachweis eines Primärtumors
T1	Tumor ≤ 1 cm mit Infiltration der Submukosa und Muscularis propria
T2	Tumor ≤ 2 cm mit Infiltration der Submukosa, Muscularis propria und/oder minimaler (≤ 3 mm) Infiltration der Subserosa und/oder Mesoappendix
T3	Tumor > 2 cm und/oder ausgedehnte (> 3 mm) Infiltration von Subserosa und/oder Mesoappendix
T4	Tumor mit Infiltration von Peritoneum und/oder anderen Organen

Tab. 23.11 TNM-Klassifikation für Appendix-NEN gemäß ENETS- bzw. UICC-Klassifikation *(Forts.)*

Stadium	Befund
N–regionale Lymphknotenmetastasen	
Nx	Regionale LK nicht beurteilt/beurteilbar
N0	Keine regionalen LK-Metastasen
N1	Regionale LK-Metastasen
M–Fernmetastasen	
Mx	Fernmetastasen nicht beurteilt/beurteilbar
M0	Keine Fernmetastasen
M1	Fernmetastasen
• M1a	Metastase(n) auf Leber beschränkt
• M1b	Nur extrahepatische Metastase(n)
• M1c	Hepatische und extrahepatische Metastasen

Tab. 23.12 TNM-Klassifikation für Pankreas-NEN gemäß ENETS- und UICC-Klassifikation

Stadium	Befund
T–Primärtumor	
Tx	Primärtumor nicht beurteilt/beurteilbar
T0	Kein Nachweis eines Primärtumors
T1	Tumor ≤ 2 cm, auf das Pankreas begrenzt
T2	Tumor > 2 cm, aber ≤ 4 cm, auf das Pankreas begrenzt
T3	Tumor > 4 cm oder mit Invasion von Duodenum oder DHC, auf das Pankreas begrenzt oder Infiltration in Duodenum oder Gallengang
T4	Tumor perforiert viszerales Peritoneum oder infiltriert andere Organe (Magen, Milz, Kolon, Nebennieren) oder benachbarte Strukturen wie die großen Gefäße
N–regionale Lymphknotenmetastasen	
Nx	Regionale LK nicht beurteilt/beurteilbar
N0	Keine regionalen LK-Metastasen
N1	Regionale LK-Metastasen
M–Fernmetastasen	
Mx	Fernmetastasen nicht beurteilt/beurteilbar
M0	Keine Fernmetastasen
M1	Fernmetastasen
• M1a	Metastase(n) auf Leber beschränkt
• M1b	Nur extrahepatische Metastase(n)
• M1c	Hepatische und extrahepatische Metastasen

Tab. 23.13 TNM-Klassifikation für GEP-NEN (ENETS): Stadieneinteilung (Staging)

Stadium (Stage)	T	N	M	Prognose
0	Tis	N0	M0	Nur Magen-NET
I	T1	N0	M0	• 5-JÜR: 100 % • 10-JÜR: 100 %
IIA	T2	N0	M0	• 5-JÜR: 100 % • 10-JÜR: 90–100 %
IIB	T3	N0	M0	
IIIA	T4	N0	M0	• 5-JÜR: 80–97 % • 10-JÜR: 73–86 %
IIIB	Jedes T	N1	M0	
IV	Jedes T	Jedes N	M1	• 5-JÜR: 55–83 % • 10-JÜR: 34–60 %

Tab. 23.14 Primärtumorlokalisationen von NEN

Primärtumororgan	Häufigkeit (%)
Thymus	< 1
Bronchien / Lunge	~ 15
Ösophagus	< 1
Magen	~ 15
Duodenum	~ 4
Pankreas	~ 15
Jejunum	~ 5
Ileum	~ 10
Appendix	~ 15
Zökum	~ 2
Kolon	~ 1–2
Rektum	~ 10
CuP-Syndrom	~ 10

Tab. 23.15 Häufigste Metastasenlokalisationen von GEP-NEN

Lokalisation	Häufigkeit (%)
Lymphknoten	~ 80
Leber	~ 70
Peritoneum	~ 20
Knochen	~ 18
Lunge	Bis 10
Andere intraabdominelle Organe	Bis 7
ZNS	Bis 3

Tab. 23.16 Betroffene Organe bei multipler endokriner Neoplasie Typ 1 (MEN-1)

Organ	Manifestation	Häufigkeit (%)
Nebenschilddrüsen	Primärer Hyperparathyreoidismus	> 90
Pankreas-NEN	Gastrinom	40
	Insulinom	10
	Nonfunktioneller NEN / T	50
Hypophyse	Prolaktinom	20
	GHom (Akromegalie oder Gigantismus)	10
	Nonfunktionelles Hypophysenvorderlappenadenom	5
	ACTHom (Morbus Cushing)	2
Nebenniere	NNR-Adenom (nonfunktionell)	25
Thymus, Bronchien	NEN / T („Karzinoid“)	5
Haut	Angiofibrome, Lipome	85
Hirnhäute	Meningeome	5
Ubiquitär	Leiomyome	10

- **Multiple endokrine Neoplasie Typ 1** (MEN-1):
  - Hereditäre autosomal-dominant vererbte Erkrankung mit hoher Penetranz.
  - Betroffene Organe: v. a. Nebenschilddrüse, Hypophyse und Pankreas (▶ Tab. 23.16).
  - Ätiologie: Verlust der Heterozygotie (LOH) des Tumorsuppressor-Gens Menin.
  - Bisher keine Genotyp-Phänotyp-Korrelation bekannt, familiär variabler Phänotyp.
  - Klinische Manifestation: altersabhängig. Erste Zeichen der Erkrankung in ca. 20 % bei 20-Jährigen, ca. 50 % bei 35-Jährigen und ca. 80 % bei > 50-Jährigen.
  - Biochemische Manifestation: bereits früher nachweisbar: mit 20 J. bei 40–50 %, mit 35 J. bei 85 %, mit 50 J. bei 95 % der Betroffenen.
  - Erstmanifestation: > 80 % mit primärem Hyperparathyreoidismus.
- Weitere genetische Erkrankungen mit NEN-Manifestationen [Jensen et al. 2008]:
  - Von-Hippel-Lindau-Syndrom (VHL-Syndrom).
  - Tuberöse Sklerose.
  - Neurofibromatose von Recklinghausen.

23.4.6 Prävention und Früherkennung

- **Primärprävention bei MEN-1-Syndrom:** Einzige primärpräventive Maßnahme ist die genetische Beratung bei erstgradigen Verwandten von Pat. mit MEN-1-Syndrom.
- **Sekundärprävention:**
  - Ein V. a. Vorliegen einer MEN-1 muss immer dann geäußert werden, wenn bei neuroendokrinem Tumor des Vorderdarms mind. zwei der folgenden Kriterien erfüllt sind:
    - Multizentrizität.
    - Typische Zweitneoplasie (▶ Tab. 23.16).

  - Alter < 40 J. bei Erstdiagnose.
  - Pos. Familienanamnese.
  - Rasches Tumorrezidiv (< 3 Mon.) nach kurativer Resektion.
- Bei Vorliegen bzw. begründetem V. a. MEN-1 wird nach weiteren Manifestationen gesucht. Die Ind. zur molekulargenetischen Analyse ist dann gegeben. Bestätigt die genetische Analyse das Vorliegen einer MEN-1, wird ein regelmäßiges Screening mit dem Ziel der frühen Diagnostik der Tumormanifestationen empfohlen.

Merke
Sporadische NEN zeigen ein gehäuftes Auftreten von Zweitkarzinomen (bei bis zu 15 % der Pat.). In Abhängigkeit von der Prognose des Pat. sind entsprechende Screening-Untersuchungen (auf kolorektale, Mamma-, Nierenzell-Ca etc.) indiziert.

23.4.7 Klinik

Die Darstellung erfolgt entsprechend der Primärtumorlokalisation. In allen Organlokalisationen können sowohl funktionelle als auch nonfunktionelle NEN auftreten.

In bis zu 10 % der Fälle lässt sich bei metastasierten NEN trotz umfangreicher Diagnostik kein Primärtumor diagnostizieren. In diesem Fall spricht man von NEN mit unklarer Primärlokalisation (NEN-CUP-Syndrom).

NEN des Bronchopulmonaltrakts

Vier Typen mit unterschiedlicher Prognose:
- **Typisches Karzinoid (TC):** häufigste NET des Bronchopulmonaltrakts. Meist Zufallsbefunde oder mit Symptomen wie Husten oder oberen Atemwegsinfekten assoziiert. Chirurgische Resektion erforderlich. Metastasierung selten und häufig erst im Langzeitverlauf > 5–10 Jahren. Insgesamt günstige Prognose. Sehr selten Karzinoidsyndrom.
- **Atypisches Karznoid (AC):** seltener als TC, aber häufig größer. Mit höherem Anteil proliferativ aktiver Tumorzellen (Ki67 oder Mitoserate) und mit intratumoralen Nekosearealen. Daher häufiger Metastasierung und etwas ungünstigere Prognose als TC. Selten Karzinoidsyndrom.
- **Großzelliges neuroendokrines Karzinom (LCNEC):** schlecht differenziert, nicht kleinzellig. Sehr ungünstige Prognose. Funktionelles Syndrom sehr selten.
- **Kleinzelliges (neuroendokrines) Karzinom (SCLC):** kleinzellig. Sehr ungünstige Prognose. Selten paraneoplastische ADH- oder ACTH-Sekretion.

NEN des Magens

Vier Typen mit unterschiedlicher Prognose:
- **Typ 1:** Hyperplasie der enterochromaffinähnlichen (ECL-)Zellen in Korpus und Fundus (sog. ECLome, immer NET) als Folge einer reaktiven Hypergastrinämie bei chron. atropher Gastritis (CAG). ECLome sind i. d. R. klein, immunhistochemisch VMAT-2-pos. (VMAT-2: vesikulärer Monamintransporter Subtyp 2), multifokal und ohne malignes Verhalten. Bei einer Größe < 1 cm ist keine Therapie, aber eine jährliche Verlaufskontrolle indiziert. Metastasierung extrem selten. Prognose sehr günstig.

- **Typ 2:** Hyperplasie der ECL-Zellen ohne Mukosaatrophie bei Hypergastrinämie im Rahmen eines MEN-1-Syndroms mit Zollinger-Ellison-Syndrom (immer NET). Metastasierung selten, aber meist auf das koexistente Gastrinom zurückzuführen. Prognose günstig, v. a. vom Gastrinom und von anderen assoziierten NEN abhängig.
- **Typ 3:** sporadischer NET des Magens. Meist gut differenziert. Selten atypisches Karzinoidsyndrom bei Histaminfreisetzung. Häufig metastasiert. Prognose beeinträchtigt.
- **Typ 4:** sporadisches NEC des Magens. Schlecht differenziert. Sehr ungünstige Prognose.

NEN des Duodenums und des Pankreas

Gastrinome

- Gastrin sezernierende Tumoren. Zu etwa gleichen Teilen in Pankreas und Duodenum lokalisiert.
- Hypersekretion von Gastrin mit Zollinger-Ellison-Syndrom:
  - Multiple, atypisch lokalisierte peptische Ulzera, v. a. in distalem Duodenum und Jejunum.
  - Gastroösophageale Refluxerkrankung.
  - Wässrige, sekretorische Diarrhöen, sistieren nach PPI-Gabe.

Merke

Gastrinome sind zum Diagnosezeitpunkt häufig metastasiert. 20 % der Gastrinome sind mit MEN-1-Syndrom assoziiert (▶ Section 23.4.623.4.6).

Insulinome

- Nahezu ausschließlich im Pankreas lokalisiert.
- I. d. R. klein, gut differenziert und gutartig (90 %), selten (< 10 %) metastasiert.
- Pathognomonische **Whipple-Trias:**
  - Biochemisch Nachweis einer Hypoglykämie: Glukose < 50 mg/dl (< 2,2 mmol/l) bei fehlender oder inadäquater Insulinsuppression.
  - Zeichen der Hypoglykämie nüchtern und/oder nach körperlicher Anstrengung.
  - Reversibilität der Symptome nach Glukosegabe.
- Symptomatik:
  - Die Pat. sind häufig gut an niedrige Blutglukosekonzentrationen adaptiert, sodass im Wesentlichen Symptome der Neuroglykopenie und weniger Zeichen der sympathischen Gegenregulation auftreten.
  - Die rezidivierenden Hypoglykämien können zu ausgeprägter Müdigkeit und Leistungsschwäche sowie einer kompensatorischen Hyperphagie mit Gewichtszunahme führen.
  - Die charakteristische Symptomatik ist ein sensitiver Indikator der hormonellen Hypersekretion (z. B. bei Rezidivverdacht).

VIPome

- Sehr selten, zu ca. 90 % im Pankreas. Meist relativ groß.

- Klinische Kombination durch gesteigerte Freisetzung von VIP (vasoaktives intestinales Peptid): WDHA („pankreatische Cholera“, Verner-Morrison-Syndrom):
  - Wässrige Diarrhö mit ausgeprägter sekretorischer Diarrhö und Stuhlvolumina > 1 l/d oder > 700 g/d.
  - Hypokaliämie durch intestinale und renale Verluste.
  - Achlorhydrie durch VIP-vermittelte Hemmung der Magensäuresekretion und metabolische Azidose durch intestinale Bikarbonatverluste.
- Eine VIP-stimulierte Reninfreisetzung kann zudem zu einem sekundären Hyperaldosteronismus führen.
- Eher selten ist eine Hyperkalzämie oder ein Flush (ca. 20 %).

Merke
Metastasen finden sich bei Erstdiagnose in 30–60 % der Fälle.

Glukagonome

- Seltene, nahezu immer pankreatisch lokalisierte, meist große Tumoren (5–10 cm).
- Symptomatik durch autonome Sekretion von Glukagon:
  - Glukoseintoleranz oder Diabetes mellitus (> 90 %). Die Diabetesmanifestation kann der Diagnose der Tumorerkrankung vorausgehen.
  - Z. T. erhebliche Malnutrition durch glukagonvermittelte Proteinkatabolie.
- Spezifische Dermatitis: nekrolytisches migrierendes Erythem (ca. 65–90 %).
- Thromboembolische Komplikationen sowie Anämie können auftreten.

Merke
60–70 % der Tumoren sind bei Erstdiagnose bereits metastasiert.

Somatostatinome

- Sehr seltene, meist große Tumoren in Pankreas (v. a. im Kopfbereich) und Duodenum (insbes. im Bereich der Papilla Vateri und im distalen Duodenum).
- Zu ca. 50 % mit einem MEN-1-Syndrom (▶ 24.4.6) assoziiert.
- Exzessiv erhöhte Freisetzung von Somatostatin. Damit assoziiert sein können Diabetes mellitus, Cholezystolithiasis sowie Diarrhöen und Malassimilation.

Merke
Bei Diagnosestellung sind die Tumoren in ca. 80 % der Fälle bereits metastasiert.

Nonfunktionelle NEN des Pankreas

NEN des Pankreas ohne klinische Manifestation eines spezifischen Hormonhypersekretionssyndroms sind die häufigsten NEN des Pankreas (bis zu 70 % aller pankreatischen NEN).

Charakterisierung einer Pankreasraumforderung als NET erfolgt durch die vermehrte Freisetzung von CgA in das Blut sowie die Immunhistochemie. Diese NEN können ohne immunhistochemischen Nachweis als Adeno-Ca fehlinterpretiert werden. Gelegentlich lässt sich pankreatisches Polypeptid (PP) als Sekretionsprodukt (ohne spezifisches klinisches Syndrom) nachweisen.

Merke
Da eine spezifische Symptomatik fehlt, wird die Erkrankung entweder zufällig oder erst relativ spät im Verlauf anhand der Symptome der Raumforderung (z. B. schmerzloser Ikterus bei maligner Gallengangstenose oder gastrointestinale Blutung bei Duodenalinfiltration) diagnostiziert. Bei Diagnosestellung sind 60–95 % der Tumoren bereits metastasiert.

NEN von Jejunum, Ileum und Zökum

- NEN des Dünndarms und des Zökums (ohne Appendix). Klinisch die häufigsten NEN im GIT (30–50 %).
- Ausgehend von enterochromaffinen (EC-)Zellen des Dünndarms.
- Häufig (bis zu 35 %) multizentrisch.
- Inzidenz: zunehmend von oral nach aboral mit Maximum im terminalen Ileum.

Klinisch manifeste Funktionalität mit Karzinoidsyndrom in bis zu 40 %:
- Flush: 85–90 %.
- Sekretorische Diarrhö: 75 %.
- Bronchokonstriktion: < 10 %.
- Rechtskardiale Beteiligung („Karzinoidherz", Hedinger-Syndrom): ca. 25 %:
  - Sekretionsprodukte des Tumors führen zu fibroblastischen Reaktionen in Mesenterium und Endokard.
  - Endokardfibrose mit Verdickung und Retraktion des rechtsventrikulären Klappenapparats und resultierendem Vitium mit Rechtsherzinsuffizienz.
  - Relaxationsstörung des rechten Ventrikels.
  - Sehr ungünstige Prognose (3-JÜR 31 % vs. 68 % ohne Hedinger-Syndrom).
- Das Karzinoidsyndrom geht mit einer erhöhten Freisetzung von Serotonin und der Ausscheidung seines Metaboliten 5-HIES im Urin einher.
- Voraussetzung für das Auftreten eines Karzinoidsyndrom sind Lebermetastasen und damit die Umgehung der hepatischen Clearance von Serotonin.

Merke
Normalbefunde der beiden Kriterien Lebermetastasierung und 5-HIES-Ausscheidung schließen einen neuroendokrin bedingten Flush praktisch aus. In seltenen Fällen kann jedoch auch ohne Lebermetastasierung ein Karzinoidsyndrom, z. B. bei isolierten NEN der Ovarien und auch bei ausgeprägter lymphatischer oder peritonealer Metastasierung, vorliegen.

Flush:
- In der oberen Körperhälfte, v. a. in Gesicht, Hals und Dekolleté.
- Auslöser sind emotionale und körperliche Belastungen, große Mahlzeiten und Alkoholkonsum.
- Karzinoidkrise: maligner (Dauer-)Flush, mit zentralnervösen Beeinträchtigungen wie Somnolenz und Koma. Ferner Tachykardien, Herzrhythmusstörungen, Hyper- und / oder Hypotonie.

Differenzialdiagnose des Flushs:
- Hypertensive Entgleisung, z. B. bei Phäochromozytom
- Allergisch-anaphylaktische Reaktionen
- Medikamenten-NW (häufig!)

- Systemische Mastozytose
- Hereditäres und erworbenes Angioödem
- Postmenopausaler Flush und andere idiopathisch-benigne Formen

NEN der Appendix

- Bei 0,3 % aller Appendektomierten und bis zu 1 % im nicht selektionierten Sektionsgut
- Ausgehend von den EC-Zellen der Appendix
- Klinisch so gut wie immer nonfunktionell
- Meist < 1 cm
- Meist Zufallsbefunde bei Appendektomien
- Therapeutisches Vorgehen und Prognose: abhängig von Größe, Lokalisation innerhalb der Appendix, Resektionsstatus sowie Mesoappendixinvasion

Daneben existieren auch die tumorbiologisch aggressiveren sog. Becherzelladenokarzinome (frühere Bezeichnung: Becherzellkarzinoide) sowie die gemischten Adeno-Ca mit endokrinen und nichtendokrinen Anteilen (Compound-Tumoren, MiNEN). Hier entscheidet i. d. R. die malignere nichtendokrine Komponente über Tumorbiologie, Wachstumsverhalten und Prognose.

NEN von Kolon und Rektum

Kolon-NEN:
- Selten, nonfunktionell und häufig schlecht differenziert (G3-NEC).
- Histologisch oft großzellig. Verwechslung mit Adeno-Ca möglich. Häufiger auch Mischneoplasien (z. B. MANEC).
- Immunhistochemischer Nachweis von Synaptophysin sowie variabel auch von CgA.

NEN des Rektums:
- Relativ häufig (▶ Tab. 23.14), nonfunktionell, oft < 2 cm und meist hoch differenziert (G1/2-NET)
- Relativ frühe Metastasierungstendenz (sogar bei Tumoren < 1 cm); daher ausführliches Initialstaging und langfristige Nachsorge

23.4.8 Diagnostik

Primärdiagnostik

Diagnostische Strategie

▶ Tab. 23.17. Ziel der Diagnostik ist die Klärung von Primärtumorlokalisation (▶ Tab. 23.14), Funktionalität (▶ Tab. 23.8), Proliferationsrate (Ki67-Index; ▶ Tab. 23.24), Tumorausdehnung und -verbreitung (cTNM-Stadium ▶ Tab. 23.10, ▶ Tab. 23.11, ▶ Tab. 23.12, ▶ Tab. 23.13) und Resektabilität.

Tab. 23.17 Apparative diagnostische Verfahren bei NEN

Verfahren	Indikationen	Vorteile	Nachteile
Transabdomineller Ultraschall	Lebermetastasen, Primärtumorsuche	Einfach durchführbar, breit verfügbar, preiswert, gezielte Punktion von Leberfiliae möglich, als kontrastmittelgestützte Untersuchung sehr spezifisch	Unspezifisch, untersucherabhängig

Tab. 23.17 Apparative diagnostische Verfahren bei NEN *(Forts.)*

Verfahren	Indikationen	Vorteile	Nachteile
Endoskopischer Ultraschall	Bronchiale, ösophageale, gastroduodenale, pankreatische, rektale NEN	Hohe Sensitivität bei entsprechend zugänglichen NEN (auch kleine Läsionen), auch kontrastmittelgestützt möglich	Begrenzte Spezifität, begrenzte Organzugänglichkeit, untersucherabhängig
Endoskopie	Bronchiale, ösophageale, gastroduodenale, pankreatische, ileale, kolorektale NEN	Hohe Sensitivität für (sub) mukosale Läsionen, Biopsie möglich	Ohne Biopsie begrenzte Spezifität, begrenzte Organzugänglichkeit
CT	Alle NEN (außer Magen Typ 1)	Hohe Sensitivität, gute Beurteilbarkeit, geringere Untersucherabhängigkeit, gute Reproduzierbarkeit, gezielte Punktion möglich	Ohne Biopsie begrenzte Spezifität, bei Mitteldarm-NET begrenzte Beurteilbarkeit
MRT	Alle NEN (außer Magen Typ 1)	Hohe Sensitivität, gute Beurteilbarkeit (v. a. bei hepatischen, pelvinen, ossären und intrakraniellen Fragestellungen). Leberspezifische Kontrastmittel erhöhen die Sensitivität für Leberläsionen. Geringe Untersucherabhängigkeit, gute Reproduzierbarkeit	Begrenzte Spezifität, hohe Kosten
Somatostatin-rezeptor-Bildgebung (SRS; Szintigrafie / ^{68}Ga-DOTA-TOC-PET)	Alle NEN	Sehr hohe Sensitivität und Spezifität (Screening) bei gut differenzierten NET (WDET / C, NET-G1 / 2), gute Beurteilbarkeit. SRS relativ breit verfügbar, aber weniger sensitiv als Ga-DOTATOC-PET; dieses ist kombinierbar mit CT oder MRT (PET-CT bzw. PET-MRT)	Geringe Sensitivität bei Insulinomen und schlecht differenzierten NET (PDEC, NEC-G3), Ga-DOTATOC-PET nur begrenzt verfügbar, PET mit hohen Kosten
^{18}F-FDG-PET	Primärtumorsuche, gelegentlich Ausbreitungsdiagnostik, v. a. bei schlecht differenzierten NEN (PDEC, NEC-G3)	Hohe Sensitivität bei schlecht differenzierten NEN (PDEC, NEC-G3)	Spezifität (Primärtumor > Metastasen), hohe Kosten
Knochenszintigrafie	Knochenmetastasen	Gute Sensitivität	Begrenzte Spezifität, fehlende Beurteilbarkeit der Knochenstabilität

Erfassung des klinischen Bilds

Unspezifische Symptome sind häufig, während funktionelle Syndrome spezifischer, aber nur in etwa 25–40 % der Fälle bei Diagnosestellung nachweisbar sind.

Das spezifische klinische Bild eines funktionellen Syndroms (▶ Tab. 23.8) weist auf die Lokalisation des Primärtumors hin. Die biochemische Sicherung der Diagnose sollte parallel zur Lokalisationsdiagnostik erfolgen.

Ziele sind die Behandlung von Symptomen und die Vermeidung von Komplikationen (z. B. Ulkusperforation, hypoglykämischer Krampfanfall, Malnutrition, Karzinoidherzsyndrom usw.).

Apparative Diagnostik

In Abhängigkeit von der vermuteten Primärtumorlokalisation finden verschiedene diagnostische Methoden Anwendung (▶ Tab. 23.8, ▶ Tab. 23.17, ▶ Tab. 23.18), deren Ergebnisse erst in Zusammenschau mit dem klinischen Bild und den Befunden der Labordiagnostik interpretierbar sind.

Zell- bzw. Gewebegewinnungsmethoden

> **Merke**
> Generell ist aufgrund der prognostisch wichtigen histologischen Charakterisierung (▶ Tab. 23.9) der Entität und zur Bestimmung des Ki67-Gradings eine histopathologische Diagnostik aus Tumorgewebe erforderlich.

Die Gewinnung von Biopsiematerial ist zur histopathologischen Diagnosesicherung (endoskopisch, computertomografisch, sonografisch oder endosonografisch gesteuerte Punktionsverfahren, chirurgische Materialgewinnung) zwingend.

Nachteile hinsichtlich des Überlebens durch eine biopsiebedingte Tumorzellverschleppung sind nicht belegt und müssen gegen das Risiko einer Fehldiagnose gewichtet werden. Zytologisch kommt (bei geringerer Sensitivität und Spezifität) lediglich die immunhistochemische Färbung von Aspiraten aus endosonografisch gewonnenen Punktaten oder gelegentlich von Aszites in Betracht.

> **Merke**
> Im langfristigen Verlauf ist eine Re-Biopsie (v. a. bei unerwartet rascher NEN-Progredienz) zu erwägen, da sowohl Entdifferenzierung als auch Zweitmalignome in Betracht kommen.

Prätherapeutische Diagnostik

Labordiagnostik

Die spezifische Hormondiagnostik einschließlich Provokationstest spielt zur Charakterisierung funktioneller NET eine wichtige Rolle (▶ Tab. 23.18). Differenzialdiagnostik und präanalytisch wesentliche Faktoren ▶ Tab. 23.19.

Ausbreitungsdiagnostik

In Abhängigkeit von der klinischen Verdachtsdiagnose und den therapeutischen Konsequenzen (Primärlokalisation, Funktionalität, Zustand nach Resektion, Rezi-

Tab. 23.18 Labordiagnostik und therapeutische Konsequenz bei funktionellen NET

Syndrom / Tumor	Spezifische Labordiagnostik	Therapeutische Konsequenz
Alle NET	CgA i. S.	(Unspezifischer, aber sensitiver Tumormarker)
(Klassisches) Karzinoidsyndrom	5-HIES im 24-h-SU	SSA (Octreotid, Lanreotid), Interferon-α, Loperamid, 5-HT_3-Antagonisten, ggf. Telotristat-Etiprat
Atypisches Karzinoid-syndrom	Methylimidazolessigsäure im 24-h-SU	SSA (Octreotid, Lanreotid)
Zollinger-Ellison-Syndrom	Gastrin i. S., Sekretintest, gastrale 24-h-pH-Metrie	PPI (individuell hoch dosiert)
Insulinom	Glukose i. S., Insulin i. S., 72-h-Fasten-Test	K-ATP-Öffner (Diazoxid), ggf. SSA (Octreotid, Lanreotid), ggf. Everolimus, ggf. Pasireotid
Glukagonom	Glukose i. S., Glukagon i. S.	SSA (Octreotid, Lanreotid), Diabeteseinstellung
Verner-Morrison-Syndrom (WDHA)	VIP i. S., venöse BGA	SSA (Octreotid, Lanreotid), Loperamid
Somatostatinom	Somatostatin i. S.	Diabeteseinstellung
Ektopes ACTHom	Kortisol im 24-h-SU, ACTH i. S., Dexamethasonhemmtest[1]	11-β-Hydroxylase-Inhibitoren (Ketoconazol), ggf. Pasireotid, ggf. Etomidate (unter Intensivmonitoring) bis zur beidseitigen Adrenalektomie

BGA = Blutgasanalyse, GH = Growth Hormone, GHRH = Growth Hormone Releasing Hormone, 5-HIES = 5-Hydroxyindolessigsäure, i. S. = im Serum, IGF-1 = Insulin-Like-Growth-Faktor 1, K-ATP-Öffner = Öffner von ATP-abhängigen Kaliumkanälen, oGTT = oraler Glukosetoleranztest, SSA = Somatostatinanaloga; SU = Sammelurin, VIP = vasoaktives intestinales Peptid

[1] Gabe von 8 mg Dexamethason um 23:00 Uhr des Vortags mit Nachweis fehlender Kortisolsuppression um 8:00 Uhr als Zeichen ektoper autonomer ACTH-Produktion.

Tab. 23.19 Differenzialdiagnosen der Hormondiagnostik bei funktionellen NET

Hormondiagnostik	Differenzialdiagnostik	
5-HIES-Ausscheidung	Erhöhte Werte: Verzehr / Einnahme von • Cumarin • Paracetamol • Reserpin • Nikotin • Koffein • Avocados • Ananas • Bananen • Kiwis • Melonen • Pekannüssen • Pflaumen • Walnüssen	Erniedrigte Werte: Einnahme / Genuss von • Aspirin • Heparin • Imipramin • Phenothiazinen • Promethazin • Ranitidin • Alkohol
	Konsequenz: entsprechende Medikamente, Genuss- und Nahrungsmittel während der Sammelperiode meiden	

Tab. 23.19 Differenzialdiagnosen der Hormondiagnostik bei funktionellen NET *(Forts.)*

Hormondiagnostik	Differenzialdiagnostik	
Hypergastrinämie	Mit Hyperazidität: • Gastrinom, sporadisch oder familiär • Hyperkalzämie • G-Zell-Hyperplasie • Kurzdarmsyndrom • Niereninsuffizienz	Ohne Hyperazidität: • Perniziöse Anämie • Chron.-atrophische Gastritis • Peptische Ulzera • Vagotomie • Phäochromozytom (katecholaminduziert) • Medikamentöse Magensäureblockade (H_2-Rezeptorblocker, PPI)
	Konsequenz: Sekretintest (**cave:** Sekretin ist derzeit in Europa nicht erhältlich): • Ind.: Gastrin i. S. < 10-fach erhöht und fragliche Hyperazidität. • Vorbereitung: Pausierung von PPI für 1 Wo. und von H_2-Rezeptorblockern für 24 h (Gabe von H_2-Rezeptorblockern zur Überbrückung der Säureblockade vor Sekretintest). • Durchführung: 2-malige Bestimmung des basalen Gastrinspiegels i. S. im Abstand von 15 min, i. v. Gabe 1 klinischen Einheit Sekretin / kg KG, Bestimmung des Gastrinspiegels i. S. nach 2, 5, 15 und 30 min. Diagnostisches Ergebnis: pathologischer (paradoxer) Gastrinspiegelanstieg auf > 200 % des basalen Werts als Ausdruck der autonomen Hormonsekretion	
Hypoglykämie	• Hypoglycaemia factitia (Einnahme von Sulfonylharnstoffen, Insulinapplikation) • Reaktive Hypoglykämie • Tumorassoziierte Hypoglykämie • Autoantikörper gegen Insulin • Glykogenspeichererkrankung • Addison-Krise • Terminale Leberinsuffizienz • Sepsis	
	Konsequenz: 72-h-Fastentest (stationär): • Ind.: V. a. Nüchternhyperinsulinämie bei Insulinom. • Vorbereitung: Während des Tests ist nur energiefreie Flüssigkeit erlaubt, letzte Mahlzeit um 24:00 Uhr des Vortags. • Durchführung: Bestimmung der basalen Insulin- und Blutglukose-(BZ-)Spiegel, BZ-Spiegel-Bestimmung alle 2 h für max. 72 h (nachts alle 4 h). Bei Hypoglykämiesymptomatik umgehend Bestimmung von BZ- (venöses Plasma) und Insulinspiegel. Bei BZ-Spiegel < 50 mg / dl (< 2,8 mmol / l, venöses Plasma) Testabbruch. Diagnostisches Ergebnis: Hypoglykämiesymptomatik und BZ-Spiegel < 50 mg / dl (< 2,8 mmol / l) mit relativ zur Glukosekonzentration inadäquat hohem Insulinspiegel als Ausdruck der autonomen Hormonsekretion Der 72-h-Fastentest kann initial mit einem oGTT kombiniert werden, um eine Glukose-getriggerte inadäquate Hyperglykämie zu dokumentieren.	

divverdacht, Nachsorge) erfolgen immer eine entsprechende Priorisierung und eine Beschränkung der aufgelisteten Verfahren (▶ Tab. 23.17).

Bestimmung von Prognosefaktoren und prädiktiven Faktoren

Klassische Prognoseparameter: Die histopathologische Klassifikation der WHO bzw. das TNM-Staging und Grading nach ENETS und/oder AJCC/UICC (▶ 23.4.3) berücksichtigen alle derzeit etablierten prognostisch relevanten Parameter [Brierley et al. 2017; Rindi et al. 2006; Rindi et al. 2007].

Ungünstige Prognosefaktoren:

- Großer Primärtumor (> 2 cm)
- Vorliegen von (Fern-)Metastasen (hohes Tumorstadium)
- Geringer Differenzierungsgrad
- Hoher Proliferationsindex/hohe Mitoserate (Ki67-Index > 20 %)
- Inoperabler NEN

23.4.9 Therapie

Therapieplanung

▶ Abb. 23.1.

Generell ist eine individuelle Therapieplanung unter Berücksichtigung der tumorspezifischen Untersuchungsergebnisse sowie des AZ des Pat. (Karnofsky-Index, WHO-Kriterien) erforderlich.

Einzige kurative Möglichkeit ist die komplette Resektion. Sie verbessert die langfristige Prognose. Obwohl Tumorfreiheit nur bei einem relativ kleinen Teil der Pat. (ca. 30 %) erzielt werden kann, verbessert die angestrebte kurative Resektion des Primarius die Prognose.

Merke

Behandlungskoordination und -durchführung sollten an einem Zentrum mit entsprechender Erfahrung durchgeführt werden.

Chirurgische und interventionelle Therapien

In frühen Tumorstadien (benigne mukosale Tumoren, Größe < 1 cm, keine Infiltration der Submukosa, hochgradig differenziert, G1/2-NET) kann die endoskopische oder laparoskopische Resektion (im Fall von NET der Appendix) mit histologisch nachgewiesenem R0-Ergebnis und primär neg. Staging-Befund eine ausreichende Behandlung darstellen.

Merke

Pat. mit NET sollten nach Möglichkeit immer an einem endokrin-viszeralchirurgisch erfahrenen Zentrum operiert oder ggf. nachreseziert werden.

Kurative Chirurgie

Ziel und prinzipielle Strategie

Ziel ist die komplette Entfernung aller Tumormanifestationen zur Verbesserung von Symptomatik und Prognose. Generell gelten die Prinzipien der onkologischen

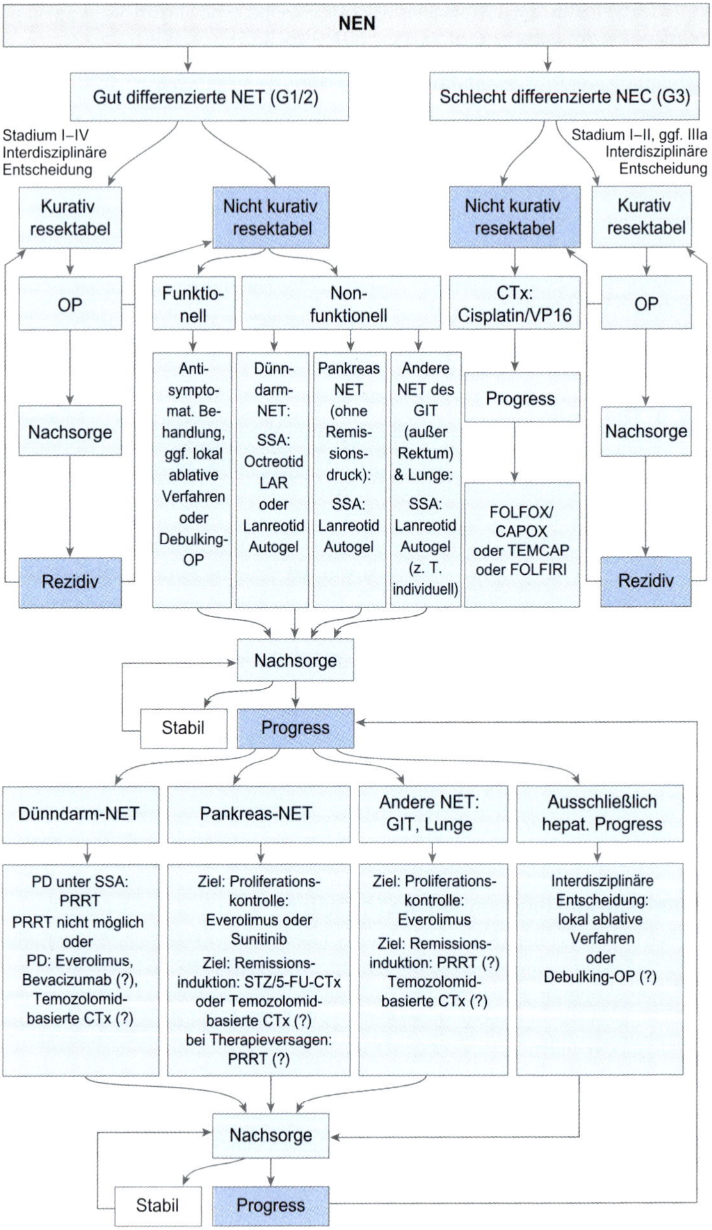

Abb. 23.1 Allgemeines Behandlungsschema neuroendokriner Neoplasien (NEN). CTx = Chemotherapie, ggf. = Behandlung in Abhängigkeit von der individuellen Pat.-Situation, wenn möglich an Zentren, PDEC = Poorly differentiated endocrine carcinoma, PRRT = Peptidrezeptor-Radionuklidtherapie, SSA = Somatostatinanaloga, STZ = Streptozotocin, WDEC = Well differentiated endocrine carcinoma, (?) = Stellenwert nicht gesichert [L157]

Chirurgie mit Resektion des betreffenden Organ(teil)s einschließlich lokoregionaler LK-Stationen und ggf. von Fernmetastasen. Ziel ist darüber hinaus in Abhängigkeit vom Resektionsgebiet die Wiederherstellung der Kontinuität bzw. der Passage- und Funktionsfähigkeit des GIT. Adjuvante und neoadjuvante Therapiestrategien sind derzeit nicht etabliert, können aber im Einzelfall (z. B. bei PDEC / NEC-G3) interdisziplinär diskutiert werden.

Spezielle Situationen / Indikationen

- **Bronchopulmonale NET:** Grundsätzlich erfolgt bei TC und AC eine komplette anatomische Resektion mit LK-Dissektion, um eine R0-Resektion zu erreichen. Bei zentralen Tumoren kann ggf. eine „Sleeve"-Resektion unter Aussparung von Lungenparenchym erfolgen. Eine Vorstellung in thoraxchirurgisch-onkologischen Zentren ist anzuraten. Bei LCNEC und SCLC sei auf das entsprechende Vorgehen bei NSCLC (▶ 15.2) und SLCL (▶ 15.1) verwiesen.
- **Typ-1- und Typ-2-NET des Magens (ECLome):** Bei G1 / 2-NET mit einer Größe < 1 cm ohne Invasion in die Muscularis propria genügt die jährliche Kontrolle. Bei NET mit > 1 cm oder bei multiplen oder rezidivierenden Polypen kommt alternativ die lokale Resektion in minimal-invasiver Technik ggf. in Kombination mit endoskopischer Führung in Betracht.
- **Sporadische Gastrinome:** Kleine, möglicherweise multiple Gastrinome des Duodenums werden durch intraop. Ultraschall, Transillumination bzw. Palpation und Duodenotomie intraop. dargestellt und, wenn möglich, exzidiert. Größere Gastrinome bedürfen entweder der Duodenektomie oder einer Resektion nach Whipple bzw. einer pyloruserhaltenden Pankreatikoduodenektomie (PPPD), die auch für Gastrinome des Pankreaskopfbereichs das adäquate Resektionsverfahren darstellt. Bei Gastrinomen im Pankreasschwanz wird eine distale Pankreatektomie mit LK-Exploration und möglichst unter Erhalt der Milz durchgeführt.
- **Insulinome:** Da Insulinome häufig klein und tumorbiologisch benigne sind, genügt i. d. R. – zumindest bei Tumoren mit einer Größe < 2 cm – die Enukleation oder eine limitierte Pankreasschwanzresektion. Maligne Insulinome (ca. 10 %) müssen mittels Pankreaschirurgie nach onkologischen Kriterien operiert werden.
- **Primärtumorresektion bei G1 / 2-NET des Jejunoileums oder Pankreas:** Die Primärtumorresektion hat auch unabhängig von der Vermeidung von Komplikationen wie Ileus in großen retrospektiven Analysen einen prognostischen Vorteil gezeigt [Ahmed et al. 2009] (v. a. bei jejunoilealen NET; Datenlage bei Pankreas-NET weniger klar), weshalb die Primärtumorresektion bei G1 / 2-NET durchaus zu erwägen ist. Allerdings können bei den Untersuchungen zur Primärtumorresektion selektionsbedingte Ergebnisverzerrungen nicht ausgeschlossen werden. Prospektive oder kontrollierte Daten fehlen.
- **NET der Appendix:** Bei Tumoren mit einer Größe < 1 cm genügt i. d. R. die Appendektomie (offen oder laparoskopisch), bei der meist als Zufallsbefund intra- oder postop. histologisch die Diagnose eines Appendix-NET gestellt wird. Folgende Kriterien ziehen jedoch eine Nachresektion mittels Hemikolektomie rechts einschließlich LK-Exploration nach sich:
  - Tumoren > 2 cm.
  - Tumoren > 1 cm, aber < 2 cm mit Infiltration der Mesoappendix (T2 nach ENETS, ▶ Tab. 23.11) oder R1-Resektion (mit begrenzter Evidenz).
  - Tumorlokalisation an der Appendixbasis.
- **Becherzelladenokarzinome oder gemischt endokrin-exokrine Tumoren (MiNEN)** müssen aggressiver im Sinne der exokrinen Komponente des Tumors

behandelt werden. Die Prognose ist deutlich schlechter. Daher wird eine Behandlung in Analogie zu Adeno-Ca des Kolons empfohlen.
- **MEN-1-Syndrom:** Hier gilt eine deutliche Zurückhaltung gegenüber einer chirurgischen Therapie, da bei Multizentrizität der Tumoren und hereditärer Tumorentstehung eine Heilung kaum oder nur unter Inkaufnahme erheblicher OP-Folgen (z. B. pankreopriver Diabetes mellitus, exokrine Pankreasinsuffizienz bei totaler Pankreatektomie) möglich ist. Eine Prognoseverbesserung durch radikale OP erscheint daher fraglich. Eine Betreuung durch ein in der Therapie des MEN-1-Syndroms erfahrenes interdisziplinäres Team ist erforderlich.
- **Lebertransplantation (LTx):** Bei Resektabilität des Primärtumors und von LK-Metastasen kann im Einzelfall – an erfahrenen Zentren – eine LTx erwogen werden. Allerdings ist die postop. Komplikationsrate bei malignen Erkrankungen gegen den potenziellen Benefit bei meist protrahiertem Erkrankungsverlauf der NET abzuwägen. Die LTx ist keine Standardempfehlung.
- **Herzbeteiligung bei Karzinoidsyndrom:** Bei klinisch manifester Beteiligung des Herzens mit erworbenen, hämodynamisch relevanten Vitien der Trikuspidal- und/oder Pulmonalklappe wird ggf. eine kardiochirurgische oder interventionell-kardiologische Sanierung mit Klappenersatz den onkologischen OP vorangestellt.
- **Prophylaktische Cholezystektomie:** Zur Prävention einer Cholezystolithiasis und ihrer Komplikationen (Cholezystitis, Choledocholithiasis, Cholangitis, biliäre Pankreatitis) wird im Hinblick auf eine spätere Therapie mit SSA oder transarterielle (Chemo-)Embolisationstherapie die prophylaktische Cholezystektomie (CCE) im Verbund mit einem resektiven Eingriff, sofern planbar, empfohlen. Für eine Empfehlung der ausschließlich primärprophylaktischen CCE gibt es keine Daten.

Palliative Verfahren einschließlich lokal ablativer Verfahren

Palliative ablative Therapien haben folgende Ziele:
- Reduktion der Tumormasse zur Behandlung von Symptomen der Hormonhypersekretion
- Reduktion der Tumormasse zur Verbesserung der Prognose

Zur Verfügung stehen sowohl chirurgische Maßnahmen als auch lokoregionär oder lokal ablative Verfahren, die i. d. R. interventionell-radiologisch oder chirurgisch-operativ durchgeführt werden (▶ Tab. 23.20).

Medikamentöse Therapie

Ziel und allgemeine Indikation

Medikamentöse therapeutische Möglichkeiten sind Biotherapie, Chemotherapie und der Einsatz neuer Substanzen bei i. d. R. zielgerichteten („targeted") Therapien.
- Biotherapeutika wie SSA und/oder IFN-α sind v. a. in der symptomatischen Behandlung, aber auch zur Proliferationskontrolle wirksam.
- Für zielgerichtete („targeted") Therapien können der mTOR-Inhibitor Everolimus, der Tyrosinkinase-/Angiogeneseinhibitor Sunitinib sowie der als Angiogeneseinhibitor aktive AK Bevacizumab allein oder in Kombination eingesetzt werden.
- Eine antiproliferative Therapie ist prinzipiell nur bei metastasierten, nicht kurativ resektablen NEN indiziert. Die Chemotherapie hat eine antiproliferative Ind., einen möglicherweise remissionsinduzierenden Effekt und muss ggf. mit einer symptomatischen Behandlung kombiniert werden. Entscheidend bei der

Tab. 23.20 Palliative lokal oder regional ablative Therapieverfahren bei NET

Verfahren	Indikationen / Ziele	Wirksamkeit / Beurteilung
Debulking-OP, ggf. mit Cholezystektomie (CCE)	• Primärtumorresektion zur Vorbeugung intestinaler Obstruktion oder intestinaler Ischämie • (Teilweise) Resektion von Lebermetastasen (mind. 80–90 % des Tumorvolumens)	• Gute Wirksamkeit gegen Symptomatik durch Tumormassen oder Hormonhypersekretion • Bei Mitteldarmtumoren trotz Lebermetastasen mit günstigerer Prognose assoziiert • Mit CCE zur Prävention einer Cholezystolithiasis bei SSA-Therapie
Selektive transarterielle Embolisation (TAE) und Chemoembolisation (TACE)	Ischämieinduzierte Nekrose von Lebermetastasen funktioneller (antiproliferativ und antisymptomatisch) und nonfunktioneller (nur antiproliferativ) NET ohne oder mit lokaler Applikation eines Chemotherapeutikums (Doxorubicin oder Streptozotocin)	• Wiederholte Anwendung möglich • PR bei 35–60 % der Pat. • Antisymptomatische Wirksamkeit bei 70–90 % der Pat. • TACE vermutlich effektiver hinsichtlich Remissionsinduktion • Niedrige Mortalität bei Durchführung an Zentren • Pos. Auswirkung auf Überlebenszeit nicht erwiesen
Radiofrequenzthermoablation (RFTA) und perkutane interstitielle Brachytherapie (Afterloading)	Hyperthermie- oder strahleninduzierte (^{192}Ir) Nekrose von Lebermetastasen funktioneller (antiproliferativ und antisymptomatisch) und nonfunktioneller (nur antiproliferativ) NET – intraop., laparoskopisch oder perkutan	• Wiederholte Anwendung möglich • Als Ergänzung zur operativen Therapie • Ansprechrate der behandelten Läsionen: 60–90 % • Symptomatische Wirksamkeit bei bis zu 80 % der Pat. • Niedrige Mortalität bei Durchführung an Zentren • Wesentliche Erfahrungen v. a. mit Nicht-NET • Pos. Auswirkungen auf Überlebenszeit nicht erwiesen
Selektive interne Radiotherapie (SIRT)	Perkutane transarterielle Leberembolisation mit ^{90}Yttrium-beladenen Mikrosphären (Brachytherapie) zur Kontrolle von Symptomatik und Tumorwachstum	• Einmalige Prozedur • Ansprechrate: 40–65 % • Antisymptomatische Wirksamkeit bei ca. 50 % der Pat. • Bislang nur begrenzte Erfahrungen bei NET • KI: Leberinsuffizienz, hepatopulmonaler Shunt, Lebergefäßanomalien • Pos. Auswirkungen auf Überlebenszeit nicht erwiesen

Therapiewahl ist die Stratifizierung nach dem Differenzierungsgrad (NET-G1 / 2 oder NET / NEC-G3).

Biotherapie

Für SSA (z. B. Octreotid, Lanreotid) und IFN-α sind antiproliferative Effekte bekannt und inzwischen gut belegt (▶ Tab. 23.21). Objektive und partielle Remissionen sind aber in vivo sehr selten. Eine Stabilisierung vorher progredienter Er-

Tab. 23.21 Antiproliferative Biotherapie bei G1 / 2-NET

Substanz	Indikationen	Dosierung
SSA	Gut differenzierte, metastasierte funktionelle und nonfunktionelle Dünndarm-G1 / 2-NET oder NET unklarer Primärlokalisation (Octreotid). Gut differenzierte, metastasierte oder lokal fortgeschrittene, irresektable, funktionelle und nonfunktionelle Dünndarm-, Pankreas-NET oder NET unklarer Primärlokalisation, alle mit Ki67 ≤ 10 % (Lanreotid Autogel)	• Octreotid: bis 3 × 100–500 µg / d s. c. • Octreotid Monatsdepot: 1 × 30 mg / Mon. i. m. • **Cave:** I. m. Injektion bei oraler Antikoagulation (Ausweichen auf s. c. Alternativen)! • Lanreotid Autogel: 1 × 60–120 mg / Mon. tief s. c.
IFN-α (Off-Label-Use!)	Fortgeschrittene, gut differenzierte progrediente, funktionelle und nonfunktionelle G1 / 2-NET (Reserveoption)	• Interferon-α2b: 3 × 3–5 Mio. IE / Wo. s. c., ggf. pegylierte Interferone (keine Studien!) • Prämedikation: 1 000 mg Paracetamol zur Prophylaxe grippeähnlicher Symptome
Kombinationsbiotherapie (SSA + IFN-α; Off-Label-Use!)	Im Einzelfall progrediente, gut differenzierte G1 / 2-NET	• Kein zusätzlicher Effekt der Kombination belegt • Vermehrt NW

krankungsverläufe ist hingegen bei ca. 30–60 % zu erreichen. Die PROMID-Studie [Rinke et al. 2009] konnte erstmals in einem Phase-III-Design eine Verdopplung des PFS für nicht resektable, gut differenzierte (G1 / 2-NET), metastasierte funktionelle und nonfunktionelle Mitteldarm-NET unter der monatlichen Therapie mit 30 mg Octreotid Monatsdepot (LAR) i. m. gegenüber Placebo belegen. Die CLARINET-Studie [Caplin et al. 2014] beobachtete ebenfalls bei gut differenzierten, intestinalen NET unter Behandlung mit Lanreotid Autogel eine signifikante Verlängerung des PFS, die in der Post-hoc-Analyse bei pankreatischen NET nur knapp die statistische Signifikanz verfehlte. So kommen als Zieltumoren im Allgemeinen nur gut differenzierte, nicht kurativ resektable, funktionelle und nonfunktionelle G1 / 2-NET v. a. des Dünndarms, aber auch anderer Primärtumorlokalisationen (v. a. Pankreas), in Betracht, sofern für diese keine anderen Therapieoptionen (wie Chemotherapie) in der interdisziplinären Diskussion vorgeschlagen werden. Hierbei sind neben dem Differenzierungsgrad und der Primärtumorlokalisation auch der aktuelle Progressionsstatus und die Progressionsdynamik während der vergangenen 12–24 Mon. zu berücksichtigen. Eine kurzfristige stabile Erkrankung scheint gemäß den CLARINET-Daten nicht gegen eine progressionsverzögernde antiproliferative Therapie mit SSA zu sprechen. Sie scheint auch in solchen Fällen wirksam zu sein. Lediglich für rektale NET ist ein solcher Effekt nicht ausreichend belegt. Phase-II-Daten legen auch eine Wirksamkeit bei Progress unter Standarddosierung durch Halbierung des Dosisintervalls nahe (CLARINETforte-Studie) [Pavel et al. 2021], aber kontrollierte Daten liegen hierzu bislang nicht vor. Neuere galenische Zubereitungen und Applikationen befinden sich in der Entwicklung.

Wesentlich bei der Therapieentscheidung für die Biotherapie ist das günstige NW-Profil v. a. der SSA, das eine langfristige Stabilisierung bei i. d. R. geringen und milden, gut beherrschbaren NW erlaubt.

Unerwünschte Arzneimittelwirkungen von Biotherapeutika:

- **Somatostatinanaloga:** initial abdominale Schmerzen, Meteorismus, Steatorrhö, Diarrhö und Maldigestion (mild), meist nach einigen Wochen bis Monaten spontan und weitgehend reversibel. Im weiteren Verlauf Cholezystolithiasis, Choledocholithiasis, selten Cholezystitis oder Cholangitis, Vit.-B_{12}-Mangel, gestörte Glukosetoleranz, Diabetes mellitus (mild), selten Bradykardie, gelegentlich reversibler Haarausfall.
- **Interferon-α:** grippeähnliche Symptome mit Fieber, Schüttelfrost, Myalgien, Kopfschmerzen, Müdigkeit, Abgeschlagenheit und Leistungsknick. Außerdem Gewichtsverlust, Anämie, Leuko-, Thrombozytopenie, Stimmungsveränderungen bis zur Depression (ggf. Begleitbehandlung mit Citalopram), Aktivierung von Autoimmunprozessen (Autoimmunhepatitis, -thyreoiditis, Vaskulitiden etc.).

Zusätzliche antisymptomatische Optionen bei hormoneller Hypersekretion

In der antisymptomatischen Therapie eines ggf. nicht resektablen oder metastasierten Insulinoms hemmt **Diazoxid** die Insulinsekretion der β-Zellen und kann dadurch Hypoglykamien verhindern. Als NW sind Niereninsuffizienz und Ödeme sowie eine Virilisierung v. a. bei Patientinnen relativ häufig. Beim Gastrinom ist die hoch dosierte Therapie mit **Protonenpumpenhemmern** in mehr als 90 % zur Symptomkontrolle ausreichend. Dies kann und sollte mittels pH-Metrie im Magen überprüft werden [Pavel et al. 2017]. Das relativ neue Medikament **Telotristat etiprat** ist mittels Hemmung der peripheren Tryptophanhydroxylase gegen Serotonin als Mediator des klassischen Karzinoidsyndroms gerichtet [Kulke et al. 2017].

Zielgerichtete („targeted“) Therapien

Die zielgerichtete Interferenz mit intrazellulären Signaltransduktionswegen zur Beeinflussung von Proliferation, Apoptose, Tumorangiogenese und Sekretion wurde auch bei NET (G1 und G2) untersucht. Einige Substanzen haben sich in großen klinischen Phase-III-Studien wirksam im Hinblick auf die Verlängerung des PFS gezeigt (▶ Tab. 23.22).

Tab. 23.22 Zielgerichtete („targeted“) Therapien bei G1 / 2-NET, ggf. auch NEC-G3

Substanz	Indikationen	Dosierung
Everolimus	• Gut differenzierte, metastasierte, funktionelle und nonfunktionelle Pankreas-G1 / 2-NET • Fortgeschrittene, gut differenzierte, progrediente, metastasierte, funktionelle und nonfunktionelle G1 / 2-NET des Gastrointestinal- und Bronchopulmonaltrakts	• Startdosis: 1 × 10 mg / d p. o. • Ggf. Dosisreduktion auf 1 × 5 mg / d.
Sunitinib	Gut differenzierte, metastasierte, funktionelle und nonfunktionelle Pankreas-G1 / 2-NET	• 1 × 37,5 mg / d p. o. • Ggf. Dosissteigerung auf 150 mg / d p. o.
Bevacizumab (Off-Label-Use!)	Im Einzelfall progrediente, gut differenzierte G1 / 2-NET, evtl. in Kombination mit SSA oder Chemotherapien (CTx)	• 15 mg / kg KG alle 3 Wo. in Kombination mit SSA • 5 mg / kg KG alle 2 Wo. in Kombination mit CTx

Der mTOR-Inhibitor **Everolimus** und der TKI **Sunitinib** sind zugelassene Optionen zur Behandlung von pankreatischen NET. Beide wurden in placebokontrollierten Phase-III-Studien überprüft. Bei beiden ließ sich eine Verdopplung des PFS gegenüber Placebo nachweisen [Pavek 2011]. Everolimus ist zudem aufgrund der Daten aus den RADIANT-Studien mittlerweile zur Behandlung von NET pulmonaler und intestinaler Primärtumorlokalisation zugelassen [Yao et al. 2016]. Eine antisymptomatische Wirkung von Everolimus beim metastasierten Insulinom gilt ebenfalls als gesichert [Kulke, Bergsland und Yao 2009].

Allerdings sind der genaue Stellenwert und insbes. der Zeitpunkt des Einsatzes der Substanzen in der sequenziellen Therapie bislang unzureichend untersucht und somit bislang noch nicht definitiv etabliert. Hier empfiehlt sich die Indikationsstellung im interdisziplinären Diskurs. Zu berücksichtigen ist, wie auch bei der Indikationsstellung für SSA, dass nur Chemotherapien und PRRT das Potenzial zur Tumorverkleinerung (objektives Ansprechen, Remissionsinduktion) haben, bei subklinischer Erkrankung jedoch auch die zielgerichteten Therapien eine signifikante Verlängerung der Progressionsfreiheit erreichen können. Weitere TKI (z. B. Surufatinib, Cabozantinib, Pazopanib) befinden sich für NEN in der Entwicklung.

Unerwünschte Arzneimittelwirkungen zielgerichteter Therapien:

- **Everolimus:** Stomatitis, Hautausschlag, Fatigue-Syndrom, Infektionen, Diarrhöen, Übelkeit, Appetitlosigkeit, periphere Ödeme, Hyperglykämien, Pneumonitis, Anämie, Thrombozytopenie.
- **Sunitinib:** Gelbfärbung der Haut (30 % der Pat.), Dysgeusie, arterielle Hypertonie, gastrointestinale Toxizität, Blutungen, Neutro- und Thrombozytopenie, Thromboembolien, Proteinurie, Schilddrüsenfunktionsstörungen, Pankreatitis, Leberfunktionsstörungen, Hand-Fuß-Syndrom.
- **Bevacizumab:** arterielle Hypertonie, Fatigue-Syndrom, Zephalgien, Übelkeit, Erbrechen, Proteinurie, allergische Reaktionen, Thrombosen / Thromboembolien, Blutungen (v. a. tumorassoziiert), Wundheilungsstörungen, Perforationen des GIT, Fistelbildung.

Chemotherapie

Niedriggradig maligne G1 / 2-NET des Pankreas

Standard ist die Kombinationschemotherapie mit Streptozotocin und 5-FU (▶ 23.4.12), die objektive Ansprechraten (PR und CR) von 30–45 % erreichen kann. Unter Inkaufnahme einer erheblichen Toxizitätssteigerung (v. a. Emesis, Alopezie, Kardiotoxizität) kann auch die Kombination von Streptozotocin mit Doxorubicin zur Anwendung kommen (▶ 23.4.12). Ein Vorteil einer Kalziumfolinatgabe ist nicht belegt, sie wird daher nicht empfohlen.

Zudem konnten mittels der oralen Kombination von Temozolomid und Capecitabin in einer retrospektiven Studie Ansprechraten von bis zu 70 % erreicht werden. Bei NEC G3 hat sich die Chemotherapie als Erstlinientherapie zur Remissionsinduktion bewährt. In der Vergangenheit erzielten platinhaltige Therapieregime (Cisplatin oder Carboplatin plus Etoposid) partielle Remissionsraten von 42–67 % [Garcia-Carbonero et al. 2017]. Andere Kombinationschemotherapien, z. B. Capecitabin + Oxaliplatin (CAPOX) oder Irinotecan + Cisplatin, zeigten geringere Ansprechraten. Komparative Studien liegen jedoch nicht vor und insbes. bei den NEC G3 fehlt eine etablierte, evidenzbasierte Zweitlinientherapie. Bei intestinalen G1 / 2-NET des Dünndarms erscheint eine Chemotherapie aufgrund der mangelnden Chemosensitivität nicht erfolgsversprechend [Garcia-Carbonero et al. 2017].

Grundsätzlich hat die Chemotherapie das Potenzial zur Zytoreduktion und sollte daher bei entsprechendem Remissionsdruck in der Therapieauswahl berücksichtigt werden.

Eine orale Kombinationschemotherapie aus Temozolomid in Kombination mit Capecitabin konnte Stabilisierungsraten von 70 % bei Ansprechraten von insgesamt nahezu 100 % erreichen. Hierzu liegen allerdings bislang keine randomisierten Studien vor. Das Regime eignet sich aber bei Progress als klinisch gut verträgliche Option in Zweit- oder Drittlinientherapie (▶ 23.4.12), v. a. dann, wenn ein klinisch-onkologischer Remissionsdruck besteht. Auch eine Monotherapie mit Temozolomid kann v. a. bei Capecitabin-assoziierter Toxizität in Betracht gezogen werden. Eine formale Zulassung besteht allerdings nicht.

Niedriggradig maligne G1 / 2-NET des Gastrointestinaltrakts

Eine objektiv effektive Standardchemotherapie ist für diese NET-Subgruppen derzeit nicht etabliert. Die Kombinationschemotherapie mit Streptozotocin + 5-FU oder Streptozotocin + Doxorubicin zeigt objektive Ansprechraten von max. 20 %. In Anbetracht der relativ günstigen Prognose dieser Subgruppen (5-JÜR: ca. 60 %; 10-JÜR: ca. 30–50 %) spielen die vergleichsweise toxischen und wenig wirksamen Kombinationschemotherapien hier keine Rolle. Allerdings kommen nach der SSA-Gabe v. a. die PRRT und in Einzelfällen auch eine Mono- oder Kombinationschemotherapie mit Temozolomid (mit oder ohne Capecitabin) in Betracht.

Mittelgradig maligne G3-NET

NET-G3 sind erst seit relativ kurzem als relevante Subentität definiert worden und treten v. a. im Vorderdarmbereich, d. h. Magen, Duodenum und v. a. Pankreas, auf. Da eine objektiv effektive Standardchemotherapie für diese NET-Subgruppen derzeit nicht etabliert ist, kommt insbes. bei pankreatischer Lokalisation trotz einer Proliferationsrate mit Ki67-Index > 20 % eine Kombinationschemotherapie mit Streptozotocin + 5-FU oder auch eine Kombinationschemotherapie mit Temozolomid + Capecitabin in Betracht. Weitere, insbes. molekular-zielgerichtete Therapieansätze mit TKI oder mit PRRT im Falle der ausreichenden Somatostatinrezeptorexpression befinden sich in der Entwicklung.

Hochgradig maligne G3-NEC

Metastasierte, geringgradig differenzierte, hochgradig maligne G3-NEC werden unabhängig von der Primärtumorlokalisation mit dem einzigen derzeit etablierten Kombinationschemotherapieschema aus Cisplatin (alternativ, aber nicht evaluiert, Carboplatin) und Etoposid behandelt (▶ 23.4.12). Die objektiven Ansprechraten liegen bei 40–60 % mit einer Dauer des Ansprechens von 9–11 Mon.

In der Zweitlinientherapie kommen auch andere Kombinationschemotherapieschemata zur Anwendung wie FOLFOX-4, XELOX, FOLFIRI oder Cisplatin plus Irinotecan oder Topotecan mono, ohne dass deren Wirksamkeit durch Phase-III-Studien belegt worden wäre. Bei nichtkleinzelligen G3-NEC mit einer Proliferationsfraktion zwischen 20 und etwa 50–60 % kann auch die genannte orale Kombinationschemotherapie aus Temozolomid + Capecitabin (▶ 23.4.12) erfolgreich eingesetzt werden.

Symptomatische und palliative Therapie

Die spezifische symptomatische Therapie zielt auf die Beseitigung der durch Hormonhypersekretion bedingten Syndrome (▶ Tab. 23.23). Allgemeine unspezifische

Tab. 23.23 Spezifische antisymptomatische Therapie bei funktionellen NET

Syndrom / Tumor	Spezifische Therapie	Dosierungen
Karzinoidsyndrom	SSA: IFN-α, Loperamid, ggf. Colestyramin (bei chologener Komponente bei Ileum[teil-]resektion)	• Octreotid: 3 × 50–500 µg / d s. c. • Octreotid Monatsdepot: 1 × 20–30 mg / Mon. i. m. • Lanreotid Autogel: 1 × 60–120 mg / Mon. tief s. c. • Interferon-α2b: 3 × 3–5 Mio. IE / Wo. s. c. • Loperamid: mehrfach tgl. 2 mg p. o., bis max. 16 mg / d p. o. • Colestyramin: bis zu 3 × 4 g / d p. o. (Off-Label-Use!). • Bei therapierefraktärem Karzinoidsyndrom Telotristat ethyl (Tryptophanhydroxylaseinhibitor): 3 × 250 mg / d p. o.
Atypisches Karzinoidsyndrom	SSA	Wie Karzinoidsyndrom
Zollinger-Ellison-Syndrom	PPI, individuell hoch dosiert	• Omeprazol: initial 1 × 40 mg / d p. o., bis 2 × 60 mg / d p. o. • Pantoprazol: initial 2 × 40 mg / d p. o., bis max. 160 mg / d p. o.
Insulinom	Diazoxid, ggf. SSA, ggf. Everolimus	• Diazoxid: 2–3 × tgl., beginnend mit 5 mg / kg KG. • SSA wie Karzinoidsyndrom. • **Cave:** Hypoglykämierisiko, da Glukagonsekretion ebenfalls gehemmt wird. • Im Einzelfall: Everolimus 1 × 5–10 mg / d p. o.
Glukagonom	SSA, Diabeteseinstellung	• SSA wie Karzinoidsyndrom • Orale Antidiabetika und / oder Insulintherapie
Verner- Morrison-Syndrom (WDHA)	SSA, Loperamid	• SSA wie Karzinoidsyndrom. • Loperamid: mehrfach tgl. 2 mg p. o., bis max. 16 mg p. o.
Somatostatinom	Diabeteseinstellung	Orale Antidiabetika und / oder Insulintherapie
Ektopes GHRHom	SSA	Wie Karzinoidsyndrom
Ektopes ACTHom	11β-Hydroxylase-Inhibitoren	Ketoconazol: 1 × 400–1 200 mg / d p. o. (nur kurzfristig bis OP; Off-Label-Use!)

onkologische Therapien wie Analgesie, antidepressive Behandlung, Ernährungstherapie etc. werden in den entsprechenden Kapiteln dargestellt.

Strahlentherapie

Konventionelle Strahlentherapie

Die konventionelle perkutane Strahlentherapie intraabdomineller NET hat ihren Stellenwert bei der externen Bestrahlung von Knochen- und ZNS-Metastasen und kann hier symptomatisch (analgetisch) effektiv sein. Ein entsprechendes interdisziplinäres Vorgehen ist bei der Behandlungsplanung zu berücksichtigen.

Peptidrezeptorvermittelte Radionuklidtherapie (PRRT)

Ziel und allgemeine Indikation

Die PRRT nutzt, ebenso wie die nuklearmedizinisch-diagnostischen Verfahren (SRS, PET/CT) und die medikamentöse SSA-Therapie, die Somatostatinrezeptoren (SSTR) auf der Tumorzelloberflache als therapeutisches Ziel. Hierzu wird über unterschiedliche Liganden eine Verbindung zwischen SSA und einem β-Strahler (^{90}Yttrium) bzw. einem β- und γ-Strahler (^{177}Lutetium) hergestellt. Dieses Radionuklid wird dann von den Tumorzellen internalisiert und setzt intrazellulär radioaktive Strahlung frei. Der wesentliche Unterschied zwischen ^{90}Yttrium und ^{177}Lutetium liegt dabei in Eindringtiefe und Halbwertszeit (^{90}Yttrium: 12 mm, 3,7 d; ^{177}Lutetium: < 3 mm, 7 d). Wichtige Kriterien als Voraussetzung einer PRRT sind eine ausreichende SSTR-Expression der Tumorzellen sowie ein hoher Differenzierungsgrad (G1/2) [Hicks et al. 2017]. Daher ist der Nachweis einer entsprechenden Rezeptorüberexpression in der prätherapeutischen SSTR-Bildgebung unabdingbare Voraussetzung für diese Therapieform. Ein schlechter Differenzierungsgrad bzw. eine hohe Wachstumsfraktion (G3-NEC) macht eine erfolgreiche PRRT unwahrscheinlich, weshalb diese v. a. ein Verfahren für G1-/G2-NET darstellt.

Ergebnisse

Während sich in retrospektiven Studien bislang v. a. nach Versagen einer SSA-Therapie eine gute Sekretionskontrolle (insbes. beim Karzinoidsyndrom) sowie eine Verlängerung des PFS gezeigt hatte, liegen mittlerweile Daten einer prospektiven Phase-III-Studie vor (NETTER 1) [Strosberg et al. 2017]. In dieser Studie wurde die PRRT mit ^{177}Lutetium mit einer „Hochdosis"-SSA-Therapie (doppelte Standarddosis) nach vorangehendem Progress unter SSA in Standarddosis verglichen. Die Ergebnisse sind positiv. Ansprechraten: bis zu 19 % im PRRT-Arm vs. 3 % im Hochdosis-SSA-Arm.

Der Zeitpunkt der PRRT und insbes. die Reihenfolge im Rahmen der meist sequenziellen multimodalen Therapie bei NET sind dennoch derzeit und v. a. für die verschiedenen Subentitäten (bronchopulmonal, gastrointestinal, pankreatisch, andere) nicht exakt definiert. Häufig wird die PRRT als Zweitlinientherapie angewandt. Derzeit lautet die Empfehlung, eine interdisziplinäre Therapieentscheidung in einem entsprechend erfahrenen Tumorboard zu treffen. Phase-III-Studienergebnisse werden in den nächsten Jahren erwartet.

Auch die Symptomenkontrolle ist nach PRRT deutlich gebessert. So liegt das Ansprechen bei Schmerzen bei > 50 %, bei Flush und/oder Diarrhöen noch höher.

Von den verschiedenen Einrichtungen werden z. B. das ^{90}Yttrium-markierte SSA DOTA-TOC oder das ^{177}Lutetium-markierte DOTA-TATE verwendet. Vergleichende Studien zu den verschiedenen Radiopharmaka liegen nicht vor.

Toxizität

Höhergradige Toxizitäten sind v. a. gastrointestinaler (Übelkeit und gelegentlich Erbrechen) sowie renaler (Kreatininanstieg, unter Begleitinfusion mit Aminosäurelösungen nur sehr selten und meist reversibel) und myelotoxischer Natur (Lympho-, Neutropenie, Anämie und Thrombozytopenie). Die Myelotoxizität setzt später ein (nach ca. 4–6 Wo.) und hält länger an (ca. 2–6 Mon.) als nach konventioneller zytotoxischer Chemotherapie, ist aber i. d. R. voll reversibel.

Experimentelle Verfahren

Neue Therapieoptionen befinden sich derzeit in Entwicklung (klinische Phase-II-/-III-Studien): Kombinationen der o.g. Substanzen der medikamentösen Therapieoptionen insbes. der zielgerichteten Therapien miteinander, mit zytotoxischen Chemotherapeutika (z.B. SEQTOR-Studie: Streptozotocin/5-FU vs. Everolimus) oder mit PRRT (COMPETE-Studie)

Merke
Die Behandlung sollte im Rahmen von Studien erfolgen.

23.4.10 Nachsorge

In Abhängigkeit von der NEN-/T-Klassifikation wird eine individuell angepasste Nachsorge durchgeführt. Eine Betreuung durch ein interdisziplinäres, in der Behandlung neuroendokriner Tumoren erfahrenes Team wird empfohlen. Hierzu sind ausführliche Leitlinien von der europäischen Fachgesellschaft empfohlen worden, die sich wie folgt zusammenfassen lassen:

- Gut differenzierte NET (WDEC-G1/2): 6-monatlich
- Schlecht differenzierte NEC (PDEC-G3): 3-monatlich
- Kurativ resezierte, gut differenzierte NET mit frühem Tumorstadium (Stadien I–IIIA, WDET-G1/2): initial 6-, danach 12-monatlich
- Kurativ resezierte Appendix-NET (Größe < 1 cm, Lokalisation an der Appendixspitze): kein Nachsorgebedarf

Im Sommer 2018 erschien zudem unter Federführung der Deutschen Gesellschaft für Gastroenterologie, Verdauungs- und Stoffwechselkrankheiten (DGVS) die deutsche S2k-Leitlinie zu Diagnostik und Therapie neuroendokriner Tumoren [Rinke et al. 2018].

23.4.11 Prognose

- Prognose in Abhängigkeit vom histologischen Differenzierungsgrad und vom Grading: ▶ Tab. 23.9.
- Prognose in Abhängigkeit vom Ki67-Grading: ▶ Tab. 23.24.

23.4.12 Therapieschemata

Zur Therapie niedriggradig maligner G1/2-NET des Pankreas ▶ Tab. 23.25, ▶ Tab. 23.26, ▶ Tab. 23.27, zur Therapie hoch maligner G3-NEC ▶ Tab. 23.28.

Tab. 23.24 Prognose von NEN in Abhängigkeit vom Ki67-Grading

Grad	5-JÜR			
	GEP-NEN	Jejunum/Ileum	Pankreas	Lunge
G1	80–90 %	90–95 %	85–95 %	85–95 %
G2	65–80 %	70–85 %	60–80 %	65–80 %
G3	10–33 %	20–50 %	15–35 %	10–30 %

Tab. 23.25 Kombinationschemotherapie mit Streptozotocin und 5-Fluorouracil bei Pankreas-G1 / 2-NET

Substanzen	Dosierung und Applikationsart	Zeitpunkt
Streptozotocin	500 mg / m² KOF / d i. v. über 1 h	Tage 1–5, Wdh. Tage 43–47
5-FU	400 mg / m² KOF d i. v. als Bolus	

Vorbereitung:
- Antiemese, z. B. 5 mg Tropisetron i. v.
- Vor- und Begleithydrierung: 2 000 ml 0,9-prozentige NaCl-Lösung
- Ausschluss einer Proteinurie oder Albuminurie vor Therapiebeginn (Nephrotoxizität!)

NW: Übelkeit, Erbrechen; Phlebitis. Nephrotoxizität: Proteinurie, Kreatininspiegelanstieg. Diarrhöen, Stomatitis. Anämie, Leukopenie, Thrombozytopenie

Dauer: bis Erreichen einer CR oder Eintritt einer Progression. Bei SD bis zu 9 Zyklen (12 Mon.). Reexposition bei erneutem Progress nach Therapiepause möglich

Tab. 23.26 Kombinationschemotherapie mit Streptozotocin und Doxorubicin bei Pankreas-G1 / 2-NET

Substanzen	Dosierung und Applikationsart	Zeitpunkt
Streptozotocin	500 mg / m² KOF / d i. v. über 1 h	Tage 1–5, Wdh. Tage 43–47
Doxorubicin	20–25 mg / m² KOF i. v. über 1 h. Kumulative Gesamtdosis: 550 mg / m² KOF	Tage 1 und 22, Wdh. Tag 43

Vorbereitung:
- Antiemese, z. B. 5 mg Tropisetron i. v., ggf. Dexamethason oder Aprepitant
- Vor- und Begleithydrierung: 2 000 ml 0,9-prozentige NaCl-Lösung
- Ausschluss einer Proteinurie oder Albuminurie vor Therapiebeginn (Nephrotoxizität!)
- EKG und Echokardiografie vor Therapiebeginn

NW: Übelkeit, Erbrechen; Phlebitis. Alopezie. Nephrotoxizität: Proteinurie, Kreatininspiegelanstieg. Diarrhöen, Stomatitis. Anämie; Leukopenie, Thrombozytopenie. Kardiotoxizität: Kardiomyopathie

Dauer: max. 5 Zyklen (**cave:** kumulative Doxorubicin-Dosis)

Tab. 23.27 Kombinationschemotherapie mit Temozolomid und Capecitabin bei Pankreas-G1 / 2-NET

Substanzen	Dosierung und Applikationsart	Zeitpunkt
Capecitabin	1 500 mg / m² KOF / d p. o., verteilt auf 2 Einzeldosen	Tage 1–14, nächster Zyklus ab Tag 28
Temozolomid	150 mg / m² KOF / d p. o.	Tage 10–14, nächster Zyklus ab Tag 28

Vorbereitung: Antiemese, z. B. 4 mg Ondansetron p. o.

NW: Übelkeit, Bauchschmerzen; Kopfschmerzen; Hand-Fuß-Syndrom; Diarrhöen, Stomatitis; Anämie; Leukopenie; Thrombozytopenie

Dauer: bis Erreichen einer CR oder Eintritt einer Progression. Bei SD bis zu 15 Zyklen (12 Mon.)

Anmerkung: als Monotherapie Temozolomid wie oben alle 28 d

Tab. 23.28 Kombinationschemotherapie mit Etoposid und Cisplatin bei G3-NEC

Substanzen	Dosierung und Applikationsart	Zeitpunkt
Etoposid (VP16)	130 mg / m^2 KOF / d i. v.	Tage 1–3, Wdh. Tage 29–31
Cisplatin	45 mg / m^2 KOF / d i. v.	Tage 2 und 3, Wdh. Tage 30 und 31
Vorbereitung: • Antiemese, z. B. 5 mg Tropisetron i. v. • Vor-, Begleit- und Nachhydrierung: mind. 3 000 ml 0,9-prozentige NaCl-Lösung • Ggf. 20 mg Furosemid i. v. vor Cisplatingabe (Nephrotoxizität!) • Bestimmung der Kreatinin-Clearance sowie Ausschluss von Protein- oder Albuminurie vor Therapiebeginn		
NW: Alopezie; Übelkeit, Erbrechen; Fieber, Schüttelfrost; Phlebitis; Nephrotoxizität; Stomatitis; Diarrhöen; Neuropathie; Anämie, Leukopenie, Thrombozytopenie		
Anmerkung: Cisplatin kann durch Carboplatin in einer Dosierung von AUC 4–6 ersetzt werden		

23

Literatur

Ahmed A, Turner G, King B et al. Midgut neuroendocrine tumours with liver metastases: results of the UKINETS study. Endocr Relat Cancer, 2009; 16(3): 885–894.

Bosman F, Carneiro F. World Health Organization Classification of Tumours, Pathology and Genetics of Tumours of the Digestive System. Lyon, France: IARC Press; 2010.

Brierley J, Gospodarowicz MK, Wittekind C, Union for International Cancer. TNM classification of malignant tumours. 8th ed. Chichester, West Sussex, UK: Wiley Blackwell; 2017.

Caplin M, Pavel M, Ćwikła JB et al. Lanreotide in Metastatic Enteropancreatic Neuroendocrine Tumors. New Engl J Med, 2014; 371(3): 224–233.

Garcia-Carbonero R, Rinke A, Valle JW et al. ENETS Consensus Guidelines for the Standards of Care in Neuroendocrine Neoplasms. Systemic Therapy 2: Chemotherapy. Neuroendocrinology, 2017; 105(3): 281–294.

Hicks RJ, Kwekkeboom DJ, Krenning E et al. ENETS Consensus Guidelines for the Standards of Care in Neuroendocrine Neoplasia: Peptide Receptor Radionuclide Therapy with Radiolabeled Somatostatin Analogues. Neuroendocrinology, 2017; 105(3): 295–309.

Jensen RT, Berna MJ, Bingham DB, Norton JA. Inherited pancreatic endocrine tumor syndromes: advances in molecular pathogenesis, diagnosis, management, and controversies. Cancer, 2008; 113(7 Suppl): 1807–1843.

Klimstra DS, Kloppel G, La Rosa S, Rindi G: Digestive System Tumours. In: WHO Classification of Tumours. 5th edition. Vol 1. Lyon, France: IARC Press; 2019.

Kulke MH, Bergsland EK, Yao JC. Glycemic Control in Patients with Insulinoma Treated with Everolimus. New Engl J Med, 2009; 360(2): 195–197.

Kulke MH, Horsch D, Caplin ME et al. Telotristat Ethyl, a Tryptophan Hydroxylase Inhibitor for the Treatment of Carcinoid Syndrome. J Clin Oncol, 2017; 35(1): 14–23.

Pavel M. [Metastatic neuroendocrine neoplasms. Non-surgical treatment strategies]. Chirurg, 2011; 82(7): 612–617.

Pavel M, Valle JW, Eriksson B et al. ENETS Consensus Guidelines for the Standards of Care in Neuroendocrine Neoplasms: Systemic Therapy – Biotherapy and Novel Targeted Agents. Neuroendocrinology, 2017; 105(3): 266–280.

Pavel M, Ćwikła JB, Lombard-Bohas C et al. Efficacy and safety of high-dose lanreotide autogel in patients with progressive pancreatic or midgut neuroendocrine tumours: CLARINET FORTE phase 2 study results. Eur J Cancer, 2021; 157: 403–414.

Rindi G, Kloppel G, Alhman H et al. TNM staging of foregut (neuro)endocrine tumors: a consensus proposal including a grading system. Virchows Archiv, 2006; 449(4): 395–401.

Rindi G, Kloppel G, Couvelard A et al. TNM staging of midgut and hindgut (neuro) endocrine tumors: a consensus proposal including a grading system. Virchows Archiv, 2007; 451: 757–762.

Rinke A, Müller H-H, Schade-Brittinger C et al. Placebo-Controlled, Double-Blind, Prospective, Randomized Study on the Effect of Octreotide LAR in the Control of Tumor Growth in Patients With Metastatic Neuroendocrine Midgut Tumors: A Report From the PROMID Study Group. J Clin Oncol, 2009; 27(28): 4656–4663.

Rinke A, Wiedenmann B, Auernhammer C et al. S2k-Leitlinie Neuroendokrine Tumore. Z Gastroenterol; 2018; 56(06): 583–681.

Strosberg J, El-Haddad G, Wolin E et al. Phase 3 Trial of 177Lu-Dotatate for Midgut Neuroendocrine Tumors. N Engl J Med, 2017; 376(2): 125–135.

Strosberg JR, Fine RL, Choi J et al. First-line chemotherapy with capecitabine and temozolomide in patients with metastatic pancreatic endocrine carcinomas. Cancer, 2011; 117(2): 268–275.

Yao JC, Fazio N, Singh S et al. Everolimus for the treatment of advanced, non-functional neuroendocrine tumours of the lung or gastrointestinal tract (RADIANT-4): a randomised, placebo-controlled, phase 3 study. Lancet, 2016; 387(10022): 968–977.

Yao JC, Hassan M, Phan A et al. One hundred years after „Carcinoid“: Epidemiology of and prognostic factors for neuroendocrine tumors in 35,825 cases in the United States. J Clin Oncol, 2008; 26(18): 3063–3072.

24 Malignome unbekannter Primärlokalisation

Annette Dieing

24.1 Definition

Als „Cancer of Unknown Primary“ werden im Allgemeinen histologisch gesicherte maligne Metastasen bezeichnet, wenn durch Anamnese, körperliche Untersuchung, Laboruntersuchungen, Urin- und Stuhlanalysen, bildgebende Untersuchungen (mind. CT Thorax, Abdomen und Becken sowie Mammografie) und Immunhistochemie keine Zuordnung zu einem Primärtumor erfolgen kann. Variationen dieser Definition reichen vom Nachweis von Metastasen vor dem Primarius – z. T. als „initales CUP“ bezeichnet – bis zur Forderung eines fehlenden Primärtumornachweises auch in der Obduktion [Greco 2013].

Merke

Synonyme: Cancer / Carcinoma of Unknown Primary („CUP"), CUP-Syndrom, okkultes Karzinom, Metastasen bei unbekanntem Primärtumor („MUP“), Unknown Primary Tumor („UPT“), Neoplasms of Unknown Primary Site („NUPS“).

24.2 Epidemiologie

- Ca. 2–5 % der malignen Neuerkrankungen sind Tumoren mit unbekanntem Primarius.
- Erkrankung steht an siebt- bis achthäufigster Stelle der Tumorerkrankungen in Europa und Nordamerika und an 4. Stelle der Krebstodesfälle.
- Mortalitätsrate in Deutschland: etwa 4,5 / 100 000 Einwohner / J. (Frauen) bzw. 7,1 / 100 000 Einwohner / J. (Männer).
- Inzidenz: regional verschieden, in Australien am höchsten mit 18–19 / 100 000, in Europa deutlich niedriger mit 6–10 / 100 000.
- Medianes Erkrankungsalter: ca. 60 J.

24.3 Pathogenese

Ätiologie und Pathogenese sind weitgehend unbekannt; es scheint jedoch eine biochemisch besondere Situation vorzuliegen, wodurch die Metastasen einen Wachstumsvorteil gegenüber dem Ursprungstumor haben. Wenn im Verlauf der Erkrankung Primärtumoren identifiziert werden, finden sich meist kleine asymptomatische, wenig aggressiv wachsende Tumoren, die eine völlig andere Wachstumsdynamik zeigen als die Metastasen. Die Genese dieser unterschiedlichen Proliferationsmuster ist nicht klar – diskutiert werden immunologische Einflüsse, die zur Regression des Primärtumors führen, eine Veränderung des Tumorphäno- und / oder -genotyps im Verlauf der Metastasierung oder die Entstehung aus embryonal versprengten Zellen. Eine weitere Hypothese ist das Vorhandensein eines Primarius mit hohem metastatischem Potenzial, jedoch ohne die Fähigkeit, neue Blutgefäße zu bilden, aus dem ein metastatischer Klon mit dem Potenzial für Angiogenese hervorgeht.

Der Versuch, eine molekulare Veränderung zu finden, die diesem spezifischen Verhalten zugrunde liegt (und möglicherweise eine Zielstruktur für eine Therapie darstellen könnte), war bisher nicht erfolgreich.

Histologie

Die Histologie kann sehr unterschiedlich und in bestimmten Fällen prognostisch bedeutsam sein. Es finden sich:

- Adeno-Ca (45–60 %)
- Plattenepithel-Ca (5–15 %)
- Neuroendokrines Karzinom (NEC; 3–5 %)
- Kleinzelliges Karzinom (2–4 %)
- Undifferenziertes Malignom (20–30 %)

Merke

Insbes. neuroendokrine Tumoren haben eine bessere Prognose und sollten differenzialdiagnostisch erfasst werden.

Molekulare Targets

Aufgrund der Heterogenität des CUP-Syndroms ist es problematisch, molekulare Veränderungen zuverlässig zu beschreiben. Häufig liegen recht unterschiedliche Ergebnisse zur Frequenz verschiedener therapeutisch nutzbarer molekularer Marker vor, je nachdem welches Kollektiv für die Untersuchungen gewählt wurde.

Dennoch lassen sich einige Aussagen zu den häufigsten Veränderungen treffen:

- HER2/neu wird in weniger als einem Drittel überexprimiert (4–27 %, kleine Fallzahlen), die Gen-Amplifikation wurde bisher nicht untersucht. Ein Nachweis über einen Einfluss auf Krankheitsverlauf oder Therapieansprechen wurde bisher nicht erbracht.
- Das ras-Onkogen, das bei bis zu 95 % der fortgeschrittenen soliden Tumoren nachweisbar ist, lässt sich beim CUP ebenfalls meist (92 %) nachweisen. Eine Überexpression findet sich in weniger als einem Drittel. Problematisch allerdings: Der therapeutische Ansatz mit Farnesyl-Transferase-Hemmern – bei anderen Tumoren geprüft – war bisher ohne durchschlagenden Erfolg.
- EGFR-Überexpression fand sich bei unterschiedlichen Serien in 4–66 % der Fälle. Die breite Streuung ist vermutlich sowohl auf die Heterogenität der CUP als auch auf die nicht standardisierte Immunhistochemie zurückzuführen. Bisher liegen keine Untersuchungen vor, die einen Zusammenhang zwischen EGFR-Expression und Prognose oder Therapieansprechen analysiert haben.
- PDGFR und c-KIT lassen sich kaum nachweisen.
- Bcl2- und p53-Überexpression werden bei etwa der Hälfte der Fälle beobachtet. Allerdings konnte bisher noch kein Zusammenhang mit dem Erkrankungsverlauf gezeigt werden.
- Angiogenese scheint eine wichtige Rolle zu spielen: Eine erhöhte Dichte kleiner Gefäße findet sich in vielen untersuchten Serien, zumeist assoziiert mit ungünstiger Prognose. Erste Untersuchungen zu antiangiogenetischer Therapie mit Bevacizumab und Thalidomid (Einzelfall) deuten auf eine Effektivität dieses Therapieansatzes hin.
- BRAF-Mutationen (V600E) finden sich in 55 % bei malignen Melanomen; eine zielgerichtete Therapie ist dann vielversprechend. Bei solitären LK-Metastasen ist daher eine Mutationsanalyse sinnvoll.
- PD-1 und PD-L1-Expression korrelieren auch bei anderen Tumoren nicht zuverlässig mit dem Ansprechen auf Immuntherapie, können in schwierigen Situationen dennoch für eine Therapieentscheidung hilfreich sein.

- Mikrosatelliteninstabilität (MSI) korreliert gut mit einem Ansprechen auf Immuntherapie und sollte in allen Fällen bestimmt werden.

24.4 Klassifikation / Stadieneinteilung

Bei unbekanntem Primarius existiert keine etablierte Stadieneinteilung. Die Nennung der Diagnose sollte unter Angabe der Lokalisation der Manifestationen erfolgen (z. B. „Adenokarzinom unbekannter Primärlokalisation, Manifestationen: Lunge und supraklavikuläre Lymphknoten").

24.5 Lokalisation und Ausbreitung

Primär lokalisiert (Vorliegen eines solitären Tumors oder Befall einzelner LK-Regionen) sind 15–25 % der Erkrankungen, in den übrigen Fällen liegt primär ein disseminiertes Befallsmuster vor.

Die am häufigsten befallenen Organe sind:
- Lymphknoten (40–45 %)
- Leber (30–40 %)
- Skelett (25–35 %)
- Lunge (20–30 %)
- Pleura (5–15 %)
- Peritoneum (5–10 %)
- ZNS (5–10 %)
- Nebenniere (ca. 6 %)
- Haut (ca. 4 %)

Von den initial als CUP eingeordneten Erkrankungen können 10–20 % im Verlauf der Erkrankung einem Primarius zugeordnet werden.

In Autopsiestudien lässt sich bei 50–75 % ein primärer Herd nachweisen. Dieser findet sich in > 60 % der Fälle in Lunge, Pankreas oder Leber / Gallenwegen, seltener im unteren GIT (Kolon, Rektum) oder den Nieren.

24.6 Risikofaktoren

Bei dieser sehr heterogenen Gruppe von Erkrankungen konnten bisher keine spezifischen Risikofaktoren definiert werden. Es wird jedoch davon ausgegangen, dass Faktoren, die das Risiko für andere Krebserkrankungen erhöhen wie Tabakkonsum, ionisierende Strahlen, kanzerogene Chemikalien und pos. Familienanamnese, auch beim CUP eine Rolle spielen.

24.7 Diagnostik

Ziel der Diagnostik: wenn möglich den Primärtumor finden, um eine spezifische Therapie durchführen zu können, oder – wenn dies nicht möglich ist – prognostisch günstige Subgruppen zu erfassen.

Basisdiagnostik:
- Anamnese, körperliche Untersuchung einschließlich rektaler Untersuchung, Hodenpalpation bei Männern und Untersuchung der Mammae bei Frauen.

- Histologie/Zytologie einschließlich Immunhistochemie.
- CT-Thorax, CT Abdomen, wenn verfügbar frühzeitig PET-CT; evtl. 3 × Test auf okkultes Blut im Stuhl.
- Gynäkologische Untersuchung inkl. Vaginalsonografie und Zervixzytologie, Mammografie und Mammasonografie.
- Tumormarker: LDH, bei Männern PSA, AFP, β-hCG.

Weitere Untersuchungen wie Endoskopie, Panendoskopie, weitere Tumormarker, weitere Bildgebung sollten nur gezielt nach Anamnese, Befund und Arbeitsdiagnose erfolgen (▶ 24.7.1, ▶ Tab. 24.3). Insbes. bei multiplen Metastasen sollte eine Therapieeinleitung nicht durch extensive Diagnostik und Suche nach einem Primärtumor verzögert werden.

Die FDG-PET kann bei CUP-Syndrom zur Detektion sowohl des Primarius als auch weiterer Tumormanifestationen beitragen. Bei Plattenepithelkarzinombefall zervikaler LK hat das FDG-PET mittlerweile einen festen Stellenwert und wird von der Deutschen Gesellschaft für Nuklearmedizin mit Grad 1a (klinischer Nutzen klar belegt) empfohlen. In den aktuellen Leitlinien wird die Evaluation eines PET-CT auch in anderen Fällen empfohlen [Onkopedia 2020]. Zu beachten ist allerdings, dass insbes. bei Tumoren des unteren GIT falsch pos. Befunde beobachtet werden, sodass in diesen Fällen die Befunde mit Vorsicht interpretiert und ggf. Biopsien der fraglichen Region angestrebt werden sollten, bevor therapeutische Konsequenzen abgeleitet werden.

24.7.1 Spezifische Diagnostik

Im Folgenden werden besondere diagnostische Maßnahmen aufgeführt, die in spezifischen Situationen sinnvoll sind (▶ Tab. 24.1).

24.7.2 Immunhistochemie

Die wichtigsten Marker, die im Allgemeinen zur Differenzierung von CUP herangezogen werden sind CK7, CK20, TTF-1, CK5/6, CA 19-9, Östrogen- und Progesteronrezeptoren, CA-125, Chromogranin und Synaptophysin, NSE, Thyreoglobulin. Im Einzelfall werden noch weitere immunhistochemische Untersuchungen angeschlossen. Zu den häufigsten Markern und ihrer typischen Zuordnung zu Malignomen ▶ Tab. 24.2.

24.7.3 Molekulares Profiling

In den letzten 10 Jahren wurden mehrfach Versuche unternommen, CUP-Tumoren mittels immunhistochemischem oder molekularem Profiling einem Ursprungsgewebe zuzuordnen und entsprechend zu behandeln. Dies führte jedoch nicht zu einer überzeugenden Verbesserung des Krankheitsverlaufs, was zuletzt in einer randomisierten Studie nochmals gezeigt wurde [Fizazi 2019]. Vielversprechender ist der Ansatz, mit großen Panels gezielt nach molekularen Veränderungen zu suchen, für die spezifische Medikamente zur Verfügung stehen (sog. „targetable" Veränderungen). Molekulare Tumorboards, in denen für diese Fälle geeignete Therapien diskutiert werden, sind vielerorts schon gut etabliert. Für Pat. mit einem CUP, insbes., wenn sie nicht einer günstigen Subgruppe angehören, sollte diese Diagnostik und eine Vorstellung in einem solchen Tumorboard angestrebt werden.

Tab. 24.1 Spezifische Diagnostik [Pavlidis und Fizazi 2009, Hainsworth und Fizazi 2009, Spigel et al. 2008]

Tumorkonstellation	Spezifische Diagnostik
Mediane LK-Metastasen eines undifferenzierten Karzinoms	Sonografie Hoden, Bestimmung von AFP und β-hCG
Axilläre LK-Metastasen eines Adeno-Ca	• Mammografie, Mammasonografie, ggf. MRT Mammae • Immunhistochemische Bestimmung von Östrogen- und Progesteronrezeptoren und HER2 / neu • Evtl. Bestimmung von CA 15-3 i. S. (Parameter nicht sehr zuverlässig, bei pos. Ausgangsbefund jedoch manchmal als Verlaufsparameter hilfreich)
Peritonealkarzinose eines papillären Adeno-Ca bei Frauen	• Gynäkologische Untersuchung inkl. Vaginalsonografie • Bestimmung von CA-125 i. S. und immunhistochemisch • Bei pos. Familienanamnese evtl. BRCA-1 / 2-Bestimmung nach Beratung
Plattenepithelkarzinom-befall eines zervikalen LK (Charakteristika eines HNO-Tumors)	• Suche nach HNO-Tumor: Panendoskopie mit ausführlicher Probenentnahme, beidseitige Tonsillektomie • CT Thorax, MRT Hals, PET-CT • Bei tiefsitzenden LK: CT Thorax und Bronchoskopie. PET-CT kann hilfreich sein
Zervikale LK-Metastasen eines Adeno-Ca	• Abklärung von Schilddrüse, Speicheldrüsen, Brust, Prostata, Rektum, Beckenorgane • Bei supraklavikulärer Lage auch Gastro- und Koloskopie
LK-Metastasen	Sorgfältige Untersuchung des Einzugsgebiets, z. B. bei inguinalen Metastasen eines Plattenepithel-Ca sorgfältige proktologische und gynäkologische Untersuchung mit Zervixzytologie
NEC	Immunhistochemische Bestimmung der membrangebundenen neurosekretorischen Granula und spezifischen zytosolischen Proteine, die die neuroendokrinen Tumoren definieren. Die wichtigsten sind Chromogranin und Synaptophysin, ggf. auch neuronspezifische Enolase (NSE, nicht so spezifisch wie die vorgenannten)
• Differenzierte NEC	Abklärung des GIT, 68-Gallium-Dotatec-Rezeptor-PET-CT oder Octreotid-Szintigrafie (falls pos.: Therapieoption mit Somatostatin-analoga). Familienanamnese: Hinweise auf ein familiäres MEN-(1-) Syndrom?
• Undifferenzierte, kleinzellige Karzinome (als Subgruppe der NEC klassifiziert)	Bronchoskopie obligat, MRT Schädel und Knochenszintigrafie empfehlenswert. Thyreoid Transcription Factor-1 (TTF-1; hat bei nichtpulmonalen kleinzelligen Karzinomen nicht den Stellenwert wie beim Bronchial-Ca)

Tab. 24.2 Wichtige immunhistochemische Marker

Marker	Hinweis auf	
CK5 / 6	Plattenepithel-Ca	
CK20	Die meisten Adeno-Ca, Kolon-Ca, Merkelzell-Ca	CK7 / 20 zur Differenzierung, z. B.: • 7 – / 20 + : V. a. Kolon-Ca • 7 + / 20(+) oder 7 + / 20 – : V. a. Magen-Ca
CK7	Adeno-Ca, Oberbauch	
CD45	Pan-Leukozytenmarker	
CD3	T-Zell-Marker	
CA 19-9	Pankreas-Ca	
CA-125	Ovarial-Ca	
CD20	B-Zell-Marker	
Thyreoglobulin	Schilddrüsen-Ca	
Chromogranin A	Neuroendokrine Differenzierung	
CD56, CD99	Neuroendokrine Differenzierung	
Synaptophysin	Neuroendokrine Differenzierung	
NSE	(Neuroendokrine Differenzierung)	
TTF-1	Schilddrüsen- und Lungen-Ca, bei > 90 % der SCLC	
Mammoglobin	Mamma-Ca	
HER2 / neu	v. a. Mamma-Ca, gastrointestinale Tumoren	
Östrogen- und Progesteronrezeptoren	Mamma-Ca, gynäkologische Tumore	
AFP, β-hCG	Keimzelltumoren	
Hep-Par-1	Hepatozelluläre Malignome	
RCC	Karzinome renalen Ursprungs	

24.8 Therapie

24.8.1 Therapieplanung

Das Hauptproblem bei der Behandlung von Pat. mit Malignomen unbekannter Primärlokalisation ist die Heterogenität dieser Erkrankungsgruppe. Hier können sich indolent verlaufende Erkrankungen ebenso wie aggressive, häufig chemosensible Tumoren verbergen. Die Ersteren sollten, wenn möglich, lokal oder – wenn systemisch – zurückhaltend und nebenwirkungsarm therapiert werden. Bei aggressiven Tumoren dagegen ist eine rasch eingeleitete Polychemotherapie oft entscheidend für den weiteren Verlauf. Ein wichtiger Schritt zur Verbesserung der Therapie war die Etablierung der günstigen prognostischen Untergruppen (▶ 24.8.2). Kann die Zuordnung zu einer dieser Gruppen erfolgen, sollte unbedingt die hierfür geeignete Therapie eingesetzt werden ▶ Tab. 24.3, ▶ 24.8.2). Wenn dies nicht der Fall ist, sollte eine molekulare Panel-Untersuchung und die Vorstellung in einem molekularen Tumorboard angestrebt werden. Auch wenn bei hohem Remissionsdruck eine zytostatische Therapie begonnen werden muss, kann die Umstellung auf eine zielgerichtete Therapie – für die i. d. R eine Kostenübernahme beantragt werden muss – im Verlauf sinnvoll sein.

Tab. 24.3 CUP-Syndrome mit günstiger Prognose [Pavlidis und Fizazi 2009, Hainsworth und Fizazi 2009, Spigel et al. 2008, Onkopedia 2018]

Tumorkonstellation	Klinik / Diagnostik	Therapieempfehlung, Prognose
Niedrig differenziertes Karzinom mit medianem Befallsmuster (Charakteristika eines extragonadalen Keimzelltumors)	Männer < 50 J. mit retroperitonealen und / oder mediastinalen LK-Metastasen, evtl. β-hCG oder AFP erhöht, evtl. i(12p)-Aberration	• Therapie analog zu Keimzelltumoren • Langzeitremissionen: 10–15 %
Axilläre LK-Metastasen eines Adeno-Ca, v. a. bei Frauen (Charakteristika eines Mamma-Ca)	Mammografie und Mammasonografie, MRT Mammae, Bestimmung von Hormonrezeptoren und HER2 / neu am Tumorgewebe	• Axilladissektion; Radiatio Mamma, adjuvante Therapie (Chemo- / Immun- / Hormontherapie) analog zum nodalpositiven Mamma-Ca • Bei fixierten LK evtl. neoadjuvante Therapie • Langzeitüberleben: ca. 60 %
Peritonealkarzinose eines papillären Adeno-Ca bei Frauen (Charakteristika eines Ovarial-Ca)	CA-125 oft erhöht. Familienanamnese (ggf. BRCA1 / 2 bestimmen)!	• Therapie analog Ovarial-Ca Stadium FIGO III (Debulking-OP + adjuvante taxan- und platinhaltige Therapie) • Langzeitremissionen: 10–15 %
Plattenepithelkarzinombefall eines zervikalen LK (Charakteristika eines HNO-Tumors)	Panendoskopie mit ausführlicher Probenentnahme, evtl. beidseitige Tonsillektomie. CT und / oder MRT. PET empfehlenswert	• Behandlung analog zervikal metastasierter HNO-Tumoren mit Neck Dissection und Radiatio. Bei N2 / N3 evtl. zusätzlich adjuvante Chemotherapie • 5-Jahres-Überleben: 35–50 %
Isolierte Metastase eines Plattenepithel-Ca eines inguinalen LK	Proktologische und gynäkologische Untersuchung, Zervix-Zytologie	• Operative Entfernung des LK, ggf. Nachbestrahlung • Langzeitremissionen werden berichtet
Schlecht differenziertes kleinzelliges NEC	Abklärung unterer Respirationstrakt: CT Thorax, Bronchoskopie	• Platinbasierte Kombinationstherapie analog zum SCLC • Ansprechraten 50–70 %. 10–15 % Langzeitüberleben
Gut differenziertes NEC	• Immunhistochemie: Chromogranin, Synaptophysin • Abklärung GIT • Octreotid-Szintigrafie • Familienanamnese: Hinweis auf MEN-1 / 2?	• Gut differenziert + Somatostatinrezeptor-pos.: bei klinischer Therapieindikation Somatostatin • Häufig langer Krankheitsverlauf. Medianes Überleben 124 Mon.
Männer mit osteoblastischen Knochenmetastasen und pos. PSA (Charakteristika eines Prostata-Ca)	Bildgebende und histologische Prostatadiagnostik	• Analog zum Prostata-Ca: antihormonelle Therapie • Häufig langer Krankheitsverlauf
Solitäre, resektable Metastase	Eingehende bildgebende und klinische Untersuchung des „Einzugsgebiets“	• Lokale chirurgische und / oder Strahlentherapie. Neoadjuvante Therapie nicht generell empfohlen • Langzeitüberleben möglich
Metastasen mit Charakteristika eines Kolon-Ca	Immunhistochemisches Profil: CK7-neg, CK20-pos., CDX2-pos.; Endoskopie	• Analog zum kolorektalen Karzinom • Prognose ist dem CRC vergleichbar

Es sollte stets eine „Arbeitsdiagnose“ angestrebt, d.h. die wahrscheinlichste Primärlokalisation zur Auswahl der Therapie herangezogen werden. In unklaren Situationen ist es sinnvoll, die Therapie entsprechend der prognostisch günstigsten Differenzialdiagnose (Kuratives Potenzial?) zu wählen.

Merke

Derzeit besteht in Deutschland keine Zulassung von Zytostatika für das CUP-Syndrom. Auch aus diesem Grund kann es sinnvoll sein, eine Arbeitsdiagnose zu stellen, anhand derer die Therapie ausgewählt wird.

Therapieentscheidung beim CUP ▶ Abb. 24.1.

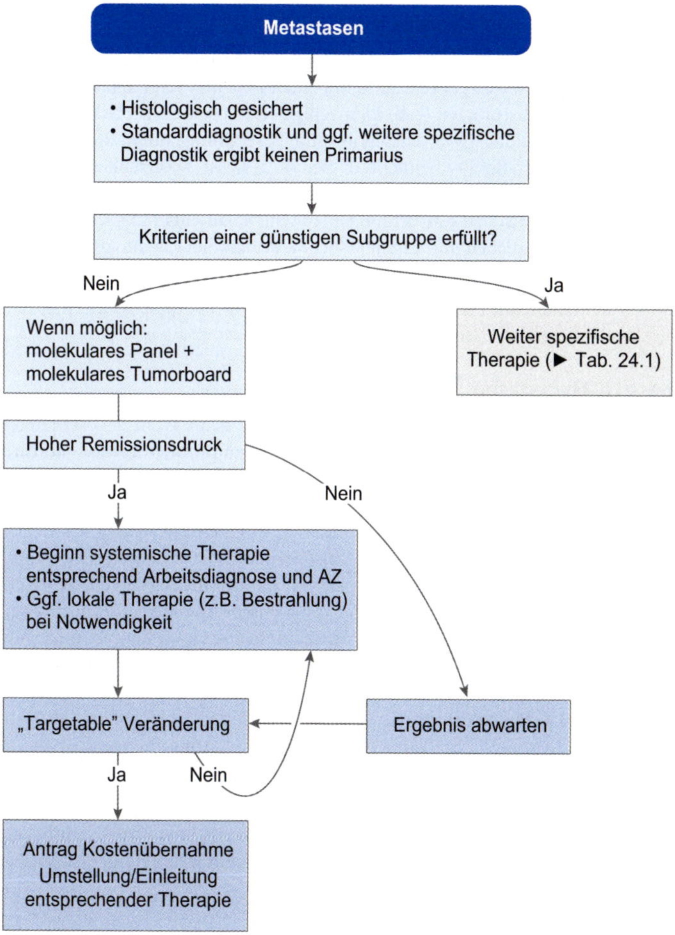

Abb. 24.1 Therapieentscheidung beim CUP [L157]

24.8.2 Günstige Prognosegruppen und spezielle Situationen

Beim CUP finden sich in 10–15 % prognostisch günstige Untergruppen, die diagnostisch erfasst werden sollten, da sich hieraus therapeutische Konsequenzen und z. T. ein kurativer Ansatz ergeben. Zu klinischem Bild, spezifischer Diagnostik, empfohlener Therapie und Informationen zur Prognose ▶ Tab. 24.3. Zur Therapie ▶ 24.8.

Merke
Die Erfassung dieser prognostisch bedeutenden Subgruppen ist von größter Bedeutung, da sich dadurch z. T. die Therapie erheblich ändert und durch eine gezielte Behandlung gute Erfolge und auch Langzeitremissionen erreicht werden können.

Solitäre oder wenige zervikale LK-Metastasen

Bei den hoch sitzenden zervikalen LK-Metastasen handelt es sich in 60–80 % der Fälle um Plattenepithel-Ca, bei ca. 30 % um Adeno-Ca und zu einem kleinen Teil um Tumoren anderer Histologien (z. B. kleinzellige Karzinome). Die Behandlung sollte eine modifiziert radikale Neck Dissection mit Bestrahlung unter Berücksichtigung eines eventuellen LK-Befalls beinhalten. Bei N2/N3 ist wahrscheinlich zusätzlich eine adjuvante Chemotherapie (5-FU/Cisplatin oder Carboplatin/Paclitaxel) sinnvoll. Diese therapeutischen Empfehlungen gelten für alle histologischen Varianten, allerdings sind Ansprechen und Ergebnis bei Plattenepithel-Ca am günstigsten.

Bei tiefsitzenden mit Plattenepithel-Ca befallenen zervikalen LK kommt als Primarius in erster Linie ein Bronchial-Ca infrage. Die Therapie sollte entsprechend dieser Arbeitsdiagnose erfolgen (▶ Abb. 24.2).

Axilläre LK-Metastasen

Bei fehlendem Nachweis eines Primärtumors wurde den Pat. in der Vergangenheit eine ipsilaterale Mastektomie mit Axilladissektion empfohlen. Grund hierfür war, dass in alten Serien bis zu 60 % Mamma-Ca in den Abladaten gefunden wurden. In den aktuellen Leitlinien der Deutschen Gesellschaft für Hämatologie und Onkologie wird als lokale Therapie neben der Axilladissektion die Bestrahlung der Lymphabflusswege und der ipsilateralen Brust als ausreichend erachtet. Die adjuvante Therapie sollte analog der eines nodalpositiven Karzinoms erfolgen. In der Regel ist eine zytostatische Chemotherapie indiziert; bei entsprechendem Rezeptorstatus gefolgt von antihormoneller und/oder Trastuzumab-Therapie. Bei N2- oder N3-pos. oder fixierten axillären LK kann eine neoadjuvante Therapie erwogen werden.

Mediastinale LK-Metastasen

Gemäß den Empfehlungen des NCCN (National Comprehensive Cancer Network) sollte bei operablen Plattenepithel- oder Adeno-Ca analog zum NSCLC eine primäre Chemo- ± Strahlentherapie erfolgen. Bei jungen Männern mit Adeno-Ca ist auch bei neg. Tumormarkern (β-hCG/AFP) ein Keimzelltumor die wahrscheinlichste Diagnose, sodass die Behandlung analog zu Keimzelltumoren erfolgen sollte (i. d. R. 4 Zyklen Chemotherapie nach dem PEB-Schema).

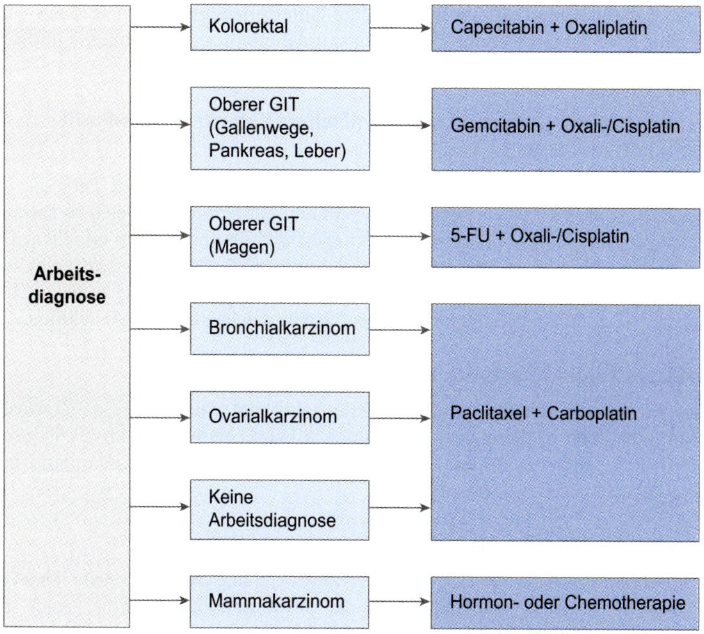

Abb. 24.2 Therapieoptionen beim undifferenzierten oder adenoid differenzierten CUP [n. Kretzschmar 2008, mit freundlicher Genehmigung von Springer Science + Business Media] [F692]

Hirnmetastasen

Bei Vorliegen von Hirnmetastasen und fehlendem Nachweis eines Primärtumors in der Diagnostik sollte zügig eine Therapie eingeleitet werden, ohne zu viel Zeit für spezielle diagnostische Maßnahmen zu verlieren.

Bei **solitären Herden** ist bei gutem AZ, fehlenden oder kontrollierten extrazerebralen Metastasen eine operative oder radiochirurgische Therapie indiziert. Bei operativ zugänglichen Herden bietet die OP den zusätzlichen Vorteil der histologischen Beurteilbarkeit. Die radiochirurgische Therapie oder stereotaktische Bestrahlung ist weniger invasiv und auch für operativ nicht zugängliche Tumoren geeignet. Allerdings ist sie begrenzt auf wenige Herde von begrenzter Größe. Zusätzlich zur lokalen Therapie kann eine Ganzhirnbestrahlung erwogen werden, da sich in retrospektiven Untersuchungen ein Überlebensvorteil gezeigt hat. Allerdings muss die längerfristige Toxizität, v. a. in Form von kognitiven Einschränkungen, berücksichtigt werden.

Bei **multiplen Hirnmetastasen** ist die Ganzhirnbestrahlung die Therapie der Wahl. Sie kann in vielen Fällen eine Verbesserung der neurologischen Symptome erreichen. Eine Verlängerung des Überlebens ist nicht gesichert.

Eine **antiepileptische Medikation** wird nicht routinemäßig empfohlen. Bei hohem Anfallsrisiko wie bei Melanommetastasen, hämorrhagischen Läsionen oder multiplen Herden kann diese jedoch erwogen werden.

Liegen neben Hirnmetastasen noch andere Tumormanifestationen vor, muss die Therapie nach der individuellen Krankheitsausdehnung, der Symptomatik und dem AZ des Pat. ausgerichtet werden.

Adenokarzinom mit immunhistochemischem Kolonkarzinom-Profil (CD7 – / CD20 + / CDx2 +)

In einer retrospektiven Studie zeigte sich ein besseres Ergebnis für Pat., die mit kolonkarzinomspezifischen Therapien behandelt wurden, im Vergleich zu Pat., die eine empirische „CUP-Therapie" mit Taxanen und Platinderivaten erhielten. Die Prognose war mit einem medianen Überleben von 20–24 Mon. dem beim metastasierten Kolon-Ca vergleichbar und damit deutlich besser als bei anderen CUP-Pat., die nicht zu den definierten günstigen prognostischen Fällen (s. o.) zählten.

Papilläres seröses Karzinom der Bauchhöhle

Diese Variante kommt überwiegend bei Frauen vor und wird analog einem Ovarial-Ca Stadium FIGO III therapiert: Wenn möglich, wird eine zytoreduktive OP durchgeführt, gefolgt von 6 Zyklen einer Kombinationstherapie mit Carboplatin und Paclitaxel, ggf. mit Bevacizumab.

Ausschließlich ossäre Metastasen

Bei erhöhtem PSA sollte analog einem Prostata-Ca eine antihormonelle Therapie durchgeführt werden, begleitet von einer Bisphosphonat-Therapie. Auch bei fehlendem PSA ist bei langsamem Krankheitsverlauf eine Chemotherapie nicht zwingend indiziert. Häufig ist eine Bisphosphonat-Therapie neben supportiver Therapie (zunächst) ausreichend. Wichtig ist dabei eine engmaschige Überwachung der Erkrankung, um eine rasche Progression nicht zu übersehen.

Neuroendokrines Karzinom

Bei **undifferenzierten neuroendokrinen Karzinomen** (groß- oder kleinzellig) sollte eine systemische Therapie mit Carboplatin oder Cisplatin kombiniert mit Etoposid, analog zum SCLC, erfolgen. Unter Studienbedingungen konnte mit Paclitaxel, Carboplatin und Etoposid eine Remissionsrate von ca. 70 % erreicht werden. Allerdings werden häufig rasch auftretende Rezidive beobachtet, sodass die Prognose mit etwa 10–15 Mon. medianen Überlebens insgesamt dem des Lungen-Ca entspricht. Bei Erreichen einer CR kann analog zum SCLC eine Ganzhirn-Radiatio erwogen werden.

Ist der Tumor begrenzt, kann eine lokale Therapie (OP oder Radiatio) mit kurativem Ansatz sinnvoll sein. Langzeitremissionen werden jedoch nur bei einer kleinen Zahl von Pat. erreicht.

Gut differenzierte neuroendokrine Tumoren sollten reseziert werden. Lebermetastasen neuroendokriner Karzinome können, wenn technisch möglich, durch lokal ablative Verfahren (z. B. Chemoembolisation) in längerfristige Remissionen gebracht werden. Ist eine Resektion oder lokale Therapie nicht möglich, ist Abwarten unter engmaschigen Kontrollen zur Erfassung der Dynamik sinnvoll. Die Wachstumstendenz ist häufig gering – ähnlich den gut differenzierten Karzinoiden – sodass in vielen Fällen lange Zeit auf eine spezifische Therapie verzichtet werden kann. Bei klinischer Symptomatik wie z. B. Flush oder Diarrhöen können bei pos. Octreotid-Scan Somatostatinanaloga (z. B. Octreotid) eingesetzt werden. Eine zytostatische

Chemotherapie hat innerhalb von Studien Ansprechraten von 0–9 % gezeigt und ist i. d. R. nicht sinnvoll.

CUP mit molekularen Markern

Liegen molekulare Veränderungen vor, für die eine zielgerichtete Therapie verfügbar ist, sollte diese in einem molekularen Tumorboard diskutiert werden und bei Empfehlung eine Kostenübernahme bei der Krankenkasse beantragt werden. Dies gilt auch für Therapien mit Checkpoint-Inhibitoren, die in Fällen mit MSI, hoher Tumor Mutational Burden oder hoher PD-L1-Expression sinnvoll sein kann.

24.8.3 CUP ohne prognostisch günstige Merkmale

Liegt keiner der oben beschriebenen prognostisch günstigen Fälle vor (dies betrifft ca. 70 % der Pat.), besteht in nahezu allen Fällen eine inkurable Erkrankung und eine Therapie hat palliativen Charakter. Leider treten auch bei initialem Ansprechen häufig rasch Resistenzen auf. Möglicherweise wird sich dies für Pat. mit der Möglichkeit für zielgerichtete Therapien künftig ändern. Im Folgenden wird auf Fälle ohne diese Option Bezug genommen.

Die ersten Therapien basierten v. a. auf 5-FU, Anthrazyklinen und Cisplatin. In den letzten Jahren wurde das Spektrum um Substanzen wie Taxane, Carboplatin, Vinca-Alkaloide, Gemcitabin, Irinotecan und „Targeted Therapies“ (v. a. Bevacizumab und Erlotinib) ergänzt. Objektives Ansprechen wurde in den früheren Untersuchungen kaum beobachtet, lag jedoch in den neueren Studien bei 20–30 %. Eine Krankheitsstabilisierung wird bei ca. 50–60 % der Pat. erreicht. Die meisten neueren (Phase-II-)Studien zeigen ein medianes Überleben von ca. 9 Mon., im Gegensatz zu historischen Daten, wo das mediane Überleben < 6 Mon. betrug. In jüngeren Studien wird von bis zu 5 % Langzeitremissionen berichtet. Standard bei gutem AZ ist in Deutschland derzeit die Kombination aus einem Platinsalz und einem Taxan. Wichtige klinische Studien ▶ Tab. 24.4.

Wie bereits erwähnt, sollte – wenn möglich – eine Arbeitsdiagnose hinsichtlich des wahrscheinlichsten Ursprungs des Tumors erstellt werden. Anhand dieser sollte die Therapie gewählt werden (▶ Abb. 24.2).

Kann keine Arbeitsdiagnose erstellt werden und somit auch keine hypothetische Zuordnung erfolgen, wird von den Fachgesellschaften eine Therapie mit Carboplatin und Paclitaxel empfohlen. Hiermit wurden (unter Studienbedingungen) mehrfach Remissionsraten von 20–40 % erreicht. Das Schema Carboplatin / Paclitaxel war auch in einer neueren Phase-II-Studie gegenüber Gemcitabin / Vinorelbin überlegen; allerdings war das Therapieansprechen kein primärer Endpunkt, sodass das Ergebnis mit Vorsicht interpretiert werden muss.

Bei Plattenepithel-Ca, insbes. bei lokaler / lokoregionär begrenzter Erkrankung, sollte eine Therapie mit Cisplatin / 5-FU mit simultaner Radiotherapie erwogen werden [Onkopedia 2020].

Es existieren keine aussagekräftigen Therapiestudien, die einen Vergleichsarm mit Best Supportive Care hatten. Bei reduziertem AZ, biologisch hohem Alter und / oder relevanten Begleiterkrankungen sollte daher die Indikationsstellung für eine zytostatische Therapie sorgfältig abgewogen werden. Ist der AZ jedoch nur oder vorwiegend durch die Tumorerkrankung eingeschränkt, kann eine Kombinations-

Tab. 24.4 Klinische Studien bei CUP

Studie	Jahr	Linie	n	Therapie	Objektives Ansprechen (%)	Medianes Überleben [Mon.]
Hainsworth et al.	1997	1st line	55	Carboplatin, Paclitaxel, Etoposid	47	13,4
Greco et al.	2000	1st line, sequenziell	26	Cisplatin, Docetaxel	26	8
			47	Carboplatin, Docetaxel	22	8
Palmeri et al.	2006	1st line, randomisiert	66	Cisplatin, Gemcitabin, Paclitaxel	48,5	9,6
				Cisplatin, Gemcitabin, Vinorelbin	42,3	13,6
Hainsworth et al.	2009	1st line	60	Carboplatin, Paclitaxel, Bevacizumab, Erlotinib	53	12,6
Hainsworth et al.	2010	2nd line	48	Oxaliplatin, Capecitabin	19	9,7
Fizazi et al.	2019	1st line, randomisiert	120	Cisplatin, Gemcitabine	–	10
			123	entsprechend molekularem Profil	–	10,7

therapie vorteilhaft sein. Bei Ansprechen kann eine z. T. erhebliche Besserung von AZ und Lebensqualität erreicht werden.

Liegen ausschließlich hepatische Metastasen vor, kann eine lokal-ablative Therapie (z. B. transartielle Chemoembolisation [TACE] o. ä.) erwogen werden.

Kombinationstherapien scheinen effektiver zu sein als Monotherapien. Allerdings wurde auch hierfür kein eindeutiger Überlebensvorteil gezeigt. Zu den wichtigsten geprüften Schemata ▶ 24.11.

Für eine Zweitlinientherapie liegen nur wenige Daten vor. Bei geeigneten Pat. scheint Capecitabin in Kombination mit Oxaliplatin eine gewisse Wirksamkeit zu zeigen. Für verschiedene weitere Substanzen wie Gemcitabin, Vinorelbin, Irinotecan, Epirubicin, Mitomycin C und Bleomycin konnte bei kleinen Pat.-Zahlen eine moderate Effektivität beim CUP gezeigt werden, sodass ein Therapieversuch bei gutem AZ und Therapiewunsch des Pat. gerechtfertigt ist.

Monochemotherapien zeigen ein geringes objektives Ansprechen von 10–17 %, können aber zur Symptomkontrolle bei Kontraindikationen für eine Kombinationstherapie sinnvoll sein [Kretzschmar 2008; Greco und Pavlidis 2009].

24.8.4 Neue Substanzen – Targeted Therapies

Mit der Einführung von neuen Substanzen wie TKI und AK gegen Wachstumsfaktorrezeptoren konnte die Therapie vieler Tumorerkrankungen in den letzten Jahren erheblich erweitert werden. Auch beim CUP liegen erste Studien zur Wirksamkeit dieser Substanzen vor.

Erlotinib und Bevacizumab wurden zunächst in der Zweitlinientherapie untersucht. Mit der Zeit bis zur Progression von 4 Mon. und einem medianen Überleben von 7,4 Mon. konnten relativ gute Ergebnisse erreicht werden, sodass diese Medikamente weiter geprüft werden.

Eine Kombination aus Carboplatin und Paclitaxel mit Bevacizumab und Erlotinib als Erstlinientherapie zeigte in einer Phase-II-Studie ein sehr gutes medianes Überleben von 11,6 Mon. [Hainsworth et al. 2009]. Eine kleine Studie mit Lenalidomid zusätzlich zu Gemcitabin zeigte keine überzeugende Verbesserung.

Immuntherapie (PD-1- oder PD-L1-Inhibition) sollte insbes. bei Tumoren mit MSI erwogen werden; eine Zulassung für Pembrolizumab liegt für diese Fälle in den USA unabhängig von der Tumorlokalisation vor [Hainsworth und Greco 2018].

Darüber hinaus gibt es eine Vielzahl zielgerichteter Therapien, die bei Vorliegen entsprechender molekularer Veränderungen sinnvoll sein können. Molekulare Tumorboards sind für diese Pat. sehr zu empfehlen.

24.9 Nachsorge

Aufgrund der Heterogenität der CUP-Erkrankungen kann keine allgemeingültige Empfehlung für die Nachsorge gegeben werden. Pat., die eine CR erreichen, sollten sicherlich zunächst engmaschig nachgesorgt werden. Art und Frequenz der Nachsorgemaßnahmen (Klinik, Labor, Bildgebung u. Ä.) müssen auf individueller Basis der Erkrankung angepasst werden.

24.10 Prognose

Zur Prognose der Pat. mit günstigen prognostischen Merkmalen ▶ Tab. 24.3.

Abgesehen von dieser Gruppe ist der Verlauf für Pat. mit Malignomen unbekannter Primärlokalisation sehr ungünstig. In historischen Kollektiven betrug das mediane Überleben 4–5 Monate. In den Studien der letzten Jahre, in denen neuere Substanzen wie Taxane, Carboplatin, Vinca-Alkaloide, Irinotecan und Targeted Therapies eingesetzt wurden, lag das mediane Überleben um 9 Monate. Allerdings muss hier von einer Positivselektion ausgegangen werden, sodass außerhalb von Studien die Prognose ungünstiger sein dürfte. Langzeitüberleben wurde erst in den letzten Jahren berichtet und beschränkte sich auf wenige Einzelfälle.

Es wurden verschiedene prognostisch ungünstige Faktoren beschrieben. Die wichtigsten sind schlechter Performance-Status, männliches Geschlecht, niedriges Albumin i. S., ≥ 2 Metastasen und Lebermetastasen. In einigen Studien hatten Pat. mit Adeno-Ca einen ungünstigeren Verlauf als solche mit Plattenepithel-Ca; in anderen Studien konnte dieser Unterschied nicht mehr gezeigt werden [Greco und Pavlidis 2009].

24.11 Therapieschemata

Zu Kombinationschemotherapien ▶ Tab. 24.5, zu Monotherapien ▶ Tab. 24.6.

Tab. 24.5 Kombinationschemotherapien

Zytostatika	Dosierung	Applikationsart	Therapiezeitpunkt
Carboplatin / Paclitaxel			
Paclitaxel	175–200 mg / m² KOF	I.v. über 3 h	Tag 1
Carboplatin	AUC 5–6	I.v. über 30 min	Tag 1
• Wdh. an Tag 22 • Prämedikation (Steroid, H_1- und H_2-Rezeptorblocker)			
Paclitaxel / Carboplatin (PC) plus Bevacizumab / Erlotinib [Hainsworth et al. 2009; Greco et al. 2008]			
Paclitaxel	175 mg / m² KOF	I.v. über 3 h	Tag 1
Carboplatin	AUC 6	I.v. über 30 min	Tag 1
Bevacizumab	15 mg / kg KG	I.v. als Kurzinfusion	Tag 1
Erlotinib	150 mg	P.o.	Täglich fortlaufend
• Wdh. an Tag 22 • Prämedikation (Steroid, H_1- und H_2-Rezeptorblocker)			
Carboplatin / Docetaxel [Greco et al. 2000]			
Docetaxel	65 mg / m KOF	I.v. über 1 h	Tag 1
Carboplatin	AUC 6	I.v. über 20 min	Tag 1
• Wdh. an Tag 22 • Prämedikation (Steroide, H_1- und H_2-Rezeptorblocker)			
Cisplatin / Docetaxel [Greco et al. 2000]			
Docetaxel	75 mg / m² KOF	I.v. über 1 h	Tag 1
Cisplatin	75 mg / m² KOF	I.v. über 1 h	Tag 1
• Wdh. an Tag 22 • Prämedikation (Steroid, H_1- und H_2-Rezeptorblocker)			
Gemcitabin / Vinorelbin			
Gemcitabin	1 000 mg / m² KOF	I.v. über 30 min	Tage 1, 8
Vinorelbin	25 mg / m² KOF	I.v. Kurzinfusion	Tage 1, 8
Wdh. an Tag 22			
Gemcitabin / Irinotecan [Hainsworth et al. 2010]			
Gemcitabin	1 000 mg / m² KOF	I.v. über 30 min	Tage 1, 8
Irinotecan	100 mg / m² KOF	I.v. Kurzinfusion	Tage 1, 8
Wdh. an Tag 22			

Tab. 24.6 Monotherapien

Zytostatika	Dosierung	Applikationsart	Therapiezeitpunkt
Mitomycin C			
Mitomycin C	12 mg / m² KOF	I.v. Bolus	Tag 1
Wdh. 2 × im Abstand von 4 Wo., dann im Abstand von 5 Wo.			
5-FU Dauer-Infusion			
5-Fluorouracil	200–300 mg / m² KOF / d	Dauerinfusion	Bis 24 Wo.

Literatur

https://www.onkopedia.com/de/onkopedia/guidelines/cup-syndrom-krebserkrankungen-mit-unbekanntem-primaertumor/@@view/html/index.html#head-protocols (letzter Zugriff 24.6.2023).

http://www.esmo.org/Guidelines/Cancers-of-Unknown-Primary-Site/Cancers-of-Unknown-Primary-Site (letzter Zugriff 24.6.2023).

Fizazi K, Maillard A, Penel N, et al. A phase 3 trial of empiric chemotherapy with cisplatin and gemcitabine or systemic treatment tailored by molecular gene expression analysis in patients with carcinomas of an unknown primary (CUP) site (GEFCAPI 04). Ann Oncol, 2019:30 (suppl_5): v851-v934.

Greco FA, Erland JB, Morrissey LH, et al. Carcinoma of unknown primary site: phase II trials with docetaxel plus cisplatin or carboplatin. Ann Oncol, 2000; 11: 211–215.

Greco FA, Pavlidis N. Treatment for patients with unknown primary carcinoma and unfavorable prognostic factors. Semin Oncol, 2000; 36: 65–74.

Hainsworth JD, Greco FA. Cancer of unknown primary site: new treatment paradigms in the era of precision medicine. ASCO Educational Book 2018.

Hainsworth JD, Fizazi K. Treatment for patients with unknown primary cancer and favorable prognostic factors. Semin Oncol, 2009; 36: 44–51.

Hainsworth JD, Rubin MS, Spigel DR, et al. Molecular Gene Expression Profiling to Predict the Tissue of Origin and Direct Site-Specific Therapy in Patients With Carcinoma of Unknown Primary Site: A Prospective Trial of the Sarah Cannon Research Institute J Clin Oncol, 2013; 31(2): 217–223.

Hainsworth JD, Spigel DR, Thompson DS, et al. Paclitaxel / Carboplatin plus bevacizumab / erlotinib in the first-line treatment of patients with carcinoma of unknown primary site. Oncologist, 2009; 14 (12): 1189–1197.

Hainsworth JD, Spigel DR, Howard AB, et al. Oxaliplatin and capecitabine in the treatment of patients with recurrence or refractory carcinoma of unknown primary site. Cancer, 2010; 116: 2448–2452.

Palmeri S, Lorusso V, Palmeri L, et al. Cisplatin and gemcitabine with either vinorelbine or paclitaxel in the treatment of carcinomas of unknown primary site: results of an Italian multicenter, randomized, phase II study. Cancer, 2006; 107: 2898–2905.

Pavlidis N, Fizazi K. Carcinoma of unknown primary (CUP). Crit Rev Oncol Hematol, 2009; 69 (3): 271–278.

Spigel DR, Hainsworth JD, Greco FA. Neuroendocrine carcinoma of unknown primary site. Semin Oncol, 2008; 36: 52–59.

Tothill R, Shi F, Paiman L, et al. Development and validation of a gene expression tumour classifier for cancer of unknown primary. Pathology January, 2015; 47(1): 7–12.

24

25 Malignome des zentralen Nervensystems (ZNS)

Louisa von Baumgarten, Andreas Schalhorn und Friederike Schmidt-Graf

25.1 ZNS-Tumoren allgemein

25.1.1 Epidemiologie

- Inzidenz: 5–25 / 100 000 / J.
- Altersadjustierte Inzidenz (USA): Kinder (bis 14 J.) 5,85 / 100 000 / J., Jugendliche / Erw. (15–39 J.) 11,82 / 100 000 / J., Erw. (> 39 J.) 43,67 / 100 000 / J. [Ostrom et al. 2021]
- Inzidenz mit Alter zunehmend; bei Kindern im Verhältnis häufigste Tumorerkrankung [Ostrom et al. 2021]
- Geschlecht: Frauen 58,4 %, Männer 41,6 % aller Hirntumoren [Ostrom et al. 2021].
- Prognostische Einordnung: maligne 29,1 %, nicht-maligne 70,9 % [Ostrom et al. 2021]
  - Benigne Tumoren: Meningeome 38,6 %, Hypophysentumoren 17,1 %; Nervenscheidentumoren 8,4 %, andere nicht-maligne Tumoren 5,7 %, nicht-maligne Gliome 1,0 %
  - Maligne Tumoren: Glioblastome 14,3 %; andere maligne Gliome 9,2 %; andere maligne Tumoren 5,2 %, maligne Meningeome 0,4 %
- Gliome 24,5 % aller Hirntumoren, 80,9 % aller malignen Hirntumoren. 58,4 % der Gliome sind Glioblastome [Ostrom et al. 2021]
- Definierte genetische Krankheitsbilder als Risiko für Gliome (< 5 %) [Ranger et al. 2014], z. B.:
  - Neurofibromatose Typ 1: pilozytische Astrozytome und Gliome im Bereich N. opticus, seltener hochmaligne Gliome oder MPNST.
  - Neurofibromatose Typ 2: Schwannome, Meningeome, Ependymome, seltener Astrozytome.
  - Tuberöse Sklerose: Riesenzell-Astrozytome, Hamartome.
  - Lynch- und Li-Fraumeni-Syndrom: Risiko für Glioblastome und andere Gliome.

25.1.2 Ätiologie

- Handy-Nutzung und erhöhtes Risiko für Hirntumoren wird oft diskutiert, bis heute liegt jedoch keine gesicherte Evidenz vor [Prasad et al. 2017].
- Frühere Strahlentherapie: 2,3 % Inzidenz bei Langzeitüberlebenden nach prophylaktischer Strahlentherapie wegen einer akuten Leukämie in der Kindheit, Risikosteigerung 4-fach im Vergleich zu Nichtbestrahlten [Da Ros et al. 2018].
- Viren im Allgemeinen ohne Risikosteigerung für ZNS-Tumoren. Ausnahme: primäre ZNS-Lymphome – diese sind, insbes. unter Immunsuppression, häufig, EBV-assoziiert [Gandhi et al. 2021].
- Alkohol, Rauchen, Ernährung **nicht** ursächlich für primäre ZNS-Tumoren.

25.1.3 Pathologie

Malignitätsgrad der Tumoren – Einteilung nach WHO

Die Basis für die Einteilung und den Malignitätsgrad von ZNS-Tumoren ist die WHO-Klassifikation, in die seit 2016 neben der Histologie auch molekulare Marker einfließen („integrierte Diagnose"). Dies wurde in der neuesten Ausgabe von 2021 aktualisiert und präzisiert, um die verlässlichere Zuordnung der Tumoren (Diagnosestellung) und die klinische Entscheidungsfindung zu verbessern [Louis et al. 2021]. Wichtige Marker sind hier IDH, ATRX, 1p/19q, CDKN2A/B, TERT, EGFR, Chromosomenalterationen +7/-10, H3G34 und H3K27, MGMT. (▶ 25.1.4).

Wichtige Marker und Neuerungen:

- Arabische Zahlen statt römischer Zahlen, Zusatz „ZNS": ZNS-WHO-Grad 1–4
- IDH1/2-Mutationsstatus: Einordnung der verschiedenen Gliome.
- Astrozytäre Tumoren ohne IDH-Mutation: „Glioblastom, IDH-Wildtyp, WHO-Grad 4" bei histologischen Charakteristika **oder** Nachweis einer genetischen Veränderung (TERT-Mutation oder EGFR-Amplifikation oder Chromosomenalteration +7/– 10).
- IDH-mutierte Glioblastome heißen jetzt „Astrozytom, IDH-mutiert, ZNS-WHO-Grad 4", molekularer Marker: homozygote Deletion von CDKN2A/B.
- 1p/19q-Kodeletion: Zuordnung zu Oligodendrogliomen.
- ATRX-Verlust bei IDH-mutierten Astrozytomen.
- H3-G34-Mutation: diffuses hemisphärisches Gliom, ZNS-WHO-Grad 4.
- H3-K27-Alteration: diffuses Mittelliniengliom, ZNS-WHO-Grad 4, in mittelliniennahen Strukturen oder Rückenmark
- Methylierungsstatus des MGMT-Promoters: prädiktiver Marker für das Ansprechen auf eine alkylierende Chemotherapie.
- „NOS": „not otherwise specified". Molekularpathologische Analysen können nicht, unvollständig oder ohne definitives Ergebnis durchgeführt werden (Hinweis auf lediglich histologische Einordnung).

Histologisch wird der **Malignitätsgrad** von Hirntumoren unter Berücksichtigung von Zellpolymorphie, Mitoseindex, Gefäßproliferationen und Nekrosen bestimmt. Tumoren mit WHO-Grad 1 haben im Allgemeinen eine sehr gute Prognose, wohingegen ein Anstieg über Grad 2 und 3 zum WHO-Grad 4 mit einer zunehmenden Verschlechterung der Prognose und des Überlebens einhergeht.

Sinnvoll und zunehmend verbreitet ist die Durchführung eines 850k-Methylierungsassays, wodurch die Klassifikation und genaue Zuordnung eines Tumors gestützt werden kann. Dies gehört in neuroonkologischen Zentren mittlerweile zum Standard und hilft insbes. auch bei der weiteren Therapie- und Nachsorgeplanung.

25.1.4 Klassifikation / Stadieneinteilung

Zur WHO-Klassifikation ▶ Tab. 25.1.

25.1.5 Klinik

Das klinische Bild der Hirntumoren wird durch Ausmaß und Lokalisation des Tumors, seine Wachstumsgeschwindigkeit und oft durch ein perifokales Ödem bestimmt. Typische Symptome bei Erstdiagnose eines Hirntumors können sein:

- Epileptische Anfälle
- Kopfschmerzen
- Auftreten und (sub-)akute Progression eines fokalen neurologischen Defizits (abhängig von der Tumorlokalisation), z. B. Paresen oder Aphasie
- Allgemeine neurologische Funktionsstörungen wie
  - Hirnorganische Persönlichkeitsveränderungen, kognitive Beeinträchtigung
  - Gangstörungen

Tab. 25.1 Klassifikation der primären ZNS-Tumoren, sehr stark vereinfachte Einteilung und Auswahl nur der häufigsten Typen in Anlehnung an die WHO [Louis et al. 2021]

Tumor	ZNS-WHO-Grad
Gliome, glioneuronale und neuronale Tumoren	
• Pilozytisches Astrozytom	1
• Astrozytom, IDH-mutiert	2, 3 oder 4
• Oligodendrogliom, IDH-mutiert, 1p / 19q-kodeletiert	2 oder 3
• Glioblastom, IDH-Wildtyp	4
• Diffuses Mittelliniengliom, H3-K27-alteriert	4
• Diffuses hemisphärisches Gliom, H3-G34-mutiert	4
• Gangliogliom	
• Diffuser leptomeningealer glioneuronaler Tumor	
• Ependymom	2
• Anaplastisches Ependymom	3
Pinealistumoren	
• Pineozytom	1
• Pineoblastom	4
Embryonale Tumoren	
• Medulloblastom: 4 Untertypen (WNT; TP53-WT SHH; TP53-Mut SHH; non-WNT, non-SHH)	4
• Atypischer teratoider / rhabdoider Tumor (ATRT; v. a. Kleinkindalter)	4
Tumoren der Hirn- und peripheren Nerven	
• Neurinom / Schwannom, Neurofibrom, Perineuriom	1
• Maligner peripherer Nervenscheidentumor (MPNST): low-grade (15 %), high-grade (85 %)	
Meningeome	
• Meningeome mit geringer Rezidivneigung: u. a. fibröses, transitionelles, psammomatöses, angiomatöses Meningeom	1
• Atypisches, Klarzell-, chordoides Meningeom	2
• Rhabdoides, papilläres, anaplastisches (malignes) Meningeom	3
Tumoren des hämatopoetischen Systems	
• Primäres, diffus großzelliges B-Zell-Lymphom	
• Immundefizienz-assoziiertes Lymphom	
• Lymphomatoide Granulomatose	
• Weitere 6 Entitäten (niedriggradige B-Zell-Lymphome, T-Zell-Lymphome, histiozytäre Tumoren)	
Tumoren der Sella	
• Kraniopharyngeom	1
• Hypophysenadenome	
Keimzelltumoren	
• Germinom	
• Teratom	

Bei gesteigertem Hirndruck, oft auch als Folge des perifokalen Ödems, können die Kopfschmerzen heftig sein und mit Übelkeit, Erbrechen, aber auch mit Vigilanzminderung oder Pupillenstörung einhergehen. Eine Bradykardie kann auftreten. Bei einer Augenspiegelung lässt sich oft, aber nicht immer, ein Papillenödem nachweisen.

Merke

Bei akuter klinischer Symptomatik ist immer eine sofortige zerebrale Bildgebung anzustreben!

Bei den häufigsten malignen Hirntumoren, den ZNS-WHO-Grad-3- und -4-Tumoren wie z. B. den Glioblastomen, den höhergradigen Astrozytomen und Oligodendrogliomen, sind die klinischen Symptome im Krankheitsverlauf gut erfasst (▶ Tab. 25.2) [Ijzerman-Korevaar et al. 2018].

25.1.6 Diagnostik

Übersicht

- Anamneseerhebung (Leitsymptome wie Kopfschmerzen oder epileptische Anfälle?)
- Körperliche Untersuchung: klinisch-internistischer und neurologischer Status, Hirndruckzeichen?
- Neuropsychologische Untersuchung.
- Lumbalpunktion (Tumorzellen, Biomarker, Abgrenzung von entzündlichen Erkrankungen)
- EEG (Epilepsie als Ursache für Bewusstseinsveränderungen?)
- Neuroradiologische Diagnostik
- Nuklearmedizinische Untersuchung/PET (differenzialdiagnostische Einordnung, Beurteilung der Tumoraktivität, Graduierung, Primariussuche)

Für die Dokumentation der neurologischen Untersuchung kann die Neurological-Assessment-in-Neuro-Oncology-(NANO-)Skala genutzt werden [Nayak et al. 2017]. Ein wichtiger Parameter bei neuroonkologischen Pat. zur Einschätzung der körper-

Tab. 25.2 Die 10 häufigsten klinischen Symptome bei Gliom-Pat.

Symptome	Häufigkeit
Epileptische Anfälle	37 %
Kognitive Defizite	36 %
Psychomotorische Verlangsamung	35 %
Dysphagie	30 %
Kopfschmerzen	27 %
Verwirrtheit	27 %
Aphasie	24 %
Paresen	21%
Fatigue	20 %
Dyspnoe	20 %

lichen und sozialen Aktivität ist der Karnofsky Performance Status (KPS). Bei der neurokognitiven Einschätzung können standardisierte Testbatterien wie die Mini Mental State Examination (MMSE) oder der Montreal Cognitive Assessment Test 8MoCa-Test) sinnvoll sein.

Merke
Akute neurologische Symptomatik oder Hirndruckzeichen erfordern ein sofortiges Handeln!

Magnetresonanztomografie (MRT)

- Methode der Wahl bei Diagnostik und weiterer Therapieplanung
- Standard: 3 Ebenen, Schichtdicke max. 3 mm, native T1, T2, FLAIR-Sequenzen, Gadolinium-kontrastverstärkte T1-Sequenzen [Ellingson 2015]. Zusätzliche spezielle Sequenzen oder MR-Angiografie nach Erfordernis, MR-Spektroskopie gelegentlich zur differenzialdiagnostischen Einordnung hilfreich.
- Postop. MRT innerhalb von 72 h nach OP. Ansonsten Unterscheidung zwischen Tumor und postop. Veränderungen eingeschränkt.
- Liquorpunktion vor MRT kann zu einer vermehrten meningealen Kontrastmittelanreicherung führen. Deshalb besser nach MRT durchführen.

Für die Dokumentation und Beurteilung von MRT-Befunden im Krankheitsverlauf stehen (zumindest für Gliome etabliert) die Response-Assessment-in-Neuro-Oncology-(RANO-)Kriterien zur Verfügung [Wen 2017].

Merke
Die Magnetresonanztomografie (MRT) ist für Diagnostik und Verlauf bei ZNS-Tumoren die bildgebende Methode der Wahl!

Computertomografie (CT)

- Bei akuter klinischer Symptomatik in der Notfallsituation nahezu immer verfügbar
- Ergänzend zur MRT manchmal hilfreich, z. B. zum Nachweis von Tumorverkalkungen und zur Abgrenzung von kleinen Einblutungen, zur Beurteilung einer Knochenarrosion und -infiltration, z. B. Vestibularisschwannom.

Positronenemissionstomografie (PET)

Ein zerebrales PET (Aminosäure-PET) kann bei speziellen Fragestellungen hilfreich sein. Beispiele:

- Differenzialdiagnostische Einordnung bei Erstdiagnose
- Beurteilung von Ausdehnung und Malignität (insbes. Gliome)
- Planung einer Biopsielokalisation (max. Anreicherung)
- Planung von Resektionsausmaß oder Strahlentherapie
- Differenzierung von Progress vs. Pseudoprogress / Therapiefolge

Verwendete Tracer: Verschiedene Tracer stehen zur Verfügung. Aktuell sind die ^{18}F-markierten Aminosäuren am weitesten verbreitet, da die HWZ von 110 min relativ lang ist und die Transportfähigkeit eine weitere Verbreitung ermöglicht.

- ^{18}F-FET = O-(2-[^{18}F]FluorEthyl)-l-Tyrosin: v. a. bei Gliomen
- ^{68}Ga-DOTATATE, ^{68}Ga-DOTATOC: bei Meningeomen, Metastasen neuroendokriner Tumoren

Liquordiagnostik

- Zur Abgrenzung von entzündlichen Erkrankungen (z. B. Bestimmung von Zytologie, oligoklonalen Banden, Aquaporin-4-AK, JC-Virus)
- Zum Nachweis von Tumorzellen (Diagnosestellung, Staging, Meningeosis)
- Zur Bestimmung von Tumor- oder anderen Biomarkern

Cave

Vor einer Liquorpunktion sollte eine drohende Einklemmung bei akuter Symptomatik ausgeschlossen werden!

Laboruntersuchungen

- Hormonstatus bei Hypophysentumoren.
- Selten spielen Tumormarker eine Rolle: NSE bei Neuroblastom, AFP und β-HCG bei Germinomen, Katecholamin bei Neuroblastom. Weitere Marker (DNA, RNA) haben noch keinen gesicherten Stellenwert.
- Ggf. LDH als allgemeiner Marker eines erhöhten Zellumsatzes.

Invasive Diagnostik

Merke

Bei tumorverdächtigen Läsionen ist nach Ausschöpfung der sonstigen Diagnostik immer eine histologische Diagnostik erforderlich. Ohne Histologie ist keine Therapieplanung möglich!

- Offene mikrochirurgische Resektion, wenn es Lage und Ausdehnung des Tumors ermöglichen.
- Stereotaktische Serienbiopsien immer dann, wenn eine primäre offene Resektion nicht möglich oder nicht sinnvoll ist.
- Bei bildgebend V. a. ZNS-Lymphom: primär Biopsie planen, da die Resektion bei diesen hoch infiltrativen Tumoren keinen gesicherten Stellenwert hat. **Cave:** Keine Steroidgabe vor bioptischer Sicherung!

Stereotaktische Biopsien:

- MRT zur Planung.
- Ggf. zusätzlich PET: Erkennung der Hot-Spot-Areale in der FET-PET und Berücksichtigung bei den Biopsien.
- Entnahme multipler Biopsien für Histologie und molekulare Analysen (dennoch häufig zu wenig Material für Molekularpathologie!).
- Komplikationen sind selten. Blutungsrisiko < 1 %.

Posttherapeutische Kontrollen

- Nach OP innerhalb 72 h MRT: Resttumor? OP-Folgen (Ischämie, Blutung etc.)?
- MRT 4–6 Wo. nach Strahlentherapie: Status, als Ausgangsbild für weitere Kontrollen.
- Ggf. MRT im Verlauf, Frequenz je nach Tumorentität.

Cave

„Pseudoprogression" in der MRT-Kontrolle nach einer Strahlentherapie: in 20–30 % (oft zunehmende) Kontrastmittelaufnahme im Tumorgebiet, die sich später wieder zurückbildet. Einordnung oft erst im Verlauf oder durch Biopsie möglich!

- Bei klinischer Relevanz Abklärung einer Kontrastmittelanreicherung im MRT durch ^{18}-FET-PET: Aufnahme und Speicherung bei aktivem Tumor, bei Ödem / Therapiefolge / Pseudoprogression keine Aufnahme des Tracers. Ggf. auch weitere Abklärung mittels Biopsie zur Einordnung bzgl. Tumor / Therapiefolge.

25.1.7 Therapie

Therapieplanung

Die Therapieplanung muss stets abhängig von der zuvor gesicherten Diagnose erfolgen. Sie sollte jeweils im interdisziplinären Tumorboard diskutiert werden. Allgemein gültige Prinzipien:

- ZNS-WHO-Grad 1: kurative OP mit dem Ziel der kompletten Tumorentfernung anstreben
- ZNS-WHO-Grad 2: operative Resektion, danach abhängig von Diagnose und Tumorlast Diskussion von Bestrahlung und / oder Chemotherapie
- ZNS-WHO-Grade 3 und 4: operative Resektion, postop., abhängig von Diagnose und Zustand, Bestrahlung und / oder Chemotherapie (konkomitant / adjuvant)

25

Chirurgische Therapie

Unterscheidung zwischen Biopsie, Teilresektion, Komplettresektion. Ind. zur operativen Intervention bei ZNS-Tumoren:

- Diagnosestellung (Histologie, Molekularpathologie).
- Gut abgrenzbarer Tumor (z. B. Meningeom).
- Tumor kann nach MRT-Kriterien komplett und sicher entfernt werden.
- Es ist kein relevantes postop. Defizit zu erwarten.
- Teilresektion, um das Ausmaß der Raumforderung zu reduzieren und eine nachfolgende Strahlen- ± Chemotherapie effektiver zu gestalten. Meist Verbesserung der Prognose bei weniger Tumorlast.

OP-Fähigkeit abhängig von KPS, Komorbidität, Alter.

Besondere Techniken bei der Resektion von ZNS-Tumoren:

- Präoperatives Mapping zur Schonung funktionell wichtiger Areale
- Präop. Fluoreszenzmarkierung höhermaligner Gliome z. B. mit 5-Aminolävulinsäure (5-ALA)
- Intraop. Ultraschall, intraop. MRT
- Mapping- und Monitoring-Verfahren zur Kartierung und Überwachung relevanter Hirnfunktionen (Sprache, Motorik, Gefühl), Ableitung evozierter Potenziale
- Evtl. OP in Lokalanästhesie / „Wach-OP" unter kontinuierlichem Sprachmonitoring

Strahlentherapie bei Hirntumoren

Die Strahlentherapie spielt bei der Behandlung von Tumoren des Nervensystems eine herausragende Rolle, insbes. bei:

- Astrozytomen, Glioblastomen, Ependymomen, höhergradige Meningeomen, Tumoren der Hirn- und spinalen Nerven, manchen Hypophysentumoren
- Behandlung von zerebralen und spinalen Metastasen, Meningeosis

Die Strahlentherapie wird häufig bei inkompletter Resektion, aber auch bei bestimmten Diagnosen zusätzlich zur Resektion (v.a. Astrozytome, Medulloblastome, Ependymome) eingesetzt. Benigne Läsionen wie Meningeome oder Akustikusneurinome können bis zu einer gewissen Größe auch alternativ zur Resektion radiochirurgisch oder stereotaktisch fraktioniert behandelt werden. Bei benignen Läsionen wird normalerweise nur das Tumorvolumen, bei malignen Gliomen die erweiterte Tumorregion bestrahlt. Eine Ganzhirnbestrahlung kommt bei rezidivierten ZNS-Lymphomen, einer Meningeosis oder multiplen Hirnmetastasen zum Einsatz. Die Neuroachse wird z.B. bei Meningeosis, Keimzelltumoren oder Medulloblastomen bestrahlt.

Formen der Strahlentherapie, Planung und Durchführung

Die Bestrahlung erfolgt normalerweise perkutan mit Photonen, die in einem Linearbeschleuniger erzeugt werden. Dosis und Zielvolumen hängen von der Diagnose sowie von Alter und Zustand des Pat. ab.

- Fraktionierte Bestrahlung: Applikation in einer Serie einzelner Fraktionen; z.B. bei Gliomen konventionelle Fraktionierung mit Einzeldosis (ED) von 1,8–2,0 Gy, bis zu einer Gesamtdosis von 60 Gy beim Glioblastom. Bei älteren Pat. oder schlechtem Zustand hypofraktionierte Bestrahlung mit ca. 40 Gy in 15 Fraktionen [Perry et al. 2017].
- Einzeldosis (Radiochirurgie): Bei kleinem Volumen kann bei gewissen Ind. in einer einzelnen Sitzung eine hohe Dosis (5–30 Gy) appliziert werden.
- Interstitielle Bestrahlung (Brachytherapie): Implantation radioaktiver Strahler.
- Protonen/Schwerionenbestrahlung: nur in wenigen ausgewählten Ind., nur in wenigen Zentren verfügbar.
- Planung der Strahlentherapie erfolgt mittels Bildgebung (MRT, CT, evtl. PET).
- Zielvolumen je nach Ind.: Tumorläsion allein (benigne Läsionen) oder Läsion mit Sicherheitsabstand von 2–4 cm (z.B. Gliome) oder Ganzhirnbestrahlung oder Neuroachse.
- Je größer das Bestrahlungsvolumen, umso geringer die Einzeldosis, um das Risiko für inakzeptable NW (Radionekrose, klinisch manifestes Ödem) zu reduzieren.
- Die (stereotaktische) Bestrahlung ist hochpräzise, um NW im mitbestrahlten gesunden Gewebe zu minimieren.
- Bestrahlungsbeginn postop. bei Glioblastomen: 2–5 Wo. nach OP.

Erneute Radiotherapie bei Rezidiv

Eine mögliche Re-Bestrahlung hängt von der initialen Dosis, dem Bestrahlungsvolumen, der Lokalisation und dem zeitlichen Abstand zwischen initialer Bestrahlung und Re-Bestrahlung ab. Mittlerweile wird eine erneute Bestrahlung im Abstand von mind. 6 Mon. in manchen Ind. durchgeführt. Das erhöhte Risiko einer Strahlennekrose muss in der Folge bei der Betrachtung von bildgebenden Befunden und bei klinischer Verschlechterung stets bedacht werden. Studien dazu sind vorwiegend retrospektiv und heterogen, Ergebnisse prospektiver Studien (z.B. GLIAA-

Studie/NOA10) sind abzuwarten. Bei Glioblastomen kommt im klinischen Alltag mittlerweile häufiger eine Re-Bestrahlung zum Einsatz.

Medikamentöse Therapie

Die Wirksamkeit einer Therapie hängt zunächst von den erreichbaren Medikamentenspiegeln im Tumor und der Resistenz der Tumorzellen ab. Im Vergleich zu den meisten extrakraniellen malignen Tumoren ist die Effektivität der Chemotherapie bei Hirntumoren insgesamt gesehen wesentlich schlechter.

Mögliche Ursachen: Blut-Hirn-Schranke (blood brain barrier [BBB]) als physiologische und funktionelle Schranke zum Schutz des Gehirns. Niedrig maligne Hirntumoren weisen häufig keine oder nur eine geringen Änderung der BBB auf, hoch maligne Tumoren gehen oft mit einer Aufhebung der BTB (blood tumor barrier) einher. Daher auch hohe Kontrastmittelaufnahme in der Bildgebung. Dennoch ausreichend hohe und gleichmäßige Konzentration der Pharmaka im Tumor hinterfragen. Hohe Expression des MDR-Gen-codierten P-Glykoproteins (MDR: multidrug resistance), das entsprechende Moleküle aktiv ausschleust, verhindert potenziell toxische Gewebespiegel der meisten Pharmaka [Da Ros et al. 2018].

Zytostatika zur Therapie maligner Hirntumoren

Grundsätzlich spielt die Chemotherapie eine gesicherte Rolle in der Behandlung von Oligodendrogliomen, Astrozytomen und Glioblastomen, bei Medulloblastomen, Germinomen sowie ZNS-Lymphomen und Metastasen.

Chemotherapien werden einzeln oder in Kombination (Synergieeffekt, differenzielle Empfindlichkeit verschiedener Tumorzellen) verabreicht. Mögliche Applikationsformen sind oral, i. v., intrathekal oder lokal. Die Liquorgängigkeit der Zytostatika ist als bestes Maß für die Durchlässigkeit der BBB bei der Wahl geeigneter Therapeutika immer noch bedeutungsvoll.

Wegen ihrer Häufigkeit und der prinzipiellen Bedeutung wird im Folgenden v. a. auf die Chemotherapie der **malignen Gliome** eingegangen:

Die Zahl der zur Verfügung stehenden Zytostatika ist weiterhin niedrig, wichtigste Substanz ist seit vielen Jahren Temozolomid. Mit ausreichender Liquorgängigkeit und potenzieller Wirksamkeit in der Therapie maligner Gliome sind von den in Deutschland zur Verfügung stehenden Zytostatika in erster Linie folgende Alkylanzien zu nennen:

- Temozolomid (▶ 1.3.109)
- CCNU/Lomustin (▶ 1.3.69).
- Procarbazin (▶ 1.3.95).

Nach dem erstmaligen Wirknachweis in einer großen, internationalen Glioblastom-Studie („Stupp"-Studie), die auch zur Zulassung führte, hat Temozolomid für die Behandlung des Glioblastoms mittlerweile die größte Bedeutung erlangt [Stupp et al. 2005]: sowohl in Kombination mit einer Strahlentherapie und auch als Monotherapie, bei vergleichsweise sehr guter Verträglichkeit.

Eine Verlängerung der Temozolomid-Gabe über 6 Mon. hinaus hat bei Glioblastomen nicht zu einer besseren Prognose geführt [Balana et al. 2020; Gramatzki et al. 2017], sodass eine verlängerte Erhaltungstherapie mit Temozolomid obsolet erscheint.

Insbes. bei älteren Pat. (> 70 J.) sollten bei der Therapieentscheidung neben KPS und Komorbiditäten der Methylierungsstatus des MGMT-Promotors bedacht werden: bei Glioblastom und unmethyliertem MGMT wird bei höherem Alter und schlechterem Zustand die alleinige Bestrahlung ohne Chemotherapie empfohlen. Bei methyliertem MGMT kann eine kombinierte RCT oder eine Monotherapie mit 6 Zyklen Temozolomid im 5/28-Tagesschema durchgeführt werden [Malmström et al. 2012; Wick et al. 2012].

Bzgl. einer Auswahl möglicher Therapieprotokolle für die (kombinierte oder alleinige) Chemotherapie der malignen Hirntumoren ▶ 25.1.8. Im Rezidiv muss stets abhängig von der individuellen Situation (Tumorentität, Alter, Karnofsky Index, Vorerkrankungen, Vorbehandlung, Pat.-Wunsch) die weitere Behandlung interdisziplinär abgestimmt werden. Häufige Optionen sind erneute RCT, alleinige Chemotherapie, alleinige Bestrahlung. Im Rahmen von molekularen Tumorboards kann die Möglichkeit einer zielgerichteten Therapie erörtert werden.

Studien sollten unter Berücksichtigung molekularer Marker mit standardisierten Kriterien von z. B. Pat.-Zustand und Lebensqualität durchgeführt und die entsprechenden Parameter standardisiert erfasst werden (z. B. RANO-Kriterien bei MRT-Bildgebung in vorgegebenen zeitlichen Abständen).

Bevacizumab

Der Angiogenese (VEGF)-Inhibitor Bevacizumab ist beim Glioblastomrezidiv u. a. in den USA und der Schweiz zugelassen. Eine Zulassung in der EU konnte mangels Nachweises eines Überlebensvorteils beim Glioblastom in der Erstdiagnose oder im Rezidiv sowie bei rezidivierten ZNS-WHO-Grad-2- und -3-Gliomen nicht erreicht werden [Chinot et al. 2014; Gilbert et al. 2014; Wick et al. 2014, 2017; van den Bent et al. 2018]. Es konnte lediglich gezeigt werden, dass es zu einem verlängerten PFS beim Glioblastomrezidiv und zu einem reduzierten Steroidbedarf führt [Taal et al. 2014]. Eine zunehmende Rolle spielt es jedoch in der Therapie der Radionekrose (Antragstellung notwendig), bei Gliomen, aber auch anderen ZNS-Tumoren [Levin et al. 2011; Bernhardt et al. 2022].

Immuntherapie und zielgerichtete Therapie maligner Gliome

Immuncheckpoint-Inhibitoren haben bei Pat. mit Glioblastom zu keiner signifikanten Verbesserung des Outcomes geführt [Reardon et al. 2020; Lim et al. 2022]. Anders als bei systemischen Tumoren konnte für das Glioblastom auch kein Biomarker identifiziert werden, der prädikativ ist für das Ansprechen auf eine Immuncheckpoint-Inhibition. Insbes. Defekte im DNA-MMR und eine hohe Mutationslast im Tumor zeigten keine Korrelation mit dem Ansprechen auf Immuncheckpoint-Inhibitoren [Lombardi et al. 2020]. Die unzureichende Wirksamkeit wird u. a. auf das stark immunsuppressive Mikromilieu des Glioblastoms zurückgeführt, das wenig permissiv ist für die Rekrutierung und Persistenz von zytotoxischen Lymphozyten.

Obwohl in Glioblastomen nicht selten Mutationen in Signalwegen vorliegen, die prinzipiell einer zielgerichteten Therapie zugänglich sind (insbes. Mutationen, die EGFR, c-MET, PI3 K-AKT-mTOR und FGFR betreffen), konnten im Rahmen zahlreicher Studien bis auf wenige Ausnahmen sowohl in der Primärtherapie als auch im Rezidiv sowie als Mono- oder Kombinationstherapie keine durchgreifenden Behandlungserfolge erzielt werden.

Etwa 3 % der Glioblastome weisen eine BRAF-V600E-Mutation auf, die Frequenz liegt jedoch in einzelnen Subgruppen wie dem epitheloiden Glioblastom mit bis zu 50 % höher. Im Rahmen des VE-Basket Trials konnten für BRAF-mutierte anaplastische Astrozytome und Glioblastome ein objektivierbares Ansprechen in fast 10 % der Fälle und ein medianes Überleben von 11,9 Mon. erzielt werden [Kaley et al. 2018]. Die Kombination von Dabrafenib und Trametinib führte bei 39 BRAF-V600E-mutierten rezidivierten Glioblastomen zu einem objektivierbaren Ansprechen in 27 % der Fälle, mit einer Erkrankungskontrolle (Disease Control Rate) von 57 % und z. T. vollständiger Remission [Kushnirsky et al. 2020].

Vielversprechende präliminäre Behandlungserfolge zeigten sich für die zielgerichtete Behandlung von NTRK-mutierten rezidivierten Glioblastomen [Drilon et al. 2018].

Chemotherapie bei anderen Hirntumoren

Bei den Hirntumoren des Erw., die nicht den höhergradig malignen Gliomen zuzuordnen sind, z. B. den niedriggradig malignen Gliomen, Hypophysentumoren, Tumoren der Pinealisregion, Meningeomen und Neurinomen, stehen die operativen Maßnahmen, ggf. ergänzt durch eine Strahlentherapie, ganz im Vordergrund [Tonn et al. 2007]. Die medikamentöse Therapie hat bei diesen Tumoren im Allgemeinen keinen Stellenwert. Ausnahmen sind das primäre ZNS-Lymphom und das Medulloblastom.

Primäre Lymphome des ZNS (PCNSL)

PCNSL sind hoch maligne B-Zell-Lymphome, die bei rein symptomatischer Therapie in Wochen bis wenigen Monaten zum Tod führen. Durch eine Optimierung der Therapie können gemäß Registerdaten mittlerweile 5-JÜR um 30 % erzielt werden [von Baumgarten et al. 2018].

- Bisher gibt es keine etablierte Standardtherapie des PCNSL. Daher sollten Pat., wann immer sinnvoll möglich, in prospektive Therapiestudien eingeschlossen werden.
- Die primäre Strahlentherapie ist hoch effektiv. Es kommt aber meist sehr rasch zu einem Rezidiv, sodass die systemische Chemotherapie im Vordergrund steht.
- Hoch dosiertes Methotrexat (HDMTX) ist die wirksamste Einzelsubstanz und – sofern keine KI gegen MTX vorliegen – die Basis der Therapie. MTX-Dosen ≥ 3 g/m² werden über 4 h infundiert. Diese Hochdosistherapie erfordert eine forcierte Diurese und eine konsequente Urin-Alkalisierung (pH darf nicht < 7 abfallen!). Ein dem Verlauf der MTX-Serumspiegel angepasster Leukovorin-Rescue ist zwingend vorgeschrieben.
- Wegen der hohen Effektivität von Rituximab gegenüber B-Zell-Lymphomen wird HDMTX heute immer mit diesem AK kombiniert [von Baumgarten et al. 2018]. Bei gutem AZ bzw. jüngerem Lebensalter sollte die Chemotherapie erweitert werden, wobei als Kombinationspartner Cytarabin (AraC), Thiotepa und Ifosfamid in Betracht kommen. Mit einer Konsolidierung mit einer nicht-myeloablativen Chemotherapie oder einer Hochdosis-Chemotherapie mit autologer Stammzelltransplantation (HD-ASCT) kann bei Pat. < 70 J. oft eine Langzeitremission erzielt werden [von Baumgarten et al. 2018].
- Ist eine HDMTX-Therapie nicht mehr möglich, werden andere Zytostatika, z. B. Temozolomid, gegeben und entweder mit Rituximab oder einer Ganzhirnbestrahlung kombiniert.
- Nach einer HDMTX-basierten Primärtherapie soll auf die Nachbestrahlung verzichtet werden, da sie die ZNS-Toxizität erheblich steigern kann und nicht zu einer Verlängerung des Überlebens geführt hat [von Baumgarten et al. 2018].

- Im Rezidiv richtet sich die Therapie nach dem klinischen Zustand des Pat., nach den vorausgegangenen Therapien und der Länge des rezidivfreien Intervalls.
- Bei Pat. < 65 J. mit Rezidiv oder primär refraktärer Erkrankung sollte eine HD-ASCT erwogen werden. Mit der HD-ASCT konnten in 2 großen retrospektiven Studien Langzeitremissionen bei Pat. erreicht werden, die auch unter einer HDMTX-Induktion kein Ansprechen erzielten [Schorb et al. 2013; Soussain et al. 2012]
- Bei Pat., die sich nicht für eine HD-ASCT qualifizieren und die initial erfolgreich mit MTX behandelt wurden, kann eine erneute MTX-haltige Chemotherapie erwogen werden. In einer retrospektiven Analyse zur Re-Therapie mit MTX bei Rezidiv nach vorangegangener MTX-basierter Therapie wurden vergleichsweise hohe Ansprechraten (bis zu 85 %) und ein medianes Überleben von 41–62 Mon. beschrieben [Pentsova et al. 2014; Plotkin et al. 2004].
- Die Strahlentherapie weist im Rezidiv Ansprechraten von 74–79 % und ein medianes Überleben von 10–16 Mon. auf [von Baumgarten et al. 2018]. Bei den Zytostatika werden oft Topotecan, Temozolomid in Kombination mit Rituximab und das PCV-Protokoll genannt.
- Zielgerichtete Substanzen, die z. B. in die B-Zell-Signaltransduktion eingreifen und damit Proliferation und Überleben von Lymphomzellen regulieren, wie Temsirolimus [Korfel et al. 2016], Lenalidomid [Ghesquieres et al. 2019], Pomalidomid [Tun et al. 2018], Tirabrutinib [Narita et al. 2021] und Ibrutinib [Soussain et al. 2019; Lionakis et al. 2017] sowie Checkpoint-Inhibitoren [Nayak et al. 2017], die die T-Zell-vermittelte Immunantwort modulieren, zeigen Aktivität, aber z. T. nicht unerhebliche Toxizität bei therapierefraktären und intensiv vorbehandelten Patienten. Sollten aktuell rekrutierende Studien die Effektivität und Verträglichkeit der genannten Substanzen bestätigen, eröffnen sich möglicherweise neue Möglichkeiten in der Behandlung des PCNSL. Derzeit besteht in Deutschland jedoch keine Zulassung der angeführten Substanzen. In der Behandlung des therapierefraktären DLBCL ist die Therapie mit CAR-T-Zellen zugelassen, die Wirksamkeit in der Behandlung sekundärer ZNS-Manifestationen [Abramson et al. 2017; Karschnia et al. 2022] und beim primären ZNS-Lymphom aufweist [Frigault et al. 2022]. Ihr Stellenwert muss in größeren prospektiven Studien noch definiert werden.
- Wegen der Seltenheit der primären ZNS-Lymphome und der Toxizität der Therapie sollte die Therapiefestlegung grundsätzlich in einem Hirntumor- oder Lymphom-Board festgelegt werden.

Medulloblastome

Medulloblastome sind die häufigsten primären, bösartigen Hirntumoren des Kindesalters. Sie sind für etwa 20–40 % aller Hirntumoren bei Kindern verantwortlich. Selten kommen sie auch im Erwachsenenalter vor, hier machen sie allerdings nur < 1 % aller Hirntumoren aus. Die Inzidenz beträgt in dieser Altersgruppe etwa 1/1 000 000/J. [Franceschi et al. 2019]. Es handelt sich um embryonale Tumoren des Kleinhirns, die infiltrativ ins umliegende Gewebe wachsen. Es wird in 4 molekulare Subgruppen eingeteilt (wingless-type [WNT], sonic hedgehog [SHH], Gruppe 3 und Gruppe 4), die alle den ZNS-WHO-Grad 4 aufweisen [Louis et al. 2021]. Beim Erw. liegen am häufigsten SHH-aktivierte Medulloblastome vor. Die Therapie besteht i. d. R. aus einer OP in Kombination mit einer Bestrahlungs- und Chemotherapie, die für die Pat. individuell festgelegt werden [Franceschi et al. 2019].

- Die max. sichere Resektion ist zentraler Bestandteil der Behandlung. Sie dient der histologischen Diagnosesicherung, senkt den Hirndruck und trägt zur lokalen Tumorkontrolle bei.
- Für Erw. wird die kraniospinale Bestrahlung mit Boost auf das Tumorbett sowie eine adjuvante Polychemotherapie empfohlen.
- Für Erw. kommt hierbei häufig das sog. Packer-Regimen zum Einsatz (8 Dosen Vincristin 1,5 g/m^2 [absolut max. 2 mg] während der Bestrahlung, gefolgt von 8 Zyklen Lomustin 75 mg/m^2, Cisplatin 70 mg/m^2 und Vincristin 1,5 mg/m^2) [Packer et al. 1999].
- In einer deutschen prospektiven Studie (NOA-07) konnte unter Kombination des Packer-Regime mit der kraniospinalen Bestrahlung ein 3-Jahres-PFS von 70 % erzielt werden. Allerdings haben 60 % der Pat. die Behandlung nach dem 4. Zyklus toxizitätsbedingt (am häufigsten Leukopenie, Polyneuropathie, Ototoxizität) abgebrochen [Beier et al. 2018].
- Mit der zunehmenden molekularen Charakterisierung werden aktuell zielgerichtete Behandlungsansätze z. B. mit SMO-Inhibitoren im Rahmen von klinischen Studien untersucht [Hau et al. 2021].
- Prognose abhängig von Tumorgröße, Ausmaß der Tumorentfernung und etwaiger Metastasierung.
- Rezidive werden auch noch nach 10 J. beobachtet.
- Häufig erfolgt eine Metastasierung ins Rückenmark, allerdings selten in der Erstdiagnose.
- Im Verlauf sind auch Fernmetastasen außerhalb des ZNS möglich.
- Im Rezidiv kommen die Re-Resektion, Chemotherapie sowie eine Re-Bestrahlung fokaler Befunde in Betracht.

Hirnmetastasen

Bzgl. der **Therapie von Hirnmetastasen** sei auf Aizer et al. [2022] verwiesen. Für jeden Pat. ist individuell in Abhängigkeit von zugrunde liegendem Primarius, Gesamtzustand, Anzahl und Lokalisation der Hirnmetastasen und systemischer Erkrankungskontrolle zu entscheiden, welcher der möglichen Therapiewege – OP, Strahlen- oder medikamentöse Tumortherapie – zum Einsatz kommt. Die Chemotherapie kann dabei für einige Tumorentitäten wie das SCLC und Keimzelltumoren gute Ergebnisse erzielen. Ansonsten spielt sie v. a. angesichts des Therapieerfolgs mit zielgerichtete Behandlungsansätzen und Immuntherapien eine zunehmend untergeordnete Rolle.

Hirnmetastasen des EGFR- und ALK-mutierten NSCLC, HER2-pos. Metastasen des Mamma-Ca und BRAF-mutierte Hirnmetastasen des Melanoms können erfolgreich mit spezifischen, molekular zielgerichteten Inhibitoren behandelt werden [Aizer et al. 2022].

Immuncheckpoint-Inhibitoren (Ipilimumab, Nivolumab, Pembrolizumab, Atezolizumab) haben klar die Prognose von Pat. mit Hirnmetastasen des Melanoms verbessert und zeigen vielversprechende Wirksamkeit in der Behandlung von Hirnmetastasen des NSCLC und des triple-neg. Mamma-Ca. Entsprechend gewinnt die molekulare Charakterisierung von Hirnmetastasen zur Einleitung einer personalisierten Therapie eine wichtige Bedeutung.

Merke

Zerebrale Metastasen von Keimzelltumoren können sehr gut auf eine cisplatinhaltige Therapie ansprechen.

Supportive Therapie

Antiödematöse Therapie

Kortikosteroide

- Mittel der Wahl: Dexamethason.
- Dosierung: 4–20 mg/d, einmal tgl. morgens; bei ausgeprägtem Hirndruck initial Bolus bis zu 40 mg Dexamethason i. v., unter klinischer Kontrolle langsame Reduktion.
- Bei Resektion der Raumforderung/Rückbildung des Hirnödems zeitnah Ausschleichen der Steroide anstreben. Bei klinischer Verschlechterung während einer Strahlentherapie kann eine Kortikosteroidtherapie in niedrigerer Dosierung sinnvoll sein.
- Wenn aufgrund der bildgebenden Befunde differenzialdiagnostisch ein PCNSL wahrscheinlich ist, wird – wenn irgendwie vertretbar – auf die Gabe von Kortikosteroiden verzichtet, weil die lympholytische Aktivität der Kortikosteroide die histopathologische Diagnostik **erheblich** erschwert bzw. unmöglich macht.

Osmotisch wirksame Substanzen

Bei Versagen von Dexamethason ggf. Mannitol (nachrangig): 20-prozentige Lösung, bis zu 200 ml/d in 6–8 Einzeldosen, jeweils über 20 min i. v. oder Sorbit: 1–2 × 250 ml/d über 20 min i. v.

Antikonvulsive Therapie

Indikationen

- Bei prä- und periop. epileptischen Anfällen indiziert.
- Nicht enzyminduzierende Präparate sind zu bevorzugen.
- Bei unzureichender Effektivität einer Monotherapie sollte eine Kombinationsbehandlung eingeleitet werden
- Die antikonvulsive Medikation kann nur sinnvollerweise abgesetzt werden, wenn die epileptogene Läsion beseitigt wurde bzw. die epileptogene Ursache abgeklungen ist. Dies ist bei tumorasssoziierten chron. Epilepsien häufig nicht der Fall.
- Im Einzelfall kann nach einer vollständigen Resektion oder einer längeren Anfallsfreiheit ein Ausschleich- bzw. Reduktionsversuch erwogen werden. Dies ist jedoch immer individuell zu entscheiden (Tumorlokalisation, Anfallscharakteristika, Pat.-Wille, Persönlichkeit, Gefährdung, Fahrverbot etc.).
- Bei postop. Anfällen ist meist eine längerfristige Gabe notwendig.
- Normalerweise keine prophylaktische Gabe bei Pat. ohne epileptische Anfälle.
- Bei Anfallsfreiheit kann das Autofahren frühestens 1 J. nach dem letzten Anfall wieder gestattet werden. Fahrverbot unter Reduktion von Antiepileptika und mind. 3 Mon. danach (s. Begutachtungsleitlinien zur Kraftfahreignung, 2019).

Häufig verwendete Pharmaka

- Levetiracetam: Tagesdosis 500–3 000 mg. **Cave:** psychiatrische NW.
- Lacosamid: Tagesdosis 200–400 mg. **Cave:** bei Pat. mit Erkrankungen, die zu Herzrhythmusstörungen führen können, kontraindiziert.
- Lamotrigin: Tagesdosis 100–300 mg. **Cave:** langsames Einschleichen notwendig.
- Valproinsäure: Tagesdosis 600–3 000 mg.
- Medikamentöse Interaktionen und NW beachten!
- Serumspiegel helfen bei der Frage nach Ansprechen, NW, Interaktionen. Regelmäßige Spiegelkontrolle meist nicht notwendig.

Cave
- Bei epileptischen Anfällen erfahrenen Neurologen hinzuziehen!
- Unbedingt Fahrverbot beachten!

Shunt-Implantation und Anlage von Reservoirs

- Ind.: akut auftretender Hydrozephalus durch Verlegung der Liquorwege
- Verwendete Reservoirs zur Behandlung bei Meningeosis neoplastica: Rickham- oder Ommaya-Reservoir

25.1.8 Therapieschemata

Zur Chemotherapie bei Gliomen WHO-Grade 2, 3 und 4 ▶ Tab. 25.3.

25.2 Gliome

Biologisches Verhalten, Prognose und Therapie der verschiedenen Gliome unterscheiden sich in Abhängigkeit vom WHO-Grad und der molekularen Klassifizierung.

25.2.1 Gliome ZNS-WHO-Grade 1 und 2

Epidemiologie

Das pilozytische Astrozytom mit ZNS-WHO-Grad 1 kommt v. a. im Kindes- und Jugendalter, seltener auch im jungen Erwachsenenalter und ausnahmsweise im höheren Lebensalter vor und hat normalerweise eine sehr gute Prognose. Unter

Tab. 25.3 Protokolle für die Chemotherapie der malignen Gliome WHO-Grad 2, 3 und 4

Substanzen	Dosierung und Applikation	Zeitpunkt
CCNU-Monotherapie		
CCNU / Lomustin	90–110 mg / m² KOF p. o.	Tag 1
Wdh. alle 6–8 Wo.		
Procarbazin / CCNU / (Vincristin) (PC[V])		
Procarbazin	60 mg / m² KOF oral	Tage 8–21
CCNU	110 mg / m² KOF oral	Tag 1
Vincristin	1,4 mg / m² KOF i. v.	Tage 1 und 8
• Wdh. alle 6–8 Wo. • Durchführung aktuell meist ohne Vincristin, da Wirkung fragwürdig und NW-reich • **Cave:** Vincristin-Einzeldosis nicht > 2 mg		
Temozolomid		
Temozolomid	150–200 mg / m² KOF p. o.	Tage 1–5
Wdh. alle 4 Wo.		
Temozolomid bei simultaner Radiatio		
Temozolomid	75 mg / m² KOF p. o.	Während der gesamten Radiatio tgl., auch an den bestrahlungsfreien Tagen

Berücksichtigung der Histologie und der molekularen Veränderungen wie Mutationsstatus von IDH1/2, Kodeletion 1p/19q und ATRX-Verlust werden die Grad-2-Gliome zumeist als diffuses Astrozytom, Oligodendrogliom oder Ependymom eingeordnet [Ostrom et al. 2021].

- Pilozytisches Astrozytom (Grad 1): Inzidenz 0,34/100 000, medianes Alter 12 J.
- Astrozytom (Grad 2): Inzidenz 0,53/100 000, medianes Alter 34 Jahre. Männer : Frauen 1,8 : 1.
- Oligodendrogliom (Grad 2): Inzidenz 0,25/100 000, medianes Alter 43 Jahre. Häufung für männliches Geschlecht (2 : 1).
- Ependymome: intrakraniell selten, häufig in der hinteren Schädelgrube mit Beziehung zum Boden des IV. Ventrikels oder spinal. Vor allem Kinder und junge Erw.

Klinik

- Epileptische Anfälle in 40–80 % Erstsymptome beim Astrozytom und Oligodendrogliom. Neurologische Defizite oder Hirndruckzeichen sind seltener.
- Ependymome: Hirndruck und Hirnnervenstörungen, spinale Symptome häufig Erstsymptome.

> **Cave**
> Neu aufgetretene epileptische Anfälle bei jungen Erw. sind oft Erstsymptom bei ZNS-WHO-Grad-1- oder -2-Gliomen.

Therapie

- Mikrochirurgische Resektion bei gut umschriebenen Tumoren ZNS-WHO-Grade 1 und 2 in gut zugänglichen Regionen ist Standard. Funktionsverlust unbedingt vermeiden.
- Bestrahlung ggf. bei nicht resektablen oder rezidivierten pilozytischen Astrozytomen.
- Kombinierte RCT mit Temozolomid bei Astrozytomen Grad 2, mit PC(V) bei Oligodendrogliomen Grad 2. Abwartendes Verhalten zu diskutieren bei Pat. < 40 J. und prognostisch günstigen Faktoren (Erstdiagnose, niedrige Tumorlast, fehlende neurologische Defizite) [Pignatti et al. 2002].
- Bei IDH-Wildtyp-Gliomen: kombinierte RCT mit Temozolomid.
- Ependymome ZNS-WHO-Grad 2: Resektion. Staging mit MRT Neuroachse, Lumbalpunktion.

Prognose

Lebensalter > 40 J., großes Tumorvolumen, schlechter neurologischer Status und lokale Kontrastmittelaufnahme weisen auf schlechtere Prognose hin. 5-JÜR: pilozytisches Astrozytom 94 %, diffuses Astrozytom 48 %, Oligodendrogliom 80 % [Ostrom et al. 2021; Pignatti et al. 2002].

25.2.2 Höhergradige Gliome ZNS-WHO-Grade 3 und 4

Epidemiologie

- Höhermaligne Gliome machen gut 80 % der malignen ZNS-Tumoren aus, von denen das Glioblastom das häufigste ist [Ostrom et al. 2021].

- Mit einem medianen Alter von 64 J. treten Glioblastome etwas später auf als Astrozytome Grad 3 (53 J.) und Oligodendrogliome Grad 3 (50 J.).

Klinik

Zu den klinischen Befunden ▶ Tab. 25.2.

Diagnostik

> **Cave**
> Molekulargenetische Untersuchungen sind bei Gliomen aller WHO-Grade zwingend erforderlich, optimalerweise ergänzt durch eine 850k-Methylierungsanalyse.

- Klinische Untersuchung, KPS/ECOG-Status, evtl. neuropsychologische Testung
- Bildgebung mit cMRT als Standard; ggf. PET hilfreich
- Beim Glioblastom Bestimmung des MGMT-Promoters, bessere Prognose bei Methylierung (▶ Tab. 25.6)!

Therapie

Glioblastom, Astrozytom ZNS-WHO-Grad 4

- Möglichst Komplettresektion des Tumors, ggf. vorherige Markierung mit 5-ALA.
- Biopsie bei alten und/oder multimorbiden Pat., bei hohem operativem Risiko mit Funktionsverlust.
- Postop. kombinierte RCT mit Temozolomid („Stupp-Schema") [Weller et al. 2020]. Bei schlechtem AZ bzw. hohem Alter Monotherapie diskutieren: MGMT methyliert: Temozolomid; MGMT unmethyliert: Radiotherapie. Bei gutem AZ und methyliertem MGMT alternativ CeTeG-Schema (kombinierte RCT mit Temozolomid, zusätzlich CCNU) [Herrlinger et al. 2019].
- Zusätzlich TTF (Tumor Treating Fields) anbieten.

Gliome ZNS-WHO-Grad 3

- Komplettresektion anstreben; Teilresektion bei hohem Risiko für Funktionsverlust
- Biopsie bei alten und/oder multimorbiden Pat.
- Oligodendrogliome Grad 3: Bestrahlung, gefolgt von PC(V)-Chemotherapie (alternativ Temozolomid) [Weller et al. 2017]
- Astrozytome Grad 3, IDH mutiert: Strahlentherapie, gefolgt von Temozolomid, alternativ „Stupp-Schema" (kombinierte Therapie) [Weller et al. 2017]
- Astrozytome Grad 3, IDH-Wildtyp: kombinierte RCT (wie Glioblastom) [Weller et al. 2017]

Rezidivtherapie

- Individuelle Entscheidung, Diskussion im interdisziplinären Tumorboard
- Erneute OP, wenn möglich
- Rezidivbestrahlung, +/– Chemotherapie mit Temozolomid
- Chemotherapie mit CCNU/Lomustin
- Molekulares Tumorboard mit Frage nach zielgerichteter Therapiemöglichkeit
- Experimentelle Therapie im Rahmen von Studien

Tumor Treating Fields (TTF)

Ein neuer Therapieansatz beim Glioblastom sind die TTF. Dabei werden Keramikgel-Pads (Transducer Arrays) auf die (rasierte) Kopfhaut geklebt. Die Transducer Arrays sind an ein batteriebetriebenes Gerät angeschlossen. Über ein elektrisches Feld werden die Tumorzellen behandelt, mutmaßlich wird über eine Hemmung der Zellproliferation das Tumorwachstum bekämpft. Die Anwendung erfolgt dauerhaft, das Gerät sollte mind. 18 h täglich eingeschaltet sein. Bei Pat. mit Glioblastom konnte in der Erstdiagnose bei der Anwendung eine pos. Wirksamkeit nachgewiesen werden [Stupp et al. 2017].

- Die Anwendung erfolgt bislang nach Beendigung der Strahlentherapie bei Pat. mit Erstdiagnose Glioblastom.
- Effektivitätsnachweis bei Erstdiagnose Glioblastom in einer randomisierten Phase-III-Studie in Kombination mit RCT und Temozolomid-Erhaltungstherapie [Stupp et al. 2017]:
  - Anstieg des PFS von 4,0 auf 6,7 Mon. unter Kombination mit TTF (HR 0,63, $p < 0{,}001$).
  - Anstieg des OS von 16,0 auf 20,9 Mon. durch TTF (HR 0,63, $p < 0{,}001$).
- Abgesehen von vermehrtem Juckreiz der Kopfhaut als Folge der 4 Elektroden insgesamt gute Verträglichkeit, kein neg. Einfluss auf die Lebensqualität [Taphoorn et al. 2018].
- Wichtig ist die vorherige Aufklärung der Pat. über den Ablauf: Dauertherapie über Wochen und Monate, dauerhaftes Tragen der Transducer Arrays sowie Verkabelung, Aktivierung tgl. über mind. 18 h, Hilfestellung durch weitere Person notwendig.
- In Deutschland für Glioblastome zugelassen (Verschreibung und Beantragung über zertifizierte Zentren; https://www.optune.de/spezialisierte-behandlungszentren), in Österreich und Schweiz (wie in vielen anderen Ländern) Kostenerstattung auf Anfrage.
- Für andere Diagnosen oder Rezidivsituation aktuell keine Kostenübernahme in Deutschland.

Prognose

▶ Tab. 25.4, ▶ Tab. 25.5, ▶ Tab. 25.6.

Tab. 25.4 Prognostischer und prädiktiver Wert der Biomarker [Stupp et al. 2014]

Biomarker	Prognostischer / prädiktiver Wert
ATRX-Verlust (ZNS-WHO-Grad 3)	Verbesserte Prognose
IDH-Mutation (ZNS-WHO-Grade 2, 3 und 4)	Verbessertes Überleben
1p / 19q-Kodeletion (ZNS-WHO-Grade 2 und 3)	Verlängertes OS. Bei Oligodendrogliomen Grad 3 Lebensverlängerung durch Radiotherapie plus PCV
MGMT-Promoter-Methylierung (ZNS-WHO-Grade 3 und 4)	Verlängertes Überleben, besseres Ansprechen auf alkylierende Substanzen, auch bei älteren Pat. oder Rezidivsituation

Tab. 25.5 Medianes Überleben in Abhängigkeit von Prognosemarkern [Stupp et al. 2014]

Tumor	Medianes Überleben
Glioblastom ZNS-WHO-Grad 4	15 Mon.
Glioblastom, MGMT-Promoter methyliert	23 Mon.
Glioblastom, MGMT-Promoter nicht methyliert	13 Mon
Astrozytom ZNS-WHO-Grad 3 – keine 1p / 19q-Kodeletion	42 Mon.
Oligodendrogliom ZNS-WHO-Grad 3–1p / 19q-Kodeletion	> 120 Mon.

Tab. 25.6 Glioblastom: Medianes Überleben abhängig vom MGMT-Promoterstatus [Hegi et al. 2005]

Therapie	MGMT methyliert	MGMT nicht methyliert
Strahlentherapie	15,3 Mon.	11,8 Mon.
Strahlentherapie + TMZ und TMZ-Erhaltungstherapie	22,3 Mon.	12,6 Mon.

25

25.3 Kindliche ZNS-Tumoren

25.3.1 Epidemiologie

Tumoren des ZNS stellen mit ca. 24 % nach den Leukämien die zweithäufigste Krebserkrankung des Kindes dar, häufigste Ursache krebsbezogener Morbidität und Mortalität.

Je nach Alter unterschiedliche Häufigkeit: Im 1. Lj. v. a. Tumoren des Plexus choroideus, Teratome, im Klein- und Schulkindalter v. a. Gliome und embryonale Tumoren.

Mittleres Erkrankungsalter zerebellärer Astrozytome: 6,8 J., Medulloblastome bei 4 J., aber 20 % nach dem 15. Lj., Ependymome in den ersten 4 Lj. [Tonn et al. 2016].

25.3.2 Pathologie

Die klassische Histologie muss heute auch bei den ZNS-Tumoren im Kindesalter durch molekulargenetische Untersuchungen ergänzt werden. Bei einigen Tumoren von prognostischer Bedeutung!

Häufigkeitsverteilung [Ostrom et al. 2021]:

- 15,2 % pilozytische Astrozytome ZNS-WHO-Grad 1
- 14,3 % Hypophysentumoren
- 12,2 % sonstige Gliome
- 9,4 % embryonale Tumore (v. a. Medulloblastome, ATRT, PNET)
- 2,7 % Glioblastome (ZNS-WHO-Grad 4)

25.3.3 Risikofaktoren

- Die Mehrzahl der Tumoren tritt sporadisch auf.
- Prädisponierende Faktoren sind aber Syndrome wie Neurofibromatose Typ 1 und 2 (bes. WHO-Grad-1-Astrozytome), tuberöse Sklerose, Von-Hippel-Lindau-Syndrom, Li-Fraumeni-Syndrom.

25.3.4 Therapie

Tumoren ZNS-WHO-Grade 1 und 2

- Mikrochirurgische Resektion. Ziel: komplette Resektion, da Überleben mit Ausmaß der Resektion korreliert.
- Interstitielle Strahlentherapie bei ungünstiger Tumorlage mit Durchmesser ≤ 4 cm.
- **Funktionserhalt vorrangiges Ziel!**
- Perkutane Strahlentherapie nach Primär-OP oder bei Inoperabilität.

Tumoren ZNS-WHO-Grade 3 und 4

Multimodale Therapiekonzepte unter Einsatz von OP, Strahlen- und Chemotherapie bei Gliomen und allen anderen Tumoren mit einem Malignitätsgrad WHO ≥ 3!

Alle Pat. sollen im Rahmen von Studien behandelt werden: Für fast alle kindlichen Hirntumoren existieren spezifische, meist sehr komplexe, Studienprotokolle der GPOH (Gesellschaft für Pädiatrische Onkologie und Hämatologie; www.kinderkrebsinfo.de/index_ger.html).

Prognose

Merke
Die Prognose von ZNS-Tumoren ist bei Kindern (unter Therapie) mit 5-JÜR von 69 % wesentlich besser als bei Erw.!

25.4 Tumoren im Sellabereich

25.4.1 Epidemiologie

- Überwiegend Hypophysenadenome (80–85 %)
- Selten Kraniopharyngeome, sehr selten Metastasen, Hypophysen-Ca, Granularzelltumoren
- 17,1 % aller intrakraniellen Neoplasien [Ostrom et al. 2021]
- Unterscheidung der Hypophysenadenome nach Größe: Mikroadenome < 1 cm, Makroadenome ≥ 1 cm und nach Hormonstörungen

25.4.2 Hypophysenadenome

Pathologie

Histologie / Typen der Adenome:
- 50 % Prolaktinome
- 22–25 % hormoninaktive Adenome
- 22 % Wachstumshormon produzierende Adenome
- 5 % ACTH produzierende Adenome

Klinik

Kopfschmerzen, Sehstörungen, hormonelle Störungen (u. a. Akromegalie, Cushing-Symptomatik, Diabetes insipidus, Zyklusstörungen, Galaktorrhö, unerfüllter Kinderwunsch).

Diagnostik

Bildgebung mittels cMRT, differenzierte hormonelle Diagnostik, Visus und Perimetrie (auch regelmäßig in der Nachsorge!).

Hormonelle Diagnostik:

- Basalstatus TSH, fT3, fT4, Cortisol, LH, FSH, Prolaktin, Testosteron und IGF-1
- Ggf. zusätzlich Stimulations- und Suppressionstests [Tonn et al. 2016]

Therapie

Prolaktinom

- Medikamentöse Therapie mit Dopaminagonisten. Therapie der Wahl: Hemmung der Prolaktinsekretion, Tumorvolumenreduktion.
- Präparate: Bromocriptin, Cabergolin, Lisurid, Metergolin, Quinagolid.
- Vorzugsweise Präparate der 2. Generation (weniger NW): Cabergolin, Quinagolid.
- Ind. zur OP: Unverträglichkeit der medikamentösen Therapie, nicht ausreichende Wirksamkeit, rasch progredienter Visusverlust, Kinderwunsch bei Makroprolaktinom, großer zystischer Tumoranteil, Einblutung.

Hormoninaktive und STH und / oder ACTH produzierende Adenome

- Resektion über einen transsphenoidalen Zugang in mikrochirurgischer bzw. endoskopischer Technik bei > 90 % der Pat. möglich.
- Ind. zur Strahlentherapie (Radiochirurgie und fraktionierte stereotaktische Strahlentherapie):
  - In der Primär- oder Rezidivsituation: hormoninaktive Makroadenome mit Kompression der benachbarten Strukturen, die aus klinischen Gründen weder operativ noch medikamentös behandelt werden können.
  - Adenome, deren Reste auch nach der primären Resektion und trotz medikamentöser Therapie weiterhin zu erhöhten Hormonspiegeln führen.
- Die Insuffizienz der Hypophysenpartialfunktionen erfordert eine periop. Hormonsubstitution.
- Medikamentöse Therapie:
  - Bei nicht operablen oder nicht operativ geheilten Pat. mit Wachstumshormon produzierenden Adenomen [Tonn et al. 2016]: Dopaminantagonisten, lang wirkende Somatostatinanaloga wie Octreotid und Lanreotid. Unter Umständen STH-Rezeptor-Antagonist Pegvisomant oder Multiliganden-SSA Pasireotid.
  - Bei nicht operablen ACTH produzierenden Adenomen oder erfolgloser OP: Pasireotid, in speziellen Situationen Ketoconazol oder andere [Tonn et al. 2016].

Kraniopharyngeome

- Operative histologische Sicherung, Resektion, ggf. Radiatio
- Ggf. Therapie hypophysärer Defizite

Prognose

- **Prolaktinom:** Ansprechen unter Dopaminagonisten 80–90 %, nach Absetzen der Therapie nur in 20–25 % persistierende Normalisierung. OP: dauerhafte

Remission bei Mikroadenom in 60–80 %, bei Makroadenom in 25–35 % [Tonn et al. 2016].
- **Kraniopharyngeom:** lokale Kontrolle nach Strahlentherapie 95–100 % [Tonn et al. 2016].

Cave
Nach Therapie eines Hypophysenadenoms müssen der Hormonstatus regelmäßig überprüft und eine geeignete Substitutionstherapie eingeleitet werden!

25.5 Meningeome

25.5.1 Epidemiologie

- Inzidenz 8 / 100 000 / J., etwa einer Drittel aller Hirntumoren [Seliger et al. 2020]
- Mittleres Erkrankungsalter: 63 J. [Holleczek et al. 2019]
- Verhältnis Frauen : Männer 3 : 1, bei spinalen Meningeomen 90 % Frauen betroffen [Seliger et al. 2020]

25.5.2 Ätiologie

- Für die Mehrzahl unklar. Gesteigertes Risiko für Pat. mit Neurofibromatose Typ 2 und (v. a. bei Kindern) nach Strahlentherapie einer Tumorerkrankung.
- Hormonelle Regulationsmechanismen bei Frauen werden diskutiert.

25.5.3 Pathologie

- **Histologie:** zahlreiche Subtypen. Meist (> 80 %) langsam wachsende gutartige Tumoren, auch atypisch (15–20 %) oder anaplastisch (1–3 %) [Seliger et al. 2020].
- Molekulare Veränderungen wie das Vorliegen einer TERT-Promoter-Mutation und einer homozygoten CDKN2A / B haben als histologieunabhängiger Marker für ZNS-WHO-Grad-3-Meningeome Eingang in die die aktuelle WHO-Klassifikation gefunden. Zudem kann in neuroonkologischen Zentren die 850k-Methylierungsanalyse für Zuordnung, Prognoseabschätzung und Therapieentscheidung hilfreich sein [Louis et al. 2021; Capper et al. 2018].
- **Molekularbiologie:** In ca. 50 % der Meningeome Inaktivierung von *Neurofibromin* 2 (NF-2) durch Monosomie 22 oder Mutation. Bei Pat. ohne NF-2-Veränderung häufig AKT1- (13 %) oder SMO-Mutationen (5 %), diese wiederum zu 60 % an der Schädelbasis lokalisiert [Seliger et al. 2020].

25.5.4 Lokalisation und Ausbreitung

- Meningeome leiten sich von den Deckzellen der Arachnoidea ab.
- Bildgebend extraaxiale, glatt begrenzte intradurale Raumforderung mit verdrängendem Wachstum, homogen kontrastmittelaufnehmend.
- Nach Lokalisation werden Konvexitäts-, Falx-, Schädelbasis- und spinale Meningeome unterschieden.
- Einwachsen in zerebrale Hirnvenen und Sinus kann zu venösen Abflussstörungen und Blutungsgefahr bei OP führen.

- In 10 % der Fälle liegen multiple Meningeome vor [Seliger et al. 2020].
- Meningeome können auch lokal infiltrierend wachsen und selten (mit dem WHO-Grad korrelierend) in Knochen, Lunge und Leber metastasieren.

25.5.5 Therapie

- Die Behandlung von Pat. mit Meningeomen sollte stets in interdisziplinärer Tumorkonferenz besprochen werden.
- Kleine asymptomatische Meningeome müssen oft nicht unbedingt behandelt werden, ggf. regelmäßige Kontrollen notwendig (abhängig von Alter, Lokalisation etc.).
- Größere Tumoren, Wachstum und/oder Symptome sind meist Ind. für eine Therapie.
- Therapie der Wahl: möglichst vollständige Resektion.
- Bei gefäßreichen Meningeomen kann eine präop. Embolisation sinnvoll sein.
- Primäre oder postop. Radiotherapie ist bei inoperablen oder rezidivierten oder kritisch lokalisierten (z. B. Sinus cavernosus) Meningeomen indiziert.
- Die postop. Strahlentherapie wird bei anaplastischen Meningeomen sowie inkomplett resezierten Meningeomen WHO-Grad 2 empfohlen.
- Individuelle Entscheidung zur Strahlentherapie bei inkomplett reseziertem benignem Meningeom mit großem Resttumor, bei großen inoperablen Rezidiven und bei der Sonderform der Meningeomatose.
- Bestrahlungsdosis 45–60 Gy, Einzeldosen 1,8–2 Gy. Bestrahlung abhängig von Tumorhistologie, -größe und -lokalisation. Kleine Herde mit einem Durchmesser ≤ 3 cm können radiochirurgisch behandelt werden (ED mit 13–15 Gy) [Seliger et al. 2020].
- Bei Pat. mit progressiven, therapierefraktären Meningeomen, aber hoher Nuklidaufnahme in der SSR-Szintigrafie kann eine Radionuklidtherapie mit ^{177}Lu-DOTATATE oder ^{90}Y-DOTATOC erwogen werden. Pat. mit einem Tumor ZNS-WHO-Grad 3 erreichten noch ein medianes Überleben von 17,2 Mon. [Seystahl et al. 2016].
- Chemotherapien sind bei der Behandlung von Meningeomen nicht etabliert mangels Wirksamkeit; bei fehlenden Therapieoptionen ggf. Einsatz einer experimentellen Therapie (z. B. Bevacizumab, Sunitinib).
- Bei fehlender Therapieoption: molekulares Tumorboard mit Frage nach zielgerichteten Therapien.

25.5.6 Nachsorge und Prognose

- MRT-Kontrolle nach 3 Mon., dann meist jährlich (je nach ZNS-WHO-Grad).
- ZNS-WHO-Grad-1-Meningeome haben meist eine sehr gute Prognose.
- Rezidivraten abhängig vom ZNS-WHO- und Resektionsgrad (Simpson I–V) und ggf. postop. Strahlentherapie [Seliger et al. 2020].

25.6 Tumoren der Hirnnerven und peripheren Nerven

25.6.1 Epidemiologie und Histologie

- Vor allem Schwannome (Neurinome, Neurilemmome, Neurome): ZNS-WHO-Grad-1-Tumoren, entstehen an der Übergangszone von zentralem in peripheres

Myelin aus neuroektodermalen Schwannzellen peripherer Nerven. Ansonsten Neurofibrome, Perineuriome, maligne periphere Nervenscheidentumoren (MPNST).

- 8,5 % aller intrakraniellen Neoplasien [Ostrom et al. 2021].
- Schwannome sind häufig mit Neurofibromatose Typ 2 (NF2) assoziiert.
- Neurofibrome sind häufig mit Neurofibromatose Typ 1 (NF1) assoziiert (Café-au-Lait-Flecken!).
- Schwannome, sporadisch oder bei NF2: Störung der Funktion des NF2-Tumorsuppressor-Gens auf Chromosom 22q/12 bzw. dessen Expressionsprodukts Merlin.
- Schwannom des N. vestibularis ist der häufigste und klinisch bedeutendste Nervenscheidentumor.
- Spinale Schwannome stellen ca. 25 % aller spinalen Tumoren dar.
- MPNST: bei > 50 % NF1-Mutation nachweisbar. Therapie bestehend aus Resektion und Radiatio, 5-ÜR 50 % [Longhi et al. 2010].

25.6.2 Vestibularisschwannom

Früher: Akustikusneurinom.

Epidemiologie

Inzidenz etwa 1/100 000/J., häufig mit NF2 assoziiert.

Pathologie

- Ursprung meist Pars sup. des N. vestibularis. 95 % einseitig, beidseitiges Vestibularisschwannom pathognomonisch für NF2.
- Langsames Wachstum, ca. 0,1–0,2 cm/J.

Klinik

- Einseitige Hörminderung (98 %)
- Oft hochfrequenter, kontinuierlicher einseitiger Tinnitus (70 %)
- Schwindel, Gleichgewichtsstörungen (50 %)

Diagnostik

- Klinische neurologische Untersuchung
- Tonaudiogramm und Sprachdiskriminierungstest, akustisch evozierte Potenziale (AEP), differenzierte MRT-Untersuchungen, ggf. CT zur Beurteilung der angrenzenden Knochenstrukturen

Therapie

- Entscheidung über das Vorgehen abhängig von Tumorgröße und -ausdehnung, Alter/AZ, Hörvermögen, sonstigem Neurostatus (N. facialis!), Beruf und Pat.-Wunsch.
- Interdisziplinäre Entscheidung im Tumorboard: OP, Radiatio oder abwarten?
- Ältere, asymptomatische Pat. werden oft nur kontrolliert.
- Funktionserhalt ist wichtigstes Ziel.
- Radiatio meist als stereotaktische Radiochirurgie.

25.7 Hirnmetastasen und Meningeosis neoplastica

25.7.1 Hirnmetastasen

Epidemiologie

Die überwiegende Zahl der Hirnmetastasen entsteht durch hämatogene Aussaat von Tumorzellen.

Angaben schwanken erheblich nach Auswahl der Pat. und der Therapie:

- Hirnmetastasen sind heutzutage häufiger als primäre Hirntumoren, meist > 50 % aller Hirntumoren [Lamba et al. 2022].
- 10–30 % aller Erw. mit malignen Tumoren entwickeln intra vitam Hirnmetastasen [Lamba et al. 2021; Cagney et al. 2017].
- Risiko bei Kindern mit 6–10 % niedriger [Lamba et al. 2021], relativ öfter bei Sarkomen, Wilms-Tumor, Neuroblastomen und Keimzelltumoren.
- Große Autopsieserien: 10 % Hirnmetastasen, 40 % solitär, 27 % mit 2 oder 3 Metastasen und ca. 30 % mit > 3 Metastasen.
- Alleinige Hirnmetastase(n) ca. 20 %, zusätzliche extrazerebrale Metastasen ca. 80 % [Lamba et al. 2021; Aizer et al. 2022].
- Häufigkeit von Hirnmetastasen für jede Tumorentität unterschiedlich, allerdings große Schwankungsbreite in Abhängigkeit von Pat.-Auswahl und Publikation [Aizer et al. 2022]:
  - Lungen-Ca: 40–50 % bzw. SCLC 60 %, NSCLC 10–30 %.
  - Mamma-Ca: 15–25 % bzw. 20–40 %.
  - Tumoren des GIT: 10–15 %.
  - Melanom: 5–20 % bzw. 10–15 %.
  - Nieren-Ca 4–6 %.
  - Prostata-, Oropharynx-Ca, Nicht-Melanom-Hautkarzinome: sehr selten.
- Mit den systemischen Erfolgen der neuen zielgerichteten Therapien, insbes. beim Melanom und beim NSCLC, wird die Häufigkeit von Hirnmetastasen bei diesen Tumoren weiter zunehmen.

Lokalisation und Ausbreitung

- ⅔ bis etwa 80 % der Metastasen in den Großhirnhemisphären, 15 % im Zerebellum und 5 % im Hirnstamm [Larson et al. 2008]
- Lage vorzugsweise im Grenzbereich zwischen weißer und grauer Substanz bzw. im Bereich der vaskulären Grenzlinien

Klinik

Die Symptome entsprechen denen der primären Hirntumoren. Ursache hierfür ist das oft ausgeprägte peritumorale Ödem, das meist sehr gut auf Dexamethason anspricht.

Therapie

Die wesentlichen Therapiemodalitäten umfassen Resektion, Radiochirurgie, fraktionierte stereotaktische Radiotherapie und medikamentöse Tumortherapie, die zunehmend kombiniert eingesetzt werden. Obwohl der Lokaltherapie (Resektion, Bestrahlung) nach wie vor die wichtigste Bedeutung in der Behandlung von Pat. mit Hirnmetastasen zukommt, gewinnen systemische Behandlungsstrategien zunehmend an Relevanz. Hierbei spielen v. a. zielgerichtete Behandlungsansätze und Immuntherapien eine wichtige Rolle.

Therapieplanung bei Hirnmetastasen solider Tumoren

Therapeutischer Nihilismus ist im Allgemeinen nicht angezeigt. Für die Festlegung der Therapie sind entscheidend

- Ausmaß der zerebralen Metastasierung
- Status der extrazerebralen Manifestationen des Primärtumors
- AZ, Belastbarkeit und Motivation des Pat.

Merke

Bei jedem Pat. muss individuell über Resektion, Strahlentherapie in ihren verschiedenen Formen und medikamentöse Therapie der primären Tumorerkrankung und / oder ihrer Hirnmetastasen entschieden werden.

Bei weit fortgeschrittener und therapierefraktärer Grunderkrankung stehen palliative Maßnahmen im Vordergrund.

Therapie der Hirnmetastasen bei systemisch ausreichender Tumorkontrolle:

- Oligometastatische Situation: lokales Therapiekonzept, mikrochirurgische Resektion oder stereotaktische Radiochirurgie.
- Singuläre Metastase ≤ 3 cm: idealer Kandidat für Radiochirurgie. Hohe lokale Tumorkontrolle: > 85 % nach 1 J.
- OP größerer Metastasen (en bloc!) bei progredienter neurologischer Symptomatik und / oder ungünstiger Lage mit drohenden Komplikationen (z. B. hintere Schädelgrube, transtentorielle Herniation, Hydrocephalus occlusus). Zudem kann die operative Resektion erwogen werden bei lokalem Rezidiv in zugänglicher Lokalisation nach vorhergehender Bestrahlung.
- Adjuvante Ganzhirnbestrahlung nicht indiziert, da keine Lebensverlängerung und zudem Risiko relevanter therapieassoziierter Defizite.
- Ganzhirnbestrahlung bei multiplen zerebralen Metastasen und bei SCLC, malignen Lymphomen und Keimzelltumoren. Dosis meist 20 × 2 Gy über 4 Wo.

Systemische medikamentöse Therapie

Die sich rasch entwickelnde Vielzahl an zielgerichteten Behandlungsmöglichkeiten und Immuntherapien hat das Management von Hirnmetastasen verändert. Im Einzelfall kann daher bei Pat. mit unbehandelten kleinen asymptomatischen oder oligosymptomatischen Metastasen eine reine Systemtherapie ohne begleitende Lokaltherapie gerechtfertigt sein. Die Chemotherapie spielt für die meisten Tumorentitäten insgesamt eine untergeordnete Rolle. Falls eine Chemotherapie versucht wird, sollten Substanzen eingesetzt werden, die bekanntermaßen bei diesem Tumortyp wirksam sein können und die nach Möglichkeit vorher noch nicht angewandt worden sind.

Zielgerichtete Therapie und Immuntherapie

- Je nach zugrundeliegendem Primarius ist die molekulargenetische Bestimmung charakteristischer tumortreibender Mutation angezeigt.
- Hirnmetastasen des EGFR- und ALK-mutierten NSCLC, HER2-pos. Metastasen des Mamma-Ca und BRAF-mutierte Hirnmetastasen des Melanoms können erfolgreich mit spezifischen, molekular zielgerichteten Inhibitoren behandelt werden.

- Eine molekulare Inhibition neuer Zielstrukturen befindet sich für Hirnmetastasen des NSCLC (ROS1-Rearrangements, NTRK-Fusionen, BRAF- und KRAS-Mutation), des Mamma-Ca (DNA-Repair, CDK4/CDK6 und ER-Signalweg) und des Melanoms (MEK-Resistenz-Signalweg) derzeit in klinischer Erbprobung. Insgesamt ist ein rasanter Anstieg an zielgerichteten Behandlungsoptionen in den letzten Jahren zu verzeichnen.
- Immuncheckpoint-Inhibitoren (Ipilimumab, Nivolumab, Pembrolizumab, Atezolizumab) haben klar die Prognose von Pat. mit Hirnmetastasen des Melanoms verbessert und zeigen vielversprechende Wirksamkeit in der Behandlung von Hirnmetastasen des NSCLC und des triple-neg. Mamma-Ca.
- Die Dosierungen erfolgen wie bei der klassischen systemischen Therapie des Tumors und/der seiner extrazerebralen Metastasen!
- Die zielgerichteten Therapien haben die Chemotherapie noch weiter nach hinten verschoben.

Chemotherapie nach Versagen von Chirurgie und / oder Strahlentherapie

- Auch wenn bei manifesten Metastasen die Blut-Hirn-Schranke möglicherweise teilweise einen geringeren Einfluss haben kann, sind die Chancen einer systemischen Therapie auch deswegen so schlecht, weil die Tumoren meist schon multipel vorbehandelt wurden und gegenüber den gängigen Zytostatika resistent (geworden) sind.
- Einige Ergebnisse zur systemischen Therapie von Hirnmetastasen werden für die beiden Hauptindikationen der metastasierten Lungen-Ca und des Mamma-Ca angegeben:
  - Prinzipiell darf von einer gewissen Effektivität ausgegangen werden.
  - Remissionen werden erreicht bei vergleichsweise frühem Einsatz der Chemotherapie.
  - Wurden Pat. bereits multipel medikamentös vorbehandelt, sind die Chancen auf ein Ansprechen sehr niedrig. Wirklich überzeugende Studiendaten liegen für diese Pat. praktisch nicht vor.

Therapie von Hirnmetastasen ausgewählter Primärtumoren

Lungenkarzinom

Kleinzelliges Lungen-Ca (SCLC): Pat. mit SCLC werden beim Vorliegen von Hirnmetastasen typischerweise mit einer Ganzhirnbestrahlung in Kombination mit einer Chemoimmuntherapie behandelt. Letztere erfolgt i. d. R. durch die Kombination eines Checkpoint-Inhibitors mit Cisplatin oder Carboplatin und Etoposid [Le Rhun et al. 2021; Lukas et al. 2017; Aizer et al. 2022].

Für Pat. in gutem AZ und Ansprechen auf die Systemtherapie wird eine prophylaktische Bestrahlung (PCI) gemäß internationaler Leitlinien empfohlen, da sie die Wahrscheinlichkeit des Auftretens von Hirnmetastasen senkt [Le Rhun et al. 2021; Aizer et al. 2022]. In den Zulassungsstudien zur Chemoimmuntherapie waren Pat. mit Hirnmetastasen mehrheitlich ausgeschlossen. Die Auswirkungen der verbesserten Systemtherapie auf die intrakranielle Erkrankungskontrolle ist daher bislang nur unzureichend untersucht. Fest steht, dass angesichts verbesserter Systemtherapien der langfristige Erhalt der neurokognitiven Funktionen zunehmend wichtiger wird. Daher wird aktuell die Rolle der stereotaktischen Radiochirurgie zur kombinierten Behandlung von Hirnmetastasen in prospektiven Studien untersucht. Auch der Stellenwert der PCI wird angesichts therapieassoziierter Toxizität sowie verbesserter bildgebender Verlaufskontrollen und der verbesserten Systemtherapie derzeit re-evaluiert. Bis belastbare Daten vorliegen, ist die PCI jedoch weiterhin als Standard zu betrachten.

Merke
Durch eine prophylaktische Schädelbestrahlung (PCI) wird die Häufigkeit von Hirnmetastasen signifikant gesenkt. Bei Pat. mit SCLC, die auf die primäre Chemotherapie ansprechen, und Pat. mit einem nichtkleinzelligen LK mit sehr guter Remission unter der Chemotherapie sollten eine PCI erwogen werden.

Nichtkleinzelliges Lungen-Ca (NSCLC):

Merke
Die Bestimmung therapierelevanter molekularer Alterationen ist heute Pflicht!

Die Diagnostik therapierelevanter Mutationen soll bei allen Pat. in fortgeschrittenen Stadien vor Beginn einer medikamentösen Erstlinientherapie erfolgen. Sie soll nach Möglichkeit die folgenden Aberrationen erfassen:

- ALK-Translokationen
- BRAF-V600E-Mutation
- EGFR-Exon-18–21-Mutationen
- HER2-Mutationen
- KRAS-G12C-Mutation
- c-MET-Exon-14-Skipping-Mutationen
- NTRK-Translokationen
- RET-Translokationen
- ROS1-Translokationen

Nicht für alle diese genetischen Aberrationen ist eine zielgerichtete Therapie bereits in der Erstlinie zugelassen. Doch kann der frühe Nachweis ggf. relevant sein für einen Studieneinschluss, für einen notwendigen Therapiewechsel bei Chemo- bzw. Immuntherapieunverträglichkeit oder bei schnellem Progress.

- **Planung der medikamentösen Therapie bei Hirnmetastasen eines NSCLC:**
  - Pat. mit therapierelevanten Alterationen in EGFR, ALK, ROS1 (ca. 35–45 % der Fälle): Beginn einer zielgerichteten Therapie mit einem entsprechenden TKI.
  - Pat. ohne therapierelevante Alterationen: Therapie mit einem Immuncheckpoint-Inhibitor.
  - Bei weiterem Progress, im Einzelfall doch noch Chemotherapie/Chemoimmuntherapie gerechtfertigt!
- Der Stellenwert und der optimale Einsatz einer Kombination der medikamentösen Tumortherapie mit einer Bestrahlung ist Gegenstand aktueller Studien. Bei asymptomatischen Hirnmetastasen kann eine alleinige medikamentöse Therapie erwogen werden.
- **Lungen-Ca mit tumortreibenden Alterationen:**
  - **Aktivierende EGFR-Mutation** [**Le Rhun et al. 2021; Aizer et al. 2022**]:
    – EGFR-TKI Gefitinib, Erlotinib, Afatinib und Osimertinib sind bei Hirnmetastasen effektiv (intrakranielle Ansprechraten 70–91 %).
    – TKI ab der 2. Generation haben eine höhere BBB-Penetranz und sind aktiver als Gefitinib und Erlotinib.

25

– Therapie der Wahl ist daher Afatinib oder Osimertinib.
– Bei Vorliegen einer EGFR T790M-Mutation, die zu einer Resistenz gegen Gefitinib, Erlotinib und Afatinib führt, ist Osimertinib effektiv und Therapie der Wahl!

- **ALK-Rearrangement und ROS1 [Le Rhun et al. 2021; Aizer et al. 2022]:**
  – ALK-Inhibitoren sind bei Hirnmetastasen sehr effektiv.
  – Crizotinib erzielte als Inhibitor 1. Generation intrazerebrale Remissionsraten von 18–33 % und eine Krankheitskontrolle um 60 %.
  – ALK-Inhibitoren der 2. Generation (Ceritinib, Alectinib, Brigatinib) sind sehr effektiv. Auch nach verschiedenen Vortherapien ließen sich bei kleinen Fallzahlen noch Remissionsraten > 50 % und eine Krankheitskontrolle bei 60–80 % erzielen.
  – Therapieabfolge: oft Beginn mit Crizotinib und Wechsel auf einen ALK-Inhibitor der 2. bzw. 3. Generation bei Progress.
  – Lorlatinib (Drittgenerations-TKI) ist auch nach einer Progression unter ALK-inhibitoren der 2. Generation wirksam, weist aber eine höhere Rate an therapieassoziierten NW auf (insbes. Hyperlipidämie, zentralnervöse NW wie kognitive Beeinträchtigung, Stimmungsschwankungen, Neuropathien, Ödeme).

- **NSCLC ohne therapierelevante Alterationen: Immuncheckpoint-Blockade [Le Rhun et al. 2021; Aizer et al. 2022]:**
  - Die beiden Immuncheckpoint-Inhibitoren Nivolumab und Pembrolizumab zeigen in ersten Untersuchungen bei geringen Fallzahlen intrazerebrale Remissionsraten um etwa 30 % und ermöglichen ein medianes Überleben von 5,8–8,4 Mon. [Abdallah und Wong 2018].
  - Therapieversuch mit Immuncheckpoint-Inhibitoren bei Pat. ohne aktivierende Mutation oder nach Versagen von TKI.
  - Pembrolizumab nur bei pos. PD-L1-Expression (TPS ≥ 1 %).
  - Nivolumab aktuell unabhängig von der PD-L1-Expression des Tumors.
  - Ggf. Kombination eines Immuncheckpoint-Inhibitors mit einer platinbasierten Chemotherapie.
- **Chemotherapie:** Auch Pat. mit Hirnmetastasen eines NSCLC können von einer Chemotherapie z. B. mit Cisplatin / Pemetrexed [Barlesi et al. 2011] oder Docetaxel [Abdallah und Wong 2018) profitieren, sodass sie im Einzelfall gerechtfertigt ist.

25

Mammakarzinom

HER2 positiv [Le Rhun et al. 2021; Aizer et al. 2022]:

- Der Her2 AK Trastuzumab ist wegen schlechter BBB-Penetration bisher nicht überzeugend.
- Lapatinib (dualer EGFR / Her2-TKI) als Monotherapie zu wenig effektiv. In Kombination mit Capecitabin kann bei selektionierten Pat. ein intrazerebrales Ansprechen von 66 % und ein Anstieg des PFS von 4,4 auf 8,4 Mon. erzielt werden [Batchelot et al. 2013].
- Metaanalyse mit 799 Pat.: Lapatinib Response-Rate 29,2 %, PFS 4,1 Mon., medianes Überleben 11,2 Mon. [Petrelli et al. 2017].
- Die Kombination des TKI Tucatinib (selektiver Her2-TKI) mit Capecitabin und Trastuzumab verbessertes das intrakranielle Ansprechen von 20 auf 47 % und führte zu einer Verlängerung von OS, PFS sowie ZNS-PFS.
- Neratinib, ein irreversibler pan-HER-TKI, erzielte intrakranielle Ansprechraten von 33–39 % in Kombination mit Capecitabin.

- Die AK-Wirkstoff Konjugate Trastuzumab-Emtansin (T-DM1) und Trastuzumab-Deruxtecan zeigen intrakranielle Wirksamkeit bei intensiv vorbehandelten Pat. mit inaktiven und aktiven Hirnmetastasen. Das intrakranielle Ansprechen von Trastzumab-Deruxtecan bei symptomatischen Hirnmetastasen lag bei 73 % [Bartsch et al. 2022].
- Kombinationsregime mit mehreren gegen Her2 gerichtete Substanzen sind Gegenstand aktueller Studien.

Chemotherapie: Systemische Chemotherapien sind nach massiver Vorbehandlung nur in Einzelfällen effektiv. Bei unbehandelten Pat. lassen sich mit Substanzen wie Capecitabin, Cyclophosphamid, 5-FU, MTX, Vincristin, Cisplatin, Etoposide, Vinorelbine oder Gemcitabin Ansprechraten von etwa 30 % erzielen.

Keimzelltumoren

Zerebral metastasierte Keimzelltumoren profitieren sehr oft von einer Chemotherapie, die daher zumeist integraler Bestandteil der Therapie ist. Die Chemotherapie ist platinbasiert. Im multimodalen Konzept überlebt ein gutes Drittel der Pat. 5 bzw. 10 J. [Nonomura et al. 2009].

Melanom

Therapieplan zur medikamentösen Therapie:

- Bei Vorliegen einer BRAF-Mutation (40–50 % der Pat.): Beginn mit einer kombinierten BRAF/MEK-Inhibition.
- Checkpoint-Blockade bei BRAF-Wildtyp oder Progress unter BRAF/MEK-Inhibition.
- Chemotherapie ohne relevanten Stellenwert. Ansprechraten z. B. unter Temozolomid mit Remissionen < 10 %.
- Die Möglichkeiten begleitender operativer und strahlentherapeutischer Verfahren sollten ausgenutzt werden!

BRAF-Inhibitoren und die Immuncheckpoint-Blockade haben die Therapie des fortgeschrittenen extrazerebralen Melanoms dramatisch verbessert und ermöglichen erstmals auch eine effektive Therapie bei Hirnmetastasen [Aizer et al. 2022; Le Rhun et al. 2021].

- **BRAF-Inhibitoren:**
  - Bei Pat. mit BRAF-V600-Mutation können durch die kombinierte BRAF/MEK-Inhibition mit Dabrafenib und Trametinib intrakranielle Ansprechraten von 44–59 % und intrakranielle Erkrankungskontrolle von 75–88 % erzielt werden [Aizer et al. 2022; Le Rhun et al. 2021].
  - Die kombinierte BRAF/MEK-Inhibition mit Dabrafenib und Trametinib ist der Monotherapie mit dem BRAF-Inhibitor Vemurafenib überlegen [Foppen et al. 2018].
  - Andere kombinierte BRAF/MEK-Inhibitoren wie Encorfenib plus Binimetinib, Vemurafenib plus Cobimentinib sind wirksame Therapiealternativen, prospektive Daten für diese Kombinationen liegen jedoch noch nicht vor.
- **Immuncheckpoint Blockade:**
  - Sowohl der CTLA-4- wie auch die PD1-AK Nivolumab und Pembrolizumab zeigen bei Hirnmetastasen des Melanoms in der Monotherapie eine – allerdings schwache – Effektivität [Kamath und Kumthekat 2018; Johnson et al. 2018]. Ergebnisse aus meist retrospektiven Auswertungen.
    - Remissionsraten bei asymptomatischen Metastasen: max. 22 %.
    - Remissionsraten bei symptomatischen Metastasen: < 10 %.
    - Intrakranielles PFS: sehr kurz, meist < 3 Mon.!

25

- Fortschritt durch die Kombination aus Nivolumab und Ipilimumab [Long et al. 2018; Tawbi et al. 2018]. In 2 randomisierten Phase-II-Studien mit 94 bzw. 79 Pat. führte die Kombination aus beiden AK intrazerebral in 56 % bzw. 46 % zu einer Remission.
- Wenn Immuntherapie, dann aktuell am ehesten Kombination aus CTLA-4- und PD1-AK wählen.

25.7.2 Meningeosis neoplastica

Epidemiologie und Prognose

- Meningeosis neoplastica tritt in 4–15 % der soliden Tumoren auf, meist – aber nicht immer – bei fortgeschrittenem Tumorleiden.
- Relativ häufig und klinisch besonders relevant:
  - Bronchial-Ca: 10–25 %.
  - Mamma-Ca: 5–10 %.
  - Melanome: 17–25 %
  - Gastrointestinale Tumoren: 4–14 %
- Bei extrakraniellem Primärtumor in 30–60 % der Fälle auch intrakranielle Metastasen.
- Häufig Meningeosis lymphomatosa / leucaemica bei malignen Lymphomen und Leukosen. Bei Kindern mit ALL ohne ZNS-Prophylaxe in bis zu 50 % Befall der Meningen.
- Bei primären Hirntumoren Meningeosis relativ häufig bei Germinomen, Medulloblastom, PNET und Ependymomen.

Klinik

Typische Befunde können je nach Lokalisation des meningealen Befalls sein: Übelkeit, Erbrechen, Kopf-, Nacken-, Rückenschmerzen, Hirnnervenausfälle, radikuläre Schmerzen, Sensitivitätsstörungen, Paresen, Zeichen des erhöhten Hirndrucks bei Hydrocephalus, hirnorganische Störungen, epileptische Anfälle.

Diagnostik

- **Kernspinuntersuchung:** Kontrastmittelanreicherung in den Meningen ist oft das erste Zeichen und manchmal der einzige Hinweis auf Meningeosis.
- **Liquorpunktion:**
  - Bei V. a. Meningeosis die entscheidende Maßnahme.
  - Liquorzytologie der Goldstandard! Sensitivität um 70 % bzw. nach mehrfacher Punktion bis zu 80 % [Le Rhun et al. 2019; Sener et al. 2021].
  - Das Fehlen von Tumorzellen schließt eine Meningeosis nicht aus. Der Tumorzellnachweis gelingt oft erst nach Zellanreicherung bzw. wiederholter Punktion.
  - Zellzahl, Zelldifferenzierung im Ausstrich / Sediment.
  - Tumormarker im Liquor oft hilfreich. Je nach Primärdiagnose Bestimmung bes. von CEA und CA 15-3 (Mamma-Ca); β-HCG und AFP (Keimzelltumoren); CEA und CYFRA 21-1 bei Lungen-Ca, zusätzlich NSE bei kleinzelligem LK.
  - Weitere wichtige Liquorbefunde bei Meningeosis: Protein und Laktat in 80 % erhöht, in 40–80 % erniedrigte Glukose, manchmal Liquordruck > 150 mmHg erhöht.

– Stellenwert der Bestimmung der zellfreien Tumor-DNA (cfDNA) bzw. deren Sequenzierung im Sinne einer Liquid Biopsy für Diagnosestellung und Therapiemonitoring vielversprechend, aber noch nicht Bestandteil der klinischen Routine.

Differenzialdiagnosen

Merke

Differenzialdiagnostisch ist immer an eine entzündliche Meningitis zu denken, auch wenn ein bekannter Primärtumor auf eine Meningeosis hinweist.

Therapie

Medikamentöse Therapie

Die Therapie bei Meningeosis neoplastica ist im Gegensatz zu z. B. hämatologischen Neoplasien palliativ.

Die intrathekale Applikation ist Therapie der Wahl bei Vorliegen einer nicht-adhärenten Meningeosis. Angestrebt werden sollte hierbei die Implantation eines ventrikulären Katheters mit subkutanem Reservoir (z. B. Ommaya-Reservoir). **Cave:** Die Penetration aus dem Liquorraum in solide tumoröse Läsionen ist gering (etwa 1–3 mm).

Vorteile eines Ommaya-Reservoirs: sofern kein Liquorstopp vorliegt, Transport und Verteilung des Zytostatikums mit dem physiologischen Liquorfluss, bessere Verteilung als bei lumbaler Applikation. Geringere Schmerzen für Pat., geringere Komplikationsraten als bei regelmäßiger lumbaler Punktion und möglicherweise bessere Langzeitergebnisse.

Bisher stehen wenige Substanzen für die intrathekale Therapie zur Verfügung: MTX, Cytosinarabinosid, Thiotepa, Trastuzumab, Immuncheckpoint-Inhibitoren und Steroide [Sener et al. 2021; Le Rhun et al. 2017].

Methotrexat (MTX; ▶ 1.3.73)

- MTX ist immer noch ein Standard, bes. bei Meningeosis neoplastica. Üblicherweise erfolgt die Applikation 2 × wöchentlich mit 12–15 mg intrathekal.
- Kontrolle des Therapieerfolgs über klinische Besserung, Abfall atypischer Zellen im Liquor, LDH, Eiweiß, Tumormarker etc.
- Nach gutem Abfall der atypischen Zellen im Liquor (üblicherweise nach etwa 4–6 Gaben) anfangs noch wöchentlich MTX-Gabe. Später zur Erhaltung bzw. bis zum Progress im Abstand von 4–6 Wo.

Cave

Trotz der vergleichsweise niedrigen Dosis von z. B. 15 mg MTX werden systemisch relevante Spiegel (> 1×10^{-7} M) erreicht, die bes. bei gestörter Nierenfunktion (verlängerte HWZ) und bei Vorschädigung des Knochenmarks zu schweren systemischen Toxizitäten führen können. Regelmäßige klinische (Schleimhäute, Mukositis?) und laborchemische Kontrollen (vor und im Verlauf nach jeder MTX-Gabe bes. Leuko-, Thrombozyten und Kreatinin) sind zwingend erforderlich.

25

- Heute wird nach der MTX-Therapie die orale Gabe von 15 mg Folinsäure (Leukovorin) alle 6 h für 48 h, beginnend 6 h nach MTX-Gabe, zur Vermeidung systemischer Toxizitäten empfohlen [Le Rhun et al. 2017]. Durchführung der Therapie über ein Ommaya-Reservoir.
- Bei der Wahl des MTX-Präparats darauf achten, dass es für die intrathekale Applikation zugelassen ist.

Cave

Das Risiko neurotoxischer NW, bes. einer Leukoenzephalopathie, steigt besonders bei simultaner Kombination von MTX mit einer Strahlentherapie an und ist bei Kombination aus intrathekaler und systemischer MTX-Gabe und einer Strahlentherapie unakzeptabel hoch.

Thiotepa (▶ 1.3.114)

Wird in vielen Publikationen bes. zur Therapie der Meningeosis neoplastica bei Mamma-Ca genannt, gelangt aber heute vergleichsweise selten zur Anwendung.

Dosierung: 2 × 5–10 mg/m² KOF/Wo., 2 × 10 mg/Wo. intrathekal [Le Rhun et al. 2017].

Cytosinarabinosid (▶ 1.3.34)

Ist zur intrathekalen Applikation für die Prophylaxe gegen und zur Therapie bei Befall durch Leukämien sowie zur Therapie der Meningeosis lymphomatosa zugelassen. Meist werden Einzeldosen von 40 mg gegeben. Mit DepoCyte® steht ein Präparat zur Verfügung, in dem Cytosinarabinosid liposomal verkapselt ist. Durch die verlangsamte Freisetzung und die längere HWZ kann die Zahl der Therapiegaben deutlich verringert werden: 50 mg alle 2 Wo. intrathekal. Ab der 13. Wo. wird das Intervall im Sinne einer Erhaltung auf 4 Wo. ausgedehnt. Derzeit ist das Medikament in Deutschland außer Handel.

Tipp

Zur Vermeidung einer Arachnoiditis ist die orale Gabe von Dexamethason (Tage 0–4 nach DepoCyte®) erforderlich.

Systemische Tumortherapie

- Falls eine systemisch effektive Therapie zur Verfügung steht, die der Pat. noch nicht erhalten hat, kann ein Therapieversuch diskutiert werden [Le Rhun et al. 2017].
- Da die Meningeosis in der Mehrzahl unter einer entsprechenden Therapie auftritt und die erreichten Liquor-Wirkspiegel häufig niedrig sind, sollten diese Faktoren für die Therapieentscheidung berücksichtigt werden.

Neue Therapieansätze

- **Trastuzumab intrathekal:**
  - Tritt die Meningeosis bei einem HER2-überexprimierenden Mamma-Ca auf, sollte eine Therapie mit Trastuzumab angestrebt werden [Nayar et al. 2017; Hofer et al. 2012].
  - Nach systemischer Gabe sind die erreichbaren Liquorspiegel für eine Wirksamkeit zu niedrig.

  - Nach intrathekaler Gabe von Trastuzumab (+/– MTX) wird bei sehr hohen Liquorspiegeln in zahlreichen Reports über eine hohe Effektivität mit sehr gutem klinischem Ansprechen berichtet [Le Rhun et al. 2017; Sener et al. 2019].
  - Ein allgemein akzeptiertes Therapieprotokoll ist noch nicht etabliert. sodass bisher die Einzeldosen (meist ≥ 80 mg) und die zeitlichen Abstände individuell festgelegt worden sind.
- **TKI:**
  - Fallserien zeigen ein Ansprechen für EGFR- und ALK-getriebene NSCLC mit TKI der 2. Und 3. Generation sowie für eine kombinierte BRAF/MEK-Inhibition beim BRAF-mutierten Melanom [Le Rhun et al. 2017; Sener et al. 2021].
  - Bei entsprechenden Treibermutationen sowohl für das NSCLC als auch für das Melanom ist ein Therapieversuch mit einem TKI neuerer Generation angezeigt.
- **Immuncheckpoint-Blockade:** Präliminäre Daten deuten auf eine Wirksamkeit sowohl der intrathekalen als auch der i. v. Therapie mit Immuncheckpoint Inhibitoren in der Therapie der Meningeosis hin, sodass diese im Einzelfall in Abhängigkeit der Vortherapien erwogen werden können.

Strahlentherapie

Da die Neurotoxizität bei Kombination von Strahlentherapie und intrathekaler/intraventrikulärer Chemotherapie erheblich zunimmt, muss der Einsatz der Strahlentherapie sehr gründlich abgewogen werden:

- Kontrollierte Studien zur Wirksamkeit der Strahlentherapie liegen nicht vor!
- Basistherapie in Form eines Helmfelds unter Einschluss von HWK1 und 2, meistens 30–36 Gy in Fraktionen von 3 Gy 5 × pro Woche. Bestrahlung der gesamten Neuroachse nur bei leptomeningealer Aussaat primärer Hirntumoren. **Cave:** Schwere Knochenmarktoxizität! Sonst nur fokale Bestrahlung symptomatischer spinaler Läsionen.
- Fokale Bestrahlung einzelner nodulärer symptomatischer Herde im Sinne der Palliation bzw. zur Verbesserung der Liquorzirkulation und damit Ermöglichung der intrathekalen Chemotherapie.
- Ganzhirnbestrahlung kann bei extensiver adhärenter Meningeosis erwogen werden.

Prognose

- Bei Lymphomen und Leukämien im Rahmen eines multimodalen Therapiekonzepts oft sehr günstig, bes. bei prophylaktischer Therapie Heilung möglich.
- Meningeosis neoplastica: ohne spezifische Therapie sehr schlechte Prognose. Mediane Überlebenszeit 6–8 Wo. [Sener et al. 2021; Le Rhun et al. 2017].
- Nach intrathekaler Chemotherapie und lokaler Strahlentherapie Anstieg der medianen Überlebenszeit auf 6–8 Mon.; 1-JÜR 5–25 % [Sener et al. 2021; Le Rhun et al. 2017].
- Metaanalyse der Meningeosis bei Mamma-Ca: 87 % von 851 Pat. erhielten eine intrathekale Chemotherapie, in der Mehrzahl MTX. Klinisch sprachen 68,5 % und in der Liquorzytologie 30,8 % an. Medianes Überleben: 15 Wo. [Scott et al. 2015].
- Medianes Überleben bei Lungen-Ca 8,7 und bei anderen soliden Tumoren 8,3 Wo. [Scott et al. 2015].
- In der Mehrzahl aller Fälle durch die Therapie effektive Palliation.

Literatur

Aizer AA, Lamba N, Ahluwalia MS, et al. Brain metastases: A Society for Neuro-Oncology (SNO) consensus review on current management and future directions. Neuro Oncol, 2022 Oct 3;24(10): 1613–1646.
Bernhardt D, König L, Grosu A, et al. DEGRO practical guideline for central nervous system radiation necrosis part 1 + 2: classification and a multistep approach for diagnosis/treatment. Strahlenther Onkol, 2022 Oct;198(10): 873–883.
Beier D, Proescholdt M, Reinert C, et al. Multicenter pilot study of radiochemotherapy as first-line treatment for adults with medulloblastoma (NOA-07). Neuro Oncol 2018; 20: 400.
Ellingson BM, Bendszus M, Boxerman J, et al. Consensus recommendations for a standardized brain tumor imaging protocol in clinical trials. Neuro Oncol, 2015; 17(9): 1188–1198.
Franceschi E, Hofer S, Brandes AA, et al. EANO-EURACAN clinical practice guideline for diagnosis, treatment, and follow-up of post-pubertal and adult patients with medulloblastoma. Lancet Oncol 2019; 20: e715.
Gramatzki D, Kickingereder P, Hentschel B, et al. Limited role for extended maintenance temozolomide for newly diagnosed glioblastoma. Neurology, 2017; 88: 1422–1430.
Hegi ME, Diserens AC, Gorlia T, et al. MGMT gene silencing and response to temozolomide in glioblastoma. N Engl J Med, 2005; 352: 997–1003.
Herrlinger U, Tzaridis T, Mack F, et al. Lomustine-temozolomide combination therapy versus standard temozolomide therapy in patients with newly diagnosed glioblastoma with methylated MGMT promotor (CeTeG/NOA-09): a randomized, open-label, phase 3 trial. Lancet, 2019; 393: 678–688.
Hofer S, Bullinger L, Dierlamm J, et al. Gliome im Erwachsenenalter. 2021. www.onkopedia.com/de/onkopedia/guidelines/gliome-im-erwachsenenalter (letzter Zugriff 24.6.2023).
Lamba N, Wen PY, Aizer AA, et al. Epidemiology of brain metastases and leptomeningeal disease. Neuro Oncol, 2021; 23(9): 1447–1456.
Le Rhun E, Guckenberger M, Smits M, et al. EANO-ESMO Clinical Practice Guidelines for diagnosis, treatment and follow-up of patients with brain metastasis from solid tumours. Ann Oncol, 2021 Nov;32(11): 1332–1347.
Le Rhun E, Preusser M, van den Bent M, et al. How we treat patients with leptomeningeal metastases. ESMO Open, 2019 May 21;4(Suppl 2): e000507.
Le Rhun E, Weller M, Brandsma D, et al. EANO-ESMO Clinical Practice Guidelines for diagnosis, treatment and follow-up of patients with leptomeningeal metastasis from solid tumours Ann Oncol, 2017, July 1;28(suppl_4): iv84-iv99. doi: 10.109.
Lim M, Weller M, Idbaih A, et al. Phase 3 trial of chemoradiotherapy with temozolomide plus nivolumab or placebo for newly diagnosed glioblastoma with methylated MGMT promoter. Neuro Oncol, 2022 Nov 2;24(11): 1935–1949.
Louis DN, Perry A, Wesseling P, et al. The 2021 WHO classification of tumors of the central nervous system: a summary. Neuro Oncol, 2021; 23: 1231–2151.
Malmström A, Gronberg BH, Marosi C, et al. Temozolomide versus standard 6 week radiotherapy versus hypofractionated radiotherapy in patients older than 60 years with glioblastoma: the Nordic randomized, phase 3 trial. Lancet Oncol, 2012; 13: 916–926.
Nayak L, DeAngelis LM, Brandes AA, et al. The Neurologic Assessment in Neuro-Oncology (NANO) scale: a tool to assess neurologic function for integration into the Response Assessment in Neuro-Oncology (RANO) criteria. Neuro Oncol, 2017; 19(5): 625–635.
Ostrom QT, Cioffi G, Waite K, et al. CBTRUS statistical report: Primary brain and other central nervous system tumors diagnosed in the United States in 2014–2018. Neuro Oncol, 2021; 23: iii1–iii105.
Perry JR, Laperriere N, O'Callaghan CJ, et al. Short-course radiation plus temozolomide in elderly patients with glioblastoma. N Engl J Med, 2017; 376: 1027–1037.

Pignatti F, van den Bent M, Curran D, et al. Prognostic factors for survival in adult patients with cerebral low-grade glioma. J Clin Oncol, 2002; 20: 2076–2084.
Reardon DA, Brandes A, Omuro A, et al. Effect of Nivolumab vs Bevacizumab in Patients With Recurrent Glioblastoma: The CheckMate 143 Phase 3 Randomized Clinical Trial. JAMA Oncol, 2020.;6(7): 1003–1010.
Sahm F, Schrimpf D, Jones DT, et al. Next generation sequencing in routine brain tumor diagnostics enables an integrated diagnosis and identifies actionable targets. Acta Neuropathol, 2016; 131: 903–910.
Stupp R, Brada M, van den Bent MJ, et al. High-grade glioma: ESMO clinical practice guidelines for diagnosis, treatment and follow-up. Ann Oncol, 2014; 25: iii93–101.
Stupp R, Mason WP, van den Bent M, et al. Radiotherapy plus concomitant and adjuvant temozolomide for patients with newly diagnosed glioblastoma. N Engl J Med, 2005; 352: 987–996.
Stupp R, Taillibert S, Kanner A, et al. Effect of tumor-treating fields plus maintenance temozolomide vs maintenance temozolomide alone on survival in patients with glioblastoma: a randomized clinical trial. JAMA, 2017; 318: 2306–2316.
Taphoorn MJB, Dirven L, Kanner AA, et al. Influence of treatment with tumor-treating fields on health-related quality of life of patients with newly diagnosed glioblastoma: a secondary analysis of a randomized clinical trial. JAMA Oncol, 2018; 4: 495–504.
von Baumgarten L, Illerhaus G, Korfel A, et al. Diagnostik und Therapie primärer ZNS-Lymphome. Dtsch Arztebl Int, 2018; 115: 419–426.
Weller M, van den Bent M, Preusser M, et al. EANO guidelines on the diagnosis and treatment of diffuse gliomas of adulthood. Nat Rev Clin Oncol, 2021; 18: 170–186.
Weller M, van den Bent M, Tonn JC, et al. European Association for Neuro-Oncology (EANO) guideline on the diagnosis and treatment of adult astrocytic and oligodendroglial gliomas. Lancet Oncol, 2017; 18: e315–e329.
Wen PY, Chang SM, van den Bent MJ, et al. Response assessment in neuro-oncology clinical trials. J Clin Oncol, 2017; 35: 2439–2449.
Wick W, Platten M, Meisner C, et al. Temozolomide chemotherapy alone versus radiotherapy alone for malignant astrocytoma in the elderly: the NOA-08 randomised, phase 3 trial. Lancet Oncol, 2012; 13: 707–715.

26 HIV-assoziierte Malignome

Markus Ruhnke

26.1 Allgemeines

26.1.1 Einteilung

AIDS-definierende Tumorerkrankungen (= ADM)

AIDS-definierende Tumorerkrankung (ADM): gleichzeitiges Bestehen einer HIV-Infektion und mind. einer von drei u.g. Tumoren. Diese Erkrankungen sind in unterschiedlichem Grad mit anderen spezifischen Viren assoziiert wie dem Epstein-Barr-Virus (EBV), dem humanen Herpes-Virus 8 (HHV-8) und den humanen Papilloma-Virus/Viren (HPV). Entsprechend der aktuellen Definition der HIV-assoziierten malignen Erkrankungen gelten als AIDS-definierende Tumoren (nach CDC-Gruppe C; ▶ Tab. 26.3):

- Kaposi-Sarkom.
- Hoch malignes Non-Hodgkin-Lymphom.
- Invasives Zervix-Ca.
  - Zervikale Dysplasien und Carcinoma in situ gelten als Erkrankungen, die HIV-assoziiert sind, aber nicht in die AIDS-definierende Kategorie fallen (CDC-Gruppe B; ▶ Tab. 26.3).
  - Die persistierende Lymphadenopathie ohne weitere Krankheitssymptome fällt in die Kategorie CDC-Gruppe A (▶ Tab. 26.3).

Die Lebenserwartung von PLWH (mit HIV infizierte Menschen; people living with HIV) hat sich durch die antiretrovirale Therapie (ART) erheblich verbessert. Die AIDS-assoziierte Sterblichkeit ist rückläufig, aber die krebsassoziierte Sterblichkeit von PLWH ist allgemein höher als in der Normalbevölkerung und die krebsassoziierten Todesfälle bei PLWH haben im Zeitraum 2000–2010 in den USA um ca. 8 % zugenommen. Exakte Daten aus Deutschland liegen nicht vor.

26

Nicht AIDS-definierende Tumorerkrankungen (= NADM)

Bei folgenden Tumorerkrankungen wurde ein im Vergleich zur nicht mit HIV infizierten Bevölkerung ein signifikant gehäuftes Auftreten beobachtet, ohne dass diese Erkrankungen bislang AIDS-definierend sind:

- Morbus Hodgkin: Inzidenz bis 20-fach erhöht
- Anal-Ca (s. hierzu AWMF-Leitlinie „Anale Dysplasien und Anal-Ca bei HIV-Infizierten: Prävention, Diagnostik und Therapie" unter www.awmf.org bzw. www.daignet.de)

Darüber hinaus gibt es eine Reihe von Neoplasien, die ebenfalls gehäuft in Zusammenhang mit einer HIV-Infektion beschrieben wurden:

- Hoden-Ca
- Lungen-Ca: Inzidenz bis 4-fach erhöht
- Hauttumoren inkl. malignem Melanom
- Leukamien
- Multiples Myelom: Inzidenz bis 12-fach erhöht
- HNO-Karzinome
- Ösophagus-Ca
- Leiomyosarkom: nur bei Kindern

In den USA hat sich die Zahl der AIDS-Kranken zwischen 1991 und 2005 vervierfacht (von 96 179 auf 413 080). Im gleichen Zeitraum ist die Zahl der ADM um den Faktor 3 zurückgegangen (auf 10 325 Erkrankungen), während die Zahl der

NADM um den Faktor 3 gestiegen ist (auf 10 059 Erkrankungen). Hierfür wird die älter werdende Bevölkerung von Personen mit HIV-Infektion verantwortlich gemacht, die aufgrund des höheren Lebensalters auch andere Krebserkrankungen erleiden. Am häufigsten werden Lungen-, Anal-, Prostata-, Leber- und Mamma-Ca sowie Hodgkin-Lymphom beobachtet [Shiels et al. 2011].

Infektionsassoziierte / nicht infektionsassoziierte Krebserkrankungen bei Personen mit HIV

Es wird zunehmend empfohlen, zwischen infektions- und nicht infektionsassoziierten Krebserkrankungen bei HIV-infizierten Personen zu unterscheiden (▶ Tab. 26.1) [Gopal et al. 2014].

Diagnostik und Staging sowie Therapie lehnen sich an Protokolle bei nicht HIV-infizierten Personen an [Frisch et al. 2001]. Pat. mit NADM sollten analog den Standardprotokollen für diese Tumorerkrankungen behandelt werden.

Tab. 26.1 Einteilung und Charakteristika HIV-assoziierter Krebserkrankungen [mod. nach Gopal et al. 2014] [F774-007]

Krebserkrankung	Onkogenes Virus	Prävalenz bei HIV-assoziierten Tumoren (%)	Zuordnung	Infektions-assoziiert?	RR im Vergleich zur Nicht-HIV-Bevölkerung
Zervix	HPV	100	ADM	Ja	3–15
Anus	HPV	> 90	NADM	Ja	10–100
HNO	HPV	Unbekannt	NADM	Ja	1,5–3
Lungen	–	Unbekannt	NADM	Nein	2–4
Melanoma	–	Unbekannt	NADM	Nein	2–3
Leber	HBV / HCV	> 90	NADM	Ja	3–10
Kaposi-Sarkom	KSHV	100	ADM	Ja	100–1 000
Multizentrischer Morbus Castleman	KSHV	100	–	Ja	–
NHL	EBV / KSHV		ADM	Ja	5–50
• „Primary Effusion Lymphoma“	EBV / KSHV	50–80 / 100	ADM	Ja	–
• Primäres ZNS- Lymphom	EBV	100	ADM	Ja	100–200
• Diffus großzelliges B-NHL	EBV	40–60	ADM	Ja	5–20
• Burkitt-Lymphom	EBV	30–50	ADM	Ja	20–100
Hodgkin-Lymphom (HL)	EBV	> 80	NADM	Ja	5–20
• HL (noduläre Sklerose)	EBV	20–30	NADM	Ja	–
• HL (gemischtzellig)	EBV	> 90	NADM	Ja	–
• HL (lymphozytenarm)	EBV	> 90	NADM	Ja	–

26

26.1.2 Epidemiologie

Weltweit waren 2016 ca. 36,7 Mio. Menschen mit HIV infiziert („PLWH“; http://www.unaids.org/). Es wird geschätzt, dass ca. 2,1 Mio. Kinder mit einer HIV-Infektion leben. Schätzungsweise erhalten 20,9 Mio. Menschen eine ART. 64 % der gesamten HIV-Neuinfektionen fanden 2016 in Subsahara Afrika statt.

Die Gesamtinzidenz HIV-assoziierter NHL wird auf ca. 21 % geschätzt, der Kaposi-Sarkome um 12 %.

Die Lymphome sind eher späte Manifestationen der HIV-Infektion. Bei 3 % der Erkrankten tritt das Lymphom als Erstmanifestation der AIDS-Erkrankung auf. Zusätzlich zu den genannten Erkrankungen wird eine enge Assoziation mit dem Morbus Hodgkin, dem Anal- und Bronchial-Ca sowie weiteren soliden Tumoren (NADM) beobachtet. Entsprechend einer Schätzung aus den USA wurden 2010 bei PLWH 7 760 Krebserkrankungen diagnostiziert, dies sind 3 920 mehr als im Vergleich zur nicht HIV-pos. Bevölkerung erwartet wurden („excess cancer“). Am häufigsten waren hierbei NHL („88 % excess“), Kaposi-Sarkom („100 % excess“), Anal-Ca („97 % excess“) und Lungen-Ca („52 % excess“). Inzwischen ist eine Trendumkehr von den AIDS-definierenden Krebserkrankungen (ADM) zu den nicht AIDS-definierenden Krebserkrankungen (NADM) zu beobachten [Shiels et al. 2011].

Zu Faktoren, die die Lebenserwartung von PLWH beeinflussen, ▶ Tab. 26.2.

26.1.3 Pathophysiologie

26

Der natürliche Verlauf einer unbehandelten HIV-Infektion wird in die folgenden Stadien eingeteilt:

- Akute HIV-Erkrankung mit hoher Viruslast im Blut (bis zu 12 Wo. nach Infektion) bzw. asymptomatische, akute Virusinfektion.
- Serokonversion bei asymptomatischer HIV-Infektion: HIV-Antikörper sind jetzt nachweisbar, die Viruslast kann neg. werden (Stadium CDC A1–3, ▶ Tab. 26.3).

Tab. 26.2 Faktoren, die die Lebenserwartung von PLWH beeinflussen [mod. nach Sabin 2013]

Soziodemografische Faktoren	Lebensstilassoziierte Faktoren	HIV-assoziierte Faktoren
• Geschlecht • Alter • Altersbedingte Komorbiditäten • Ethnische Zugehörigkeit • Wohnort, Lebensumfeld • Sozioökomischer Status	• Rauchen • Alkoholkonsum • I. v. Drogenkonsum • Koinfektion durch Virushepatitis (B, C) • Geschlechtskrankheiten	• Späte Diagnose HIV-Infektion • CD4-Zell-Zahl bei Start von ART • Unter ART erreichbare CD4-Zell-Zahl-Steigerung und Viruslastsenkung • Klinisches Stadium AIDS vor ART-Einleitung • Regelmäßige Behandlung durch HIV-Spezialist • Compliance mit ART- Einnahme

Tab. 26.3 Klassifikation nach Center for Disease Control and Prevention: CDC-Klassifikation

Laborkategorie (CD4-Zell-Zahl / µl)	Klinische Kategorie		
	A = asymptomatisch	B = symptomatisch	C = AIDS
> 500	A1	B1	C1
200–499	A2	B2	C2
< 200	A3	B3	C3

- Symptomatische HIV-Infektion: z. B. Begleiterkrankungen wie orale Candidose oder Herpes zoster, jedoch keine opportunistischen Erkrankungen (Stadium CDC B1–3, ▶ Tab. 26.3).
- Stadium AIDS mit erneut hoher Viruslast (Acquired Immunodeficiency Syndrome) mit Auftreten von opportunistischen Infektionen (z. B. Pneumocystis-jirovecii-Pneumonie, Toxoplasmose des ZNS, CMV-Retinitis, Mykobakteriose u. a.) oder Tumoren (z. B. NHL; Stadium CDC C1–3, ▶ Tab. 26.1).

26.2 HIV-assoziiertes Kaposi-Sarkom

26.2.1 Definition

Niedrig maligner, stark vaskularisierter Tumor mit charakteristischer Proliferation von Endothelzellen und Fibroblasten.

26.2.2 Einteilung

- Klassisches Kaposi-Sarkom
- Afrikanisches oder endemisches Kaposi-Sarkom
- Kaposi-Sarkom bei Immunsuppression
- Epidemisches Kaposi-Sarkom bei HIV-Infektion

26.2.3 Epidemiologie

Neben dem klassischen Kaposi-Sarkom (bei älteren Männern im Mittelmeerraum vorkommend) und dem endemischen Kaposi-Sarkom (in Äquatorialafrika bei Pat. ohne erkennbare Immunsuppression vorkommend) sind bes. das HIV-assoziierte Kaposi-Sarkom und das Kaposi-Sarkom nach Organtransplantation von Bedeutung.

HIV-assoziiertes Kaposi-Sarkom: ART (bzw. früher HAART) hat auf den Verlauf der HIV-assoziierten Kaposi-Sarkome (HIV-KS) einen erheblichen Einfluss; sowohl die Inzidenzen als auch der Anteil der Pat., bei denen das HIV-KS als AIDS-definierende Erkrankung aufgetreten ist, haben sich erheblich verringert (von 30 % auf 10–15 % am Ende 1990er-Jahre).

- Verhältnis Männer : Frauen = 15 : 1.
- Verteilung:
  - Homosexuelle Männer: ca. 20–30 %.
  - Heterosexuelle Drogenabhängige (i. v. verabreichte Drogen): 3 %.
  - Transfusionsempfänger: 3 %.
  - Frauen und Kinder: 3 %.
  - Hämophilie-Pat.: 1 %.

26

- Die Inzidenz ist von 1990 (ca. 30 Erkrankungen / 100 000 Personen) bis 1998 (ca. 3 Erkrankungen / 100 000 Personen) gesunken, vermutlich als Effekt der hochaktiven antiretroviralen Therapie (HAART). In den USA von 1991–2005 sogar Rückgang um 82 % [Shiels et al. 2011].

26.2.4 Ätiologie

Assoziation mit humanem Herpesvirus Typ 8 (HHV-8, frühere Bezeichnung Kaposi-Sarkom-Herpesvirus = KSHV).

26.2.5 Pathologie

Exzisionsbiopsie mit Routinefärbung (HE-Färbung):
- An dermalen Gefäßen und Adnexen ausgerichtete, dünnwandige, oft unvollständige Blutgefäße
- Herdförmige Erythrozytenextravasate um die neuen Gefäße herum angeordnet
- Hämosiderinablagerungen
- Spindelzellinfiltrate
- Meist unveränderte Epidermis

26.2.6 Klassifikation / Stadieneinteilung

Stadien

- Stadium I: kutan begrenzt, < 10 Herde bzw. ein anatomischer Bereich (z. B. Arm, Bein, Thorax)
- Stadium II: kutan disseminiert, > 10 Herde bzw. mehrere anatomische Bereiche
- Stadium III: viszeraler Befall
- Stadium IV: viszeraler und kutaner Befall

Staging-Klassifikation

▶ Tab. 26.4.

Tab. 26.4 Staging-Klassfikation des HIV-assoziierten Kaposi-Sarkoms [nach Krown et al. 1989] [F774-008]

	Geringes Risiko	Hohes Risiko
Tumor (T)	T0: auf Haut und / oder die lokalen LK beschränkt oder nur geringer Befall der Mundschleimhaut	• T1: tumorbedingte Ödeme oder Ulzerationen: ausgedehnter Befall der Mundhöhle • Gastrointestinaler Befall • Befall nichtviszeraler Organe (z. B. Lunge, ZNS)
Immunstatus (I)	I0: CD4-Zell-Zahl > 200 / µl	I1: CD4-Zell-Zahl < 200 / µl
Schweregrad (S)	• S0: bisher keine weitere opportunistische Erkrankung oder oraler Soor • Keine B-Symptome[1] • Karnofsky-Index ≥ 70 %	• S1: anamnestisch opportunistische Erkrankung oder oraler Soor • B-Symptome[1] vorhanden • Karnofsky-Index < 70 % • Vorliegen anderer HIV-assoziierter Erkrankungen

[1] B-Symptome: Fieber unbekannter Ursache, Nachtschweiß, unerklärter Gewichtsverlust von > 10 %, Durchfall für > 2 Wo. ohne Erregernachweis

26.2.7 Lokalisation und Ausbreitung

Lokalisationen:

- Haut und Schleimhaut
- Mundschleimhautbeteiligung: ca. 30 %
- Lunge: ca. 30 %, insbes. in späten Krankheitsstadien
- LK
- Gastrointestinaltrakt
- Leber

Metastasierung: Die wichtigste Unterscheidung ist die Präsentation bei Ersterkrankung: Ein kutanes Kaposi-Sarkom bleibt i. d. R. auf den Befall von Haut und Schleimhaut (Mundhöhle) beschränkt und disseminiert nicht regelhaft in die inneren Organe. Ein primär nichtkutaner Befall von Lungen oder GIT ist seltener und wird bei ca. 30 % der Erkrankungen beobachtet.

26.2.8 Klinik

Merke
Bei rein kutanem Befall bestehen bis auf die (i. d. R. asymptomatischen) Hautbefunde keine Beschwerden!

26.2.9 Diagnostik

- Inspektion: i. d. R. typischer Hautbefund mit livide-bräunlichen Makulae oder Papeln mit grün-gelblichem Hof und Verfärbung der Tumorumgebung, gelegentlich Umgebungsödeme und Schleimhautbeteiligung (oral, anal etc.).
- Gründliche dermatologische Untersuchung inkl. Inspektion von Mundhöhle, Genitalien, Armen, Beinen und Füßen mit Fußsohlen.
- Anzahl der Läsionen festhalten sowie deren Lage und Größe dokumentieren!
- Diagnosesicherung mittels Hautbiopsie.
- Ösophagogastroduodenoskopie ab Stadien II / III.
- Rö-Thorax zum Ausschluss eines pulmonalen Befalls. Falls unklarer Befund, CT Thorax durchführen. Falls Rö-Thorax / CT Thorax verdächtig, Bronchoskopie.
- Eine „Routine-CT“ von Thorax, Abdomen, kleinem Becken und / oder ZNS ist nicht indiziert.

26.2.10 Differenzialdiagnosen

Bei HIV-pos. Risiko-Pat.: bazilläre Angiomatose (bakterielle Erkrankung durch Bartonella [B.] spp.). Die Erreger der bazillären Angiomatose sind B. henselae und B. quintanta. Sie lassen sich mikroskopisch im Gewebe, durch serologische Untersuchungen des Bluts oder durch PCR, jedoch sehr schlecht durch eine Kultur (bis auf seltene Fälle mit Bakteriämie) nachweisen. Charakteristisch für die kutanen Läsionen sind scharf begrenzte, schmerzhafte, lividrote Gefäßtumoren.

26.2.11 Therapie

Therapieplanung

Merke
Die sofortige Einleitung einer ART ist hinsichtlich des Ansprechens auf eine spezifische Therapie (z. B. Chemo-, Immuntherapie) und des OS entscheidend. Die Wahl der Medikamente der ART scheint zweitrangig zu sein [Tam et al. 2002].

Lokale Therapie

Nur bei umschriebenen Befunden.

- Kryotherapie.
- Intraläsionale Instillation von Chemotherapeutika (z. B. Vinblastin 0,2–0,3 mg/ml in einem Volumen von 0,2 ml/m² KOF) oder von β-hCG bzw. α-Interferon (kasuistisch beschrieben).
- Lokale Bestrahlung mit einer Einzeldosis von 4–5 Gy bei einer kumulativen Dosis von 20–30 Gy.

Sehr wirksam bei symptomatischen Befunden und in der palliativen Therapie bei begrenzten Befunden.

- Evtl. Exzision: eher nur aus kosmetischen Gründen, da systemische Erkrankung.
- Camouflage: wirksame Abdeckung exponierter Regionen, z. B. Gesicht.
- Stigmatisierung durch sichtbare Herde berücksichtigen!

Medikamentöse Therapie

Therapie der 1. Wahl und bei Progredienz der Erkrankung:

- Interferon-α (IFN-α):
  - Indikation: CD4-Zell-Zahl > 200/μl. Dosierung: 3–7 × 3–6(– 18) Mio. IE/Wo.
  - Eine hohe Dosis ist deutlich wirksamer, bringt aber auch erheblich mehr NW mit sich: Fieber, Schüttelfrost, Arthralgien, Neutropenie, Hepatotoxizität → nicht > 6 Mio. IE pro Einzelgabe.
  - Zusätzlich immer ART (aktuelle Therapierichtlinien unter http://www.kompetenznetz-hiv.de/therapie/leitlinien_1.htm).
  - Raten kompletter Remissionen: bis 70 %.
- Chemotherapie:
  - Indikationen: CD4-Zell-Zahlen < 200/μl: ausgedehnter Hautbefall (> 25 Läsionen); ausgedehnter Hautbefall, der auf eine lokale Therapie nicht anspricht; Beinödeme durch Lymphödem und LK-Befall inguinal (selten elefantiasisartiges Bild); symptomatischer Organbefall.
  - Chemotherapie der 1. Wahl: liposomales Doxorubicin (Caelyx®) 20 mg/m² KOF alle 14–21 Tage i. v. (hohe Remissionsraten von > 75 %) oder Daunorubicin (DaunoXome®) 40 mg/m² KOF alle 14 Tage i. v.
- Alternativen:
  - Vincristin (2 mg) + Bleomycin (15 mg) alle 14 Tage i. v. (in randomisierten Studien liposomalem Doxorubicin/Daunorubicin unterlegen).
  - Paclitaxel 135 mg/m² KOF alle 3 Wo. i. v. (sehr effektiv bei viszeralem/pulmonalem Befall), alternativ Paclitaxel 1 × 60 mg/m² KOF/Wo. i. v. für 3 Wochen. Dann 1 Wo. Pause.

- ABV-Schema: Doxorubicin, 20 mg/m², Bleomycin 10 mg/m², Vincristin 1 mg/m², Wdh. an Tag 14. Zulassungsbeschränkung für Paclitaxel beachten!

Supportive Therapie

- Bei CD4-Zell-Zahlen < 250/µl Antibiotikaprophylaxe gegen Pneumocystis-jirovecii-Infektion (PcP) bzw. Toxoplasmose: Co-trimoxazol, 480 mg/d (entspricht 1 × 1 Tbl. Cotrim® forte/d).
- Bei rezidivierender oraler/vaginaler Candidose: zusätzlich Fluconazol 100 mg/d p. o.
- Therapie von FUO in der Granulozytopenie: entsprechend den Richtlinien mit Breitspektrumantibiotika (▶ 4.10.2).

Therapeutische Alternativen

- Keine bekannt.
- Der Nutzen einer antiviralen Therapie gegen das HHV-8, z. B. mit Foscarnet, muss als experimentell angesehen werden.

Sonderfälle

- Bei Niereninsuffizienz Reduktion der Zytostatikadosis entsprechend Fachinformation.
- Eine Interaktion zwischen Vincristin und Itraconazol (z. B. zur Therapie einer Pilzinfektion) mit Steigerung der Neurotoxizität ist möglich!

Therapie bei Rezidiv

- Entscheidend ist die Immunrekonstitution mit Verbesserung des Immunstatus und Senkung der HIV-Last durch eine potente ART. Solange dies gelingt, sind Rezidive sehr selten.
- Bei organtransplantierten Pat. ist die Strategie ähnlich: Reduktion der immunsuppressiven Medikation (so weit möglich) sowie ggf. Chemotherapie.
- Therapieansätze mit VEGF-Antagonisten, z. B. Bevacizumab, oder TKI, z. B. Imatinib, scheinen aus pathogenetischer Sicht sinnvoll zu sein, müssen aber als experimentell angesehen werden (Zulassungsindikation beachten!).
  - 15 mg/kg Bevacizumab i. v. Tage 1 + 8, Wdh. Tag 21.
  - Imatinib (2 × 300 mg/d) bei chemotherapierefraktärem Kaposi-Sarkom plus ART.

Palliative Therapie

> **Merke**
> Durch die wirksame ART ist die Inzidenz des Kaposi-Sarkoms derart stark zurückgegangen, dass die Erkrankung nur noch sporadisch auftritt und kaum Therapieprobleme bestehen.

Evtl. Therapieversuch mit Etoposid 50–100 mg/d p. o.

26.2.12 Nachsorge

- Nach erfolgreicher Tumorremission: 3-monatliche klinische Verlaufskontrolle mit Inspektion der initial befallenen Areale an Haut und Schleimhäuten sowie ggf. Rö-Thorax, Abdomensonografie oder CT Abdomen und Stuhltest auf okkultes Blut.
- Der Stellenwert des HHV-8-Monitorings im Blut erscheint sinnvoll (Häufigkeit nicht definiert). Die quantitative PCR ist teuer und keine „Routine"-Untersuchung.

26.2.13 Prognose

Wichtigste prognostische Faktoren (nach National Institute of Health, NIH, USA) [Krown et al. 1989]: ▶ Tab. 26.4.

- Tumorausdehnung (T)
- Immunstatus (I)
- Schweregrad der Erkrankung (S)

Eine gute Prognose besteht bei ausschließlichem Befall der Haut, Fehlen einer B-Symptomatik und CD4-Zell-Zahlen > 150/µl.

Nach Stebbing et al. (2006) werden 4 prognostische Faktoren für die Wahl der Behandlung des HIV-assoziierten Kaposi-Sarkoms vorgeschlagen:

- AIDS-definierende Erkrankung liegt vor.
- Alter > 50 J.
- CD4-Zell-Zahl.
- S-Stadium.

Diese Parameter können zu einem Punkte-Score (Bereich 0–15, beginnend bei 10 Punkten) berechnet werden (u. a. Vorliegen eines Kaposi-Sarkoms als AIDS-definierende Erkrankung = −3 Punkte, Anstieg der CD4-Zell-Zahlen um je 100/µl = −1 Punkt, Alter > 50 J. = +2 Punkte, weitere AIDS-definierende Erkrankung = +3 Punkte).

26.3 HIV-assoziierte Lymphome (NHL, HL) und lymphoproliferative Erkrankungen

Typische Unterschiede zu NHL bei nicht HIV-infizierten Personen

- Sehr häufig bei Diagnosestellung bereits disseminierte Erkrankung
- Sehr aggressiver (schneller) Verlauf
- Überwiegend Lymphome vom B-Zell-Typ

26.3.1 Einteilung

Klinische Klassifikation

HIV-assoziierte Lymphome bzw. lymphoproliferative Erkrankungen können unterteilt werden:

- Diffuse großzellige Lymphome vom B-Zell-Typ (DLBCL): in ca. 85 %
- Burkitt-Lymphom
- Plasmoblastische Lymphome (PBL)

- Primäres „Body-Cavity“-Lymphom oder „Primary-Effusion“-Lymphom (PEL): < 5 %
- Multizentrischer Morbus Castleman
- Primäre ZNS-Lymphome (PCNSL): in ca. 10 %
- Hodgkin-Lymphom

Indolente Lymphome sind selten. Angaben zur Inzidenz liegen nicht vor.

26.3.2 Epidemiologie

- HIV-assoziierte NHL sind nach dem Kaposi-Sarkom die zweithäufigste maligne HIV-assoziierte Erkrankung. Bis zu 10 % aller HIV-Infizierten erkranken im Verlauf der HIV-Erkrankung an einem aggressiven NHL.
- Das relative Risiko im Vergleich zur nicht HIV-infizierten Bevölkerung, an einem Tumor zu erkranken, ist deutlich erhöht (▶ Tab. 26.5).
- Das HIV-assoziierte NHL tritt mit einer ca. 200-fach höheren Inzidenz bei HIV-infizierten Personen auf als bei Gesunden.
- Unter den NHL hat das primäre ZNS-Lymphom im Vergleich zum Auftreten in der nicht HIV-infizierten Normalbevölkerung die höchste Inzidenz (Inzidenz > 3 000-fach erhöht). Bis zu 20 % der Pat. mit AIDS-NHL mit leptomeningealer Beteiligung!
- Männer kaukasischen Ursprungs erkranken 2-mal häufiger als farbige Männer, Männer öfter als Frauen.

26.3.3 Ätiologie

26

HIV-assoziierte NHL sind fast ausschließlich B-Zell-Lymphome, die als polyklonale oder monoklonale Tumorerkrankung mit EBV-Infektion auftreten können.

Allerdings besteht bei vielen HIV-assoziierten Lymphomen (nur zu ca. 40 %) im Unterschied zu den Lymphomen nach Organtransplantation oder dem endemischen Burkitt-Lymphom keine aktive EBV-Infektion. Das Fehlen von EBV wird u. a. durch das Fehlen des viralen Komplementrezeptors CD21 auf den Lymphomzelloberflächen erklärt. Im Unterschied zu den systemischen NHL lässt sich im primären ZNS-Lymphom typischerweise EBV-Genom nachweisen. Bei den diffus großzelligen Lymphomen findet sich typischerweise kein c-myc-Rearrangement.

26.3.4 Pathologie

Die aggressiven HIV-assoziierten NHL lassen sich in 3 histologische Gruppen (nach WHO) aufteilen:

Tab. 26.5 Relatives Tumorerkrankungsrisiko [Gates und Kaplan 2002, Mbulaiteye et al. 2003]

Tumor	N	Relatives Erkrankungsrisiko im Vergleich zu Nicht-HIV-Infizierten		
		Gesamt	CD4-Zell-Zahl > 200 / µl	CD4-Zell-Zahl < 50 / µl
Kaposi-Sarkom	1 937	258	140	309
NHL	1 158	78	44	111
Burkitt-Lymphom	201	134	40	109
ZNS-Lymphom	320	175	27	330
Zervix-Ca	26	9	10	8

- Reifzellige B-NHL (Small Non-cleaved Cell Lymphoma, SNCCL):
  - Klassisches Burkitt-Lymphom (BL)
  - Burkitt-ähnliches Lymphom (Burkitt-like Lymphoma): ca. 40 %
- Diffus großzelliges B-NHL (Diffuse Large Cell Lymphoma, DLCL):
  - Zentroblastisches Lymphom (Large Non-cleaved Cell Lymphoma, LNCCL): ca. 25 %
  - Immunoblastisches Lymphom
  - Großzellig anaplastisches B-NHL (CD30-pos.)
- Plasmoblastisches Lymphom

Aus dem LK-Gewebe muss eine adäquate Immunphänotypisierung erfolgen. Die Paraffinschnitte sollten immunhistochemisch gefärbt werden mit CD45, CD20, CD3, CD10, BCL2, BCL6, KI-67, CD 138, κ/λ-Leichtketten, HHV-8, Epstein-Barr-Virus (EBV-encoded RNA = EBER) (http://www.nccn.org/).

Grundsätzlich sollte immer der entsprechende Lymphom-Subtyp eindeutig identifiziert werden (Einsenden der Probe in ein Lymphknotenreferenzlabor).

26.3.5 Klassifikation / Stadieneinteilung

Die Stadieneinteilung der NHL erfolgt grundsätzlich nach der Ann-Arbor-Klassifikation (▶ 12.1.3, ▶ Tab. 12.1).

26.3.6 Prognosefaktoren

Zur Einschätzung der Prognose ist – ähnlich wie bei den nicht HIV-assoziierten aggressiven NHL – der International Prognostic Index (IPI, ▶ 13.1.6) geeignet [The International Non-Hodgkin's Lymphoma Prognostic Factors Project 1993]:

- Kriterien (je 1 Punkt):
  - Alter > 60 J.
  - LDH-Aktivität i. S. erhöht.
  - ECOG-Performance-Status ≥ 2.
  - Ann-Arbor-Stadium III oder IV.
  - Anzahl der extranodalen Manifestationen > 1.
- Entsprechend dieser Einteilung können bis zu 5 Punkte vergeben und als Score in die Auswertung einbezogen werden (▶ Tab. 26.6).
- Da der Großteil der Pat. jünger ist als 60 J., kann der Altersfaktor weggelassen werden. Entsprechend Rossi et al. [1999] korreliert die Immunlage (CD4-pos. Lymphozyten, CD4/CD8-Ratio) sehr gut mit dem IPI, sodass diese nicht zusätzlich berücksichtigt werden muss.

Tab. 26.6 Auswertung des International Prognostic Index (IPI) [nach Rossi et al. 1999]

Score	Risikogruppe	5-JÜR (%)	Rate kompletter Remissionen
0–1	Low Risk	73	87
2	Low Intermediate Risk	51	67
3	High Intermediate Risk	43	55
4–5	High Risk	26	44

26.3.7 Lokalisation und Ausbreitung

- Häufig bestehen bereits bei der Erstdiagnostik extranodale Manifestationen mit entsprechenden Organsymptomen: ZNS mit Meningeosis (oder primäres ZNS-NHL), GIT, HNO-Bereich, Lunge, Leber, Knochenmark.
- Eine Disseminierung tritt bei primärem ZNS-NHL selten auf.

26.3.8 Klinik

Merke
Es sind keine typischen Alarmsignale vorhanden, da die Symptome der Erkrankung (B-Symptomatik etc.) häufig unspezifisch sind.

- Unspezifische konstitutionelle Symptome (B-Symptome): Fieber, Nachtschweiß, Gewichtsverlust.
- LK-Schwellungen (v. a. einseitig) mit rascher Progredienz.
- Häufig extranodale Manifestationen mit entsprechenden Organsymptomen (▶ 26.1.1).
- Bei „Body-Cavity"-Lymphomen unklarer, i. d. R. einseitiger Pleura- oder Perikarderguss oder auch selten Aszites.
- Immer eine zytologische und virologische Untersuchung der Ergussflüssigkeit durchführen! Assoziation mit HHV-8 bzw. Kaposi-Sarkom-Herpesvirus (KSHV).

26.3.9 Diagnostik

- Jedes unklare Fieber bei HIV-Infektion kann grundsätzlich ein Hinweis auf ein malignes Lymphom (NHL oder Hodgkin-Lymphom) sein:
  - Fokussuche mit u. a. LK-Exstirpation/Organbiopsie zur histologischen Untersuchung.
  - Die LK-Aspiration zur zytologischen Untersuchung oder die sonografisch gesteuerte LK-Punktion ist i. d. R. nicht ausreichend, sondern es ist eine LK-Entnahme erforderlich.
  - Wegen der oftmals schwierigen histologischen Befundung immer Gewebe in einer LK-Referenzpathologie untersuchen lassen.
- Umfassende körperliche Untersuchung.
- Staging-Diagnostik wie bei NHL (▶ 13.1.5): CT Thorax, CT Abdomen, ggf. CT Hals, CT ZNS mit Kontrastmittel und/oder PET/CT.
- Grundsätzlich beinhaltet die Staging-Diagnostik Liquor- und Knochenmarkpunktion.
  - Liquorpunktion mit Bestimmung von Zellzahl, Eiweißgehalt und LDH-Aktivität sowie EBV-PCR und Zytologie. Der Nachweis von EBV-DNA im Liquor ist sehr spezifisch für den Nachweis eines zerebralen Lymphoms.
  - Immer KM-Punktion zur zytologischen und histologischen Untersuchung. Oft hilfreich, da auch viele Infektionen mit einem disseminierten KM-Befall einhergehen.
- Virusdiagnostik: „Body-Cavity"-Lymphome sind eng mit HHV-8 und EBV korreliert. Sie treten i. d. R. nur mit unklarem z. B. Pleuraerguss auf.

- Labordiagnostik: LDH, β_2-Mikroglobulin (Tumormarker zum Nachweis bzw. Monitoring maligner Lymphome), CD4-pos. Lymphozyten mit CD4/CD8-Ratio, HIV-Last quantitativ (RNA-Kopien/ml).

26.3.10 Differenzialdiagnosen

- Abgrenzung einer Mykobakteriose (Tuberkulose oder atypische Mykobakteriose) bei unklaren Lymphomen: mikroskopische Untersuchung des Materials auf säurefeste Stäbchen und Anlage einer Mykobakterienkultur.
- Bei unklarer ZNS-Raumforderung muss immer an eine Toxoplasmose-Enzephalitis gedacht werden!
  - Im Unterschied zum Lymphom meist mehrere zerebrale Herde.
  - MRT sensitiver als CT.
  - Versuch der Eingrenzung mittels Toxoplasmose-Serologie (aus Serum): Fällt diese neg. aus, ist dies als Hinweis auf ein ZNS-Lymphom zu werten. Eine neg. Toxoplasmose-Serologie (Bestimmung von IgG/IgM mittels ELISA) schließt eine zerebrale Toxoplasmose fast aus! Zusätzlich ist eine Toxoplasmose-PCR im Liquor sinnvoll.
  - Definitiv beweisende Diagnosestellung nur durch stereotaktische ZNS-Biopsie möglich (soweit der Herd mittels Punktion erreichbar ist).
  - Aus pragmatischen Gründen wird meist eine gegen die Toxoplasmose gerichtete Antibiotikatherapie (Pyrimethamin 200 mg als Loading Dose an Tag 1 und anschließend 75 mg/d plus Leukovorin 10 mg/d bzw. Clindamycin 4 × 600 mg/d plus Sulfadiazin 4 × 1 500 mg/d; alles p. o.) für ca. 10–14 Tage begonnen und bei fehlendem klinischem Ansprechen eine invasive ZNS-Diagnostik eingeleitet. Grundsätzlich wird die antibiotische Therapie bei ZNS-Toxoplasmose für 6 Wo. durchgeführt.

26.3.11 Therapie

Therapieplanung

Das therapeutische Vorgehen entspricht prinzipiell dem Vorgehen in der Primärtherapie der NHL bei nicht HIV-infizierten Personen. In der Rezidiv- oder Salvage-Therapiesituation sind allerdings bislang keine Protokolle etabliert, jedoch Vorgehen analog zu nicht HIV-infizierten Personen (mit u. a. Hochdosis-Chemotherapie mit autologer peripherer Blutstammzell-Re-Infusion [HDT mit Auto-PBSCT], in Ausnahmefällen allogene Stammzell- bzw. KM-Transplantation [Allo-PBSCT/-KMT]). Diese Behandlung sollte nur in einem hämatologischen Zentrum mit entsprechender Expertise erfolgen.

Merke

Grundsätzlich wird – falls noch nicht erfolgt – nach dem 1. R-CHOP-Zyklus mit einer ART begonnen (s. u.; signifikante Verlängerung der Gesamtüberlebenszeit!) [Tam et al. 2002].

Als Standardschema gilt für die diffus großzelligen und die plasmablastischen NHL in allen Stadien eine Chemotherapie mit 6 Zyklen nach dem Rituximab-CHOP-Schema oder alternativ das sog. „dose-adjusted Rituximab-EPOCH"-Protokoll (daR-EPOCH; ▸ Tab. 26.7). Für das Burkitt- und das Burkitt-like-NHL wird das Therapieprotokoll analog des Studienprotokolls GMALL-B-ALL/NHL-05/93 bzw.

Tab. 26.7 „dose-adjusted" R-EPOCH-Protokoll

Medikament	Dosis und Applikation	Behandlungstage
Rituximab	375 mg / m² KOF i. v.	Tag 0 oder + 1
Etoposid	50 mg / m² KOF / d i. v.	Tage + 1 bis + 4 (alle 3 Medikamente in einer Dauerinfusion)
Doxorubicin	10 mg / m² KOF / d i. v.	
Vincristin	0,4 mg / m² KOF / d i. v.	
Cyclophosphamid	750 mg / m² KOF i. v.	Tag + 5
Prednisolon	60 mg / m² KOF / d p. os.	Tage + 1 bis + 5
G-CSF	(z. B. Neulasta 6 mg s. c.)	Tag + 6
Standard ist eine Wdh. an Tag 21		

GMALL-B-ALL / NHL-2002 verwendet (https://www.kompetenznetz-leukaemie.de) [Hentrich et al. 2014]. Alternativ kommt auch hier, insbesondere bei mehr Komorbidität oder höherem Alter dose-adjusted EPOCH-R zum Einsatz. Aufgrund des hohen Risikos für eine okkulte ZNS-Beteiligung erfolgt eine intrathekale Prophylaxe mit MTX [Roschewski et al. 2020].

Therapieprotokolle

R-CHOP-Protokoll

Das R-CHOP-Protokoll ist ausführlich an anderer Stelle (▶ 13) dargestellt.

- Zusätzlich 15 mg Methotrexat (MTX) bei Diagnosestellung intrathekal im Rahmen der diagnostischen Liquorpunktion.
- Außer in begrenzten Stadien (Ann-Arbor-Stadium I; ▶ 12.1.3, ▶ Tab. 12.1) regelmäßig bei Beginn jedes R-CHOP-Zyklus 15 mg MTX intrathekal.
- Bei Nachweis einer Meningeosis lymphomatosa 1–2 × / Wo. 15 mg MTX intrathekal bis zur Sanierung. Anschließend regelmäßig 15 mg MTX intrathekal bei Wiederholung jedes R-CHOP-Therapiezyklus.

„dose-adjusted R-EPOCH"-Protokoll

▶ Tab. 26.7.

B-ALL-Protokoll für Burkitt- und Burkitt-like-NHL (analog GMALL-B-ALL / NHL-2002)

▶ Kap. 8.2.7. Siehe https://kompetenznetz-leukaemie.de.

Cave

Diese Therapie sollte nur in hämatologisch spezialisierten Abteilungen durchgeführt werden.

Falls nicht schon erfolgt, wird frühzeitig eine ART begonnen, spätestens mit dem 2. Chemotherapiezyklus. Die Remissionsraten nach dem 1. R-CHOP-Zyklus sind häufig hoch (> 75 %), jedoch treten zu ca. 50 % Rezidive auf bzw. die Erkrankung ist dann unter laufender Chemotherapie therapierefraktär. Ein Problem ist das Auftreten einer Meningeosis lymphomatosa selbst bei Remission der initialen Lymphommanifestationen. Hier muss regelmäßig bei jedem Therapiezyklus ein möglicher ZNS-Befall ausgeschlossen werden (Liquorpunktion).

26

Supportive Therapie

Merke
Immer rasche Einleitung einer ART, spätestens mit Beginn des 2. R-CHOP-Zyklus.

- Antiemese vor Chemotherapie, z. B. 5 mg Tropisetron (Navoban®) ± 80/120 mg Aprepitant (Emend®).
- G-CSF ab Tag 4–6 s. c. (fakultativ), Pneumocystis-jirovecii-Pneumonie-Prophylaxe mit Co-trimoxazol 1 Tbl./d (80 mg Trimethoprim/400 mg Sulfamethoxazol).
- Bei oraler Candidose Prophylaxe mit Fluconazol (100 mg/d) für die Dauer des gesamten Chemotherapiezyklus.
- Zur Vermeidung einer Hämatotoxizität unter Chemotherapie sollte eine Kombination ohne AZT gewählt werden (z. B. Truvada® + Sustiva®).

Therapeutische Alternativen

Im Prinzip keine.

- Bei primären ZNS-Lymphomen soll HDMTDX (MTX 3 g/m² KOF i. v., mit Leukovorin®-Rescue [▶ Kap. 1.3.62] alle 14 Tage i. v.) der Ganzhirn-Radiatio vorgezogen werden (höhere Ansprechraten).
- MTX nicht parallel zur ZNS-Radiatio verabreichen – Gefahr der Leukenzephalopathie!

Sonderfälle

Primäre ZNS-Lymphome

- Der Nachweis von EBV-DNA im Liquor ist eine spezifische und sensitive Methode zum klinischen Nachweis eines primären ZNS-Lymphoms. Eine definitive Sicherung ist aber nur über eine Gewebeprobe mit Histologie möglich.
- Therapie der Wahl: Ganzhirnbestrahlung oder systemische Chemotherapie (mittelhoch dosiertes MTX 3 g/m² KOF alle 14 Tage i. v.).
- Ein neuer Therapieansatz bei MTX-Versagen ist eine Therapie mit Ibrutinib (= B-Zell-Rezeptor-Inhibitor; Dosis oral 560 mg/d). Aktuell „Off-Label-Use", aber bei nicht HIV-infizierten Patienten. Wirksamkeit in kleinen Fallserien beschrieben [Chamoun et al. 2016].

„Body-Cavity"-Lymphom (= Primary Effusion Lymphoma nach WHO)

- Charakteristisch für diese fast ausschließlich bei HIV-infizierten Personen auftretende Entität (Einzelfälle auch nach Herztransplantation) ist der i. d. R. isolierte Befall seröser Körperhöhlen (Pleura, Perikard, Abdomen). Überwiegend sind Männer betroffen.
- Pathogenetisch lassen sich monoklonale B-Zellen nachweisen, die CD38 exprimieren sowie HHV-8- und EBV-DNA enthalten. HHV-8 scheint Interleukin-6 zu produzieren, was zu einer Tumorzellproliferation führt.
- Klinisch i. d. R. isolierter Pleura- oder Perikarderguss oder Aszites ohne weitere Lymphommanifestationen. In Erguss- bzw. Aszitesflüssigkeit Nachweis maligner Zellen (CD30-, CD45-pos.), die HHV-8-DNA enthalten.

- Therapie: CHOP wie bei hoch malignen NHL (mittlere Überlebenszeit von 75 Tagen in einer Serie, Überlebenszeit von bis zu 6 Mon. in anderen Berichten). Alternative: mittelhoch dosiertes MTX (3–6 g/m^2 KOF; Wdh. alle 14–21 Tage je nach Hämatotoxizität).

EBV-assoziierte Lymphoproliferation

- Mono- oder polyklonal für Immunglobulin-Rearrangement.
- Tritt erst bei sehr niedrigen T-Helfer-Zell-Zahlen (< 50 CD4$^+$-Zellen/µl) auf und ist vom klinischen Aspekt her nicht von einem aggressiven NHL zu unterscheiden (nur durch Histologie. **Cave:** Referenzpathologie durch LK-Register!). Verlauf langsam progredient. Typischerweise schlechtes Ansprechen auf Zytostatika!
- Die Behandlung erfolgt nicht mit einer Polychemotherapie, sondern mit einer systemischen antiviralen Therapie: Foscarnet (90 mg/kg KG alle 12 h für 2–3 Wo. i. v.).
- Quantitatives Monitoring von EBV-DNA im Blut.

Morbus Castleman (MCD)

- Diese sehr seltene Tumorentität ist histologisch durch eine Hyperplasie der Lymphfollikel mit und ohne Keimzentren sowie eine Vermehrung der Kapillaren mit Endothelzellhyperplasie charakterisiert. Hiervon abzugrenzen ist der Plasmazelltyp.
- Neben dem lokalisierten Typ wird eine disseminierte (multizentrische) Form unterschieden, die i. d. R. histologisch den Plasmazelltyp aufweist, zumeist bei HIV-pos. Pat. vorkommt und einen aggressiven Verlauf nehmen kann. Klinisch bestehen eine generalisierte Lymphadenopathie und eine schwere Beeinträchtigung des AZ durch B-Symptomatik, Anämie und Hepatosplenomegalie.
- I. d. R. Nachweis von HHV-8-DNA im Blut von HIV-assoziierter MCD. Anstieg und Abfall der HHV-8-Virämie korrelieren mit Ansprechen bzw. Rezidiv.
- Die optimale Behandlung ist unklar. In der Literatur wird eine Therapie mit Kortikosteroiden (20 mg/d für mehrere Wochen) mit variablem Erfolg vorgeschlagen. Nach eigener Erfahrung ist eine systemische antivirale Therapie mit Foscarnet (90 mg/kg KG alle 12 h für 2–3 Wo. i. v.) wirksam. Eine Expertenmeinung empfiehlt eine Monotherapie mit Rituximab bei „leichteren" Erkrankungen und eine Kombination mit Chemotherapie bei „schweren" Erkrankungen [Bower 2010]. Neuere Fallserien zeigen ein gutes Ansprechen auf eine Kombination aus Rituximab (375 mg/m^2 KOF 1 ×/Wo. für 4 Wo.) plus Thalidomid (100 mg/d für 4 Wo.) [Ramasamy et al. 2012]. Alternativ wird mittelhoch dosiertes MTX (3 g/m^2 KOF) eingesetzt.

Therapie bei Rezidiv

Eine Standardtherapie ist nicht etabliert (▶ 13). HDT und Auto-PBSCT (oder selten eine allogene SZT) sollen angestrebt werden, wenn eine Salvage-Therapie (z. B. R-ICE oder R-DHAP) zu einer hämatologischen Remission geführt hat [Krishnan et al. 2001; Kang et al. 2002].

Palliative Therapie

Eine wirksame palliative Therapie wurde bisher nicht untersucht und ist bei schnell proliferierenden Tumoren mit Frührezidiv bzw. Refraktärität gegenüber o. g. Schemata nicht sinnvoll.

26.3.12 Nachsorge

Nach erfolgreicher Tumorremission:

- 3-monatliche klinische Verlaufskontrollen: Inspektion der initialen Tumorareale (LK, Leber, Milz etc.), ggf. Abdomensonografie
- Alle 6 Mon.: je nach initialer Lokalisation CT Hals, Thorax oder Abdomen
- Alle 3–6 Mon.: Kontrolle von Immunstatus, Viruslast und evtl. β_2-Mikroglobulin (Tumormarker zum Nachweis bzw. Monitoring maligner Lymphome)

26.3.13 Prognose

- Schlechteste Prognose bei primären ZNS- und „Body-Cavity"-Lymphomen: Gesamtüberlebenszeit von ca. 6 Mon.
- Die mediane Überlebenszeit für Pat. mit HIV-assoziierten hoch malignen NHL (nicht differenziert nach Subtypen) beträgt in den meisten (unselektierten) Therapiestudien < 1 Jahr. In der deutschen HIV-Lymphom-Studie betrug die Überlebenszeit bei Normalrisiko 634 Tage (bzw. 1-JÜR von 69 % mit ART) und bei Hochrisiko 129 Tage (bzw. 1-JÜR von 29 % mit ART) [Weiss et al. 1998].

26.4 HIV-assoziiertes Zervixkarzinom

26.4.1 Einteilung

26

Die Einteilung der opportunistischen Infektionen bzw. Tumoren nach der Definition des US-amerikanischen CDC ordnet die moderate und die schwere zervikale Dysplasie dem Stadium der symptomatischen HIV-Infektion (früher AIDS-related Complex, ARC, genannt, also nicht AIDS) und das invasive Zervix-Ca den AIDS-definierenden Erkrankungen (Kategorie C) zu (▶ 26.1.1).

26.4.2 Epidemiologie

Das Zervix-Ca gehört zu den häufigsten AIDS-assoziierten Tumoren bei Frauen in den Industrienationen. Die Inzidenz zervikaler intraepithelialer Neoplasien ist bei HIV-infizierten Frauen ca. 4- bis 5-mal höher als bei HIV-neg. Frauen.

26.4.3 Pathologie

Eine persistierende Infektion mit dem „High-Risk"-HPV, dem ätiologischen Auslöser des Zervix-Ca, ist deutlich häufiger bei Frauen mit HIV-Infektion („WLWH") als ohne HIV-Infektion. Hier geht i.d.R. eine Infektion mit einem humanen Papillomavirus (HPV, meist Subtyp 16) der Tumorerkrankung voraus. Eine erhöhte Prävalenz zervikaler Dysplasien ist unter HIV-infizierten Frauen belegt (10-mal so häufig wie in nicht infizierten Vergleichskollektiven), die Inzidenz von Zervix-Ca ist ca. 3–5-mal höher bei WLWH als bei nicht HIV-infizierten Frauen.

Andererseits entsteht nur bei einem kleinen Anteil junger Frauen, die mit HPV infiziert sind, auch ein Zervix-Ca, sodass weitere Faktoren wie Virussubtyp oder eine persistierende Virusinfektion vermutlich weitere wichtige Kofaktoren sind. HPV-Subtypen mit hohem Risiko für die Entwicklung eines Zervix-Ca sind 16, 18, 31, 33, 35, 39, 45, 51, 52, 56, 58, 59, 68, 73 und 82. Die HIV-assoziierte Immunsuppression ist vermutlich der wichtigste Risikofaktor. Dies wird gestützt durch die Tatsache, dass die Prävalenz von HPV-Infektionen bei WLWH mit CD4-Zell-Zahlen < 200/µl höher ist als bei Werten > 500/µl.

26.4.4 Diagnostik

Grundsätzlich wird bei allen HIV-infizierten Frauen empfohlen, mittels regelmäßiger zytologischer Zervixabstriche sowie Abstriche für eine HPV-PCR ein Screening auf HPV durchzuführen. Frauen, die bei den ersten beiden Untersuchungen neg. Abstrichergebnisse aufweisen, werden einmal jährlich gynäkologisch untersucht. Hingegen erfolgen bei Frauen mit Nachweis einer HPV-Infektion (insbes. bei Hochrisikosubtyp) schon nach 6 Mon. Kontrollen.

26.4.5 Therapie

Bereits der Nachweis einer schweren zervikalen Dysplasie ist eine Indikation zur Einleitung einer ART (soweit noch nicht geschehen), da eine Besserung und eine Rückbildung der Dysplasien durch Ansteigen der CD4-Zell-Zahlen und die ART beobachtet wurden. Die weiteren therapeutischen Aspekte in der Behandlung des invasiven Zervix-Ca unterscheiden sich nicht vom Vorgehen bei nicht HIV-infizierten Frauen (▶ Kap. 20.2.9). Die Ständige Impfkommission (STIKO) empfiehlt in Deutschland die Impfung von Mädchen bzw. jungen Frauen im Alter von 12–17 Jahren gegen die humanpathogenen Papillomaviren (z. B. Gardasil®). Ob ein wirksamer Impfschutz bei erwachsenen HIV-infizierten Frauen oder Mädchen auch möglich ist, ist unklar.

26.5 Häufigere nicht AIDS-definierende Malignome (NADM)

26.5.1 Hodgkin-Lymphom (HL)

Kernaussagen (weiteres ▶ 11):

- PLWH haben ein 5–9-fach erhöhtes Risiko, an einem HL zu erkranken.
- Der Krankheitsverlauf bei HIV-infizierten Pat. unterscheidet sich von dem HIV-neg. Personen: Histologische Typen mit schlechterer Prognose (in ⅔ der Fälle „mixed cellularity“ oder „lymphocte depletion“) sind häufiger und zum Zeitpunkt der Diagnose ist die Erkrankung fortgeschrittener (disseminierte Stadien und atypische Manifestation).
- Oft B-Symptomatik mit Fieber, Nachtschweiß und/oder unerklärlichem Gewichtsverlust.
- Die Therapie von PLWH kann wegen der durch HIV induzierten Dysfunktion des KM (eingeschränkte KM-Reserve) schwierig sein.
- PLWH sollten analog zu nicht HIV-infizierten Personen entsprechend des jeweiligen Krankheitsstadiums nach Ann Arbor entweder nach dem ABVD- oder dem BEACOPP-Schema behandelt werden.
- Hohe Remissionsraten, wenn zusätzlich eine hochaktive ART gegeben wird.

26.5.2 Analkarzinom

Kernaussagen (weiteres ▶ Kap. 17.8):

- Das Anal-Ca bei HIV wird analog zum Zervix-Ca durch die persistierende Infektion mit den HPV (v. a. Typen 16 und 18) hervorgerufen.
- Unterscheidung zwischen „Low-risk-" (= LR-)HPV-Typen, die Feigwarzen verursachen können von sog. „High-risk-" (= HR-)HPV-Typen, die eine maligne Transformation von Epithelzellen und damit die Entwicklung von Ana-Ca begünstigen können.
- Wesentliche Risikofaktoren für anale HPV-assoziierte Veränderungen sind Alter, vordiagnostizierte HPV-Infektion, erniedrigte CD4-Zell-Zahl, rezeptiver Analverkehr, Zahl monatlicher Sexualkontakte, Anzahl unterschiedlicher Sexualpartner.
- Die Behandlung eines Anal-Ca bei PLWH unterscheidet sich nicht von den gängigen Standardtherapien bei nicht HIV-infizierten Personen (▶ Kap. 17.8.9).
- Die zügige Einleitung einer resistenzgerechten ART ist wichtig.

26.5.3 Lungenkarzinom

Kernaussagen:

- Das Risiko, an einem Lungen-Ca zu erkranken, ist in der HIV-pos. Population etwa 2–7-mal höher als in der Allgemeinbevölkerung.
- Das Erkrankungsalter liegt im Median bei 45 J.
- Mehr als die Hälfte der Pat. weisen zum Diagnosezeitpunkt ein Stadium III oder IV der Erkrankung auf.
- Bei der Mehrzahl dieser Pat. ist der Therapieanspruch palliativ.
- Histologisch findet sich am häufigsten das Adeno-Ca, gefolgt vom Plattenepithel-Ca. HIV-typische Histologien treten nicht auf.
- Rauchen gilt als wichtigster Risikofaktor und auch prognostischer Faktor für ein kürzeres Überleben für PLWH.
- Diagnostik und Therapie unterscheiden sich nicht von der gängigen Vorgehensweise bei nicht HIV-infizierten Personen.
- **Cave:** Bei Durchführung einer ^{18}F-FDG-PET / CT-Untersuchung muss berücksichtigt werden, dass es eine erhöhte Rate an falsch pos. Befunden geben kann (z. B. Lymphadenopathie durch HIV-Infektion, opportunistische Infektionen z. B. Tbc).
- Hat der Pat. bei Diagnosestellung des Bronchial-Ca bisher keine HAART erhalten, sollte diese vor Beginn der onkologischen Therapie begonnen werden (Vermeidung von NW).
- Wirksamkeit und Sicherheit von Checkpoint-Inhibitoren (w. z. B. Nivolumab, Pembrolizumab) sind bislang bei PLWH nur wenig untersucht.

26.6 Stammzelltransplantation bei HIV-Infektion

Sowohl autologe als auch allogene SZT wurden bei Pat. mit HIV-Infektion / AIDS durchgeführt und in der Literatur in kleineren Fallserien berichtet. Größere Erfahrung gibt es bei Pat. mit HIV-assoziiertem malignem Lymphom. Die Rezidivrate bei CHOP-refraktären NHL ist hoch und mit einer hohen Rate an opportunistischen Infektionen (wenn ohne Prophylaxe) assoziiert. Von der EBMT wurden als prognostische Faktor mit erhöhtem Rezidivrisiko für das NHL identifiziert:

- Andere Histologie als diffus großzelliges NHL
- Mehr als zwei Chemotherapielinien für das NHL
- Progrediente Erkrankung zum Zeitpunkt der Transplantation

In jedem Fall muss eine effektive antiretrovirale Therapie (ART) erfolgen.

Die allogene SZT bei HIV-Infektion gilt als experimentell und ist eine Einzelfallentscheidung. Einen Durchbruch gab es bei der allogenen SZT eines HIV-infizierten Pat. mit akuter Leukämie, der Stammzellen von einem Spender erhalten hatte, der genetisch homozygot für den Chemokinrezeptor **CCR5**-delta32 war und geheilt wurde („Berlin-Patient" allo-SZT 2007). Der Therapieansatz wurde inzwischen in (mind. sechs) weiteren Fällen erfolgreich wiederholt, wobei sowohl die HIV-Infektion als auch das Lymphom über längere Zeit (mind. 18 Mon.) nicht mehr nachweisbar waren. Der „Berlin-Patient" verstarb 2020 am Rezidiv der Leukämie.

26.7 Antiinfektive Therapie während der Krebsbehandlung

Antiinfektive Prophylaxe

Das Risiko, während einer HIV-Erkrankung an einer opportunistischen Infektion (OI) zu erkranken, hängt eng mit dem Ausmaß des T-Zell-Immundefekts zusammen (s. aktuelle Leitlinie unter www.awmf.org bzw. http://www.kompetenznetz-hiv.de/). Deshalb muss regelmäßig vor, während (bei jedem Zyklus) und nach der Chemotherapie der CD4/CD8-Immunstatus bestimmt werden.

HIV-infizierte Pat. haben ab einer CD4-Zell-Zahl ≤ 300/µl ein erhöhtes Risiko für eine OI. Dies betrifft zunächst die Candidose (oral, vaginal, Ösophagitis) und Herpes-Infektionen (Herpes simplex, Herpes zoster). Ab einer CD4-Zell-Zahl ≤ 200/µl besteht ein hohes Risiko für eine Pneumocystis-jirovecii-Pneumonie bzw. eine zerebrale Toxoplasmose, ab einer CD4-Zell-Zahl ≤ 100/µl ein hohes Risiko für CMV-Retinitis (u. a. CMV-Organerkrankungen), atypische Mykobakteriosen sowie Kryptokokken-Meningoenzephalitis. Während einer Chemotherapie sollten in Abhängigkeit von der CD4-Zell-Zahl antiinfektive Prophylaxen eingesetzt werden:

- CD4 ≤ 300/µl: Fluconazol 100 mg/d (insbes. wenn rezidivierende Candidosen bekannt).
- CD4 ≤ 200/µl: zusätzlich Co-trimoxazol entweder 480 mg/d p. o. oder 960 mg p. o. 3 ×/Woche. Alternative Inhalation mit Pentamidin 300 mg 1 ×/Monat. Aciclovir 2 × 400 mg/d.
- CD4 ≤ 100/µl: zusätzlich Monitoring auf CMV-Virämie (ggf. präemptive Therapie), ggf. Screening auf atypische Mykobakteriosen sowie Kryptokokken-Meningoenzephalitis (Kryptokokken-Ag in Serum +/– Liquor).
- Unabhängig von der CD4-Zell-Zahl vor Chemotherapie immer Screening auf Hepatitis B/C (mit Bestimmung der Viruslast qualitativ und quantitativ). **Cave:** Bei hoher Hepatitis-B-Viruslast vor Chemotherapie Rücksprache mit Hepatologen!

Antiinfektive Prophylaxen können prinzipiell beendet werden, wenn die CD4-Zell-Zahlen für 3–6 Mon. über dem jeweiligen CD4-Schwellenwert liegen. Bei Erkrankung an einer OI während der Tumorerkrankung/-therapie ist eine dauerhafte antiinfektive (sekundäre) Prophylaxe erforderlich.

Antiretrovirale Therapie („ART")

Bzgl. der Indikationsstellung zur ART wird auf die Leitlinien der Deutschen und Österreichischen AIDS-Gesellschaft verwiesen (www.daignet.de, www.awmf.org).

Falls nicht schon erfolgt, soll die ART immer unmittelbar nach Beginn der Chemotherapie begonnen werden, wenn eine AIDS-definierende Tumorerkrankung eingetreten ist, spätestens aber bei CD-Zellwerten ≤ 350/µl.

Bei der Wahl der ART sollte auf Arzneimittelinteraktionen insbes. durch Interaktionen über den CYP3A4-Metabolismus geachtet werden. Über CYP3A4 werden insbes. Proteaseinhibitoren (z. B. Ritonavir. **Cave:** Interaktion Ritonavir und Vinca-Alkaloide!) metabolisiert. Grundsätzlich sollten Proteaseinhibitoren daher während der Chemotherapie vermieden werden. Mögliche Alternativen sind Kombinationstherapien wie z. B. Emtricitabine/Tenofovir (Truvada®) oder Abacavir/Lamivudin (Kivexa®) mit/ohne Raltegravir (Isentress®) oder ein anderer, neuerer Integraseinhibitor wie Dolutegravir (Tivicay®). Auf die Resistenzlage muss geachtet werden.

Literatur

www.awmf.org (letzter Zugriff 25.6.2023).
www.daignet.de (letzter Zugriff 25.6.2023).
www.onkopedia.de (letzter Zugriff 25.6.2023).
https://www.onkopedia.com/de/onkopedia/guidelines/hiv-assoziierte-lungenkarzinome/@@view/pdf/index.pdf (letzter Zugriff 25.6.2023).
https://www.onkopedia.com/de/onkopedia/guidelines/hiv-assoziierte-lymphome/@@guideline/html/index.html (letzter Zugriff 25.6.2023).
Bower M. How I treat HIV-associated multicentric Castleman disease. Blood, 2010; 116 (22): 4415–4421.
Chamoun K, Choquet S, Boyle E, et al. Ibrutinib monotherapy in relapsed/refractory CNS lymphoma: A retrospective case series. Neurology, 2017 Jan 3;88(1): 101–102.
Deutsch-Österreichische Leitlinie zur antiretroviralen Therapie der HIV-Infektion, AWMF-Register-Nr.: 055–001, Klassifikation: S2k, Version 1.0 vom 13.5.2014.
Frisch M, Biggar RJ, Engels EA, Goedert JJ. Association of cancer with AIDS-related immunosuppression in adults. JAMA, 2001:285 (13): 1736–1745.
Gates AE, Kaplan LD. AIDS malignancies in the era of highly active antiretroviral therapy. Oncology Huntingt, 2001; 16: 441–451, 456, 459.
Gopal S, Achenbach CJ, Yanik EL, Dittmer DP, Eron JJ, Engels EA. Moving forward in HIV-associated cancer. J Clin Oncol, 2014; 32 (9): 876–880.
Gupta RK, Abdul-Jawad S, McCoy LE, et al. HIV-1 remission following CCR5Δ32/Δ32 haematopoietic stem-cell transplantation. Nature, 2019 Apr;568(7751): 244–248.
Hentrich M, Hoffmann C, Mosthaf F, et al. Therapy of HIV-associated lymphoma-recommendations of the oncology working group of the German Study Group of Physicians in Private Practice Treating HIV-Infected Patients (DAGNA), in cooperation with the German AIDS Society (DAIG). Ann Hematol, 2014; 93 (6): 913–921.
Hütter G, Nowak D, Mossner M, et al. Long-term control of HIV by CCR5 Delta32/Delta32 stem-cell transplantation. N Engl J Med, 2009 Feb 12;360(7): 692–698.
Krishnan A, Molina A, Zaia J, et al. Autologous stem cell transplantation for HIV-associated lymphoma. Blood, 2001; 98: 3857–3859.
Krown SE, Metroka C, Wernz JC. Kaposi's sarcoma in the acquired immune deficiency syndrome: a proposal for uniform evaluation, response, and staging criteria. AIDS Clinical Trials Group Oncology Committee. J Clin Oncol, 1989; 7: 1201–1207.
Mbulaiteye SM, Biggar RJ, Goedert JJ, Engels EA. Immune deficiency and risk for malignancy among persons with AIDS. J Acquir Immune Defic Syndr, 2003; 32: 527–533.

Ramasamy K, Gandhi S, Tenant-Flowers M, et al. Rituximab and thalidomide combination therapy for Castleman disease. Br J Haematol, 2012; 158 (3): 421–423.
Roschewski M, Dunleavy K, Abramson JS et al. Multicenter Study of Risk-Adapted Therapy With Dose-Adjusted EPOCH-R in Adults With Untreated Burkitt Lymphoma. JCO, 2020; 38 (22): 2519–2529.
Rossi G, Donisi A, Casari S, et al. The International Prognostic Index can be used as a guide to treatment decisions regarding patients with human immunodeficiency virus-related systemic non-Hodgkin lymphoma. Cancer, 1999; 86: 2391–2397.
Sabin CA. Do people with HIV infection have a normal life expectancy in the era of combination antiretroviral therapy? BMC Med 2013 Nov 27;11: 251.
Shiels MS, Pfeiffer RM, Gail MH, et al. Cancer burden in the HIV-infected population in the United States. J Natl Cancer Inst, 2011; 103 (9): 753–762.
Stebbing J, Sanitt A, Nelson M, Powles T, Gazzard B, Bower M. A prognostic index for AIDS-associated Kaposi's sarcoma in the era of highly active antiretroviral therapy. Lancet 2006 May 6;367(9521): 1495–1502.
Tam HK, Zhang YF, Jacobsen LP, et al. Effect of highly active antiretroviral therapy on survival among HIV-infected men with Kaposi sarcoma or non-Hodgkin lymphoma. Int J Cancer, 2002; 98: 916–922.
The International Non-Hodgkin's Lymphoma Prognostic Factors Project: A predictive model for aggressive non-Hodgkin's lymphoma. The International Non-Hodgkin's Lymphoma Prognostic Factors Project. N Engl J Med, 1993; 329: 987–994.

27 Hämorrhagische Diathesen

Oliver Meyer und Hanno Riess

27.1 Das Hämostasesystem

Das Hämostasesystem setzt sich aus Blutgefäßen, Blutplättchen und dem plasmatischen Gerinnungssystem, das Gerinnungsfaktoren und Inhibitoren sowie das Fibrinolysesystem einschließt, zusammen und interagiert mit nahezu allen humoralen und zellulären Systemen. Nach einer Gefäßverletzung kommt es durch die Vasokonstriktion der Gefäße mit intakter muskulärer Media zusammen mit einer Plättchenadhäsion, -aktivierung und -aggregation zunächst zur **primären Hämostase.** In Interaktion mit alteriertem Endothel und Plättchenfaktoren wird zeitgleich die plasmatische Gerinnung initiiert und über eine Vielzahl von Reaktionsschritten tritt mit zeitlicher Latenz die Fibrinbildung ein und damit ein dauerhafter Blutungsstillstand (**sekundäre Hämostase**). Die Inhibitoren, insbes. Antithrombin und Protein C, dienen zur Limitierung der Gerinnselbildung, die thrombozytär vermittelte Gerinnselretraktion und die Fibrinolyse ermöglichen die Wiedereröffnung des Gefäßlumens. Zur hämorrhagischen Diathese, aber auch zur Thrombophilie kommt es, wenn eines oder mehrere dieser Systeme quantitative oder qualitative Defekte aufweisen [weiterführende Literatur: Colman et al. 2012, Favaloro und Lippi 2017].

27.1.1 Endothel und vaskuläres System

Am normalen intakten Endothel kommt es nicht zu Plättchenadhäsion, Plättchenaktivierung und konsekutiver Blutgerinnung. Diese endotheliale Thromboseresistenz wird bedingt durch endotheliale Mediatoren. Dazu gehören Vasodilatatoren und Inhibitoren der Plättchenfunktion wie Prostazyklin (Prostaglandin I_2) und Stickoxid (NO). Das thrombinbindende Protein Thrombomodulin – mit konsekutiver Protein-C-Aktivierung – und heparinähnliche Glykosaminoglykane haben antithrombotische Eigenschaften. Endotheliale Zellen synthetisieren und sezernieren den Tissue Factor Pathway Inhibitor (TFPI), der die extrinsische Gerinnung inhibiert, sowie den Gewebeplasminogenaktivator (t-PA), der die Fibrinolyse aktiviert. Das – alterierte – Endothel kann aber auch prokoagulatorische Wirkstoffe wie Von-Willebrand-Faktor (VWF), Gewebefaktor (Tissue Factor, TF) und Plasminogenaktivator-Inhibitor 1 (PAI-1) synthetisieren und sezernieren. Diese prokoagulatorischen Faktoren werden nach Endothelzellalteration durch Verletzung oder Stimulation mit „toxischen" Mediatoren (z. B. bei Sepsis) freigesetzt und fördern damit Adhäsion und Aktivierung der Plättchen sowie die lokale Thrombinbildung.

Viele Blutgefäße sind mit glatten Muskeln ausgestattet, die nach Verletzungen eine Kontraktion bewirken. Die Gefäßkontraktion vermindert den Blutfluss im verletzten Stromgebiet und kann somit für beschränkte Zeit den Blutverlust reduzieren. Die Vasokonstriktion ist in größeren Gefäßen wenig effektiv. Bei der Vasokonstriktion spielen wahrscheinlich zyklische Endoperoxide und Thromboxan A_2, die von den Plättchen an der Verletzungsstelle freigesetzt werden, sowie Endothelmediatoren (z. B. Endothelin) eine wichtige Rolle.

27.1.2 Blutplättchen

Die Blutplättchen (Thrombozyten) sind an vielen bedeutsamen Schritten der Blutgerinnung beteiligt. Plättchen sind kernlose Fragmente der Megakaryozyten des Knochenmarks (KM) mit einer Lebensdauer von etwa 9 Tagen. Die physiologische

Plättchenzahl im zirkulierenden Blut liegt zwischen 150 000 und 400 000/µl. Elektronenmikroskopisch erkennt man verschiedene zytoplasmatische Granula, die biologisch aktive Substanzen enthalten. Die α-Granula enthalten u. a. Fibrinogen, VWF, PAI-1, Plättchenfaktor 4, β-Thromboglobulin und Wachstumsfaktoren (z. B. Platelet Derived Growth Factor, PDGF). Die „dichten Körper" (Dense Bodies) enthalten u. a. ADP, ATP, Kalzium und Serotonin. In den Lysosomen lassen sich Hydrolasen, Glykosidasen und Kathepsin nachweisen. Durch Freisetzung in das offene kanikuläre System, ein Netzwerk von geschlängelten Kanälen im Zytoplasma, erfolgt der Übertritt dieser Substanzen in Blut und Plasma.

Die Plättchen als kleinste korpuskuläre Bestandteile des Bluts zirkulieren zwar endothelnah, adhärieren unter normalen Verhältnissen aber nicht an der intakten Gefäßwand. Bei Gefäßwandalteration interagieren Plättchen mit dem Endothel, werden aktiviert und aus dem zirkulierenden Blut rekrutiert, um am Verletzungsort einen Plättchenpfropf zu bilden. Dies geschieht – auch unter Beteiligung von Leukozyten und plasmatischen Mediatoren – durch eine Folge von Interaktionen mit alteriertem Endothel oder der subendothelialen Matrix (Adhäsion) sowie den Plättchen untereinander (Aggregation). Die Wechselwirkungen werden wesentlich durch adhäsive Glykoproteine (GP) der Plättchen vermittelt (▶ Abb. 27.1). Die Bildung des initialen Plättchenpfropfs beruht auf getrennt im Labor erfassbaren, aber in vivo ineinander übergehenden morphologischen und funktionellen Veränderungen: Plättchenadhäsion, Gestaltwechsel, Freisetzungsreaktion und Plättchenaggregation (▶ Abb. 27.2). Innerhalb von Sekunden nach der Endothelzellverletzung adhärieren die Plättchen über spezifische GP-Rezeptoren an adhäsive Proteine wie Kollagen (Plättchenadhäsion). Dabei dient der VWF als „Brücke", indem er an Kollagenfasern bindet und seine Konformation so ändert, dass Plättchen über ihre Membran-GP Ib und IX adhärieren können (▶ Abb. 27.1) [Leebeek et al. 2017]. Zwei angeborene Erkrankungen, das

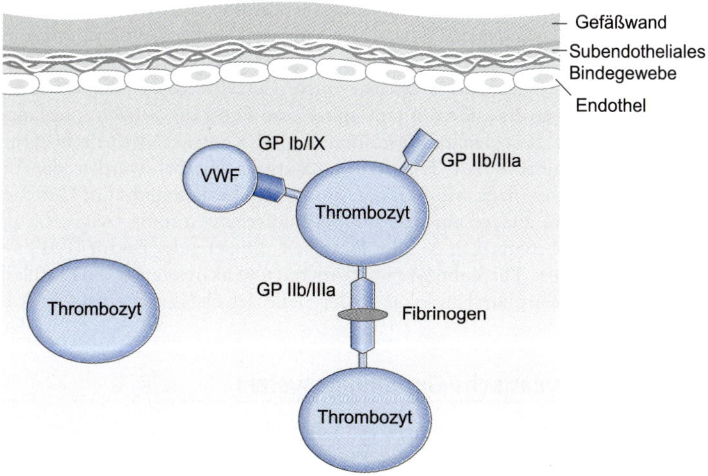

Abb. 27.1 Rolle des Von-Willebrand-Faktors (VWF) und der Glykoprotein-(GP-)Rezeptoren bei der Bildung des primären Plättchengerinnsels [L157]

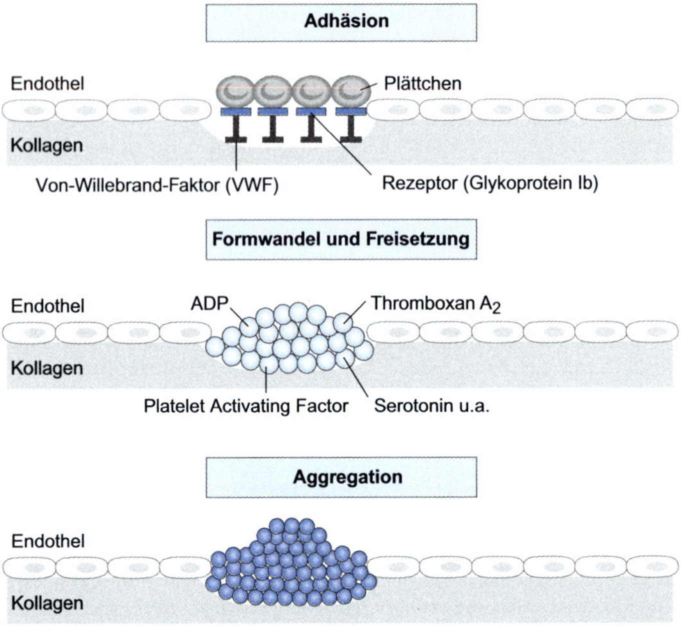

Abb. 27.2 Schematische Darstellung der Thrombozytenfunktionen Adhäsion, Freisetzung und Aggregation [L157]

Von-Willebrand-Syndrom (VWS) und das Bernard-Soulier-Syndrom, sind bedingt durch Störungen des VWF bzw. der VWF-bindenden GP-Rezeptoren und daraus resultierender defekter Adhäsion mit lebenslanger Blutungsneigung. Nach der Adhäsion unterliegen die Plättchen einem **Gestaltwechsel** (Shape Change) und gehen von einer diskoiden in eine sphärische Form mit kurzen und langen Pseudopodien über. Fast gleichzeitig kommt es durch Kontraktion thrombozytärer Aktin-Myosin-Filamente zur **Freisetzungsreaktion.** Hierbei werden die biologisch aktiven Substanzen wie ADP, Serotonin, β-Thromboglobulin, Plättchenfaktor 4, VWF und andere aus den zytoplasmatischen Granula freigesetzt und Mediatoren wie Thromboxan A_2 oder Plättchen aktivierender Faktor (PAF) synthetisiert, die weitere Thrombozyten rekrutieren und aktivieren und dadurch die Aggregation von Blutplättchen lokal an der Stelle der Gefäßverletzung stark beschleunigen.

27.1.3 Das plasmatische Gerinnungssystem

Die Bildung des Fibringerinnsels stellt den Endpunkt der plasmatischen Gerinnung nach einer Vielzahl von komplexen Reaktionen von Plasmaproteinen (Gerinnungsfaktoren) dar.

Die meisten Gerinnungsfaktoren sind Serinproteasen mit Serin im aktiven Zentrum. Hierbei handelt es sich um die Faktoren II, VII, IX, X, XI und XII, die in ihrer inaktiven Form als „Zymogen/Proenzym“ bezeichnet werden und in der aktivierten Form die Zusatzbezeichnung „a“ (aktiviert) erhalten, z. B. Faktor VIIa. Die Faktoren V und VIII sind keine Enzyme, sondern Kofaktoren, die nach Aktivierung die Geschwindigkeit der Thrombinentstehung beschleunigen. Bei Aktivierung der Blutplättchen – aber auch von Leukozyten und Endothelien – werden negativ geladene Phospholipidoberflächen („Plättchenfaktor 3“) verfügbar, auf denen im Sinne einer limitierten Proteolyse die Aktivierung der Gerinnungsfaktoren abläuft.

Die plasmatische Gerinnung wurde traditionell in ein intrinsisches und ein extrinsisches System unterteilt. Diese Unterteilung beruhte auf In-vitro-Untersuchungen. Zur Interpretation von Gerinnungsgruppentests ist diese Unterteilung auch heute noch sinnvoll.

In vivo lässt sich diese Unterteilung nicht mehr aufrechterhalten. Initiiert wird die Blutgerinnung i. d. R. durch den Tissue Factor (TF; Gewebefaktor, Gewebethromboplastin), der auf verletzten Oberflächen sowie stimulierten Monozyten und Endothelien verfügbar wird. TF bindet Faktor VIIa. Dieser Komplex aktiviert sowohl direkt als auch über Faktor IX Faktor X, d. h., es besteht eine Querverbindung zu Faktor IX, der dem intrinsischen System zugeordnet wurde. Die Bildung von Faktor Xa durch den Gewebefaktor-Faktor-VII-Komplex wird durch den Tissue Factor Pathway Inhibitor (TFPI) inhibierend moduliert. Faktor Xa kann nun zunächst zusammen mit Faktor Va Faktor II (Prothrombin) zu Faktor IIa (Thrombin) aktivieren (▶ Abb. 27.3). Dieser Schritt wird als „Initiation“ bezeichnen. Das in geringen Mengen entstehende Thrombin löst eine Vielzahl von Amplifikationsreaktionen aus, u. a. Aktivierungen von Faktor XI, der Kofaktoren V und VIII sowie von Thrombozyten mit Generierung geeigneter Phospholipidoberflächen. Das wiederum führt zur Generation von sehr viel mehr Thrombin („Propagation“). Die meisten dieser Reaktionen sind kalzium- und phospholipidabhängig und werden durch Gerinnungsinhibitoren moduliert. Die nun ausreichende Konzentration an Thrombin führt schließlich zur Fibrinbildung. Zuerst erfolgt die Abspaltung der Fibrinopeptide A und B mit Generation von Fibrinmonomeren. Durch Aneinanderlagerung der Fibrinmonomere über nichtkovalente Bindungen entstehen Fibrinpolymere (Fibrinfibrillen), die schließlich durch den ebenfalls durch

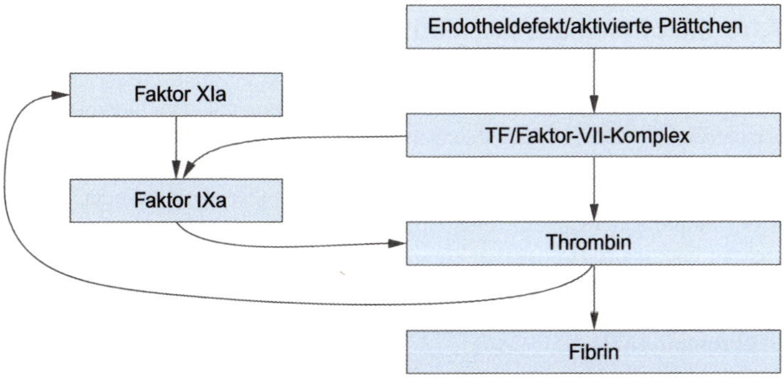

Abb. 27.3 Vereinfachte Darstellung der initialen Aktivierung der plasmatischen Gerinnung über den Gewebefaktor-Faktor-VII-Komplex mit Querverbindung zu Faktor IX. TF = Tissue Factor (Gewebefaktor) [L157]

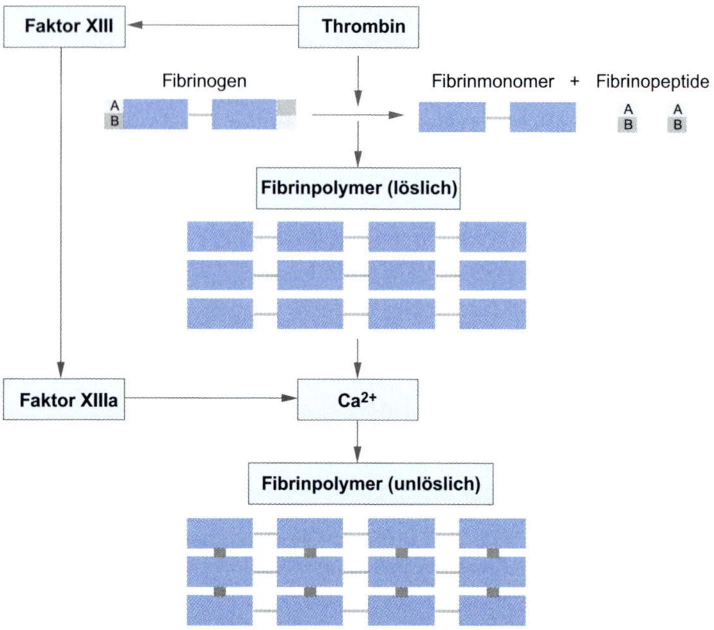

Abb. 27.4 Schematische Darstellung der Umwandlung von Fibrinogen zu Fibrin unter dem Einfluss von Thrombin und Faktor XIII [L157]

Thrombin aktivierten Faktor XIII mittels kovalenter Bindungen in ein festes stabiles Fibringerinnsel umgewandelt werden (▶ Abb. 27.4). Zum Ablauf der plasmatischen Gerinnung von der Freisetzung des Gewebefaktors bis zur Fibrinbildung ▶ Abb. 27.5.

27.1.4 Inhibitoren des plasmatischen Gerinnungssystems

Wie bei allen biologischen Systemen gibt es auch im plasmatischen Gerinnungssystem ein antagonistisch wirkendes Inhibitorsystem, um den Organismus vor überschießenden Gerinnungsvorgängen zu schützen. Zu den Inhibitoren gehören Antithrombin (AT), Tissue Factor Pathway Inhibitor (TFPI) und das Protein-C-/Protein-S-System. Ein Defekt oder eine Aktivitätsminderung einer oder mehrerer dieser Komponenten kann die Entstehung einer Makrothrombose in einem Gefäßabschnitt oder bei generalisierter Manifestation das Entstehen einer disseminierten intravasalen Gerinnung (DIC) erleichtern.

Antithrombin (AT)

Dieses Glykoprotein mit einem Molekulargewicht von 65 kDa wird in der Leber synthetisiert, setzt sich aus einer einzigen Polypeptidkette zusammen und wandert in der Serumelektrophorese mit den α_2-Globulinen. Die normale Konzentration von AT im Plasma beträgt 18–30 mg/dl. AT ist der wichtigste, aktiv zirkulierende In-

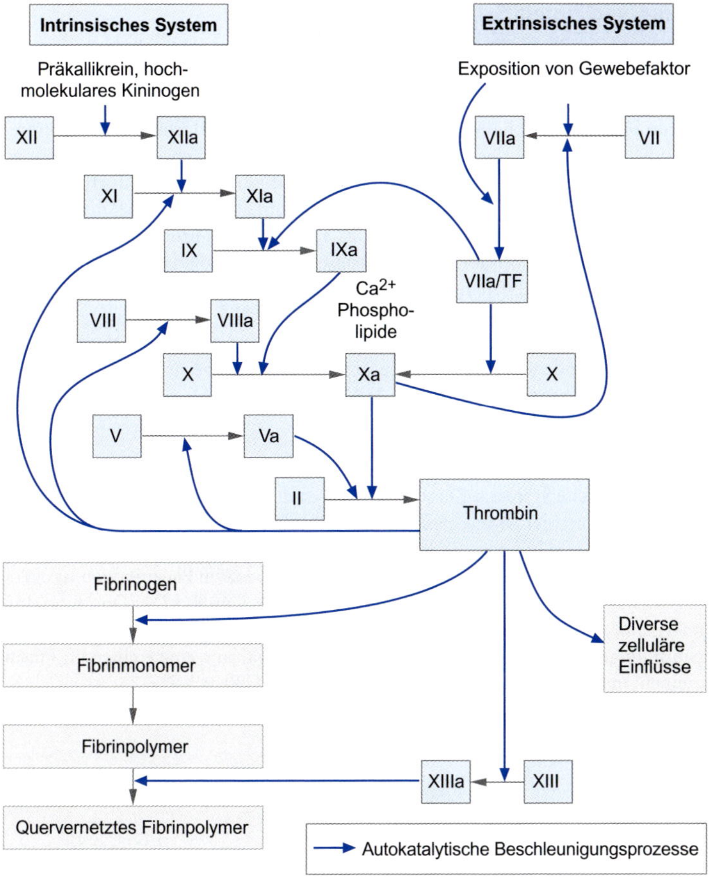

Abb. 27.5 Modernes Schema der plasmatischen Gerinnung mit Querverbindungen zwischen extrinsischem und intrinsischem System sowie den autokatalytischen Beschleunigungsprozessen. TF = Tissue Factor [L157]

hibitor von Thrombin (Faktor IIa), aber es hemmt auch andere Serinproteasen (wie XIIa, XIa, Xa, IXa, VIIa, Plasmin und Plasmakallikrein). Es inhibiert durch Bildung eines stabilen 1 : 1-Komplexes zwischen einem Argininrest des AT und dem aktiven Serin des Thrombins bzw. anderer Serinproteasen. In Gegenwart von geeigneten Glykosaminglykanen wie Heparin kommt es zu einer Konformationsänderung des AT mit einer vielfach (1 000-fach) beschleunigten Inhibition der Serinproteasen. Ein höhergradiger hereditärer AT-Mangel prädisponiert zu rezidivierenden thromboembolischen Episoden, vorwiegend im Erwachsenenalter als venöse Thromboembolie (VTE). Auch bei erworbenem Mangel, z. B. beim nephrotischen Syndrom, besteht ein erhöhtes Thromboembolierisiko.

27

Protein C und Protein S

Protein C ist das Proenzym einer Serinprotease mit einem Molekulargewicht von 56 kDa und einer Plasmakonzentration von 0,4 mg/dl. Protein S, mit einem Molekulargewicht von 69 kDa, dient als Kofaktor für aktiviertes Protein C und wird wie Protein C Vit.-K-abhängig gebildet. Protein S liegt im Plasma entweder in freier Form oder gebunden an das C4b-Bindungsprotein, einer Akute-Phase-Komponente des Komplementsystems, vor. Nur die freie Form kann die Kofaktorfunktion für Protein C ausüben. Protein C wird durch Thrombin aktiviert, wobei diese Aktivierung durch Bindung von Thrombin an das endotheliale Thrombomodulin extrem beschleunigt wird. Thrombin verliert dabei seine prokoagulatorische Aktivität. Die Inhibitorfunktion von Protein C besteht in der Spaltung der Faktoren Va und VIIIa. Protein C bewirkt zudem eine Neutralisierung des PAI-1 (s. u.), was einer profibrinolytischen Wirkung gleichzusetzen ist. Paradoxerweise entfaltet so das an Thrombomodulin gebundene Thrombin eine antikoagulatorische und profibrinolytische Wirkung. (sog. Thrombinparadoxon; ▶ Abb. 27.6).

27.1.5 Das fibrinolytische System

Das fibrinolytische System schützt zusätzlich zu den Inhibitoren der Gerinnung das Gefäßsystem vor einer überschießenden Fibrinbildung und ermöglicht die Wiedereröffnung des Gefäßlumens, indem es nicht zur Wundheilung benötigtes Fibrin enzymatisch abbaut ▶ Abb. 27.7. Das zirkulierende Proenzym Plasminogen ist ein einkettiges Glykoprotein mit einem Molekulargewicht von 90 kDa. Durch Spaltung der Arginin$_{560}$-Val$_{561}$-Bindung wird Plasminogen in das aktive 2-kettige Molekül Plasmin umgewandelt. Plasmin inaktiviert durch Spaltung eine Reihe von Plasmaproteinen, insbes. Fibrin, Fibrinogen, Faktor V und Faktor VIII.

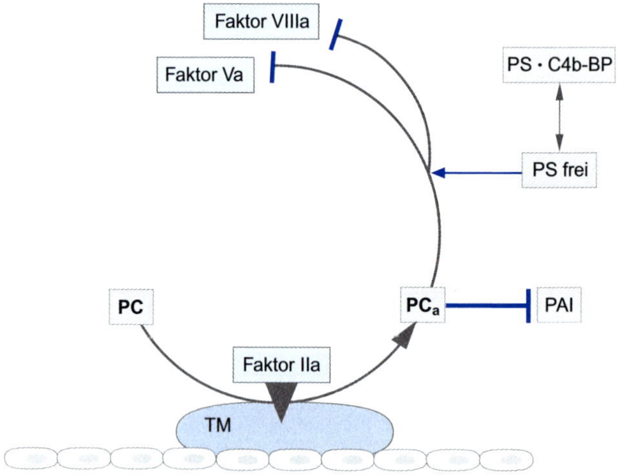

Abb. 27.6 Protein-C- und Protein-S-System. Die Aktivierung von Protein C erfolgt durch den Thrombin-Thrombomodulin-Komplex. C4b-BP = C4b-Bindungsprotein, PAI = Plasminogenaktivatorinhibitor, PC = Protein C, PS = Protein S, TM = Thrombomodulin [L157]

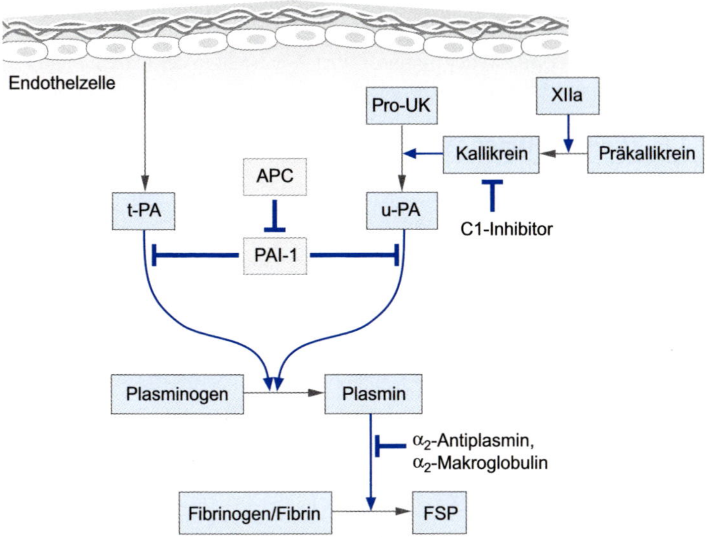

Abb. 27.7 Fibrinolysesystem. APC = aktiviertes Protein C, FSP = Fibrinspaltprodukte, PAI-1 = Plasminogenaktivatorinhibitor 1, Pro-UK = Pro-Urokinase, t-PA = Gewebeplasminogenaktivator, u-PA = Urokinaseplasminogenaktivator [L157]

Die Fibrinolyse, d. h. die Spaltung von Plasminogen zu Plasmin, kann zum einen durch gewebeständige Proteinasen (Gewebeaktivatoren), zum anderen über Blutaktivatoren (z. B. Faktor XII, Kallikrein) induziert werden. Zu den Gewebeaktivatoren zählen physiologische Substanzen wie Gewebeplasminogenaktivator (Tissue Plasminogen Activator, t-PA) und Urokinase (u-PA) wie auch die nicht physiologische Substanz Streptokinase, die von Streptokokken der Lancefield-Gruppe C gebildet wird. Der wichtigste zirkulierende Plasminogenaktivator des Menschen ist t-PA, eine Serinprotease (Molekulargewicht: 110 kDa) in ein- oder zweikettiger Form.

Sowohl t-PA als auch Plasminogen binden an das Fibringerinnsel und werden in den sich entwickelnden Thrombus inkorporiert. Dadurch sind die Voraussetzungen dafür geschaffen, dass sich bildende Fibringerinnsel zu einem frühen Zeitpunkt wieder aufgelöst werden können. t-PA wird nicht nur im menschlichen Gefäßendothel, sondern auch in anderen menschlichen Geweben gebildet. Die Kontrolle der Plasminbildung ist genauso wichtig wie die Kontrolle der Thrombinbildung. Der stärkste Inhibitor von t-PA ist α_2-Antiplasmin (Plasmininhibitor), ein einkettiges Protein, das Plasmin so rasch in einen 1 : 1-Komplex inaktiviert, dass unter normalen Umständen kein freies Plasmin im Blut nachweisbar ist.

Andere Plasmininhibitoren von geringerer Bedeutung sind α_2-Makroglobulin und α_1-Antitrypsin. Der wichtigste Inhibitor von t-PA ist PAI-1, der nicht nur t-PA, sondern auch u-PA inhibiert. PAI-1 zirkuliert im Blut in freier Form (Molekulargewicht: 48 kDa) und im Komplex mit t-PA. Unter physiologischen Bedingungen liegt t-PA überwiegend im Komplex vor. Plasma-PAI-1 verhält sich wie ein Akute-Phase-Protein, indem es bei entzündlichen und Tumorerkrankungen in seiner Konzentration ansteigt. Ein erheblicher Anteil kann auch aus Plättchen freigesetzt werden. Ein zweiter Inhibitor, PAI-2, entsteht in der Plazenta und ist im Plasma schwangerer Frauen nachweisbar.

27.1.6 Klinische Diagnostik hämorrhagischer Diathesen

Blutungsanamnese

Merke
Vor der Abklärung einer Gerinnungsstörung im Labor steht die Erhebung einer sorgfältigen Anamnese. Der geübte Arzt kann in weniger als 5 min durch geeignete Fragen relevante Informationen erhalten.

- Rückschlüsse aus der Anamnese:
  - Beginn des Blutungsleidens.
  - Möglicher Vererbungsmodus.
  - Blutungstyp.
  - Ausmaß der Blutungen.
  - Medikamenteneinnahme.
  - Infektionen.
- Fragenkatalog zur Blutungsanamnese:
  - Hautblutungen.
  - Hämatombildung.
  - Epistaxis.
  - Vermehrte Blutungen nach Trivialverletzungen.
  - Hypermenorrhö.
  - Blutungen nach operativen Eingriffen, auch Zahnextraktionen, Tonsillektomie.
  - Blutungen nach Entbindung.
  - Bluttransfusionen.
  - Gelenk- und Muskelblutungen.
  - Familiäre Häufung von Blutungen.
- Werden alle diese Fragen verneint, ist das Vorliegen einer schweren oder mittelschweren hereditären Hämostasestörung sehr unwahrscheinlich.
- Eine pos. Familienanamnese lässt oft den Vererbungsmodus erkennen (z. B. Hämophilie A: X-chromosomale Vererbung).
- Aufgrund der anamnestischen Informationen (und klinischen Befunde) kann die Zahl der labordiagnostischen Untersuchungen von vornherein begrenzt werden.

Klinische Untersuchungsbefunde

Die klinische Untersuchung des Pat. ist notwendig, um Art und Ausmaß der Blutungsmanifestationen zu beurteilen. Verschiedene charakteristische Blutungstypen erlauben eine Unterscheidung von Blutungen auf dem Boden einer Thrombozytopenie oder Thrombozytopathie, einer Vaskulopathie und einer plasmatischen Gerinnungsstörung. Zu den klassischen Blutungszeichen und ihren Ursachen ▶ Tab. 27.1.

27

Tab. 27.1 Blutungsmanifestationen und Blutungsursachen

Blutungsmanifestationen	Blutungsursachen
Petechien	• Thrombozytopenie • Thrombozytopathie
Purpura	• Vasopathie • Thrombozytopenie • Thrombozytopathie
Teleangiektasien	Gefäßfehlbildungen (z. B. Morbus Osler)
Ekchymosen	• Thrombozytopenie • Thrombozytopathie • Vasopathie
Hämarthros	Plasmatische Gerinnungsstörung
Muskelblutungen	Plasmatische Gerinnungsstörung

27.1.7 Labordiagnostik bei hämorrhagischen Diathesen und Thrombophilie

Das Verständnis der Physiologie der primären und sekundären Hämostase ist notwendig, um die entsprechenden Labortests anzuordnen und deren Ergebnisse folgerichtig zu interpretieren. Bei schwerwiegenden hämorrhagischen Diathesen kann das Laborprogramm, basierend auf Anamnese und Untersuchung, oft zielgerichtet auf wenige Untersuchungen beschränkt werden, während die milde oder fragliche Blutungsneigung oft aufwendigere Untersuchungen erforderlich macht.

Globaltests

27

Merke
In allen Fällen wird die Labordiagnostik von Gerinnungsstörungen durch wenige Labortests eingeleitet, um dadurch einen möglichen Defekt vor Durchführung spezieller Gerinnungstests besser einengen zu können. Diese Globaltests werden oft routinemäßig auch vor operativen oder invasiven Eingriffen durchgeführt.

- Globaltests:
  - Thrombozytenzahl: Referenzbereich (Ref.): 150 000–440 000/µl
  - Aktivierte partielle Thromboplastinzeit (aPTT): Ref.: 26–40 s
  - Thromboplastinzeit (Quick-Wert): Ref.: 70–100 %. Davon abgeleitet ist die INR (international normalized ratio) mit einem Ref. 0,85–1,27
- Ergänzung der Globaltests bei pos. Blutungsanamnese oder Zeichen einer hämorrhagischen Diathese:
  - Blutungszeit (BZ „in vitro" [nur die Plättchen-, nicht die Gefäßfunktion erfassend]) mit dem Platelet Function Analyzer (PFA, unterschiedliche, methodenabhängige Referenzwerte); im Speziallabor u. U.: in vivo nach Mielke (Norm: 1–8 min)
  - Thrombinzeit: Norm: 15–20 s

Interpretation der Globaltests

- aPTT (oft nur PTT): Erfassung der Faktoren des „intrinsischen Systems", d. h. der Faktoren XII, XI, IX und VIII, sowie der Faktoren X, V, II, I, aber auch der Kontaktfaktoren hochmolekulares Kininogen und Präkallikrein. Somit werden alle Gerinnungsfaktoren mit Ausnahme der Faktoren VII und XIII erfasst.
- Quick-Test: Nachweis der Faktoren des „extrinsischen Systems": Faktoren VII, X, V, II sowie Faktor I.
- Thrombinzeit: Nachweis eines Fibrinogenmangels oder einer Dysfibrinogenämie.
- Blutungszeit (PFA): Nachweis von Thrombozytenfunktionsstörungen (bei Thrombozytenzahl im Referenzbereich). z. B. bei VWS.
- Blutungszeit (in vivo): Verlängerung auch bei Vasopathien (aussagekräftig nur bei normaler Thrombozytenzahl).
- Interpretation möglicher Gerinnungsdefekte durch Beachtung der verschiedenen Konstellationen der Befunde der Gerinnungsglobaltests (▶ Tab. 27.2).

Tab. 27.2 Interpretation der Befunde der Gerinnungsglobaltests

Testbefunde	Interpretation
Thrombozytenzahl verringert	• Thrombozytopenie U. U. zusätzliche Thrombozytopathie
Blutungszeit (PFA) verlängert, Thrombozytenzahl normal, Quick-Wert und aPTT normal	• Thrombozytopathie, z. B. Morbus Glanzmann, Bernard-Soulier-Syndrom • Vasopathie (nur bei In-vivo-BZ)
Blutungszeit (PFA) verlängert, aPTT normal oder verlängert	• Von-Willebrand-Syndrom (VWS)
aPTT verlängert, Quick-Wert normal	• Mit Blutung: Hämophilie A und B (Faktor-VIII- und Faktor-IX-Mangel), VWS, Faktor-XI-Mangel • Ohne Blutungsdiathese: Faktor-XII-Mangel, Präkallikrein- und High-Molecular-Weight-(HMW-)Kininogen-Mangel, Lupusantikoagulans • Antikoagulanzien (Heparin, DOAK)
Quick-Wert erniedrigt, aPTT normal	• Faktor-VII-Mangel • Antikoagulanzien (VKA, DOAK)
Quick-Wert erniedrigt, aPTT verlängert	• Faktor-II-Mangel • Faktor-V-Mangel • Faktor-X-Mangel • Fibrinogenmangel • Vit.-K-Mangel • Lebererkrankungen • DIC • Fibrinolysetherapie • Antikoagulanzien (Heparin, VKA, DOAK)
Thrombinzeit verlängert	• Fibrinogenmangel • DIC • Fibrinolysetherapie • Antikoagulanzien (Heparin, Thrombininhibitoren)
Globaltests normal	Mit Blutung: Faktor-XIII-Mangel, evtl. mildes VWS, Subhämophilie, α_2-Antiplasmin-Mangel

27

Spezielle Gerinnungstests

- Indikation: Die speziellen Gerinnungstests werden unter Berücksichtigung der (Blutungs-)Anamnese, des klinischen Untersuchungsbefunds sowie der Ergebnisse der Globaltests durchgeführt.
- Spezielle Gerinnungstests:
  - Einzelfaktorenanalyse.
  - Analyse der Anti-Faktor Xa-Aktivität.
  - Analyse des VWF.
  - Plättchenfunktionstests und Durchflusszytometrie.
  - Hemmkörpertests.
  - Testverfahren zur Diagnostik einer DIC oder einer Hyperfibrinolyse, insbes. D-Dimere und Fibrinmonomere.
  - Analyse der Inhibitoren der plasmatischen Gerinnung.
  - Tests zum Nachweis eines Lupusantikoagulans: Verlängerung von aPTT, Kaolin Clotting Time (KCT), Dilute Russell's Viper Venom Time (DRVVT), Antikörper gegen Phospholipide (▶ 28.1.3).

Merke

Zuverlässige Ergebnisse sind nur aus einem Speziallabor zu erwarten. Dies gilt besonders für die Plättchenfunktionsdiagnostik.

- Funktion der Faktoren II, V, VII und X: Gerinnungstest, bei dem die Fähigkeit verdünnter Pat.-Plasmaproben, die Thromboplastinzeit (Quickwert) eines entsprechenden Mangelplasmas zu korrigieren, analysiert wird.
- Funktion der Faktoren VIII, IX, XI und XII: Gerinnungstest, bei dem die Fähigkeit verdünnter Pat.-Plasmaproben, die aPTT eines entsprechenden Mangelplasmas zu korrigieren, analysiert wird.
- Fibrinogenbildung: Methode nach Clauss: Dabei wird eine 1 : 10 verdünnte Plasmaprobe mit Thrombin versetzt und nachfolgend über eine modifizierte Thrombinzeit die Gerinnungszeit, die abhängig von der Fibrinogenkonzentration ist, erfasst.

Nicht so präzise und störanfälliger ist das „derived Fibrinogen“: Hier wird aus der Fibrinbildungskinetik bei der Quickwert-Bestimmung auf die Fibrinogenkonzentration im Probenplasma rückgeschlossen.

- Aktivität der Transglutaminase Faktor XIII: Messung über chromogene Substrate.
- VWF: Messung des VW-Antigens (VWF:Ag), der funktionellen Kollagenbindungsaktivität (VWF:CBA) und Ristocetin-Kofaktoraktivität (VWF:RiCoF) sowie im Einzelfall der Faktor VIII-Bindungsaktivität (VWF:FVIIIB) sowie Analyse der VWF-Multimerverteilung im Pat.-Plasma.
- Plättchenfunktionstests: Messung von Plättchenadhäsion (-retention), -aggregation, Freisetzungsreaktion, prokoagulatorischer Aktivität und Retraktion. Für die Klinik am bedeutsamsten ist die Aggregation. Nach Zugabe eines Agonisten (z. B. ADP, Epinephrin, Kollagen) zu antikoaguliertem plättchenreichem Plasma (Vollblut) kommt es – ausgelöst durch eine Zusammenlagerung der Plättchen – im Rahmen der Aggregation zu einer Zunahme der Lichttransmission (der Impedanz zwischen 2 Elektroden) im Teströhrchen, was grafisch als Aggregationskurve aufgezeichnet werden kann (▶ Abb. 27.8).

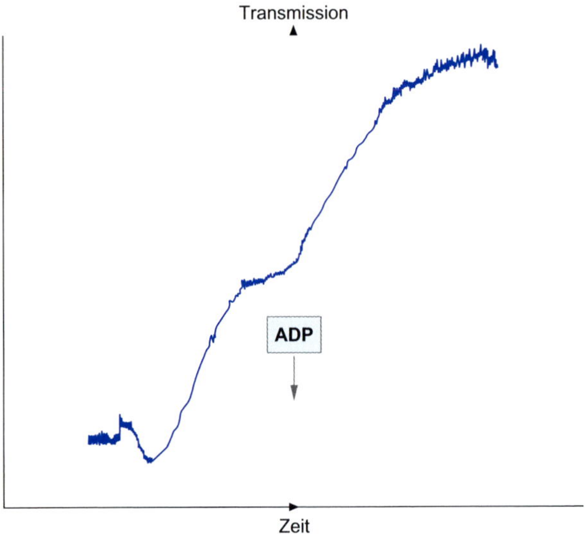

Abb. 27.8 Kurve einer Thrombozytenaggregation nach Induktion durch ADP (Normalbefund) [L157]

27

- Durchflusszytometrie der Plättchen: Diese Technik bietet die Möglichkeiten der Untersuchung in antikoagulierten Vollblutproben und Multiparameteranalysen (z. B. Glykoproteinexpression, Plättchengröße, Plättchengranularität) der Plättchenpopulation. Sie erlaubt, Rezeptordefektquantifizierungen und damit symptomatische von asymptomatischen Merkmalträger zu differenzieren sowie quantitative Aussagen über eine stattgehabte Plättchenaktivierung zu treffen.
- AT: funktionelle und immunologische Messung möglich. Die funktionellen Methoden, die chromogene Substrate einsetzen, messen Antithrombin als Heparin-Kofaktor.
- Protein-C-Nachweis: verschiedene funktionelle Methoden, die auf der Verlängerung der aPTT durch die Inaktivierung der Faktoren V und VIII durch aktiviertes Protein C beruhen.
- Freies funktionelles Protein S: im Assay Einsatz von Protein-S-Mangelplasma und aktiviertem Protein C. Der Gerinnungsvorgang wird durch Zugabe von Faktor Xa und Kalzium gestartet. Die Verlängerung der Gerinnungszeit ist hierbei proportional der Protein-S-Aktivität der Probe.

Laboruntersuchungen zur Abklärung einer Hyperfibrinolyse

Fibrin- und Fibrinogenspaltprodukte entstehen nach Spaltung von Fibrin bzw. Fibrinogen durch Plasmin. In der klinischen Diagnostik wird heute routinemäßig die Konzentration der **D-Dimere** (**D-D**) mithilfe monoklonaler Antikörper bestimmt. Es handelt sich um Spaltprodukte der γ-Ketten des durch Faktor XIIIa quervernetzten Fibrins. Es existieren ELISA- und verschiedene semiquantitative Latex-D-Dimer-Tests. Erhöhte D-Dimer-Spiegel findet man bei vielen „Erkrankungen“, so bei venösen Thromboembolien und DIC, aber auch im Alter, bei Schwangeren, in „Akutphasensituationen" und bei Malignomen.

Zur Bestätigung einer vermuteten Hyperfibrinolyse wird oft die Kinetik des Plasmafibrinogens nach Substitution bestimmt.

Für klinische Fragestellungen sind die Bestimmungen von Plasminogen, Fibrinmonomeren sowie Antiplasmin meist nicht relevant. Eine stark erhöhte Konzentration des PAI-1 stützt die Verdachtsdiagnose einer Verschlusskrankheit der kleinen Lebervenen (Veno-occlusive Disease, VOD), z. B. nach allogener Knochenmarktransplantation (KMT).

27.2 Spezielle hämorrhagische Diathesen

27.2.1 Vasopathien

- **Einteilung:** Vasopathien können angeboren oder erworben sein (▶ Tab. 27.3). Während die angeborenen Vasopathien i. d. R. auf strukturellen Defekten der Gefäßwand beruhen, sind die häufigeren, erworbenen Formen meist Folge entzündlicher oder immunologischer Veränderungen der Blutgefäße.
- Der **Blutungstyp** entspricht häufig dem von Thrombozytopenien oder Funktionsstörungen der Plättchen, d. h., man findet meist petechiale Blutungen. Die angeborenen lokalisierten Gefäßfehlbildungen können zu umschriebenen Blutungen am Ort der Fehlbildung führen [Kuter 2021].

Angeborene Vasopathien

Morbus Osler (-Weber-Rendu; hereditäre hämorrhagische Teleangiektasie)

Krankheitsbild:

- Häufigstes angeborenes Gefäßleiden.
- Übertragung: autosomal-dominant, sodass sich meist eine pos. Blutungsanamnese für beide Geschlechter findet.
- Die Blutungsneigung nimmt mit zunehmendem Alter zu. Zur Blutung kommt es spontan oder nach leichtem Trauma aus den Teleangiektasien, d. h. aus Fehlbildungen erweiterter Gefäße von Haut und Schleimhäuten. Diese abnormalen Gefäße weisen die Größe kleiner Venen auf, besitzen aber wie Kapillaren keine glatte Muskulatur.

Tab. 27.3 Einteilung der Vasopathien

Angeborene Vasopathien	Erworbene Vasopathien
• Hereditäre hämorrhagische Teleangiektasie (Morbus Osler) • Kavernöses Riesenhämangiom (Kasabach-Merritt) • Bindegewebeerkrankungen – Ehlers-Danlos-Syndrom – Osteogenesis imperfecta – Pseudoxanthoma elasticum	• Purpura simplex • Purpura senilis • Infektiös und medikamentös bedingte Purpura • Purpura Schönlein-Henoch • Verschiedene – Metabolisch (Diabetes mellitus) – Cushing-Syndrom – Urämie – Vit.-C-Mangel – Paraproteinämien – Amyloidose

Klinik:

- Die Läsionen sind auf Haut oder Schleimhaut als Effloreszenzen mit einem Durchmesser von 2–4 mm erkennbar.
- Häufige Lokalisationen: Gesicht, Lippen, HNO-Bereich, Fingerspitzen, Füße.
- Blutungen beginnen meist im 2. und 3. Lebensjahrzehnt. Sehr häufig sind Nasenbluten und Blutungen im GIT. Bei etwa 20 % der Pat. findet man auch hepatische, zerebrale oder/und pulmonale arteriovenöse Fisteln. Bei chron. und rezidivierendem Blutverlust kommt es zur Eisenmangelanämie, bei großen AV-Shunts zu Herzinsuffizienzzeichen.

Blutungszeit: normal, ebenso der früher durchgeführte Rumpel-Leede-Test.

Therapie:

- Solitäre Manifestationen in Lunge, Leber, Gehirn oder Magen-Darm-Trakt: Resektion der befallenen Anteile, Embolisationen erwägen
- Epistaxis: Tamponade, Re-Blutungsprävention durch Tranexamsäure- oder Östrogen-haltige Nasenemulsionen
- Schwere rezidivierende Blutungen: Embolisationen und operative Maßnahmen in Erwägung ziehen
- Verätzungen und Elektrokoagulation der Nasenschleimhaut vermeiden

Prophylaxe: Schutz der Nasenschleimhaut vor Austrocknung durch Nasensalben (z. B. Vaselinsalbe).

Andere, seltene Vasopathien

- Die weiteren angegebenen angeborenen Vasopathien (▶ Tab. 27.3) sind sehr selten. Es handelt sich um Bindegewebserkrankungen mit Störungen des Kollagens oder der elastischen Fasern.
- Bedeutsamste Erkrankungen:
  - Ehlers-Danlos-Syndrom.
  - Osteogenesis imperfecta.
  - Pseudoxanthoma elasticum.
- Allen drei Erkrankungen liegen angeborene Bindegewebsdefekte, die zu stark vermehrter Gefäßfragilität und pathologischen Veränderungen von Haut und Skelettsystem führen, zugrunde.

Erworbene Vasopathien

Purpura simplex

- Eine „spontane" Hämatomneigung bei jüngeren Frauen im gebärfähigen Alter ohne erkennbare Grundkrankheit ist häufig Anlass einer Abklärung in der Gerinnungsambulanz. Zur umschriebenen Hämatombildung kommt es rezidivierend ohne erkennbares Trauma oder nach inadäquatem, minimalem Trauma.
- Prädilektionsstellen: untere Extremitäten und Rumpf.
- Ein Schmerzereignis kann vorausgehen, wahrscheinlich durch Ruptur kleiner Gefäße.
- Ursache: unklar. Wahrscheinlich besteht eine vermehrte Fragilität der Hautgefäße.
- Absicherung der Verdachtsdiagnose „Purpura simplex":
  - BB mit Thrombozytenzählung.
  - Blutungszeit.
  - Zusätzliche Plättchenfunktionstests, wenn die Blutungszeit verlängert ist.

Tab. 27.4 Ursachen der Thrombozytopenie

Verminderte Plättchenproduktion	Vermehrter Plättchenabbau
• KM-Versagen: aplastische Anämie, myelodysplastisches Syndrom (MDS) • KM-Infiltration, z. B. Leukämie, malignes Lymphom • KM-Depression: Zytostatika, Bestrahlung • Selektive Depression der Megakaryozyten: Medikamente (Chlorothiazide, Östrogene), Viren (Rötelnviren), Alkohol • Lebererkrankungen: verminderte Synthese von Thrombopoetin, portale Hypertension • Vitaminmangel: megaloblastäre Anämie • Hereditär: Fanconi-Syndrom, amegakaryozytäre Thrombozytopenie, Wiskott-Aldrich-Syndrom	Immunologisch: • Immunthrombozytopenie (ITP): „idiopathisch", bei Autoimmunerkrankungen wie SLE, bei CLL oder malignen Lymphomen, u. a. • Medikamente: u. a. Heparin, Chinidin, Chinin, Gold, Penicillin, Cimetidin • Infektiös: HIV, andere Viren, Malaria • Posttransfusionspurpura • Neonatale Alloimmunthrombozytopenie (NAIT) Nicht immunologisch: • DIC • Mikroangiopathische Hämolysen wie TTP, HUS • Kavernöses Hämangiom • Kardiopulmonaler Bypass • Hyperspleniesyndrom

- Keine Einnahme von Acetylsalicylsäure (ASS) oder von Kombinationspräparaten, die ASS enthalten.
- Ein erhöhtes Blutungsrisiko bei Operationen besteht nicht.

Purpura senilis

Der progressive Verlust des Kollagens von Haut und Gefäßwand kann bei älteren Menschen (verstärkt bei Rauchern, „Sonnenanbetern" und nach längerfristiger Kortikosteroideinnahme) zu relativ ausgedehnten, dunkelviolett und scharf abgegrenzten Hautblutungen führen. Die darüber liegende Haut ist dünn, unelastisch und atrophisch. Die Purpura bildet sich nur langsam zurück. Es gibt keine ausreichend evidenzbasierte Behandlung. Kein erhöhtes Blutungsrisiko bei Operationen.

Merke

Venenpunktionen können zu sich rasch ausdehnenden Subkutanblutungen führen. Daher Punktionsstelle lange komprimieren.

Infektiös und medikamentös bedingte Purpura

Zur Purpura – ohne Thrombozytopathie – kann es nach Infekten wie auch nach der Einnahme einer Vielzahl von Medikamenten (Antibiotika, Sulfonamide) kommen. Auslöser der Purpura sind toxische/immunologische Schädigungen der Gefäßwand und die konsekutive Bildung von Mikrothromben. Auch die Schleimhaut kann befallen sein, was zu Blutungen führt. Nach Abklingen der Infektion bzw. Absetzen der Medikamente verschwinden die Symptome i. d. R. spontan innerhalb von Tagen.

Purpura Schönlein-Henoch

- Hypersensitivitätsvaskulitis (allergisch, postinfektiös) mit Befall von Haut, Schleimhaut, Nieren und Gelenken. Durch die vermehrte Permeabilität der Gefäßwand kommt es zu Exsudation und Blutung in das Gewebe.

- Auslöser: meist β-hämolysierende Streptokokken, außerdem Medikamente vom Typ der Penicilline und des Sulfonamids.
  - Die klinischen Krankheitsmanifestationen treten oft 1–3 Wo. nach einem respiratorischen Infekt in Erscheinung.
  - In etwa der Hälfte der Fälle bleibt die auslösende Ursache ungeklärt.
- Klinik: akuter Beginn mit makulopapulösem Exanthem, Gelenkschmerzen, gastrointestinalen Schmerzattacken und Hämaturie. Die Dauer der Erscheinungen beträgt 4–12 Wochen. Das Exanthem manifestiert sich meist am Gesäß, an den Dorsalseiten der Ellbogen sowie an der Streckseite der Arme, Unterschenkel und Füße, meist beidseitig.
- Wichtigste therapeutische Maßnahme: Elimination der auslösenden Ursache.
- Bei schweren Begleiterscheinungen wie Arthralgien, Abdominalkrisen und Hautödemen Einsatz von Kortikosteroiden: initial Prednison 1 mg/kg KG, dann stufenförmige Reduktion. Meist kommt es innerhalb weniger Wochen zur vollständigen Remission.

27.2.2 Erkrankungen der Plättchen

Obwohl die Thrombozyten „Zellen" genannt werden, handelt es sich in Wirklichkeit um zytoplasmatische Fragmente von Megakaryozyten. Produktion und Freisetzung der Plättchen aus dem KM unterliegen der Kontrolle von Thrombopoetin, das hauptsächlich von Hepatozyten in der Leber und in deutlich geringerem Umfang in der Niere und den Stromazellen des KM gebildet wird. Die Plättchen verbleiben für etwa 8–10 Tage in der Zirkulation. Der Referenzbereich im Blut liegt bei 150 000–400 000/µl. 70 % der Plättchen befinden sich in der Zirkulation, 30 % im Milzpool. Die tägliche Basisproduktion (etwa 40 000/µl) kann bis auf das 8-Fache gesteigert werden.

Quantitative Defekte

- Thrombozytopenie: Thrombozytenzahl < 150 000/µl.
- Thrombozytopeniebedingte Blutung, z. B. postop., nie bei Thrombozytenzahlen > 100 000/µl. Auftreten spontaner Blutungen i. d. R. erst bei Thrombozytenzahlen < 20 000/µl, bei Behandlungen mit Aggregationshemmern (z. B. ASS) auch bei höheren Thrombozytenzahlen.
- Ursachen der Thrombozytopenie (▶ Tab. 27.4):
  - Verminderte Produktion im KM.
  - Vermehrte Destruktion und Sequestration in der Zirkulation.
  - Kombination beider Mechanismen.
- Zusatzuntersuchungen:
  - Inspektion eines Blutausstrichs: Auszuschließen sind eine Pseudothrombozytopenie (verursacht durch Antikoagulans-/meist EDTA-bedingte Agglutination im Abnahmeröhrchen), eine hämatologische Ursache wie eine akute Leukämie oder mikroangiopathische Hämolysen (z. B. mit Fragmentozyten).
  - Erfassung der Plättchengröße: Bei hereditären Thrombozytopenien sind die Plättchen häufig vergrößert.
  - KM-Punktion bei V. a. hämatologische Erkrankung.
  - Ggf. Nachweis von gebundenen Plättchen-AK nur mit Glykoprotein-spezifischen Methoden (i. d. R. nur in spezialisierten Labors verfügbar). Nachweis freier AK i. S. zu unsensitiv.

Verminderte oder gestörte Thrombozytenproduktion

- Eine Thrombozytopenie bei verminderter Plättchenproduktion besagt, dass das KM nicht in der Lage ist, den normalen, physiologischen Plättchenbedarf aufrechtzuerhalten.
- Es gibt eine Reihe seltener hereditärer Defekte (▶ Tab. 27.4), die sich u. a. vorrangig als Thrombozytopenie präsentieren und häufig mit einer schlechten Prognose quoad vitam verbunden sind (z. B. kongentiale amegakaryozytäre Thrombozytopenie – CAMT). Bei einigen kongenitalen Formen kommt es aufgrund von Mutationen des MYH9-Gens, das für die schwere Kette des Nicht-Muskel-Myosins Typ IIa kodiert, zur Bildung von Riesenthrombozyten (z. B. May-Hegglin-Anomalie) Oft leiden die Pat. auch unter Hörstörungen und Erkrankungen der Niere.
- Oft tritt bei Pat. mit hämatologischen Systemkrankheiten oder anderen malignen Erkrankungen mit KM-Beteiligung eine Thrombozytopenie auf. Eine permanente Restitution der Plättchenzahl ist meist nur durch die erfolgreiche Therapie der Grundkrankheit möglich.
- Durch intensive Chemotherapie oder Strahlenexposition können passagere oder permanente Thrombozytopenien ausgelöst werden.
- Bei starkem Alkoholabusus kommt es durch direkte knochenmarktoxische Effekte wie auch durch die oft begleitende Lebererkrankung und das Hyperspleniesyndrom zur Thrombozytopenie mit Thrombozytenzahlen von 40 000–100 000/µl. Das Hyperspleniesyndrom ist i. d. R. Folge der Leberzirrhose.

Gesteigerter Thrombozytenabbau

Die isolierte Thrombozytopenie entsteht i. d. R. durch einen gesteigerten Thrombozytenabbau. Zu den verschiedenen Ursachen ▶ Tab. 27.4. Die Lebensdauer der Plättchen ist verkürzt, im KM findet man entweder eine normale oder eine erhöhte Zahl von Megakaryozyten.

27

Immunthrombozytopenie (ITP, Morbus Werlhof)

- Erworbene Autoimmunerkrankung, die durch einen beschleunigten Thrombozytenabbau und/oder eine beeinträchtigte Thrombozytenproduktion verursacht wird. Insofern ist der alte Begriff „idiopathisch" nicht korrekt, korrekterweise spricht man heute von „Immunthrombozytopenie" (ITP) [weiterführend Literatur: Onkopedia.com, Immunthrombozytopenie {ITP}]
- Zur ITP kann es bei Kindern und Erwachsenen kommen.
- **Kindliche ITP:**
  - Die akute ITP der Kinder tritt am häufigsten zwischen dem 2. und 4. Lj. auf, meist nach einem Virusinfekt (z. B. Röteln).
  - Ursache: wahrscheinlich kreuzreagierende AK, die sowohl gegen Viren als auch gegen Thrombozytenoberflächen gerichtet sind.
  - Mehr als 80 % der Kinder zeigen innerhalb von 2–4 Wo. eine spontane Remission. Ein schwerer Krankheitsverlauf oder gar ein tödlicher Ausgang ist mit einer Häufigkeit von < 1 % selten. Die Erkrankung geht bei bis zu 20 % der jungen Pat. in eine chron. Verlaufsform über.
  - Der Wiederanstieg der Thrombozytenzahlen kann durch Gabe von i. v. Immunglobulin oder Thrombopoetin-Rezeptor-Agonisten (TRA; s. u.) beschleunigt werden. Die Wirkung von Kortikosteroiden ist umstritten.

- **Erwachsenen-ITP:** Mit einer Inzidenz von 1,6–3,9/10 000/J. seltene Autoimmunerkrankung. Der Erkrankungsgipfel liegt zwischen dem 20. und 40. Lj., das weibliche Geschlecht ist häufiger betroffen. Die Erkrankung nimmt bei ca. 80 % der Erwachsenen einen chron. Verlauf. Folgende Krankheitsstadien werden unterschieden: neu diagnostizierte ITP (bis 6. Erkrankungsmonat), persistierende ITP (6.–12. Mon.), chron. ITP (> 12. Mon.).
- **Pathogenese:** Autoimmunerkrankung, die auf eine abnorme T-Zell-Reaktion zurückzuführen ist und die Vermehrung und Differenzierung autoreaktiver B-Zellen stimuliert. Die von den B-Zellen produzierten thrombozytenreaktiven Autoantikörper führen zur Phagozytose der Blutplättchen durch Makrophagen, v. a. in der Milz. Die Autoantikörper reagieren auch mit den Megakaryozyten im KM und führen zu einer verminderten Thrombozytopoese. CD8+ T-Zellen tragen ebenfalls zur Thrombozytopenie bei, indem sie die Apoptose der Blutplättchen erhöhen. Darüber hinaus ist der Thrombopoetin-Spiegel nicht adäquat erhöht [Audia et al. 2017].
- **Klinik:** Die Erkrankung wird z. T. nach Auftreten von Haut- und Schleimhautblutungen aufgedeckt, wobei die Thrombozytenzahlen dann meist deutlich < 30 000/µl liegen. Nicht selten wird die ITP rein zufällig im Routine-BB erkannt. Außer den Blutungszeichen ist die klinische Untersuchung ohne krankhaften Befund, die Milz ist nicht vergrößert. Bei ITP-Pat. ist das Risiko thromboembolischer Komplikationen gegenüber der Normalbevölkerung um den Faktor 2 erhöht.
- **Diagnostik:** überwiegend durch Ausschluss anderer, meist hämatologischer Erkrankungen, die zu einer Thrombozytopenie führen können. Eine KM-Untersuchung ist i. d. R. nur bei älteren (> 60 J.) Pat. erforderlich, sollte jedoch vor einer geplanten Splenektomie zum Ausschluss eines MDS durchgeführt werden [Lambert und Gernsheimer 2017; Onkopedia]. Neben Normalbefunden kann in typischen Fällen eine Vermehrung der Megakaryozyten mit häufigem Auftreten jugendlicher Formen vorliegen.
  - Die diagnostische und prognostische Bedeutung thrombozytärer Autoantikörper ist wenig aussagekräftig und meist entbehrlich.
  - Die Begutachtung eines Blutausstrichs ist wesentliche Grundlage der Diagnostik und dient sowohl dem Ausschluss einer Pseudothrombozytopenie als auch dem Erkennen möglicher anderer Ursachen der Thrombozytopenie (z. B. hämatologische Grunderkrankung, mikroangiopathischer hämolytischer Anämien, Makrothrombozytopathien/-penien).
- **Therapie:** Die Therapieindikation soll nicht allein von der Blutungsneigung und der Thrombozytenzahl abhängig gemacht werden. Krankheitsstadium, Krankheitsverlauf und weitere individuelle Faktoren sind zu berücksichtigen. Pat. ohne Blutungszeichen (Thrombozytenzahlen i. d. R. > 30 000/µl) sind nicht therapiebedürftig und sollten, solange kein operativer Eingriff ansteht, nur beobachtend kontrolliert werden. Für Pat. mit Blutungszeichen oder deutlich verminderten Thrombozytenzahlen (< 20 000/µl) sind nachfolgend die gesicherten und die weniger gesicherten Therapieverfahren aufgeführt.
- **Gesicherte Therapieverfahren:**
  - **Kortikosteroide:** Vermutlich Hemmung der AK-Produktion und der Phagozytoseaktivität von Makrophagen, Steigerung der Thrombozytopoese. Medikamente der 1. Wahl zur Therapie einer neu diagnostizierten ITP.

Prednison/Prednisolon in einer Dosierung von 1 mg/kg KG/d p. o. für max. 2 Wochen. Bei gutem Ansprechen anschließende schrittweise Dosisreduktion.

Insgesamt sollte eine Therapiedauer von 6 Wo. nicht überschritten werden. Kommt es innerhalb von 2 Wo. zu keinem Anstieg der Thrombozytenzahlen, sollte die Therapie rasch beendet werden.
Alternativ: Dexamethason-Stoßtherapie (40 mg/d für 4 Tage) alle 3–4 Wo. für bis zu 6 ×. Rascherer Anstieg der Thrombozyten als mit Prednison/Prednisolon, aber kein besserer Langzeiteffekt.
Bei > 80 % der Pat. kommt es nach Beenden/Absetzen der Kortikosteroide zu einem erneuten Thrombozytenabfall.

- **Hoch dosierte Therapie mit IgG:** Dosierung: 0,4 g/kg KG/d i. v. (entspricht ca. 30 g/d) an 2–5 aufeinanderfolgenden Tagen. Alternativ 1 g/kg KG/d an 1–2 aufeinanderfolgenden Tagen. Indikationen: schwere, therapiebedürftige Blutungen (WHO Grade III–IV), vor Splenektomie, vor OP oder Entbindung. Wahrscheinlicher Wirkungsmechanismus: IgG-kompetitive Hemmung der Phagozytose der Thrombozyten.
- **Therapie mit Anti-D-Antikörpern bei Rh-pos. Pat.:** 200–1 000 µg Anti-D an 1–5 Tagen. In Deutschland nicht zugelassen. Effekt ähnlich wie bei IgG durch Induktion einer leichten Immunhämolyse mit konsekutiver RES-Blockade.
- **Splenektomie:** Wenn die Thrombozytenzahlen nach Steroidtherapie niedrig bleiben oder nur inadäquat hohe Steroiddosen zur Aufrechterhaltung einer „sicheren" Plättchenzahl (> 30 000/µl) führen, ist eine sehr oft dauerhaft wirksame Therapie die Splenektomie. Diese sollte aber frühestens 12 Mon. nach der Erstdiagnose ITP erfolgen. Hierdurch werden ein Bildungsort von AK und ein Abbauort der Thrombozyten eliminiert. Die Splenektomie kann auch laparoskopisch durchgeführt werden. Zuvor ist eine Vakzinierung gegen Pneumokokken, Meningokokken und Haemophilus mehr als 2 Wo. vor dem OP-Termin durchzuführen (**Cave:** Verminderte Impfreaktion bei Kortikosteroiddauer-, i. v. IgG- und/oder Rituximab-Therapie). Nach Splenektomie kommt es zunächst bei ca. 80 % der Pat. zur Normalisierung der Thrombozytenwerte, langfristig sinkt diese Zahl jedoch auf 50–60 %.
- **Thrombopoetin-Rezeptor-Agonisten (TRA)/Thrombopoetinmimetika:** Es gelingt mit TRA, bei rund 80 % von z. T. mehrfach vorbehandelten ITP-Pat. die Thrombozyten anzuheben, unabhängig davon, ob die Milz zuvor entfernt wurde oder nicht.

Der Zielbereich der Behandlung ist eine stabile Thrombozytenzahl (50 000–150 000/µl). Eine Normalisierung der Thrombozytenzahl wird nicht angestrebt. Die Substanzen sind nicht kreuzresistent, daher kann bei unzureichendem Therapieansprechen ein anderer TRA versucht werden.
Nach Absetzen der Medikamente kommt es bei den meisten Pat. zur erneuten Thrombozytopenie, es wurden aber auch therapiefreie Remissionen nach Absetzen beschrieben.
Romiplostim: 1 × wöchentlich s. c. in einer Anfangsdosis von 1 µg/kg KG. Die Dosis kann bis 10 µg/kg KG gesteigert werden. Romiplostim kann sofort nach Versagen einer Kortikosteroidtherapie angewendet werden.
Eltrombopag: täglich oral (nüchtern, Interaktion mit 2-wertigen Ionen, Milchprodukten). Standarddosis 50 mg/d (25–75 mg/d). Es soll erst ab dem 6. Erkrankungsmonat eingesetzt werden.
Avatrombopag: täglich oral (mit den Mahlzeiten). Standarddosis 20 mg/d (bis 40 mg/d). Es soll nur bei der chron. ITP eingesetzt werden.

27

Relevante Nebenwirkungen sind Kopfschmerzen, Epistaxis, Nasopharyngitis, Arthralgien und Myalgien. Unter Eltrombopag kommt es gelegentlich zum Anstieg von Transaminasen oder Nierenretentionswerten, weshalb regelmäßige Kontrollen erforderlich sind. Im Rahmen der klinischen Prüfungen mit Romiplostim und Eltrombopag wurden vermehrt Retikulinfasern (nicht Kollagenfasern) im KM beobachtet. Diese bildeten sich aber i. d. R. zurück. Unter TRA wurden vermehrte venöse Thromboembolien (5–6 VTE/100 Pat.-Jahre) berichtet. In randomisierten Studien ergab sich aber keine statistisch signifikante Häufung.
  - **Fostamatinib:** Inhibitor der SYK-Kinase (Spleen Tyrosine Kinase), dadurch verminderte Phagozytose autoantikörperbeladener Thrombozyten. Einnahme 2 × 100 mg/d oral (bis zu 2 × 150 mg/d). Häufigste Nebenwirkungen im Rahmen der klinischen Studien: Diarrhö, art. Hypertonie, Übelkeit, ALAT-Erhöhung und Neutropenie. Interessanterweise traten im Rahmen der Zulassungsstudien keine thromboembolischen Komplikationen auf, sodass Fostamatinib bei ITP-Pat. mit rezidivierenden Thromboembolien u. U. einen Vorteil hat (hierzu liegen jedoch keine Vergleichsstudien vor).
  - **Rituximab:** selektive Depletion CD20-pos. Lymphozyten, dadurch verminderter Autoantikörperspiegel. Initiales Therapieansprechen von 40–60 %, nach 5 J. < 30 %. Im Vergleich zu Placebo kein Unterschied in der Langzeitremission. Keine Zulassung für diese Indikation.
- **Weniger gesicherte Theraieverfahren**
  - Danazol (Winobanin®): 3 × 200 mg/d. Androgenisierende und kutane NW.
  - Vinca-Alkaloide: z. B. Vincristin 2 mg als 24-h-Dauerinfusion. Selten erfolgreich.
  - Azathioprin oder Cyclophosphamid: immunsuppressive Therapie. Dosierung: 100–150 mg/d p. o.
  - Weitere Therapiemöglichkeiten: Ciclosporin, Antifibrinolytika, Polychemotherapie wie bei malignen Lymphomen (z. B. COP).
  - Helicobacter-Eradikation.
  - Die Gabe von Thrombozytenkonzentraten ist bei ITP nur bei aktiven lebensbedrohlichen Blutungen indiziert [Giagounidis et al. 2008].
- Da die ITP-Autoantikörper die Plazenta passieren können, kommt es bei etwa 5–10 % der Neugeborenen von Müttern mit ITP zur Thrombozytopenie. Die mütterlichen Thrombozytenwerte korrelieren nicht mit denen des Kinds. Die mütterlichen Thrombozyten sollten präpartal durch i. v. IgG und/oder Kortikoide auf über 50 000/μl angehoben werden. Bei Non-Responderinnen sollte die Transfusion von Thrombozytenkonzentraten erwogen werden. Zu fetalen Blutungen kommt es im Gegensatz zu Alloimmunthrombozytopenie nicht intrauterin, sondern peripartal. Der kindliche Thrombozyten-Nadir liegt am 2.–3. Tag post partum (Kontrolle, ggf. i. v. IgG, u. U. Thrombozytenkonzentrate). Lebensbedrohliche Blutungen der Neugeborenen (z. B. intrakraniell) sind selten.

Andere Autoimmunthrombozytopenien

Immunologisch bedingte Thrombozytopenie

Sekundäre Immunthrombozytopenien:

- Auftreten bei einer Reihe von Systemkrankheiten: maligne Lymphome, SLE, Hyperthyreose, infektiöse Mononukleose und andere schwere Infektionskrankheiten.

- Auch die Thrombozytopenie nach KM- oder Organtransplantation kann immunologisch bedingt sein.
- Evans-Syndrom: zusätzliche Thrombozytopenie bei autoimmunhämolytischer Anämie (AIHA). Die Behandlungsmaßnahmen bei AIHA können ebenfalls zum Anstieg der Thrombozytenzahlen führen.

Medikamenteninduzierte Thrombozytopenie

- Auslösung durch eine große Zahl von Medikamenten. In den meisten Fällen wird die isolierte Thrombozytopenie durch Immunmechanismen verursacht. Einige Medikamente können jedoch auch durch eine direkte KM-Toxizität zur Thrombozytopenie führen.
- Medikamente, die häufig zur Thrombozytopenie führen: Chinin, Chinidin, Heparin (→ HIT Typ 2), H_2-Rezeptor-Antagonisten (Cimetidin, Ranitidin), Goldsalze, Valproinsäure sowie bestimmte Antibiotika, bes. Penicilline und Sulfonamide.
- Klinik: Die thrombozytopenische Purpura setzt akut innerhalb von Tagen oder Stunden ein. Schüttelfrost und Fieber können vorausgehen.
- Therapie: alle infrage kommenden Medikamente umgehend ab- bzw. umsetzen. Der Stellenwert von Kortikosteroiden ist umstritten. Hoch dosiertes i. v. IgG erwägen, bei gefährlichen Blutungen Thrombozytentransfusionen.

Posttransfusionspurpura

- Auftreten ca. 1 Wo. nach Bluttransfusion.
- Typischerweise lassen sich frühere Transfusionen oder Schwangerschaften als vorimmunisierende Ereignisse eruieren.
- Ursächlich liegt in den meisten Fällen ein Alloantikörper gegen das HPA-1a-Antigen vor, der paradoxerweise mit autologen Thrombozyten reagiert.
- Klinik: abrupter Abfall der Thrombozytenzahlen auch bis auf 1 000/µl. Der AK-Nachweis wird nach 1–5 Wo. neg., die Pat. erholen sich spontan.
- Bei Blutungen ist die Gabe von Thrombozytenkonzentraten (> 99 % HPA-1a-pos.!) kontraindiziert. In diesen Fällen Gabe von i. v. IgG (1 g/kg KG/d).

Neonatale Alloimmunthrombozytopenie (NAIT)

- Entstehung durch Alloimmunisierung der Mutter gegenüber fetalen Plättchen des Feten mit nachfolgendem transplazentarem Antikörperübertritt.
- Inzidenz: 1 : 5 000.
- Verursachendes Alloantigen: am häufigsten HPA-1a, ein Antigen, das sich bei > 99 % der Bevölkerung auf den Plättchen nachweisen lässt. Andere verursachende Alloantigene sind z. B. HPA-5b.
- Klinik: teilweise schon in utero schwere intrakranielle Blutungen des Fötus. Die Neugeborenen imponieren zum Entbindungszeitpunkt mit einer generalisierten Purpura bei Thrombozytenzahlen < 30 000/µl.
- Bei bekannter Immunisierung gegen HPA-1a kann während der Schwangerschaft eine Behandlung mit i. v. IgG oder Kortikosteroiden das intrauterine Blutungsrisiko der Feten mindern. Bei Immunisierungen gegen andere Alloantigene ist der Nutzen einer solchen Therapie nicht gesichert.
- Bei schwerer postpartaler Thrombozytopenie und Blutungen ist die Gabe von Thrombozytenkonzentraten indiziert (auch alloantigeninkompatibel, wenn kompatible Präparate nicht verfügbar sind).

Nichtimmunologisch bedingte Thrombozytopenien

▶ Kap. 6.15.

Qualitative Defekte

Ätiologie

Thrombozytenfunktionsstörungen (Thrombozytopathien) beruhen auf Defekten der thrombozytären Zellmembran, der Zellorganellen (α- und δ-Granula) oder des Zellstoffwechsels, aber auch auf kombinierten Defekten.

Klinik

Blutungen vom petechialen Typ.

Diagnostik

Verlängerte Blutungszeit bei normalen oder erniedrigten Thrombozytenzahlen sowie häufig Störungen von Thrombozytenadhäsion und -aggregation. Zur näheren Einordnung der Funktionsstörungen dienen der Thrombozytenaggregationstest nach Born mit verschiedenen Induktoren der Aggregation (ADP, Kollagen, Ristocetin, Thrombin bzw. TRAP-6 und Epinephrin) und die Plättchendurchflusszytometrie, ein richtungweisendes Testverfahren, mit dessen Hilfe u. a. das Fehlen bestimmter Glykoproteinrezeptoren und Störungen der Thrombozytenaktivierung nachgewiesen werden können [Rubak 2016]. Qualitative Defekte können auch mit molekulargenetischen Methoden identifiziert werden [Andres 2018].

Bernard-Soulier-Syndrom (BSS)

Definition

Seltene, autosomal-rezessiv vererbbare Thrombozytopathie, gekennzeichnet durch eine verminderte Plättchenadhäsion, eine pathologische ristocetininduzierte Plättchenagglutination bei nomaler Aggregation.

Ätiologie

Ursächlich ist ein qualitativer Defekt bzw. ein Mangel der GP-Ib-IX-Komplexe, die Teile des Rezeptors für den VWF auf der Thrombozytenoberfläche sind und eine Adhäsionsstörung bedingen.

Klinik

Vermehrte Haut- und Schleimhautblutungen, Epistaxis und Menorrhagien.

Diagnostik

- Plättchenzahl mäßiggradig vermindert, selten deutlich unter 100 000/µl.
- Blutausstrich: große Plättchen von unterschiedlicher Morphologie.
- Thrombozytenaggregation: normal mit ADP, Kollagen, Thrombin/TRAP-6 oder Epinephrin.
- Ristocetininduzierte Agglutination vermindert.
- Quantitative Diagnosesicherung durch Plättchendurchflusszytometrie. Damit können auch heterozygote Merkmalsträger identifiziert werden. Molekulargenetischer Nachweise qualitativer Defekte.

Therapie

Kausal nicht möglich. Bei Blutungen kommen neben Thrombozytentransfusionen (Risiko der AK-Entwicklung) Antifibrinolytika und Desmopressin (zur Wirkung ▶ 27.2.3, „Von-Willebrand-Syndrom, Therapie“) auch der Einsatz des rekombinanten Faktors VIIa in Betracht.

Thrombasthenie (Morbus Glanzmann)

Definition

Sehr seltene autosomal-rezessiv vererbte Thrombozytopathie, gekennzeichnet durch eine pathologische Plättchenretraktion, eine fehlende Aggregation auf ADP, Adrenalin, Kollagen oder Thrombin sowie eine normale erste Phase der ristocetininduzierten Agglutination.

Ätiologie

Qualitativer Defekt oder Mangel an GP-IIb-IIIa-Komplexen. Der GP-IIb-IIIa-Komplex stellt den Rezeptor für Fibrinogen dar (▶ Abb. 27.1). Ohne Fibrinogenbindung können die Plättchen nicht aggregieren, es kommt zu keiner nachfolgenden Plättchenaktivierung.

Klinik

Bei den meisten Pat. ausgeprägte hämorrhagische Diathese.

Diagnostik

Lange Blutungszeit, fehlende Thrombozytenaggregation. Definitive Diagnosesicherung durch den Nachweis vollständig oder partiell fehlender GP-IIb-IIIa-Komplexe in der Durchflusszytometrie bzw. qualitativer Defekte in der molekularbiologischen Untersuchung. Bei vollständigem Fehlen der Komplexe spricht man von Typ I, bei partiellem Fehlen von Typ II.

Therapie

Bei Blutungen werden Thrombozytentransfusionen mit Immunisierungsrisiko oder der rekombinante Faktor VIIa eingesetzt. Bei Kindern mit schwerer Ausprägung ist eine KMT in Betracht zu ziehen.

Erkrankungen mit abnormer Plättchenfreisetzung

Bei Plättchenaktivierung werden die Inhaltsstoffe aus den 4 Typen von Granula des Zytoplasmas sezerniert und prothrombogene Mediatoren wie Thomboxan A_2 synthetisiert und freigesetzt (**Freisetzungsreaktion**). Es gibt eine Reihe angeborener Störungen, entweder in Form eines Mangels der Granula bzw. deren Inhaltsstoffen oder einer defekten Freisetzungsreaktion mit der Folge einer milden hämorrhagischen Diathese mit Hämatomneigung, Menorrhagien, postop. Blutungen etc.

Meist liegen eine mäßig verlängerte Blutungszeit sowie Störungen der Aggregation wie fehlende 2. Aggregationswelle auf Agonisten wie ADP und Epinephrin oder eine verminderte Aggregation auf Kollagen vor. Ähnliche Veränderungen treten auch nach Einnahme von ASS auf. Es gibt keine spezifische/kausale Therapie. I. d. R. reichen symptomatische Maßnahmen. Man kann in Abhängigkeit vom elektronenmikroskopischen Befund und vom Nachweis der inadäquaten Freisetzung bestimmter Substanzen nach Stimulation folgende Krankheiten unterscheiden:

- Gray-Platelet-Syndrom (α-Granula-Defekt): gestörte/fehlende Freisetzung von PF-4, β-Thromboglobulin (β-TG), PDGF, Thrombospondin, Fibrinogen, VWF etc.
- δ-Granula-Defekt: gestörte/fehlende Freisetzung von ADP, Serotonin etc. Diese Freisetzungsstörung ist sehr heterogen und wird auch bei folgenden angeborenen Erkrankungen gefunden:
  - Hermansky-Pudlak-Syndrom.
  - Chediak-Higashi-Syndrom.
  - Wiscott-Aldrich-Syndrom.

  - Ehlers-Danlos-Syndrom.
  - Osteogenesis imperfecta.
- „Aspirin-like Defect“: Störung im Arachidonsäurestoffwechsel mit gestörter/fehlender Freisetzung bzw. Synthese von zyklischen Endoperoxiden und/oder Thromboxan A_2. Eine Thromboxanrezeptorstörung der Plättchen verursacht eine analoge Störung. Dabei weisen die Plättchen jeweils normale dichte Granula auf.

Erworbene Thrombozytopathien

Bei verschiedenen Systemkrankheiten kann es zu Funktionsstörungen der Plättchen kommen. I. d. R. führen extrinsische, unphysiologische Plasmakomponenten zu einer partiellen oder kompletten Interferenz mit Plättchenfunktionen.

Urämie

Pat. mit schwerer oder terminaler Niereninsuffizienz weisen oft eine hämorrhagische Diathese auf, wobei eine verlängerte Blutungszeit sowie abnormale Plättchenadhäsion, -sekretion und -aggregation und eine veränderte plättchenprokoagulatorische Aktivität nachweisbar sind. Die Pathogenese ist multifaktoriell und im Wesentlichen durch Faktoren bedingt, die dialysierbar sind. Daher korrelieren die Funktionsstörungen mit der Höhe des Plasmaharnstoffspiegels. Die bekannten Störungen betreffen u. a. die VWF-Multimer-Verteilung, die thrombozytäre Glykoproteinexpression sowie Prostaglandin- und NO-Stoffwechsel. Die Blutungsneigung geht nach Dialyse meist zurück. Bei stärkeren Blutungen hat sich Desmopressin (DDAVP; zu Wirkung und Dosierung ▶ 27.2.3, „Von-Willebrand-Syndrom, Therapie“) als effektiv erwiesen.

Myeloproliferative Erkrankungen

Plättchenfunktionsstörungen findet man bei den myeloproliferativen Neoplasien wie der essenziellen Thrombozythämie (ET) und der Polycythaemia vera, aber auch bei Pat. mit akuten Leukämien und MDS. Die Defekte sind sehr variabel, Laborbefunde erlauben keine zuverlässige Voraussage einer potenziellen Blutung. Es finden sich Konstellationen wie „Storage Pool Disease“ und erworbenes VWS (v. a. bei Thrombozytose > 600 000/μl), aber auch Zustände einer gesteigerten Thrombozytenfunktion. Therapie: symptomatisch und Behandlung der Grundkrankheit.

Paraproteinämien

Prohämorrhagische Plättchenfunktionsstörungen bei Paraproteinämien (multiples Myelom, Waldenström-Makroglobulinämie) haben multiple Ursachen. Eine der wesentlichen besteht in einem „Coating“-Effekt der Plättchenoberflächen durch das Paraprotein mit Hemmung von GP IIb/IIIa, der Adhäsion und der Retraktion. Auch die plasmatische Gerinnung kann z. B. durch defekte Fibrinpolymerisation kompromittiert sein. Bei Amyloidose kann ein erworbener Faktor-X-Mangel auftreten.

Lebererkrankungen

Die Gerinnungsstörungen bei Lebererkrankungen sind multifaktoriell bedingt (s. u.). Erhöhte Konzentrationen von Fibrinogen-/Fibrinspaltprodukte können die Plättchenfunktionen hemmen. Meist liegt auch eine Thrombozytopenie vor, die durch die verminderte Thrombopoetinsynthese der Leber und die portale Hypertension bedingt ist. Die Blutungszeit ist oft verlängert. Desmopressin (zur Wirkung ▶ 27.2.3, „Von-Willebrand-Syndrom, Therapie“) und – im Blutungsfall – Plättchentransfusionen sind wirksam. Bei schweren Thrombozytopenien können TRA erwogen werden.

Medikamenteninduzierte Thrombozytenfunktionsdefekte
Störungen der thrombozytären Hämostase können durch eine Vielzahl von Medikamenten verursacht werden. **ASS** führt zu einer irreversibel gestörten Plättchenfunktion mit einer mäßig verlängerten Blutungszeit und einer gestörten Thrombozytenaggregation durch Hemmung der Zyklooxygenase und der Thromboxansynthetase (▶ Kap. 28.3.2). Verschiedene Penicilline wie auch Cephalosporine (Moxolactam) führen zu einer dosisabhängigen Verlängerung der Blutungszeit sowie zu Störungen von Adhäsion, Freisetzungsreaktion und Aggregation. Zugrunde liegen vermutlich Störungen der Agonist-Rezeptor-Bindung an der Membran der Blutplättchen durch adsorbierte Antibiotika oder deren Metaboliten. Dies beginnt Stunden nach Exposition und kann nach Absetzen tagelang fortbestehen. Dextran und Hydroxyethylstärke können die Blutungszeit verlängern und zu Plättchenfunktionsstörungen führen, die mit den Störungen bei Paraproteinämien vergleichbar sind. Zahlreiche andere Medikamente, z. B. die nichtsteroidalen Antiphlogistika (Diclofenac, Indometacin), aber auch Kalziumantagonisten, Betablocker, trizyklische Antidepressiva und organische Nitroverbindungen können zu Funktionsstörungen führen.

27.2.3 Angeborene plasmatische Gerinnungsstörungen

Pathophysiologie

Bei den angeborenen plasmatischen Gerinnungsstörungen liegt eine Aktivitätsminderung eines, in seltenen Fällen auch mehrerer, Gerinnungsfaktoren vor, was zu einer verzögerten und unzureichenden Fibrinbildung sowie zu Blutungen führen kann. Mangelzustände der Faktoren VIII und IX werden X-chromosomal, das VWS überwiegend autosomal-dominant, die anderen Faktormangelzustände autosomal-rezessiv vererbt. Zur Substitution stehen meist aus Spenderplasma gewonnene oder rekombinante Faktorenkonzentrate zur Verfügung.

Hämophilie A und Hämophilie B

Definition

Hämophilie A:

- Faktor-VIII-Mangel.
- Häufigste vererbbare schwere Störung der plasmatischen Gerinnung (Fibrinbildungsstörung).
- Mutationen des Faktor-VIII-Gens auf dem langen Arm des X-Chromosoms (Xq2.8) führen zum Fehlen oder zur Reduktion der Faktor-VIII-Aktivität. Durch Mutationsanalysen wurde eine große Zahl von Defekten aufgedeckt. Die Vererbung ist geschlechtsgebunden (▶ Abb. 27.9), bei 30–40 % der Pat. geht man von spontanen Mutationen aus. Wegen der Lokalisation des Faktor-VIII-Gens auf dem X-Chromosom ist das weibliche Geschlecht praktisch nicht betroffen, kann aber Überträger des defekten Gens sein. An Kinder wird das abnormale X-Chromosom mit 50-prozentiger Wahrscheinlichkeit weitergegeben.

Hämophilie B:

- Faktor-IX-Mangel.
- Vererbung und klinische Manifestation wie bei Hämophilie A.

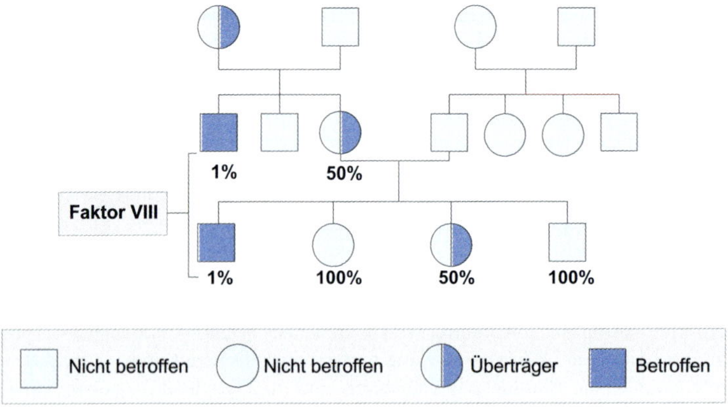

Abb. 27.9 Stammbaum einer Familie mit Hämophilie A [L157]

- Das Faktor-IX-Gen ist nahe dem Faktor-VIII-Gen auf dem langen Arm des X-Chromosoms (Xq2.6) lokalisiert.

Verhältnis von Hämophilie A zu Hämophilie B = 5 : 1.

Hämophilie A und B sind nur durch Einzelfaktorenanalyse voneinander zu unterscheiden.

Klinik

Zu ersten Blutungen kommt es meist erst im Krabbelalter (9–12 Mon.) mit Blutergüssen oder auch Nachblutungen nach operativen Eingriffen. Klassische Manifestationen sind schmerzhafte Blutungen in die Muskeln und in mechanisch belastete Gelenke (Hämarthros): Knie-, Sprung- und Ellenbogengelenke. Die Akkumulation von Blut in der Gelenkkapsel führt zur stark schmerzhaften Schwellung. Rezidivierende Blutungen führen zur progressiven Hämarthrose und Verkrüppelung. Bei Muskelblutungen kann es zu einem erheblichen Blutverlust bes. in das Retroperitoneum oder die Oberschenkel kommen. Wiederholte subperiostale Blutungen mit jeweiliger Knochenzerstörung und neuer Knochenbildung können zu Pseudotumoren führen. Blutungen im Pharynx werden u. U. durch Verlegung der Atemwege lebensbedrohlich. Auch leichtere Schädel-Hirn-Traumen können Anlass einer schweren ZNS-Blutung sein. Der Schweregrad der Blutungsneigung hängt von der Restaktivität des Faktors VIII bzw. IX ab (▶ Tab. 27.5); bei Restaktivität von > 2 % sind spontane Blutungen selten.

Diagnostik

- Globaltests: Wichtigster Gerinnungsglobaltest zur Diagnostik: aPTT. Erst bei Restaktivitäten von F VIII bzw. IX < 30 % ist die aPTT meist über ihren oberen Referenzwert hinaus verlängert. Bei schwerer Hämophilie findet man eine aPTT im Bereich von 80–110 s. Thromboplastin- (Quick-Wert), Thrombin- und Blutungszeit fallen normal aus.

Tab. 27.5 Korrelation der Faktor-VIII- bzw. -IX-Aktivität mit der Krankheitsaktivität

Krankheitsaktivität	Faktoraktivität (%)	Klinische Manifestationen
Schwere Form	< 1	• Rezidivierende spontane Blutungsepisoden • Ohne adäquate Therapie Gelenk- und Muskelveränderungen mit funktionellen Einbußen
Mittelschwere Form	1–5	• Gelegentliche Spontanblutungen • Postop. und posttraumatische Blutungen
Milde Form	5–20	Postop. und posttraumatische Blutungen
Subhämophilie	20–50	Keine Spontanblutungen

- Einzelfaktorenanalyse des Faktors VIII bzw. IX zur endgültigen Diagnosesicherung, Feststellung der Restaktivität (▶ Tab. 27.5) und Ermittlung des Schweregrads der Hämophilie.
- Überträgerinnen, die nur die Hälfte der Faktor-VIII-Aktivität aufweisen, können wegen der großen Streubreite der Faktor-VIII-Werte sowie des Phänomens der X-Chromosomen-Inaktivierung oft nicht sicher identifiziert werden. Durch Bestimmung eines Quotienten aus Faktor VIII und VWF (normal im Mittel 1, bei Überträgerinnen im Mittel 0,5) gelingt bei der Mehrzahl der potenziellen Überträgerinnen eine wahrscheinliche Zuordnung. Die molekularbiologische Analyse erlaubt eine sichere Identifizierung, sofern die Genmutation in der Familie aufgeklärt ist.

27

Therapie

Merke

Alle Pat. mit schwerer und milder Hämophilie sollten in Heim- und Selbstbehandlung durch ein Hämophiliezentrum ausgebildet und dort weiter-/mitbetreut werden.

- Therapieziel: bei Blutung frühzeitige Faktorsubstitution (s. u.) auf hämostatisch wirksame Spiegel.
- Substitution: ausreichend hoch und lange genug durchführen, um Rezidivblutungen zu verhindern und die gefürchteten Folgeerscheinungen hämophiler Blutungen (Arthropathien, Muskelkontrakturen) zu vermeiden.
- Prophylaktische Dauerbehandlung:
  - Bei häufig – nicht selten unbehandelt täglich – rezidivierenden Blutungen.
  - Regelmäßige, in ihrer Frequenz von der Präparate-HWZ anhängige Injektion von Faktorenkonzentrat über viele Jahre [Arruda 2018].
- Plasmakonzentrate werden aus Plasmapools von > 1 000 Einzelspendern gewonnen. Alle kommerziell verfügbaren Konzentrate werden mehreren effektiven Verfahren zur Virusabreicherung unterzogen,
- Alternativ stehen rekombinant hergestellte Faktor-VIII- bzw. -IX-Konzentrate zur Verfügung.
- Modifizierte rekombinante Faktor-VIII- und -IX-Konzentrate mit deutlich verlängerter Plasma-HWZ – ausgeprägter für Hämophilie B – und damit

Tab. 27.6 Therapeutisch anzustrebende Bluttalspiegel der Faktoren bei bestimmten Blutungsereignissen

Blutungsereignis	Therapeutischer Blutspiegel (%)	Dosierung des Plasmakonzentrats (IE/kg KG)	Notwendige Therapiedauer
Gelenk-, Muskel-, gastrointestinale Blutungen	10–20	5–20	24–72 h
Blutungen bestimmter Muskeln (M. psoas, Wade, Unterarm, Zungengrund)	20–30	15–25	48–96 h
Intraabdominelle, intrathorakale, intrakranielle Blutungen, mittelgroße OP	30–50	30–50	4–14 Tage bzw. bis Abschluss der Wundheilung
Große OP	50–100	> 50	14–21 Tage bzw. bis Abschluss der Wundheilung

verminderter Injektionsfrequenz bestimmen heutzutage die Versorgung von Hämophilie-Pat.

- Therapeutisch anzustrebende Blutspiegel der Faktoren: ▶ Tab. 27.6.
- Festlegung der Substitutionsmenge:
  - 1 IE Faktor VIII/kg KG hebt den Blutspiegel um 1–2 % an.
  - 1 IE Faktor IX/kg KG hebt den Blutspiegel um 0,5–2 % an.
- Die s. c.-Gabe des rekombinanten bispezifischen AK Emicizumab (Hemlibra®), der an F IXa und F X bindet und somit die Funktion des fehlenden F VIII „ersetzt“ [Oldenburg 2017], stellt auch zur Therapie der schweren Hämophilie ohne Hemmkörper (s. u.) eine alternative zugelassene Therapie dar.
- Die bei monogenetischer Genese der Hämophilien durchgeführten Studien zu einer Gentherapie haben in den letzten Jahren klinische Erfolge mit langfristiger Unabhängigkeit von Faktorensubstitution gezeigt [Batty und Lillicrap 2021], erste Präparate wurden kürzlich zugelassen.

Merke

Bei manifesten Blutungen oder intraoperativ ist mit einem geringeren Anstieg der Blutspiegel zu rechnen. Bei der Substitutionstherapie sind zudem die substanzspezifischen HWZ (unmodifizierter Faktor VIII 5–8 h, Faktor IX 12–20 h) zu berücksichtigen.

- Auswahl der in Deutschland erhältlichen Faktor-VIII- und -IX-Konzentrate: ▶ Tab. 27.7.
- Milde Hämophilie A: Therapie mit dem Vasopressinderivat DDAVP (Desmopressin) in Analogie zum VWS möglich (▶ 27.2.3, „Von-Willebrand-Syndrom, Therapie“). Es kann zum Anstieg des Faktor-VIII-Spiegels auf das 2- bis 4-Fache des Ausgangswerts kommen. Voraussetzung ist eine ausreichende Restaktivität des Faktors VIII.
- Antikörperbildung: Bei etwa 20–40 % der Pat. mit schwerer Hämophilie A führt die Substitutionstherapie zur Ausbildung von gegen Faktor VIII gerichteten

Tab. 27.7 Faktor-VIII- und -IX-Konzentrate

Plasmaprodukte	Gentechnische Produkte	Rekombinante Produkte mit deutlich verlängerter HWZ
Faktor VIII (Bei Pat. mit Blutgruppe 0 ist die terminale Halbwertzeit (THZ) der Produkte kürzer*)		
• Beriate® • Fanhdi® • *Haemate®* • Hemoctin® • *Immunate®* • Haemoctin®SDH • Octanate® • *Voncento®* • *Wilate®* *THZ etwa 2 h kürzer bei Blutgruppe 0	• Advate® • Afstyla® • Helixate® • Iblias® • Kongenate® • Kovaltry® • NovoEight® • Nuwig® • ReFacto® • Vihuma® *THZ etwa 2 h kürzer bei Blutgruppe 0	• ADYNOVI® • ELOCTA® • ESPEROCT® • JIVI® * THZ etwa 4 h kürzer bei Blutgruppe 0
Faktor IX		
• AlphaNine® • Berinin®P • Haemonine® • Mononine® • Octanine®	• BeneFIX® • Rixubis®	• ALPROLIX® • IDELVION® • REFIXIA®
Kursiv sind F-VIII-Konzentrate mit relevantem Gehalt an VWF hervorgehoben		

neutralisierenden AK. Bei 9–23 % der Pat. mit schwerer Hämophilie B treten AK gegen Faktor IX auf. Bei milderen Hämophilieformen ist die Hemmkörperinzidenz niedriger. Es handelt sich hierbei um Immunglobuline der IgG-Klasse, die die Aktivität von Faktor VIII bzw. IX irreversibel hemmen. Diagnostiziert wird die **Hemmkörperhämophilie** durch die Fortdauer einer Blutung und den inadäquaten Anstieg des Spiegels des substituierten Faktors. Die quantitative Bestimmung des Hemmkörpers im Speziallabor wird in Bethesda-Einheiten angegeben. Die Betreuung von Hämophilie-Pat. mit Hemmkörper sollte in einem Hämophiliezentrum erfolgen. Bei niedriger Hemmkörperkonzentration (< 5 Bethesda-Einheiten/ml), sog. Low Responder, kann man versuchen, den Inhibitor mit einer höheren Dosis des fehlenden Faktors zu überspielen. Bei den High Responders (> 5 Bethesda-Einheiten/ml) würde die Faktorengabe nur zu einer Boosterung der Hemmkörpertiter führen. Alternativ kommen bei Blutungen folgende Möglichkeiten in Betracht [Ljung 2018]:

– Bypass des gehemmten Faktors VIII mit aktivierten Prothrombinkomplexpräparaten, z. B. Fraktion FEIBA® S-TIM4 (Factor Eight Inhibitor Bypassing Activity) oder Autoplex®. Dosierung: initial 200 IE/kg KG, nachfolgend 2–3 × 100 IE/kg KG/d.
– Gabe des rekombinanten Faktors VIIa (NovoSeven®). Dosierung: 90 µg/kg KG, Wdh. alle 2–3 h je nach Klinik.
– Gabe des rekombinanten porcinen Faktors VIII (Obizur®). Dosierung: 200 E/kg KG, Zielwert der FVIII-Spiegel-Werte (abhängig von der Blutungslokalisation, meist > 50–80 %) und Folgedosis (alle 4–12 h) je nach Klinik.
– S. c.-Gabe des rekombinanten bispezifischen AK Emicizumab (Hemlibra®) mit einer Startdosis von 3 mg/kg KG 1 × wöchentlich. Dieser AK überbrückt F IXa und F X, um die Funktion des fehlenden F VIII zu ersetzen [Oldenburg 2017].

27

- Die langfristige Eliminierung des Hemmkörpers durch aufwendige Erzeugung einer Immuntoleranz (z. B. nach Bonn-, Dutch- oder Malmö-Protokoll) zu erreichen, kommt aufgrund der guten Therapieergebnisse mit den zuvor genannten Medikamenten kaum noch zur Anwendung.

Therapieassoziierte Probleme

Gerinnungskonzentrate werden aus großen Plasmapools von > 1 000 Spendern gewonnen. In den frühen 1980er-Jahren erkrankten die meisten Hämophilie-Pat. an Hepatitiden, viele auch an AIDS. Mit der Einführung umfangreicher Untersuchungen der Blutspender und Spenden sowie virusinaktivierender und -abreichernder Verfahren wurden die aus Plasma gewonnenen Präparate weitestgehend sicher. Zudem stehen nun für viele Gerinnungsdefekte gentechnologisch hergestellte Präparate mit Unabhängigkeit vom Blutspendeaufkommen zur Verfügung.

Von-Willebrand-Syndrom (VWS)

Definition

Das VWS ist durch eine abnorme Plättchenadhäsion mit oder ohne niedrige Faktor-VIII-Aktivität charakterisiert.

Pathogenese

- Quantitativer Mangel oder qualitativer Defekt des VWF.
- VWF: großes multimerisches Glykoprotein, dessen 178 kb umfassendes Gen auf dem kurzen Arm von Chromosom 12 lokalisiert ist. Synthese im vaskulären Endothel und in Megakaryozyten, Speicherung in den Weibel-Palade-Körperchen bzw. α-Granula, Sekretion in das Plasma und die subendotheliale extrazelluläre Matrix. Der VWF zirkuliert im Plasma mit eine HWZ von etwa 6–12 h in Form einer Reihe von Multimeren mit Molekulargewichten zwischen 440 und 20 000 kDa. Die hochmolekularen Einheiten erlauben auch unter „Shear-Stress"-Bedingungen des arteriellen Systems eine stabile Thrombozytenadhäsion. Der Grund dafür ist, dass die hochmolekularen Anteile eine sehr hohe Dichte an verfügbaren Bindungsstellen besitzen. Der VWF hat zwei wichtige Aufgaben im Hämostasesystem:
  - Adhäsionsprotein für Bindung der Plättchen an die vaskuläre Verletzungsstelle, bes. durch die größeren Multimere.
  - Bildung eines nichtkovalenten Komplexes mit Faktor VIII im Plasma, wodurch Faktor VIII vor proteolytischem Abbau geschützt, die HWZ verlängert und die Verfügbarkeit am Ort der Gerinnselbildung verbessert werden (▶ Abb. 27.10).
- Somit liegt beim VWF-Mangel ein Defekt der Plättchenfunktion wie auch ein Faktor-VIII-Mangel, der die Fibrinbildung behindert, vor.

Epidemiologie

Das VWS zählt zu den häufigsten angeborenen Hämostasestörungen mit einer Prävalenz von 0,1–1 % der Bevölkerung. Wegen der Akutphasenfunktion des VWF mit stark schwankenden Werten, der AB0-Blutgruppen-spezifisch unterschiedlichen Referenzbereiche und daher unsicheren diagnostischen Parametern wird die Häufigkeit sehr unterschiedlich angegeben.

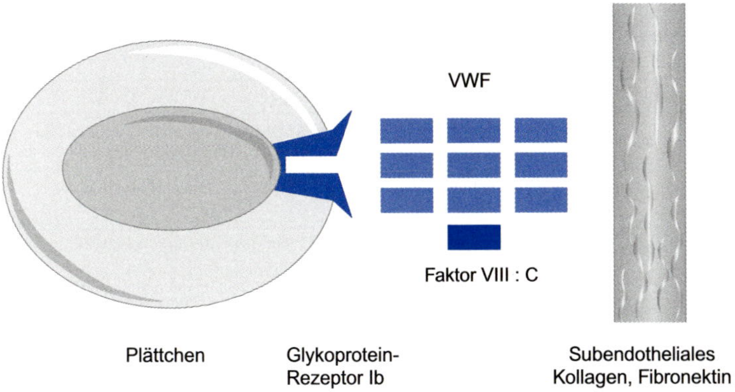

Abb. 27.10 Der multimere Von-Willebrand-Faktor (VWF) als Trägermolekül von Faktor VIII und als Bindeglied zwischen Plättchen und (verletztem) Endothel. C = Coagulant Activity [L157]

Klinik

Die klinischen Manifestationen hängen von Schweregrad und Typ der Erkrankung ab.

- Die schwerste Form, Typ 3, ist die homozygote Form einer autosomal-rezessiv vererbbaren Erkrankung, bei der VWF praktisch fehlt. Neben der Adhäsionsstörung kommt es durch die starke Verminderung von Faktor VIII (1–10 % der Norm) zu einer plasmatischen Gerinnungsstörung, nicht selten mit einem hämophilieähnlichen Bild.
- Bei den Typen 1 (partieller VWF-Mangel) und 2 (VWF-Dysfunktion) ist die charakteristische Blutungsform die Schleimhautblutung meist in Form von Epistaxis, Gingivablutung, Ekchymosen und Menorrhagien. Auch gastrointestinale oder Nierenblutungen kommen vor.

27

> **Merke**
> In vielen Fällen wird das VWS erst bei Abklärung einer Hypermenorrhö oder einer Nachblutung im Anschluss an eine OP oder einen zahnärztlichen Eingriff diagnostiziert.

Diagnostik

- Bei V. a. VWS zusätzlich zu Familienanamnese und den globalen Gerinnungstests Bestimmung von Blutungszeit, VWF-Antigen, funktionelle VWF- und Faktor-VIII-Aktivität. Dabei ist zu berücksichtigen, dass die Normwerte in Abhängigkeit von der AB0-Blutgruppe variieren und der VWF als Akute-Phase-Protein „fälschlich" reaktiv erhöht (→ normal) sein kann.
  - aPTT: verlängert, wenn die Faktor-VIII-Aktivität deutlich verringert ist.
  - Blutungszeit: bei schweren und mittelschweren Fällen durchwegs verlängert, kann aber bei milden Fällen normal oder nur leicht verlängert sein.
  - Zum Faktor-VIII-Mangel kommt es nur bei Pat. mit schwerer bis mittelschwerer Form eines VWS oder bei dem seltenen Typ Normandie (▸ Tab. 27.8).

Tab. 27.8 Klassifizierung des Von-Willebrand-Syndroms [nach Sadler 2006]

Typ (Vererbungsmodus)	Merkmale
1 (autosomal dominant)	Partieller quantitativer Mangel des VWF (ca. 60–70 % der Fälle)
2	Qualitativ veränderter VWF, dysfunktionelle Moleküle (alle Untergruppen machen 20–30 % der Fälle aus)
• 2A (autosomal dominant)	Fehlen der großen VWF-Multimere. Dadurch verminderte Plättchenbindung
• 2B (autosomal dominant)	Qualitative Variante mit vermehrter Affinität für das Plättchen-GP Ib. Dadurch vermehrte Plättchenbindung
• 2M (autosomal dominant)	Qualitative Variante mit verminderter Plättchenbindung, die nicht auf dem Fehlen hochmolekularer VWF-Multimere beruht
• 2N (autosomal rezessiv)	Qualitative Variante mit verminderter Bindung von Faktor VIIIC (C: Coagulant Activity) = Typ Normandie
Typ 3 (autosomal rezessiv)	(Nahezu) völliges Fehlen des VWF (sehr selten)

  - Immunologische Bestimmung des VWF-Antigens mittels ELISA, häufig auch als Immunturbidimetrie.
  - Funktionelle Messung der Aktivität des VWF als Ristocetin-Kofaktor (VWF:RCo) und VWF-Collagen-Bindungstest (VWF:CB). Die VWF-Aktivität wird in Prozent der Norm angegeben.
  - Die funktionelle Bestimmung der quantitativen Fähigkeit des VWF, FVIII zu binden (VWF-F VIII-Bindungstest: Speziallabor).
- Normale Aggregation nach Induktion mit ADP, Kollagen, Epinephrin und Thrombin; verminderte Agglutination mit Ristocetin bei den meisten Pat. mit schwerer bis mittelschwerer Form. Durch die vermehrte Affinität zum GP Ib ist schon bei niedrigen Ristocetin-Konzentrationen eine Thrombozytenagglutination induzierbar.
- Multimeranalyse: erfolgt im Speziallabor durch eine SDS-Agarose-Gelelektrophorese in Verbindung mit einem Immunoassay und autoradiografischer oder chromogener Visualisierung, durch die die größenverschiedenen Multimere getrennt zur Darstellung kommen. Unterschiedliche Typen und Subtypen sind durch die elektrophoretischen Aberrationen des Multimermusters differenzierbar (▶ Tab. 27.8) [Budde et al. 2008].

Therapie

- DDAVP: Da die Mehrzahl der Pat. eine milde Form eines VWS aufweist, sollte zunächst immer therapeutisch und auch in Prophylaxe-Situationen versucht werden, die Blutung mit dem Vasopressinanalogon DDAVP (Desmopressin) zu behandeln. DDAVP führt zur Freisetzung des in den Endothelzellen gespeicherten VWF. Es ist wirksam bei allen Formen des VWS, bei denen VWF in relevanten Konzentrationen und ausreichender Restfunktion synthetisiert wird. Es führt kurzfristig zu einer Erhöhung des VWF-Plasmaspiegels auf das 2- bis 4-Fache des Ausgangswerts. Zurückhaltung wird beim Typ 2B empfohlen, bei dem primär ein Plasmakonzentrat und nicht DDAVP zum Einsatz kommen sollte, um eine vermehrte Plättchenaktivierung zu vermeiden.
  - Dosierung: 0,3 µg/kg KG über 30 min i. v.; Wdh. frühestens nach 12 h.
  - Nach mehrfachen Gaben kommt es zur Erschöpfung der Endothelspeicher.

  - Zur Selbstmedikation ist die Substanz auch als hochkonzentriertes Nasenspray verfügbar.
  - Abnahme der Clearance von freiem Wasser durch die Nieren, Hyponatriämie bei prolongierter Gabe → Kontrolle der Serum- und Urinosmolalität sowie der Serumelektrolyte.
- Faktor-VIII-Konzentrate: Bei schweren und z. T. auch bei mittelschweren Formen des VWS sollten pd-VWF-haltige Faktor-VIII-Konzentrate (z. B. Haemate® HS oder Wilate®) oder rekombinanter vWF (Veyvondi®) verwendet werden. Es treten eine Korrektur der verlängerten Blutungszeit und eine Normalisierung der plasmatischen Gerinnung ein.
  - Dosierung bei großer OP: 50 IE/kg KG; Wdh. nach (12–)24 h.
  - Dosierung bei kleineren Eingriffen oder geringeren Blutungen: 25–40 IE/kg KG.
- Antifibrinolytika: sind – v. a. bei Schleimhautblutungen – oft hilfreich, z. B. Tranexamsäure (Cyklokapron®) 500 mg alle 6–12 h p. o. oder i. v.
- Östrogene, Kontrazeptiva, Schwangerschaft: Erhöhung der Spiegel von VWF und Faktor VIII. Somit sind Kontrazeptiva eine wirksame Therapie bei Menorrhagien.

Andere angeborene Gerinnungsstörungen

Alle anderen angeborenen Mangelzustände plasmatischer Gerinnungsfaktoren sind sehr selten. Meist werden sie autosomal-rezessiv vererbt und beruhen entweder auf einem Mangel des Gerinnungsproteins oder auf einer gestörten Funktion bei normalem Antigen. Es besteht nicht immer eine Korrelation zwischen dem Ausmaß des Gerinnungsdefekts und der Schwere der hämorrhagischen Diathese. Gelenkblutungen sind selten. Oft wird der Gerinnungsdefekt erst nach „inadäquater" traumatischer oder perioperativer Blutung aufgedeckt.

A-, Hypo- und Dysfibrinogenämie

Quantitative Defekte sind die heterozygote Hypofibrinogenämie und die homozygote Afibrinogenämie. Die qualitativen Defekte werden Dysfibrinogenämie genannt. Genetisch bedingte Fibrinogenvarianten wurden bislang bei mehr als 300 Familien aufgedeckt. Die Blutungsmanifestationen sind nur bei Afibrinogenämien schwer und erfordern eine regelmäßige Substitution. Sonst sind sie mild und beschränken sich dann meist auf die Schleimhäute. Die Diagnose kann vermutet werden, wenn aPTT, Quick-Test und Thrombinzeit pathologisch ausfallen. Zur Prophylaxe und bei Blutungen bzw. im Rahmen von Operationen ist die Substitution mit einem Fibrinogenkonzentrat möglich; bei Erwachsenen kommt es nach Gabe von 3 g zu einem Konzentrationsanstieg im Plasma um etwa 1 g/l.

Faktor-II-, Faktor-V-, Faktor-VII- und Faktor-X-Mangel

Mangelzustände bei einem der Vit.-K-abhängigen Faktoren II, VII und X sind nur bei homozygot betroffenen Pat. durch Spontanblutungen kompliziert, was auch für den Faktor-V-Mangel gilt. Bei den Gerinnungsglobaltests findet man bei allen 4 Mangelzuständen eine Verlängerung der Thromboplastinzeit (erniedrigter Quick-Wert). Die aPTT kann im Fall von Faktor-II-, -V- und -X-Mangel – allerdings nicht bei Faktor-VII-Mangel – ebenfalls verlängert sein, wenn die Restaktivität < 30 % beträgt. Zur Therapie ▶ Tab. 27.9.

Tab. 27.9 Therapeutische Richtlinien für seltene Koagulopathien

Zu substituierender Faktor	HWZ (h)	Erforderlicher Blutspiegel	Herkunft
I (Fibrinogen)	96–144	50 mg/dl	Fibrinogenkonzentrat
II	41–72	20 % der normalen Aktivität	Frischplasma, PPSB[1]
V	24–36	10–15 % der normalen Aktivität	Frischplasma
VII	2–5	10 % der normalen Aktivität	Frischplasma, PPSB, Faktor-VII-Konzentrat, rekombinanter F VIIa
X	20–42	20 % der normalen Aktivität	Frischplasma, PPSB, Faktor-X-Konzentrat
XI	60–70	15–20 % der normalen Aktivität	Frischplasma (Faktor XI-Konzentrat[2])
XIII	100–200	2–3 % der normalen Aktivität	Frischplasma, Faktor-XIII-Konzentrat

[1] PPSB = Prothrombinkomplexkonzentrat
[2] in Deutschland nicht zugelassen (01/2023)

Faktor-XI-Mangel

Beim Faktor-XI-Mangel kann es zu unterschiedlich ausgeprägten Blutungsmanifestationen kommen. Der Mangel ist in der Allgemeinbevölkerung sehr selten, aber in seiner heterozygoten Ausprägung bei Aschkenasim-Juden mit 5–10 % häufig. Die Diagnose wird durch die verlängerte aPTT und nachfolgend durch die Einzelfaktorenanalyse gestellt. Zur Therapie ▶ Tab. 27.9.

Faktor-XIII-Mangel

Der Faktor-XIII-Mangel ist selten und wird als Blutungsursache meist nur bei Homozygoten aufgedeckt. Klinisch kommt es zu postop. Blutungen mit abnormer überschießender Narbenbildung (Keloidbildung). Da Faktor XIII nicht direkt an der Gerinnungskaskade beteiligt ist, fallen die Gerinnungsglobaltests normal aus. Für Blutungen steht kommerziell ein Konzentrat zur Verfügung (▶ Tab. 27.9). Da die HWZ von F XIII mit 5–6 Tagen sehr lang ist, sind im Fall einer prophylaktischen Therapie Substitutionen im Abstand von 4 Wo. ausreichend.

Mangel der Kontaktfaktoren (Faktor XII, Präkallikrein, HMW-Kininogen)

Diese Mangelzustände verursachen keine Blutungsneigung, gehen aber mit einer erheblichen Verlängerung der aPTT einher. Sie werden meist als Zufallsbefund beim präop. Screening aufgedeckt. Unter Heparin sind keine Kontrollen mittels aPTT möglich, jedoch mithilfe der Thrombinzeit oder der Anti-Faktor-Xa-Aktivitätsbestimmung. Die Aussage, dass ein Faktor-XII-Mangel zur Thrombophilie führt, ist umstritten.

27.2.4 Erworbene plasmatische Gerinnungsstörungen

Erworbene plasmatische Gerinnungsstörungen sind wesentlich häufiger als die hereditären Formen. Sie kommen bei einer Vielzahl von Erkrankungen vor. Meist sind mehrere Gerinnungsfaktoren betroffen. Die meisten dieser Störungen gehen mit einer vermehrten Blutungsneigung einher, einige aber auch mit Blutungen und Thrombosen. Neben der Anamnese und der Kenntnis der Grundkrankheit kann die Diagnose oft mit den routinemäßig durchgeführten Globaltests gestellt werden.

Vitamin-K-Mangelzustände

- Vit. K:
  - Fettlösliches Vitamin, das über die Nahrung (bes. grünes Gemüse) zugeführt und von der Darmflora synthetisiert wird. Es wird im Bereich des Ileums resorbiert, wozu die Pankreaslipasen, die Galle und eine intakte Darmwand Voraussetzungen sind.
  - Notwendiger Kofaktor für die hepatische Synthese der Gerinnungsfaktoren II, VII, IX und X sowie der Inhibitoren Protein C und Protein S. Durch Oxidation von Vit. K wird die Einführung von Carboxylgruppen in Glutaminsäurereste dieser Proenzyme vermittelt. Kumarinderivate als Vitamin-K-Antagonisten (VKA) verhindern diesen Schritt.
  - Die γ-Carboxyl-Gruppen der Gerinnungsfaktoren binden über Kalziumbrücken an die entsprechenden Rezeptoren geeigneter Phospholipidoberflächen (PF3) und sind somit reaktionsfähig.
  - Bei Vit.-K-Mangel oder Therapie mit VKA treten als PIVKA (Protein Induced by Vitamin K Absence) bezeichnete Proteine auf, deren Kalziumionenbindungsfähigkeit eingeschränkt ist und die deshalb in ihrer Funktion gestört sind.
- Vit.-K-Mangel des Erwachsenen: bedingt durch Erkrankungen, die mit Malabsorption oder Resorptionsstörungen des Ileums einhergehen:
  - Verschlusskrankheiten von Gallenwegen.
  - Chron. Pankreatitiden.
  - Steatorrhö anderer Ursache.
  - Sprue.
  - Colitis ulcerosa, Morbus Crohn.
  - Ileumresektion.
  - Andere: z. B. toxische Leberschädigung, lang andauernde Antibiotikabehandlung oder (Vit.-K-freie) parenterale Ernährung.
- Therapie des Vit.-K-Mangels: Grundsätzlich steht die Therapie der Grundkrankheit im Vordergrund. Gabe von Vit. K (Phytomenadion), bei unsicherer Resorption parenteral.
  - Dosierung: bei Erwachsenen 10–20 mg langsam i. v. (Kurzinfusion!), bei intakten Resorptionsverhältnissen oral.
  - Der Beginn der Wirksamkeit ist wegen der Latenz bis zur Neusynthese der Faktoren frühestens nach 6–8 h nachweisbar.
- Akute Therapie der Hämostasestörung durch PPSB (s. u.).
- Vit.-K-Mangel des Neugeborenen: In den ersten Tagen nach der Geburt sind die Spiegel der Faktoren des Prothrombinkomplexes niedrig (30–50 % der normalen Konzentration). Bei Frühgeborenen können die Spiegel noch niedriger sein mit der möglichen Folge einer hämorrhagischen Diathese. In diesen Fällen ist die Gabe von 1 mg Phytomenadion oral oder i. v. notwendig; Wdh. nach 1–2 Tagen.

Lebererkrankungen

Pathogenese

Da die Leber Syntheseort für eine Vielzahl von Gerinnungsfaktoren, Inhibitoren und Fibrinolysekomponenten ist, kann eine fortgeschrittene Lebererkrankung zu Blutungen und auch zu Thrombosen führen. Die Vielzahl der betroffenen

Gerinnungsproteine und Inhibitoren, die in unterschiedlichem Ausmaß in ihrer Konzentration verringert sein können, führt zu wechselnden Befunden bei Gerinnungsglobaltests wie auch bei der Analyse von Einzelfaktoren. Oft besteht ein labiles Gleichgewicht auf niedrigem Niveau zwischen prokoagulatorischen und prohämorrhagischen Faktoren mit normaler Thrombingeneration. Auch qualitative Störungen von Gerinnungsproteinen sind möglich („Dysfibrinogenämie", „Dysprothrombinämie"). Oft liegt zudem eine Thrombozytopenie vor (▶ 27.2.2, „Qualitative Defekte, Erworbene Thrombozytopathien, Lebererkrankungen").

Klinik

Blutungen: Messbare Gerinnungsstörungen bei Lebererkrankungen sind nicht zwangsläufig gleichbedeutend mit Blutungen, das Risiko spontaner Blutungen ist gering. Spontane Blutungen bei portaler Hypertension mit Ösophagus- und Fundusvarizen verlaufen i. d. R. jedoch aufgrund der gleichzeitigen Thrombozytopenie und des erhöhten portalen Drucks schwer und lebensbedrohlich.

Diagnostik

Die plasmatischen Gerinnungsstörungen können mithilfe der Globaltests mit hinreichender Sicherheit diagnostiziert werden. Die Analyse von Einzelfaktoren ist meist entbehrlich. An die Möglichkeit einer zusätzlich komplizierenden disseminierten intravasalen Gerinnung (DIC) ist zu denken.

Therapie

Eine kausale Therapie der Grundkrankheit, z. B. Leberzirrhose, ist jenseits der Lebertransplantation oft nicht möglich. Eine Substitution mit Gerinnungsfaktoren oder FFP lediglich aufgrund pathologischer Befunde der Gerinnungstests ist nicht indiziert. Im Fall behandlungsbedürftiger, hämoglobinwertwirksamer Blutungen kommen in Betracht:

- Vermeidung von Volumenersatzstoffen (z. B. HAES). Stattdessen Frischplasma, verfügbar als FFP: Es enthält alle prokoagulatorischen Faktoren wie auch die Inhibitoren. Durch einen Beutel FFP werden die Spiegel der Faktoren allerdings nur um max. 3 % angehoben, sodass mind. 4–6 Beutel FFP notwendig sind.
- PPSB: Da in Einzelfällen durch Präparate mit möglicherweise aktivierten Faktoren eine DIC ausgelöst wurde, wird vor Gabe eines 4-Faktoren-Präparats zusätzlich die prophylaktische Therapie des Antithrombinmangels durch Konzentratgabe empfohlen, um auch das Inhibitorenpotenzial anzuheben, z. B. 1 000 IE je 800–1 200 E PPSB.
- Substitution mit Fibrinogen: Die Gabe von 1 g bewirkt einen Konzentrationsanstieg um etwa 30 mg/dl.
- Bei niedrigen Thrombozytenzahlen (< 30 000–50 000/µl) und akuten Blutungszeichen sollten Thrombozytenkonzentrate erwogen werden.

Disseminierte intravasale Gerinnung (DIC)

Definition

Für diese komplexe Gerinnungsstörung existieren verschiedene Bezeichnungen, die jeweils einen bestimmten pathogenetischen Teilaspekt in den Vordergrund stellen. Für den Begriff „disseminierte intravasale Gerinnung" wird statt der deutschen Abkürzung DIG meist die angloamerikanische Abkürzung DIC (Disseminated Intravascular Coagulation) benutzt und auch hier gebraucht. DIC besagt, dass es disseminiert in der Endstrombahn zur Mikrothrombosierung kommt.

Pathogenese

Die DIC ist keine eigenständige Erkrankung, sondern ein Folgezustand, der bei verschiedenen, meist schweren Grundkrankheiten auftreten kann. Initial kommt es aus verschiedenen, oft zeitgleich vorliegenden Ursachen (▶ Tab. 27.10) zur unphysiologischen Verfügbarkeit von Gewebefaktor (Tissue Factor, TF) mit der Folge einer durch Inhibitoren nicht mehr kompensierbaren generalisierten (disseminierten) Gerinnung (DIC; ▶ Abb. 27.11) mit pathologisch gesteigerter Bildung von Thrombin, was zur intravasalen Fibrinbildung und -präzipitation in kleinsten Ge-

Tab. 27.10 Mögliche Ursachen einer DIC

Ursachen	Beispiele
Verschiedene Schockformen	• Septisch • Traumatisch • Hämorrhagisch
Infektionen	• Gramnegative (Endotoxine) und grampositive Sepsis • Malaria • Schwere systemische Viruserkrankungen
Geburtshilfliche Komplikationen	• Eklampsie • Dead-Fetus-Syndrom • Vorzeitige Plazentalösung • Verhaltener Abort • Fruchtwasserembolie
Schwere Hämolyse	• Fehltransfusion • Mikroangiopathische Hämolysen
Gefäßerkrankungen bzw. -anomalien	• Kasabach-Merritt-Syndrom • Aortenaneurysma • Phlegmasia coerulea dolens
Maligne Erkrankungen	• Metastasierende Karzinome, insbes. von Lunge, Prostata, Pankreas, Magen und Kolon • Promyelozytenleukämie (M3-Leukämie)
Andere	• Schlangenbisse • Hitzschlag

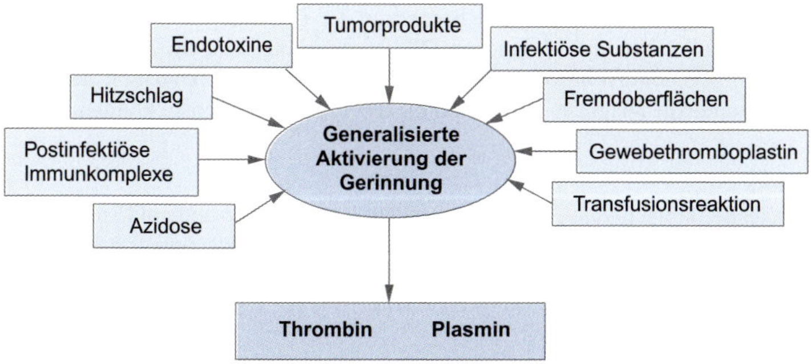

Abb. 27.11 Exemplarische Ursachen einer disseminierten intravasalen Gerinnung (DIC) [L157]

27

fäßen der Endstrombahn unter gleichzeitigem Verbrauch von Gerinnungsfaktoren und Plättchen (Verbrauchskoagulopathie) führen kann. Folge dieses Prozesses sind multiple Gefäßverschlüsse, überwiegend in der Mikrozirkulation parenchymreicher Organen (Niere, Lunge, Gehirn) mit der Folge von Organdysfunktion/Organversagen, z. B. zum ARDS.

Reaktiv können aus den Endothelien der hypoxisch geschädigten Organe Aktivatoren des Plasminogens freigesetzt werden, um intravasale Fibringerinnsel abzubauen. Diese reaktive Fibrinolyse durch Ausschwemmung von Plasminogenaktivatoren mit konsekutiver Hyperplasminämie nach Verbrauch der Inhibitoren (→ Hyperfibrinolyse) kann eine Blutungsdiathese hervorrufen oder eine im Rahmen der Verbrauchskoagulopathie bedingte Hypokoagulabilität als Blutung manifest werden lassen. Fibrin-/Fibrinogenspaltprodukte interferieren bei der Polymerisation der Fibrinmonomere sowie der Thrombozytenaggregation und erschweren die Bildung eines mechanisch stabilen Gerinnsels. Diese komplexen Vorgänge können in verschiedenen Gefäßregionen unterschiedlich ausgeprägt ablaufen, sodass klinisch Zeichen der Hämorrhagie und der Organdysfunktion zeitgleich in einem Pat. vorliegen können.

Selten wird eine DIC auch durch eine „primäre" Hyperfibrinolyse ausgelöst.

Klinik

In der Mehrzahl der Fälle führt eine DIC zunächst nicht zur Blutung, sondern ist nur anhand pathologischer Befunde der Gerinnungstests erkennbar. Bei fortgeschrittener DIC kommt es – nicht selten gleichzeitig – sowohl zu Blutungen wie Petechien, Ekchymosen, Nachblutungen aus Punktionsstellen und OP-Wunden sowie zu Nieren- und gastrointestinalen Blutungen als auch durch Schäden der Mikrozirkulation zu Organdysfunktionszuständen wie Nierenversagen, Ateminsuffizienz oder Bewusstseinsstörungen. Nicht selten blutet es um initial verschlossene Gefäße der Mikrostrombahn. Auf diese Weise treten hämorrhagische Hautnekrosen an den Akren sowie Nebennierennekrosen mit irreversibler Schädigung auf.

Diagnostik

Da das akute Ereignis Tag und Nacht auftreten kann, sollte man sich zur Diagnostik auf ein Spektrum von Labortests stützen können, die auch im Notfall durchführbar und kurzfristig verfügbar sind. Hierzu gehören die Globaltests einschließlich Thrombozytenzählung, die Bestimmung des Fibrinogenspiegels, von Gerinnungsinhibitoren wie AT oder PC und besonders der D-Dimer-Test. Die Spiegel der D-Dimere sollten bei der klassischen DIC stark erhöht sein. Im Zweifelsfall sind engmaschige Verlaufskontrollen durchzuführen, um aus der Dynamik der Gerinnungsbefunde die Diagnose stellen und die Therapie beurteilen zu können.

Merke

Abfallende Thrombozyten-, AT- und Fibrinogenwerte bei verlängerter aPTT und hohen D-Dimer-Spiegeln (Werte meist > 1 000 ng/ml) bei entsprechender Grundkrankheit sind typisch für eine DIC.

Therapie

Im Vordergrund muss immer die Behandlung der Grundkrankheit stehen. So sind z. B. bei Endotoxinämie ohne antibiotische Behandlung alle symptomatischen Behandlungsversuche ineffektiv. Alle zusätzlichen therapeutischen Empfehlungen sind empirischer Natur und basieren nicht auf höhergradigen Evidenzen. Supportive Therapiemaßnahmen mit Volumenersatz durch Erythrozytenkonzentrat (EK) und FFP stehen im Vordergrund. Die Gabe von Thrombozytenkonzentraten und Fibrinogen- bzw. Faktor XIII-Konzentraten kann bei Pat. mit gefährlichen Blutungen zum Einsatz kommen. Ebenfalls umstritten, aber in Einzelfällen möglicherweise sinnvoll, sind folgende Maßnahmen:

- **Heparin:** In Einzelfällen wird diese Maßnahme bei beginnender DIC sinnvoll sein, wobei eine „prophylaktische" Dosierung von unfraktioniertem Heparin empfohlen wird, d. h. etwa 10 000 IE/d. Bei manifester hämorrhagischer Diathese oder schwerer Thrombozytopenie wird eine blutungsverstärkende Wirkung befürchtet und von Heparin abgeraten.
- **Antithrombin-(AT-)Konzentrat:** AT-Konzentrate stehen kommerziell zur Verfügung. In kleineren Studien konnte nachgewiesen werden, dass die Dauer der DIC-typischen Laborveränderungen im Vergleich zu nicht mit AT behandelten Pat. kürzer war. Eine klinische Endpunktverbesserung konnte nicht gezeigt werden. In schweren Fällen einer DIC ist eine Substitution mit AT ohne gleichzeitige Heparingabe ein begründbares Therapiekonzept [Hayakawa et al. 2016]. Dosierung von AT: Einzelgabe 2 000 IE, Wdh. laborwertadaptiert z. B. alle 24 h.
- **Antifibrinolytika:** Bei andauernder, generalisierter und hämoglobinwertwirksamer Blutung, die auf die genannten Therapiemaßnahmen nicht anspricht, und Zeichen einer sekundären Hyperfibrinolyse (niedriges Fibrinogen und rascher Abfall nach Substitution), kann ein Therapieversuch mit einem Antifibrinolytikum unternommen werden, z. B. Tranexamsäure-Lösung 3 × 500–1 000 mg/d i. v.

Massivtransfusion

> **Merke**
> Die Transfusion großer Mengen von Blutkonserven innerhalb weniger Stunden führt zu messbaren Gerinnungsstörungen.

- **Definition:** Gabe von > 10 EK-Transfusionen in < 24 h.
- Lebenserhaltende Maßnahme bei massiver Blutung bzw. bei hämorrhagischem Schock.
- Für das Auftreten von Gerinnungsstörungen spielen auch die Lagerungsdauer der Blutprodukte, das Vorhandensein leukozytärer Proteasen und die zusätzliche Gabe von Plasmaersatzstoffen eine Rolle.
- **Diagnostik:** Aufgrund der Verdünnungseffekte mit Verminderung der Gerinnungsfaktoren kommt es nach Massivtransfusion zur Verlängerung der globalen Gerinnungstests (Verdünnungskoagulopathie), insbes. der aPTT. Laboranalytisch können Schwierigkeiten bei der Abgrenzung zur DIC bestehen.
- **Therapie** [Querschnittsleitlinien zur Therapie mit Blutkomponenten und Plasmaderivaten, 2020]:
  - Wenn der Nachweis einer schwerwiegenden Gerinnungsstörung (z. B. aPTT > 50 s) oder einer klinischen Blutungsneigung erbracht ist, soll eine Substitution des Volumenmangels mit FFP (im Verhältnis 1 : 1 mit EK) erfolgen.

- Frühzeitige Transfusion von Thrombozytenkonzentraten (TK): Mit dem 6. EK 1 TK, dann pro 4 EK je 1 TK. Eine Thrombozytenzahl von 50 000/µl sollte nicht unterschritten werden.
- Abhängig von der klinischen Situation (v. a. Blutungsneigung?) und laboranalytisch nachgewiesenem Mangel (meist < 40 % der Normalaktivität) sind im Einzelfall darüber hinaus auch die Substitution von Hämostasekomponenten als Konzentrate in Betracht zu ziehen. Auch sollte z. B. die Fibrinogenplasmakonzentration 1 g/l möglichst nicht unterschreiten.

Erworbene Inhibitoren

Erworbene Inhibitoren der Gerinnungsfaktoren können zu Blutungen oder Thrombosen führen. Die meisten Inhibitoren sind IgG- oder IgM-Antikörper.

Zu unterscheiden sind:
- Inhibitoren, die die Aktivität eines einzelnen Gerinnungsfaktors hemmen. Hierbei handelt es sich meist um den Faktor VIII:C.
- Lupusinhibitoren, die gegen gerinnungsaktive Phospholipide gerichtet sind (▶ Kap. 28.1.3).

Bei den in der Literatur berichteten Fällen mit Inhibitoren gegen Faktor VIII von Nicht-Hämophilen handelt es sich vorwiegend um
- Frauen mit Schwangerschaft oder post partum,
- Pat. mit vorbestehenden immunologischen Erkrankungen, z. B. SLE, chron. Polyarthritis, Autoimmunerkrankungen,
- Pat. mit Malignomen, oft solchen mit lymphatischen Systemerkrankungen,
- scheinbar „gesunde“, meist alte Pat. (30–40 %).

Die Inhibitoren können – insbes. postpartal – spontan innerhalb von 12–18 Mon. verschwinden.

Zur Behandlung von Blutungen kommen folgende hämostyptische Maßnahmen in Betracht [Mo et al. 2017]:
- Gabe des rekombinanten Faktors VIIa oder von aktiviertem PPSB (Dosierung ▶ 27.2.3)
- Gabe des rekombinanten bispezifischen AK Emicizumab (Dosierungen ▶ 27.2.3)
- Gabe des rekombinanten porcinen Faktors VIII
- Gabe von Tranexamsäure

Frühzeitige Einleitung von Maßnahmen zur Hemmkörperelimination:
- Notfallmäßig (sehr selten):
  - Gabe hoch dosierter Immunglobuline
  - Immunadsorption
  - U. U. Plasmapherese
- Regelhaft:
  - Prednisolon (1,5 mg/kg KG/d p. o.), häufig zusammen mit
  - Cyclophosphamid (100–200 mg/d p. o.) oder Azathioprin (100–200 mg/d p. o.)
  - Gabe des Anti-CD20-AK Rituximab

Literatur

Andres O, König EM, Althaus K et al.; THROMKIDplus Study Group of the Society of Paediatric Oncology Haematology (Gesellschaft für Pädiatrische Onkologie und Hämatologie, GPOH) and the Society of Thrombosis Haemostasis Research (Gesellschaft für Thrombose- und Hämostaseforschung, GTH). Use of Targeted High-Throughput Sequencing for Genetic Classification of Patients with Bleeding Diathesis and Suspected Platelet Disorder. TH Open, 2018 Dec 30;2(4): e445–e454.

Arruda VR, Doshi BS, Samelson-Jones BJ. Emerging therapies for hemophilia: controversies and unanswered questions. F1000Res, 2018; 1–57.

Audia S, Mahevas M, Samson M, Godeau B, Bonnotte B. Pathogenesis of immune thrombocytopenia. Autoimmun Rev, 2017; 16: 620–632.

Batty P, Lillicrap D. Hemophilia Gene Therapy: Approaching the First Licensed Product. Hemasphere, 2021 Feb 10;5(3): e540–e548.

Budde U, Schneppenheim R, Eikenboom J et al. Detailed von Willebrand factor multimer analysis in patients with von Willebrand disease in the European study, molecular and clinical markers for the diagnosis and management of type 1 von Willebrand disease (MCMDM-1VWD) J Thromb Haemost, 2006; 6: 762–771.

Callaghan MU, Sidonio R, Pipe SW. Novel therapies for hemophilia and other bleeding disorders. Blood 132 (2018) 23–30.

Colman RW, Hirsh J, Marder VJ et al. Hemostasis and thrombosis. Basic principles and clinical practice, 6th ed. Philadelphia: Lippincott Williams & Wilkins, 2012.

Cooper N. State of the art – how I manage immune thrombocytopenia. Br J Haematol, 2017; 177: 39–54.

Favaloro E, Lippi G. Hemostasis and Thrombosis. Methods and Protocols. Springer Science 2017.

Hayakawa M, Kudo D, Saito S et al. Antithrombin supplementation and mortality in sepsis-induced disseminated intravascular coagulation: a multicenter retrospective observational study. Shock, 2016; 46: 523–631.

Kuter DJ. Overview of vascular bleeding disorders. MSD Manual Professional edition. www.msdmanuals.com (letzter Zugriff 25.6.2023).

Lambert MP, Gernsheimer TB. Clinical updates in adult immune thrombocytopenia. Blood, 2017; 129: 2829–2835.

Leebeek FWG, Eikenboom JCJ. Von Willebrand's disease. N Engl J Med, 2016; 375: 2067–2080.

Ljung R, Auerswald G, Benson G et al. Inhibitors in hemophilia A and B: Management of bleeds, inhibitor eradication and strategies for difficult-to-treat patients. Eur J Haematol, 2019; 102 (2): 111–122.

Onkopedia-Leitline Immunthrombozytopenie. https://www.onkopedia.com/de (letzter Zugriff 25.6.2023).

Mo L, Bao GC. Acquired factor VIII deficiency: two casereports and a review of literature. Exp Hematol Oncol, 2017; 6: 1–28.

Oldenburg J, Mahlangu JN, Kim B et al. Emicizumab prophylaxis in hemophilia A with inhibitors. N Engl J Med, 2017; 377: 809–818.

Querschnittsleitlinien zur Therapie mit Blutkomponenten und Plasmaderivaten, Bundesärztekammer, Gesamtnovelle 2020.

Rubak P, Nissen PH, Kristensen SD et al. Investigation of platelet function and platelet disorders using flow cytometry. Platelets, 2016; 27: 66–74.

Sadler JE, Budde U, Eikenboom et al. Update on the pathophysiology and classification of von Willebrand disease. J Thromb Haemost, 2006; 10: 2103–2114.

27

28 Thrombophilie, thromboembolische Erkrankungen und antithrombotische Therapie

Hanno Riess und Oliver Meyer

28.1 Thrombophilie (Hyperkoagulabilität)

28.1.1 Grundlagen

Definition

Zustand, bei dem das Risiko des Auftretens venöser thromboembolischer Erkrankungen erhöht ist [Bleker et al. 2014; Connors 2017].

Anamnese

Das Vorliegen einer Thrombophilie kann man vermuten, wenn einer oder mehrere der folgenden Befunde vorliegen:

- Thrombose in jungem Alter
- Spontane, nicht risikoassoziierte (idiopathische) Thrombose
- Rezidivierende Thrombose
- Thrombose an ungewöhnlichen Lokalisationen
- Familiäre Belastung

Einteilung

Hereditäre und erworbene Thrombophilien (▶ Tab. 28.1).

28.1.2 Angeborener thrombophiler Zustand

Formen

Ein angeborener schwerer thrombophiler Zustand (z. B. Antithrombinmangel Typ I) ist in homozygoter Form kaum mit dem Leben vereinbar, weniger schwerwiegende Defekte (z. B. homozygotes Faktor-V-Leiden) aber durchaus. Bei den heterozygoten Formen ist das Risiko bei den Betroffenen defektabhängig unterschiedlich hoch, bei

Tab. 28.1 Hereditäre und erworbene Thrombophilien

Form	Ursachen
Hereditäre Thrombophilien	• APC-Resistenz bzw. Faktor-V-Leiden • Prothrombinpromotor-Genmutation • Antithrombinmangel • Protein-C-Mangel • Protein-S-Mangel • Dysfibrinogenämie (selten) • Hyperhomozysteinämie
Erworbene Thrombophilien	• Malignom/Neoplasie • Postoperativ • Immobilisation • Höheres Lebensalter • Schwangerschaft • Entzündliche (chron.) Erkrankungen • Einnahme oraler Kontrazeptiva, Hormonersatztherapie oder Kortikosteroide • Antiphospholipidsyndrom (Lupusantikoagulans) • Nephrotisches Syndrom • Paroxysmale nächtliche Hämoglobinurie (PNH)

schweren Formen (z. B. Antithrombinmangel Typ I) treten oft noch vor dem 45. Lj. thromboembolische Ereignisse auf. Bei kombinierten Defekten besteht ein deutlich erhöhtes Thromboserisiko [Bleker et al. 2014]!

Antithrombinmangel

Definition

Antithrombin (AT) inhibiert die Blutgerinnung, indem es Thrombin und andere Serinproteasen – auch die Faktoren XIIa, XIa, Xa und IXa – inaktiviert.

Häufigkeit

- Der AT-Mangel ist eine autosomal-dominant vererbte Erkrankung mit unterschiedlicher Penetranz.
  - Unterschiedliche molekulare Varianten wurden bei den verschiedenen betroffenen Familien beschrieben und betreffen u. a. die Thrombin- oder Heparin-Bindungsstelle mit differenter Ausprägung der Thromboseneigung.
  - Das Risiko für heterozygote Typ-I-Merkmalsträger, im Laufe ihres Lebens eine Thrombose zu erleiden, liegt bei 80–90 %. Sie weisen i. d. R. AT-Spiegel von 40–60 % der Norm auf.
  - Merkmalsträger mit defekter Heparin-Bindungsstelle am AT weisen ein deutlich niedrigeres Risiko auf.
  - Exogene Ereignisse sind oft an der Auslösung einer Thrombose beteiligt.
  - Bei der Hälfte der Pat. kommt es spontan zur Thrombose.
- Prävalenz des symptomatischen AT-Mangels in der Allgemeinbevölkerung: 0,02–0,05. Ein asymptomatischer Mangel kommt wahrscheinlich 10 × häufiger vor.

Thromboserisiko

- Bis zum 15. Lj. gering. Danach kommt es pro Lebensjahr bei 2–4 % der Betroffenen zu einer Thrombose.
- Pat. mit AT-Mangel Typ I und gestörter Thrombininteraktion haben ein höheres Thromboserisiko als Pat. mit den anderen hereditären Thrombophiliezuständen.

28

Therapie

Kausal stehen Antithrombinkonzentrate zur Prophylaxe und Therapie zur Verfügung [BÄK 2014]. Antikoagulation bevorzugt mit direkten oralen Antikoagulanzien (DOAK) oder Vit.-K-Antagonisten (VKA).

Protein-C- und -S-Mangel

Pathophysiologie

- Protein C: Vit.-K-abhängiges Protein mit kurzer HWZ (ca. 6 h), das die aktivierten Faktoren V und VIII inhibiert
- Protein S:
  - Vit.-K-abhängiges Protein (HWZ > 24 h)
  - In freier Form (30–40 %) Kofaktor des aktivierten Protein C für die Inaktivierung der Faktoren Va und VIIIa (s. u.)
  - Im Komplex mit dem C4b-Bindungsprotein (Akute-Phase-Protein) ohne Kofaktorfunktion (60–70 %)

Protein-C-Mangel

- Prävalenz in der Allgemeinbevölkerung: 0,2–0,4 %. Ca. 3 % aller Fälle von hereditärer Thrombophilie.
- Thromboserisiko: Basierend auf einer großen Studie wurden ein lebenslanges Thromboserisiko von 80 % und eine jährliche Inzidenzrate von 2,5 % bei heterozygoten Verwandten mit Protein-C-Mangel berechnet.
- Vererbung: autosomal-dominant mit variabler Penetranz.
- Homozygotie: sehr selten. Protein-C-Aktivität: 1–5 %. Auftreten einer **Purpura fulminans** des Neugeborenen. Akut kann ein 4-Komponenten-PPSB hilfreich sein. Für diese sehr seltene Situation steht ein Protein-C-Konzentrat zur Verfügung [BÄK 2014].
- Bei einem Teil der Pat. mit Protein-C-Mangel führt die Gabe von Vit.-K-Antagonisten (VKA) zur „Kumarinnekrose" der Haut, die auf einer Thrombosierung der Venen des betroffenen Hautareals beruht. Man nimmt an, dass dies auf die Hyperkoagulabilität nach Therapiebeginn mit initial schneller Reduktion des ohnehin erniedrigten Protein-C-Spiegels zurückzuführen ist, ehe nachfolgend die Spiegel der Vit.-K-abhängigen Faktoren mit deutlich längerer HWZ (II, IX und X) abfallen.

Protein-S-Mangel

- Autosomal-dominante Vererbung.
- Erworbener Protein-S-Mangel: bei Akute-Phase-Reaktionen, bei Malignomen, während der Schwangerschaft und unter oralen Kontrazeptiva (meist: Abnahme des freien Protein S durch ansteigendes C4b-Bindungsprotein).
- Das Thromboserisiko entspricht demjenigen der Pat. mit Protein-C-Mangel.
- Prävalenz für die Allgemeinbevölkerung: 0,03–0,1 %.

APC-Resistenz (Faktor-V-Leiden-Mutation)

Ätiologie

Zu ca. 95 % eine G-A-Punktmutation (Basenaustausch von Guanin gegen Adenin) des Nukleotids 1 691 im Faktor-V-Gen (G1691A), wodurch auf Proteinebene an der Aminosäureposition 506 – der Stelle, an der aktiviertes Protein C (APC) den aktivierten Faktor V spaltet – Arginin (A) durch Glutamin (Q) ersetzt wird (→ FV:R506Q). Dadurch wird die Inaktivierung von Faktor Va durch APC stark eingeschränkt. Diese Mutation erhielt den Namen Faktor-V-Leiden nach dem Ort der Entdeckung.

Häufigkeit

Eine APC-Resistenz ist hierzulande die häufigste Ursache einer hereditären Thrombophilie, sie ist bei etwa 5 % der mitteleuropäischen Normalbevölkerung mit einem abnehmenden Nord-Süd-Gefälle nachweisbar. In Afrika und Asien tritt die Mutation praktisch nicht auf.

Diagnostik

Die APC-Resistenz wird mit einem modifizierten aPTT-basierten Testsystem gemessen: Die Zugabe von APC zu einem Testplasma führt normalerweise zu einer Verlängerung der aPTT, da sowohl Faktor Va als auch Faktor VIIIa durch APC gehemmt werden. Bei Resistenz des Faktors Va gegen APC wird die aPTT jedoch nur in deutlich verringertem Maße verlängert. Die Faktor-V-Leiden-Mutation wird molekularbiologisch nachgewiesen.

Vererbung

Eine heterozygote Form der Faktor-V-Leiden-Mutation lässt sich in Thrombosekollektiven zu 20–40 % nachweisen. Die homozygote Form kommt ähnlich häufig wie ein AT-Mangel vor.

Thromboserisiko

- Bei heterozygoten Merkmalsträgern wird eine Erhöhung des Ersthromboserisikos auf das 5- bis 7-Fache gegenüber Gesunden angenommen. Das Rezidivthromboserisiko ist jedoch gegenüber Pat. ohne APC-Resistenz nicht sicher erhöht.
- In der Mehrzahl der Fälle treten Thrombosen erst bei zusätzlichen Risikofaktoren (z. B. OP) auf. Es kann jedoch auch spontan zur „idiopathischen" Thrombose kommen.

Prothrombinpromotor-Genmutation

Ätiologie

Eine G-A-Substitution am Nukleotid 20 210 in einem 3'-untranslatierten Bereich des Prothrombin-Gens führt zu erhöhten Plasmaspiegeln des Prothrombins (FII G20210A), was wiederum ursächlich für ein erhöhtes Thromboserisiko ist.

Häufigkeit

In der Leiden-Thrombophiliestudie lag eine Prothrombin-Genmutation bei 6,2 % der Pat. eines Thrombosekollektivs und bei 2,3 % der gesunden Kontrollpersonen vor.

Thromboserisiko

Ersthromboserisiko 2- bis 3-fach gegenüber Gesunden erhöht; Rezidivthromboserisiko nicht erhöht.

Hyperhomozysteinämie

Ätiologie

Der häufigste bei Thrombose-Pat. nachgewiesene Defekt betrifft in homozygoter Form die Methylentetrahydrofolatreduktase (MTHFR). Dieser kann, insbes. bei Mangel an den Vit. B_6, B_{12} oder Folsäure zu erhöhten Homozysteinspiegeln führen.

Häufigkeit

Inzidenz: 10 % in der Normalbevölkerung, abhängig von den Nachweismethoden.

Thromboembolierisiko

Verschiedene Mutationen und Polymorphismen können eine Hyperhomozysteinämie verursachen. In den vergangenen Jahren wurde gezeigt, dass ein erhöhtes Risiko für arterielle und venöse Thromboembolien nur vorliegt, wenn auch eine Hyperhomozysteinämie resultiert. Ein Defekt der MTHFR allein führt zu keinem erhöhten Risiko.

28.1.3 Erworbener thrombophiler Zustand

Faktor-VIII-Spiegelerhöhung

- Erhöhte Faktor-VIII-Spiegel kommen auch bei akuten venösen Thromboembolien (VTE) vor. Vor- oder fortbestehend erhöhte Spiegel sind ein Risiko für

venöse und arterielle Thromboembolien. Die Risikoerhöhung ist spiegelabhängig.
- Der zur Thrombose führende Mechanismus ist derzeit noch ungeklärt. Unklar ist auch, ob eine beobachtete Faktor-VIII-Spiegel-Erhöhung genetisch bedingt, d. h. einem familiären Erbgang unterliegt, oder reaktiv ist.
- Prävalenz hoher Faktor-VIII-Spiegel bei Pat. mit venösen Thrombosen: ca. 20 % [Kraaijenhagen et al. 2000].

Merke
Bei der Diagnostik muss man versuchen, nachzuweisen, dass die Faktor-VIII-Spiegelerhöhung nicht einer Akute-Phase-Reaktion entspricht (CRP mitbestimmen), sondern auch nach der akuten Thromboembolie dauerhaft persistiert, d. h., die Spiegel sollten bei mehrfachen Messungen > 150 % betragen.

Antiphospholipidsyndrom (APS)

Definition

Das APS, eine Autoimmunkrankheit, ist der häufigste erworbene schwere Thrombophiliedefekt. Es ist gekennzeichnet durch den Nachweis eines Lupusinhibitors (Lupusantikoagulans) und/oder deutlich erhöhte Phospholipidantikörperspiegel sowie die klinische Neigung zu Thrombosen, Spontanaborten und/oder Thrombozytopenien. Es tritt oft im Rahmen von Autoimmunerkrankungen, bei lymphatischen Systemerkrankungen, paraneoplastisch, parainfektiös, aber auch ohne erkennbare Ursache auf.

Unter dem Begriff „Lupusinhibitoren" versteht man AK der Klasse IgG, seltener IgM, die gegen Phospholipide gerichtet sind und mit phospholipidabhängigen Reaktionen im Hämostasesystem interagieren. In vitro kann bei Verwendung eines lupusinhibitorsensitiven Reagens mitunter eine Verlängerung der Gerinnungszeiten, meist der aPTT (→ Lupusantikoagulans), nachgewiesen werden.

28

Diagnostik

- Diagnosekriterien für das APS:
  - Vorliegen geeigneter klinischer Zeichen (s. u.).
  - Lupus-Antikoagulans: Verlängerung eines phospholipidabhängigen Gerinnungstests. Eine besonders hohe Sensitivität für das Lupusantikoagulans weisen die Kaolin Clotting Time (KCT) und die Dilute Russel's Viper Venom Time (DRVVT) auf.
  - Immunologischer Nachweis von AK gegen Cardiolipin und/oder β_2-Glykoprotein I.
- Zur Diagnosestellung wird eine Bestätigungsuntersuchung ≥ 12 Wo. nach dem Vortest gefordert.
- Bei Vorliegen eines klinischen Kriteriums und eines pos. Laborbefunds gilt die Diagnose als gesichert. Man unterscheidet ein primäres APS von einem sekundären APS im Rahmen von zeitgleich bestehenden Autoimmunerkrankungen wie SLE.

Klinik

Klinisch besteht trotz der Laborkonstellation aus verlängerter aPTT und – fakultativ – verringerter Thrombozytenzahl keine hämorrhagische, sondern eine thrombophile Diathese, die beim Vorliegen aller drei qualifizierender Laborparameter („triple positive") am ausgeprägtesten ist.

Das im zeitlichen Zusammenhang mit viralen Infekten insbes. bei Kindern oder nach Zerebralinsulten beobachtete passagere Auftreten von Lupusinhibitoren geht meist ohne thromboembolische Komplikationen einher.

Die klinischen Manifestationen sind äußerst vielfältig. APS definierende Symptome:

- Venöse oder arterielle Thromboembolien wie Herzinfarkt, Schlaganfall, auch atypisch lokalisierte Thrombosen im Splanchnikusgebiet, an Nieren, Augen (Amaurosis fugax) und anderen Lokalisationen
- Schwangerschaftskomplikationen wie rezidivierende Spontanaborte ab der 10. Schwangerschaftswoche (SSW) oder Frühgeburten wegen Eklampsie oder Plazentainsuffizienz vor der 34. SSW.

Daneben gibt es weitere Symptome, bei denen an ein APS gedacht werden sollte:

- Neurologische Manifestationen (Migräne, neuropsychiatrische Erkrankungen und andere)
- Hautmanifestationen (Livedo reticularis)
- Thrombozytopenie
- U. a.

Vom „Catastrophic APS (CAPS)" spricht man bei prognostisch sehr ungünstigen und oft therapierefraktären Zuständen mit rasch rezidivierenden, progredienten Gefäßthrombosen in mehreren Organen.

Therapie

Aus dem isolierten Nachweis von Antikörpern/Lupusantikoagulans ergibt sich keine Indikation zu primär thromboseprophylaktischen Maßnahmen, da nicht alle Pat. thrombotische Komplikationen entwickeln. Bei Vorliegen weiterer prothrombogener Risikofaktoren (z. B. Adipositas, heterozygote Faktor-V-Leiden Mutation) oder eines triple-pos. Laborbefunds (Nachweis von Lupusantikoagulans und beiden Antiphospholipid-AK) ist das Thromboserisiko hoch, sodass eine primäre medikamentöse Prophylaxe mit ASS (100 mg/d) empfohlen wird.

Bei Pat. mit Immunthrombozytopenie (ITP) und Nachweis von AK/Lupusantikoagulans wird bei Behandlung mit TRA ein erhöhtes Thromboserisiko diskutiert (▶ 27.2.2). Eine Indikation zur medikamentösen Prophylaxe kann hieraus aber derzeit nicht abgeleitet werden.

Bei thromboembolischen Komplikationen ist eine antithrombotische Therapie – i. d. R. therapeutisch dosierte Antikoagulation – langfristig notwendig, da ein hohes Rezidivrisiko besteht und die zugrunde liegenden Autoantikörper meist persistieren. Dabei sollten bei Pat. mit triple-pos. APS bevorzugt VKA verwendet werden. Die Therapiedauer ist von der Nachweisbarkeit der typischen Veränderungen der Laborparameter und der klinischen Situation abhängig. Bei arteriellen Ereignissen wird i. d. R. zusätzlich ASS eingesetzt [de Groot und Urbanus 2015].

Bei APS und Schwangerschaft kann die Abortneigung durch die Gabe von niedermolekularem Heparin (NMH, Prophylaxedosis) und durch ASS (100 mg/d) deutlich gesenkt werden. Beginn sofort nach Feststellung der Schwangerschaft.

Maligne Erkrankungen

Merke
Pat. mit malignen Erkrankungen, insbes. mit Pankreas-, Magen-, Bronchial- sowie gynäkologischen Becken-Ca, unterliegen einem dauerhaft erhöhten Risiko, venöse und auch arterielle Thromboembolien zu erleiden.

Das VTE-Risiko für die verschiedenen Malignomentitäten ist different sowie stadien- und therapieabhängig. Ursächlich kann es aus den Tumoren zu einer kontinuierlichen Freisetzung von Gewebefaktor kommen, was zur Aktivierung des exogenen Gerinnungssystems führt. Bei manchen Adeno-Ca wurde auch eine direkt den Faktor X aktivierende Substanz entdeckt (Cancer Procoagulant A; CPA). Hinzu kommen viele erworbene Faktoren wie Alter, Immobilisation, zentrale Venenkatheter und Portsysteme, Chemo- und Supportivtherapie und andere [Habbel 2017; Riess 2022]. Daher sollen Pat. mit Tumorerkrankungen nicht nur während des stationären Aufenthalts eine medikamentöse VTE-Prophylaxe mit NMH, Fondaparinux oder – in Deutschland off label (Stand 01/2023) – Apixaban oder Rivaroxaban erhalten, sondern auch ambulant behandelte Hochrisiko-Pat. (z. B. mit Pankreas-Ca oder Plasmozytom) [AWMF, Riess 2022, Onkopedia]. Hilfreich zur Identifizierung von ambulanten Tumor-Pat. mit erhöhtem VTE-Risiko ist der Khorana-Score [Khorana 2008].

28.1.4 Thrombophilie-Diagnostik: Indikationen und Konsequenzen

Risikofaktoren

Die Risikofaktoren für venöse Thrombosen können passager auftreten oder persistieren; sie lassen sich in zwei Kategorien einteilen:

- Klinische Risikofaktoren, z. B. OP, Trauma, Immobilisation, hohes Alter, Malignome etc.
- Kongenitale und erworbene Thrombophiliefaktoren, die sich mittels klinisch-chemischer Testverfahren nachweisen lassen (▶ Tab. 28.1).

Screening

Ein allgemeines Thrombophilie-Screening der Normalbevölkerung ist nicht gerechtfertigt. Personen mit einer diagnostizierten Thrombose sollten nur dann für ein Screening in Betracht gezogen werden, wenn sich aus dem Ergebnis therapeutische Konsequenzen ableiten lassen.

Bei risikoassoziierter VTE (z. B. OP, Trauma, längere Immobilisation, Malignom) ist ein späteres Screening i. d. R. verzichtbar. An das Vorliegen einer Thrombophilie ist u. a. bei Vorliegen folgender Bedingungen zu denken:

- Positive Familienanamnese
- Spontane Thromboembolie
- Ereignis vor dem 50. Lj.
- Thrombosen an ungewöhnlichen Lokalisationen (z. B. VTE im Splanchikusgebiet)

28

Merke

Ein Screening zum Zeitpunkt des klinischen Ereignisses ist i. d. R. nicht indiziert, da die aktuelle Therapie, aber auch die Thrombose selbst einige Risikomarker nachhaltig beeinflussen kann (z. B. durch inflammatorische Reaktion). Zudem sollte die therapeutische Entscheidung über eine prolongierte Antikoagulation zu diesem Zeitpunkt nicht getroffen werden. Die Pat. werden i. d. R. für 3–6 Mon. antikoaguliert. Gegen Ende der Erhaltungstherapie steht dann die Entscheidung an, ob eine weitere medikamentöse Sekundärprävention angestrebt werden soll. Wird aufgrund persistierender Risikofaktoren (z. B. aktive Tumorerkrankung) die Antikoagulation fortgeführt, bleibt der Nachweis einer Thrombophilie ohne Konsequenz. Auch soll auf eine Thrombophilie-Testung verzichtet werden, wenn ein starker transienter Risikofaktor (z. B. OP oder Trauma) beim Auftreten der VTE vorlag und eine prolongierte Antikoagulation daher nicht in Betracht gezogen wird. Ein Thrombophilie-Screening kann jedoch sinnvoll sein, wenn die Entscheidung für oder gegen eine prolongierte Antikoagulation unklar ist bzw. die Kenntnis einer schweren Thrombophilie Einfluss auf Art, Dauer und Intensität der Antikoagulation hätte.

Bei fraglichen oder grenzwertigen Befunden einer nach Antikoagulationspause durchgeführten funktionellen Thrombophilie-Diagnostik sind diese noch einmal zu bestätigen. Molekularbiologische Befunde wie Faktor-V-Leiden- und Prothrombin-Genmutation können jederzeit erhoben werden, eine Bestätigungsdiagnostik ist i. d. R. nicht erforderlich.

Formen

- AT, Protein C und Protein S werden ausschließlich in der Leber synthetisiert. Bei einer chron. Lebererkrankung ist eine Beurteilung dieser Parameter hinsichtlich des Vorliegens eines kongenitalen Mangels nur sehr eingeschränkt (oder molekular) möglich. Protein C und Protein S sind Vit.-K-abhängige Gerinnungsfaktoren und sollten erst nach vollständiger Normalisierung der INR bei Therapie mit VKA bestimmt werden.
- Protein S unterliegt zusätzlichen Einflussgrößen wie z. B. Akute-Phase-Reaktionen, Schwangerschaft und oraler Antikonzeption. Diese Faktoren können zu deutlich erniedrigten Protein-S-Werten führen. Die Beurteilung, ob ein kongenitaler Protein-S-Mangel vorliegt, ist daher häufig problematisch und oft nur durch mehrmalige Wiederholungsuntersuchungen, Nachweis erniedrigter Spiegel bei einem Elternteil oder molekulare Diagnostik zu klären.
- Das APS wird durch eine sehr heterogene Gruppe von Phospholipid-AK verursacht. Aufgrund ihrer Heterogenität sollten in jedem Fall parallel gerinnungsphysiologische Lupusantikoagulans-Tests (z. B. DRVVT, ▶ 28.1.3, „Antiphospholipidsyndrom [APS]") sowie zumindest zwei immunologische Tests (Cardiolipin- und β_2-Glykoprotein-I-AK) durchgeführt werden.
- Erhöhte Faktor-VIII-Spiegel finden sich bei Thrombose-Pat. häufig. Auch Faktor VIII ist ein Akute-Phase-Protein, sodass es bei akut erkrankten Pat. zu sehr hohen Werten kommen kann. Zur Risikobeurteilung sind also nur Werte im Rahmen einer ambulanten Wiedervorstellung heranzuziehen. Des Weiteren empfiehlt sich die parallele Bestimmung des CRP zur Erfassung einer subklinischen Akute-Phase-Reaktion.
- Bei einer anhaltenden Hyperhomozysteinämie ist das Thromboserisiko etwa 2-fach erhöht.

- Insbes. bei ungewöhnlichen Thromboselokalisationen und fehlendem lokalem Risikofaktor (wie Pankreas-Ca und Pfortaderthrombose) ist auch an myeloproliferative Neoplasien und die PNH zu denken.
- Der Gerinnungsaktivierungsmarker D-Dimer hat bei der Risikoabschätzung von Thromboserezidiven Bedeutung. Erhöhungen der D-Dimer-Werte über den altersadaptierten Referenzbereich hinaus, nach Absetzen der Antikoagulation und Normalisierung der Gerinnung (VKA: ≥ 4 Wo.) gemessen, identifizieren eine Pat.-Gruppe mit erhöhtem Risiko einer Rezidivthrombose.

28.2 Venöse thromboembolische Erkrankungen

28.2.1 Venöse Thrombosen

[AWMF-S2k Leitlinie Diagnostik und Therapie der Venenthrombose und Lungenembolie]

Häufigkeit

Die venöse Thromboembolie ist mit einer jährlichen Inzidenz von etwa 1 : 1 000 ein häufiges Krankheitsbild. Sie wird sehr oft durch klinisch stumme, seltener durch klinisch manifeste oder gar tödliche Lungenembolien kompliziert.

Pathogenese

- Die Virchow-Trias zur Thrombogenese hat auch heute noch Gültigkeit:
  - Störungen der Gefäßintegrität.
  - Störungen des Blutflusses.
  - Veränderte Blutzusammensetzung („Hyperkoagulabilität").
- Bevorzugte Thromboselokalisation: zu 85–90 % die unteren Extremitäten, bedingt durch den erschwerten Blutrückfluss im Niedrigdruckgebiet des Venensystems.
  - Meist bildet sich der Initialthrombus im Bereich der Unterschenkelvenen oder in traumatisch veränderten proximaleren Venenabschnitten. Er kann dort entzündliche Veränderungen (→ Schmerzen) auslösen.
  - Insbes. der frische, oft klinisch stumme Thrombus, der das Venenlumen noch nicht okkludiert, löst sich mit zunehmender Ausdehnung nach proximal leicht ab und führt dann zur Lungenembolie.
  - Der okkludierende Thrombus führt dazu, dass es zur Verlagerung des venösen Blutstroms in die oberflächlichen Beinvenen und Kollateralen mit konsekutiver Lumendilatation und Venenklappeninsuffizienz kommt. Folgen davon sind eine Erhöhung des postkapillären Venendrucks und Störungen des transkapillären Stoffaustauschs und dadurch die Entstehung von trophischen Störungen → PTS.
- Postthrombotisches Syndrom (PTS): In Abhängigkeit von der Ausdehnung des Verschlusses der tiefen Beinvenen und vom Ausmaß der funktionellen Störungen ist mit einem unterschiedlich häufigen Auftreten eines PTS nach 5–10 J. zu rechnen. Das Risiko ist bei Thrombosen der proximalen Bein- und Beckenvenen wesentlich höher als bei Thrombosierung einer der paarig angelegten Unterschenkelvenen.
- Lungenembolie: Die Verlegung der pulmonalen Strombahn durch einen oder mehrere Emboli kann in Abhängigkeit vom Ausmaß der Gefäßobstruktion und

der kardiopulmonalen Ausgangssituation zu akuten und/oder chron. Störungen des pulmonalen Gasaustauschs und der Rechtsherzfunktion führen.
- In Deutschland sterben etwa 100 000 Pat./J. an den Folgen einer Lungenembolie.

Klinik

- Meist unspezifisch.
- Akuter Verschluss einer singulären proximalen tiefen Beinvene: rasch auftretende schmerzhafte Schwellung des distalen Extremitätenanteils, im Extremfall bis zum Befund der **Phlegmasia coerulea dolens.**
- Allmählicher Verschluss einer der mehrfach angelegten Unterschenkelvenen, beim immobilisierten Pat.: oft keine Beschwerden.
- Die sog. Klinischen Zeichen (z. B. nach Homann, Payr) weisen nur eine geringe Spezifität auf.

Diagnostik

- Initiales Instrument der Diagnostik ist die Einschätzung der klinischen Wahrscheinlichkeit (KW), am besten mithilfe validierter Scoring-Systeme (→ Wells-Score).
- Der D-Dimer-Test (▶ 27.1.7) besitzt einen hohen neg. prädiktiven Wert für VTE. Der obere Referenzwert liegt bei 0,5 µg/ml, eine Altersadapation wird empfohlen (bei > 50 J.: Alter in Jahren × 0,01 µg/ml). Die Sensitivität zertifizierter ELISA-Tests ist so hoch, dass bei normalem D-Dimer-Wert und niedriger KW auf eine weitere apparative VTE-Diagnostik verzichtet werden kann. Bei hoher KW hilft die D-Dimer-Bestimmung diagnostisch nicht weiter. Da der D-Dimer-Wert bei sehr vielen Grundkrankheiten erhöht sein kann, ist der pos. prädiktive Wert zur VTE-Diagnostik praktisch null.
- Zum bildgebenden Nachweis einer tiefen (Bein-)Venenthrombose (TVT) – Durchführung indiziert bei hoher KW oder niedriger KW und erhöhtem D-Dimer-Nachweis –, aber auch zur primären Abklärung eines Beschwerdebilds wird die Kompressions- oder farbkodierte Duplexsonografie empfohlen. Sie besitzt bei erfahrenen Untersuchern auch im Unterschenkelbereich eine vergleichbare Aussagekraft wie die früher favorisierte Phlebografie. CT und MRT sind geeignet, VTE auch in den Bereichen nachzuweisen, die einer qualifizierenden Ultraschalldiagnostik nicht zugängig sind.

Prophylaxe [AWMF-S3 Leitlinie Prophylaxe der venösen Thromboembolie {VTE}]

Da postop. das höchste Thromboserisiko besteht, werden heute praktisch ausnahmslos alle stationären Pat. (peri- oder) postop. prophylaktisch behandelt. Zu den Prophylaxemaßnahmen gehören:
- Weitestgehende Reduzierung der periop. Immobilisierung.
- Prophylaktische Behandlung mit Antikoagulanzien, wobei darauf zu achten ist, für das jeweilige VTE-Risiko auch das entsprechende, für dieses Risiko zugelassene Präparat in sachgerechter Dosierung unter Beachtung des individuellen Blutungsrisikos einzusetzen.
  - Niedermolekulare Heparine (NMH): 1 × tgl. s. c. Injektion, prä- oder postoperativ beginnend. Wenige Fälle von heparininduzierter Thrombozytopenie Typ II (HIT II; s. u.).

- Fondaparinux (FPX): Das synthetische Pentasaccharid entfaltet seine AT-verstärkende Aktivität ausschließlich gegen Faktor Xa [Turpie et al. 2002]. Kein HIT II-Risiko. Im Bereich der Hüft- und Kniegelenkersatz-OP war FPX NMH überlegen. Dosierung: 2,5 mg s. c. 6–24 h nach OP beginnend.
- Die Direkten – oder auch Nicht-Vit.-K-abhängigen – Oralen AntiKoagulanzien (DOAK/NOAK; im Weiteren: DOAK) Apixaban (2 × 2,5 mg/d), Dabigatranetexilat (1 × 150–220 mg/d) und Rivoraxaban (1 × 10 mg/d) sind gegenwärtig (Stand 01/2023) zur Thromboseprophylaxe nur bei elektivem Hüft- und Kniegelenkersatz zugelassen und zeigen bei postop. Beginn ein zumindest gleichwertiges Nutzen-Risiko-Profil – ohne HIT-II-Risiko – wie NMH.
- Unfraktioniertes Heparin (UFH) in einer Dosis von 2–3 × 5 000 IE/d s. c. sollte aufgrund des erhöhten HIT-II-Risikos nur bei Kontraindikationen gegen andere Antikoagulanzien, insbes. bei Pat. mit schwerer Niereninsuffizienz, angewendet werden.
- Für Pat. mit Kontraindikationen zur medikamentösen Thromboembolieprophylaxe wird das perioperative Tragen von medizinischen Thromboseprophylaxestrümpfen sachgerechter Anpassung empfohlen. Bei höherem und hohem Thromboembolierisiko sollte die Durchführung einer intermittierenden pneumatischen Kompression erfolgen.

Merke

Auch für schwerer erkrankte Pat. in konservativen Fächern gelten die Empfehlungen zur VTE-Prophylaxe. Studien bei stationären Pat. in der Inneren Medizin belegen die Wirksamkeit der medikamentösen Thromboembolieprophylaxe insbes. mit NMH oder FPX.

Therapie [AWMF S2-Leitlinie Venenthrombose und Lungenembolie. Diagnostik und Therapie]

28

Initial- und Erhaltungstherapie

Heparine waren die Medikamente der Wahl zur Initialbehandlung der akuten VTE mit überlappendem Wechsel zur Erhaltungstherapie mit VKA. **UFH** wurde nach Bolusgabe (etwa 5 000 IE) mit ca. 1 000–2 000 IE/h als Dauerinfusion über Perfusor (mit Ziel-aPTT von 1,5- bis 2-fach des oberen Referenzwerts) therapeutisch verabreicht. Dabei wurde der therapeutische Bereich der Antikoagulation oft erst jenseits von 24 h erreicht.

Die verschiedenen **NMH** (Certoparin, Dalteparin, Enoxaparin, Nadroparin, Reviparin, Tinzaparin) werden zur Therapie mit Ausnahme von Certoparin (körpergewichtsunabhängige Dosierung mit 2 × 8 000 IE s. c.) in einer gewichtsadaptierten Dosierung 1- oder 2-mal tgl. s. c. verabreicht. Sie sind aufgrund der besseren Bioverfügbarkeit mit regelhaftem Erreichen therapeutischer Plasmaspiegel ohne Notwendigkeit eines Labormonitorings, des geringeren HIT-II-Risikos sowie der nur 1- oder 2-mal täglich notwendigen s. c. Injektion dem UFH vorzuziehen.

Bei ausgeprägterer Niereninsuffizienz (Kreatinin-Clearance < 30 ml/min) besteht ein je nach Präparat unterschiedliches Kumulationsrisiko.

Das synthetische **FPX** zeigt bei 1 × täglicher körpergewichtsabhängiger Applikation vergleichbare Wirkung und Sicherheit wie NMH ohne HIT-II-Risiko. Kumulationsrisiko bei Niereninsuffizienz.

Die Studien zur Initial- und Erhaltungstherapie mit **DOAK** belegen eine der bisherigen Standardtherapie mit initialem NHM und überlappender Umstellung auf VKA (Warfarin) mindestens ebenbürtige Wirksamkeit und überlegene Sicherheit hinsichtlich der schweren – insbes. auch der seltenen intrakraniellen – Blutungskomplikationen.

- Bioverfügbarkeit und HWZ nach oraler Gabe vergleichbar mit NMH nach s. c. Applikation
- Körpergewichtsunabhängige Dosierung
- Keine Notwendigkeit der Laborkontrolle, kein Monitoring
- Kein HIT-II Risiko
- Substanzspezifisches Kumulationsrisiko bei schwerer Niereninsuffizienz – ähnlich wie bei NMH
- Im Vergleich zu VKA deutlich geringeres, zu NMH merklich erhöhtes Interaktionspotenzial

Die Studien mit den DOAK zeigen, dass mit bereits initial oral appliziertem Apixaban (2 × 10 mg/d für 7 Tage, dann 2 × 5 mg/d) oder Rivaroxaban (2 × 15 mg/d für 3 Wo., dann 20 mg/d) Pat. mit VTE sicher und wirksam oral antikoaguliert werden können. Die Zulassungsstudien mit Dabigatran (2 × 150 mg/d) und Edoxaban (60 mg/d) wurden so durchgeführt, dass nach initialer mehrtägiger (≥ 5 Tage) NMH- oder FPX-Therapie auf das entsprechende DOAK nichtüberlappend gewechselt („Switching“) wurde. Aufgrund der sehr ähnlichen Pharmakokinetik ist der Wechsel von NMH auf DOAK und umgekehrt sehr einfach: jeweilige Weiterführung der Antikoagulation mit DOAK zum Zeitpunkt der nächsten „vorgesehenen“ NMH-Gabe bzw. umgekehrt.

Erhaltungstherapie (3–6 Mon.) und Sekundärprophylaxe (> 3–6 Mon.) mit oralen Antikoagulanzien

- Wird die Antikoagulation mit Apixaban oder Rivaroxaban eingeleitet, erfolgt die Erhaltungstherapie weiterhin mit diesen Medikamenten in empfohlener Dosierung (s. o.).
- Für die Sekundärprophylaxe mit Apixaban und Rivaroxaban belegen Studien auch die Wirksamkeit und Sicherheit einer reduzierten Dosis (Apixaban 2 × 2,5 mg/d; Rivaroxaban 1 × 10 mg/d).
- Nach parenteraler Initialantikoagulation (UFH/NMH/FPX) für mind. 5 Tage kann auf Dabigatran (2 × 150 mg/d) oder Edoxaban (1 × 60 mg/d) ohne Überlappung gewechselt werden (1. orale Dosis zum Zeitpunkt der ansonsten nächsten parenteralen Antikoagulanziengabe; „switchen“).
  Im Weiteren ist auch ein Wechsel zu Apixaban oder Rivaroxaban möglich.
- Alternativ kann in speziellen Situationen bei parenteraler Initialantikoagulation (UFH/NMH/FPX) überlappend auf VKA (Phenprocoumon oder Warfarin) umgesetzt werden. Bei 2-maligem (ca. 24 h Abstand) Erreichen einer INR, gemessen mit der Thromboplastinzeit (Quick-Wert), im Zielbereich von 2 bis 3 sollte die parenterale Antikoagulation beendet werden.

Merke

Die Leitlinientherapie der 1. Wahl bei VTE ist die Initial- und Erhaltungstherapie sowie Sekundärprophylaxe mit DOAK.

- Bei **Schwangeren** wird die initiale Antikoagulation mit NMH aufgrund des fetalen Fehlbildungsrisikos der VKA sowie der unklaren Sicherheitslage für den Fetus bei DOAK prolongiert, i. d. R. bis 4–6 Wo. post partum, fortgeführt. U. U. erfolgt 4–6 Wo. nach dem VTE-Ereignis eine leichte Dosisreduktion, um Blutungskomplikationen wie retroplazentaren Hämatomen etc. vorzubeugen. Eine Kontrolle der Anti-Faktor-Xa-Aktivität 3–4 h nach s. c. Gabe mit ggf. durchzuführender Dosisanpassung wird empfohlen, um eine adäquate Antikoagulation sicherzustellen. Bei HIT II sollte FPX in Betracht gezogen werden.
- Bei **Malignom-Pat.** mit akuter VTE haben mehrere Studien eine Überlegenheit der Initial- und Erhaltungstherapie für 3–6 Mon. mit NMH gegenüber der Standardtherapie aus NMH und VKA gezeigt. Neuere Daten verschiedener prospektiv randomisierter Untersuchungen zeigen bei verbesserter Medikamentenpersistenz der oralen Therapie für die Faktor-Xa-Inhibitoren Apixaban, Edoxaban und Rivaroxaban bei einer Therapiedauer bis 12 Mon. eine Nichtunterlegenheit – mit Hinweisen auf bessere Wirksamkeit und vermehrte Blutungen. Es sollte berücksichtigt werden, dass Detailauswertungen einiger Studien ein erhöhtes Risiko für gastrointestinale und urogenitale Blutungen bei Pat. mit mukosalen Läsionen oder Tumormanifestationen unter Faktor-Xa-Inhibitortherapie zeigen.
- **Dauer der VTE-Therapie:** Bei einer ersten venösen Thrombose beträgt die Mindestdauer der oralen Antikoagulation 3 Monate. Verschiedene Studien führten zu unterschiedlichen Ergebnissen und Empfehlungen der Therapiedauer. Oft kam es bei Vergleichsgruppen mit unterschiedlicher, limitierter Therapiedauer im längerfristigen Verlauf nach Beendigung der Antikoagulation zu einer Angleichung der Rezidiv-VTE-Raten („Catch-up Phenomenon"). Daher ist i. d. R. nach 3–6 Mon. unter Einbeziehung der Pat.-Präferenz die grundsätzliche Entscheidung für oder gegen eine prolongierte Antikoagulation zu treffen. Eine regelmäßige Nutzen-Risiko(Blutung!)-Evaluation sollte erfolgen. Folgende Faktoren sprechen unter anderen für eine langfristige Antikoagulation [AWMF S2-Leitlinie Venenthrombose und Lungenembolie. Diagnostik und Therapie]:
  - Thromboembolie: Rezidiv VTE unter Antikoagulation, unprovoziert („idiopathisch"), Lungenembolie, proximale TVT, nach initialer Antikoagulation (3+ Mon.) nicht rekanalisiert.
  - Gegenwart einer schweren Thrombophilie (z. B. AT-Mangel oder APS) oder eines persistierenden Risikofaktors (z. B. aktives Malignom).
  - Weiteres: männliches Geschlecht, erhöhte D-Dimer-Werte nach Ende der Antikoagulation, Pat.-Wunsch.

Merke

Die früher verordnete „Bettruhe" und Krankenhausaufnahme bei akuter venöser Thrombose wird heute nicht mehr empfohlen. Ggf., z. B. bei belastungsabhängigen Schmerzen, werden Schmerzmittel und z. B. Unterarmgehhilfen verordnet. Abhängig von der kardiovaskulären Gesamtsituation werden die meisten venösen Thrombosen ambulant behandelt.

- Ein Wadenkompressionsstrumpf (Klasse II) zur Reduktion des Risikos eines PTS ist bei proximaler TVT unerlässlich.

- Die systemische Fibrinolysebehandlung mit z. B. Streptokinase oder Urokinase wurde weitgehend verlassen (fehlende Langzeitdaten, Blutungskomplikationen). Der Einsatz meist im Kontext lokoregionärer Katheter- oder Stent-Verfahren erfolgt nur in besonderen Fällen, z. B. Beckenvenenthrombose [Hohlfelder 2018].

28.2.2 Lungenembolie

Häufigkeit

Die Lungenembolie (LE) ist eine sehr häufige „Komplikation" der TVT und verläuft i. d. R., da sie sich meist im Bereich der Segment- und Subsegmentarterien abspielt, stumm. Auf CT-Untersuchungen der Lunge beruhend wird von einer Häufigkeit von etwa 50 % „inzidenteller" LE bei symptomatischen proximalen TVT ausgegangen. Die symptomatische LE aber ist ein lebensbedrohendes Ereignis.

Klassifikation

Die klinisch manifeste Lungenarterienembolie lässt sich in 4 Schweregrade einteilen:
- Schweregrad I: klein, kardiovaskulär stabil, keine Rechtherzbelastung
- Schweregrad II: submassiv, kardiovaskulär stabil, Zeichen der Rechtsherzbelastung
- Schweregrad III: massiv, kardiovaskulär kompromittiert, Schock
- Schweregrad IV: fulminant, Schock, Reanimation

Diagnostik

Rasche Diagnostik bei begründetem Verdacht zum Ausschluss bzw. zur Diagnosesicherung.
- Am Anfang steht die Beurteilung der kardiopulmonalen Pat.-Situation (stabil vs. instabil).
- Bei instabiler Situation erfolgt unter intensivmedizinischer Versorgung vorrangig die sofortige computertomografische Pulmonalisangiografie, alternativ die echokardiografische Beurteilung der rechtsventrikulären Belastung, um nach weitestgehender Diagnosesicherung eine rasche Wiederöffnung der pulmonalen Gefäßstrombahn mittels Thrombolyse, endovaskulärer Intervention oder OP zu erreichen.
- Bei stabilen Pat. soll zunächst die Festlegung der klinischen Wahrscheinlichkeit (KW) einer LE, bevorzugt mithilfe validierter Instrumente (Wells-Score, revidierter Genfer Score) erfolgen.
- Der Nachweis im Normbereich liegender D-Dimer-Spiegel schließt eine akute LE bei nicht hoher KW weitestgehend aus.
- Primär oder bei hoher KW oder nicht hoher KW mit erhöhten D-Dimer-Werten erfolgt zum Nachweis einer LE vorzugsweise die „Multislice-CT". Alternativ können Perfusions-/Ventilationsszintigrafie oder Ultraschalluntersuchungen der Venen (Bei hämodynamisch stabilem Pat. und nachgewiesener akuter TVT gilt die Diagnose einer LE als bestätigt!), des rechten Ventrikels und der Lunge zum Nachweis oder Ausschluss einer VTE führen.

Therapie

- Schweregradadaptierte Therapie:
  - Schweregrad I: Antikoagulation.

  - Schweregrad II: Antikoagulation, im Einzelfall Fibrinolyse.
  - Schweregrad III: Fibrinolyse.
  - Schweregrad IV: Fibrinolyse oder Embolektomie.
- Die antithrombotische Behandlung mit Antikoagulanzien entspricht weitgehend der Therapie akuter Venenthrombosen. Bei Pat. mit geringem Risikoprofil (kreislaufstabil, O_2-Sättigung > 90 %, geringes Blutungsrisiko und ohne schwere Begleiterkrankungen) kann die Antikoagulation auch primär ambulant erfolgen.
- NMH: Aufgrund des pathophysiologischen Zusammenhangs der LE mit einer TVT sind grundsätzlich alle zur TVT-Behandlung zugelassenen NMH geeignet. Einzelne haben in Deutschland explizit die Zulassung zur Behandlung der LE.
- Fondaparinux, Apixaban und Rivaroxaban sind mind. gleichwertige Alternativen der Initialbehandlung.
- Fibrinolytika sind Medikamente der Wahl in den Stadien III und IV. Aufgrund der akuten Pat.-Gefährdung werden in Analogie zum Vorgehen bei Myokardinfarkt hoch dosierte Kurzzeitlysen bevorzugt: rt-PA (100 mg/2 h) oder Urokinase (3 Mio. IE/2 h). Die initial oder begleitend begonnene Antikoagulation wird nach Einsatz des Fibrinolytikums fortgesetzt oder aufgenommen.
- Embolusextraktion interventionell oder Embolektomie unter Verwendung des kardiopulmonalen Bypasses: im Stadium IV bei Verfügbarkeit, ansonsten fibrinolytische Therapie unter Reanimationsbedingungen, um den drohenden letalen Verlauf abzuwenden.
- Längerfristig (Erhaltungstherapie und Sekundärprophylaxe) dann meist orale Antikoagulation (bevorzugt DOAK, u. U. VKA), bei Schwangeren – und u. U. auch bei Tumor-Pat. – prolongiert NMH (s. o.).

28.3 Arterielle thromboembolische Erkrankungen

28.3.1 Arteriosklerose

Die Arteriosklerose ist häufigste Ursache der KHK, zerebrovaskulärer Erkrankungen und der peripheren arteriellen Verschlusskrankheit (AVK). Die arterielle Thrombose ist üblicherweise eine Komplikation der Arteriosklerose. Arteriosklerosebedingte endotheliale Läsionen der arteriellen Wand und die Ruptur einer arteriellen Plaque führen zum Kontakt des Bluts mit Gewebefaktor und subendothelialem Gewebe wie z. B. Kollagen. Dies initiiert die Adhäsion von Plättchen am Ort des Endothelschadens. Zur weiteren Aggregation kommt es durch die Freisetzung u. a. von ADP und Thromboxan A_2 aus aktivierten Plättchen. Das Plättchengerinnsel wird durch Fibrin stabilisiert und in die arteriosklerotische Plaque inkorporiert. Durch die konsekutive arterielle Verengung nimmt die Strömungsgeschwindigkeit zu, was zur weiteren extensiven Plättchen- und Fibrineinlagerung führt und – alternativ zur Embolisation oder akuten Plaqueruptur mit akutem thrombotischem Verschluss – letztendlich die arterielle Okklusion bedingt.

Die kausale Prävention und Therapie der Arteriosklerose ist die Behandlung der Risikofaktoren (Rauchen, Hypertonie, Diabetes mellitus, Fettstoffwechselstörung, u. a.). Dies ist nicht Inhalt dieses Thrombophilie-Kapitels. Die Behandlung der arteriellen Thromboembolie und ihre Rezidivprophylaxe mit Antithrombotika ist in klinischen Studien als wirksam belegt. In der frühen Akutsituation sind interventionelle Revaskularisationsverfahren und Thrombolytika sinnvolle Therapieoptionen (▶ 28.5) Zur Progressions- und Rezidivprophylaxe sind Antikoagulanzien und Thrombozytenfunktionshemmer (TFH) – auch in Kombination – wirksam, wobei i. d. R. aufgrund vergleichbarer Wirksamkeit bei verminderten Blutungskomplikationen monotherapeutisch TFH bevorzugt vor Antikoagulanzien zur Anwendung kommen.

28.3.2 Medikamentöse Thrombozytenfunktionshemmung

Medikamente

Derzeit gibt es drei Gruppen klinisch relevanter thrombozytenfunktionshemmender Medikamente [Jourdi 2022]:

- Acetylsalicylsäure
- ADP-Rezeptor-Inhibitoren
- Glykoproteinrezeptorantagonisten

Acetylsalicylsäure (ASS)

Wirkung

- Thrombozytenfunktionshemmung durch irreversible Acetylierung der Zyklooxygenase 1 (COX-1). Eine einmalige ASS-Gabe führt zur Enzyminaktivierung, die für die gesamte Lebensdauer der primär exponierten Thrombozyten erhalten bleibt.
- Klinische Wirksamkeit über einen weiten Dosisbereich von 50–1 500 mg/d.

Dosierung

- Aufgrund der gastrointestinalen NW wird ASS als antithrombotisches Medikament meist im Dosisbereich von 75–375 mg/d eingesetzt, in vielen Fällen ist 100 mg/d die Standarddosis.

Merke
Da die Wirkung über die gesamte Lebensdauer der Thrombozyten anhält, resultiert nach Absetzen ein über einige Tage abnehmend fortbestehend mäßig erhöhtes Blutungsrisiko.

- In Studien wurde gezeigt, dass ASS die Inzidenz einer Thromboembolie nach Myokardinfarkt, aortofemoralem Bypass, Angioplastie bzw. Stent-Implantation wie auch nach arteriosklerotisch bedingter zerebraler Ischämie um 25–30 % senken kann. Hingegen ist die Wirkung von ASS für die Primärprophylaxe nicht nachgewiesen wirksam [McNeill et al. 2018].

ADP-Rezeptor-Inhibitoren

Clopidogrel hat das früher verwendete Ticlopidin aufgrund des günstigeren NW-Profils (weniger Agranulozytosen, mikroangiopathische Hämolysen und erworbene Hemmkörperhämophilien) abgelöst.

- Hemmung der ADP-abhängigen Plättchenaktivierung. Dadurch Verlängerung der Blutungszeit und Normalisierung einer verkürzten Plättchenüberlebenszeit.
- Dosierung: u. U. initiale „Loading Dose“ von 300–600 mg/d, Dauertherapie: 1 × 75 mg/d.
- Der thrombozytenfunktionshemmende Effekt beginnt bei der Standarddosierung von 75 mg/d im Gegensatz zu ASS erst nach 24–48 h, nach „Loading Dose“ bereits nach Stunden.

- Einsatz alternativ oder zusätzlich zu ASS.
- Zur Rezidivprophylaxe der arteriosklerotisch verursachten TIA und des Schlaganfalls wirksamer als ASS.
- Nach koronarer Angioplastie mit Stent wird indikations- und stenttypabhängig initial die Plättchenfunktionshemmung (TFH) mit 1-wöchiger bis 6-monatiger dualer TFH (ASS und meist Clopidogrel) – z. T. als Triple-Therapie bei zusätzlicher Indikation zur Antikoagulation (z. B. Vorhofflimmern) – empfohlen. Langfristig wird die antithrombotische Therapie i. d. R. mit einem Medikament fortgesetzt.

Die ADP-Rezeptor-Antagonisten der 3. Generation Prasugrel, Ticagrelor und Cangrelor unterscheiden sich von Clopidogrel u. a. durch ihre höhere Bindungsaffinität zu ADP-Rezeptoren sowie hinsichtlich Applikationsform, Pharmakologie und NW-Profil. Sie wirken schneller, sind wirksamer als Clopidogrel, besitzen aber auch ein größeres Blutungsrisiko. Die Differenzialindikationsstellung für diese Substanzen wird kardiologisch festgelegt und unterliegt einem stetigen Wandel (siehe aktuelle ESC-Leitlinien!).

Cave

Die Anwendung von Thrombozytenfunktionshemmern geht mit vermehrten Blutungskomplikationen einher.

Glykoprotein-(GP-)IIb-/-IIIa-Rezeptor-Antagonisten

- Durch i. v. Applikation ausgelöste unmittelbar wirksame GP-IIb-/-IIIa-Rezeptorblockade durch monoklonale AK (Abciximab, seit 2018 nicht verfügbar) und niedermolekulare Substanzen wie Eptifibatid und Tirofiban [Schneider 2011].
- Inhibition der durch alle Agonisten ausgelösten Plättchenaggregation durch Blockade der Fibrinogenrezeptoren und damit Verhinderung der Brückenbildung zwischen den aktivierten Plättchen.
- Die Wirkung lässt sich mit einer medikamentös induzierten Glanzmann-Thrombozytopathie vergleichen.
- In klinischen Studien haben sich die parenteral applizierbaren GP-IIb-/-IIIa-Rezeptor-Antagonisten als erfolgreich bei der Akutprophylaxe der Re-Stenosierung nach primär erfolgreicher komplizierter PTCA oder Stent-Implantation bei akutem Koronarsyndrom erwiesen.
- NW, insbes. von Abciximab: Thrombozytopenie.

Cave

Die Anwendung der GP-IIb-/-IIIa-Inhibitoren geht mit vermehrten Blutungskomplikationen einher [Schneider 2011].

28.4 Antikoagulationstherapie

Zu den indirekt durch Verstärkung der Antithrombinwirkung wirksamen Antikoagulanzien zählen die parenteral zu applizierenden UFH, NMH und FPX. Oral einnehmbar sind die indirekt durch Interaktion mit der hepatischen Synthese wirksamen VKA (Kumarinderivate). Direkt durch Inhibition von Faktor Xa oder Thrombin wirken die ebenfalls oral zu applizierenden direkten oralen Antikoagulanzien (DOAK). Die genannten Substanzen werden zur primären Thromboseprophylaxe sowie zur Behandlung akuter venöser und arterieller Thromboembolien (inkl. Sekundärprophylaxe) eingesetzt (▶ 28.2).

28.4.1 Unfraktioniertes Heparin (UFH)

Wirkung

- Das aus Schweinedarmmukosa gewonnene UFH (mittleres Molekulargewicht [MG] ca. 16 000 Da) führt durch Bindung an Antithrombin (AT) zur Konformationsänderung von AT, sodass dessen Hemmwirkung gegen aktivierte Serinproteasen (Gerinnungsfaktoren) um ein Vielfaches beschleunigt wird, wobei die Faktoren IIa (Thrombin) und Xa im Vordergrund stehen.
- Die Hemmung der Thrombinbildung führt zur messbaren Verlängerung vieler Gerinnungsglobaltests, insbes. der aPTT, der Faktor-Xa-Aktivitätsbestimmung und der Thrombinzeit (TZ), die zur Therapieüberwachung eingesetzt werden.

Dosierung

- Therapeutische Dosis:
  - Beim Erw. 5 000 IE als Bolus, 1 200–2 000 IE/h; z. T. auch deutlich höhere Dosierung erforderlich.
  - Insbes. aufgrund der schlechten Bioverfügbarkeit mit unspezifischer Proteinbindung von > 70 % (insbes. an Akute-Phase-Proteine) ist die individuell notwendige Therapiedosis nicht sicher vorhersagbar; es ist eine Laborwertadaptation notwendig.
- HWZ: dosisabhängig. Bei 5 000 IE i. v.: ca. 90 min.

Nebenwirkung: heparininduzierte Thrombozytopenie Typ II (HIT II)

- Wichtigste NW bei Therapie mit Heparinen.
- Häufigkeit: Bei 0,5–5 % der Pat. kann es unter UFH-Therapie zu einem Abfall der Thrombozytenzahlen auf < 50 % des Ausgangswerts kommen.
- Dieser Abfall der Thrombozytenzahlen kann zusammen mit venösen und/oder arteriellen Thromboembolien aufgrund weißer Plättchenthromben auftreten („white clot syndrome“) oder auch solchen Komplikationen vorausgehen. Die resultierenden Gefäßverschlüsse können lebensbedrohlich sein.
- Verlauf: Der Abfall der Thrombozytenzahlen beginnt – typisch für einen Immunmechanismus – zwischen dem 5. und dem 22. Tag nach Heparin-Erstexposition, kann jedoch deutlich früher nach Re-Exposition auftreten. Die AK, die sich vorrangig gegen den Plättchenfaktor-4-(PF4-)Heparin-Komplex richten und die meist vom IgG-Typ sind, führen zur Ausbildung von Immunkomplexen (PF4-Heparin-IgG). Durch Bindung dieser Immunkomplexe an thrombozytäre FcγIIa-Rezeptoren werden Thrombozyten aktiviert. Derart aktivierte Plättchen setzen vermehrt PF4 frei, was wiederum eine Verstärkung der genannten Reaktionen auslöst. Dies kann zu venösen und/oder arteriellen Thromboembolien führen, die Thrombozytopenie ist meist Ausdruck der Elimination antikörperbeladener Plättchen im RES.
- Bei fortgeführter UFH-Anwendung sind in den ersten 3 Therapiewochen regelmäßig Kontrollen der Thrombozytenzahlen empfohlen.
- **Diagnostik:** An eine HIT II ist zu denken, wenn die Thrombozytenzahl um > 50 % oder auf Werte < 100 000/µl abfällt. Die Verdachtsdiagnose einer HIT II

kann durch entsprechende Testverfahren weiter abgesichert werden. ELISA-Tests weisen PF4-Heparin-Komplexe und Funktionstests die gesteigerte Plättchenreagibilität in Anwesenheit von Heparin bei Tests der Aggregation bzw. Freisetzungsreaktionen nach; in Deutschland kommt meist der heparininduzierte Plättchen-Aktivierungstest (HIPA-Test) zur Anwendung.

- **Therapie:** Bereits bei begründetem V. a. HIT II Heparin sofort absetzen und durch alternative, keine HIT II auslösenden antithrombotischen Medikamente (DOAK, FPX; explizit zugelassen: Danaparoid, Lepirudin [nicht mehr verfügbar], Agratroban) ersetzen, da der zur Heparin-Anwendung führende thrombophile Zustand durch die HIT verstärkt ist.
- Die Thrombozytenzahlen steigen regelhaft 3 Tage nach Absetzen von Heparin an und erreichen innerhalb von 10 Tagen den Normalbereich. U. U. kommt es zu einer reaktiven Thrombozytose.
- Pat. mit HIT II sollen gründlich auf das Vorliegen asymptomatischer Thromboembolien untersucht werden. Nach deren Ausschluss sollte die antikoagulatorische Prophylaxe in Abhängigkeit von der klinischen Situation mind. bis zur Normalisierung und Plateaubildung der Thrombozytenzahlen (i. d. R. 2 Wo.) – bevorzugt therapeutisch dosiert – fortgeführt werden.
- Bei Pat. mit HIT II und thromboembolischen Ereignissen sollte die antithrombotische Therapie für mind. 3 Mon. fortgeführt werden. Falls VKA angewendet werden sollen, dann überlappender Beginn frühestens nach 10–14 Tagen und Normalisierung der Thrombozytenzahl (▶ 28.4.6) [Greinacher 2015].

28.4.2 Niedermolekulare Heparine (NMH)

Medikamentenprofil

NMH werden durch chemische oder enzymatische Verfahren aus UFH gewonnen und haben ein präparatespezifisch mittleres MG von 4 000–7 000 Da. Durch die geringere Größe mit reduzierter neg. Bindungsfähigkeit kommt es zu einer wesentlich besseren Bioverfügbarkeit auch bei s. c. Applikation sowie einer selektiveren AT-Bindung und damit einer genauer voraussagbaren antithrombotischen Wirkung als bei UFH sowie einem geringeren HIT-II-Risiko.

Wirkung

NMH inhibieren im Komplex mit AT überwiegend Faktor Xa. NMH mit weniger als 18 Saccharideinheiten können nicht gleichzeitig an Thrombin und AT binden und hemmen daher Thrombin nur geringfügig. Deshalb kann die Wirkung der NMH nicht sicher über die aPTT (oder TZ) gemessen werden, sondern zuverlässig nur über ihre Faktor-Xa-Hemmung. Zu den wesentlichen Unterschieden zwischen UFH und NMH ▶ Tab. 28.2.

Einsatzbereiche

NMH haben UFH nahezu vollständig aus der Thromboseprophylaxe und Therapie verdrängt. Gründe sind die einfachere Handhabung: nur eine oder zwei subkutane Injektion(en) pro Tag, bessere Wirksamkeit und nicht zuletzt geringere Inzidenz der HIT II. Die Laborüberwachung ist aufgrund der voraussagbaren Wirkung meist entbehrlich. Lediglich bei Kindern, Schwangeren (NMH sind nicht plazentagängig) und Pat. mit Niereninsuffizienz wird eine regelhafte Überwachung durch Anti-Xa-Messung empfohlen.

Tab. 28.2 Unterschiede zwischen unfraktionierten (UFH) und niedermolekularen Heparinen (NMH)

UFH	NMH
Ähnliche Herstellungsmethoden aus porcinem Ausgangsmaterial	Unterschiedliche Herstellungsmethoden aus UFH
Mittleres MG: 16 000 Da	Mittleres MG: 4 000–7 000 Da
HWZ (i. v.): dosisabhängig 60–120 min HWZ (s. c.): dosisabhängig 2–4 h	HWZ (i. v.): präparateabhängig 100–150 min HWZ (s. c.): präparateabhängig 4–6 h
Standardisierung nach USP-Methode[1]	Keine uniforme Standardisierung, Angabe meist in Anti-FXa-Einheiten
Nicht vorhersagbare Dosis-Wirkungs-Beziehung	Vorhersagbare Dosis-Wirkungs-Beziehung
Geringes HIT-Typ-II-Risiko	Sehr geringes HIT-Typ-II-Risiko

[1] USP = United States Pharmacopoea

Cave

Kumulation (präparateabhängig) bei schwerer Niereninsuffizienz, da die Elimination überwiegend über die Niere erfolgt.

28.4.3 Fondaparinux (FPX)

- Synthetisches Pentasaccharid mit langer HWZ (ca. 17 h), das ausschließlich an AT bindet und selektiv Faktor Xa inhibiert. Die Substanz hat kein HIT-II-Risiko und ist in Wirksamkeit und Blutungsrisiko mind. gleichwertig zu NMH.
- Zugelassen zur Prophylaxe (2,5 mg/d s. c.) und gewichtsabhängig (5,0–7,5–10,0 mg/d s. c.) zur Therapie.

Cave

Kumulation bei schwerer Niereninsuffizienz, da die Elimination überwiegend über die Niere erfolgt.

28.4.4 Danaparoid

- Danaparoid (Orgaran®) ist ein Gemisch aus Heparinoiden mit vorrangiger Hemmung der Faktor-Xa-Aktivität durch AT, das wegen seines geringen Sulfatierungsgrads und seiner Heparin-Freiheit nur selten Kreuzreaktionen mit den HIT-II-Antikörpern zeigt.
- Seit 1999 in Deutschland zur Fortsetzung der antithrombotischen Therapie bei HIT II nach Heparin zugelassen. Nicht immer verfügbar.
- Dosierung zur Prophylaxe: 2 × 750 IE/d s. c.
- Dosierung zur Therapie: 200–400 IE/h nach einem initialen Bolus von 2 500 IE i. v. (bei nachgewiesener HIT II wegen hohem Thromboembolierisiko immer therapeutische Dosierung wählen).
- Biologische HWZ: > 24 h.
- Elimination: zu 50 % renal, daher Kumulationsgefahr bei Niereninsuffizienz.

28

28.4.5 Direkte Thrombininhibitoren

Hirudine

- Gentechnologisch hergestellte Hirudine sind kleine Polypeptide.
- Die Thrombinbindung und -hemmung ist unabhängig von AT. Im Gegensatz zu Heparin, das nur zirkulierendes Thrombin bindet, kann Hirudin auch fibringebundenes Thrombin hemmen.
- HWZ: 2 h, kumuliert bei schwerer Niereninsuffizienz.
- Nur im niedrigen Konzentrationsbereich kann die Hirudin-Therapie mittels aPTT oder TZ überwacht werden (Ceiling-Effekt), die Ecarin Clotting Time (ECT) stellt die probate Methode zur Antikoagulationskontrolle dar.
- Rekombinantes Hirudin ist in Deutschland als Lepirudin (Refludan®) zur Behandlung der HIT II zugelassen, allerdings in Deutschland nicht mehr verfügbar.
- Therapeutische Dosis von Lepirudin: 0,2–0,4 mg/kg KG als Bolus, nachfolgend 0,1–0,15 mg/kg KG/h.

Agratroban

Agratroban (Argatra®) ist ein kleinmolekularer direkter Thrombinhibitor zur i. v. Anwendung. Therapeutische Dosierung 1 µg/kg KG (max. 2 µg/kg) als Bolus, dann 1–2 µg/kg/min. Ziel-aPTT 1,5- bis 3-fach verlängert. HWZ: 50 min. Argatroban wird hepatisch metabolisiert (Dosisanpassung bei Leberinsuffizienz!), ist somit vorteilhaft bei Niereninsuffizienz.

Dabigatranetexilat

Dabigatranetexilat ist ein Prodrug mit geringer oraler Bioverfügbarkeit (ca. 6 %), das konstant und zuverlässig aufgenommen und im Organismus schnell in den direkten Thrombininhibitor Dabigatran umgewandelt wird [Gunawardena 2021]. Dieses DOAK bindet spezifisch und selektiv freies und an Fibrin gebundenes Thrombin. Es wird zu 80 % über die Niere ausgeschieden (Kumulationsrisiko!), interagiert nicht mit Cytochrom-P450-Enzymen und hat auch keine Wechselwirkung mit Nahrungsmitteln. Allerdings bestehen Interaktionsrisiken mit Inhibitoren oder Stimulatoren des P-Glycoprotein-(P-gp-)Transportersystems [Jackson 2014]. Es ist mit fixen Dosierungen und ohne Labormonitoring zur Prävention venöser Thromboembolien bei Erw. nach elektiver Hüft- oder Kniegelenkersatz-OP (150 bzw. 220 mg/d), zur Primär- und Sekundärprophylaxe bei Pat. mit nicht-valvulärem Vorhofflimmern (110 oder 150 mg 2 × tgl.) und zur Sekundärprophylaxe von TVT und Lungenembolien (2 × 150 mg/d) nach > 5-tägiger Initialtherapie mit nach NMH oder FPX zugelassen. Die antikoagulatorische Aktivität lässt sich zuverlässig über die TZ und ihre Modifikationen erfassen. Terminale HWZ: etwa 14 h. Dabigatran ist bei Vorhofflimmern effektiver und sicherer – insbes. bzgl. zerebraler Blutungsereignisse – als der VKA Warfarin.

Als Dabigatran-spezifisches „Antidot" ist Idarucizumab zugelassen. In einer Dosis von 5 g i. v. neutralisiert es sofort Dabigatran im Blut. Andere Antikoagulanzien können ggf. sofort gegeben werden, Dabigatran erneut jenseits der 24. h.

28.4.6 Vitamin-K-Antagonisten (VKA)

Wirkung

Die Kumarinderivate (VKA) wirken indirekt antikoagulatorisch über die Hemmung der 4 Vit.-K-abhängigen Gerinnungsfaktoren II, VII, IX und X. Daneben werden wegen ihrer Vit.-K-Abhängigkeit auch die 2 Inhibitoren Protein C und Protein S gehemmt. Die Kumarinderivate hemmen die γ-Carboxylierung von Glutaminsäure dieser Faktoren. Dadurch entstehen inaktive Produkte (Proteins Induced by Vitamin K Absence, PIVKA). Bis zur vollen antikoagulatorischen Wirksamkeit vergehen ca. 5 Tage, da die noch vorhandenen Gerinnungsfaktoren erst nach unterschiedlich langer HWZ eliminiert werden.

Präparate

In Deutschland gebräuchlichstes Präparat ist Phenprocoumon mit einer langen, interindividuell sehr unterschiedlichen HWZ von im Mittel 4–6 Tagen. In internationalen Studien und in den angloamerikanischen Ländern wird überwiegend das auch bei uns verfügbare Warfarin mit einer HWZ von 1,5–2 Tagen eingesetzt. Ein regelmäßiges INR-Monitoring mit Dosisanpassung ist notwendig.

Merke

Da eine Vielzahl von Medikamenten und Nahrungsmittel zu Wechselwirkungen mit Kumarinderivaten führen, ist – insbes. bei jedem Wechsel der Begleitmedikation – eine engmaschige Gerinnungskontrolle notwendig. Die individuelle Dosis der Kumarinderivate zeigt starke individuelle Schwankungen. Die mittlere Erhaltungsdosis für Phenprocoumon beträgt 1,5–3 mg/d (½ – 1 Tbl./d).

Nebenwirkungen

- Neben Blutungen (oft durch ungenügende Überwachung) selten Kumarinnekrose (bevorzugt bei Protein-C-Mangel), Haarausfall, Transaminasenaktivitätsanstiege bis sehr selten fulminante Hepatitis.
- Überwachung: Thromboplastinzeit (Quick-Wert). Das Ergebnis soll als International Normalized Ratio (INR, Zielbereich meist 2,0–3,0) angegeben werden.

Indikationen

- Sekundärprophylaxe der VTE
- Nach Herzklappenersatz
- Bei chron. Vorhofflimmern [Hammersley 2018]

Kontraindikation

Schwangerschaft. Besonders im 1. Trimenon kann es jenseits der 4.–6. Wo. zu teratogenen Schäden kommen.

VKA-assoziierte Blutung

Bei VKA-assoziierter Blutung führt die Gabe von Vit. K frühestens 5–8 h nach i. v. Applikation zum verzögerten Quick-Wert-Anstieg (INR-Abnahme). Ist ein sofortiger Wirkungseintritt notwendig, steht Prothrombinkomplexpräparat (PPSB) zur Verfügung. Dosierung: 30–50 IE/kg KG i. v.

28.4.7 Direkte Faktor-Xa-Inhibitoren

Die Inhibition von freiem und thrombusgebundenem Faktor Xa – analog zur Hemmung von Thrombin durch Dabigatran (▶ 28.4.5) – durch die DOAK Apixaban, Edoxaban oder Rivaroxaban erfolgt direkt und spezifisch [Gunawardena 2021]. Bei indikationsspezifischer Dosierung ist keine Laborkontrolle mit Dosisanpassung notwendig. Aufgrund der terminalen HWZ von etwa 10–12 h ist von einem raschen Verlust der antikoagulatorischen Wirkung bei Vergessen oder Pausieren der Folgedosierungen auszugehen. Kumulationsrisiken bei schwerer Nieren- oder Leberinsuffizienz müssen berücksichtigt werden. Es sind die für die einzelnen Substanzen unterschiedlichen Dosisreduktionen bei stärker ausgeprägter Niereninsuffizenz, auch in Abhängigkeit von Alter und Gewicht zu berücksichtigen. Ebenso kann das unterschiedliche pharmakologische Interaktionspotenzial der oralen Faktor-Xa-Inhibitoren mit den P-gp- und Cytochrom-P450-Systemen mit Komedikationen bedeutsam sein.

Als **Antidot** für die direkten Faktor Xa-Inhibitoren ist PPSB in einer Dosierung von (30–)50 IE/kg KG wirksam. Seit Kurzem steht auch Andexanet alfa, ein strukturell modifizierter rekombinanter Faktor Xa ohne proteolytische Aktivität mit kurzer HWZ (1–2 h), der Faktor-Xa-Inhibitoren bindet und damit als deren Antidot wirksam wird, zur Verfügung. Die Anwendung bei schweren Faktor-Xa-Inhibitor-assoziierten Blutungen wird als Bolusgabe gefolgt von einer 2-stündigen Infusion empfohlen.

Apixaban ist zur postop. Thromboembolieprophylaxe bei elektiver Hüft-/Knie-TEP (Dosierung 2 × 2,5 mg/d) wirksam. Bei nichtvalvulärem Vorhofflimmern ist die Dosis von 2 × 5 mg/d zur Primär- und Sekundärprophylaxe zugelassen. Bei Pat. mit akuter VTE ist die Therapie mit initial 2 × 10 mg/d für 7 Tage, gefolgt von 2 × 5 mg/d, günstiger als die bisherige Antikoagulation (NMH → VKA). Für die prolongierte Sekundärprophylaxe über 6 Mon. hinaus wurde auch eine Dosis von 2 × 2,5 mg/d als wirksam und sicher nachgewiesen.

Edoxaban ist ein weiteres DOAK, für das bei nichtvalvulärem Vorhofflimmern die Dosis von 1 × 60 mg/d zugelassen ist. Für Pat. mit akuter VTE kann nach einer mind. 5-tägigen Initialtherapie mit NMH oder FPX auf die orale Therapie mit 1 × 60 mg/d Edoxaban gewechselt werden.

Rivaroxaban, ein weiteres DOAK, ist zur Prävention venöser Thromboembolien nach elektiver Hüft- und Knieersatz-OP mit einer Dosis von 10 mg/d sowie mit einer Dosierung von 1 × 20 mg/d zur Primär- und Sekundärprophylaxe bei nichtvalvulärem Vorhofflimmern zugelassen. Bei der Behandlung akuter VTE wurde die Initialbehandlung (2 × 15 mg/d für 21 Tage) mit nachfolgender Erhaltungstherapie und Sekundärprophylaxe (20 mg/d) für Pat. mit TVT oder Lungenembolie als vergleichbar wirksam und sicherer als die bisherige Standardtherapie mit NMH und VKA nachgewiesen. Zur längerfristigen Sekundärprophylaxe nach VTE sind auch 10 mg/d als wirksam belegt. Für Pat. mit peripherer AVK, stabiler KHK oder akutem Koronarsyndrom kann zusätzlich zur Thrombozytenfunktionshemmung mit ASS eine niedrigere Dosis (2 × 2,5 mg/d) zur Anwendung kommen.

28.5 Fibrinolytika

Fibrinolytika bewirken den proteolytischen Abbau von Fibrin zu Fibrinspaltprodukten und können im Gegensatz zu Antikoagulanzien kurzfristig frische venöse und arterielle Thromben wieder auflösen („Thrombolytika“), das Gefäßlumen wieder eröffnen und damit den Blutfluss wiederherstellen. Sie werden meist systemisch bei Pat. mit akuter Lungenembolie, akutem Myokardinfarkt, akutem thromboembolischem Schlaganfall und akuter peripherer AVK als Kurzzeitlyse eingesetzt. Die systemische Langzeitlyse über Tage bei z. B. Phlebothrombosen wird wegen Blutungskomplikationen und unzureichender Effektivität heute nur noch in Ausnahmefällen durchgeführt [Hohlfelder 2018]. Wesentliche unerwünschte Wirkung der Fibrinolytika stellt die schwere, klinisch relevante – selten auch tödliche – Blutungskomplikation dar.

Streptokinase

Streptokinase wird aus Kulturen β-hämolysierender Streptokokken gewonnen. Es ist ein indirekt wirkender Aktivator, denn erst der entstehende Streptokinase-Plasminogen-Komplex führt zur Spaltung von Plasminogen und zur Entstehung des fibrinolytisch wirksamen Enzyms Plasmin. Streptokinase ist antigen, meist liegen unterschiedlich hohe Antikörpertiter gegen Steptokinase als Folge früherer Streptokokkeninfektionen vor. Daher wurden initial hohe Streptokinase-Dosierungen zur Überwindung der Antikörperwirkung eingesetzt. Die Therapiedauer war durch sich neu bildende Antikörper auf 5–7 Tage beschränkt. Streptokinase wird heute praktisch nicht mehr eingesetzt.

Urokinase

- Urokinase wird u. a. in den Tubuluszellen der Niere gebildet. Es wurde früher aus Urin gewonnen, wird heute jedoch gentechnologisch hergestellt. Es besitzt keine Antigenität. Urokinase ist ein direkter Plasminogenaktivator. Es besteht eine direkte Dosis-Wirkungs-Beziehung.
- Dosierung bei akutem Myokardinfarkt und akuter Lungenembolie: 3 Mio. IE als Infusion über 1–2 h. Akut auch als Bolus möglich.
- Dosierung bei peripheren venösen und arteriellen Verschlüssen: unterschiedliche systemische oder auch lokale Schemata. Nach Bolus von z. B. 250 000 IE i. v. meist 100 000 IE/h als Erhaltungstherapie über mehrere Tage.
- NW: Blutungskomplikationen. Keine allergischen Manifestationen.

Rekombinanter Gewebeplasminogenaktivator (rt-PA)

- Der rekombinante Gewebeplasminogenaktivator rt-PA, Alteplase, ist heute das Medikament der Wahl bei der Thrombolyse. Er bindet mit hoher Affinität an Fibrin und fibrinassoziiertes Plasminogen und führt durch limitierte Proteolyse zur Bildung von Plasmin, das seinerseits – weitgehend geschützt vom plasmatischen Antiplasmin – Fibrin abbaut. Durch diese Fibrinspezifität unterscheidet sich rt-PA von Streptokinase und Urokinase.
- Indikationen: akuter Myokardinfarkt innerhalb von 6 h nach Symptombeginn, akuter Zerebralinsult innerhalb von 3–4 h, akute LE.
- Dosierung: Kurzzeitlysen z. B. in Anlehnung an GUSTO-Studie: 15 mg als Bolus, 50 mg über 30 min und 35 mg über 60 min i. v. Alternativ: 100 mg über 60–90 min i. v.
- NW: Blutungen, selten (Häufigkeit ca. 1 %) – je nach Alter und Gefäßstatus – auch zerebrale Blutungen.

Literatur

AWMF S2-Leitlinie: Diagnostik und Therapie der Venenthrombose und Lungenembolie. AWMF-Leitlinien-Register Nr. 065/002, 2015.

AWMF S3-Leitlinie: Prophylaxe der venösen Thromboembolie (VTE). AWMF-Leitlinien-Register Nr. 003/001, 2023.

BÄK: Querschnitts-Leitlinie der BundesÄrzteKammer zur Therapie mit Blutkomponenten und Plasmaderivaten – 4. aktualisierte und überarbeitete Auflage 2014.

Beyer-Westendorf J, Klamroth R, Kreher S et al. NOAK als alternative Therapieoption bei tumorassoziierter venöser Thromboembolie? Ein Expertenkonsens. Dtsch Ärztebl, 2019; 116: 31–38. DOI: 10.3238/arztebl.2019.0031.

Bleker SM, Coppens M, Middeldorp S. Sex, thrombosis and inherited thrombophilic. Blood Rev May, 2014; 28(3): 123–33. doi: 10.1016/j.blre.2014.03.05. Epub 2014 Apr 1.

Connors JM. Thrombophilia testing and venous thrombosis. N Engl J Med, 2017; 377: 1177–1187.

de Groot PG, Urbanus RT. Antiphospholipid Syndrome – Not a Noninflammatory Disease. Semin Thromb Hemost, 2015 Sep;41(6): 607–14. doi: 10.1055/s-0035–1556725. Epub 2015 Aug 15.

Greinacher A. CLINICAL PRACTICE. Heparin-Induced Thrombocytopenia. N Engl J Med, 2015 Jul 16;373(3): 252–261. doi: 10.1056/NEJMcp1411910.

Gunawardena T Direct oral anticoagulants: a review for the non-specialist. Hematol Rep, 2021; 13: 9239–9269; doi 10.4081/hr.2021.9239

Habbel P, Riess H. Thrombose und Krebs: Prophylaxe und Therapie. Dtsch Ärztebl, 2017; 3: 4–8.

Hammersley D, Signy M. Navigating the choice of oral anticoagulation therapy for atrial fibrillation in the NOAC era. Ther Adv Chronic Dis, 2017; 8: 165–176.

Hohlfelder B, Marquis K, Fanikos J et al. A review of thrombolysis in venous thromboembolism with an analysis of alteplase admixture stability. Curr Emerg Hosp Med Rep, 2018; 6: 54–61.

Jackson LR 2nd, Becker RC. Novel oral anticoagulants: pharmacology, coagulation measures, and considerations for reversal. J Thromb Thrombolysis, 2014;3: 380–391. doi: 10.1007/s11239-013-0958-0.

Jourdi G, Godier A, Lordkipanidze M et al. Antiplatelet Therapy for atherothrombotic diseases in 2022 – From Population to patient-centered approaches. Front Cardvasc Med, 2022; 9: 805525.

Khorana AA, Kuderer NM, Culakova E et al. Development and validation of a predictive model for chemotherapy-associated thrombosis. Blood, 2008; 111: 4902–4907.

Kraaijenhagen RA, Anker PS, Koopman MMW et al. High plasma concentrations of factor VIIIc is a major risk factor for venous tromboembolism. Thromb Haemost, 2000; 83: 5–9.

McNeil JJ, Nelson MR, Woods RL et al. Effect of Aspirin on all-cause mortality in healthy elderly. N Engl J Med, 2018; 379: 1519–1528.

Onkopedia: Thromboembolien bei Tumorpatienten. www.onkopedia.com (letzter Zugriff 25.6.2023)

Petzborn E. Factor Xa inhibitors. New anticoagulants for secondary hemostasis. Hämostaseologie, 2009; 29: 260–267.

Riess H. Update: Antikoagulationstherapie bei tumorassoziierter venöser Thromboembolie. Aktuel Kardiol, 2022; 11: 131–135.

Schneider DJ. Anti-platelet therapy: glycoprotein IIb-IIIa antagonists. Br J Clin Pharmacol, 2011; 72: 672–682.

Schulz C, Mehilli J, Massberg S. Thrombozyteninhibition bei Koronarpatienten – etablierte und neue Substanzen. DBI der Bay Int, 2011; 31: 30–37.

Turpie AG, Bauer KA, Eriksson BI et al. Fondaparinux vs. Enoxaparin for the prevention of venous thromboembolism in major orthopedic surgery: a meta-analysis of 4 randomized double-blind studies. Arch Inter Med, 2002; 162: 1833–1840.

Register

N

Q

R

U

V

Skalen zur Beurteilung des Allgemeinzustands			
Punkte (%)	**Karnofsky-Index**	**WHO-/ECOG-Einteilung**	**Grad**
100	Normales Befinden, keine Beschwerden, kein Hinweis auf eine Erkrankung	Uneingeschränkte normale Aktivität	0
90	Normale Aktivität möglich, geringe Krankheitssymptome	Ambulant mit Beschwerden, kann sich selbst versorgen	1
80	Normale Aktivität nur mit Anstrengung möglich, mäßige Krankheitssymptome		
70	Selbstversorgung, aber unfähig zu normaler Aktivität oder Arbeit	Versorgt sich selbst, arbeitsunfähig, tags- über weniger als die Hälfte der Zeit im Bett	2
60	Gelegentliche Hilfe, aber noch weitgehende Selbstversorgung		
50	Häufige Unterstützung und medizinische Versorgung erforderlich	Tagsüber mehr als die Hälfte der Zeit im Bett, pflegebedürftig	3
40	Überwiegend bettlägerig, spezielle Hilfe und Pflege erforderlich		
30	Dauernd bettlägerig, evtl. Krankenhauseinweisung, jedoch keine akute Lebensgefahr	Völlig pflegebedürftig und bettlägerig	4
20	Schwer krank, aktive unterstützende Therapie, evtl. Krankenhauseinweisung		
10	Moribund, rasches Fortschreiten der Erkrankung		
0	Tod		

Dokumentationsbogen zur Beurteilung der Therapietoxizität gemäß CTC

	1	2	3	4
Leukozyten	UN–3 000	3 000–2 000	2 000–1 000	< 1 000
Granulozyten	UN–1 500	1 000–1 499	500–999	< 500
Thrombozyten	UN–75 000	50 000–74 999	49 999–25 000	< 25 000
Hämoglobin (g/dl)	10,0 bis UN	8,0 bis < 10,0	< 8,0	Lebensbedrohliche Konsequenzen, dringende Intervention indiziert
Blutung	Milde Symptome, keine Intervention indiziert	Symptomatisch, invasive Intervention nicht indiziert	Transfusion indiziert, invasive Intervention indiziert; Hospitalisierung	Lebensbedrohliche Konsequenzen; dringende Intervention indiziert
Haarverlust	Haarverlust < 50 %	Haarverlust > 50 %	–	–
Asthenie/ Fatigue	Fatigue released by rest	Fatigue nicht durch Ruhen verbesserbar; Einschränkung der Aktivitäten des tgl. Lebens	Fatigue nicht durch Ruhen verbesserbar; Einschränkung der selbstversorgenden Aktivitäten des tgl. Lebens	–
Gewichtsverlust	5 bis < 10 %	10 bis < 20 %	≥ 20 %	–
Fieber	38,0–39,0 rC	39,1–40,0 rC	> 40 rC für < 24 h	> 40 rC für > 24 h
Schmerzen	Gering	Moderat; Einschränkung der Aktivitäten des tgl. Lebens	Stark; Einschränkung der selbstversorgenden Aktivitäten des tgl. Lebens	–
Übelkeit	Appetitverlust ohne Veränderungen der Essgewohnheiten	Orale Aufnahme reduziert ohne signifikanten Gewichtsverlust oder Malnutrition	Inadäquate orale Kalorien- oder Flüssigkeitzufuhr; Sondenernährung, parenterale Ernährung; Hospitalisierung indiziert	–
Erbrechen	Keine Intervention	Ambulante i.v.-Hydrierung; medikamentöse Therapie indiziert	Sondenernährung; parenterale Ernährung; Hospitalisierung indiziert	Lebensbedrohliche Konsequenzen
Stomatitis	Asymptomatisch oder milde Symptome; keine Intervention indiziert	Moderat oder Ulzerationen, die nicht die orale Aufnahme behindern; modifizierte Diät indiziert	Starker Schmerz; orale Aufnahme ist behindert	Lebensbedrohliche Konsequenzen, dringende Intervention indiziert